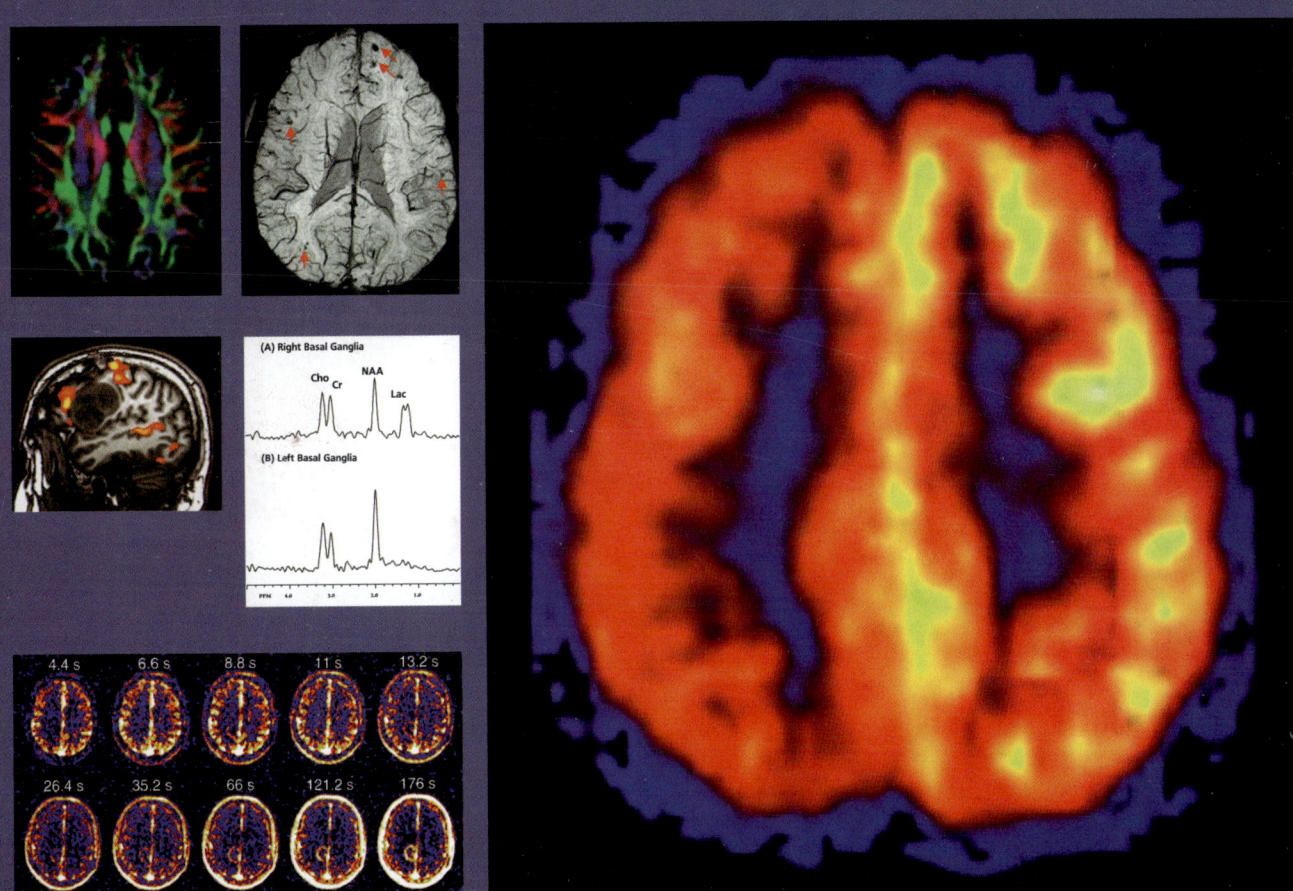

Ressonância Magnética em Neurorradiologia Clínica

Ressonância Magnética em Neurorradiologia Clínica

Técnicas Fisiológicas e Funcionais

JONATHAN H. GILLARD
Cambridge University, Cambridge, UK

ADAM D. WALDMAN
Imperial College, London, UK

PETER B. BARKER
Johns Hopkins University School of Medicine, Baltimore, USA

Segunda Edição

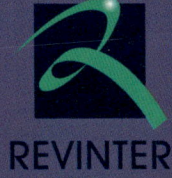

REVINTER

Ressonância Magnética em Neurorradiologia Clínica – Técnicas Fisiológicas e Funcionais, Segunda Edição
Copyright © 2014 by Livraria e Editora Revinter Ltda.

ISBN 978-85-372-0524-2

Todos os direitos reservados.
É expressamente proibida a reprodução
deste livro, no seu todo ou em parte,
por quaisquer meios, sem o consentimento,
por escrito, da Editora.

Tradução:

ELIANA BARS (Caps. 1 a 3)
Tradutora, SP

SILVIA SPADA (Caps. 4, 5, 47 a 52)
Tradutora, SP

MARINA BOSCATO BIGARELLA (Caps. 6 e 7)
Tradutora, RJ

RENATA SCAVONE (Caps. 8 a 10)
Médica-Veterinária
Tradutora, SP

PAULA ROSSANA MONTEIRO MARICATO
(Caps. 11 a 15.5)
Tradutora, RJ

FILLIPE VASCONCELLOS DE FREITAS GUIMARÃES
(Caps. 16 a 20.3)
Tradutor, SP

ROSANE CECCARELLI (Caps. 21 a 25)
Tradutora, RJ

RAFAEL ANSELMÉ CARLOS (Caps. 26 a 31)
Tradutor, RJ

MÔNICA REGINA BRITO (Caps. 32 a 41, 53 a 55)
Médica-Veterinária
Tradutora, SP

PAULA AMANDA DYKSTRA (Caps. 42 a 46)
Tradutora, RJ

Revisão Técnica:
FLÁVIA DJAHJAH
Graduação em Medicina pela UFRJ
Residência Médica em Radiologia pela UERJ
Médica-Radiologista da Rede Labs D'Or, RJ

CIP-BRASIL. CATALOGAÇÃO NA PUBLICAÇÃO
SINDICATO NACIONAL DOS EDITORES DE LIVROS, RJ

G397r
2. ed.

    Gillard, Jonathan H.
    Ressonância magnética em neurorradiologia clínica : técnicas fisiológicas e funcionais / Jonathan H. Gillard, Adam D. Waldman, Peter B. Barker ; tradução Eliana Bars ... [et al.]. - 2. ed. - Rio de Janeiro : Revinter, 2014.
    II.

    Tradução de: Clinical Mr neuroimaging : physiological and functional techniques
    Inclui bibliografia e índice
    ISBN 978-85-372-0524-2

    1. Tomografia computadorizada. 2. Imagem de ressonância magnética. I. Waldman, Adam D. II. Barker, Peter B. III. Título.

14-10928   CDD: 616.0757
                                CDU: 616-073

Nota: A medicina é uma ciência em constante evolução. À medida que novas pesquisas e experiências ampliam os nossos conhecimentos, são necessárias mudanças no tratamento clínico e medicamentoso. Os autores e o editor fizeram verificações junto a fontes que se acredita sejam confiáveis, em seus esforços para proporcionar informações acuradas e, em geral, de acordo com os padrões aceitos no momento da publicação. No entanto, em vista da possibilidade de erro humano ou mudanças nas ciências médicas, nem os autores e o editor nem qualquer outra parte envolvida na preparação ou publicação deste livro garantem que as instruções aqui contidas são, em todos os aspectos, precisas ou completas, e rejeitam toda a responsabilidade por qualquer erro ou omissão ou pelos resultados obtidos com o uso das prescrições aqui expressas. Incentivamos os leitores a confirmar as nossas indicações com outras fontes. Por exemplo e em particular, recomendamos que verifiquem as bulas em cada medicamento que planejam administrar para terem a certeza de que as informações contidas nesta obra são precisas e de que não tenham sido feitas mudanças na dose recomendada ou nas contraindicações à administração. Esta recomendação é de particular importância em conjunto com medicações novas ou usadas com pouca frequência.

Título original:
Clinical MR Neuroimaging – Physiological and Functional Techniques, Second Edition
Copyright © by Cambridge University Press

Livraria e Editora REVINTER Ltda.
Rua do Matoso, 170 – Tijuca
20270-135 – Rio de Janeiro – RJ
Tel.: (21) 2563-9700 – Fax: (21) 2563-9701
livraria@revinter.com.br – www.revinter.com.br

*Dedicado a Susan, por fazer este trabalho acontecer,
e Charlotte, Emily e William, por fazer valer a pena.*
JHG

A Jess, Ella, Dan e Cleo.
ADW

A Catherine e Stephanie.
PBB

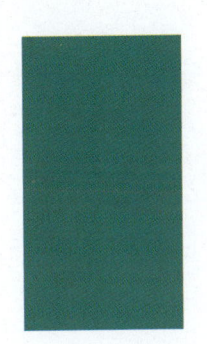

Prefácio da segunda edição

Nestes 5 anos, desde que a obra *Ressonância Magnética em Neurorradiologia Clínica: Difusão, Perfusão e Espectroscopia* foi publicada, as técnicas de ressonância magnética (MR) neurofuncionais e fisiológicas continuaram a se desenvolver. Além do aumento do uso de MRI de difusão (DWI), MRI de perfusão (PWI) e espectroscopia por MR (MRS) na prática clínica, aumentou também a atenção às técnicas como MRI funcional (fMRI), permeabilidade e suscetibilidade de imagem ponderada (SWI). A segunda edição de *Ressonância Magnética em Neurorradiologia Clínica* foi, portanto, atualizada para refletir não somente os mais recentes desenvolvimentos de DWI, PWI e MRS, como também para incluir fMRI, permeabilidade de imagem e SWI. O subtítulo foi alterado de "Difusão, Perfusão e Espectroscopia" para "Técnicas Fisiológicas e Funcionais" para refletir esta expansão do assunto.

Como na edição anterior, a primeira seção do livro descreve os princípios físicos subjacentes a cada uma destas técnicas, incluindo resultados potenciais associados. A segunda edição trata das aplicações em diferentes áreas da neurociência clínica. Os capítulos estão agrupados de acordo com a patologia, e são precedidos de resumos que visam colocar estas metodologias em uma perspectiva clínica mais ampla. Outros estudos de caso ilustrativos foram acrescentados, incluindo as técnicas "novas" bem como as "antigas". Enquanto a SWI (p. ex., para a detecção extremamente sensível de hemorragia ou desoxigenação venosa) e a fMRI (para mapeamento cerebral pré-cirúrgico) estão entrando nesta área clínica, outros métodos avançados (como MRI volumétrica ou imagem de transferência de magnetização) permanecem primariamente na esfera de pesquisa, e portanto não são tratados aqui.

Como anteriormente, o objetivo deste livro é fornecer uma obra de referência abrangente para os clínicos que usam técnicas fisiológicas e funcionais em sua prática cotidiana. Esperamos que as técnicas avançadas de MR aqui descritas continuem a ser aperfeiçoadas para melhorar a precisão do diagnóstico de pacientes e fornecer marcadores de imagem que possam ser usados em estudos de novas terapias, levando assim a melhores tratamentos e resultados.

Jonathan H. Gillard, Cambridge
Adam D. Waldman, London
Peter B. Barker, Baltimore

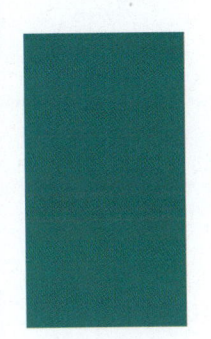

Prefácio da primeira edição

O advento da imagem por ressonância magnética (MRI) na década de 1980 proclamou uma nova era de habilidade de produzir imagens cerebrais *in vivo*. A MRI permite uma descrição detalhada da anatomia cerebral e da patologia com resolução espacial sem precedentes e contraste de tecidos moles. É também um método relativamente seguro e totalmente não invasivo. No entanto, a sensibilidade e a especificidade com a qual a MRI estrutural sozinha pode definir a ampla variedade de doenças neurológicas é limitada.

A última década também assistiu ao desenvolvimento das técnicas de ressonância magnética *fisiológica*, pelas quais as informações referentes à *função* tecidual assim como à estrutura são obtidas. Estas técnicas incluem difusão, perfusão e espectroscopia de ressonância magnética, que fornecem informações sobre ultraestrutura tecidual, fluxo sanguíneo e bioquímica, respectivamente. Informações deste tipo suplementam e complementam aquelas de investigações clínicas ou estruturais de imagens, frequentemente fornecendo importantes marcadores substitutos da fisiopatologia da doença ou da resposta terapêutica.

Estas técnicas, anteriormente apenas disponíveis em ambiente de pesquisa, estão agora acessíveis na maioria dos sistemas de ressonância magnética e podem ser prontamente incorporadas aos exames de imagem clínica. Até o momento, entretanto, tem havido escassez de literatura em um único volume para auxiliar aqueles que desejam aplicar estudos de imagem fisiológica em um contexto clínico. O objetivo deste livro é tratar da aplicação clínica e da interpretação adequadas de difusão, perfusão e espectroscopia.

A primeira seção do livro descreve os princípios físicos subjacentes a cada técnica, bem como os resultados potenciais associados. A segunda seção trata das aplicações nas diferentes áreas da neurociência clínica. Os capítulos estão agrupados de acordo com a patologia, e são precedidos de resumos que visam colocar estas metodologias em uma perspectiva clínica mais ampla. Outros estudos de caso ilustrativos foram incluídos em todo o livro.

Reconhecemos que o termo "MRI funcional" (fMRI) tornou-se sinônimo de estudos de ativação cerebral localizada, utilizando principalmente o contraste "dependente do nível de oxigênio no sangue" (BOLD). Esta abordagem, que continua a contribuir para o entendimento da relação entre a estrutura e a função cerebral, é bastante abrangente em outros textos e não é tratada neste volume. Da mesma forma, a imagem por transferência de magnetização e métodos para pós-processamento de dados estruturais, por exemplo, análise volumétrica, ou relaxometria MRI, não estão incluídos. Enquanto estas técnicas são tema de muitos esforços de pesquisa, elas não estão amplamente disponíveis no momento por escrito, e precisam definir um papel clínico.

O objetivo deste livro é criar um trabalho de referência para as técnicas que podem ser amplamente aplicadas, não apenas nos centros médicos acadêmicos. Atualmente, a perfusão e a espectroscopia são as técnicas fisiológicas mais prováveis de serem usadas rotineiramente. Nossa esperança é que este livro forneça um trabalho de referência equilibrado para a MRI fisiológica na real prática clínica. O objetivo geral é otimizar o uso destas técnicas para aumentar a sensibilidade e especificidade do exame de imagem por ressonância magnética e, desta maneira, melhorar o tratamento dos pacientes.

Jonathan H. Gillard, Cambridge
Adam D. Waldman, London
Peter B. Barker, Baltimore

Abreviações

ACA	Artéria cerebral anterior	CNS	Sistema nervoso central
Ace	Acetato	COSY	Espectroscopia de correlação
AComA	Artéria comunicante anterior	CPP	Pressão de perfusão cerebral
AD	Doença de Alzheimer	Cr	Creatina
ADC	Coeficiente de difusão aparente	CSF	Fluido cerebrospinal
ADEM	Encefalomielite aguda disseminada	CSI	Imagem do deslocamento químico
ADP	Adenosina difosfato	CT	Tomografia computadorizada
AED	Medicamentos antiepilépticos	CVR	Reserva cerebrovascular
AFB	Bacilo ácido rápido	DAI	Lesão axonal difusa
AFP	Passagem adiabática rápida	DANTE	Retardos alternados com notações para excitação adaptada
AGAT	L-A arginina: glicina amidinotransferase		
α-glu	α-glicose	DAT	Transportador de recaptação de dopamina
AIDS	Síndrome da imunodeficiência adquirida		
AIF	Função de entrada arterial	DCE	Contraste dinâmico intensificado
Ala	Alanina	DEHSI	Intensidade de sinal excessivamente elevada e difusa
ALD	Adrenoleucodistrofia		
ALS	Esclerose lateral amiotrófica	DLPFC	Córtex pré-frontal dorsolateral
ASL	Marcação de *spins* arteriais	DNA	Ácido desoxirribonucleico
ATP	Adenosina trifosfato	DRCE	Relaxação dinâmica do contraste para intensificação da imagem
ATT	Tempo de trânsito arterial		
AUP	Área sob o pico	DRS	Escala de classificação de desabilitação
BASING	Inversão faixa seletiva com defasagem gradiente	DRSTOT	Pontuação total da escala de classificação de demência
BAT	Tempo de chegada do *bolus*	DSA	Angiografia de subtração digital
BBB	Barreira hematoencefálica	DSC	Contraste dinâmico de susceptibilidade ponderada
β-glu	β-glicose		
BGT	Gânglios basais e tálamos	DSM	Manual diagnóstico e estatístico de transtornos mentais
BOLD	Nível dependente de oxigênio do sangue		
CACH	Ataxia na infância com hipomielinização	DTI	Imagem do tensor de difusão
CADASIL	Arteriopatia dominante autossômica cerebral com infartos subcorticais e leucoencefalopatia	DTPA	Ácido dietilenotriaminopenta-acético
		DWI	Imagem de difusão ponderada
		EBV	Vírus Epstein-Barr
CART	Terapia antirretroviral combinada (antiga HAART)	EDAS	Encefaloduroarteriosinangiose
		EDE	Empiema epidural
CASL	Marcação contínua de *spins* arteriais	EDSS	Escala de situação de incapacidade expandida
CBD	Degeneração corticobasal		
CBF	Fluxo sanguíneo cerebral	EEG	Eletroencefalograma
CBV	Volume sanguíneo cerebral	EES	Espaço extravascular/extracelular
cCBV	Volume sanguíneo cerebral corrigido (ajustado por perdas)	EORTC	Organização Europeia de Pesquisa e Tratamento do Câncer
CHESS	Supressão química seletiva da água	EPI	Imagem ecoplanar
Cho	Colina	EPISTAR	Sinal de imagem ecoplanar com marcação de radiofrequência alternante
CJD	Doença de Creutzfeldt-Jakob		
$CMRO_2$	Taxa metabólica de oxigênio cerebral	EPSI	Imagem ecoplanar por ressonância

FA	Anisotropia fracionada		HSE	Encefalite herpética
FACT	Método para rastreamento contínuo de fibras		HSV	Vírus herpes *simplex*
			ICA	Artéria carótida interna
FADH	Flavina adenosina dinucleotídeo		ICD	Classificação internacional da doença
FLAIR	Recuperação da inversão atenuada por fluido		ICP	Pressão intracraniana
			Ile	Isoleucina
FAIRER	Recuperação da inversão do fluxo sensível alternado com pulso extra de radiofrequência		INTERPRET	Rede internacional para padrão de reconhecimento de tumores usando ressonância magnética
FASTMAP	Técnica de apoio automático rápido por mapeamento de projeções longas		ISIS	Espectroscopia de imagem seletiva *in vivo*
			IVF	Fração do volume intersticial
FDG	Flúor-2-desoxiglicose		IVIM	Movimento incoerente intra-*voxel*
FDRI	Aumento de R_2 dependente do campo		KD	Doença de Krabbe
FEAST	Codificação de fluxo de marcação de *spins* arteriais		KSS	Síndrome de Kearns-Sayre
			K^{trans}	Constante de permeabilidade
FEMN	"Primeiro episódio, medicação naive (esquizofrenia)"		Lac	Lactato
			LACI	Infarto lacunar
FES	Estimulação elétrica funcional		LBSL	Leucoencefalopatia com envolvimento do tronco encefálico, medula espinal e elevação do lactato
FID	Decaimento de indução livre			
FLAIR	Recuperação de inversão atenuada por fluido			
			LCModel	Modelo de combinação linear
FLASH	Disparo rápido de pequeno ângulo		Leu	Leucina
FOV	Campo visual		MCA	Artéria cerebral média
FSE	Ecoimagem de *spin* rápido		MCI	Comprometimento cognitivo leve
FT	Transformada de Fourier		MCMD	Transtorno cognitivo motor menor
FTD	Degeneração frontotemporal		MD	Difusividade média
FWHM	Largura máxima à meia altura		MEG	Magnetoencefalografia
γ	Razão giromagnética		MEGA	Mescher-Garwood
GAA	Guanidinoacetato		MELAS	Encefalopatia mitocondrial com acidose lática e acidente vascular encefálico
GABA	Ácido γ-aminobutírico			
GAMT	Guanidinoacetato metiltransferase		MERRF	Epilepsia mioclônica com fibras vermelhas rasgadas
GCS	Escala de Coma de Glasgow			
Gd-DTPA	Ácido gadolínio-dietilenotriamina pentacético		MFC	Correção de campo magnético
			mI	Mioinositol
GE	Ecogradiente		MITR	Alteração da intensidade máxima por razão de intervalo de tempo
GLM	Modelo linear geral			
Gln	Glutamina		MLC	Leucoencefalopatia megaloencefálica com cistos subcorticais
Glu	Glutamato			
Glx	Glutamato e glutamina		MLD	Leucodistrofia metacromática
Gly	Glicina		MMSE	Miniexame do estado mental
GM	Matéria cinzenta		MPC	Pico de concentração máxima
GOS	Escala de resultados de Glasgow		MPCSI	Mudança de imagem multiplanar química
GRASE	Gradiente e eco de *spin* (também 3D-GRASE)		MPRAGE	Magnetização preparada rápida
			MR	Ressonância magnética
GRASS	Aquisição com recuperação por gradiente em modo contínuo		MRA	Angiografia por ressonância magnética
			MRI	Imagem por ressonância magnética
GRE	Eco recuperado pelo gradiente		MRS	Espectroscopia por ressonância magnética
GSS	Doença de Gerstmann-Straussler-Scheinker		MRSI	Imagem de espectroscopia por ressonância magnética
HASTE	Sequência de imagem turbo aquisição de metade-Fourier disparo único		MRUI	Interface de usuário de ressonância magnética
HD	Doença de Huntington		MS	Esclerose múltipla
HIE	Encefalopatia hipóxico-isquêmica		MSA	Atrofia multissistêmica
HIV	Vírus da imunodeficiência humana		MSUD	Doença urinária do xarope de Acer
HMPAO	Hexametilpropilenoamina oxima		MT	Transferência de magnetização
HSCT	Célula-tronco hematopoiética		MTC	Contraste de transferência de magnetização

Abreviações

MTI	Imagem de transferência de magnetização	POI	*Pixel* de interesse
MTR	Razão de transferência de magnetização	ppm	Partes por milhão
MTT	Tempo de trânsito médio	PRESS	Espectroscopia resolvida no tempo
NAA	N-acetil laspartil aspartato	PRESTO	Princípios de desvio do eco com série de observações
NAAG	N-acetil glutamato		
NABT	Tecido cerebral aparentemente normal	PROBE	Exame de prótons cerebrais
NAGM	Matéria cinzenta aparentemente normal	PROPELLER	Linhas paralelas sobrepostas com rotação periódica com reconstrução intensificada
NANA	Ácido N-acetilneuramínico		
NASCET	Estudo norte-americano da endarterectomia sintomática da carótida	PS	Relação da área de permeabilidade da superfície
NAWM	Matéria branca aparentemente normal	PSD	Descarga periódica simultânea
NBIA	Neurodegeneração com acúmulo de ferro cerebral	Pseudo-CASL	*Spin* arterial contínuo pulsado
		PSP	Paralisia supranuclear progressiva
NBV	Volume cerebral normalizado	PTA	Amnésia pós-traumática
NCIC	Instituto Nacional do Câncer do Canadá	PTSD	Transtorno de estresse pós-traumático
NICE	Instituto Nacional de Excelência Clínica	PVE	Efeito de volume parcial
NIHSS	Escala de AVC do Instituto Nacional de Saúde	PWI	Imagem ponderada por perfusão
		QUIPSS	Imagem quantitativa de perfusão usando única subtração
NINCDS-ADRDA	Instituto Nacional de Distúrbios Neurológicos e Comunicativos e AVC, Mal de Alzheimer e Associação de Transtornos Relacionados	QUIPSSII	Imagem quantitativa de perfusão usando única subtração II
		RA	Anisotropia relativa
NMR	Ressonância magnética nuclear	rCBF	Fluxo sanguíneo cerebral relativo (ou regional)
NOESY	Efeito nuclear *Overhauser*		
NOS	Óxido nítrico sintase	CBV	Volume sanguíneo cerebral relativo (ou regional)
NTP	Trifosfato nucleosídeo		
OCD	Transtorno obsessivo compulsivo	RF	Radiofrequência
OEF	Fração de extração de oxigênio	RFA	Ângulo de inclinação reduzido
OHG	Ácido hidroxiglutárico	ROI	Região de interesse
OphtA	Artéria oftálmica	RPLS	Síndrome de leucoencefalopatia posterior reversível
OVS	Supressão do volume externo		
PACE	Aquisição prospectiva e correção	RT	Radioterapia
PACI	Infarto parcial da circulação anterior	rt-PA	Plasminogênio tecidual recombinante
PAGM	Matéria cinzenta periaquedutal	sCJD	Doença esporádica de Creutzfeldt-Jakob
PASL	Marcação de *spin* arterial pulsado	SCIWORA	Lesão da medula espinal sem anormalidade radiológica (convencional)
PC	Fosfocolina		
PCA	Artéria cerebral posterior	SDH	Succinato desidrogenase
PComA	Artéria comunicante posterior	SDMT	Teste de modalidades de dígitos e símbolos
PCr	Fosfocreatina		
PD	Densidade do próton	SE	Eco de *spin*
PDE	Fosfodiéster	SEEP	Sinal intensificado por prótons extravasculares
PDGF	Fator de crescimento derivado de plaquetas		
		SENSE	Codificação de sensibilidade
PDS	Desvios de despolarização paroxística	SI	Imagem espectroscópica
PET	Tomografia de emissão de pósitron	SIAM	Modo de aquisição de imagem espectroscópica
Phe	Fenilalanina		
Pi	Fosfato inorgânico	SLR	Shinnar-LeRoux
PKU	Fenilcetonúria	SN	Substância *nigra*
PLIC	Membro posterior de cápsula interna	SNR	Razão de sinal-ruído
PMD	Doença de Pelizaeus-Merzbacher	SOL	Lesão ocupando espaço
PME	Fosfomonoéster	SPECT	Tomografia computadorizada com única emissão de fóton
PML	Leucoencefalopatia multifocal progressiva		
PMLD	Doença de Pelizaeus-Merzbacher	SPM	Mapeamento paramétrico estatístico
PMN	Neutrófilos polimorfonucleares	SRO	Síndrome de Steele-Richardson-Olszewski
PNET	Tumor neuroectodérmico primitivo	SSPE	Panencefalite esclerosante subaguda
POCI	Infarto de circulação posterior	SSS	Escala cerebrovascular sueca

STEAM	Modo de ecoaquisição simulada	TTP	Tempo para o pico
Suc	Succinato	UNFAIR	Imagem de perfusão por recuperação de inversão de fluxo sensível alternado
SVD	Decomposição do valor singular		
SWI	Susceptibilidade de imagem ponderada	USPIO	Partículas ultrapequenas de óxido de ferro
TACI	Infarto da circulação anterior total	Val	Valina
TB	Tuberculose	VASO	Ocupação do espaço vascular
TBI	Lesão cerebral traumática	vCJD	Variante da doença de Creutzfeldt-Jakob
TCD	Ultrassonografia *Doppler* transcraniana	VEGF	Fator de crescimento endotelial vascular
TDL	Lesão desmielinizante tumefativa	VHL	Síndrome de von Hippel-Lindau
TE	Tempo de eco	VOI	Volume de interesse
TI	Tempo de inversão	VSS	Saturação muito seletiva
TIA	Ataque isquêmico transitório	VWM	Doença do desaparecimento da matéria branca
TLE	Epilepsia do lobo temporal		
TM	Tempo de mistura	WET	Supressão de água intensificada por efeitos T_1
T_{max}	Tempo para pico máximo		
TMS	Estimulação magnética transitória	WHO	Organização Mundial da Saúde
TOAST	Estudo de Org 10172 no tratamento de acidente vascular encefálico agudo	WM	Matéria branca
		WMH	Hiperintensidades da matéria branca
TR	Tempo de repetição	X-ALD	Adrenoleucodistrofia ligada ao X
TSP	Trimetil lisil propionato de sódio	XeCT	Tomografia computadorizada intensificada por xênon
TTFM	Tempo para o primeiro momento		

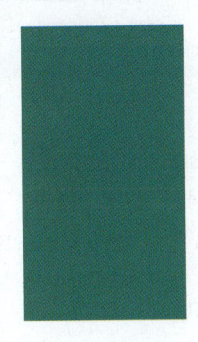

Colaboradores

Konstantinos Arfanakis
Department of Biomedical Engineering, Illinois Institute of Technology, Chicago, IL, USA

Peter B. Barker
Department of Radiology, Johns Hopkins University School of Medicine, Baltimore, MD, USA

A. James Barkovich
Neuroradiology Section, University of California, San Francisco, CA, USA

Randall R. Benson
Department of Neurology, Wayne State University School of Medicine, Detroit, MI, USA

Alberto Bizzi
Department of Neuroradiology, Istituto Nazionale Neurológico "Carlo Besta," Milan, Italy

Stefan Blüml
Department of Radiology, Children's Hospital Los Angeles, Los Angeles, CA, USA

Simona Bonavita
Department of Neurological Sciences, Second University of Naples, Naples, Italy

Knut Brockmann
Department of Pediatrics and Pediatric Neurology, Georg August University, Göttingen, Germany

R. Nick Bryan
Department of Radiology, University of Pennsylvania Health System, Philadelphia, PA, USA

William M. Brooks
Department of Neurology, Hoglund Brain Imaging Center, Kansas City, KA, USA

David L. Buckley
Division of Medical Physics, University of Leeds, Leeds, UK

Fernando Calamante
Brain Research Institute, Melbourne, Australia

Gian Marco Castelli
Department of Neuroradiology, Istituto Nazionale Neurológico "Carlo Besta," Milan, Italy

Linda Chang
Department of Medicine, John A. Burns School of Medicine, Honolulu, Hawaii

Juan Chen
Department of Radiology, Beijing Hospital, Beijing, China

Thomas L. Chenevert
Departments of Radiology and Radiation Oncology, University of Michigan, Ann Arbor, MI, USA

W. Kling Chong
Great Ormond Street Hospital, London, UK

Olga Ciccarelli
Department of Brain Repair & Rehabilitation, Institute of Neurology, University College London, London, UK

Dan Connolly
Sheffield Children's Hospital, Sheffield, UK

Serena J. Counsell
Robert Steiner MR Unit, Imaging Sciences Department, MRC Clinical Sciences Centre, Imperial College, Hammersmith Hospital, London, UK

Peter Dechent
MR-Research in Neurology and Psychiatry, Georg August University, Göttingen, Germany

John A. Detre
Departments of Neurology and Radiology, University of Pennsylvania, Philadelphia, PA, USA

Thomas Ernst
Department of Medicine, John A. Burns School of Medicine, University of Hawaii, Honolulu, Hawaii

María A. Fernández-Seara
Department of Neuroscience, Center for Applied Medical Research, University of Navarra, Pamplona, Spain

Christopher G. Filippi
Fletcher Allen Health Care-University of Vermont School of Medicine, Burlington, VT, USA

Massimo Filippi
Neuroimaging Research Unit, Department of Neurology, Scientific Institute and University Ospedale San Raffaele, Milan, Italy

Steve H. Fung
Department of Radiology, Massachusetts General Hospital, Boston, MA, USA

Craig J. Galbán
Departments of Radiology and Radiation Oncology, University of Michigan, Ann Arbor, MI, USA

Vijeya Ganesan
Great Ormond Street Hospital, London and Institute of Child Health, London, UK

Jonathan H. Gillard
Department of Radiology, Cambridge University, Cambridge, UK

Xavier Golay
University College London, Institute of Neurology, London, UK

R. Gilberto Gonzalez
Department of Radiology, Massachusetts General Hospital, Boston, MA, USA

Rakesh K. Gupta
SGPGIMS Campus, Lucknow, India

E. Mark Haacke
Department of Radiology and Biomedical Engineering, Wayne State University, Detroit, MI, USA

Folker Hanefeld
Department of Pediatrics and Pediatric Neurology, Georg August University, Göttingen, Germany

John Hart, Jr.
The Center for Brain Health, University of Texas at Dallas, Dallas, TX, USA

David Hearshen
Hermelin Brain Tumor Center, Henry Ford Hospital, Detroit, MI, USA

Thomas R. Henry
Epilepsy Center, Department of Neurology, Center for Magnetic Resonance Research, University of Minnesota Medical School, Minneapolis, MN, USA

Bruce P. Hermann
Department of Neurology, University of Wisconsin, Madison, WI, USA

Barbara A. Holshouser
MRI Section, Loma Linda University, Loma Linda, CA, USA

Ralph E. Hurd
GE Healthcare, Menlo Park, CA, USA

Matilde Inglese
Department of Radiology and Neurology, New York University, New York, USA

Clifford R. Jack, Jr.
Department of Radiology, Mayo Clinic, Rochester, MN, USA

Graeme D. Jackson
Brain Research Institute, Florey Neuroscience Institutes (Austin), Heidelberg West, Melbourne, Victoria, Australia and Department of Neurology, University of Melbourne, Victoria, Australia

Peter Jezzard
FMRIB Centre, John Radcliffe Hospital, University of Oxford, Oxford, UK

Derek K. Jones
Cardiff University Brain Research Imaging Centre (CUBRIC), School of Psychology, Cardiff University, Cardiff, Wales, UK

Kejal Kantarci
Department of Radiology, Mayo Clinic, Rochester, MN, USA

Pek Lan Khong
Department of Diagnostic Radiology, University of Hong Kong, Hong Kong, China

Dmitry Khrichenko
Department of Radiology, Children's Hospital of Philadelphia, University of Pennsylvania, Philadelphia, PA, USA

Karl Kish
Department of Radiology, Wayne State University, Detroit, MI, USA

Martin A. Koch
Department of Systems Neuroscience, University Medical Center Hamburg-Eppendorf, Hamburg, Germany

Alan P. Koretsky
Laboratory of Functional and Molecular Imaging and NIH MRI Research Facility, National Institute of Neurological Disorders and Stroke, National Institutes of Health, Bethesda, MD, USA

Zhifeng Kou
Department of Radiology, Wayne State University School of Medicine, Detroit, MI, USA

Michael A. Kraut
Department of Radiology, Johns Hopkins University School of Medicine, Baltimore, MD, USA

Meng Law
Keck School of Medicine, University of California and Los Angeles County Hospital USC Medical Center, Los Angeles, CA, USA

Meng Li
Department of Radiology and Biomedical Engineering, Wayne State University, Detroit, MI, USA

Alexander Lin
Rudi Schulte Research Institute, Santa Barbara, CA, USA

W. R. Wayne Martin
Movement Disorders Program, Division of Neurology, University of Alberta, Edmonton, Alberta, Canada

Colaboradores

Tracy Richmond McKnight
University of California, San Francisco, CA, USA

Elias R. Melhem
Department of Radiology, Hospital of the University of Pennsylvania, Philadelphia, PA, USA

David Menon
University Department of Anaesthesia, Addenbrooke's Hospital, Cambridge, UK

Tom Mikkelsen
Hermelin Brain Tumor Center, Henry Ford Hospital, Detroit, MI, USA

Susumu Mori
Department of Radiology, Johns Hopkins University School of Medicine, Baltimore, MD, USA

Pratik Mukherjee
Neuroradiology Section, University of California, San Francisco, CA, USA

Virginia Newcombe
University Department of Anaesthesia, Addenbrooke's Hospital, Cambridge, UK

David G. Norris
FC Donders Centre for Cognitive Neuroimaging, Nijmegen, the Netherlands

Leif Østergaard
Department of Neuroradiology, Center of Functionally Integrative Neuroscience, University of Aarhus and Århus University Hospital, Århus, Denmark

Ashok Panigrahy
Childrens Hospital Los Angeles, Department of Radiology, Los Angeles, CA, USA

Adolf Pfefferbaum
Neuroscience Program, SRI International and Department of Psychiatry and Behavioral Sciences, Stanford University School of Medicine, Stanford, CA, USA

John D. Port
Department of Radiology, Mayo Clinic, Rochester, MN, USA

Basant K. Puri
MRC Clinical Sciences Centre, Imperial College London, Hammersmith Hospital, London, UK

Alnawaz Rehemtulla
Departments of Radiology and Radiation Oncology, University of Michigan, Ann Arbor, MI, USA

Gerard Riedy
Department of Radiology, Walter Reed Army Medical Center, Washington, DC, USA

Timothy P. L. Roberts
Department of Radiology, Children's Hospital of Philadelphia, University of Pennsylvania, Phialdelphia, PA, USA

Maria A. Rocca
Neuroimaging Research Unit, Department of Neurology, Scientific Institute and University Ospedale San Raffaele, Milan, Italy

Luca Roccatagliata
Department of Radiology, Massachusetts General Hospital, Boston, MA, USA

Brian Ross
Huntington Medical Research Institutes, Pasadena, CA, USA

Brian D. Ross
Departments of Radiology and Radiation Oncology, University of Michigan, Ann Arbor, MI, USA

Marco Rovaris
Neuroimaging Research Unit, Department of Neurology, Scientific Institute and University Ospedale San Raffaele, Milan, Italy

Dirk R. Rutgers
Department of Radiology, University Medical Center Utrecht, Heidelberglaan, Utrecht, the Netherlands

Mary A. Rutherford
Robert Steiner MR Unit, Imaging Sciences Department, MRC Clinical Sciences Centre, Imperial College, Hammersmith Hospital, London, UK

Dawn Saunders
Great Ormond Street Hospital, London, UK

Pamela W. Schaefer
Department of Radiology, Massachusetts General Hospital, Boston, MA, USA

Afonso C. Silva
Laboratory of Functional and Molecular Imaging and NIH MRI Research Facility, National Institute of Neurological Disorders and Stroke, National Institutes of Health, Bethesda, MD, USA

Steven P. Sourbron
Josef Lissner Laboratory for Biomedical Imaging, Institute of Clinical Radiology, Ludwig Maximilian University, Munich, Germany

Juan E. Small
Department of Neuroradiology, Massachusetts General Hospital, Harvard Medical School, Boston, MA, USA

Edith V. Sullivan
Neuroscience Program, SRI International and Department of Psychiatry and Behavioral Sciences, Stanford University School of Medicine, Stanford, CA, USA

S. Lalith Talagala
Laboratory of Functional and Molecular Imaging and NIH MRI Research Facility, National Institute of Neurological Disorders and Stroke, National Institutes of Health, Bethesda, MD, USA

Gioacchino Tedeschi
Department of Neurological Sciences, Second University of Naples, Naples, Italy

Thao Tran
Rudi Schulte Research Institute, Santa Barbara, CA, USA

Brian M. Tress
Department of Radiology, Royal Melbourne Hospital, Parkville, Australia

Graziella Uziel
Department of Child Neurology, Istituto Nazionale Neurologico "Carlo Besta," Milan, Italy

Pierre-Francois Van de Moortele
Epilepsy Center, Department of Neurology, Center for Magnetic Resonance Research University of Minnesota Medical School, Minneapolis, MN, USA

Jeroen van der Grond
Department of Radiology, University Medical Center Utrecht, Heidelberglaan, Utrecht, the Netherlands

Peter van Zijl
Department of Radiology, Johns Hopkins University School of Medicine, Baltimore, MD, USA

Prashanthi Vemuri
Aging and Dementia Imaging Research Laboratory, Department of Radiology, Mayo Clinic, Rochester, Minnesota, USA

Daniel B. Vigneron
Neuroradiology Section, University of California, San Francisco, CA, USA

Arastoo Vossough
Department of Radiology, Children's Hospital of Philadelphia, University of Pennsylvania, Philadelphia, PA, USA

Adam D. Waldman
Department of Imaging, Imperial College Healthcare NHS Trust, Imperial College of Science Technology and Medicine, London, UK

Jiongjiong Wang
Departments of Neurology and Radiology, University of Pennsylvania, Philadelphia, PA, USA

Joanna M. Wardlaw
Division of Clinical Neurosciences, University of Edinburgh, Western General Hospital, Edinburgh, Scotland

R. Mark Wellard
Brain Research Institute, Florey Neuroscience Institutes (Austin), Heidelberg West, Melbourne, Victoria, and School of Physical and Chemical Sciences, Queensland University of Technology, Brisbane, Queensland, Australia

Claudia Wheeler-Kingshott
Department of Neuroinflammation, Institute of Neurology, London, UK

Iain D. Wilkinson
Academic Radiology, University of Sheffield and Hon Consultant Clinical Scientist, Sheffield Teaching Hospitals NHS Trust, Sheffield, UK

Robert D. Zimmerman
Department of Radiology, Weill Medical College of Cornell University and Director of Diagnostic Imaging, New York Presbyterian Hospital–Cornell, New York, USA

Estudos de casos

Estudo de caso 9.1	Astrocitoma de grau IV após tratamento antiangiogênico – DCE-MRI	126
Estudo de caso 9.2	Radioterapia estereotática de uma metástase cerebral – DCE-MRI	127
Estudo de caso 14.1	Estudo por imagens diagnósticas com espectroscopia por ressonância magnética na isquemia cerebral aguda	182
Estudo de caso 15.1	Imagens diagnósticas por tensor de difusão e anisotropia do tecido	205
Estudo de caso 15.2	Reversão de lesão de difusão no acidente vascular encefálico agudo	207
Estudo de caso 15.3	Difusão e perfusão em ressonância magnética na hemorragia subaracnóidea	209
Estudo de caso 15.4	Acidente vascular encefálico ou enxaqueca? Um estudo de perfusão por ressonância magnética	211
Estudo de caso 15.5	Permeabilidade elevada da barreira hematoencefálica detectada na MR por perfusão prognóstica a hemorragia intracerebral no acidente vascular encefálico isquêmico agudo	212
Estudo de caso 16.1	*Arterial spin labeling* no acidente vascular encefálico isquêmico agudo	225
Estudo de caso 16.2	*Arterial spin labeling* na lesão cerebral anóxica global	227
Estudo de caso 16.3	*Arterial spin labeling* no acidente vascular encefálico subagudo – detecção de perfusão de luxo	229
Estudo de caso 16.4	Estudo da reatividade cerebrovascular em pacientes com estenose dos grandes vasos usando *arterial spin labeling*	231
Estudo de caso 16.5	Avaliação de ataques isquêmicos transitórios usando contraste dinâmico de suscetibilidade e pela *arterial spin labeling* com teste de vasodilatação induzida por acetazolamida	233
Estudo de caso 20.1	Presença de densidades metálicas após embolização de aneurisma com espirais destacáveis	282
Estudo de caso 20.2	Alterações no acidente vascular encefálico isquêmico indetectáveis à tomografia evidenciadas nas imagens de MR ponderadas por suscetibilidade magnética	283
Estudo de caso 20.3	Detecção de tecido cerebral em zona de penumbra utilizando a MR ponderada por suscetibilidade magnética	285
Estudo de caso 22.1	Heterogeneidade metabólica do glioma	311
Estudo de caso 22.2	Esclerose múltipla tumefativa	313
Estudo de caso 22.3	Meningioma por MRS	314
Estudo de caso 22.4	Astrocitoma recorrente	315
Estudo de caso 22.5	Radionecrose	316
Estudo de caso 22.6	Ganglioglioma anaplásico	317
Estudo de caso 23.1	Investigando o padrão de recorrência do glioma utilizando a DWI	330
Estudo de caso 23.2	Imagem por tensor de difusão dos efeitos da infiltração do glioma	331
Estudo de caso 23.3	Imagem ponderada por difusão de cistos epidermoides e aracnóideos	333
Estudo de caso 23.4	Imagem por tensor de difusão da infiltração do glioma	335
Estudo de caso 23.5	Diferenciando gliomas de metástases com DTI (imagens do tensor de difusão)	337
Estudo de caso 24.1	Oligodendroglioma anaplásico – perfusão pela MR, com método ASL	365
Estudo de caso 24.2	Necrose por radiação *versus* recorrência	366
Estudo de caso 26.1	A importância da ressonância magnética funcional e imagens por tensores de difusão para o mapeamento de substância branca/cortical motor eloquente 1	397
Estudo de caso 26.2	A importância da ressonância magnética funcional e imagens por tensores de difusão para o mapeamento de substância branca/cortical motor eloquente 2	399
Estudo de caso 26.3	Imagem multimodal para diagnóstico e planejamento cirúrgico na transformação de astrocitoma	401
Estudo de caso 28.1	Diagnóstico de abscesso cerebral por imagens por tensores de difusão e espectroscopia pela MRS	448
Estudo de caso 28.2	Esclerose múltipla tumefata por ressonância magnética e espectroscopia pela ressonância magnética (MRS)	450
Estudo de caso 28.3	Variante da Doença de Creutzfeldt-Jakob pela espectroscopia pela ressonância magnética	452
Estudo de caso 29.1	Infecção por *Nocardia*	466

Estudo de caso 29.2 Tuberculose do sistema nervoso central 468
Estudo de caso 29.3 Encefalite do Nilo Ocidental (*West Nile*) 470
Estudo de caso 29.4 Doença de Creutzfeldt-Jakob examinada com imagens ponderadas em difusão 471
Estudo de caso 30.1 Encefalomielite disseminada aguda (ADEM) 484
Estudo de caso 30.2 Leucoencefalopatia posterior reversível – espectroscopia pela ressonância magnética (MRSI) 485
Estudo de caso 31.1 Lesão desmielinizante tumefata 496
Estudo de caso 31.2 Esclerose múltipla tumefata – perfusão de ressonância magnética 498
Estudo de caso 32.1 Leucoencefalopatia multifocal progressiva 516
Estudo de caso 34.1 Encefalite de Rasmussen – MRSI 542
Estudo de caso 34.2 Epilepsia do lobo temporal – MRSI 543
Estudo de caso 35.1 Identificação pela DWI das alterações associadas à convulsão 555
Estudo de caso 35.2 Identificação do foco epilético pela DTI 557
Estudo de caso 39.1 Doença de Alzheimer *versus* demência com corpúsculos de Lewy – características da espectroscopia por MR 626
Estudo de caso 39.2 Investigação da doença de Alzheimer com espectroscopia por MR 627
Estudo de caso 40.1 Estudo da esclerose lateral primária pela DTI 639
Estudo de caso 41.1 Neurodegeneração com acúmulo cerebral de ferro 649
Estudo de caso 43.1 MRSI bidimensional em lesão cerebral traumática grave com resultado insatisfatório 661
Estudo de caso 43.2 MRSI bidimensional em lesão cerebral traumática grave com resultado satisfatório 662
Estudo de caso 43.3 MRI de alto campo magnético e MRSI tridimensional em lesão cerebral traumática pediátrica 664
Estudo de caso 43.4 MRI de alto campo magnético e MRSI tridimensional em adulto vítima de assalto 666
Estudo de caso 44.1 Dissecção traumática da artéria carótida 680
Estudo de caso 44.2 Alterações seriadas na lesão axonal traumática 682
Estudo de caso 44.3 Estudos por imagem na lesão axonal traumática pediátrica 685
Estudo de caso 44.4 Dano cerebral oculto em um boxeador profissional 687
Estudo de caso 45.1 Lesão axonal difusa 701
Estudo de caso 48.1 Síndrome de Reye – Imagens por MRSI 747
Estudo de caso 49.1 Lesão perinatal por asfixia 764
Estudo de caso 50.1 Ressecção cirúrgica precoce de um carcinoma do plexo coroide com base em achados de MRS 779
Estudo de caso 50.2 Biópsia desnecessária e cirurgia em um paciente com encefalite 780
Estudo de caso 50.3 Astrocitoma pediátrico 781
Estudo de caso 51.1 Doença moyamoya – Imagens da perfusão pela MR 797
Estudo de caso 51.2 *Arterial spin labeling* na doença moyamoya 799
Estudo de caso 51.3 Síndrome de Sturge-Weber – Estudo da perfusão pela MR 801
Estudo de caso 51.4 Imagens ponderadas em suscetibilidade na síndrome de Sturge-Weber 803
Estudo de caso 52.1 Adenoleucodistrofia – MRSI 821
Estudo de caso 53.1 Encefalopatia mitocondrial, acidose lática e episódios tipo acidente vascular encefálico (MELAS) 841
Estudo de caso 55.1 Imagem da coluna cervical na esclerose múltipla utilizando MRSI 860

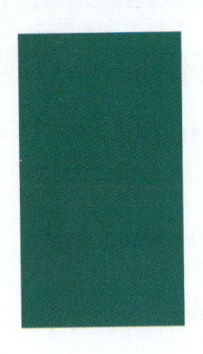

Sumário

Introdução – imagens do cérebro e de suas doenças 1
R. Nick Bryan

Seção 1 Técnicas de ressonância magnética fisiológicas 5

1 Fundamentos da espectroscopia por ressonância magnética 5
Peter B. Barker

2 Quantificação e análise na espectroscopia por MR 21
Thomas Ernst

3 Artefatos e problemas na espectroscopia por MR 30
Ralph E. Hurd

4 Fundamentos das imagens de difusão por MR 44
Derek K. Jones

5 Informações anatômicas sobre a substância branca humana reveladas por imagens com tensor de difusão e rastreamento de fibra 68
Susumu Mori ▪ Peter van Zijl

6 Artefatos e armadilhas nas imagens de difusão por MR 79
Martin A. Koch ▪ David G. Norris

7 Imagem de perfusão cerebral por meio de agentes exógenos de contraste 86
Leif Østergaard

8 Detecção de fluxo sanguíneo regional por *arterial spin labeling* 94
Alan P. Koretsky ▪ S. Lalith Talagala ▪ Afonso C. Silva

9 Imagens de perfusão e permeabilidade da barreira hematoencefálica usando estudos dinâmicos contrastados ponderados em T_1 113
Steven P. Sourbron ▪ David L. Buckley

  Estudo de caso 9.1   Astrocitoma de grau IV após tratamento antiangiogênico – DCE-MRI 126

  Estudo de caso 9.2   Radioterapia estereotática de uma metástase cerebral – DCE-MRI 127

10 Obtenção de imagens ponderadas por suscetibilidade 129
E. Mark Haacke ▪ Meng Li ▪ Karl Kish

11 Artefatos e armadilhas na MR por perfusão 137
Fernando Calamante

12 Metodologias, viabilidades e armadilhas na obtenção de imagens por ressonância magnética funcional (fMRI) 156
Peter Jezzard

Seção 2 Doença Cerebrovascular 168

13 Doença cerebrovascular – visão geral 168
Brian M. Tress

14 Espectroscopia por ressonância magnética no acidente vascular encefálico 172
Peter B. Barker ▪ Jonathan H. Gillard

  Estudo de caso 14.1   Estudo por imagens diagnósticas com espectroscopia por ressonância magnética na isquemia cerebral aguda 182

15 MR de difusão e perfusão no acidente vascular encefálico 183
Joanna M. Wardlaw

  Estudo de caso 15.1   Imagens diagnósticas por tensor de difusão e anisotropia do tecido 205

  Estudo de caso 15.2   Reversão de lesão de difusão no acidente vascular encefálico agudo 207

  Estudo de caso 15.3   Difusão e perfusão em ressonância magnética na hemorragia subaracnóidea 209

  Estudo de caso 15.4   Acidente vascular encefálico ou enxaqueca? Um estudo de perfusão por ressonância magnética 211

  Estudo de caso 15.5   Permeabilidade elevada da barreira hematoencefálica detectada na MR por perfusão prognóstica a hemorragia intracerebral no acidente vascular encefálico isquêmico agudo 212

XXI

16 **Arterial spin labeling no acidente vascular encefálico** 214
María A. Fernández-Seara ▪ Juan Chen ▪ Jiongjiong Wang ▪ John A. Detre

  Estudo de caso 16.1 *Arterial spin labeling* no acidente vascular encefálico isquêmico agudo 225

  Estudo de caso 16.2 *Arterial spin labeling* na lesão cerebral anóxica global 227

  Estudo de caso 16.3 *Arterial spin labeling* no acidente vascular encefálico subagudo – detecção de perfusão de luxo 229

  Estudo de caso 16.4 Estudo da reatividade cerebrovascular em pacientes com estenose dos grandes vasos usando *arterial spin labeling* 231

  Estudo de caso 16.5 Avaliação de ataques isquêmicos transitórios usando contraste dinâmico de suscetibilidade e pela *arterial spin labeling* com teste de vasodilatação induzida por acetazolamida 233

17 **Imagens do tensor de difusão por ressonância magnética no acidente vascular encefálico** 235
Pamela W. Schaefer ▪ Steve H. Fung ▪ Luca Roccatagliata ▪ R. Gilberto Gonzalez

18 **Espectroscopia por ressonância magnética na doença obstrutiva carotídea grave** 247
Jeroen van der Grond ▪ Dirk R. Rutgers

19 **Imagens de perfusão e difusão na doença carotídea crônica** 257
Iain D. Wilkinson

20 **Imagens de suscetibilidade magnética no acidente vascular encefálico** 272
Juan E. Small ▪ E. Mark Haacke ▪ Pamela W. Schaefer

  Estudo de caso 20.1 Presença de densidades metálicas após embolização de aneurisma com espirais destacáveis 282

  Estudo de caso 20.2 Alterações no acidente vascular encefálico isquêmico indetectáveis à tomografia evidenciadas nas imagens de MR ponderadas por suscetibilidade magnética 283

  Estudo de caso 20.3 Detecção de tecido cerebral em zona de penumbra utilizando a MR ponderada por suscetibilidade magnética 285

Seção 3 Neoplasia adulta 287

21 **Neoplasia adulta – uma visão geral** 287
Tom Mikkelsen ▪ David Hearshen

22 **Espectroscopia por ressonância magnética na neoplasia em adultos** 293
Tracy Richmond McKnight ▪ Adam D. Waldman

  Estudo de caso 22.1 Heterogeneidade metabólica do glioma 311

  Estudo de caso 22.2 Esclerose múltipla tumefativa 313

  Estudo de caso 22.3 Meningioma por MRS 314

  Estudo de caso 22.4 Astrocitoma recorrente 315

  Estudo de caso 22.5 Radionecrose 316

  Estudo de caso 22.6 Ganglioglioma anaplásico 317

23 **MR por difusão na neoplasia em adultos** 319
Brian D. Ross ▪ Craig J. Galbán ▪ Alnawaz Rehemtulla ▪ Thomas L. Chenevert

  Estudo de caso 23.1 Investigando o padrão de recorrência do glioma utilizando a DWI 330

  Estudo de caso 23.2 Imagem por tensor de difusão dos efeitos da infiltração do glioma 331

  Estudo de caso 23.3 Imagem ponderada por difusão de cistos epidermoides e aracnóideos 333

  Estudo de caso 23.4 Imagem por tensor de difusão da infiltração do glioma 335

  Estudo de caso 23.5 Diferenciando gliomas de metástases com DTI (imagens do tensor de difusão) 337

24 **Estudo por imagens da perfusão pela MR na neoplasia em adultos** 339
Meng Law

  Estudo de caso 24.1 Oligodendroglioma anaplásico – perfusão pela MR, com método ASL 365

  Estudo de caso 24.2 Necrose por radiação *versus* recorrência 366

25 **Avaliação por imagem da permeabilidade na neoplasia em adultos** 367
Timothy P. L. Roberts ▪ Dmitry Khrichenko ▪ Arastoo Vossough

26 **Ressonância magnética funcional em planejamento pré-operatório** 378
Michael A. Kraut ▪ John Hart, Jr. ▪ Alberto Bizzi

  Estudo de caso 26.1 A importância da ressonância magnética funcional e imagens por tensores de difusão para o mapeamento de substância branca/cortical motor eloquente 1 397

Estudo de caso 26.2 A importância da ressonância magnética funcional e imagens por tensores de difusão para o mapeamento de substância branca/cortical motor eloquente 2 399

Estudo de caso 26.3 Imagem multimodal para diagnóstico e planejamento cirúrgico na transformação de astrocitoma 401

Seção 4 Inflamação, infecção e desmielinização 403

27 Imagens estruturais na inflamação, infecção e desmielinização – visão geral 403
Robert D. Zimmerman

28 Espectroscopia pela ressonância magnética (MRS) na infecção intracraniana 424
Rakesh K. Gupta

Estudo de caso 28.1 Diagnóstico de abscesso cerebral por imagens por tensores de difusão e espectroscopia pela MRS 448

Estudo de caso 28.2 Esclerose múltipla tumefata por ressonância magnética e espectroscopia pela ressonância magnética (MRS) 450

Estudo de caso 28.3 Variante da Doença de Creutzfeldt-Jakob pela espectroscopia pela ressonância magnética 452

29 Estudo da perfusão e difusão pela MR na infecção intracraniana 454
Christopher G. Filippi

Estudo de caso 29.1 Infecção por *Nocardia* 466

Estudo de caso 29.2 Tuberculose do sistema nervoso central 468

Estudo de caso 29.3 Encefalite do Nilo Ocidental (*West Nile*) 470

Estudo de caso 29.4 Doença de Creutzfeldt-Jakob examinada com imagens ponderadas em difusão 471

30 Espectroscopia pela ressonância magnética (MRS) na desmielinização e na inflamação 473
Gioacchino Tedeschi • Simona Bonavita

Estudo de caso 30.1 Encefalomielite disseminada aguda (ADEM) 484

Estudo de caso 30.2 Leucoencefalopatia posterior reversível – espectroscopia pela ressonância magnética (MRSI) 485

31 Estudo da difusão pela perfusão de ressonância magnética na inflamação e na desmielinização 486
Massimo Filippi • Matilde Inglese • Marco Rovaris • Maria A. Rocca

Estudo de caso 31.1 Lesão desmielinizante tumefata 496

Estudo de caso 31.2 Esclerose múltipla tumefata – perfusão de ressonância magnética 498

32 MR fisiológica para avaliar distúrbios cerebrais associados ao HIV 499
Linda Chang • Thomas Ernst

Estudo de caso 32.1 Leucoencefalopatia multifocal progressiva 516

Seção 5 Distúrbios convulsivos 517

33 Distúrbios convulsivos – panorama geral 517
Thomas R. Henry • Pierre-Francois Van de Moortele

34 Espectroscopia por ressonância magnética em distúrbios convulsivos 524
R. Mark Wellard • Graeme D. Jackson

Estudo de caso 34.1 Encefalite de Rasmussen – MRSI 542

Estudo de caso 34.2 Epilepsia do lobo temporal – MRSI 543

35 MR de difusão e perfusão nos distúrbios convulsivos 544
Konstantinos Arfanakis • Bruce P. Hermann

Estudo de caso 35.1 Identificação pela DWI das alterações associadas à convulsão 555

Estudo de caso 35.2 Identificação do foco epilético pela DTI 557

Seção 6 Doenças psiquiátricas e neurodegenerativas 559

36 Doença psiquiátrica e neurodegenerativa – visão geral 559
Adam D. Waldman

37 Espectroscopia por ressonância magnética na psiquiatria 564
John D. Port • Basant K. Puri

38 Imagem de difusão por MR na neuropsiquiatria e envelhecimento 591
Adolf Pfefferbaum • Edith V. Sullivan

39 Espectroscopia de prótons por MR no envelhecimento e na demência 616
Kejal Kantarci • Clifford R. Jack, Jr.

Estudo de caso 39.1 Doença de Alzheimer *versus* demência com corpúsculos de Lewy – características da espectroscopia por MR 626

Estudo de caso 39.2 Investigação da doença de Alzheimer com espectroscopia por MR 627

40 **MR fisiológica nas doenças neurodegenerativas** 628
W. R. Wayne Martin

Estudo de caso 40.1 Estudo da esclerose lateral primária pela DTI 639

41 **Quantificação do ferro por técnicas de imagem nos distúrbios neurodegenerativos** 640
Prashanthi Vemuri ▪ Clifford R. Jack, Jr.

Estudo de caso 41.1 Neurodegeneração com acúmulo cerebral de ferro 649

Seção 7 Trauma 651

42 **Papel potencial da MRS (espectroscopia por ressonância magnética), DWI (geração de imagem ponderada em difusão), DTI (geração de imagem por tensores de difusão) e estudo por imagem ponderada em perfusão (PWI) na lesão cerebral traumática – visão geral** 651
Gerard Riedy

43 **Espectroscopia por ressonância magnética em lesão cerebral traumática** 654
William M. Brooks ▪ Barbara A. Holshouser

Estudo de caso 43.1 MRSI bidimensional em lesão cerebral traumática grave com resultado insatisfatório 661

Estudo de caso 43.2 MRSI bidimensional em lesão cerebral traumática grave com resultado satisfatório 662

Estudo de caso 43.3 MRI de alto campo magnético e MRSI tridimensional em lesão cerebral traumática pediátrica 664

Estudo de caso 43.4 MRI de alto campo magnético e MRSI tridimensional em adulto vítima de assalto 666

44 **Imagens ponderadas em difusão e perfusão pela MR no traumatismo craniano** 668
Virginia Newcombe ▪ David Menon

Estudo de caso 44.1 Dissecção traumática da artéria carótida 680

Estudo de caso 44.2 Alterações seriadas na lesão axonal traumática 682

Estudo de caso 44.3 Estudos por imagem na lesão axonal traumática pediátrica 685

Estudo de caso 44.4 Dano cerebral oculto em um boxeador profissional 687

45 **Estudo por imagem ponderada em suscetibilidade na lesão cerebral traumática** 689
Zhifeng Kou ▪ Randall R. Benson ▪ E. Mark Haacke

Estudo de caso 45.1 Lesão axonal difusa 701

Seção 8 Pediatria 703

46 **MR fisiológica do cérebro pediátrico – visão geral** 703
Pek Lan Khong ▪ Xavier Golay ▪ Elias R. Melhem

47 **Imagens fisiológicas do desenvolvimento normal e retardo de desenvolvimento pela MRI** 726
A. James Barkovich ▪ Pratik Mukherjee ▪ Daniel B. Vigneron

48 **Espectroscopia por ressonância nuclear magnética na lesão cerebral hipóxica** 737
Brian Ross ▪ Thao Tran ▪ Alexander Lin

Estudo de caso 48.1 Síndrome de Reye – Imagens por MRSI 747

49 **Papel das imagens cerebrais ponderadas em difusão e perfusão em neonatologia** 749
Mary A. Rutherford ▪ Serena J. Counsell

Estudo de caso 49.1 Lesão perinatal por asfixia 764

50 **MR fisiológica de tumores cerebrais pediátricos** 765
Stefan Blüml ▪ Ashok Panigraphy

Estudo de caso 50.1 Ressecção cirúrgica precoce de um carcinoma do plexo coroide com base em achados de MRS 779

Estudo de caso 50.2 Biópsia desnecessária e cirurgia em um paciente com encefalite 780

Estudo de caso 50.3 Astrocitoma pediátrico 781

51 **Técnicas de imagens por MR fisiológica e o acidente vascular encefálico pediátrico** 783
Dawn Saunders ▪ W. Kling Chong ▪ Vijeya Ganesan

Estudo de caso 51.1 Doença moyamoya – Imagens da perfusão pela MR 797

Estudo de caso 51.2 *Arterial spin labeling* na doença moyamoya 799

Estudo de caso 51.3 Síndrome de Sturge-Weber – Estudo da perfusão pela MR 801

Estudo de caso 51.4 Imagens ponderadas em suscetibilidade na síndrome de Sturge-Weber 803

52 **Espectroscopia por ressonância magnética na doença da substância branca pediátrica** 805
Knut Brockmann ▪ Peter Dechent ▪ Folker Hanefeld

Estudo de caso 52.1 Adenoleucodistrofia – MRSI 821

53 **Espectroscopia por ressonância magnética dos erros inatos do metabolismo** 822
Alberto Bizzi ▪ Gian Marco Castelli ▪ Graziella Uziel

Estudo de caso 53.1 Encefalopatia mitocondrial, acidose lática e episódios tipo acidente vascular encefálico (MELAS) 841

54 **Trauma pediátrico** 842
Dan Connolly

Seção 9 Medula espinal 851

55 **MR fisiológica da medula espinal** 851
Claudia Wheeler-Kingshott ▪ Olga Ciccarelli

Estudo de caso 55.1 Imagem da coluna cervical na esclerose múltipla utilizando MRSI 860

Índice Remissivo 862

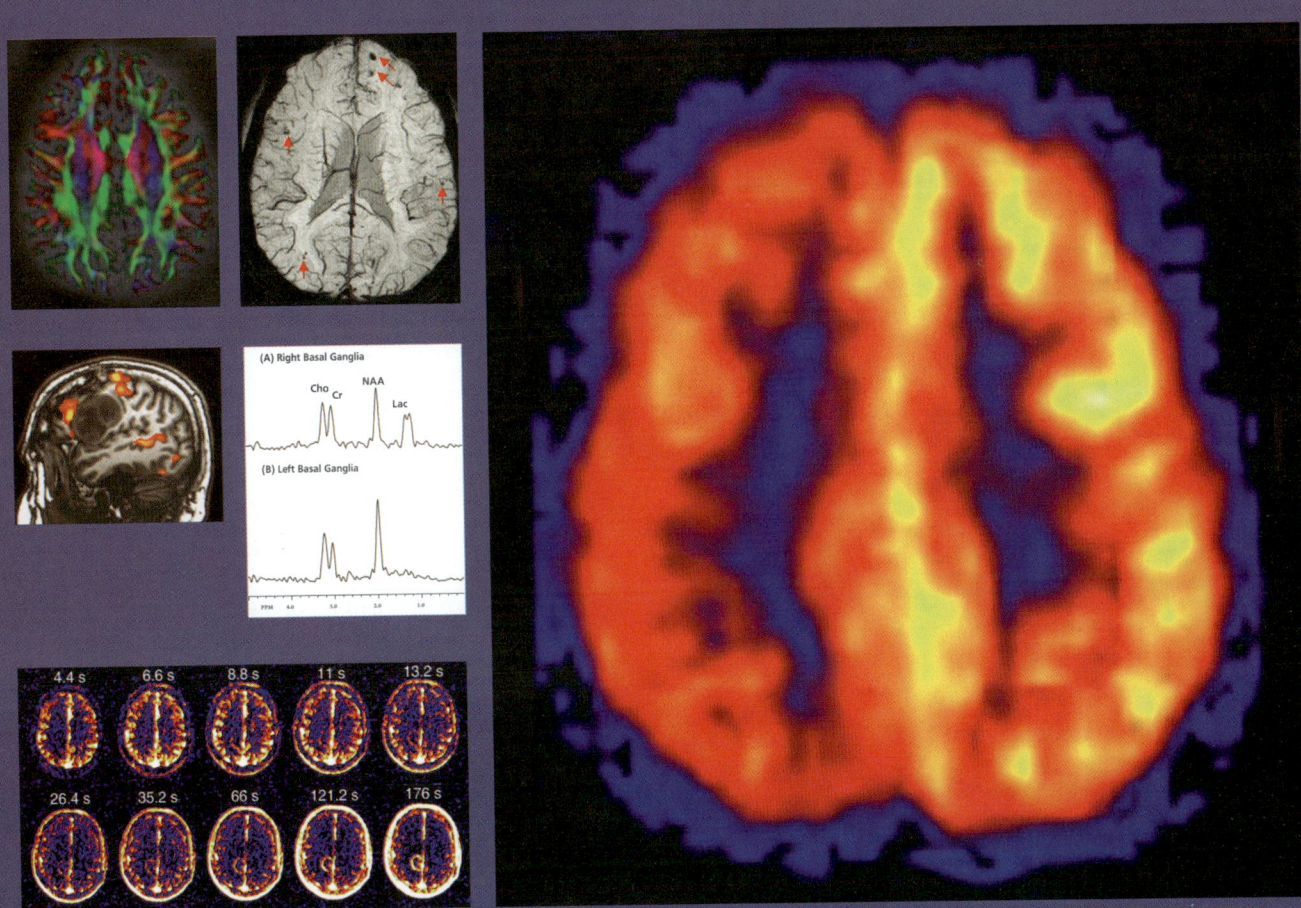

Ressonância Magnética em Neurorradiologia Clínica

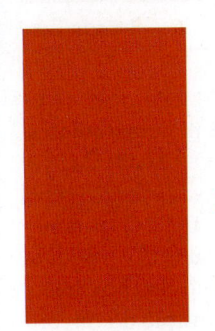

Introdução – Imagens do cérebro e de suas doenças

R. Nick Bryan

As últimas décadas assistiram a avanços notáveis na neurociência clínica, com alguns dos mais importantes relativos à neuroimagem. Dada a profundidade atual do conhecimento sobre o cérebro, é difícil reconhecer que há quase 300 anos este órgão era quase um mistério completo, principalmente quanto à sua função. Uma vez que o cérebro tenha sido reconhecido como um "órgão" desde a Antiguidade, nenhum papel funcional foi atribuído a ele até o início dos anos 1600, quando Descartes colocou a "alma" em uma de suas pequenas porções, a glândula pineal.[1] Antes deste conceito intrigante, no entanto, errôneo, importância muito mais funcional havia sido atribuída ao fluido nos ventrículos que ao cérebro em si. A atribuição não científica de Descartes foi, infelizmente, rapidamente seguida pela descrição muito mais rigorosa da estrutura cerebral por Thomas Willis, em 1664.[2] Enquanto a aplicação do método científico de Willis ao cérebro fosse seminal, as ferramentas científicas primitivas disponíveis na época limitavam suas observações diretas de anatomia, e a anatomia macroscópica neste ponto, que por si não transmite função. Apesar da pequena evidência direta, Willis começou a argumentar que as funções mentais residem no cérebro, assim como certas doenças, como a epilepsia. As ferramentas científicas necessárias para provar suas afirmações por observação real da psicologia, da biologia molecular e outros aspectos "funcionais" do cérebro ainda estavam há séculos de distância.

Entretanto, o cérebro era considerado por ter uma forte correlação particularmente forte entre a estrutura (anatomia) e a função (comportamento). A íntima relação fornecia a base para o campo ainda robusto da neuroanatomia "experimental". A neuroanatomia experimental, como a destruição de uma porção do cérebro em um animal seguida da observação de seu comportamento, permitiu que os cientistas do séc. XVIII e início do XIX, como Gall e Rolando, fizessem correlações de estrutura e função que documentaram o cérebro como um órgão de controle central.[3,4] Uma vez que nunca tenha sido apropriado realizar experimentos debilitantes em humanos, muitas questões fundamentais relativas à função do cérebro humano persistiram até que a versão da "ciência natural" da neuroanatomia experimental fosse introduzida pelos médicos, como Morgagni, que atribuiu déficits neurológicos, como hemiparesia, a lesões excessivamente destrutivas ou funcionalmente problemáticas de cérebros de pacientes examinados em autopsia.[5] Broca, em 1860, aplicou tal correlação lesão-déficit a um paciente que havia sofrido início agudo de afasia e cujo cérebro revelou, em autopsia, um infarto do opérculo frontal direito, localizando dessa forma um componente de discurso de uma região cortical particular.[6] Tal imagem "disfuncional" foi subsequentemente empregada por muitos cientistas clínicos, particularmente pelos neurologistas do séc. XIX e início do séc. XX, cujos nomes estão anexados a muitas síndromes neurológicas. Uma vez que a correlação de lesão e déficit tenha sido um meio muito informativo de estudo do cérebro, ela é limitada por sua base anatômica, que não fornece qualquer informação direta sobre a fisiologia do cérebro, ou constituição molecular.

Note que todos estes métodos iniciais de estudo do cérebro envolviam algumas formas de imagem. Dada a natureza espacialmente heterogênea do cérebro (estrutural e funcionalmente), a sua imagem é uma necessidade absoluta para documentar a localização de uma lesão experimental ou natural. Apenas com esta informação anatômica, uma disfunção neurológica, psicológica ou cognitiva observada pode estar ligada a sua fonte física. Em humanos, estes tipos de investigação foram gravemente restritos pela infeliz necessidade de o paciente sofrer uma lesão cerebral e o ônus adicional de morte permitindo uma autopsia ou ser submetido a uma craniotomia. Estes eram, até muito recentemente, os únicos meios de documentação direta da presença e da extensão de uma lesão cerebral.

Apesar de muitas desvantagens, a anatomia experimental e a pesquisa clínica de lesão e déficit no final do séc. XIX e início do séc. XX forneceram a base de muito de nosso atual entendimento sobre funções cerebrais e suas localizações. Durante o séc. XX, estas primeiras técnicas, primitivas, porém informativas, foram cada vez mais suplementadas pelos avanços histológicos, neurofisiológicos e por técnicas biológicas moleculares, que se combinaram para constituir todo o conhecimento sobre o cérebro que temos hoje, que se estende de eventos de única célula até funções cognitivas altamente integradas. Um avanço tecnológico inicial e crítico envolveu imagem, microscopia, e revelou a morfologia em nível celular. A imagem microscópica do sistema nervoso foi iniciada por Camillo Golgi, que descobriu, e por Santiago Ramon e Cajal que aplicaram a técnica de coloração pela prata, que demonstra neurônios individuais.[7] O trabalho pioneiro desses cientistas, que receberam o Prêmio Nobel em 1906, lançou as bases para a "doutrina moderna de neurônios" e a base celular de muitas doenças neurológicas.[7] As colorações histológicas se desenvolveram, de forma constante, de intensificadores morfológicos não específicos, como a hematoxilina e eosina (H&E), até indicadores histoquímicos refinados, como as técnicas imuno-histoquímicas atuais, que demonstram proteínas específicas nas proximidades celulares. As descobertas morfológicas macro e microscópicas foram acompanhadas e complementadas por estudos funcionais, neurofisiológicos, como aqueles de Sir Charles Sherrington, que confirmou o neurônio como um elemento discreto, funcional do cérebro.

Entretanto, muitas destas novas técnicas tiveram e continuam a ter restrições de suas aplicações em humanos, particularmente intactos, com plena função. As técnicas histológicas requerem tecido, que nunca é facilmente obtido pelo cérebro humano, e quase nunca por múltiplas ou amplas regiões. Muitas técnicas neurofisiológicas requerem a intrusão cerebral, como registro de eletrodos ou estimulação cortical. As técnicas moleculares são raramente possíveis em cérebros intactos e em funcionamento. Enquanto estas técnicas poderosas proporcionam informações extraordinariamente detalhadas sobre pequenas partes do cérebro, nenhuma forneceu dados do cérebro inteiro, em funcionamento. Esta é uma limitação significativa, pois muitas funções do cérebro envolvem ações compostas dos vários e diferentes componentes espacial, fisiológica e bioquimicamente. Isto é particularmente verdade para tarefas complexas comportamentais e de cognição. A heterogeneidade espacial do cérebro sempre precisou de imagem do órgão todo, preferivelmente no estado intacto, em funcionamento. Isto não era possível até muito recentemente.

Em 1974, a neurociência clínica sofreu uma profunda mudança com a invenção da tomografia computadorizada (CT) por raios X, um instrumento que pela primeira vez pode produzir imagens de maneira não invasiva do cérebro todo de um ser humano vivo.[8] Estas imagens de CT baseiam-se na densidade do elétron, e existem apenas algumas diferenças sutis deste parâmetro no cérebro. Por exemplo, a densidade do elétron da matéria cinzenta (GM) e da matéria branca (WM) difere por apenas 0,5%. Portanto, as imagens de CT clínica geram imagens relativamente macroscópicas, permitindo que os cientistas vejam não somente o cérebro do ser humano normal, como também um amplo espectro da neuropatologia. Tumores cerebrais, acidentes vasculares encefálicos e abscessos puderam ser vistos sem a necessidade de craniotomia ou autopsia. Como resultado desta nova capacidade notável da máquina de demonstrar as localizações precisas de lesões cerebrais, a prática anteriormente importante de "neurologia cirúrgica" desapareceu.

Enquanto os aparelhos de CT podem apenas gerar imagens da morfologia com contraste relativamente baixo e resolução espacial, a técnica permitiu que a metodologia tradicional de lesão e déficit seja aplicada a indivíduos vivos contemporaneamente com exames funcionais. A autopsia e a craniotomia não são mais necessárias para demonstrar as correlações anatômicas dos déficits funcionais, e a literatura se tornou repleta de estudos de lesão e déficit que expandiram nosso conhecimento de como a função do cérebro humano é espacialmente distribuída. Os investigadores, como Damasios, usaram a CT clínica e, mais tarde, a ressonância magnética (MR), imagens de centenas de indivíduos neurológica, psicológica e cognitivamente comprometidos para demonstrar melhor o substrato anatômico de tarefas de ordem mental superior.[9] Entretanto essas imagens ainda mostram apenas a anatomia estática e não refletem qualquer aspecto fisiológico ou molecular do cérebro. De fato, pode ser difícil diferenciar uma CT convencional ou imagem de MR do cérebro de um cadáver do de uma pessoa viva. Enquanto entendemos agora muitas fortes relações entre a estrutura macroscópica e a função cerebral, ainda existe a necessidade imperiosa de haver a condição de "visualizar" diretamente as funções fisiológicas e moleculares do cérebro. Apesar de tudo, é mais importante saber o que o cérebro está fazendo do que conhecer sua aparência!

A necessidade de se obterem imagens funcionais e moleculares do cérebro foi inicialmente atendida pela combinação da tomografia de emissão de pósitrons (PET) e radiomarcadores, como [^{18}F]-fluoro-2-desoxiglicose (FDG), H_2O^{15} e CO^{15}.[10] A metodologia PET permite a imagem não invasiva de todo o cérebro em repouso, assim como nas condições de tarefa. Os parâmetros fisiológicos, como fluxo sanguíneo cerebral (CBF), podem ser captados em imagem de modo não invasivo no cenário clínico, assim como as respostas destes parâmetros à ativação do cérebro por uma tarefa: imagem direta da fisiologia dinâmica do cérebro. Além disso, os radioligandos foram desenvolvidos de modo a produzir imagens da distribuição de moléculas específicas no cérebro, como componentes de sistemas neurotransmissores. Esta metodologia permanece sendo uma poderosa ferramenta de pesquisa, embora cara e inconveniente logisticamente.

O desenvolvimento da imagem PET foi seguido, de modo relativamente rápido, da imagem por ressonância magnética (MRI). Esta técnica deriva da ressonância magnética nuclear (NMR), um fenômeno físico relacionado ao comportamento dos núcleos anatômicos na presença de um campo magnético, que foi descrito por Bloch, Hansen e Packard, em 1946.[11] Durante as décadas de 1940 e 1950, muitos investigadores desenvolveram técnicas que permitiram que este fenômeno físico fosse explorado para o estudo da estrutura química. Desde a introdução da técnica transformada de Fourier (FT) por Ernst, em 1966, e do desenvolvimento de ímãs supercondutores de campo elevado, a NMR tem sido capaz de elucidar a estrutura química detalhada de moléculas bastante grandes, como as proteínas.[12] A adição de gradientes de campo magnético ao campo magnético estático necessário de NMR pode definir espacialmente uma amostra, permitindo a MRI. Este conceito de uso de gradientes de campo magnético para gerar imagens foi demonstrado pela primeira vez em 1973 por Lauterbur.[13] Em 1976, Ernst introduziu o princípio da FT NMR bidimensional, que é hoje quase universalmente usada para todas as MRI.[14]

A MRI convencional baseia-se em sinais de rádio emitidos por núcleos de moléculas, principalmente H_2O, de tecido relativamente estacionário. Em razão do diferente conteúdo de água e tempos de relaxamento, existe tipicamente mais de 20% de diferença neste sinal entre GM e WM. Diferenças similares podem ser obtidas entre certos tecidos patológicos e normais. Isto explica as excelentes imagens da neuroanatomia normal ou de placas de esclerose múltipla (MS) produzidas pela MRI contemporânea. A primeira década da MRI clínica foi caracterizada por aprimoramentos constantes da capacidade de obtenção de imagem morfológica desta tecnologia tão notável, totalmente não invasiva e segura. Entretanto existem poucas informações fisiológicas úteis no sinal convencional de MRI, exceto para os fluidos de rápido fluxo, como o sangue. Os recentes avanços de MRI concentram-se no desenvolvimento e na aplicação de capacidades de imagens molecular e fisiológica. Estes novos métodos são o foco deste volume e refletem a evolução contínua de imagens desde as puramente anatômicas, até as fisiológicas e moleculares do cérebro.

Os três principais métodos avançados de MR a serem apresentados são espectroscopia por MR (MRS), difusão de MR e perfusão de MR, com sua derivada, MRI funcional (fMRI). A espectroscopia por ressonância magnética gera imagens da distribuição e concentração de moléculas que existem naturalmente, como N-acetil aspartato (NAA) (um dos aminoácidos mais abundantes no cérebro, que se acredita estar localizado predominantemente nos neurônios e seus processos), colina (Cho) (um constituinte-chave das membranas celulares) e lactato (Lac) (um reflexo do metabolismo anaeróbico). A MRI de difusão mostra regiões de função micromolecular patológica e normal. Sob condições apropriadas, estas imagens podem refletir padrões de anatomia axonal, e, quando aplicados como "rastreamento de fibras", esta técnica pode transformar-se em regiões amplas, homogeneamente brandas de WM de MRI convencional, em excelentes apresentações tridimensionais de vias axonais maiores. Utilizando agentes de contraste extrínsecos ou intrínsecos, como sangue, MRI de perfusão pode criar mapas não apenas qualitativos, como também quantitativos de vários parâmetros de perfusão, incluindo o fluxo sanguíneo cerebral (CBF), volume sanguíneo cerebral (CBV) e permeabilidade vascular. Com pequenas, porém importantes modificações, as técnicas de imagem por perfusão podem demonstrar, juntamente com o desempenho de tarefas mentais específicas, a ativação fisiológica, local do cérebro. Dadas estas técnicas, pelo menos os neurocientistas podem, de modo indolor, não invasivo e seguro, estudar as propriedades fisiológicas importantes do cérebro todo de um ser humano vivo. É possível, agora, visualizar realmente o que o cérebro está realizando, não apenas a sua aparência física.

O valor clínico destas ferramentas fisiológicas e moleculares está se tornando cada vez mais apreciado e pode ser ilustrado por suas aplicações a uma doença – isquemia cerebral e acidente vascular encefálico. O lactato é uma molécula metabólica importante, em que pequena quantidade é produzida pelo cérebro sob condições aeróbicas. Entretanto, sob condições anaeróbicas, como isquemia, uma quantidade abundante de lactato pode ser produzida e é facilmente detectada pela MRS de prótons.[15] A imagem de lactato pela MRS é um dos meios mais sensíveis de se detectar isquemia cerebral ainda que leve; sua presença, de forma temporária, precede uma isquemia irreversível e um acidente vascular encefálico. A MRI por difusão é também bastante sensível à isquemia, presumivelmente porque existe um deslocamento de moléculas de água extracelular para dentro do compartimento intracelular, onde a difusão molecular é mais restrita.[16] Mesmo se esta teoria não estiver correta, empiricamente está bem estabelecido que imagens por difusão ponderada (DWI) mostram algumas das primeiras mudanças de acidente vascular encefálico e isquemia grave. É quase desnecessário dizer que a imagem de perfusão é uma ferramenta poderosa para avaliar a isquemia cerebral. A MRI de perfusão pode fácil, direta e precisamente documentar a redução do CBF secundária à isquemia cerebral obstrutiva ou não obstrutiva, bem como demonstrar mudanças do CBV, que muitas vezes fornecem informações adicionais quanto à gravidade do dano fisiológico.[17] Tais ferramentas fisiológicas são cada vez mais necessárias para o tratamento da isquemia cerebral aguda, quando o diagnóstico tradicional anatômico de "cérebro vivo-morte cerebral" não é adequado para conduzir um tratamento vascular ou neuroprotetor.

Os autores dos capítulos deste livro descrevem as mais recentes metodologias de MRI fisiológicas e moleculares em detalhes e ilustram suas aplicações a grandes doenças cerebrais, incluindo doenças cerebrovasculares e degenerativas, neoplasia, ataques, inflamações, traumas e mesmo transtornos psiquiátricos. Estas novas técnicas do início do séc. XXI prenunciam avanços ainda mais notáveis da neuroimagem, mas, por favor, veja a robusta capacidade de imagem funcional tão bem descrita e ilustrada neste volume. Esta edição revisada inclui material atualizado, refletindo a maturidade cada vez maior e o uso clínico da MRS, a imagem do tensor de difusão (DTI) e os estudos de perfusão. São apresentadas novas seções sobre o uso da fMRI para o planejamento pré-operatório, bem como a suscetibilidade de imagens e a permeabilidade com base em contraste.

Referências

1. Descartes R. Rules for the direction of the mind. Discourse on the method. Meditations on first philosophy. Objections against the meditations and replies. The Geometry. In *Great Books of the Western World*. Vol. 31. ed. in chief Hutchins JA. Chicago, IL: Encyclopedia Britannica, 1952.
2. Willis T. *Cerebri Anatome*, 1664. [Trans. Pordage S. Birmingham, AL: Classics of Medicine Library.]
3. Gall FJ. *Gall's Works. On the Functions of the Brain and Each of Its Parts*, 1835. [trans Lewis W. Boston, MA: Marsh, Capen & Lyon.]
4. Marshall LH, Magoun HW. *Discoveries in the Human Brain*. Totowa, NJ: Humana Press, 1998.
5. Morgagni JB. *The Seats and Causes of Diseases*, 1760. [Trans. Alexander B. Birmingham, AL: Classics of Medicine Library.]
6. Broca P. Remarques sur le siege de la faculté du langage articule, suivies d'une observation d'aphémie. *Bull Soc Anat Paris* 1861;330-357. [Trans. von Boninn G. *Some Papers on the Cerebral Cortex*. Springfield, IL: C.C. Thomas, 1960.]
7. Henry, J. Neurons and Nobel Prizes: A centennial history of neuropathology. *Neurosurgery* 1998; **42**: 143-156.
8. Hounsfield GN. Computerized transverse axial scanning (tomography): part 1. Description of system. *Br J Radiol* 1973; **46**: 1016-1022.
9. Damasio H, Damasio AR. *Lesion Analysis in Neuropsychology*. New York Oxford University Press, 1989.
10. Fox PF, Raichle ME, *et al.* Nonoxidative glucose consumption during focal physiologic neural activity. *Science* 1988; **241**: 462-464.
11. Bloch F, Hansen WW, Packard M. The nuclear induction experiment. *Phys Rev* 1946; **70**: 474-485.
12. Ernst RR, Anderson WA. *Rev Sci Instrum* 1966; **37**: 93.
13. Lauterbur PC. Image formation by induced local interactions: examples employing nuclear magnetic resonance. *Nature* 1973; **242**: 190-191.
14. Aue WP, Bartholdi E, Ernst RR. Two-dimensional spectroscopy. Application to nuclear magnetic resonance. *J Chem Phys* 1976; **64**: 2229.
15. Barker PB, Gillard JH, van PCM, *et al.* Acute stroke: evaluation with serial proton magnetic resonance spectroscopy. *Radiology* 1994; **192**: 723-732.
16. Le Bihan D, Breton E, Lallemand D. MR imaging of intravoxel incoherent motions: application to diffusion and perfusion in neurologic disorders. *Radiology* 1986; **161**: 401-407.
17. Rempp KA, Brix G, Wenz F, *et al.* Quantification of regional cerebral blood flow and volume with dynamic susceptibility contrast-enhanced MR imaging. *Radiology* 1994; **193**: 637-641.

Seção 1 — Técnicas de ressonância magnética fisiológicas

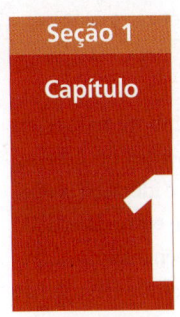

Capítulo 1

Fundamentos da espectroscopia por ressonância magnética

Peter B. Barker

Introdução

A espectroscopia por ressonância nuclear magnética (NRM) foi apresentada pela primeira vez de modo mais abrangente em 1945 quando Bloch e Purcell demonstraram, independentemente, que um forte campo magnético induzia a divisão dos níveis de energia do *spin* nuclear, resultando em um fenômeno de ressonância detectável.[1,2] O método foi originalmente de interesse apenas aos cientistas para a medição da chamada razão giromagnética (γ) de diferentes núcleos, porém as aplicações da NMR à química tornaram-se aparentes após a descoberta do *chemical shift* e do efeito de acoplamento *spin-spin* em 1950 e 1951, respectivamente.[3,4] Espectros por NMR de alta resolução em estado líquido contêm estrutura fina, porque a frequência de ressonância de cada molécula é influenciada tanto por núcleos (acoplamento) próximos, quanto pelo ambiente químico (desvio ou *shift*), que permite obter informações sobre a estrutura da molécula a ser deduzida. Portanto, a espectroscopia por NMR tornou-se rapidamente uma técnica importante e amplamente usada para a análise química e para a elucidação da estrutura de moléculas químicas e biológicas.

Os maiores avanços técnicos da década de 1960 incluíram a introdução de magnetos supercondutores (1965), que eram muito estáveis e permitiam que fossem atingidas maiores concentrações de força no campo do que com os eletromagnetos convencionais, e em 1966 o uso da transformada de Fourier (FT) para processamento de sinais. Na espectroscopia por FT, a amostra é submetida a pulsos de transmissor de radiofrequência periódica seguidos da coleta do sinal em função do tempo (isto é, sinal tempo-domínio), e o espectro do domínio da frequência é calculado por FT. O uso de FT por NMR proporciona aumento da sensibilidade comparada às técnicas mais antigas (chamadas "onda contínua") e também leva ao desenvolvimento de uma grande variedade de métodos de NMR pulsados, incluindo técnicas de NMR multidimensionais.

Aplicações biológicas e médicas da ressonância magnética desenvolveram-se no início da década de 1970 com a introdução das imagens por ressonância magnética (MRI) e da espectroscopia por ressonância magnética (MRS) do tecido biológico. A MRS de humanos *in vivo* se tornou possível no início da década de 1980 com o advento de magnetos inteiros com campo de força mais elevado e homogeneidade.[5] Estudos anteriores concentraram-se no núcleo do fósforo, uma vez que este fosse o mais tecnicamente viável na época. Desenvolveram-se métodos para ^{31}P MRS espacialmente localizada,[6] e grandes estudos de neuropatologia (como para acidente vascular encefálico ou tumores cerebrais) foram realizados.[7,8] Um problema significativo com a ^{31}P MRS, entretanto, é sua baixa sensibilidade (principalmente por causa da razão giromagnética relativamente baixa de ^{31}P, e baixas concentrações de compostos contendo fósforo). Uma vez que a resolução espacial na espectroscopia *in vivo* seja bastante limitada pela razão disponível de sinal-ruído (SNR) o tamanho mínimo do *voxel* para espectroscopia ^{31}P do cérebro humano é tipicamente de 30 cm^3 usando técnicas convencionais e magnetos de 1,5 tesla (1,5 T). Esta resolução é geralmente muito grosseira para muitas aplicações clínicas envolvendo lesões cerebrais focais.

Nos últimos anos, houve mais interesse na MRS de próton, particularmente depois de ter sido demonstrado que era possível obter espectro de alta resolução de regiões pequenas, bem definidas em períodos curtos de obtenção de imagem.[9] A sensibilidade mais elevada dos prótons resulta de vários fatores, incluindo razão giromagnética mais elevada, concentrações mais elevadas de metabólitos e tempos de relaxamento mais favoráveis. Embora a espectroscopia de prótons tenha sido demonstrada em vários sistemas orgânicos (em particular, estudos recentes mostram-se promissores para o uso da espectroscopia de prótons no diagnóstico de câncer de próstata e de mama), o grande número de aplicações foi observado para o cérebro, por causa da ausência de sinais de lipídeos livres no cérebro normal, relativa facilidade do *shimming* e poucos artefatos de movimento. O próton também é amplamente usado porque é o mesmo núcleo usado para MRI convencional, e, portanto, é geralmente possível realizar MRS de próton na maior parte das máquinas de MRI clínicas sem a necessidade de adquirir um *hardware* de *scanner* adicional ou fazer modificações, desde que um *software* adequado esteja disponível.

De fato, a espectroscopia por NMR pode ser realizada com vários núcleos diferentes, e no cérebro, além de ^{1}H e ^{31}P, existem relatos de espectroscopia de deutério (^{2}D), ^{13}C, ^{15}N, ^{7}Li, ^{23}Na e ^{19}F, usando sinais de núcleos endógenos e/ou compostos, ou usando sinais da administração de (algumas vezes isotopicamente enriquecidos) substâncias exógenas. Todos estes estudos se convergem para o contexto da pesquisa avançada atual e, portanto, não serão tratados aqui. O capítulo se concentra no conteúdo de informações do espectro de MR de próton do cérebro, problemas técnicos, como escolha da técnica de localização e variações normais relativas à idade e anatomia.

Conteúdo de informações do espectro de MR de próton no cérebro

A Figura 1.1 mostra exemplos de espectro de próton registrados em exames de longa e curta durações (TE). A atribuição e a significância de cada uma das ressonâncias no espectro são discutidas a seguir e resumidas na Tabela 1.1.

N-acetil aspartato

O maior sinal de metabólito, com ressonância em 2,02 partes por milhão (ppm), ocorre do grupo N-acetil do aspartato de N-acetil (NAA), com uma menor contribuição do N-acetilaspartil glutamato (NAAG), particularmente na substância branca.[10] Apesar de ser um dos aminoácidos mais abundantes no sistema nervoso central (CNS), o NAA não foi descoberto no cérebro até 1956 e sua função tem sido assunto de debate considerável. Tem sido especulado por ser uma fonte de grupos acetila para a síntese de lipídeos, um regulador da síntese proteica, uma forma de armazenamento da acetil-CoA ou de aspartato, um produto da quebra de NAAG, uma "bomba de água molecular" ou um osmólito.[11] Usando técnicas imunocitoquímicas, o NAA tem demonstrado estar predominantemente localizado nos neurônios, axônios, e dendritos dentro do CNS,[12] e estudos de doenças conhecidas por envolver perda de neurônios e/ou de axônios (infartos, tumores cerebrais, epilepsia, esclerose múltipla [MS], por exemplo) demonstraram, de maneira uniforme, redução do NAA. Nas patologias, como a MS, as correlações entre os níveis cerebrais e medidas clínicas de incapacidade foram demonstradas.[13] Os modelos animais de lesão neuronal crônica também demonstraram fornecer boas correlações entre os níveis de NAA (como medido pela MRS) e medidas *in vitro* de sobrevivência neuronal.[12,14]

Por todos estes motivos, existe a tendência de "rotular" o NAA como um marcador neuronal e de igualar níveis de NAA com a densidade neuronal. Entretanto, também existe evidência de que isto possa não ser sempre o caso. Por exemplo, o NAA tem sido detectado em tipos celulares não neuronais *in vitro*, como mastócitos ou em preparações isoladas de oligodendrócitos, sugerindo que o NAA pode não ser específico para processos neuronais,[15,17] embora não esteja totalmente esclarecido se estas células estão presentes no cérebro em concentrações elevadas ou se seu metabolismo é idêntico *in vivo*. Também é sabido que existem exceções à correlação entre densidade neuronal e os níveis de NAA. Por exemplo, a leucoencefalopatia pediátrica, doença de Canavan, está associada a uma grande elevação de NAA intracelular por deficiência de aspartoacilase, a enzima que degrada o NAA em acetato e aspartato (Fig. 1.2).[18] Além disso, houve um relato de caso de um menino com retardo mental com aparentemente ausência global completa de NAA (Fig. 1.2).[19] Certamente, nestes indivíduos, os níveis elevados ou ausentes de NAA não refletem alterações de densidade neuronal, mas sim uma perturbação da via de síntese e de degradação do metabolismo de NAA (Fig. 1.2). Outros exemplos da falta de correlação direta de NAA e densidade neuronal são várias patologias que mostraram tanto reversão espontânea quanto relacionadas com o tratamento da redução de NAA. Alguns exemplos incluem MS, doenças mitocondriais, a síndrome da imunodeficiência adquirida (AIDS), epilepsia do lobo temporal, esclerose lateral amiotrófica e encefalomielite aguda disseminada.[11,20] (Fig. 1.3). Uma vez que não esteja claro se estes casos envolvem números crescentes de neurônios no decorrer do tempo, é mais provável que os aumentos de NAA resultem de alterações do

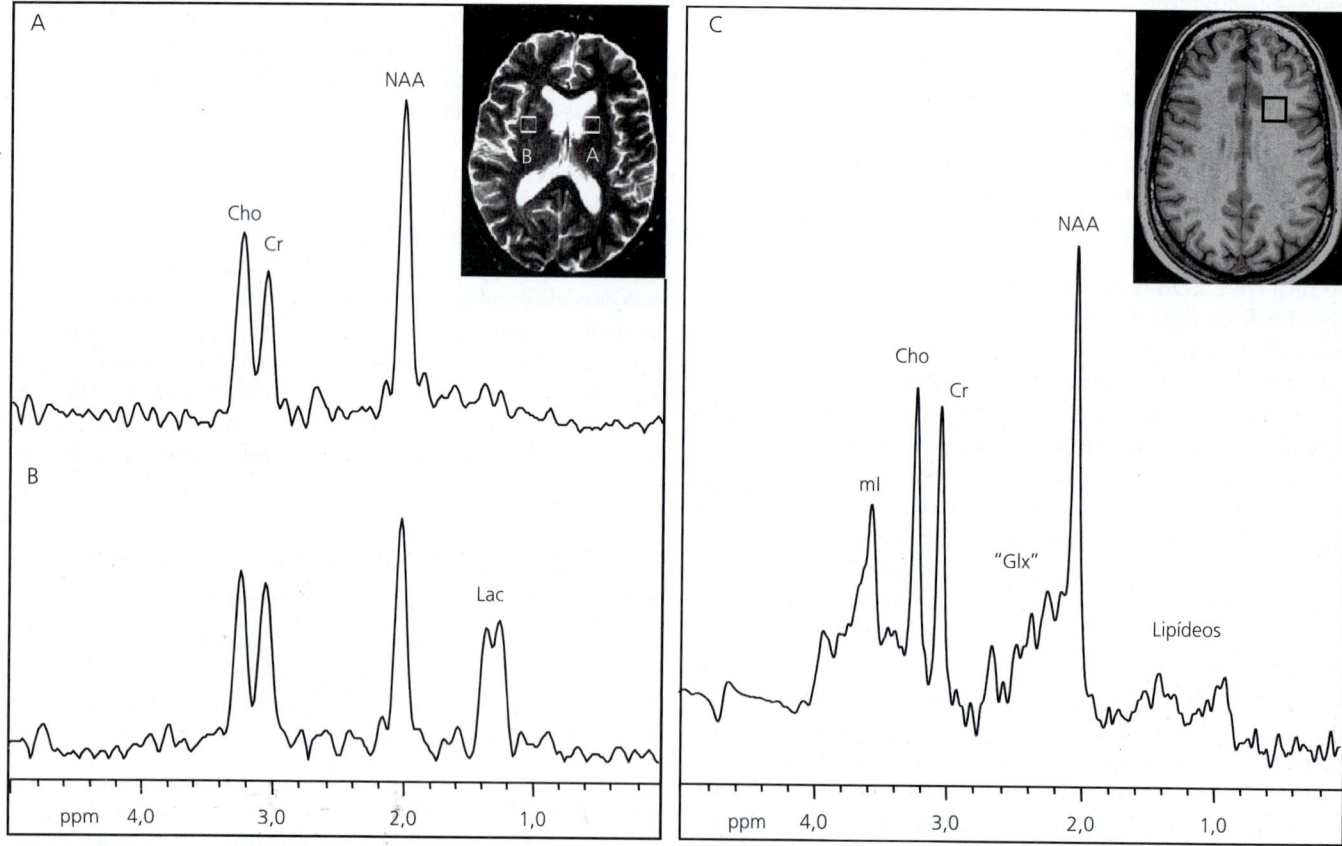

Fig. 1.1 Espectro de prótons do cérebro humano registrados em tempos de eco (TE) longo (272 ms) (A, B) e curto (35 ms) (C). No espectro de TE longo de um paciente com um acidente vascular agudo arterial encefálico médio direito, o espectro normal (A) do hemisfério esquerdo mostra sinais de colina (Cho), creatina (Cr) e N-acetil aspartato (NAA). No hemisfério direito isquêmico (B) um sinal adicional de lactato (Lac) é aparente, assim como uma redução moderada de NAA. No espectro de TE curto, da substância branca frontal normal (C), além do NAA, Cr e Cho, sinais de *mio*-inositol (ml), glutamina e glutamato (Glx) e lipídeos podem ser detectados. (A) e (B) são de um conjunto de dados de uma MRSI de *multislice* (tamanho do *voxel* normal 0,8 cm^3), enquanto (C) é registrado de uma sequência PRESS utilizando *voxel* único de 8 cm^3.

Tabela 1.1 Metabólitos detectados no cérebro com espectroscopia por MR de prótons

Compostos normalmente presentes	Compostos que podem ser detectados sob condições patológicas ou outras condições anormais
Sinais amplos em TE longo	*TE longo*
N-acetil aspartato (NAA)	Lactato (Lac)
Creatina (Cr) e fosfocreatina (PCr)	β-hidroxibutirato, acetona
Compostos de colina (Cho); glicerofosfocolina (GPC), fosfocolina (PC), colina livre (Cho)	Succinato, piruvato
	Alanina
	Glicina
Sinais amplos em TE curto	*TE curto*
Glutamato (Glu)	Lipídeos
Glutamina (Gln)	Macromoléculas
Mio-inositol (mI)	Fenilalanina
	Galactitol
Sinais pequenos (TE longo ou curto)	*Compostos exógenos (TE longo ou curto)*
N-acetilaspartil glutamato (NAAG), aspartato	Propano-1,2-diol
Taurina, betaína, scilo-inositol, etanolamina	Manitol
	Etanol
Glicose, glicogênio	Metilsulfonilmetano (MSM)
Nucleotídeos da purina	
Histidina	
Pequenos sinais que podem ser detectados com o uso de técnicas 2D e/ou de edição espectral	
Ácido γ-aminobutírico (GABA)	
Homocarnosina, pirrolidinona	
Glutationa	
Treonina	
Vitamina C (ácido ascórbico)	

metabolismo de NAA como uma resposta ao tratamento (ou recuperação espontânea).

Deve-se lembrar que a concentração macroscópica de NAA (como a qualquer neuroquímico) depende do fluxo das vias de síntese e degradação, assim como densidade celular e conteúdo de água no cérebro e sua distribuição. Algumas vezes uma redução de NAA pode ser única ou amplamente atribuível simplesmente ao aumento de água extracelular ou do conteúdo do líquido cefalorraquidiano ou liquor (CSF) dentro do volume de MRS localizado, embora estes fatores possam ser corrigidos com técnicas apropriadas de análise (Capítulo 2). A disfunção neuronal e axonal ou a perda deve ser considerada quando o conteúdo de NAA no tecido é reduzido, porque na balança das evidências sugere-se que a maioria do NAA esteja localizada dentro de processos neuronais. Se a redução representa uma perda irreversível de células ou um processo metabólico potencial-

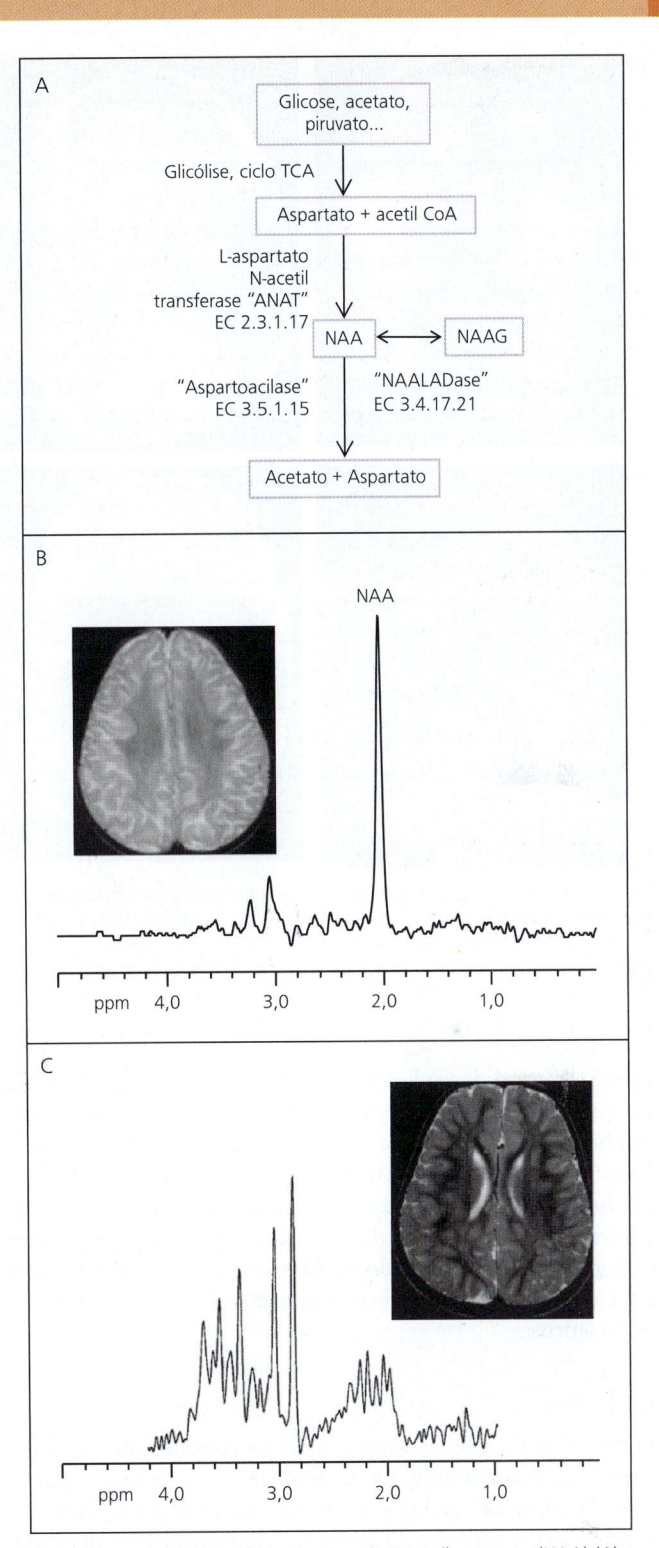

Fig. 1.2 Algumas vias bioquímicas envolvendo N-acetil aspartato (NAA) (A) e processos patológicos envolvendo o metabolismo de NAA (B, C). (B) Tempo longo de eco (270 ms) de espectro de próton da substância branca frontal em uma criança com doença de Canavan, mostrando uma razão elevada de NAA/creatina (Cr) (e NAA a outros metabólitos) devendo-se à falta da enzima aspartatoacilase, que degrada o NAA. A imagem de MRI ponderada em T_2 mostra uma falta quase completa de mielinização (C). Um garoto de 3 anos de idade com retardo mental e ausência completa de NAA em MRS cerebral (tempo curto de eco). A imagem de MRI é apenas levemente anormal, enquanto outros metabólitos no espectro também estão na faixa normal. Um déficit da via sintética de NAA foi suspeito, porém não foi comprovado. (Reproduzida com permissão de Martin *et al.* [19]).

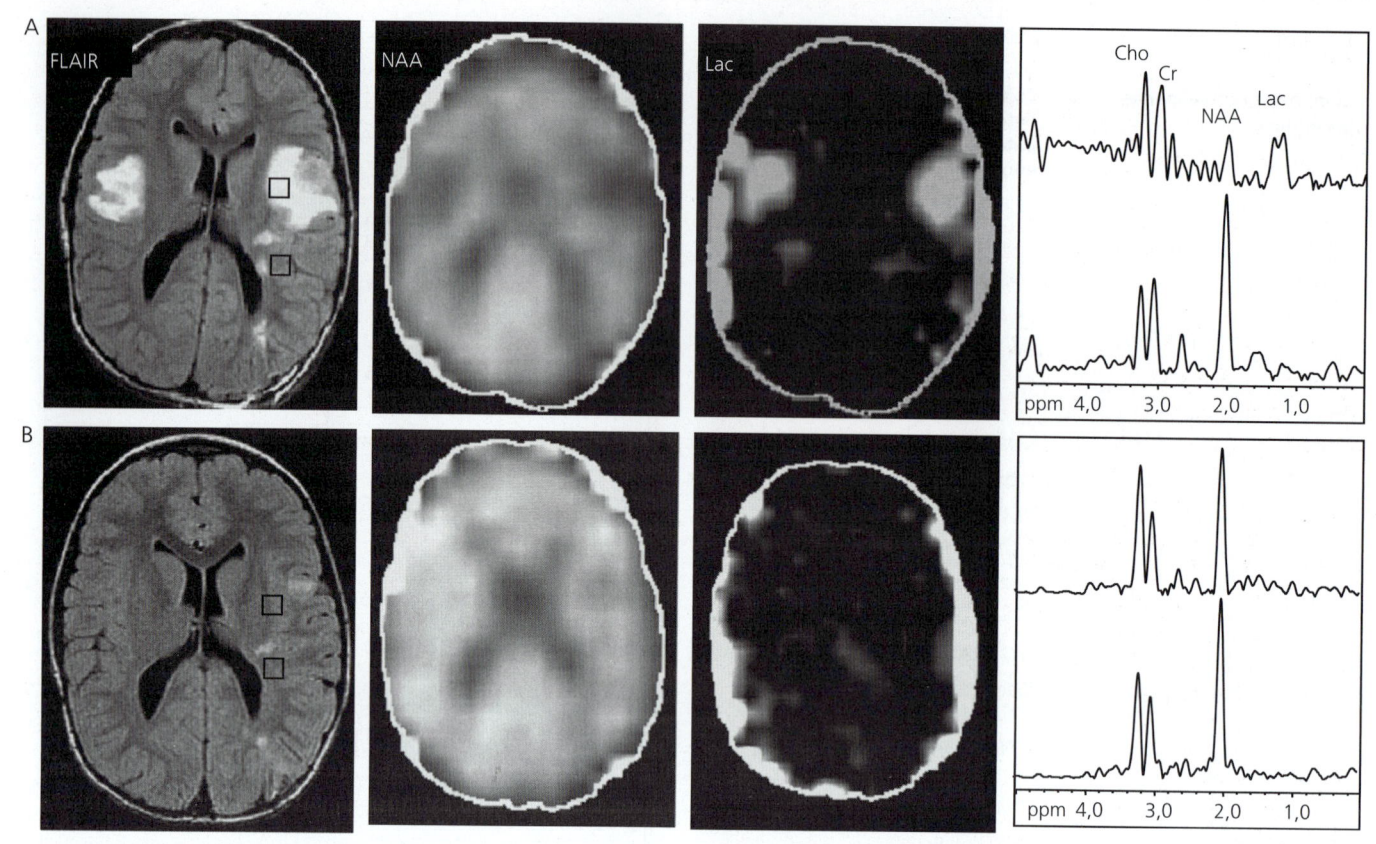

Fig. 1.3 Um exemplo de redução reversível de N-acetil aspartato (NAA) em uma criança de 6 anos de idade com encefalomielite disseminada aguda. (A) Em 36 dias após o início dos sintomas, a imagem de MRI em FLAIR mostra múltiplas lesões bilaterais que são caracterizadas pela redução de níveis de NAA e aumento de lactato na MRS. Colina (Cho) e creatina (Cr) estão dentro da faixa normal. (B) No dia 137 após o tratamento com esteroides, as lesões quase desapareceram, e o espectro está mais normalizado; em particular, o NAA teve recuperação parcial, e lactato não, é detectado no momento.

mente reversível, dependerá em grande parte da patologia individual em que ela se encontra, e o prognóstico para a recuperação da função cerebral é presumivelmente variável também. Em certos tipos de lesão (p. ex., infarto crônico, tumores cerebrais), parece provável que a redução de NAA não corresponda de fato à perda neuronal irreversível. Em geral, as medições da MRS não invasivas de NAA parecem ser um dos melhores marcadores *alternativos* atualmente disponíveis para a integridade neuronal em muitos transtornos neurológicos e psiquiátricos.

Colina

O sinal "colina" ("Cho", 3,24 ppm) surge dos grupamentos –N(CH$_3$)$_3$ da glicerofosfocolina (GPC), fosfocolina (PC), e uma pequena quantidade da colina livre, compostos que estão envolvidos na síntese e na degradação da membrana. O aumento e a redução de Cho foram relatados em condições patológicas: processos que levam à elevação do sinal Cho incluem desmielinização ativa,[21] resultando da degradação de fosfolipídeos da mielina, primariamente a GPC, ou números aumentados de células da glia.[22,23] Baixo nível de Cho foi observado na encefalopatia hepática,[24] há também algumas evidências que sugerem que a ingestão de colina pode modular os níveis cerebrais de Cho.[25] A elevação de Cho parece ser uma característica de muitos tipos de neoplasias, incluindo tumores cerebrais de alto grau (desde que eles não sejam necróticos), próstata, mama, cabeça e pescoço e outros.

Creatina

O sinal "creatina" ("Cr", 3,02 ppm) é um pico composto, que consiste em creatina e fosfocreatina, compostos que estão envolvidos no metabolismo da energia pela reação da creatinina quinase, gerando adenosina trifosfato (ATP). Uma vez que a creatina seja sintetizada no fígado, a doença hepática crônica leva a uma redução cerebral da concentração de creatina.[26] Há também um raro grupo de doenças que envolvem a deficiência total de Cr no cérebro, a creatina resultante da falta da síntese no fígado (deficiência de guanidino-acetato metiltransferase) ou o transporte defectivo ao cérebro.[27-29] *In vitro*, as células da glia contêm uma concentração duas a quatro vezes mais elevada de creatina do que os neurônios,[30] embora curiosamente os níveis de Cr na substância branca sejam mais baixos do que aqueles observados na substância cinzenta no cérebro normal.

Foi sugerido que a soma de creatina e fosfocreatina seja relativamente constante no cérebro humano; por este motivo, a Cr é frequentemente usada como um sinal de referência, e é uma prática comum para índices de metabólitos serem expressos como uma razão relativa à Cr. Entretanto, com o desenvolvimento de técnicas de análise quantitativa, ficou claro que a Cr total não é constante, seja em diferentes regiões do cérebro, seja em processos patológicos, portanto a suposição da Cr como um sinal de referência invariado deve ser feita com cautela. As técnicas de quantificação absoluta do metabólito são discutidas em detalhes no Capítulo 2.

Lactato

No cérebro humano normal, o lactato (Lac; 1,33 ppm) está geralmente abaixo do limite de detectabilidade na maioria dos estudos de MRS *in vivo*. Qualquer sinal detectável de lactato no cérebro pode, portanto, ser considerado anormal, embora ocasionalmente o lactato possa ser detectável no liquor de indivíduos normais (particularmente sob condições de SNR elevadas em indivíduos com ventrículos proeminentes). O aumento de lactato é geralmente o resultado do metabolismo deficiente da energia e tem sido observado na isquemia (tanto na forma aguda [mais elevada], quanto na crônica[31,32]) em tumores do cérebro,[33] doenças mitocondriais[34] e outras condições. Pequenas elevações de lactato também têm sido relatadas no córtex visual durante a estimulação de luz;[35] acredita-se ser o resultado do aumento da glicólise não oxidativa, porém este efeito não parece ser particularmente reprodutível.[36] Mais recentemente, investigações detalhadas realizadas em humanos em campo bastante elevado (7 T) sugeriram que o aumento do lactato com a estimulação visual de fato ocorre, porém é muito pequeno em questão de amplitude (0,2 μmol/L por g tecido, comparado a sua concentração no estado de repouso de aproximadamente 1 μmol/L por g) e, portanto, muito difícil de detectar com segurança nos indivíduos.[37,38]

Mio-inositol

No TE curto, compostos adicionais são detectados, porém não são visíveis no TE longo, isto por causa dos curtos tempos de relaxamento T_2 e/ou dos efeitos de saída de fase do acoplamento J (Fig. 1.1C). Um dos maiores sinais ocorre a partir do *mio*-inositol (mI) a 3,56 ppm. O *mio*-inositol é um açúcar pentose que faz parte do segundo sistema mensageiro intracelular inositol trifosfato. Os níveis detectados de forma reduzida na encefalopatia hepática[26] e aumentados no mal de Alzheimer,[39] tumores cerebrais de baixo grau[40] e doenças desmielinizantes.[41] A significância fisiopatológica exata de alterações em mI é incerta, embora uma provável hipótese seja a de que o aumento do mI seja o reflexo do aumento das populações de células da glia, conhecidas por expressar níveis mais elevados deste metabólito do que os neurônios;[42,43] isto pode estar relacionado com as diferenças da atividade de cotransporte de mI/Na^+, que parece desempenhar um papel-chave na osmorregulação de astrócitos.[44] O papel do mI como um osmólito pode explicar tanto os distúrbios crônicos (p. ex., nas doenças degenerativa e inflamatória), quanto os transitórios de mI nos estados hipo e hiperosmolares (p. ex., hiper ou hiponatremia).[45,46]

Glutamato e glutamina

O glutamato (Glu) e a glutamina (Gln) são difíceis de serem separados no espectro de próton a 1,5T (e são frequentemente marcados como um pico composto "Glx"), embora alguns autores tenham tentado distingui-los.[24] Em campos muito elevados (a 4T ou acima), as ressonâncias C4 de Glu e Gln começam a se definir, e a detecção de cada uma separadamente pode ser, com confiança, realizada com uma coleta de dados e técnicas de análise apropriadas (p. ex., a 7 T).[47] O aumento de Gln tem sido observado em pacientes com insuficiência hepática (encefalopatia hepática,[26] síndrome de Reye[48]) como resultado dos níveis aumentados de amônia no sangue, que aumentam a síntese de Gln.

O glutamato é o aminoácido mais abundante no cérebro e é um neurotransmissor dominante.[49] Durante a excitação neuronal, o Glu é liberado e se difunde pela sinapse, onde é rapidamente recaptado pelos astrócitos (junto com o Na^+). O astrócito converte o Glu em Gln, que é, então, liberada e recaptada novamente pelos neurônios. No neurônio, a Gln é convertida de volta a Glu, e o processo é repetido. Este ciclo de Glu-Gln é um processo que demanda energia, e tem sido especulado por consumir de 80 a 90% do uso de glicose cortical total.[50]

Compostos detectados menos comumente

Uma pesquisa da literatura revela cerca de 25 compostos adicionais, que foram atribuídos no espectro de prótons do cérebro humano. Alguns destes compostos estão presentes em circunstâncias normais, porém, por causa de serem muito pequenos e/ou terem picos sobrepostos, é geralmente difícil detectá-los. Alguns exemplos deles incluem NAAG, aspartato, taurina, *scyllo*-inositol, betaína, etanolamina, nucleotídeos da purina, histidina, glicose e glicogênio.[51] Outros compostos já são mais difíceis de serem detectados e requerem o uso de edição do pulso espectral para serem detectados (além do escopo deste capítulo); exemplos destes incluem o ácido γ-aminobutírico (GABA), glutationa e certas macromoléculas.[52,53]

Sob condições de doença, outros compostos podem tornar-se detectáveis porque suas concentrações são patologicamente aumentadas. Exemplos de compostos que foram detectados sob condições patológicas incluem os corpos cetônicos β-hidroxibutirato e acetona,[54,55] e outros compostos, como fenilalanina (na fenilcetonúria),[56] galactitol, ribitol e arabitol (na "doença poliol"),[57] succinato, piruvato, alanina, glicina e treonina. Por fim, compostos exógenos que são capazes de cruzar a barreira hematoencefálica (BBB) também podem atingir concentrações suficientemente elevadas de modo a serem detectadas pela MRS de próton. Exemplos de compostos exógenos algumas vezes chamados "xenobióticos" incluem a distribuição do veículo propano-1,2-diol,[58] manitol (usado para reduzir o inchaço e o edema em procedimentos neurocirúrgicos e terapia intensiva), etanol,[59] e o suplemento alimentar metilsulfonilmetano (MSM).[60]

Para um composto ser detectável pela MRS de próton *in vivo*, uma regra de ouro é que suas concentrações devem ser de 1 mmol/L (ou 1 μmol/g tecido) ou acima, e deve ser uma molécula pequena, móvel. Portanto, moléculas grandes e/ou associadas à membrana não serão detectadas. Moléculas lipídicas móveis a partir de componentes da membrana celular não são geralmente detectáveis no cérebro normal a 1,5 e 3T. Amplas ressonâncias de metil (-CH_3 0,9 ppm) e metileno (-CH_2 1,3 ppm) podem associarse à necrose patológica, por exemplo, no contexto de neoplasias agressivas (Capítulo 23) ou de desmielinização aguda (Capítulo 31). Por seus T_2 curtos, eles são mais comumente detectados em TE curto (p. ex., 30-35 ms), em que a ressonância do metileno se sobrepõe ao 1,35 ppm do pico lactato duplo. Tem sido bastante considerado que eles surgem de bicamada fosfolipídica da membrana rompida, porém também existe evidência de que gotículas microscópicas intra e extracelulares de lipídeos possam contribuir para o sinal.

A capacidade de detectar e quantificar compostos deve aumentar com o aumento da força do campo magnético; por exemplo, um

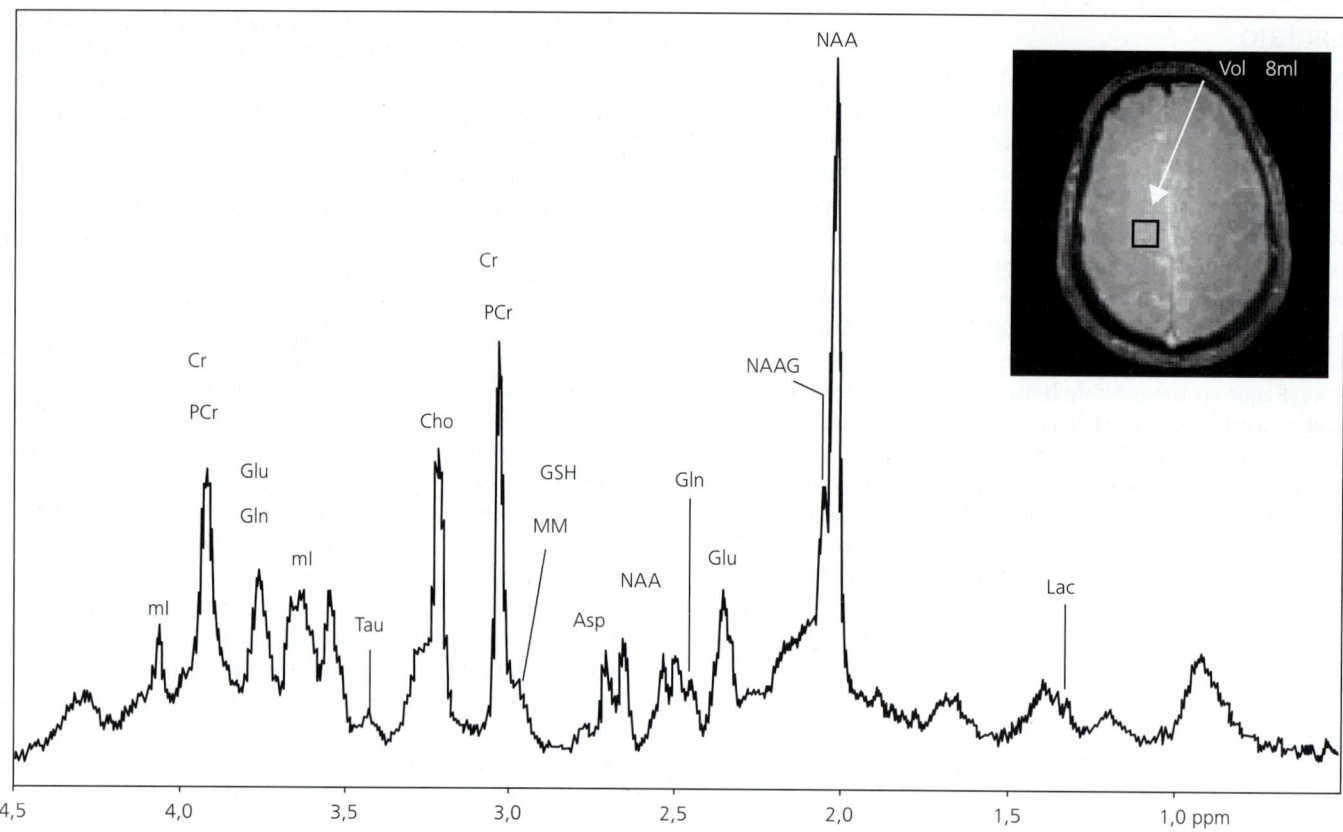

Fig. 1.4 Espectro de MR de próton de substância branca parietal medida a 7T no cérebro humano normal por STEAM; TE, 56 ms; TM, 32 ms; TR, 5 s; tamanho do *voxel* 5,8 mL; 160 médias; tempo do exame ~13 min.; intensificação da resolução por uma função deslocada de Gausen. Apresentação de imagem de MRI de gradiente de eco transversal com localização do *voxel*. (Reproduzida com permissão de Tkac *et al.* [47].)

estudo recente do cérebro humano normal a 7T foi capaz de detectar mais de 14 compostos diferentes (Fig. 1.4).

Recentemente, medições da temperatura cerebral também foram feitas usando a diferença do *chemical shift* do NAA-água (o deslocamento químico da água tem uma dependência de temperatura de 0,01 ppm/°C).[61]

Assuntos técnicos – localização espacial

Técnicas com *voxel* único

Geralmente, duas diferentes abordagens são usadas para a espectroscopia de próton do cérebro: métodos de *voxel* único com base no modo de aquisição de eco estimulado (STEAM)[9] ou sequência de pulsos por espectroscopia resolvida no ponto (PRESS)[62], ou estudos de imagem de espectroscopia por MR (SI: MRSI, também conhecida como a imagem do *chemical shift* [CSI]) geralmente realizados em duas dimensões (2D) usando uma variedade de sequências de pulso (*spin-echo*, PRESS).[63,65]

O princípio básico subjacente às técnicas de localização do *voxel* único é a utilização de três pulsos mutuamente ortogonais seletivos da imagem e projetar a sequência de pulsos para coletar somente o sinal de eco do ponto (*voxel*) no espaço onde todas as três imagens se cruzam (Fig. 1.5). As duas sequências mais comumente usadas são STEAM e PRESS. Na STEAM (Fig. 1.5B) três pulsos de 90° são usados, e o "eco estimulado" é colhido. Todos os outros sinais (*spin-echos*) saem de fase pelo grande gradiente esmagador (*crusher*) aplicado durante o chamado tempo de mistura (TM). Os gradientes *crushers* aplicados durante o TE em canais de gradiente selecionados também são necessários para a formação consistente do eco estimulado e a remoção de coerências indesejadas. Na PRESS, o segundo e o terceiro pulsos buscam novamente o foco (180°), e os gradientes *crusher* são aplicados em torno destes pulsos para selecionar o sinal *spin-echo* desejado, e para tirar de fase coerências indesejadas. Têm sido feitas comparações detalhadas entre STEAM e PRESS;[66] elas são geralmente similares, porém diferem em alguns pontos-chave.

Perfil de imagem (isto é, nitidez das bordas do voxel). STEAM é um pouco melhor porque é mais fácil de produzir um pulso de 90° com perfil de imagem preciso do que um de 180°.

Razão de sinal-ruído (SNR). Desde que volumes iguais de tecidos sejam observados e usando os mesmos parâmetros (tempo de repetição [TR], TE, número de médias etc.), PRESS deve ter aproximadamente um fator de 2 SNR melhor que STEAM, porque o eco estimulado é formado de apenas a metade do equilíbrio de magnetização disponível.

TE mínimo. STEAM deve ter um TE mínimo mais curto que PRESS, uma vez que usa um período de tempo TM, e pulsos mais curtos de 90° em vez de 180° podem ser possíveis.

Supressão de água. STEAM pode ter fatores de supressão de água discretamente melhores, porque os pulsos de supressão de água

Sistemas de acoplamento de spins *e interface de* quantum *zero.* O fenômeno complexo que ocorre no sistema de acoplamento de *spin* (p. ex., Lac, Glu etc.), a saber, a modulação do sinal eco pelos acoplamentos escalares e/ou a criação de zero ou múltiplas coerências *quantum* pode ocorrer em ambas as sequências. Entretanto, a dependência detalhada dos sinais destes compostos sobre TE e outros parâmetros experimentais será diferente para STEAM e PRESS. STEAM é mais suscetível à criação de coerência de *quantum* zero porque ela usa pulsos de 90°.

Deve ser reconhecido que as diferenças citadas anteriormente são bastante sutis, e geralmente STEAM ou PRESS são essencialmente intercambiáveis na espectroscopia clínica do cérebro, e cada sequência de pulso deve funcionar bem na maioria das aplicações. STEAM pode ser preferível para TEs muito curtos, enquanto PRESS pode ser preferível quando SNR for importante.

A localização espacial precisa e a supressão do sinal de fora do *voxel* desejado são muito importantes na MRS de *voxel* único. O volume da cabeça humana é de duas a três ordens maiores de magnitude do que o volume de interesse (*voxel*). Mesmo uma pequena porcentagem de contaminação do volume externo pode causar efeito desastroso sobre a qualidade espectral, particularmente se a homogeneidade do campo for precária em regiões remotas, e se elas contiverem grandes sinais de água e lipídeos. Os métodos para maximizar a supressão de volume (pulsos de saturação, uso ideal de gradientes *crusher*) serão discutidos no Capítulo 3.

Técnicas de múltiplos *voxels* (imagem espectroscópica)

Enquanto as técnicas de *voxel* único são populares na prática clínica por muitos motivos (possuem tempos mais curtos de varredura, estão amplamente disponíveis, podem ser prontamente realizadas em TE curto e são relativamente fáceis de usar e interpretar), elas também sofrem algumas limitações. Provavelmente a maior e única limitação é a falta de capacidade de determinar a heterogeneidade espacial dos padrões espectrais (frequentemente muito importantes nos tumores cerebrais, por exemplo), e o fato de que apenas um pequeno número de regiões cerebrais pode ser abrangido dentro dos limites de tempo do exame clínico de MR habitual.

Portanto, tem havido considerável esforço desde o início da década de 1990 para desenvolver técnicas MRSI clinicamente viáveis. As primeiras tentativas de MRSI no cérebro humano usaram 1D MRSI (isto é, codificação de fase *(phase-encoding)* em única direção),[31] e, enquanto elas demonstraram prova de princípio, geralmente a localização 1D é insuficiente para estudos detalhados de patologia cerebral focal. Portanto, as técnicas de imagem de espectroscopia por MR (MRSI) foram ampliadas para 2D usando gradientes *phase-encoding* em duas direções (Fig. 1.6),[6,65] ou, subsequentemente, com codificação 3D completa.[67]

Uma sequência de pulso 2D MRSI amplamente usada combina a capacidade *multislice* com a abrangência total das imagens utilizando uma associação de *spin-echos* e pulsos de supressão de volume externo.[65] A sequência é ilustrada esquematicamente na Figura 1.7. Em comparação a PRESS-MRSI, esta sequência pode abranger todas as imagens até a extremidade cortical, e também pode registrar múltiplas imagens. Da mesma maneira, a intercala-

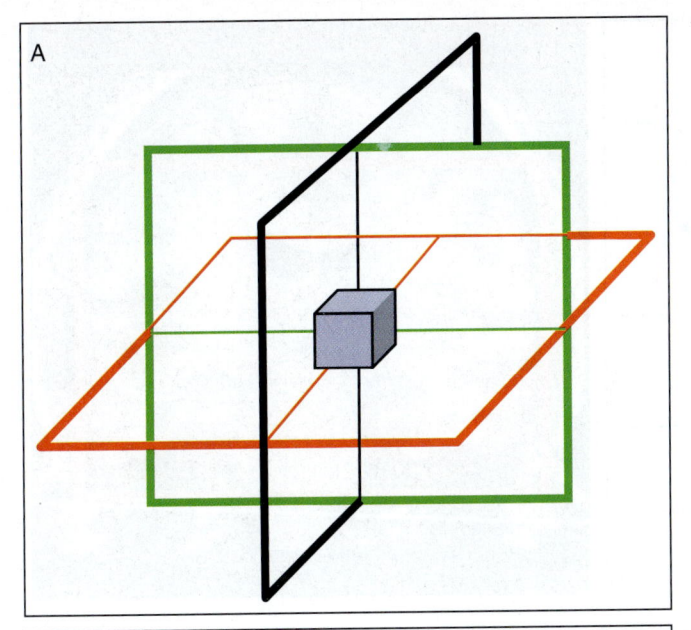

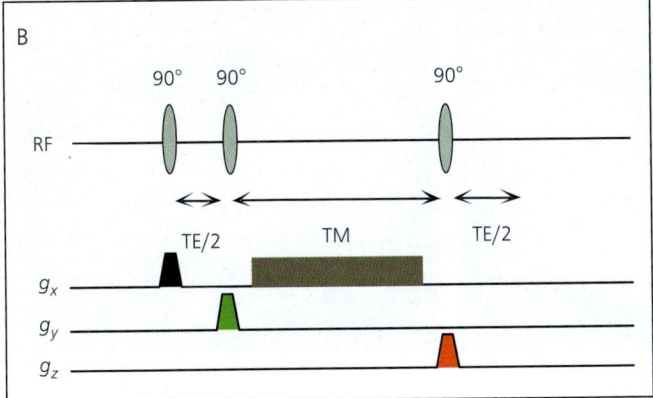

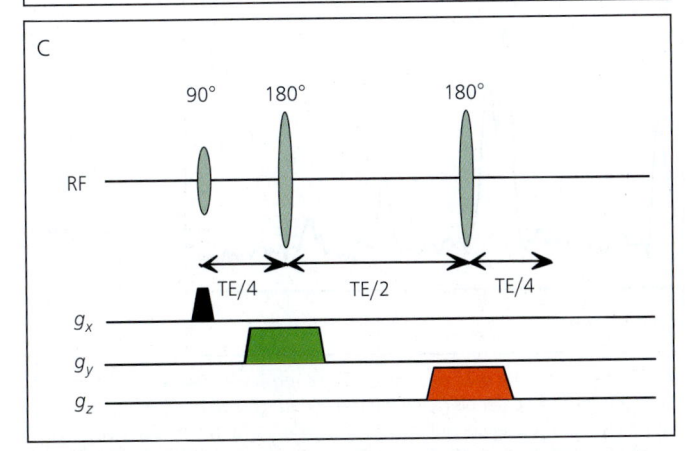

Fig. 1.5 Sequências de pulso com *voxel* único. (A) Ilustração esquemática de três imagens de pulsos seletivos ortogonais. O tamanho e a posição do *voxel* são controlados pela frequência e largura da banda de pulsos seletivos das imagens, bem como pela amplitude dos gradientes de campo seletivos das imagens associadas. (B) STEAM. (C) PRESS. Note que os diagramas simplificados são apresentados e não mostram todos os gradientes *crusher*, lobos de gradiente e formas de pulso de radiofrequência.

(vide adiante) podem ser adicionados durante o período TM (este período não ocorre em PRESS). Da mesma maneira, STEAM pode ter menos sinais espúrios de água a partir de pulsos seletivos de 90° do que de pulsos de 180° em PRESS.

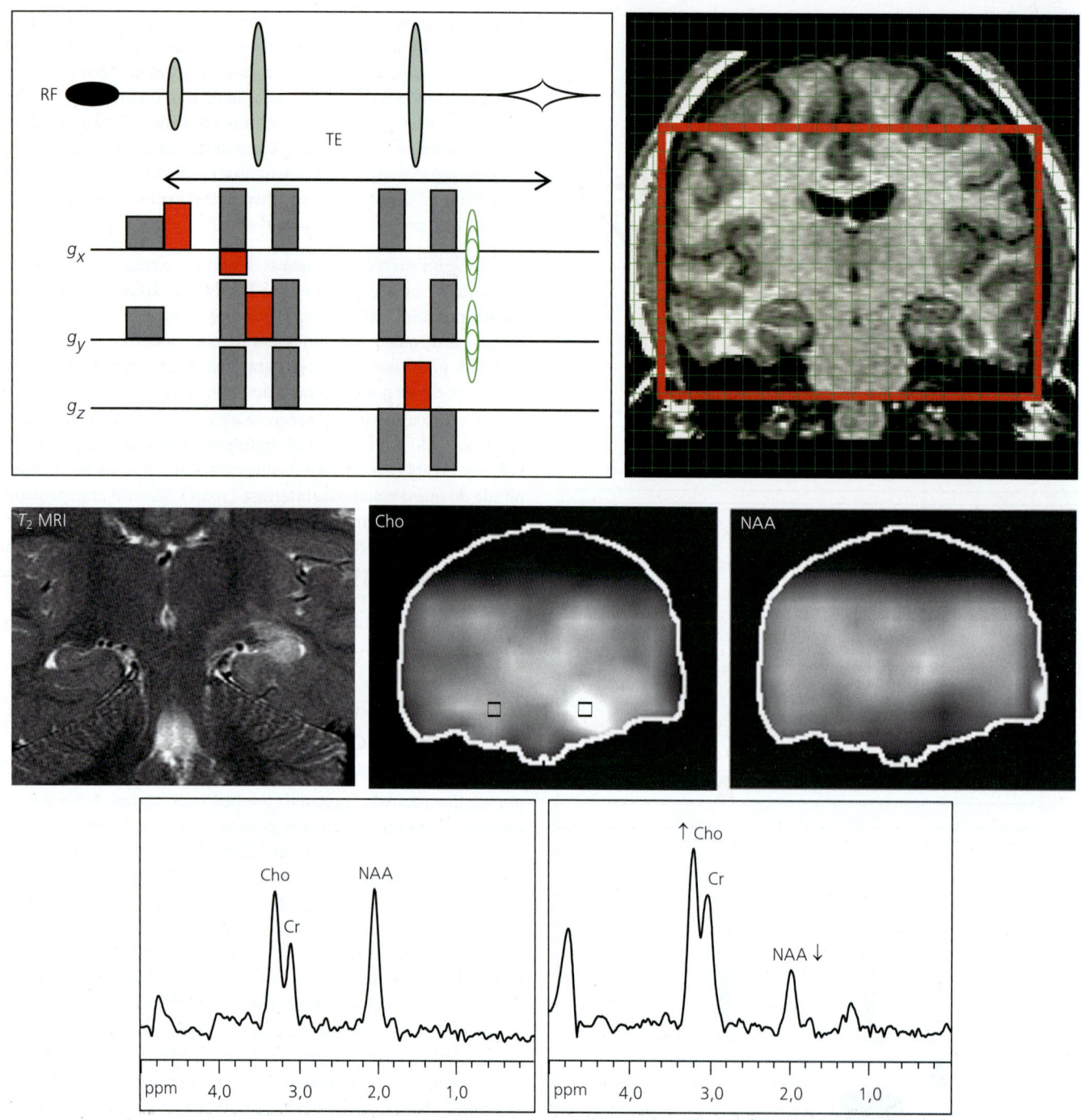

Fig. 1.6 Sequência de pulsos de PRESS-MRSI bidimensional. (A) Sequência PRESS (vermelho) é usada para selecionar uma grande região de interesse no cérebro (porém evitando sinais indesejados de lipídeos no crânio e no couro cabeludo neste exemplo coronal), e depois gradientes de codificação de fase (verde) são aplicados em duas dimensões para codificar as informações espaciais dentro do volume estimulado. Os dados são processados pela transformada de Fourier tridimensional (duas espaciais e uma de domínio de tempo). Gradientes *crushers* totais são apresentados, incluindo aqueles associados ao pulso de supressão de água inicial (preto). Os gradientes seletivos da imagem estão indicados em azul. (Adaptado com permissão de Moonem et al.[68].) (B) Um exemplo de sequência de pulso de PRESS-MRSI bidimensional em uma menina de 14 anos de idade, que apresenta convulsões com lesão no lobo temporal mesial esquerdo. Dados apresentados como imagens metabólicas de N-acetil aspartato (NAA) e colina (Cho), assim como espectro selecionado dos hipocampos esquerdo e direito (posições de *voxel* indicadas nas imagens de Cho). A lesão elevou o nível de Cho e creatina (Cr), e baixou o de NAA, típico de um glioma (e atípico para esclerose temporal mesial, que geralmente mostra uma redução seletiva de NAA apenas).

ção de múltiplas imagens dentro de um TR torna a sequência bastante eficiente em termos de coleta de dados e, geralmente, permite a aquisição de dados com resolução espacial mais elevada e abrangência cerebral maior do que as sequências comparáveis usando 3D MRSI. Um problema potencial ao tentar uma ampla abrangência de regiões cerebrais, entretanto, é a dificuldade de obtenção de homogeneidade suficiente de campo magnético para todo o volume cerebral (simultaneamente). Por este motivo, a sequência da Figura 1.7 é geralmente realizada em tempo de eco longo (p. ex., 140 ou 280 ms). Estes valores TE são ideais para a detecção do sinal

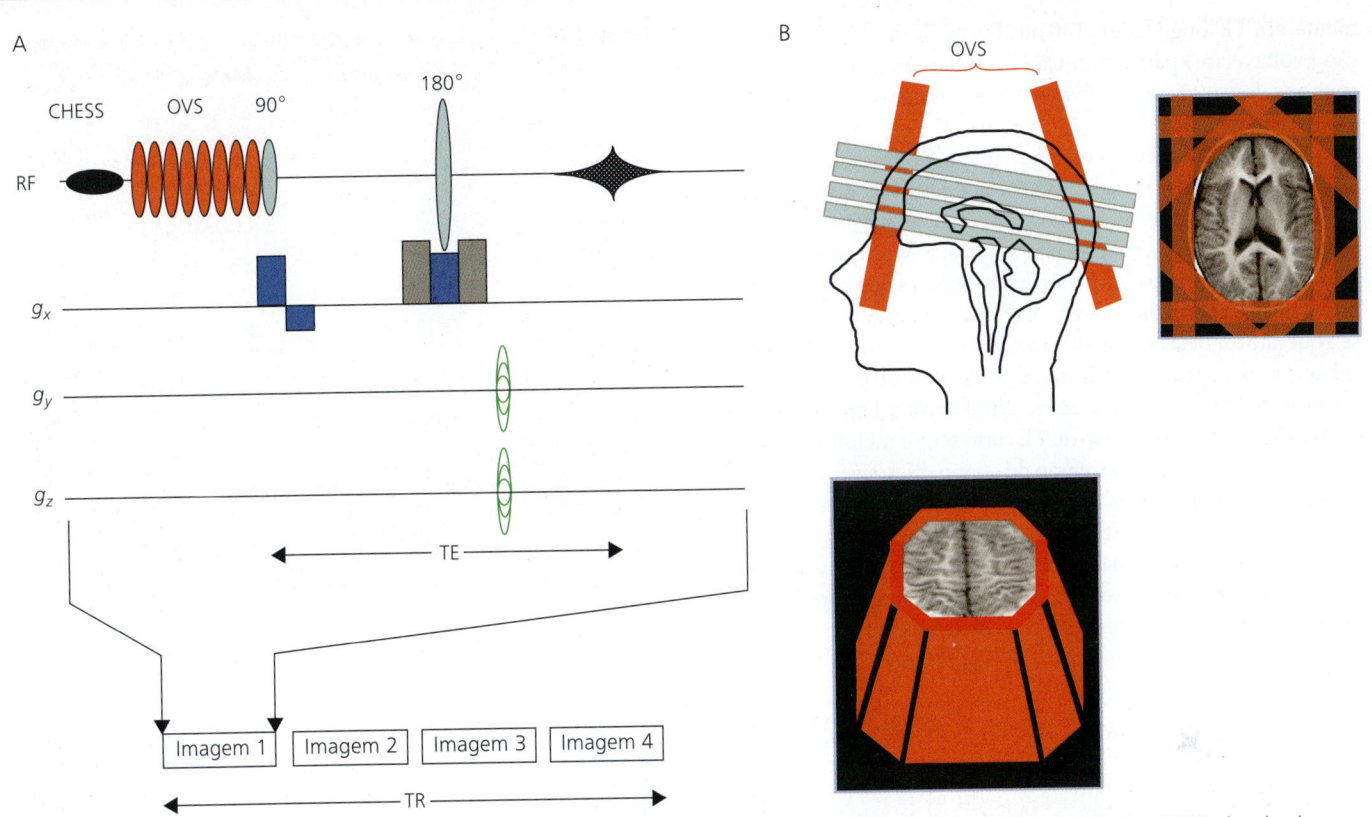

Fig. 1.7 (A) Ilustração esquemática de sequência de pulso para pulso de MRS de multi-imagens com supressão de água usando a técnica CHESS e bandas de saturação de volume externo para a supressão de lipídeos[63] (para clareza, nem todos os gradientes *crusher* foram ilustrados). Foi usada uma sequência de *spin-echo* seletiva por imagem, com aquisição intercalada (neste exemplo) de quatro imagens dentro de um tempo de repetição. (B) A orientação e os locais dos oito pulsos de supressão de volume externo (OVS) foram esquematicamente ilustrados em planos sagital e axial; um padrão ortogonal é prescrito a fim de saturar o máximo de lipídeos intracranianos possível, enquanto o sinal do cérebro não é interrompido. De maneira ideal, para perfil distinto, pulsos de banda larga elevados (para minimizar os efeitos de *chemical shift*) devem ser usados para OVS.

Lac (modulação por acoplamento escalar faz o sinal Lac ser invertido em TE de 140 ms e ficar positivo em TE de 280 ms). Geralmente, as exigências de homogeneidade de campo são menos restritivas para espectros em TE longo do que em TE curto, porque os espectros são mais simples com menos ressonâncias sobrepostas (vide Capítulo 3). As abordagens para a melhora da homogeneidade do campo para grandes volumes incluem *shimmings* de imagem a imagem (isto é, ajuste dinâmico das correntes de *shimming* dentro do TR para cada imagem) e a implementação de *shimmings* de ordem elevada. Uma rápida abordagem para a localização de *shimming* de grau elevado *in vivo* é o método FASTMAP de Gruetter,[69] embora as técnicas fundamentadas em mapeamento de campo também funcionem bem, e estejam se tornando populares.[70]

Um exemplo de um conjunto representativo de dados de imagem de MRSI *multislice* realizado em TE longo é dado na Figura 1.8. Geralmente, é possível obter um espectro de boa qualidade da maior parte do cérebro, com homogeneidade insuficiente de campo apenas presente em regiões adjacentes às interfaces de ar-tecido dentro da cabeça (p. ex., artefatos podem ser visualizados nos lobos temporais mesiais e anteriores, e no lobo frontal inferior).

Experimentos usando MRS são relativamente demorados porque geralmente existe um grande número de etapas de *phase-encoding* de gradiente para coleta. Isto é particularmente verdadeiro para imagens de MRSI em 2D e 3D, que requer alta resolução de sinal e abrangência cerebral total (ou ampla). Portanto, vários métodos foram propostos para reduzir o tempo do exame.[71,72] Uma discussão detalhada sobre estes métodos vai além do escopo deste capítulo; entretanto, as técnicas de MRSI rápidas estão se tornando disponíveis para a espectroscopia humana, e as sequências MRSI usando métodos de aceleração, como imagem por espectroscopia ecoplanar (EPSI)[71] ou MRSI *sensitivity-encoded* (SENSE),[73] são agora possíveis com tempos de exame de 5 min ou menos, dependendo de resolução espacial, abrangência e SNR exigida (p. ex., Tabela 1.2). Um exemplo de exame SENSE-MRSI com um fator de aceleração de 6 (dado um tempo de exame de 4 min 32 s) registrou o uso de uma bobina de cabeça com 32 canais a 3 T e é apresentado na Figura 1.9.

Comparação entre técnicas de imagem de espectroscopia e de *voxel* único

Geralmente, mas não exclusivamente, os exames com *voxel* único são registrados em TEs curtos (p. ex., 35 ms), enquanto os estudos de MRSI são realizados em TEs longos (p. ex., > 135-140 ms). O espectro de TEs curtos contém sinais de mais compostos e apresenta SNRs melhores, mas também possui pior contaminação de água e lipídeos. O espectro de TEs longos possui SNR mais baixo, menor número de compostos detectáveis, e quantidade variável de T_2 ponderado, porém são espectros geralmente de melhor resolução com linhas basais planas. O lactato é detectado de forma melhor, geralmente, em TE longo (p. ex., 140 ou 280 ms, de modo que a modulação J volta à fase) para a distinção dos sinais de lipídeos. As vantagens e as desvantagens relativas das técnicas de *voxel* único e MRSI estão listadas na Tabela 1.1.

A escolha do método depende (além da disponibilidade) das informações exigidas na aplicação médica particular ou de pesquisa. Por exemplo, se a espectroscopia estiver sendo usada para pesquisar a suspeita de focos de epilepsia não lesional, a MRSI seria preferível uma vez que gera mapas de níveis de metabólitos que podem ser triados quanto a anormalidades em diferentes locais. Alternativamente, se a questão for observar alterações de compostos, como Glu/Gln ou mI, que podem apenas ser detectados em espectro de TE curto, em doenças globais ou difusas, como encefalopatia hepática, então a espectroscopia de *voxel* único de TE curto seria o método de escolha. Outros fatores incluem a extensão de tempo disponível, e se a localização do *voxel* exigida seria ou não mais bem visualizada usando *shimming* localizado (isto é, *voxel* único) ou não. A imagem espectroscópica de TE curto está se tornando disponível em sequências comerciais e, conforme as técnicas se tornam mais refinadas, proporcionarão mapas espaciais de uma faixa maior de metabólicos.

Tabela 1.2 Comparação de metodologias (MRSI) de *voxel* único e *multivoxel*

	Voxel único	**MRSI**
Tempo de eco	Curto ou longo	Geralmente longa; pode ser curta se a homogeneidade do campo for boa (p. ex., pequena região de cobertura)
Tamanhos típicos de *voxel* (cm^3)	4-20	1-4
Duração típica do exame (min)	5-10	5-20
Shimming	Localizado	Global
Supressão de água/lipídeos	Melhor	Pior
Processamento/ Quantificação	Processamento simples, pode ser quantificado	Processamento e quantificação de consumo maior de tempo
Multivoxel	3 ou 4 no máximo	Muitos *voxels*

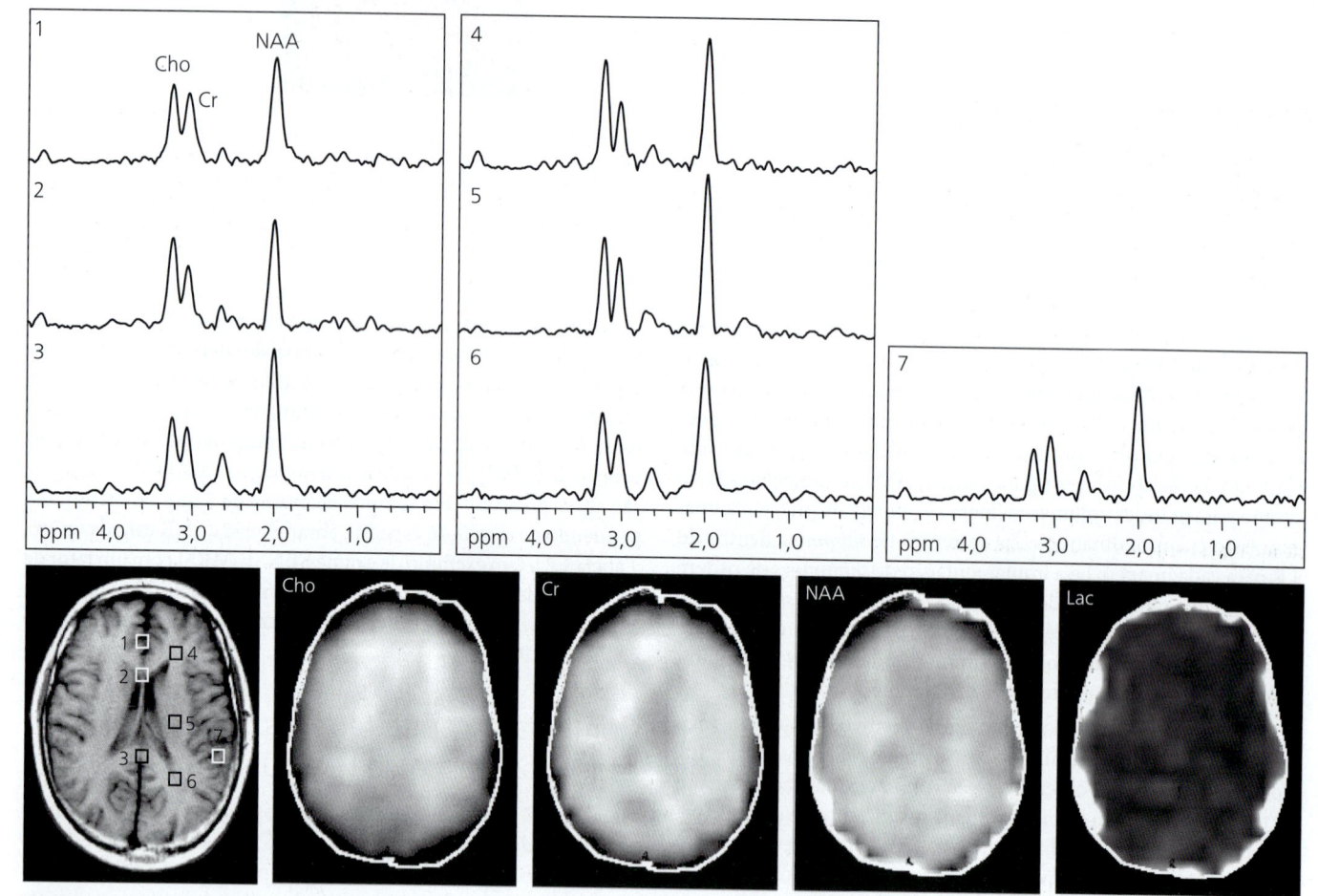

Fig. 1.8 Dados de MRS registrados usando a sequência de pulso da Figura 1.7. Imagens metabólicas de colina (Cho), creatina (Cr), N-acetil-aspartato (NAA) e lactato de uma imagem no nível dos ventrículos laterais em um adulto normal, de 49 anos são apresentadas, bem como espectro representativo de diferentes regiões do cérebro. Parâmetros do exame foram TR 2.300 ms, TE 272 ms, imagens de 15 mm de espessura, FOV 24 cm, tamanho da matriz 32 × 32, duração do exame de 30 min com codificação do espaço k circular. O tamanho nominal do *voxel* é de 0,8 cm^3. Neste nível, o NAA é distribuído uniformemente, enquanto a Cho mostra um aumento da região posterior à anterior (p. ex., comparação da substância branca posterior[6] à anterior[4], e esplênio[3] o joelho – genu[2] – do corpo caloso). A colina está também em quantidade menor na região da substância cinzenta lateral (7) comparada aos *voxels* da substância branca. Não foi detectada a presença de lactato acima do ruído do conjunto de dados.

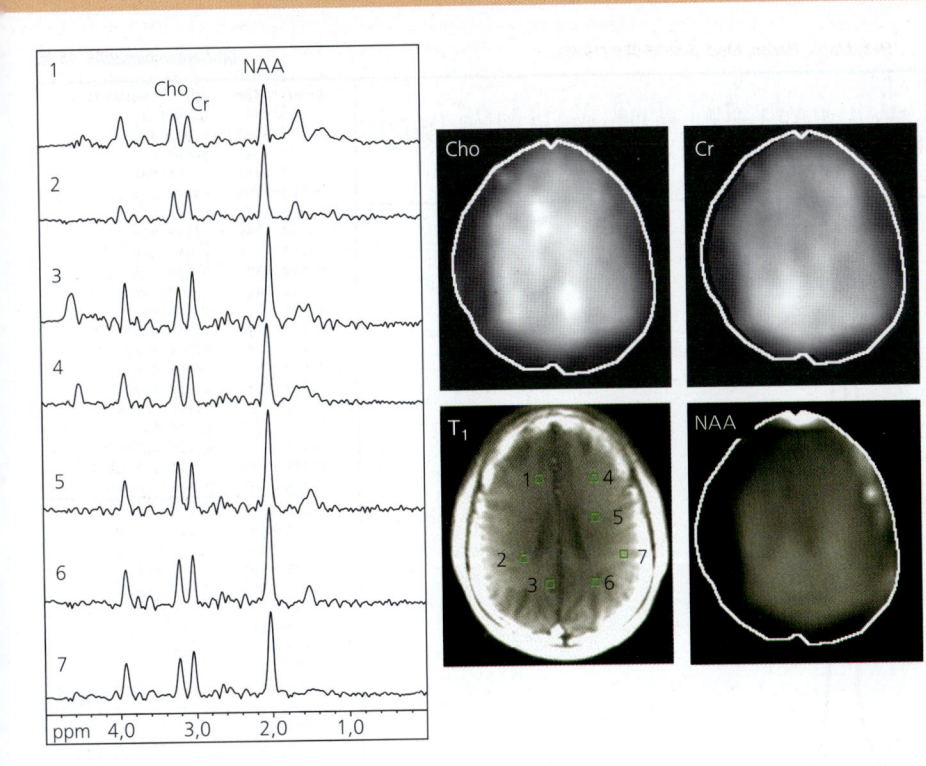

Fig. 1.9 Exemplo de exame registrado de imagem por MRSI SENSE de alta aceleração registrado a 3 T usando uma bobina de cabeça com 32 canais. A imagem central dos três é apresentada. Uma versão modificada da sequência de pulso da Figura 1.7 foi usada, utilizando supressão otimizada de banda dupla lipídeos-água e volume externo de supressão de repetição/tempo de eco de lipídeos. Os parâmetros de eco foram TR/TE 2.500/140 ms, três imagens, 15 mm de espessura, 230 mm × 180 mm, matriz 33 × 27, tamanho nominal do *voxel* 1,5 × 0,7 × 0,7 = 0,84 cm³ fator SENSE = 3 (LR) × 2 (AP) = 6; tempo do exame 4 min 38 s. Abreviações como na Figura 1.8. Figura fornecida por Dr. Mezhu.

Supressão de água e lipídeos

Os níveis de metabólitos cerebrais são da ordem de 10 mmol/L ou menos, enquanto os prótons na água do cérebro são de aproximadamente 80 mol/L, e os lipídeos na gordura pericraniana estão também presentes em concentrações muito elevadas. Portanto, as técnicas de supressão de água e lipídeos são essenciais na espectroscopia de prótons a fim de observar a confiabilidade de sinais metabólitos muito menores. Vários métodos para a supressão de solvente (água) têm sido desenvolvidos em espectroscopia por NMR de alta resolução, e alguns destes métodos têm sido aplicados à espectroscopia *in vivo*. A abordagem mais comum é pré-saturar, com o sinal da água usando uma frequência seletiva, pulsos de 90° (supressão química seletiva de pulsos da água [CHESS][74]), antes da sequência de pulsos localização (Fig. 1.7). Utilizando mais de um pulso, e com escolha de correta de inclinação e *delays*,[75,76] fatores de supressão muito bons (p. ex., 500, que é um sinal de água residual ~0,2% ou melhor) podem ser alcançados, dependendo do número de pulsos usados (tipicamente entre três ["WET"] e sete ["VAPOR"]) e outras condições experimentais. É importante que gradientes *crusher* sejam usados para colidir com o sinal transversal de água e variada, para evitar a formação de eco de sinal de água indesejado.

A supressão de lipídeos pode ser realizada de várias maneiras. Uma abordagem é evitar a excitação do sinal de lipídeos, por exemplo, pelo uso da localização STEAM ou PRESS para evitar estimular as regiões contendo lipídeos (Fig. 1.5). Alternativamente (ou adicionalmente), os pulsos de supressão de volume externo podem ser usados para pré-saturar o sinal lipídico (Fig. 1.7).[65] Um pulso de inversão também pode ser usado para a supressão de lipídeos, explorando a diferenças dos valores T_1 entre lipídeos (tipicamente 300 ms) e metabólitos (tipicamente 1.000-2.000 ms).[74] A escolha de um tempo curto de inversão de aproximadamente 200 ms ($= T_1^* \ln[2]$) anulará seletivamente o sinal lipídico, enquanto a maioria dos sinais de metabólitos permanece invertida. Na MRSI, é também possível reduzir os artefatos lipídicos por métodos de pós-processamento.[78]

Uma vez que as ressonâncias de água e lipídeos apresentem tempos de relaxamento T_2 menores que muitos metabólitos, os fatores de supressão são também geralmente melhores em TE longos comparados ao espectro de TE curto.

Análise de dados e quantificação

Medições da área de pico na espectroscopia *in vivo* são complicadas pela sobreposição da ressonância, distorções basais e formas de linhas não lorentzianas. Vários métodos têm sido usados para medir áreas de pico, variando de integrais simples até algoritmos de ajuste nos domínios de tempo ou frequência.[79,80] Um dos métodos mais amplamente usados para a quantificação de espectro nos últimos anos é o modelo de combinação linear ("LCModel"), método desenvolvido por Provencher *et al.*[81] O LCModel se adapta ao espectro *in vivo* como uma combinação de espectro de modelo puro de cada um dos compostos esperados no cérebro. O modelo também inclui correção automática de fase e correção basal, ou o estado basal também pode ser modelado como uma combinação de ressonâncias macromoleculares. Desde que cada *scanner* seja devidamente calibrado com as soluções apropriadas do modelo, o programa retorna às concentrações de metabólitos bem como faz o cálculo de incertezas (p. ex., limites mais baixos de Cramer-Rao). Um exemplo de um espectro analisado utilizando o *software* LCModel é apresentado na Figura 1.10.

A quantificação do espectro *in vivo* é discutida em detalhes no Capítulo 2. A quantificação é importante por vários motivos, porém, particularmente nos casos clínicos onde todos os metabólitos (ou todas as regiões do cérebro) podem estar anormais. Os métodos de quantificação fundamentados em padrões internos ou exter-

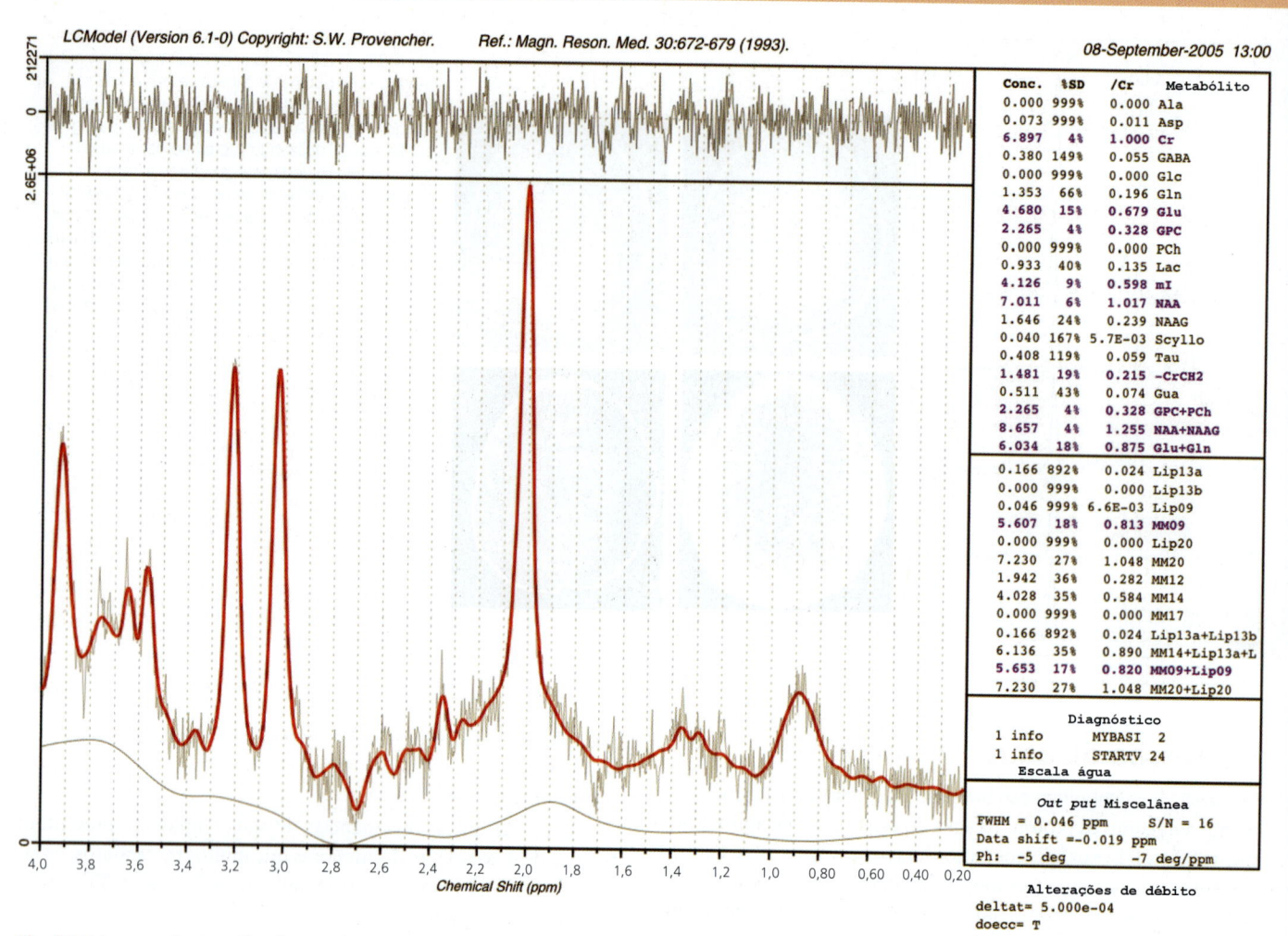

Fig. 1.10 Um exemplo da análise do método "LCModel". Os dados experimentais são adaptados como combinação linear de espectro de compostos puros registrados sob as mesmas condições experimentais dos espectros *in vivo*. É feita a correção automática basal e de fase, e uma estimativa das concentrações de metabólitos é fornecida se um sinal de referência da água estiver disponível para a quantificação, no exemplo de uma TR de 2 cm × 2 cm × 2 cm, 2.000 ms, TE, 35 ms; espectro PRESS registrado a 3 T de um indivíduo normal de controle (TR/TE/número de médias, 128). A diferença entre os dados experimentais originais e os resultados de ajuste da curva é apresentado no traço superior. Concentrações de metabólitos destacadas em negrito correspondem àquelas com uma incerteza estimada de menos de 20% (abreviações dadas em p.xx).

nos têm sido exaustivamente desenvolvidos e testados para a espectroscopia de *voxel* único[82] e devem ser usados rotineiramente. Com cuidados, também é possível quantificar imagens espectroscópicas.[83] Ocasionalmente, razões de áreas de pico também podem ser úteis, por exemplo, para explicar efeitos de volume parcial ou para intensificar "contraste" espectroscópico em condições em que os metabólitos podem mudar em direções opostas (p. ex., aumentos de Cho, reduções de NAA).

Variações anatômicas no espectro cerebral – alterações associadas ao desenvolvimento cerebral e ao envelhecimento

Evidentemente é importante estabelecer variações espectrais normais associadas à idade e ao local anatômico na população saudável de controle. Vários estudos já analisaram as variações anatômicas nos espectros do cérebro, geralmente em indivíduos adultos jovens. No nível dos ventrículos laterais e acima, o espectro do cérebro parece ser bastante homogêneo, com espectros que são característicos das substâncias cinzenta e branca.[83-86] Dependendo da técnica de quantificação usada (e se a correção do volume parcial é aplicada ou não), geralmente os sinais de Cho e NAA são considerados por serem marginalmente mais elevados na substância branca do que na substância cortical cinzenta, com a substância branca mostrando um nível de Cr mais baixo do que a substância branca. No nível do terceiro ventrículo e abaixo, existem variações anatômicas significativas no espectro do cérebro. Níveis elevados de Cho são encontrados no córtex insular e na região do hipotálamo. A Cho occipital na região do córtex visual é geralmente baixa. A ponte apresenta concentrações elevadas de NAA e Cho, e baixas concentrações de Cr, talvez por causa de sua alta densidade de feixes de fibras. Os níveis cerebelares de Cr e Cho são significativamente mais elevados do que os valores supratentoriais,[84] e o lobo temporal tem sido relatado por ter valores NAA mais baixos.[87] Diferenças significativas anteroposteriores também têm sido relatadas em concentrações de metabólitos no hipocampo, com valor baixo de NAA e elevado de Cho nas regiões anteriores do hipocampo.[88]

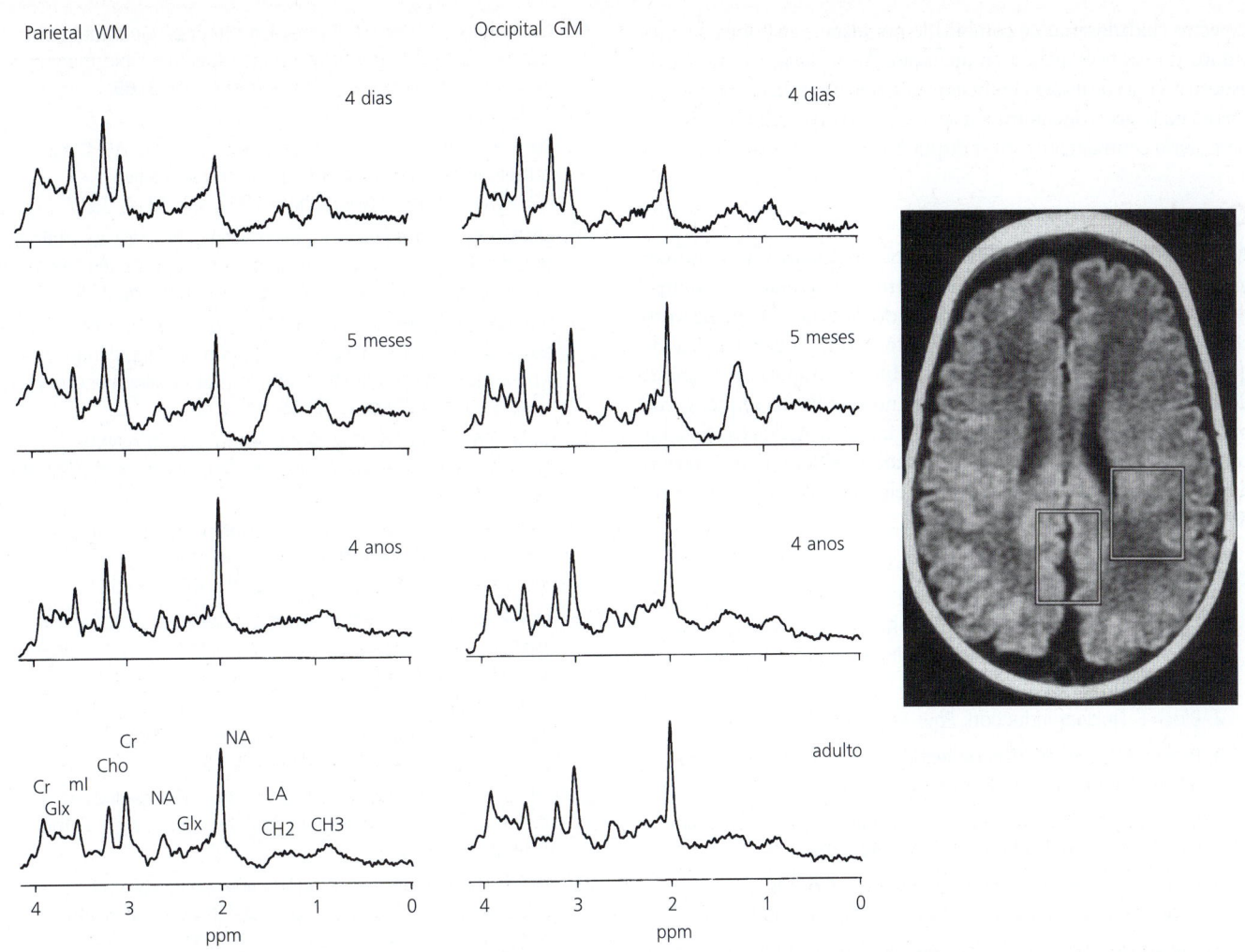

Fig. 1.11 Alterações do desenvolvimento no cérebro humano. Espectro registrado em tempo curto de eco (TE 35 ms) é apresentado nas regiões posteriores das substâncias branca e cinzenta como uma função de idade pós-parto. Note os níveis elevados de colina (Cho) e de *mio*-inositol (mI) no primeiro tempo, que declinam no decorrer dos primeiros 2 anos de vida, a N-acetil aspartato (NAA) é baixa no nascimento e aumenta rapidamente. Aos 4 anos de idade (nestas regiões cerebrais), não se distinguem os espectros daqueles dos adultos. LA, lactato; Glx, glutamato e glutamina, CH2 e CH3, metileno lipídeo e grupos metila, respectivamente. Reproduzida e adaptada de Kreis *et al.*[85]

Relativamente poucos estudos trataram o assunto de diferenças de sexo ou assimetrias metabólicas no cérebro normal. Entretanto, parece existir diferenças espectrais mínimas[89] com relação a estas variáveis, pelo menos nos adultos jovens.

Vários estudos têm sido publicados sobre alterações que ocorrem no espectro de prótons no cérebro em desenvolvimento, no desenvolvimento do cérebro, e a maioria dos resultados está em concordância.[90-93] No nascimento, a quantidade de NAA é baixa, enquanto a de Cho e mI é elevada, e durante os primeiros 1-2 anos existe uma normalização gradual com relação aos valores encontrados em adultos (Fig. 1.11).[85,93] Padrões similares são observados para as substâncias branca e cinzenta, embora alterações regionais de desenvolvimento ainda precisem ser estudadas em detalhes (p. ex., usando imagem espectroscópica). Estudos recentes sugeriram que embora as grandes alterações ocorram dentro do primeiro ano de vida, mudanças mais lentas acontecem posteriormente, com valores completos para adultos não sendo atingidos até aproximadamente os 20 anos de idade,[94] e que algumas regiões (p. ex., lobo frontal) possam desenvolver-se mais lentamente do que regiões posteriores. Vide também Capítulo 47.

Em contraste com estudos do cérebro em desenvolvimento, menor número de estudos sobre o envelhecimento normal foi relatado, e os resultados são menos concordantes. Alguns grupos encontram menor quantidade de NAA com o aumento da idade,[95,96] que podem refletir perda neuronal, enquanto outros não encontraram alterações.[83,97] Em um estudo, o NAA estava reduzido em indivíduos que também apresentavam atrofia cerebral conforme identificado pela MRI.[98] Alguns grupos também encontraram níveis aumentados de Cr ou de Cho em indivíduos mais velhos, talvez refletindo aumento da gliose.[83,97] Esta área é discutida também no Capítulo 39. As discrepâncias entre diferentes estudos puderam resultar de vários fatores técnicos da coleta de dados e da análise, mas também podem refletir grandes variações fisiológicas do envelhecimento humano normal. Outros estudos são necessários para determinar definitivamente as características espectroscópicas do envelhecimento normal, porém é aparente que as alterações associadas ao envelhecimento normal sejam consideravelmente mais súbitas do que aquelas associadas ao desenvolvimento cerebral.

Por causa das alterações relacionadas com a técnica, regional ou com a idade, é aconselhável que estudos de espectroscopia devam ter espectro cuidadosamente combinado por idade e anatomia de indivíduos do controle para a comparação. Além disso, os exames de espectroscopia de lesões cerebrais focais, por exemplo são frequentemente mais fáceis de interpretar se o espectro do cérebro normal no hemisfério contralateral estiver disponível para a comparação.

Conclusões

A MRSI e as imagens de MRS de prótons são atualmente metodologias maduras que podem ser aplicadas rotineiramente em sistemas de MR com 1,5 e 3 T para o estudo de doenças do sistema nervoso central. Os capítulos subsequentes deste livro abrangem técnicas de quantificação espectral, artefatos e problemas, e aplicações clínicas destas técnicas. Espera-se que avanços no desenho da sequência de pulso, métodos de análise e o uso de campos magnéticos elevados continuem a ocorrer, resultando em dados melhorados de imagens de MRS e MRSI com resolução mais elevada e duração mais curta de exames.

Referências

1. Purcell EM, Torrey HC, Pound RV. Resonance absorption by nuclearmagneticmoments in a solid. *Phys Rev* 1946; **69**: 37–38.
2. Bloch F. Nuclear induction. *Phys Rev* 1946; **70**: 460–474.
3. Proctor WG, Yu FC. The dependence of a nuclear magnetic resonance frequency. *Phys Rev* 1950; **77**: 717.
4. Gutowsky HS, McCall DW. Nuclear magnetic resonance fine structure in liquids. *Phys Rev* 1951; **82**: 748–749.
5. Radda GK. The use of NMR spectroscopy for the understanding of disease. *Science* 1986; **233**: 640–645.
6. Luyten PR, Groen JP, Vermeulen JW, den Hollander JA. Experimental approaches to image localized human ^{31}P NMR spectroscopy. *Magn Reson Med* 1989; **11**: 1–21.
7. Arnold DL, Shoubridge EA, Emrich J, Feindel W, Villemure JG. Early metabolic changes following chemotherapy of human gliomas in vivo demonstrated by phosphorus magnetic resonance spectroscopy. *Invest Radiol* 1989; **24**: 958–961.
8. Levine SR, Helpern JA, Welch KM *et al.* Human focal cerebral ischemia: evaluation of brain pH and energy metabolism with P-31 NMR spectroscopy. *Radiology* 1992; **185**: 537–544.
9. Frahm J, Bruhn H, Gyngell ML *et al.* Localized high-resolution proton NMR spectroscopy using stimulated echoes: initial applications to human brain in vivo. *Magn Reson Med* 1989; **9**: 79–93.
10. Frahm J, Michaelis T, Merboldt KD *et al.* On the N-acetyl methyl resonance in localized ^{1}H NMR spectra of human brain in vivo. *NMR Biomed* 1991; **4**: 201–204.
11. Barker PB. N-Acetyl aspartate: a neuronal marker? *Ann Neurol* 2001; **49**: 423–424.
12. Simmons ML, Frondoza CG, Coyle JT. Immunocytochemical localization of N-acetylaspartate with monoclonal antibodies. *Neuroscience* 1991; **45**: 37–45.
13. De Stefano N, Narayanan S, Francis GS *et al.* Evidence of axonal damage in the early stages of multiple sclerosis and its relevance to disability. *Arch Neurol* 2001; **58**: 65–70.
14. Guimaraes A, Schwartz P, Prakash MR *et al.* Quantitative in vivo ^{1}H nuclear magnetic resonance spectroscopic imaging of neuronal loss in rat brain. *Neuroscience* 1995; **69**: 1095–1101.
15. Burlina AP, Ferrari V, Facci L, Skaper SD, Burlina AB. Mast cells contain large quantities of secretagogue-sensitive N-acetylaspartate. *J Neurochem* 1997; **69**: 1314–1317.
16. Bhakoo KK, Pearce D. In vitro expression of N-acetyl aspartate by oligodendrocytes: implications for proton magnetic resonance spectroscopy signal in vivo. *J Neurochem* 2000; **74**: 254–262.
17. Urenjak J, Williams SR, Gadian DG, Noble M. Specific expression of N-acetylaspartate in neurons, oligodendrocyte type-2 astrocyte progenitors, and immature oligodendrocytes in vitro. *J Neurochem* 1992; **59**: 55–61.
18. Barker PB, Bryan RN, Kumar AJ, Naidu S. Proton NMR spectroscopy of Canavan's disease. *Neuropediatrics* 1992; **23**: 263–267.
19. Martin E, Capone A, Schneider J, Hennig J, Thiel T. Absence of N-acetylaspartate in the human brain: impact on neurospectroscopy? *Ann Neurol* 2001; **49**: 518–521.
20. Bizzi A, Ulug AM, Crawford TO *et al.* Quantitative proton MR spectroscopic imaging in acute disseminated encephalomyelitis. *AJNR Am J Neuroradiol* 2001; **22**: 1125–1130.
21. Davie CA, Hawkins CP, Barker GJ *et al.* Detection of myelin breakdown products by proton magnetic resonance spectroscopy. *Lancet* 1993; **341**: 630–631.
22. Gill SS, Small RK, Thomas DG *et al.* Brain metabolites as ^{1}H NMR markers of neuronal and glial disorders. *NMR Biomed* 1989; **2**: 196–200.
23. Gill SS, Thomas DG, van Bruggen N *et al.* Proton MR spectroscopy of intracranial tumours: in vivo and in vitro studies. *J Comput Assist Tomogr* 1990; **14**: 497–504.
24. Kreis R, Ross BD, Farrow NA, Ackerman Z. Metabolic disorders of the brain in chronic hepatic encephalopathy detected with H-1 MR spectroscopy. *Radiology* 1992; **182**: 19–27.
25. Stoll AL, Renshaw PF, De Micheli E *et al.* Choline ingestion increases the resonance of cholinecontaining compounds in human brain: an in vivo proton magnetic resonance study. *Biol Psychiatry* 1995; **37**: 170–174.
26. Ross BD, Michaelis T. Clinical applications of magnetic resonance spectroscopy. *Magn Reson Q* 1994; **10**: 191–247.
27. Stockler S, Holzbach U, Hanefeld F *et al.* Creatine deficiency in the brain: a new, treatable inborn error of metabolism. *Pediatr Res* 1994; **36**: 409–413.
28. Cecil KM, Salomons GS, Ball WS, Jr. *et al.* Irreversible brain creatine deficiency with elevated serum and urine creatine: a creatine transporter defect? *Ann Neurol* 2001 Mar; **49**: 401–404.
29. Bizzi A, Bugiani M, Salomons GS *et al.* X-linked creatine deficiency syndrome: a novel mutation in creatine transporter gene SLC6A8. *Ann Neurol* 2002; **52**: 227–231.
30. Urenjak J, Williams SR, Gadian DG, Noble M. Proton nuclear magnetic resonance spectroscopy unambiguously identifies different neural cell types. *J Neuroscience* 1993; **13**: 981–989.
31. Petroff OA, Graham GD, Blamire AM *et al.* Spectroscopic imaging of stroke in humans: histopathology correlates of spectral changes. *Neurology* 1992; **42**: 1349–1354.

32. Barker PB, Gillard JH, van Zijl PC et al. Acute stroke: evaluation with serial proton MR spectroscopic imaging. *Radiology* 1994; **192**: 723–732.

33. Alger JR, Frank JA, Bizzi A et al. Metabolism of human gliomas: assessment with H-1 MR spectroscopy and F-18 fluorodeoxyglucose PET. *Radiology* 1990; **177**: 633–641.

34. Mathews PM, Andermann F, Silver K, Karpati G, Arnold DL. Proton MR spectroscopic characterization of differences in regional brain metabolic abnormalities in mitochondrial encephalomyopathies. *Neurology* 1993; **43**: 2484–2490.

35. Prichard J, Rothman D, Novotny E et al. Lactate rise detected by ^{1}H NMR in human visual cortex during physiologic stimulation. *Proc Natl Acad Sci USA* 1991; **88**: 5829–5831.

36. Merboldt K-D, Bruhn H, Hanicke W, Michaelis T, Frahm J. Decrease of glucose in the human visual cortex during photic stimulation. *Magn Reson Med* 1992; **25**: 187–194.

37. Mangia S, Tkac I, Gruetter R et al. Sustained neuronal activation raises oxidative metabolism to a new steadystate level: evidence from ^{1}H NMR spectroscopy in the human visual cortex. *J Cereb Blood Flow Metab* 2007; **27**: 1055–1063.

38. Mangia S, Tkac I, Logothetis NK et al. Dynamics of lactate concentration and blood oxygen level-dependent effect in the human visual cortex during repeated identical stimuli. *J Neurosci Res* 2007; **85**: 3340–3346.

39. Shonk TK, Moats RA, Gifford P et al. Probable Alzheimer disease: diagnosis with proton MR spectroscopy. *Radiology* 1995; **195**: 65–72.

40. Al-Okaili RN, Krejza J, Wang S, Woo JH, Melhem ER. Advanced MR imaging techniques in the diagnosis of intraaxial brain tumors in adults. *Radiographics* 2006; **26**(Suppl 1): S173–S189.

41. Kruse B, Hanefeld F, Christen HJ et al. Alterations of brain metabolites in metachromatic leukodystrophy as detected by localized proton magnetic resonance spectroscopy in vivo. *J Neurol* 1993; **241**: 68–74.

42. Flogel U, Willker W, Leibfritz D. Regulation of intracellular pH in neuronal and glial tumour cells, studied by multinuclear NMR spectroscopy. *NMR Biomed* 1994; **7**: 157–166.

43. Brand A, Richter-Landsberg C, Leibfritz D. Multinuclear NMR studies on the energy metabolism of glial and neuronal cells. *Dev Neurosci* 1993; **15**: 289–298.

44. Strange K, Emma F, Paredes A, Morrison R. Osmoregulatory changes in myo-inositol content and Na$^+$/myo-inositol cotransport in rat cortical astrocytes. *Glia* 1994; **12**: 35–43.

45. Lee JH, Arcinue E, Ross BD. Brief report: organic osmolytes in the brain of an infant with hypernatremia. *N Engl J Med* 1994; **331**: 439–442.

46. Videen JS, Michaelis T, Pinto P, Ross BD. Human cerebral osmolytes during chronic hyponatremia. A proton magnetic resonance spectroscopy study. *J Clin Invest* 1995; **95**: 788–793.

47. Tkac I, Andersen P, Adriany G et al. In vivo ^{1}H NMR spectroscopy of the human brain at 7 T. *Magn Reson Med* 2001; **46**: 451–456.

48. Kreis R, Pfenninger J, Herschkowitz N, Boesch C. In vivo proton magnetic resonance spectroscopy in a case of Reye's syndrome. *Intensive Care Med* 1995; **21**: 266–269.

49. Magistretti PJ, Pellerin L, Rothman DL, Shulman RG. Energy on demand. *Science* 1999; **283**: 496–497.

50. Sibson NR, Dhankhar A, Mason GF et al. Stoichiometric coupling of brain glucose metabolism and glutamatergic neuronal activity. *Proc Natl Acad Sci USA* 1998; **95**: 316–321.

51. van Zijl PCM, Barker PB. Magnetic resonance spectroscopy and spectroscopic imaging for the study of brain metabolism. *Ann N Y Acad Sci* 1997; **820**: 75–96.

52. Terpstra M, Henry PG, Gruetter R. Measurement of reduced glutathione (GSH) in human brain using LCModel analysis of difference-edited spectra. *Magn Reson Med* 2003; **50**: 19–23.

53. Rothman DL, Petroff OA, Behar KL, Mattson RH. Localized ^{1}H NMR measurements of gammaaminobutyric acid in human brain in vivo. *Proc Natl Acad Sci USA* 1993; **90**: 5662–5666.

54. Pan JW, Telang FW, Lee JH et al. Measurement of betahydroxybutyrate in acute hyperketonemia in human brain. *J Neurochem* 2001; **79**: 539–544.

55. Seymour KJ, Bluml S, Sutherling J, Sutherling W, Ross BD. Identification of cerebral acetone by ^{1}H-MRS in patients with epilepsy controlled by ketogenic diet. *Magma* 1999; **8**: 33–42.

56. Kreis R, Pietz J, Penzien J, Herschkowitz N, Boesch C. Identification and quantitation of phenylalanine in the brain of patients with phenylketonuria by means of localized in vivo ^{1}H magnetic-resonance spectroscopy. *J Magn Reson B* 1995; **107**: 242–251.

57. van der Knaap MS, Wevers RA, Struys EA et al. Leukoencephalopathy associated with a disturbance in the metabolism of polyols. *Ann Neurol* 1999; **46**: 925–928.

58. Cady EB, Lorek A, Penrice J et al. Detection of propan-1,2-diol in neonatal brain by in vivo proton magnetic resonance spectroscopy. *Magn Reson Med* 1994; **32**: 764–767.

59. Meyerhoff DJ, Rooney WD, Tokumitsu T, Weiner MW. Evidence of multiple ethanol pools in the brain: an in vivo proton magnetization transfer study. *Alcohol Clin Exp Res* 1996; **20**: 1283–1288.

60. Lin A, Nguy CH, Shic F, Ross BD. Accumulation of methylsulfonylmethane in the human brain: identification bymultinuclear magnetic resonance spectroscopy. *Toxicol Lett* 2001; **123**: 169–177.

61. Cady EB, D'Souza PC, Penrice J, Lorek A. The estimation of local brain temperature by in vivo ^{1}H magnetic resonance spectroscopy. *Magn Reson Med* 1995; **33**: 862–867.

62. Bottomley PA [inventor General Electric Company, assignee]. Selective volume method for performing localized NMR spectroscopy. *USA patent* 4480228. October 30 1984.

63. Luyten PR, Marien AJ, Heindel W et al. Metabolic imaging of patients with intracranial tumors: H-1 MR spectroscopic imaging and PET. *Radiology* 1990; **176**: 791–799.

64. Brown TR, Kincaid BM, Ugurbil K. NMR chemical shift imaging in three dimensions. *Proc Natl Acad Sci USA* 1982; **79**: 3523–3526.

65. Duyn JH, Gillen J, Sobering G, van Zijl PC, Moonen CT. Multisection proton MR spectroscopic imaging of the brain. *Radiology* 1993; **188**: 277–282.
66. Moonen CT, von Kienlin M, van Zijl PC et al. Comparison of single-shot localization methods (STEAM and PRESS) for in vivo proton NMR spectroscopy. *NMR Biomed* 1989; **2**: 201–208.
67. Noworolski SM, Nelson SJ, Henry RG et al. High spatial resolution ^{1}H-MRSI and segmented MRI of cortical gray matter and subcortical white matter in three regions of the human brain. *Magn Reson Med* 1999; **41**: 21–29.
68. Moonen CTW, Sobering G, van Zijl PCM et al. Proton spectroscopic imaging of human brain. *J Magn Reson* 1992; **98**: 556–575.
69. Gruetter R. Automatic, localized in vivo adjustment of all first- and second-order shim coils. *Magn Reson Med* 1993; **29**: 804–811.
70. Sukumar S, Johnson MO, Hurd RE, van Zijl PC. Automated shimming for deuterated solvents using field profiling. *J Magn Reson* 1997; **125**: 159–162.
71. Posse S, Tedeschi G, Risinger R, Ogg R, Le Bihan D. High speed ^{1}H spectroscopic imaging in human brain by echo planar spatial-spectral encoding. *Magn Reson Med* 1995; **33**: 34–40.
72. Duyn JH, Moonen CT. Fast proton spectroscopic imaging of human brain using multiple spin-echoes. *Magn Reson Med* 1993; **30**: 409–414.
73. Dydak U, Weiger M, Pruessmann KP, Meier D, Boesiger P. Sensitivityencoded spectroscopic imaging. *Magn Reson Med* 2001; **46**: 713–722.
74. Haase A, Frahm J, Hanicke W, Matthei D. ^{1}H NMR chemical shift selective imaging. *Phys Med Biol.* 1985; **30**: 341–344.
75. Ogg RJ. WET, a T_1- and B_1-insensitive watersuppression method for in vivo localized ^{1}H NMR spectroscopy. *J Magn Reson B* 1994; **104**: 1–10.
76. Moonen CTW, van Zijl PCM. Highly efficient water suppression for in vivo proton NMR spectroscopy. *JMagnReson* 1990; **88**: 28–41.
77. Spielman DM, Pauly JM, Macovski A, Glover GH, Enzmann DR. Lipidsuppressed single- and multisection proton spectroscopic imaging of the human brain. *J Magn Reson Imaging* 1992; **2**: 253–262.
78. Haupt CI, Schuff N, Weiner MW, Maudsley AA. Removal of lipid artifacts in ^{1}H spectroscopic imaging by data extrapolation. *Magn Reson Med* 1996; **35**: 678–687.
79. Raphael C. In vivo NMR spectral parameter estimation: a comparison between time and frequency domain methods. *Magn Reson Med* 1991; **18**: 358–370.
80. de Beer R, van den Boogaart A, van Ormondt D et al. Application of timedomain fitting in the quantification of in vivo ^{1}H spectroscopic imaging data sets. *NMR Biomed* 1992; **5**: 171–178.
81. Provencher SW. Estimation of metabolite concentrations from localized in vivo proton NMR spectra. *Magn Reson Med* 1993; **30**: 672–679.
82. Henriksen O. In vivo quantitation of metabolite concentrations in the brain by means of proton MRS. *NMR Biomed* 1995; **8**: 139–148.
83. Soher BJ, van Zijl PC, Duyn JH, Barker PB. Quantitative proton MR spectroscopic imaging of the human brain. *Magn Reson Med* 1996; **35**: 356–363.
84. Michaelis T, Merboldt KD, Bruhn H, Hanicke W, Frahm J. Absolute concentrations of metabolites in the adult human brain in vivo: quantification of localized proton MR spectra. *Radiology* 1993; **187**: 219–227.
85. Kreis R, Ernst T, Ross BD. Absolute quantitation of water and metabolites in the human brain. II. Metabolite concentrations. *J Magn Reson Ser B* 1993; **102**: 9–19.
86. Hetherington HP, Mason GF, Pan JW et al. Evaluation of cerebral gray and white matter metabolite differences by spectroscopic imaging at 4.1 T. *Magn Reson Med* 1994; **32**: 565–571.
87. Breiter SN, Arroyo S, Mathews VP et al. Proton MR spectroscopy in patients with seizure disorders. *AJNR Am J Neuroradiol* 1994; **15**: 373–384.
88. Vermathen P, Ende G, Laxer KD et al. Hippocampal N-acetyl aspartate in neocortical epilepsy and mesial temporal lobe epilepsy. *Ann Neurol* 1997; **42**: 194–199.
89. Charles HC, Lazeyras F, Krishnan KRR et al. Proton spectroscopy of human brain: effects of age and sex. *Prog Neuropsychopharmacol Biol Psychiatry* 1994; **18**: 995–1005.
90. van der Knaap MS, van der Grond J, van Rijen PC et al. Age-dependent changes in localized proton and phosphorus MR spectrscopy of the brain. *Radiology* 1990; **176**: 509–515.
91. Hüppi PS, Posse S, Lazeyras F et al. Magnetic resonance in preterm and term newborns: ^{1}Hspectroscopy in developing brain. *Pediatric Res*. 1991; **30**: 574–578.
92. Kimura H, Fujii Y, Itoh S et al. Metaboli$f$ Alterations in the neonate and infant brain during development: evaluation with proton MR spectroscopy. *Radiology*. 1995; **194**: 483–489.
93. Kreis R, Ernst T, Ross BD. Development of the human brain: in vivo quantification of metabolite and water content with proton magnetic resonance spectroscopy. *Magn Reson Med* 1993; **30**: 424–437.
94. Pouwels PJ, Frahm J. Differential distribution of NAA and NAAG in human brain as determined by quantitative localized proton MRS. *NMR Biomed* 1997; **10**: 73–78.
95. Lim KO, Spielman DM. Estimating NAA in cortical gray matter with applications for measuring changes due to aging. *Magn Reson Med* 1997; **37**: 372–377.
96. Christiansen P, Toft P, Larsson HBW, Stubgaard M, Henriksen O. The Concentration of N-acetyl aspartate, creatine + phosphocreatine, and choline in different parts of the brain in adulthood and senium. *Magn Reson Imaging* 1993; **11**: 799–806.
97. Chang L, Ernst T, Poland RE, Jenden DJ. In vivo proton magnetic resonance spectroscopy of the normal aging human brain. *Life Sci* 1996; **58**: 2049–2056.
98. Lundbom N, Barnett A, Bonavita S et al. MR image segmentation and tissue metabolite contrast in ^{1}H spectroscopic imaging of normal and aging brain. *Magn Reson Med* 1999; **41**: 841–845.

Capítulo 2

Quantificação e análise na espectroscopia por MR

Thomas Ernst

Introdução

Por que a quantificação e não interpretação visual?

A quantificação de picos espectrais desempenha um papel importante na MRS, e as leituras visuais puras de espectro são menos comuns comparadas à MRI. A razão para esta diferença é que a MRI se baseia na detecção de anormalidades espaciais como resultado de condições da doença, enquanto a interpretação de MRS comumente se baseia na interpretação de diferenças em proporções relativas de picos de metabólitos em dado local. Além disso, os picos espectroscópicos refletem as concentrações de metabólitos no tecido; entretanto, é impossível determinar estas concentrações visualmente.

Estes pontos estão ilustrados na Figura 2.1, que mostra o espectro de próton de um linfoma e um *voxel* contralateral em um paciente com AIDS. Uma vez que o espectro possa ser transcrito em escala vertical arbitrária, não está claro se um dado pico metabólito e sua concentração associada na lesão são mais elevados ou mais baixos comparados ao tecido cerebral saudável. É ainda mais difícil estimar as alturas relativas dos picos metabólitos dentro de cada *voxel*. Portanto, a meta principal da análise espectral é determinar valores precisos para áreas de pico metabólito e, por fim, para concentrações de metabólitos.

Análise espectral

Resumo

O primeiro e maior passo na determinação de concentrações de metabólitos é obter a intensidade do sinal (S_m) de cada metabólito em dado espectro. Tipicamente, os algoritmos sofisticados são usados para este fim.[1-4] As principais técnicas são discutidas aqui, junto com as vantagens e problemas (Tabela 2.1). Entretanto, na prática, os detalhes da análise frequentemente são ocultados do usuário, principalmente com alguns dos programas mais recentes, e mais provavelmente terá pequena influência sobre a qualidade dos resultados.

A análise espectral pode ser realizada no "domínio do tempo", usando o decaimento de indução livre (FID) ou "domínio de frequência", usando "espectro" após a transformada de Fourier de dados de domínio de tempo. Dessas duas, a análise do domínio da frequência (isto é, o uso do espectro)[5] é mais intuitiva e será discutida primeiro. As etapas envolvidas na análise espectral de domínio de frequência são apresentadas na Figura 2.2 e destacadas a seguir. Historicamente, as etapas foram realizadas sequencial e manualmente por um espectroscopista; entretanto, os programas de análise espectral mais modernos são totalmente automáticos.

Processamento do domínio de tempo

A análise espectral tipicamente envolve várias etapas de processamento no domínio de tempo que estão resumidas na Figura 2.2 (primeira fileira).

Primeiro, os FIDs são corrigidos para remover variações de fase resultando de correntes circulares induzidas por gradiente residual.[6,7] A correção da corrente circular tipicamente utiliza o sinal de água não suprimido, que é adquirido com parâmetros de sequência idênticos (p. ex., tempo de eco [TE], tempo de gradiente) como a aquisição espectral. As imperfeições de fase induzidas por corrente circular podem ser extraídas do sinal da água não suprimida e usadas para eliminar seu efeito da aquisição espectroscópica.

A correção de corrente circular resulta em formas de linha melhoradas, mais simétricas para os picos espectrais.

Depois, um filtro digital é comumente aplicado para remover o sinal da água residual potencialmente grande.[8] Os dados residuais são, então, juntados com zeros do lado direito (vide Figura 2.2); por exemplo, o número total de pontos de dados pode ser aumentado de 1K a 2K ou 4K. Esta etapa é chamada de "preenchimento de zeros" e melhora a resolução digital aparente do espectro; entretanto, o preenchimento de zeros não altera (p. ex., melhora) o conteúdo das informações do sinal depois do primeiro fator de 2.

Por fim, FIDs com preenchimento de zeros são multiplicados por uma função de decaimento, como um exponencial de decaimento. Esta multiplicação atenua os sinais do lado direito do FID, que contém ruído predominantemente (uma vez que o FID decai com T_2^*). Isto reduz o ruído no espectro, porém também aumenta a largura da linha (Fig. 2.2). Portanto, esta etapa é chamada "ampliação de linha", mas também "filtro *low-pass*" ou "apodização".

Transformação de Fourier

Os dados com preenchimento de zeros, filtro *low-pass* e correção de correntes circulares passam pela transformação de Fourier, que decompõe dos dados do domínio de tempo em componentes espectrais (discretos), ou dados de domínio de frequência (espectro). As etapas restantes do processo são aplicadas tipicamente no domínio de frequência (Figura 2.2, fileira inferior).

Correção de fase de ordem zero

A fase geral (ou "ordem zero") do espectro bruto após a transformação de Fourier pode estar incorreta: isto é, picos de metabólitos podem ser invertidos ou ter formas de linhas "distorcidas" (Figura 2.2, parte inferior esquerda), requerendo ajuste manual ou automático. Os picos de metabólito corretamente ajustados são positivos e possuem formas de linhas simétricas. Digno de nota, muitos algoritmos de correção de corrente circular atingirão a correção de fase de ordem zero também. Ocasionalmente, dependendo do equipa-

Tabela 2.1 Vantagens e problemas de técnicas para quantificar o espectro *in vivo*

Sinal de referência	Vantagens	Desvantagens
Metabólitos (razão de metabólitos)	Nenhum exame adicional Reduz erros sistemáticos Alta reprodutibilidade Robustez	Não reflete concentrações de metabólitos Referência de metabólitos pode não ser uma interpretação estável
Água (no mesmo espectro TE)	Tempo curto do exame para sinal de referência (FID único da água) Reduz erros sistemáticos Robustez	Sem correção de atrofia intrínseca (CSF) Referência de sinais de água é "ponderado em T_2"
Água no cérebro (TE = 0)	Reduz erros sistemáticos Correção de atrofia (CSF) Independente do T_2 da água Robustez	Tempo adicional de exame para sinal de referência (múltiplos FIDs água)
Sinais de MRI	Nenhum exame adicional de MRS Pode corrigir para atrofia (CSF)	Processamento de imagem (segmentação etc.) Referência de sinal de água é "ponderado em T_2" Suscetível a erros sistemáticos
Referência externa	Intensidade de sinal de referência exatamente conhecido	Manipulação complicada Suscetível a variações B_1
Espectro da região de controle	O indivíduo fornece seu próprio valor normativo	Não aplicável a doenças com distribuição espacial difusa ou desconhecida Sem correção de atrofia (CSF) Requer aquisição de espectro de segundo

FID, decaimento de indução livre, CSF, líquido cefalorraquidiano, TE, tempo de eco.

Contralateral

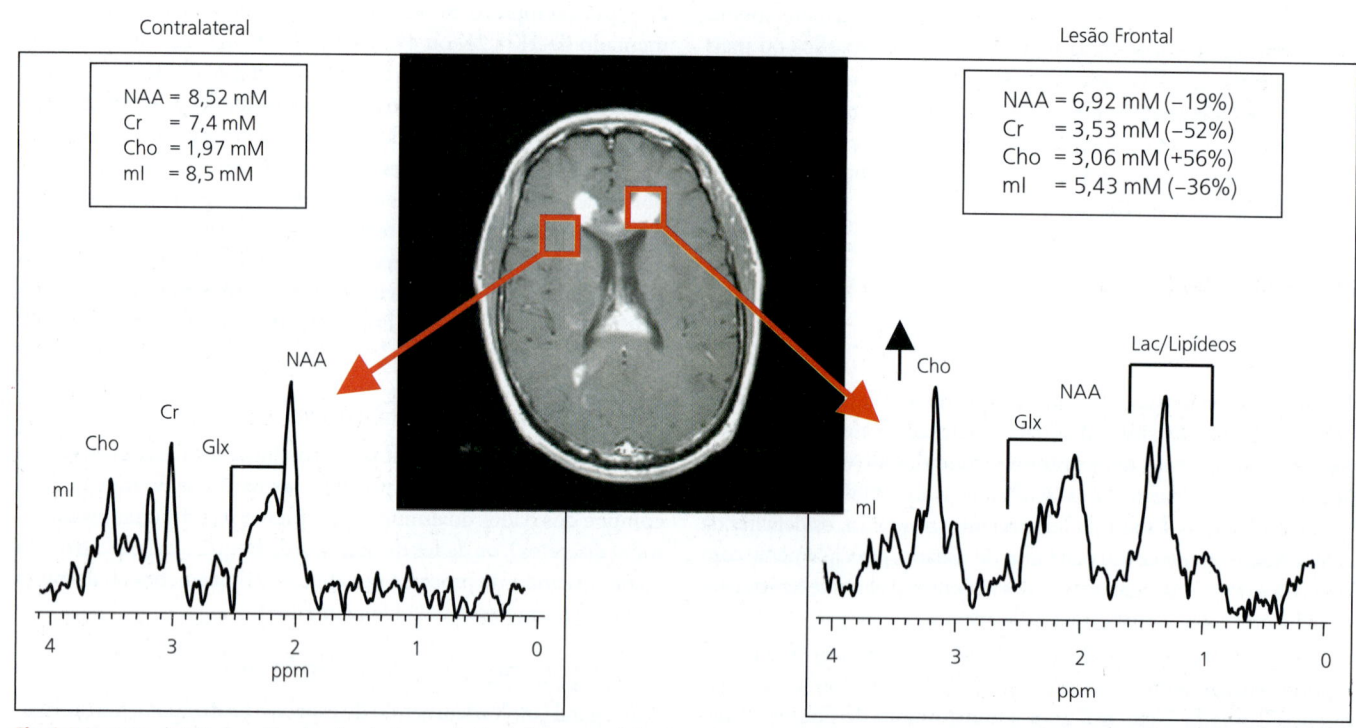

NAA = 8,52 mM
Cr = 7,4 mM
Cho = 1,97 mM
mI = 8,5 mM

Lesão Frontal

NAA = 6,92 mM (–19%)
Cr = 3,53 mM (–52%)
Cho = 3,06 mM (+56%)
mI = 5,43 mM (–36%)

Fig. 2.1 Espectro de MR de próton localizada de uma lesão de linfoma no lobo frontal esquerdo e de uma região contralateral de controle em substância branca aparentemente normal. Enquanto a inspeção visual mostra claras diferenças entre os dois espectros, ela não proporciona uma avaliação precisa, quantitativa das anormalidades de metabólitos. A quantificação espectral, utilizando o sinal da água como uma referência, possibilita calcular concentrações milimolares (mM) de metabólitos e demonstra que a lesão do linfoma reduziu as concentrações de compostos de N-acetila (NA), creatina total (tCr), e *mio*-inositol (mI), enquanto a concentração de compostos de colina (Cho) está aumentada na lesão.

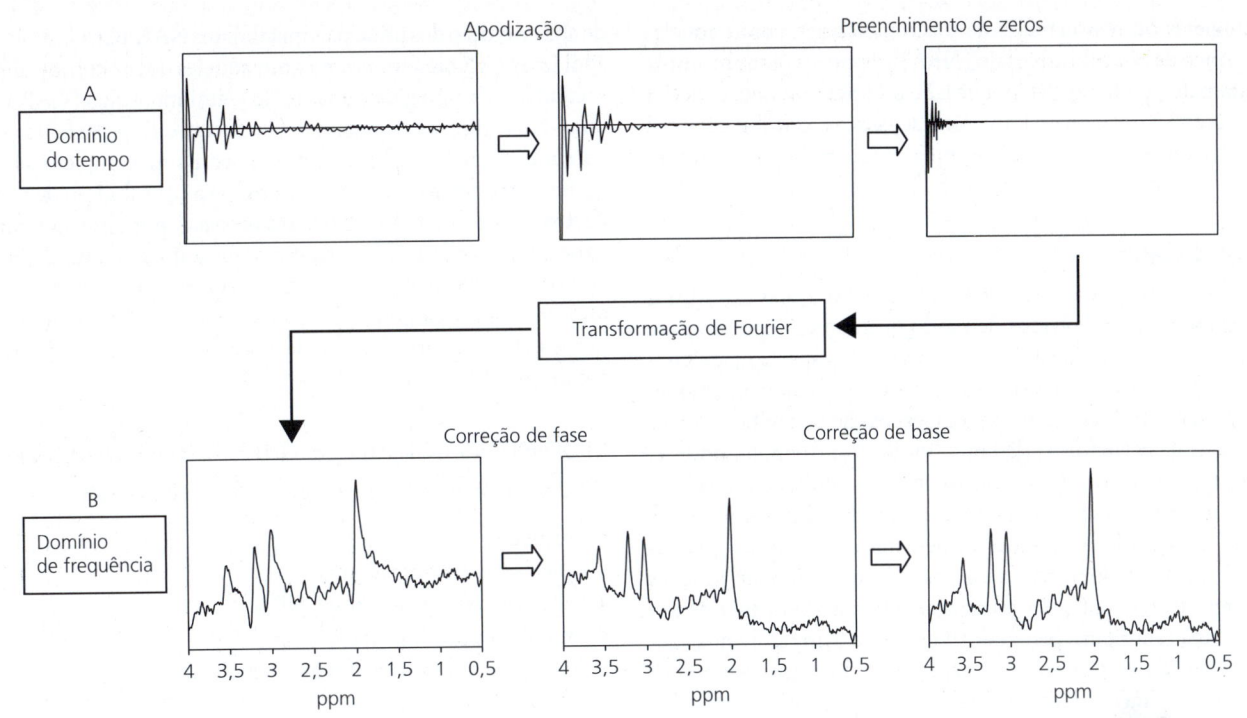

Fig. 2.2 Visão geral das etapas principais do processamento de análise especial. Os gráficos mostram a aparência típica de sinais de MR (A) e espectro (B) após cada etapa. Várias etapas do processamento são realizadas no domínio do tempo. A correção de correntes circulares induzidas por gradiente e a remoção do sinal de água residual geram o sinal mostrado no gráfico superior esquerdo. O sinal é multiplicado por uma função de decaimento ("apodização" ou "filtro *low-pass*") e acrescentada de zeros à direita do gráfico ("preenchimento de zeros"; resultado mostrado no quadro superior direito). Para processamento de domínio de frequência, o sinal pré-processado é a transformada de Fourier. O espectro resultante tipicamente distorce as formas das linhas (B, esquerda), que podem ser ajustadas com um algoritmo de correção de fase (B, centro). Depois a correção da base (manual ou automática) fornece um espectro com base horizontal, plana (B, direita). Este espectro pré-processado, corrigido por fase e por linha de base, é, então, usado para fazer uma estimativa de áreas de pico de metabólito com algoritmos de integração ou de ajuste de pico interativos.

mento e da sequência de pulso usada, uma correção de primeira fase (isto é, dependente da frequência) também precisa ser aplicada a fim de determinar corretamente a fase de todos os picos no espectro simultaneamente.

Correção da base

Após a correção da fase, a base do espectro resultante pode ser distorcida ou inclinada e deve ser corrigida.

Para a correção manual da base, o usuário define vários pontos espectrais, tipicamente entre os principais picos de metabólitos, como "basais". O computador, então, ajusta uma curva suave por estes pontos e subtrai o valor do espectro original. O resultado é um espectro com uma base plana, que é mais bem adaptado para a determinação de áreas de picos de metabólitos (vide próxima etapa). Programas automatizados de análise espectral tentam comumente descrever a "base" como uma superposição de vários picos amplos.

Determinação de áreas de picos metabólitos

A etapa final no processamento espectral é a determinação da intensidade do sinal para cada metabólito, que é proporcional à concentração de metabólito. A intensidade do sinal S_m de um metabólito "m" relaciona-se com o tamanho do sinal do metabólito no domínio do tempo (em milivolts). No domínio da frequência, a medição correspondente é a área do pico do metabólito. Digno de nota, a *altura do pico* isoladamente não representa concentrações de metabólitos; os fatores da largura do pico no cálculo da área também não.

Integração manual ou automática

Um dos métodos mais intuitivos para determinar as áreas de pico é por meio de integração numérica, seja manual ou automaticamente. O usuário ou um programa de computador seleciona dois pontos de frequência, um à esquerda e outro à direita de um pico de metabólito. A amplitude destes dois pontos é considerada por definir a "base" espectral e ajustar ao zero. O computador, então, procede para integrar a área sob o pico entre os dois pontos de frequência, usando um algoritmo de integração numérica.

Enquanto a integração do pico é muito intuitiva, ela apresenta limitações substanciais, principalmente quando aplicada no espectro *in vivo*. Primeiro porque o espectro *in vivo* é comumente congestionado e contém muitos picos sobrepostos de metabólitos; pode ser difícil definir o limite exato entre os picos adjacentes, resultando em interferência. Por exemplo, os compostos de colina (Cho) e picos de creatina total (tCr) no espectro de próton são separados por apenas 0,2 ppm, e não existe um limite claro entre os dois. De preocupação ainda maior é a sobreposição entre algumas ressonâncias singletes ou ressonâncias de macromoléculas, como aquelas entre o pico de N-acetil aspartato (NAA) a 2 ppm e conjunto amplo de glutamato e glutamina (Glx; entre 2 e 2,4 ppm) em valores de TE curtos. Neste caso, é quase impossível separar as contribuições dos diferentes metabólitos com algoritmos de integração de pico simples.

Ajuste de pico

Para resolver problemas de integração numérica de pico, algoritmos de pico foram desenvolvidos de modo que contêm com o ajuste repetitivo do modelo ideal ou experimental do espectro para conjuntos de dados *in vivo*. Os primeiros algoritmos comumente modelavam o espectro *in vivo* como uma superposição de múltiplos picos individuais de certa forma de linha "ideal". Por exemplo, pode-se considerar que dado espectro *in vivo* inclui múltiplas ressonâncias de uma forma de linha lorentziana e a modele conformemente. Outras formas comuns de linhas incluem misturas de linhas gaussianas ou variáveis de lorentziana e gaussianas, que lembram funções de "Voigt". Geralmente, esta abordagem funciona bem quando um espectro contém alguns picos bem definidos e bem resolvidos, idealmente singulares. Por exemplo, espectro de TE longo do cérebro tipicamente inclui três picos apenas (NAA, tCr e Cho), e o ajuste de três picos individuais deve gerar excelentes resultados.

Incorporação de conhecimento anterior no ajuste de algoritmos

Uma característica importante do ajuste de algoritmos é a inclusão de conhecimento anterior. Os algoritmos mais simples ajustam cada pico de espectro separadamente. Entretanto, é geralmente vantajoso incorporar "conhecimento anterior" aos ajustes de algoritmos. O conhecimento anterior caracteriza informações conhecidas sobre características espectrais que são invariáveis de experimento a experimento, como posições relativas de pico, intensidade relativa, ou fase de picos para múltiplos. O uso do conhecimento anterior reduz o número de parâmetros livres, que precisam ser determinados pelo ajuste de algoritmo, e geralmente melhora a qualidade do ajuste e reduz os erros de ajustes.

Ajuste do domínio do tempo

Enquanto é menos intuitivo do que o ajuste espectral no domínio da frequência, o real procedimento de ajuste também pode ser realizado no domínio do tempo. De fato, matematicamente não existe diferença substancial entre ajuste de domínio de frequência e tempo. Entretanto, no domínio do tempo, é essencialmente impossível realizar a fase manual ou correção de base.

Ajuste do espectro modelo

Uma abordagem mais sofisticada para ajuste espectral é usada pelos programas LCModel[2] e QUEST.[9] Estes programas modelam o espectro *in vivo* como uma superposição linear do espectro da "base", cada um do qual representa um metabólito específico no órgão de interesse. Os espectros de base são gerados usando estimações *quantum*-mecânicas ou são adquiridos de soluções modelo de metabólitos individuais. Por exemplo, para modelar o espectro de MR de próton cerebral, uma base estabelecida pode incluir espectro de alta resolução dos principais metabólitos NAA, tCr, Cho, *mio*-inositol (mI) e glutamato, assim como aqueles de muitos metabólitos secundários, como glutamina, ácido γ-aminobutírico (GABA), glicose, N-acetilaspartil, glutamato ou lactato. É importante para o conjunto de dados de base conter um conjunto completo de metabólitos. O programa de ajuste determina a contribuição de cada espectro de base a um dado espectro *in vivo*, e, portanto, determina a concentração relativa de cada metabólito no conjunto de base. A aquisição inicial do espectro de base requer especialização e empenho; entretanto, conjuntos padronizados de base estão agora disponíveis para a maioria das plataformas clínicas comuns de equipamento para MR (1,5 e 3T).

Problemas comuns e garantia de qualidade

Dificuldades com a análise espectral são multifatoriais:

- O espectro *in vivo* contém múltiplos picos sobrepostos, incluindo aqueles das macromoléculas.
- Baixa razão de sinal-ruído (SNR).
- Amplitudes precárias de linhas.
- Bases espectrais mal definidas ou inclinadas.

Enquanto as ressonâncias de metabólitos em concentrações elevadas, como tCr, são geralmente suficientemente bem definidas para permitir a determinação de uma área precisa de pico, pode ser difícil obter áreas de pico confiáveis para ressonâncias secundárias. Por exemplo, é principalmente impossível obter estimativas confiáveis da quantidade de GABA a partir de um espectro cerebral de prótons *in vivo*, uma vez que os principais sinais de GABA ressoam com e são aproximadamente uma ordem de magnitude menores que a ressonância de NAA e tCr.

Portanto, a garantia de qualidade é uma etapa importante da análise espectral. Primeiro, cada espectro deve ser inspecionado visualmente para assegurar que nenhum artefato esteja presente e que a base seja bem definida. Esta etapa inicial deve ser seguida por uma abordagem quantitativa, por exemplo, rejeitando o espectro que não atende o critério predefinido para largura da linha ou SNR. Alguns programas de ajuste também fornecem um ajuste de erro para cada metabólito. Erros de 20% ou mais podem indicar que a determinação da área de pico pode não ser confiável, enquanto erros de 50% ou mais indicam que a área medida é insignificante.

Quantificação

Considerações teóricas

Depois de as áreas de pico de metabólitos terem sido determinadas por um dos métodos descritos anteriormente, a segunda etapa principal é converter as áreas de pico, que estão em unidades arbitrárias, em concentrações de metabólitos. A etapa de quantificação baseia-se no fato de que o valor de S_m para dado metabólito (bem como água), sujeito (i, e tempo t, é proporcional ao número de spins observados no volume V de interesse (*voxel*), que, por sua vez, é proporcional à concentração c_m do metabólito e número n_m de *spins* que contribuem com a ressonância (p. ex., 2 para água, que possui 2 núcleos de hidrogênio). Formalmente, podemos escrever:

$$S_m(i,t) = \beta(i,t) \cdot c_m \cdot V \cdot n_m \cdot F_m(T_{1m}, T_{2m}, J_m, TR, TE, B_1(t)), \quad [2,1]$$

onde β(*i,t*) é um fator de escala, e F_m é um fator de "modulação"; ambos serão discutidos em detalhes adiante. A Equação 2.1 gera a seguinte solução para a concentração de metabólitos c_m:

$$c_m = S_m(i,t) / [\beta(i,t) \cdot V \cdot n_m \cdot F_m(T_{1m}, T_{2m}, J_m, TR, TE, B_1(t))] \quad [2.2]$$

Esta equação mostra que a concentração de metabólitos é proporcional à intensidade do sinal de MR e inversamente proporcional ao volume, ao número de *spins* e a fatores de classificação e modulação. A função F_m de modulação descreve como o sinal é modulado pelos tempos de relaxamento longitudinal e transversal do metabólito (T_{1m} e T_{2m}), sua constante de acoplamento J_m, tempo de recuperação (TR), TE, bem como a intensidade do campo de radiofrequência (RF) (isto é, ângulos de inclinação [B_1]). A dependência exata de F_m sobre estes parâmetros pode ser muito complicada e requer cálculos de mecânica quântica para sistemas de *spins* acoplados.[10] Entretanto, a dependência geral de F sobre ângulos de inclinação, tempos de relaxamento e tempo de sequência (TE e TR) lembra que as sequências de MRI em que valores de TR mais curtos e valores TE mais longos geralmente atenuam os sinais dos metabólitos, e que atuam de modo similar a ponderação em T_1 ou T_2 na imagem por MRI. Da mesma maneira, a amplitude do sinal depende da intensidade do campo de RF (isto é, ângulos de inclinação); sinal máximo é apenas alcançado quando as amplitudes de RF são ajustadas corretamente. Digno de nota, uma vez que os tempos de relaxamento e constantes de acoplamento *J* diferem entre metabólitos, F_m pode variar de um metabólito para outro.

Outro parâmetro importante na Equação 2.1 é o fator de classificação β(*i,t*). O fator de classificação descreve como a amplitude do sinal de NMR observado relaciona-se com as variáveis internas específicas de tecido, como concentrações de metabólitos ou volume. Depende de parâmetros, como tamanho do objeto no equipamento, desenho da bobina de RF, ajuste e adaptação e o ganho da cadeia receptora de RF, todas difíceis de controlar. Portanto, β(*i,t*) pode variar de indivíduo para indivíduo (índice *i*), bem como em um indivíduo de exame para exame (isto é, no decorrer do tempo *t*).

A meta da quantificação é derivar a concentração de um metabólito de interesse de sua intensidade de sinal para dado indivíduo e exame. Portanto, de acordo com a Equação 2.1, é necessário determinar o fator de classificação β(*i,t*). Essencialmente, todas as técnicas baseiam-se na medição do sinal de uma substância com concentração conhecida (uma "referência") para determinar β(*i,t*). Vários autores revisaram técnicas de quantificação.[11,12] Os parágrafos subsequentes descrevem as diferentes escolhas para a referência e como a calibragem é feita. Da mesma maneira, para facilitar, considera-se que um experimento de MRS de próton *voxel* único seja realizado; os princípios descritos podem ser facilmente estendidos aos métodos *multivoxel*, como imagem espectroscópica ou outros núcleos.

Técnicas para a quantificação de concentrações de metabólitos

Razões de metabólitos – uso de um metabólito como referência

Uma abordagem comum para a quantificação espectral é expressar os níveis de metabólitos com relação a uma referência de metabólitos no mesmo espectro. Esta abordagem é conhecida como uso de razões de metabólitos. Para MRS de próton, a referência mais comum de metabólito é tCr, e para ^{31}P MRS, fosfocreatina ou ATP são as referências mais comuns. Por exemplo, estudos de MRS de próton do cérebro frequentemente relatam resultados como razões entre um pico de metabólito e tCr; por exemplo, a razão NAA/tCr. Digno de nota, razões de metabólitos não refletem realmente as concentrações, a menos que a concentração de metabólito de referência seja conhecida.

O uso de razões de metabólitos tem várias vantagens. Primeiro, porque o sinal de referência é adquirido simultaneamente com o metabólito de interesse, várias fontes potenciais de erros sistemáticos na Equação 2.1, como o fator de classificação β, volume exato, ou dependência do ângulo de inclinação (B_1), são removidas. Consequentemente, as razões de metabólitos são provavelmente as mais robustas de todas as técnicas de quantificação espectral. Por exemplo, a variabilidade intraindivíduos de razões de metabólitos na MRS de próton do cérebro humano pode estar abaixo de 10%, dentro de um único local, e abaixo de 15% em vários locais.[13] Uma vantagem acrescentada de razões de metabólitos é que sua medição não requer modificações relativas às sequências existentes de MRS ou exames adicionais. Portanto, as razões de metabólitos podem proporcionar marcadores confiáveis da bioquímica do tecido e podem ser úteis para o diagnóstico clínico.

Entretanto, as razões de metabólitos estão associadas a uma vantagem significativa: é impossível determinar se uma anormalidade em uma razão é causada por uma alteração do metabólito numerador (p. ex., NAA) ou metabólito denominador (p. ex., tCr), ou ambos. Portanto, razões de metabólitos são intrinsecamente ambíguas e tendem a gerar interpretações erradas. No entanto, é uma frequente consideração implícita que a concentração do metabólito de referência seja constante no decorrer do tempo ou entre os indivíduos e condições de doenças. Por exemplo, a razão reduzida de NAA/tCr no tecido cerebral é comumente interpretada como redução da concentração de NAA como resultado de perda neuronal. Entretanto, a redução de NAA/tCr também poderia ser um resultado de aumento de tCr. No cérebro, por exemplo, o aumento de tCr (medido por uma das técnicas descritas a seguir) tem sido observado na esclerose múltipla;[14] na demência por HIV;[15] na distrofia miotônica, em que a concentração de tCr mostra um aumento drástico e linear de acordo com o número de repetições CTG (um marcador genético da gravidade da doença);[16] e em outras doenças cerebrais. Ao contrário, a redução de concentrações de tCr são comuns em condições que estão associadas à destruição do tecido cerebral normal, como acidentes vasculares encefálicos,[17] abscessos,[18] ou neoplasias.[18-20] Além disso, a concentração de tCr cerebral também sofre alterações durante o neurodesenvolvimento.[21-23] Por fim, a Figura 2.3 demonstra que a concentração de tCr no cérebro também aumenta durante o envelhecimento normal.[24-28]

Em resumo, as razões de metabólitos fornecem marcadores de bioquímica robustos *in vivo*. Entretanto, as razões de metabólitos devem ser interpretadas com cautela, uma vez que seja geralmente incorreto considerar que a concentração do metabólito de referência não se altere entre os indivíduos e as condições de doenças.[29]

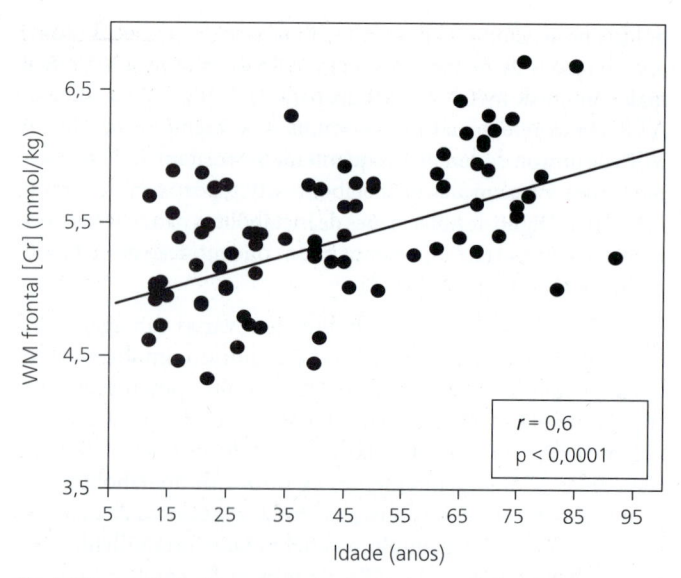

Fig. 2.3 Dependência da concentração da creatina total (Cr) no cérebro saudável no decorrer da idade. A Cr na substância branca aumenta em aproximadamente 2,5% por década em toda a vida adulta. Consequentemente é incorreto considerar que a Cr seja constante ao interpretar as razões de metabólitos. Por exemplo, a razão de N-acetil aspartato [NAA] para Cr em um indivíduo de 65 anos de idade seria 10% mais baixa do que em um indivíduo de 25 anos de idade como resultado de alterações de Cr, mesmo sem alterações de NAA.

Uso do espectro da região de controle como uma referência

Um método clinicamente útil para a avaliação de níveis de metabólitos pode expressar os níveis metabólitos em uma região de interesse com relação àquelas de outra região, por exemplo, um *voxel* contralateral (vide Figura 2.1). Isto pode ser particularmente útil para estudos de anormalidades locais, e é comumente empregado com imagem de deslocamento químico. Entretanto, esta abordagem proporciona pequeno valor na avaliação de doenças que possuem uma distribuição espacial difusa ou desconhecida, ou na avaliação de lesões da linha mediana (p. ex., na ponte ou *vermis* cerebelar).

Uso de água como sinal de referência

Para resolver ambiguidades associadas ao uso de razões de metabólitos, o sinal da água do parênquima cerebral é comumente usado como uma referência para determinar o fator de classificação β.[21,24,30] Uma vez que o conteúdo de água em uma unidade de volume de tecido cerebral seja quase uma constante, o sinal da água é uma boa referência interna para medir as concentrações de metabólitos. Uma vez que a concentração de água (55 mmol/L) e o conteúdo de água da maioria dos tecidos sejam conhecidos com precisão, a intensidade do sinal da água pode, então, ser usada para determinar β para cada indivíduo e exame, de acordo com a Equação 2.1. Além disso, pelo fato de os sinais da água e metabólitos poderem ser adquiridos a partir de um volume idêntico de interesse, e com sequência idêntica de pulsos e ângulos de inclinação, muitas fontes potenciais de erros são eliminadas, resultando em uma medição relativamente robusta da concentração de metabólitos. Um benefício agregado é que a duração do exame para a aquisição do sinal da água é insignificante, e que nenhuma modificação substancial à sequência de MRS é necessária.

Uma desvantagem potencial desta abordagem é que o sinal da água é invariavelmente adquirido em TE maior que zero, tipicamente superior a 20 ms. Como resultado, o sinal da água tem algum grau de ponderação T_2, e alterações no tempo de relaxamento transversal da água do tecido (T_2) podem afetar a amplitude do sinal da água e, portanto, β. Apesar desta desvantagem, a robustez do uso de um FID de água simples não suprimido como um sinal de referência tem sido demonstrada em um estudo de múltiplos locais que envolveu equipamentos de MRI idênticos; variações típicas de concentrações de metabólitos foram de aproximadamente 15%.[31]

Entretanto, o uso do sinal da água como uma referência de concentração é mais complexo do que pode parecer, uma vez que o tamanho relativamente grande dos *voxels* de MRS (tipicamente tamanho em centímetros lineares) torne provável que cada *voxel* contenha uma mistura de vários compartimentos do tecido. Por exemplo, um *voxel* de MRS típico no cérebro humano pode conter substância cinzenta, substância branca e de cefalorraquidiano (CSF); vide *voxel* de núcleos da base na Figura 2.4. Cada um destes compartimentos macroscópicos pode conter uma concentração diferente de cada metabólito. Este efeito é particularmente pronunciado para CSF, que tem concentrações insignificantes dos principais metabólitos do cérebro (NAA, tCr, Cho e mI) em comparação ao tecido cerebral. Como resultado, quantidades significativas de CSF em dado *voxel* de MRS podem levar a uma redução aparente de concentrações de metabólitos, mesmo se as concentrações no parênquima do cérebro estiverem normais. Além disso, diferenças significativas dos metabólitos principais do cérebro também existem entre as substâncias cinzenta e branca.[32,33] Várias técnicas foram desenvolvidas para solucionar estes problemas.

Uma das primeiras técnicas que visaram à eliminação do efeito do volume de diluição do CSF[21] baseia-se na medição do decaimento da curva de T_2 do sinal da água do volume de interesse, usando múltiplos valores de TE (tipicamente 7-10, variando de o valor menor possível na segunda variação). Esta "medição de T_2" acrescenta alguns minutos ao exame para cada *voxel*. Pelo fato de o valor T_2 da água no parênquima cerebral (< 100 ms) ser marcadamente mais curto do que o do CSF (2.000-3.000 ms), é relativamente fácil separar o sinal da água do cérebro de decaimento rápido do sinal da água do CSF de decaimento lento, como mostrado na Figura 2.4. Como benefício agregado, é possível extrapolar o sinal da água no cérebro de volta ao TE zero precisamente. O sinal de referência resultado no TE = 0 reflete a quantidade "real" de água no cérebro dentro do volume de interesse, sem ponderação T_2 e sem qualquer CSF.

É instrutivo estudar a curva de decaimento do T_2 na Figura 2.4, uma vez que ela identifica erros potenciais associados a algumas das outras abordagens de quantificação. Por exemplo, as técnicas mais simples de quantificação medem tipicamente o sinal da água em um TE único apenas. Como resultado, o sinal da água medido contém contribuições do parênquima cerebral e do CSF e não é corrigido para o decaimento da variável T_2 dos sinais (que adicionalmente é diferente entre CSF e parênquima cerebral).

Outros métodos para a correção do volume parcial de CSF baseiam-se em imagem por MR. Por exemplo, as imagens ponderadas

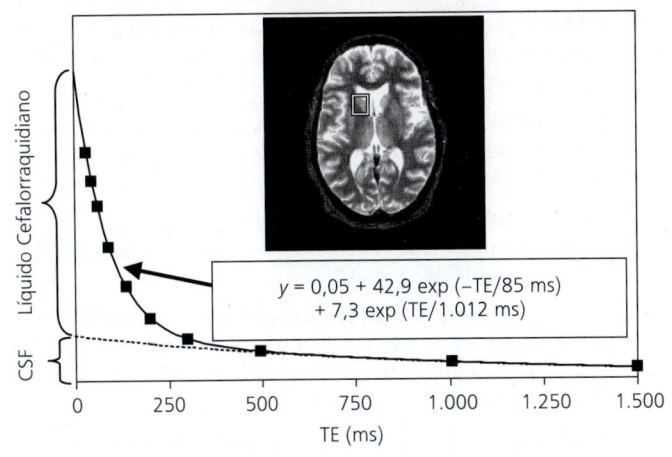

Fig. 2-4 O gráfico mostra a dependência do sinal total de água (eixo vertical) a partir de um *voxel* típico de MRS (caixa na imagem de ressonância magnética estrutural) no tempo do eco (TE). Uma vez que o *voxel* de MRS relativamente grande contenha uma mistura de parênquima cerebral e liquor (CSF; vide MRI estrutural), a redução do T_2 do sinal da água é de duplo exponencial. A amplitude do sinal da água no gráfico foi medida em dez diferentes valores de TE (variando de 30 ms a 1,5 s) e ajustada por um algoritmo iterativo de computador para a extração dos dois componentes T_2. O componente lento (T_2 tipicamente 2 segundos) é do CSF (líquido cefalorraquidiano), e o componente rápido ($T_2 < 100$ ms) é da água no parênquima cerebral. A amplitude do componente rápido, interpolada de volta ao TE = 0 (sinal "líquido cerebral"), proporciona um sinal de referência excelente e robusto para o cálculo de concentrações metabólicas.

em T_2 podem ser usadas para segmentar o CSF do tecido cerebral e para determinar a porcentagem de CSF em cada *voxel* da MRS.[28] Isto permite a determinação da quantidade do parênquima cerebral em dado *voxel* de MRS e corrige as concentrações de metabólitos conformemente. Uma vez que os exames estruturais ponderados em T_2 sejam comumente adquiridos nas aquisições por MRS, esta abordagem pode não exigir outros exames adicionais de MR. Entretanto, uma vez que as imagens de MR devam ser segmentadas, o pós-processamento pode ser substancial e não aplicável para uso de rotina. Esta abordagem também pode ser incapaz de corrigir imperfeições no ajuste da potência de RF e de determinar o "real" sinal da água em TE = 0.

É digno de nota que, enquanto as concentrações de metabólitos medidas em um equipamento único com uma técnica única pode gerar resultados com alta reprodutibilidade, comparações entre as concentrações de metabólitos em diferentes plataformas de equipamentos e abordagens técnicas não apresentam uniformidade, comumente, como resultado de diferenças sistemáticas. Entretanto, a variabilidade de concentrações de metabólitos interindivíduos em estudos multicêntricos desenhados em detalhes é similar àquela dos estudos de único centro.[34]

Outras técnicas

Uma variedade de outras técnicas para a medição de concentrações de metabólitos foi desenvolvida; entretanto, são principalmente usadas em pesquisa acadêmica. Por exemplo, uma referência externa pode ser usada para determinar β.[12,21,35,36] A referência externa contém uma química de concentração conhecida e é colocada no equipamento simultaneamente com os indivíduos humanos. O sinal da MR de referência externa é adquirido, enquanto o indivíduo ainda está na bobina de RF para assegurar carga idêntica à da bobina e calibragem de RF. Esta abordagem mede as concentrações de metabólitos, bem como o conteúdo de água do cérebro humano com grande precisão. As técnicas de referência externa também têm sido empregadas para medir as concentrações de metabólitos em casos em que apenas um único sinal de metabólito está presente, como a espectroscopia de lítio.[37] Entretanto, a técnica requer exames adicionais e é suscetível a variações no campo de RF, uma vez que a referência externa difere daquela dos *voxels* cerebrais.

Já outra abordagem evita totalmente o uso de um sinal de referência (interna ou externa), pela determinação da carga da bobina de RF a partir da quantidade da potência de RF necessária para um pulso de referência de 90°[38] ou pulso de supressão de água.[39] Estes métodos não requerem quaisquer exames adicionais para a aquisição de um sinal de referência, porém para dar resultados precisos, correções devem ser aplicadas para variáveis, como volume parcial de CSF, heterogenicidade de B_1, ganho do receptor de RF e daí por diante.

Quantificação de conjunto de dados das imagens por MRSI

Uma vez que a MRSI gere imagens que refletem a distribuição de metabólitos, ou mapas de metabólitos, as abordagens de quantificação tendem a se basear em imagens, por exemplo, usando imagens de MR para segmentar e corrigir o CSF. Da mesma maneira, o uso de níveis de metabólitos de uma região de controle (como uma região contralateral) é adequado para o uso com MRSI, uma vez que o espectro na região de controle possa ser adquirido simultaneamente àquele na região de interesse.

Determinação de concentrações "puras" de substância cinzenta ou branca com imagens de MRSI

A MRSI possibilita inferir concentrações de metabólitos na substância cinzenta ou branca pura.[32,40] Para cada *voxel* de MRSI, as concentrações de metabólitos são calculadas assim como a porcentagem de substância cinzenta ou branca, usando a segmentação de imagem. Depois, as concentrações de metabólitos para todos os *voxels* são organizadas em comparação à porcentagem de substância cinzenta (ou branca). A análise de regressão linear pode então, determinar os desfechos da curva, que correspondem às concentrações teóricas de metabólitos para 100% de substância cinzenta ou branca. Esta abordagem funciona bem para as regiões do cérebro em que as concentrações de metabólitos da substância cinzenta ou branca são relativamente homogêneas dentro dos tipos de tecido; a abordagem obtém menos êxito em outras regiões quando fatores, exceto o tipo de tecido (substância cinzenta ou branca), afetam as concentrações de metabólitos.

Conclusões

A interpretação do espectro MR *in vivo*, com base na análise espectral quantitativa, é a preferida com relação à inspeção visual. A análise espectral envolve várias etapas de processamento no domínio do tempo e/ou no domínio da frequência; entretanto, pacotes de análise moderna realizam estas etapas de modo automático e de maneira oculta do usuário. O espectro pode ser quantificado em termos de razões de metabólitos ou concentrações de metabólitos. As razões de metabólitos são calculadas pela divisão da área de cada pico de metabólito pela área de um pico de referência (comumente tCr) do mesmo espectro. Enquanto o resultado das razões de metabólitos proporciona um valor bioquímico robusto, as razões de metabólitos são difíceis de interpretar, uma vez que possam ser o resultado de alterações do numerador ou do denominador dos metabólitos, ou de ambos. Mais de 1 década de pesquisa demonstra que nenhum dos metabólitos, incluindo tCr, pode ser considerado como constante entre as doenças ou mesmo durante o desenvolvimento cerebral normal ou envelhecimento. Portanto, apenas as concentrações de metabólitos permitem interpretações não ambíguas do espectro *in vivo*. O sinal da água de cada *voxel* da MRS pode ser usado como uma referência de concentração para calcular as concentrações de metabólitos; entretanto, as várias técnicas diferem em sua capacidade de corrigir os volumes parciais de compartimentos macroscópicos, como da substância cinzenta, da substância branca e do CSF, no cérebro. Uma vez que algumas destas técnicas sejam robustas e relativamente rápidas, os relatórios de MRS clínica devem basear-se na interpretação das concentrações de metabólitos. Futuros desenvolvimentos fornecerão, provavelmente, protocolos padronizados de MRS com dados de concentrações normativas de metabólitos prontamente disponíveis para a comparação a espectro de pacientes *in vivo*.

Referências

1. van der Veen JW, de Beer R, Luyten PR, van Ormondt D. Accurate quantification of in vivo ^{31}P NMR signals using the variable projection method and prior knowledge. *Magn Reson Med* 1988; **6**: 92–98.

2. Provencher, S. Estimation of metabolite concentrations from localized in vivo proton NMR spectra. *Magn Reson Med* 1993; **30**: 672.

3. Vanhamme L, van den Boogaart A, Van Huffel S. Improved method for accurate and efficient quantification of MRS data with use of prior knowledge. *J Magn Reson* 1997; **129**: 35–43.

4. Naressi A, Couturier C, Castang I, de Beer R and Graveron-Demilly D. Java-based graphical user interface for MRUI, a software package for quantitation of in vivo/medical magnetic resonance spectroscopy signals. *Comput Biol Med* 2001; **31**: 269–86.

5. Mierisova S, Ala-Korpela M. MR spectroscopy quantitation: a review of frequency domain methods. *NMR in Biomed* 2001; **14**: 247–259.

6. Lin C, Wendt R, Evans H et al. Eddy current correction in volume-localized MR spectroscopy. *J Magn Reson Imaging* 1994; **4**: 823–827.

7. Klose U. In vivo proton spectroscopy in presence of eddy currents. *Magn Reson Med* 1990; **14**: 26–30.

8. Coron A, Vanhamme L, Antoine J, Van Hecke P, Van Huffel S. The filtering approach to solvent peak suppression in MRS: a critical review. *J Magn Reson* 2001; **152**: 26–40.

9. Ratiney H, Sdika M, Coenradie Y et al. Timedomain semi-parametric estimation based on a metabolite basis set. *NMR Biomed* 2005; **18**: 1–13.

10. Ernst R, Bodenhausen G, Wokaun A. *Principles of Nuclear Magnetic Resonance in One and Two Dimensions*. Oxford: Oxford University Press, 1990.

11. Tofts P, Wray S. A critical assessment of methods of measuring metabolite concentrations by NMR spectroscopy. *NMR Biomed* 1988; **1**: 1–10.

12. Buchli R, Martin E, Boesiger P. Comparison of calibration strategies for the in vivo determination of absolute metabolite concentrations in the human brain by ^{31}P MRS. *NMR Biomed* 1994; **7**: 225–230.

13. Webb P, Sailasuta N, Kohler SJ et al. Automated singlevoxel proton MRS: technical development and multisite verification. *Magn Reson Med* 1994; **31**: 365–373.

14. Inglese M, Li B, Rusinek H et al. Diffusely elevated cerebral choline and creatine in relapsing-remitting multiple sclerosis. *Magn Reson Med* 2003; **50**: 190–195.

15. Chang L, Ernst T, Leonido-Yee M, Walot I, Singer E. Cerebral metabolite abnormalities correlate with clinical severity of HIV-cognitive motor complex. *Neurology* 1999; **52**: 100–108.

16. Chang L, Ernst T, Osborn D et al. Proton spectroscopy in myotonic dystrophy: correlation with CTG repeats. *Arch Neurol* 1998; **55**: 305–311.

17. Saunders D. MR spectroscopy in stroke. *Br Med Bull* 2000; **56**: 334–345.

18. Chang L, Miller BL, McBride D et al. Brain lesions in patients with AIDS: H-1 MR spectroscopy. *Radiology* 1995; **197**: 527–531.

19. Preul MC, Caramanos Z, Collins DL et al. Accurate, noninvasive diagnosis of human brain tumors by using proton magnetic resonance spectroscopy. *Nat Med* 1996; **2**: 323–325.

20. Negendank W, Sauter R, Brown T et al. Proton magnetic resonance spectroscopy in patients with glial tumors: a multicenter study. *J Neurosurg* 1996; **84**: 449–458.

21. Ernst T, Kreis R, Ross BD et al. Absolute quantitation of water and metabolites in the human brain. I: compartments and water. *J Magn Reson* 1993; **B102**: 1–8.

22. Pouwels PJ, Brockmann K, Kruse B et al. Regional age dependence of human brain metabolites from infancy to adulthood as detected by quantitative localized proton MRS. *Pediatr Res* 1999; **46**: 474–485.

23. Horska A, Kaufmann W, Brant L et al. In vivo quantitative proton MRSI study of brain development from childhood to adolescence. *J Magn Reson Imaging* 2002; **15**: 137–143.

24. Christiansen P, Henriksen O, Stubgaard M, Gideon P, Larsson HBW. In vivo quantification of brain metabolites by ^{1}H-MRS using water as an internal standard. *Magn Reson Imaging* 1993; **11**: 107–118.

25. Chang L, Ernst T, Poland R, Jenden D. In vivo proton magnetic resonance spectroscopy of the normal human aging brain. *Life Sci* 1996; **58**: 2049–2056.

26. Haga KK, Khor YP, Farrall A, Wardlaw JM et al. A systematic review of brain metabolite changes, measured with (1)H

magnetic resonance spectroscopy, in healthy aging. *Neurobiol Aging* 2009; **30**: 353–363.

27. Pfefferbaum A, Adalsteinsson E, Spielman D et al. In vivo spectroscopic quantification of the N-acetyl moiety, creatine, and choline from large volumes of brain gray and white matter: effects of normal aging. *Magn Reson Med* 1999; **41**: 276–284.

28. Suhy J, Rooney W, Goodkin D et al. ^{1}H MRSI comparison of white matter and lesions in primary progressive and relapsingremitting MS. *Mult Scler* 2000; **6**: 148–155.

29. Jansen JF, Backes WH, Nicolay K, Kooi ME et al. [1]H MR spectroscopy of the brain: absolute quantification of metabolites. *Radiology* 2006; **240**: 318–332.

30. Barker P, Soher B, Blackband S et al. Quantitation of proton NMR spectra of the human brain using tissue water as an internal concentration reference. *NMR Biomed* 1993; **6**: 89–94.

31. Soher B, Hurd R, Sailasuta N, Barker P. Quantitation of automated single-voxel proton MRS using cerebral water as an internal reference. *Magn Reson Med* 1996; **36**: 335–339.

32. Schuff N, Ezekiel F, Gamst AC et al. Region and tissue differences of metabolites in normally aged brain using multislice ^{1}H magnetic resonance spectroscopic imaging. *Magn Reson Med* 2001; **45**: 899–907.

33. Pouwels P, Frahm J. Regional metabolite concentrations in human brain as determined by quantitative localized proton MRS. *Magn Reson Med* 1998; **39**: 53–60.

34. Lee PL, Yiannoutsos CT, Ernst T et al. A multi-center ^{1}H MRS study of the AIDS dementia complex: validation and preliminary analysis. *J Magn Reson Imaging* 2003; **17**: 625–633.

35. Kreis R, Ernst T, Ross BD. Absolute quantitation of water and metabolites in the human brain. II: metabolite concentrations. *J Magn Reson* 1993; **B102**: 9–19.

36. Kreis R, Ernst T, Ross BD. Development of the human brain: in vivo quantification of metabolite and water content with proton magnetic resonance spectroscopy. *Magn Reson Med* 1993; **30**: 424–437.

37. Gonzalez R, Guimaraes A, Sachs G et al. Measurement of human brain lithium in vivo by MR spectroscopy. *AJNR Am J Neuroradiol* 1993; **14**: 1027–1037.

38. Michaelis T, Merboldt K, Bruhn H, Haenicke W and Frahm J. Absolute concentrations of metabolites in the adult human brain in vivo: quantification of localized proton MR spectra. *Radiology* 1993; **187**: 219–227.

39. Danielsen E. Henriksen O. Absolute quantitative proton NMR spectroscopy based on the amplitude of the local water suppression pulse. Quantification of brain water and metabolites. *NMR Biomed* 1994; **7**: 311–318.

40. Hetherington H, Spencer D, Vaughan J, Pan J. Quantitative (31)P spectroscopic imaging of human brain at 4 Tesla: assessment of gray and white matter differences of phosphocreatine and ATP. *Magn Reson Med* 2001; **45**: 46–52.

Seleção de volume de único disparo

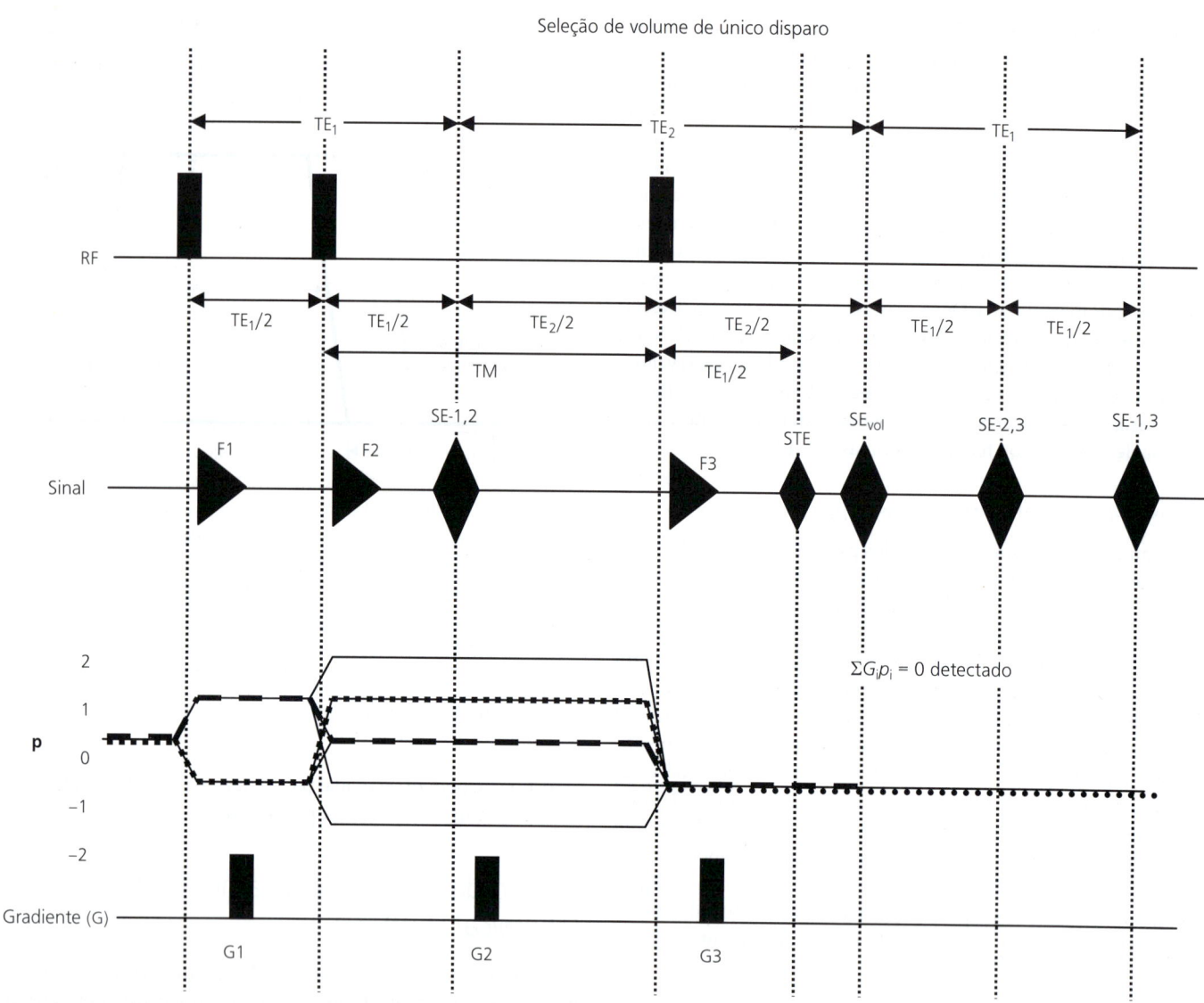

Fig. 3.2 Coerências geradas por três imagens ortogonais, métodos de volume-eco. O desejado e a coerência para PRESS é o volume SE$_{vol}$ a TE$_1$ + TE$_2$. A ordem de coerência desejada PRESS, via p, é dada pela linha pontilhada. Todas as outras coerências devem permanecer defasadas. A coerência desejada para STEAM é o eco estimulado pelo volume a TE$_1$ + TM. A via da ordem de coerência desejada é ilustrada com a linha tracejada. Novamente todas as coerências devem estar totalmente fora de fase para evitar artefatos. O segundo pulso de radiofrequência (RF) (F2) também pode criar ordens de coerências duplas p = ± 2 e zero p = 0 para sistemas de *spins* acoplados. Dependendo das integrais de gradientes, a população destas vias pode levar à perda de sinais.

pico B_1 de 0,15-0,2 G. Isto leva a trocas. Considere, por exemplo, um pulso Shinnar–Leroux (SLR)[16] de fase linear de 180° de nova focalização, desenhado para combinar com um bom perfil de 90°. Considere, como desenhado, que este pulso tenha uma largura de tempo-banda de 7,2. No limite do pico B_1 de 0,15 G, a largura mínima deste pulso é de 6,5 ms, gerando uma amplitude de banda efetiva de 1.100 Hz. Esta amplitude de banda pode ser dificilmente considerada larga, com relação a uma variação nominal de próton de 3 ppm a 3 T (384 Hz). As exigências de potência do pico B_1 podem ser significativamente reduzidas usando pulsos de nova focalização com inclinação de ângulo reduzida (RFA).[17] Por exemplo, se uma perda de 5% de SNR for aceitável, a inclinação do ângulo pode ser reduzida em 14% a 154°; a amplitude do pico diminui em 37%, e a potência do pico em 60%. Portanto, para os mesmos limites no produto do tempo-largura da banda do pulso de 7,2 e máximo campo do pico B_1 de 0,15 G, pulso de RFA de 154° pode ser desempenhado em 4,8 ms com uma amplitude de banda efetiva de 1.500 Hz. Os pulsos espectrais-espaciais geralmente têm larguras de banda efetivas ainda mais favoráveis, porém são longas e não são compatíveis com aquisições de TE curto. Entretanto, dentro dos limites de TEs mínimos alcançáveis, pulsos espectrais-espaciais podem ser desenhados para evitar água e lipídeos, para reter uma quantidade controlada de água,[18] ou para serem usados para edição espectral.[19] A forma de onda de gradiente alternada usada na seleção de *slice* espectral-espacial também minimiza o impacto do deslocamento químico de problemas de registro.

Coerências de controle

A forma geral e coerências de sequências de três pulsos, por exemplo, STEAM e PRESS, estão ilustradas na Figura 3.2. Cada pulso de

magnetic resonance spectroscopy, in healthy aging. *Neurobiol Aging* 2009; **30**: 353–363.

27. Pfefferbaum A, Adalsteinsson E, Spielman D *et al*. In vivo spectroscopic quantification of the N-acetyl moiety, creatine, and choline from large volumes of brain gray and white matter: effects of normal aging. *Magn Reson Med* 1999; **41**: 276–284.

28. Suhy J, Rooney W, Goodkin D *et al*. ^{1}H MRSI comparison of white matter and lesions in primary progressive and relapsingremitting MS. *Mult Scler* 2000; **6**: 148–155.

29. Jansen JF, Backes WH, Nicolay K, Kooi ME *et al*. ^{1}H MR spectroscopy of the brain: absolute quantification of metabolites. *Radiology* 2006; **240**: 318–332.

30. Barker P, Soher B, Blackband S *et al*. Quantitation of proton NMR spectra of the human brain using tissue water as an internal concentration reference. *NMR Biomed* 1993; **6**: 89–94.

31. Soher B, Hurd R, Sailasuta N, Barker P. Quantitation of automated single-voxel proton MRS using cerebral water as an internal reference. *Magn Reson Med* 1996; **36**: 335–339.

32. Schuff N, Ezekiel F, Gamst AC *et al*. Region and tissue differences of metabolites in normally aged brain using multislice ^{1}H magnetic resonance spectroscopic imaging. *Magn Reson Med* 2001; **45**: 899–907.

33. Pouwels P, Frahm J. Regional metabolite concentrations in human brain as determined by quantitative localized proton MRS. *Magn Reson Med* 1998; **39**: 53–60.

34. Lee PL, Yiannoutsos CT, Ernst T *et al*. A multi-center ^{1}H MRS study of the AIDS dementia complex: validation and preliminary analysis. *J Magn Reson Imaging* 2003; **17**: 625–633.

35. Kreis R, Ernst T, Ross BD. Absolute quantitation of water and metabolites in the human brain. II: metabolite concentrations. *J Magn Reson* 1993; **B102**: 9–19.

36. Kreis R, Ernst T, Ross BD. Development of the human brain: in vivo quantification of metabolite and water content with proton magnetic resonance spectroscopy. *Magn Reson Med* 1993; **30**: 424–437.

37. Gonzalez R, Guimaraes A, Sachs G *et al*. Measurement of human brain lithium in vivo by MR spectroscopy. *AJNR Am J Neuroradiol* 1993; **14**: 1027–1037.

38. Michaelis T, Merboldt K, Bruhn H, Haenicke W and Frahm J. Absolute concentrations of metabolites in the adult human brain in vivo: quantification of localized proton MR spectra. *Radiology* 1993; **187**: 219–227.

39. Danielsen E. Henriksen O. Absolute quantitative proton NMR spectroscopy based on the amplitude of the local water suppression pulse. Quantification of brain water and metabolites. *NMR Biomed* 1994; **7**: 311–318.

40. Hetherington H, Spencer D, Vaughan J, Pan J. Quantitative (31)P spectroscopic imaging of human brain at 4 Tesla: assessment of gray and white matter differences of phosphocreatine and ATP. *Magn Reson Med* 2001; **45**: 46–52.

Capítulo 3

Artefatos e problemas na espectroscopia por MR

Ralph E. Hurd

Introdução

Em geral, a MRS de próton, como implementada pelas máquinas modernas de MR clínica, proporciona um adjunto confiável para o quadro crescente de métodos de imagem. Os problemas podem ser minimizados usando automação e protocolos-padrão.[1] Dado que os padrões espectrais são bem conhecidos, pequenos artefatos são relativamente fáceis de identificar e ler, pelo menos para grandes sinais no espectro, como colina (Cho), creatina (Cr) e N-acetil aspartato (NAA). Entretanto, a tendência atual é com relação à incorporação de marcadores de linha, como lactato (Lac), glutamato (Glu), glutamina (Gln) e mio-inositol (mI), bem como uma demanda de estudos longitudinais com exigências de grande repetibilidade. Estas aplicações requerem um entendimento de artefatos potenciais e os limites das soluções existentes. Para alcançar a repetibilidade no limite da variação biológica, pode-se, de fato, exigir o desenvolvimento de novos algoritmos de redução de artefatos. Este capítulo detalha os artefatos, as soluções e as trocas que causam impacto sobre o uso quantitativo da MRS *in vivo*. O foco do estudo é a espectroscopia de prótons e as imagens espectroscópicas (SI) de metabólitos cerebrais, porém os princípios básicos podem ser aplicados a outros núcleos e a outras partes do corpo. Com algumas notáveis exceções, a maioria dos avanços da redução de artefatos da MRS foi desenvolvida para as aplicações neurológicas de prótons a 1,5 T usando métodos de localização de imagens ortogonais, mais notadamente o modo de aquisição eco estimulada (STEAM) e espectroscopia de duplo *spin-echo (SE)* resolvida no ponto (PRESS).

Pré-exame

As operações de pré-exame, incluindo prescrição, sequência, seleção de variável, *shimming*, transmissão de ganho e supressão de água, todas causam impacto sobre os limites de detecção e repetibilidade do exame. Mesmo com a automação e a possibilidade de reprodução, protocolos predefinidos, atenção aos detalhes do pré-exame podem melhorar a repetibilidade. Algumas aplicações ainda beneficiam-se de operações manuais de pré-exame. As verificações de manutenção de rotina e o controle de qualidade usando uma imagem *phantom* de MRS-padrão também reduzirão a chance de contribuição de variância para o sistema.

Prescrição

Para estudos longitudinais, a posição do paciente e a represcrição usando marcos de imagem confiáveis são uma contribuição importante para a repetibilidade.[2] A represcrição automática também pode ser de valor.[3] Além da represcrição relativa localizar marcos, a inclinação da cabeça e a reprodutibilidade do *shim* são fatores importantes. Para prescrições próximas aos lipídeos subcutâneos ou próximas a gradientes de susceptibilidade, também é recomendada a supressão além do volume. Isto é principalmente importante para as prescrições de grande volume, como também pode ser usada nas imagens espectroscópicas de MR à base de PRESS (MRSI), e para estudos em que bobinas locais ou *array coils* são usadas. Sabe-se que o tamanho do *voxel* é importante e causará impacto sobre a razão atingível de sinal-ruído (SNR), homogeneidade e sensibilidade para volume parcial.[4-6] Como regra, se uma prescrição focal requer um volume menor que 3 mL, é geralmente vantajoso usar a MRSI. Uma vez que a média de sinais mais longos seja exigida para exames de pequeno volume, a capacidade de colher múltiplos *voxels*, e de deslocamento retrospectivo do volume de interesse, irá melhorar algumas das variações de volume parcial do tamanho do *voxel* menor. É também útil para conhecer a orientação do conjunto dos artefatos de *chemical drift* do sistema em termos de coordenadas de paciente. Esta informação ajudará a evitar a coleta de sinais lipídicos indesejáveis fora da prescrição desejada. Por exemplo, se o deslocamento químico *(chemical shift)* do artefato deslocar os sinais lipídicos da direita para a esquerda, então a colocação do *voxel* muito próxima à borda com lipídeos subcutâneos à esquerda colocará em risco os lipídeos fora do volume no espectro.

Shimming

O uso de ajuste de homogeneidade automático é importante para medições espectroscópicas confiáveis. Existem vários métodos que otimizam rapidamente a homogeneidade aos limites do sistema.[1,7-9] A variação do *shim* causará impacto sobre a repetibilidade, bem como a falta de homogeneidade residual além de 0,1 ppm em todo um *voxel* por tempo de eco longo (TE), e além de 0,07 ppm para dados de TE curto. A sobreposição de ressonâncias e níveis mais elevados de sinais mais amplos de macromoléculas em TE curtos estabelece uma demanda agregada de homogeneidade. Dados os limites de correção do *shim* disponíveis nos equipamentos de corpo inteiro (normalmente segunda ordem mais Z^3, no máximo), a localização e o tamanho do *voxel* ainda podem causar impacto de maneira significativa sobre a homogeneidade final e devem permanecer como consideração durante a prescrição. Quando larguras de linhas inadequadas forem alcançadas (p. ex., 0,1 ppm igual a aproximadamente 6 Hz a 1,5 T), pode ser necessário ajustar a localização do espectro ou repetir o procedimento de *shimming* a fim de tentar melhorar a resolução espectral. Como discutido no Capítulo 1, por causa dos efeitos de suscetibilidade que ocorrem normalmente, algumas regiões do cérebro (p. ex., lobo frontal inferior, lobo temporal anterior mesial) são muito menos influenciáveis à espectroscopia do que outras.

Tempo de amostragem

A SNR de um espectro é diretamente proporcional ao volume do *voxel*, e a raiz quadrada da média do tempo. Para qualquer dada bobina e sistema, a resolução espacial e o tempo de amostragem podem ser avaliados como uma imagem *phantom* simples. Para metabólitos de segunda ordem, a resolução espacial, as trocas e o tempo de amostragem podem ser determinados com base na SNR de NAA ou Cr levando em consideração os limites de concentração esperados e os padrões de acoplamento do metabólito desejado. Para um volume de bobina de cabeça a 1,5 T, esperam-se em média entre 8-15 min para a SNR adequada dos metabólitos principais em resolução volumétrica de 1 mL. Estudos de *voxel* único com volume nominal de interesse de 8 mL são normalmente alcançados em 2-4 min em SNR mais elevada. Deve-se observar que os limites detectáveis, estimados pelos Cramer-Rao,[10] não estão no limite da SNR, e a resolução ou outra simplificação espectral pode ser mais valiosa do que o tempo de amostragem adicional. O tempo de amostragem e/ou resolução espacial pode ser melhorado drasticamente usando bobina de superfície ou fileira de bobinas.[11-13]

Ajuste de ganho de transmissor

Para muitos pulsos comuns projetados para a seleção de volume ou de corte, o ganho do transmissor não se deve basear no sinal máximo. Um conjunto incorreto de ganho de transmissor pode comprometer a resposta espacial e levar a um falso máximo na distorção do corte.[14] Por este motivo, o ajuste manual deve ser feito no perfil do *voxel*, e algoritmos automáticos devem levar em consideração o impacto do ganho de transmissão sobre a resposta de frequência. O ajuste rápido, automático do ganho de transmissor, conforme otimizado para imagem, frequentemente se baseia no *slice* total, e como tal não é sempre ideal para a prescrição espectroscópica de volume limitado. Estes algoritmos devem ser evitados, principalmente em campo elevado em que o efeito do foco dielétrico pode levar a variações regionais. Por último, a capacidade de colher uma imagem de água do *voxel* selecionado é uma característica muito útil na busca de fontes potenciais de erro de repetibilidade dependente do sistema.

Redução de água

Manter certa quantidade de água é geralmente útil, mas para sinal diagnóstico e referência, porém, qual a quantidade ideal? Na prática, a supressão de um fator de 10-100 deixará água suficiente para referência sem contribuir com erros da linha de base. Consequentemente, o projeto da sequência de supressão de água para deixar uma quantidade uniforme de água residual é desejado. Métodos que requerem otimização durante o processo de pré-exame não são geralmente projetados para muita insensibilidade B_1 ou T_1. Estratégias preestabelecidas de supressão de água com alguma intolerância para a variação de B_1 ou T_1 são preferidas.[15]

Aquisição de dados

Ajuste e quantificação dos sinais sobrepostos que constituem um espectro de MR *in vivo* foram desenvolvidos para tratar de certo nível de distorção e artefatos da linha de base (Capítulo 2), porém a um custo de variabilidade e limites mais elevados de Cramer-Rao de limites de detecção. Por este motivo, a melhor estratégia é eliminar a sobrecarga do *software* de ajuste, melhorando a aquisição de dados. Melhoras do *design* de pulsos, sequência de pulsos e estratégias de

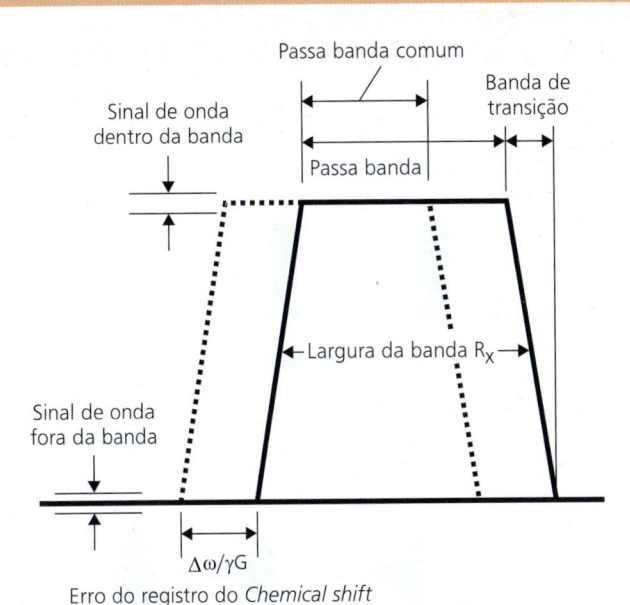

Fig. 3.1 A seleção do corte pode ser descrita em termos dos perfis de radiofrequência (RF). A largura prescrita do corte é ajustada usando uma intensidade G de gradiente, com base na largura da banda efetiva do pulso em meia altura. A largura efetiva da banda também causa impacto sobre a quantidade de erro de registro do *chemical shift* ou deslocamento químico. A seletividade de um pulso desenhado para espectroscopia pode ser descrita como a porcentagem de *pass band* comum para o deslocamento químico alvo, com relação à largura da banda que contém 95% do sinal. Sinais de onda dentro e fora da banda também são especificações do desenho da RF.

amostragem podem ser usadas para reduzir os artefatos desnecessários no volume da espectroscopia localizada.

Design de pulso e deslocamento químico (chemical shift)

O *design* de pulso de radiofrequência (RF) é um dos aspectos mais críticos para se minimizar artefatos potenciais na espectroscopia. Os pulsos são desenhados para serem seletivos no deslocamento espacial e/ou químico. Eles são usados para estimular, focalizar novamente ou para eliminar coerências espectroscópicas. A amplitude de banda do deslocamento químico é um fator crítico limitante no desenho destes pulsos. Como ilustrado na Figura 3.1, os pulsos de RF podem ser descritos em termos de uma parada, transição e faixa de passagem. Sinas de onda dentro e fora da banda também podem ser definidos. A largura efetiva da banda do pulso de RF deve ser larga com relação à amplitude da banda do deslocamento químico. Comprometimentos na amplitude da banda efetiva são responsáveis por artefatos de registro de deslocamento químico. O pulso ideal para a estimulação seletiva do *slice* ou a nova focalização na espectroscopia de prótons têm uma transição mínima e uma largura de banda efetiva elevada. Grandes bandas de transição são especialmente detrimentais para a nova focalização, e grandes erros de registro de deslocamento químico são especialmente difíceis em seleções de grande volume adjacentes a regiões de alto sinal lipídico. Isto também é útil para manter um perfil comum de *slice* para 90 e 180 segundos na mesma sequência. O principal limite de projeto para pulsos de RF espectroscópica é o pico B_1 disponível. Quando sistemas de excitação de *coil* de corpo inteiro são usados, a intensidade do campo de RF é normalmente limitada para o

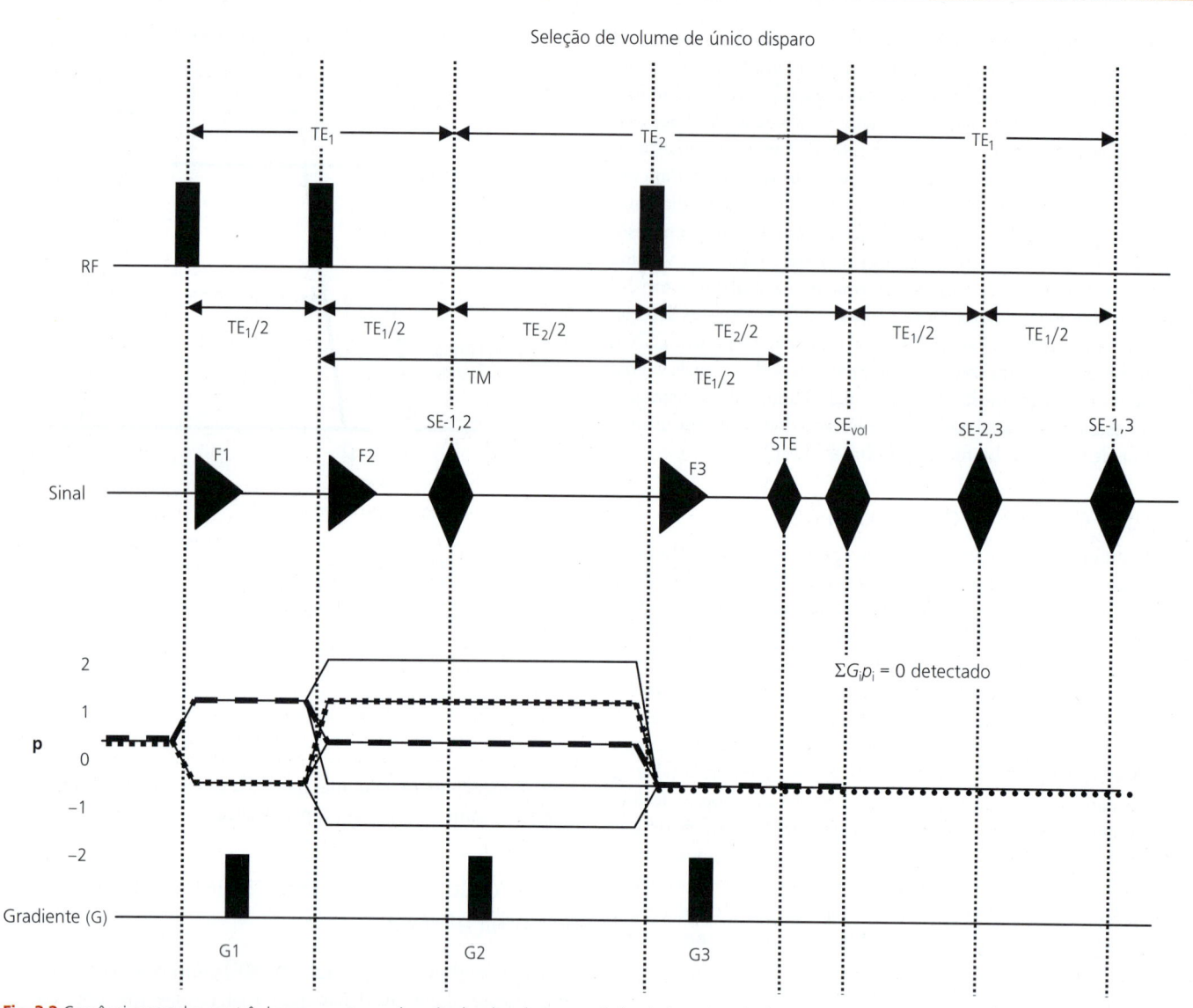

Fig. 3.2 Coerências geradas por três imagens ortogonais, métodos de volume-eco. O desejado e a coerência para PRESS é o volume SE$_{vol}$ a TE$_1$ + TE$_2$. A ordem de coerência desejada PRESS, via p, é dada pela linha pontilhada. Todas as outras coerências devem permanecer defasadas. A coerência desejada para STEAM é o eco estimulado pelo volume a TE$_1$ + TM. A via da ordem de coerência desejada é ilustrada com a linha tracejada. Novamente todas as coerências devem estar totalmente fora de fase para evitar artefatos. O segundo pulso de radiofrequência (RF) (F2) também pode criar ordens de coerências duplas p = ± 2 e zero p = 0 para sistemas de *spins* acoplados. Dependendo das integrais de gradientes, a população destas vias pode levar à perda de sinais.

pico B_1 de 0,15-0,2 G. Isto leva a trocas. Considere, por exemplo, um pulso Shinnar–Leroux (SLR) [16] de fase linear de 180° de nova focalização, desenhado para combinar com um bom perfil de 90°. Considere, como desenhado, que este pulso tenha uma largura de tempo-banda de 7,2. No limite do pico B_1 de 0,15 G, a largura mínima deste pulso é de 6,5 ms, gerando uma amplitude de banda efetiva de 1.100 Hz. Esta amplitude de banda pode ser dificilmente considerada larga, com relação a uma variação nominal de próton de 3 ppm a 3 T (384 Hz). As exigências de potência do pico B_1 podem ser significativamente reduzidas usando pulsos de nova focalização com inclinação de ângulo reduzida (RFA).[17] Por exemplo, se uma perda de 5% de SNR for aceitável, a inclinação do ângulo pode ser reduzida em 14% a 154°; a amplitude do pico diminui em 37%, e a potência do pico em 60%. Portanto, para os mesmos limites no produto do tempo-largura da banda do pulso de 7,2 e máximo campo do pico B_1 de 0,15 G, pulso de RFA de 154° pode ser desempenhado em 4,8 ms com uma amplitude de banda efetiva de 1.500 Hz. Os pulsos espectrais-espaciais geralmente têm larguras de banda efetivas ainda mais favoráveis, porém são longas e não são compatíveis com aquisições de TE curto. Entretanto, dentro dos limites de TEs mínimos alcançáveis, pulsos espectrais-espaciais podem ser desenhados para evitar água e lipídeos, para reter uma quantidade controlada de água,[18] ou para serem usados para edição espectral.[19] A forma de onda de gradiente alternada usada na seleção de *slice* espectral-espacial também minimiza o impacto do deslocamento químico de problemas de registro.

Coerências de controle

A forma geral e coerências de sequências de três pulsos, por exemplo, STEAM e PRESS, estão ilustradas na Figura 3.2. Cada pulso de

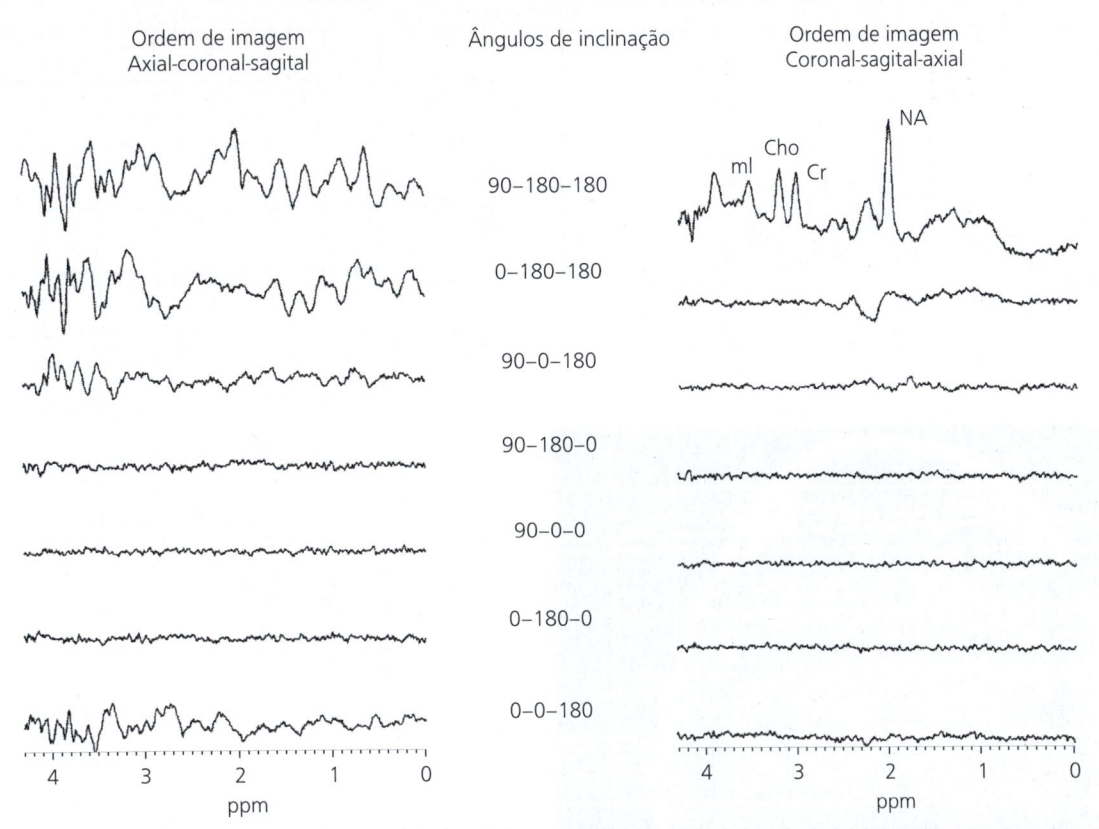

Fig. 3.3 A fonte de artefatos de coerência intactos, e impacto de ordem de imagem nesta prescrição de lobo frontal de TE PRESS curto. Com uma ordem de imagem axial-coronal-sagital, artefatos *spin-echo* (SE)-2,3 (traço 0-180-180), SE-1,3 (traço 90-0-180) e F3 (traço 0-0-180) são grandes. Estes artefatos são significativamente reduzidos apesar de ainda observáveis, na ordem de imagem coronal-sagital-axial. (Adaptada de Ernst e Chang (1996) com permissão de Lippincott, Williams & Wilkins[20].)

RF seletivo de *slice* é capaz de produzir um sinal de decaimento de indução livre (FID), e cada par de pulsos um SE.

Os três pulsos seletivos de *slice* produzem o volume desejado de *spin* ou eco estimulado pelo volume da região no espaço onde ocorre a interseção de todas as três imagens. Variações em B_1, excitação da banda de transição e regiões de interseção de excitação fora do volume de interesse podem levar a sinais, de artefatos indesejáveis. Se quaisquer dos sinais, exceto o volume de eco desejado, não forem eliminados pelo desenho da sequência de pulso, eles aparecerão como artefatos. Portanto, os gradientes *crusher* forte (ou *spoiler*) são geralmente usados nas sequências de pulso para defasar o máximo possível até as vias de coerência indesejadas. *Spins* escalares, acoplados em J, também formam coerências de *quantum* zero e múltiplas que podem causar impacto do nível do sinal final e representam um artefato quantitativo potencial. Este último efeito é praticamente eliminado usando uma sequência assimétrica PRESS, em que o intervalo entre o pulso de 90° e o primeiro pulso de 180° é minimizado, evitando então quaisquer gerações significativas de coerências de *quantum* zero e múltiplas. O tempo de PRESS e STEAM também podem ser otimizados para favorecer um *spin* acoplado sobre outro. Finalmente, ao usar um tempo curto de repetição (TR), as coerências também podem ser geradas a partir de repetições prévias da sequência de pulso. Estes artefatos de estado estável podem ser reduzidos usando gradientes *crusher* variáveis durante o relaxamento TR.

Modo de aquisição da imagem espectroscópica e ordem do *slice*

Uma vez que três pulsos ortogonais em uma sequência de seleção de volume excitem regiões bem além do volume de interesse, é possível ter grandes coerências de lipídeo e água deslocadas da banda de supressão, colocando uma grande sobrecarga sobre os gradientes *spoiler*. Isto pode ser difícil se estas regiões forem coincidentes com o SE formado pela intersecção dos dois pulsos de nova focalização, SE-2,3, ou FID do plano excitado pelo pulso de RF final, F3. Portanto, conhecendo a localização destas regiões de alto deslocamento, é possível reduzir a carga do par de gradientes finais *primer-crusher* usando reordenação da seleção de *slice*.[20] A reordenação de imagens e o impacto dos subcomponentes da seleção do volume estão ilustrados na Figura 3.3. Água, deslocada da banda de supressão, e lipídeos nas interfaces ar-água-lipídeos são frequentemente fonte destes sinais difíceis de corromper. Como pode ser visto dos traços de 0-180-180, 90-0-180 e 0-0-180, a ordem ideal de *slice* coronal-sagital-axial não elimina completamente os artefatos de coerências SE-2,3, SE-1,3, e F3. De fato, estes artefatos mais súbitos podem ser mais difíceis de "ler" e podem ser confundidos com algoritmos de quantificação. Gradientes *crusher* maiores não são geralmente a resposta, pois tal abordagem pode levar a outros artefatos. A ordem das imagens não é sempre suficiente e pode depender do local e do *shim*.[21] Por este motivo, a otimização da ordem de imagens pode ser aumentada por uma combi-

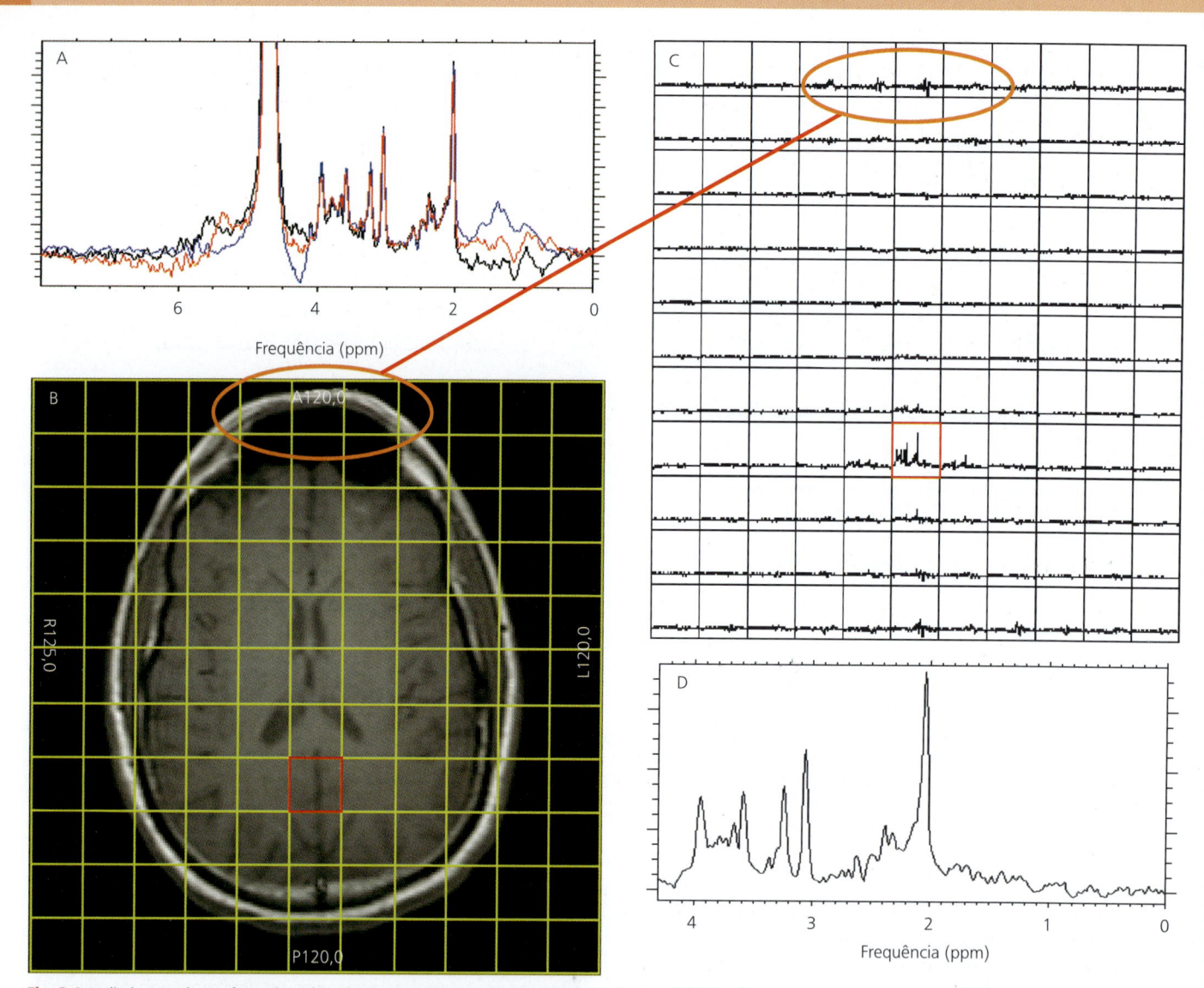

Fig. 3.4 A eliminação de artefatos de ordem de coerência fora da banda usando modo de aquisição de imagem espectroscópica (SIAM) é ilustrada. (A) Artefatos fora da banda causam impacto grave sobre a repetibilidade, principalmente próximo à água e regiões de lipídeos nestes volumes selecionados de multieco 3T repetidos (CPRESS) em espectro de TE 45 ms (B, C). O uso de codificação de fase 12 × 12 grosseira NEX = 1, no local de média normal, resolve as coerências *unspoiled* decorrentes para seio nasal neste voluntário do estudo, gerando um espectro de *voxel* único sem artefato (D). Artefatos similares são também frequentemente criados pelos sinais de água deslocados pela suscetibilidade na boca e na garganta.

nação de fase cíclica, codificação espacial e supressão do volume externo (OVS; vide abaixo).

A MRSI de campo estendido de visão (FOV) pode incluir fontes fora do volume de sinal indesejado, resolver e então eliminar estes artefatos. Esta estratégia também pode ser aplicada a métodos de *voxel* único, usando o modo de aquisição SI (SIAM). Nesta abordagem, a média de sinal normal é substituída com codificação de fase em uma resolução mais grosseira do que o volume selecionado.[22] Como apresentado na Figura 3.4A, estudos repetidos que contêm artefatos espacialmente remotos podem parecer como sinais reais, por exemplo, interpretados como sinais macromoleculares ou lipídicos, e podem dificultar a leitura e a quantificação. A substituição da média do sinal normal por uma amostragem bidimensional (2D) de MRSI em uma resolução espacial igual às dimensões do *voxel* (Fig. 3.4B, C) resolve e elimina os artefatos dos seios neste exemplo 3T, gerando um espectro livre deste tipo de artefato (Fig. 3.4D).

Spins acoplados

Sinais de metabólitos de interesse que são acoplados a *spins*, notadamente Lac, alanina (Ala), Glu, Gln, mI e ácido γ-aminobutírico (GABA), sofrem grande impacto da sequência de tempo e de erro de registro de deslocamento. Por exemplo, se todos os *spins* em um sistema de *spins* acoplados não passarem pelo mesmo padrão de RF na sequência de localização PRESS, os *spins* acoplados em diferentes regiões do volume irão modular de maneira diferente e, na pior das hipóteses, cancelar. Em uma SI de um volume PRESS, estes efeitos são resolvidos, porém claramente difíceis de interpretar, dada a largura das bandas de transmissão e os efeitos de volume parcial. O acoplamento de *spins* também pode ser usado como uma vantagem, como na edição espectral,[23,24] ou apenas para facilitar a quantificação de um metabólito desejado. Por exemplo, a redução do sinal de *spin* acoplado entre 1,9 e 2,5 ppm em STEAM, em razão dos efei-

A   Representação *in vivo* numericamente calculada
    (TE = 30 ms)

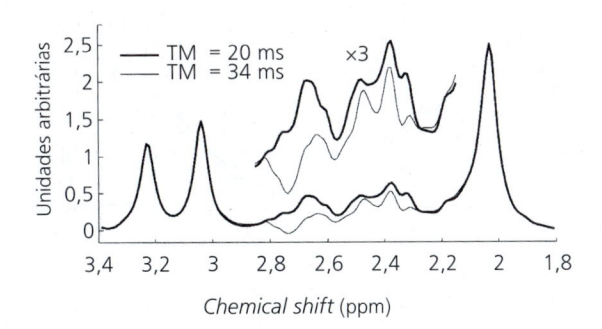

B   Espectro de cérebro humano *in vivo*
    (TE = 30 ms)

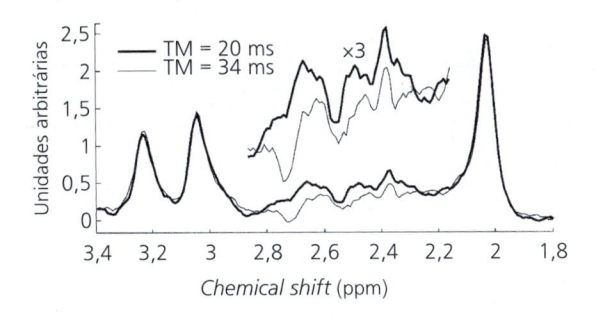

C   Alterações calculadas em metabólitos-chave
    (TE = 30 ms)

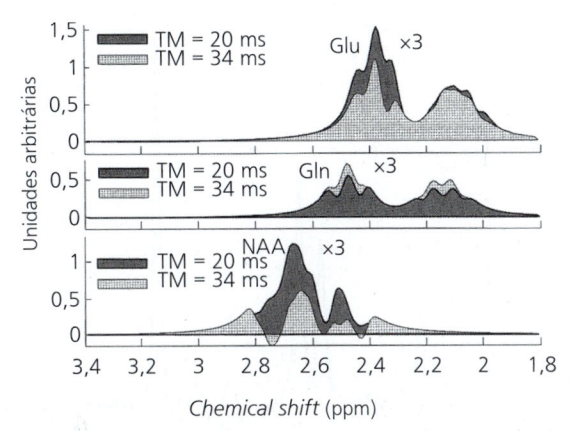

Fig. 3.5 Impacto do tempo de mistura de *spins* acoplados observados entre 2 e 3 ppm em espectro STEAM. Resposta numericamente calculada e resposta *in vivo* dos spins acoplados de glutamato (Glu), glutamina (Gln) e N-acetil aspartato (NAA) ilustram as alterações drásticas, porém previsíveis que o tempo de mistura pode causar sobre a medição destes *spins*. As condições podem ser otimizadas para uma ou mais espécies, dependendo da necessidade. (De Thompson e Allen (2001) com autorização de Wiley e Sons.[25])

tos de zero *quantum* (ZQ), pode facilitar a quantificação do sinal NAA a 2,02 ppm. Como ilustrado na Figura 3.5, na STEAM a escolha de TE e intervalos de tempo de mistura (TM) causa um impacto profundo, porém previsível.[25] Da mesma maneira, a assimetria de PRESS TE_1 contra TE_2 causa um impacto significativo, porém previsível sobre a resposta de *spin* acoplado.[26] A título de ilustra-

ção, o impacto de TE_1 contra TE_2 sobre o sinal Glu a 3T é apresentado nos gráficos de contorno na Figura 3.6. Estes cálculos numéricos são feitos com e sem o impacto dos limites de desenho de pulso de RF incluídos na estimulação.

Métodos de redução de água

Alguma supressão de água, pelo menos de um fator de 10-100, é geralmente necessária para evitar distorção na linha de base na MRS de próton.

Dados não suprimidos são claramente exceção e geralmente colhidos em TE longo. Ao passo que os primeiros métodos de redução de água foram otimizados para a supressão "completa" do sinal da água, a maioria dos métodos recentes é planejada para deixar um pico de água residual controlado e correção de corrente circular. Pulsos de dupla banda, espectral-espacial,[27,18] Mescher Garwood (MEGA), [28] e inversão seletiva de banda com gradiente de *diphasing* (BASING) [29] são melhores para esta finalidade, porém os valores de TE mínimo de troca são mais longos. O deslocamento químico seletivo da supressão de água (CHESS)[30] e suas derivadas, por exemplo, supressão de água intensificada pelos efeitos T_1 (WET),[31] utilizam trem de pulsos de preexcitação *spoil* e, portanto, não causam impacto sobre TE. Entretanto, eles são mais difíceis de controlar e podem deixar água, que varia espacialmente, quando posteriormente resolvido em um estudo de MRSI. Outra diferença entre a excitação seletiva do espectro e a abordagem de pulsos de preexcitação *spoil* é como estes métodos respondem à não homogeneidade de pico a pico no decorrer de toda a FOV. Embora a não homogeneidade em todo o *voxel* seja a única preocupação para a resolução espectral, a não homogeneidade em toda a MRSI e FOV da MRSI pode levar a artefatos de supressão de água e causar impacto sobre a quantificação. Isto é ilustrado na Figura 3.7 para uma compensação modesta de ± 30 Hz, comparando BASING e CHESS com PRESS a TE 144 ms. Note o impacto da abordagem BASING sobre o sinal da Cho a 3,2 ppm e também sobre as respostas de *spin* acoplado de 2 a 3 ppm.

Efeitos de transferência de magnetização

A transferência de magnetização de água para metabólito (MT) tem sido demonstrada para Cho, NAA, Lac e etanol, e deve ser considerada no desenho dos esquemas de supressão de água.[32,33] Entretanto, estes efeitos são mínimos para esquemas de três e quatro pulsos CHESS, e não são um fator nas aquisições espectro-espaciais ou do tipo MEGA/BASING. É seguro ignorar este efeito. De fato, a transferência reversa de metabólito para água tem sido demonstrada por ser vantagem para a detecção intensificada de etanol cerebral[34] e prótons de amida intercambiáveis.[35]

Referência de água

Coleta de referência de água não suprimida separada é principalmente útil em estudos *voxel* único ou de MRSI altamente acelerada, em que isto pode ser realizado em uma pequena fração do tempo geral de amostragem. Tais referências proporcionam sinais quantitativos de água e podem ser usadas para determinar a correção de fase e de corrente circular para ser aplicada a dados suprimidos.[36] Eles também podem ser úteis para a combinação de *coil* em casos em que a aquisição *phased array* é prescrita. Entretanto,

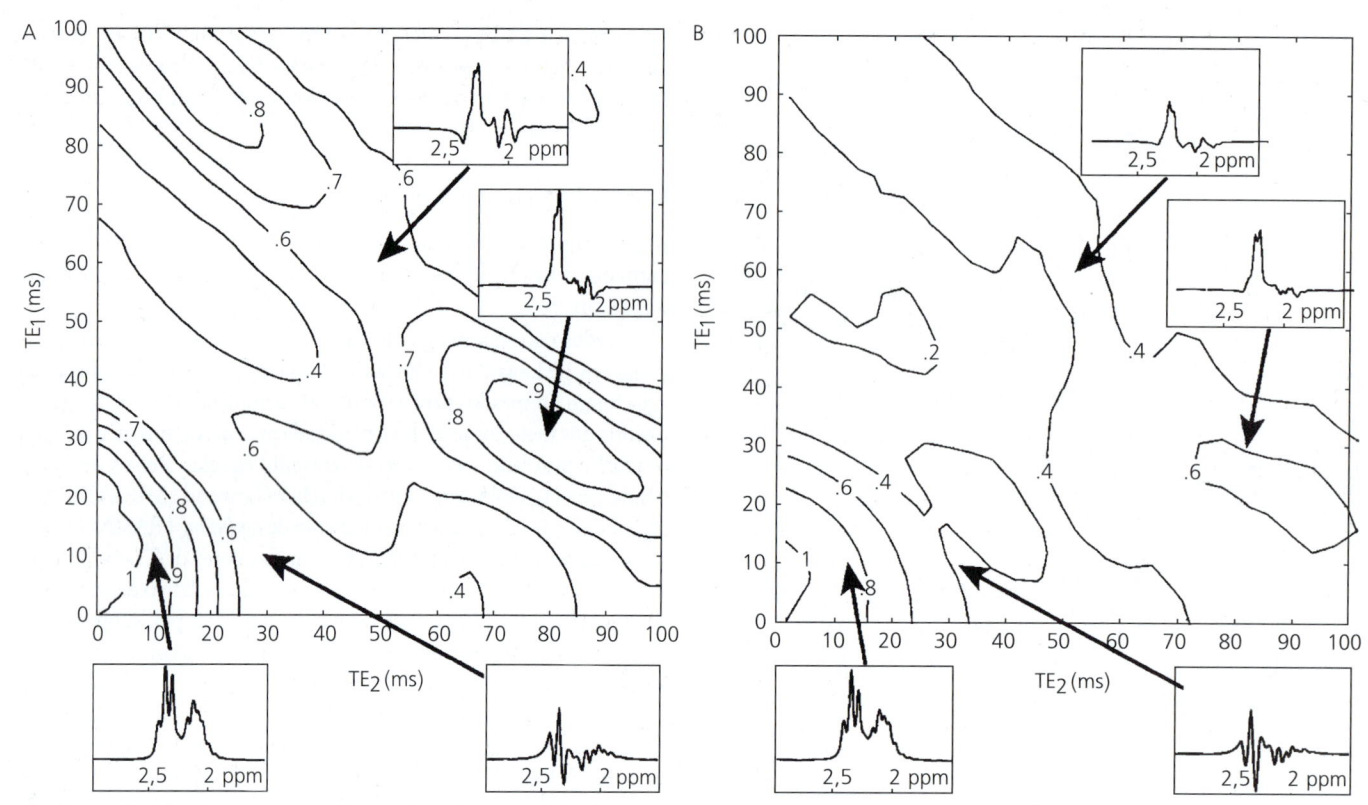

Fig. 3.6 Impacto de TE_1 contra TE_2 na PRESS é ilustrado para prótons de glutamato C3 e C4 por meio de gráficos de contorno da intensidade do sinal. (A) O impacto de TE_1 contra TE_2 com pulsos perfeitos, (B). Isto inclui o resultado com o impacto de um desenho de pulso de radiofrequência seletivo do corte. (De Thompson e Allen (1999) com autorização de Wiley e Sons.[26])

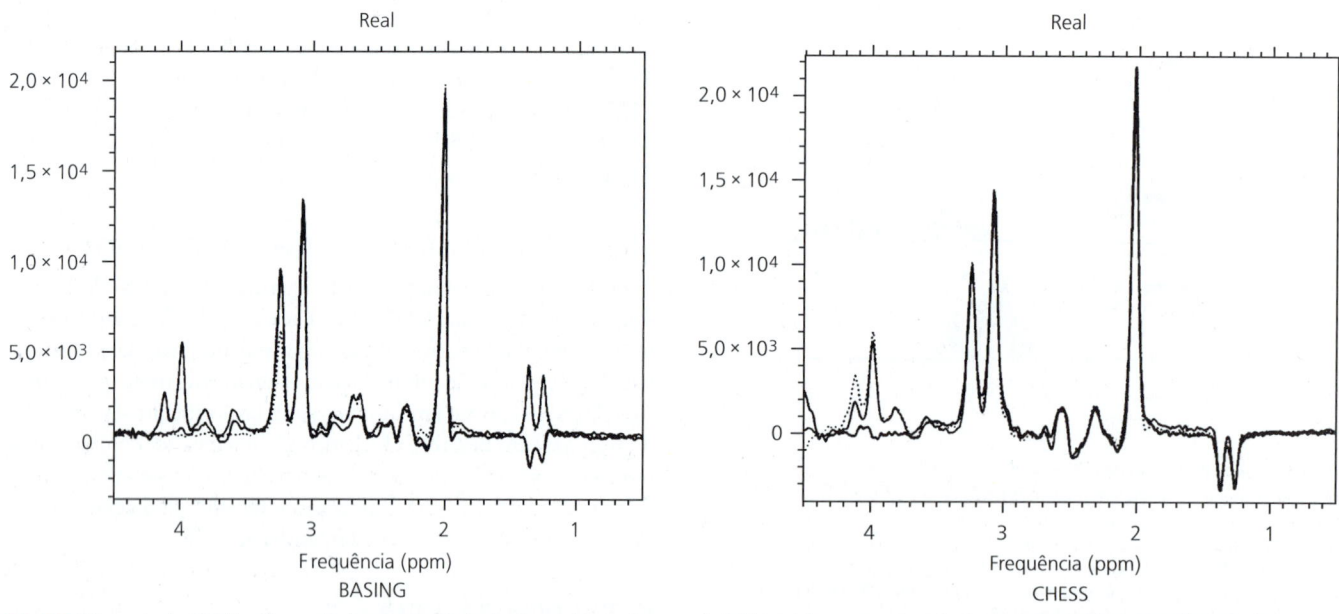

Fig. 3.7 O impacto de 630 Hz sobre a não homogeneidade de pico a pico no decorrer da FOV total é o campo de visão ilustrado nestas imagens sobrepostas de espectro 1,5 T PRESS 144 do gradiente de eco padrão de MRS na esfera da doença de Huntington. Para BASING, este nível de variação de frequência leva à perda do sinal de colina (Cho) a 3,2 ppm e alteração das respostas de *spins* acoplados de glutamato, N-acetil aspartato e lactato. A versão CHESS não mostra estes artefatos.

esta abordagem não leva em consideração as alterações durante o estudo, e não trata quaisquer contribuições de ruído fisiológico. É por este motivo que dados a serem calculados devem sempre ser colhidos separadamente, *frames* resolvidos no tempo, retendo água residual para a correção de alterações de fase e frequência que podem ocorrer durante o curso do exame. Estas alterações de tempo nas imagens podem incluir movimentos fisiológicos e do nível do sistema.[37-39]

Bandas laterais de água

Embora tenham melhorado nos últimos anos, os sistemas gradientes podem ser responsáveis por bandas laterais indesejadas na resposta espectral. Se o sinal matriz for grande com relação ao restante do espectro (como água não suprimida ou subsuprimida), as bandas laterais podem interferir na região espectral de interesse. Estas bandas laterais induzidas pelo gradiente geralmente não são problemas para valores de TE longo. É por isso que, em parte, as bandas laterais têm vida relativamente curta, e em parte porque o T_2 da água é curto com relação à maioria dos sinais de metabólitos. O ciclo de gradiente e algoritmos de pós-processamento têm sido desenvolvidos para lidar com estas bandas laterais. Dois métodos são ilustrados aqui. Primeiro, se uma referência de água não suprimida for colhida, a água residual e as bandas laterais correspondentes podem ser subtraídas dos dados parcialmente suprimidos da água. A água e o espectro de banda lateral devem ser primeiro separados dos metabólitos para evitar um impacto sobre o sinal real do metabólito. Este algoritmo puro de subtração da água está ilustrado na Figura 3.8.

Outra abordagem para eliminar as bandas laterais de água é usar a aquisição 2DJ (2DJ) sobreamostrada em *t1*.[40] As bandas laterais modulam e são resolvidas na dimensão em J (*f1*). Como ilustrado na Figura 3.9, isto pode ser realizado sem qualquer supressão de água. Em muitos casos, os componentes de metabólitos não modulados são suficientes, e média simples de TE pode ser usada. A média de tempo de eco PRESS também pode ser útil para eliminar artefatos de bandas laterais similares do espectro esperado por conter um grande sinal de lipídeos,[41] e tem sido usado mais recentemente para medir Glu e Gln mais diretamente.[42]

Supressão de volume externo

Como descrito anteriormente, a definição de volume é limitada pela transição e por amplitude efetiva de banda dos pulsos de RF seletivos *slice*. Uma maneira de melhorar a definição do volume de PRESS ou STEAM faz uso de pulsos de saturação muito seletiva (VSS). Como eles podem ser desenhados com um gradiente de fase extensiva em suas larguras de banda, pulsos de saturação curta (SAT) podem ter largura efetiva de banda elevada e bandas de transição estreitas (Le Roux). Estes pulsos VSS têm sido combinados com a sobreprescrição de volume PRESS (*OverPRESS*) para reduzir, de maneira significativa, o erro de registro do deslocamento químico.[43] Esta abordagem está ilustrada na Figura 3.10. Na ausência de supressão suficiente de lipídeos, estes sinais podem propagar-se no espectro dentro do volume de interesse em razão

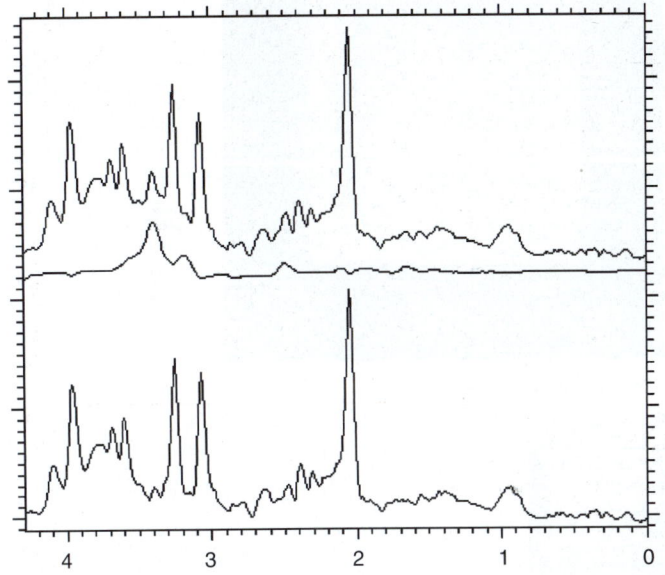

Fig. 3.8 Estes espectros ilustram a aplicação de "subtração de água pura" para a remoção de artefato de água parasítica. O traço superior é um espectro de 3T PRESS, TE 35 ms contaminado com bandas laterais de água. O traço médio é o sinal escalonado suprimido-não suprimido para combinar a intensidade da água residual. O traço inferior é o espectro corrigido.

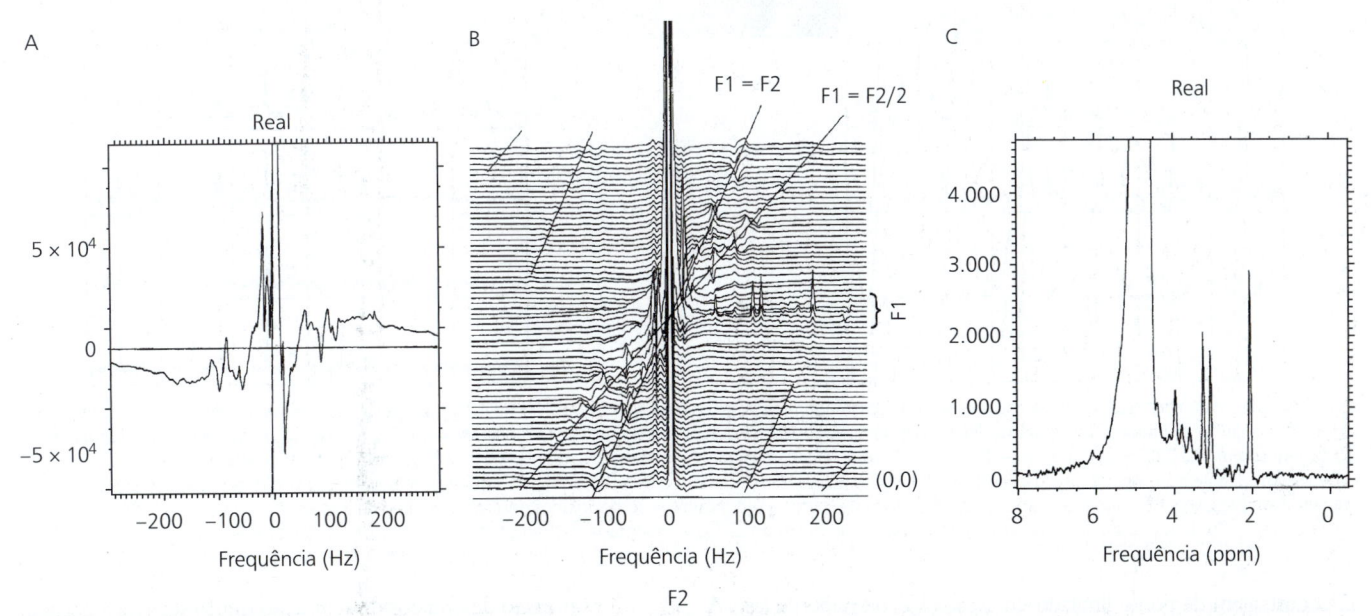

Fig. 3.9 Redução de artefato com aquisição de tempo de eco (TE) calculada para 2DJ. (A) Uma expansão vertical de 100x de um espectro 1,5 T PRESS TE 35 ms sem supressão de água, e neste caso dominada por artefatos de água parasítica. (B) Gráfico amontoado de dados 2DJ sobreamostrados em *t1* sem supressão de água. (C) *t1* = 0 traço de espectro 2DJ mostrando a resolução de artefatos sem supressão de água. (Adaptada de Hurd *et al.* (1998) com autorização de Williams & Wilkins[40])

A Erros de *chemical shift*

Imagens de caixa PRESS *phantom* adquiridas com Δν = −100, 0,100 Hz

PRESS convencional
X: 180 SLR (1,1 kHz)
Y: 90 SLR (2,5 kHz)

Sobreprescrito
PRESS *box* com VSS

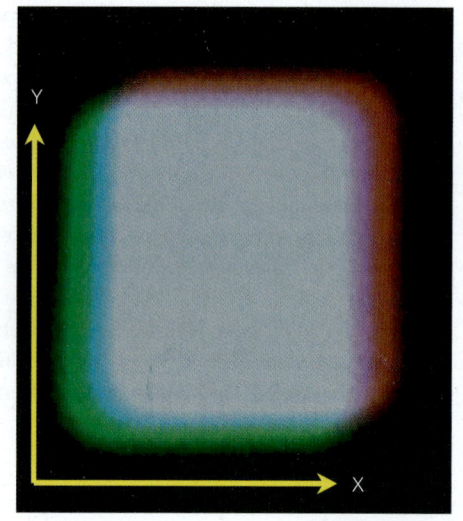

B Aplicações de VSS ao estudo de MRSI do cérebro

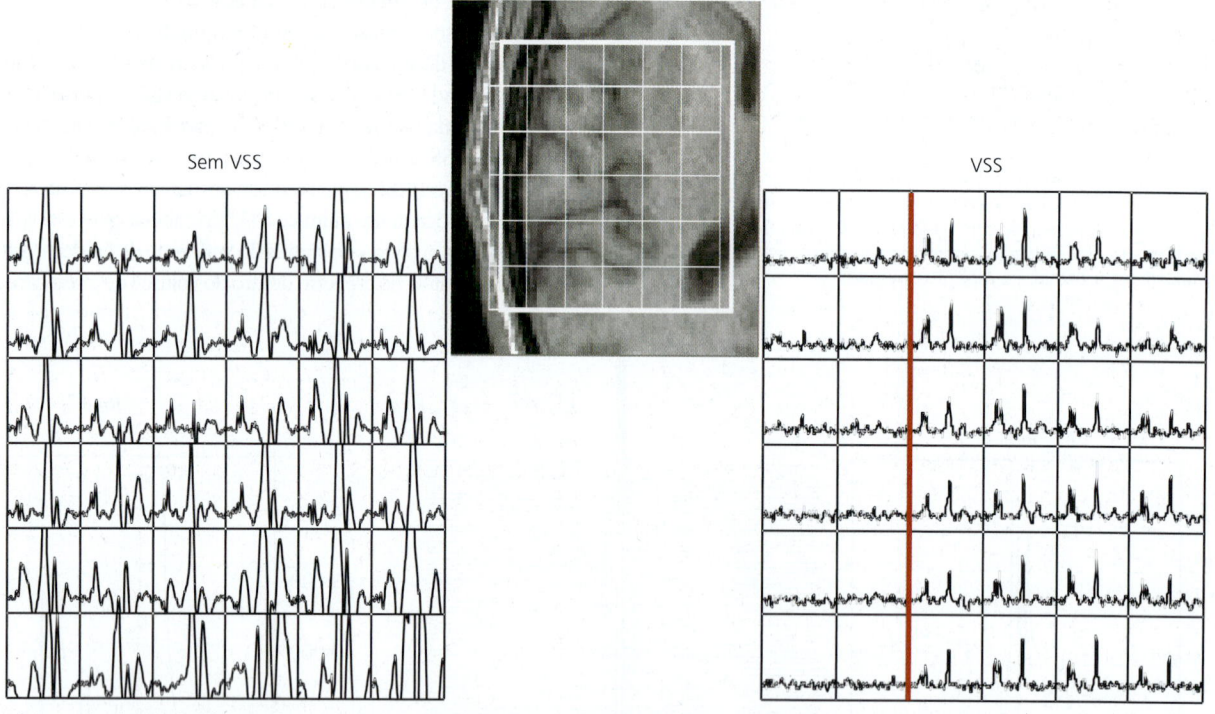

Sem VSS

VSS

Fig. 3.10 (A) Erro de *chemical shift* ilustrado à esquerda com imagem de *voxel* colhida a -100, 0 e 100 Hz *offset*, verde, branco, vermelho em PRESS convencional. O mesmo conjunto de imagens foi colhido à direita usando *OverPRESS*, em que pulsos de saturação muito seletiva (VSS) são usados para selecionar a banda de passagem comum na PRESS sobreprescrita. (B) O uso de pulsos VSS para evitar a contaminação do espectro da MRSI com lipídeos fora da banda. A alta seletividade e a largura da banda altamente efetiva dos pulsos VSS permitem o uso de bandas de saturação relativamente largas, retendo qualidade espectral em prescrições próximas a regiões de sinal elevado de lipídeos. A contaminação de lipídeos dentro do volume de interesse, no caso "sem VSS", é causada pela disseminação do ponto de amostragem espacial, mais qualquer ruído de fase. (Adaptada de Tran *et al.* (2000), cortesia de Wiley e Sons.[43])

da amostragem de ponto limitado do espaço k e/ou ruído da fase. A insensibilidade moderada a não homogeneidade B_1 é alcançável usando três pulsos para cada banda SAT. A qualidade da MRSI pode beneficiar-se de SAT fora da banda, mesmo ao usar a seleção do volume PRESS.

A Supressão de lipídeos de saturação muito seletiva é particularmente importante quando a patologia suspeita pode envolver acúmulo de Lac cerebral, uma vez que sinais lipídicos residuais sejam frequentemente errôneos para Lac (pois eles ressonam na mes-

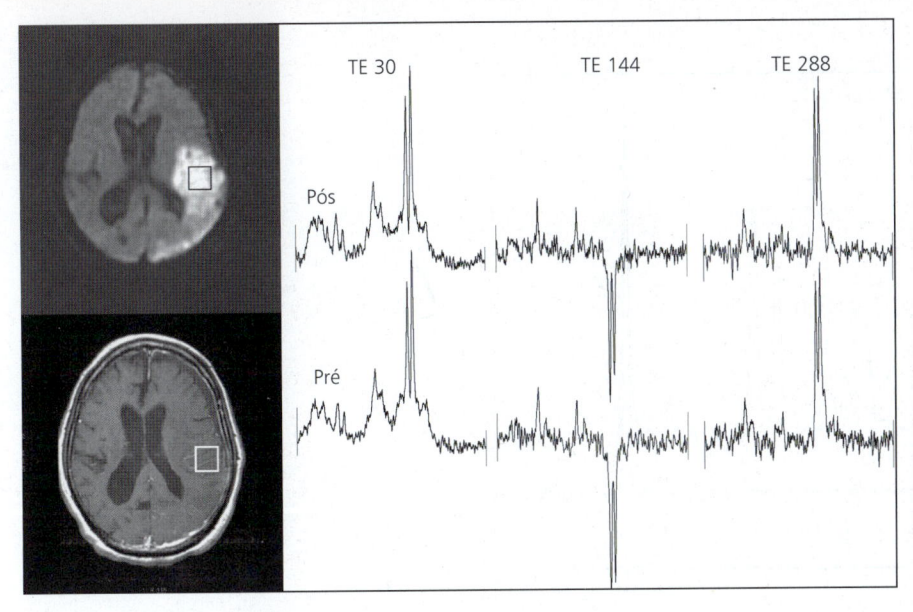

Fig. 3.11 Espectro obtido antes e após a administração endovenosa de meio de contraste de uma lesão de intensificação a valores de 30, 44 e 288 ms. Os espectros são dominados por lactato, glutamato e colina. Algum sinal de creatina é observado no TE mais curto. Dentro da razão de sinal-ruído destes exames, os espectros após o contraste não são significativamente diferentes com relação ao pré-contraste. (Cortesia de Dr. Orest Boyko, Temple University.)

ma região do espectro). Para uma identificação positiva de Lac, uma duplicada com uma constante de acoplamento (divisão) de 7 Hz centrada a 1,3 ppm deve ser precisamente determinada. Isto pode ser mais bem visualizado em TE longo por causa do T_2 mais longo de Lac comparado a lipídeos, e a TE 140 ms o sinal Lac (mas não de lipídeos) deve ser invertido na STEAM ou PRESS. A *OverPRESS* é principalmente útil em conjunto com esquemas de edição à base de PRESS.[44,45]

Relaxatividade

Uma vez que SNR é frequentemente um fator limitante na espectroscopia, os espectros são executados frequentemente sob condições significativamente ponderadas em T_1 (SNR ideal para PRESS é quando TR = 1,3 T_1). Para espectros mais simples, ou para acomodar o desenho de pulso espectral-espacial, a maioria do espectro MRSI também é executada sob condições moderadamente ponderadas em T_2. Alterações regionais[46] e de doenças[47,48] com relação à relaxatividade acrescentam um nível de incerteza à interpretação espectral e, sem medições adicionais, previnem a quantificação "absoluta". Carr-Purcell[49] e a versão novamente focada em J[50,51] de PRESS limitam a modulação de *spins* acoplados em TEs mais longos e podem ser otimizados para oferecer contraste diferente entre os metabólitos do que aquele observado com PRESS e STEAM padrão; em alguns casos, podem ser usados para alcançar uma estimativa melhor de T_2 de *spins* acoplados.

Espectroscopia após o contraste

Agentes de contraste comerciais de gadolínio quelato, como Magnevist e Omniscan, são frequentemente usados para localizar e, por meio de recaptação dinâmica, caracterizam lesões. A prescrição espectroscópica de imagens intensificadas por contraste é, portanto, importante, e possíveis efeitos de contraste sobre a espectroscopia precisam ser previstos. O impacto destes agentes sobre os metabólitos na solução livre[52] sugere que metabólitos extracelulares, principalmente Cho, possam alterar os tempos de relaxamento T_1 e T_2 após a administração de meio de contraste intravenoso. Entretanto, o gadolínio não entra no espaço intracelular, onde se acredita que a maioria dos sinais de metabólitos se origina. Para a execução de espectroscopia sob condições ponderadas em T_1 e T_2 típicas, o contraste pode alterar o resultado. Entretanto, como discutido na seção anterior, doença e alterações regionais isoladas indicam uma necessidade de medição destes tempos de relaxamento para estudos quantitativos. Os efeitos do agente de contraste relatados na literatura não são significativos, pelo menos para estudos de tumor no cérebro em TE curto.[53] Pequenos efeitos foram relatados para valores de TE mais longos,[54] porém estes efeitos não são sempre observados ou significativos. A Figura 3.11 mostra a espectroscopia de um infarto intensificado, pré e pós-contraste, a TE 30, 144 e 288 ms. Nestes espectros, a maioria dos sinais proeminentes são Lac, Glu e Cho. Este é um caso pior, em que estes químicos poderiam existir bem no espaço extracelular, porém dentro da SNR deste exame espectroscópico eles não sofrem impacto pelo uso de contraste antes do estudo espectroscópico. Desde que a homogeneidade do campo magnético seja ajustada, a administração após o contraste e as medições da área de pico (em vez da altura do pico) são feitas para levar em consideração possíveis aumentos relativos ao contraste para a largura da linha; parece geralmente improvável que agentes de contraste tenham qualquer efeito significativo sobre o espectro do cérebro.

Média do tempo de eco de espectro resolvido 2DJ

Outra vantagem da PRESS resolvida 2DJ é alta SNR e simplificação espectral de $f1 = 0$ traço. Uma vez que $f1 = 0$ traço possa ser isolada pelo cálculo da média sobre a dimensão de TE, foi indicada como média de TE. Em 3T e acima, a Glu é totalmente resolvida de Gln e NAA.[42] Este método também permite a medição de metabólitos T_2 como parte da aquisição. Um espectro convencional de PRESS de TE 35 ms é comparado a um espectro médio de TE de substância cinzenta normal na Figura 3.12. Como ilustrado pelo espectro de

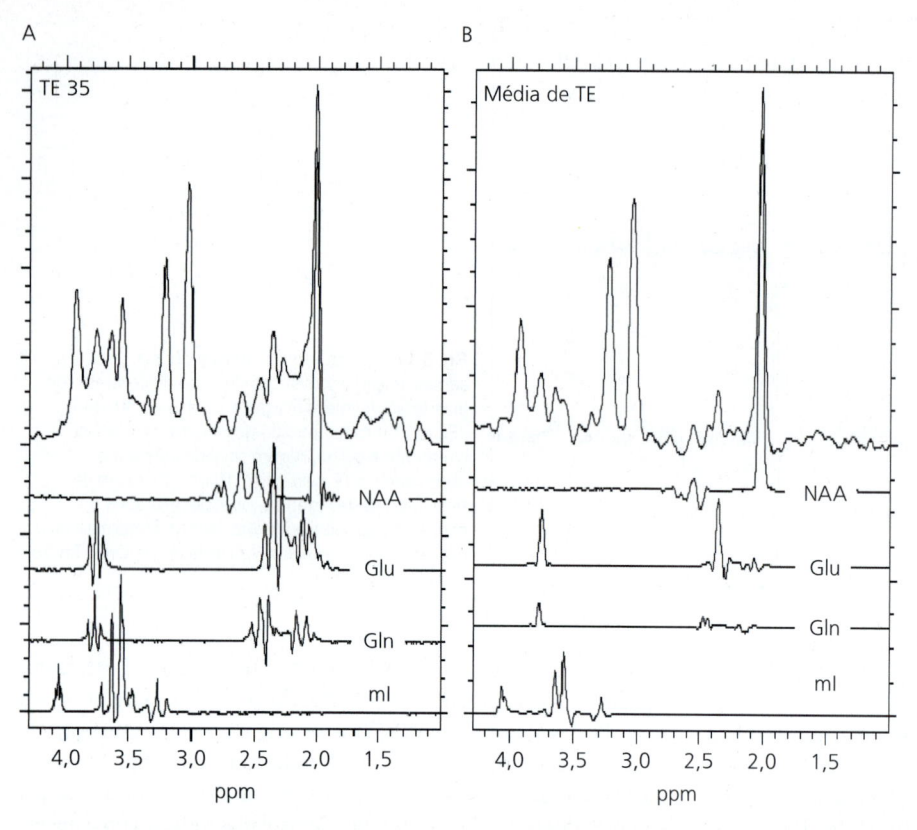

Fig. 3.12 (A) 3T PRESS convencional, TE 35 ms, espectro de substância cinzenta normal. Sobreposição de N-acetil aspartato (NAA), glutamato (Gln) e mio-inositol (mI) é ilustrada pelo espectro do componente. (B) O espectro da média de TE 35-185 da substância cinzenta normal. Note a resolução da Glu, NAA e Glu + Gln alcançadas pelo processo de média.

soluções dos componentes Glu, Gln mI e NAA, menos sobreposição e melhores linhas basais são alcançadas pela média do TE. Esta abordagem tem demonstrado melhorar drasticamente a linha basal e reduzir o erro da medição quantitativa de outros metabólitos, como NAA[55] e glicina.[56]

Para outros metabólitos acoplados, é necessário o processamento da transformada de Fourier 2D.[57,58]

Métodos de aceleração e melhora de cobertura

Com a disponibilidade de intensidades mais elevadas de campo e bobinas *phased array* o interesse por métodos de MRSI acelerados aumentou. Dado o tempo de relaxamento do metabólito T_1 moderadamente longo, a MRSI de múltiplos cortes[59,60] pode ser uma abordagem eficiente para a cobertura expandida. A supressão de lipídeos é uma preocupação-chave para medições confiáveis. Uma vantagem da técnica de múltiplos cortes comparada com os métodos volumétricos é a capacidade de atualizar *shims* dinamicamente, corte a corte, e otimizar a homogeneidade sobre o volume expandido. [61-64] A codificação de fase durante o tempo de amostragem espectroscópica, t_2 com métodos, como EPSI[65,66] ou EPSI com SI espiral de codificação espiral[67], também tem sido efetiva na expansão da cobertura e, com SNR suficiente, alcançando estudos mais rápidos. Uma vez que estes métodos sejam frequentemente visados na expansão da cobertura, o *shimming* e a supressão de lipídeos fora da banda são a maior preocupação com relação aos artefatos e limites. Os métodos de redução de lipídeos incluem o uso de múltiplos pulsos VSS como descrito sob as bandas laterais de água, recuperação da anulação de inversão do componente lipídeo,[68] amostragem de densidade variável[69,70] e pós-processamento.[71] Métodos que utilizam tempo de amostragem t_2 para deslocamento químico e amostragem espacial, também, reduzem algumas das vantagens de sobreamostragem espectroscópica e, portanto, podem ter uma variação dinâmica menos efetiva. A imagem espectroscópica codificada por sensibilidade espacial, paralela,[72,75] já é outra forma de reduzir a amostragem do espaço k. Uma vez que esta abordagem seja frequentemente realizada com repetitividade muito elevada do sinal mais próximo da bobina, a supressão de lipídeos é talvez a exigência mais importante para resultados confiáveis. Como a EPSI e SI espiral, existe alta demanda para evitar artefatos de lipídeos fora da banda. A baixa resolução espacial e os métodos de imagem espectroscópica de erro de registro de deslocamento químico com base na codificação de sensibilidade (SENSE) e em técnicas de aquisição paralela parcial com autocalibração generalizada (GRAPPA). Métodos que tratam deste assunto incluem o uso de imagens de referência de alta resolução[76] e métodos de pós-processamento específico para lipídeos.[77]

Quantificação

Os métodos de quantificação de MRS estão além do escopo deste artigo (vide Capítulo 2), porém alguns comentários com relação à interface entre a coleta de dados e a quantificação, as considerações e os limites podem ser úteis. Apesar da capacidade de alguns métodos de ajuste lidar com artefatos espectrais, a variabilidade e a repetibilidade serão afetadas. Antes de usar a quantificação de qualquer rotina de ajuste, é sempre uma boa ideia verificar os resíduos e espectros de componentes, ou estabelecer uma condição de ajuste mínimo. O termo "concentração absoluta" em espectroscopia e SI é mais frequentemente usado para citar o uso de unidades em moles por peso do tecido. Este uso livre do termo "absoluto" não implica necessariamente em que estes valores sejam corrigidos para relaxatividade, forma do *voxel* ou para qualquer outra variável na amostragem de dados, e não devem ser considerados como corrigidos, a menos que especificamente indicado. Para qualquer estudo longitudinal, em que a variabilidade do sistema pode contribuir com o resultado geral, é uma boa ideia usar uma imagem *phantom* de espectroscopia-padrão como controle de qualidade de rotina. Um exemplo de imagem *phantom* de espectroscopia-padrão é uma mistura, conhecida informalmente por "*liquid braino*", feito em grandes volumes e transferido a esferas de polietileno de 2,7 litros. A imagem *phantom* consiste em 12,5 mmol/L NAA, 10 mmol/L Cr, 3 mmol/L Cho, 12,5 mmol/L Glu, 7,5 mmol/L mI e 5 mmol/L Lac em 50 mmol/L de um tampão fosfato, ajustado para pH 7,2; 0,1% Magnevist (v/v) é incluído para reduzir o T_2, e 0,1% de azida de sódio (w/w) foi incluído para ajudar no tempo de prateleira.

Conclusões

A descrição dos artefatos e problemas não se destina a afastar o uso da MRS na pesquisa de aplicações clínicas. Para a maior parte, as fontes e a contribuição de artefatos à variabilidade são entendidas, e não limites primários de estudos típicos de MRS e MRSI. Entretanto, o aumento do uso de estudos longitudinais, em que níveis absolutos de tecido são necessários, significa que atenção aos detalhes da prescrição de dados, configuração, coleta e reconstrução possa ser vital.

Referências

1. Webb PG, Sailasuta N, Kohler SJ *et al.* Automated single-voxel proton MRS: technical development and multisite verification. *Magn Reson Med* 1994; **31**: 365–373.
2. Brooks WM, Friedman SD, Stidley CA. Reproducibility of ¹H-MRS in vivo. *Magn Reson Med* 1999; **41**: 193–197.
3. Ratai EM, Hancu I, Blezek DJ *et al.* Automatic repositioning of MRSI voxels in longitudinal studies: impact on reproducibility of metabolite concentration measurements. *J Magn Reson Imaging* 2008; **27**: 1188–1193.
4. Ernst T, Hennig J, Ott D, Friedburg H. The importance of the voxel size in clinical ¹H spectroscopy of the human brain. *NMR Biomed* 1989; **2**: 216–224.
5. Spielman DM, Adalsteinsson E, Lim KO. Quantitative assessment of improved homogeneity using higherorder shims for spectroscopic imaging of the brain. *Magn Reson Med* 1998; **40**: 376–382.
6. Hanson LG, Adalsteinsson E, Pfefferbaum, A, Spielman DJ. Optimal voxel size for measuring global gray and white matter proton metabolite concentrations using chemical shift imaging. *Magn Reson Med* 2000; **44**: 10–18.
7. Webb P, Macovski A. Rapid, fully automatic, arbitraryvolume in vivo shimming. *Magn Reson Med* 1991; **20**: 113–122.
8. Gruetter R, Weisdorf SA, Rajanayagan V *et al.* Resolution improvements in in vivo ¹H NMR spectra with increased magnetic field strength. *J Magn Reson* 1998; **135**: 260–264.
9. Kim DH, Adalsteinsson E, Glover GH, Spielman DM. Regularized higher-order in vivo shimming. *Magn Reson Med* 2002; **48**: 715–722.
10. Cavassila S, Deval S, Huegen C, van Ormondt D, Graveron-Demilly D. Cramer–Rao bound expressions for parametric estimation of overlapping peaks: influence of prior knowledge. *J Magn Reson* 2000; **143**: 311–320.
11. Nelson SJ, Vigneron DB, Star-Lack J, Kurhanewicz J. High spatial resolution and speed in MRSI. *NMR Biomed* 1997; **10**: 411–422.
12. Schaffter T, Bornert P, Leussler C, Carlsen IC, Leibfritz D. Fast ¹H spectroscopic imaging using a multi-element head-coil array. *Magn Reson Med* 1998; **40**: 185–193.
13. Noworolski SM, Nelson SJ, Henry RG. High spatial resolution ¹H-MRSI and segmented MRI of cortical gray matter and subcortical white matter in three regions of the human brain. *Magn Reson Med* 1999; **41**: 21–29.
14. Ryner LN, Ke Y, Thomas MA. Flip angle effects in STEAM and PRESSoptimized versus sinc RF pulses. *J Magn Reson* 1998; **131**: 118–125.
15. Ernst T, Hennig J. Improved water suppression for localized in vivo ¹H spectroscopy. *J Magn Reson B* 1995; **106**: 181–186.
16. Pauly J, Le Roux P, Nishimura D, Macovski A. Parameter relations for the Shinnar Le-Roux RF design algorithm. *IEEE Trans Med Imaging* 1991; **10**: 53–65.
17. Raidy T, Sailasuta N, Hurd RE. Application of reduced flip angle: 180-degree RF pulses in PRESS. In *Proceedings of the Third Annual Meeting of the International Society for Magnetic Resonance in Medicine,* Nice, France, 1995, p. 1020.
18. Schricker AA, Pauly JM, Kurhanewicz J, Swanson MG, Vigneron DB. Dualband spectral–spatial RF pulses for prostate MR spectroscopic imaging. *Magn Reson Med* 2001; **46**: 1079–1087.
19. Cunningham, C, Vigneron, D, Chen AP *et al.* Design of symmetric-sweep spectral-spatial RF pulses for spectral editing. *Magn Reson Med* 2004; **52**: 147–153.
20. Ernst T, Chang L. Elimination of artifacts in short echo time ¹H MR of the frontal lobe. *Magn Reson Med* 1996; **36**: 462–468.
21. Starck G, Carlsson A, Ljungberg M, Forssell- Aronsson E. k-Space analysis of point resolved spectroscopy (PRESS) with regard to spurious echoes in in vivo ¹H MRS. *NMR Biomed* 2009; **22**: 137–147.
22. Hurd R, Sailasuta N. Elimination of artifacts in short echo proton spectroscopy. In *Proceedings of the Fifth Annual Meeting of the International Society for Magnetic Resonance in Medicine,* Vancouver, Canada, 1997, p. 1453.
23. Hurd RE, Freeman D. Proton editing and imaging of lactate. *NMR Biomed* 1991; **4**: 73–80.
24. Allen PS, Thompson RB, Wilman AH. Metabolitespecific NMR spectroscopy in vivo. *NMR Biomed* 1997; **10**: 435–444.
25. Thompson RB, Allen PS. Response of metabolites with coupled spins to the STEAM sequence. *Magn Reson Med* 2001; **45**: 955–965.
26. Thompson RB, Allen PS. Sources of variability in the response of coupled spins to the PRESS sequence and their potential impact on metabolite quantification. *Magn Reson Med* 1999; **41**: 1162–1169.

27. Star-Lack JM, Adalsteinsson E, Adam MF et al. In vivo ^{1}H MR spectroscopy of human head and neck lymph node metastasis and comparison with oxygen tension measurements. AJNR Am J Neuroradiol 2000; **21**: 183–193.

28. Mescher M, Merkle H, Kirsch J, Garwood M, Gruetter R. Simultaneous in vivo spectral editing and water suppression. NMR Biomed 1998; **11**: 266–272.

29. Star-Lack J, Vigneron DB, Pauly J, Kurhanewicz J, Nelson SJ. Improved solvent suppression and increased spatial excitation bandwidths for three-dimensional PRESS CSI using phasecompensating spectral/spatial spin-echo pulses. J Magn Reson Imaging 1997; **7**: 745–757.

30. Frahm J, Merboldt K, Hänicke W. Localized proton spectroscopy using stimulated echoes. J Magn Reson 1987; **72**: 502–508.

31. Ogg RJ, Kingsley PB, Taylor JS. WET, a T_1- and B_1-insensitive watersuppression method for in vivo localized ^{1}H NMR spectroscopy. J Magn Reson B 1994; **104**: 1–10.

32. Leibfritz D, Dreher W. Magnetization transfer MRS. NMR Biomed 2001; **14**: 65–76.

33. McLean, MA, Simister RJ, Barker GJ, Duncan JS. Magnetization transfer effect on human brain metabolites and macromolecules. Magn Reson Med 2005; **54**: 1281–1285.

34. Estilaei MR, Matson GB, Meyerhoff DJ. et al. Indirect imaging of ethanol via magnetization transfer at high and low magnetic fields. Magn Reson Med 2003; **49**: 755–759.

35. Zhou J, Payen JF, Wilson DA, Traystman RJ, van Zijl PC. Using the amide proton signals of intracellular proteins and peptides to detect pH effects in MRI. Nat Med 2003; **9**: 1085–1090.

36. Klose U. In vivo proton spectroscopy in presence of eddy currents. Magn Reson Med 1990; **14**: 26–30.

37. Felblinger J, Kreis R, Boesch C. Effects of physiologic motion of the human brain upon quantitative ^{1}H-MRS: analysis and correction by retro-gating. NMR Biomed 1998; **11**: 107–114.

38. Henry PG, van de Moortele PF, Giacomini E, Nauerth A, Bloch G. Fieldfrequency locked in vivo proton MRS on a wholebody spectrometer. Magn Reson Med 1999; **42**: 636–642.

39. Gabr RE, Sathyanarayana S, Schär M, Weiss RG, Bottomley PA. On restoring motion-induced signal loss in single-voxel magnetic resonance spectra. Magn Reson Med 2006; **56**: 754–760.

40. Hurd RE, Gurr D, Sailasuta N. Proton spectroscopy without water suppression: the oversampled J-resolved experiment. Magn Reson Med 1998; **40**: 343–347.

41. Bolan PJ, DelaBarre L, Baker EH et al. Eliminating spurious lipid sidebands in ^{1}H MRS of breast lesions. Magn Reson Med 2002; **48**: 215–222.

42. Hurd R, Sailasuta N, Srinivasan R et al. Measurement of brain glutamate at 3 T using TE-averaged PRESS. Magn Reson Med 2004; **51**: 435–440.

43. Tran TK, Vigneron DB, Sailasuta N et al. Very selective suppression pulses for clinical MRSI studies of brain and prostate cancer. Magn Reson Med 2000; **43**: 23–33.

44. Edden RA, Schar M, Hillis AE, Barker PB. Optimized detection of lactate at high fields using inner volume saturation. Magn Reson Med 2006; **56**: 912–917.

45. Edden RA and Barker PB. Spatial effects in the detection of γ-aminobutyric acid: improved sensitivity at high fields using inner volume saturation. Magn Reson Med 2007; **58**: 1276–1282.

46. Brief EE, Whittall KP, Li DK, MacKay A. Proton T_1 relaxation times of cerebral metabolites differ within and between regions of normal brain. NMR Biomed, 2003; **16**: 503–509. [Erratum NMR Biomed. 2004; **17**: 222.]

47. Kamada K, Houkin K, Hida K et al. Localized proton spectroscopy of focal brain pathology in humans: significant effects of edema on spin–spin relaxation time. Magn Reson Med 1994; **31**: 537–540.

48. Ke Y, Coyle N, Simpson NS et al. Brain NAA T_2 values are significantly lower in schizophrenia. In Proceedings of the 10th Annual Meeting of the International Society for Magnetic Resonance in Medicine, Honolulu, 2002, p. 976.

49. Hennig J, Thiel T, Speck O. Improved sensitivity to overlapping multiplet signals in in vivo proton spectroscopy using a multiecho volume selective (CPRESS) experiment. Magn Reson Med 1997; **37**: 816–820.

50. van Zijl PC, Moonen CT, von Kienlin, M. Homonuclear J refocusing in echo spectroscopy. J Magn Reson 1990; **89**: 28–37.

51. Lee HK, Yaman A, Nalcioglu O. Homonuclear J-refocused spectral editing technique for quantification of glutamine and glutamate by ^{1}H NMR spectroscopy. Magn Reson Med 1995; **34**: 253–259.

52. Murphy PS, Leach MO, Rowland IJ. Signal modulation in (1)H magnetic resonance spectroscopy using contrast agents: proton relaxivities of choline, creatine, and Nacetylaspartate. Magn Reson Med 1999; **42**: 1155–1158.

53. Lin AP, Ross BD. Shortecho time proton MR spectroscopy in the presence of gadolinium. J Comput Assist Tomogr 2001; **25**: 705–712.

54. Sijens PE, Oudkerk M, van Dijk P, Levendag PC, Vecht CJ. ^{1}H MR spectroscopy monitoring of changes in choline peak area and line shape after Gd-contrast administration. Magn Reson Imaging 1998; **16**: 1273–1280.

55. Hancu I, Zimmerman EA, Sailasuta N, Hurd RE. ^{1}H MR spectroscopy using TE averaged PRESS: a more sensitive technique to detect neurodegeneration associated with Alzheimer's disease. Magn Reson Med 2005; **53**: 777–782.

56. Prescot AP, Frederick B, Wang L et al. In vivo detection of brain glycine with echo-time-averaged ^{1}H magnetic resonance spectroscopy at 4.0 T. Magn Reson Med 2006; **55**: 681–686.

57. Schulte RF and Boesiger P. ProFit: two-dimensional prior-knowledge fitting of J-resolved spectra. NMR Biomed 2006; **19**: 255–263.

58. Lange T, Schulte RF Boesiger P. Quantitative J-resolved prostate spectroscopy using twodimensional prior-knowledge fitting. Magn ResonMed 2008; **59**: 966–972.

59. Spielman DM, Pauly JM, Macovski A, Glover GH, Enzmann DR. Lipidsuppressed single- and multisection proton spectroscopic imaging of the human brain. J Magn Reson Imaging 1992; **2**: 253–262.

60. Duyn JH, Gillen J, Sobering G, van Zijl PC, Moonen CT. Multisection proton MR spectroscopic imaging of the brain. *Radiology* 1993; **188**: 277–282.
61. Blamire AM, Rothman DL, Nixon T. Dynamic shim updating: a new approach towards optimized whole brain shimming. *Magn Reson Med* 1996; **36**: 159–165.
62. Hurd R. Interleaved MR spectroscopy and imaging with dynamically updated acquisition parameters. US patent 5,657,757, 1997.
63. Morrell G, Spielman D. Dynamic shimming for multi-slice magnetic resonance imaging. *Magn Reson Med* 1997; **38**: 477–483.
64. de Graaf RA, Brown PB, McIntyre S, Rothman DL, Nixon TW. Dynamic shim updating (DSU) for multislice signal acquisition. *Magn Reson Med* 2003; **49**: 409–416.
65. Webb P, Spielman D, Macovski A. A fast spectroscopic imaging method using a blipped phase encode gradient. *Magn Reson Med* 1989; **12**: 306–315.
66. Posse S, DeCarli C, Le Bihan D. Three-dimensional echoplanar MR spectroscopic imaging at short echo times in the human brain. *Radiology* 1994; **192**: 733–738.
67. Adalsteinsson E, Irarrazabal P, Topp S et al. Volumetric spectroscopic imaging with spiral-based k-space trajectories. *Magn Reson Med* 1998; **39**: 889–898.
68. Ebel A, Govindaraju V, Maudsley AA. Comparison of inversion recovery preparation schemes for lipid suppression in ^{1}H MRSI of human brain. *Magn Reson Med* 2003; **49**: 903–908.
69. Adalsteinsson E, Star-Lack J, Meyer CH, Spielman DM. Reduced spatial side lobes in chemical-shift imaging. *Magn Reson Med* 1999; **42**: 314–323.
70. Sarkar S, Heberlein K, Hu X. Truncation artifact reduction in spectroscopic imaging using a dualdensity spiral k-space trajectory. *Magn Reson Imaging* 2002; **20**: 743–757.
71. Ebel A, Maudsley AA. Comparison of methods for reduction of lipid contamination for in vivo proton MR spectroscopic imaging of the brain. *Magn Reson Med* 2001; **46**: 706–712.
72. Dydak U, Pruessmann KP, Weiger M et al. Parallel spectroscopic imaging with spin-echo trains. *Magn Reson Med* 2003; **50**: 196–200.
73. Banerjee S, Ozturk-Isik E, Nelson SJ, Majumdar S. Fast magnetic resonance spectroscopic imaging at 3 Tesla using autocalibrating parallel technique. *Conf Proc IEEE Eng Med Biol Soc* 2006; **1**: 1866–1869.
74. Otazo R, Tsai SY, Lin FH, Posse S. Accelerated short-TE 3D proton echo-planar spectroscopic imaging using 2D-SENSE with a 32-channel array coil. *Magn Reson Med* 2007; **58**: 1107–1116.
75. Tsai SY, Otazo R, Posse S et al. Accelerated proton echo planar spectroscopic imaging (PEPSI) using GRAPPA with a 32-channel phased-array coil. *Magn Reson Med* 2008; **59**: 989–998.
76. Otazo R, Lin FH, Wiggins G et al. Superresolution parallel spectroscopic imaging. In *Proceedings of the Annual Meeting of the International Society of Magnetic Resonance in Medicine*, 2008, p. 598.
77. Ozturk-Isik E, Crane JC, Cha S et al. Unaliasing lipid contamination for MR spectroscopic imaging of gliomas at 3T using sensitivity encoding (SENSE). *Magn Reson Med* 2006; **55**: 1164–1169.

Capítulo 4
Fundamentos das imagens de difusão por MR

Derek K. Jones

Princípios básicos de difusão

Movimento e difusão brownianos

Em 1827, ao olhar grãos de pólen de *Clarkia pulchella* através de um microscópio, Robert Brown (um botânico de Montrose, na Escócia) observou partículas diminutas dentro dos grãos, que pareciam se mover aleatoriamente.[1] Intrigado com esses movimentos (e estando em voga as investigações sobre a "essência da vida"), ele examinou o pólen – até o pólen morto – de outras espécies e encontrou o mesmo movimento aleatório. Sabemos, agora, que o movimento que Brown observou não era, é claro, surgido da "essência da vida", mas causado pelo bombardeio de moléculas de gás nos grãos de pólen. Esse movimento molecular aleatório, muitas vezes conhecido como o movimento browniano, e com mais frequência como difusão, é a tônica deste capítulo.

A difusão é um processo físico essencial para o funcionamento normal dos sistemas vivos. Por exemplo, o transporte dos metabólitos para dentro das células é facilitado pela difusão. Como veremos em capítulos adiante, o estudo da difusão tem potencial para propiciar descobertas tanto na fisiologia celular, quanto na estrutura da célula. Ao contrário de outros parâmetros da MR, como as constantes de tempo de relaxamentos longitudinal e transverso (T_1 e T_2), que são afetadas pelos parâmetros experimentais de MR, a difusão é uma propriedade intrínseca que é independente do procedimento de MR empregado para mensurá-la.

Gradientes de difusão e concentração

Todos nós nos lembraremos de nossos primeiros experimentos escolares, em que um grande recipiente de vidro com um divisor não poroso, descido verticalmente até o meio, é enchido com água, derramando-se tinta depois em um dos lados. Após a estabilização do sistema (isto é, as correntes de convecção diminuírem), o divisor é removido. Com o tempo, a tinta se dispersa da região de alta concentração para a região de baixa concentração; esse processo continua até ser atingido o equilíbrio (isto é, a concentração da tinta é uniforme em todo o recipiente).

A razão da alteração da concentração de tinta é dada pela primeira lei de Fick, que diz que a densidade de fluxo é linearmente proporcional ao gradiente de concentração. A constante de proporcionalidade é o coeficiente de difusão e, portanto, mensurando-se a concentração das amostras de interesse no decorrer do tempo, o coeficiente de difusão pode ser estimado. Tais abordagens funcionam quando existe gradiente de concentração, mas nenhum fluxo líquido será observado quando a amostra de difusão está em equilíbrio. Consequentemente, amostras extras (isto é, traçadores químicos ou radioativos marcados que simulam a amostra de interesse) devem ser introduzidas e os coeficientes de difusão dos traçadores usados como um substituto da amostra de interesse. Tais técnicas são claramente inadequadas para a prática clínica de rotina e, portanto, devem ser usadas técnicas alternativas.

Difusão como uma caminhada aleatória

O método ideal para mensurar a difusão, se existir, seria fazer diretamente o rastreamento de cada uma das moléculas em difusão (eliminando dessa forma a necessidade de inferir a difusividade dos gradientes de concentração). Considere um grupo de moléculas que estão se difundindo. Após um certo período de observação, cada molécula teria um deslocamento líquido – mas seria impossível de predizer exatamente qual é para um determinado *spin*. Entretanto, é possível predizer a distribuição das posições finais de um conjunto de moléculas a partir da teoria da caminhada aleatória. Por caminhada aleatória, queremos dizer que um *spin* permanece por um tempo t em certa localização, depois se move em direção aleatória em uma quantidade fixa. Esse processo continua de modo que o trajeto aleatório é marcado pela partícula em difusão.

A Figura 4.1A mostra uma simulação de uma caminhada aleatória de cinco partículas únicas em um meio isotrópico (isto é, um meio que mostra propriedades com os mesmos valores quando mensuradas ao longo de eixos em todas as direções). Para uma determinada partícula, está claro que não podemos predizer sua exata posição em um dado momento. Contudo, a Figura 4.1B mostra os resultados de uma simulação envolvendo 1.000.000 de tais partículas, todas elas começando na mesma posição inicial. O histograma mostra a distribuição do deslocamento total (isto é, a distância absoluta entre as posições finais e iniciais) para diferentes tempos de observação. Pode-se considerar que os histogramas representem a probabilidade de um determinado deslocamento para um tempo de difusão específico e, portanto, a forma desse histograma geralmente é referida como perfil de probabilidade de deslocamento. Duas qualidades dos perfis de probabilidade de deslocamento na Figura 4.1B são dignas de nota. Primeiro, eles têm forma de sino ou forma gaussiana. (Pode ser matematicamente demonstrado que a distribuição dos deslocamentos finais de um grupo total de moléculas submetidas a um grande número de etapas é gaussiana, mas tal prova está fora do âmbito deste capítulo.) Segundo, a largura das curvas na metade de sua altura ou sua largura total na metade do máximo aumenta em proporção com a raiz quadrada do número total de etapas. Essa relação entre deslocamento e tempo de difusão foi formalizada por Albert Einstein[2] na equação de Einstein:

$$\langle r^2 \rangle = 2Dt, \qquad [4.1]$$

onde $\langle r^2 \rangle$ é o deslocamento médio ao quadrado, D é o coeficiente de difusão, e t é o tempo de observação. A equação demonstra que,

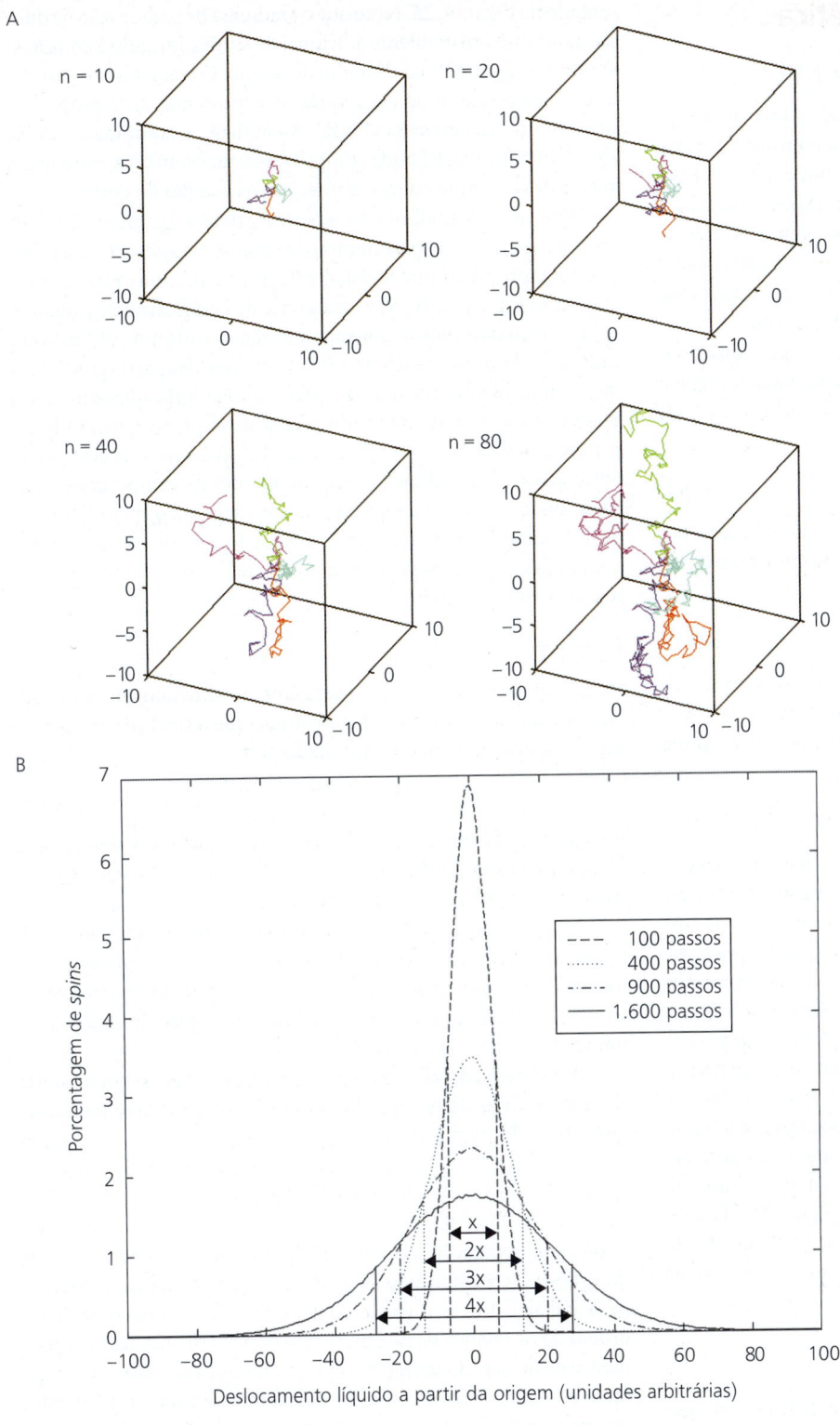

Fig. 4.1 (A) Demonstração de uma caminhada aleatória em três dimensões. Os trajetos de cinco diferentes partículas, todas iniciando-se na origem, são mostrados em diferentes cores. Os números correspondem ao número total de passos dados por cada partícula. Para uma determinada partícula, é impossível predizer onde ela estará após um dado número de passos. Contudo, para um conjunto de *spins*, a distribuição dos deslocamentos finais pode ser prevista de acordo com a teoria da caminhada aleatória. (B) Histograma dos deslocamentos finais para um conjunto de 1.000.000 partículas, cada qual se submetendo a uma caminhada aleatória de 100, 400, 900 e 1.600 passos. A distribuição é gaussiana. As linhas horizontais correspondem à largura total na meia altura máxima dos perfis (FWHM). Note que a FWHM aumenta em proporção com a raiz quadrada do número de passos.

quanto maior o tempo de difusão e maior a difusividade, maior o deslocamento médio ao quadrado.

A equação de Einstein é útil para se obter a ordem das estimativas de magnitude da escala de comprimento testada durante um tempo de observação ou um tempo de difusão. Por exemplo, a difusividade da água no parênquima é da ordem de 1×10^{-3} mm²/s; portanto, para um tempo de difusão de 35 ms, que é típico dos tempos de difusão nos experimentos clínicos de difusão, a raiz quadrada do deslocamento médio será da ordem de 8 μm, o que é comparável ao diâmetro do axônio na matéria branca.

Difusão e ressonância magnética

Como a difusão afeta o sinal da MR?

Os efeitos da difusão sobre o sinal de MR foram relatados pela primeira vez nos anos 1940 por Erwin Hahn,[3] que observou que: "No caso de fenômenos de eco descobriu-se que os sinais nucleares decorrentes dos momentos de precessão nuclear contidos nas moléculas líquidas (particularmente as de baixa viscosidade) não apenas são atenuados pela influência de T_1 e T_2, mas também sofrem deterioração decorrente de autodifusão das moléculas em diferentes campos estabelecidos pela falta de homogeneidade do campo externo."

Para compreender essa afirmação, começamos por considerar a equação familiar de Larmor, que afirma que a frequência angular dos *spins* de precessão, ω, é diretamente proporcional à magnitude do campo magnético B:

$$\omega = \gamma B, \quad [4.2]$$

onde γ é a proporção giromagnética. Se, conforme sugerido por Hahn, o campo B não for homogêneo, de tal forma que há um gradiente no campo B, então podemos escrever

$$B(x) = B_0 + G_x x, \quad [4.3]$$

onde $B(x)$ é o campo em função da posição ao longo do eixo x, x, B_0 é o campo uniforme, e G_x é o gradiente em B ao longo do eixo x.

A fase acumulada por *spins* precedentes na posição x em um intervalo de tempo, t, $\phi_{x(t)}$ é

$$\phi_{x(t)} = \int_0^t \omega dt' = \int_0^t (\gamma B_0 + \gamma G_x x) dt' \quad [4.4]$$

A Equação 4.4 mostra que a fase acumulada é dependente da posição. Se o gradiente G_x estiver presente em todo o experimento de *spin-echo*, então a fase adquirida antes do pulso de radiofrequência (RF) de 180° será exatamente equivalente em magnitude à fase adquirida após o pulso de RF de 180°. Entretanto, em consequência do efeito de inversão do pulso de RF de 180°, as alterações de sinais de fase antes e depois do pulso de RF de 180° são opostas. Portanto, independentemente da posição do *spin* com relação ao gradiente de campo, enquanto o *spin* permanecer estacionário na posição x durante todo o experimento, a alteração de fase *líquida* será zero. Contudo, como sabemos pela discussão anterior, os *spins* não são estacionários na amostra em difusão, e quanto maior o tempo de observação e/ou maior a difusividade, maior será a disseminação das posições dos *spins* (veja Equação 4.1 e Figura 4.1). Consequentemente, à medida que o coeficiente de difusão ou tempo de observação aumenta, a dispersão da fase aumentará, e o sinal se tornará progressivamente atenuado.

Codificação de difusão

Embora a atenuação da difusão do sinal de MR por falta de homogeneidade de campo fosse considerada quase um transtorno por Hahn,[3] pela imposição intencional de uma falta de homogeneidade de campo de maneira controlada (p. ex., impondo um gradiente de campo uniforme), os efeitos da difusão podem ser magnificados. Os primeiros experimentos com esse objetivo (p. ex., o de Carr *et al.*[4] em 1954) envolveram a sobreposição de um gradiente de campo pela duração do experimento (abordagem de gradiente *spin-echo* com campo de constante). Um esquema dessa sequência é representado na Figura 4.2A. Note que o gradiente de codificação de difusão age como um gradiente adicional de leitura, levando à compressão dos sinais de MR no domínio de tempo. O resultado é o aumento da faixa no domínio de frequência e, portanto, uma proporção sinal/ruído mais precária (SNR). Além disso, a combinação dessa abordagem com MRI pode comprovar-se problemática, visto que o gradiente de campo adicional interfere na seleção do corte.

Uma grande melhora do experimento com gradiente de campo constante foi o experimento com gradiente *spin-echo* de pulso (PGSE), proposto por Stejskal e Tanner e demonstrado em esquema na Figura 4.2B.[5] O gradiente de codificação de difusão é aplicado em dois pulsos equivalentes, sendo cada um colocado em cada lado do pulso de RF de 180°. Com esse *design*, os gradientes de codificação de difusão não precisam ser aplicados durante a seleção do *slice* ou de partes de leitura da sequência, evitando assim o aumento da largura de banda e os problemas de seleção de corte associados à abordagem de gradiente de campo constante. Além disso, o tempo de difusão na abordagem com gradiente de pulso é caracterizado com mais facilidade do que na abordagem com gradiente constante. A sequência de Stejskal-Tanner é a que tem uso mais amplo hoje.

Fator *b*

Para um peso fixo de difusão, e para uma amostra difusora com difusividade única, D, pode ser demonstrado que o sinal em um experimento ponderado em difusão é dado por:

$$I = I_0 e^{-TE/T_2} e^{-bD}, \quad [4.5]$$

onde I_0 é a intensidade de sinal na ausência de qualquer ponderação T_2 ou em difusão, TE é o tempo de eco, T_2 é o tempo de relaxamento transverso, e D é a difusividade aparente.

Na Equação 4.5, *b* é o fator *b* ou valor *b*, uma quantidade escalar única que caracteriza a sensibilização da difusão. O primeiro termo exponencial é a familiar ponderação para relaxamento transverso (T_2). O segundo termo mostra que a atenuação do sinal, como um resultado da difusão, é exponencial.

A derivação detalhada do fator *b* para uma dada sequência está além do âmbito deste capítulo, mas um exemplo típico para a sequência de Stejskal-Tanner é

$$b = (\gamma G \delta)^2 \left(\Delta - \frac{\delta}{3}\right), \quad [4.6]$$

onde Δ é a separação temporal dos pulsos do gradiente, δ é a sua duração, e G é a amplitude do gradiente. Essa expressão (expressão de Stejskal-Tanner) é usada com frequência para se obter uma ordem de estimativa da magnitude do valor *b* para um dado experimento de difusão. O tempo de difusão é designado como $(\Delta - \delta/3)$, onde o segundo termo responde pela duração finita dos gradientes de campo pulsado. As unidades para o fator *b* são segundos por milímetro quadrado, e a variação dos valores tipicamente usados em difusão ponderada clínica é de 800-1.500 s/mm^2.

Aumentando o fator b

A Equação 4.6 mostra que se o fator *b* é aumentado pelo aumento da força do gradiente, G, a separação temporal dos gradientes, Δ, ou a sua duração, δ. Entretanto, ao se variar Δ ou δ varia-se o tempo de

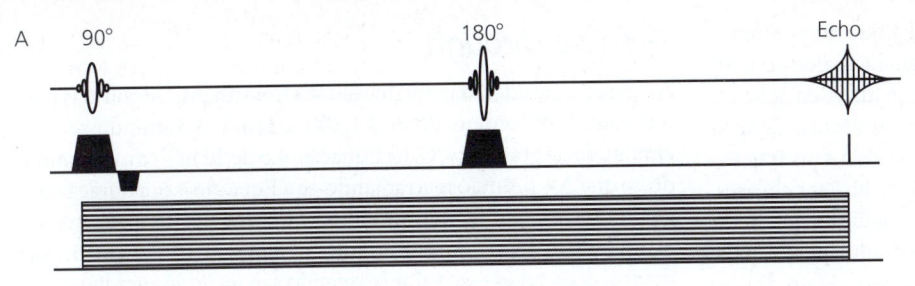

Fig. 4.2 Representações esquemáticas de sequências DWI de MR. (A) Esquema gradiente *spin-echo* de campo constante. O gradiente de codificação de difusão é aplicado durante todo o experimento. (B) Sequência gradiente *spin-echo* de pulso (PGSE). Os gradientes de codificação de difusão são aplicados em dois pulsos emparelhados. A duração é δ, sua separação temporal é Δ.

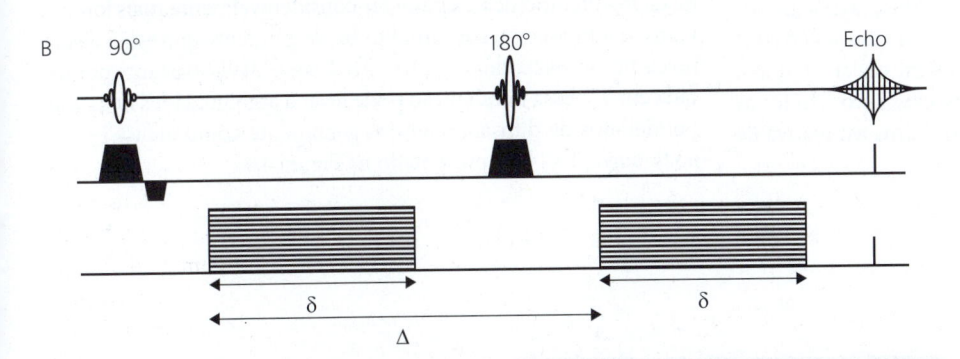

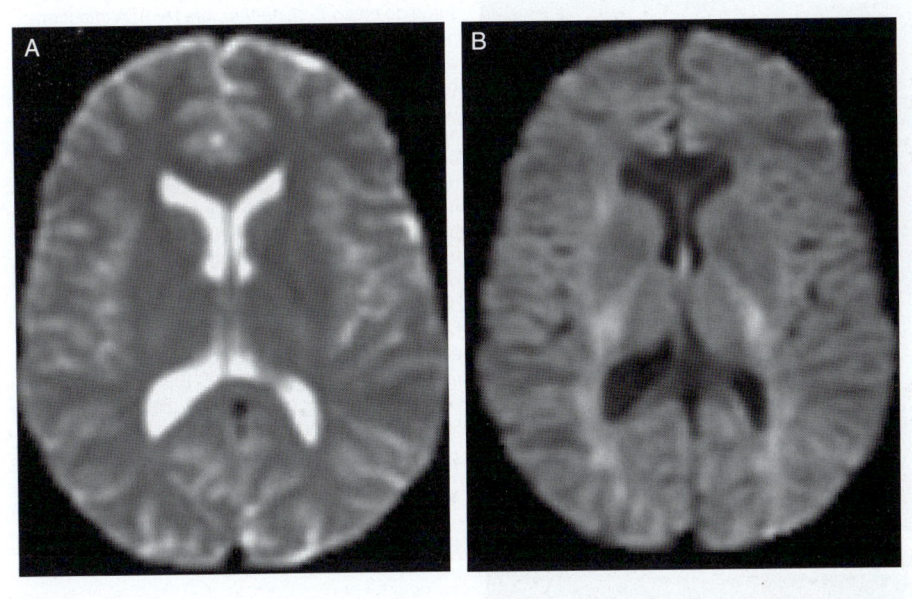

Fig. 4.3 Resultados de um experimento de DWI. (A) Imagem ponderada em T_2 (TE, 107 ms). (B) A DWI foi colhida de um sujeito saudável do sexo masculino (39 anos). O valor *b* era 1.000 s/mm², e a direção da sensibilização de difusão era ao longo do eixo esquerdo-direito.

difusão e, conforme anteriormente discutido (veja Eq. 4.1), as escalas de comprimento testadas também são alteradas. Portanto, embora tais experimentos tenham méritos por si só (p. ex., os de Norris *et al*.[6]), se as difusividades forem estimadas a partir de uma série de medidas obtidas em diferentes valores de *b*, é importante manter o tempo de difusão constante e alterar somente o valor *b* por meio de variação da amplitude do gradiente.

MRI ponderada em difusão

Obtenção de imagens ponderadas em difusão

Em 1984, Wesbey *et al*. descreveram os primeiros estudos a incorporar gradientes de codificação de difusão a uma sequência de imagens por MR.[7] No ano seguinte, Le Biahn e Breton, Merboldt *et al*. e Taylor e Bushell descreveram suas investigações independentes nessa área.[8-10] A Figura 4.3 mostra uma típica imagem de difusão ponderada (DWI) obtida de um sujeito humano saudável.

O brilho de cada *voxel* na imagem corresponde à intensidade da ponderação-difusão obtida com a mesma quantidade de difusão ponderada. Por que, então, já que estamos olhando para os efeitos da difusão em água (que tem uma difusividade de 3×10^{-3} mm²/s), o sinal em cada *voxel* não foi atenuado pela mesma quantidade? (Por que o contraste da imagem não é aquele da imagem-padrão ponderada em T_2?) Por exemplo, a atenuação de sinal nos ventrículos cheios de fluido é muito maior que a observada no parênquima. Como a atenuação de sinal é dependente do deslocamento líquido das moléculas de água, devemos concluir que o deslocamento líquido é maior no líquido cefalorraquidiano (CSF) que no parênquima. Assim, *parece* que a autodifusividade da água é maior no CSF que no parênquima. De fato, a verdadeira difusividade da água no CSF e no parênquima é a mesma; mas no csf, as moléculas de água são relativamente desimpedidas, mas no parênquima seus trajetos são impedidos pela presença de membranas e inclusões celulares. No que se refere à Equação 4.1, o deslocamento médio ao quadrado por unidade de tempo, $\langle r^2 \rangle / t$, está reduzido e, portanto, *parece* que a difusividade, D, está reduzida. Portanto, para refletir o fato de que não estamos falando sobre a autodifusividade intrínseca da água por si só em DWI, foi cunhado o termo coeficiente de difusão (ADC) *aparente*.[11,12] O uso do termo ADC também esclarece que a difusividade estimada provém de um grupo de *spins* (isto é, todos os *spins* contidos dentro de um *voxel*) e que esta é uma estimativa de volume médio da difusividade.

T_2 shine through

As imagens ponderadas em difusão são tipicamente adquiridas com um *valor-b* da ordem de 800-1.500 s/mm². Assumindo-se uma amplitude de gradiente, G, na Equação 4.6 de 22 mT/m, e assumindo-se que $\Delta = \delta$, então rearranjando-se a Equação 4.6, a duração dos gradientes de codificação de difusão devem ser de, pelo menos, $\sqrt[3]{3b/(2\gamma^2 G^2)}$, ou 40 ms. Portanto, o tempo de eco deve ser, pelo menos, duas vezes esse valor (e quando são incluídos gradientes de imagem, o tempo de eco pode ser consideravelmente mais longo). Consequentemente, para amplitudes de gradiente que estão disponíveis nos *scanners* clínicos (10-40 mT/m), DWI é bastante ponderada em T_2. Essa ponderação pode levar a ambiguidades nos sinais ponderados de difusão, referidos geralmente como efeito T_2 *shine-through*,[13,14] representado na Figura 4.4.

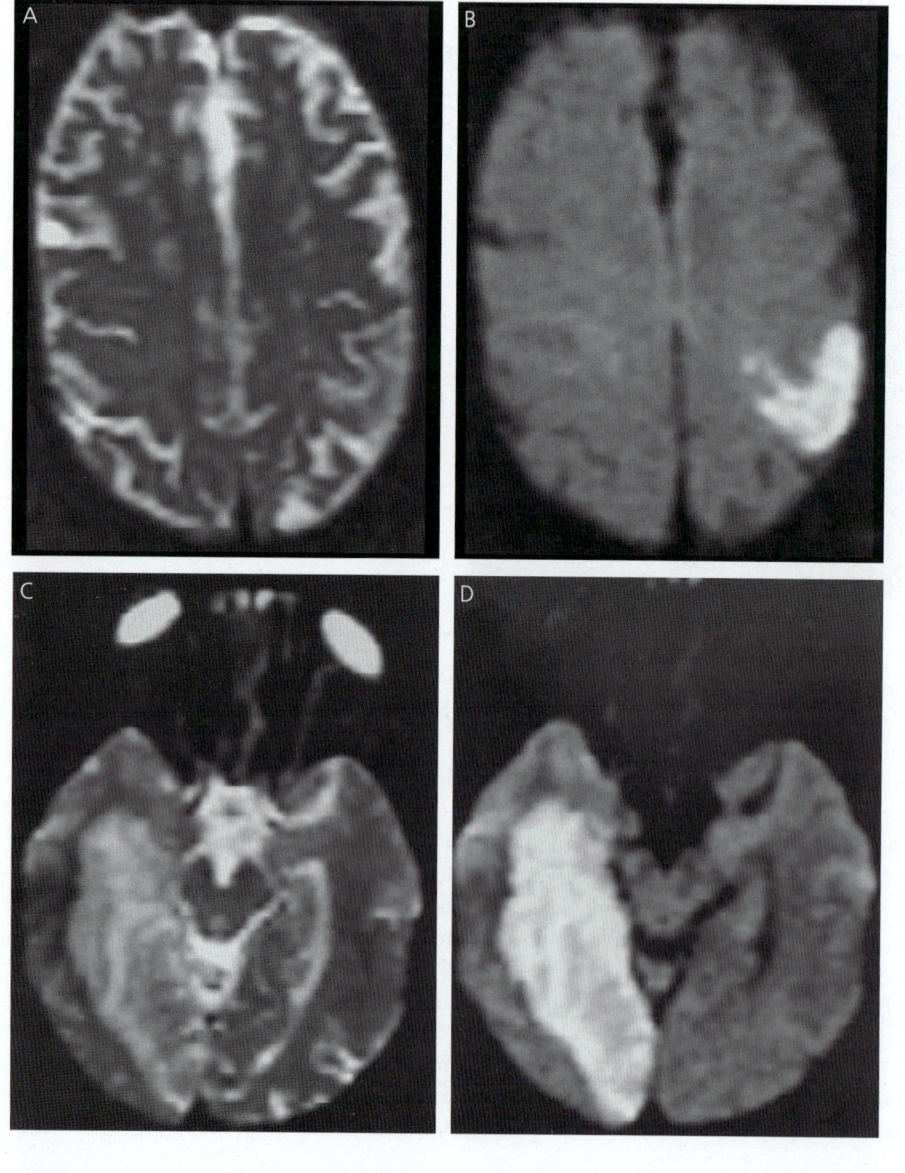

Fig. 4.4 Demonstração da confusão potencial que surge do efeito T_2 *shine-through*. (A, B) A imagem ponderada em T_2 (A) e a correspondente imagem ponderada em difusão (B) (b = 1.000 s/mm²) de um homem de 71 anos 36 h após infarto cerebral na região parietal anterior esquerda. O infarto é visto apenas sutilmente na imagem ponderada em T_2, mas é muito evidente em DWI como uma região de hiperintensidade (C, D). A hiperintensidade em DWI nem sempre significa ADC reduzido. A imagem ponderada em T_2 (C) e DWI (D) foi obtida de um homem de 60 anos 7 dias após um infarto cerebral nos lobos occipital direito e temporal. A maior parte da hiperintensidade em DWI pode ser atribuída à hiperintensidade na imagem ponderada em T_2, ou efeito *shine-through*. (Essas imagens são reproduzidas de Burdette *et al.* (1999) com a gentil permissão do autor e dos editores, Radiological Society of North America.[13])

Estimativas quantitativas de difusividade

As imagens ponderadas em difusão só oferecem uma visão qualitativa do processo de difusão e, juntamente com os efeitos de T_2 *shine-through*, podem ser difíceis de interpretar. Contudo, como deve ter ficado claro na Equação 4.5, pela aquisição de pelo menos duas imagens, I_1 e I_2, com diferentes valores b (b_1 e b_2), é possível obter uma estimativa quantitativa da difusividade.

$$I_1 = I_0 e^{-TE/T_2} e^{-b_1 D} \quad [4.7]$$

$$I_2 = I_0 e^{-TE/T_2} e^{-b_2 D} \quad [4.8]$$

Tomando-se os logaritmos de ambos os lados das Equação 4.7 e 4.8 e dividindo a Equação 4.7 pela Equação 4.8 temos:

$$D = \frac{-1}{(b_2 - b_1)} (\ln(I_2)/\ln(I_1)). \quad [4.9]$$

Note que o termo $I_0 e^{-TE/T_2}$ aparece tanto na Equação 4.7 quanto na 4.8 e, portanto, ao se tomar a razão de I_1/I_2 na formulação da Equação 4.9, esse termo cancela-se. Assim, a estimativa da difusividade está livre do efeito T_2 *shine-through* vista nos sinais ponderados em difusão.

Difusão anisotrópica

Implicações para imagens ponderadas em difusão

A utilidade clínica de DWI tornou-se aparente pela primeira vez em 1990, quando Moseley *et al.* relataram a redução aguda do ADC no tecido isquêmico do cérebro do gato dentro das primeiras horas de início de isquemia.[15] A aplicação de DWI à isquemia é discutida no Capítulo 15. Aproximadamente na mesma época das observações de Moseley, notou-se que o ADC em certas regiões do cérebro do mamífero parecia depender da direção do gradiente de codificação de difusão aplicado.[16] Em outras palavras, o ADC era dependente da direção. Esses efeitos foram conhecidos por algum tempo em amostras *ex vivo* de tecidos muscular e cerebral, remontando ao trabalho pioneiro de Hansen[17] e Cleveland *et al.*[18] Logo depois das observações de Moseley *et al.* no cérebro de gato,[15] a dependência direcional do ADC foi referida na substância branca em humanos por Doran *et al.*[19] e Chenevert *et al.*[20] Isso é ilustrado na Figura 4.5, que mostra o mesmo cérebro em três imagens, a cada vez que é aplicado o gradiente de codificação de difusão ao longo de um dos três eixos ortogonais.

Em certas regiões do cérebro, a intensidade ponderada de difusão é a mesma nas três imagens, sugerindo que o ADC é o mesmo em todas as direções. A difusão, nesses casos, é descrita como isotrópica. Entretanto, nas regiões destacadas por setas, este não é o caso, e a difusão nessas regiões é referida como anisotrópica.

Por essas três imagens ponderadas em difusão apenas, podemos inferir uma substancial quantidade de informações sobre a estrutura indicada pelas setas. Primeiro, as grandes diferenças nas intensidades ponderadas em difusão, que são observadas quando é alterada a direção do gradiente de codificação de difusão, sugerem que o tecido ali é altamente ordenado na escala de *voxel*. Segundo, como há grande atenuação de sinal na Figura 4.5A (em que os gradientes de codificação de difusão foram aplicados em orientação esquerda-direita), podemos inferir que a difusão é relativamente desimpedida ao longo dessa direção. Por outro lado, nas duas orientações perpendiculares (Fig. 4.5B, C), a atenuação do sinal é muito menor, indicando que o tempo de deslocamento médio ao quadrado por unidade é reduzido e que algo está, portanto, impedindo o deslocamento das moléculas de água ao longo desses eixos ortogonais. Portanto, por essas três imagens apenas, somos capazes de inferir que uma estrutura ordenada tem, predominantemente, a orientação esquerda-direita. Essas inferências são totalmente compatíveis com as fibras do corpo caloso que atravessam essa região.[21,22]

Qual é a fonte de anisotropia de difusão?

As sugestões iniciais para os mecanismos subjacentes à anisotropia de difusão na substância branca incluíram bainha de mielina,[23] gradientes de suscetibilidade local,[24,25] citoesqueleto axonal e transporte axonal rápido. Porém, a própria mielina parece não ser necessária para que a difusão seja anisotrópica no cérebro. Essa conclusão foi a primeira sugerida pela demonstração da difusão anisotrópica no cérebro imaturo do rato, em que não havia evidência histológica de mielina.[26,27] Além disso, Gulanio *et al.*[28] relataram a difusão anisotrópica na medula espinal de um rato deficiente em mielina.

Em meados dos anos 1990, Christian Beaulieu e Peter Allen conduziram uma série de experimentos para tentar elucidar a origem da anisotropia na substância branca e foram capazes de excluir os efeitos dos gradientes induzidos por suscetibilidade, citoesqueleto axonal e transporte axonal rápido.[29-31] Eles concluíram que o principal determinante da anisotropia no tecido nervoso é a presença de membranas celulares intactas e que a mielinização serve para modular a anisotropia. Para uma revisão completa e excelente do trabalho feito nessa área, veja artigo recente de Beaulieu.[32]

Tensor de difusão

Por que um coeficiente de difusão aparente é inadequado para caracterizar a difusão?

Se quiséssemos fazer o relato da difusividade em regiões do tecido anisotrópico, como aqueles descritos anteriormente, que ADC deveríamos referir? Imagine que, em um estudo multicêntrico, quiséssemos comparar as mensurações do ADC aos gradientes aplicados em direção esquerda-direita no esplênio do corpo caloso. Evidentemente, para uma significativa comparação dos valores obtidos dos diferentes locais, seria necessário que a cabeça de cada sujeito fosse orientada *exatamente* da mesma maneira. Se fossem aplicados gradientes de codificação de difusão ao longo do eixo *x* e o sujeito girasse sua cabeça ligeiramente, o ADC estimado seria alterado. Nós dizemos, portanto, que o ADC é uma medida variável com a rotação.

Claramente, um número infinito de medidas de ADC pode ser obtido dentro do tecido anisotrópico; portanto, está claro também que um único ADC é inadequado para caracterizar a difusão, sendo necessária uma descrição mais complexa. A segunda descrição mais

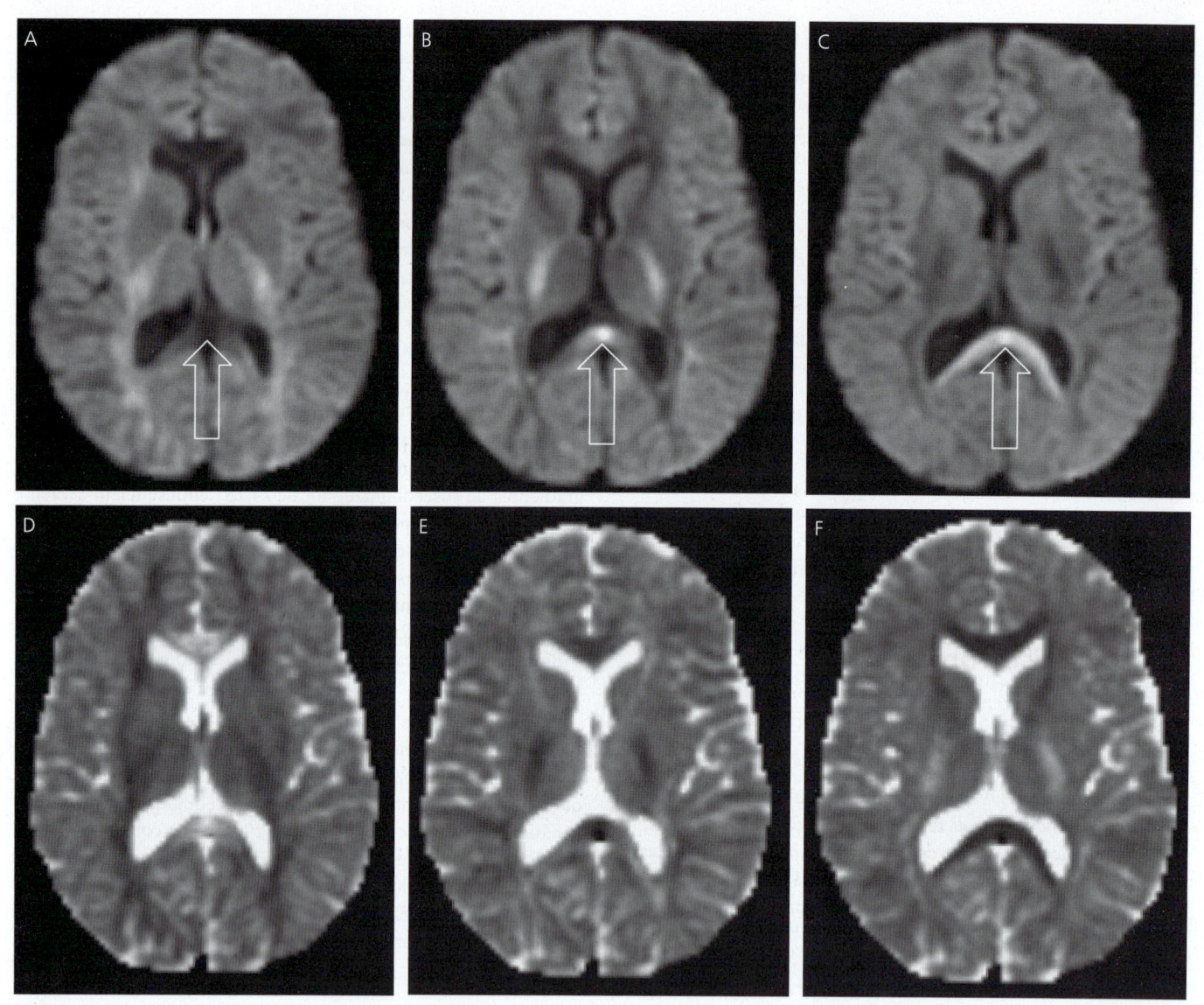

Fig. 4.5 O efeito de alterar a direção dos gradientes de sensibilização de difusão na intensidade ponderada em difusão (A-C) e ADC computado (D-F). A figura mostra a mesma fatia cerebral, com gradientes aplicados na direção esquerda-direita (A, D), direção anterior-posterior (B-E) e direção superior-inferior (C, F). A quantidade de difusão ponderada (b = 1.000 s/mm^2) foi a mesma nos três casos.

complexa é a matriz do tensor de difusão.[33] Esta é uma matriz simétrica 3 × 3, $\mathbf{D}$,

$$\mathbf{D} = \begin{bmatrix} D_{xx} & D_{xy} & D_{xz} \\ D_{xy} & D_{yy} & D_{yz} \\ D_{xz} & D_{yz} & D_{zz} \end{bmatrix} \quad [4.10]$$

Que representam os elementos do tensor de difusão?

Os elementos diagonais (D_{xx}, D_{yy}, D_{zz}) correspondem às difusividades ao longo de três eixos ortogonais, e os elementos fora das diagonais relacionam-se com as difusividades ao longo dos eixos ortogonais. É essencial perceber que os elementos não diagonais do tensor de difusão não representam a difusividade por si só. Por exemplo, o elemento D_{xy} não é a difusividade na direção xy. Os elementos não diagonais refletem a correlação entre os deslocamentos moleculares em direções ortogonais, portanto D_{xy} correlaciona-se com os deslocamentos ao longo dos eixos x e y.

Imagine um meio anisotrópico orientado de tal forma que o eixo de maior difusividade esteja a 45° para os eixos x e y (Fig. 4.6A). A difusividade ao longo do eixo x será equivalente em amplitude à difusividade ao longo do eixo y. Além disso, o deslocamento ao longo do eixo x estará perfeitamente correlacionado aos deslocamentos ao longo do eixo y. O fato de que esses deslocamentos estão correlacionados se refletirá por um valor diferente de zero do elemento não diagonal D_{xy}. Imagine agora que os meios anisotrópicos são lentamente girados em sentido anti-horário para que o eixo de maior difusividade se torne cada vez mais alinhado com o eixo y. Os deslocamentos ao longo dos eixos x e y se tornarão cada vez menos

Fig. 4.6 Explicação da diferença entre D_{xy}, que é o elemento não diagonal (*off-diagonal*) do tensor de difusão, e o ADC_{xy}, o ADC na direção *xy*. (A) O meio anisotrópico é orientado a 45° para os eixos *x* e *y*. A difusividade na direção *x* é igual à difusividade na direção *y*, e os deslocamentos ao longo de dois eixos estão perfeitamente correlacionados (refletido por D_{xy} que assume seu valor máximo). (B) O meio anisotrópico está alinhado com o eixo *y*, e os deslocamentos ao longo dos eixos *x* e *y* não são mais correlacionados com D_{xy} que equivale a zero. Entretanto, o ADC na direção *xy* não é zero. Além disso, embora D_{xy} possa assumir valores negativos, o ADC na direção *x*, por definição, pode nunca assumir valores negativos. (C) As variações de D_{xy} e ADC_{xy} são representadas no gráfico como funções da orientação dos eixos principais do meio anisotrópico em relação ao eixo *y* (θ).

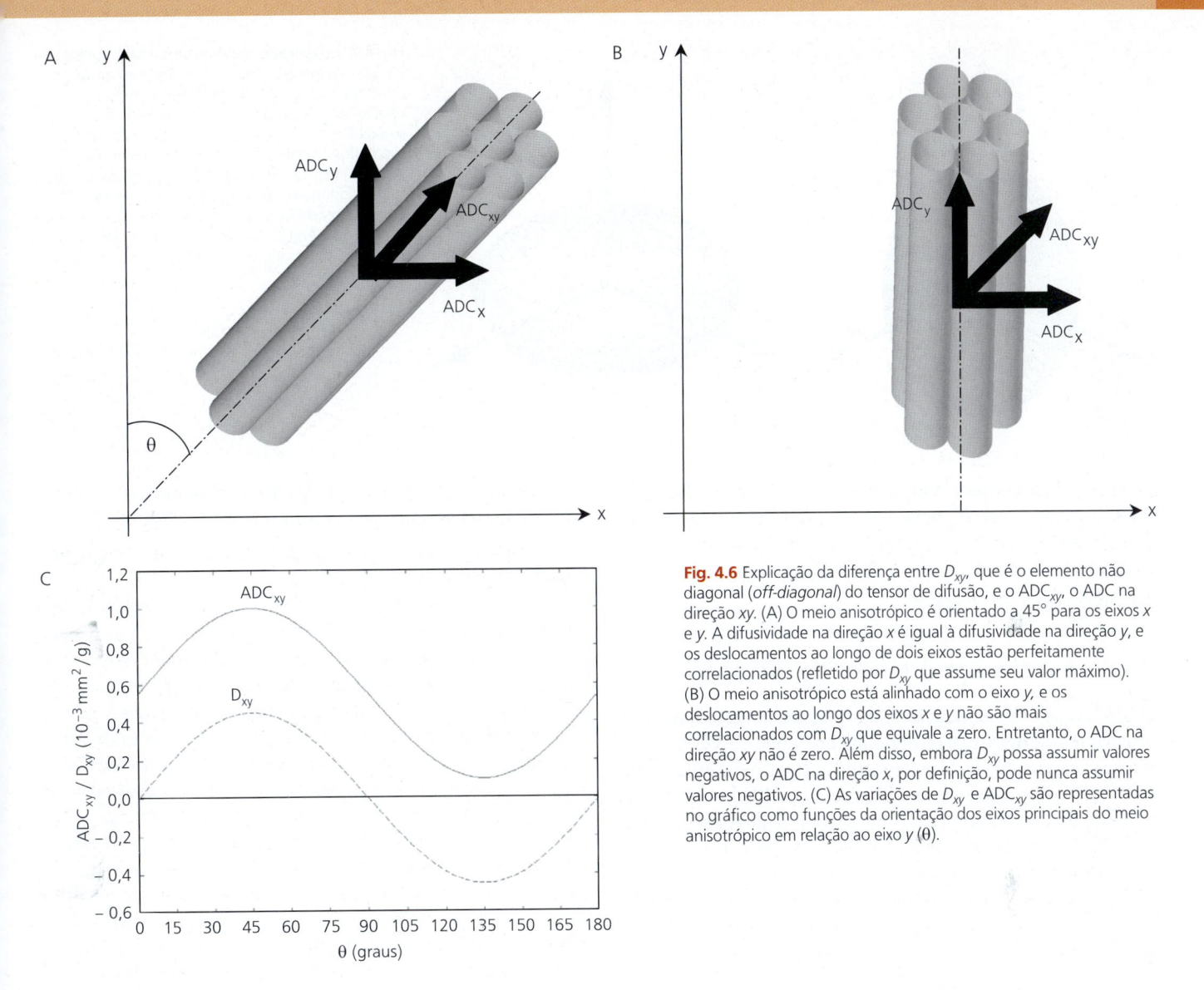

correlacionados, o que será refletido por um valor menor que D_{xy}. No ponto em que o eixo da maior difusividade se tornar perfeitamente alinhado com o eixo *y* (e, portanto, a difusão ao longo do eixo *x* não está mais correlacionada com a difusão ao longo do eixo *y*), o elemento não diagonal D_{xy} se tornará zero. Note que, embora D_{xy} seja zero, a difusividade ADC_{xy} na direção *x-y* não é zero.

Quando os três elementos não diagonais são zero, isso significa que o tensor se alinha com os principais eixos do meio anisotrópico. Nessa condição, dizemos que o tensor está diagonalizado e seus elementos diagonais correspondem a seus eigenvalores. Os três eigenvalores (denotados como λ_1, λ_2 e λ_3) correspondem às três difusividades ao longo dos eixos principais do tensor de difusão. A orientação dos eixos principais é dada pelos três vetores Eigen (denotados por $\hat{\varepsilon}_1$, $\hat{\varepsilon}_2$ e $\hat{\varepsilon}_3$). Por definição, os três eigenvetores são mutuamente ortogonais. Assume-se que orientação do tensor seja paralela ao principal eigenvetor, que é o eigenvetor associado ao maior eigenvalor, assume-se que o principal eigenvetor seja colinear com a orientação dominante da fibra dentro do *voxel*.

Difusão elipsoide e sua relação com o tensor de difusão

Agora, considere um experimento *gedanken* em que colocamos uma gota de tinta no centro de uma grande tina de água. À medida que as partículas de tinta se deslocam, com o tempo, o perfil externo do deslocamento assemelharia-se a um envelope esférico, já que a difusão em meios isotrópicos é isotrópica. Entretanto, em um meio anisotrópico, as partículas de tinta se difundiriam mais ao longo do eixo principal do meio anisotrópico do que em orientação perpendicular. Evidentemente, o perfil do deslocamento pode não mais ser descrito como uma esfera, sendo descrito mais corretamente como um envelope elipsoide com eixo longo paralelo ao eixo longo do meio anisotrópico. Considera-se geralmente o tensor de difusão em termos desse elipsoide: uma superfície representando a distância em que um *spin* se difundirá com igual probabilidade desde a sua origem. As orientações dos eixos do elipsoide são dadas pelos eigenvetores (Fig. 4.7), e os comprimentos são dados pela distância da difu-

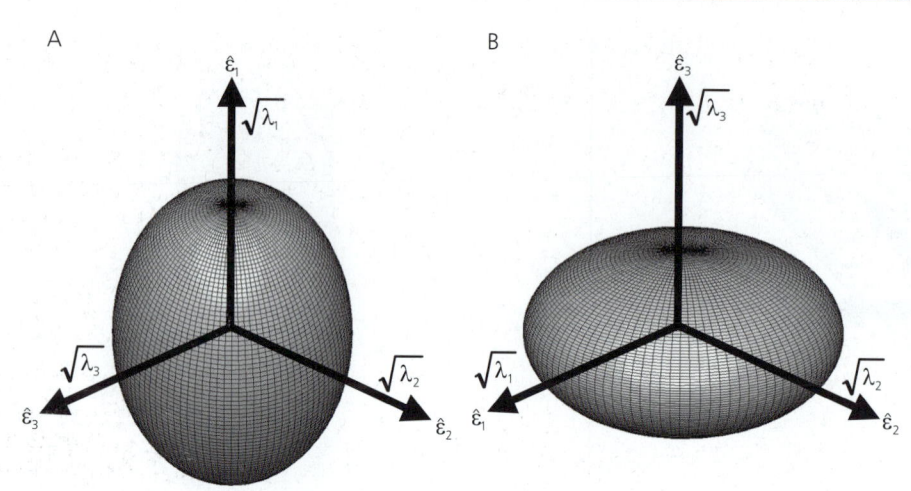

Fig. 4.7 Esquema do elipsoide de difusão. O elipsoide é o envelope onde um *spin* colocado em centro se difundirá com igual probabilidade. Os eixos são escalados de acordo com a raiz quadrada dos eigenvalores, $\sqrt{\lambda_1}$, $\sqrt{\lambda_2}$ e $\sqrt{\lambda_3}$, e os eixos principais são dados por eigenventores correspondentes, $\hat{e}_1$, $\hat{e}_2$ e $\hat{e}_3$. Os eigenvalores são escolhidos de acordo com suas magnitudes, como $\lambda_1 \geq \lambda_2 \geq \lambda_3$. O tensor em (A) é prolato, onde $\lambda_1 > \lambda_2 \approx \lambda_3$. O principal eigenvetor é designado como $\hat{e}_1$. Em (B), o tensor é oblato, isto é, $\lambda_1 \approx \lambda_2 > \lambda_3$, e o eigenvetor principal é, portanto, mal definido.

são em um dado tempo, *t*. A Equação 4.1 mostra que o deslocamento em um dado tempo é proporcional à raiz quadrada da difusividade. Portanto, os eixos elipsoides são escalados de acordo com a raiz quadrada dos eigenvalores, $\sqrt{\lambda_1}$, $\sqrt{\lambda_2}$ e $\sqrt{\lambda_3}$. Exemplos de elipsoides são mostrados na Figura 4.7.

Como é estimado o tensor de difusão?

O fato de que o tensor deva ser usado para descrever a difusão em sistemas anisotrópicos foi reconhecido no campo da MR há quase 30 anos,[5] quando ele foi incorporado às equações de Bloch, que descrevem os fundamentos da MR nuclear (NMR).[34] Entretanto, não se fez uma tentativa para estimar o tensor diretamente a partir dos dados ponderados de difusão até que Basser *et al.* descreveram, pela primeira vez, as mensurações do tensor de difusão, em 1992[35] e posteriormente descreveram como essa abordagem poderia ser combinada com imagens dentro do que agora se conhece como MRI com tensor de difusão (DT-MRI).

Como o tensor é simétrico (isto é, $D_{xy} = D_{yx}$, $D_{xz} = D_{zx}$ e $D_{yz} = D_{zy}$), existem somente seis elementos desconhecidos a determinar. Estes são estimados a partir de uma série de imagens ponderadas em difusão, adquiridas com gradientes aplicados em direções não colinear e não coplanar. Todos nós estamos familiarizados com a ideia de que para encontrar *n* desconhecidos em álgebra linear, precisamos solucionar pelo menos as equações simultâneas com *n* e o mesmo se aplica ao se estimar o tensor de difusão a partir dos dados de MR. O número mínimo de imagens com codificadores de difusão necessários para estimar o tensor é seis (com a adição de uma imagem ponderada em não difusão). Basser *et al.* demonstraram que ao se tomar o logaritmo das intensidades ponderadas de difusão (Equação 4.4), é estabelecida uma série de equações lineares simultâneas, que podem ser solucionadas usando-se álgebra linear, sendo obtidas estimativas do tensor de difusão.[36,37] Nesse caso, o valor *b* escalar é substituído pela chamada matriz *b*, cujos elementos fazem a escala b_{ij} de atenuação do sinal por meio do elemento correspondente do tensor de difusão, D_{ij}. Portanto, a Equação 4.5 se torna.

$$I = I_0 e^{-TE/T_2} e^{-b_{xx}D_{xx} - b_{yy}D_{yy} - b_{zz}D_{zz} - 2b_{xy}D_{xy} - 2b_{xz}D_{xz} - 2b_{yz}D_{yz}}. \quad [4.11]$$

A computação da matriz *b* está fora do âmbito deste capítulo, mas o leitor interessado deve consultar Matiello *et al.*[38]

A Figura 4.8 mostra nove imagens, cada qual correspondendo a um elemento do tensor de difusão.

Extrair informações visualmente (como a difusividade média, grau de anisotropia da difusão e o eixo da maior difusividade aparente) dessa série de seis imagens individuais é difícil. Entretanto, os dados dessas imagens podem ser usados para reconstruir a difusão elipsoide discutida anteriormente. A Figura 4.9 mostra alguns elipsoides de difusão computados provenientes de dados reais de DT-MRI.[39] Nos ventrículos laterais repletos de CSF, a difusão é isotrópica e desimpedida e, portanto, os elipsoides são esféricos e têm grandes raios, quando comparados aos outros elipsoides. No córtex, a difusão é mais impedida que no CSF, mas a uma resolução de *voxel* típica de DT-MRI ($2 \times 2 \times 2$ mm), não há uma direção preferida de difusão. Assim, os elipsoides no córtex também parecem esféricos, ainda que com um raio menor que no CSF. Na substância branca do esplênio do corpo caloso, a difusão é mais impedida perpendicularmente ao eixo longo das fibras, e, portanto, os elipsoides se tornam alongados em toda a direção da fibra. Os elipsoides nessa região são semelhantes a uma fileira de salsichas (Peter Basser, comunicação pessoal). Seguindo-se a fileira de salsichas a olho nu, cria-se uma impressão da trajetória das fibras no corpo caloso.

Mensurações quantitativas do tensor de difusão por MRI

Uma qualidade-chave de muitas mensurações dos tensores de difusão é que elas são *rotacionalmente invariáveis*; ou seja, o valor que assumem é independente da orientação da amostra, no que se refere ao sistema laboratorial de referência. Conforme discutido anteriormente, esta é uma qualidade importante ao se comparar mensurações de diferentes sujeitos ou mesmo ao se comparar mensurações vindas de diferentes regiões do cérebro do mesmo sujeito.

Traço

Sem dúvida, a mensuração mais útil obtida da DT-MRI é o traço. Este é a soma dos três elementos diagonais do tensor de difusão (isto

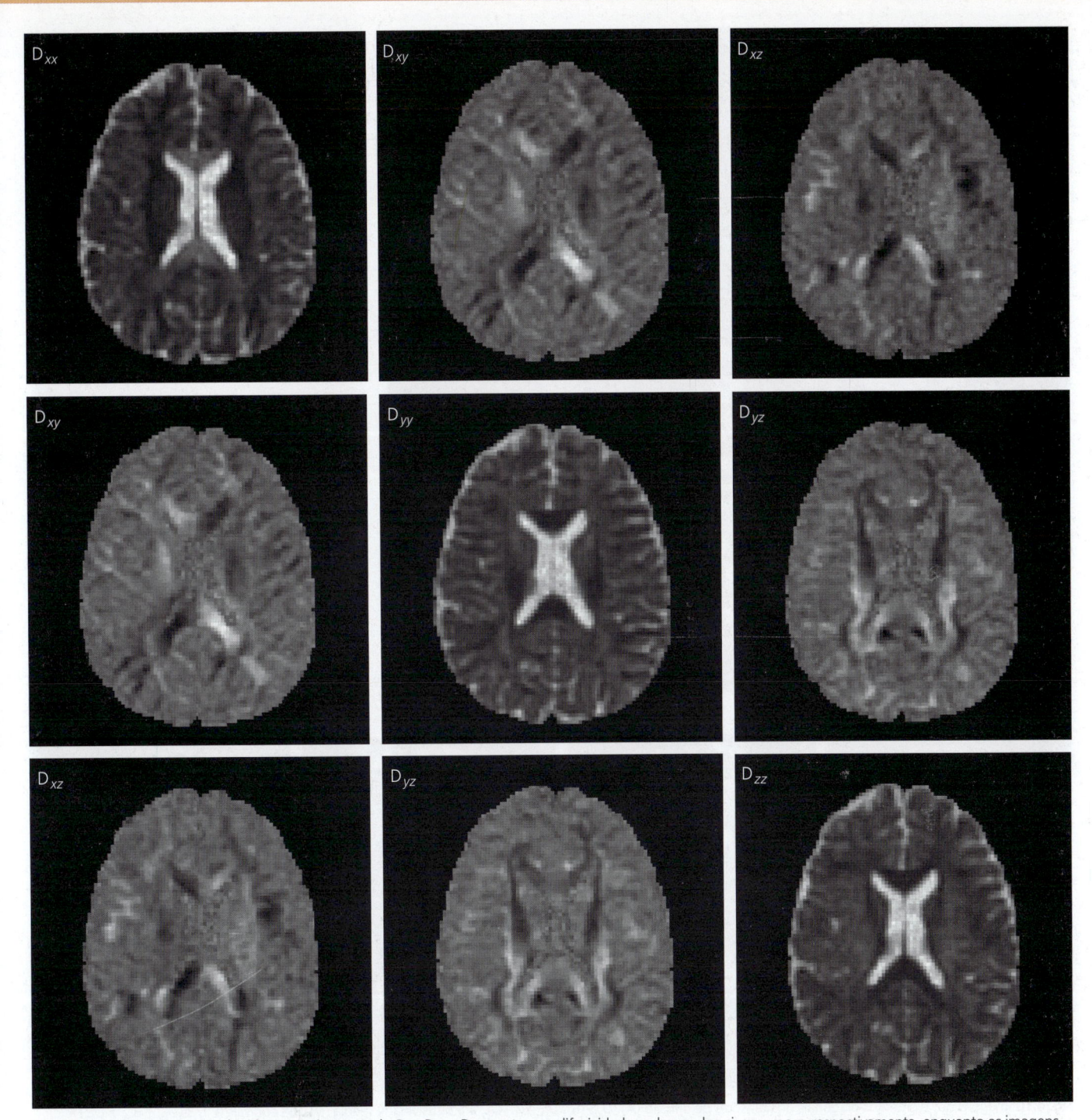

Fig. 4.8 Elementos do tensor de difusão. As imagens de D_{xx}, D_{yy} e D_{zz} mostram a difusividade ao longo dos eixos x, y e z, respectivamente, enquanto as imagens D_{xy}, D_{xz} e D_{yz} mostram correlações entre os deslocamentos em direções ortogonais. Note que D_{xy}, D_{xz} e D_{yz} podem assumir quaisquer valores positivos ou negativos, enquanto D_{xx}, D_{yy} e D_{zz} (difusividades correspondentes) assumem somente valores não negativos. Portanto, enquanto os três elementos diagonais do tensor formam a mesma janela, e os três elementos não diagonais (off-diagonal) formam a mesma janela, diferentes janelas foram usadas para os elementos diagonais e não diagonais.

é, $D_{xx} + D_{yy} + D_{zz}$), que pode ser demonstrado como equivalente à soma de seus três eigenvalores. Pode-se pensar no traço/3 como sendo equivalente à difusividade média em termos orientacionais. Note que, particularmente na literatura inicial sobre MRI de difusão, muitas frases alternativas foram usadas para descrever essa mensuração, incluindo-se ADC traço e ADC traço médio. Esses termos não fazem sentido, visto que traço é uma propriedade dos tensores, enquanto ADC é uma quantidade escalar; o uso de tais termos deve, portanto, ser evitado.

Um exemplo de uma imagem da difusividade média (isto é, traço/3) é apresentado na Figura 4.10, juntamente com estimativas da ADC ao longo de três eixos ortogonais. Uma notável proprieda-

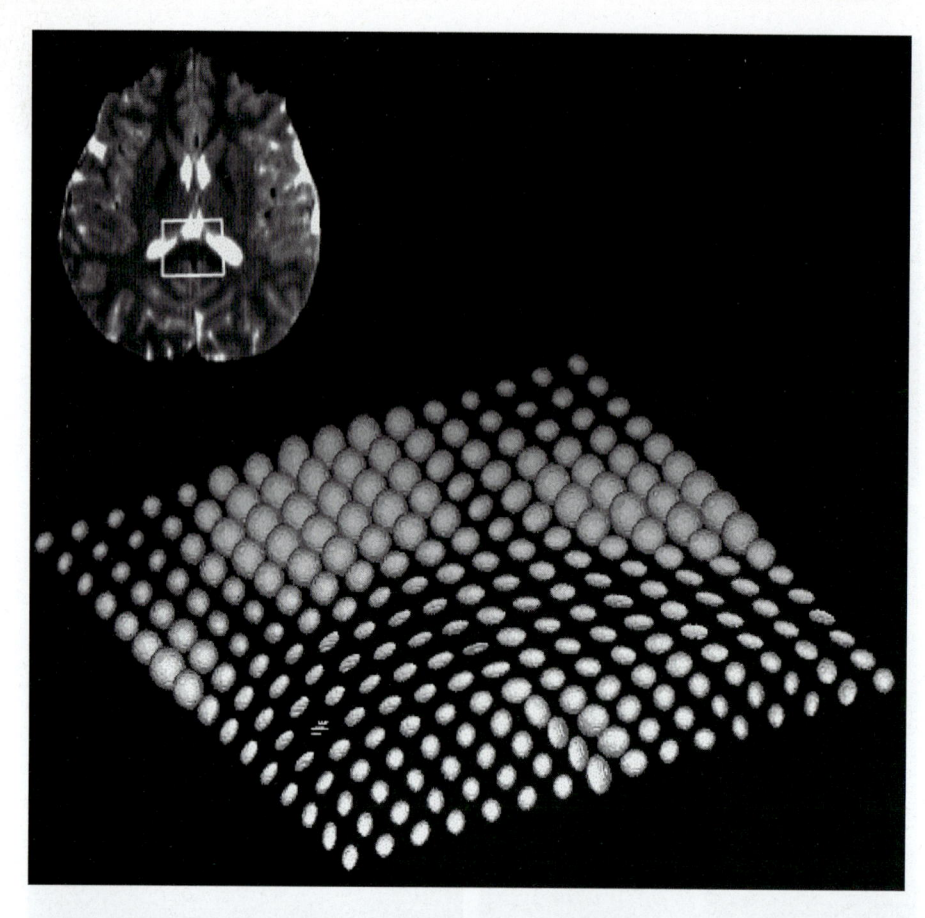

Fig. 4.9 Elipsoides de difusão reconstruídos a partir de dados de tensor de difusão por MRI. A fatia cerebral é uma imagem axial ponderada em T_2, e o quadrado mostra a localização de uma região de interesse centrada sobre o esplênio do corpo caloso, mas também contendo porções dos ventrículos laterais e córtex occipital. A região com *zoom* mostra os elipsoides computados de dentro dessa região. (Esta figura apareceu originalmente em Pierpaoli C, Jezzard P, Basseer PJ, Barnett AS. Diffusion tensor MR imaging of the human brain. *Radiology* 1996; **201**: 637-648.[39] O autor agradece à Radiological Society of North America e ao Dr. Carlo Pierpaoli, National Institutes of Health, Bethesda, MD, pela permissão de sua reprodução aqui.)

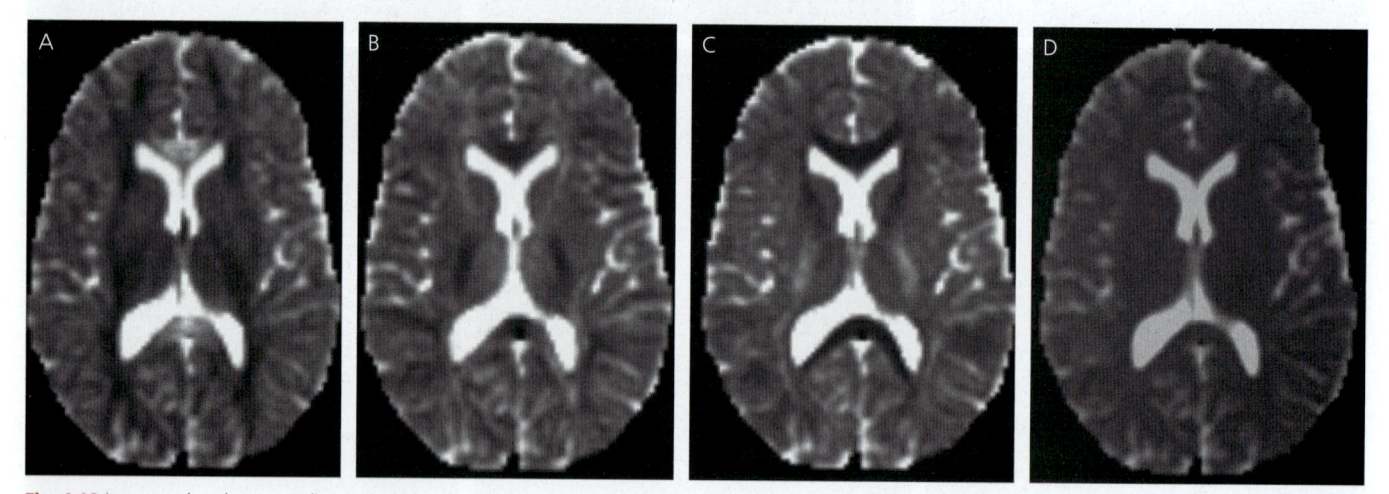

Fig. 4.10 Imagens dos elementos diagonais dos tensores de difusão (A), D_{xx}, (B), D_{yy} e (C) D_{zz} e a difusividade média (D) que equivale a 1/3 $(D_{xx} + D_{yy} + D_{zz})$ = 1/3 traço. Note que embora seja possível inferir a orientação da fibra e a anisotropia de cada uma das três imagens, a difusividade média é relativamente uniforme em todo o parênquima. Embora essa homogeneidade dificulte a localização anatômica, ela torna evidentes as regiões de difusividade anormal (sejam elevadas ou reduzidas).

de do traço é que, na variação do valor b tipicamente usado em estudos clínicos (b < 1.500 s/mm²), a difusividade média é quase uniforme em todo o parênquima ($0,7 \times 10^{-3}$ mm²/s). Embora a homogeneidade dificulte a distinção das estruturas anatômicas, ela oferece a vantagem de que os efeitos da anisotropia não confundem a detecção das anormalidades de difusão, como nas lesões isquêmicas agudas.[40]

Índices de anisotropia

Antes da introdução do modelo de tensor na MRI,[35] foram propostos vários índices para anisotropia da difusão, como a proporção de ADCs obtida em duas direções ortogonais. A limitação de tais índices pode ser compreendida consultando-se a Figura 4.6. Para as fibras orientadas a 45° aos eixos x e y, a proporção ADC_y/ADC_x é igual à unidade; para as fibras orientadas ao longo do eixo y, a pro-

Tabela 4.1 Eigenvalores (λ), traço, difusividade média e índices de anisotropia computados de diferentes regiões do cérebro

	Esplênio	Cápsula interna	Radiação óptica	Centro semioval	Fibras em U	Córtex frontal	CSF
λ_1	1,685	1,320	1,460	0,995	1,200	1,002	3,600
λ_2	0,287	0,447	0,496	0,602	0,545	0,810	3,141
λ_3	0,109	0,139	0,213	0,349	0,208	0,666	2,932
Traço	2,081	1,906	2,169	1,946	1,953	2,478	9,673
Difusividade média	0,694	0,635	0,723	0,649	0,651	0,826	3,224
FA	0,873	0,758	0,727	0,464	0,655	0,201	0,106
RA	1,016	0,787	0,738	0,410	0,633	0,167	0,087
A_σ	0,718	0,557	0,522	0,290	0,447	0,118	0,061

FA, anisotropia fracional; RA, anisotropia relativa; CSF, líquido cefalorraquidiano.
Fonte: Os eigenvalores foram extraídos de Pierpaoli *et al.*[41] e foram obtidos de seis cérebros de macacos.

porção ADC_y/ADC_x assume seu valor máximo e para as fibras orientadas ao longo do eixo x, a proporção assume seu valor mínimo. Este é, portanto, outro exemplo de uma mensuração que é rotacionalmente variável.

Os índices de anisotropia, formados a partir de eigenvalores do tensor, serão, por definição, rotacionalmente invariáveis. O índice mais simples de anisotropia, análogo à proporção ADC_y/ADC_x, seria a proporção do eigenvalor maior para o menor (isto é, λ_1/λ_3). Entretanto, demonstrou-se que a escolha do eigenvalor de acordo com sua magnitude introduz um viés na mensuração em uma proporção sinal:ruído baixa (SNR).[41] Para evitar esse problema, foram propostos índices que não requerem escolha e se mostraram menos sensíveis à SNR.[41,42] Os dois mais populares são a anisotropia fracional (FA) e a anisotropia relativa (RA), dados por

$$FA = \sqrt{\frac{3}{2}} \frac{\sqrt{(\lambda_1 - \langle\lambda\rangle)^2 + (\lambda_2 - \langle\lambda\rangle)^2 + (\lambda_3 - \langle\lambda\rangle)^2}}{\sqrt{\lambda_1^2 + \lambda_2^2 + \lambda_3^2}} \quad [4.12]$$

e

$$RA = \sqrt{\frac{1}{3}} \frac{\sqrt{(\lambda_1 - \langle\lambda\rangle)^2 + (\lambda_2 - \langle\lambda\rangle)^2 + (\lambda_3 - \langle\lambda\rangle)^2}}{\langle\lambda\rangle} \quad [4.13]$$

onde

$$\langle\lambda\rangle = \frac{1}{3}(\lambda_1 + \lambda_2 + \lambda_3), \quad [4.14]$$

O numerador para ambos os termos é o mesmo e está relacionado com a variância dos três eigenvalores com relação à sua média. O índice FA normaliza essa mensuração pela magnitude do tensor como um todo. Assim como a magnitude de um vetor pode ser encontrada pela soma dos quadrados de seus componentes individuais, a magnitude do tensor é encontrada pela soma dos quadrados dos eigenvalores. Assim, a FA mensura a fração do tensor que pode ser atribuída à difusão anisotrópica. O índice FA é apropriadamente

normalizado, de modo que ele assuma os valores de zero (quando a difusão é isotrópica) a um (quando a difusão é restrita ao longo de um só eixo). O denominador do índice RA é simplesmente a difusividade média. Este índice é matematicamente idêntico ao coeficiente de variação: o desvio-padrão dividido pela média. Para assegurar que este índice tenha uma escala de zero a um, Shijmony *et al.*[43] dividiram o índice RA por $\sqrt{2}$ e o chamaram de índice A_σ, isto é

$$A_\sigma = \frac{RA}{\sqrt{2}} \quad [4.15]$$

A Tabela 4.1 mostra alguns exemplos de valores de traço, FA, RA e A_σ, em diferentes regiões do cérebro. O índice de anisotropia usado com mais frequência na literatura é o FA. Exemplos de imagens mostrando FA para todo o cérebro em planos axial, coronal e sagital são apresentados na Figura 4.11. Os méritos relativos dos vários índices de anisotropia foram discutidos por Papadakis *et al.*[44]

Deve-se notar que, ainda que mensurações, como FA e RA, sejam menos sensíveis ao ruído do que as mensurações como λ_1/λ_3, contudo elas ainda assim são sensíveis ao ruído. À medida que a SNR é reduzida, os índices de anisotropia tornam-se cada vez mais superestimados[41]. Portanto, comparações entre os índices de anisotropia obtidos por diferentes estudos, em que diferentes parâmetros foram usados, devem ser tratadas com cautela.

Orientação do tensor

A Figura 4.5 demonstrou que, para estruturas predominantemente orientadas ao longo dos eixos principais (x, y e z), foi possível inferir a orientação da fibra a partir de três imagens ponderadas de difusão ou três imagens de ADC, em que a codificação da difusão foi aplicada ao longo desses três eixos ortogonais. Um estudo inicial tentou capitalizar sobre essa capacidade, e foram propostas abordagens para criar mapas de orientação das fibras com base nas mensurações do ADC.[45,46] Porém, como deve estar claro agora pela discussão anterior, esses mapas são rotacionalmente variáveis. Outros demonstraram como se poderiam derivar mapas de orientação das fibras sólidas e de fácil interpretação com o uso das informações con-

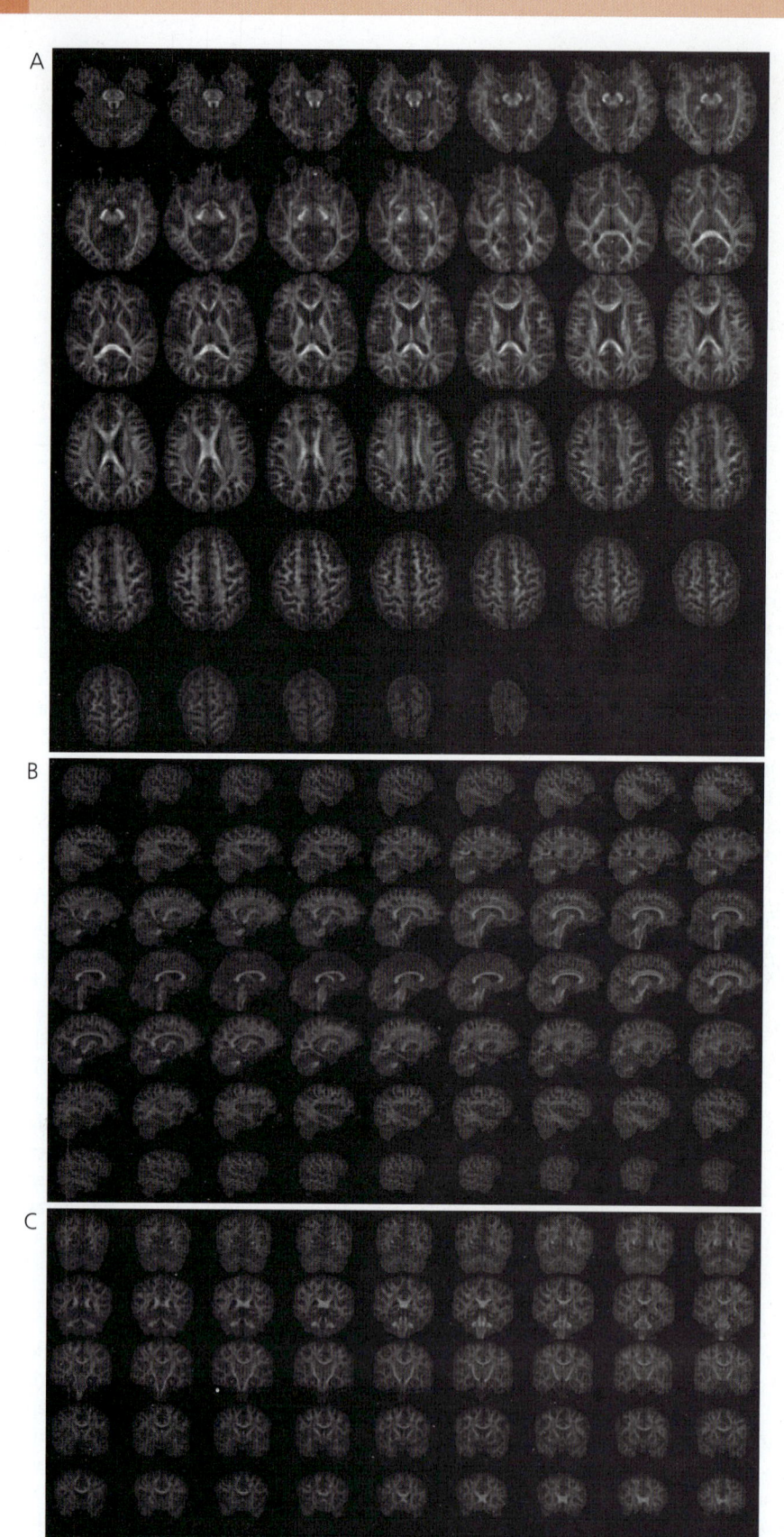

Fig. 4.11 Dados de anisotropia fracional de cérebro inteiro colhidos de um voluntário saudável do sexo masculino (29 anos) (A), em secções axial (B), coronal e (C) sagital. A intensidade da imagem é diretamente proporcional à anisotropia. As regiões preenchidas com líquido cefalorraquidiano (sulcos e ventrículos) e a substância cinzenta têm baixa intensidade, uma vez que a autodifusão da água seja isotrópica na resolução do *voxel* (2,5 × 2,5 × 2,5 mm). Na substância branca, onde a difusão é mais anisotrópica, a imagem aparece brilhante.

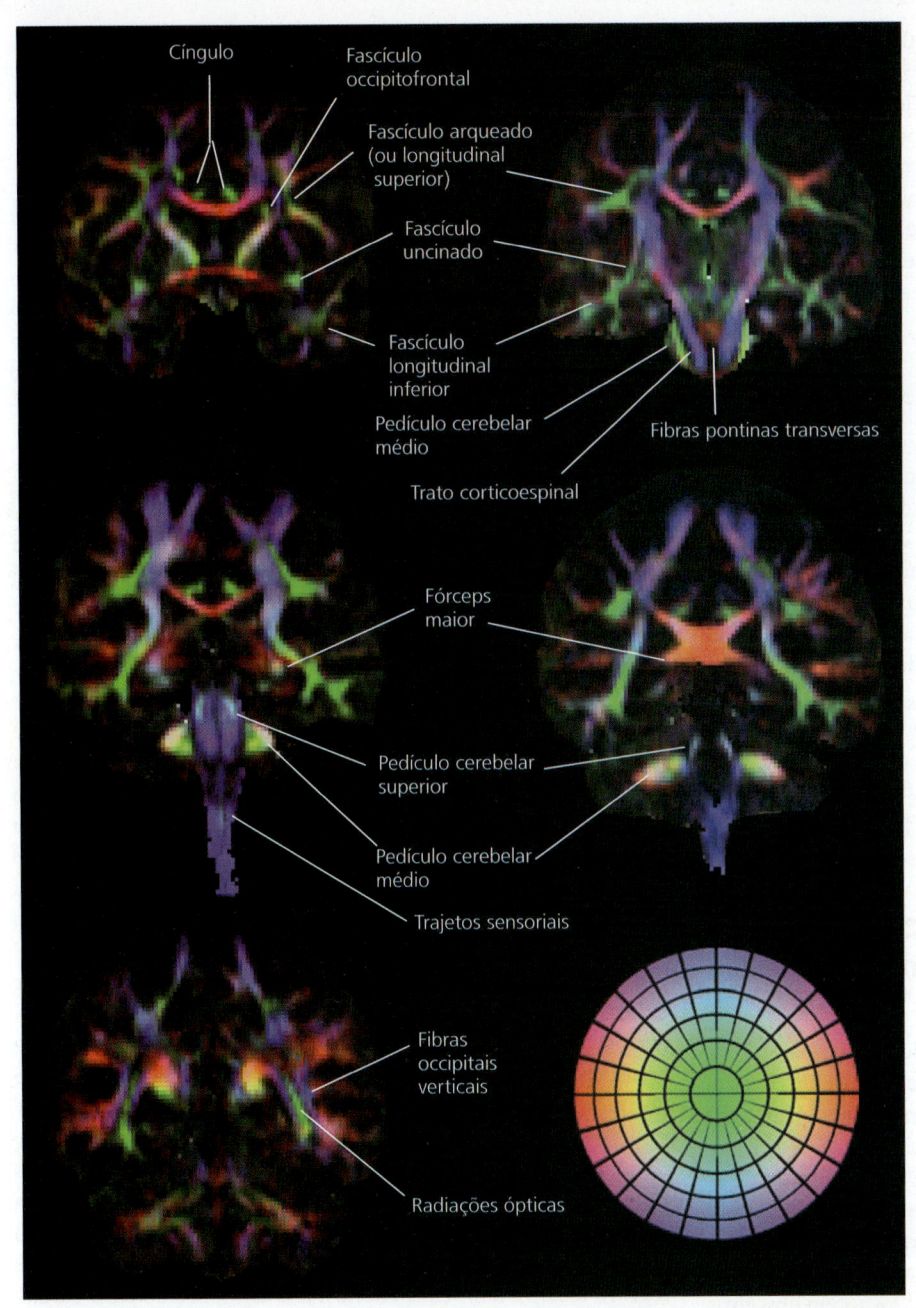

Fig. 4.12 Exemplo de mapas de orientação da fibra de codificação de cor. As fibras que são predominantemente orientadas para esquerda-direita são mostradas em vermelho; fibras orientadas em direção anterior-posterior são mostradas em verde, e fibras orientadas em direção superior-inferior são mostradas em azul (veja roda de cores no canto inferior à direita). Comparando-se essas imagens às da Figura 4.11B, está claro que os mapas de cores dão mais informações que os mapas de anisotropia apenas (figura extraída de Pajevic S, Pierpaoli C. Color schemes to represent the orientation of anisotropic tissues from diffusion tensor data: application to white matter fiber tract mapping in the human brain. *Magn Reson Med* 1999; **43**: 526-540. Copyright © 1999. Reimpressa com permissão de Wiley-Liss, Inc. uma subsidiária da John Wiley & Sons, Inc.[49] O autor agradece ao Dr. Carlo Pierpaoli, National Institutes of Child Health and Human Development, Bethesda, MD, por ceder a figura.)

tidas no tensor de difusão (mais especificamente, o eigenvetor associado ao maior eigenvalor).[47-49] A ideia-chave é que os componentes da orientação da fibra são representados utilizando-se diferentes cores primárias. A Figura 4.12 apresenta um exemplo do esquema de direção absoluta proposto por Pajevic e Pierpaoli,[49] o esquema mais usado até agora.

Pela visualização da orientação da fibra em um *voxel* e acompanhando-se, com o olho, o trajeto de transição da cor uniforme de um *voxel* para o seguinte, pode-se ter uma impressão da trajetória das principais vias da substância branca. No rastreamento das fibras ou tratografia,[50-59] os algoritmos são usados para realizar uma tarefa semelhante (isto é, acompanhar os trajetos regulares no campo de orientação da fibra para reconstruir os trajetos da substância branca) de forma automática. A tratografia será discutida em detalhes no Capítulo 5.

Organização de sequências de MRI com tensor de difusão e ponderação em difusão

Como ocorre em todas as sequências de MR, os parâmetros experimentais devem ser escolhidos para produzir os resultados mais confiáveis possíveis no tempo disponível. Em DWI (particularmente DT-MRI), uma série de quantidades pode ser otimizada.

Que é valor *b* ideal?

Um cálculo simples que minimize a variância no ADC estimado ao longo de uma determinada direção é da ordem de $b = 1,1/\text{ADC}$ (isto é geralmente aproximado de uma regra geral que expressa que ocorre um peso ideal da ponderação da difusão quando *b*.

ADC ≈ 1).[60] Assumindo-se um ADC de $0,7 \times 10^{-3}$ mm²/s (a difusividade média no parênquima), o fator b ideal, de acordo com essa regra, é 1.571 s/mm². Contudo, deve ser lembrado que a força do gradiente é limitada e, assim, como mostra a equação de Stejskal-Tanner (Equação 4.6), para alcançar esse valor b, a duração dos gradientes de codificação de difusão deve ser aumentada, levando a um aumento concomitante no tempo eco e maior relaxamento transverso (T_2). Demonstrou-se que, para experimentos típicos com imagens, o fator b ideal é de aproximadamente 77% desse valor: $b \approx 1.257$ s/mm².[61]

Qual é o número ideal de mensurações a cada valor *b*?

Bito et al.[60] e Eis e Hoehn-Berllage[62] demonstraram que para um determinado número de imagens ponderadas em difusão, a estimativa mais precisa do ADC será alcançada quando apenas duas amplitudes ponderadas em difusão forem usadas (em oposição ao uso de mais de duas amplitudes com espaçamento igual ou desigual). Além disso, Bito et al.[60] demonstraram que, para estimar um ADC, a proporção ideal entre o número de mensurações feitas no maior valor e no menor valor b, N_{alto}/N_{baixo}, era 3,61:1. Jones et al.[61] posteriormente demonstraram que o valor ideal de N_{alto}/N_{baixo} para estimar o valor adequado do tensor de difusão era 11,3:1. Entretanto, para equilibrar os efeitos ponderados em T_2, conforme discutido anteriormente, a proporção ideal prática é 77% desse valor, 8,7:1.

Qual é o arranjo ideal dos vetores de amostragem para a MRI com tensor de difusão?

Embora seja possível estimar o tensor a partir de apenas seis imagens ponderadas em difusão e uma imagem não ponderada em difusão, se o tempo permitir, a aquisição de mais imagens é benéfica, uma vez que promova a precisão do experimento.

Quando o tempo permite, a coleção de apenas seis imagens ponderadas em difusão, o esquema de gradiente duplo, proposto por Davis et al.[63] e popularizado por Pierpaolo et al.,[39] é o arranjo de gradiente mais usado. Esse esquema envolve a colocação dos gradientes em amplitude de gradiente total, G_{total}, em dois eixos simultaneamente. A amplitude de gradiente resultante é, portanto, $\sqrt{G_{total}^2 + G_{total}^2} = \sqrt{2G_{total}}$. Novamente, a equação de Stejskal-Tanner (Eq. 4.6) mostra que aumentar o G para um dado fator b leva à redução da duração necessária dos gradientes de codificação de difusão, à redução do tempo de eco e, portanto, ao aumento de SNR por unidade de tempo.

Se o tempo permitir mais mensurações, então estará demonstrado que é benéfico adquirir tantas orientações de amostragem únicas quantas forem permitidas pelo tempo, com um limite assintótico em 30 orientações únicas.[64] Shake et al.[65] compararam vários esquemas de amostragens DT-MRI, em que o número de orientações de amostragens únicas variou e concluíram que o esquema adequado de todos os testados foi o esquema em que 30 direções de amostragem únicas (distribuídas uniformemente sobre a esfera) são empregadas.[61] Estudos posteriores[64,66,67] confirmaram que esquemas envolvendo pelo menos 30 orientações de amostragem única (distribuídas de acordo com o algoritmo proposto por Jones et al.[61]) são ideais para DT-MRI.

Qual é o tempo ideal de eco?

Esta é uma pergunta difícil de responder diretamente, pois depende do *design* da sequência de pulso. Entretanto, a sequência deverá ser planejada para evitar um tempo morto, o tempo em que um gradiente (imagens ou difusão) não é aplicado; consequentemente, o tempo de eco deverá ser o mais curto possível para um determinado valor b. Esse princípio de *design* impõe uma relação entre o tempo de eco e o fator b, permitindo que os dois sejam otimizados simultaneamente, conforme demonstrado por Jones et al.[61]

Qual é o tempo ideal de repetição?

A introdução dos pulsos do gradiente de codificação de difusão em uma sequência de pulsos de imagens torna a imagem sensível tanto ao movimento micro quanto ao macroscópico. Poncelet et al.[68] e Enzmann e Pelc[69] demonstraram o movimento pulsátil intrínseco do cérebro ligado ao ciclo cardíaco, levando a gradientes de velocidade espacial dentro do parênquima. Tal movimento pode ser coerente e/ou incoerente, representando cada um dos tipos de movimento diferentes problemas em potencial para as imagens de difusão quantitativa. Se o movimento for coerente (isto é, todo o tecido dentro de um *voxel* movimentar-se na mesma velocidade, na mesma direção), então pode ocorrer o registro errôneo do local do tecido, se as imagens separadas, usadas para computar um ADC ou um tensor de difusão, forem obtidas em pontos diferentes no ciclo cardíaco.

Se o movimento *intravoxel* for incoerente, de tal forma que partes diferentes do tecido contido no *voxel* se movam em diferentes direções durante o tempo de eco, então haverá atenuação adicional do sinal, levando à superestimativa da difusividade na direção do gradiente aplicado para aquele *voxel*.

Tais problemas podem, e devem, ser melhorados pelo *gating* da aquisição de imagens do ciclo cardíaco (seja usando derivações no peito ou oxímetro de pulso periférico), assegurando que cada DWI para uma localização de faixa em especial seja adquirida no mesmo ponto no ciclo cardíaco (para evitar problemas de erro de registro local) e também durante a fase diastólica do ciclo cardíaco.[70-76]

Estratégias alternativas de aquisição

Embora o experimento *spin-echo* com gradiente de pulso com leitura eco planar[71] seja indubitavelmente a sequência mais comum, suas limitações associadas levaram alguns grupos a considerar estratégias alternativas de aquisição.

Alta sensibilidade de T_2

Conforme anteriormente discutido, os longos tempos de eco associados à DWI levam à alta sensibilidade em T_2. Isso pode ser particularmente problemático para experimentos envolvendo tecido com poucas características de T_2 (p. ex., músculo), visto que pode ser bem pouco o sinal que fica para se medir ao final do tempo de eco. Entretanto, para todos os tipos de tecidos, o aumento de relaxamento T_2 significa SNR mais baixa e, portanto, dados menos confiáveis. Esse problema de minimizar o relaxamento T_2 pode ser abordado com o uso de um modo de aquisição eco estimulado (STEAM) em que a magnetização transversa é armazenada como magnetização longitudinal durante uma parte da sequência conhecida como tempo de mistura.[9,77] Durante esse tempo, o relaxamento em T_1 se torna o mecanismo de decaimento dominante, mas como T_1 é tipicamente mais longo que T_2, tempos de difusão mais longos podem ser estabelecidos sem o grande decaimento T_2 visto nas DW de imagens eco planar *spin-echo* (EPI). Entretanto, uma importante limitação das abordagens STEAM é que a SNR é automaticamente reduzida por um fator de dois comparados a sequências tipo *spin-echo*.

Decaimento T_2* e a largura de banda codificada em fase baixa

Outro problema com as aquisições fundamentadas em EPI é que o borramento da imagem ocorre como resultado do decaimento T_2* durante a leitura de EPI, limitando assim a resolução. Além disso, a largura da faixa por *pixel* é muito baixa na direção da codificação de fase com as leituras de EPI. Qualquer falta de homogeneidade no campo (p. ex., causada por gradientes induzidos por susceptibilidade) tende a distorcer grosseiramente a imagem ao longo da direção de codificação da fase. Este efeito se torna mais pronunciado a forças de campo mais altas. A Figura 4.13 mostra um exemplo de dados de DT-MRI utilizando uma aquisição de EPI *spin-echo* em sistema 3T.

Correções

O encurtamento do trem de EPI e o aumento da velocidade das trajetórias do espaço k corrigem os problemas associados à EPI. Uma abordagem para reduzir a velocidade do espaço k transversal é a EPI intercalada, em que o espaço k é dividido em várias intercalações, resultando em um espaço k mais rápido na direção da codificação da fase para cada intercalação. Entretanto, o principal obstáculo para um sólido uso de EPI intercalada apresenta-se quando as aquisições separadas do espaço serão intercaladas antes de se construir a imagem. Como a DWI sensibiliza o sinal de MR ao movimento microscópico, ela também sensibiliza o sinal a qualquer movimento macroscópico, incluindo tanto os movimentos voluntários, quanto os involuntários. Portanto, na presença de movimento, cada intercalação de espaço k pode sofrer diferentes alterações de fase. Quando essas intercalações são reconstituídas na amostra total do espaço k e depois em transformada de Fourier para criar a imagem, as diferentes alterações de fase vão manifestar-se como *phantom* dentro da imagem. Pela eliminação das diferenças na fase entre cada intercalação, contudo, pode ser obtida uma imagem fantasma livre. As diferenças de fase induzidas pelo movimento podem ser evitadas completamente com o uso de sequências que não requerem absolutamente a codificação de fase, como a abordagem de imagem de difusão por *line-scan*.[78-80] Como alternativa, as diferenças de fase entre as sucessivas intercalações podem ser corrigidas pela cuidadosa monitoração das diferenças de fase e corrigi-las usando as chamadas sequências ponderadas em difusão navegadas.[81-83]

Em uma imagem não navegada, as diferenças de fase entre as intercalações resultam em fantasma, que degradam a qualidade da imagem a um nível inaceitável. Um exemplo de EPI intercalada navegada em espiral é apresentado na Figura 4.14B (vide em Butts *et al.*[83] os detalhes completos). As vantagens do uso de EPI intercalada estão claras na Figura 4.15, que mostra EPI ponderadas em difusão e ponderadas em T_2 juntamente com imagens ponderadas em difusão e ponderadas em T_2 EPI intercaladas navegadas de um paciente com acidente vascular agudo. As distorções induzidas por susceptibilidade estão acentuadamente reduzidas com o uso de aquisição intercalada.

Os artefatos associados à baixa amplitude ou largura de banda na direção da codificação de fase em EPI também podem ser reduzidos, usando-se técnicas paralelas de imagens recém-propostas. Pela aquisição das partes separadas de espaço k usando múltiplas espirais em paralelo, é possível reduzir o tempo para atravessar o espaço k na direção de codificação de fase, aumentando assim a largura da faixa por *voxel*. São usadas estimativas de sensibilidades da espiral para corrigir as incógnitas que ocorrem como resultado da aquisição paralela.[84] Usando-se essa abordagem também se reduz a duração da leitura da EPI, reduzindo assim o decaimento em

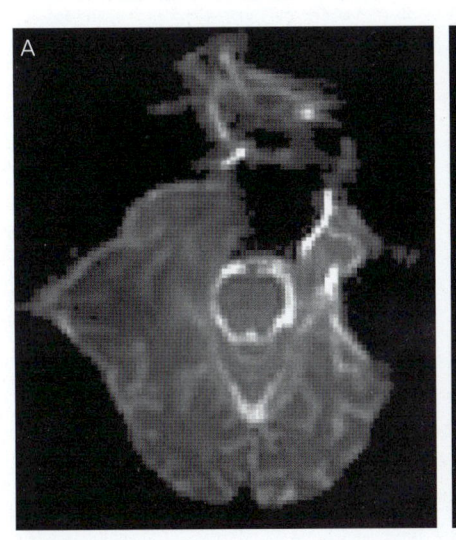

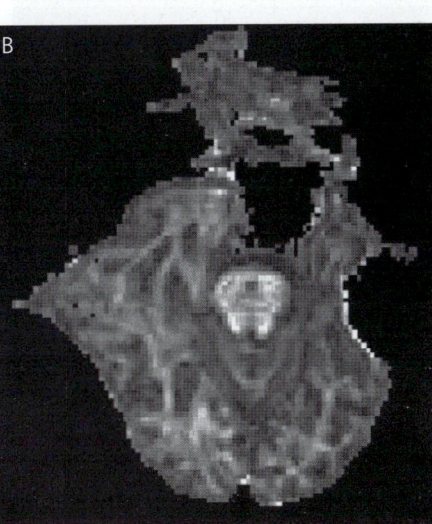

Fig. 4.13 Exemplos de artefatos induzidos por sensibilidade. (A) A imagem ponderada em T_2; (B) a imagem com anisotropia fracional. Esses dados foram colhidos usando uma sequência de aquisição EPI *spin-echo single-shot* em máquina 3T. A grande distorção na direção esquerda-direita (direção de codificação de fase) resulta de gradientes de susceptibilidade nas interfaces ar-tecido.

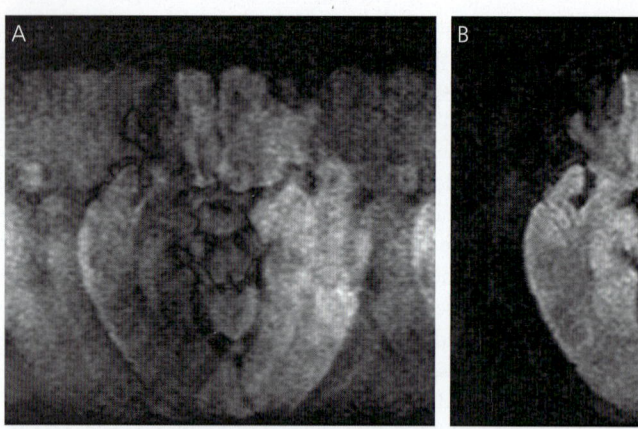

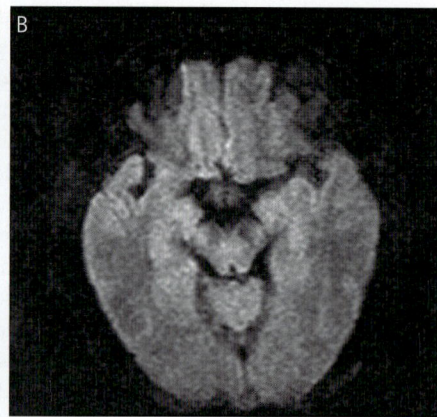

Fig. 4.14 Imagens obtidas usando-se aquisição de EPI espiral intercalada de Burst et al. (1997)[83] antes (A) e (B) depois da correção do navegador. Note os artefatos fantasmas na imagem não navegada, o que torna a imagem inútil. A imagem navegada (B) parece estar livre de artefato *phantom* e não tem os artefatos usuais induzidos por sensibilidade vistos nas imagens regulares *single-shot*. (Figura adaptada de Butts K, Pauly J, de Crespigny A, Moseley M. Isotropic diffusion-weighted and spiral-navigated interleaved EPI for routine imaging of acute stroke. *Magn Reson Med* **38**: 741-749, 1997, Copyright © 1997. Reimpressa com permissão de Wiley-Liss, Inc. uma subsidiária da Johns Wiley & Sons, Inc.[83] O autor agradece ao Dr. Kim Butts, Lucas MRS/I Center, Stanford University, Stanford, Califórnia por cederem o original desta figura.)

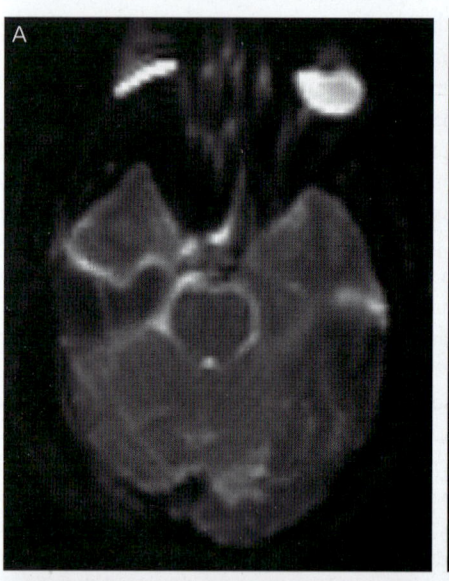

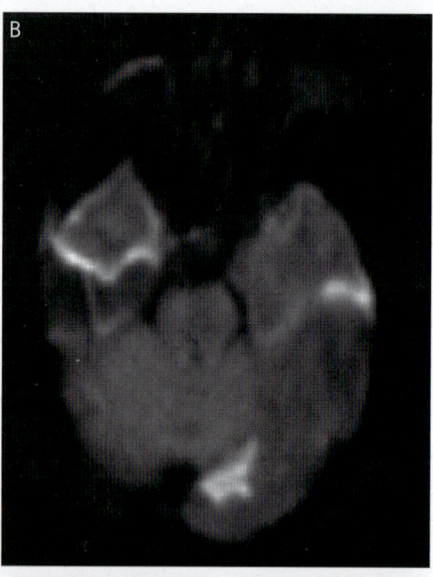

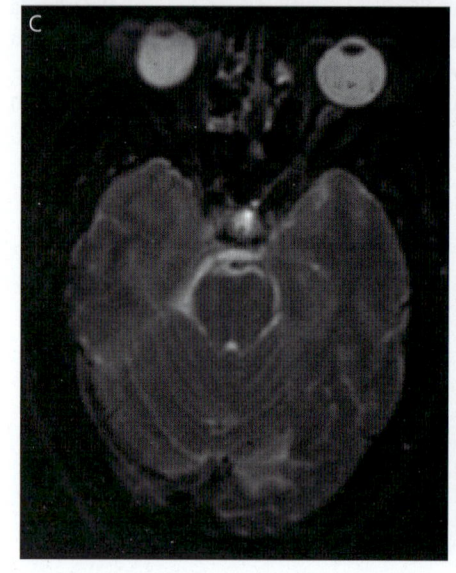

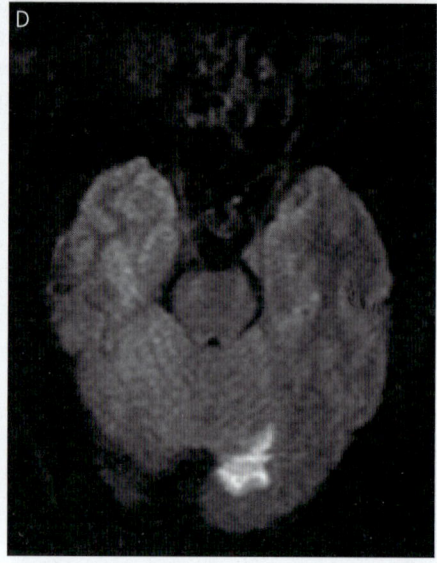

Fig. 4.15 Imagens de um paciente com lesão isquêmica aguda na porção posterior esquerda do cérebro: imagens ponderadas em T_2 (A, C) e imagens DWI (B, D). Imagens adquiridas com EPI convencional *single-shot* (A, B) e com aquisição de EPI intercalada navegada espiral de Butts et al. (1997) (C, D).[83] (Figura adaptada de Butts K, Pauly J, de Crespigny A, Moseley M. Isotropic diffusion-weighted and spiral-navigated interleaved EPI for routine imaging of acute stroke. *Mag Reson Med* **38**: 741-749, 1997, Copyright © 1997 Reimpressa com permissão de Wiley-Liss, Inc. uma subsidiária da Johns Wiley & Sons, Inc.[83] O autor agradece ao Dr. Kim Butts, Lucas MRS/I Center, Stanford University, Stanford, Califórnia por cederem o original desta figura.)

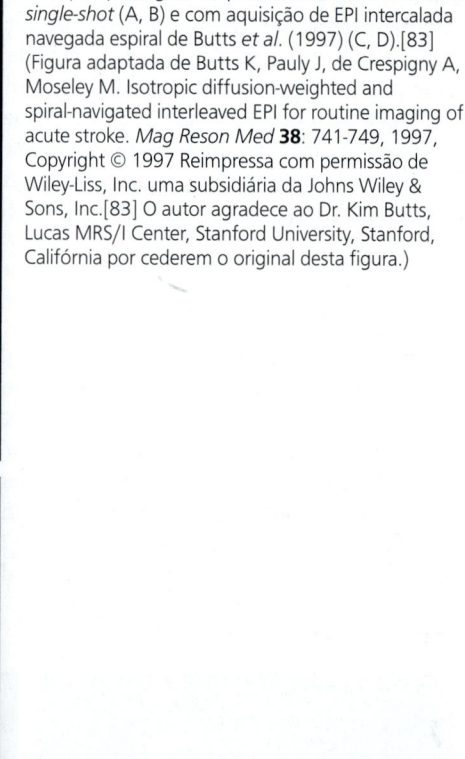

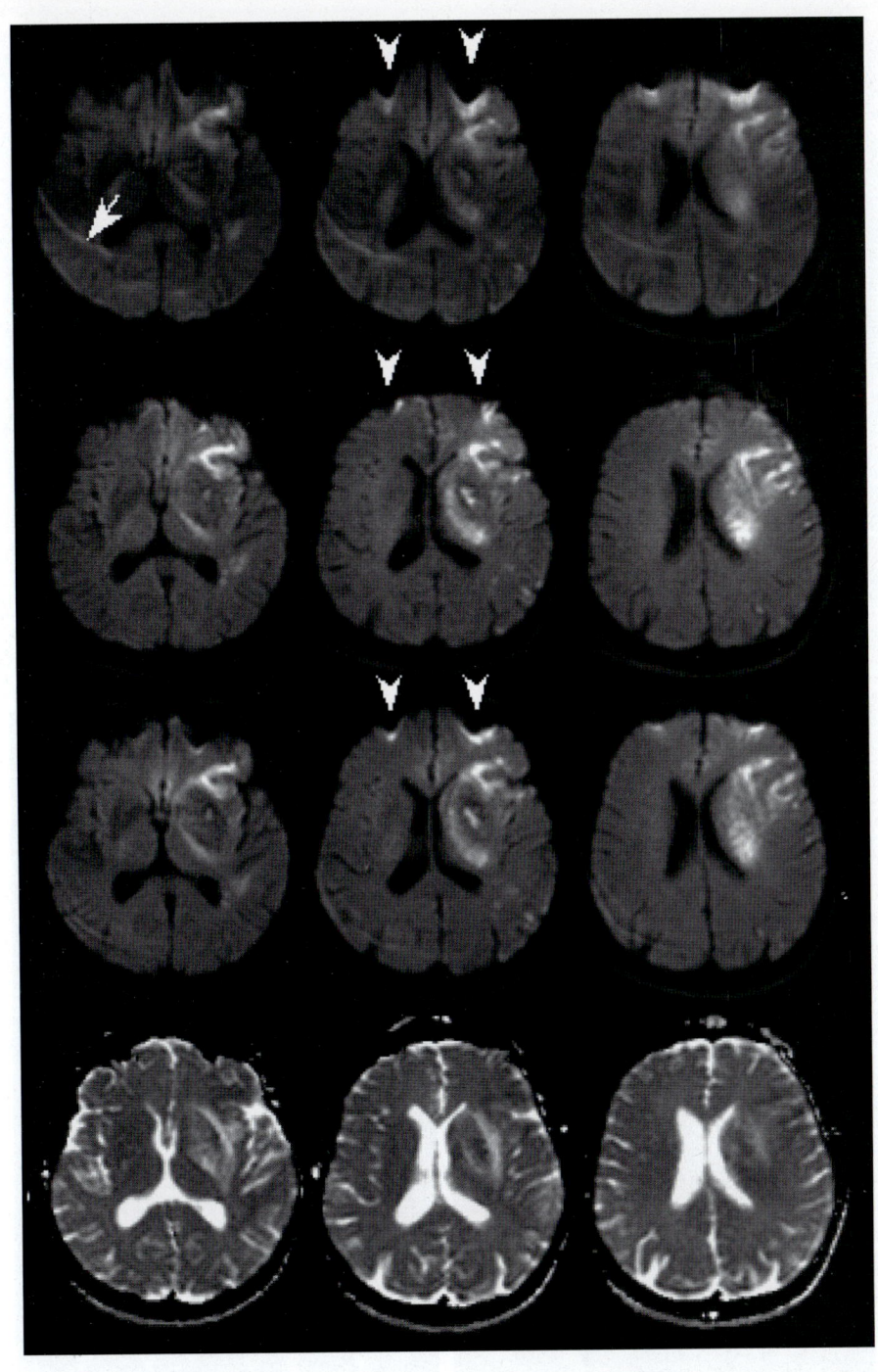

Fig. 4.16 Demonstração da eficácia de imagens paralelas na redução das distorções inerentes à EPI convencional. Os dados foram colhidos de um paciente de 62 anos de idade que sofreu acidente vascular encefálico com anormalidades de sinal nos núcleos da base e da porção anterior da artéria cerebral média esquerda. As pontas de seta apontam para as distorções de suscetibilidade no lobo frontal, enquanto a seta aponta para um artefato de alteração química. A série superior corresponde à EPI *single-shot* convencional; a segunda e a terceira séries correspondem à aquisição SENSE *single-shot* com direção de codificação de fase para esquerda-direta e direção anterior-posterior, respectivamente, enquanto a série final mostra o traço. Neste caso, o grupo com direção de codificação de fase esquerda-direita parece produzir melhores resultados que o grupo aplicado em direção anterior-posterior. (Figura extraída de Bammer R, Keeling SL, Augustin M, Pruessman KP, Wolf R, Stollberger R, Hartung H-P, Fazekas F. Improved diffusion weighted single-shot echo-planar imaging (EPI) in stroke using sensitivity encoding (SENSE). *Magn Reson Med* **46**: 548-552, 2001. Copyrigh © 2001. Reimpressa com permissão de Wiley-Liss, Inc. uma subsidiária da Johns Wiley & Sons, Inc.[85] O autor agradece ao Dr. Roland Bammer, Lucas MRS/I Center, Stanford University, Stanford, Califórnia, por ceder o original desta figura.)

T_2^* e permitindo que sejam adquiridos dados de resolução mais alta. Bammer *et al.*[85,86] demonstraram o uso da técnica de codificação da sensibilidade (SENSE) em combinação com imagens DWI e tensor de difusão; um exemplo é apresentado na Figura 4.16.

Finalmente, notamos que os esquemas em que são feitas as amostras excessivas do centro do espaço k também permitem que a aquisição do espaço k seja fragmentada, e sejam corrigidas as inconsistências de fase entre esses fragmentos. Um exemplo é o uso das trajetórias do espaço k intercaladas em espirais (p. ex., Glover e Lai[87]). A aquisição espiral tem a vantagem adicional de que o borramento decorrente do decaimento em T_2^* durante a leitura da imagem não é mais restrito ao longo do eixo um (como é o caso da EPI intercalada convencional), e é efetivamente distribuído em todas as direções. Essa abordagem tem sido aplicada ao mapeamento de ADC e ao tensor de difusão.[88,89]

Outra abordagem ao problema é conhecida como "linhas paralelas sobrepostas periodicamente rotacionadas com reconstrução intensificada" (PROPELLER), que foi recentemente proposta por Pipe *et al.*[90] Nessa abordagem com base em *fast spin-echo* (*spin-echo* rápida), a coleção de espaço k é novamente fragmentada, mas dessa vez em uma série de lâminas; ou seja, uma faixa de linhas de espaço k centrada próximo da origem. Cada lâmina é girada em

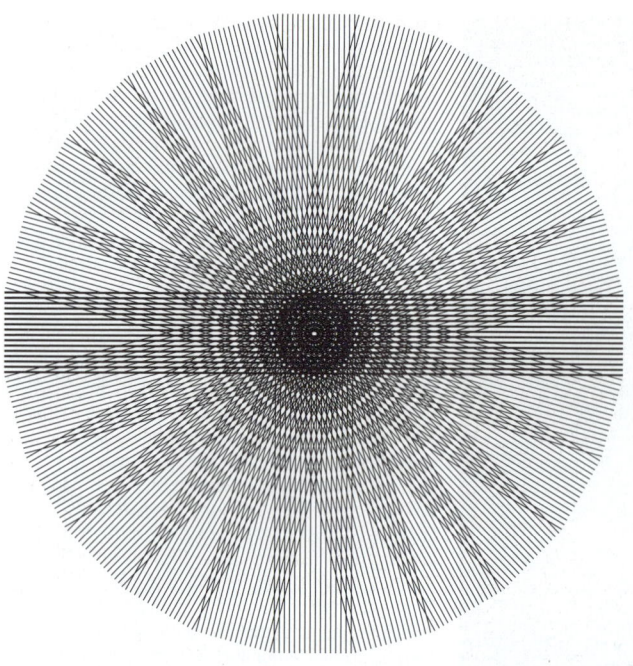

Fig. 4.17 Ilustração esquemática de como a aquisição PROPELLER exemplifica o espaço k. As linhas em negrito representam uma "lâmina" do espaço k (uma faixa de linhas que são colhidas em um trem eco no experimento *spin-echo* rápido). Lâminas sucessivas, giradas com relação umas às outras, são colhidas em tempos de repetição subsequentes. Note a sobreposição das lâminas no centro do espaço k, que permite a correção das inconsistências entre as lâminas. (Figura extraída de Pipe JG, Farthing VG, Forbes KP. Multishot diffusion-weighted FSE using PROPELLER MRI. *Magn Reson Med* 2002; **47**: 42-52. Copyright © 2002. Reimpressa com permissão de Wiley-Liss, Inc. uma subsidiária da Johns Wiley & Sons, Inc.[90] O autor gostaria de agradecer ao Dr. JG Pipe, Barrow Neurological Institute, Phoenix, Arizona, por ceder o original desta figura.)

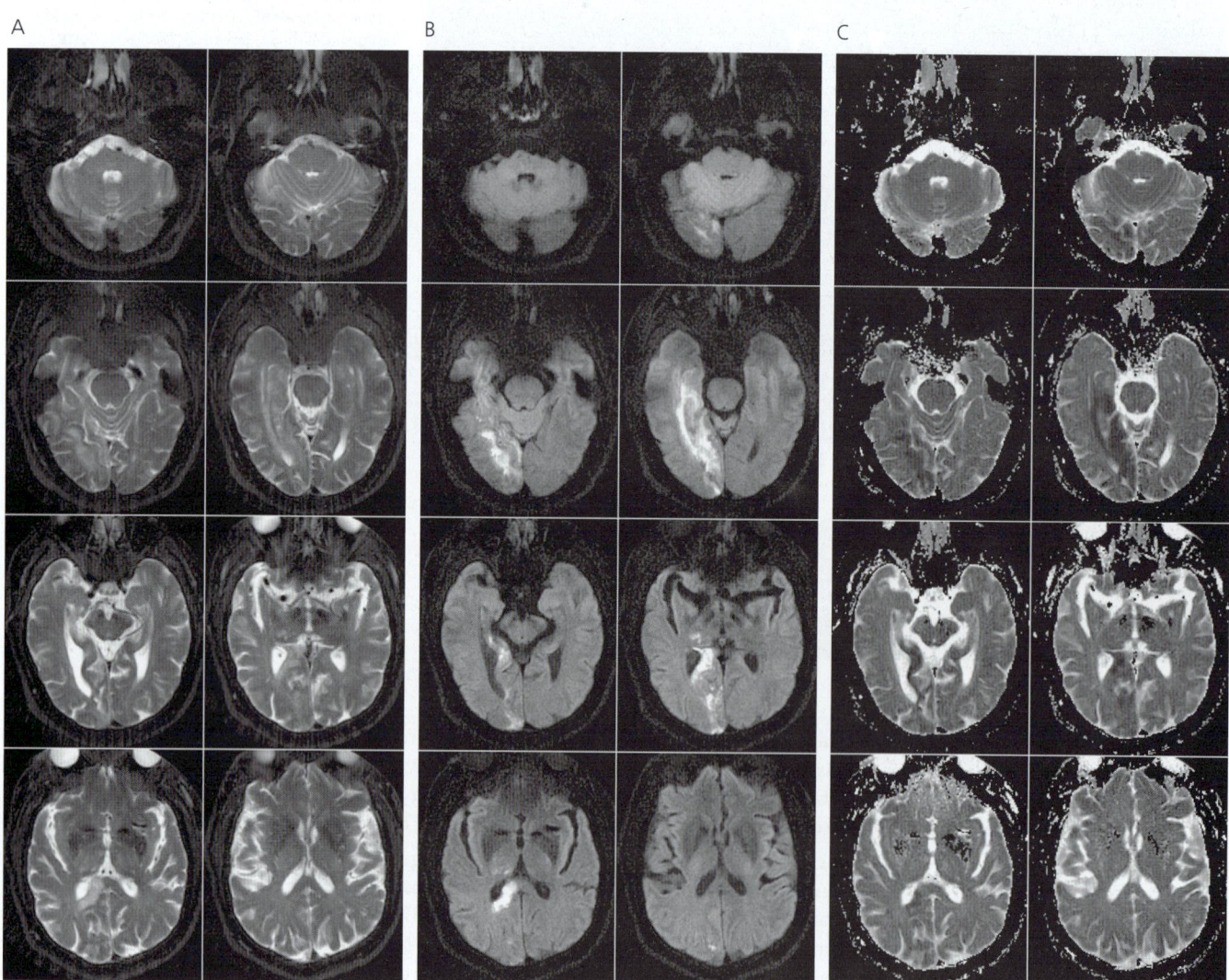

Fig. 4.18 Dados colhidos com a aquisição PROPELLER: imagens em b = 0 (A), b = 1.000 s/mm^2 (B) e os mapas ADC computados (C). Note a ausência de distorção nas interfaces ar-tecido. (O autor gostaria de agradecer ao Dr. JG Pipe, Barrow Neurological Institute, Phoenix, Arizona, por ceder esta figura.)

torno da origem de modo a proporcionar a cobertura do espaço k (Fig. 4.17). No processo, são feitas repetidas amostras do centro do espaço k, à medida que as lâminas se sobrepõem, permitindo a correção de inconsistências de fase entre as sucessivas lâminas.

A Figura 4.18 mostra alguns exemplos de dados colhidos com o uso do esquema de aquisição PROPELLER. Note a ausência do *dropout* do sinal usual e a distorção nas interfaces ar-tecido.

O resultado líquido de todas essas abordagens (EPI intercalada, imagens paralelas e PROPELLER) é o aumento da largura da faixa por *voxel* na direção da codificação de fase e, portanto, redução dos artefatos surgidos da falta de homogeneidade, como aqueles induzidos por contracorrentes e gradientes de suscetibilidade local.

Alternativas ao modelo de tensor

Limitações ao modelo de tensor de difusão único

Como já foi dito várias vezes neste capítulo, a estimativa de difusividade (ou o tensor de difusão) dentro de um *voxel* representa o *volume médio* das propriedades de difusão para esse *voxel*. Se esse tecido dentro de um tecido for homogêneo (difusividade uniforme, anisotropia e orientação da fibra), então a mensuração do volume médio de difusão refletirá a microconstrução do tecido subjacente. Contudo, as resoluções típicas de imagem usadas em DWI são da ordem de 2,5 × 2,5 × 2,5 mm, que são o volume de aproximadamente 15 mm^3. Tendo em vista que o diâmetro de um axônio é da ordem de 10 µm, está claro que um *voxel* pode conter múltiplas populações de fibras ou tecidos com diferentes difusividades. Como a difusividade média é relativamente homogênea ao longo do parênquima, o problema dos *voxels* contendo tecidos com diferentes difusividades torna-se relevante nas interfaces tecido-CSF, levando a efeitos parciais de volume, que incluem superestimativa da difusividade média de água na substância cinzenta nas interfaces substância cinzenta-CSF. Esses problemas podem ser parcialmente corrigidos pela adoção de uma estratégia de supressão de fluido (p. ex., FLAIR), conforme demonstrado por outros.[91,92] Entretanto, o uso de FLAIR obviamente proíbe o uso do *gating* cardíaco e assim há risco de que artefatos de pulsatilidade corrompam os dados.

O problema de se incluir múltiplas populações de fibras dentro de um *voxel* é mais complicado e tem muitas consequências para as imagens com tensor de difusão. A anisotropia do tensor médio do *voxel* depende do paradigma arquitetural do tecido que ele contém. [39] Na Figura 4.19, várias regiões na matéria branca, em quatro fatias, de um conjunto de dados de anisotropia fracional colhidos de um voluntário saudável do sexo masculino (29 anos de idade), parecem ter baixa anisotropia. Como esses dados foram adquiridos de um voluntário saudável do sexo masculino com uma ficha de saúde limpa, o dano na substância branca não é esperado nessas áreas. Para compreender por que a anisotropia parece baixa, deve ser lembrado que o tensor de difusão computado em cada *voxel* representa o volume médio das propriedades de difusão dentro do *voxel*. Portanto, se houver múltiplas populações de fibras orientadas em diferentes ângulos entre si dentro do *voxel*, a difusão não mais ocorrerá preferencialmente ao longo de um eixo, e assim a anisotro-

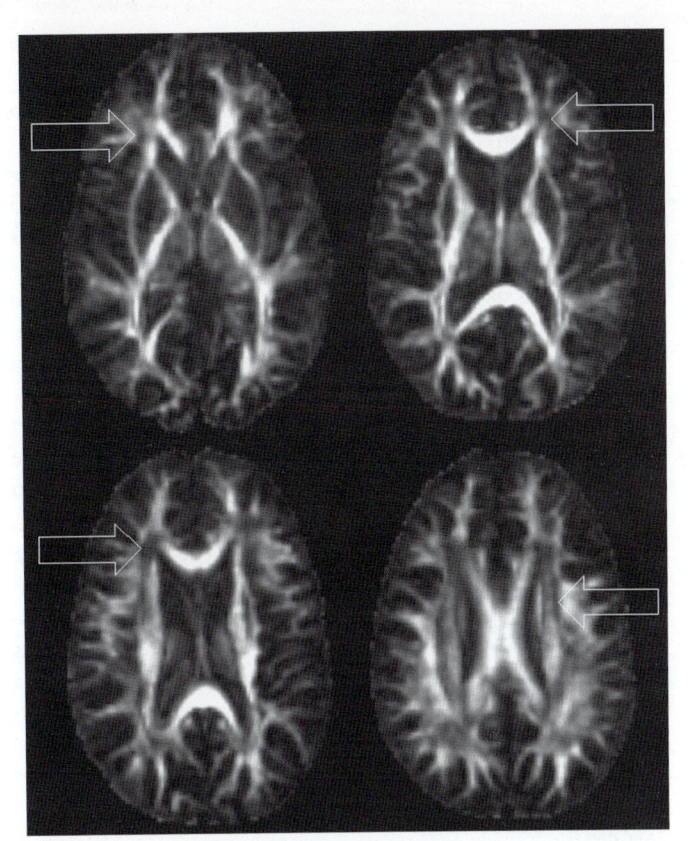

Fig. 4.19 Ilustração do problema de *powder averaging* da orientação da fibra com um *voxel*. A figura mostra quatro fatias de um conjunto de dados de anisotropia fracional obtidas de um voluntário saudável do sexo masculino (29 anos de idade). As setas apontam para as regiões onde a anisotropia parece ser muito baixa. Essas regiões de baixa anisotropia aparente indicam que o paradigma arquitetural do tecido subjacente é um fator-chave na determinação da anisotropia do *voxel*.

pia do *voxel* médio será baixa. (Esta é outra indicação de que a anisotropia não deverá ser considerada um marcador de mielinização!)

Considere agora um *voxel* em que há três populações de fibras, uma orientada ao longo de cada eixo x, y e z. Seríamos fortemente compelidos a dizer em que direção a difusão é menos impedida. Igualmente, o tensor de difusão estimado não terá a forma aparente de um charuto, mas esferoide (Fig. 4.7B) ou até esférica. Extrair as três orientações individuais do modelo de tensor seria impossível, uma vez que o modelo de tensor só indique um eigenvetor principal. Este é um grande problema no campo da tratografia, em que a meta é reconstruir os trajetos das fibras da matéria branca.[50-59] Em pontos em que as fibras se cruzam, torcem-se, chanfram-se ou "beijam-se" dentro do *voxel*, o modelo de tensor prova-se como inadequado para a extração de uma arquitetura da fibra.

Mais recentemente, vários grupos propuseram métodos que visam a resolver alguns desses problemas.[93-99] Por exemplo, Frank[98] sugeriu uma abordagem para resolver o problema aparente da baixa anisotropia, estimando o ADC em um grande número de direções e depois simplesmente assumindo a variância dessas estimativas como de aproximadamente o valor médio. Essa abordagem, porém, requer que os dados sejam colhidos em valores b maiores do que os normalmente usados clinicamente, por exemplo ≈ 3.000 s/mm², que resultam em dados com ruído.[98,100]

O uso de imagens com espaço *q* é uma abordagem desenvolvida por Callaghan *et al*. [101,102] que visa a extrair o perfil da probabilidade de deslocamento diretamente dos sinais em imagens ponderadas em difusão. Os requisitos de equipamento para a realização de poderosos e precisos experimentos de espaço *q* são exigentes (requerem gradientes muito fortes de campo magnético). As limitações práticas da obtenção de tais dados em um sistema clínico foram discutidas por Basser.[103] Entretanto, vários grupos usaram a mesma análise empregada para imagens com espaço *q* para analisar sinais em imagens ponderadas em difusão obtidas do cérebro humano em *scanners* clínicos.[95,97] Por exemplo, Wedeen *et al.*,[95] em uma abordagem chamada imagens com espectro de difusão, usaram dados do tipo espaço *q* para inferir diretamente o perfil da probabilidade de deslocamento.

Essas técnicas visam a resolver o problema de fibras cruzadas e têm como meta principal a melhora da tratografia das fibras. Contudo, a aplicação vigorosa dessas técnicas muitas vezes envolve tempos de aquisição proibitivamente longos. Para que essas técnicas sejam úteis em um ambiente clínico, devem ser aperfeiçoadas para reduzir o tempo exigido para extrair as informações (p. ex., conforme proposto por Tuch[94]).

Referências

1. Brown R. A brief account of microscopical observations made in the months of June, July and August 1827 on the particles contained in the pollen of plants; and on the general existence of active molecules in organic and inorganic bodies. *Philosoph Mag* 1828; **4**: 161.

2. Einstein A. Über die von der molekularkinetischen Theorie der Wärme gefordete Bewegung von in ruhenden Flüssigkeiten suspendierten Teilchen. *Ann Physik* 1905; **4**: 549–590.

3. Hahn EL. Spin echoes. *Phys Rev* 1946; **70**: 460–474.

4. Carr HY, Purcell EM. Effects of diffusion on free precession in nuclear magnetic resonance experiments. *Phys Rev* 1954; **94**: 630–638.

5. Stejskal EO, Tanner JE. Spin diffusion measurements: spin echoes in the presence of a time-dependent field gradient. *J Chem Phys* 1965; **42**: 288–292.

6. Norris DG, Niendorf T, Hoehn Berlage M *et al*. Incidence of apparent restricted diffusion in 3 different models of cerebral infarction. *Magn Reson Imaging* 1994; **12**: 1175–1182.

7. Wesbey GE, Moseley ME, Ehman RI. Translational molecular self-diffusion in magnetic resonance imaging: effects and applications, *Invest Radiol* 1984; **19**: 491–498.

8. Le Bihan D, Breton E. Imagerie de diffusion in vivo par résonance magnétique nucléaire. *CR Acad Sci Paris* 1985; **301**: 1109–1112.

9. Merboldt KD, Hanicke W, Frahm J. Self-diffusion NMR imaging using stimulated echoes. *J Magn Reson* 1985; **64**: 479–486.

10. Taylor DG, Bushell MC. The spatial mapping of translational diffusion coefficients by the NMR imaging technique. *Phys Med Biol* 1985; **42**: 288–292.

11. Tanner JE. Transient diffusion in a system partitioned by permeable barriers. Application to NMR measurements with a pulsed field gradient. *J Chem Physiol* 1978; **69**: 1748–1754.

12. Le Bihan D, Breton E, Lallemand D *et al*. MR imaging of intravoxel incoherent motions: application to diffusion and perfusion in neurologic disorders. *Radiology* 1986; **161**: 401–407.

13. Burdette JH, Elster AD, Ricci PE. Acute cerebral infarction: quantification of spin-density and T_2 shine-through phenomena on diffusionweighted MR images. *Radiology* 1999; **212**: 333–339.

14. Provenzale JM, Sorenson AG. Diffusion-weighted MR imaging in acute stroke: theoretic considerations and clinical applications. *Am J Roentgenol*. 1999; **173**: 1459–1467.

15. Moseley ME, Cohen Y, Mintorovitch J *et al*. Early detection of regional brain ischemia in cats: comparison of diffusion- and T_2-weighted MRI and spectroscopy. *Magn Reson Med* 1990; **14**: 330–346.

16. Moseley ME, Cohen Y, Kucharczyk J. Diffusion weighted MR imaging of anisotropic water diffusion in cat central nervous system. *Radiology* 1990; **187**: 439–446.

17. Hansen JR. Pulsed NMR study of water mobility in muscle and brain tissue. *Biochim Biophys Acta* 1971; **230**: 482–486.

18. Cleveland GG, Chang DC, Hazelwood CF, Rorschach HE. Nuclear magnetic resonance measurement of skeletal muscle. Anisotropy of the diffusion coefficient of the intracellular water. *Biophys J* 1976; **16**: 1043–1053.

19. Doran M, Hajnal J, van Bruggen N *et al*. Normal and abnormal white matter tracts shown by MR imaging using directional diffusion weighted sequences. *J Comput Assist Tomogr* 1990; **14**: 865–873.

20. Chenevert TL, Brunberg JA, Pipe JG. Anisotropic diffusion within human white matter: demonstration with NMR techniques in vivo. *Radiology* 1990; **177**: 401–405.

21. Dejerine J. *Anatomie des Centres Nerveux*, Vol 1, Paris: Rueff et Cie, 1895.

22. Crosby EC, Humphrey T, Lauer EW. *Correlative Anatomy of the Nervous System*. New York: Macmillian, 1962.

23. Thomsen C, Henriksen O, Ring P. In vivo measurement of water self diffusion in the human brain by magnetic resonance imaging. *Acta Radiol* 1987; **28**: 353–361.

24. Hong X, Dixon WT. Measuring diffusion in inhomogeneous systems in imaging mode using antisymmetric sensitizing gradients. *J Magn Reson* 1992; **99**: 561–570.

25. Lian J, Williams DS, Lowe IJ. Magnetic resonance imaging in the presence of background gradients and imaging of background gradients. *J Magn Reson A* 1994; **106**: 65–74.

26. Wimberger DM, Roberts TP, Barkovich AJ *et al*. Identification of "premyelination" by diffusion-weighted MRI. *J Comput Assist Tomogr* 1995; **19**: 28–33.

27. Prayer D, Roberts T, Barkovich AJ et al. Diffusion-weighted MRI of myelination in the rat brain following treatment with gonadal hormones. *Neuroradiology* 1997; **39**: 320–325.

28. Gulani V, Webb AG, Duncan ID, Lauterbur PC. Apparent diffusion tensor measurements in myelindeficient rat spinal cords. *Magn Reson Med* 2001; **45**: 191–195.

29. Beaulieu C, Allen PS. Determinants of anisotropic water diffusion in nerves. *Magn Reson Med* 1994; **31**: 394–400.

30. Beaulieu C, Allen PS. Water diffusion in the giant axon of the squid: implications for diffusion-weighted MRI of the nervous system. *Magn Reson Med* 1994; **32**: 579–583.

31. Beaulieu C, Allen PS. An in vitro evaluation of the effects of local magneticsusceptibility- induced gradients on anisotropic diffusion in nerve. *Magn Reson Med* 1996; **36**: 39–44.

32. Beaulieu C. The basis of anisotropic water diffusion in the nervous system: a technical review. *NMR Biomed* 2002; **15**: 435–455.

33. Crank, J. *The Mathematics of Diffusion*. Oxford: Oxford University Press, 1956.

34. Bloch F. Nuclear induction. *Phys Rev* 1946; **70**: 460–474.

35. Basser PJ, Le Bihan D. Fiber orientation mapping in an anisotropic medium with NMRdiffusion spectroscopy. In *Proceedings of the 11th Annual Meeting of the Society of Magnetic Resonance in Medicine*, 1992, p. 1221.

36. Basser PJ, Matiello J, Le Bihan D. Estimation of the effective self-diffusion tensor from the NMR spin echo. *J Magn Reson B* 1994; **103**: 247–254.

37. Basser PJ, Matiello J, Le Bihan D. MR diffusion tensor spectroscopy and imaging. *Biophys J* 1994; **66**: 259–267.

38. Mattiello J, Basser PJ, Le Bihan D. The b matrix in diffusion tensor echo-planar imaging. *Magn Reson Med* 1997; **37**: 292–300.

39. Pierpaoli C, Jezzard P, Basser PJ, Barnett AS. Diffusion tensor MR imaging of the human brain. *Radiology* 1996; **201**: 637–648.

40. Lythgoe MF, Busza AL, Calamante F. Effects of diffusion anisotropy on lesion delineation in a rat model of cerebral ischemia. *Magn Reson Med* 1997; **38**: 662–668.

41. Pierpaoli C, Basser PJ. Toward a quantitative assessment of diffusion anisotropy. *Magn Reson Med* 1996; **36**: 893–906.

42. Basser PJ, Pierpaoli C. Microstructural and physiological features of tissue elucidated by quantitative-diffusiontensor MRI. *J Magn Reson B* 1996; **111**: 209–219.

43. Shimony JS, McKinstry RC, Akbudak E et al. Quantitative diffusiontensor anisotropy brain MR imaging: normative human data and anatomic analysis. *Radiology* 1999; **212**: 770–784.

44. Papadakis NG, Xing D, Houston GC et al. A study of rotationally invariant and symmetric indices of diffusion anisotropy. *Magn Reson Imaging* 1999; 17: 881–892.

45. Douek P, Turner R, Pekar J, Patronas NJ, Le Bihan D. MR color mapping of myelin fiber orientation. *J Comput Assist Tomogr* 1991; **15**: 923–929.

46. Nakada T, Matsuwaza H, Kwee IL. Magnetic resonance axonography of the rat spinal-cord. *Neuroreport* 1994; **5**: 2053–2056.

47. Jones DK, Williams S, Horsfield MA. Full representation of whitematter fibre direction on one map via diffusion tensor analysis. In *Proceedings of the Fifth Annual Meeting of the International Society of Magnetic Resonance in Medicine*, 1997, p. 1741.

48. Pierpaoli C. Oh no! One more method for color mapping of fiber tract direction using diffusion MR imaging data. In *Proceedings of the Fifth Annual Meeting of the International Society of Magnetic Resonance in Medicine*, 1997, p. 1743.

49. Pajevic S, Pierpaoli C. Color schemes to represent the orientation of anisotropic tissues from diffusion tensor data: application to white matter fiber tract mapping in the human brain. *Magn Reson Med* 1999; **43**: 526–540. [Erratum in *Magn Reson Med* 1999; 43: 921–921.]

50. Mori S, Crain BJ, Chacko VP, van Zijl PC. Three dimensional tracking of axonal projections in the brain by magnetic resonance imaging. *Ann Neurol* 1999; **45**: 265–269.

51. Conturo TE, Lori NF, Cull TS et al. Tracking neuronal fiber pathways in the living human brain. *Proc Natl Acad Sci USA* 1999; **96**: 10422–10427.

52. Jones DK, Simmons A, Williams SCR, Horsfield MA. Non-invasive assessment of axonal fiber connectivity in the human brain via diffusion tensor MRI. *Magn Reson Med* 1999; **42**: 37–41.

53. Poupon C, Clark CA, Frouin V et al. Regularization of diffusion-based direction maps for the tracking of brain white matter fasciculi. *Neuroimage* 2000; **12**: 184–195.

54. Parker GJM. Tracing fiber tracts using fast marching. In *Proceedings of the Eighth Annual Meeting of the International Society for Magnetic Resonance in Medicine*, 2000, p. 85.

55. Parker GJM, Barker GJ, Buckley DL. A probabilistic index of connectivity (PICo) determined using a Monte Carlo approach to streamlines. In *ISMRM Workshop on Diffusion MRI: Biophysical Issues*, St Malo, France, 2002.

56. Tuch DS, Belliveau JW, Wedeen VJ. A path integral approach to white matter tracotgraphy. In *Proceedings of the Eighth Annual Meeting of the International Society for Magnetic Resonance in Medicine*, 2000, p. 791.

57. Basser PJ, Pajevic S, Pierpaoli C, Duda J, Aldroubi A. In vivo tractography using DTMRI data. *Magn Reson Med* 2000; **44**: 625–632.

58. Koch M, Glauche V, Finsterbusch J et al. Estimation of anatomical connectivity from diffusion tensor data. *Neuroimage* 2001; **13**: S176.

59. Behrens TEJ, Johansen-Berg H, Woolrich MW et al. Non-invasive mapping of connections between human thalamus and cortex using diffusion imaging. *Nat Neurosci* 2003; **6**: 750–757.

60. Bito Y, Hirata S, Yamamoto E. Optimal gradient factors for ADC measurements. In *Proceedings of the Third Annual Meeting of the International Society for Magnetic Resonance in Medicine*, 1995, p. 913.

61. Jones DK, Horsfield MA, Simmons A. Optimal strategies for measuring diffusion in anisotropic systems by magnetic resonance imaging. *Magn ResonMed* 1999; **42**: 515–525.
62. Eis M, Hoehn-Berlage M. Correction of gradient crosstalk and optimisation of measurement parameters in diffusion MR imaging. *J Magn Reson Ser B* 1995; **107**: 222–234.
63. Davis TL, Wedeen VJ, Weisskoff, Rosen BR. White matter tract visualization by echo-planar MRI, In *Proceedings of the 12th Annual Meeting of the Society ofMagnetic Resonance in Medicine*, 1993, p. 289.
64. Jones DK. The effect of gradient sampling schemes on measures derived from diffusion tensor MRI: A Monte Carlo study. *Magn Reson Med* 2004; **51**: 807–815.
65. Skare S, Hedehus M, Moseley ME, Li TQ. Condition number as a measure of noise performance of diffusion tensor data acquisition schemes with MRI. *J Magn Reson* 2000; **147**: 340–352.
66. Batchelor P. Optimisation of direction schemes for diffusion tensor imaging. In *Proceedings of a Workshop on Diffusion MRI: Biophysical Issues,* St Malo, France, 2002.
67. Batchelor PG, Atkinson D, Hill DLG, Calmante F, Connelly A. Anisotropic noise propagation in diffusion tensor MRI sampling schemes. *Magn Reson Med* 2003; **49**: 1143–1151.
68. Poncelet BP, Wedeen VJ, Weisskoff RM, Cohen MS. Brain parenchyma motion: measurement with cine echo-planar MR imaging. *Radiology* 1992; **185**: 645–651.
69. Enzmann DR, Pelc NJ. Brain motion: measurement with phase-contrast MR imaging. *Radiology* 1992; **185**: 653–660.
70. Chien D, Buxton RB, Kwong KK, Brady T, Rosen BR. MR diffusion imaging of the brain. *J Comput Assist Tomogr* 1990; **14**: 514–520.
71. Turner R, Le Bihan D, Maier J *et al.* Echo-planar imaging of intravoxel incoherent motions. *Radiology* 1990; **177**: 407–414.
72. Conturo TE, McKinstry RC, Akbudak E, Robinson BH. Encoding of anisotropic diffusion with tetrahedral gradients: a general mathematical formalism and experimental results. *Magn Reson Med* 1995; **35**: 399–412.
73. Wieshmann UC, Symms MR, Franconi F *et al.* The variability and accuracy of the apparent diffusion coefficient in diffusion weighted EPI. In *Proceedings of the Sixth Annual Meeting of the International Society of Magnetic Resonance in Medicine*, 1998, p. 1748.
74. Skare S, Andersson JLR. On the effects of gating in diffusion imaging of the brain using single shot EPI. *Magn Reson Imaging* 2001; **19**: 1125–1128.
75. Pierpaoli C, Marenco S, Rohde G, Jones DK, Barnett AS. Analyzing the contribution of cardiac pulsation to the variability of quantities derived from the diffusion tensor. In *Proceedings of the 11th Annual Meeting of the International Society of Magnetic Resonance in Medicine*, 2003, p. 70.
76. Jones DK, Pierpaoli C. 2005. The contribution of cardiac pulsation to variability in tractography results. In *Proceedings of the 13th Annual Meeting of the International Society of Magnetic Resonance in Medicine*, 2005, p. 225.
77. Tanner JE. Use of the stimulated-echo in NMR diffusion studies. *J Chem Physiol* 1970; **52**: 2523–2526.
78. Gudbjartsson H, Maier SE, Mulkern RV *et al.* Line scan diffusion imaging. *Magn Reson Med* 1996; **34**: 509–519.
79. Gudbjartsson H, Maier SE, Jolesz FA. Double line scan diffusion imaging. *Magn Reson Med* 1997; **38**: 101–109.
80. Bammer R, Herneth AM, Maier SE *et al.* Line scan diffusion imaging of the spine. *AJNR Am J Neuroradiol* 2003; **24**: 5–12.
81. de Crespigny AJ, Marks MP, Enzmann DR, Moseley ME. Navigated diffusion imaging of normal and ischemic human brain. *Magn Reson Med* 1995; **33**: 720–728.
82. Butts K, de Crespigny A, Pauly JM, Moseley ME. Diffusion-weighted interleaved echo-planar imaging with a pair of orthogonal navigator echoes. *Magn Reson Med* 1996; **35**: 763–770.
83. Butts K, Pauly J, de Crespigny A, Moseley M. Isotropic diffusion-weighted and spiral-navigated interleaved EPI for routine imaging of acute stroke. *Magn Reson Med* 1997; **38**: 741–749.
84. Pruessmann KP, Weiger M, Scheidegger MB, Boesiger P. SENSE: sensitivity encoding for fast MRI. *Magn Reson Med* 1999; **42**: 952–962.
85. Bammer R, Keeling SL, Augustin M *et al.* Improved diffusion-weighted singleshot echo-planar imaging (EPI) in stroke using sensitivity encoding (SENSE). *Magn Reson Med* 2001; **46**: 548–552.
86. Bammer R, Auer M, Keeling SL *et al.* Diffusion tensor imaging using single-shot SENSE-EPI. *Magn Reson Med* 2002; **48**: 128–136.
87. Glover GH, Lai S. Selfnavigated spiral fMRI: interleaved versus singleshot. *Magn Reson Med* 1998; **39**: 361–368.
88. Li TQ, Takahashi AM, Hindmarsh T, Moseley ME. ADC mapping by means of a single-shot spiral MRI technique with application in acute cerebral ischemia. *Magn Reson Med* 1999; **41**: 143–147.
89. Bammer R, Glover GH, Moseley ME. Diffusion tensor spiral imaging. In *Proceedings of the 10th Annual Meeting of the International Society for Magnetic Resonance in Medicine*, 2002, p. 1111.
90. Pipe JG, Farthing VG, Forbes KP. Multishot diffusionweighted FSE using PROPELLER MRI. *Magn Reson Med* 2002; **47**: 42–52.
91. Bastin ME. On the use of the FLAIR technique to improve the correction of eddy current induced artifacts in MR diffusion tensor imaging. *Magn Reson Imaging* 2001; **19**: 937–950.
92. Papadakis NG, Martin KM, Mustafa MH *et al.* Study of the effect of CSF suppression on white matter diffusion anisotropy mapping of healthy human brain. *Magn Reson Med* 2002; **48**: 394–398.
93. Tuch DS, Reese TG, Wiegell MR *et al.* High angular resolution diffusion imaging reveals intravoxel white matter fiber heterogeneity. *Magn Reson Med* 2002; **48**: 577–582.
94. Tuch DS. Q-ball imaging. *Magn Reson Med* 2004; **48**: 577–582.

95. Wedeen VJ, Hagmann P, Tseng WY, Reese TG, Weisskoff RM. Mapping complex tissue architecture with diffusion spectrum magnetic resonance imaging. *Magn Reson Med* 2005; **54**: 1377–1386.

96. Anderson AW, Ding Z. Subvoxel measurement of fiber orientation using high angular resolution diffusion tensor imaging. In *Proceedings of the 10th Annual Meeting of the International Society for Magnetic Resonance in Medicine*, 2002, p. 440.

97. Jansons KM, Alexander DC. Persistent angular structure: new insights from diffusion MRI data. *Inf Process Med Imaging* 2003; **18**: 672–683.

98. Frank LR. Anisotropy in high angular resolution diffusionweighted MRI. *Magn Reson Med* 2001; **45**: 935–939.

99. Frank LR. Characterization of anisotropy in high angular resolution diffusion-weighted MRI. *Magn Reson Med* 2002; **47**: 1083–1089.

100. Alexander AL, Hasan KM, Lazar M, Tsuruda JS, Parker DL. Analysis of partial volume effects in diffusiontensor MRI. *Magn Reson Med* 2001; **45**: 770–780.

101. Callaghan PT, Eccles CD, Xia Y. NMR microscopy of dynamic displacements: kspace and q-space imaging. *J Phys E: Sci Instrum* 1988; **21**: 820–822.

102. Callaghan PT. *Principles of Nuclear Magnetic Resonance Microscopy.* Oxford: Oxford University Press, 1991.

103. Basser PJ. Relationships between diffusion tensor and q-space MRI. *Magn Reson Med* 2002; **47**: 392–397.

Capítulo 5

Informações anatômicas sobre a substância branca humana reveladas por imagens com tensor de difusão e rastreamento de fibra

Susumu Mori ■ Peter van Zijl

Introdução

A evidência experimental demonstrou que a difusão é anisotrópica em tecidos organizados, como músculos[1,2] e substância branca cerebral.[3] Desde meados dos anos 1990, a descrição quantitativa dessa anisotropia com imagens com tensor de difusão (DTI) tornou-se bem estabelecida no ambiente de pesquisa, e atualmente suas primeiras aplicações na clínica estão sendo relatadas.[4,5] Por exemplo, a DTI está sendo explorada no momento como um instrumento de pesquisa para estudar o desenvolvimento do cérebro,[6-8] esclerose múltipla,[9,10] esclerose lateral amiotrófica,[11] acidente vascular encefálico,[12-14] esquizofrenia[15,16] e incapacidade de leitura.[17] Com base na informação sobre a orientação da fibra obtida com a DTI, também se demonstrou que é possível o rastreamento *in vivo* da fibra.[18-33] A fim de melhorar a utilização dessa tecnologia promissora, é importante compreender a base do contraste de anisotropia em DTI e as limitações impostas com o uso de uma técnica macroscópica para visualizar estruturas axonais microscópicas. Neste capítulo, os princípios básicos da reconstrução do trato com base em DTI, sua capacidade e limitações serão discutidos.

Difusão isotrópica e anisotrópica

Sabe-se que a MRI pode mensurar a constante de difusão molecular. Uma das características exclusivas e importantes da mensuração de difusão por MR é sempre detectar o movimento molecular ao longo de um eixo predeterminado (Fig. 5.1), que é estabelecido pela orientação resultante dos gradientes de campo magnético aplicados. Cada *scanner* de MR é equipado com três gradientes ortogonais x, y e z. Com a combinação desses gradientes de três eixos, a difusão ao longo de qualquer eixo arbitrário pode ser mensurada. Por exemplo, se gradientes de força equivalente x e y forem aplicados simultaneamente, a difusão ao longo de 45° a partir dos eixos x e y poderá ser mensurada. A orientação da mensuração da difusão não é importante se estivermos interessados em água com difusão livre, porque os resultados são independentes das orientações da mensuração. Tal difusão independente da orientação é chamada de difusão isotrópica (p. ex., o compartimento inferior da Figura 5.1A).

Nos sistemas biológicos, o processo de difusão pode ser mais complicado porque as moléculas de água enfrentam muitos obstáculos e barreiras durante o processo de difusão. Se o sistema biológico tiver alinhamento ordenado, como as fibras musculares ou axonais, a extensão da difusão da água poderá ser diferente, dependendo da orientação da mensuração, o que é chamado de difusão anisotrópica (p. ex., o compartimento superior da Figura 5.1A).

Se a amostra tiver difusão anisotrópica, os resultados das mensurações de difusão de MR dependem do eixo de gradiente usado. A Figura 5.2 mostra um exemplo das mensurações de difusão em um cérebro de rato, em que se pode ver claramente que os coeficientes de difusão aparente (ADC) se alteram consideravelmente, se for usada uma orientação diferente de gradiente. Por exemplo, um *pixel* indicado por setas rosadas possui constantes de difusão com gradientes x e y, mas possui uma constante de difusão alta, quando ela é mensurada por gradiente z. Em estudos anteriores, existe ampla evidência de que a água tende a se difundir preferencialmente ao longo das fibras,[1,3,5,34-36] mais provavelmente porque encontra menos obstáculos. A partir desse estudo em cérebro de rato (Fig. 5.2), podemos concluir imediatamente que o *pixel* indicado pela seta rosada contém fibras axonais que estão correndo perpendiculares aos eixos x e y e paralelas ao eixo z. Evidentemente, a mensuração da difusão por MR tem capacidade de dar informações sobre arquiteturas das fibras dentro da amostra.

Como a anisotropia é mensurada

Os resultados mostrados na Figura 5.2 sugerem claramente que a mensuração de ADC ao longo de múltiplas orientações contém importantes informações sobre a organização axonal do cérebro. A questão é como podemos caracterizar completamente a difusão anisotrópica e, subsequentemente, a arquitetura da fibra. Quando a difusão é isotrópica, a probabilidade de se encontrar uma molécula de água, depois de um certo tempo, é esférica, o que pode ser descrito por um parâmetro (diâmetro). Se a água for confinada em um sistema com alinhamento homogêneo, podemos assumir que o processo de difusão leva a uma forma elíptica para a probabilidade, sendo o eixo mais longo alinhado na orientação das fibras.[5,37,38] Então, nossa tarefa é definir a forma do elipsoide (chamado de elipsoide de difusão) e sua orientação. A maneira mais intuitiva é mensurar ADCs ao longo de uma série muito grande de orientações, a partir em que pode ser reconstruída uma forma bem definida. Essa mensuração direta do elipsoide de difusão está se tornando realmente popular.[31,39,40] Uma maneira alternativa é mensurar ADCs ao longo de um número menor de orientações, a partir do qual é calculada a forma do elipsoide.[5,37,38] Para esse cálculo, precisamos da ajuda de um procedimento matemático chamado de cálculo do "tensor" e, por isso, esse processo é chamado de imagens com tensor de difusão (Fig. 5.1).

Primeiramente, é muito importante perceber que a difusão anisotrópica (ou o elipsoide de difusão) no tecido não pode ser caracterizada pelas mensurações ao longo dos três eixos ortogonais x, y e z. Isso é ilustrado na Figura 5.3, em que as mensurações do ADC ao longo dos três eixos levam aos mesmos resultados (os comprimentos de elipsoide e esfera ao longo dos eixos x, y e z são os mesmos) para dois sistemas com propriedades de difusão acentuadamente diferentes. Obviamente, ao contrário de um vetor, a difusão não pode ser descrita com exatidão pela determinação de suas dimensões ao longo dos três eixos ortogonais.

A fim de caracterizar totalmente o elipsoide de difusão, precisamos pelo menos de seis parâmetros, conforme mostrado na Figura 5.4, ou seja, o comprimento de seus três eixos principais (λ_1, λ_2 e λ_3), o que define sua forma e três vetores ($\mathbf{v}_1$, $\mathbf{v}_2$, $\mathbf{v}_3$) define as orientações. Para manter o rastreamento desses seis parâmetros, precisamos de um tensor 3 × 3, chamado tensor de difusão, $\overline{\overline{D}}$, que se relaciona com os seis parâmetros por meio de um processo chamado diagonalização.

$$\overline{\overline{D}} = \begin{bmatrix} D_{xx} & D_{xy} & D_{xz} \\ D_{xy} & D_{yy} & D_{yz} \\ D_{xz} & D_{yz} & D_{zz} \end{bmatrix} \xrightarrow{\text{diagonalização}} \lambda_1, \lambda_2, \lambda_3, \mathbf{v}_1, \mathbf{v}_2, \mathbf{v}_3$$

[5.1]

Esse tensor de difusão é um tensor simétrico, que significa que $D_{ij} = D_{ji}$ e, portanto, existem seis parâmetros independentes, que faz sentido porque contém intrinsecamente os seis parâmetros do elipsoide de difusão.

A fim de determinar esses seis elementos do tensor de difusão, não surpreende que seja necessário mensurar pelo menos seis constantes de difusão ao longo dos seis eixos independentes (Fig. 5.5). Na seção a seguir, será descrito o processo experimental real para determinar o tensor de difusão.

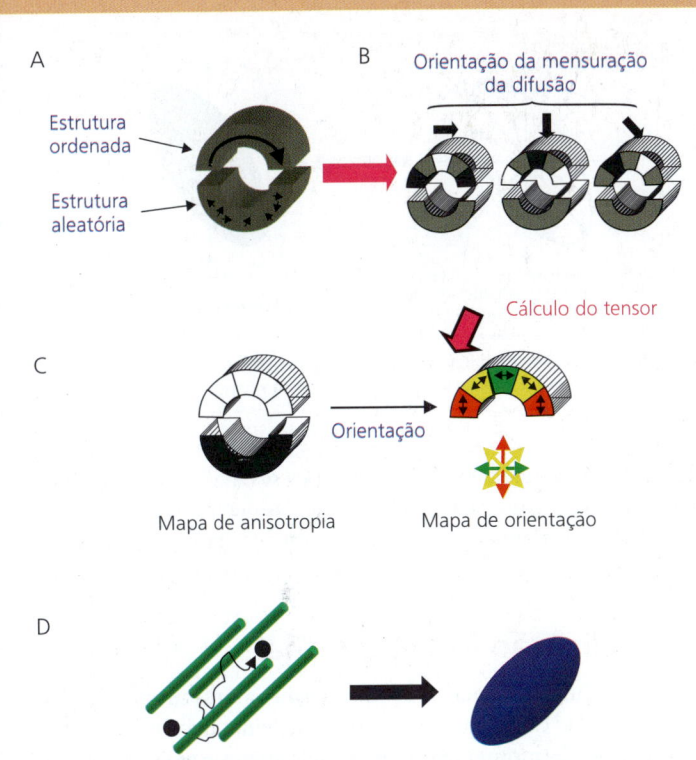

Fig. 5.1 (A) Diagrama esquemático de alguns exemplos de estruturas teciduais. A região superior tem uma estrutura ordenada resultante de fibras que correm ao longo da seta curva. A região inferior tem a mesma forma de estrutura, mas uma estrutura aleatória de fibra. (B) Os resultados da mensuração da difusão ao longo de três eixos diferentes são indicados por setas. A aparente constante de difusão é mais rápida (áreas claras) quando a orientação da fibra coincide com a orientação da mensuração e mais lenta (áreas escuras) quando elas são perpendiculares entre si. Isso resulta em diferentes constantes de difusão que dependerão da orientação da mensuração na região superior, enquanto a região inferior é insensível à orientação da mensuração. (C) Anisotropia e mapas de orientação codificados pela cor calculados a partir dos resultados de mensuração em (B). A anisotropia (direcionalidade da difusão) da região superior é alta, porque a constante de difusão dessa região depende da orientação da mensuração. Quando a anisotropia é alta, o ângulo da fibra pode ser calculado com base nas informações em (B), o que pode ser representado por vetores ou por cor. Nesse exemplo bidimensional, as regiões com fibras que correm horizontalmente são verdes, enquanto aquelas que correm verticalmente são vermelhas. As áreas de transições tornaram-se amarelas, o que é uma mistura de verde e vermelho. (D) Embora um vetor fosse usado para indicar a difusão e a orientação da fibra em A-C, a difusão real da água é um processo tridimensional em que as moléculas de água se difundem em todas as orientações, resultando em uma forma elipsoide tridimensional (D) pela probabilidade de deslocamento. A fim de descrever totalmente esse processo de difusão tridimensional, é necessária uma descrição matemática mais abrangente, um tensor 3 × 3.

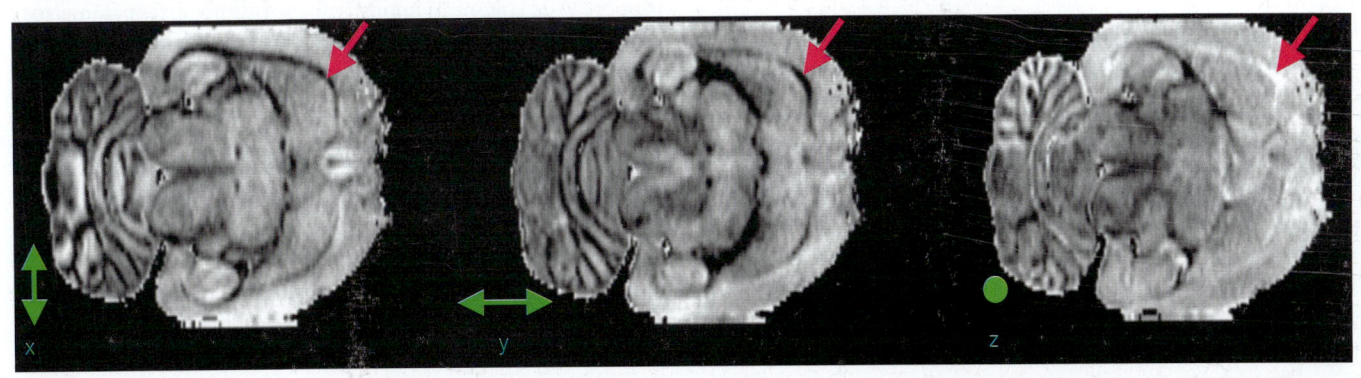

Fig. 5.2 Mapas de coeficiente de difusão aparente do cérebro fixado de um rato mensurado por gradientes x, y e z. Os contrastes dependem principalmente das orientações da mensuração (indicado por setas verdes), sugerindo que a difusão da água dentro do cérebro é anisotrópica.

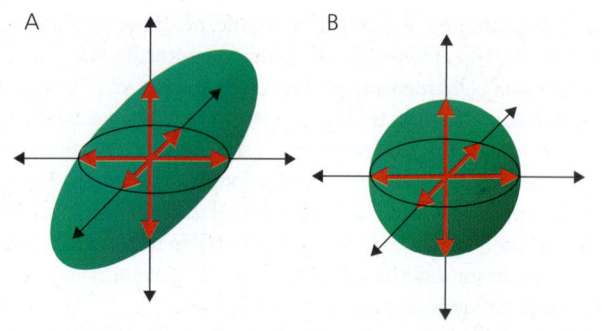

Fig. 5.3 Um exemplo de duas elipsoides diferentes de difusão, anisotrópica (A) e isotrópica (B) que dão os mesmos resultados de difusão, se mensuradas somente ao longo dos eixos x, y e z.

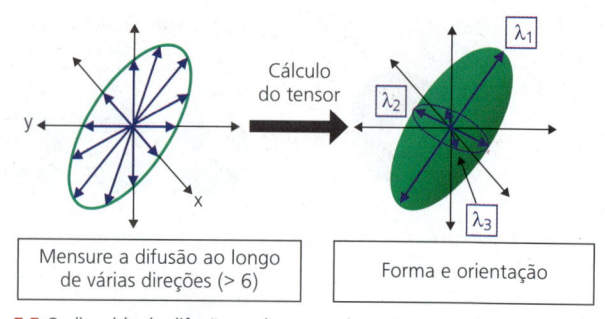

Fig. 5.5 O elipsoide de difusão pode ser totalmente caracterizado a partir de mensurações da difusão ao longo de seis eixos independentes.

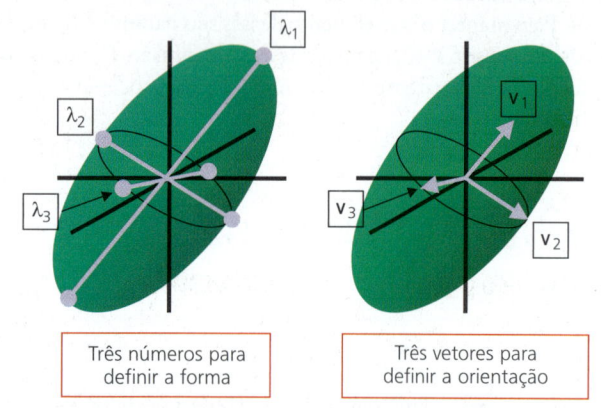

Fig. 5.4 Seis parâmetros necessários para definir um elipsoide.

Processo de experimentos com tensor de difusão e cálculo do tensor

Nas mensurações de difusão, a atenuação do sinal é descrita por:

$$\frac{S}{S_0} = e^{-\gamma^2 G^2 \delta^2 (\Delta - \delta/3) D} = e^{-bD}, \quad [5.2]$$

onde γ é a proporção giromagnética, δ é o comprimento de pulso do gradiente; Δ é a separação de um par de gradientes, e D é a constante de difusão. Essa equação só é correta para difusão isotrópica ou mensuração de difusão ao longo de um eixo. Para uma expressão mais completa nos meios anisotrópicos, temos que usar a Equação 5.3:

$$\ln\left[\frac{S}{S_0}\right] = -\int_0^t \gamma^2 \left[\int_0^{t'} \mathbf{G}(\overline{t''}) dt''\right] \cdot \overline{\overline{\mathbf{D}}} \cdot \left[\int_0^{t'} \mathbf{G}(\overline{t''}) dt''\right] dt' \quad [5.3]$$

Novamente, se solucionarmos essa equação para o experimento com um par de gradientes em forma de quadrado, obteremos:

$$\frac{S}{S_0} = e - \overline{\sqrt{b}} \overline{\overline{D}} \overline{\sqrt{b}}^T, \quad [5.4]$$

onde $\overline{b}$ é $\gamma^2 \overline{G}^2 \delta^2 (\Delta - \delta/3)$. Aqui $\overline{G}$ (e também $\overline{b}$) é um vetor porque contém informações não apenas da força do gradiente, mas também da orientação.

Em experimentos reais, queremos determinar os seis parâmetros no tensor de difusão, enquanto os parâmetros $\overline{G}$, δ, Δ e γ são parâmetros conhecidos, e S_0 e S são os resultados experimentais. Note que essa equação tem um total de sete desconhecidos (seis em $\overline{\overline{D}}$ e S_0) e precisamos, pelo menos, de sete resultados experimentais (S) com diferentes valores $\overline{G}$ para solucionar o tensor.

Visualização bidimensional

Existem muitas maneiras de caracterizar a anisotropia de difusão.[5,37,41] O método mais simples e mais intuitivo é calcular a proporção do comprimento dos eixos mais longos e mais curtos. Mas esse método tem várias propriedades indesejáveis. Por exemplo, a variação de seu valor é 1 (esfera) até o infinito, que é difícil de visualizar, e o comprimento do eixo mais curto (portanto, a proporção) é muito suscetível ao ruído. É preferível usar um parâmetro que vai de 0 (isotropia) a 1 (anisotropia) para fins de visualização. Os parâmetros normalizados de uso mais amplo são:

$$FA = \sqrt{\frac{(\lambda_1 - \lambda_2)^2 + (\lambda_2 - \lambda_3)^2 + (\lambda_1 - \lambda_2)^2}{2(\lambda_1^2 + \lambda_2^2 + \lambda_3^2)}}$$

$$RA = \frac{\sqrt{(\lambda_1 - \lambda_2)^2 + (\lambda_2 - \lambda_3)^2 + (\lambda_1 - \lambda_2)^2}}{\lambda_1 + \lambda_2 + \lambda_3}$$

$$VR = \frac{\lambda_1 \lambda_2 \lambda_3}{((\lambda_1 + \lambda_2 + \lambda_3)/3)^3}, \quad [5.5]$$

onde FA é a anisotropia fracional, RA é a anisotropia relativa, e VR, proporção de volume. A informação provida por esses parâmetros é essencialmente a mesma, todas elas indicam o quanto é alongado o elipsoide de difusão, mas não o contraste que fornecem.[42] Desses parâmetros, FA é de uso mais amplo. No exemplo da Figura 5.6, pode ser visto que a substância branca tem altos valores de FA (Fig. 5.6B), o que faz sentido porque ela consiste em fibras axonais densamente acumuladas. A segmentação das substâncias branca e cinzenta também pode ser conseguida por meio de imagens ponderadas em T_1 e T_2 (Fig. 5.6A). Contudo, a inspeção detalhada da Figura 5.6 mostra claramente que os contrastes da substância branca desses dois tipos de imagem não são idênticos. A anisotropia, que também mostra um contraste muito alto entre substâncias branca e cinzenta, é com base em um mecanismo de contraste diferente; a direcionalidade de difusão de água dada pelas fibras axonais.

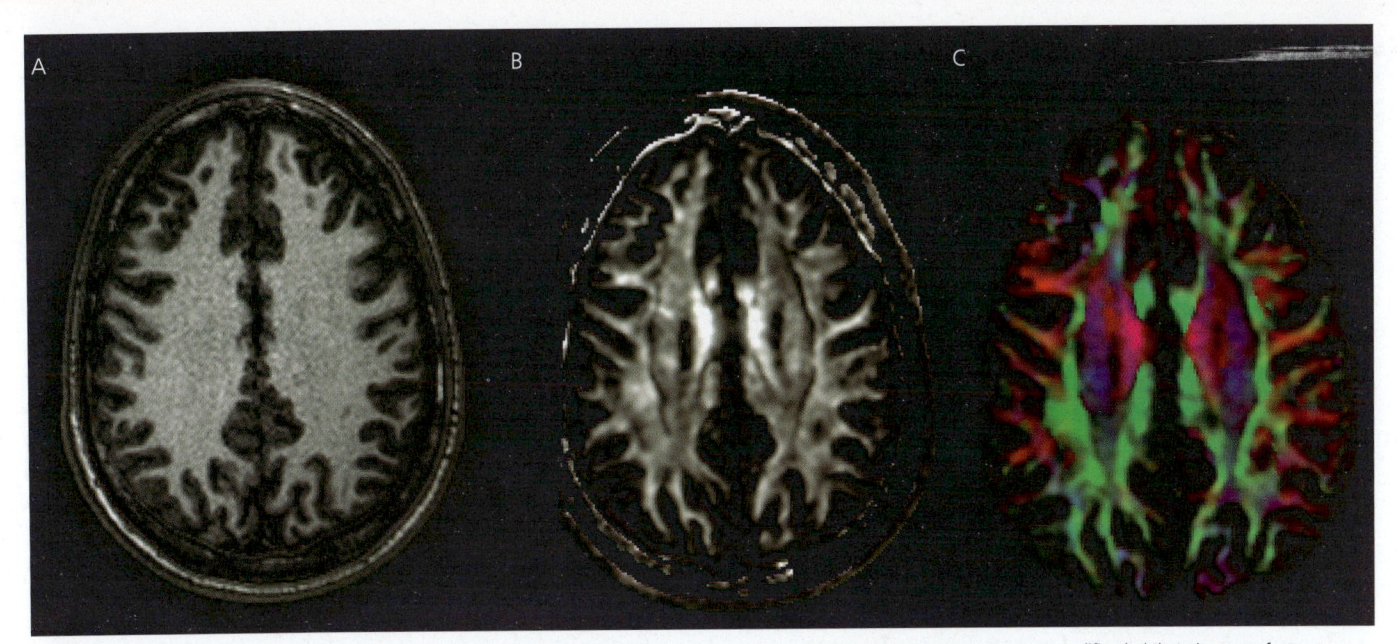

Fig. 5.6 Comparação de uma imagem ponderada em T_1 (A), um mapa de anisotropia fracional (B) e um mapa de orientação com cor codificada (C). As imagens foram adquiridas com o uso de um *scanner* 1,5 T. Cores em (C) representam as orientações das fibras: vermelhas, direita-esquerda; verde, anterior-posterior; azul, superior-inferior.

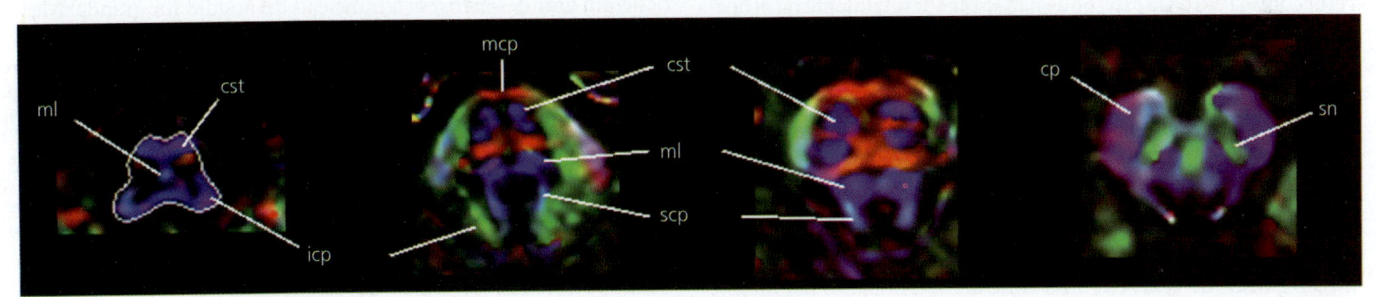

Fig. 5.7 Exemplos de mapas coloridos e identificação de tratos proeminentes de substância branca. O esquema colorido é o mesmo da Figura 5.6C. ml, menisco medial; icp, pedúnculo cerebelar inferior; cst, tratos corticoespinais; mcp, pedúnculo cerebelar médio; scp, pedúnculo cerebelar superior; cp, pedúnculo cerebral; sn, substância negra.

O mecanismo exato que causa difusão anisotrópica não é completamente compreendido.[43-46] O que se sabe é que a anisotropia aumenta drasticamente durante o desenvolvimento inicial,[47] e seu curso de tempo é diferente dos outros parâmetros convencionais de MRI, como as propriedades de relaxamento T_1/T_2. As alterações durante o desenvolvimento podem sugerir o envolvimento da bainha de mielina.[47] Entretanto, grande anisotropia é referida nas fibras axonais sem bainhas de mielina,[44] sugerindo que o aumento da anisotropia durante o desenvolvimento possa ser o resultado de maior densidade de fibra. Estudos recentes sobre FA corregistrado e mapas de T_2 revelam que esses parâmetros nem sempre são correlacionados.[29] Parece que a anisotropia de difusão proporciona um novo mecanismo de contraste que anteriormente era inacessível e, consequentemente, vale a pena procurar usá-la, à medida do possível, como um instrumento diagnóstico clínico.

Visualização da orientação do elipsoide

Outro parâmetro que pode ser obtido da DTI é a orientação dos elipsoides de difusão (Fig. 5.4). A maneira mais intuitiva de demonstrar a orientação é pela apresentação de um vetor, em que pequenas linhas (vetores) indicam as orientações do eixo mais longo dos elipsoides de difusão. Entretanto, a menos que uma pequena região seja magnificada, a orientação do vetor geralmente é difícil de se ver. Para superar esse problema, foi proposto um esquema codificado de cores,[34,48,49] cujo exemplo é mostrado na Figura 5.6C. No mapa colorido, três eixos ortogonais (p. ex., direita-esquerda, superior-inferior e anterior-posterior) são atribuídos a três cores principais (vermelho, verde e azul). Se uma fibra estiver correndo a 45° dos eixos vermelho e azul, a cor magenta lhe é atribuída, que é uma mistura de vermelho e azul.

Quando comparadas a imagens convencionais, como imagens ponderadas em T_1 e T_2 (Fig. 5.6A-C), pode-se ver claramente que o mapa de cores com base em DTI contém informações detalhadas sobre a anatomia da substância branca. Utilizando-se mapas coloridos, alguns tratos proeminentes de substância branca podem ser imediatamente identificados.[29,50-57] Um exemplo de uma apresentação de mapa colorido das fibras no tronco cerebral é apresentado na Figura 5.7.

Técnicas de reconstrução de fibra

Assumindo-se que a orientação do componente maior do tensor de difusão diagonalizado representa a orientação dos tratos axonais dominantes, a DTI pode fornecer um campo de vetor tridimensional, em que cada vetor apresenta a orientação da fibra. Existem, atualmente, várias abordagens diferentes para a reconstrução dos tratos de substância branca a partir desses dados; os métodos podem ser divididos aproximadamente em dois tipos. As técnicas na primeira categoria são fundamentadas em algoritmos de propagação da linha que usam a informação do tensor local para cada etapa da propagação.[19-22,24,28,33,58,59] As principais diferenças entre as técnicas, nessa classe, originam-se da maneira como a informação proveniente dos *pixels* da vizinhança é incorporada para definir as trajetórias suaves e minimizar as contribuições do ruído.[30,60] O segundo tipo de abordagem baseia-se na minimização da energia global para encontrar o trajeto energeticamente mais favorável entre dois *pixels* predeterminados. A discussão a seguir concentra-se na primeira abordagem.

Abordagens de propagação da linha

A maneira mais intuitiva para reconstruir uma trajetória tridimensional a partir de um campo de vetor tridimensional é propagar uma linha a partir de um ponto de semeadura, seguindo-se a orientação do vetor local. Entretanto, se uma linha for propagada simplesmente conectando-se *pixels* que são entidades isoladas, a informação de vetor contida em cada *pixel* pode não se refletir totalmente na propagação. No exame simples ilustrado na Figura 5.8A, os tratos axonais estão correndo ao longo de 30° a partir da linha vertical. Ao aplicar a abordagem isolada de "conexão do *pixel*", um julgamento terá que ser feito sobre qual *pixel* deve ser conectado (p. ex., é o ângulo de 30° do vetor apontando no *pixel*, {1,2} ou {2,2}?) Independentemente de qual seja o julgamento, deve ficar claro que este esquema simples de conexão de *pixel* não pode representar o trato real mesmo em um caso simples. A maneira mais simples para se converter uma informação isolada de *voxel* em uma linha de rastreamento contínuo é propagar, linearmente, "uma linha" em um campo numérico contínuo.[24,33] Esta conversão de um campo numérico isolado em contínuo é mostrada na Figura 5.8B. Neste exemplo, o ponto de semeadura (*seed point*) é {1,50,1,50}, e uma linha se propaga a partir desse ponto, seguindo a orientação do vetor do *pixel* com coordenada isolada {1,1}. Esta linha sai do *pixel* (coordenada isolada {1,1}) para o próximo *pixel* (coordenada isolada {1,2} na localização {1,79,2,00} na coordenada contínua. Pela repetição desse processo, é fácil ver que a linha pode seguir o trato real (ou os *pixels* podem ser conectados) com mais precisão. Essa abordagem de propagação linear, conhecida como designação da fibra por rastreamento contínuo (FACT), foi usada para a primeira reconstrução de trato bem-sucedida, que foi realizada para um cérebro de rato fixado e mostrou boa concordância com as secções histológicas.[24,33]

Critérios de término

A propagação da linha deve ser terminada em algum ponto (Fig. 5.9). O critério de término mais intuitivo é a extensão da anisotropia. Em uma região de baixa anisotropia, como a da substância cinzenta, pode não haver uma orientação coerente do trato dentro de um *pixel*, e a orientação do maior eixo principal torna-se sensível ao ruído na mensuração da difusão (para a difusão isotrópica, a informação de anisotropia é dominada pelo ruído e se torna puramente aleatória). A anisotropia fracional da (FA) da substância cinzenta está tipicamente na faixa de 0,1-0,2. Portanto, uma abordagem simples do término é estabelecer em 0,2 o limiar para o término do rastreamento. Outro importante critério é a alteração de ângulo entre *pixels*. Para o modelo de propagação linear da linha, ocorrem grandes erros, se a transição do ângulo for grande. Mesmo para a abordagem de interpolação, deve-se notar que o cálculo do tensor de difusão assume que não existe uma curvatura consistente de tratos axonais dentro de um *voxel*. A presença da curvatura viola a hipótese de que o processo de difusão ao longo de qualquer eixo arbitrário é gaussiano, invalidando assim o cálculo rotineiro do tensor. Portanto, é preferível estabelecer um limiar que proíba uma virada aguda durante a propagação da linha. O significado desse limiar de transição de ângulo depende das trajetórias específicas dos tratos de interesse e da resolução da imagem. A resolução de uma imagem de 1-3 mm, por exemplo, é alta o suficiente para se reconstruir facilmente a curvatura das trajetórias dos principais tratos no tronco cerebral e das fibras em associação corticocortical, que se conectam nas regiões funcionais do cérebro.[53] Sob condições favoráveis, os ângulos entre os vetores conectados são pequenos, e os critérios de término são dominados pela magnitude da FA. Entretanto, para tratos menores em ambientes que são altamente convolutos estruturalmente, como as fibras em U subcorticais, a mesma resolução pode ser muito inferior para representar trajetórias com facilidade e, portanto, a análise dos erros nos cálculos do tensor e o rastreamento das fibras decorrente da curvatura se tornam mais importantes. Embora no momento não exis-

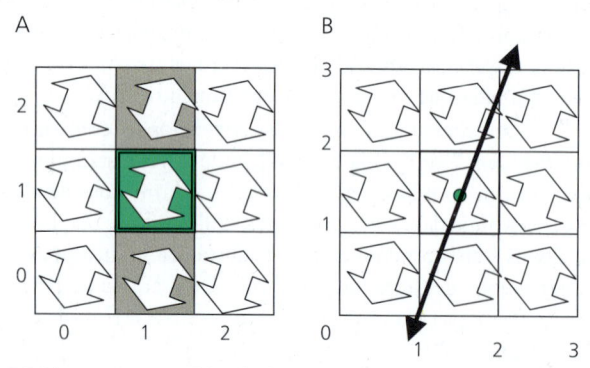

Fig. 5.8 Diagrama esquemático da abordagem de propagação linear de linha. As setas de dupla ponta indicam as orientações da fibra em cada *pixel*. O rastreamento é iniciado a partir do *pixel* central. No campo numérico isolado (A), a coordenada do *pixel* de semeadura é {1,1}. Caso se julgue que o vetor está apontando para {1,2} e {1,0}, os *pixels* sombreados estão conectados. No campo numérico contínuo (B), o ponto de semeadura é {1,50, 1,50}, e uma linha, em vez de uma série de *pixels*, é propagada.

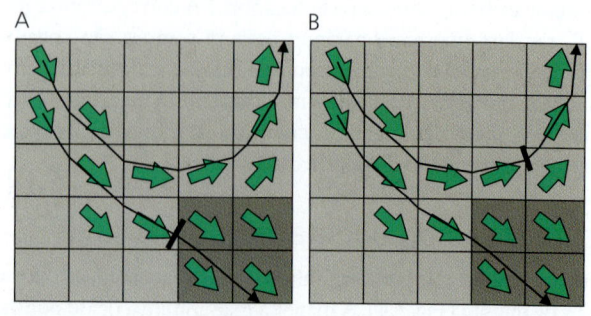

Fig. 5.9 Dois critérios para o término da propagação. A propagação é terminada quando ela entra em uma área de anisotropia (A) ou quando o ângulo entre os *pixels* conectados é grande (B).

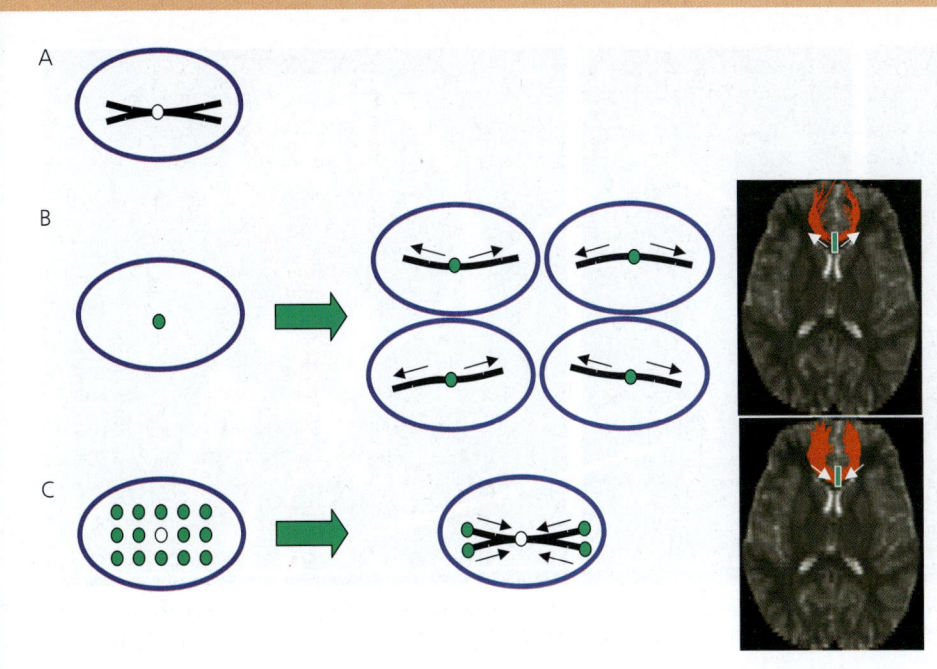

Fig. 5.10 Diagrama esquemático da diferença entre o rastreamento único e as abordagens de busca exaustiva. Suponha que (A) represente a forma de um trato de substância branca de interesse com um ponto de referência anatômico indicado por um círculo branco. Se o rastreamento for iniciado a partir do ponto de referência, há quatro possibilidades para os resultados, cada qual representando um ramo do trato (B). Isto porque o resultado de uma propagação proveniente de um *pixel* só pode delinear uma linha. Por outro lado, a propagação da linha pode ser iniciada de todos os *pixels* (C), e todos os resultados de propagação que penetram no ponto de referência anatômico são pesquisados, o que leva a uma delineação mais abrangente do trato de interesse. A coluna direita compara os resultados do rastreamento a essas duas abordagens para o joelho do corpo caloso.

tam estudos abrangentes de simulação na área, alguns dados preliminares sobre o efeito do raio curvatório (*turning radius*) sobre os resultados de rastreamento em exemplos específicos podem ser encontrados em relatórios recentes.[61,62]

Ramificação

Os tratos de substância branca possuem extensa ramificação, o que torna complexo o rastreamento computadorizado. Por exemplo, a bifurcação de uma linha durante a propagação já é uma questão que envolve a matemática. Sob o ponto de vista de programação, esse problema pode ser manuseado com mais facilidade pela fusão de duas linhas em vez da simples divisão de uma linha em duas, por exemplo, usando-se a abordagem de força bruta mostrada na Figura 5.10.[20,29] Nessa abordagem, é iniciado o rastreamento de todos os *pixels* dentro do cérebro, sendo mantidos os resultados de rastreamento que penetram o *pixel* de interesse. Em outras palavras, em vez de usar o *pixel* de interesse como um *pixel* de semeadura (*seed*), todos os *pixels* no cérebro são usados como *pixels* de semeadura. Ao usar o modelo de propagação linear para tamanho de dados de 256 × 256 × 60, essa busca exaustiva leva aproximadamente 15-30 min em um processador Pentium III de 900 MHz.

Edição do trato com o uso de múltiplas regiões de interesse

Os resultados das técnicas da propagação da linha dependem, sobretudo, da colocação inicial dos *pixels* de referência de interesse. Suponha que se esteja interessado na radiação óptica; existem muitas escolhas para se colocar um *pixel* de referência de interesse ou um grupo de *pixels* (uma região de interesse – ROI). Por exemplo, pode-se usar substância branca próximo ao núcleo geniculado lateral, perto do córtex visual ou em qualquer parte entre as duas áreas. Uma poderosa técnica que pode procurar efetivamente todos os *pixels* de semeadura em potencial contendo os tratos de interesse é a chamada ROI ou técnica de edição do rastreamento.[20,29,53,63] Nessa abordagem, são extraídas ROIs de referência relativamente grandes que contêm a substância branca próxima à substância cinzenta-alvo. São mostrados exemplos na Figura 5.11, em que as radiações talâmicas anterior e posterior são identificadas usando-se uma abordagem de duas ROIs.[53] Por exemplo, a radiação talâmica posterior que contém a radiação óptica foi definida por uma ROI no lobo pulvinar e outra no lobo occipital. Então, uma busca exaustiva, como a descrita anteriormente em *ramificação*, foi realizada para identificar todos os tratos que penetrem em ambas as ROIs. Dessa forma, os resultados da reconstrução do trato de substância branca específico se tornam menos dependentes das localizações do *pixel* inicial de interesse ou ROI. Essa técnica está fundamentada em conhecimento e é necessário o conhecimento anatômico macroscópico existente da trajetória do trato. Ela também não permite a elucidação dos padrões de ramificação entre as múltiplas ROIs.

Exemplos de protocolos de reconstrução do trato

Nas Figuras 5.12-5.14, são apresentados os protocolos para a colocação de ROI.[64] Estes devem dar ideias sobre como os tratos são reconstruídos com o uso de processos interativos. Esses tratos são o cíngulo (Fig. 5.12), os tratos corticoespinais (Fig. 5.13) e o fascículo longitudinal superior (Fig. 5.14).

Trato 1 – parte do giro cingulado do cíngulo

O cíngulo é definido como dois segmentos separados; a parte superior ao longo do giro cingulado (parte do giro cingulado do cíngulo) e o segmento inferior (trato 2) ao longo do lado ventral do hipocampo (parte hipocampal do cíngulo) (Fig. 5.12).

Para a parte do giro cingulado do cíngulo (Fig. 5.12), um plano coronal é selecionado no meio do esplênio do corpo caloso, usando-se o plano mediossagital (Fig. 5.12B), e uma ROI, conforme mostrado na Figura 5.12A, é desenhada. Para uma segunda ROI,

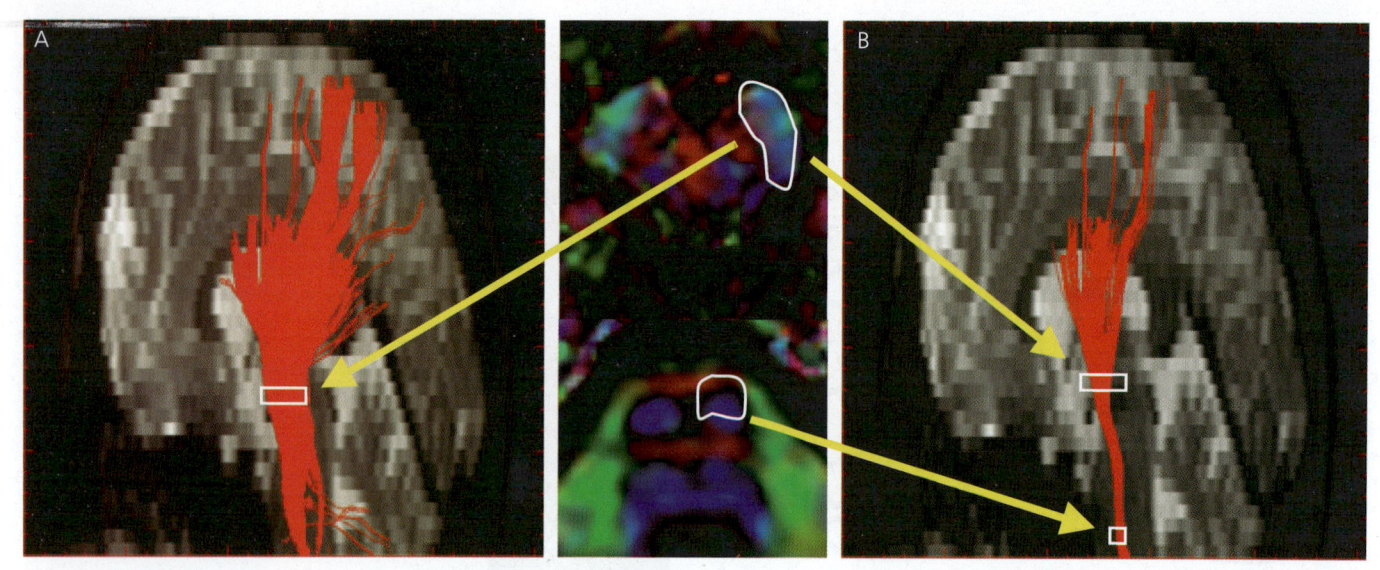

Fig. 5.11 Exemplos de edição do trato por abordagem múltipla da região de interesse (ROI). Em (A) somente uma ROI está definida no pedúnculo cerebral, o que leva à reconstrução combinada dos tratos corticopontino e corticoespinal. Estabelecendo uma segunda ROI no trato piramidal na ponte caudal (B), somente o trato corticoespinal foi selecionado.

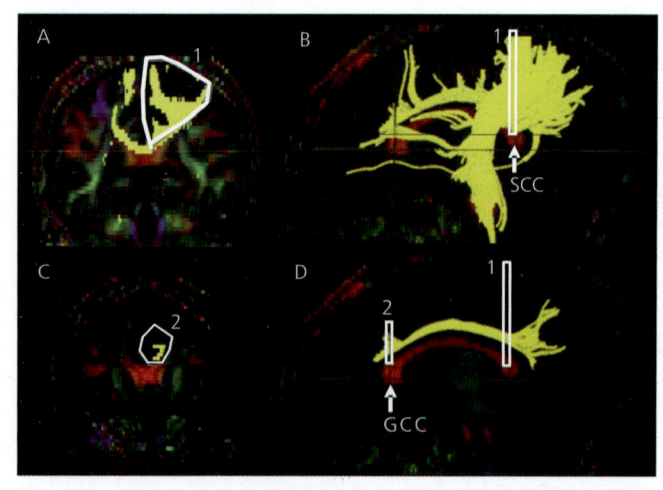

Fig. 5.12 Localizações das regiões de interesse para o cíngulo na parte do giro cingulado, nos dois cortes coronais (A, C) e suas localizações no corte mesossagital (B, D). SCC, esplênio do corpo caloso; GCC, joelho do corpo caloso. (De Wakana et al. Neuroimage, **36**, 630, 2007. Elsevier com permissão.[64])

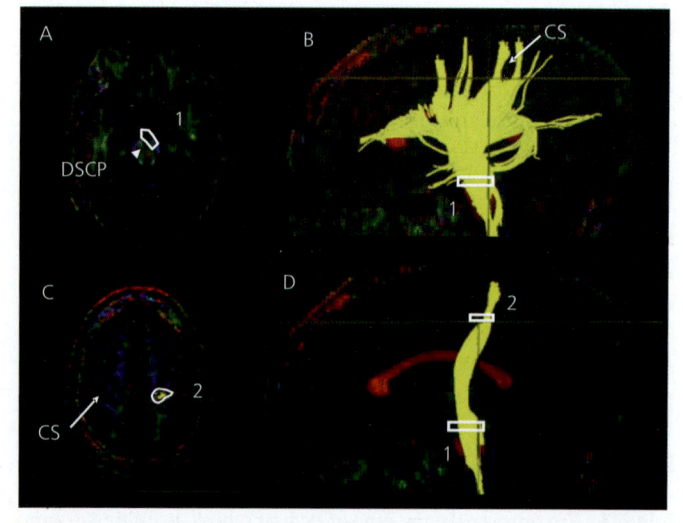

Fig. 5.13 Localizações das regiões de interesse (ROI) para o trato corticoespinal em dois cortes axiais (A, C) e suas localizações no corte mesossagital (B, D). A primeira ROI é extraída do pedículo cerebral no nível da decussação do pedúnculo cerebelar superior (DSCP). Dos resultados do rastreamento, o sulco central (CS) e a projeção do córtex motor são identificados. Com o uso do corte axial direito após a bifurcação do córtex motor e sensorial, o trato corticoespinal é selecionado. (De Wakana et al. Neuroimage, **36**, 630, 2007, Elsevier com permissão.[64])

um plano coronal no meio do joelho do corpo caloso é selecionado com o uso do plano mediossagital (Fig. 5.12D) e uma segunda ROI é desenhada para incluir o cíngulo (Fig. 5.12C). O tamanho da segunda ROI não afeta o resultado, enquanto apenas o cíngulo rotulado é incluído.

Trato 2 – trato corticoespinal

Nesse protocolo, o trato corticoespinal é definido como entre o córtex motor primário e o mesencéfalo. A primeira ROI define todo o pedúnculo cerebral em um plano axial no nível de decussação do pedúnculo cerebelar superior (Fig. 5.13A), indicada pela seta. Mediante inspeção, o resultado de reconstrução da primeira ROI, um feixe de trajetórias que alcança o córtex motor primário e a localização do sulco central podem ser identificados. O corte axial mais ventral, que pode identificar claramente a clivagem e a localização do sulco central no resultado do rastreamento (Fig. 5.13B), é selecionado e o feixe no córtex motor primário é definido (Fig. 5.13C, D). Contanto que apenas as trajetórias até o córtex motor primário sejam definidas, o tamanho da segunda ROI pode ser arbitrário. As trajetórias fora de duas ROIs podem atravessar a linha média via cruzamento de fibras pontinas e reentram no hemisfério contralateral, que interfere nos procedimentos subsequentes de quantificação. É importante, portanto, que o *software* de rastreamento de fibra usado tenha a capacidade de editar os rastros indesejáveis, por exemplo, "cortan-

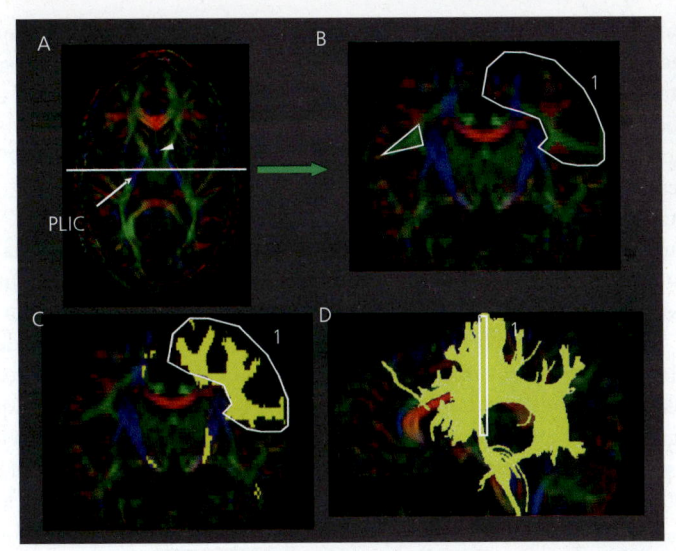

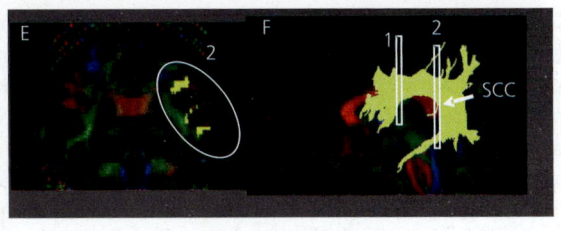

Fig. 5.14 Localização das regiões de interesse (ROI) para o fascículo longitudinal superior. No meio do braço posterior da cápsula interna (PLIC) (A), uma fatia coronal é selecionada (B). O fascículo longitudinal superior pode ser identificado com uma estrutura verde intensa em forma de um triângulo. A primeira ROI é mostrada em imagens coronal (C) e sagital (D). Para a segunda ROI, um corte coronal (E) é selecionado no esplênio do corpo caloso (F). SCC, esplênio do corpo caloso. (As imagens são reproduzidas de Wakana *et al. Neuroimage*, **36,** 630, 2007, Elsevier, com permissão.[64])

do-os" fora ou denominando certas regiões que não deveriam ser incluídas no algoritmo de busca. Nesse caso, a fatia mediossagital (que contém as fibras que cruzam, mas não o trato corticoespinal) deverá ser excluída.

O método de rastreamento descrito nesse protocolo geralmente reconstrói somente o trato corticoespinal que se projeta para as regiões corticais mediais. A projeção para as áreas laterais do córtex motor não pode ser reconstruída com precisão por haver uma significativa mistura de fibras com diferentes orientações dentro dos *pixels*, à medida que o trato corticoespinal atravessa o feixe maciço de fibras de associação.

Trato 3 – fascículo longitudinal superior

Dois protocolos diferentes foram testados para definir o fascículo longitudinal superior (SLF). Um deles é usado para reconstruir o SLF de uma forma compreensivamente possível, enquanto o outro é seletivo para isolar as trajetórias para o lobo temporal (denominado SLFt por Wakana *et al.*[64]).

Para a primeira ROI, o menor nível axial, em que o fórnice pode ser identificado, é selecionado como única estrutura intensa (Fig. 5.14A, o fórnice é indicado por uma ponta de seta). Então um corte coronal é selecionado no meio do braço posterior da cápsula interna (Fig. 5.14A; linha branca). O centro do SLF pode ser identificado como um trato verde intenso com forma triangular (Fig. 5.14B, triângulo branco). A primeira ROI inclui o centro e todos os ramos que saem da área triangular (Fig. 5.14B, C).

Para a segunda ROI, uma fatia coronal é selecionada no meio do esplênio do corpo caloso usando o nível mediossagital (Fig. 5.14E, F). A segunda ROI inclui todas as fibras denominadas (Fig. 5.14E).

Limitações e soluções

As técnicas discutidas no Capítulo 4 são todas fundamentadas nos princípios de que um eixo principal claro pode ser definido dentro do *voxel* da MR, e que esse *voxel* ocupa um único tipo de tecido, e o vetor pode ser conectado a um *voxel* vizinho. Na prática, os *voxels* consistem mais provavelmente em contribuições de múltiplos tecidos (diferentes tratos de substância branca, algum líquido cefalorraquidiano e substância cinzenta etc.), e o sinal para o ruído pode estar limitado. Além disso, pode não haver uma só direção predominante de difusão da água. Portanto, os resultados obtidos a partir de DTI serão considerados uma aproximação da biologia subjacente.

Na Figura 5.11, foi mostrado um exemplo para a edição do trato multi-ROI. Essa abordagem impõe uma significativa restrição na reconstrução do trato, reduzindo, assim, efetivamente, a probabilidade de ocorrência de resultados errôneos. Por exemplo, se apenas uma em vez de duas ROIs fossem usadas, o resultado mais provavelmente conteria não apenas o trato de interesse, mas também muitos outros tratos. Alguns podem ser errôneos e causados por ruído e/ou efeito de volume parcial, enquanto outros podem ser trajetórias reais de tratos que compartilham a mesma ROI. Essas contribuições indesejáveis podem ser reduzidas efetivamente pela colocação de uma segunda ou até uma terceira ROI de referência, se a trajetória real inteira do trato de interesse for conhecida. A razão para usar abordagens com base no conhecimento é que após o rastreamento se desviar da trajetória real em razão dos efeitos de ruído ou de volume parcial, é altamente improvável que se possa retornar à real trajetória por acaso. Uma desvantagem dessa abordagem é que ela só pode ser aplicada, em muitos casos, a tratos anatomicamente bem documentados, impondo limitações à descoberta de novos tratos. Entretanto, a abordagem tem uma significativa vantagem, já que a localização de muitos tratos pode ser identificada em seres humanos vivos de maneira não invasiva.[20,29,32,53] Além disso, em alguns casos, até os tratos que possuem grandes desvios, por exemplo, em consequência da presença de deformações teciduais, ainda podem ser reconstruídos, conforme demonstrado recentemente para pacientes em que o trato corticoespinal estava deslocado por tumores no tronco cerebral[29] e cérebro,[53] assim como para pacientes com várias anormalidades de desenvolvimento.[65,66]

Não há dúvida de que a validação é de central importância para o desenvolvimento da tratografia. Para esse fim, temos primeiramente que avaliar o que a tratografia nos fornece e que padrão ouro validará os resultados. A tratografia pode-nos dar informações neuroanatômicas macroscópicas sobre a estrutura da substância branca. Especificamente, ela pode parcelar a substância branca dentro de estruturas das fibras que contêm feixes de tratos axonais que, em grande parte, estão correndo na mesma orientação. Pela atual resolução da DTI, da ordem de 1-5 mm por dimensão, atualmente não é possível separar tratos de substância branca em axônios individuais, cujo diâmetro é tipicamente inferior a 10 µm.

Existe um conhecimento acumulado sobre a anatomia da substância branca, com base no exame corte a corte com o uso de histologia.[67-69] Usando uma preparação adequada, a estrutura do trato pode ser apreciada e, no caso de algumas fibras, a trajetória pode ser seguida visualmente por muitos cortes. Informações mais diretas sobre conectividade axonal podem ser obtidas em estudos de lesão em animais, em que os axônios degenerados com colorações específicas são visualizados após as lesões serem colocadas. A informação mais elaborada é obtida com o uso de métodos traçadores do trato com base em traçadores químicos, em que as substâncias químicas, como os aminoácidos radioativamente marcados, são injetadas e seus destinos confirmados histologicamente. Obviamente, essas técnicas traçadoras do trato não podem ser aplicadas aos seres humanos, dos quais a maioria das informações tem sido proveniente de dados de autopsia de pacientes que sofreram acidente vascular encefálico. Para estudos de conectividade, as técnicas de traçador químico são consideradas um dos padrões ouro. Embora, em princípio, seja possível comparar os resultados dessa técnica à tratografia fundamentada em DTI em modelos animais, existem várias dificuldades em tal abordagem de validação. Primeiro, uma técnica de traçador químico revela conectividade em nível celular. O axônio de interesse pode-se fundir ao trato de substância branca e novamente o deixar a partir de alguns pontos. O resultado do traçador químico, portanto, representa apenas uma mínima porção de axônios no trato de substância branca, e assim não causaria surpresa se os dois resultados não forem iguais. Segundo, a vantagem real da tratografia com base em DTI é a sua capacidade de caracterizar rapidamente as estruturas macroscópicas de substância branca. É praticamente impossível gerar séries de dados semelhantes (existem 10^{11} neurônios dentro de um cérebro) utilizando técnicas com traçador químico, que agem em um nível celular único. Considerando esses fatores, uma maneira possível de validar os resultados é observar somente o núcleo dos principais tratos de substância branca, usando-se a tratografia e comparando-os ao conhecimento anatômico, porque as trajetórias e localizações do corpo desses tratos são razoavelmente bem conhecidas. Depois que os dados rastreados deixam o núcleo e se aproximam das regiões-alvo de substância cinzenta, não temos informações para validar os resultados, especialmente para seres humanos. Portanto, deve-se ter muito cuidado.

A validação quantitativa é referida em animais[24,33] e em seres humanos,[20,22,26-30,70] e os resultados são muito encorajadores. Estudos de comparação entre a técnica de rastreamento à base de manganês e DTI também têm sido relatados recentemente. Este estudo demonstrou que a DTI pode determinar corretamente a orientação da fibra com menos de 10% de desvio para a proporção sinal:ruído de 40 ou maior. É provável que o estudo de validação ideal necessite de um *phantom*, em que algumas incertezas, como o efeito dos movimentos e as estruturas do efeito de volume parcial, possam ser removidas, embora tal *phantom* atualmente não esteja disponível.

Conclusões

Neste capítulo, foram discutidas várias técnicas de tratografia com DTI que presentemente estão sendo usadas para o rastreamento do trato de substância branca. Como o rastreamento do trato por DTI é muito novo, espera-se que muitas tecnologias novas sejam desenvolvidas em um futuro próximo. Entretanto, resultados recentes demonstraram que até as metodologias simples, revisadas aqui, já são capazes de visualizar as conexões principais de substância branca *in situ* em animais e seres humanos. Por exemplo, as fibras do tronco cerebral e várias fibras de associação corticocortical foram relatadas, incluindo corpo caloso, radiações talâmicas, tratos corticoespinais, fibras de associação e pedúnculos cerebelares.[19-22, 24,26-33,53] Ao utilizar esses dados para investigar questões neuroanatômicas específicas, é muito importante lembrar das limitações do método de DTI usado para a sua aquisição. Primeiramente, esta técnica pode ser usada somente para a análise macroscópica da arquitetura da substância branca, mas não para abordar as questões de conectividade em nível celular. Um problema particularmente limitante relacionado com esse caráter macroscópico de DTI é a mistura de tratos axonais com diferentes orientações dentro de um *pixel*. A abordagem de DTI pode ser capaz de localizar onde estão esses *pixels* problemáticos, mas é difícil decifrar a informação axonal em tais *pixels*. Há algumas abordagens que evitam essa questão sob condições favoráveis, como o uso de colocação de ROI de referência com base no conhecimento anterior. A conclusão mais importante que pode ser extraída nesta fase inicial do campo é que a tratografia DTI pode realmente delinear o núcleo dos grandes tratos de substância branca, a julgar pelos resultados encorajadores dos estudos iniciais de validação. No momento, não existem outras técnicas não invasivas que possam dar informações equivalentes; em consequência, espera-se que a tratografia com DTI seja uma técnica poderosa para investigar a anatomia da substância branca e a doença *in situ* em seres humanos.

Referências

1. Scollan DF, Holmes A, Winslow R, Forder J. Histological validation of myocardial microstructure obtained from diffusion tensor magnetic resonance imaging. *Am J Physiol* 1998; **275**: H2308–H2318.

2. Tanner JE. Self diffusion of water in frog muscle. *Biophys J* 1979; **28**: 107–116.

3. Moseley ME, Cohen Y, Kucharczyk J *et al*. Diffusion-weighted MR imaging of anisotropic water diffusion in cat central nervous system. *Radiology* 1990; **176**: 439–445.

4. Basser PJ, Jones DK. Diffusiontensor MRI: theory, experimental design and data analysis: a technical review. *NMRBiomed* 2002; **15**: 456–467.

5. Basser PJ, Mattiello J, Le Bihan D. MR diffusion tensor spectroscopy and imaging. Biophys J 1994; **66**: 259–267.

6. Mori S, Itoh R, Zhang J et al. Diffusion tensor imaging of the developing mouse brain. *Magn Reson Med* 2001; **46**: 18–23.

7. Neil J, Shiran S, McKinstry R et al. Normal brain in human newborns: apparent diffusion coefficient and diffusion anisotropy measured by using diffusion tensor MR imaging. *Radiology* 1998; **209**: 57–66.

8. Neil JM, Mukherjee P, Hüppi PS. Diffusion tensor imaging of normal and injured developing human brain: a technical review. *NMR Biomed*, 2008; **15**: 543–552.

9. Clark C, Werring D, Miller D. Diffusion imaging of the spinal cord in vivo: estimation of the principal diffusion and application to multiple sclerosis. *Magn Reson Med* 2000; **43**: 133–138.

10. Tievsky A, Ptak T, Farkas J. Investigation of apparent diffusion coefficient and diffusion tensor anisotrophy in acute and chronic multiple sclerosis lesions. *AJNR Am J Neuroradiol* 1999; **20**: 1491–1499.

11. Ellis C, Simmons A, Jones D et al. Diffusion tensor MRI assesses corticospinal tract damages in ALS. *Neurology* 1999; **22**: 1051–1058.

12. Mukherjee P, Bahn M, McKinstry R et al. Difference between gray matter and white matter water diffusion in stroke: diffusion tensor MR imaing in 12 patients. *Radiology* 2000; **215**: 211–220.

13. Mukherjee P, Bahn MM, McKinstry RC et al. Differences between gray matter and white matter water diffusion in stroke: diffusion-tensor MRimaging in 12 patients. *Radiology* 2000; **215**: 211–220.

14. Sotak CH. The role of diffusion tensor imaging in the evaluation of ischemic brain injury. *NMR Biomed* 2002; **15**: 561–569.

15. Horsfield MA, Jones DK. Applications of diffusionweighed and diffusion tensor MRI to white matter diseases. *NMR Biomed* 2002; **15**: 570–577.

16. Lim KO, Hedehus M, Moseley M et al. Compromised white matter tract integrity in schizophrenia inferred from diffusion tensor imaging. *Arch Gen Psychiatry* 1999; **56**: 367–374.

17. Klingberg T, Hedehus M, Temple E et al. Microstructure of temporoparietal whitematter as a basis for reading ability: evidence from diffusion tensor magnetic resonance imaging. *Neuron* 2000; **25**: 493–500.

18. Basser JB. Fibertractography via diffusion tensor MRI. *Proceedings of International Society for Magnetic Resonance in Medicine*, Sydney, 1998, p. 1226.

19. Basser PJ, Pajevic S, Pierpaoli C, Duda J, Aldroubi A. In vitro fiber tractography using DT-MRI data. *Magn Reson Med* 2000; **44**: 625–632.

20. Conturo TE, Lori NF, Cull TS et al. Tracking neuronal fiber pathways in the living human brain. *Proc Natl Acad Sci USA* 1999; **96**: 10422–10427.

21. Jones DK, Simmons A, Williams SC, Horsfield MA. Non-invasive assessment of axonal fiber connectivity in the human brain via diffusion tensor MRI. *Magn Reson Med* 1999; **42**: 37–41.

22. Lazar M, Weinstein D, Hasan K, Alexander AL. Axon tractography with tensorlines. In *Proceedings of the 8th Annual Meeting of the International Society of Magnetic Resonance in Medicine*, Denver, 2000, p. 482.

23. Lazar M, Weinstein DM, Tsuruda JS et al. White matter tractography using diffusion tensor deflection. *Hum Brain Mapp* 2003; **18**: 306–321.

24. Mori S, Crain BJ, Chacko VP, van Zijl PCM. Three dimensional tracking of axonal projections in the brain by magnetic resonance imaging. *Ann Neurol* 1999; **45**: 265–269.

25. Mori S, Crain BJ, van Zijl PCM 3D brain fiber reconstruction from diffusion MRI. In *Proceedings of an International Conference on Functional Mapping of the Human Brain*, Montreal, 1998.

26. Mori S, Kaufmann WK, Pearlson GD et al. In vivo visualization of human neural pathways by MRI. *Ann Neurol* 2000; **47**: 412–414.

27. Parker GJ. Tracing fiber tracts using fast marching. In *Proceedings of the 8th Annual Meeting of the International Society of Magnetic Resonance Med*, Denver, 2000, p. 85.

28. Poupon C, Clark CA, Frouin V et al. Regularization of diffusion-based direction maps for the tracking of brain white matter fascicules. *Neuroimage* 2000; **12**: 184–195.

29. Stieltjes B, Kaufmann WE, van Zijl PCM et al. Diffusion tensor imaging and axonal tracking in the human brainstem. *Neuroimage* 2001; **14**: 723–735.

30. Tuch DS, Belliveau JW, Wedeen V. A path integral approach to white matter tractography. In *Proceedings of the 8th Annual Meeting of the International Society of Magnetic Resonance in Medicine,* Denver, 2000, p. 791.

31. Wedeen V, Reese TG, Tuch DS et al. Mapping fiber orientation spectra in cerebral white matter with fouriertransform diffusion MRI. In *Proceedings of the 8th Annual Meeting of the International Society ofMagnetic Resonance in Medicine*, Denver, 2000, p. 82.

32. Werring DJ, Toosy AT, Clark CA et al. Diffusion tensor imaging can detect and quantify corticospinal tract degeneration after stroke. *J Neurol Neurosurg Psychiatry* 2000; **69**: 269–272.

33. Xue R, van Zijl PCM, Crain BJ, Solaiyappan M, Mori S. In vivo three-dimensional reconstruction of rat brain axonal projections by diffusion tensor imaging. *Magn Reson Med* 1999; **42**: 1123–1127.

34. Douek PRT, Pekar J, Patronas N, Le Bihan D. MR color mapping of myelin fiber orientation. *J Comput Assist Tomogr* 1991; **15**: 923–929.

35. Stejskal E. Use of spin echoes in a pulsed magnetic-field gradient to study restricted diffusion and flow. *J Chem Phys* 1965; **43**: 3597–3603.

36. van Gelderen P, DesPres D, van Zijl PCM, Moonen CTW. Evaluation of restricted diffusion in cylinders. Phosphocreatine in rat muscle. *J Magn Reson B* 1994; **103**: 247–254.

37. Basser PJ, Mattiello J, LeBihan D. Estimation of the effective self-diffusion tensor from the NMR spin echo. *J Magn Reson B* 1994; **103**: 247–254.

38. Basser PJ, Pierpaoli C. Microstructural features measured using diffusion tensor imaging. *J Magn Reson B* 1996; **111**: 209–219.

39. Frank LR. Anisotropy in high angular resolution diffusion-weighted MRI. *Magn Reson Med* 2001; **45**: 935-939.
40. Wiegell M, Larsson H, Wedeen V. Fiber crossing in human brain depicted with diffusion tensor MR imaging. *Radiology* 2000; **217**: 897-903.
41. Pierpaoli C, Basser PJ. Toward a quantitative assessment of diffusion anisotropy. *Magn Reson Med* 1996; **36**: 893-906.
42. Ulug A, van Zijl PCM. Orientation-independent diffusion imaging without tensor diagonalization: anisotropy definitions based on physical attributes of the diffusion ellipsoid. *J Magn Reson Imaging* 1999; **9**: 804-813.
43. Beaulieu C. The basis of anisotropic water diffusion in the nervous system – a technical review. *NMR Biomed* 2002; **15**: 435-455.
44. Beaulieu C, Allen PS. Determinants of anisotropic water diffusion in nerves. *Magn Reson Med* 1994; **31**: 394-400.
45. Henkelman R, Stanisz G, Kim J, Bronskill M. Anisotropy of NMR properties of tissues. *Magn Reson Med* 1994; **32**: 592-601.
46. Stanisz GJ, Szafer A, Wright GA, Henkelman RM. An analytical model of restricted diffusion in bovine optic nerve. *Magn Reson Med* 1997; **37**: 103-111.
47. Sakuma H, Nomura Y, Takeda K *et al*. Adult and neonatal human brain: diffusional anisotropy and myelination with diffusionweighted MR imaging. *Radiology* 1991; **180**: 229-233.
48. Nakada T, Matsuzawa H. Three-dimensional anisotropy contrast magnetic resonance imaging of the rat nervous system: MR axonography. *Neurosci Res* 1995; **22**: 389-398.
49. Pajevic S, Pierpaoli C. Color schemes to represent the orientation of anisotropic tissues from diffusion tensor data: application to white matter fiber tract mapping in the human brain. *Magn Reson Med* 1999; **42**: 526-540.
50. Catani M, Howard RJ, Pajevic S, Jones DK. Virtual in vivo interactive dissection of white matter fasciculi in the human brain. *Neuroimage* 2002; **17**: 77-94.
51. Hagmann P, Thiran JP, Jonasson L *et al*. DTI mapping of human brain connectivity: statistical fibre tracking and virtual dissection. *Neuroimage* 2003; **19**: 545-554.
52. Makris N, Worth AJ, Sorensen AG *et al*. Morphometry of in vivo human white matter association pathways with diffusion weighted magnetic resonance imaging. *Ann Neurol* 1997; **42**: 951-962.
53. Mori S, Fredericksen K, van Zijl PCM *et al*. Brain white matter anatomy of tumor patients using diffusion tensor imaging. *Ann Neurol* 2002; **51**: 377-380.
54. Mori S, Oishi K, Jiang H *et al*. Stereotaxic white matter atlas based on diffusion tensor imaging in an ICBM template. *Neuroimage* 2008; **40**: 570-582.
55. Mori S, Wakana S, Nagae-Poetscher LM, van Zijl PC. *MRI Atlas of Human White Matter*. Amsterdam: Elsevier, 2005.
56. Virta A, Barnett A, Pierpaoli C. Visualizing and characterizing white matter fiber structure and architecture in the human pyramidal tract using diffusion tensor MRI. *Magn Reson Imaging* 1999; **17**: 1121-1133.
57. Wakana S, Jiang H, Nagae-Poetscher LM, van Zijl PC, Mori S. Fiber tract-based atlas of human white matter anatomy. *Radiology* 2004; **230**: 77-87.
58. Lori NF, Akbudak JS, Shimony TS, Snyder RK, Conturo TE. Diffusion tensor fiber tracking of brani connectivity: reliability analysis and biological results. *NMR Biomed* 2002; **15**: 494-515.
59. Mori S, van Zijl PCM. Fiber tracking: principles and strategies: a technical review. *NMR Biomed* 2002; **15**: 468-480.
60. Parker GJ, Stephan KE, Barker GJ *et al*. Initial demonstration of in vivo tracing of axonal projections in the macaque brain and comparison with the human brain using diffusion tensor imaging and fast marching tractography. *Neuroimage* 2002; **15**: 797-809.
61. Lazar M, Alexander AL. Error analysis of white matter tracking algorithms (streamlines and tensorlines) for DT-MRI. In *Proceedings of the 9th Annual Meeting of the International Society of Magnetic Resonance in Medicine*, Glasgow, 2001, p. 506.
62. Lori NF, Akbuda E, Snyder AZ, Shimony JS, Conturo TE. Diffusion tensor tracking of human neuronal fiber bundles: simulation of effects of noise, voxel size and data interpolation. In *Proceedings of the 8th Annual Meeting of the International Society of Magnetic Resonance in Medicine*, Denver, 1999, p. 775.
63. Holodny AI, Ollenschleger MD, Liu WC, Schulder M, Kalnin AJ. Identification of the corticospinal tracts achieved using bloodoxygen-level-dependent and diffusion functional MR imaging in patients with brain tumors. *AJNR Am J Neuroradiol* 2001; **22**: 83-88.
64. Wakana S, Caprihan A, Panzenboeck MM *et al*. Reproducibility of quantitative tractography methods applied to cerebral white matter. *Neuroimage* 2007; **36**: 630-644.
65. Albayram S Melhem ER, Mori S *et al*. Holoprosencephaly in children: diffusion tensor MR imaging of white matter tracts of the brainstem-initial experience. *Radiology* 2002; **223**: 645-651.
66. Hoon AH, Jr., Lawrie WT, Jr., Melhem ER *et al*. Diffusion tensor imaging of periventricular leukomalacia shows affected sensory cortex white matter pathways. *Neurology* 2002; **59**: 752-756.
67. Carpenter M. *Human Neuroanatomy*. Baltimore, MD: Williams & Wilkins, 1976.
68. Crosby E, Humphrey T, Lauer E. *Correlative Anatomy of the Nervous System*. New York: MacMillan, 1962.
69. Nieuwenhuys R, Voogd J, van Huijzen C. *The Human Central Nervous System*. Berlin: Springer-Verlag, 1983.
70. Tuch DS, Wiegell MR, Reese TG, Belliveau JW, Wedeen V. Measuring corticocortical connectivity matrices with diffusion spectrum imaging. In *Proceedings of the 9th Annual Meeting of the International Society of Magnetic Resonance in Medicine*, Glasgow, 2001, p. 502.
71. Lin CP, Tseng WY, Cheng HC, Chen JH. Validation of diffusion tensor magnetic resonance axonal fiber imaging with registered manganese-enhanced optic tracts. *Neuroimage* 2001; **14**: 1035-1047.

Capítulo 6
Artefatos e armadilhas nas imagens de difusão por MR

Martin A. Koch ▪ David G. Norris

Introdução

Embora algumas técnicas de imagem de difusão ponderada (DWI) tenham entrado na fase de aplicação clínica de rotina, sobretudo na detecção de infarto cerebral, obter e interpretar resultados de imagem de difusão nem sempre é simples. Isso reflete tanto as diversas dificuldades técnicas e também a sensibilidade dos experimentos de imagem de difusão a outros fenômenos além da difusão.[1,2] Outras complicações surgem a partir do grande número de parâmetros de difusão que podem derivar da medição no tecido biológico, como vetores eigen, valores eigen, anisotropia e traço do tensor de difusão, coeficientes de difusão para uma determinada direção, e assim por diante. Este capítulo visa a fornecer uma visão geral das principais dificuldades encontradas na imagem de difusão por MR.

Os parâmetros derivados da DWI podem ser afetados por uma série de fontes de erro. Essas fontes de erro podem ser divididas em dois grupos, se surgem a partir de propriedades do aparelho de medição ou de propriedades do objeto medido em si própria.

Fontes de erro relacionadas com o objeto

Efeito T_2

O tempo necessário para a sensibilização da difusão envolve longos ecos, por causa da duração dos pulsos de gradiente necessários para a ponderação em difusão significativa. A intensidade do sinal em DWI, portanto, depende de T_2: ou seja, essas imagens são T_2 e difusão ponderada. Assim, nessas imagens, tecidos com longos valores de T_2 (p. ex., de um acidente isquêmico prévio ou pregresso) podem parecer tão brilhantes quanto o tecido com um baixo coeficiente de difusão, como consequência, por exemplo, de um acidente vascular encefálico recente. Isso pode dificultar as tentativas de delinear um infarto; o fenômeno é frequentemente chamado de T_2 shine-through. No entanto, com grandes valores-b (acima de aproximadamente 800 s/mm^2), o contraste da imagem é dominado pela difusão. Além disso, o grau de ponderação em T_2 é constante e independente do valor-b, de forma que mapas calculados dos coeficientes aparentes de difusão (ADC) ou o traço do tensor da difusão são independentes de T_2. Assim, um efeito T_2 não é um problema para a detecção de um acidente vascular encefálico quando esses mapas são usados.

Anisotropia da substância branca como artefato

As características da difusão da água no tecido dependem de uma série de parâmetros, como a permeabilidade da membrana, o tamanho e o formato das células, a proporção de volume dos diferentes compartimentos e os coeficientes de difusão intra e extracelulares. Em particular, a atenuação da difusão em uma medição de imagens de MRI da substância branca do cérebro humano depende da orientação das fibras no volume do elemento medido. Estas influências implicam em uma série de dificuldades na interpretação dos resultados da difusão de imagem de MR, os mais relevantes serão mencionados aqui.

Anisotropia pode ocultar as margens da lesão em imagens ponderadas em difusão

A anisotropia da difusão, que pode ser quantificada por meio do índice de anisotropia fracionada (FA),[3] pode ser um estrago significativo para a delimitação da lesão em exames clínicos. No entanto, o traço do tensor de difusão, traço(D), é independente da orientação das fibras. Assim, áreas isquêmicas devem ser avaliadas nos mapas do traçado (ou em imagens ponderadas em traço). O traço pode ser medido pela média dos resultados das medições do ADC em qualquer uma das três direções que são ortogonais entre si. Uma vez que seja invariante sob rotação, a orientação do conjunto de instruções ortogonais no espaço pode ser escolhida à vontade. Como este procedimento é muito comum na prática clínica, o termo ADC é usado frequentemente como um sinônimo para a difusividade média (coeficiente de difusão calculado sobre todas as direções), que é traço(D)/3. Traço(D) também pode ser calculado a partir do tensor de difusão integral ou de um experimento "ponderado em traço".[4,5]

Efeitos de volume parcial podem modificar a anisotropia

Em uma situação com fibras de orientação diferente em um *voxel*, o tensor medido representa uma média ponderada ao longo dessas direções.[6,7] Um *voxel* irá apresentar anisotropia zero, se a distribuição das orientações da fibra for puramente aleatória. Da mesma forma, a anisotropia pode ser significativamente reduzida em um *voxel* com duas orientações distintas da fibra. Esse efeito parcial de volume pode levar à anisotropia de medida reduzida em que diferentes direções do trato das fibras estão contíguas, por exemplo, em regiões de tratos cruzados (Fig. 6.1). Diferentes orientações de fibras podem ocorrer até mesmo em *voxels* muito pequenos. Também se deve salientar que os efeitos de volume parcial entre a substância cinzenta e a substância branca também podem modificar os resultados das comparações entre grupos de anisotropia na substância branca subcortical. Apesar de a anisotropia de difusão também existir na substância cinzenta,[8] é muito menor do que na substância branca e mais difícil de interpretar em termos de estrutura do tecido. Até hoje, não foi obtido um tensor de difusão confiável (DTI) para medidas da difusão da anisotropia de estrutura *in vivo* na substância cinzenta cortical do tecido.

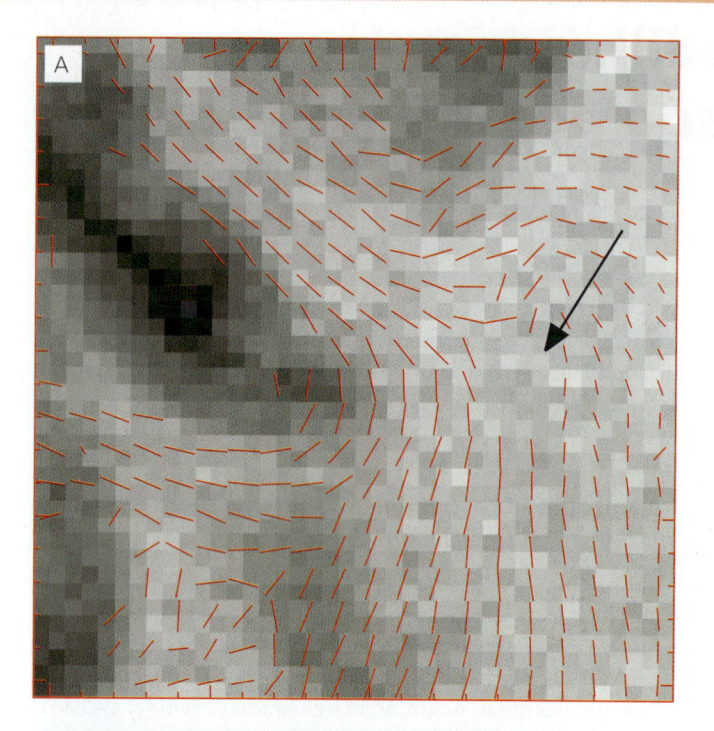

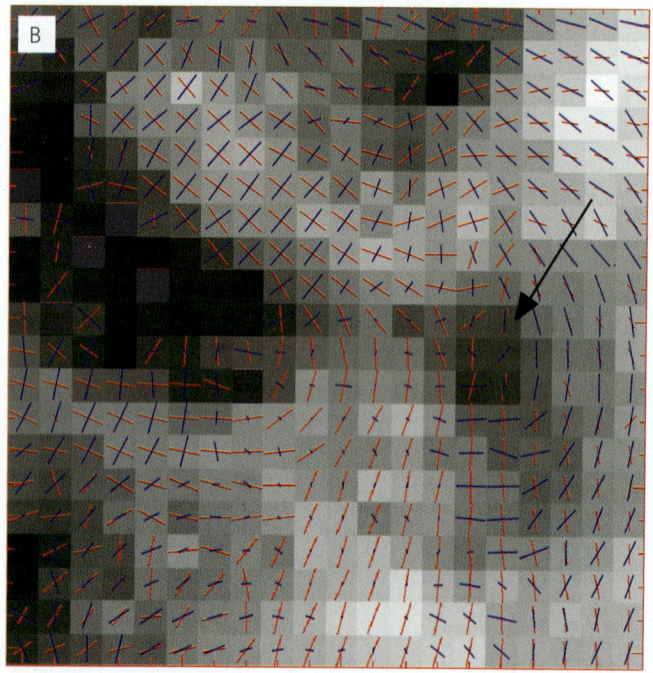

Fig. 6.1 Anisotropia reduzida em fibras atravessando a substância branca do cérebro humano. (A) Incidência DWI axial do cérebro humano com orientação dos vetores eigen para o maior valor eigen de tensor de difusão (vermelho), em *voxels* com anisotropia fracionária (FA) de apenas > 0,2. A seta marca a região de aproximadamente 3 mm de diâmetro em que a anisotropia está abaixo do limiar em razão da média de diferentes orientações de fibras. A estrutura diagonal escura é o sulco central. (B) O mapa correspondente da FA com as orientações dos vetores eigen para o maior (vermelho) e o menor (azul) vetores eigen , em *voxels* com FA de apenas > 0,1. Todas as orientações estão expostas como projeções dos vetores no plano da imagem.

Infelizmente, os detalhes da alteração dos tecidos subjacente às alterações observadas nas características de difusão nem sempre têm sido investigados em detalhes. Em particular, uma diferença de anisotropia pode representar diferentes distribuições das direções de fibra em um *voxel*[6,9] em vez de uma diferença na mielinização.

Efeitos de volume parcial podem resultar na estimativa incorreta da orientação da fibra

Não apenas o grau de difusão da anisotropia, mas também a direção do vetor eigen correspondente ao maior valor eigen do tensor depende da distribuição das direções das fibras no *voxel*.[6,9] Estritamente falando, em algumas regiões do tecido, as características da difusão da água não podem ser descritas por um tensor de 3 × 3. Por exemplo, em um *voxel* contendo frações iguais de duas orientações de fibras perpendiculares, o elipsoide tensor medido é um disco circular plano, sugerindo que a raiz quadrada média de deslocamento de difusão é igual para todas as direções no plano do disco. Contudo, isso é não é verdade, já que somente duas orientações de fibras estão presentes no *voxel*. Todas as direções no plano do disco são vetores eigen do tensor de difusão. Na presença de ruído, qualquer uma dessas direções pode tornar-se um vetor eigen com o maior valor eigen, que geralmente é considerado a direção predominante da fibra. No entanto, nesta situação, a anisotropia é menor que no *voxel* contendo uma única direção de fibra. Assim, o grau da anisotropia de difusão fornece uma estimativa de quão confiável o vetor eigen correspondente da anisotropia ao maior valor eigen é para representar a direção das fibras na substância branca.

O problema pode ser evitado usando DWI com alta resolução angular, por exemplo, espaço-q de imagem tridimensional.[10,11] Essa técnica envolve a aquisição de imagens ponderadas em difusão em muito mais do que seis direções. Destina-se a uma medida direta da distribuição dos deslocamentos de difusão sobre as direções no espaço.

Influência da perfusão

Para valores b inferiores a aproximadamente 100-200 s/mm², a atenuação do sinal pode divergir da dependência exponencial habitual do valor b.[12] Esse comportamento está representado esquematicamente na Figura 6.2. Considera-se que o efeito surja a partir da atenuação do sinal causada pelo movimento de água no sangue nos vasos aleatoriamente orientados da rede capilar. Foi denominado movimento incoerente *intravoxel* (IVIM) ou pseudodifusão.[12,14] Por causa das dificuldades técnicas e da dificuldade na obtenção de resultados confiáveis, IVIM não foi considerado método padrão para avaliação da perfusão. Como difusão ponderada está acima de 200 s/mm² na maioria das aplicações, a pseudodifusão pode ser negligenciada na maioria dos casos.

Movimento e fluxo

Medidas de difusão são projetadas para detectar deslocamento de partículas na faixa de micrômetros. A influência do movimento do objeto na medição é, portanto, um grande problema em DWI. A seguir, efeitos decorrentes de registro incorreto, causados por deslocamento grosseiro, são desconsiderados uma vez que estes não sejam específicos para estudos de imagem de difusão.

Comumente, pulsos gradientes de dois campos são usados para introduzir a ponderação em difusão em uma sequência de imagens.[15] Essas modificam o campo magnético por um curto período de tempo. O primeiro pulso gradiente impõe uma mudança de

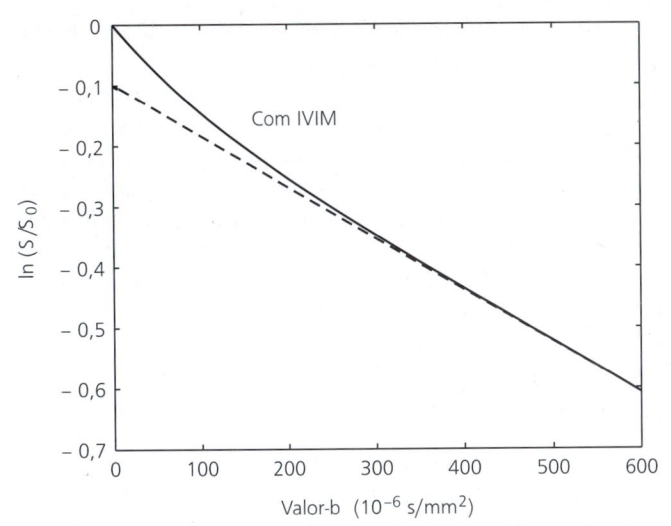

Fig. 6.2 Contribuição da perfusão. Esquema da atenuação do sinal em DWI *in vivo* (linha sólida). Adotando o algoritmo natural ln (S/S_0), da razão entre a intensidade do sinal com e sem ponderação em difusão, a dependência exponencial em b é exposta como uma relação linear. No caso de difusão pura (linha pontilhada), a atenuação depende linearmente do valor b, onde b é proporcional ao quadrado da amplitude do gradiente de difusão, e a inclinação corresponde ao coeficiente de difusão. O desvio do comportamento linear origina-se da contribuição da perfusão (p. ex., movimento incoerente *intravoxel*). Com valores b acima de ~200 s/mm², essa contribuição é insignificante. (Adaptada de uma planta em Conturo *et.al.*[13]).

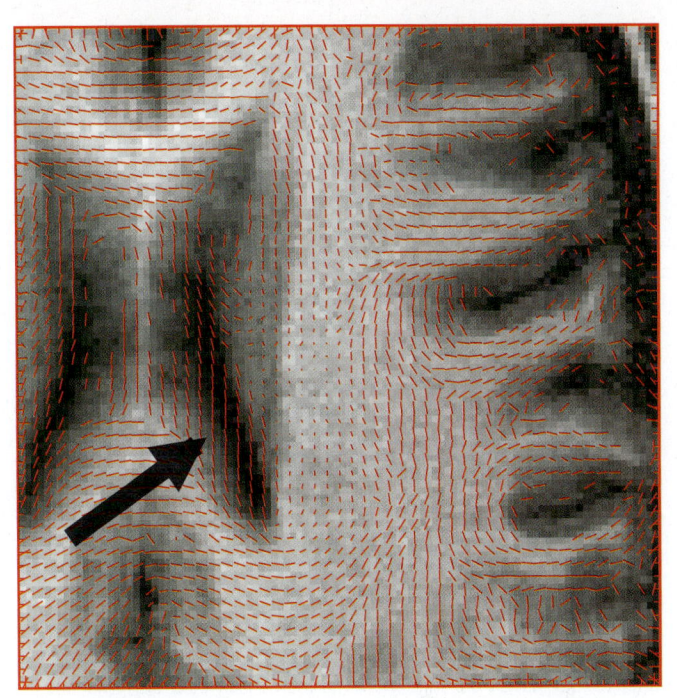

Fig. 6.3 Contribuição do fluxo. Mapa de orientação das fibras de um experimento DTI coberto por imagem ponderada em T_1 ou anatomicamente ponderada do cérebro humano (corte axial). As linhas retas indicam os componentes "no plano" da direção calculada da fibra. A orientação do vetor eigen nos ventrículos laterais (seta) reflete o fluxo predominante de orientação posterior-anterior. Orientações de fibras em *voxels* com baixa anisotropia fracionária (< 0,1) são suprimidas.

fase nos núcleos do objeto, que depende linearmente da posição do núcleo medida ao longo da direção do gradiente. Depois de um atraso, um segundo pulso é usado para rebobinar as fases para seus valores originais. Qualquer movimento de rotação durante este procedimento, por exemplo, entre os pulsos de gradiente, resulta no rebobinamento incompleto – uma troca de fase residual. Já que a difusão é um movimento aleatório, essa mudança de fase resulta na redução do sinal. No entanto, um movimento coerente de toda a amostra também resulta em uma mudança de fase em rede, que pode variar através do objeto. Os efeitos das mudanças de fase são discutidos a seguir.

Na maioria dos fluidos do corpo humano, a velocidade da partícula não é a mesma em todas as posições dentro de um *voxel* de imagem de tamanho típico. Consequentemente, o fluxo na presença da ponderação em difusão geralmente resulta na atenuação do sinal por meio de saída da fase *intravoxel*, que não pode ser facilmente diferenciada da saída da fase por meio da difusão. Por exemplo, o movimento pulsátil do líquido cefalorraquidiano (CSF) aumenta artificialmente o coeficiente de difusão medido na direção do fluxo. Assim, a difusão no CSF isotrópico dentro dos ventrículos laterais pode parecer anisotrópica (Fig. 6.3). Erros semelhantes podem surgir a partir de outros tipos de movimentos não rígidos do corpo, como a deformação pulsátil relacionada com o ciclo cardíaco ou respiratório.

Como o movimento pode resultar não apenas em defasagem *intravoxel*, mas também em erro de fase que varia entre *voxels*, artefatos graves de imagem podem surgir até mesmo de movimentos rígidos do corpo. Esses artefatos podem comprometer a medição da difusão ou corromper completamente a imagem. Qualquer deslocamento de um corpo rígido pode ser descrito completamente em termos de translação e rotação. Translação coerente de todo o objeto entre pulsos de gradiente sensíveis à difusão provoca uma mudança de fase global de todos os giros da amostra. Após a rotação do objeto, no entanto, o deslocamento da partícula é proporcional à distância do eixo de rotação, que pode levar a uma fase de inclinação através do objeto (Fig. 6.4).[16-18] Os efeitos desses erros de fase induzidos por movimento dependem da sequência específica de imagens aplicadas. A discussão a seguir concentra-se no método de imagem de eco planar (EPI)[19], isto é, em virtude de sua velocidade, e razão alta entre sinal e ruído (SNR) é a sequência mais utilizada na imagem de difusão. Uma discussão mais detalhada da sensibilidade de movimento de diferentes métodos de imagem de difusão pode ser encontrada em outros lugares.[2] Com EPI único, uma translação pura do objeto como um todo não induz artefatos nas imagens ampliadas. Os efeitos de uma variação na fase linear de rotação induzida dependem da direção desse gradiente de fase.

1. Um gradiente paralelo ao gradiente de codificação de fase induz um deslocamento temporal do eco com maior amplitude. Isso modifica o tempo de eco efetivo e, consequentemente, o grau da ponderação T_2^*.
2. Se o gradiente de fase estiver paralelo à direção lida, ecos alternados são deslocados em direções opostas no tempo. Os artefatos fantasmas resultantes (deslocados por metade do campo de visão [FOV]) são removidos pela correção de fase, que é usada de qualquer maneira na maioria das implementações de EPI para suprimir fantasmas $n/2$.

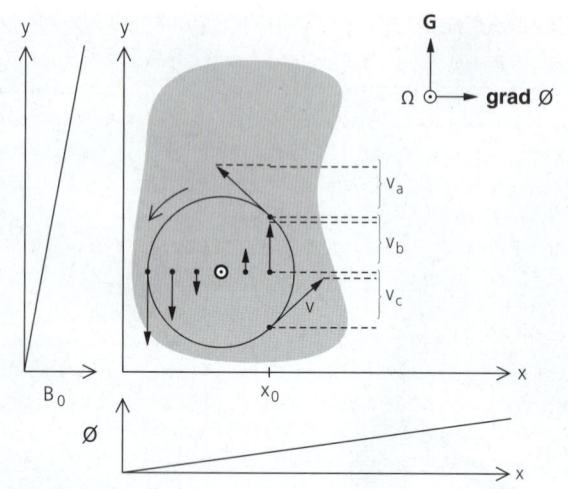

Fig. 6.4 Efeito da rotação do objeto de corpo rígido em DWI. A rotação do objeto no eixo Ω (que é perpendicular ao plano do papel) na presença de um vetor de gradiente de difusão, **G**, produz uma fase de inclinação linear, **grad ø**, em uma direção perpendicular ao **G** e Ω (aqui o eixo de rotação está perpendicular ao gradiente de difusão para simplificar). As três posições exibidas com x = x_0 têm os mesmos componentes de velocidade ao longo da direção do campo do gradiente (i. e., $v_a = v_b = v_c$) porque esse componente do vetor de velocidade **v** depende apenas da coordenada x. Por definição, o gradiente vetor, **G**, aponta na direção da força do campo magnético em expansão, B_0, enquanto o gradiente de fase, **grad ø**, é um vetor apontando na direção da fase de rotação crescente.

3. Um gradiente de fase induzido por rotação perpendicular ao corte medido resulta em defasagem *intravoxel* e consequente perda de sinal.

Assim, embora EPI de disparo único seja caracterizada por um comprimento de trem *readout* de menos de 100 ms, que é curto o suficiente para congelar a maioria do movimento na imagem regular *in vivo*, a sensibilização da difusão torna a sequência suscetível aos movimentos do paciente. No entanto, esses efeitos são geralmente pequenos.

A situação é muito pior se os dados da imagem forem adquiridos de forma segmentada. Imagens de eco planares sofrem de artefatos de suscetibilidade, que ocorrem predominantemente em estruturas cerebrais ventrais. Se a segmentação do espaço *k* [20,21] for utilizada para reduzir estes, em um esquema de aquisição segmentada os erros de fase causados pelo movimento na presença da ponderação em difusão, em geral, não são os mesmos para todos os segmentos do espaço *k*. Isso resulta em distorções graves e artefatos fantasmas em EPI segmentada ponderada em difusão a menos que algum tipo de correção seja aplicado. A técnica de correção mais estabelecida utiliza ecos navegadores.[16,17] Aqui, uma linha adicional de dados de fase não decodificada é adquirida com cada excitação. Como esses dados contêm as trocas de fase induzidas por movimentos, mas não a posição espacial da codificação da informação de fase, os ecos de imagens podem ser corrigidos de acordo. Para corrigir gradientes de fase na direção de codificação de fase, dois ecos navegadores dimensionais podem ser usados.[18,22,23] Estas abordagens geralmente necessitam de pós-processamento da imagem.[24] Em muitos casos, a rejeição do exame para situações de movimento acentuado, bem como eletrocardiograma *gating* também são necessárias para supressão eficiente do artefato. Mesmo com essas medidas no efeito, o movimento do paciente ainda pode prevenir a reconstrução de imagens livres de artefatos, quando a ponderação de difusão forte é aplicada.

Existem outras sequências de imagens de difusão que são menos sensíveis ao movimento do que EPI.[2] No entanto, esses métodos são caracterizados por outras desvantagens que as impediam de ser amplamente utilizadas em estudos de DWI. A maioria delas é muito mais lenta do que a EPI de disparo único, em particular na imagem em *multslice*. Se será feita a imagem de poucos cortes do cérebro ventral em campo de alta força magnética, outras sequências além de EPI podem ser consideradas.

Efeitos da difusão dos gradientes de suscetibilidade

Os efeitos degradantes dos gradientes de fundo na qualidade da imagem à parte,[19] a heterogenicidade do campo magnético resultante das diferenças nas propriedades magnéticas dos tecidos tem influência na medida de MR dos coeficientes de difusão.[25, 26] No entanto, se a média geométrica (i. e., a raiz quadrada do produto) de duas medidas com direção oposta de gradiente de difusão for usada como entrada para o cálculo do coeficiente de difusão ou tensor, os efeitos dos gradientes de fundo são cancelados em grau considerável.[13,27] Em geral, efeitos de difusão a partir de gradientes de sensibilidade são negligenciados nos estudos *in vivo*.

Dependência do tempo de difusão

Deve-se ter cuidado quando se comparam os resultados de diferentes experimentos de difusão. As características de difusão do tecido dependem do tempo de difusão. Assim, a duração e a separação temporal dos gradientes de difusão afetam os coeficientes de difusão medidos. Esse comportamento de tecido tem base no fato de que as membranas celulares impedem ou restringem a difusão de moléculas de água. Em algumas implementações em sequência, esses parâmetros podem depender de tempo de eco, e eles podem estar acessíveis somente pelo contato com o fabricante do sistema de MR.

Fontes de erro relacionadas com o sistema de medidas

Gradientes de imagem

Os gradientes do campo magnético utilizados para a formação da imagem também representam uma fonte de ponderação em difusão.[28,29] Em outras sequências além de EPI, pode ser muito difícil calcular sua contribuição.

Geralmente, a análise de regressão linear com a amplitude do gradiente de difusão como a variável independente é usada para calcular os coeficientes ou componentes de difusão do tensor de difusão.[15] Contudo, isto não exclui completamente a influência dos gradientes de imagem. Assim, a inclinação da diminuição do sinal *versus* a amplitude do gradiente de difusão (em um gráfico semilogarítmico como na Figura 6.2) também depende da amplitude e duração de outros pulsos de gradientes utilizados na sequência de imagens. É importante não confundir esses termos cruzados[26] com os elementos fora da diagonal da matriz *b*. No entanto, a contribuição dos gradientes de imagem é pequena,[28,29] em especial se os gradientes forem reorientados o mais rapidamente possível.[29]

troca induz uma voltagem elétrica em todo o material circundante que, por sua vez, gera correntes elétricas com um campo magnético resultante. Essas "correntes de Foucault" são particularmente fortes no metal de condução relativamente frio do ímã criostato, que é preenchido com hélio líquido. Os campos magnéticos e campos gradientes produzidos por eles podem corromper a medida de MR. Seu efeito sobre a imagem é análogo àquela dos gradientes de sensibilidade. Medidas do tensor de difusão são particularmente vulneráveis às correntes de Foucault produzidas pelos pulsos do gradiente de difusão, porque o grau e a natureza dos artefatos induzidos pela corrente de Foucault tipicamente variam de acordo com a orientação e amplitude dos pulsos de gradiente aplicados.[30] Qualquer dependência da intensidade da imagem na direção do gradiente de difusão apresenta anisotropia de artefato no tensor de difusão. Em mapas do ADC, o erro resultante muitas vezes pode ser ignorado, mas em DTI pode mudar drasticamente a direção que corresponde à maior difusividade principal calculada. Isso pode resultar em uma determinação incorreta do direcionamento das fibras nos *voxels* afetados.

Novamente, nos concentramos em sequências com base em EPI, embora várias sequências de pulsos tenham sido aplicadas para DWI.[2] A imagem de eco planar é particularmente sensível à presença de correntes de Foucault provenientes de mudança nos fortes gradientes de difusão. Têm sido propostas diferentes abordagens ao problema da corrente de Foucault em DWI e DTI. Uma possibilidade é aplicar uma correção, o que muitas vezes envolve a aquisição de dados adicionais para obter os parâmetros de correção.[31-34] A natureza dessa correção depende da sequência de imagens aplicadas. Em EPI, correntes de Foucault levam à mudança (Fig. 6.5), corte e dimensionamento da imagem. Como essas alterações geométricas diferem entre direções do gradiente de difusão, elevada anisotropia de artefato pode ser induzida, em especial nas margens do tecido. O artefato de mudança é causado por um deslocamento residual do campo magnético principal na posição de corte; por exemplo, um gradiente residual na direção de corte. Simplificando, supomos que as correntes de Foucault não se deterioram significativamente durante a duração do trem de eco. No período entre os ecos sucessivos, esse deslocamento resulta em uma fase de inclinação no espaço k ao longo da direção de codificação de fase. Depois da transformação de Fourier, essa inclinação de fase causa uma mudança no espaço da imagem. Da mesma forma, um gradiente de campo residual em direção *read-out* resulta em mudança na imagem que depende linearmente da posição espacial ao longo da direção *read-out*, produzindo uma imagem cortada. Um gradiente de campo ao longo do eixo de codificação de fase representa um gradiente adicional de codificação de fase permanente, aumentando de forma eficaz o tempo integral de cada blipe de codificação de fase. Como o incremento de espaço k entre os ecos é inversamente proporcional ao FOV, o objeto parece encolhido ou dilatado ao longo da direção de codificação de fase na imagem final. A dependência desses efeitos sobre a polaridade do gradiente de difusão pode ser usada para corrigir as imagens por meio de pós-processamento.[35]

Outra abordagem para a redução dos efeitos da corrente de Foucault é modificar o experimento de ponderação em difusão de tal forma que menos correntes de Foucault sejam produzidas.[36-38] Isso pode ser obtido de forma eficaz, usando pulsos de gradiente de polaridade alternada.[37,39] Essa abordagem é muitas vezes aplicada em sequências de EPI ponderada em difusão e tem a vantagem adi-

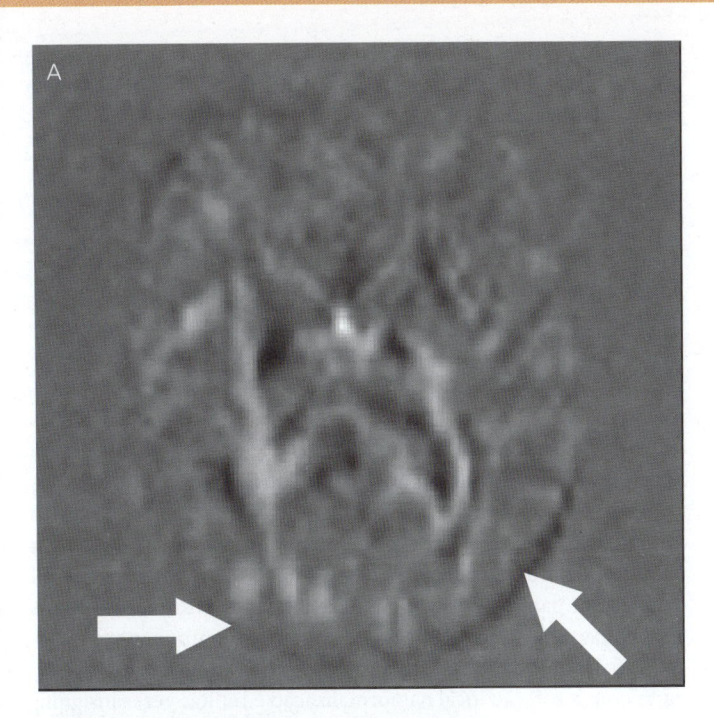

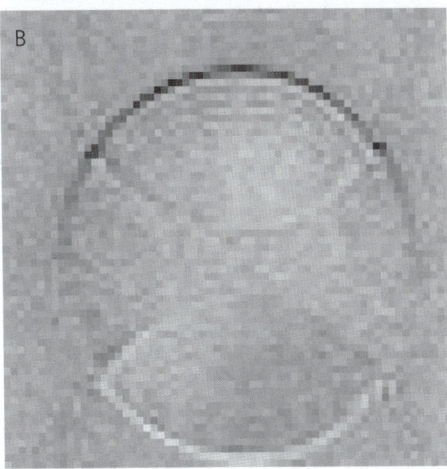

Fig. 6.5 Efeitos das correntes de Foucault. (A) Diferença entre duas difusões ponderadas em EPI com diferentes direções de gradientes de difusão. Diferenças relacionadas com as correntes de Foucault na posição da imagem e o tamanho medido ao longo da direção codificadora de fase (vertical na imagem) aparece aqui como uma margem escura (setas). Isso se traduz diretamente em anisotropia fracionada alta nessas regiões e em outras bordas do tecido. Regiões escuras e brilhantes dentro do cérebro representam, basicamente, diferenças verdadeiras resultantes de anisotropia do tecido. (B) Diferença de imagem entre difusão ponderada alta (b = 800 s/mm^2) e baixa (b = 50 s/mm^2) na mesma direção para um espectro isotrópico, esférico (gel de agarose). Antes da subtração, uma imagem de alto valor b foi calculada sobre várias repetições para alcançar as mesmas proporções sinal-ruído da imagem de baixo valor b. De maneira ideal, a imagem inteira deve estar cinza sem estruturas: valor médio de escala de cinza indica diferença zero. As margens externas brilhantes e escuras representam uma mudança de imagem induzida por correntes de Foucault como em (A), enquanto as margens dentro do objeto surgem a partir de um *phantom* na imagem, deslocado por metade do campo da incidência, cuja densidade depende das correntes de Foucault causadas pelo gradiente de difusão aplicado.

Correntes de Foucault

Uma medida de difusão geralmente conta com a utilização de fortes gradientes de campo magnético que são rapidamente ligados e desligados. A rápida mudança do campo magnético durante o período de

cional de eliminar do experimento o efeito do cruzado entre o gradiente ponderado em difusão e quaisquer gradientes de sensibilidade.

Os parâmetros de gradiente de difusão também podem influenciar na eficiência de gradientes *spoiler* adicionais, que são usados para suprimir a magnetização transversa criada pelo pulso de radiofrequência de 180° no tipo de ponderação em difusão Stejskal-Tanner.[15] Isso pode ser causado pelas correntes de Foucault produzidas pelos pulsos do gradiente de difusão que modificam os gradientes *spoiler* ou pelo efeito *spoiling* adicional dos gradientes de difusão em si. Gradientes *spoiler* insuficientes geralmente resultam em listras brilhantes e escuras nas imagens e nos mapas de parâmetro calculados a partir dessas imagens. Esses efeitos não são removidos por esquemas de correção comuns das correntes de Foucault. Eles precisam ser considerados, em particular, se a direção dos gradientes de difusão for variada, como em DTI. No entanto, o problema é eliminado se os gradientes *spoiler* forem suficientemente fortes.

Mesmo artefatos de imagem que dificilmente são visíveis em DWI podem influenciar a medida da anisotropia de difusão, se depender da força ou direção do gradiente de difusão. Um exemplo típico é a presença de fantasmas, que muitas vezes depende da direção dos pulsos do gradiente de difusão que produz a corrente de Foucault (Fig. 6.5B).[30] Isso resulta em aumento da anisotropia ou direções incorretas do vetor eigen nas regiões afetadas pelo fantasma. Às vezes, esses efeitos podem ser reduzidos pelo aumento do FOV, de forma que o *phantom* não se sobreponha ao objeto. No entanto, isso geralmente compromete a resolução espacial.

Não linearidade dos campos de gradientes

Bobinas de gradientes são projetadas para acrescentar uma contribuição ao campo magnético principal que aumenta linearmente ao longo de uma das três direções ortogonais. No entanto, a região onde essa linearidade se fixa é limitada,[40] porque a bobina não é infinitamente grande. Na verdade, o gradiente do campo diminui quando deslocado mais de alguns centímetros de distância do isocentro de um sistema de MR de corpo inteiro. Na imagem anatômica, esse efeito se torna aparente em distorções nas regiões periféricas da imagem. Desvios adicionais, porém geralmente insignificantes do comportamento ideal, surgem a partir dos chamados gradientes Maxwell.[41] O comportamento não linear dos campos de gradientes também afeta a medida do coeficiente de difusão. Algoritmos para corrigir distorções de imagem, causadas por heterogenicidade dos gradientes de campo[42] em geral, não são responsáveis pela posição incorreta ou espessura variável de porções, e efeitos nas medidas da difusão também não são removidos.

Erros sistemáticos em razão de ruído

Como a DWI depende de atenuação do sinal, ela se beneficia consideravelmente com a média. Mas, além disso, o ruído também pode introduzir erros sistemáticos: a anisotropia de difusão depende da SNR na imagem ponderada em difusão.[43] Isso raramente é considerado um problema, desde que média suficiente seja executada. Contudo, quando se comparam valores de anisotropia em regiões de um objeto que estão associadas a diferentes níveis de SNR, essa dependência deve ser considerada. Ruído ou Gibbs *ringing* em volta de interfaces entre o CSF e o tecido também pode resultar em estimativas negativas para valores eigen do tensor de difusão, e para os valores de FA de > 1.[44] O erro Gibbs relacionado com o *ringing* pode ser reduzido pela supressão do sinal do CSF com um pulso inverso, embora essa abordagem aumente o tempo de medição.

Registro e normalização de conjuntos de dados de tensor

Estudos que comparam as propriedades derivadas do tensor de difusão nos tecidos entre o paciente e os grupos de controle encontram dificuldades decorrentes da normalização. Além dos problemas comuns que ocorrem quando um cérebro patologicamente alterado é deformado (normalizado) para se igualar ao cérebro normal padrão, deve-se tomar cuidado para preservar as informações do tensor no processo de normalização. Se os dados da imagem forem globalmente rodados no processo de normalização ou durante o corregistro para serem considerados movimento do sujeito durante o exame, os vetores gradientes usados no cálculo do tensor precisam ser rodados conforme necessário. Isso é relativamente fácil de executar para o corregistro. No entanto, as deformações locais envolvidas na normalização podem conter um componente de rotação,[45,46] que é difícil de determinar. Ainda assim, o erro relacionado com a rotação local na normalização é muitas vezes insignificante.

Referências

1. Norris DG. The effects of microscopic tissue parameters on the diffusion weighted magnetic resonance imaging experiment. *NMR Biomed* 2001; **14**: 77–93.
2. Norris DG. Implications of bulk motion for diffusion-weighted imaging experiments: effects, mechanisms, and solutions. *J Magn Reson Imaging* 2001; **13**: 486–495.
3. Basser PJ. Inferring microstructural features and the physiological state of tissues from diffusionweighted images. *NMR Biomed* 1995; **8**: 333–344.
4. Mori S, van Zijl PCM. Diffusion weighting by the trace of the diffusion tensor within a single scan. *Magn Reson Med* 1995; **33**: 41–52.
5. Wong EC, Cox RW, Song AW. Optimized isotropic diffusion weighting. *Magn Reson Med* 1995; **34**: 139–143.
6. Wiegell MR, Larsson HBW, Wedeen VJ. Fiber crossing in human brain depicted with diffusion tensor MR imaging. *Radiology* 2000; **217**: 897–903.
7. Alexander AL, Hasan KM, Lazar M, Tsuruda JS, Parker DL. Analysis of partial volume effects in diffusion-tensor MRI. *Magn Reson Med* 2001; **45**: 770–780.
8. Shimony JS, McKinstry RC, Akbudak E *et al.* Quantitative diffusion-tensor anisotropy brain imaging: normative human data and anatomic analysis. *Radiology* 1999; **212**: 770–784.
9. Pierpaoli C, Barnett A, Pajevic S *et al.* Water diffusion changes in wallerian degeneration and their dependence on white matter architecture. *Neuroimage* 2001; **13**: 1174–1185.
10. Tuch DS, Weisskoff RM, Belliveau JW, Wedeen VJ. High angular resolution diffusion imaging of the human brain. In *Proceedings of the 7th Annual Meeting of the International Society of Magnetic Resonance in Medicine*, Philadelphia, 1999, p. 321.
11. Tuch DS, Reese TG, Wiegell MR *et al.* High angular resolution diffusion imaging reveals intravoxelwhite matter fiber heterogeneity. *Magn Reson Med* 2002; **48**: 577–582.

12. Le Bihan D, Breton E, Lallemand D et al. MR imaging of intravoxel incoherent motions: application to diffusion and perfusion in neurologic disorders Radiology 1986; **161**: 401–407.

13. Conturo TE, McKinstry RC, Aronovitz JA, Neil JJ. Diffusion MRI: precision, accuracy and flow effects. *NMR Biomed* 1995; **8**: 307–332.

14. Le Bihan D, Breton E, Lallemand D et al. Separation of diffusion and perfusion in intravoxel incoherent motion MR imaging. *Radiology* 1988; **168**: 497–505.

15. Stejskal EO, Tanner JE. Spin diffusion measurements: spin echoes in the presence of a time-dependent field gradient. *J Chem Phys* 1965; **42**: 288–292.

16. Anderson AW, Gore JC. Analysis and correction of motion artifacts in diffusion weighted imaging. *Magn Reson Med* 1994; **32**: 379–387.

17. Ordidge RJ, Helpern JA, Qing ZX, Knight RA, Nagesh V. Correction of motional artifacts in diffusion-weighted MR images using navigator echoes. *Magn Reson Imaging* 1994; **12**: 455–460.

18. Butts K, de Crespigny A, Pauly JM, Moseley M. Diffusion-weighted interleaved echo-planar imaging with a pair of orthogonal navigator echoes. *Magn Reson Med* 1996; **35**: 763–770.

19. Mansfield P. Multi-planar image formation using NMR spin echoes. *J Phys C* 1977; **10**: L55–L58.

20. Cho ZH, Ahn CB, Kim JH, Lee YE, Mun CW. Phase error corrected interlaced echo planar imaging. In *Proceedings of the 6th Annual Meeting of the International Society of Magnetic Resonance in Medicine*, New York, 1987, p. 912.

21. McKinnon GC. Ultrafast interleaved gradient-echoplanar imaging on a standard scanner. *Magn Reson Med* 1993; **30**: 609–616.

22. Anderson AW, Gore JC. Using spiral navigator echoes to correct for motion in diffusion weighted imaging. In *Proceedings of the 3rd/12th Annual Meeting of SMR/ESMRMB*, Nice, France, 1995, p. 743.

23. Butts K, Pauly J, de Crespigny A, Moseley M. Isotropic diffusion-weighted and spiral-navigated interleaved EPI for routine imaging of acute stroke. *Magn Reson Med* 1997; **38**: 741–749.

24. Atkinson D, Porter DA, Hill DLG, Calamante F, Connelly A. Sampling and reconstruction effects due to motion in diffusionweighted interleaved echo planar imaging. *Magn Reson Med* 2000; **44**: 101–109.

25. Kärger J, Pfeifer H, Heink W. Principles and application of self-diffusion measurements by nuclear magnetic resonance. *Adv Magn Reson* 1988; **12**: 1–89.

26. Neeman M, Freyer JP, Sillerud LO. Pulsed-gradient spin-echo diffusion studies in NMR imaging. Effects of the imaging gradients on the determination of diffusion coefficients. *J Magn Reson* 1990; **90**: 303–312.

27. Neeman M, Freyer JP, Sillerud LO. A simple method for obtaining cross-termfree images for diffusion anisotropy studies in NMR microimaging. *Magn Reson Med* 1991; **21**: 138–143.

28. Mattiello J, Basser PJ, Le Bihan D. Analytical expressions for the b matrix in NMR diffusion imaging and spectroscopy. *J Magn Reson A* 1994; **108**: 131–141.

29. Mattiello J, Basser PJ, Le Bihan D. The b matrix in diffusion tensor echo-planar imaging. *Magn Reson Med* 1997; **37**: 292–300.

30. Koch M, Norris DG. An assessment of eddy current sensitivity and correction in single-shot diffusion-weighted imaging. *Phys Med Biol* 2000; **45**: 3821–3832.

31. Haselgrove JC, Moore JR. Correction for distortion of echo-planar images used to calculate the apparent diffusion coefficient. *Magn Reson Med* 1996; **36**: 960–964.

32. Jezzard P, Barnett AS, Pierpaoli C. Characterization of and correction for eddy current artifacts in echo planar diffusion imaging. *Magn Reson Med* 1998; **39**: 801–812.

33. Bastin ME. Correction of eddy current-induced artefacts in diffusion tensor imaging using iterative cross-correlation. *Magn Reson Imaging* 1999; **17**: 1011–1024.

34. Horsfield MA. Mapping eddy current induced fields for the correction of diffusionweighted echo planar images. *Magn Reson Imaging* 1999; **17**: 1335–1345.

35. Bodammer N, Kaufmann J, Kanowski M, Tempelmann C. Eddy current correction in diffusion-weighted imaging using pairs of images acquired with opposite diffusion gradient polarity. *Magn Reson Med* 2004; **51**: 188–193.

36. Gibbs SJ, Johnson CS Jr. A PFG NMR experiment for accurate diffusion and flow studies in the presence of eddy currents. *J Magn Reson* 1991; **93**: 395–402.

37. Wider G, Dötsch V, Wüthrich K. Selfcompensating pulsed magnetic-field gradients for short recovery times. *J Magn Reson A* 1994; **108**: 255–258.

38. Smart SC, Porter DA, Calamante F, Hall-Craggs MA, Connelly A. Eddy current compensation in diffusion-weighted, stimulated echo EPI. In *Proceedings of the 7th Annual Meeting of the International Society of Magnetic Resonance in Medicine*, Philadelphia, 1999, p. 1832.

39. Heid O. Eddy current-nulled diffusion weighting. In *Proceedings of the 8th Annual Meeting of the International Society of Magnetic Resonance in Medicine*, Denver, 2000, p. 799.

40. Wald L, Schmitt F, Dale A. systematic spatial distortion in MRI due to gradient nonlinearities. *Neuroimage* 2001; **13**: S50.

41. Norris DG, Hutchison JMS. Concomitant magnetic field gradients and their effects on imaging at low magnetic field strengths. *Magn Reson Imaging* 1990; **8**: 33–37.

42. Bakker CJG, Moerland MA, Bhagwandien R, Beersma R. Analysis of machinedependent and object-induced geometric distortion in 2DFT MR imaging. *Magn Reson Imaging* 1992; **10**: 597–608.

43. Pierpaoli C, Basser PJ. Toward a quantitative assessment of diffusion anisotropy. *Magn Reson Med*, 1996; **36**: 893–906. [Erratum in *Magn Reson Med* 1997; **37**: 972.]

44. Barker GJ, Parker GJM, Wheeler-Kingshott CA. Gibbs ringing and negative ADC values. In *Proceedings of the 9th Annual Meeting of the International Society of Magnetic Resonance in Medicine*, Glasgow, 2001, p. 1546.

45. Alexander DC, Gee JC. Elastic matching of diffusion tensor images. *Comput Vis Image Underst* 2000; **77**: 233–250.

46. Hong X, Arlinghaus LR, Anderson AW. Spatial normalization of the fiber orientation distribution based on high angular resolution diffusion imaging data. In *Proceedings of the 16th Annual Meeting of the International Society of Magnetic Resonance in Medicine*, Toronto, 2008, p. 42.

Capítulo 7

Imagem de perfusão cerebral por meio de agentes exógenos de contraste

Leif Østergaard

Introdução

Medidas de perfusão por contraste de suscetibilidade dinâmica (DSC) por MRI utilizam imagens muito rápidas (mais comumente por imagem eco planar [EPI]) para capturar a primeira passagem do agente de contraste paramagnético administrado por via intravenosa; isso é muitas vezes chamado de *bolus* de rastreamento (ou *bolus tracking*). Pela análise cinética desses dados, podem ser obtidos mapas paramétricos dos índices hemodinâmicos – mapas de perfusão. Eles fornecem um complemento importante para as imagens estruturais em uma série de doenças, e uma alternativa não invasiva livre de radiação às técnicas clássicas para determinar a perfusão do tecido, como tomografia por emissão de pósitrons (PET), tomografia computadorizada de emissão de fóton único (SPECT) e tomografia computadorizada de xênon avançado estável (XeCT).

Questões práticas

A qualidade do diagnóstico dos mapas de perfusão depende criticamente da aquisição de dados: a análise cinética detecta desvios regionais sutis na forma de curvas de intensidade de sinal arterial e tecidual durante a primeira passagem do agente de contraste, que normalmente dura 20-30 s. Atualmente, acredita-se que desvios no formato da curva com tempo constante de 2-4 s (p. ex., como resultado da pressão de perfusão diminuída na fase aguda do acidente vascular encefálico) são clinicamente significativos. Portanto, imagens dinâmicas devem ser adquiridas em alta resolução temporal (tempo de repetição [TR] < 1.500 ms). Além disso, o meio de contraste deve ser injetado rapidamente para obter um *bolus* estreito na vasculatura cerebral, resultando em alto contraste ao ruído e, portanto, permitindo a detecção de mudanças sutis no formato do *bolus* do meio de contraste. O meio de contraste e a solução salina (30 mL a fim de liberar o meio de contraste para as veias centrais) são, geralmente, injetados por bomba injetora por uma veia cubital a uma taxa de 5 mL/s.

Em geral, a dose-padrão do meio de contraste (0,1 mmol/kg de gadolínio com base queliforme) é injetada para imagem DSC por imagem gradiente-eco (GE) eco planar (EPI) TR = 1.500 ms e tempo de eco [TE] = 45 ms em 1,5 T; TR = 1.500 ms e TE = 30 ms em 3,0 T), normalmente resultando em reduções de sinal de 15-35% durante a passagem do *bolus* dependendo do tipo de tecido. Para EPI de *spin-echo* (SE), uma dose dupla de contraste é necessária (TR/TE = 1.500/75 ms em 1,5 T; TR/TE = 1.500/60 ms em 3,0 T) para obter contraste semelhante. Essa diferença se deve a alterações profundas nos mecanismos de contraste de suscetibilidade, que estão a seguir. O estudo dos mecanismos de contraste de suscetibilidade em tecidos biológicos é complexo e continua a ser um campo ativo de pesquisa.

Contraste de suscetibilidade

No cérebro normal, a barreira hematoencefálica intacta proíbe extração do agente de contraste, e a compartimentalização vascular do agente de contraste, portanto, cria grandes gradientes de sensibilidade microscópica. Difusão de água por esses gradientes provoca saída de fase e, portanto, perda de sinal de imagens ponderadas em T_2 e T_2^*.[1] Para o tecido, a alteração resultante na taxa de relaxamento do tecido, $\Delta R_2^*(t)$, varia linearmente com a concentração do agente de contraste do tecido, $C_t(t)$

$$\Delta R_2^*(t) = c \cdot C_t(t) \qquad [7.1]$$

Enquanto isso resulta na quantificação direta de alterações no relaxamento do tecido pelo *bolus tracking* GE-EPI, a quantificação é de longe mais complexa para a sequência SE, em que a defasagem de heterogenicidades do campo estático é reorientada pelo pulso de 180°. Perda de sinal pelo *bolus tracking* com base em SE torna-se, assim, uma função complexa de TE (o tempo disponível para a água se difundir através de áreas com gradientes de campo magnético), a organização espacial e a distribuição do tamanho dos vasos (que define os gradientes de campo microscópico observados pela difusão das moléculas de água) e a concentração e as propriedades magnéticas do agente de contraste. Estudos detalhados da física do contraste de suscetibilidade no contexto da anatomia vascular cerebral têm fornecido *insight* sobre a complexidade das medidas de concentração dos agentes de contraste com base nas alterações dos sinais fundamentados em DSC.[2-6] Medições em *spin-echo* têm demonstrado ser predominantemente sensíveis às dimensões dos vasos que são comparáveis ao comprimento de difusão da água durante o tempo de eco (10 μm), enquanto as medições de GE são igualmente sensíveis a todos os tamanhos de vasos (Fig. 7.1). Essa sensibilidade seletiva para agente de contraste de tamanho capilar e sensibilidade macrovascular modesta é a principal razão para a maior dose do agente de contraste necessário para gerar contraste comparável ao GE-EPI convencional. Modelagem detalhada da sensibilidade do tamanho da distribuição dos vasos tem sido estudada extensivamente como um meio de caracterizar e quantificar a angiogênese em tumores[7], muitas vezes referida como o estudo por imagem do tamanho do vaso.[8,9]

Medida precisa das concentrações do agente de contraste no sangue é fundamental para as tentativas de quantificar o volume de sangue e o fluxo sanguíneo descrito a seguir. Enquanto grandes, as alterações da sensibilidade vascular podem causar aparente mudança na localização real do vaso,[10] estudos experimentais e teóricos mostram comportamento não linear das taxas de relaxamento transversal como função do agente de contraste no sangue puro.[11-14] Além disso, por causa da resolução espacial limitada das aquisições de EPI dinâmico com relação às dimensões típicas dos vasos cere-

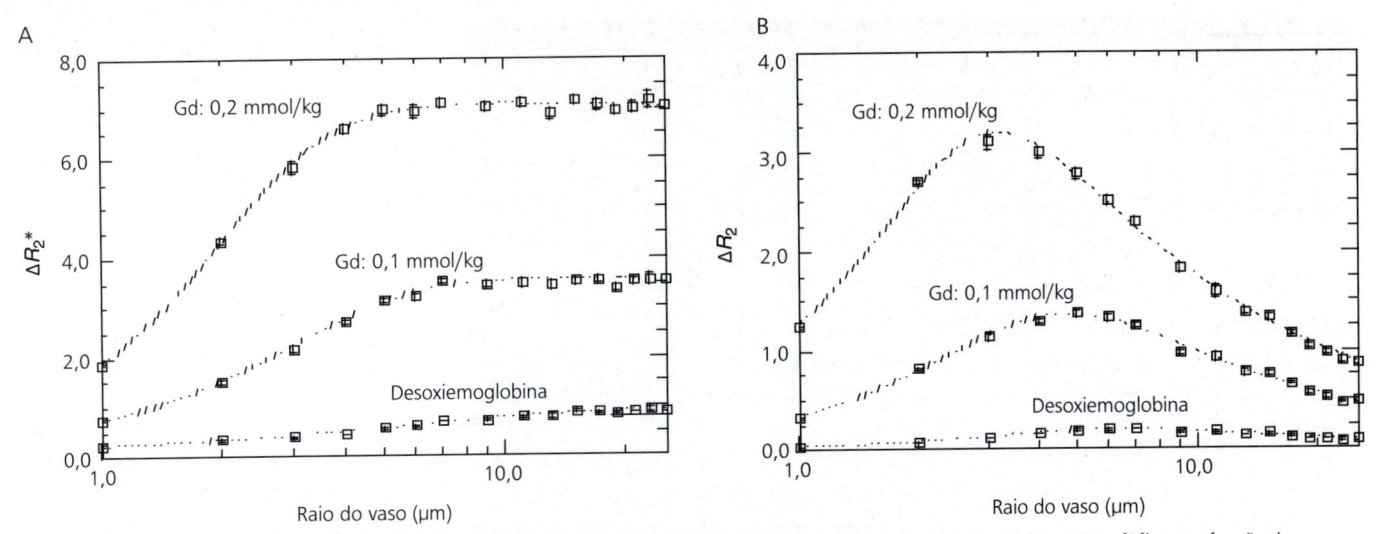

Fig. 7.1 Alterações nas taxas de relaxamento do tecido R_2^* e R_2 para sequências de gradiente-eco (60 ms [A]) e *spin-echo* (TE 100 ms [B]) como função do tamanho do vaso. As curvas são apresentadas para dosagens típicas de gadolínio (Gd) utilizadas em estudos de imagem de perfusão cerebral (0,1-0,2 mmol/kg) e fração típica de volume vascular cerebral. Também são mostradas as curvas correspondentes à desoxiemoglobina paramagnética fraca, detectada em IMRI. Considerando picos de ΔR_2 para vasos pequenos, ΔR_2^* atingiu o platô e permanece igualmente sensível a todos os tamanhos de vasos. Além disso, também se observa que ΔR_2^* excedeu ΔR_2 em todos os tamanhos de vasos. (Adaptada de Boxerman *at al.* 1995.[4])

brais, alterações de sinal arterial são frequentemente volume parcial com o tecido em volta. A formação de sinal resultante é altamente complexa,[12,14-18] dando origem a distorções e oscilações nas curvas de sinal resultantes. Embora alguns efeitos possam ser reduzidos na seleção manual ou automática de funções de entrada arterial, os esforços para reduzir ou corrigir o impacto desses efeitos continuam uma área de pesquisa ativa.

Tanto para sequências GE- e SE-EPI, a intensidade do sinal (S) depende de forma exponencial da taxa de relaxamento longitudinal e transversa das alterações, $R_2^{(*)}$ e R_1:

$$S(t) = S_0(1 - e^{-TR \cdot R_1(t)})e^{TE \cdot R_2(t)} \quad [7.2]$$

onde S_0 é determinado a partir do sinal da linha de base nas imagens antes da chegada do *bolus* de contraste.

O realce resultante da diminuição de T_1 no sangue afeta o sinal vascular durante as passagens do *bolus*.[19,20] Para fins práticos, esses efeitos geralmente são negligenciados, gerando uma relação conveniente entre concentração e intensidade do sinal:

$$C_t(t) = -k \cdot \log\left(\frac{S(t)}{S_0}\right) / TE \quad [7.3]$$

Deve-se ter em mente que para sinais de tecido fundamentado em SE e sinal de sangue em geral, a suposição de linearidade e a escolha exata da constante de proporcionalidade k podem afetar a precisão das medidas, dependendo em parte da estratégia para identificação de curvas de sinal arterial. Métodos para aumentar a força e a precisão das estimativas de perfusão, portanto, continuam a ser uma área de pesquisa ativa, com o *bolus tracking* alicerçado em T_1 como uma abordagem emergente para forças de campos superiores.[21]

Bolus tracking – medidas do volume sanguíneo cerebral

Rosen *et al.* [22-25] obtiveram mapas de volume de sangue cerebral relativo (CBV) pela análise cinética das concentrações-tempo de curvas (vide anteriormente) obtido pelo rastreamento da passagem de um *bolus* de agente de contraste de alta suscetibilidade. Ao detectar a concentração total do tecido, bem como a concentração arterial como uma função do tempo durante uma única passagem, o CBV pode ser determinado a partir da relação entre as áreas sob concentração arterial e do tecido *versus* tempo das curvas, respectivamente:[26,27]

$$CBV = \frac{\int_{-\infty}^{\infty} C_t(\tau)\, d\tau}{\int_{-\infty}^{\infty} C_a(\tau)\, d\tau}, \quad [7.4]$$

com concentrações determinadas de Equação 7.3. Como as medidas da concentração arterial absoluta não são facilmente quantificáveis (por causa da resolução espacial limitada), valores relativos de CBV normalmente são relatados, simplesmente integrando a área sob a curva de concentração-tempo,[22-24] ocasionalmente pelo uso de uma função gamavariada para corrigir a recirculação do elemento marcador[27] e para determinar outros índices hemodinâmicos, como o momento de chegada do elemento marcador e o tempo ao pico (vide a seguir). Perkiö *et al.*[28] concluíram que integrando numericamente a área sob a curva de concentração tempo de tecido (no intervalo de tempo integral para que foi estudada por imagem) ou integrando área de resposta ao impulso do tecido deconvolvido *versus* curva de tempo (vide adiante) representa os métodos mais precisos para a determinação de CBV relativo.

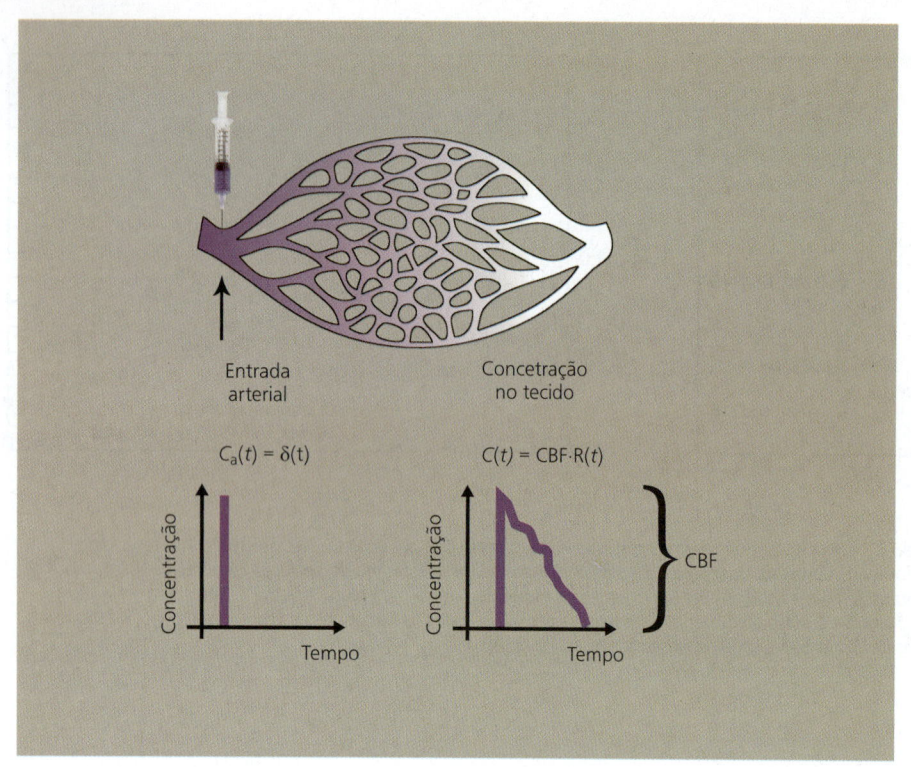

Fig. 7.2 Marcador injetado como uma injeção de *bolus* (C$_a$) idealizada e infinitamente precisa como função de δ no momento zero, δ (t), para dentro da corrente sanguínea de um volume de tecido esquemático. A concentração no tecido como função do tempo, neste caso, é dada pelo fluxo sanguíneo cerebral (CBF) multiplicado pela *função de resíduo*, R (t). Observe que R (0) = 1 e R (∞) = 0.
Em experimentos reais, o *bolus* chegando ao cérebro terá duração finita. A convolução integral denota a soma de muitos impulsos de entrada ao longo do tempo, somando suas respectivas respostas ao impulso ao longo do tempo (conferir Equação 7.6).

Função dos resíduos – fluxo de sangue cerebral

A análise dos dados de resíduos (*i. e.*, a concentração do elemento marcador no tecido depois que a injeção venosa atinge o tecido através da artéria de alimentação) é mais facilmente compreendida considerando-se primeiro um experimento simples em que o elemento marcador é injetado diretamente na artéria de alimentação de um elemento de tecido (Fig. 7.2). Para descrever a retenção de tecido do elemento marcador, a chamada função resíduo (*R*) é introduzida. Ela mede a fração do elemento marcador presente na vasculatura no tempo *t* após a injeção. Assim, a função de resíduo é uma função decrescente de tempo, *R (0)* = 1 e (supondo que o elemento marcador não se ligou à parede do vaso, mas ficou "preso") *R* (∞)= 0.

Para uma injeção de duração infinitivamente curta dando origem a uma concentração arterial de C$_a$ no momento 0, a concentração do tecido C$_t$(t) como função de tempo é:

$$C_t(t) = CBF \cdot C_t \cdot R(t) \quad [7.5]$$

A proporcionalidade com o fluxo sanguíneo cerebral (CBF) é intuitivamente clara, como a concentração de agente de contraste presente no tecido em um dado momento é proporcional à quantidade de sangue (com concentração de marcador C$_a$) passando pelo elemento de tecido por unidade de tempo. CBF. R (t) é chamada de *resposta de impulso*, como é na concentração de tecido como resultado do "impulso" de entrada mencionado anteriormente (infinitamente curto).

Em experiências reais, a função de entrada arterial (AIF) C$_a$(t) é distribuída no tempo, e as curvas concentração-tempo dos tecidos tornam-se a convolução ("soma" de "impulsos" arteriais muito curtos e individuais) da resposta ao impulso e à forma da AIF (Fig. 7.3):

$$C_t(t) = CBF \cdot \int_0^t C_a(\tau) \cdot R(t-\tau)d\tau \quad [7.6]$$

onde 0 ≤ z ≤ t.

Para obter CBF a partir dessa equação, a resposta ao impulso deve ser determinada pela deconvolução, adaptando-se essencialmente ao CBF. *R* (t) a partir das curvas concentração-tempo do tecido e arterial medidas de forma experimental. Como *R* (0) = 1, a CBF é determinado como a altura inicial da função resposta ao impulso.

Uma série de dificuldades surge quando se tenta resolver a Equação 7.6. Por causa do ruído experimental, acredita-se que a deconvolução esteja mal-apresentada, o que significa que diferentes soluções para a resposta ao impulso podem resultar em apresentações semelhantes para a curva concentração-tempo do tecido determinada de forma experimental. As abordagens para resolver a equação para determinar o CBF regional podem ser divididas em duas categorias principais. Em técnicas dependentes de modelo, expressões analíticas específicas são escolhidas para descrever o formato de *R* (t). Em abordagens independentes de modelo, deconvolução é realizada em cada *pixel* da imagem, resolvendo a Equação 7.6 para o CBF. *R* (t): a lógica é que a retenção vascular é uma função complexa de propriedades de fluidos do sangue e morfologia vascular local que não se presta a um simples modelo analítico.

Determinação independente de modelo do fluxo sanguíneo do cérebro e a função residual – deconvolução

Na abordagem independente de modelo, a Equação 7.6 é resolvida para o CBF. *R* (t) por técnicas-padrão de deconvolução matemática, tipicamente uma abordagem de transformação, ou por uma abordagem algébrica linear.

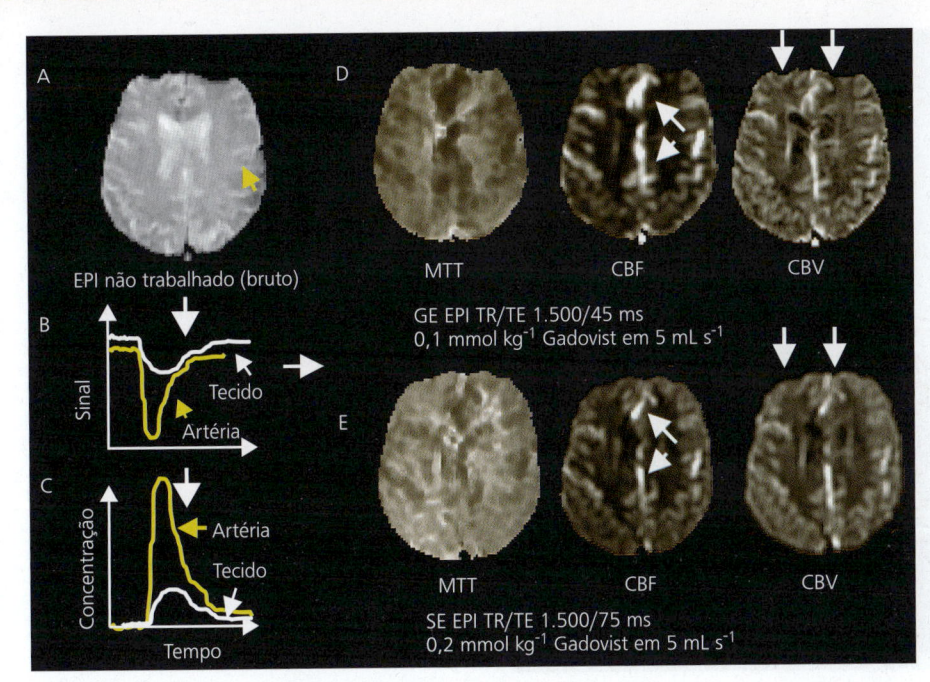

Fig. 7.3 Experimento típico de *bolus tracking*. Nas imagens não trabalhadas de EPI (A), são observadas grandes perdas de sinal após injeção de contraste intravenoso, conforme o agente de contraste aparece em grandes vasos e tecidos (B). Perda de sinal de tecido varia de acordo com o volume de sangue regional e é mais baixa na substância branca e muito maior na substância cinzenta e grandes vasos. Ao converter as curvas de sinal em curvas de concentração-tempo através da Equação 7.3. (C), mapas de volume sanguíneo cerebral relativo (CBV) podem ser gerados (D, E, extrema direita), determinando a área sob a curva da concentração-tempo. O fluxo sanguíneo cerebral (CBF) é determinado em cada *pixel* por deconvolução da curva de concentração-tempo do tecido pela curva arterial. O estudo compara mapas de perfusão SE e GE com base em EPI. Observe a diferença na dosagem do agente de contraste e nos principais vasos menos salientes nas imagens EPI (setas) do *spin-echo* (SE). Observe também que SE EPI é menos afetado pelos efeitos da suscetibilidade nas interfaces de tecido-ar, claramente vistas perto dos seios frontais (setas paralelas). MTT, significa tempo médio de trânsito. (Dados cortesia do Professor Gyldensted, Hospital Universitário Arhus.)

Na abordagem de transformação de Fourier, o teorema da convolução da transformação de Fourier é utilizado, ou seja, a transformação de duas funções convolutas é igual ao produto de sua transformação individual. Assim, a Equação 7.6 pode ser resolvida:[29,30]

$$\mathcal{F}\{CDF \cdot R(t) \otimes C_a(t)\} = F\{C_t(t)\}$$

$$\Rightarrow CBF \cdot R(t) = F^{-1}\left\{\frac{F\{C_t(t)\}}{F\{C_a(t)\}}\right\} \quad [7.7]$$

onde $\mathcal{F}$ e $\mathcal{F}^{-1}$ denotam a transformação de Fourier discreta e discreta inversa, respectivamente, e $\otimes$ denota o produto da convolução.

Em abordagens algébricas lineares, a Equação 7.6 é reescrita em uma equação matriz da seguinte forma:[31] supondo que as concentrações arteriais e dos tecidos são medidas em pontos de tempo equidistantes t_1, $t_2 = t_1 + \Delta t,...,t_N$, a concentração do tecido $C_t(t_j)$ no momento t_j pode ser reformulada como uma equação matriz, observando:

$$C_t(t_j) = CBF \cdot \int_0^{t_j} C_a(\tau) \cdot R(t_j - \tau) d\tau$$

$$\approx CBF \sum_{i=0}^{j} C_a(t_i) R(t_{j-i}) \Delta t \quad [7.8]$$

Equivalente a

$$\begin{pmatrix} C_t(t_1) \\ C_t(t_2) \\ .. \\ C_t(t_N) \end{pmatrix} = CBF\Delta t \begin{pmatrix} C_a(t_1) & 0 & \cdots & 0 \\ C_a(t_2) & C_a(t_1) & \cdots & 0 \\ \vdots & \vdots & \vdots & \vdots \\ C_a(t_N) & C_a(t_{N-1}) & \cdots & C_a(t_1) \end{pmatrix} \begin{pmatrix} R(t_1) \\ R(t_2) \\ \vdots \\ R(t_N) \end{pmatrix}$$

[7.9]

que é equação matriz padrão com abordagens de inversão bem descritas para aproximar CBF. $R(t)$.

Soluções estáveis para as Equações 7.7 e 7.8 só podem ser obtidas pela aplicação das técnicas para suprimir o ruído experimental. Para a transformação de Fourier, isso é alcançado pela aplicação de um filtro para as frequências mais altas no domínio da frequência (transformada), supondo que isso possa ser feito sem perder a informação fisiológica.[30] No caso das equações matrizes, como a Equação 7.9, o ruído é suprimido por regularização (forçando a solução para satisfazer condições *a priori*, definidas pelo usuário)[32] ou por decomposição em valores singulares (SVD).[33] Liu *et al.*[34] descreveram em detalhes como a supressão de ruído por SVD deve ser adaptada para a relação entre sinal e ruído dos dados não trabalhados.

A abordagem SVD original (acima) é inerentemente sensível às diferenças temporárias entre AIF e curvas do tecido[35-38] e resulta na falsa impressão do tempo médio de trânsito prolongado (MTT) na avaliação clínica de pacientes com suprimento colateral tardio, por exemplo, na oclusão da artéria carótida. Wu *et al.*[39] ampliaram as técnicas de SVD para obter menos sensibilidade ao atraso (usando a chamada matriz de bloco circulante na Equação 7.9). Da mesma forma, a abordagem da transformação de Fourier é, na teoria, insensível aos marcadores tardios.

Apesar de o atraso na chegada dos marcadores, em teoria, poder ser contabilizado, abordagens de modelo independente não conseguem diferenciar entre a dispersão do marcador nos vasos de alimentação e a retenção do marcador no leito capilar. Dispersão substancial dos vasos, invariavelmente, será interpretada como fluxo baixo, embora o fluxo tecidual real seja normal.[33] Essa é uma limitação mais fundamental que não pode ser contornada, a menos que um modelo específico de dispersão de grandes vasos seja adotado.[40]

Soluções dependentes de modelos para determinar o fluxo sanguíneo cerebral

As técnicas de deconvolução acima não fazem nenhuma suposição a respeito da estrutura vascular. Abordagens dependentes de modelos utilizam modelos de resíduos em geral e permitem a modelagem

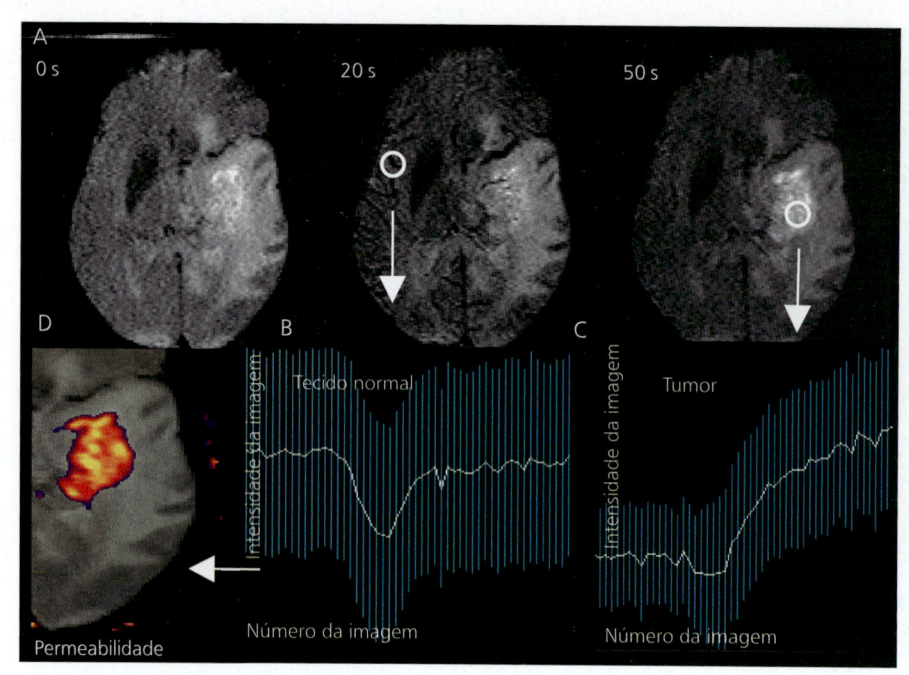

Fig. 7.4 *Bolus tracking* em tecido com rompimento da barreira hematoencefálica. (A) Imagens dinâmicas não trabalhadas em diferentes fases da passagem do *bolus*. Observe a perda de sinal no tecido normal (B) como resultado dos efeitos de encurtamento T_2 dos agentes de contraste vascular. (C) Em tecido com vasos com *leak*, esse efeito é pouco visível, uma vez que os efeitos de T_1 de vazamento dos agentes de contraste dominem. (D) Os efeitos podem ser modelados para gerar mapas de permeabilidade da barreira hematoencefálica para o agente de contraste (coloração amarela corresponde a um grande vazamento no tumor). Em áreas sem vazamento, o mapa se torna transparente para mostrar a anatomia da imagem correspondente ponderada em T_2. (Dados: cortesia de Dr. Jim Rabinov.)

de CBF independentemente do atraso, razoavelmente imparciais por características de retenção vascular subjacente.[41-43] Teoricamente, essa abordagem pode possibilitar modelagem separada dos efeitos de dispersão vascular que por outro lado o fluxo bias pode estimar (vide adiante).[40] A abordagem dependente de modelo tem uma vantagem adicional de fornecer curvas de resíduos sem oscilações, muitas geradas por abordagens independentes de modelo.[44] Delimitação precisa da função de resíduo pode ser de alguma importância, como a retenção do marcador é aparentemente afetada em alguns estados de doença.[45-47].

Tempo médio de trânsito

Conforme destacado por Weisskoff *et al.*[48] a distinção entre MTT e o primeiro momento da curva de concentração-tempo do tecido é fundamental na tentativa de medir os tempos de trânsito usando marcadores intravasculares. O cálculo do MTT não pode ser determinado sem a especificação de $R(t)$ (a área sob a curva $R(t)$ pode ser igual a MTT) ou CBF, pelo teorema do volume central

$$\text{MTT} = \frac{\text{CBV}}{\text{CBF}} \quad [7.10]$$

Função de entrada arterial

A deconvolução requer determinação não invasiva de AIF. Geralmente, poucos *pixels* são visualmente identificados com base em suas características temporais (forma e amplitude) e calculada a média para representar a concentração arterial do marcador para *todos os voxels* cerebrais. Mouridsen *et al.*[49] mostraram uma variabilidade considerável interobservador de estimativas CBF pela seleção AIF manual mesmo por observadores experientes. O desenvolvimento de algoritmos de busca automática de AIF [49-51] é uma etapa importante para aumentar a precisão e a utilidade clínica de imagens de MRI ponderadas em perfusão.

Dispersão das funções de entrada arterial e funções de entrada arterial local

Do local onde a entrada arterial é registrada para o *voxel* tecidos a ajustante, onde o CBF deve ser medido, o formato da entrada pode (além dos efeitos de atraso descritos anteriormente) sofrer *dispersão* (ampliação do formato do *bolus*), em razão do fluxo ao longo dos vasos ramificados e da passagem por caminhos colaterais (Fig. 7.3). Esse efeito geralmente causa subestimação do CBF e pode levar à falsa impressão de MTT prolongado na avaliação clínica de pacientes com suprimento colateral, por exemplo, no acidente vascular encefálico agudo.[35-38]

Em uma tentativa para detectar valores AIF distais a quaisquer fontes de atraso e dispersão, Alsop *et al.* [52] propõem uma abordagem elegante que utiliza alta resolução de dados brutos de imagem de perfusão dados para localizar vários ramos arteriais no cérebro. Usando um algoritmo de computador, cada *voxel* da imagem está posteriormente atribuindo uma curva de entrada arterial com base no tempo de trajeto do sinal das ramificações arteriais próximas. Embora os efeitos de volume parcial sejam inevitáveis, selecionando vasos pequenos e mais distais, esta abordagem pode melhorar a precisão das técnicas de perfusão.[53,54].

Bolus tracking com barreira hematoencefálica interrompida *(leak)*

Determinação da CBV por DSC-MRI tem-se revelado uma ferramenta útil na representação de alterações neoplásicas precoces em tumores cerebrais.[55,58] (Consulte também o Capítulo 25.) Para tumores de alto grau no sistema nervoso central (CNS) a barreira hematoencefálica entra em colapso, e os vasos tornam-se permeáveis aos quelatos de gadolínio padrão. A compartimentalização necessária para realizar estudos DSC, em parte, entra em colapso, e as propriedades de encurtamento em T_1 dos agentes de contraste tor-

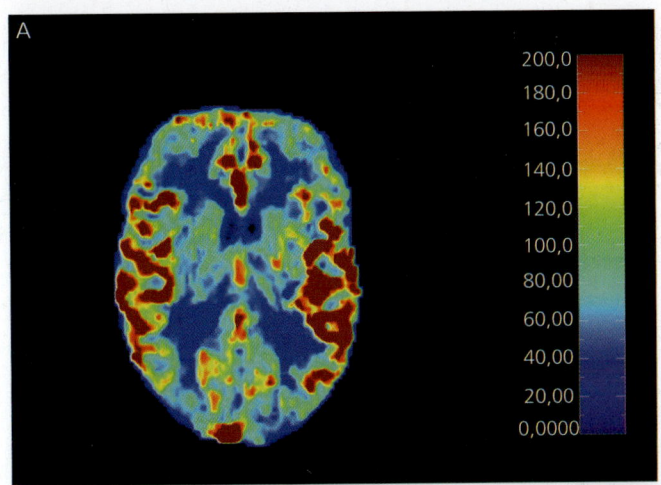

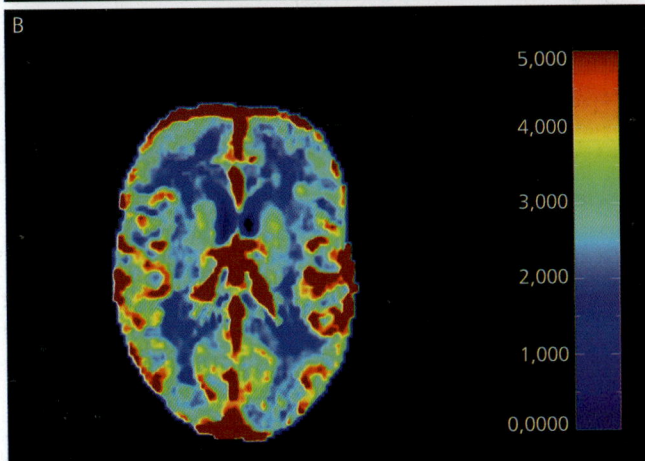

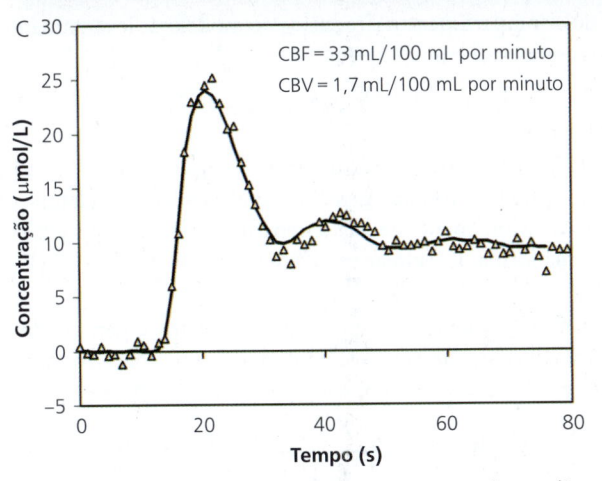

Fig. 9.9 Um exemplo de modelo de ajuste em um compartimento (Equação 9.4) para os mesmos dados mostrados na Figura 9.8 (unidades e abreviaturas como colocado naquela figura). (A) Mapa de CBF; (B) mapa de CBV; (C) a melhor curva de ajuste dos dados mensurados (Δ) na região de interesse da substância branca. Note que os valores de CBF da análise em modelo livre de deconvolução são significativamente menores, um problema que pode ser minimizado por meio do uso da deconvolução contida.[27]

Um modelo de um compartimento pode ser usado na mensuração dos parâmetros de perfusão quando a BBB está intacta. [37,44] Assumindo que a microvasculatura está bem misturada, os dados são modelados por:

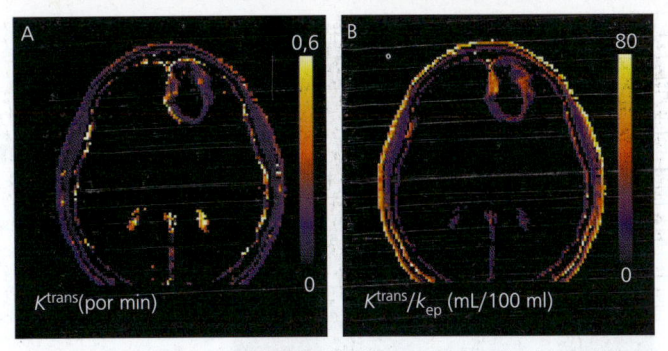

Fig. 9.10 Um exemplo de modelo de Tofts (Equação 9.5) aplicado aos dados adquiridos em um paciente com glioblastoma.[48] São mostrados um mapa da constante de transferência K^{trans} (A) e o parâmetro volumétrico K^{trans}/k_{ep} (B). (Dados fornecidos pelo Dr. H. Haroon, Imaging Science and Biomedical Engineering, University of Manchester, Manchester, Reino Unido.)

$$C(t) = CBF \cdot e^{-t/MTT} \otimes AIF(t) \quad [9.4]$$

Um ajuste de dois parâmetros dos resultados produz CBF e MTT da microvasculatura, de onde o CBV pode ser derivado, por CBF · MTT (Fig. 9.9).

Se a BBB estiver rompida, a interpretação dos parâmetros produzidos pelo modelo de um compartimento depende do estado do tecido. Neste caso, uma equação mais abstrata é usada para evitar erros de interpretação:[45]

$$C(t) = \frac{K^{trans}}{1 - Hct} \cdot e^{-t \cdot k_{ep}} \otimes AIF(t) \quad [9.5]$$

Um modelo de um compartimento com estas notações é comumente conhecido na literatura sobre DCE-MRI como "modelo de Tofts" (Fig. 9.10).

O parâmetro K^{trans} deve ser interpretado como PS, quando o sinal do marcador na microvasculatura for negligenciável. Neste regime de permeabilidade limitada, o EEV pode ser derivado como a relação K^{trans}/k_{ep}.[12,13,34,36,42,46-49] Por outro lado, K^{trans} equivale ao fluxo plasmático (1 – Hct) CBF quando o sinal microvascular não é negligenciável. Neste regime de fluxo limitado, a relação K^{trans}/k_{ep} é igual ao ECV. Note que a suposição da existência de um espaço bem misturado neste regime somente é válida se o extravasamento do marcador for suficientemente rápido, de modo que o plasma e o interstício apresentem concentrações iguais.

Modelos de dois compartimentos

Caso o sinal da vasculatura seja significativo e o extravasamento do marcador, suficientemente lento, o modelo de um compartimento não faz o ajuste adequado dos dados (Fig. 9.11). Neste caso, os dados devem ser analisados em um modelo de dois compartimentos, que ainda apresenta a vantagem de eliminar as ambiguidades de interpretação do modelo de um compartimento.

O modelo mais geral de dois compartimentos que pode ser usado neste contexto é o modelo de troca de dois compartimentos (Fig. 9.12).[10,37] Este modelo é caracterizado por uma função residual exponencial[5,37]:

$$R(t) = (1 - R_+) \cdot e^{-t/T_-} + R_+ \cdot e^{-t/T_+} \quad [9.6]$$

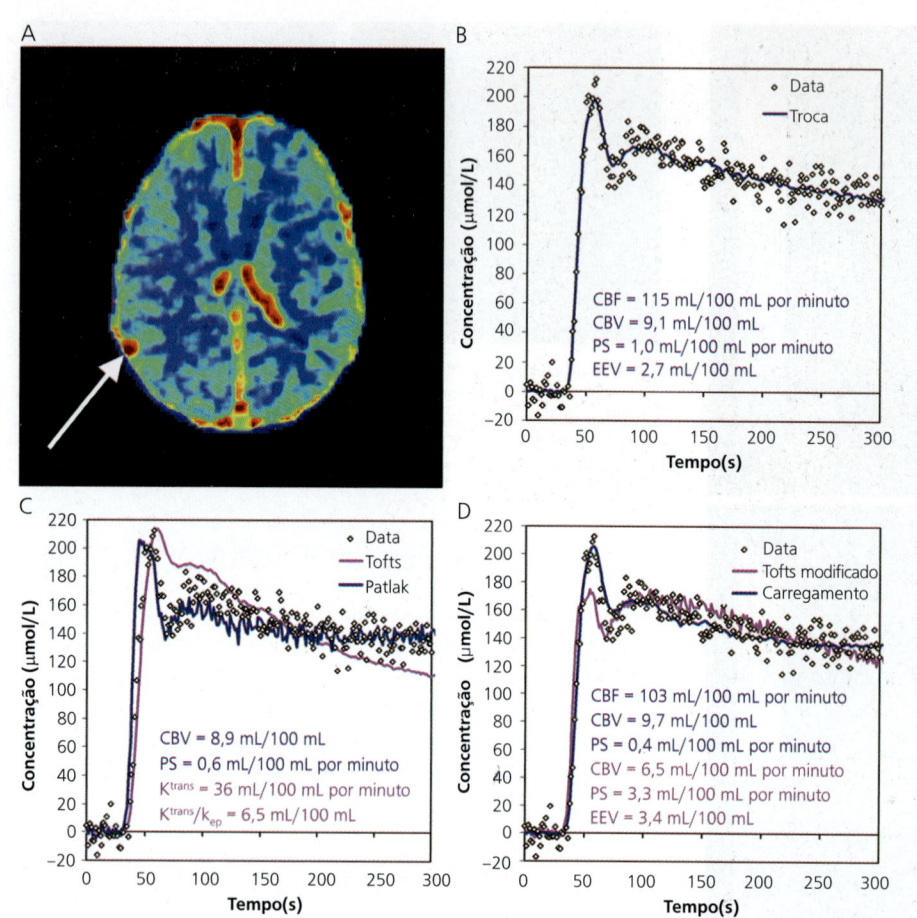

Fig. 9.11 Cinco diferentes modelos de compartimento aplicados a uma metástase não tratada de carcinoma de células renais. (A) Um mapa da área de parâmetro descritivo à altura da curva de realce do sinal destaca a lesão. Os gráficos mostram o melhor ajuste do modelo de troca de quatro parâmetros (B), dois modelos de três parâmetros (D) e dois modelos de dois parâmetros (C). As estimativas de parâmetro são mostradas nos arquivos, com a mesma cor que a curva ajustada.

Os dados são ajustados de modo mais preciso pelo modelo de troca da Equação 9.6. Ambos os modelos de três parâmetros fornecem uma aproximação razoável, mas uma discordância pode ser observada na primeira passagem do Tofts modificado e na fase de lavagem do modelo de levantamento (Equações 9.8 e 9.7, respectivamente). Dentre os modelos de dois parâmetros, apenas o de Platak fornece ajuste razoável.

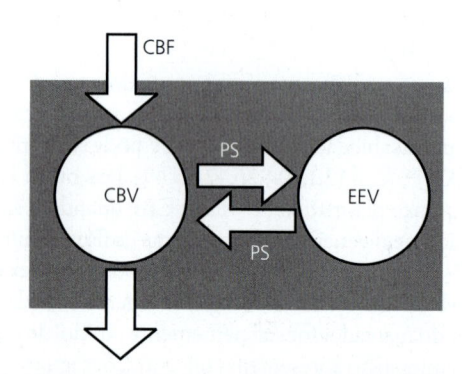

Fig. 9.12 Modelo de troca em dois compartimentos. Este modelo é composto por um compartimento sanguíneo com volume sanguíneo cerebral (CBV) e um compartimento extravascular extracelular (EEV). O marcador primeiro entra no compartimento sanguíneo, levado pelo fluxo sanguíneo cerebral (CBF). Uma fração do marcador é levada para o compartimento extravascular pelo fluxo pela barreira hematoencefálica, medido pelo produto permeabilidade-área superficial (PS). O marcador, por fim, sai do espaço extravascular por um efluxo de mesma magnitude de PS.

onde os parâmetros R_+, T_+, T_- são completamente definidos pelos quatro parâmetros CBF, CBV, PS e EEV. Todos os quatro podem, portanto, ser medidos, dando a caracterização mais completa do estado hemodinâmico do tecido.

Se o efluxo do marcador do interstício ao plasma for negligenciável durante o momento de aquisição dos dados, o modelo de troca de dois compartimentos é reduzido ao modelo de levantamento de dois compartimentos[11,37]:

$$R(t) = e^{-t/\mathrm{MTT}} + Q \cdot (1 - e^{-t/\mathrm{MTT}}) \qquad [9.7]$$

onde MTT é o tempo médio de trânsito do espaço plasmático, e Q é a relação entre PS e o fluxo plasmático total na microvasculatura. O modelo de levantamento de dois compartimentos é triparamétrico, sendo uma forma de estimar os parâmetros CBF, CBV e PS (Fig. 9.13).

Quando a resolução temporal não é suficiente para medir a ampliação da AIF na microvasculatura, as concentrações no plasma tecidual e na artéria são assumidas como iguais:[32,49-51]

$$C(t) = \mathrm{CBV} \cdot \mathrm{AIF}(t) + \frac{\mathrm{PS}}{1 - \mathrm{Hct}} \cdot e^{-t/\mathrm{MTT}} \otimes \mathrm{AIF}(t) \qquad [9.8]$$

Chamaremos isso de modelo de Tofts modificado (Fig. 9.14). Aqui, o MTT é o tempo médio de trânsito no interstício, de modo que o modelo permite a estimativa de CBV, PS e EEV.

O modelo de dois compartimentos mais simples é o conhecido modelo de Patlak.[33,35,49,51-53] Este modelo combina as suposições de efluxo de marcador negligenciável (Eq. 9.7) e gera parâmetros de CBV e PS (Fig. 9.15). A equação do modelo pode ser encontrada por meio da substituição do exponencial da Equação 9.8 pela função constante $R(t) = 1$. O modelo de Patlak apresenta a vantagem numérica de poder ser linearizado.

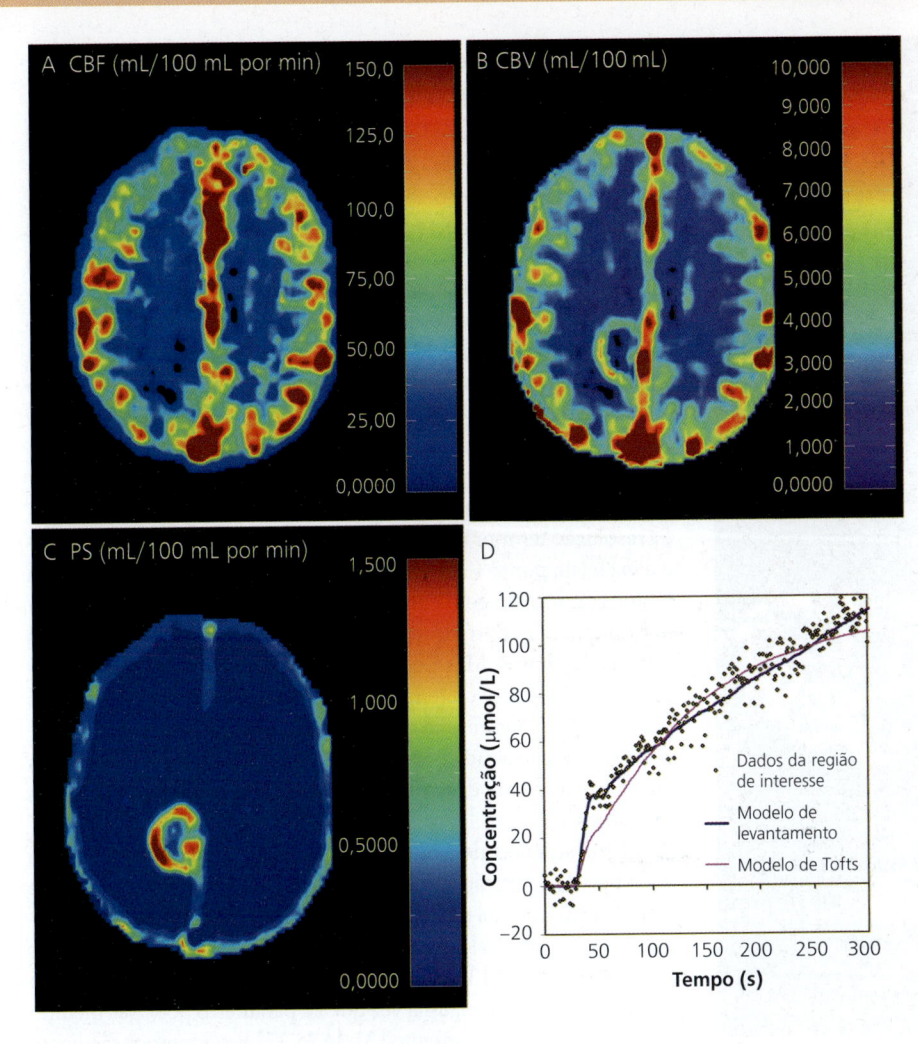

Fig. 9.13 Um exemplo de ajuste em modelo de *uptake* em dois compartimentos em um paciente com metástases cerebrais após radioterapia (vide também a Figura 9.1). Note que a borda do tumor apresenta valores de fluxo sanguíneo cerebral (CBF) na faixa da substância branca (A), mas os valores do volume sanguíneo cerebral (CBV) estão na faixa dos valores da substância cinzenta (B). (C) O produto permeabilidade-área superficial (PS) mostra que a barreira hematoencefálica está danificada pelo tumor, mas intacta no restante do cérebro. A curva (D) foi extraída de uma região de interesse cobrindo toda a área da borda tumoral no mapa de PS. O ajuste ao modelo de levantamento é sobreposto aos dados (CBF = 17 mL/100 mL por minuto, CBV = 4,3 mL/100 mL, PS = 1,1 mL/100 mL por minuto). O melhor ajuste ao modelo de Tofts é também mostrado, para comparação (K^{trans} = 2,3 mL/100 mL por minuto; K^{trans}/k_{ep} = 5,8 mL/100 mL).

Análise de sinal na MRI dinâmica contrastada ponderada em T_1

Os métodos de cinética de marcador podem apenas ser aplicados caso as concentrações da substância na artéria e no tecido sejam derivadas, principalmente, das alterações de sinais mensuradas. Na DCE-MRI, isto é fundamentado na relação entre a taxa de relaxamento longitudinal $R_1 = 1/T_1$ e a concentração:

$$R_1 = R_{10} + r_1 \cdot C \qquad [9.9]$$

onde R_{10} é a taxa de relaxamento pré-contraste, e r_1 é o relaxamento T_1 do marcador. Nas concentrações geralmente encontradas na DCE-MRI, a linearidade é precisa,[21] e o relaxamento r_1 dos marcadores-padrão de MR é, em grande parte, independente do tipo tecidual.[20] Assim, a dificuldade de mensuração da concentração $C(t)$ é reduzida a um problema de medida dinâmica de T_1.

Medida dinâmica de T_1

A abordagem mais direta requer uma medida de T_1 pré-contraste para calibração dos sinais dinâmicos. Tal abordagem tem base na relação entre o sinal S e R_1:

$$S = S_\infty \cdot f(R_1) \qquad [9.10]$$

onde $f(R_1)$ é a função que depende da sequência de escolha e dos parâmetros sequenciais, e S_∞ é o parâmetro de escala, dependendo de diversos fatores, como densidade de prótons, sensibilidade da bobina e efeitos T_2^*. A principal suposição é que S_∞ não é dependente da concentração de marcador, de modo que não se altera durante a realização do exame. É, então, possível calcular $R_1(t)$ a partir dos sinais e do valor pré-contraste de R_{10}, da seguinte maneira:

$$R_1(t) = f^{-1}\left\{ f(R_{10}) \cdot \frac{S(t)}{S_0} \right\} \qquad [9.11]$$

para a AIF, pode ser difícil medir o T_1 pré-contraste do sangue em fluxo, e o valor mencionado na literatura é frequentemente empregado.

Um problema que pode ser observado durante o uso desta abordagem são as heterogeneidades do campo magnético B_1, que provocam a variação espacial do ângulo de inclinação. Uma vez que a função f depende deste ângulo, uma estimativa separada do ângulo de inclinação com variação espacial pode ser necessária. Este problema pode ser superado por meio de outra suposição, de que o sinal é linear em R_1, de modo que $f(R_1) = R_1$. Neste caso, o ângulo de inclinação é absorvido na constante proporcional S_∞ e cancela a relação $S(t)/S_0$. Note que, mesmo neste esquema linear, uma medida pré-contraste T_1 continua a ser necessária para a correção de R_{10}.

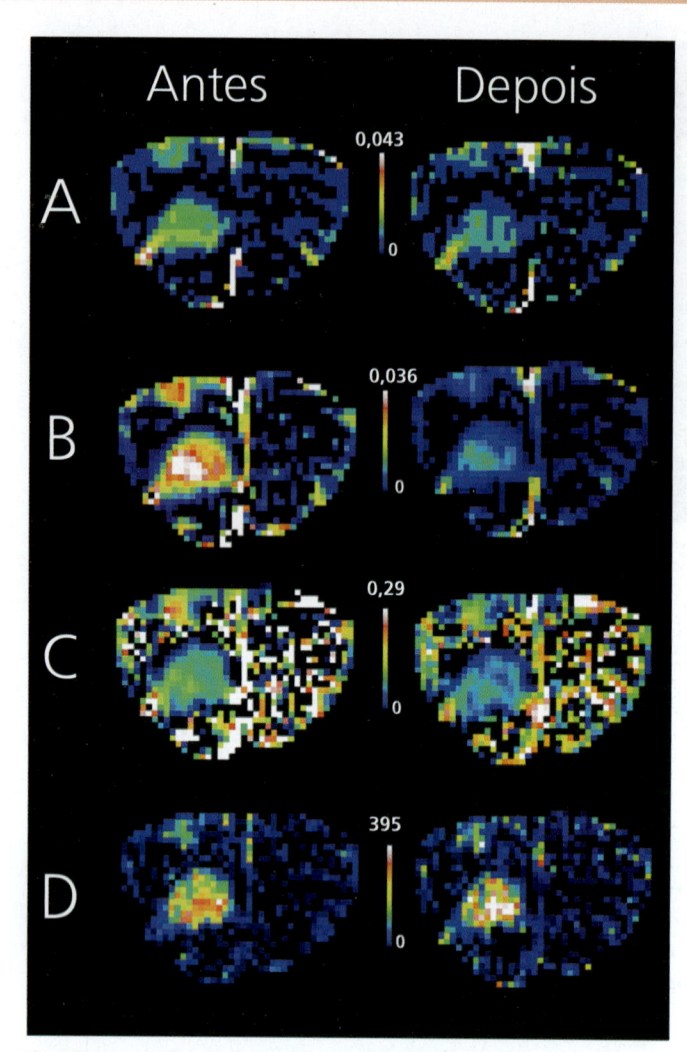

Fig. 9.14 Uma aplicação do modelo modificado de Tofts (Eq. 9.8) em modelo de tumor cerebral em ratos antes e depois da administração de dexametasona.[51] (A) O volume sanguíneo cerebral (CBV); (B) a constante de transferência; (C) a constante de efluxo (recíproca ao tempo médio de trânsito); (D) o resultado do "teste F", comparando o modelo de Tofts modificado com o modelo de Patlak. O teste F fornece um critério automático para decidir quais dos dois possíveis modelos é o mais adequado a um determinado conjunto de dados. Neste caso, um valor elevado leva à rejeição do modelo de Patlak. Apenas as regiões em (C) com maiores valores no teste F apresentam resultados válidos para a estimativa da constante de efluxo. Uma redução disseminada na constante de transferência e na constante de efluxo é facilmente observada. A moderada redução do CBV é menos visível. Nos mapas de CBV, os pontos brilhantes correspondem a acúmulos vasculares. (A figura foi gentilmente fornecida pelo Dr. James Ewing, Department of Radiology, Henry Ford Hospital, Detroit, MI, Estados Unidos.)

A suposição da constante S_∞ pode ser violada pelos efeitos T_2^* do marcador. De modo geral, tais efeitos são pequenos nos tempos de eco comumente empregados na DCE-MRI (~ 1 ms), mas podem desempenhar papéis mais importantes em concentração maior, principalmente na AIF. À custa da resolução temporal, o problema pode ser resolvido pela realização de uma medida quantitativa de T_1 em cada ponto de análise.[33] Diversos estudos propuseram o uso de sequências rápidas de multieco com este propósito.[54, 55] Isto também produz uma medida de $T_2^*(t)$, abrindo interessantes perspectivas na forma de DCE e DSC-MRI.[56]

Coleta de dados

As sequências de DCE-MRI geralmente usam uma leitura em gradiente eco *spoiled*, realizada em modo bidimensional (multicorte) com preparação de pulso não seletiva[22,23,26,27,37,47] ou tridimensional.[30-32,34-36,48-50]. As sequências bidimensionais empregam pequenos ângulos de inclinação (10-15°) para minimizar os efeitos de influxo na AIF.[23] Nas sequências bidimensionais, a supressão do influxo é conseguida por meio da inclusão de uma artéria no volume examinado, de modo que os *spins* em fluxo estejam estáveis ao atingirem o sítio de medição da AIF. Altos ângulos de inclinação podem ser, então, usados para minimizar o risco de saturação do sinal e os efeitos de troca de água (vide a seguir). Uma vez que possam também reduzir a CNR, o comprometimento da faixa intermediária é normalmente escolhido.

Uma importante consideração para a otimização da sequência é a resolução temporal da aquisição. Infelizmente, há pouca concordância neste ponto (Tabela 9.2). A medida do CBF é realizada em tempos de amostragem entre 1,0 s[27] e 7,7 s.[30] Uma faixa ainda mais ampla é encontrada no CBV, entre subsegundos[23,28] e 55 s [50], em tumores. Mesmo quando o foco é apenas os parâmetros de permeabilidade, os tempos de amostragem variam de rápidos [46] a extremamente lentos.[12,13] Uma vez que a resolução temporal possa ser trocada por cobertura e/ou resolução espacial, uma maior variabilidade destes parâmetros (Tabela 9.2) pode também ser encontrada.

Uma ausência de concordância similar é observada na escolha do tempo de aquisição total (Tabela 9.2). Há uma tendência geral de medir os parâmetros de permeabilidade PS e EEV em maiores tempos de aquisição, mas os valores variam entre 1,5[46] e 10 minutos [34] a 90 minutos.[13] Os tempos de aquisição são menores quando apenas PS é necessária, uma vez que tal parâmetro pode ser medido pelo modelo de levantamento.[31,34,35,37] Estes tempos são geralmente menores quando somente os parâmetros de perfusão CBV ou CBF são medidos.[22,26]

Há maior concordância quanto ao protocolo de injeção (Tabela 9.2). Todos os atuais estudos realizados em seres humanos utilizam uma rápida injeção de contraste-padrão. A maioria dos pesquisadores usa uma dose-padrão,[32,33,37,48] mas o dobro,[36] a metade,[27] e até mesmo um décimo [26] desta dosagem foi proposto. Doses maiores melhoram a CNR tecidual, mas aumentam o risco de saturação do sinal na AIF. Uma solução alternativa é a injeção de *bolus*, em duas etapas.[37] Isto reduz o pico de concentração, evitando a saturação do sinal sem sacrificar o benefício da dose total.

Um último problema é a escolha da força do campo. A experiência demonstrou que todos os parâmetros de perfusão e permeabilidade podem ser medidos a 1,5 T.[26,36,37] A baixa CNR pode, no entanto, exigir comprometimentos em termos de tamanho do *voxel*, principalmente na medida da perfusão.[26] No cérebro, a DCE-MRI se beneficia das maiores forças de campo,[27] e o uso de aparelhos 3 T, quando possível, é recomendado.

Medida da *arterial input function*

A seleção da AIF com DCE-MRI tem que ser realizada com cuidado. Um problema comumente observado é o aumento do sinal na artéria pelos efeitos de influxo, com maior intensidade de sinal em imagens pré-contraste e comprometimento da medida de AIF. Este

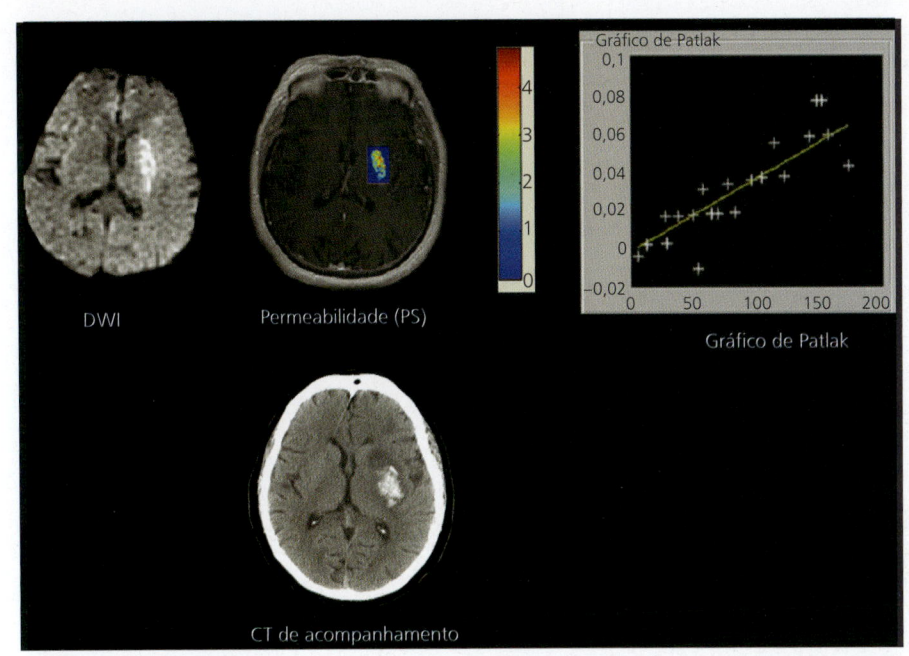

Fig. 9.15 Um exemplo do modelo de Patlak aplicado ao derrame agudo. Um paciente apresentando derrame isquêmico agudo (< 4 h), visível como hiperintensidade à MR-DWI (superior à esquerda). O ativador de plasminogênio tecidual foi administrado durante o exame. O progressivo aumento de sinal em imagens seriadas ponderadas por T_1 demonstra o claro aumento positivo de inclinação em uma representação conhecida como gráfico de Patlak (superior à direita). Esta representação é obtida após a transformação das coordenadas, escolhidas de modo que os resultados que satisfazem as suposições do modelo de Patlak passem a ser lineares.[52] A inclinação do ajuste linear é igual ao produto da permeabilidade-área superficial (PS), e o intercepto equivale ao volume plasmático. O ajuste dos dados segundo o modelo de Patlak demonstra a hiperintensidade correspondente no mapa *pixel* a *pixel* da permeabilidade PS microvascular (superior central). Neste caso, o valor da permeabilidade sobre a região hiperintensa foi de 1,8 mL/100 g por minuto. A tomografia computadorizada de acompanhamento (48 h mais tarde) mostra a hipointensidade característica da transformação hemorrágica na mesma área (inferior central). (Imagens de cortesia de Andrea Kassner e David Mikulis, the University of Toronto, Canadá.)

problema pode ser minimizado pela otimização da sequência ou escolha adequada da localização da AIF (como anteriormente discutido). Na ausência de erros de influxo, o lúmen arterial pode ser identificado como pequenos pontos de maior intensidade em uma imagem com sinal máximo do realce (Fig. 9.16). A localização característica para seleção de uma AIF é a artéria carótida interna e, nas sequências bidimensionais, um corte extra, na base do crânio, pode ser escolhido.[19,26,37]

Dado o diâmetro relativamente pequeno das artérias, certa quantidade de erro de volume parcial na região de interesse arterial não pode ser evitada. O erro pode ser removido com a medida de referência de uma veia de calibre maior, assumindo que um *pixel* no meio desta seja completamente preenchido por sangue. Os *pixels* venosos podem ser identificados nos mesmos mapas usados para a seleção de AIF (Fig. 9.16). Neste *pixel*, a progressão concentração-tempo é a função venosa de efluxo (VOF), que possui a mesma área da AIF.[30] Caso a quantidade de marcador fora do lúmen na região arterial de interesse seja negligenciável, $p \cdot \mathrm{AIF}(t)$ é a função de entrada medida ($p < 1$). O fator de correção de volume parcial p pode ser encontrado por meio de:

$$p = \frac{\int_0^\infty p \cdot \mathrm{AIF}(t)\,dt}{\int_0^\infty \mathrm{VOF}(t)\,dt} \qquad [9.12]$$

a AIF medida pode, então, ser corrigida para obtenção da AIF exata, desde que a aquisição se estenda por um período em que a artéria e a veia tenham atingido concentrações similares em *steady-state*.

Troca de água

Uma possível fonte de erro na DCE-MRI é o efeito da troca de água limitada entre os diversos compartimentos teciduais.[20] A maioria dos estudos de DCE-MRI quantifica as concentrações de marcador assumindo que a água tecidual está no limite de troca rápida, de modo que o relaxamento longitudinal é monoexponencial. Caso as taxas de troca de água sejam suficientemente baixas e as diferenças na taxa de relaxamento, suficientemente altas, a recuperação é multiexponencial, e o modelo de sinal deve ser ajustado conforme necessário.

Em princípio, dois tipos de troca aquosa podem ser observados: a troca aquosa celular-intersticial 57] e a troca aquosa intravascular-extravascular (transendotelial).[58] O significado da troca aquosa celular-intersticial é debatido,[59] mas dados recentes sugerem que o efeito pode ser insignificante na DCE-MRI clinicamente relevante.[60]

A troca aquosa intravascular-extravascular (Fig. 9.17) pode, no entanto, ser mais significativa.[20,58,61] Caso os sinais sejam analisados em um modelo de troca rápida, pode subestimar o CBF e o CBV em tipos teciduais de baixa permeabilidade.[58] A magnitude do efeito é bastante dependente dos parâmetros sequenciais e do protocolo de injeção.[27,58,61] Isto sugere que o erro da troca aquosa pode ser removido por meio da otimização da sequência, um processo denominado minimização de troca.[61] Uma solução alternativa é a análise dos dados por um modelo de sinal em que as taxas de troca são incorporadas de modo explícito. Esta última abordagem, porém, requer outras mensurações para a determinação das taxas de troca, complicando ainda mais a aquisição dos dados.[60]

Investigações estão sendo realizadas e, se futuros estudos demonstrarem um efeito significativo, a metodologia apresentada neste capítulo para análise de DCE-MRI pode precisar ser refinada para corrigir a troca aquosa limitada.

Conclusões

O uso da DCE-MRI permite a quantificação dos parâmetros de permeabilidade e perfusão tecidual por meio da análise das curvas de concentração-tempo obtidas em sequência dinâmica ponderada em T_1. Este é o método de escolha para a medida da permeabilidade da

Tabela 9.2 Revisão das diversas abordagens de mensuração relatadas na literatura acerca da DCE-MRI no cérebro humano[a]

Parâmetros	Fonte	Foco da pesquisa	Protocolo de injeção		Parâmetros temporais		Geometria	
			Dose[b]	Tempo de injeção (s)	Tempo de amostra (s)	Tempo de aquisição (min)	Tamanho do *voxel* (mm³)	Cobertura (l)
CBF	Moody *et al.* 2000 [26]	Derrame	0,1	Bolus	3,1	1,5	211	1,7
	Larsson *et al.* 2008 [27]	Normal, infarto	0,5	1,4	1,0	3,0	6,2	1,8
CBV	Dean *et al.* 1992 [22]	Normal	0,5	5-10	2,5	0,8	40	0,7
	Hacklaender *et al.* 1996 [23]	Normal, tumores, infarto	0,14	1,0	0,64	< 0,7	40	0,5
	Bruening *et al.* 1996 [28]	Tumores	0,2	< 5	0,6	1,5	12	0,8
CBV, CBF	Pauliah *et al.* 2007 [30]	Tumores	1	4	7,7	3,1	18	7,1
PS, EEV	Larsson *et al.* 1990 [12]	Esclerose múltipla, tumores	1	30	68-300	60	11	0,4
	Tofts e Kermode *et al.* 1991 [13]	Esclerose múltipla	1	60	360	105	?	?
	Ripjkema *et al.* 2001 [46]	Tumores	1	6	2	1,5	6,3	2,9
	Jackson *et al.* 2003 [48]	Tumores	1	3-4	5-9	10-17	?	?
	Haroon *et al.* 2004 [34]	Tumores	1	4	5	10	10	4,0
CBF, CBV, PS, EEV	Sourbron *et al.* 2009 [37]	Normal, tumores	1	5	1,3	7	21	2,1
	Singh *et al.* 2007 [36]	Normal, tumores	2	5,6	5,25	2,8	36	7,1
CBV, PS, EEV	Roberts *et al.* 2000 [32]	Tumores	1	7	30	2,75	5,3	4,8
	Harrer *et al.* 2004 [49]	Tumores	1	4	6	6	11	4,7
	Armitage *et al.* 2007 [50]	Tumores	1,4	Bolus	55	9,2	2,6	6,2
CBF, CBV, PS	Sourbron *et al.* 2009 [37]	Normal, tumores	1	7	1,5	3	10	2,2
CBV, PS	Li *et al.* 2000 [31]	Tumores	1	3-4	5,1	1,5	10	4
	Haroon *et al.* 2004 [34]	Tumores	1	4	5	1,7	10	4
	Kassner *et al.* 2005 [35]	Infarto	1	Bolus	5	2,6	25	3,2

Abreviaturas iguais às da Tabela 9.1.
[a]Com o objetivo de tornar os parâmetros comparáveis, a dose de injeção e os tempos são calculados para um paciente de 70 kg nos estudos em que a dose total (em mL) ou a taxa de fluxo (em mL/s) é fixa. Em alguns artigos, a duração precisa da injeção ou a geometria de corte não é informada.
[b]A dose é dada em unidades de uma dose-padrão (0,1 mmol/kg).

BBB e do espaço extravascular extracelular. Os índices de perfusão CBF e CBV podem também ser medidos quando os dados são adquiridos em resolução temporal suficientemente elevada. A técnica de DCE-MRI apresenta menor relação entre contraste e ruído na primeira passagem do que o método DSC-MRI, mais amplamente utilizado, mas pode permitir a quantificação absoluta mais confiável dos parâmetros de perfusão. A derivação de valores multiparamétricos é bastante dependente do modelo e carreia suposições implícitas sobre o fluxo e os processos de troca na microvasculatura. Deve-se ter cuidado ao selecionar o modelo mais adequado, dependendo das propriedades dos dados e do estado patológico. No momento, há considerável variação nos protocolos de aquisição e métodos de análise empregados em diferentes centros, e também dependem da doença e dos parâmetros tissulares sendo investigados.

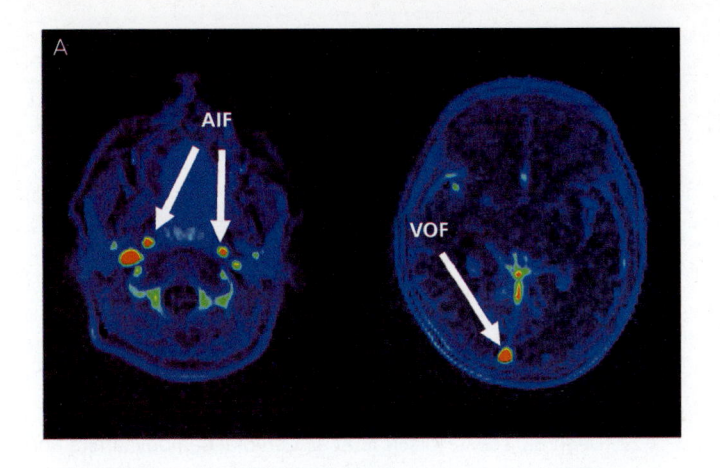

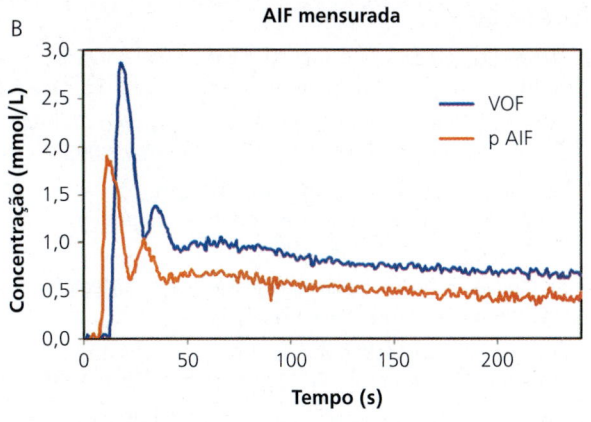

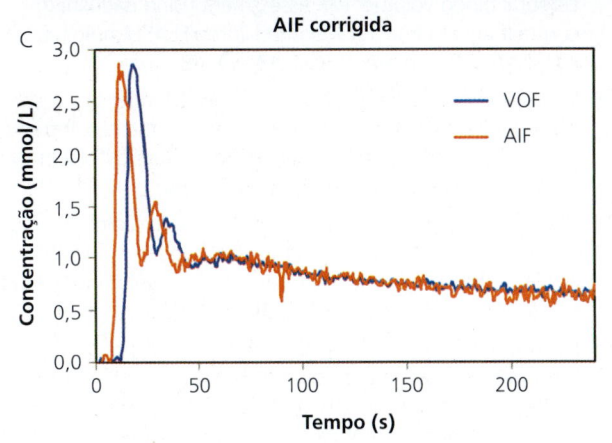

Fig. 9.16 O processo de mensuração da *arterial input fraction* (AIF). As principais artérias e veias podem ser identificadas em uma imagem de máximo contraste de sinal (A). Uma medida da concentração nas artérias geralmente é subestimada, em decorrência dos efeitos do volume parcial (B). O erro referente ao volume parcial é medido com a Equação 9.12, e a AIF é reescalonada (C). VOF, função venosa de efluxo.

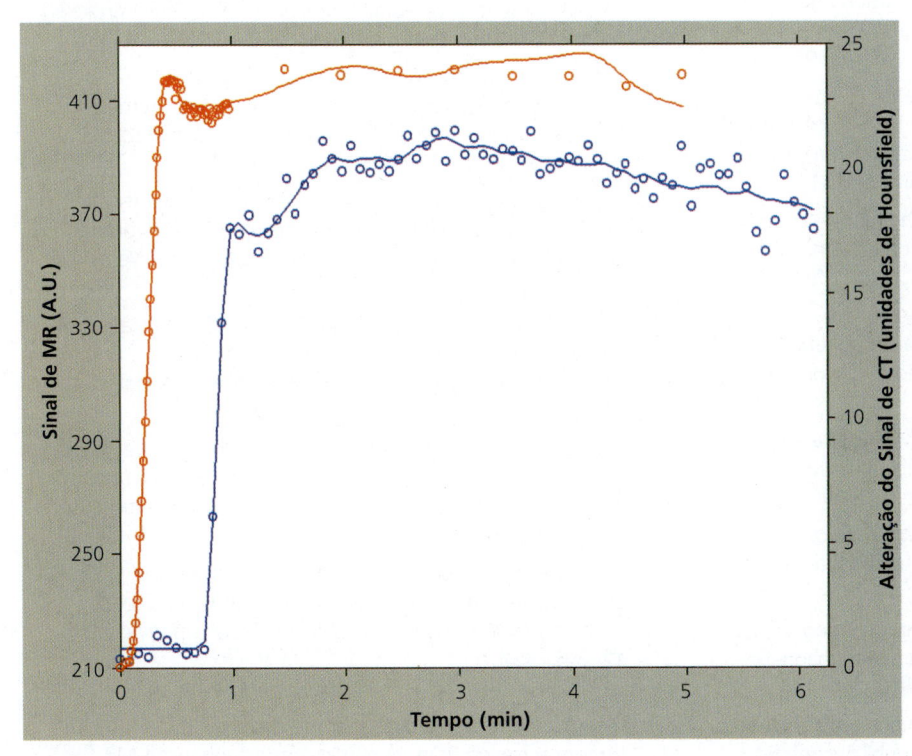

Fig. 9.17 Curvas da região de interesse (círculos) e melhor ajuste de um modelo de troca de dois compartimentos (linhas contínuas) no mesmo tumor vesical, mensuradas por tomografia computadorizada (CT) dinâmica contrastada (em vermelho) e DCE-MRI (em azul). A redução na amplitude relativa do pico vascular é consistente com o efeito da troca aquosa transendotelial limitada.

Referências

1. Barbier EL, Lamalle L, Décorps M. Methodology of brain perfusion imaging. *J Magn Reson Imaging* 2001; **13**: 496–520.
2. Tofts P. *Quantitative MRI of the Brain: Measuring Changes Caused by Disease*. Chichester, UK: John Wiley, 2003.
3. JacksonA, Buckley DL, Parker GJM. *Dynamic Contrastenhanced Magnetic Resonance Imaging in Oncology*. Berlin: Springer, 2005.
4. Lassen NA, Perl WP. *Tracer Kinetic Methods in Medical Physiology*. New York: Raven Press, 1979.
5. Jacquez JA. *Compartmental Analysis in Biology and Medicine*. Michigan: University of Michigan Press, 1985.
6. Bassingthwaite JB. Microcirculatory considerations in NMR flow imaging. *Magn Reson Med* 1990; **14**: 172–178.
7. Sorensen AG, Reimer P. *Cerebral MR Perfusion Imaging*. Stuttgart: Georg Thieme, 2000.
8. Sourbron S, Michaely HJ, Reiser MF, Schoenberg SO. MRI-measurement of perfusion and glomerular filtration in the human kidney with a separable compartment model. *Invest Radiol* 2008; **43**: 40–48.
9. BuckleyDL, Roberts C, Parker GJM et al. Prostate cancer: evaluation of vascular characteristics with dynamic contrast-enhanced T_1-weightedMR imaging – initial experience. *Radiology* 2006; **233**: 709–715.
10. Brix G, Kiessling F, Lucht R et al. Microcirculation and microvasculature in breast tumors: pharmacokinetic analysis of dynamic MR image series. *Magn Reson Med* 2004; **52**: 420–429.
11. Bazelaire C, Siauve N, Fournier L et al. Comprehensive model for simultaneous MRI determination of perfusion and permeability using a blood-pool agent in rats rhabdomyosarcoma. *Eur Radiol* 2005; **15**: 2497–2505.
12. Larsson HB, Stubgaard M, Frederiksen JL et al. Quantitation of blood–brain barrier defect by magnetic resonance imaging and gadolinium-DTPA in patients with multiple sclerosis and brain tumors. *Magn Reson Med* 1990; **16**: 117–131.
13. Tofts PS, Kermode AG. Measurement of the blood–brain barrier permeability and leakage space using dynamic MR imaging. 1. Fundamental concepts. *Magn Reson Med* 1991; **40**: 229–235.
14. Covarrubias DJ, Rosen BR, Lev MH. Dynamic magnetic resonance perfusion imaging of brain tumors. *Oncologist* 2004; **9**: 528–537.
15. Kiselev VG. Transverse relaxation effect of MRI contrast agents: a crucial issue for quantitative measurements of cerebral perfusion. *J Magn Reson Imaging* 2005; **22**: 693–696.
16. Rohrer M, Bauer H, Mintorovitch J et al. Comparison of magnetic properties of MRI contrast media solutions at different magnetic field strengths. *Invest Radiol* 2005; **40**: 715–724.
17. Villringer A, Rosen BR, Belliveau JW et al. Dynamic imaging with lanthanide chelates in normal brain: contrast due to magnetic susceptibility effects. *Magn Reson Med* 1988; **6**: 164–174.
18. Engvall C, Ryding E, Wirestam R et al. Human cerebral blood volume (CBV) measured by dynamic susceptibility contrast MRI and ^{99m}Tc-RBC SPECT. *J Neurosurg Anesthesiol* 2008; **20**: 41–44.
19. Martel AL, Allder SJ, Delay GS et al. Perfusion MRI of infarcted and noninfarcted brain tissue in stroke: a comparison of conventional hemodynamic imaging and factor analysis of dynamic studies. *Invest Radiol* 2001; **36**: 378–385.
20. Donahue KM, Burstein D, Manning WJ, Gray ML. Studies of Gd-DTPA relaxivity and proton exchange rates in tissue. *Magn Reson Med* 1994; **32**: 66–76.
21. Pintaske J, Martirosian P, Graf H et al. Relaxivity of gadopentetate dimeglumine (magnevist), gadobutrol (gadovist) and gadobenate dimeglumine (multihance) in human blood plasma at 0.2, 1.5 and 3 Tesla. *Invest Radiol* 2006; **41**: 213–221.
22. Dean BL, Lee C, Kirsch JE et al. Cerebral hemodynamics and cerebral blood volume: MR assessment using gadolinium contrast agents and T_1-weighted Turbo-FLASH imaging. *AJNR Am J Neuroradiol* 1992; **13**: 39–48.
23. Hackländer T, Reichenbach JR, Hofer M, Mödder U. Measurement of cerebral blood volume via the relaxing effect of low-dose gadopentetate dimeglumine during bolus transit. *AJNR Am J Neuroradiol* 1996; **17**: 821–830.
24. Hackländer T, Hofer M, Reichenbach JR et al. Cerebral blood volume maps with dynamic contrastenhanced T_1-weighted FLASH imaging: normal values and preliminary clinical results. *J Comput Assist Tomogr* 1996; **20**: 532–539.
25. Hackländer T, Reichenbach JR, Mödder U. Comparison of cerebral blood volume measurements using the T_1 and T_2^* methods in normal human brains and brain tumors. *J Comput Assisted Tomogr* 1997; **21**: 857–866.
26. Moody AR, Martel A, Kenton A et al. Contrastreduced imaging of tissue concentration and arterial level (CRITICAL) for assessment of cerebral hemodynamics in acute stroke by magnetic resonance. *Invest Radiol* 2000; **35**: 401–411.
27. Larsson HB, Hansen AE, Berg HK et al. Dynamic contrast-enhanced quantitative perfusion measurement of the brain using T_1-weighted MRI at 3T. *J Magn Reson Imaging* 2008; **27**: 754–762.
28. Bruening R, Kwong KK, Vevea MJ et al. Echo-planar MR determination of relative cerebral blood volume in human brain tumors: T_1 versus T_2 weighting. *AJNR Am J Neuroradiol* 1996; **17**: 831–840.
29. Sourbron S, Dujardin M, Luypaert R et al. Quantification of cerebral tumor perfusion and permeability with a deconvolution analysis of T_1-weighted bolus tracking data. *Magn Reson Mater Phy* 2004; **17**(Suppl 1): 188.
30. Pauliah M, Saxena V, Haris M et al. Improved T_1-weighted dynamic contrastenhanced MRI to probe microvascularity and heterogeneity of human glioma. *Magn Reson Imaging* 2007; **25**: 1292–1299.
31. Li KL, Zhu X, Waterton J, Jackson A. Improved 3D quantitative mapping of blood volume and endothelial permeability in brain tumors. *J Magn Reson Imaging* 2000; **12**: 347–357.
32. Roberts HC, Roberts TPL, Brasch RC, Dillon WP. Quantitative measurement of microvascular permeability in human brain tumors achieved using dynamic contrastenhanced MR imaging: correlation with histologic grade. *AJNR AmJ Neuroradiol* 2000; **21**: 891–899.

33. Ewing JR, Knight RA, Nagaraja TN et al. Patlak plots of Gd-DTPA MRI data yield blood–brain transfer constants concordant with those of ^{14}C-sucrose in areas of blood–brain opening. Magn Reson Med 2003; **50**: 283–292.

34. Haroon HA, Buckley DL, Patankar TA et al. A comparison of K^{trans} measurements obtained with conventional and first pass pharmacokinetic models in human gliomas. J Magn Reson Imaging 2004; **19**: 527–536.

35. Kassner A, Roberts T, Taylor K et al. Prediction of hemorrhage in acute ischemic stroke using permeability MR imaging. AJNR Am J Neuroradiol 2005; **26**: 2213–2217.

36. Singh A, Haris M, Rathore D. et al. Quantification of physiological and hemodynamic indices using T_1 dynamic contrastenhancedMRI in intracranial mass lesions. J Magn Reson Imaging 2007; **26**: 871–880.

37. Sourbron S, Ingrisch M, Siefert A et al. Quantification of cerebral blood flow, cerebral blood volume and blood–brain-barrier leakage with DCE-MRI. Magn Reson Med 2009; **62**: 205–217.

38. Wardlaw JM, Farrall A, Armitage PA et al. Changes in background blood–brain barrier integrity between lacunar and cortical ischemic stroke subtypes. Stroke 2008; **39**: 1327–1332.

39. Parker GJM, Roberts C, Macdonald A et al. Experimentally-derived functional form for a population-averaged hightemporal- resolution arterial input function for dynamic contrast-enhanced MRI. Magn Reson Med 2006; **56**: 993–1000.

40. Roberts C, Issa B, Stone A et al. Comparative study into the robustness of compartmental modeling and model-free analysis in DCEMRI studies. J Magn Reson Imaging 2006; **23**: 554–563.

41. Sourbron S, Luypaert R, Morhard D et al. Deconvolution of bolustracking data: a comparison of discretization methods. Phys Med Biol 2007; **52**: 6761–6778.

42. Haris M, Gupta RK, Singh A et al. Differentiation of infective from neoplastic brain lesions by dynamic contrast-enhanced MRI. Neuroradiology 2008; **50**: 531–540.

43. Sourbron S, Dujardin M, Makkat S, Luypaert R. Pixelby- pixel deconvolution of bolus-tracking data: optimization and implementation. Phys Med Biol 2007; **52**: 429–447.

44. Østergaard L, Weisskoff RM, Chesler DA et al. High resolution measurement of cerebral blood flow using intravascular tracer bolus passages. Part I: mathematical approach and statistical analysis. Magn Reson Med 1996; **36**: 715–725.

45. Tofts PS, Brix G, Buckley DL et al. Estimating kinetic parameters from dynamic contrast-enhanced T_1- weighted MRI of a diffusible tracer: standardized quantities and symbols. J Magn Reson Imaging 1999; **102**: 223–232.

46. Rijpkema M, Kaanders JHAM, Joosten FBM et al. Method for quantitative mapping of dynamic MRI contrast agent uptake in human tumors. J Magn Reson Imaging 2001; **14**: 457–463.

47. Harris NG, Gauden V, Fraser PA et al. MRI measurement of blood–brain barrier permeability following spontaneous reperfusion in the starch microsphere model of ischemia. Magn Reson Imaging 2000; **20**: 221–230.

48. Jackson A, Jayson GC, Li KL et al. Reproducibility of quantitative dynamic contrast-enhanced MRI in newly presenting glioma. Br J Radiol 2003; **76**: 153–162.

49. Harrer J, Parker G, Haroon H et al. Comparative study of methods for determining vascular permeability and blood volume in human gliomas. J Magn Reson Imaging 2004; **20**: 748–757.

50. Armitage P, Schwindack C, Bastin M, Whittle I. Quantitative assessment of intracranial tumor response to dexamethasone using diffusion, perfusion and permeability magnetic resonance imaging. Magn Reson Imaging 2007; **25**: 303–310.

51. Ewing JR, Brown SL, Nagaraja TN et al. MRI measurement of change in vascular parameters in the 9L rat cerebral tumor after dexamethasone administration. J Magn Reson Imaging 2008; **27**: 1430–1438.

52. Patlak CS, Blasberg RG, Fenstermacher JD. Graphical evaluation of blood-to-brain transfer constants from multiple-time uptake data. J Cereb Blood Flow Metab 1983; **3**: 1–7.

53. Taheri S, Sood R. Kalman filtering for reliable estimation of BBB permeability. Magn Reson Imaging 2006; **24**: 1039–1049.

54. Heiland S, Benner T, Debus J et al. Simultaneous assessment of cerebral hemodynamics and contrast agent uptake in lesions with disrupted blood–brain-barrier. Magn Reson Imaging 1999; **17**: 21–27.

55. Uematsu H, Maeda M. Double-echo perfusionweighted MR imaging: basic concepts and application in brain tumors for the assessment of tumor blood volume and vascular permeability. Eur Radiol 2006; **16**: 180–186.

56. Sourbron S, Heilmann M, Biffar A et al. Bolus-tracking MRI with a simultaneous T_1- and T_2^*-measurement. Magn Reson Med 2009; Epub ahead of print; DOI 10.1002/mrm.22042.

57. Landis CS, Li X, Telang FW. Equilibrium transcytolemmal waterexchange kinetics in skeletal muscle in vivo. Magn Reson Med 1999; **42**: 467–478.

58. Larsson HBW, Rosenbaum S, Fritz-Hansen T. Quantification of the effect of water exchange in dynamic contrast MRI perfusion measurements in the brain and heart. Magn Reson Med 2001; **46**: 272–281.

59. Buckley DL. Transcytolemmal water exchange and its affect on the determination of contrast agent concentration in vivo. Magn Reson Med 2002; **47**: 420–421.

60. Buckley DL, Kershaw LE, Stanisz G. Cellular–interstitial water exchange and its effect on the determination of contrast agent concentration in vivo: dynamic contrastenhanced MRI of human internal obturator muscle. Magn Reson Med 2008; **60**: 1011–1019.

61. Donahue KM, Weisskoff RM, Chesler DA et al. Improving MR quantification of regional blood volume with intravascular T_1 contrast agents: Accuracy, precision and water exchange. Magn Reson Med 1996; **36**: 858–867.

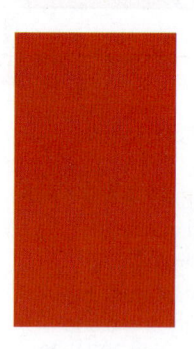

Estudo de caso 9.1
Astrocitoma de grau IV após tratamento antiangiogênico – DCE-MRI

M. Dujardin ▪ C. Chaskis

Department of Radiology and Department of Neurosurgery, UZ Brussel, Bruxelas, Bélgica

Anamnese

Homem de 61 anos de idade com disfunção cognitiva branda e recidiva frontal confirmada à patologia de astrocitoma de grau IV submetido à terapia antiangiogênica.

Técnica

Imagens de DCE-MRI e turbo *spin-echo* (TSE) pós-contraste ponderadas em T_1 foram obtidas antes e 3 meses após a terapia antiangiogênica. Imagens paramétricas do fluxo sanguíneo cerebral (CBF) e do volume extracelular (ECV) foram calculadas por meio de análise de deconvolução sem modelo.

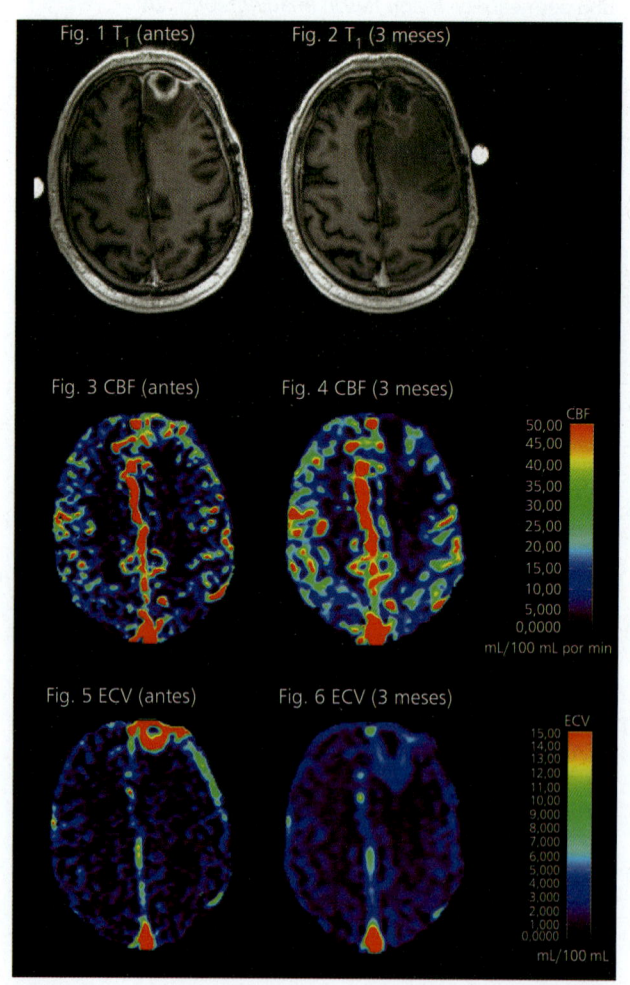

Fig. 9.C1.1

Achados de imagem

O contraste do anel frontal esquerdo em imagens convencionais de TSE após a administração de gadolínio e ponderadas em T_1 (Fig. 1) evoluiu em direção posterior após 3 meses de tratamento (Fig. 2), sugerindo doença progressiva definitiva. No entanto, as imagens do CBF (Figs. 3 e 4) e do ECV (Figs. 5 e 6) revelam a presença de certa resposta antitumoral. Os baixos valores de CBF posterior e centralmente indicam necrose tumoral. O ECV da borda tumoral diminuiu após a terapia, consistente com o menor espaço de extravasamento e/ou vascularidade tecidual.

Discussão

A correta avaliação do tumor é obrigatória, mas muito difícil em neoplasias de alto grau, já que estas tendem a apresentar intensa heterogeneidade intratumoral. A avaliação do tamanho do tumor em imagens convencionais de TSE ponderadas em T_1 após a administração de gadolínio, portanto, pode não ser suficiente à estimativa da resposta do tumor à terapia antiangiogênica. Mapas de CBF e ECV são empregados para avaliar a resposta terapêutica global e regional ao tumor, dada a conhecida correlação entre a maior neovascularidade tumoral e a malignidade.[1] Além disso, o conhecimento de que vasos sanguíneos malignos permitem maior extravasamento[2] faz com que os parâmetros ponderados por permeabilidade sejam atraentes à avaliação terapêutica. Uma avaliação não invasiva combinada por MRI, TSE ponderada por T_1 e DCE-MRI quantitativa pode melhorar a avaliação da resposta e o prognóstico do paciente. A terapia foi mantida, e o paciente continuou a progredir de forma muito lenta por 8 meses.

Pontos principais

- A DCE-MRI é sensível a alterações hemodinâmicas induzidas pela terapia antiangiogênica.
- Os mapas de CBF e ECV fornecem informações sobre a estrutura tumoral pós-terapêutica que complementa as imagens convencionais pós-contraste ponderadas em T_1.

Referências

1. Papadimitriou JM, Woods AE. Structural and functional characteristics of the microcirculation in neoplasms. *J Pathol* 1975; **116**: 65–72.
2. Jackson A, Kassner A, Annesley-Williams D et al. Abnormalities in the recirculation phase of contrast agent bolus passage in cerebral gliomas: comparison with relative blood volume and tumor grade. *AJNR Am J Neuroradiol* 2002; **23**: 7–14.

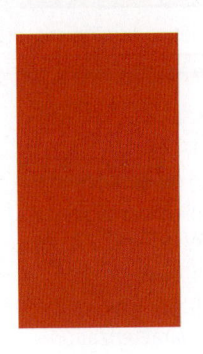

Estudo de caso 9.2
Radioterapia estereotática de uma metástase cerebral – DCE-MRI

K. Herrmann ■ A. Siefert
Institute of Clinical Radiology and Department of Radiation Oncology, Ludwig Maximillian University, Munique, Alemanha

Anamnese

Mulher de 62 anos de idade com câncer de pulmão de pequenas células foi submetida à radioterapia profilática cerebral total quando do diagnóstico primário (30,0 Gy). Três anos depois, a paciente desenvolveu uma única metástase cerebral no lobo temporal direito, que foi tratado por meio da radioterapia estereotática (18,0 Gy).

Técnica

A MRI cerebral foi realizada antes e após a radioterapia estereotática, incluindo DCE-MRI ponderada em T_1 seguida por imagens em *spin-echo* em 2D ponderadas em T_1. Os resultados da perfusão foram analisados em modelo de dois compartimentos em *pixel* e modelo de troca em dois compartimentos na região tumoral de interesse.

Achados de imagem

Uma massa oval e bem definida, de 20 mm de tamanho, é identificada no lobo temporal direito, mostrando aumento de contraste não homogêneo na porção central e moderado realce anelar (Fig. 1). Após a radioterapia estereotática, a lesão apresenta discreta redução de tamanho (18 mm) e ainda exibe realce anelar brandamente pronunciado (Fig. 2). As imagens de perfusão (Figs. 3 e 4) indicam a heterogeneidade da lesão e a persistência de tecido tumoral vital com alto volume sanguíneo cerebral (CBV) e permeabilidade da barreira hematoencefálica (PS) (Fig. 5).

Discussão

As alterações morfológicas da metástase cerebral na MRI contrastada, antes e após a radioterapia – caso presentes – podem ser muito sutis, inespecíficas e não conclusivas. No presente caso, um realce anelar da lesão foi observado antes e após o tratamento. A sutil redução de tamanho da metástase pode sugerir uma resposta positiva à terapia. Ainda assim, os parâmetros de perfusão mostram áreas de maior CBV aproximadamente 5 vezes superiores (4,5 mL/100 mL) que a medida de referência no tecido cerebral contralateral normal (0,9 mL/100 mL), ainda observada após o tratamento. Este achado é característico da neovascularidade e da presença de tecido tumoral. Ao acompanhamento, 3 meses depois (Fig. 6), a lesão apresenta aumento de tamanho, confirmando a presença de tumor vital, como indicado pelas imagens de perfusão obtidas imediatamente após a terapia. Subsequentemente, a paciente foi submetida a uma cirurgia para remoção da metástase.

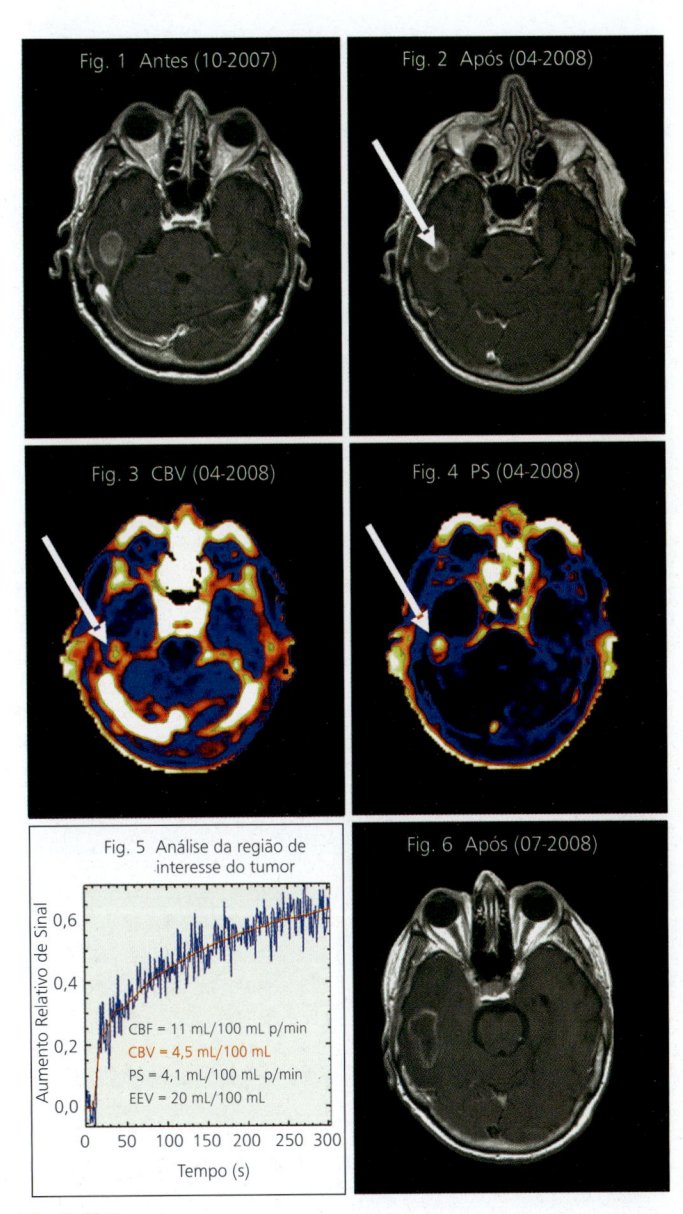

Fig. 9.C2.1

Pontos principais

- As imagens de perfusão são capazes de avaliar a resposta imediatamente após o tratamento e antes da possível ocorrência de alterações morfológicas.
- O CBV parece ser um importante indicador da presença de tecido tumoral vital.

Referências

1. Hazle JD, Jackson EF, Schomer DF, Leeds NE. Dynamic imaging of intracranial lesions using fast spin-echo imaging: differentiation of brain tumors and treatment effects. *J Magn Reson Imaging* 1997; **7**: 1084–1093.
2. Provenzale J, Mukundan S, Barboriak D. Diffusionweighted and perfusion MR imaging for brain tumor characterization and assessment of treatment response. *Radiology* 2006; **239**: 632–649.

Capítulo 10

Obtenção de imagens ponderadas por suscetibilidade

E. Mark Haacke ■ Meng Li ■ Karl Kish

Introdução

A obtenção convencional de imagens é predominantemente apoiada no uso de imagens de magnitude, seja na ponderação em T_1 ou T_2, ou do tensor de difusão, por exemplo. Além destas aplicações às imagens de fluxo, a informação de fase da ressonância magnética (MR) é geralmente descartada. A fase, porém, contém importantes informações acerca das diferenças de suscetibilidade local entre tecidos.[1] A obtenção de imagens ponderadas por suscetibilidade (SWI) é uma forma de aumento do contraste da MRI com base em diferenças da suscetibilidade tecidual, e pode usar tanto a informação de magnitude quanto a de fase do sinal de MR.[2] No passado, a interpretação das imagens de fase era difícil, dada a presença de muitos artefatos decorrentes de imperfeições instrumentais, heterogeneidades do campo de fundo, como aquelas resultantes de interfaces ar-tecido e do próprio campo magnético principal. Caso estes erros de fase sejam corrigidos, porém, é possível combinar as informações de magnitude e fase, de forma a criar o que é denominado imagem de magnitude ponderada por suscetibilidade. Esta tríade de imagem é cada vez mais empregada em protocolos clínicos de neuroimagem.

Os resultados da SWI representam uma adição à informação obtida por densidade *spin* convencional, métodos ponderados em T_1 ou T_2, além de complementar outras técnicas discutidas neste livro, como a ponderação por difusão, a ponderação por perfusão (PWI) e a espectroscopia. As aplicações das SWI variam da visualização de hemoderivados em tumores à mensuração de conteúdo de ferro em lesões de esclerose múltipla.[1-85] Neste capítulo, resumimos os conceitos básicos por trás das SWI, o papel da fase, a criação de venogramas de alta resolução, a quantificação de ferro e a combinação de SWI, angiografia por MR e PWI para o melhor entendimento do fluxo e da saturação de oxigênio, além de discutirmos futuras direções.

Imagem em gradiente-eco

As sequências ponderadas por suscetibilidade são *scans* em gradiente-eco, com ecos longos. Tais sequências podem estar na forma de gradiente eco único, ecos multigradientes ou *scan* eco planar, como usado na PWI. Nesta última, os tempos de eco são maiores, geralmente entre 50 e 100 ms, dependendo do contraste desejado e da força do campo. As imagens em gradiente eco tendem a ser usadas em 1,5 a 3 T, com tempos de eco de 15 a 25 ms. Tempos de eco mais longos sofrem defasagem pelo corte e pelo *voxel* em geral. A obtenção de imagens com maior tempo de eco, com manutenção da qualidade, passou a ser possível com a introdução da técnica tridimensional de gradiente-eco.[86,87] O uso de resoluções da ordem de 1 mm^3 ou menos possibilita a obtenção de imagens com tempos de eco muito mais longos, de até mesmo 40 a 80 ms, com relação sinal-ruído (SNR) suficiente.[1,88]

A resposta do sinal de magnitude para uma dada radiofrequência e sequência de eco gradiente é dada por:

$$\rho_m(\theta) = \rho_0 \sin\theta (1-\exp(-TR/T_1))/(1-\cos\theta \exp(-TR/T_1))\exp(-TE/T_2^*) \quad [10.1]$$

onde ρ_0 é a densidade *spin* do tecido, TR, o tempo de repetição de cada aquisição de dados, T_1, o tempo de relaxamento longitudinal tecidual, T_2^*, o tempo de relaxamento transverso em um experimento de gradiente-eco, e θ, o ângulo do feixe. Quando os efeitos da heterogeneidade de campo são considerados, a intensidade completa do sinal complexo é dada por

$$\rho(\theta) = \rho_m(\theta)\exp(-i\gamma\Delta B \cdot TE) \quad [10.2]$$

onde ΔB representa o desvio local do campo (causado, por exemplo, pelo conteúdo local de ferro ou pela heterogeneidade do campo), TE é o tempo de eco, e γ é a constante giromagnética (42,58 MHz/T para prótons). A Equação 10.2 pode ser reescrita como:

$$\rho(\theta) = \rho_m(\theta)\exp(-i\gamma g\Delta\chi B_0 TE) \quad [10.3]$$

onde g é o fator geométrico, $\Delta\chi$ é a diferença na suscetibilidade magnética do tecido de interesse com relação ao tecido de fundo, e B_0 é a força do campo. Cada *pixel* pode possuir sua própria suscetibilidade magnética local, de modo que a densidade efetiva do *spin*, $\rho_m(\theta)$, e $\Delta\chi$ são dependentes da posição.

Suscetibilidade magnética

A suscetibilidade magnética é definida como a resposta magnética de uma substância ao ser colocada em um campo magnético externo. Quando um objeto é colocado em um campo magnético uniforme, a magnetização induzida, M, para uma pequena $\Delta\chi$, é dada por:

$$M = \Delta\chi B_0 / \mu_0 \quad [10.4]$$

Em um campo magnético, o comportamento de cada tecido ou substância é ligeiramente diferente. Substâncias diamagnéticas relativas (comparadas ao tecido adjacente) apresentam $\Delta\chi < 0$. Substâncias paramagnéticas relativas apresentam $\Delta\chi > 0$. O sangue desoxigenado, por exemplo, apresenta $\Delta\chi = 0,45$ ppm em unidades SI; além disso, diversas formas de ferro são também paramagnéticas. Um valor de $\Delta\chi = 0,017$ ppm em unidades SI corresponde a algo entre 60 e 480 μg Fe/g de tecido para ferritina. As suscetibilidades destas substâncias tendem a ser inferiores a 10^{-4}. No entanto, todas as formas de ferro podem não ser visíveis à MR se $\Delta\chi$ daquela forma em particular for igual a zero.

Efeitos de campo que modificam a fase

De modo geral, podemos escrever a alteração de campo dentro de um objeto como:

$$\Delta B_{in} = g_{in} \Delta \chi B_0 \quad [10.5]$$

onde g_{in} é um fator geométrico. Em um cilindro em ângulo θ com relação ao campo principal, o efeito no campo no interior do cilindro é dado por:

$$\Delta B_{in} = \Delta \chi B_0 (3\cos^2 \theta - 1)/6 \quad [10.6]$$

que inclui o termo esfera de Lorentz. Aqui, $\Delta \chi = \chi_i - \chi_e$, onde χ_i é a suscetibilidade no interior do objeto, e χ_e é a suscetibilidade fora do objeto. Usando a Equação 10.6, temos:

$$g_{in} = (3\cos^2 \theta - 1)/6 \quad [10.7]$$

Quando o formato é complicado, porém, o fator geométrico pode não ser conhecido e, neste caso, ΔB_{in} é simplesmente expresso por:

$$\Delta B_{in} = \delta B_0 \quad [10.8]$$

onde δ representa a alteração do campo local, incluindo o fator geométrico. Para o sangue, por exemplo,

$$\Delta \chi = \Delta \chi_{do} = 4\pi (0,18 \text{ ppm}) \text{ Hct } (1-Y) \quad [10.9]$$

onde Hct é o hematócrito, e Y, a saturação de oxigênio. (Na prática,[65,88] a saturação de oxigênio em humanos normais é aproximadamente de 0,55.)

A solução geral de um cilindro em um campo magnético envolve também a presença de uma alteração na força do campo fora do cilindro, que varia como $1/r^2$. A existência deste campo leva à perda do sinal T_2^* caso varie com rapidez suficiente para cruzar um *voxel*, mas este não é nosso tópico de discussão. Este assunto será tratado mais adiante, por Haacke e Brown.[89]

As imagens em fase contêm informações sobre as alterações de campo causadas pela geometria do objeto, como efeitos da interface ar-tecido, e as heterogeneidades do campo magnético principal:

$$\varphi = \gamma (g \Delta \chi_{local} B_0 + \Delta B_{cs} + \Delta B_{geometria} + \Delta B_{campo\ principal}) TE \quad [10.10]$$

O primeiro termo é o que estamos procurando (alterações locais no campo); o segundo termo é derivado do *chemical shift*; o terceiro termo é considerado como as interfaces ar-tecido do cérebro, e o último termo representa as alterações do campo que não podem ser comprimidas. Todos estes termos, de modo geral, variam de forma espacial. As alterações de campo resultantes dos dois últimos termos geralmente apresentam baixa frequência espacial, e o processamento de SWI, introduzido a seguir, aproveita-se deste comportamento.

Criando imagens em fase filtradas por SWI de alta passagem

O processo de criação de uma imagem filtrada em alta passagem é aplicado para remover os componentes de baixa frequência espacial do campo de fundo, incluindo efeitos de *wrap around* de fase. Isto pode ser feito usando um filtro de dado tamanho para frequência espacial baixa, como 32 × 32 ou 64 × 64, com divisão pela imagem complexa original. Então, uma imagem filtrada por fase, de baixa passagem (*low pass*), é criada e subtraída da imagem complexa. A imagem resultante contém, predominantemente, informações de alta passagem sobre a fase para as diferentes estruturas cerebrais.

Estas imagens filtradas por fase podem ser usadas como forma de contrastá-las.[1,2,35,41,48,59,88,90-92] Caso o tempo de eco seja reduzido com o aumento da força do campo, as informações da fase não apresentarão variação (embora a SNR aumente nas imagens de magnitude). Esta ausência de variação na força do campo é uma potente característica da fase, uma vez que T_1 e T_2 se alteram e, daí, seu contraste também é modificado, como uma função da força do campo. Isto também ajuda a compreender como escolher os parâmetros de imagem em outras forças de campo (discutido a seguir). Um exemplo de ajuste de imagens em fase a 1,5 e 4 T é mostrado na Figura 10.1.

Dados processados de SWI usam uma máscara, com base na fase, para criar uma nova magnitude de imagem com maior contras-

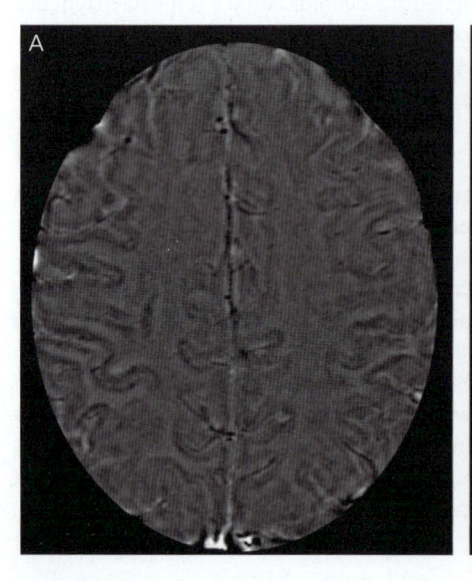

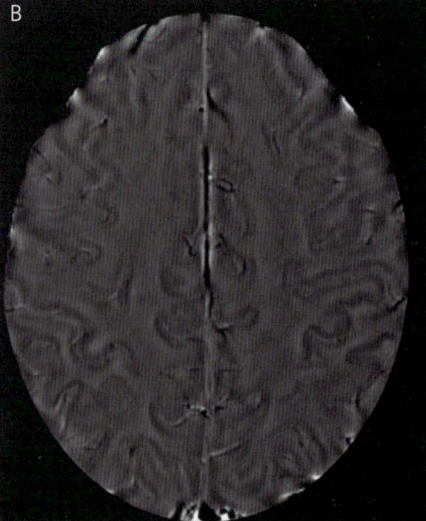

Fig. 10.1 Imagens de fase mantendo o produto $B_0 TE$ constante (B_0, força do campo). A imagem de fase adquirida a 1,5 T (A) parece bastante similar à mesma obtida a 4 T (B), à exceção que a maior força de campo possui melhor SNR. Nesta imagem, o contraste entre a substância cinzenta e a substância branca é advindo da maior quantidade de ferro visível à MR na primeira, conferindo uma aparência similar a de sequências ponderadas em T_1. O TE a 1,5 T é de 40 ms, e a 4 T é de 15 ms. Ambas as imagens apresentam resolução planar de 0,5 mm × 0,5 mm e espessura de corte de 2 mm.

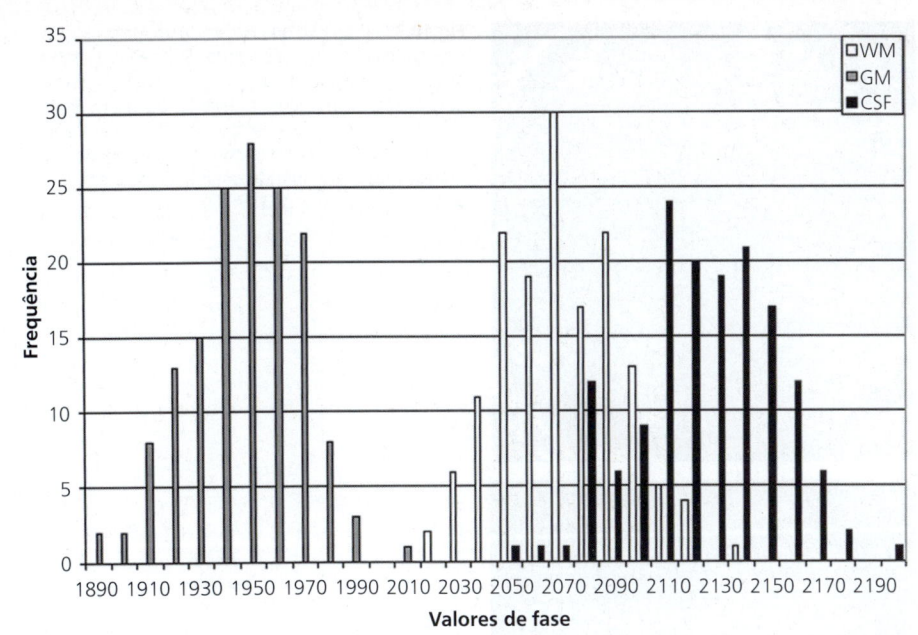

Fig. 10.2 Histogramas dos valores médios de fase de substância cinzenta (GM), substância branca (WM) e liquor do córtex motor de 75 indivíduos. A fase é supostamente relacionada com a concentração de ferro presente no tecido. A substância cinzenta parece apresentar maior quantidade de ferro, e sua distribuição de fase é bem separada daquelas da WM e do liquor. No entanto, observa-se uma sobreposição entre os valores médios de fase da WM e do liquor, pela menor concentração de ferro visível à MR na primeira. A WM difere em aproximadamente 70 unidades do liquor, enquanto a GM apresenta diferença de cerca de 180 unidades. Esta relação de 70:180 é similar à relação de 2:5 na porcentagem de sangue entre WM e GM, sugerindo que muito desta fase é advinda do ferro heme ou ainda que o ferro não heme está associado à densidade capilar. (Reproduzida de Haacke et al., 2007[59] com permissão de *Journal of Magnetic Ressonance Imaging*.)

te (vide a seguir). A imagem filtrada em fase, porém, pode conter informações úteis. Por exemplo, a fase é sensível à quantidade de ferro ou cálcio presente no tecido e à oxigenação do tecido. O ferro existente nos gânglios da base, no córtex motor, e, em menor grau, no restante do parênquima da substância cinzenta (isto é, substância cinzenta escura, substância branca clara), quando a escala de exibição adequada (isto é, o desvio positivo de fase corresponde à maior intensidade) é empregada (Fig. 10.1). Um exemplo de plotagem de fase de um grupo composto por 75 idosos (de idade entre 55 e 85 anos) para visualização do liquor, substância branca e substância cinzenta (no córtex motor) é mostrado na Figura 10.2. Se tomarmos a diferença de fase de 180 unidades (vide a seguir), entre a substância branca e a substância cinzenta como 60-480 μg Fe/g de tecido, a fase pode ser usada como forma de quantificação de ferro. No entanto, embora esta associação seja tentadora e já tenha sido proposta,[59] não está claro quanto destas 180 unidades de desvio de fase são advindas do ferro heme.

Neste exemplo, a escala de 0 a 4.096 representa a fase de $-\pi$ a π. Assim, para converter tais unidades arbitrárias (Φ) em radianos (φ), a seguinte equação é utilizada:

$$\varphi = (\Phi - 2.048)\pi/2.048 \qquad [10.11]$$

Uma alteração de fase pode ser também expressa como partes por milhão de alteração de campo; por exemplo, em 1,5 T, com um tempo de eco de 40 ms:

$$\Delta\varphi = -\gamma\Delta B \cdot TE = -\gamma\delta B_0 TE \times 10^{-6} = -5{,}09\,\delta\pi \qquad [10.12]$$

Portanto, a medida da alteração de fase entre dois tecidos (e a conversão da diferença de fase entre eles em radianos, pela equivalência de $\Delta\varphi$ a $5{,}09\delta\pi$), δ pode ser calculado em ppm, usando

$$\delta = -\Delta\varphi(40/TE)(1{,}5/B_0)/(5{,}09\,\pi) \qquad [10.13]$$

onde TE está em milissegundos e B_0, em Tesla. Para TE de 40 ms em 1,5 T, $\delta = -\Delta\varphi/(5{,}09\,\pi)$.

Criando um conjunto de resultados processados por SWI

Nas SWI, uma imagem filtrada em fase é usada para criar uma máscara especial, que é, então, multiplicada pela magnitude original da imagem. Esta máscara de fase é usada para suprimir certos valores de fase, de modo a aumentar o contraste na magnitude original da imagem. Caso a fase de interesse seja negativa, a máscara será determinada por

$$f(x) = (\pi + \varphi(x))/\pi \quad \text{para} \quad -\pi < \varphi(x) < 0$$
$$= 1 \quad \text{diferente} \qquad [10.14]$$

onde $\varphi(x)$ é a fase no local x. A máscara de fase pode ser aplicada a qualquer número de vezes (número inteiro m) à magnitude original da imagem $\rho(x)$, da seguinte maneira:

$$\rho''(x) = f^m(x)\,\rho(x) \qquad [10.15]$$

As novas imagens criadas apresentam diferentes contrastes, dependendo do valor de m. O número de multiplicações da máscara de fase é escolhido para otimizar a relação entre contraste e ruído (CNR) dos resultados das SWI. As diferentes etapas deste processo são ilustradas na Figura 10.3.

Um modelo matemático simples pode ser construído para estimar o valor ideal de m.[33] O número de multiplicações necessário para a diferença de fase de $0{,}3\,\pi$ ou mais é ≤ 4. Para uma fase de $< 0{,}3\,\pi$, um valor de m de ≥ 4 ou mais é necessário. É claro que uma série de resultados de SWI pode ser produzida variando m e usada com fins diagnósticos, mas é muito improvável que um médico empregue mais de um destes conjuntos de imagens ou projeções de intensidade mínima (minIPs) (vide a seguir).

De modo geral, ao usar as SWI na visualização do sistema vascular, minIPs são obtidas de diversos cortes. A Figura 10.4 mostra um exemplo de resultados de projeção SWI.

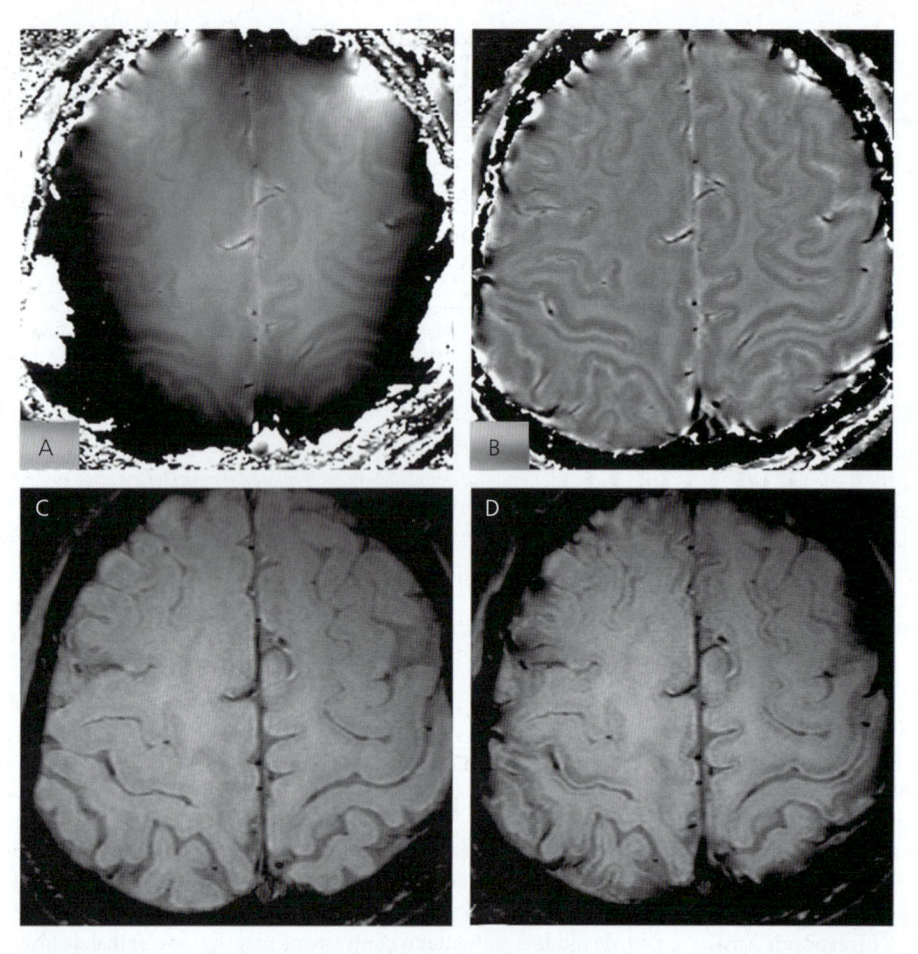

Fig.10.3 O processo de criação de imagens ponderadas por suscetibilidade (SWI). O processo é iniciado pela filtração da imagem em fase original (A), para criar uma imagem em fase filtrada por SWI (B). Esta imagem de fase é, então, escalonada entre zero e a unidade descrita no texto e multiplicada por quatro vezes a magnitude original da imagem (C) para criar resultados de SWI (D).

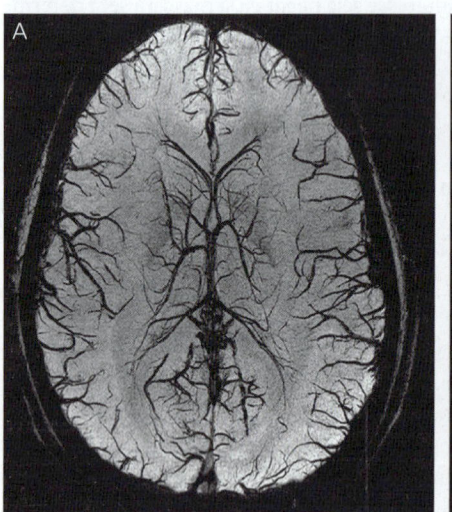

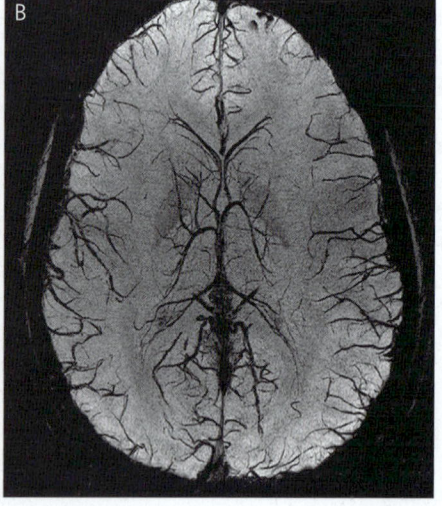

Fig. 10.4 Projeções de intensidade mínima em 28 cortes. (A) A imagem foi obtida após a injeção de contraste de gadolínio (Magnevist, Bayer Schering Pharma, Berlim, Alemanha). (B) Imagem após a ingestão de um comprimido de cafeína (NoDoz, Bristol-Myers Squibb Co., Nova Iorque, EUA). Ambas as projeções são do mesmo indivíduo. Os dados foram coletados em 4 T. Os parâmetros de imagem foram TR = 40 ms; TE = 20 ms; FA = extensão de banda de 10°, 90 Hz/*pixel*. A resolução planar foi de 0,25 mm × 0,25 mm, e a espessura do corte, de 1 mm. Embora a cafeína aumente o efeito BOLD, o efeito do contraste é aumentar o sinal arterial e diminuir o sinal venoso pelo acoplamento T_1–T_2^* nas imagens ponderadas por suscetibilidade, fazendo com que o contraste fosse mais eficaz do que a cafeína na melhora da informação venográfica. (Imagens de cortesia de Sam Barnes, MRI Institute for Biomedical Research.)

Parâmetros de imagem recomendados em diferentes forças de campo

Existem diversas razões pelas quais as SWI podem ser mais bem usadas em forças de campo maiores.[85] Primeiro, em campos baixos, os tempos de eco podem ser muito longos caso se deseje visualizar veias muito pequenas. Para obter o melhor efeito em veias pequenas a 1,5 T, por exemplo, um tempo de eco de 40-80 ms é necessário. Se o produto $\Delta\chi B_0 TE$ é mantido constante, de modo que o efeito de fase permanece o mesmo de uma força de campo a outra, a 1,5 T, um tempo de eco mínimo de 40 ms é necessário, enquanto a 3 T é preciso somente um tempo de eco mínimo de 20 ms (vide a Figura 10.1). Portanto, se ajustarmos

$$\varphi(B_0) = -\gamma \Delta\chi B_0 TE = \text{constante} \qquad [10.16]$$

$$B_0 TE = B_0' TE' \qquad [10.17]$$

Tabela 10.1 Parâmetros sugeridos para SWI como função da força de campo; de modo geral, uma extensão de banda de 100 Hz/*pixel* é empregada, mas valores menores podem ser usados, à custa de maior distensão nas proximidades das interfaces ar-tecido

Força do campo (T)	Ângulo de inclinação (°)	Tempo de repetição (ms)	Tempo de eco (ms)
1,5	20	50	40
3	12	30	20
4	12	25	15
7	14	25	10

a condição é obtida onde B_0, TE e B_0', TE' referem-se à força de campo e ao tempo de eco de 1,5 T e 3 T, respectivamente. A vantagem disto é que os escaneamentos podem ser feitos duas vezes mais rápido em 3 T do que a 1,5 T. Assim, pelo mesmo período de tempo, mais cortes e/ou resoluções planares maiores podem ser obtidas a 3 T. Alternativamente, o tempo de *scan* pode ser reduzido em muito prejuízo de SNR, desde que este último seja também maior que 3 T. Usando imagens paralelas, a cobertura cerebral total em SWI pode ser realizada em um tempo curto, de até 3 minutos (Tabela 10.1).

Interpretação dos resultados de SWI

Imagens de magnitude, com filtro de fase e ponderadas por suscetibilidade devem estar disponíveis para a interpretação ideal dos dados de SWI. Os dados devem ser coletados em resolução alta e tridimensional e sequência com compensação de fluxo (para minimização dos erros de fase causados por rotações em movimento, como nos vasos). O uso da alta resolução espacial reduz a defasagem através de um *voxel*, mesmo em tempos de eco longos como 40 ms a 1,5 T. Praticamente, os melhores resultados são obtidos a resoluções não inferiores a 0,5 mm (leitura) × 1 mm (fase) × 2 mm (corte). Os parâmetros de imagem são escolhidos de modo que o contraste seja relativamente constante entre substância cinzenta, substância branca e liquor; o tempo de eco é geralmente escolhido de forma que não haja redução significativa do sinal das veias; a 1,5 T, o tempo de 40 ms costuma ser o escolhido. Embora não seja longo o suficiente para revelar as veias menores, este tempo é geralmente suficiente para mostrar as minúsculas veias medulares profundas da substância branca.

Os resultados de fase contêm informações que complementam os dados de magnitude e podem dar melhor destaque a veias ou outros tecidos com diferença local de suscetibilidade. Usando a exibição convencional anteriormente descrita, as veias parecerão escuras na imagem de fase (o sangue desoxigenado é paramagnético com relação ao tecido adjacente) e o cálcio parecerá mais claro (o cálcio é diamagnético com relação à água). A fase das veias perpendiculares ao campo principal é, em teoria, oposta àquela das veias paralelas ao campo principal, sendo as últimas negativas, e as primeiras, positivas. Em uma resolução planar a uma relação de aspecto da espessura do corte de 2 a 4, a fase no exterior das pequenas veias contribui mais do que a fase em seu interior. Isto reverte o comportamento de fase, de modo que todas as veias apresentam uma fase negativa.[35] Esta reversão do comportamento de fase possibilita o uso de uma única máscara negativa durante a criação de conjuntos de dados de SWI.

No entanto, existem alguns problemas na interpretação das imagens em fase. Artefatos remanescentes de fase, por exemplo, podem ser observados, em virtude de interfaces ar-tecido e/ou efeitos de volume parcial. Novos métodos de filtragem de fase minimizam tais artefatos.[68,85,93,94]

A magnitude e a fase filtrada podem ser combinadas, formando uma SWI para destacar estes dois tipos de contraste em uma única imagem. Tais imagens apresentam muitos "buracos negros", que frequentemente representam cortes transversais de pequenas veias. Ao obter uma projeção de intensidade mínima, as veias são agora observadas como linhas contínuas, em vez de buracos negros isolados (p. ex., Figura 10.4). Caso uma região isolada de baixo sinal continue a ser observada, pode ser decorrente de uma microbolha ou outro depósito de ferro, por exemplo.

Por fim, consideramos o contraste nos resultados de SWI. Os menores ângulos de inclinação e os tempos intermediários de eco conferem um contraste misto às SWI. Há pouco contraste entre a substância cinzenta e a substância branca. A escolha de um ângulo de inclinação próximo a 20°, com tempo de repetição de 50 ms ou menos, faz com que o liquor pareça mais escuro do que os tecidos adjacentes. Em ângulos de inclinação menores, o liquor parece mais brilhante, até finalmente ultrapassar o sinal da substância cinzenta ou da substância branca. Em ângulos de inclinação maiores, o edema pode parecer ainda mais brilhante, enquanto o liquor é suprimido, de maneira muito similar ao contraste observado em imagens FLAIR (*fluid attenuated inversion recovery*). Após a multiplicação pela máscara de fase, as SWI tiram vantagem do maior conteúdo de ferro da substância cinzenta e começam a recriar o contraste entre esta e a substância branca.

Conclusões

Em resumo, GRE em TE longo e alta resolução, com *software* de reconstrução adequado, é extremamente sensível à visualização de pequenas variações na força do campo magnético resultante de vasos (desoxiemoglobina), depósitos de ferro ou cálcio e hemorragia. As aplicações clínicas das SWI são discutidas nos capítulos subsequentes.

Referências

1. Haacke EM, Lai S, Yablonskiy DA, Lin W. In vivo validation of the BOLD mechanism: a review of signal changes in gradient echo functional MRI in the presence of flow. *Intl J Imaging Syst Technol* 1995; **6**: 153–163.
2. Reichenbach JR, Venkatesan R, Schillinger DJ, Kido DK, Haacke EM. Small vessels in the human brain: MR venography with deoxyhemoglobin as an intrinsic contrast agent. *Radiology* 1997; **204**: 272–277.
3. Park HW, Ro YM, Cho ZH. Measurement of the magnetic susceptibility effect in highfield NMR imaging. *Phys Med Biol* 1988; **33**: 339–349.
4. Ogawa S, Lee TM, Kay AR, Tank DW. Brain magnetic resonance imaging with contrast dependent on blood oxygenation. *Proc Natl Acad Sci USA* 1990; **87**: 9868–9872.
5. Yablonskiy DA, Haacke EM. Theory of NMR signal behavior in magnetically inhomogeneous tissues: the static dephasing regime. *Magn Reson Med* 1994; **32**: 749–763.

6. Ohnishi T, Nakano S, Yano T et al. Susceptibility-weighted MRI for evaluation of vasodilatory capacity with acetazolamide challenge. *AJNR Am J Neuroradiol* 1996; **17**: 631–637.

7. Yablonskiy DA, Haacke EM. An MRI method for measuring T_2 in the presence of static and RF magnetic field inhomogeneities. *Magn Reson Med* 1997; **37**: 872–876.

8. Baudendistel KT, Reichenbach JR, Metzner R, Schroeder J, Schad LR. Comparison of functional MR-venography and EPIBOLD fMRI at 1.5 T. *Magn Reson Imaging* 1998; **16**: 989–991.

9. Reichenbach JR, Essig M, Haacke EM et al. Highresolution venography of the brain using magnetic resonance imaging. *Magn Reson Mater Phys, Biol Med* 1998; **6**: 62–69.

10. Essig M, Reichenbach JR, Schad LR et al. Highresolution MR venography of cerebral arteriovenous malformations. *Magn Reson Imaging* 1999; **17**: 1417–1425.

11. Infante I, Llinas RH, Caplan LR, Warach S. MRI features of intracerebral hemorrhage within 2 hours from symptom onset. *Stroke* 1999; **30**: 2263–2267.

12. Kiselev VG, Posse S. Analytical model of susceptibility-induced MR signal dephasing: effect on diffusion in a microvascular network. *Magn Reson Med* 1999; **41**: 499–509.

13. Lee BCP, Vo KD, Kido DK et al. MR high-resolution blood oxygenation leveldependent venography of occult vascular lesions. *AJNR Am J Neuroradiol* 1999; **20**: 1239–1242.

14. Liang L, Korogi Y, Sugahara T et al. Detection of intracranial hemorrhage with susceptibility-weighted MR sequences. *AJNR Am J Neuroradiol* 1999; **20**: 1527–1534.

15. Lin W, Mukherjee P, An H et al. Improving highresolution MR bold venography imaging using a T_1 reducing contrast agent. *J Magn Reson Imaging* 1999; **10**: 118–123.

16. Tan IL, van Schijndel RA, Pouwels PJW et al. MR venography of multiple sclerosis. *AJNR Am J Neuroradiol* 2000; **21**: 1039–1042.

17. An H, Lin W, Celik A, Lee YZ. Quantitative measurements of cerebral metabolic rate of oxygen utilization using MRI: a volunteer study. *NMR Biomed* 2001; **14**: 441–447.

18. Cheng YN, Haacke EM, Yu YJ. An exact form for the magnetic field density of states for a dipole. *Magn Reson Imaging* 2001; **19**: 1017–1023.

19. Cheng YN, Haacke EM. Predicting BOLD signal changes as a function of blood volume fraction and resolution. *NMR Biomed* 2001; **14**: 468–477.

20. Essig M, Reichenbach JR, Schad L, Debus J, Kaiser WA. High-field MR venography of cerebral arteriovenous malformations. [German] *Radiologe* 2001; **41**: 288–295.

21. Reichenbach JR, Barth M, Haacke EM et al. HighresolutionMRvenography at 3.0 Tesla. *J Comput Assist Tomogr* 2000; **24**: 949–957.

22. Reichenbach JR, Haacke EM. High-resolution BOLD venographic imaging: a window into brain function. *NMR Biomed* 2001; **14**: 453–467.

23. Reichenbach JR, Jonetz-Mentzel L, Fitzek C et al. High-resolution blood oxygen-level dependent MR venography (HRBV): a new technique. *Neuroradiology* 2001; **43**: 364–369.

24. Schad LR. Improved target volume characterization in stereotactic treatment planning of brain lesions by using high-resolution BOLD MR-venography. *NMR Biomed* 2001; **14**: 478–483.

25. Haacke EM, Herigault G, Yu Y et al. Observing tumor vascularity noninvasively using magnetic resonance imaging. *Image Anal Stereo* 2002; **21**: 107–113.

26. Kiselev VG, Novikov DS. Transverse NMR relaxation as a probe of mesoscopic structure. *Phys Rev Lett* 2002; **89**: 1–4.

27. Abduljalil AM, Schmalbrock P, Novak V, Chakeres DW. Enhanced gray and white matter contrast of phase susceptibility-weighted images in ultra-high-field magnetic resonance imaging. *J Magn Reson Imaging* 2003; **18**: 284–290.

28. Barth M, Nöbauer-Huhmann I-M, Reichenbach JR et al. High-resolution 3D contrast-enhanced BOLD MR venography of brain tumors at 3 T: first clinical experience and comparison with 1.5 T. *Invest Radiol* 2003; **38**: 409–414.

29. Essig M, Waschkies M, Wenz F, Debus J, Hentrich HR, Knopp MV. Assessment of brain metastases with dynamic susceptibilityweighted contrast-enhanced MR imaging: initial results. *Radiology* 2003; **228**: 193–199.

30. Tong KA, Ashwal S, Holshouser BA et al. Improved detection of hemorrhagic shearing lesions in children with posttraumatic diffuse axonal injury: initial results. *Radiology* 2003; **227**: 332–339.

31. Warmuth C, Gunther M, Zimmer C. Quantification of blood flow in brain tumors: comparison of arterial spin labeling and dynamic susceptibility-weighted contrast-enhanced MR imaging. *Radiology* 2003; **228**: 523–532.

32. Greer DM, Koroshetz WJ, Cullen S, Gonzalez RG, Lev MH. Magnetic resonance imaging improves detection of intracerebral hemorrhage over computed tomography after intra-arterial thrombolysis. *Stroke* 2004; **35**: 491–495.

33. Haacke EM, Xu Y, Cheng YCN, Reichenbach JR. Susceptibility weighted imaging (SWI). *Magn Reson Med* 2004; **52**: 612–618.

34. Haddar D, Haacke EM, Sehgal V et al. L'imagerie de susceptibilite magnetique: theorie et applications. [French] *J Radiol* 2004; **85**: 1901–1908.

35. Hermier M, Nighoghossian N. Contribution of susceptibility-weighted imaging to acute stroke assessment. *Stroke* 2004; **35**: 1989–1994.

36. Ito H, Kanno I, Kato C et al. Database of normal human cerebral blood flow, cerebral blood volume, cerebral oxygen extraction fraction and cerebral metabolic rate of oxygen measured by PET with ^{15}O-labeled CO^2 or water, CO and oxygen: a multicenter study in Japan. *Eur J Nucl Med Mol Imaging* 2004; **31**: 635–643.

37. Kiselev VG. Effect of magnetic field gradients induced by microvasculature on NMR measurements of molecular self-diffusion in biological tissues. *J Magn Reson* 2004; **170**: 228–235.

38. Tong K, Ashwal S, Holshouser B et al. Diffuse axonal injury in children: clinical correlation with hemorrhagic lesions. *Ann Neurol* 2004; **56**: 36–50.

39. Wycliffe ND, Choe J, Holshouser B et al. Reliability in detection of hemorrhage in acute stroke by a new three-dimensional gradient recalled echo susceptibility-weighted imaging technique compared to computed tomography: a retrospective study. *J Magn Reson Imaging* 2004; **20**: 372–377.

40. Babikian T, Freier MC, Tong KA et al. Susceptibility weighted imaging: neuropsychologic outcome and pediatric head injury. *Pediatr Neurol* 2005; **33**: 184–194.

41. Haacke EM, Cheng NYC, House MJ et al. Imaging iron stores in the brain using magnetic resonance imaging. *Magn Reson Imaging* 2005; **23**: 1–25.

42. Mentzel H-J, Dieckmann A, Fitzek C et al. Early diagnosis of cerebral involvement in Sturge– Weber syndrome using highresolution BOLD MR venography. *Pediatr Radiol* 2005; **35**: 85–90.

43. Rauscher A, Sedlacik J, Barth M, Haacke EM, Reichenbach JR. Non-invasive assessment of vascular architecture and during modulated blood oxygenation using susceptibility weighted MRI (SWI). *Magn Reson Med* 2005; **54**: 87–95.

44. Rauscher A, Sedlacik J, Barth M, Mentzel H-J, Reichenbach JR. Magnetic susceptibility-weighted MR phase imaging of the human brain. *AJNR Am J Neuroradiol* 2005; **26**: 736–742.

45. Rauscher A, Sedlacik J, Fitzek C et al. High resolution susceptibility weighted MR imaging of brain tumors during the application of a gaseous agent. *Fortschr Röntgenstr* 2005; **177**: 1065–1069.

46. Sehgal V, DelProposto Z, Haacke EM et al. Clinical applications of neuroimaging with susceptibility weighted imaging. *J Magn Reson Imaging* 2005; **22**: 439–450.

47. Ashwal S, Babikian T, Gardner-Nichols J et al. Susceptibility-weighted imaging and proton magnetic resonance spectroscopy in assessment of outcome after pediatric traumatic brain injury. *Arch Phys Med Rehab* 2006; **87**(Suppl 2): S50–S58.

48. Fernandez-Seara MA, Techawiboonwong A, Detre JA, Wehrli FW. MR susceptometry for measuring global brain oxygen extraction. *Magn Reson Med* 2006; **55**: 967–973.

49. Haacke EM. Susceptibility weighted imaging (SWI). *Z Med Phys* 2006; **16**: 237.

50. Hamans BC, Barth M, Leenders WP, Heerschap A. Contrast enhanced susceptibility weighted imaging (CE-SWI) of the mouse brain using ultra small superparamagnetic iron oxide particles (USPIO). *Z Med Phys* 2006; **16**: 269–274.

51. Noebauer-Huhmann IM, Pinker K, Barth M et al. Contrast-enhanced, highresolution, susceptibilityweighted magnetic resonance imaging of the brain: dose-dependent optimization at 3 Tesla and 1.5 Tesla in healthy volunteers. *Invest Radiol* 2006; **41**: 249–255.

52. Pintaske J, Müller-Bierl B, Schick F. Effect of spatial distribution of magnetic dipoles on Larmor frequency distribution and MR signal decay: a numerical approach under static dephasing conditions. *Magn Reson Mater Phy* 2006; **19**: 46–53.

53. Sehgal V, DelProposto Z, Haddar D et al. Susceptibility weighted imaging to visualize blood products and improve tumor contrast in the study of brain masses. *J Magn Reson Imaging* 2006; **24**: 41–51.

54. Xu Y, Haacke EM. The role of voxel aspect ratio in determining apparent phase behavior in susceptibility weighted imaging. *Magn Reson Imaging* 2006; **24**: 155–160.

55. Yoshida Y, Terae S, Kudo K et al. Capillary telangiectasia of the brain stem diagnosed by susceptibility-weighted imaging. *J Comp Assist Tomogr* 2006; **30**: 980–982.

56. Akter M, Hirai T, Hiai Y et al. Detection of hemorrhagic hypointense foci in the brain on susceptibility-weighted imaging: clinical and phantom studies. *Acad Radiol* 2007; **14**: 1011–1019.

57. Desai SV, Bindu PS, Ravishankar S, Jayakumar PN, Pal PK. Relaxation and susceptibility MRI characteristics in Hallervorden–Spatz syndrome. *J Magn Reson Imaging* 2007; **25**: 715–720.

58. Edelman RR, Storey P, Dunkle E et al. Gadoliniumenhanced off-resonance contrast angiography. *Magn Reson Med* 2007; **57**: 475–484.

59. Haacke EM, Ayaz M, Khan A et al. Establishing a baseline phase behavior in magnetic resonance imaging to determine normal vs. abnormal iron content in the brain. *J Magn Reson Imaging*. 2007; **26**: 256–64.

60. Haacke EM, DelProposto ZS, Chaturvedi S et al. Imaging cerebral amyloid angiopathy with susceptibility weighted imaging. *AJNR Am J Neuroradiol* 2007; **28**: 316–317.

61. He X, Yablonskiy DA. Quantitative BOLD-mapping of human cerebral deoxygenated blood volume and oxygen extraction fraction-default state. *Magn Reson Med* 2007; **57**: 115–126.

62. Larsen JP, Britt W, Kido D, Olson BLB, Holshouser BA, Kirsch WM. Susceptibility weighted magnetic resonance imaging in the evalution of dementia. *Radiol Case Reports* 2007; **2**: 1–4.

63. Ohta A, Naito K, Ohkubo M et al. Study of susceptibilityweighted imaging (SWI) using a simple MR phantom. [Japanese] *Nippon Hoshasen Gijutsu Gakkai Zassh* 2007; **63**: 1093–1098.

64. Pinker K, Noebauer- Huhmann IM, Stavrou I et al. High-resolution contrast-enhanced, susceptibility-weighted MI imaging at 3 T in patients with brain tumors: correlation with positronemission tomography and histopathologic findings. *AJNR Am J Neuroradiol* 2007; **28**: 1280–1286.

65. Sedlacik J, Rauscher A, Reichenbach JR. Obtaining blood oxygenation levels from MR signal behavior in the presence of single venous vessels. *Magn Reson Med* 2007; **58**: 1035–1044.

66. Shen Y, Kou Z, Kreipke CW et al. In vivo measurement of tissue damage, oxygen saturation changes and blood flow changes after experimental traumatic brain injury in rats using susceptibility weighted imaging. *Magn Reson Imaging* 2007; **25**: 219–227.

67. de Souza JM, Domingues RC, Cruz LC, Jr. et al. Susceptibility-weighted imaging for the evaluation of patients with familial cerebral cavernous malformations: a comparison with T_2- weighted fast spin-echo and gradient-echo sequences. *AJNR Am J Neuroradiol* 2008; **29**: 154–158.

68. Du YP, Jin Z. Simultaneous acquisition of MR angiography and venography (MRAV). *Magn Reson Med* 2008; **59**: 954–958.

69. Fushimi Y, Miki Y, Togashi K et al. A developmental venous anomaly presenting atypical findings on susceptibility-weighted imaging. *AJNR Am J Neuroradiol* 2008; **29**: e56.

70. Hammond KE, Lupo JM, Xu D et al. Development of a robust method for generating 7.0 T multichannel phase images of the brain with application to normal volunteers and patients with neurological diseases. *Neuroimage* 2008; **39**: 1682–1692.

71. Harder SL, Hopp KM, Ward H et al. Mineralization of the deep gray matter with age: a retrospective review with susceptibility-weighted MR imaging. *AJNR Am J Neuroradiol* 2008; **29**: 176–183.

72. Hennig J. Ultra high field MR: useful instruments or toys for the boys? *Magn Reson Mater Phy* 2008; **21**: 1–3.

73. Hu J, Lu Y, Juhasz C et al. MR susceptibility weighted imaging (SWI) complements conventional contrast enhanced T_1 weighted MRI in characterizing brain abnormalities of Sturge-Weber syndrome. *J Magn Reson Imaging* 2008; **28**: 300–307.

74. Jin Z, Xia L, Du YP. Reduction of artifacts in susceptibility-weighted MR venography of the brain. *J Magn Reson Imaging* 2008; **28**: 327–333.

75. Koopmans PJ, Manniesing R, Niessen WJ, Viergever MA, Barth M. MR venography of the human brain using susceptibility weighted imaging at very high field strength. *Magn Reson Mater Phy* 2008; **21**: 149–158.

76. Liu HL, Wai YY, Chen WS et al. Hemorrhage detection during focused-ultrasound induced blood–brain-barrier opening by using susceptibility-weighted magnetic resonance imaging. *Ultrasound Med Biol* 2008; **34**: 598–606.

77. Matsushita T, Anami D, Arioka T et al. Basic study of susceptibility-weighted imaging at 1.5 T. *Acta Med Okayama* 2008; **62**: 159–168.

78. Meindl T, Born C, Britsch S, Reiser M, Schoenberg S. Functional BOLD MRI: comparison of different field strengths in a motor task. *Eur Radiol* 2008; **18**: 1102–1113.

79. Sedlacik J, Helm K, Rauscher A et al. Investigations on the effect of caffeine on cerebral venous vessel contrast by using susceptibility-weighted imaging (SWI) at 1.5, 3 and 7T. *Neuroimage* 2008; **40**: 11–18.

80. Somasundaram S, Kesavadas C, Thomas B. Susceptibility weighted imaging in holohemispheric venous angioma with cerebral hemiatrophy. *Neurol India* 2008; **56**: 104–105.

81. Thomas B, Somasundaram S, Thamburaj K et al. Clinical applications of susceptibility weighted MR imaging of the brain: a pictorial review. *Neuroradiology*. 2008; **50**: 105–116.

82. Zhong K, Leupold J, von Elverfeldt D, Speck O. The molecular basis for gray and white matter contrast in phase imaging. *Neuroimage* 2008; **40**: 1561–1566.

83. Niwa T, Aida N, Shishikura A, Fujita K, Inoue T. Susceptibility-weighted imaging findings of cortical laminar necrosis in pediatric patients. *AJNR Am J Neuroradiol* 2008; **29**: 1795.

84. Pandian DSJ, Ciulla C, Haacke EM, Jiang J, Ayaz M. Complex threshold method for identifying pixels that contain predominantly noise in magnetic resonance images. *J Magn Reson Imaging* 2008; **28**: 727–735.

85. Rauscher A, Barth M, Herrmann K-H, Witoszynskyj S, Deistung A, Reichenbach JR. Improved elimination of phase effects from background field inhomogeneities for susceptibility weighted imaging at high magnetic field strengths. *Magn Reson Imaging* 2008; **26**: 1145–1151.

86. Haacke EM, Tkach JA, Parrish TB. Reducing T_2^* dephasing in gradient field echo imaging. *Radiology* 1989; **70**: 457–462.

87. Reichenbach JR, Venkatesan R, Yablonskiy DA et al. Theory and application of static field inhomogeneity effects in gradient-echo imaging. *J Magn Reson Imaging* 1997; **7**: 266–279.

88. Haacke EM, Lai S, Reichenbach JR et al. In vivo measurement of blood oxygen saturation using MRI. *Hum Brain Mapp* 1997; **5**: 341–346.

89. Haacke EM, Brown RW, Thompson RM, Venkatesan R. *Magnetic Resonance Imaging: Physical Principles and Sequence Design.* Chichester, UK: John Wiley, 1999, p. 741–779.

90. Akbudak E, Norberg RE, Conturo TE. Contrast-agent phase effects: an experimental system for analysis of susceptibility, concentration, and bolus input function kinetics. *Magn Reson Med* 1997; **38**: 990–1002.

91. Wang Y, Yu Y, Li D et al. Artery and vein separation using susceptibility-dependent phase in contrast-enhanced MRA. *J Magn Reson Imaging* 2000; **12**: 661–670.

92. Duyn JH, van Gelderen P, Li TQ et al. High-field MRI of brain cortical substructure based on signal phase. *Proc Natl Acad Sci USA* 2007; **104**: 11796–801.

93. Rauscher A, Barth M, Reichenbach JR et al. Automated unwrapping of MR phase images applied to BOLD MR-venography at 3 Tesla. *J Magn Reson Imaging* 2003; **18**: 175–80.

94. Neelavalli J, Cheng YC, Haacke EM. Removal of air/tissue interface field effects in susceptibility weighted imaging. In *Proceedings of the 16th Annual Meeting of the International Society of Magnetic Resonance in Medicine*, Toronto, 2008, abst 3499.

Capítulo 11

Artefatos e armadilhas na MR por perfusão

Fernando Calamante

Introdução

Conforme descrito nos Capítulos 7 e 8, a MRI oferece duas abordagens alternativas para medir a perfusão: usar um *bolus* de meio de contraste paramagnético *exógeno* (contraste de suscetibilidade dinâmica de MRI [DSC-MRI]; vide o Capítulo 7 para maiores detalhes) ou mediante sangue magneticamente marcado como traçador *endógeno* (*arterial spin labelling* [ASL]; vide o Capítulo 8 para maiores detalhes). Ambas as técnicas vêm sendo amplamente usadas desde o começo da década de 1990, e aperfeiçoamentos importantes as tornaram mais precisas e poderosas. Entretanto, alguns problemas significativos devem ser considerados ao implementar, usar e (especialmente) interpretar as imagens geradas por cada técnica. Isso ocorre porque ambos os métodos se valem de certas hipóteses que nem sempre podem ser satisfeitas e elas podem ser propensas a artefatos. Esse capítulo discute as limitações mais importantes relativas à quantificação absoluta da MRI por perfusão, com ênfase particular nas possíveis complicações para medições de fluxo sanguíneo cerebral absoluto no uso clínico.

Artefatos e limitações

Contraste de suscetibilidade dinâmica por MRI

Apesar de a DSC-MRI poder oferecer, a princípio, medições absolutas do fluxo sanguíneo cerebral, volume sanguíneo cerebral e tempo médio de trânsito, existem vários problemas que podem afetar a precisão dessas medições. As possíveis fontes de erro mais comuns estão descritas a seguir.

Relacionamento entre as mudanças nas taxas de relaxamento R_2/R_2^* e concentração

Conforme discutido no Capítulo 7, a concentração de meio de contraste não é diretamente medida usando MRI, mas é determinada indiretamente a partir das mudanças nas classificações de relaxamento R_2^* (ou R_2). (Veja bem, ao longo do restante deste capítulo, todos os enunciados que se referem a T_2^* (e $R_2^* = 1/T_2^*$) também são aplicáveis a T_2 (e $R_2 = 1/T_2$), a menos que tenha sido determinado de outra forma. Essas mudanças foram demonstradas empiricamente[1] e usando simulações numéricas[2] para ser linearmente proporcional à concentração do meio de contraste:

$$C_t(t) = K_t \cdot \Delta R_2^*(t) \qquad [11.1]$$

onde $C_t(t)$ é a concentração no tempo t, e a constante de proporcionalidade k_t depende do tipo de tecido, do meio de contraste, da força de campo e da sequência de pulso. Entretanto, estudos recentes sugerem que este relacionamento linear pode não ser sempre válido.[3-5] Usando simulações numéricas, Kiselev[3] mostrou um relacionamento não linear para gradiente eco em grandes concentrações de contraste. Consequentemente, apesar de a hipótese de relacionamento linear poder ser válida no tecido estudado, pode ser uma fonte de erro significativa na função de entrada arterial (AIF) (pela concentração mais alta encontrada nas artérias maiores). Simulações recentes para medições *spin-echo* sugeriram que a hipótese linear também é imprecisa para a concentração de tecido e que o relacionamento é diferente para substâncias branca e cinza.[5]

Conforme sugerido por Akbudak e Conturo[6] e van Osch *et al.*,[4] uma possível solução é o uso de informações de fase das imagens de gradiente eco: enquanto uma dependência quadrática foi observada com mudanças em R_2^*, um relacionamento linear foi medido para a velocidade de fase ($\Delta\theta/\Delta TE$, onde θ é a fase do sinal de MR e TE é o tempo de eco).[4] Por outro lado, um modelo quadrático poderia ser usado. O problema com essa abordagem é que o relacionamento quadrático para ΔR_2^* depende dos níveis hematócritos e por isso pode variar entre os pacientes e até entre áreas diferentes do cérebro. Apesar de esta variabilidade poder introduzir erros em medições absolutas de fluxo sanguíneo cerebral, os erros para quantificação relativa de fluxo sanguíneo cerebral foram mostrados como limitados (aproximadamente < 10%).[7] Por isso, se as medições de fase não forem possíveis, a combinação de modelo quadrático e medições relativas pode ser a alternativa mais segura.

Com base nos comentários anteriores, apesar de um relacionamento linear simples ser geralmente presumido na prática, isso pode levar a erros significativos, particularmente em altas concentrações de meio de contraste ou ao usar *spin-echo*.

Constantes desconhecidas

Mesmo se o relacionamento entre a concentração de meio de contraste e a mudança nas taxas de relaxamento transverso foi de fato linear para as doses comumente usadas em estudos clínicos, o valor desta constante de proporcionalidade é exigido para medição *absoluta* do fluxo sanguíneo cerebral. Já que este valor não pode ser determinado em um organismo vivo, um valor fixo ao longo do tecido do cérebro é comumente presumido.[8-12] Além disso, o mesmo valor também é presumido para a constante de proporcionalidade na função de entrada arterial. Entretanto, alguns estudos mostraram que a constante de proporcionalidade pode variar entre os tipos de tecido[5,13] e entre pacientes diferentes.[14] Além disso, simulações numéricas recentes[3] também sugerem que o relacionamento é diferente no tecido e na artéria de referência (função de entrada arterial). Por isso, a hipótese de constante de proporcionalidade *uniforme* em tecidos e artérias diferentes pode levar a erros significativos na quantificação absoluta de fluxo sanguíneo cerebral e de volume sanguíneo cerebral. É interessante observar que presumir um valor universal para a constante foi mostrado como produzindo valores de fluxo sanguíneo cerebral em voluntários saudáveis que

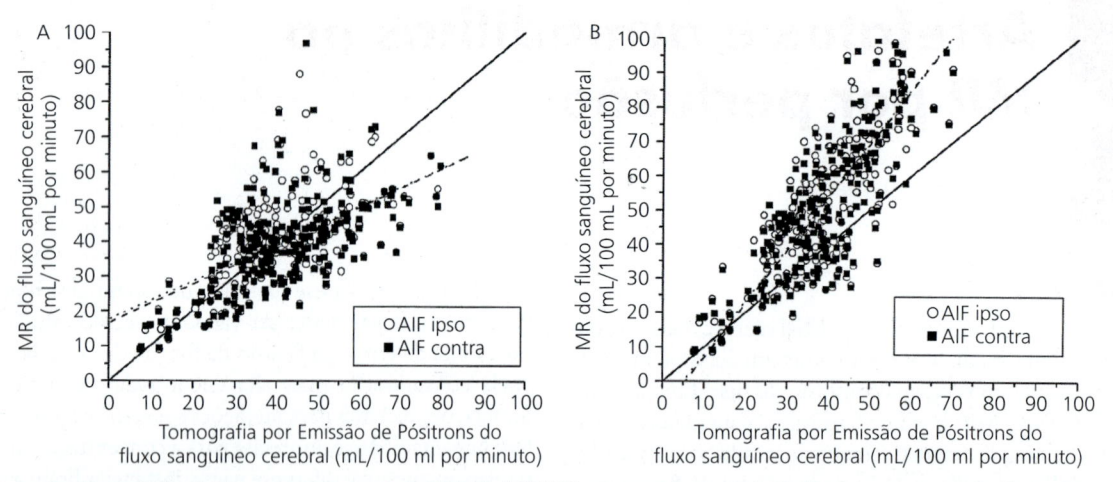

Fig. 11.1 Comparação das medições do fluxo sanguíneo cerebral utilizando DSC-MRI e tomografia por emissão de pósitrons em sete pacientes com oclusão unilateral da artéria carótida interna proximal. (A) Os dados combinados de todos os pacientes mostram uma correlação estatisticamente significativa entre os valores do fluxo sanguíneo cerebral medidos com ambos os métodos, quando os valores do fluxo sanguíneo cerebral medidos por MRI são calculados com função de entrada arterial (AIF) ipsolateral para a oclusão carótida (AIF ipsi) (r = 0,60, P < 0,0001) e com AIF contralateral para a oclusão (AIF contra) (r = 0,54, P < 0,0001). Ambas as linhas de regressão têm inclinações significativamente < 1 (P < 0,001) e y intercepta significativamente > 0 (P < 0,001). Os valores relativos do fluxo sanguíneo cerebral na MR foram escalonados para unidades absolutas supondo uma taxa de fluxo normal na substância branca de 22 mL/100 mL por minuto. (B) Uso do fluxo sanguíneo cerebral da substância branca medido com tomografia por emissão de pósitrons para cada paciente para escalonar valores relativos de fluxo sanguíneo cerebral medidos com imagens de MR para cada paciente para unidades absolutas melhora a correlação tanto para AIF ipsolateral (r = 0,85, P < 0,0001) quanto para a AIF contralateral (r = 0,84, P < 0,0001). Mas ambas as linhas de regressão têm inclinações significativamente > 1 (P < 0,001) e y intercepta significativamente < 0 (P < 0,05). (Figura gentilmente cedida pelo Dr. Pratik Mukherjee e publicada anteriormente em Mukherjee P, Kang HC, Videen TO, McKinstry RC, Powers WJ, Derdeyn CP. Measurement of cerebral blood flow in chronic carotid occlusive disease: comparison of dynamic susceptibility contrast perfusion MR imaging with positron emission tomography, *AJNR Am J Neuroradiol*, 24(5):862-871 (2003) © by American Society of Neuroradiology.[22])

estão em consonância com os valores da literatura medidos utilizando outras técnicas (p. ex., estudos de Rempp *et al.* [8] e Schreiber *et al.*[9]) Entretanto, este acordo pode ter sido casual. Além disso, deve-se observar que essas constantes de proporcionalidade também podem ser previstas para mudar na presença de patologia e, consequentemente, a extrapolação dessa abordagem aos pacientes pode ser criticada.

As constantes de proporcionalidade descritas anteriormnte não são as únicas constantes desconhecidas exigidas para a medição absoluta da perfusão. O relacionamento fundamental para determinar o fluxo sanguíneo cerebral envolve uma outra constante α, que depende da densidade do tecido do cérebro (para fornecer as unidades corretas) e do hematócrito nos capilares e nas grandes veias (porque somente o volume do plasma é acessível ao meio de contraste)[15]:

$$C_t(t) = \alpha \cdot CBF \, (C_\alpha(t) \otimes R(t)) \quad [11.2]$$

onde $C_a(t)$ é a função de entrada arterial (AIF), ⊗ o sinal de convolução, e $R(t)$ a função de resíduo de tecido (Capítulo 7). As quantidades que determinam a constante α não são facilmente medidas e, consequentemente, valores fixos também são presumidos.[8-12] Foram relatadas mudanças nesses valores durante a patologia,[16,17] que podem levar a erros significativos na quantificação da perfusão.[18]

Uma abordagem alternativa para fixar essas constantes é obter um fator de conversão empírico (para unidades absolutas) por calibração cruzada para a técnica padrão ouro (p. ex., tomografia por emissão de pósitron).[19,20] Entretanto, a validade de um único fator de conversão sob várias condições fisiológicas ainda tem de ser demonstrada.[21-23] Em um estudo de medições de fluxo sanguíneo cerebral (utilizando MRI e tomografia por emissão de pósitron) em pacientes com oclusão da artéria carótida unilateral, Lin *et al.*[21] recomendaram um fator de correção extra específico do paciente com base em medições da função de saída venosa no seio sagital superior. Foi demonstrado que este fator de correção melhora a correlação entre as medições da MR e da tomografia por emissão de pósitron, apesar de a precisão em níveis baixos de fluxo ainda ser limitada pela interceptação y significativa diferente de zero da linha de regressão.[21] Da mesma forma, os estudos de validação de MRI – tomografia por emissão de pósitron de Mukherjee *et al.*[22] e Grandin *et al.*[23] demonstraram que um fator de escala individual levou a correlações melhores que ao usar um fator global. Mas em ambos os estudos o acordo entre as duas modalidades de produção de imagens diagnósticas permaneceu limitado (p. ex., Figura 11.1).

Mais recentemente foi sugerida uma abordagem alternativa para "calibrar" as medições de DSC-MRI;[24] o método, conhecido como técnica de suporte, baseia-se na calibragem das medições DSC-MRI utilizando um mapa extra de volume sanguíneo cerebral calculado a partir das mudanças de estado constante T_1. Sob a hipótese de um fator de escala para cada paciente, este método foi usado para converter as unidades de MRI para mililitros por 100 g de tecido por minuto.

Função de entrada arterial – atraso e dispersão do *bolus*

A imprecisão na função de entrada arterial é uma das maiores fontes potenciais de erro na quantificação da perfusão.[18] A quantificação do fluxo sanguíneo cerebral usando a deconvolução requer conhecimento da função de entrada arterial (vide Equação 11.2). Entretanto, esta função não pode ser determinada perfeitamente neste momento e é, na prática, estimada a partir das mudanças de sinal em uma grande artéria (por exemplo: artéria cerebral média ou artéria carótida interna). Já que é presumido que esta função de entrada arterial estimada representa a entrada exata para o tecido, quaisquer atrasos e dispersão temporal do *bolus* que sejam introduzidos durante sua passagem do local de estimativa da função de entrada arterial para o tecido de interesse irão introduzir um erro na quantificação de fluxo sanguíneo cerebral.[25] Além do mais, este erro poderia variar bastante de uma região para outra em razão das diferenças na quantidade de atraso e da dispersão entre essas regiões diferentes. Simulações numéricas foram usadas para avaliar a magnitude do erro introduzido na quantificação de dados de DSC-MRI (utilizando a abordagem de decomposição de valor singular frequentemente usada) por vários graus de atraso e/ou dispersão. Foi descoberto que atrasos de 1-2 s (semelhantes à resolução de tempo típica usada nos estudos de DSC-MRI) poderiam introduzir grandes erros (~ 40% de avaliação do fluxo sanguíneo cerebral abaixo do valor real e ~ 60% de avaliação do tempo médio de trânsito acima do valor real). Esses atrasos não são raros em pacientes com doença cerebrovascular (vide, por exemplo, Neumann-Haefelin *et al.*[26] e Calamante *et al.*[27]), e os erros associados são mais adiante aumentados se também houver dispersão do *bolus*.[25] Essas descobertas foram confirmadas em um estudo recente de pacientes com anormalidades unilaterais de grandes artérias cerebrais[28] (utilizando um método de deconvolução com base no algoritmo de probabilidade máxima, maximização de expectativa[10]): foi descoberto que a presença de dispersão leva à avaliação do fluxo sanguíneo cerebral abaixo do valor real entre 13 e 70%, dependendo do paciente estudado. Fundamentalmente, o grau de dispersão não poderia ser deduzido com segurança a partir da quantidade de atraso muito mais facilmente determinada;[28] então, o erro do fluxo sanguíneo cerebral relacionado com a dispersão não pode ser facilmente deduzido na prática.

Foram sugeridos vários métodos para corrigir erros causados pelo atraso do *bolus*, como desvio das curvas para uma origem de tempo comum ou usando um método de deconvolução que possa registrar os atrasos.[10,11,29,30] Mas a correção da dispersão do *bolus* não é objetiva, já que exige modelação dos efeitos vasculares, [25,31,32] e o operador vascular que caracteriza corretamente a dispersão do *bolus* é desconhecido. O problema com a dispersão do *bolus* é que o modelo cinético usado não pode fazer a diferença entre a contribuição vascular para a dispersão no trânsito do *bolus* para o tecido de interesse e a verdadeira dispersão *intravoxel* em que a teoria é fundamentada. Já que o modelo não pode fazer a diferença entre essas duas contribuições, ambas são atribuídas à dispersão *intravoxel* e são introduzidos erros na quantificação de tempo médio de trânsito e fluxo sanguíneo cerebral.[25]

Em vez de corrigir os efeitos da dispersão (pelas dificuldades associadas ao modelo vascular desconhecido), os efeitos podem ser minimizados usando uma suposta função de entrada arterial local. [33] Apesar de terem sido sugeridos vários métodos para definir a função de entrada arterial local,[33-35] eles podem ser particularmente sensíveis a efeitos de volume parcial (pelo tamanho relativo das artérias menores exigidas para medir uma função de entrada arterial local). Entretanto, foram relatados resultados promissores utilizando esses métodos, e foi descoberto que a função de entrada arterial local gerada em pacientes com várias anormalidades arteriais mostram heterogeneidade regional, com algumas áreas com chegada do *bolus* atrasada e picos mais amplos, que estavam com consonância com as anormalidades vasculares dos pacientes (Fig. 11.2).[34,36]

Então, a presença de atraso e dispersão do *bolus* pode levar a informações bastante equivocadas em pacientes que tiveram acidente vascular encefálico, onde pode geralmente haver oclusão da veia, estenose ou circulação colateral, e os mapas de perfusão devem ser interpretados com cautela na presença de atraso e/ou dispersão significativas, caso esses fatores fiquem sem correção.

Função de entrada arterial – efeitos de volume parcial

A quantificação absoluta de fluxo sanguíneo cerebral requer uma medição absoluta da função de entrada arterial, e isso acarreta outros problemas. Por exemplo, existe um possível problema associado a efeitos de volume parcial como resultado da resolução espacial relativamente baixa das imagens frequentemente usadas em DSC-MRI (o tamanho típico de um *voxel* é de aproximadamente $2 \times 2 \times 5$ mm). Foram sugeridas algumas correções recentemente[21, 24, 38, 39] e, no geral, elas envolvem o escalonamento da função de entrada arterial estimada. Mas, o efeito em alguns casos pode ser mais complicado pela dependência angular da fase do sinal de MR, já que essa dependência angular é diferente para as contribuições extravasculares e intravasculares,[40] e o sinal total no *pixel* (média ponderada do sinais intravascular e extravascular) irá depender da orientação da veia. Curiosamente, essa interação complexa entre o sinal dos vários compartimentos no *voxel* pode levar não somente à avaliação da função de entrada arterial abaixo do valor real (com a correspondente avaliação do fluxo sanguíneo cerebral acima do valor real; vide Equação 11.2) mas também em alguns casos a avaliação da função de entrada arterial acima do valor real (e avaliação do fluxo sanguíneo cerebral abaixo do valor real). [41] Isso poderia levar à identificação errônea da função de entrada arterial por métodos de busca automática que favoreçam picos estreitos e altos, já que isso poderia ser criado artificialmente por efeitos de volume parcial. Foi sugerido um método para corrigir a distorção da forma da função de entrada arterial utilizando informações de fase da MR; [38] mas o método está atualmente restrito a medições de função de entrada arterial nas artérias aproximadamente paralelas ao campo magnético principal (p. ex., a artéria carótida interna).

Função de entrada arterial – saturação de pico

A maior concentração de meio de contraste nas artérias pode produzir "saturação" no pico de função de entrada arterial: por seu TE relativamente longo, frequentemente utilizado nos estudos de DSC-MRI, a intensidade de sinal medida nos *pixels* arteriais durante a primeira passada do meio de contraste pode cair para níveis de ruído de fundo. Esse efeito leva à avaliação da função de entrada arterial abaixo do valor real e à avaliação do fluxo sanguíneo cerebral acima do valor real correspondente.[42] Foram sugeridas duas abordagens para minimizar ou eliminar essa fonte de erro. Primeiro, os pontos de medição cujas intensidades estejam abaixo de um determinado limiar (dependendo do nível de ruído de fundo) podem ser excluí-

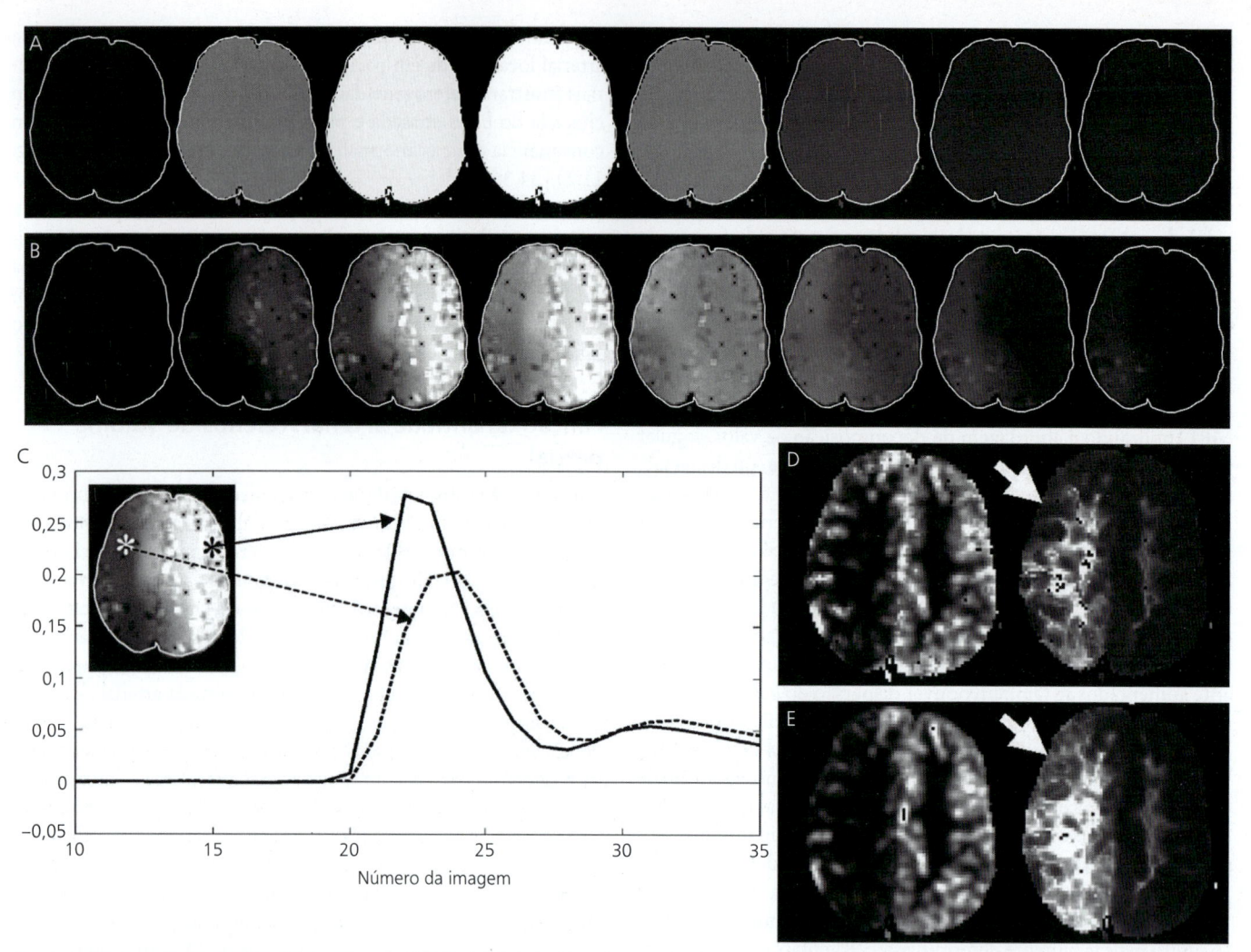

Fig. 11.2 Comparação das funções de entrada arterial (AIF) globais (A) e locais (B) de paciente com anormalidade vascular nas grandes artérias cerebrais direitas. O conjunto de oito imagens representa oito amostras de tempo durante a passagem do *bolus*. Conforme pode ser visto nas imagens, os dados locais de AIF mostram heterogeneidade por toda a fatia, com regiões retardadas e dispersas no hemisfério direito. Esse fato é ilustrado nas curvas locais de AIF (C) obtidas a partir dos *pixel* indicados por asteriscos. O fluxo sanguíneo cerebral e o tempo médio de trânsito (MTT), fluxo sanguíneo cerebral e os mapas são calculados pela deconvolução utilizando dados de AIF locais (D) ou globais (E). A metodologia de AIF local produziu valores de fluxo sanguíneo cerebral mais altos e de MTT mais baixos (comparados aos dados de AIF globais) nas regiões onde a AIF local foi distorcida (vide setas). (Imagem publicada anteriormente em Calamante 2008, © 2008 John Wiley & Sons, Inc. [37] e modificada a partir das figuras publicadas anteriormente em Calamante *et al*. (2004), © 2004, Wiley-Liss, Inc.[34])

dos da análise.[42] Foi demonstrado que esse método melhora a quantificação da perfusão na presença de saturação de pico, apesar de exigir que a quantidade de pontos de medição restantes seja suficiente para caracterizar corretamente a forma do pico. Por outro lado, um TE mais curto pode ser usado para obter o corte, onde a função de entrada arterial é medida. Foi demonstrado que este método é efetivo, apesar de funcionar à custa da redução de sensibilidade no tecido daquele corte. Essa opção pode não estar disponível nas sequências de pulso clínicas padrão e pode exigir modificações na programação de pulso. Foi sugerido recentemente uma sequência de imagens ecoplanares paralelas de várias tomadas;[43] esta sequência, conhecida como PERMEATE, permite a obtenção de TEs múltiplos sem prejudicar a resolução espacial ou temporal. A Figura 11.3 mostra um exemplo de dados adquiridos usando essa sequência e ilustra os erros associados à saturação de pico.[43]

Recirculação do meio de contraste com ajuste *gamma-variate*

O modelo cinético original para quantificação da perfusão foi desenvolvido pressupondo que uma vez que o meio de contraste deixe o tecido de interesse, ele não volta a entrar.[44] Consequentemente, somente a primeira passagem do *bolus* deve ser considerada. Entretanto, um segundo pico, menor, com retardo (sobreposição), é frequentemente observado, geralmente denominado recirculação do *bolus*. São geralmente usados dois métodos para reduzir esse efeito: (i) a análise somente é feita na parte do pico correspondente à primeira passagem, ou (ii) a primeira passagem é ajustada para uma forma de *bolus* presumida (p. ex., função gamma-variate [45]) e a função resultante é prolongada para tempos maiores. Ambos os métodos podem introduzir erros: enquanto o primeiro método sempre subestima a área sob o pico (com a avaliação do volume san-

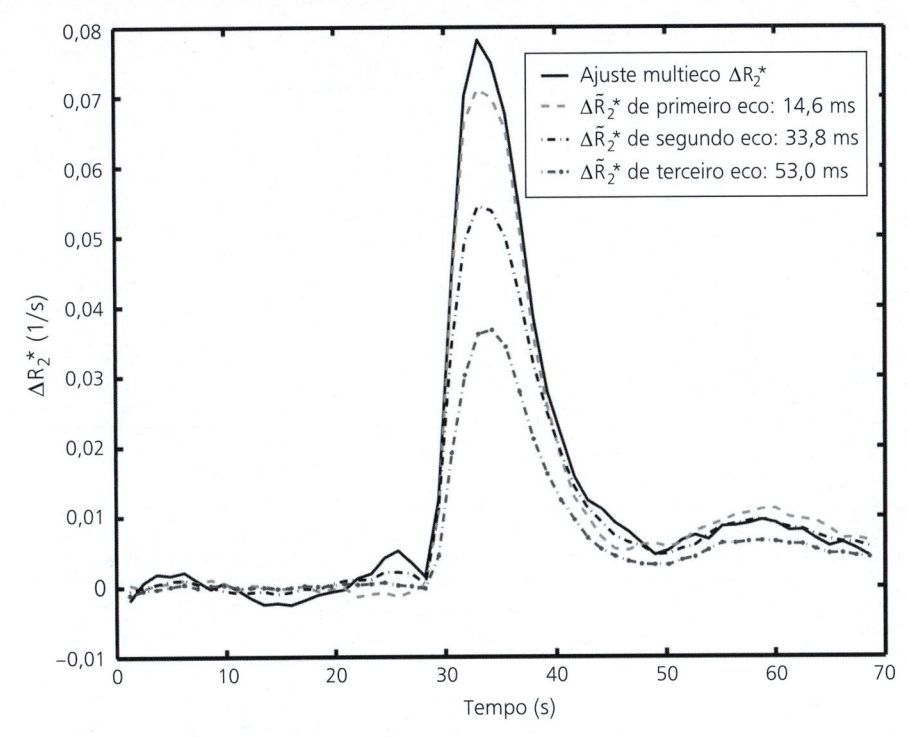

Fig. 11.3 Avaliação do eco único abaixo do valor dos cursos de tempo para a taxa de relaxamento ΔR_2^*. Foi feita uma aquisição PERMEATE com três *interleaf* em três ecos em um voluntário normal. Os cálculos de perfusão multieco PERMEATE foram feitos utilizando cálculo direto R_2^*. Cada eco foi adicionalmente tratado como aquisição separada de eco único e os cursos de tempo ΔR_2^* calculados para cada eco *separadamente* desprezando a contribuição T1 (a hipótese frequentemente usada). O curso de tempo de somente do terceiro eco imita um experimento-padrão de DSC-MRI. A função de entrada arterial (AIF) determinada para cada conjunto de dados é mostrada. Ecos posteriores avaliam o tamanho da AIF abaixo do valor real pela influência do ruído conforme o sinal satura durante o máximo do *bolus*. (Figura gentilmente cedida pelo Dr. Rexford Newbould e publicada anteriormente em Newbould *et al.* 2007, © 2007, Wiley-Liss, Inc.[43])

guíneo cerebral abaixo do valor real correspondente), o segundo método pode dar medidas errôneas se o modelo presumido for impreciso.[46,47] Uma outra possível fonte de erro com este último método deriva de imprecisões no ajuste (o ajuste não linear ao modelo é muito sensível a ruído.[48])

Efeitos residuais do meio de contraste

Apesar de a intensidade de sinal em uma experiência DSC-MRI retornar ao valor inicial alguns minutos após a injeção, foi demonstrado um efeito residual significativo quando um segundo *bolus* é injetado. Levin *et al.*[46] investigaram o efeito de injeções sucessivas na forma do pico e descobriram um efeito residual mesmo 2 horas após a primeira injeção. Este efeito residual deve ser levado em consideração quando são exigidos estudos com múltiplas injeções, como, por exemplo, para a avaliação de reatividade cerebrovascular (medições feitas antes e após o desafio vascular). Se o efeito residual não for levado em conta, irá ocorrer uma avaliação exagerada na segunda medição. Apesar de um entendimento completo da causa de este efeito residual ainda não estar claro[49] uma abordagem comum para reduzi-lo é injetar uma pequena pré-dose de meio de contraste alguns minutos antes do estudo.[46,50] Foi demonstrado que essa abordagem é efetiva para minimizar o realce em T_1 associado ao escoamento do contraste.[47]

Colapso da barreira hematoencefálica

O modelo cinético descrito no Capítulo 7 baseia-se na hipótese que o meio de contraste permanece intravascular. Se isso não for o caso (p. ex., quando a barreira hematoencefálica é rompida), então a distribuição do meio de contraste fora do compartimento vascular diminui os efeitos T_2 assim como aumenta os efeitos T_1 (geralmente negligenciados) durante a passagem do *bolus*. Se esses efeitos não forem minimizados,[50] ou levados em consideração [51,52] erros significativos podem ser introduzidos na quantificação de DSC-MRI. Apesar de ter sido demonstrado que o uso de sequência de duplo eco (para calcular T_2) elimina os efeitos de confusão do realce em T_1,[51] isso geralmente é feito à custa da redução do número máximo de fatias disponíveis (conforme mencionado anteriormente, a sequência PERMEATE recentemente sugerida[43] permitiria múltiplos ecos com cobertura suficiente do cérebro). A fim de explicar os efeitos T_1, Weisskoff *et al.*[53] modelaram o sinal de MR em termos de contribuições de T_1 e T_2^* combinadas. Dessa forma, eles sugeriram um método para quantificar o volume sanguíneo cerebral na presença do vazamento (*leakage*) de contraste, assim como obter uma estimativa da permeabilidade vascular.[53,54] Mais recentemente, o modelo cinético (vide Equação 11.2) foi prolongado para quantificar não só o volume sanguíneo cerebral e a medida da permeabilidade, mas também o fluxo sanguíneo cerebral.[51,52] Já que os efeitos do vazamento (*leakage*) de contraste estão incluídos, isso deve oferecer uma estimativa mais precisa da perfusão quando a barreira hematoencefálica é rompida (Fig. 11.4) apesar de validações completas desses modelos modificados ainda precisarem ser feitas. Finalmente, um outro problema que deve ser levado em consideração quando houver vazamento de contraste está relacionado com a recirculação do *bolus*. Foi observado que a modelação da primeira passada como função variável-gama pode ser imprecisa nesses casos,[46,47] e pode ser necessário um modelo diferente.[55]

Efeitos T_1 não desprezíveis

Uma contribuição dos efeitos T_1 não desprezíveis pode ocorrer quando a barreira hematoencefálica é rompida (vide anteriormente) e até mesmo com uma barreira hematoencefálica intacta.[56] O efeito se torna mais importante com o tempo de repetição decrescente (TR), ângulo *flip* crescente e TE decrescente. Pelo fato de o TR ser curto com imagens tridimensionais (p. ex., PRESTO 3D [57]), essa fonte de erro pode ser particularmente importante na MRI tridimensional. Mas também pode ser uma fonte de erro significativa em imagens bidimensionais *multislice* para a medição da fun-

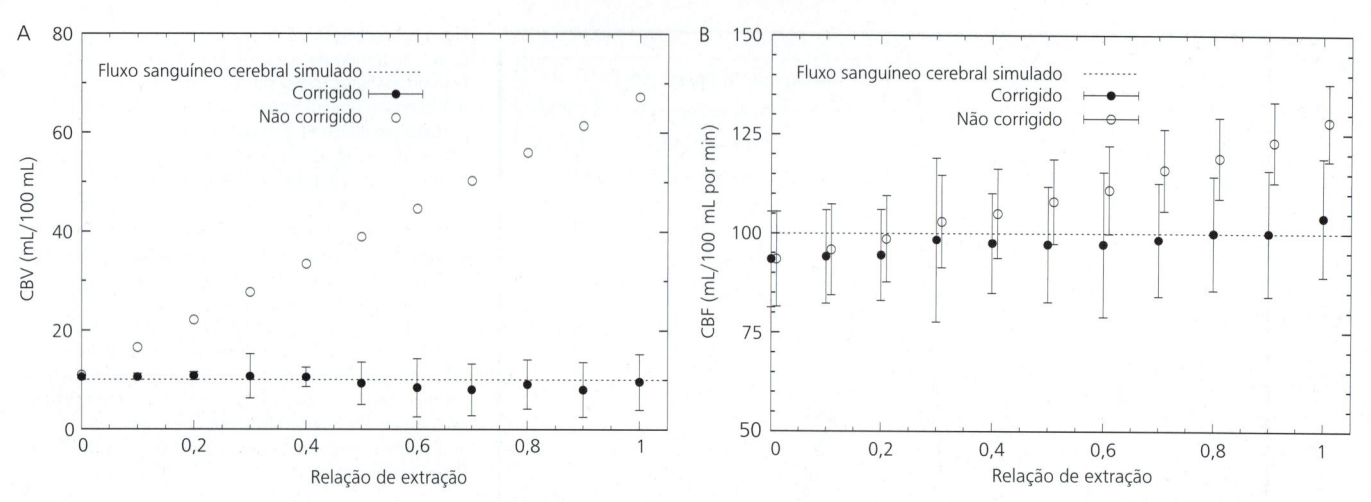

Fig. 11.4 Os resultados da simulação do efeito de extravasamento do meio de contraste na quantificação DSC-MRI. As simulações correspondem à função de resíduo exponencial: volume sanguíneo cerebral (CBV) = 10 mL/100 g, fluxo sanguíneo cerebral (CBF) = 100 mL/100 g por minuto, SNR = 10. Os gráficos mostram o volume sanguíneo cerebral (A) e o fluxo sanguíneo cerebral (B) como função da relação de extração, com e sem a aplicação de correção de extravasamento de contraste. As linhas pontilhadas mostram os valores verdadeiros para referência. Conforme pode ser visto na figura, são conseguidos resultados mais precisos, utilizando o método de correção. (Figura gentilmente cedida pelo Dr. Evert-jan P.A.Vonken e publicada anteriormente em Vonken *et al.* 2000, © 2000, Wiley-Liss, Inc.[51])

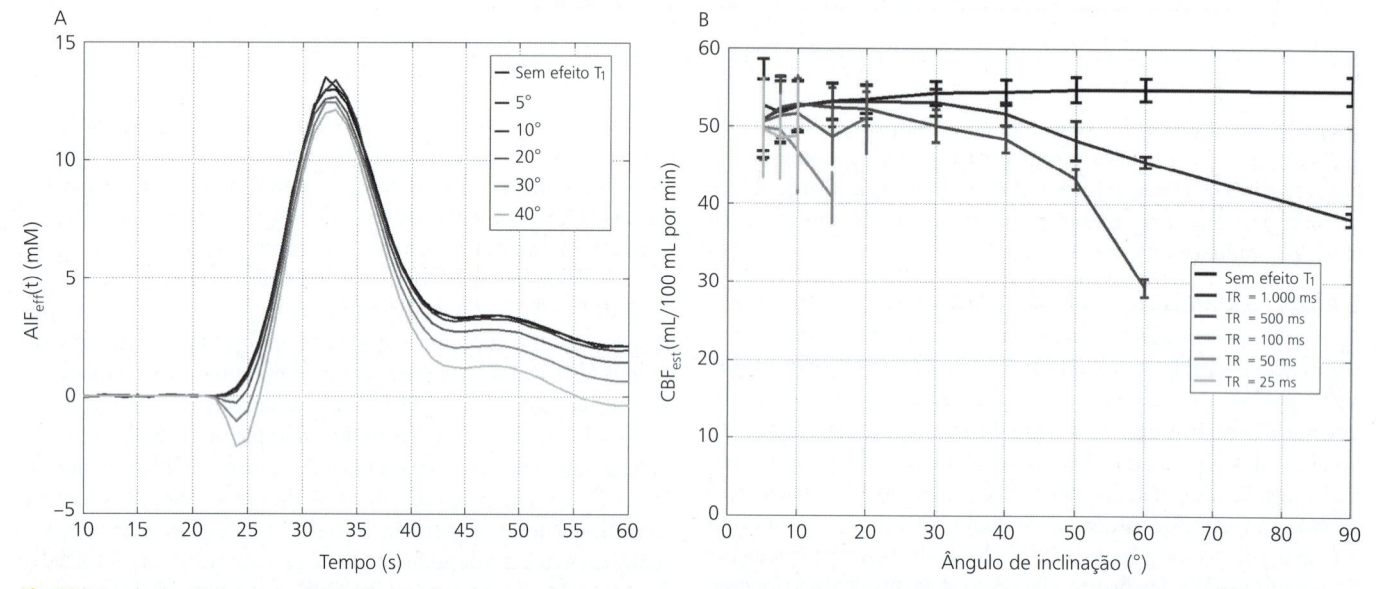

Fig. 11.5 Resultados da simulação da contribuição dos efeitos T_1 não desprezíveis à quantificação DSC-MRI. (A) Função de entrada arterial (AIF) estimada. As várias linhas cheias correspondem aos ângulos de inclinação (AI) diferentes (aumentando o ângulo de inclinação com o nível cinza que diminui). As linhas cheias pretas correspondem às curvas na ausência do efeito T_1. (B) Fluxo sanguíneo cerebral estimado (CBF est) para os dados correspondentes à substância cinza normal (fluxo sanguíneo cerebral = 60 mL/100 g por minuto). A figura mostra a mediana (± desvio semi-interquartil) como função de ângulo de inclinação. As várias linhas cheias correspondem a tempos de repetição diferentes (aumentando com o nível cinza crescente). As simulações foram feitas com tempo de eco (TE) = 20 ms, tempo de repetição (TR) = 500 ms e relação sinal/ruído (SNR) = 500. (Modificada a partir das figuras publicadas anteriormente em Calamante *et al.* 2007, © 2007, Wiley-Liss, Inc.[56]).

ção de entrada arterial, já que o sangue que passa por cortes caudais pode passar por um número maior de pulsos de radiofrequência (RF). Simulações numéricas recentes sugeriram que esses efeitos T_1 podem ser uma fonte de erro importante (p. ex., Fig. 11.5) e que o ângulo *flip* deve ser otimizado não só para produzir a relação sinal/ruído (SNR) alta, mas também para limitar os efeitos T_1.[56]

"Deslocamento do *voxel*" (registro impreciso)

Pela alta resolução temporal exigida para a caracterização precisa da passagem do *bolus*, as imagens ecoplanares são atualmente a técnica mais comum de produção de imagens diagnósticas usada para medir a perfusão cerebral. Entretanto, as imagens ecoplanares sofrem de uma série de artefatos de imagem,[58] que devem ser levados em consideração ao interpretar os mapas calculados. Uma das maiores fontes de artefato nas imagens ecoplanares está relacionada com a largura de banda muito baixa por *pixel* na direção de codificação de fase (~ 10 Hz/*pixel*), responsável por artefatos como artefato de mudança química e distorção de imagem geométrica perto da interface entre dois materiais com propriedades de suscetibilidade diferentes (p. ex., ar-tecido e osso-tecido).[58] Esses artefatos não são exclusividade do DSC-MRI, mas comuns a qualquer aplicação de imagens ecoplanares. Mas há um outro artefato de imagens ecoplanares que

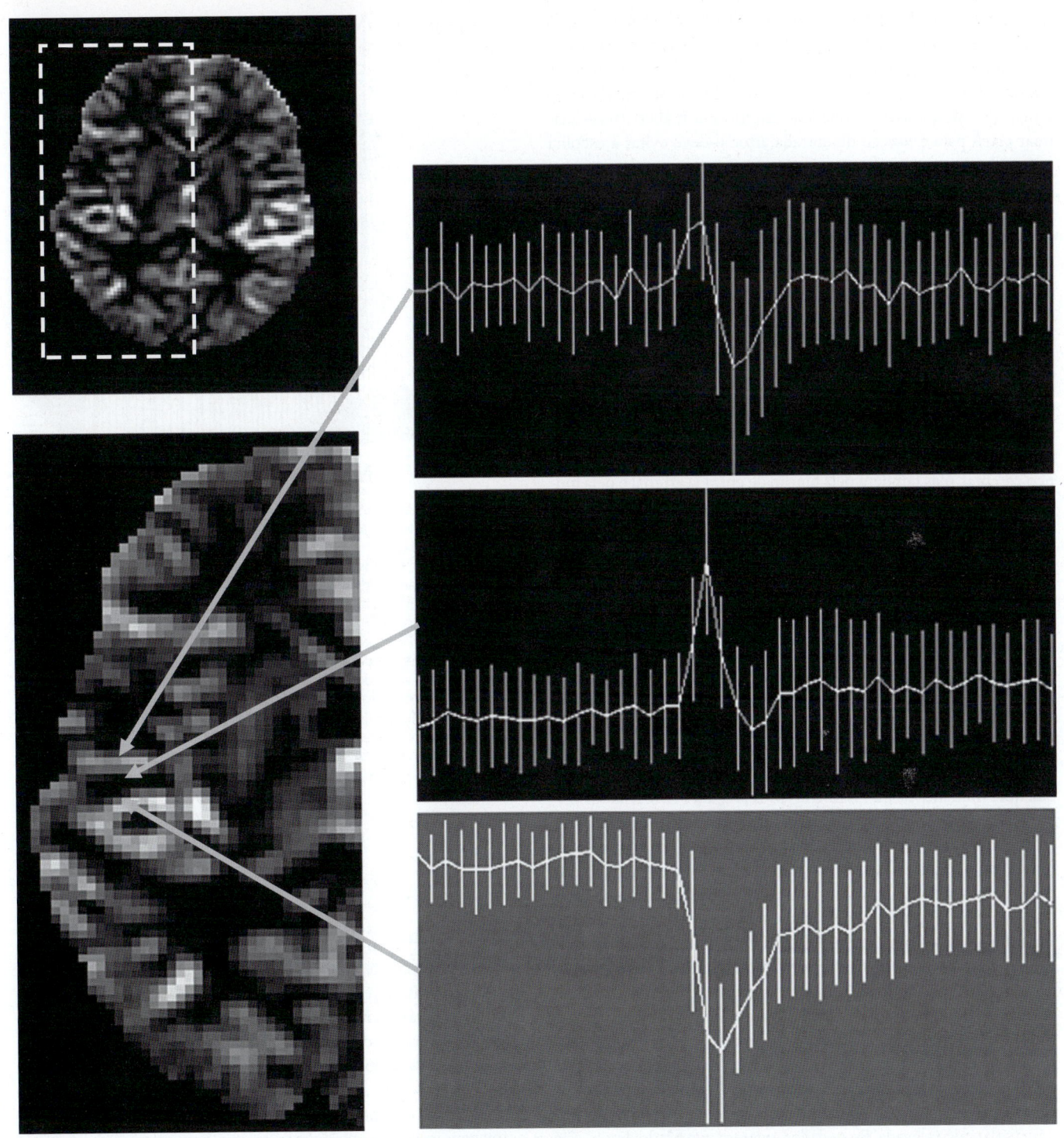

Fig. 11.6 Registro inadequado de artefato introduzido pela passagem do *bolus* de meio de contraste. A figura acima à esquerda mostra um mapa do volume sanguíneo cerebral. A imagem na parte inferior à esquerda mostra uma versão com *zoom* da seção do mapa do volume sanguíneo cerebral indicado com o retângulo tracejado. Os gráficos à direita correspondem aos cursos de tempo intensidade-sinal em três *pixels* (indicados pelas setas na imagem com *zoom*). Conforme pode ser visto, os dados do curso de tempo ficaram distorcidos nos gráficos de cima e do meio, com uma forma irreal (observe que os gráficos são representações de intensidade de sinal e não de concentração de contraste). Em particular, a intensidade do sinal-intervalo de tempo no gráfico do meio tem a forma de "pico", correspondendo ao volume sanguíneo cerebral negativo no mapa.

é introduzido pela presença do *bolus* do meio de contraste em si. Pelas propriedades paramagnéticas do meio de contrate, a falta de homogeneidade do campo local é criada *durante* a passagem do *bolus*, introduzindo o registro impreciso da veia e distorcendo a curva de tempo de sinal nos *pixels voxels* perto dos limites da veia; [59] que é ilustrado na Figura 11.6. Conforme pode ser visto na figura, este tipo de artefato pode produzir alguns *pixels* com fluxo sanguíneo cerebral negativo errôneo (causado por concentração de contraste negativa artificial durante a primeira passada). Então, deve-se ter em mente que o sinal próximo das grandes veias pode ser artificial quando as imagens ecoplanares são usadas. Também se deve ter em mente que esta fonte de artefato pode influenciar a medição da função de entrada arterial e qualquer critério automático para selecionar *pixels* para a função de entrada arterial deve evitar a escolha errada desses *pixels* artificiais.

Parâmetros de Resumo

Os parâmetros de resumo podem ser calculados diretamente a partir da forma da primeira passada do *bolus* de meio de contraste, como o tempo para o pico, concentração máxima de pico, AUP e tempo de chegada do *bolus* (BAT). O uso desses parâmetros de resumo era muito popular porque eles não exigiam a medição da função de entrada arterial (vide também método de deconvolução) e pode ser gerado de forma mais clara que o fluxo sanguíneo cerebral e o tempo médio de trânsito. Entretanto, estudos pioneiros observam que nenhum dos parâmetros oferece medições diretas de perfusão[60] já que a forma da primeira passada é influenciada não somente pelo fluxo sanguíneo cerebral, mas também pela função de entrada arterial e pela função de resíduo do tecido (vide Equação 11.2). Consequentemente, as mudanças nos parâmetros de resumo podem representar não somente mudanças de perfusão, mas também mudanças nas condições de injeção (volume injetado, fator de injeção e tamanho da cânula) na estrutura vascular e/ou no débito cardíaco do paciente.[61] Então, nem sempre é claro interpretar os parâmetros de resumo observados em termos da fisiologia do paciente. Apesar desses problemas, os parâmetros de resumo são geralmente usados como marcadores fisiológicos (p. ex., tempo para o pico, concentração máxima de pico são usados como medição do fluxo sanguíneo cerebral). Mas, simulações numéricas recentes demonstraram que isso pode levar a erros muito grandes e que esses parâmetros podem variar sobre uma grande faixa sem qualquer mudança de perfusão[61] (p. ex., Figura 11.7). Esta variabilidade foi reduzida, apesar de não eliminada, quando valores relativos (calculando proporções ou diferenças com relação a um valor de referência) de parâmetros de resumo foram calculados. Por isso, apesar de os mapas de parâmetros de resumo comprovadamente oferecerem informações clínicas muito importantes, é essencial que elas sejam interpretadas com cautela. A Figura 11.8 mostra um exemplo de dados de um paciente com estenose carótida interna direita. As figuras mostram uma anormalidade extensa ao longo do hemisfério direito em vários parâmetros de resumo (BAT e tempo para o pico prolongados e aumento na AUP). Entretanto, o mapa de concentração máxima de pico é simétrico, indicando que não há redução na altura do pico. Esses mapas indicam que o pico no lado direito está atrasado (na chegada e no tempo para o seu valor máximo), mas tem altura normal e área sob o pico elevada. Esses dados sugerem que o lado direito está no estágio de autorregulação, com vasodilatação (área sob o pico elevada), tempo para o pico prolongado (pico mais amplo) e fluxo sanguíneo cerebral possivelmente normal (concentração máxima de pico normal). É importante observar que essas são especulações fundamentadas nos mapas de parâmetros de resumo, e este fato ilustra a dificuldade em interpretar esses mapas.

Movimento

O movimento do paciente pode ser uma fonte significativa de artefato no DSC-MRI. Já que esta técnica envolve a injeção rápida de *bolus* de meio de contraste, existe uma chance elevada de haver movimento do paciente ao tempo da injeção. Dependendo do tamanho do movimento, o artefato pode ser tão sério a ponto de tornar os dados imprestáveis. Mas esse não é sempre o caso. Se o movimento (mesmo um grande deslocamento) somente ocorrer durante a injeção do *bolus* os dados ainda podem ser usados: já que o *bolus* leva alguns segundos para alcançar o cérebro, podem-se obter dados de boa qualidade durante a passagem do *bolus*. Mas não se devem usar as imagens iniciais (antes do movimento) para calcular a imagem de referência, já que geralmente elas não corresponderiam anatomicamente a posição após o movimento. Apesar de se poder usar métodos de registro de imagem para corrigir o movimento do paciente, [62] eles nem sempre resolvem o problema. Isso se dá porque a cobertura espacial limitada é geralmente obtida (pela exigência de resolução temporal) e é comum ter intervalos relativamente grandes entre os cortes obtidos. Consequentemente, apesar de o movimento no plano poder ser corrigido de forma precisa, a correção do movimento por intermédio do plano pode ser difícil pelos efeitos de *spin-history*.

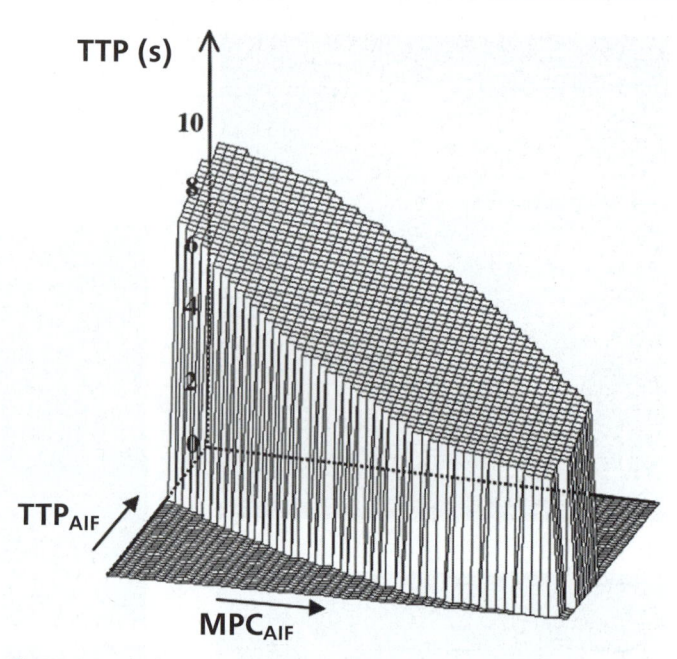

Fig. 11.7 Resultados obtidos utilizando simulações numéricas para a dependência do tempo ao pico (TTP) do tecido em uma faixa de valores para a função de entrada arterial (AIF) (caracterizada por sua concentração máxima de pico [MPC] e TTP, indicadas como MPC_{AIF} e TTP_{AIF} na figura). A figura mostra um diagrama tridimensional do MTT do tecido como função da AIF para a substância cinza normal (ou seja, o fluxo e o volume sanguíneos cerebrais e MTT foram mantidos constantes e somente a forma da AIF variou nas simulações). Pode ser visto que apesar do valor de perfusão fixo, a AIF pode influenciar enormemente o valor de TTP real do tecido, que abrange uma grande margem, variando aproximadamente entre 4 e 10 s. Então, a comparação entre pacientes dos valores de TTP ou classificação de tecidos com base em limites de TTP deve ser feita com cautela. Observe que o TTP do tecido só foi calculado para uma faixa realista de AIFs e fora desta faixa seu valor foi ajustado para zero para fins de exibição. (Figura publicada anteriormente em Perthen et al. 2002, © 2002, Wiley-Liss, Inc.[61])

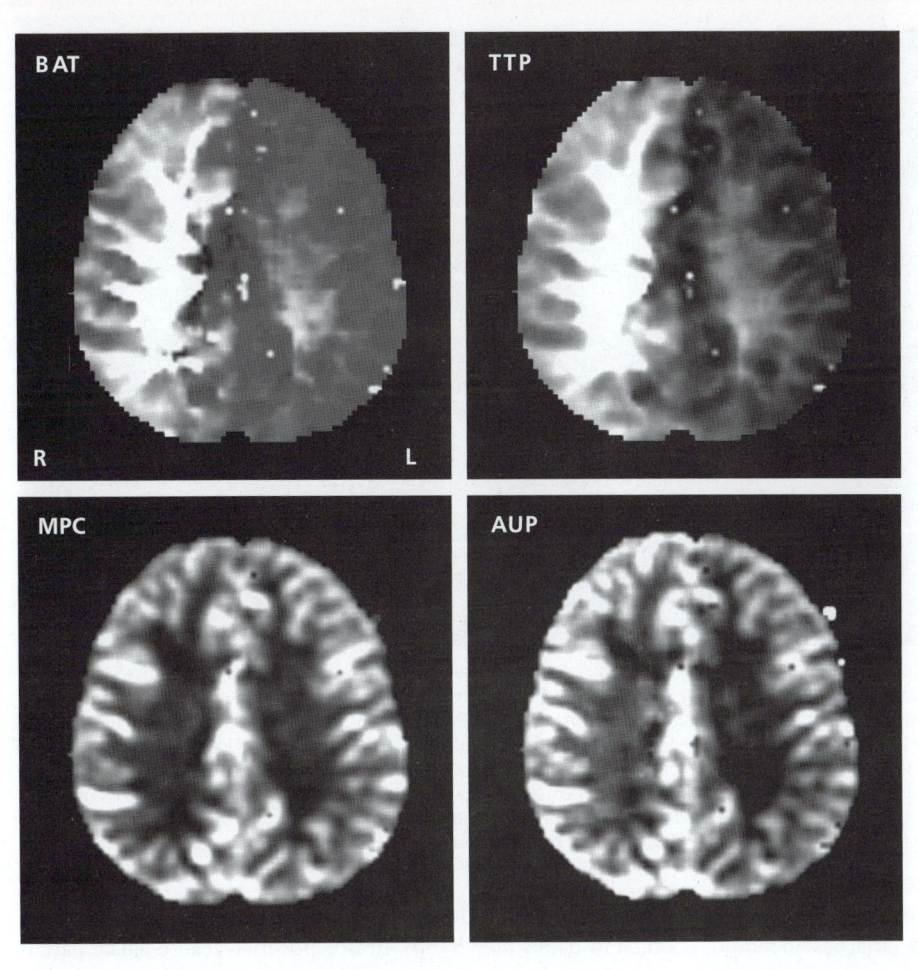

Fig. 11.8 Mapas de resumo de parâmetro (tempo de chegada do *bolus*) [BAT], tempo ao pico [TTP], pico de concentração máxima [MPC] e área sob o pico [AUP]) calculados a partir dos dados adquiridos em um paciente com estenose carótida interna direita. Uma área extensa do BAT e TTP prolongados e aumento na AUP podem ser vistos no hemisfério direito. Mas o mapa de MPC é simétrico.

Arterial spin labeling (ASL)

Existem vários problemas que podem possivelmente introduzir erros na quantificação de perfusão utilizando a codificação de *spin* pela artéria (ASL). A maioria desses problemas afeta a CASL contínua e a PASL pulsada, apesar de o grau variar. As principais possíveis fontes de erros são descritas a seguir.

Tempo de trânsito

O tempo de trânsito (δ) do sangue codificado do local da codificação para o local de troca diminui a sensibilidade das técnicas de ASL. Isso se origina na perda de codificação de magnetização por meio do relaxamento T_1 (Cap. 8). Esse efeito é mais importante nas técnicas de CASL contínua pela distância muito maior que o sangue tem de percorrer entre a codificação e os locais de troca. Mas vem sendo demonstrado que o tempo de trânsito nos métodos de PASL pulsada geralmente não pode ser negligenciado.[63,64] Então, os tempos de trânsito podem ser uma fonte significativa de erro para ambas as metodologias de ASL. A presença do tempo de trânsito em si não introduz erros, já que o modelo usado para a quantificação da perfusão pode ser facilmente modificado para levar em consideração um δ finito.[65,67] O principal problema com os tempos de trânsito é que eles podem ser muito heterogêneos em todo o cérebro,[68,69] particularmente na presença de anormalidades[70] ou durante a atividade do cérebro.[64] Então, para evitar erros gerados pelos tempos de trânsito, não somente o modelo deve explicar os efeitos do tempo de trânsito, mas também os tempos de trânsito devem (em condições ideais) ser determinados *pixel* por *pixel*. A SNR baixa das imagens de diferença ($\Delta M(t)$) obtidas utilizando a ASL torna a determinação de δ pixel por pixel muito passível de falhas. E apesar de, no princípio, médias suficientes poderem ser adquiridas para oferecer um ajuste preciso, isso não é viável na prática.

Existem vários métodos para o problema do tempo de trânsito. Em primeiro lugar, o tempo de trânsito pode ser desprezado. Apesar de falso, este método era comum na PASL pulsada porque simplificava a quantificação de perfusão.[71,72] Com esta hipótese, as medições feitas em um único tempo de inversão (TI) podem ser usadas para quantificar o fluxo sanguíneo cerebral.[72] Entretanto, são introduzidos erros significativos, e a medição depende do TI escolhido. Por isso, esse método não é recomendado.

O segundo método consiste em incluir o tempo de trânsito no modelo, mas supondo que ele seja homogêneo em todo o cérebro [73] ou em regiões relativamente grandes (p. ex., um único valor para a substância cinza).[74] Dessa forma, não é exigido um ajuste *pixel* por *pixel* para δ. Mas vem sendo demonstrado a que distribuição de tempos de trânsito não registrada na região de interesse pode levar à avaliação da perfusão abaixo do valor real.[75,76]

O terceiro método para o problema do tempo de trânsito é o uso de uma sequência menos sensível a tempos de trânsito. Foram sugeridas modificações de sequência para a CASL contínua e a PASL pulsada para obter esse efeito. Por exemplo, Alsop e Detre [65] introduziram um atraso pós-marcação (entre o fim do período de

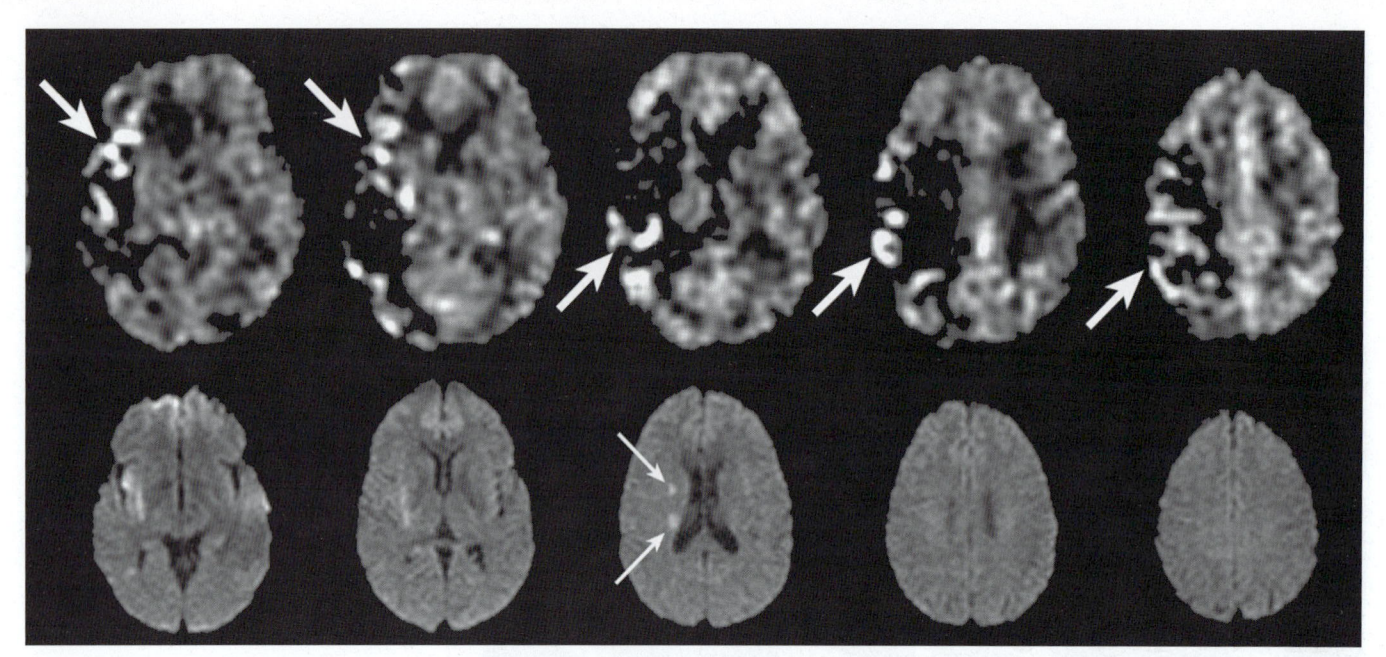

Fig. 11.9 Efeitos do trânsito arterial retardado em pacientes com estenose da artéria cerebral média direita. Fileira de cima: imagens de MR de perfusão de CASL contínua *multislice* adquiridas de forma penetrante mostram hipoperfusão focal no território da artéria cerebral média direita, assim como trânsito arterial cortical retardado (setas mais compactas). Foi usado um atraso de 1,5 s pós-codificação. Fileira de baixo: imagens ponderadas em difusão adquiridas agudamente mostram hiperintensidade confinada ao território da artéria cerebral média subcortical (setas mais finas). Apesar de os efeitos da CASL contínua no tecido do cérebro serem pequenos, os efeitos no espaço intravascular podem ser relativamente grandes. Esse efeito pode levar a sinal intraluminal brilhante em pacientes com trânsito arterial retardado, conforme visto nesta figura. Entretanto, acredita-se que essas áreas brilhantes representem a presença de circulação colateral e, apesar de elas introduzirem imprecisões na quantificação de fluxo sanguíneo cerebral, essas áreas podem ser usadas para avaliar o fluxo colateral para áreas hipoperfundidas. (Figura gentilmente cedida pelo Dr. John A. Detre e publicada anteriormente em Chalela *et al.* 2000, © 2000, American Heart Association, Inc.[78]

marcação e a aquisição da imagem) na sequência de CASL contínua convencional para reduzir a sensibilidade a variações no tempo de trânsito (desde que o atraso seja maior que o tempo de trânsito arterial mais longo na imagem). Para a PASL pulsada, Wong *et al.*[77] modificaram as sequências convencionais de PASL pulsada introduzindo pulsos de saturação no corte da imagem (imagens quantitativas de perfusão utilizando uma única subtração [QUIPSS]) ou no local da codificação (QUIPSSII), que demonstraram reduzir a sensibilidade aos tempos de trânsito. Ambos os métodos são efetivos somente se os parâmetros de sequência de tempo satisfizerem certas condições,[65,77] e essas podem-se tornar impraticáveis se o tempo de trânsito for muito longo, como nos pacientes com anormalidades cerebrovasculares (p. ex., Figura 11.9). A principal desvantagem dessas técnicas é a redução do sinal de perfusão por declínio de T_1. Além disso, a sensibilidade reduzida é basicamente válida na substância cinza, enquanto a substância branca mantém sensibilidade significativa a tempos de trânsito (p. ex., Figura 2 em Alsop e Detre[65]). Um outro método alternativo para reduzir a sensibilidade a tempos de trânsito na PASL pulsada é reduzir a distância que o sangue tem de percorrer para o local de troca, por exemplo, utilizando pulsos com perfis de corte melhores,[79] ou permitindo uma interação entre os perfis de fatia da codificação e pulsos de imagem, mas corrigindo este efeito.[80]

Deve ser observado que a medição do tempo de trânsito envolve a obtenção de quantidades consideráveis de dados e, consequentemente, isso pode demorar muito tempo. Para os métodos de PASL pulsada, a forma convencional de medir o tempo de trânsito é obter imagens ΔM em vários tempos TI e ajustar os dados com um modelo que inclua o tempo de trânsito como variável.[66,67] A medição do tempo de trânsito na CASL contínua pode ser feita obtendo dados com vários atrasos pós-marcação e ajuste para δ com o modelo correspondente.[81] Foram sugeridos mais recentemente vários métodos para avaliar o tempo de trânsito arterial de forma mais eficiente sob o ponto de vista do tempo. Por exemplo, a aquisição *Look-Locker* (ou seja, uma única inversão seguida por múltiplas aquisições sucessivas) foi usada na PASL pulsada,[82,83] e a obtenção de imagens na presença e na ausência de gradientes apropriados de *crisher* vascular foi sugerida para a CASL contínua.[84]

Tempo de influxo

O tempo de influxo (τ) é definido em um estudo de PASL pulsada como o tempo que leva para o sangue não codificado girar acima da região de codificação para alcançar a fatia. As técnicas de PASL pulsada envolvem o uso de uma fatia grossa de codificação ampla (tipicamente uma inversão) posicionada próxima ao corte de imagem (p. ex., uma marcação de sinal de imagens ecoplanares com RF alternada [EPISTAR][85]), ou o uso de um pulso de inversão não seletivo (p. ex., na recuperação de inversão sensível ao fluxo alternada [FAIR][72]). Em razão do comprimento finito da fatia grossa de marcação, existe um tempo de influxo T em que a borda distante da fatia grossa alcança a fatia da imagem. Depois desse tempo τ, o sangue não codificado troca com a magnetização do tecido. Apesar de uma inversão não seletiva ser usada nas sequências tipo FAIR, um tempo de influxo semelhante pode ser observado na prática pelo comprimento finito das bobinas geralmente usadas nos estudos clínicos (p. ex., bobinas de cabeça). Conforme o sangue não codificado estiver presente, a diferença entre o controle e as imagens codificadas (o sinal ΔM ponderado em perfusão) é reduzida comparada ao o caso ideal de uma fatia grossa codi-

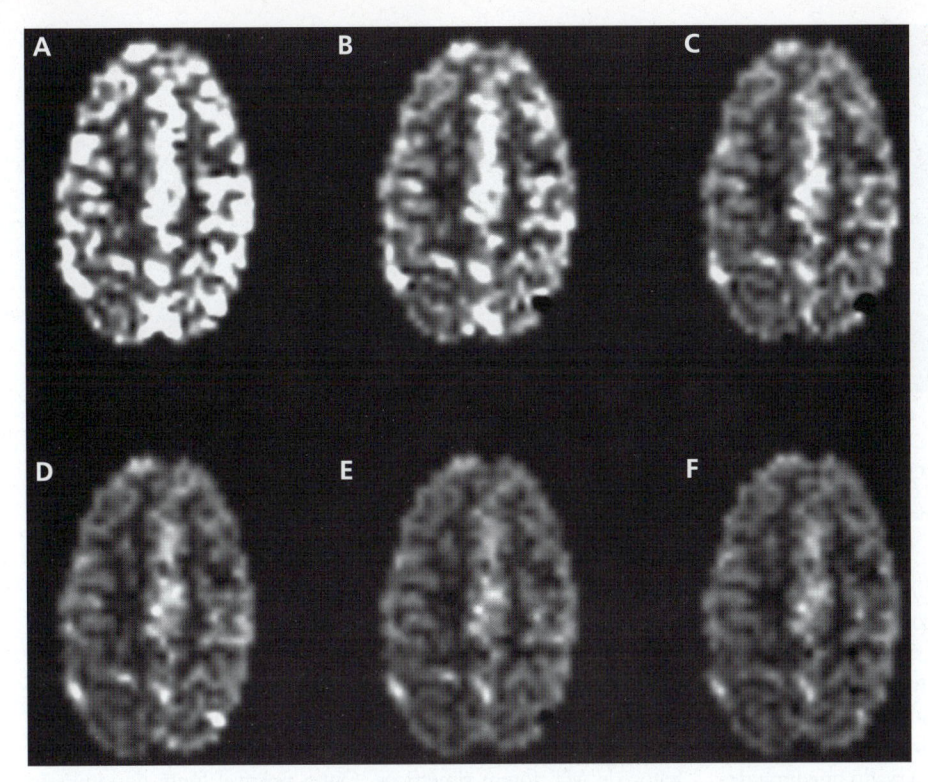

Fig. 11.10 Efeito de gradientes *crusher* no sinal de ASL. A figura mostra imagens de sinal ponderado em perfusão utilizando CASL contínua, calculada para seis valores diferentes da amplitude do gradiente *crusher* bipolar: (A) 0; (B) 0,24; (C) 0,48; (D) 0,96; (E) 1,43; e (F) 1,7 G/cm. A largura de cada gradiente de pulso era de 6 ms e a separação entre os pulsos era de 2 ms. Conforme pode ser visto na figura, uma fração substancial do sinal dos *spins* da água arterial marcada foi triturada (do inglês, *Crushed*) nas altas amplitudes de gradiente bipolar (Figura gentilmente cedida pelo Dr. Frank Q. Ye e publicada anteriormente em Ye et al. 1997, © 1997, Wiley-Liss, Inc.[87]).

ficada infinitamente ampla ($\tau = \infty$). Se esse efeito não for levado em consideração no modelo de quantificação, pode-se obter uma avaliação da perfusão abaixo do valor real [66,86]. Então o TI usado nas medições de PASL pulsada deve ser < τ ou este parâmetro deve ser incluído na análise (seja como variável extra a ser determinada ou como valor fixo, se conhecido).

Existe um outro problema relacionado com tempos de influxo que devem ser levados em consideração ao quantificar dados de PASL pulsada. Em decorrência dos longos tempos de exame exigidos para compensar a SNR baixa da PASL pulsada, o tempo de *delay* entre as múltiplas aquisições é geralmente diminuído a um nível mínimo. Mas se esse atraso for curto o bastante para que a água do sangue não relaxe completamente (ou seja completamente substituída pelo sangue não codificado) até o tempo da codificação posterior, o histórico de *spin* do sangue irá confundir o estado de codificação para imagens posteriores.[67] Mais uma vez, se esse efeito não for levado em consideração no modelo da PASL pulsada, serão introduzidos erros na quantificação de perfusão.[67] Um método alternativo é modificar a sequência de PASL pulsada de forma que o comprimento de tempo do *bolus* de codificação seja bem definido. Esse método é a base das sequências QUIPSS.[77] Conforme mencionado acima, é aplicado um pulso de saturação à fatia da imagem (QUIPSS) ou região a codificar (QUIPSSII), de forma que seja obtido o *bolus* codificado com largura temporal bem definida.[77]

Sinal intravascular

O modelo de compartimento único para a quantificação de fluxo sanguíneo cerebral presume que o sinal venha exclusivamente da água do tecido (Capítulo 8). Mas a água codificada ainda no sangue irá contribuir para o sinal de ASL. Consequentemente, o sinal do sangue deve ser eliminado. Conforme discutido no Capítulo 8, isso pode ser obtido incluindo gradientes de pulso de "difusão" (gradientes tipicamente bipolares) na sequência ASL, que irá seletivamente extinguir o sinal da água em movimento (p. ex., Figura 11.10).[87] Por outro lado, algumas das modificações de sequência introduzidas para minimizar a sensibilidade ao tempo de trânsito (o uso de *delay* pós-marcação na CASL contínua e QUIPSSII) também reduziram a sensibilidade ao sinal intravascular: o período de *delay* nessas sequências permite que a maior parte do sangue codificado troque/flua pelo corte.[65,77] Isso está ilustrado na Figura 11.11 para o caso da CASL contínua. Finalmente, um método alternativo para lidar com o efeito do sinal intravascular é modificar o modelo de quantificação para incluir o compartimento intravascular (vide adiante).

Eficiência da codificação *(labeling)*

O tamanho do sinal (ΔM) ponderado em perfusão depende da eficiência da codificação (α) da sequência ASL. A eficiência da codificação (também conhecida como grau de inversão) reflete a quantidade de codificação e é igual a 1 para a inversão perfeita e 0,5 para a saturação perfeita (vide Capítulo 8 para maiores detalhes). A eficiência de codificação obtida na prática é muito diferente para as sequências de PASL contínua e CASL pulsada. Os valores próximos do ideal $\alpha = 1$ são frequentemente obtidos utilizando pulsos de RF adiabáticos na PASL pulsada. Então, após a calibragem cuidadosa da energia exigida dos pulsos adiabáticos,[88] os erros resultantes de eficiência de codificação mal calculada são geralmente pequenos na PASL pulsada. Por comparação, a eficiência de codificação nos estudos de CASL contínua é muito menor e é altamente afetada por muitos fatores, como as taxas de relaxamento do sangue, velocidade do sangue, pulsabilidade do fluxo e assim sucessivamente.[89] Nos estudos clínicos, a eficiência é mais reduzida pelas limitações de *hardware* e restrições ao depósito de energia: a RF contínua fora da ressonância é frequentemente substituída por uma série de pulsos de RF curtos.[86, 89]

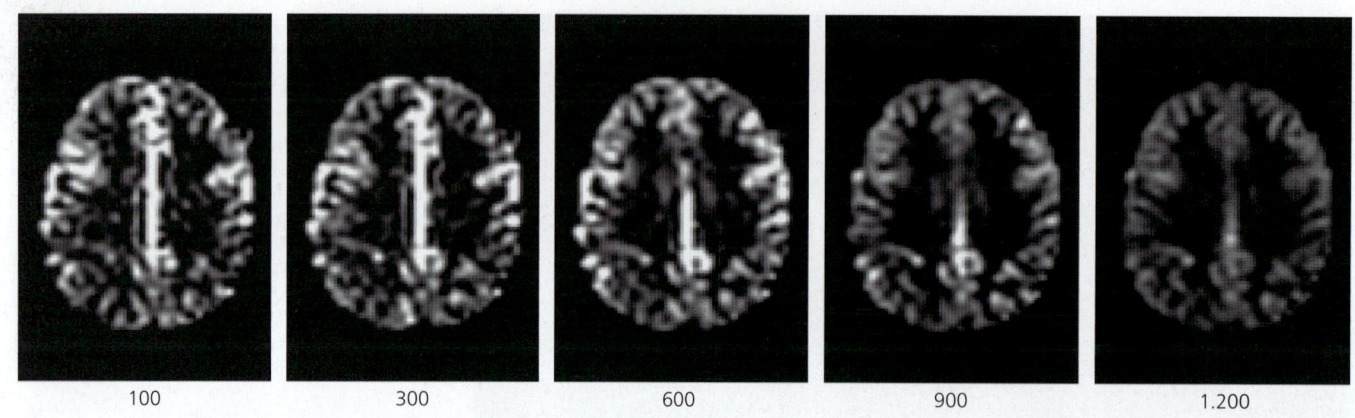

Fig. 11.11 Imagens de perfusão adquiridas utilizando CASL contínua com vários atrasos pós-codificação (indicados em milésimos de segundos sob cada imagem). Com pequenos atrasos, a maior parte do sangue com codificação de *spin* reside no sistema de vasos sanguíneos. Conforme o atraso aumenta, o sangue com codificação de *spin* é distribuído por todo o tecido do cérebro de forma diretamente relacionada com o fluxo sanguíneo cerebral. (Figura gentilmente cedida pelo Dr. David C. Alsop e publicada anteriormente em Thomas e outros 2000, © 2000, IOP Publishing Ltd.[87])

A situação é ainda mais complicada pela CASL contínua multifatia, já que não só a eficiência da imagem da codificação pode estar longe da ideal, mas o mesmo se aplica à eficiência da imagem de controle. Por exemplo, foi demonstrado que o controle de modulado de amplitude para a CASL contínua multifatia sugerido por Alsop e Detre[90] tem eficiência reduzida e é altamente dependente das condições experimentais particulares. Deve ser observado que uma determinação precisa de eficiência da codificação é muito mais complicada na CASL contínua que na PASL pulsada,[91] e um valor presumido ou um valor medido em um paciente diferente é frequentemente usado. Então, um valor errado de eficiência de codificação pode levar a erros significativos na quantificação do fluxo sanguíneo cerebral utilizando CASL contínua. Foi sugerida uma modificação recente ao método de CASL contínua, conhecida como CASL pseudocontínua (ou pseudo-CASL).[92,93] Este método utiliza uma série de pulsos de RF discretos para imitar a inversão adiabática de CASL contínua induzida pelo fluxo. É importante frisar que foi demonstrado que a pseudo-CASL contínua melhorou a eficiência da codificação comparada à CASL contínua,[93] dessa forma reduzindo em parte os problemas relacionados com a eficiência.

Transferência de magnetização (MT)

Conforme descrito no Capítulo 8, os pulsos de RF usados na codificação podem introduzir uma diminuição na intensidade do sinal no corte da imagem por intermédio do efeito indireto de transferência de magnetização (MT). Esse efeito é particularmente importante na CASL contínua em razão dos pulsos muito longos fora da ressonância (alguns segundos) usados para a codificação. Então, quase todos os métodos de ASL também envolvem a aquisição de uma imagem de "controle" em que o sangue não está codificado, mas os mesmos efeitos fora da ressonância estão presentes. Esta imagem é subtraída da imagem codificada para eliminar os efeitos da MT, deixando uma imagem ponderada em perfusão (vide Capítulo 8 para maiores detalhes). Se não for obtida uma eliminação completa de os efeitos da MT, serão introduzidos erros na quantificação de perfusão em virtude de o sinal de MT restante ser considerado relacionado com a perfusão. Uma possível fonte desta eliminação incompleta são as características assimétricas dos efeitos de MT.[94] A imagem de controle pode ser gerada pela modificação do sinal da compensação de frequência do pulso de codificação pela inversão da polaridade do gradiente usado durante a codificação ou pelo protocolo de quatro passos em que a frequência e a polaridade do gradiente são alternadas.[94] O primeiro método presume que o efeito de MT produzido por um pulso fora da ressonância com compensação de frequência $+\Delta\omega$ seja o mesmo produzido com compensação de frequência $-\Delta\omega$. Então, ele só irá produzir a eliminação completa quando os efeitos de MT forem simétricos. Outra possível fonte de saturação incompleta é a aquisição *multislice*. Se quaisquer dos três métodos para obter a imagem de controle mencionada anteriormente forem usados, a eliminação do efeito de MT só irá acontecer em uma fatia, já que o "plano" de controle deve ser simetricamente oposto ao plano de inversão com relação à fatia da imagem. Consequentemente, esses esquemas para adquirir a imagem de controle não são geralmente usados na organização multifatia, e deve ser usado um método diferente (vide Capítulo 8 para maiores detalhes).

Mesmo quando é obtida a eliminação completa do efeito de MT, ela ainda pode introduzir erros na medição de perfusão. Este erro está relacionado com um modelo errôneo para a quantificação da perfusão. Por exemplo, para simplificar o modelo é geralmente presumido que a saturação completa da magnetização macromolecular é obtida durante os períodos de codificação e controle. Mas, pelas limitações de *hardware*, restrições de depósito de energia ou a escolha particular de parâmetros pulso-sequência, somente pode-se obter a saturação parcial das macromoléculas. Neste caso, se este efeito não for considerado no modelo, os valores medidos da perfusão serão errados.[95]

Apesar de os efeitos de MT serem muito menos importantes na PASL pulsada (porque ela usa pulsos relativamente curtos na codificação), uma eliminação completa desses efeitos deve ser assegurada para evitar erros na quantificação de perfusão.

Modelo de quantificação

O modelo de ASL mais comum usado na quantificação da perfusão cerebral é o de compartimento único do cérebro. Neste modelo, presume-se que a água do sangue é um traçador livremente difusível que troca completamente com a água do tecido do cérebro.[15,96-99] A equação de Bloch para relaxamento longitudinal pode ser modificada para incorporar os efeitos da perfusão e da MT. Essa equação é, então, resolvida com as condições iniciais apropriadas e o

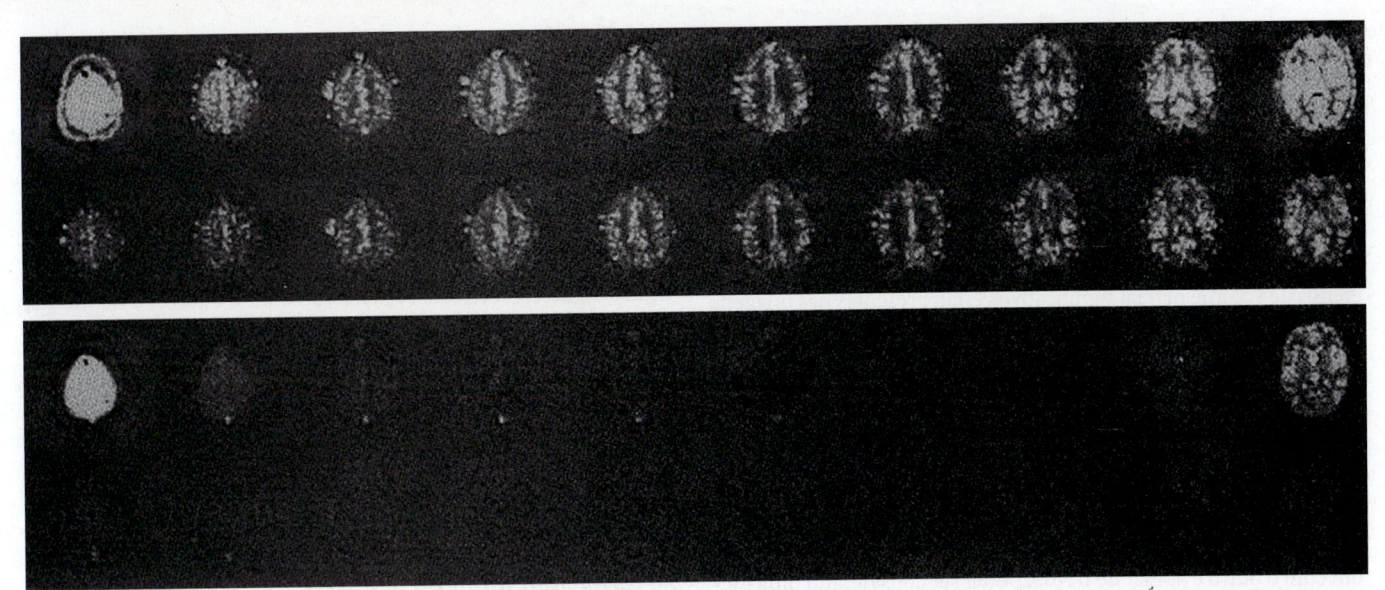

Fig. 11.12 Imagens de perfusão *multislice* FAIR adquiridas pré-contraste utilizando larguras de inversão de codificação seletiva de 50 mm (fileira de cima) e 80 mm (segunda fileira). Imagens FAIR correspondentes adquiridas após o contraste (Gd-DTPA) utilizando 50 mm (terceira fileira) e 80 mm (fileira de baixo). Observe que o sinal artificialmente aumentado nos dois cortes mais externos para o caso 50 mm, refletindo contribuições de tecido sem perfusão. (Figura gentilmente cedida pelo Dr. Jeff H. Duyn e publicada anteriormente em Yongbi et al., 2000, © 2000, Wiley-Liss, Inc.[105]).

estado de magnetização para a água do sangue, e uma expressão ΔM (o sinal ponderado em perfusão) em termos de fluxo sanguíneo cerebral e outros parâmetros (p. ex., T_1, λ, α) é obtida (vide Capítulo 8 para a descrição detalhada).

Mas algumas outras hipóteses às vezes são incluídas para simplificar as equações para a quantificação de perfusão. Por exemplo, alguns estudos de PASL pulsada desprezam a diferença entre a taxa de relaxamento longitudinal do sangue (T_{1a}) e do tecido do cérebro (T_1) (p. ex., o de Kim[72]). Esta hipótese simplifica o relacionamento entre ΔM e o fluxo sanguíneo cerebral, mas já foi demonstrado que ela leva a erros (avaliação exagerada) na quantificação da perfusão, particularmente na substância branca, onde o erro pode ser maior que 100%.[86]

Apesar do modelo de compartimento único ainda ser o modelo mais popular para a quantificação da perfusão utilizando ASL, há muito tempo se reconhece que tem algumas limitações, particularmente em valores de alto fluxo onde sabe-se que a hipótese de troca completa é inválida,[100,101] e alguns estudos sugeriram um modelo modificado para incluir um modelo de troca de dois compartimentos, com um compartimento intravascular e um compartimento extravascular.[102,103] Apesar de os modelos de dois compartimentos oferecerem uma descrição mais completa da perfusão do tecido, eles ainda não são muito usados pois introduzem alguns outros parâmetros desconhecidos que devem ser determinados ou pressupostos a partir dos valores da literatura. Além disso, foi sugerido que a medição de alguns parâmetros do modelo (p. ex., produto da área permeabilidade-superfície ou constante de transferência) não pode ser obtida com segurança com os recursos atuais de MR.[104] Finalmente, existem algumas controvérsias quanto aos efeitos prognosticados por esses modelos para os dados clínicos obtidos em uma intensidade de campo típica de todo o corpo (1,5-3 T). Por exemplo, enquanto os resultados de Zhou et al.[102] sugeriram que o compartimento único é apropriado nesses casos, Parkes e Tofts[103] previram que esse modelo iria estimar a perfusão significativamente acima do valor real, particularmente na substância branca. As possíveis razões para essa controvérsia incluem diferentes valores presumidos para o relaxamento T_1 do sangue e consideração diferente da descarga venosa no modelo.[103]

Erros de subtração

Ambas as técnicas de ASL podem estar sujeitas a erros de subtração de tecido estático. Na teoria, o sinal ΔM na ausência de perfusão (p. ex., amostra estática imaginária) deve ser zero. Entretanto, esse nem sempre é o caso na prática. Por exemplo, uma compensação pode ser observada na CASL contínua em virtude da eliminação incompleta dos efeitos de MT (vide anteriormente), e uma compensação semelhante também pode ser observada na ASL pulsada pela interação entre os perfis de fatia da codificação e os pulsos de imagem.[80,88] Já que o sinal de perfusão é muito pequeno, essa compensação pode introduzir grandes erros na quantificação de perfusão. Para evitar esta fonte de erro, uma calibragem cuidadosa na sequência de pulso da ASL deve ser feita em um *phantom* não fluente. Por outro lado, para reproduzir mais rigorosamente as condições do organismo vivo, a calibragem pode ser feita em seres humanos, depois da injeção de um *bolus* de gadolínio intravenoso. (Gd-DTPA).[105] Pelas propriedades paramagnéticas do meio de contraste, o T_1 da água do sangue é diminuído significativamente, eliminando efetivamente a codificação (Fig. 11.12). Yongbi et al.[105] sugeriram este método como protocolo de calibragem para as sequências de ASL.

Ao estender as sequências de ASL para as imagens *multislice*, deve-se tomar cuidado especial para assegurar que esses erros de subtração sejam cancelados para todos os cortes a fim de evitar erros ao quantificar o fluxo sanguíneo cerebral.

Efeitos de volume parcial

Para aliviar a SNR baixa das imagens ponderadas em perfusão, as dimensões do *voxel* são geralmente muito grandes nos estudos clínicos (não são raros voxels de aproximadamente 3 × 3 × 7 mm). Este também é o caso para os métodos de aquisição tridimensionais recentes (p. ex., fundamentados no gradiente 3D e *spin-echo* [GRASE] [106,107]): para assegurar a cobertura de todo o cérebro, são usados tamanhos de *voxel* relativamente grandes. Consequentemente, efeitos de volume parcial significativos estão presentes nas imagens de perfusão obtidas utilizando ASL. Enquanto o efeito do volume parcial entre as substâncias cinzenta e branca é reduzir a diferença entre as duas (avaliação da perfusão da substância cinza abaixo do valor real e avaliação da perfusão da substância branca acima do valor real), também podem existir problemas de volume parcial com o liquor (introduzindo uma avaliação da perfusão abaixo do valor real) e com as contribuições arteriais (introduzindo uma avaliação da perfusão acima do valor real). Todos esses efeitos irão competir um com o outro e apesar de o *voxel* poder ser considerado uma média ponderada dos componentes individuais, o efeito na perfusão não é direto em decorrência do relacionamento complexo entre perfusão, T_1 e $\Delta M(T_1)$.[70]

Quantificação do fluxo sanguíneo da substância branca

Vem sendo afirmado há algum tempo que a tecnologia atual de MRI não é capaz de quantificar o fluxo sanguíneo cerebral da substância branca com segurança.[69] Os principais motivos para a precisão limitada estão relacionados com a resolução de imagem de ASL relativamente baixa (vide Efeitos do volume parcial) e as perdas de sinal associadas aos tempos de trânsito maiores na substância branca. Então, os resultados da perfusão da substância branca devem ser interpretados com cautela.

Tempo de relaxamento longitudinal – *spin lattice* do sangue

A codificação magnética na água do sangue é perdida pelo relaxamento *spin lattice* (T_{1a}). Então, para explicar este efeito corretamente, é exigida a medida de T_{1a}. Entretanto, uma medição no organismo vivo deste parâmetro não é direta e é geralmente usado um valor presumido, tendo como base estudos anteriores ou valores publicados na literatura. Essa pode ser uma possível fonte de erro na quantificação da perfusão, já que foi demonstrado que a T_{1a} pode ser afetada pelos níveis hematócritos e pela saturação do oxigênio.[108] Apesar de terem sido sugeridos recentemente métodos para medir T_{1a} no organismo vivo,[109,110] eles ainda não são amplamente usados.

Coeficiente de partição hematoencefálica

É prática comum considerar um valor uniforme (tipicamente 0,9 mL/g) para o coeficiente de partição sangue-cérebro (λ) por todo o cérebro ao quantificar a perfusão utilizando técnicas de ASL. Mas foi mostrado que λ pode variar entre os tipos de tecidos e para níveis hematócritos variados.[111] Além disso, λ pode ser influenciado pelos mecanismos fisiopatológicos em desenvolvimento (p. ex., na presença de edema). Foram relatados os valores de 0,93-1,04 e 0,77-0,89 mL/g para as substâncias cinza e branca humana saudáveis, respectivamente.[111] Se for presumido um valor uniforme de 0,9 mL/g, seria introduzida uma avaliação da perfusão na substância cinzenta abaixo do valor real e uma avaliação da perfusão na substância branca acima do valor real. Já que a relação fluxo sanguíneo cerebral/λ é obtida utilizando a ASL,[96] o tamanho dessa avaliação abaixo ou acima do valor real está diretamente relacionado com erro no λ.

Vem sendo afirmado que o problema com o coeficiente de partição sangue-cérebro está relacionado com o equívoco do modelo de ASL[112]: a introdução de parâmetros locais M_0 (isto é, a magnetização de equilíbrio do tecido) e λ, apesar de tecnicamente correta, pode levar à confusão, porque sugere que o sinal de ASL depende do número de parâmetros locais além do fluxo sanguíneo cerebral, dessa forma, escondendo o papel desempenhado pelos parâmetros de sangue globais (isto é, M_{0A}, a magnetização do equilíbrio do sangue).

Arterial spin labeling seletivo

Uma característica razoavelmente própria da ASL é sua habilidade em codificar seletivamente artérias *individuais* (e, consequentemente, caracterizar territórios arteriais individuais) no organismo vivo e de forma não invasiva (vide estudos recentes de Paiva *et al.*[113] e de van Laar *et al.*[114]). Existem duas possíveis fontes de erro que devem ser lembradas ao interpretar mapas obtidos utilizando a ASL seletiva. Primeiro, dependendo do plano de codificação (*labeling*) usado para codificar seletivamente uma artéria em particular, pode ser impossível codificar uma artéria claramente enquanto se evita qualquer codificação indesejada de uma artéria diferente. Por exemplo, Hendrikse *et al.*[115] utilizando um método fundamentado em PASL pulsada relataram que aproximadamente 1/3 dos pacientes teve codificação indesejada da artéria carótida interna proximal ao codificar seletivamente a circulação posterior. Esta codificação indesejada é resultado da configuração anatômica das veias no pescoço e irá introduzir erros na definição espacial dos territórios arteriais e na sua contribuição fracional de fluxo sanguíneo cerebral para a perfusão total. A segunda fonte de erro que deve ser lembrada está relacionada com a eficiência do *labeling* da ASL seletiva: a maioria dos métodos presume eficiência de codificação idêntica para as várias artérias codificadas separadamente. Mas a eficiência do *labeling* pode variar para artérias diferentes (p. ex., por geometria da veia, velocidades do sangue ou metodologia de *tagging*), que irá introduzir erros no método de ASL seletiva. Wong[116] sugeriu recentemente uma possível solução para este problema: as eficiências do *labeling* dos exames com marcação dos vasos são medidas com relação à eficiência do exame de ASL não seletiva (padrão) e usadas para corrigir o grau diferencial de eficiência do *labeling* (Fig. 11.13).

Movimento

O movimento do paciente pode ser uma fonte significativa de artefato na ASL. Mas a fonte deste artefato é diferente da do DSC-MRI. Na ASL, o movimento pode surgir do tempo de exame muito longo exigido para adquirir dados suficientes para quantificar a perfusão de forma precisa. Já que as imagens ponderadas em perfusão têm SNR baixa, são frequentemente exigidas muitas médias (tipicamente ~ 30). A aquisição de imagens múltiplas em vários TI também

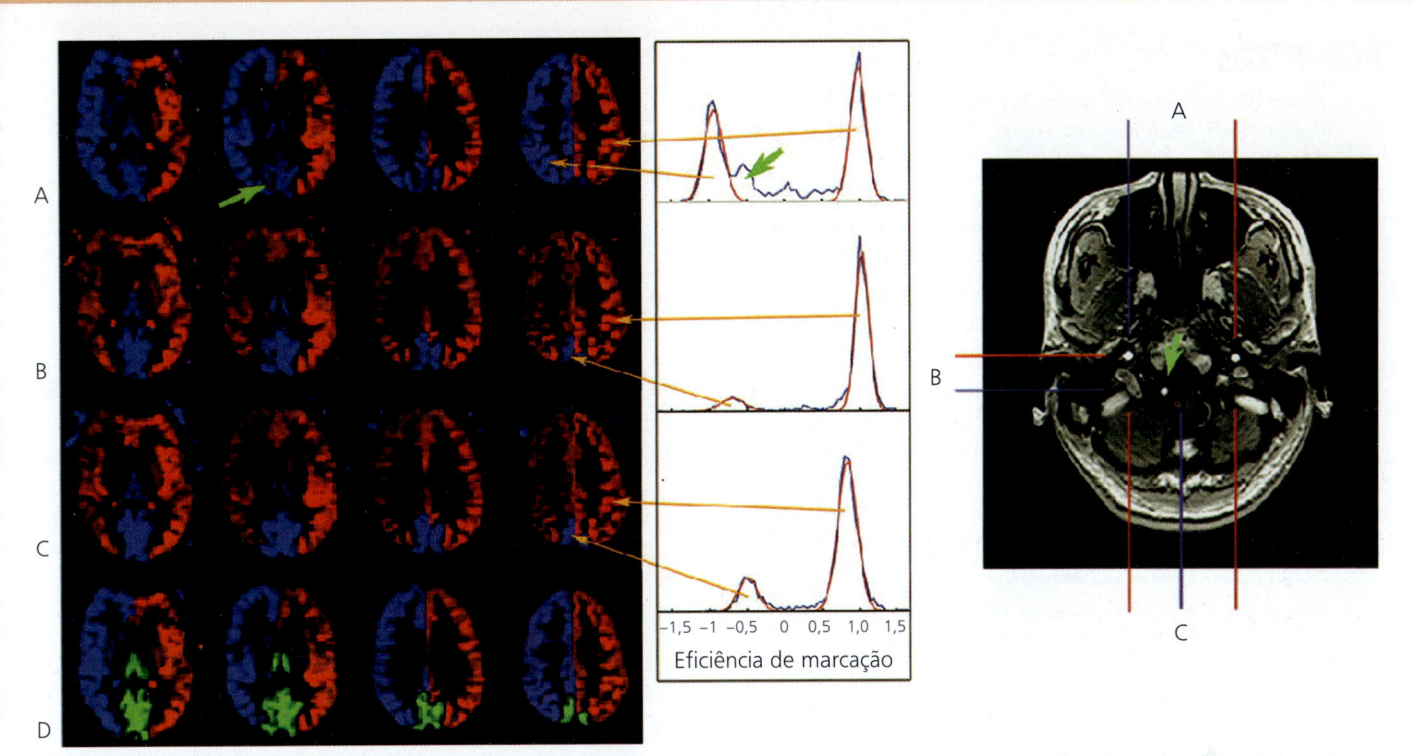

Fig. 11.13 São mostrados, à esquerda, os mapas de território de perfusão. Em cada mapa, o sinal de ASL calculado a partir de cada território é mostrado conforme a intensidade dos canais vermelho, azul ou verde da escala de cores RGB. Os histogramas no centro mostram a eficiência de marcação medida nos exames codificados dos vasos com relação aos exames de ASL não codificados. Os dados do histograma são mostrados em azul, e as funções gaussianas nos picos dos histogramas são mostradas em vermelho. Os centros das funções gaussianas são usados como eficiências de marcação estimadas para cada vaso. A imagem à direita mostra as geometrias de marcação usadas para obter imagens nas fileiras A, B e C. As linhas vermelhas e azuis representam os locais que são colocados em contraste. Na fileira A, são contrastadas as carótidas esquerda e direita. Observe que a artéria vertebral direita é proeminente neste paciente, o que leva a um agrupamento incorreto do território posterior com o território da carótida direita (vide setas verdes). Na fileira B, as artérias carótida e vertebral estão claramente contrastadas e, na fileira C, é obtido o mesmo contraste utilizando a separação esquerda-direita desses vasos e beneficiando-se da natureza periódica das bandas de *tay-control* no plano de marcação. A fileira D mostra uma separação de três vasos utilizando os dados das fileiras A e B. (Figura gentilmente cedida pelo Dr. Eric C. Wong e publicada anteriormente em Wong 2007, © 2007, Wiley-Liss, Inc.[116]).

pode ser exigida na ASL pulsada para caracterizar corretamente os vários parâmetros para a quantificação da perfusão (fluxo sanguíneo cerebral, tempo de trânsito, tempo de influxo etc.) Além disso, é exigido um mapa de tempo T_1 de relaxamento longitudinal para a quantificação de perfusão. Então, são comuns tempos de exame de 10-15 minutos, que podem ser muito suscetíveis ao movimento do paciente. Podem ser usados métodos de registro de imagens para reduzir os efeitos do movimento; entretanto a correção do movimento por meio do plano pode ser problemática pelo pequeno número de cortes frequentemente usados. A sensibilidade a artefatos de movimento pode ser significativamente reduzida pela exploração das várias características que melhoram a qualidade da ASL. Por exemplo, a combinação de pseudo-CASL contínua, supressão de fundo (um conjunto de pulsos de RF adicionais projetados para anular o sinal de tecido estático[117]), aquisição tridimensional, intensidade de campo alta e bobinas de exibição receptoras eficientes foram recentemente demonstrados como fatores que permitem tempos de aquisição de dados de ASL comparáveis àqueles utilizados nos estudos de DSC-MRI.[107]

Conclusões

Conforme discutido neste capítulo, alguns fatores podem afetar a precisão da quantificação do fluxo sanguíneo cerebral utilizando a MRI. Entretanto, os possíveis problemas aqui descritos não devem impedir o uso de DSC-MRI e da ASL para avaliar a situação da perfusão nos estudos clínicos e de pesquisa. Ambas as metodologias são técnicas muito poderosas que oferecem informações únicas sobre a hemodinâmica cerebral. Elas têm sido amplamente usadas para a avaliação e a gestão de pacientes além de ser uma ferramenta valiosa nos estudos experimentais. Elas têm desempenhado e continuarão a desempenhar um papel importante na avaliação por MR de pacientes. As soluções para muitos dos problemas discutidos neste capítulo são objeto de estudo de pesquisa atual. No meio tempo, esses problemas devem ser levados em consideração sempre que a MR for usada para medir a perfusão, e os usuários dessas técnicas devem estar cientes dos possíveis problemas a fim de evitar a má interpretação dos resultados e para tirar o máximo proveito das informações fisiológicas valiosas fornecidas pela MR da perfusão.

Referências

1. Rosen BR, Belliveau JW, Vevea JM, Brady TJ. Perfusion imaging with NMR contrast agents. *Magn Reson Med* 1990; **14**: 249–265.
2. Weisskoff MRI, Zuo CS, Boxerman JL, Rosen BR. Microscopic susceptibility variation and transverse relaxation. Theory and experiment. *Magn Reson Med* 1994; **31**: 601–610.
3. Kiselev VG. On the theoretical basis of perfusion measurements by dynamic susceptibility contrast MRI. *Magn Reson Med* 2001; **46**: 1113–1122.
4. van Osch MJP, Vonken EPA, Viergever MA, van der Grond J, Bakker CJG. Measuring the arterial input function with gradient echo sequences. *Magn Reson Med* 2003; **49**: 1067–1076.
5. Kjolby BF, Østergaard L, Kiselev VG. Theoretical model of intravascular paramagnetic tracers effect on tissue relaxation. *Magn Reson Med* 2006; **56**: 187–197.
6. Akbudak E, Conturo TE. Arterial input functions from MR phase imaging. *Magn Reson Med* 1996; **36**: 809–815.
7. Calamante F, Connelly A, van Osch MJP. Non-linear ΔR_2^* effects in perfusion quantification using bolus-tracking MRI. *Magn Reson Med* 2009; **61**: 486–492.
8. Rempp KA, Brix G, Wenz F et al. Quantification of regional cerebral blood flow and volume with dynamic susceptibility contrastenhanced MR imaging. *Radiology* 1994; **193**: 637–641.
9. Schreiber WG, Gückel F, Stritzke P et al. Cerebral blood flow and cerebrovascular reserve capacity: estimation by dynamic magnetic resonance imaging. *J Cereb Blood Flow Metab* 1998; **18**: 1143–1156.
10. Vonken EPA, van Osch MJP, Baker CJG, Viergever MA. Measurement of cerebral perfusion with dual-echo multi-slice quantitative dynamic susceptibility contrast MRI. *J Magn Reson Imaging* 1999; **10**: 109–117.
11. Smith AM, Grandin CB, Duprez T, Mataigne F, Cosnar G. Whole brain quantitative CBF and CBV measurements using MRI bolus tracking: comparison of methodologies. *Magn Reson Med* 2000; **43**: 559–654.
12. Grandin CB, Duprez TP, Smith AM et al. Usefulness of magnetic resonancederived quantitative measurements of cerebral blood flow and volume in prediction of infarct growth in hyperacute stroke. *Stroke* **32**: 1147–1153.
13. Johnson KM, Tao JZT, Kennan RP, Gore JC. Intravascular susceptibility agent effects on tissue transverse relaxation rates in vivo. *Magn Reson Med* 2001; **44**: 909–914.
14. Hedehus M, Steensgaard, Rostrup E, Larsson EBW. Investigation of the linear relation between R_2^* and gadolinium concentration in vivo. In *Proceedings of the 5th International Society for Magnetic Resonance in Medicine*, Vancouver, 1997, p. 1792.
15. Calamante F, Thomas DL, Pell GS, Wiersma J, Turner R. Measuring cerebral blood flow using magnetic resonance techniques. *J Cereb Blood Flow Metab* 1999; **19**: 701–735.
16. Loufti I, Frackowiak RS, Myers MJ, Lavender JP. Regional brain hematocrit in stroke by single photon emission computer tomography imaging. *Am J Physiol Imaging* 1987; **2**: 10–16.
17. Yamamuchi H, Fukuyama H, Nagahama Y, Katsumi Y, Okazawa H. Cerebral hematocrit decreases with hemodynamic compromise in carotid artery occlusion: a PET study. *Stroke* 1998; **29**: 98–103.
18. Calamante F, Gadian DG, Connelly A. Quantification of perfusion using bolus tracking MRI in stroke. Assumptions, limitations, and potential implications for clinical use. *Stroke* 2002; **33**: 1146–1151.
19. Østergaard L, Johannsen P, Poulsen PH et al. Cerebral blood flow measurements by magnetic resonance imaging bolus tracking: comparison with [O-15] H_2O positron emission tomography in humans. *J Cereb Blood Flow Metab* 1998; **18**: 935–940.
20. Østergaard L, Smith DF, Vestergaard-Poulsen P et al. Absolute cerebral blood flow and blood volume measured by magnetic resonance imaging bolus tracking: comparison with positron emission tomography values. *J Cereb Blood Flow Metab* 1998; **18**: 425–432.
21. Lin W, Celik A, Derdeyn C et al. Østergaard L, Powers WJ. Quantitative measurements of cerebral blood flow in patients with unilateral carotid artery occlusion: a PET and MR study. *J Magn Reson Imaging* 2001; **14**: 659–667.
22. Mukherjee P, Kang HC, Videen TO et al. Measurement of cerebral blood flow in chronic carotid occlusive disease: comparison of dynamic susceptibility contrast perfusion MR imaging with positron emission tomography. *AJNR Am J Neuroradiol* 2003; **24**: 862–871.
23. Grandin C, Bol A, Smith A, Michel C, Cosnard G. Absolute CBF and CBV measurements by MRI bolus tracking before and after acetazolamide challenge: repeatability and comparison with PET in humans. *Neuroimage* 2005; **26**: 525–535.
24. Shin W, Horowitz S, Ragin A et al. Quantitative cerebral perfusion using dynamic susceptibility contrast MRI: evaluation of reproducibility and age- and gender-dependence with fully automatic image postprocessing algorithm. *Magn Reson Med* 2007; **58**: 1232–1241.
25. Calamante F, Gadian DG, Connelly A. Delay and dispersion effects in dynamic susceptibility contrast MRI: simulations using singular value decomposition. *Magn Reson Med* 2000; **44**: 466–473.
26. Neumann-Haefelin T, Wittsack H-J, Fink GR et al. Diffusion- and perfusionweighted MRI. Influence of severe carotid artery stenosis on the DWI/PWI mismatch in acute stroke. *Stroke* 2000; **31**: 1311–1317.
27. Calamante F, Ganesan V, Kirkham FJ et al. MR perfusion imaging in moyamoya syndrome. Potential implications for clinical evaluation of occlusive cerebrovascular disease. *Stroke* 2001; **32**: 2810–2816.
28. Calamante F, Willats L, Gadian DG, Connelly A. Bolus delay and dispersion in perfusion MRI: implications for tissue predictor models in stroke. *Magn Reson Med* 2006; **55**: 1180–1185.
29. Wu O, Østergaard L, Weisskoff MRI et al. Tracer arrival timing-insensitive technique for estimating flow in MR perfusion-weighted imaging using singular value decomposition with a blockcirculant deconvolution matrix. *Magn Reson Med* 2003; **50**: 164–174.

30. Smith MR, Lu H, Trochet S, Frayne R. Removing the effect of SVD algorithmic artifacts present in quantitative MR perfusion studies. *Magn Reson Med* 2004; **51**: 631–634.

31. Østergaard L, Chesler DA, Weisskoff MRI, Sorensen AG, Rosen BR. Modeling cerebral blood flow and flow heterogeneity from magnetic resonance residue data. *J Cereb Blood Flow Metab* 1999; **19**: 690–699.

32. Calamante F, Yim PJ, Cebral JR. Estimation of bolus dispersion effects in perfusion MRI using imagebased computational fluid dynamics. *Neuroimage* 2003; **19**: 341–353.

33. Alsop DC, Wedmid A, Schlaug G. Defining a local input function for perfusion quantification with bolus contrast MRI. In *Proceedings of the 10th Annual Meeting of the International Society of Magnetic Resonance in Medicine*, Honolulu, 2002, p. 659.

34. Calamante F, Mørup M, Hansen LK. Defining a local arterial input function for perfusion MRI using independent component analysis. *Magn Reson Med* 2004; **52**: 789–797.

35. Grüner R, Bjørnarå B, Moen G, Taxt T. Magnetic resonance brain perfusion imaging with voxel-specific arterial input functions. *Magn Reson Med* 2006; **23**: 273–284.

36. Lorenz C, Benner T, Lopez CJ et al. Effect of using local arterial input functions on cerebral blood flow estimation. *J Magn Reson Imaging* 2006; **24**: 57–65.

37. Calamante F. Measuring cerebral perfusion using magnetic resonance imaging. In *Vascular Hemodynamics: Bioengineering and Clinical Perspectives*, ed. Yim PJ. Chichester, UK: John Wiley, 2008, p. 245–271.

38. Wirestam R, Ryding E, Lindgren A et al. Absolute cerebral blood flow measured by dynamic susceptibility contrast MRI: a direct comparison with Xe-133 SPECT. *MAGMA* 2000; **11**: 96–103.

39. van Osch MJP, Vonken EPA, Bakker CJG, Viergever MA. Correcting partial volume artifacts of the arterial input function in quantitative cerebral perfusion MRI. *Magn Reson Med* 2001; **45**: 477–485.

40. Boxerman JL, Hamberg LM, Rosen BR, Weisskoff MRI. MR contrast due to intravascular magneticsusceptibility perturbations. *Magn Reson Med* 1995; **34**: 555–566.

41. van Osch MJP, van der Grond J, Bakker CJG. Partial volume effects on arterial input functions: shape and amplitude distortions and their correction. *J Magn Reson Imaging* 2005; **22**: 704–709.

42. Ellinger R, Kremser C, Schocke MFH et al. The impact of peak saturation of the arterial input function on quantitative evaluation of dynamic susceptibility contrast enhanced MR studies. *J Comput Assist Tomogr* 2000; **24**: 942–948.

43. Newbould RD, Skare ST, Jochimsen TH et al. Perfusion mapping with multiecho multishot parallel imaging EPI. *Magn Reson Med* 2007; **58**: 70–81.

44. Zierler KL. Equations for measuring blood flow by external monitoring of radioisotopes. *Circ Res* 1965; **16**: 309–321.

45. Thompson HK, Starmer F, Whalen RE, McIntosh HD. Indicator transit time considered as a gamma variate. *Circ Res* 1964; **14**: 502–515.

46. Levin JM, Kaufman MJ, Ross MJ et al. Sequential dynamic susceptibility contrast MR experiments in human brain: residual contrast agent effect, steady state, and hemodynamic perturbation. *Magn Reson Med* 1995; **34**: 655–663.

47. Kassner A, Annesley DJ, Zhu XP et al. Abnormalities of the contrast re-circulation phase in cerebral tumors demonstrated using dynamic susceptibility contrastenhanced imaging: a possible marker of vascular tortuosity. *J Magn Reson Imaging* 2000; **11**: 103–113.

48. Boxerman JL, Rosen BR, Weisskoff MRI. Signal-tonoise analysis of cerebral blood volume maps from dynamic NMR imaging studies. *J Magn Reson Imaging* 1997; **7**: 528–537.

49. Levin JM, Wald LL, Kaufman MJ et al. T_1 effects in sequential dynamic susceptibility contrast experiments. *J Magn Reson* 1998; **130**: 292–295.

50. Sorensen AG, Reimer P. *Cerebral MR Perfusion Imaging. Principles and Current Applications*. Stuttgart: Thieme, 2000.

51. Vonken EPA, van Osch MJP, Baker CJG, Viergever MA. Simultaneous qualitative cerebral perfusion and Gd-DTPA extravasation measurements with dualecho dynamic susceptibility contrast MRI. *Magn Reson Med* 2000; **43**: 820–827.

52. Quarles CC, Ward BD, Schmainda KM. Improving the reliability of obtaining tumor hemodynamic parameters in the presence of contrast agent extravasation. *Magn Reson Med* 2005; **53**: 1307–1316.

53. Weisskoff MRI, Boxerman JL, Sorensen AG et al. Simultaneous blood volume and permeability mapping using a single Gd-based contrast injection. In *Proceedings of the 2nd Annual Meeting of the International Society for Magnetic Resonance in Medicine*, San Francisco, 1994, p. 279.

54. Donahue KM, Krouwer HGJ, Rand SD et al. Utility of simultaneously acquired gradient-echo and spin-echo cerebral blood volume and morphology maps in brain tumor patients. *Magn Reson Med* 2000; **43**: 845–853.

55. Johnson G, Wetzel SG, Cha S, Babb J, Tofts PS. Measuring blood volume and vascular transfer constant from dynamic, T_2^*- weighted contrast-enhanced MRI. *Magn Reson Med* 2004; **51**: 961–968.

56. Calamante F, Vonken EPA, van Osch MJP. Contrast agent measurements affecting quantification of bolus-tracking perfusion MRI. *Magn Reson Med* 2007; **58**: 544–553.

57. Flacke S, Urbach H, Folkers PJ et al. Ultra-fast three-dimensional MR perfusion imaging of the entire brain in acute stroke assessment. *J Magn Reson Imaging* 2000; **11**: 250–259.

58. Fischer H, Ladebeck R. Echoplanar imaging image artifacts. In *Echo-planar Imaging. Theory, Technique and Application*, eds. Schmitt F, Stehling MK, Turner R. Berlin: Springer, 1998, p. 179–200.

59. Hou L, Yang Y, Mattay VS, Frank JA, Duyn JH. Optimization of fast acquisition methods for whole-brain relative cerebral blood volume (rCBV) mapping with susceptibility contrast agents. *J Magn Reson Imaging* 1999; **9**: 233–239.

60. Weisskoff MRI, Chesler D, Boxerman JL, Rosen BR. Pitfalls in MR measurement of tissue blood flow with intravascular

tracers: which mean transit-time? *Magn Reson Med* 1993; **29**: 553–559.

61. Perthen JE, Calamante F, Gadian DG, Connelly A. Is quantification of bolus tracking MRI reliable without deconvolution? *Magn Reson Med* 2002; **47**: 61–67.
62. Kosior RK, Kosior JC, Frayne R. Improved dynamic susceptibility contrast (DSC)- MR perfusion estimates by motion correction. *J Magn Reson Imaging* 2007; **26**: 1167–1172.
63. Wong EC, Buxton RB, Frank LR. Implementation of quantitative perfusion imaging techniques for functional brain mapping using pulsed arterial spin labeling. *NMR Biomed* 1997; **10**: 237–249.
64. Yang Y, Engelien W, Xu S et al. Transit time, trailing time, and cerebral blood flow during brain activation: measurement using multislice, pulsed spinlabeling perfusion imaging. *Magn Reson Med* 2000; **44**: 680–685.
65. Alsop DC, Detre JA. Reduced transit-time sensitivity in noninvasive magnetic resonance imaging of human cerebral blood flow. *J Cereb Blood Flow Metab* 1996; **16**: 1236–1249.
66. Buxton RB, Frank LR, Wong EC et al. A general kinetic model for quantitative perfusion imaging with arterial spin labeling. *Magn Reson Med* 1998; **40**: 383–396.
67. Pell GS, Thomas DL, Lythgoe MF et al. The implementation of quantitative FAIR perfusion imaging with a short repetition time in timecourse studies. *Magn Reson Med* 1999; **41**: 829–840.
68. Hendrikse J, Petersen ET, van Laar PJ, Golay X. Cerebral border zones between distal end branches of intracranial arteries: MR imaging. *Radiology* 2008; **246**: 572–580.
69. van Gelderen P, de Zwart JA, Duyn JH. Pitfalls of MRI measurement of white matter perfusion based on arterial spin labeling. *Magn Reson Med* 2008; **59**: 788–795.
70. Detre JA, Alsop DC, Vives LR et al. Noninvasive MRI evaluation of cerebral blood flow in cerebrovascular disease. *Neurology* 1998; **50**: 633–641.
71. Kwong KK, Chesler DA, Weisskoff MRI et al. MR perfusion studies with T_1- weighted echo-planar imaging. *Magn Reson Med* 1995; **34**: 878–887.
72. Kim SG. Quantification of relative cerebral blood flow change by flow-sensitive alternating inversion recovery (FAIR) technique: application to functional mapping. *Magn Reson Med* 1995; **34**: 293–301.
73. Yen YF, Field AS, Martin EM et al. Test– retest reproducibility of quantitative CBF measurements using FAIR perfusion MRI and acetazolamide challenge. *Magn Reson Med* 2002; **47**: 921–928.
74. Yang Y, Frank JA, Hou L et al. Multi-slice imaging of quantitative cerebral perfusion with pulsed arterial spin labeling. *Magn Reson Med* 1998; **39**: 825–832.
75. Figueiredo PM, Clare S, Jezzard P. Quantitative perfusion measurements using pulsed arterial spin labeling: effects of large region-of-interest analysis. *J Magn Reson Imaging* 2005; **21**: 676–682.
76. Hrabe J, Lewis DP. Two analytical solutions for a model of pulsed arterial spin labeling with randomized blood arrival times. *J Magn Reson* 2004; **167**: 49–55.
77. Wong EC, Buxton RB, Frank LR. Quantitative imaging of perfusion using a single subtraction (QUIPSS and QUIPSS II). *Magn Reson Med* 1998; **39**: 702–708.
78. Chalela JA, Alsop DC, Gonzalez-Atavales JB et al. Magnetic resonance perfusion imaging in acute ischemic stroke using continuous arterial spin labeling. *Stroke* 2000; **31**: 680–687.
79. Yongbi MN, Branch CA, Helpern JA. Perfusion imaging using FOCI RF pulses. *Magn Reson Med* 1998; **40**: 938–943.
80. Sidaros K, Andersen IK, Gesmar H, Rostrup E, Larsson HB. Improved perfusion quantification in FAIR imaging by offset correction. *Magn Reson Med* 2001; **46**: 193–197.
81. Gonzalez-At JB, Alsop DC, Detre JA. Cerebral perfusion and transit time changes during task activation determined with continuous arterial spin labelling. *Magn Reson Med* 2000; **43**: 739–746.
82. Günther M, Bock M, Schad LR. Arterial spin labeling in combination with a look–locker sampling strategy: inflow turbosampling EPI-FAIR (ITSFAIR). *Magn Reson Med* 2001; **46**: 974–984.
83. Francis ST, Bowtell R, Gowland PA. Modeling and optimization of look– locker spin labeling for measuring perfusion and transit time changes in activation studies taking into account arterial blood volume. *Magn Reson Med* 2008; **59**: 316–325.
84. Wang J, Alsop DC, Song HK et al. Arterial transit time imaging with flow encoding arterial spin tagging (FEAST). *Magn Reson Med* 2003; **50**: 599–607.
85. Edelman RR, Siewert B, Darby DG et al. Qualitative mapping of cerebral bloodflow and functional localization with echo-planar MR-imaging and signal targeting with alternating radio-frequency. *Radiology* 1004; **192**: 513–520.
86. Calamante F, Williams SR, van Bruggen N, Kwong KK, Turner R. A model for quantification of perfusion in pulsed labelling techniques. *NMR Biomed* 1996; **8**: 79–83.
87. Ye FQ, Mattay VS, Jezzard P et al. Correction for vascular artifacts in cerebral blood flow values measured by using arterial spin tagging techniques. *Magn Reson Med* 1997; **37**: 226–235.
88. Frank LR, Wong EC, Buxton RB. Slice profile effects in adiabatic inversion: application to multi-slice perfusion imaging. *Magn Reson Med* 1997; **38**: 558–564.
89. Utting JF, Thomas DL, Gadian DG, Ordidge RJ. Velocity-driven adiabatic fast passage for arterial spin labeling: results from a computer model. *Magn Reson Med* 2003; **49**: 398–401.
90. Alsop DC, Detre JA. Multisection cerebral blood flow MR imaging with continuous arterial spin labeling. *Radiology* 1998; **208**: 410–416.
91. Zhang W, Williams DS, Koretsky AP. Measurement of rat brain perfusion by NMR using spin labeling of arterial water: in vivo determination of the degree of spin labeling. *Magn Reson Med* 1993; **29**: 416–421.
92. Garcia DM, de Bazelaire C, Alsop D. Pseudo-continuous flow driven adiabatic inversion for arterial spin labeling. In *Proceedings of the 13th Annual Meeting of the International Society of Magnetic Resonance in Medicine*, Miami, 2005, p. 37.
93. Wu WC, Fernandez-Seara M, Detre JA, Wehrli FW, Wang J. A theoretical and experimental investigation of the tagging

94. Pekar J, Jezzard P, Roberts DA et al. Perfusion imaging with compensation for asymmetric magnetization transfer effects. *Magn Reson Med* 1996; **35**: 70–79.

95. Mclaughlin AC, Ye FQ, Pekar JJ, Santha AKS, Frank JA. Effect of magnetization transfer on the measurement of cerebral blood flow using steady-state arterial spin tagging approaches: a theoretical investigation. *Magn Reson Med* 1997; **37**: 501–510.

96. Detre JA, Leigh JS, Williams DS, Koretsky AP. Perfusion imaging. *Magn Reson Med* 1992; **23**: 37–45.

97. Williams DS, Detre JA, Leigh JS, Koretsky AP. Magnetic resonance imaging of perfusion using spin inversion of arterial water. *Proc Natl Acad Sci USA* 1992; **89**: 212–216.

98. Barbier EL, Lamalle L, Décorps M. Methodology of brain perfusion imaging. *J Magn Reson Imaging* 2001; **13**: 496–520.

99. Petersen ET, Zimine I, Ho YCL, Golay X. Noninvasive measurement of perfusion: a critical review of arterial spin labelling techniques. *Br J Radiol* 2006; **9**: 688–701.

100. Silva AC, Zhang WG, Williams DS, Koretsky AP. Estimation of water extraction fractions in rat brain using magnetic resonance measurement of perfusion with arterial spin labeling. *Magn Reson Med* 1997; **37**: 58–68.

101. St. Lawrence KS, Frank JA, Mclaughlin AC. Effect of restricted water exchange on cerebral blood flow values calculated with arterial spin tagging: a theoretical investigation. *Magn Reson Med* 2000; **44**: 440–449.

102. Zhou J, Wilson DA, Ulatowski JA, Traystman RJ, van Zijl PC. Two-compartment exchange model for perfusion quantification using arterial spin tagging. *J Cereb Blood Flow Metab* 2001; **21**: 440–455.

103. Parkes LM, Tofts PS. Improved accuracy of human cerebral blood perfusion measurements using arterial spin labeling: accounting for capillary water permeability. *Magn Reson Med* 2002; **48**: 27–41.

104. Carr JP, Buckley DL, Tessier J, Parker GJM. What levels of precision are achievable for quantification of perfusion and capillary permeability surface area product using ASL? *Magn Reson Med* 2007; **58**: 281–289.

105. Yongbi MN, Tan CX, Frank JA, Duyn JH. A protocol for assessing subtraction errors of arterial spin-tagging perfusion techniques in human brain. *Magn Reson Med* 2000; **43**: 896–900.

106. Günther M, Oshio K, Feinberg DA. Single-shot 3D imaging techniques improve arterial spin labeling perfusion measurements. *Magn Reson Med* 2005; **54**: 491–498.

107. Fernandez-Seara MA, Edlow BL, Hoang A et al. Minimizing acquisition time of arterial spin labeling at 3 T. *Magn Reson Med* 2008; **59**: 1467–1471.

108. Silvennoinen MJ, Kettunen MI, Kauppinen RA. Effects of hematocrit and oxygen saturation level on blood spin-lattice relaxation. *Magn Reson Med* 2003; **49**: 568–571.

109. Thomas DL, Lythgoe MF, Gadian DG, Ordidge RJ. In vivo measurement of the longitudinal relaxation time of arterial blood ($T1_a$) in the mouse using a pulsed arterial spin labeling approach. *Magn Reson Med* 2006; **55**: 943–947.

110. Varela M, Hajnal JV, Petersen ET, Golay X, Larkman DJ. Rapid blood T_1 calibration for arterial spin labelling. In *Proceedings of the 16th Annual Meeting of the International Society for Magnetic Resonance in Medicine*, Toronto, 2008, p. 189.

111. Roberts DA, Rizi R, Lenkinski RE, Leigh JS. Magnetic resonance imaging of the brain: blood partition coefficient for water: application to spin-tagging measurement of perfusion. *J Magn Reson Imaging* 1996; **6**: 363–366.

112. Buxton RB. Quantifying CBF with arterial spin labeling. *J Magn Reson Imaging* 2005; **22**: 723–726.

113. Paiva FF, Tannús A, Silva AC. Measurement of cerebral perfusion territories using arterial spin labelling. *NMR Biomed* 2007; **20**: 633–642.

114. van Laar PJ, van der Grond J, Hendrikse J. Brain perfusion territory imaging: methods and clinical applications of selective arterial spin-labeling MR imaging. *Radiology* 2008; **246**: 354–364.

115. Hendrikse J, van der Grond J, Lu H, van Zijl PC, Golay X. Flow territory mapping of the cerebral arteries with regional perfusion MRI. *Stroke* 2004; **35**: 882–887.

116. Wong EC. Vessel-encoded arterial spin-labeling using pseudocontinuous tagging. *Magn Reson Med* 2007; **58**: 1086–1091.

117. Ye FQ, Frank JA, Weinberger DR, McLaughlin AC. Noise reduction in 3D perfusion imaging by attenuating the static signal in arterial spin tagging (ASSIST). *Magn Reson Med* 2000; **44**: 92–100.

Capítulo 12

Metodologias, viabilidades e armadilhas na obtenção de imagens por ressonância magnética funcional (fMRI)

Peter Jezzard

Introdução

Conforme este livro confirma, a MRI é uma técnica altamente versátil e capaz de fornecer uma grande quantidade de informações estruturais, fisiológicas, metabólicas, bioquímicas e biofísicas. Nesse sentido, a maior parte das informações que a MRI fornece pode ser considerada "funcional". Não obstante, nas últimas (quase) duas décadas, o termo MRI (fMRI) passou a indicar a obtenção de imagens da atividade neuronal, também conhecido como mapeamento cerebral. Dentro dessa definição reduzida do que significa a fMRI, uma outra hipótese implícita é frequentemente que o fenômeno de contraste dependente do nível de oxigenação do sangue (BOLD) é o método de obtenção de imagens usado. Certamente, as imagens ponderadas por contraste BOLD, em que a hiperoxigenação regional do sangue associada à atividade neuronal local leva ao sutil aumento de sinal nas imagens ponderadas em T_2 e T_2^*, são o tipo mais predominante de aquisição nos estudos feitos até hoje. O método BOLD é um mecanismo de contraste bastante complexo que quando usado sozinho tem o potencial de produzir conclusões equivocadas em grupos de pacientes. Portanto, o escopo da "MRI funcional" que será considerado neste capítulo será a definição intermediária em que presume-se que as imagens diagnósticas da atividade neuronal ou do metabolismo cerebral sejam o objetivo, mas onde as ferramentas de MRI disponíveis para alcançar esse objetivo não fiquem restritas ao mecanismo de contraste BOLD.

Neurofisiologia e biofísica da fMRI

Nas últimas décadas, várias técnicas têm sido criadas para permitir o mapeamento da atividade neuronal no cérebro humano. A técnica mais comum é a eletroencefalografia (EEG) que detecta correntes elétricas na superfície do couro cabeludo e deduz a presença de dipolos elétricos no cérebro que atuam como fontes para as correntes elétricas do couro cabeludo. Pelo uso de vários eletrodos no couro cabeludo (sistemas de 128 canais e sistemas de 256 canais podem ser adquiridos), é possível obter um perfil do couro cabeludo suficiente para conseguir localizar as fontes de atividade sináptica coerente com alta resolução temporal. Entretanto, há uma série de dificuldades com a EEG que limitam a precisão da localização espacial, e a habilidade de distinguir vários locais de atividade neuronal é muito limitada. A magnetoencefalografia é uma técnica eletromagnética menos comum que supera algumas das limitações da EEG, mas é muito mais cara e, em última análise, ainda sofre com a incapacidade de distinguir vários locais de ativação neuronal. A técnica que até a década de 1990 provavelmente forneceu as informações mais úteis e minimamente invasivas sobre a função cerebral foi a tomografia por emissão de pósitrons. Uma série de parâmetros neurofisiológicos ou neuroquímicos podem ser acessados por esse exame, incluindo o aumento do fluxo sanguíneo regional associado à atividade neuronal elevada (utilizando a água rotulada [^{15}O]–), o aumento no metabolismo de glicose associado à atividade neuronal elevada (usando fluordesoxiglicose rotulado [^{18}F]–), e o nível de ocupação do neurotransmissor (utilizando vários receptores rotulados [^{11}C]– agonistas e antagonistas). No caso do rótulo ^{15}O e ^{11}C, contudo, a obtenção de imagens por tomografia por emissão de pósitrons exige a presença próxima de um ciclotron caro e de uma equipe radioquímica associada e, em todos os casos, o exame exige a administração de radiação ionizante ao paciente e assim é limitado em sua utilidade como monitor terapêutico e em seu uso para a investigação básica da ciência.

Por isso, no começo da década de 1990, vários grupos tentaram determinar se a MRI poderia ser usada como exame para localizar mudanças na função cerebral humana. A primeira demonstração importante veio em 1990 quando Belliveau et al.[1] mostraram primeiramente que as elevações no volume sanguíneo cerebral poderiam ser detectadas usando a diferença de sinal resultante dos estudos de meio de contraste de injeção de *bolus* feitos antes e durante a apresentação dos estímulos visuais ao voluntário. Pela primeira vez foi demonstrado que um parâmetro fisiológico regional (volume sanguíneo cerebral local) que poderia ser medido por MRI é capaz de mapear o local da atividade neuronal regional no cérebro. Pouco tempo depois dessa demonstração, vários grupos mostraram ainda outro método de MRI para mapear a atividade do cérebro, a saber, que os métodos de imagens de gradiente-eco rápido poderiam tornar-se sensíveis à elevação da oxigenação venosa e capilar do sangue que também é associada à atividade neuronal elevada.[2-4] Esse fenômeno ficou conhecido como fMRI BOLD e tem-se tornado a técnica de fMRI mais amplamente usada por sua facilidade de implementação, contraste de sinal substancial (ao menos em termos relativos) e natureza totalmente não invasiva.

A Figura 12.1 mostra uma representação esquemática dos vários fatores neurofisiológicos que se combinam para fornecer o contraste de sinal BOLD. É fundamental o aumento substancial no fluxo sanguíneo local que é desencadeado pela atividade neuronal. A sinalização exata desse aumento de fluxo ainda é incerta. Mas é provável que vários mensageiros químicos estejam envolvidos, incluindo glutamato,[5] óxido nítrico[6] e dióxido de carbono.[7] A maior parte da carga energética na atividade neuronal parece estar relacionada com a reversão das correntes iônicas associ-

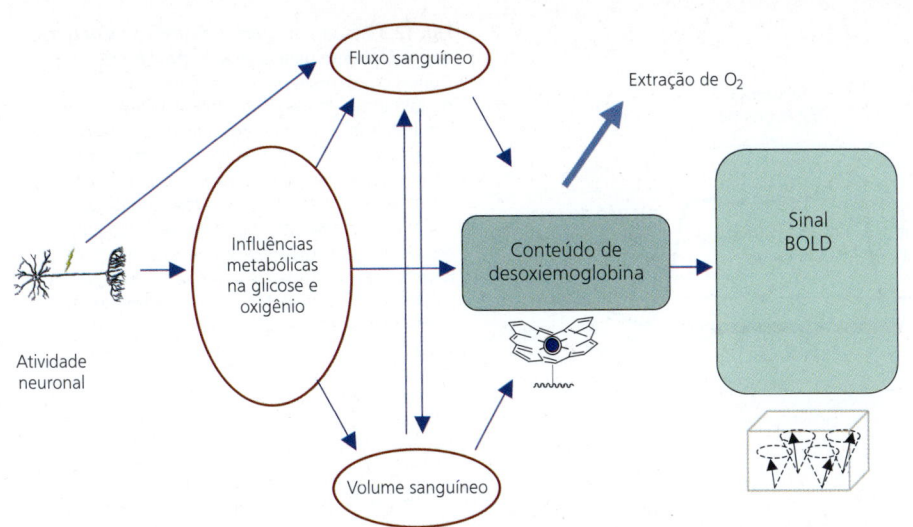

Fig. 12.1 Diagrama mostrando as influências fisiológicas sobre o sinal BOLD.

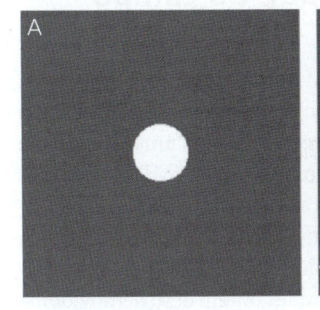

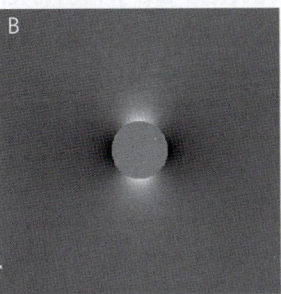

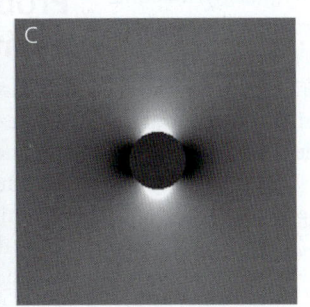

Fig. 12.2 Distribuição do campo magnético criado em torno de um vaso que contém sangue parcialmente desoxigenado orientado paralelo ao campo B_0 (A) a 45° do campo B_0 (B) e a 90° do campo B_0 (C). Em geral, cada *voxel* contém uma distribuição de vasos miscroscópicos orientados ao acaso, levando ao cancelamento da fase entre os *voxels*.

adas à atividade pós-sináptica,[8] e, então, a origem principal do sinal de fMRI é considerada proveniente da atividade pós-sináptica (ou seja, atividade de estímulo para a área de processamento cortical particular).

O aumento da atividade metabólica dos neurônios e da glia também está associado à atividade neuronal, levando ao aumento na utilização de glicose e oxigênio do sangue. Entretanto, já que o aumento no fluxo sanguíneo local em geral ultrapasse o aumento na demanda de oxigênio do tecido em volta, os sangues venoso e capilar nas áreas submetidas à atividade elevada intuitivamente se tornam hiperoxigenados com relação ao seu estado de descanso; dessa forma, resultando na elevação de saturação do oxigênio venoso. Esse fenômeno foi prognosticado por observações anteriores na literatura da tomografia por emissão de pósitrons, em que foi demonstrado que o aumento do fluxo sanguíneo local durante a tarefa somatossensorial foi da ordem de 30%, enquanto o aumento no consumo de oxigênio foi de apenas 5%.[9]

De forma importante para a MRI, o aumento na saturação do oxigênio venoso associado à atividade neuronal tem o efeito de alterar o equilíbrio entre a desoxiemoglobina e a oxiemoglobina no sangue. Esse fato é importante porque a desoxiemoglobina atua como fonte de falta de homogeneidade magnética, o que perturba o campo magnético local e causa defasagem entre os *voxels* no caso da sequência de MRI de gradiente-eco com tempo de eco (TE) longo. A Figura 12.2 mostra como o sangue parcialmente desoxigenado pode ser considerado um cilindro de material com suscetibilidade magnética diferente à do tecido em volta. Isso faz com que as linhas de fluxo magnético do campo magnético estático sejam distorcidas nos arredores do sangue desoxigenado, levando a pequenas alterações na frequência Larmor do tecido e da água do sangue. Nas imagens gradiente-eco essas diferenças na frequência Larmor levam ao acúmulo de fase diferencial e, por conseguinte, ao cancelamento do sinal. Então, no estado de descanso, quando o nível de saturação do sangue venoso é de, aproximadamente, 65%, a presença de 35% de desoxiemoglobina no sangue leva ao cancelamento de fase e a sutil diminuição de sinal. Durante a ativação neuronal, o nível de saturação do oxigênio no sangue aumenta para aproximadamente 70% e, por conseguinte, o conteúdo de desoxiemoglobina cai para 30%. Essa redução no conteúdo de desoxiemoglobina acarreta a redução na falta de homogeneidade do campo magnético microscópico em volta dos capilares e veias relevantes e, por conseguinte, leva à sutil elevação na intensidade de sinal da MRI. A magnitude da elevação deste sinal está tipicamente na faixa de 1-5%, mas dependendo do estímulo e das condições experimentais pode ser menos ou mais do que isso. Não obstante, essa é uma mudança de sinal relativamente pequena que não pode ser vista nas imagens brutas e requer maior processamento para produzir um mapa de fMRI.

Em última análise, o sinal de fMRI BOLD medido está relacionado com a mudança na concentração de desoxiemoglobina no *voxel*. Assim, a magnitude do volume sanguíneo cerebral do *voxel* também irá afetar o sinal de fMRI BOLD observado, da mesma forma que qualquer mudança no volume sanguíneo cerebral. Em um cérebro saudável, o aumento do fluxo sanguíneo cerebral durante a ativação neuronal leva por meios passivos a um consequente aumen-

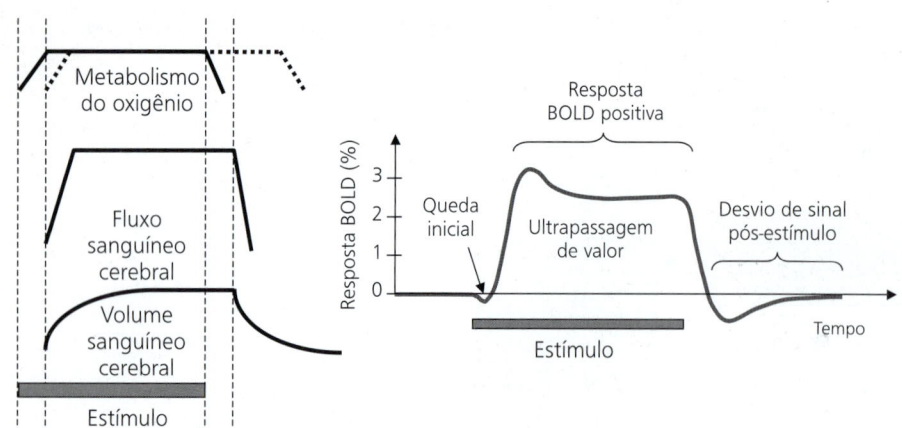

Fig. 12.3 Resumo dos vários processos fisiológicos que contribuem para o sinal de fMRI funcional BOLD. Depois do estímulo neuronal há elevações no metabolismo do oxigênio ($CMRO_2$), fluxo sanguíneo cerebral (CBF) e volume sanguíneo cerebral (CBV). Já que eles contribuem de formas diferentes para a concentração líquida de desoxiemoglobina em um *voxel*, geralmente ocorre uma resposta BOLD complexa (direita). Isso tipicamente mostra uma resposta BOLD positiva pronunciada, mas pode mostrar outros atributos, como ultrapassagem de valor precoce, desvio de valor pós-estímulo e, de forma mais controversa, uma pequena "queda inicial".

to no volume sanguíneo cerebral (embora com mudança fracional mais baixa relativa ao aumento do fluxo). Para uma determinada saturação de oxigênio do sangue (exceto 100% oxigenado), qualquer aumento no volume sanguíneo cerebral irá, então, diminuir o sinal de MRI, já que o aumento no volume sanguíneo cerebral irá, efetivamente, aumentar a concentração local de desoxiemoglobina no *voxel*.

Em suma, as seguintes mudanças neurofisiológicas e consequentes mudanças no sinal da MRI seriam esperadas em um cérebro saudável durante a ativação neuronal local.

1. O metabolismo local de oxigênio e de glicose aumenta, fazendo com que oxigênio extra seja extraído do sangue e levando provisoriamente a conteúdo de desoxiemoglobina elevado e, por conseguinte, à diminuição de sinal nas imagens gradiente eco.
2. O fluxo sanguíneo cerebral local aumenta de forma significativa e compensa em demasia a demanda de oxigênio elevada do tecido, levando a uma hiperoxigenação líquida do sangue. Isso reduz o conteúdo de desoxiemoglobina e leva ao aumento de sinal na imagem.
3. O aumento do fluxo sanguíneo cerebral leva ao aumento proporcional do volume sanguíneo cerebral, o que eleva o conteúdo de sangue do *voxel*, dessa forma, atenuando o aumento de sinal causado pelo efeito do fluxo.

A Figura 12.3 mostra esses efeitos de forma descritiva e indica que a evolução temporal desses efeitos não é necessariamente coincidente. Em particular, existe comprovação de que o aumento metabólico precede o aumento do fluxo (e do volume) e, por conseguinte, pode haver um breve período em que o sinal de fMRI BOLD diminui (conhecido como "queda inicial[10]"). Também há comprovação, particularmente no caso de estímulo visual do córtex, que também há um erro pós-estímulo, com discussão sobre se isso é causado por uma resolução prolongada da elevação do volume sanguíneo cerebral[11] ou uma resolução prolongada da elevação no metabolismo de oxigênio.[12] No entanto, a característica mais importante nos estudos de fMRI envolvendo voluntários saudáveis é que existe uma forte elevação na intensidade do sinal de fMRI BOLD associada a estímulo neuronal do voluntário.

Problemas de intensidade do campo estático

Alguns dos estudos mais antigos de fMRI foram feitos em uma intensidade de campo de 1,5 T.[2] Entretanto, os estudos de fMRI BOLD claramente se beneficiaram de terem sido feitos em uma intensidade de campo mais alta, e a maior parte dos estudos de fMRI publicados nos últimos anos foi feita em 3 T, com alguns sendo feitos em intensidades de campo até mais altas. O motivo desse desejo de aumentar a intensidade de campo é que a falta de homogeneidade de campo estabelecida em volta das veias sanguíneas que contêm desoxiemoglobina aumenta substancialmente em intensidade de campo estático mais alta. Como tal, o efeito BOLD em si (expresso como uma mudança de sinal de porcentagem) aumenta substancialmente em intensidades de campo mais altas. Mas, certos processos de ruído fisiológico também aumentam com a intensidade de campo,[13] o que significa que o aumento quadrático esperado na sensibilidade BOLD (uma combinação de aumento linear esperado no sinal BOLD e um aumento linear na polarização do *spin* e, por conseguinte, da relação sinal-ruído [SNR]) não é percebido na prática. Gati *et al.*[14] demonstraram que a melhora prática na última sensibilidade BOLD com intensidade de campo é aproximadamente linear. Também há boas indicações de que a contaminação de grandes veias de drenagem nos mapas de fMRI BOLD em campo alto e, portanto, sua especificidade espacial para o córtex, melhora com o aumento do campo magnético como resultado da redução do sangue venoso T_2 e T_2^* relativa ao tecido T_2 e T_2^* em alto campo.[15]

Viabilidades

Aquisição de dados

A fMRI tem como sequência-base para a sua aquisição imagens ecoplanares com gradiente *recovery*. As imagens ecoplanares oferecem rápida cobertura *multislice* de todo o cérebro, assegurando que muitos pontos de tempo possam ser obtidos durante um paradigma de estímulo, dessa forma, permitindo a caracterização da função de resposta hemodinâmica. A Tabela 12.1 mostra os parâmetros típicos de aquisição das imagens ecoplanares usados em muitas instituições junto com exemplos de sequências de pulso alternativas. Apesar de o gradiente eco das imagens ecoplanares ter a relação sinal-ruído (SNR) mais alta

Tabela 12.1 Parâmetros típicos de exame de fMRI em 1,5 e 3,0 T para sequências *spin-echo* e gradiente *recalled* eco, em cada caso múltiplos (100-500) pontos de tempo são adquiridos no decorrer de alguns minutos

Sequência de pulso	Valores de parâmetro/comentários
FLASH (fotografia rápida de baixo ângulo)	Método de gradiente eco de corte único
1,5 T TR/TE/ângulo de inclinação	60 ms/50 ms/30°
3,0 T TR/TE/ângulo de inclinação	60 ms/30 ms/30°
Tamanho da matriz e espessura de corte típicos	128 × 64, 128 × 128, 4-8 mm de espessura
Tempo de exame por corte, número de cortes	3,5-7 s/corte, 1 corte por execução de imagens de ressonância magnética funcional
Opções	Correção de navegador
Imagens ecoplanares (EPI)	Gradiente-eco ou *spin-echo multislice*, rápido, mas propenso a artefatos
1,5 T GE TR/TE/ângulo de inclinação	2.000-4.000 ms/50 ms/60-90°
1,5 T ângulo de giro TR/TE	2.000-4.000 ms/80 ms
3,0 T GE TR/TE/ângulo de inclinação	2.000-4.000 ms/30 ms/60-90°
3,0 T ângulo de giro TR/TE	2.000-4.000 ms/65 ms
Tamanho da matriz e espessura do corte típicos	64 × 64 (128 × 128 intercalado), 3-5 mm de espessura
Tempo de exame por volume, número de cortes	2.000-4.000 ms, 20-40 fatias
Opções	Capacidade de imagens ecoplanares intercaladas
Imagens em espiral	Gradiente-eco ou eco de giro *multislice*, rápido, mas propenso a artefatos
1,5 T GE TR/TE/ângulo de inclinação	2.000-4.000 ms/50 ms/60-90°
1,5 T ângulo de giro TR/TE	2.000-4.000 ms/80 ms
3,0 T GE TR/TE/ângulo de inclinação	2.000-4.000 ms/30 ms/60-90°
3,0 T ângulo de giro TR/TE	2.000-4.000 ms/65 ms
Tamanho da matriz e espessura do corte típicos	64 × 64 (128 × 128 intercalado), 3-5 mm de espessura
Tempo de exame por volume, número de cortes	2.000-4.000 ms, 20-40 cortes
Opções	Capacidade espiral intercalada
PRESTO	Verdadeiro método 3 D de gradiente-eco, influxo baixo de artefato, mas propenso a artefatos de movimento
1,5 T TR/TE/ângulo de inclinação	24 ms/37 ms/9-12°
3,0 T TR/TE/ângulo de inclinação	18 ms/25 ms/9-12°
Tamanho da matriz e espessura do corte típicos	64 × 53 × 26, 3-4 mm de espessura (isotrópica)
Tempo de exame por volume, número de cortes	1.000-3.000 ms, 15-40 fatias
Opções	Gradientes de compressão de fluxo, correção de navegador

TR, tempo de repetição, TE, Tempo de eco, GE, gradiente, *recalled* eco, SE, *spin-echo*, FLASH, fotografia rápida de baixo ângulo, SPGR, aquisição recolhida de gradiente corrompido, PRESTO, princípios de desvio de eco com uma série de observações.

para a fMRI BOLD, alguns estudos utilizam imagens ecoplanares de *spin-echo*, em que o sinal é mais bem recuperado nas regiões frontal e temporal (vide adiante), embora à custa de sensibilidade BOLD muito reduzida. Ao usar as imagens ecoplanares de *spin-echo*, é necessário usar tempos de eco consideravelmente maiores que aqueles mostrados na Tabela 12.1 pela necessidade de permitir tempo suficiente para a difusão de moléculas de água para fazer a amostra de uma variedade de ambientes de campo microscópico. A fim de alcançar alta resolução espacial acima daquela mostrada para instantâneos de sequências de imagens ecoplanares descritas na Tabela 12.1, devem-se usar sequências múltiplas de fotos, como imagens ecoplanares segmentadas ou PRESTO.[16]

Apresentação de estímulo

A maior parte das tarefas de fMRI exige que o paciente se submeta a algum estímulo cognitivo ou sensorial, e elas podem exigir reação ativa do paciente. A principal fonte de comunicação com o paciente no *scanner* durante o paradigma de estímulo de fMRI é tipicamente o uso de projeção de estímulo visual, seja visto em uma tela fora do magneto por espelhos e prismas ou visto diretamente usando pequenas telas de LCD (protegidas) colocadas dentro do furo do magneto. As reações dos pacientes podem ser registradas usando caixas de resposta com botão compatível com MR, fornecendo um sinal que pode ser digitalizado externamente. Os fabricantes de *scanner* geralmente são compatíveis com vários vendedores externos que podem fornecer soluções de estímulo de fMRI como essas. Frequentemente outros recursos também são fornecidos como apresentação auditiva de alta fidelidade. De forma significativa, o pacote de estímulos deve ser capaz de receber do *scanner* (ou mandar para o *scanner*) um pulso de disparo para assegurar a sincronização e o tempo precisos do paradigma da tarefa relativos à aquisição do *scan*.

Análise da imagem

A análise dos dados de fMRI tornou-se algo sofisticado e existem vários pacotes de *software* excelentes disponíveis, seja comercialmente ou como programa gratuito. As principais etapas no canal de análise são as seguintes:

1. Correção de registros inexatos de movimento. Frequentemente o paciente vai mexer-se um pouco durante o curso da coleta de dados. Isso irá acarretar variações artificiais na intensidade do sinal no curso de tempo do *pixel* que são atribuíveis a mudanças no conteúdo e no local do tecido dentro do *pixel* e não a mudanças no conteúdo de desoxiemoglobina. Geralmente uma correção rígida do movimento de corpo é usada para corrigir qualquer registro inexato.[17,18] Estritamente, o uso de algoritmo de corpo rígido pode não ser válido no caso das imagens ecoplanares, em que interações podem ocorrer entre o movimento e a distorção geométrica natural das imagens ecoplanares.[19] Ademais, deve-se tomar cuidado extra sempre que o movimento da cabeça tiver relação com o estímulo aplicado.[20]

2. Correção de tempo do corte. Os dados de fMRI são tipicamente coletados utilizando sequência de imagens ecoplanares *multislice* que necessariamente coletam os cortes individuais dentro de um determinado volume em diferentes pontos de tempo. Como tal, o modelo hemodinâmico usado para com-

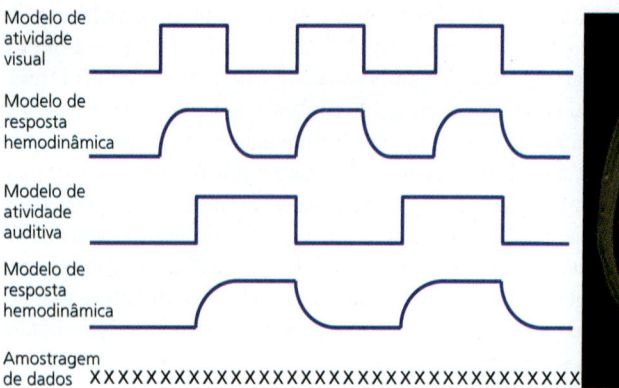

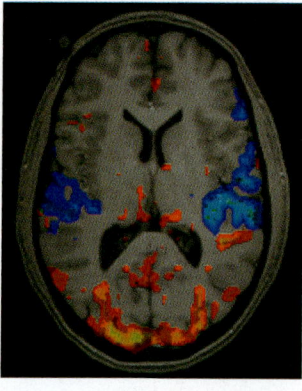

Fig. 12.4 Exemplo de paradigma de MRI funcional BOLD, em que dois estímulos sensoriais diferentes são aplicados no paciente com perfis temporais diferentes. Um estímulo visual foi aplicado com 30 s alternando períodos de descanso e estímulo. Ao mesmo tempo, foi aplicado um estímulo auditivo, alternando períodos de descanso e estímulo de 45 s. A análise multivariada permitiu que se distinguissem os dois padrões de ativação resultantes (mostrados como vermelho-amarelo para o estímulo visual e como azul-verde para o estímulo auditivo).

binar os dados empíricos com a resposta teórica à atividade neuronal não irá corresponder ao perfil temporal de cada corte salvo se uma correção de tempo for aplicada. Isso pode ser feito por interpolação temporal dos dados das imagens ou mudando temporalmente o modelo relativo aos dados.

3. Pré-estatística. É frequentemente vantajoso aplicar filtragem espacial e temporal aos dados de curso de tempo a fim de melhorar a combinação das características dos dados com os limites conhecidos da resposta hemodinâmica. Geralmente um filtro temporal *band pass* é aplicado para retirar ambos os desvios lentos (frequentemente artefatos de movimento residual ou problemas de desvio de *scanner*) e flutuações de alta frequência (frequentemente junto com efeitos cardíacos e respiratórios). Observe que as características do lado de baixa passagem do filtro não devem interferir na frequência do paradigma de estímulo aplicado. Uma quantidade modesta de uniformização espacial também é frequentemente aplicada para melhorar a relação sinal-ruído (SNR) dos dados e para reforçar as propriedades gaussianas espaciais dos mesmos.

4. Construção do modelo. Um modelo teórico é construído para representar o curso de tempo esperado da atividade elétrica presumida no cérebro. Isso é reunido com uma estimativa da função de resposta hemodinâmica a fim de obter um curso de tempo de *pixel* teórico para uma área do cérebro envolvida na tarefa sob estudo. Possivelmente alguns desses modelos lineares podem ser construídos na forma de "matriz de projeto".

5. Análise estatística dos dados. O modelo teórico é, então, adaptado aos dados experimentais por métodos dos mínimos quadrados. Isso resulta em um conjunto de estimativas de parâmetros para a amplitude de cada curso de tempo linear (também conhecido como variáveis explicativas) no modelo, além da variação de ruído residual. A partir disso, uma estatística *t*- pode ser calculada em cada local de *pixel* dividindo o tamanho da estimativa do parâmetro pela estimativa de ruído residual do modelo. Uma transformação do mapa *t*- para mapa *z*- pode, então, ser aplicada.

6. Limite estatístico. Os mapas *z*- são, então, limitados de acordo com o nível de confiança estatística ditado pelo pesquisador. Este deve idealmente ser alto o suficiente para evitar falsos-positivos, mas baixo o suficiente para evitar falso-negativos.

7. Registro estrutural. Deve-se notar que muitas sequências de aquisição da fMRI sofrem de distorção geométrica quando comparadas a sequências estruturais com padrão de alta resolução. Isso é particularmente verdadeiro quanto às imagem ecoplanares, apesar de ser possível corrigir grande parte dessa distorção com informações do mapa do campo.[21] É claro que esses problemas são de maior importância no mapeamento pré-cirúrgico. Além disso, dependendo se dados de um único paciente estão sendo analisados ou se estão sendo feitos estudos em grupo (p. ex., pesquisa clínica) os dados podem ser registrados mais adiante em um atlas cerebral comum, como o da *International Consortium for Brain Mapping* (http://www.Ioni.ucla.edu/ICBM/Downloads/Downloads_Atlases.shtml). No caso dessa análise em grupo haveria tipicamente um nível adicional (mais alto) de análise estatística que é responsável pela variabilidade interpacientes em obter um resultado de grupo.

A Figura 12.4 mostra um exemplo de dados de fMRI adquiridos usando a sequência de pulso de imagens ecoplanares e sobrepostas em um *scan* de imagens estruturais ponderadas em T_1. Neste exemplo, estímulos visuais e auditivos simultâneos foram apresentados.

Armadilhas

Estabilidade da máquina

Um aspecto importante de fazer a fMRI em um contexto clínico é que deve haver um procedimento bem documentado e rigorosamente aplicado para a avaliação da estabilidade do *scanner*. Mesmo assim, pode haver diferenças nas medições de fMRI feitas em locais diferentes, particularmente quando envolvem intensidades de campo diferentes.[22] Então, é importante fazer testes regulares de garantia de qualidade usando uma amostra imaginária que carrega a bobina de forma semelhante à cabeça humana.[23,24] Esses dados irão revelar se o sistema tem problemas de estabilidade que devem ser resolvidos antes que as experiências de fMRI sejam feitas. Um teste recomendado que pode ser feito é uma pseudoexperiência de fMRI em que a amostra *phantom* (p. ex., *phantom* de gel de ágar esférico) é submetida à produção de imagens utilizando um protocolo de fMRI de forma-padrão (Fig. 12.5). Um exemplo seria o curso de tempo das imagens ecoplanares consistindo em 100 volumes, 64 × 64 *pixels*, 25 cortes, tempo de repetição (TR)/TE/espessura do corte de 3.000 ms/40 ms/5 mm, *feld-of-view* ou FOV = 24 × 24 cm. Vários testes podem, então, ser feitos em cada corte dos dados.

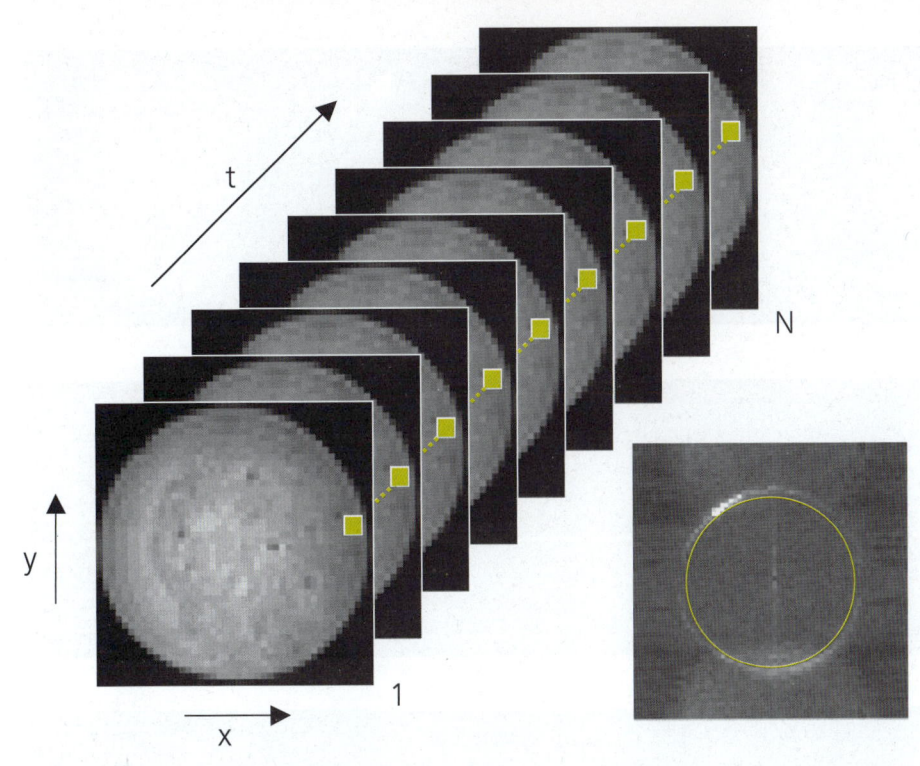

Fig. 12.5 Procedimento típico de garantia de qualidade para assegurar a boa qualidade dos dados de MRI funcional. Uma pseudoexperiência de MRI funcional é feita em um modelo (neste caso uma esfera preenchida com gel). Uma análise de cada *voxel* do desvio-padrão temporal revela quaisquer instabilidades na leitura. A região contida no modelo deve ter apresentação melhor que 0,5% de estabilidade de cada *voxel* para parâmetros típicos de aquisição em MRI funcional.

1. Variabilidade média do sinal. A variabilidade no curso de tempo do sinal médio dos 80% centrais da imagem. Esse número deve refletir a estabilidade do transmissor e ser superior a 0,1%.
2. Sinal-ruído das imagens individuais. O sinal é a média dos 20% centrais do *phantom*. O ruído é o desvio-padrão da região de ruído não *phantom*. Em condições ideais, a relação sinal-ruído (SNR) deve ser > 250 (observe que uma verdadeira medida de SNR exige um fator de correção de 1,53[25] para explicar a natureza riciana do ruído em dados de magnitude de MRI).
3. Sinal temporal para o ruído. Para quaisquer duas imagens, a região de interesse é selecionada como os 20% centrais do *phantom*. Sinal é a média da região de interesse. Ruído é o desvio-padrão da região de interesse (imagem 1 – imagem 2). O sinal-ruído deve ser > 250.
4. Nível de imagens ecoplanares fantasmas. Para as sequências de imagens ecoplanares, o *phantom* deve ser menos de 2-3% da intensidade da imagem principal.
5. Estabilidade temporal *pixel* por *pixel*. Para cada *pixel*, o desvio-padrão temporal na intensidade é calculado. Isso é expresso por uma porcentagem da intensidade média da imagem e deve ser < 0,5%

Esses testes precisam ser feitos regularmente a fim de assegurar que os resultados clínicos não sejam comprometidos por instabilidades desconhecidas do *scanner*.

Área de cobertura do cérebro

A fonte suprema do contraste de sinal para a fMRI BOLD é a diferença na suscetibilidade magnética entre o sangue que contém hemoglobina oxigenada e o sangue que contém hemoglobina desoxigenada. Entretanto, é esta sensibilidade à suscetibilidade magnética que representa o maior desafio à fMRI BOLD, já que ela leva a regiões importantes do cérebro, onde o sinal é corrompido e essencialmente perdido. A Figura 12.6A mostra uma série de cortes coletados usando uma sequência de imagens de *spin-echo* padrão. A Figura 12.6B mostra um mapa da distribuição do campo magnético nesses locais de corte seguindo um *shimming* ideal com os *shins* padrão de temperatura ambiente. Compensações de campo residuais significativas e, importante, os gradientes de campo são evidentes nos dados. Eles são causados pelas diferenças naturais na suscetibilidade magnética do tecido do cérebro e por espaços de ar no crânio (como os seios etmoidais e esfenoidais e as células aéreas mastóideas). Por sua vez, isso provoca não homogeneidades substanciais de campo magnético macroscópico no ambiente dessas interfaces ar-tecido e finalmente leva ao cancelamento de fase e à perda de sinal nessas regiões. A Figura 12.6C mostra imagens ecoplanares gradiente eco a partir das mesmas posições do corte que os mapas de campo mostrados na Figura 12.6B, revelando perda de sinal considerável nos lobos frontal e temporal. Apesar de poderem ser feitos alguns aperfeiçoamentos na sensibilidade do sinal nessas regiões mediante escolha criteriosa dos parâmetros do *scan*,[26] em geral é difícil estudar o córtex frontal inferior e o córtex temporal inferior com fMRI BOLD por causa deste problema.

fMRI da coluna vertebral

A grande maioria dos estudos de fMRI até hoje foram feitos no cérebro. Apesar disso, existe interesse considerável em ampliar o âmbito da fMRI para incluir a avaliação da coluna vertebral. Esse recurso teria valor significativo em uma série de distúrbios clínicos, incluindo esclerose múltipla, lesão da medula espinal, esclerose lateral amiotrófica e dor. Por isso, tem havido algum esforço para adaptar as técnicas de fMRI para a coluna vertebral, embora com sucesso limitado até hoje.

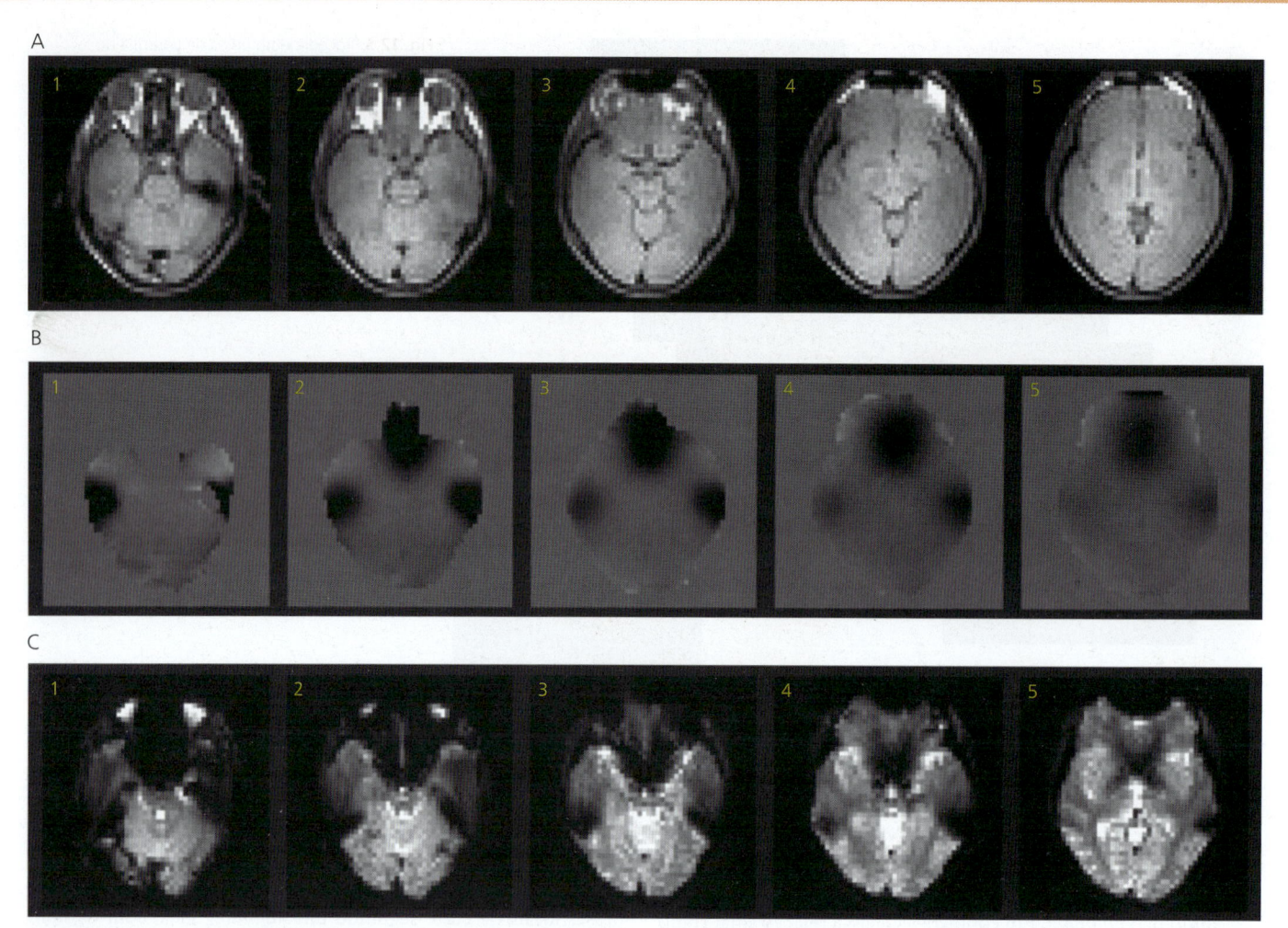

Fig. 12.6 Ilustração das dificuldades das sequências de pulso de gradiente eco assegurando a cobertura completa do cérebro. (A) Imagens convencionais de *spin-echo* em cinco locais de corte. (B) Mapas de campo magnético estático recolhidos nos mesmos locais do corte. (C) A falta de homogeneidade no campo macroscópico (vista em B) pode levar a regiões importantes de "queda" de sinal nas áreas frontais e temporais.

Os principais problemas para fazer a fMRI na coluna vertebral advêm do fato de ser um ambiente hostil do ponto de vista da obtenção de dados de qualidade adequada. As pulsações do líquor correlacionadas com o ciclo cardíaco levam a instabilidades no sinal e no movimento da medula espinal.[27] A respiração e a deglutição são fontes adicionais de movimento da medula espinal. Ademais, a geometria e as propriedades magnéticas da interface entre os processos espinhosos vertebrais e o tecido conectivo levam a distorções do campo magnético na medula espinal que tornam essas regiões problemáticas.[28] Basicamente, essas questões conspiram para significar que a relação sinal-ruído (SNR) dos dados da MRI de gradiente eco (particularmente) na coluna vertebral é de má qualidade e especificamente que o nível de ruído fisiológico aparente é muito mais alto que no córtex cerebral.

Alguns estudos de fMRI foram publicados com relação à coluna vertebral, entretanto, utilizando tanto os métodos tradicionais de fMRI, quanto novos métodos mais especulativos. Um método que foi sugerido, embora sem muita confirmação de outros laboratórios,[29] é o mecanismo de contraste chamado "realce do sinal por prótons extravasculares" (SEEP).[30] Este método usa sequências de *spin-echo* rápido para conseguir a ponderação da densidade dos prótons nos dados das imagens e afirma-se que identifica aumentos na densidade dos prótons associados a aumentos no fluxo sanguíneo. O método também foi utilizado no cérebro,[31] onde parece contradizer as concepções por trás da técnica de ocupação do espaço vascular (VASO),[32] sobre que existe uma discussão adiante. No entanto, vários estudos de fMRI da coluna vertebral foram publicados utilizando essa metodologia, particularmente investigando o processamento de estímulos de dor na medula espinal. É possível que a técnica de realce do sinal por prótons extravasculares SEEP na verdade obtenha seu contraste do fenômeno BOLD de *spin-echo* padrão, já que frequentemente existe ponderação T_2 residual nas sequências HASTE *(half-fourier shot turbo spin-echo)* usadas na maior parte deste trabalho. Outros grupos tentaram usar métodos mais convencionais de imagens ecoplanares de gradiente eco,[33,34] onde as bobinas de imagens de alta resolução e de conjuntos de fase de alta sensibilidade devem ser usadas para determinar características na medula espinal. É provável que outros avanços sejam necessários antes que imagens funcionais confiáveis sejam obtidas na coluna vertebral, talvez adotando os aperfeiçoamentos recentes na possibilidade igualmente difícil de produzir imagens por tensor de difusão da coluna vertebral.[35]

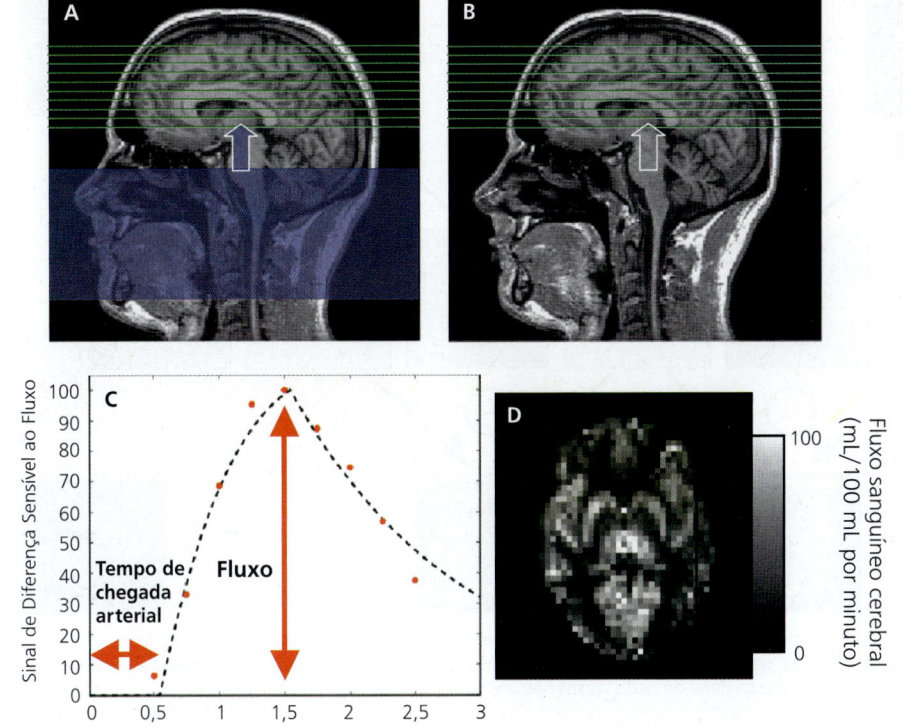

Fig. 12.7 Diagrama esquemático mostrando o princípio da marcação *spin* arterial (ASL) A variante mostrada na figura é uma sequência ASL pulsada em que um corte grosso de tecido contendo sangue arterial é invertido para formar um símbolo (A). Posteriormente, o tempo de inversão (TI), os cortes indicados pelas linhas verdes são lidos. Estes são subtraídos de um controle de aquisição correspondente (B) em que nenhuma inversão de corte grosso é aplicada. Se uma série de grupos de dados for recolhida em diferentes valores de TI (C) então um modelo cinético pode ser adaptado aos dados em cada *voxel* para fornecer avaliações quantitativas do fluxo sanguíneo cerebral regional e do tempo de chegada arterial. (D) Um exemplo de mapa adaptado de fluxo sanguíneo cerebral regional.

fMRI com base em perfusão

Durante várias décadas, as imagens da tomografia por emissão de pósitrons têm usado [^{15}O]– H_2O para registrar as mudanças regionais no fluxo sanguíneo cerebral associadas à função cerebral.[36] Vários estudos da tomografia por emissão de pósitrons mostraram boa correlação entre aumentos no fluxo sanguíneo cerebral regional e aumentos no metabolismo da glicose. Então, o fluxo sanguíneo cerebral pode ser considerado um indicador mais robusto e fisiologicamente puro da função cerebral que a fMRI BOLD. Por isso, nos últimos tempos tem havido interesse considerável nos métodos de MRI que empregam a *arterial spin labeling* (ASL)[37] para medir o fluxo sanguíneo cerebral e para adaptar esses métodos ao estudo dinâmico da função cerebral. A marcação de *arterial spins* apoia-se na marcação magnética de *spins* de água no sangue arterial que abastece o cérebro. Um pulso de inversão é tipicamente usado para inverter a magnetização longitudinal do sangue arterial, criando um *bolus* marcado de água de sangue invertido, que então viaja até o plano de imagem e troca com a água do tecido. Essa imagem "marcada", que exibe uma leve redução de sinal resultante da marcação invertida é subtraída da imagem de "controle" em que a inversão da magnetização arterial não foi aplicada. A imagem da diferença, contando que todos os outros fatores de confusão tenham sido levados em conta, contém sinal somente da magnetização transmitida dos *arterial spins* e é, portanto, uma imagem ponderada em perfusão. Pela repetição do procedimento usando vários atrasos de inversão diferentes, é possível obter mapas quantitativos de fluxo sanguíneo cerebral empregando as imagens de MRI.[38] Esse procedimento é mostrado na Figura 12.7.

Na situação em que certas concepções relativas ao momento de entrega do *bolus* de sangue invertido podem ser comprovadas (vide Wong *et al.*[39] para discussão dessas concepções), é possível obter imagens dinâmicas da mudança fracional no fluxo sanguíneo cerebral regional depois de somente um único tempo de inversão. Isso torna possível fazer experiências dinâmicas de tempo de curso em que as mudanças fracionais no fluxo sanguíneo cerebral são medidas em resposta às tarefas que mobilizam as redes neurais. Entretanto, deve-se observar que em geral a SNR obtida com ASL dinâmica é significativamente pior que para fMRI BOLD. Mas existem vantagens para usar a medição ASL de fluxo sanguíneo cerebral para o mapeamento funcional do cérebro em vez de fMRI BOLD. Em primeiro lugar, a medição do fluxo sanguíneo cerebral é um parâmetro fisiológico "mais puro" e é menos propenso a influências conflitantes, como, por exemplo, respostas BOLD nulas errôneas em certas estruturas subcorticais do cérebro onde a união entre mudanças no metabolismo regional cerebral do oxigênio e efeitos no fluxo sanguíneo cerebral diferem notoriamente das respostas corticais.[40] Em segundo lugar, a medição do fluxo sanguíneo cerebral é mais apropriada que fMRI BOLD para paradigmas de tarefa mais lentamente modulados, por exemplo, mudanças graduais farmacologicamente induzidas na atividade neuronal ou mesmo comparação do fluxo sanguíneo cerebral pelas diferentes seções de *scan*.[41] Essa sensibilidade a flutuações lentas nos resultados do fluxo sanguíneo cerebral da subtração de sinal inerente do sinal de fundo caracteriza a ASL. Talvez o maior benefício, particularmente no caso das imagens de fMRI clínica, pode vir pela combinação de medição dinâmica do fluxo sanguíneo cerebral (empregando ASL) com medição dinâmica de conteúdo de oxigenação do sangue (via

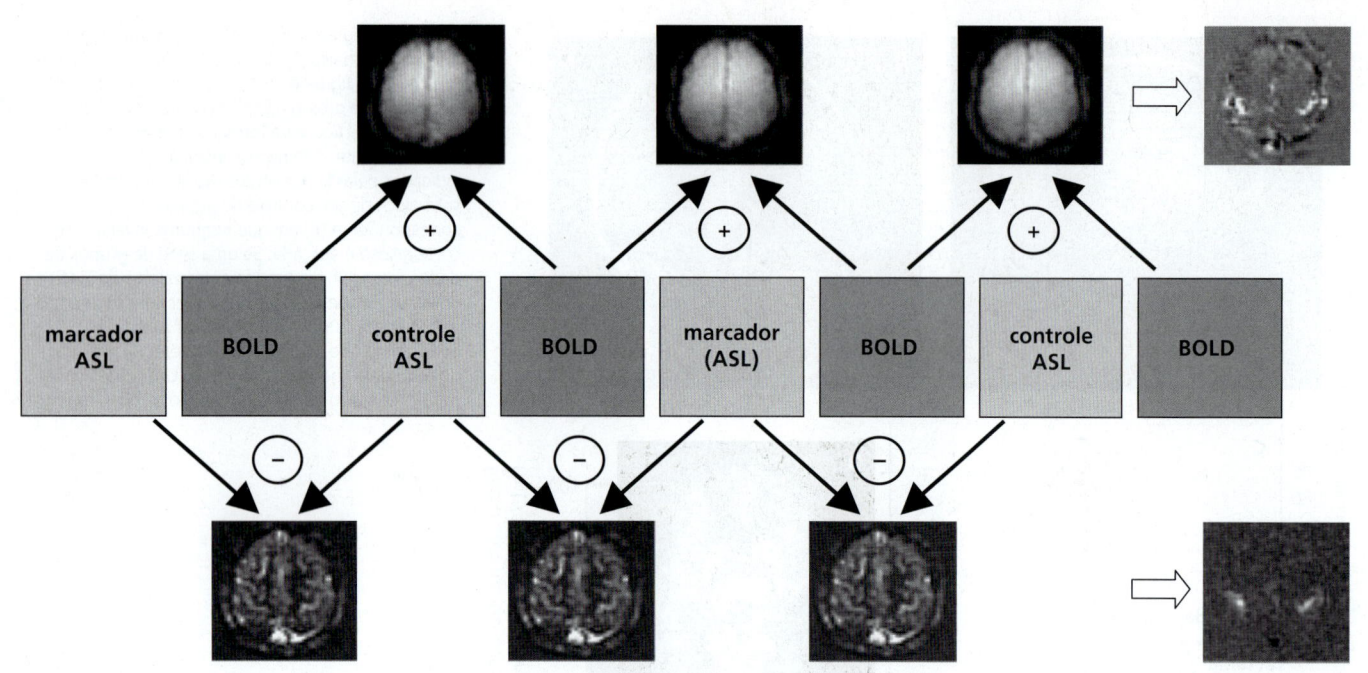

Fig. 12.8 Sequência entrelaçada BOLD e ASL, permitindo que os dados BOLD e de perfusão sejam recolhidos pseudossimultaneamente. Por outro lado, uma sequência ASL de duplo eco pode ser usada, em que o segundo eco é ponderado em BOLD. As imagens do canto direito mostram a análise do BOLD anterior e dos dados do curso de tempo ASL, mostrando a resposta ao movimento bilateral do dedo *versus* descanso.

BOLD) de forma que o sinal BOLD possa ser interpretado corretamente à luz de quaisquer mudanças concomitantes no fluxo sanguíneo cerebral. Isso pode ser obtido intercalando uma sequência de pulso de fMRI BOLD com uma sequência de pulso de fMRI ASL (Fig. 12.8) ou usando uma sequência ASL de duplo eco que fornece simultaneamente os dados ponderados em ASL e ponderados em BOLD.[42] Infelizmente, nenhuma dessas sequências híbridas está no momento disponível comercialmente, mas a sequência ASL padrão está cada vez mais disponível.

fMRI com base em volume de sangue

Conforme mencionado no começo deste capítulo, a primeira demonstração de MRI como meio para imagens funcionais do cérebro usou o volume sanguíneo cerebral como fonte de contraste funcional.[1] Naquele trabalho pioneiro, foram usados agentes de contraste magnéticos exógenos junto com sequências de imagens de contraste de suscetibilidade dinâmica (DSC). Porém, esse método não é muito prático para a produção de imagens repetidas ou o uso sistemático em voluntários saudáveis em razão de limites de dose e preocupações com segurança ao usar meios de contraste à base de gadolínio.

Foi desenvolvido mais recentemente um novo método de gerar contraste de MRI com base em mudanças no volume do sangue,[32] e ele foi usado para imagens dinâmicas das mudanças no volume sanguíneo cerebral durante as tarefas funcionais. O método VASO se baseia na inversão do sinal do sangue arterial (tanto quanto a ASL) e então produz imagens do tecido do cérebro ao tempo do T_1 nulo do sangue. Já que a água do tecido é deslocada pela água do sangue quando o volume sanguíneo aumenta (em virtude da quase livre difusibilidade da água entre sangue e tecido via capilares) o sinal de MRI diminui, conforme o volume sanguíneo aumenta (ou seja, a água do tecido é deslocada pela água do sangue, cuja magnetização é anulada). Este é o contraste de sinal oposto a fMRI BOLD. A validação completa desta técnica ainda não ocorreu, e algumas complexidades realmente existem, incluindo o fato de que algum elemento de contribuição do sinal do fluxo sanguíneo cerebral e de fenômenos relacionados com o BOLD será inevitável. Mas, na teoria, pode-se dar forma a essas contribuições e possivelmente acessar medidas de mudança do volume sanguíneo relativamente puras.[43] Sob essas condições parece que informações complementares não invasivas sobre mudanças dinâmicas no volume sanguíneo podem ser obtidas com MRI.

Implicações da fMRI clínica

Existem algumas questões pertinentes ao analisar dados de populações clínicas. Em primeiro lugar, estudos tradicionais de fMRI frequentemente recorrem a uma análise de grupo a fim de responder a uma hipótese específica. Nos estudos clínicos, esse pode ou não ser o caso, dependendo de se o estudo for parte de uma questão de pesquisa clínica (talvez envolvendo a comparação de um grupo de pacientes com um grupo de voluntários de controle) ou for uma aplicação específica em um único paciente clínico (talvez para mapeamento pré-cirúrgico). Neste último caso, é essencial que seja feita uma análise rigorosa dos dados a fim de evitar possíveis confusões. Por exemplo, os limites estatísticos que podem ser adequados para análise de grupo (onde falsos-negativos podem não ser excessivamente problemáticos) podem ser inadequados para estudos clínicos de paciente único (quando falsos-negativos podem induzir o cirurgião a erro). Da mesma forma, a função de resposta hemodinâmica padrão "canônica" pode ser inadequada em certas populações clínicas em que uma resposta temporal alterada pode ser pertinente. De fato, existem boas indicações de que, mesmo nos voluntários saudáveis, a função de resposta hemodinâmica muda com a ida-

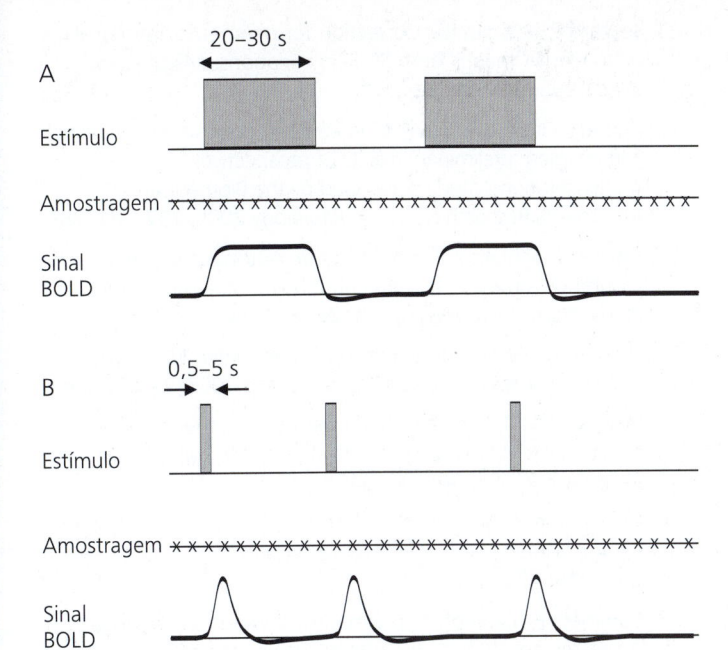

Fig. 12.9 As duas formas principais de paradigma de estímulo são mostradas. (A) Um sistema de conjunto de períodos de estímulo relativamente longos. (B) Um desenho relativo ao evento em que somente períodos breves de estímulo (possivelmente marcados ao acaso) são usados. O desenho relativo ao evento é muito mais sensível à influência da variável de confusão de uma função de resposta hemodinâmica anormal.

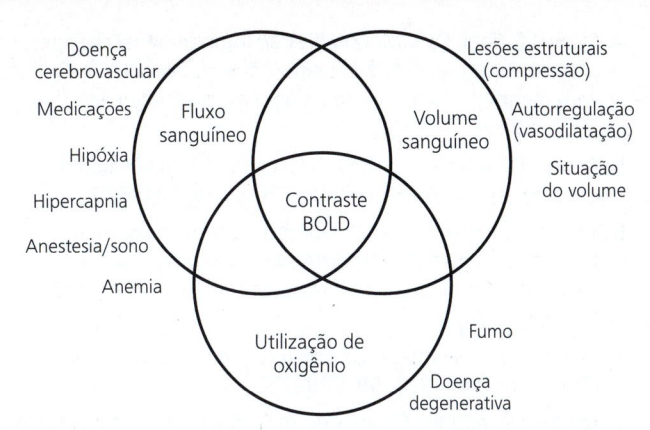

Fig. 12.10 Diagrama esquemático mostrando exemplos de possíveis influências da variável de confusão no contraste de MRI funcional BOLD, com possível relevância para a MRI funcional clínica.

de,[44] mais provável conforme as propriedades biomecânicas do sistema circulatório mudem. Uma forma de minimizar este possível problema é usar tempos de estímulo e controle relativamente longos em vez de modelos relacionados com o evento, de forma que os detalhes da função de resposta hemodinâmica não dominem a forma do modelo de resposta à atividade neuronal (Fig. 12.9).

Existem possíveis problemas adicionais que podem ser encontrados ao estudar as populações clínicas. Evidentemente, conforme descrito anteriormente, o sinal BOLD é um método bastante indireto de avaliar a atividade neuronal. Isso é ilustrado na Figura 12.10 que mostra a complexa interação entre mecanismos de sinalização neurovascular, mudanças de fluxo sanguíneo, mudanças de volume sanguíneo e efeitos de extração do oxigênio do tecido, todos contribuem para o sinal BOLD que é finalmente medido. Isso pode significar que quaisquer distúrbios à união neurovascular ou à resposta hemodinâmica causados pela doença sob estudo podem ocasionar má interpretação da resposta BOLD. De fato, pode-se até prever a possibilidade de observar nenhum efeito BOLD, apesar de uma atividade elétrica latente ou mesmo um efeito BOLD negativo paradoxal que somente pode ser interpretado à luz de outras informações fisiológicas, como, por exemplo, medições correspondentes da mudança no fluxo sanguíneo.

Conforme indicado anteriormente, parece haver um bom caso para incluir em qualquer protocolo clínico de fMRI uma medição das mudanças no fluxo sanguíneo cerebral regional e também em condições ideais uma medição do fluxo sanguíneo em repouso (Figs. 12.7 e 12.8). De fato, há uma indicação crescente de que o efeito BOLD é afetado pelas mudanças no nível dos parâmetros do fluxo sanguíneo cerebral, enquanto a mudança absoluta do fluxo sanguíneo cerebral regional é preservada.[45] Existe também uma boa indicação de que o efeito BOLD pode ser atenuado ou ampliado pela presença de drogas vasoativas,[46,47] e mesmo pela dieta[48] ou pode afetar as características temporais da resposta hemodinâmica.[49] Isso claramente poderia ter impacto sobre a pesquisa clínica ao se comparar um grupo de pacientes medicados a um grupo de voluntários de controle saudáveis.

Conclusões

A MRI funcional tem tido um impacto enorme na área de ciência básica para o estudo da função cerebral humana pela facilidade de uso e natureza não invasiva. Isso tem levado a um crescimento exponencial na literatura usando fMRI desde seu primeiro relato. De qualquer forma, a fMRI ainda tem de ter um impacto significativo sob o ponto de visto clínico. Isso se dá, em parte, pela origem biofísica e fisiológica complexa de seu sinal, que o torna potencialmente enganoso quando aplicado a pacientes com neurovasculatura comprometida e também por causa do uso predominante da fMRI dentro na neurociência básica para estudos de grupo. Isso tem desanimado clínicos de usar muito a fMRI para diagnóstico de um único paciente, a não ser em áreas especiais, como planejamento pré-cirúrgico de epilepsia. Mas, a crescente disponibilidade das medições fisiológicas complementares, como as mudanças no fluxo sanguíneo cerebral regional, e as mudanças no volume sanguíneo cerebral regional, podem ajudar a fornecer a fMRI BOLD as medições auxiliares exigidas para a interpretação apropriada em um cenário clínico. Assim que isto for obtido, é perfeitamente possível que a fMRI se torne uma ferramenta inestimável em uma ampla variedade de aplicações neurorradiológicas.

Referências

1. Belliveau JW, Kennedy DN Jr., McKinstry RC et al. Functional mapping of the human visual cortex by magnetic resonance imaging. *Science* 1991; **254**: 716–719.
2. Kwong KK, Belliveau JW, Chesler DA et al. Dynamic magnetic resonance imaging of human brain activity during primary sensory stimulation. *Proc Natl Acad Sci USA* 1992; **89**: 5675–5679.
3. Bandettini PA, Wong EC, Hinks RS, Tikofsky RS, Hyde JS. Time course EPI of human brain function during task activation. *Magn Reson Med* 1992; **25**: 390–397.

4. Ogawa S, Tank DW, Menon R et al. Intrinsic signal changes accompanying sensory stimulation: functional brain mapping with magnetic resonance imaging. *Proc Natl Acad Sci USA* 1992; **89**: 5951–5955.

5. Attwell D, Iadecola C. The neural basis of functional brain imaging signals. *Trends Neurosci* 2002; **25**: 621–625.

6. Yang G, Chen G, Ebner TJ, Iadecola C. Nitric oxide is the predominant mediator of cerebellar hyperemia during somatosensory activation in rats. *Am J Physiol* 1999; **277**: R1760–R1770.

7. Madden JA. The effect of carbon dioxide on cerebral arteries. *Pharmacol Ther* 1993; **59**: 229–250.

8. Attwell D, Laughlin SB. An energy budget for signaling in the grey matter of the brain. *J Cereb Blood Flow Metab* 2001; **21**: 1133–1145.

9. Fox PT, Raichle ME. Focal physiological uncoupling of cerebral blood flow and oxidative metabolism during somatosensory stimulation in human subjects. *Proc Natl Acad Sci USA* 1986; **83**: 1140–1144.

10. Menon RS, Ogawa S, Hu X et al. BOLD based functional MRI at 4 Tesla includes a capillary bed contribution: echo-planar imaging correlates with previous optical imaging using intrinsic signals. *Magn Reson Med* 1995; **33**: 453–459.

11. Buxton RB, Wong EC, Frank LR. Dynamics of blood flow and oxygenation changes during brain activation: the balloon model. *Magn Reson Med* 1998; **39**: 855–864.

12. Lu H, Golay X, Pekar JJ, van Zijl PC. Sustained poststimulus elevation in cerebral oxygen utilization after vascular recovery. *J Cereb Blood Flow Metab* 2004; **24**: 764–770.

13. Krüger G, Glover GH. Physiological noise in oxygenation-sensitive magnetic resonance imaging. *Magn Reson Med* 2001; **46**: 631–637.

14. Gati JS, Menon RS, Ugurbil K, Rutt BK. Experimental determination of the BOLD field strength dependence in vessels and tissue. *Magn Reson Med* 1997; **38**: 296–302.

15. Parkes LM, Schwarzbach JV, Bouts AA et al. 2003. Quantifying the spatial resolution of the gradient echo and spin echo BOLD response at 3 Tesla. *Magn Reson Med* 2005; **54**: 1465–1472.

16. Liu G, Sobering G, Duyn J, Moonen CT. A functional MRI technique combining principles of echo-shifting with a train of observations (PRESTO). *Magn Reson Med* 1993; **30**: 764–768.

17. Woods RP, Grafton ST, Holmes CJ, Cherry SR, Mazziotta JC. Automated image registration: I. General methods and intrasubject, intramodality validation. *J Comput Assist Tomogr* 1988; **22**: 139–152.

18. Jenkinson M, Bannister P, Brady M, Smith S. Improved optimization for the robust and accurate linear registration and motion correction of brain images. *Neuroimage* 2002; **17**: 825–841.

19. Hutton C, Bork A, Josephs O et al. Image distortion correction in fMRI: A quantitative evaluation. *Neuroimage* 2002; **16**: 217–240.

20. Friston KJ, Williams S, Howard R, Frackowiak RS, Turner R. Movement-related effects in fMRI time-series. *Magn Reson Med* 1996; **35**: 346–355.

21. Jezzard P, Balaban RS. Correction for geometric distortion in echo planar images from B0 field variations. *Magn Reson Med* 1995; **34**: 65–73.

22. Zuo KH, Greve DN, Wang M et al. Reproducibility of functional MR imaging: preliminary results of prospective multiinstitutional study performed by the Biomedical Informatics Research Network. *Radiology* 2005; **237**: 781–789.

23. Stocker T, Schneider F, Klein M et al. Automated quality assurance routines for fMRI data applied to a multicenter study. *Hum Brain Mapp* 2005; **25**: 237–246.

24. Friedman L, Glover GH. Report on a multicenter fMRI quality assurance protocol. *J Magn Reson Imaging* 2006; **23**: 827–839.

25. Weisskoff MRI. Simple measurement of scanner stability for functional NMR imaging of activation in the brain. *Magn Reson Med* 1996; **36**: 643–645.

26. Deichmann R, Gottfried JA, Hutton C, Turner R. Optimized EPI for fMRI studies of the orbitofrontal cortex. *Neuroimage* 2003; **19**: 430–441.

27. Summers P, Staempfli P, Jaermann T, Kwiecinski S, Kollias S. A preliminary study of the effects of trigger timing on diffusion tensor imaging of the human spinal cord. *AJNR Am J Neuroradiol* 2006; **27**: 1952–1961.

28. Cook FJ, Blamire AM, Manners DN, Styles P, Rajagopalan B. Quantitative proton magnetic resonance spectroscopy of the cervical spinal cord. *Magn Reson Med* 2004; **51**: 1122–1128.

29. Jochimsen TH, Norris DG, Moeller HE. Is there a change in water proton density associated with functional magnetic resonance imaging? *Magn Reson Med* 2005; **53**: 470–473.

30. Stroman PW, Krause V, Malisza KL, Frankenstein UN, Tomanek B. Extravascular proton-density changes as a non-BOLD component of contrast in fMRI of the human spinal cord. *Magn Reson Med* 2002; **48**: 122–127.

31. Stroman PW, Tomanek B, Krause V, Frankenstein UN, Malisza KL. Functional magnetic resonance imaging of the human brain based on signal enhancement by extravascular protons (SEEP fMRI). *Magn Reson Med* 2003; **49**: 433–439.

32. Lu H, Golay X, Pekar JJ, van Zijl PC. Functional magnetic resonance imaging based on changes in vascular space occupancy. *Magn Reson Med* 2003; **50**: 263–274.

33. Brooks JC, Beckmann CF, Miller KL et al. Physiological noise modeling for spinal functional magnetic resonance imaging studies. *Neuroimage* 2008; **15**: 680–692.

34. Bouwman CJ, Wilmink JT, Mess WH, Backes WH. Spinal cord functional MRI at 3 T: gradient echo echoplanar imaging versus turbo spin echo. *Neuroimage* 2008; **43**: 288–296.

35. Saritas EU, Cunningham CH, Lee JH, Han ET, Nishimura DG. DWI of the spinal cord with reduced FOV single-shot EPI. *Magn Reson Med* 2008; **60**: 468–473.

36. Raichle ME. Visualizing the mind. *Sci Am* 1994; **270**: 58–64.

37. Williams DS, Detre JA, Leigh JS, Koretsky AP. Magnetic resonance imaging of perfusion using spin inversion of arterial water. *Proc Natl Acad Sci USA* 1992; **89**: 212–216.

38. Buxton RB, Frank LR, Wong EC et al. A general kinetic model for quantitative perfusion imaging with arterial spin labeling. *Magn Reson Med* 1998; **40**: 383–396.

39. Wong EC, Buxton RB, Frank LR. Quantitative imaging of perfusion using a single subtraction (QUIPSS and QUIPSS II). *Magn Reson Med* 1998; **39**: 702–708.

40. Ances BM, Leontiev O, Perthen JE, Regional differences in the coupling of cerebral blood flow and oxygen metabolism changes in response to activation: implications for BOLD-fMRI. *Neuroimage* 2008; **39**: 1510–1521.

41. Wang J, Aguirre GK, Kimberg DY et al. Arterial spin labeling perfusion fMRI with very low task frequency. *Magn Reson Med* 2003; **49**: 796–802.

42. Yongbi MN, Fera F, Mattay VS, Frank JA, Duyn JH. Simultaneous BOLD/perfusion measurement using dual-echo FAIR and UNFAIR: sequence comparison at 1.5 T and 3.0 T. *Magn Reson Imaging* 2001; **19**: 1159–1165.

43. Donahue MJ, Lu H, Jones CK et al. Theoretical and experimental investigation of the VASO contrast mechanism. *Magn Reson Med* 2006; **56**: 1261–1273.

44. D'Esposito M, Zarahn E, Aguirre GK, Rypma B. The effect of normal aging on the coupling of neural activity to the bold hemodynamic response. *Neuroimage* 1999; **10**: 6–14.

45. Brown GG, Eyler Zorrilla LT, Georgy B et al. BOLD and perfusion response to finger-thumb apposition after acetazolamide administration: differential relationship to global perfusion. *J Cereb Blood Flow Metab* 2003; **23**: 829–837.

46. Mulderink TA, Gitelman DR, Mesulam MM, Parrish TB. On the use of caffeine as a contrast booster for BOLD fMRI studies. *Neuroimage* 2002; **15**: 37–44.

47. Seifrtiz E, Bilecen D, Hanggi D et al. Effect of ethanol on BOLD response to acoustic stimulation: implications for neuropharmacological fMRI. *Psychiatry Res* 2000; **99**: 1–13.

48. Noseworthy MD, Alfonsi J, Bells S. Attenuation of brain BOLD response following lipid ingestion. *Hum Brain Mapp* 2003; **20**: 116–121.

49. Liu TT, Behzadi Y, Restom K et al. Caffeine alters the temporal dynamics of the visual BOLD response. *Neuroimage* 2004; **23**: 1402–1413.

Seção 2 — Doença Cerebrovascular
Capítulo 13

Doença cerebrovascular – visão geral

Brian M. Tress

Introdução

Acidente vascular encefálico é a terceira maior causa de morte nos países ocidentais. Como a forma mais comum de incapacitação a longo prazo em adultos, é um grande consumidor de gastos em saúde. Oitenta por cento dos acidentes vasculares encefálicos são causados por infartos isquêmicos, e 20% por hemorragias. Apesar da magnitude do problema, o tratamento ativo bem-sucedido do acidente vascular encefálico isquêmico era quase inexistente até o meio da década de 1990. O tratamento médico era predominantemente profilático, particularmente concentrado no controle da hipertensão. O papel dos testes de diagnóstico estava limitado à confirmação do diagnóstico de acidente vascular encefálico, à diferenciação do infarto da hemorragia e à identificação dessas condições que podem estar presentes com os prováveis sintomas e sinais do acidente vascular encefálico ("pseudo acidente vascular encefálico"). O hematoma subdural crônico, tumores de crescimento lento, desmielinização e malformações arteriovenosas são todas lesões potencialmente tratáveis que se podem apresentar como pseudo – acidente vascular encefálico. Até 20% das manifestações parecidas com acidente vascular encefálico podem ser causadas por doenças diferentes do acidente vascular encefálico.[1]

Limitações dos métodos básicos de exame de acidente vascular encefálico

O sucesso das drogas trombolíticas, acompanhado dos seus possíveis efeitos adversos em alguns casos, ressalta a necessidade de testes altamente sensíveis e específicos para o diagnóstico, e que sejam fornecidas informações sobre qual grupo de pacientes está mais propenso a responder à terapia. Também são necessários testes suficientemente não invasivos para a medição seriada do efeito da terapia. As atuais ferramentas de diagnóstico para a investigação do acidente vascular encefálico tornaram-se cada vez mais sofisticadas e não invasivas. O princípio básico é que quando a investigação for justificada sob o ponto de vista clínico, o cérebro e as artérias carótidas no pescoço precisam passar pelo diagnóstico por imagem. As modalidades de imagens diagnósticas usadas variam de acordo com os recursos disponíveis no setor de imagens diagnósticas. A tomografia computadorizada (CT) do crânio e a ultrassonografia Doppler dúplex das artérias carótidas eram até poucos anos a base da investigação. A ressonância magnética (MR) e a angiografia por ressonância magnética (angio-MR) ou CT e a angiografia por CT (angio-CT) feitas com aparelhos de CT multidetectores de alta resolução estão substituindo aos poucos a CT simples com detector único e a ultrassonografia. A angiografia por subtração digital (DSA) e seu custo e morbidade associados estão gradualmente sendo usados somente como canal para procedimentos de intervenção.

Apesar de tanto a CT quanto a MRI serem revolucionárias na sua capacidade de retratar diretamente o cérebro normal e o anormal, cada uma delas tem limitações significativas no acidente vascular encefálico hiperagudo. Enquanto a CT tem próximo de 100% de sensibilidade no diagnóstico da hemorragia, apenas aproximadamente 2/3 dos pacientes terão comprovação de infarto por CT 2 horas depois do começo dos sintomas mesmo com a oclusão completa da artéria cerebral média.[2] A sensibilidade para o diagnóstico do infarto agudo do tronco cerebral e infartos lacunares agudos é consideravelmente menor. As sequências convencionais de MRI ponderadas em T_1 e T_2 são surpreendentemente insensíveis à detecção de infartos precoces. Isso se dá pela relativa insensibilidade das sequências ponderadas em T_2 ao edema citotóxico, que é a forma predominante de edema nas primeiras 6 horas. É somente quando as junções estreitas entre as células endoteliais são destruídas, permitindo que o fluido escape para o espaço extravascular (edema vasogênico) que o infarto se torna facilmente detectável. O inchaço cerebral sutil pode ser detectado nas sequências ponderadas em T_1, mas os estudos convencionais de MR sem contraste em T_1 e ponderados em T_2 são muito duvidosos nas primeiras 6-8 horas do infarto em desenvolvimento.

Penumbra isquêmica

Com exceção da identificação do tecido infartado, existe uma necessidade clara de identificar aqueles pacientes mais propensos a se beneficiarem da terapia trombolítica. Ela se baseia no conceito de penumbra isquêmica como uma zona do cérebro isquêmico funcionalmente inerte capaz de recuperação depois da reperfusão em um local próximo ao núcleo isquêmico irreversivelmente danificado. Ela foi primeiramente descrita em um modelo babuíno como uma região do cérebro com fluxo sanguíneo cerebral de menos de 20 mL/100 gramas por minuto, suficiente para eliminar potenciais evocados, mas capaz de recuperação se o dispositivo de oclusão foi liberado.[3,4] A identificação dos déficits de perfusão depende de técnicas bem-estabelecidas de medição do fluxo sanguíneo, como, por exemplo, tomografia por emissão de pósitrons, tomografia computadorizada por emissão de fóton único (SPECT) e CT com xenônio. No momento, essas técnicas estão disponíveis apenas em números limitados de centros de pesquisa bem equipados e não são adequadas ao uso clínico de rotina. Os estudos-padrão de MR e CT são incapazes de fornecer informações detalhadas de perfusão e também são incapazes de diferenciar claramente o tecido do cérebro isquêmico capaz de recuperação daquele destinado a sofrer infarto.

Obtenção de imagens da penumbra isquêmica – Imagens por difusão e perfusão e espectroscopia por ressonância magnética

Os avanços técnicos na tecnologia magnética e na aplicação de sequências de imagens ecoplanares ultrarrápidas a intensidades de campo de 1,5 T ou mais se combinaram para fornecer as ferramentas necessárias à visualização da penumbra isquêmica. As imagens ponderadas em difusão retratam tecido profundamente isquêmico (frequentemente destinado a infarto) como uma área de difusão restrita com sensibilidade e especificidade altas. Em um estudo de pacientes com diagnóstico clínico de acidente vascular encefálico dentro de 6 horas do começo, foram relatadas sensibilidade e especificidade de 100%,[5] mas pacientes com imagens ponderadas em difusão negativas são bem documentados. [6,7] Foram reportadas sensibilidade de 88% e especificidade de 95% em pacientes estudados dentro de 24 horas do começo do acidente vascular encefálico.[6] As sequências ponderadas em perfusão demonstram áreas de relativa hipoperfusão. A diferença entre a área de hipoperfusão e a área de difusão restrita é considerada como representando a penumbra isquêmica. Desequilíbrios perfusão-difusão foram mostrados em 75% dos pacientes de acidente vascular encefálico que passaram por imagens diagnósticas dentro de 6 horas do começo dos sintomas, diminuindo para 44% dos pacientes que passaram por imagens diagnósticas 18 horas após o começo dos sintomas, aparentemente como resultado de trombólise e reperfusão espontâneas.[8] A presença de discordância perfusão-difusão é forte indicação de oclusão de grandes vasos.[9]

As imagens ponderadas em difusão convencionais retratam difusão isotrópica, que é basicamente a média da difusão em todas as direções. Ao fazer as sequências em difusão com gradientes aplicados em pelo menos seis direções, Pierpaoli et al.[10] estiveram aptos a fazer imagens diagnósticas completas por tensor de difusão, que retratam difusão anisotrópica ou direcionalmente limitada. O grau de difusão direcionalmente limitada foi calculado *pixel* a *pixel* como uma entidade numérica, conhecida por anisotropia fracional (FA). No cérebro, a difusão anisotrópica é mais proeminente em feixes de axônios, já que a difusão perpendicular à direção de um axônio é notoriamente limitada pela bainha de mielina. Medições agudas de anisotropia fracional foram referidas como relacionadas com o prognóstico clínico.[11] A anisotropia fracional bastante elevada na ausência de um coeficiente de difusão aparente depressivo pareceu estar associada a um bom resultado,[11] mas outros estudos sugeriram que essas constatações podem ser artefatuais, derivando de artefato de cálculo matemático.[12] A medição de anisotropia fracional pode ser usada por algoritmos de conectividade para calcular a direção e a integridade axonais. A degeneração walleriana foi detectada por anisotropia fracional 10 semanas antes de se tornar evidente em algoritmos ponderados em T_2,[13] ajudando no prognóstico.

A espectroscopia por ressonância magnética fornece informações sobre o substrato bioquímico da isquemia. A detecção de pico de lactato (Lac) é um indicador de metabolismo anaeróbico no tecido subjacente, e a altura do pico de N-acetil-*aspartato* (NAA) é um indicador direto da integridade neuronal. No organismo vivo, a espectroscopia por ressonância magnética existe desde a metade da década de 1980, mas era limitada em seu aspecto prático porque só podia apurar um grande *voxel* por vez. Os avanços técnicos deram lugar ao rápido exame de cortes ou até de volumes de tecidos inteiros, e os tamanhos dos *voxels* foram reduzidos da ordem de 8 para 1 mL, empregando técnicas de obtenção de imagens espectroscópicas de vários *voxels*. A habilidade da espectroscopia por ressonância magnética em fornecer informações metabólicas antes de o dano estrutural celular se tornar visível promete facilitar a compreensão da penumbra isquêmica. Os dados animais sugerem que o lactato aparece em um limite de fluxo sanguíneo cerebral de 20 mL/100 gramas por minuto e que aparece dentro de minutos da oclusão do vaso.[14] Há casos práticos que sugerem que o lactato elevado e nenhuma mudança no nível de N-acetil-*aspartato* (NAA) podem indicar reversibilidade,[15] oferecendo outro método de MR para identificar o tecido penúmbrico e monitorar a terapia. Os estudos também usaram a espectroscopia por ressonância magnética para prognóstico. Baixos níveis de N-acetil-*aspartato* (NAA) juntamente com o volume de infarto ajudam a prever a mortalidade e prognóstico funcional ruim,[16] da mesma forma que os níveis de lactato juntamente com o volume de infarto medido pelas imagens ponderadas em difusão.[17]

Imagens diagnósticas de perfusão em tomografia computadorizada comparadas às imagens de perfusão e difusão por ressonância magnética

Os desenvolvimentos técnicos na área de CT entraram em uma nova e rápida fase. A combinação de técnicas helicoidais com tecnologia multidectora reduziu drasticamente o tempo de produção de imagens diagnósticas, aumentou a resolução espacial e facilitou os estudos de perfusão. O fluxo sanguíneo cerebral quantitativo, o volume sanguíneo cerebral e os tempos médios de trânsito podem ser computados depois da injeção de meio de contraste iodado hidrossolúvel.[18] A técnica foi validada em comparação à CT com xenônio,[19] e enquanto a técnica é tipicamente limitada a quatro ou oito cortes atualmente adjacentes, com o desenvolvimento de tomógrafos computadorizados multidectores com 256 canais, a cobertura de todo o cérebro é possível. A dose de radiação envolvida se torna um fator menos importante por causa da gravidade da condição para que a modalidade está sendo usada e a idade relativamente avançada de muitos dos pacientes submetidos à CT. Os estudos de perfusão e de angiografia por tomografia computadorizada podem ser feitos como um acréscimo a CT do cérebro mais rapidamente do que podem ser alcançados por MRI. De forma mais significativa, as máquinas de CT são muito mais amplamente distribuídas na comunidade e são de forma particular convenientemente colocadas nos setores de emergência. A grande deficiência comparada à MRI é a incapacidade de identificar o cérebro definitivamente infartado de forma comparável às imagens ponderadas em difusão. Entretanto, tem-se cogitado a hipótese de que o fluxo sanguíneo cerebral reduzido na presença de volume sanguíneo cerebral normal ou aumentado significa cérebro viável e que o volume sanguíneo cerebral reduzido é equivalente ao defeito de difusão em MRI,[20] uma teoria que foi confirmada em um pequeno número de pacientes em um estudo comparativo de CT e MRI[21], mas que ainda tem de ser satisfatoriamente provada em estudos prospectivos, comparativos de grandes números de pacientes.

Ataques isquêmicos transitórios – papel das imagens ponderadas em difusão e da espectroscopia por ressonância magnética

Um ataque isquêmico transitório (TIA) é considerado um acidente vascular encefálico de advertência, definido como "um distúrbio agudo da função cerebral de origem vascular, com incapacitação durando menos de 24 horas".[22] Todas as definições posteriores incluem a limitação de tempo de 24 horas. Isso deixa implícito que não ocorreu nenhuma lesão cerebral permanente (infarto). Estudos usando imagens ponderadas em difusão demonstraram focos de difusão restrita em até 40% dos pacientes examinados dentro de 12 horas do começo dos sintomas.[23] Consequentemente, os ataques isquêmicos transitórios, conforme definido, são uma mistura de episódios verdadeiramente isquêmicos sem infarto e prováveis pequenos infartos. A maioria dos ataques isquêmicos transitórios é considerada o resultado de êmbolos de placas ateromatosas da artéria carótida interna ulcerada ou do coração, particularmente em pacientes com fibrilação atrial. Mais discutível é o papel dos fatores hemodinâmicos. Apesar de uma melhora significativa sob o ponto de vista estatístico nos resultados para pacientes tratados por endarterectomia comparados à terapia médica tenha sido demonstrada em pacientes sintomáticos com estenoses carótidas internas maiores ou iguais a 70%,[24] a mesma evidência de sustentação não foi obtida para pacientes assintomáticos. Além disso, nem todos os pacientes sintomáticos com estenoses hemodinamicamente significativas tratados com endarterectomia ou angioplastia e *stenting* melhoram. Os exames pré-operatórios de rotina na maioria dos hospitais consistem somente em um ou uma combinação dos testes enumerados anteriormente: testes que retratam somente a anatomia doente. Não se fornece nenhuma informação relativa ao estado fisiológico e à reserva vascular de parênquima do cérebro. Tanto os estudos de fluxo sanguíneo cerebral quanto os de espectroscopia por ressonância magnética mostram sinais promissores de abordagem dessas deficiências. Os pacientes sintomáticos com estenoses carótidas hemodinamicamente significativas demonstraram redução na relação de NAA/colina (Cho) no centro semioval ipsolateral,[25] mas outros estudos não reproduziram esses resultados. Mesmo os pacientes assintomáticos com estenoses de carótidas hemodinamicamente significativas demonstraram aumento significativo nas relações de NAA/creatina (Cr) e colina/creatina após a endarecteromia de carótida.[26]

Trombólise em acidente vascular encefálico isquêmico

O catalisador para o interesse enormemente renovado no acidente vascular encefálico isquêmico foi a publicação em 1995 do primeiro experimento sugerindo efeito benéfico nos pacientes após o tratamento trombolítico ativo em pacientes tratados dentro de 3 horas do começo dos sintomas.[27] Em 1999, um experimento aleatório prospectivo de prourouquinase intra-arterial em pacientes com artérias cerebrais médias obstruídas mostrou efeito benéfico nos pacientes quando o tratamento foi iniciado entre 3 e 6 horas após o começo dos sintomas do acidente vascular encefálico.[28] Muitos experimentos em animais indicaram o benefício tanto das drogas trombolíticas quanto das neuroprotetoras, mas os resultados positivos para as drogas neuroprotetoras não foram reproduzidos em seres humanos. É debatido se melhores critérios de seleção podem ser exigidos, caso as drogas neuroprotetoras sejam bem-sucedidas em humanos.

Consideráveis avanços vêm ocorrendo desde a primeira edição deste livro com relação ao uso de técnicas de ressonância magnética para melhorar o direcionamento da trombólise e também para aumentar o tempo da janela terapêutica. Uma recente revisão sistêmica de Kane *et al.*[29] mostrou que pacientes com *mismatch* demonstrado na ressonância magnética submetidos à trombólise tiveram uma redução modesta na proporção de pacientes, cujos infartos cresceram. A evidência tentadora de que a obtenção de imagens fisiológicas pode possivelmente ajudar a triagem de pacientes é completamente discutida no Capítulo 15.

Evidentemente, grandes avanços vêm ocorrendo na compreensão da base fisiopatológica subjacente de muitas síndromes de acidente vascular encefálico como resultado direto dos avanços dos métodos de MRI de examinar a função cerebral. Os seis capítulos seguintes abordam em detalhes esses avanços instigantes nos métodos fisiológicos e bioquímicos da MRI, possibilitados pelos avanços constantes da tecnologia magnética e de *software*.

Referências

1. Libman RB, Wirkowski E, Alvir J, Rao TH. Conditions that mimic stroke in the emergency department. Implications for acute stroke trials. *Arch Neurol* 1995; **52**: 1119–1122.

2. von Kummer R, Meyding-Lamade U, Forsting M *et al.* Sensitivity and prognostic value of early computed tomography in middle cerebral artery trunl occlusion. *AJNR Am J Neuroradiol* 1994; **15**: 9–15.

3. Symon L, Branston NM, Strong AJ, Hope JD. The concepts of thresholds of ischemia in relation to brain structure and function. *J Clin Pathol Suppl (R Coll Pathol)* 1977; **11**: 149–154.

4. Astrup J, Siesjo BK, Symon L. Thresholds in cerebral ischemia: the ischemic penumbra. *Stroke* 1981; **12**: 723–725.

5. Barber PA, Davis SM, Darby DG *et al.* Screening for thrombolytic therapy in acute stroke: diffusionweighted imaging vs. computed tomography. *Cerebrovasc Dis* 1999; **9**: 73.

6. Lovblad KO, Laubach HJ, Baird AE *et al.* Clinical experience with diffusionweighted MR in patients with acute stroke. *AJNR Am J Neuroradiol* 1998; **19**: 1061–1066.

7. Wang PY, Barker PB, Wiutyk RJ *et al.* Diffusionnegative stroke: a report of two cases. *AJNR Am J Neuroradiol* 1999; **20**: 1876–1880.

8. Darby DG, Barber PA, Gerraty RP *et al.* Pathophysiological topography of acute ischemia by combined diffusionweighted and perfusion MRI. *Stroke* 1999; **30**: 2043–2052.

9. Rordorf G, Koroshetz WJ, Copen WA *et al.* Regional ischemia and ischemic injury in patients with acute middle cerebral artery stroke as defined by early diffusionweighted and perfusionweighted MRI. *Stroke* 1998; **29**: 939–943.

10. Pierpaoli C, Jezzard P, Basser PJ, Barnett A, Di Chiro G. Diffusion tensor MR imaging of the human brain. *Radiology* 1996; **201**: 637–648.

11. Yang Q, Tress BM, Barber PA *et al.* Serial study of apparent diffusion coefficient and anisotropy in patients with acute stroke. *Stroke* 1999; **30**: 2382–2390.

12. Green HA, Pena A, Price CJ *et al.* Increased anisotropy in acute stroke: a possible explanation. *Stroke* 2002; **33**: 1517–1521.

13. Watanebe T, Honda Y, Fujii Y et al. Three-dimensional anisotropy contrast magnetic resonance axonography to predict the motor function in patients suffering from stroke. *J Neurosurg* 2001; **94**: 955–960.

14. Sorensen AG, Buonanno FS, Gonzalez RG et al. Hyperacute stroke: evaluation with combined multisection diffusion-weighted and hemodynamically weighted echo-planar imaging. *Radiology* 1996; **199**: 391–401.

15. Barker PB, Gillard JH, van Zijl PC et al. Acute stroke: evaluation with serial proton MR spectroscopic imaging. *Radiology* 1994; **192**: 723–732.

16. Pereira AC, Saunders DA, Doyle VL et al. Measurement of initial Nacetyl aspartate concentration by magnetic resonance spectroscopy and initial infarct volume by MRI predicts outcome in patients with middle cerebral artery territory infarction. *Stroke* 1999; **30**: 1577–1582.

17. Parsons MW, Li T, Barber PA et al. Combined (1)H MR spectroscopy and diffusion-weighted MR improves the prediction of stroke outcome. *Neurology* 2000; **55**: 485–505.

18. Wintermark M, Maeder P, Thiran J-Ph et al. Quantitative assessment of regional cerebral blood flows by perfusion CT studies at low injection rates: a critical review of the underlying theoretical models. *Eur Radiol* 2001; **11**: 1220–1230.

19. Wintermark M, Maeder P, Thiran J-Ph et al. Simultaneous measurements of regional cerebral blood flows by perfusion-CT and stable xenon-CT: a validation study. *AJNR AmJ Neuroradiol* 2001; **22**: 905–914.

20. Wintermark M, Reichhart M, Thiran J-P et al. Prognostic value of cerebral blood flow measurement by perfusion computed tomography, at the time of emergency room admission, in acute stroke patients. *Ann Neurol* 2002; **51**: 417–432.

21. Wintermark M, Reichhart M, Cuisenaire O et al. Comparison of admission perfusion computed tomography and qualitative diffusion- and perfusionweighted magnetic resonance imaging in acute stroke patients. *Stroke* 2002; **33**: 2025–2031.

22. Capildeo R, Haberman S, Rose FC. The definition and classification of stroke. A new approach. *Q J Med* 1978; **47**: 177–196.

23. Kidwell CS, Alger JR, Di Salle F et al. Diffusion MR in patients with transient ischemic attacks. *Stroke* 1999; **30**: 1174–1180.

24. National Institute of Neurological Disorders and *Stroke*, Stroke and Trauma Division. North American symptomatic carotid arterectomy trial (NASCET) Investigators. Clinical alert: benefit of carotid endarterectomy for patients with high grade stenosis of the internal carotid artery. *Stroke* 1991; **22**: 816–817.

25. van der Grand J, Eikelboom BC, Mali WPTM. Flowrelated anaerobic metabolic changes in patients with severe stenosis of the internal carotid artery. *Stroke* 1996; **27**: 2026–2032.

26. Kim GE, Lee JH, Cho YP. Can carotid endarterectomy improve metabolic status in patients with asymptomatic internal carotid artery flow lesion? Studies with localized in vivo proton magnetic resonance spectroscopy. *J Vasc Surg* 2002; **36**: 559–564.

27. National Institute of Neurological Disorders and *Stroke* rtPA *Stroke* Study Group. Tissue plasminogen activator for acute ischemic stroke. *New Eng J Med* 1995; **333**: 1581–1589.

28. Furlan A, Higashida R, Weschler L et al. For the PROACT Investigators. Intra-arterial prourokinase for acute ischemic stroke. The PROACT II study: a randomised controlled trial. *J AmMed Assoc* 1999; **282**: 2003–2011.

29. Kane I, Sandercock P, Wardlaw J. Magnetic resonance prefusion diffusion mismatch and thrombolysis in acute ischaemic stroke: a systematic review of the evidence to data. *J Neurol Neurosurg Psychiatry* 2007; **78**: 485–491.

Capítulo 14

Espectroscopia por ressonância magnética no acidente vascular encefálico

Peter B. Barker ▪ Jonathan H. Gillard

Introdução

Conforme discutido no capítulo anterior, um acidente vascular encefálico é a perda de funções cerebrais que se desenvolve rapidamente em razão de um distúrbio nos vasos que fornecem sangue ao cérebro. Isso pode ser causado por isquemia (falta de fornecimento de sangue) após trombose ou embolia ou hemorragia. O acidente vascular encefálico agudo é uma emergência médica, e a produção de imagens diagnósticas tem um papel importante na confirmação (ou não) do diagnóstico clínico do acidente vascular encefálico, categorizando-o como isquêmico ou hemorrágico e na identificação da causa subjacente. Cada vez mais, o estudo por imagens diagnósticas também está sendo usada para orientar intervenções terapêuticas e monitorar o seu sucesso. Enquanto tradicionalmente a tomografia computadorizada (CT) por raios X é a modalidade de produção de imagens diagnósticas escolhida (principalmente por causa de sua velocidade e ampla disponibilidade), a MRI tem sido cada vez mais usada por causa do seu excelente contraste, da alta sensibilidade e das possibilidades de aquisição multimodal (p. ex., difusão, perfusão, MRA). Esses tópicos são discutidos nos capítulos seguintes.

A espectroscopia por ressonância magnética de prótons do cérebro humano foi primeiramente demonstrada em meados da década de 1980,[1-4] e, pouco depois, apareceram os primeiros relatos de sua aplicação no estudo do acidente vascular encefálico humano.[5,6] Apesar de terem havido relatos de espectroscopia ^{31}P,[7] ^{23}Na,[8] e ^{13}C[9] no acidente vascular encefálico humano, a maioria dos estudos até esta data utilizou o núcleo do próton, tanto por causa de sua alta sensibilidade quanto pelo fato de a espectroscopia por ressonância magnética de prótons poder ser imediatamente combinada com MRI convencional sem modificações de *hardware*. Apesar de os estudos de espectroscopia por ressonância magnética de prótons feitos no início da década de 1990 parecessem oferecer a promessa de valor diagnóstico no acidente vascular encefálico agudo, essa modalidade teve relativamente pouco impacto por alguns motivos. O motivo mais importante é a dificuldade técnica de fazê-lo sem demora nesse grupo de pacientes. Em segundo lugar, muitas das informações clínicas exigidas estão disponíveis em outras sequências (mais fáceis de fazer) como, por exemplo: imagens ponderadas em difusão, imagens ponderadas em perfusão e MRI com sequências ponderadas em T_2. Não obstante, é importante estar ciente de que as associações espetroscópicas de infartos agudo e crônico assim como, ocasionalmente, a espectroscopia por ressonância magnética podem ser úteis nesses contextos clínicos.

Marcadores usados na espectroscopia por ressonância magnética

A maior parte dos estudos de espectroscopia por ressonância magnética de prótons do cérebro humano concentrara-se nos sinais de N-acetil-*aspartato* (NAA) e lactato como possíveis marcadores substitutos de integridade neuronal e isquemia, respectivamente, apesar de também existirem mudanças frequentes nos outros sinais metabólicos, especialmente nos estágios crônicos de infarto do cérebro. A importância das mudanças nos metabólitos do cérebro no contexto de isquemia e infarto é brevemente discutida a seguir (para um exame mais detalhado desses compostos e sua importância para outras patologias, ver o Capítulo 1).

N-acetil-*aspartato*

Os argumentos a favor e contra considerar o NAA um marcador neurológico são discutidos no Capítulo 1. No geral, existe uma evidência razoavelmente boa de que o NAA, pelo menos em muitas patologias, pode ser usado como marcador substituto para função e integridade neuronais. Então parece razoável que as medições de NAA obtidas por espectroscopia por ressonância magnética em pacientes com doença cerebrovascular possam oferecer algumas informações sobre a integridade neuronal do cérebro, e talvez possa ser útil como medida do grau de progressão do acidente vascular encefálico ou da resposta terapêutica nos testes de tratamento. As informações sobre mudanças metabólicas que ocorrem durante a isquemia (e em particular mudanças no NAA) vêm, em grande parte, dos modelos animais. Vários estudos observaram as mudanças cinéticas de NAA depois da indução da isquemia.[10-13] Nos modelos animais de isquemia focal (oclusão da artéria cerebral média), foi consistentemente mostrado que o NAA decai muito lentamente em uma escala de tempo de horas após a indução da isquemia. O NAA pode ser tipicamente reduzido a 50% de seu valor pré-isquêmico após aproximadamente 10-12 horas,[11] apesar de essa cinética ser provavelmente altamente sensível ao grau de redução do fluxo sanguíneo cerebral. Por exemplo, as reduções de NAA foram consideradas maiores no centro da região isquêmica comparadas à periferia no estudo de Higuchi *et al.* em 1996 (Fig. 14.1).[14] Alguns estudos também descreveram uma diminuição inicial rápida de NAA de cerca de 10% nos primeiros minutos[13-15] seguida por uma diminuição mais lenta de NAA com uma constante de tempo de horas. A origem disso é incerta, mas é indicado que isso pode ocorrer porque mais de uma concentração de NAA está presente ou pode refletir as mudanças em outras moléculas (p. ex., glutamato, glutamina, ácido γ-aminobutírico etc.) que coincidem com a ressonância espectral de NAA. Isso também pode ser o resultado do efeito dilucional do edema citotóxico.

Visto que geralmente se acredita que lesões cerebrais irreversíveis na maioria desses modelos ocorrem nas primeiras 1-3 horas de isquemia, a redução de NAA pode ocorrer mais lentamente que a perda de viabilidade dos tecidos. No cérebro infartado (p. ex., semanas a meses após o começo do acidente vascular encefálico), seja em modelos ani-

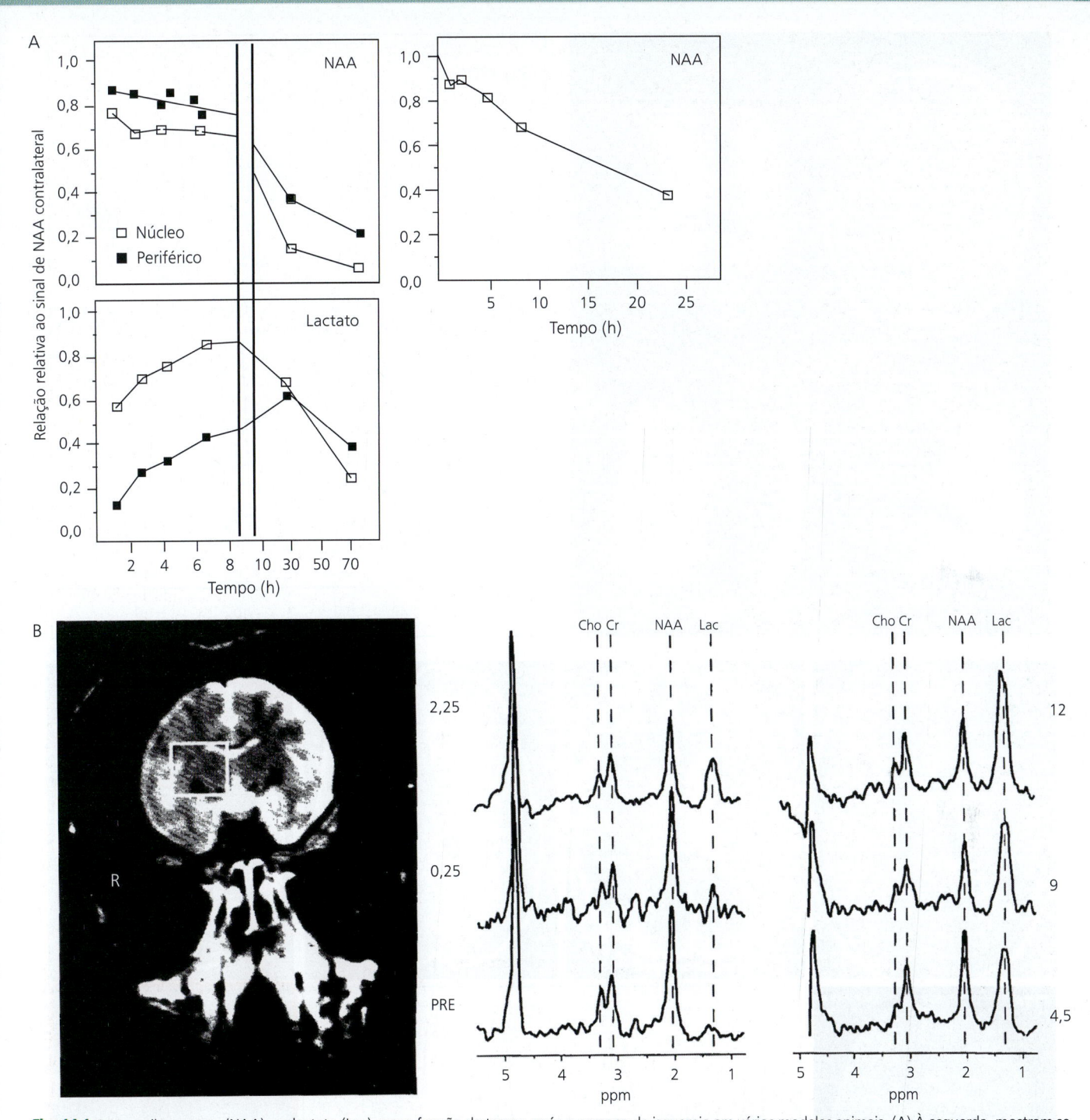

Fig. 14.1 O N-acetil-*aspartato* (NAA) e o lactato (Lac) como função de tempo após o começo da isquemia em vários modelos animais. (A) À esquerda, mostram-se NAA e Lac no núcleo e na periferia de uma lesão isquêmica focal no rato. O lactato é mais alto no núcleo que na periferia e aumenta de forma constante nas primeiras 8 horas. Existem diminuições mais lentas de NAA com grandes mudanças vistas somente em isquemias de mais de 30 horas. O NAA é mais reduzido no núcleo que na periferia. À direita é mostrado NAA determinado bioquimicamente em um modelo de isquemia global completa no rato. Depois de um declínio inicial de 10% (também visto em A [à esquerda]), o NAA diminui gradualmente em um período de 24 horas. (Adaptada de Sager *et al*. 1995[13] e Higuchi *et al*. 1996.[14]). (B) Espectros registrados como função de tempo nos núcleos da base do macaco após a oclusão permanente da artéria cerebral média. Vê-se que o lactato aumentou, e o NAA diminuiu em 12 horas. Cho, colina; Cr, creatina.

mais ou humanos, o NAA é geralmente muito ou completamente ausente, em consonância com a perda completa de tecido neuronal dessas regiões.[5,16,17] A Figura 14.2 mostra um exemplo de perda hemisférica de NAA em um paciente com oclusão concomitante das artérias carótida interna esquerda e cerebral média que passou por diagnóstico por imagens 24 horas depois do começo do acidente vascular encefálico. Além da perda de NAA, esse paciente também manifestou sinais elevados de lactato e colina (vide a seguir).

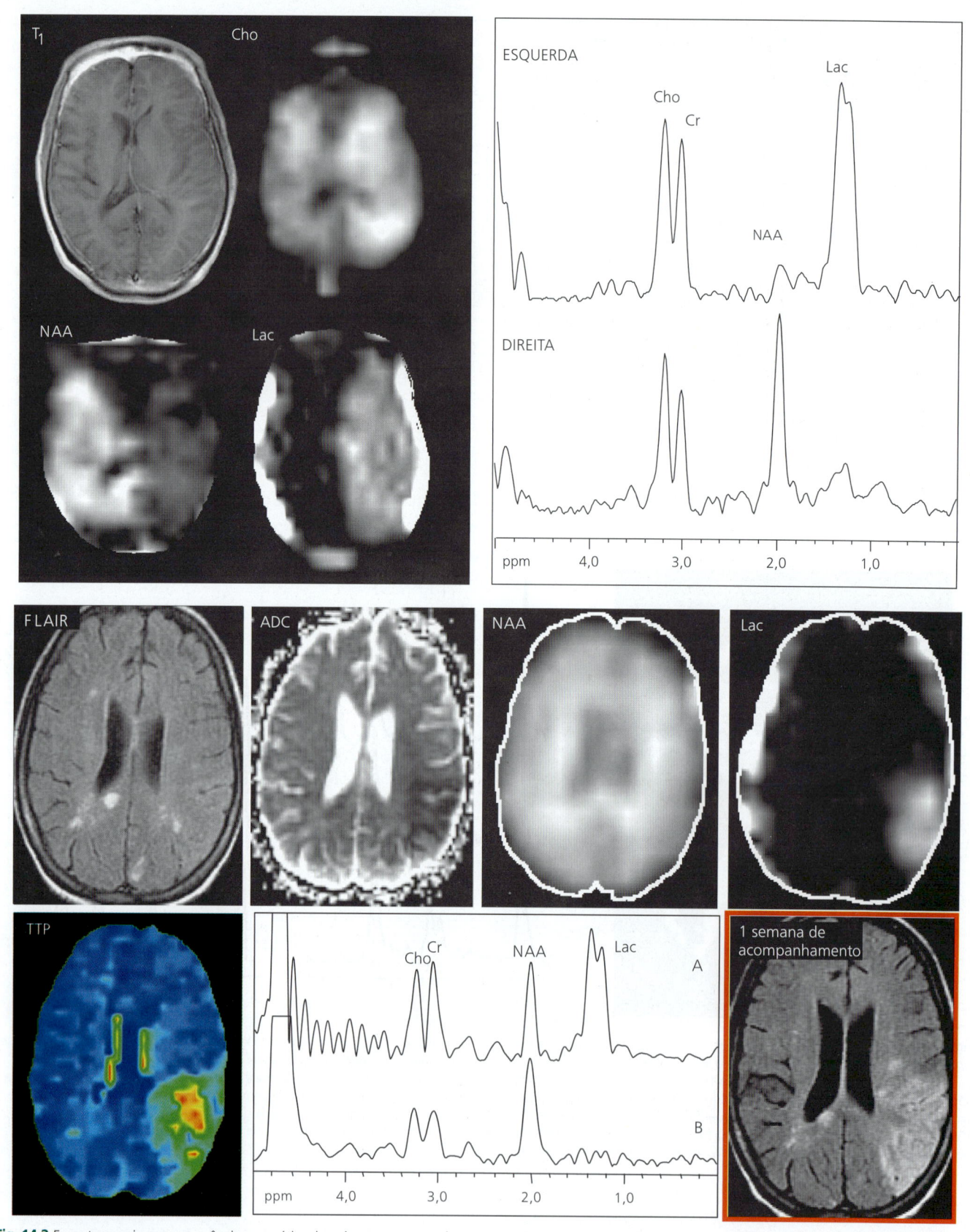

Fig. 14.2 Espectroscopia por ressonância magnética de prótons em um paciente com oclusão conjunta das artérias carótidas interna esquerda e cerebral média submetido a imagens diagnósticas 24 horas após o começo dos sintomas. A imagem localizada ponderada em T₁ mostra o edema do hemisfério esquerdo, mas sem sinal de anormalidade. Imagens espectroscópicas mostram lactato elevado e N-acetil-*aspartato* (NAA) quase ausente em todo o hemisfério esquerdo, consistente com lesão isquêmica grave. A colina (Cho) também é focalmente elevada, particularmente nas regiões de substância branca do hemisfério esquerdo. O paciente faleceu 2 dias depois das imagens de acompanhamento.

Sinal de creatina

O sinal de creatina ("Cr", ou creatina total tCr, 3,02 ppm) é na verdade a soma da creatina e da fosfocreatina que estão em permuta via reação de creatina quinase. O fato de a indução da isquemia fazer com que a fosfocreatina seja convertida em creatina, mas sem mudança líquida na creatina total, levou alguns autores a sugerir que o sinal de creatina seria um bom sinal de referência no espetro. Entretanto, estudos mais recentes sugerem que a creatina pode mudar tanto no infarto agudo quanto no crônico;[18] e é provavelmente imprudente supor que os níveis de creatina sempre fiquem normais no acidente vascular encefálico humano.

Sinal de Colina

O sinal de "colina" ("Cho", 3,24 ppm) resulta dos grupos de trimetilamina de glicerofosfocolina, fosfocolina e uma pequena quantidade de colina livre,[19] compostos que estão envolvidos na síntese e na degradação da membrana. Foi observado que a colina estava elevada ou reduzida no acidente vascular encefálico humano crônico.[20,21] Os aumentos de colina no acidente vascular encefálico podem ser o resultado de gliose ou dano isquêmico à mielina, enquanto diminuições são provavelmente o resultado de edema, necrose e perda celular.

Lactato

No cérebro humano normal, o lactato (1,33 ppm) está estimado estar em uma concentração de aproximadamente 1 mmol/l ou menos em parênquima e é muito difícil detectar com segurança na maior parte dos espectros, empregando as técnicas convencionais de espectroscopia por ressonância magnética. Quando o cérebro se torna isquêmico ou hipóxico, a falta de oxigênio acarreta a incapacidade do metabolismo da glicose através do ciclo do ácido tricarboxílico (sua via normal), e a via alternativa, menos eficiente não aeróbica do piruvato para o lactato, é, então, empregada. Portanto, a isquemia no cérebro causa a elevação do lactato do cérebro.[22] O lactato também pode ser detectado no infarto crônico do cérebro, onde sua presença pode ser explicada pelo metabolismo glicolítico dos macrófagos em vez da isquemia crônica existente.[23] O lactato também pode acumular no espaço extracelular, cistos e no liquor. Também deve ser reconhecido que a isquemia e o infarto não são as únicas causas do lactato elevado no cérebro. Por exemplo, o lactato é muito frequentemente observado em tumores no cérebro,[24] doenças mitocondriais,[25] e em outras condições, como lesões inflamatórias desmielinizantes.[26] Consequentemente, a observação de um sinal de lactato elevado não é necessariamente específica para uma lesão isquêmica e pode ter ocorrido por outras causas.

Macromoléculas/Lipídeos

Nos espectros registrados em tempos de eco curtos, uma série de sinais amplos originados das macromoléculas com T_2 curto pode ser detectada, e esses dão suporte a ressonâncias metabólicas, mais agudas. A discriminação desses sinais macromoleculares dos metabólitos pode ser aprimorada usando uma sequência de pulso de recuperação de inversão, com base nas relações de tempo de T_1 mais curto das macromoléculas.[27] A distribuição de macromoléculas é fonte de uma certa discussão, sendo os possíveis doadores proteínas citosólicas ou lipídeos. Apesar de esses sinais serem normalmente bastante pequenos, processos patológicos, como necrose ou apoptose, podem fazer com que ocorram aumentos substanciais. Quando esses sinais ressoam entre 0,9 e 1,3 ppm, sua distribuição mais provável é dos grupos de metileno e metil de lipídeos saturados móveis, provavelmente acumulando como resultado da degradação da membrana celular. Aumentos de sinais de lipídeos foram observados tanto no acidente vascular encefálico subagudo quanto no crônico.[28-30] Mais uma vez, eles não são específicos da lesão isquêmica e podem ser vistos em regiões necrosadas de tumores e em lesões infecciosas ou inflamatórias.

Mudanças metabólicas durante a isquemia cerebral – relação com o fluxo sanguíneo

Os dois sinais no espectro da ressonância magnética de prótons que receberam maior atenção nos modelos animais de isquemia foram o NAA e o lactato, com base em seus possíveis papéis como indicadores de viabilidade neuronal e isquemia respectivamente. A espectroscopia por ressonância magnética tem vantagem sobre as técnicas bioquímicas analíticas convencionais (para esses compostos e outros) por ser não invasiva, de forma que medições repetitivas em série possam ser feitas no mesmo animal, dessa forma permitindo que a evolução das mudanças isquêmicas seja mapeada sem possíveis erros de amostra e preparação de tecido ou de variações entre os animais.

Conforme o fluxo sanguíneo cerebral diminui, vários processos relacionados com a homeostase cerebral entram em colapso gradualmente.[31] Ainda que possa ser difícil atribuir limiares específicos para processos individuais, parece que uma vez que o fluxo sanguíneo cerebral diminuiu para abaixo de 15-20 mL/100 gramas por minuto,[32] o cérebro se torna isquêmico, com a parada da função elétrica e o metabolismo de transferência de energia de glicólise de aeróbica para anaeróbica com acúmulo de lactato. Os limiares de fluxo sanguíneo cerebral relatados podem variar dependendo do modelo animal usado, do tipo de anestesia, do tipo e da duração da isquemia, da oxigenação arterial e do hematócrito e do método usado para medir o fluxo sanguíneo cerebral. Entretanto, na isquemia global completa induzida por parada cardíaca, os níveis de lactato aumentam abruptamente[33] e alcançam um estado estável dentro de 10 minutos da parada do fluxo sanguíneo. Conforme o lactato vai se acumulando, o tecido pode ficar acidótico.[32] A concentração "final" de lactato depende de vários fatores, mas em particular dos depósitos de glicogênio no cérebro e de glicose no sangue, pré-isquêmia.[33] Sob condições normoglicêmicas, o lactato pode tipicamente alcançar 10 a 12 mmol/l.[22] A hiperglicemia pré-isquêmica pode aumentar as concentrações finais de lactato e piorar eventuais prognósticos clínicos. Se a isquemia for incompleta ou ocorrer reperfusão, o fluxo sanguíneo continua a fornecer glicose ao tecido que, se suficientemente lesionado, é incapaz de metabolizá-la aerobicamente, e concentrações de lactato extremamente altas podem ocorrer.

Nos modelos de isquemia focal (em que se presume que as reduções de fluxo sanguíneo cerebral sejam mais moderadas por causa da circulação colateral), o aumento de lactato pode com frequência ser significativamente mais lento, elevando por um período de horas.[11,13,14,34,35] Por exemplo, em um modelo de oclusão permanente da artéria cerebral média, foi observado que o lactato aumentou de forma constante até 12 horas após a indução da isquemia.[11] Em um relatório também foi sugerido que elevações transitórias do lactato coincidiam com surto de propagação da depressão cortical em tecido peri-infartado ao redor, que foi postulado ser mecanismo para ampliação do infarto nos tecidos em volta.[35]

Além do aumento no lactato, foi observada a diminuição de NAA depois do começo da isquemia. Poderia parecer que a taxa de diminuição de NAA (como a de aumento do lactato) depende do grau de redução do fluxo sanguíneo no tecido isquêmico, mas é provável que os limiares do fluxo sanguíneo cerebral para esses processos sejam diferentes e que eles também tenham constantes de tempo diferentes. Por exemplo, em ambos os modelos animais de isquemia e no acidente vascular encefálico humano, foi relatado lactato elevado nas regiões peri-infartadas com níveis de NAA quase normais.[20,34] É tentador especular que o tecido pode representar uma penumbra isquêmica de tecido deficiente com relativa preservação neuronal (chamado de "penumbra metabólica"[16]), apesar de no momento esse conceito ainda não ter sido testado.

Se a duração e a gravidade da isquemia forem suficientemente pequenas (p. ex., não passar de alguns minutos em caso de isquemia completa), então, a maior parte das alterações metabólicas descritas anteriormente é reversível, isto é, o estabelecimento da reperfusão irá resultar na restauração dos níveis e da função metabólica normal.[36] A reperfusão após um período de isquemia mais prolongado pode resultar na restauração inicial dos níveis metabólico, apenas para ser seguida por uma insuficiência de energia secundária nas 24-48 horas seguintes. Conforme essa insuficiência de energia secundária continue ou, em caso de isquemia permanente, ocorrem mudanças irreversíveis, o tecido irá avançar para perda neuronal, infarto e gliose. Essas mudanças a longo prazo também podem ser detectadas com espectroscopia por ressonância magnética. Nos primeiros dois trabalhos sobre a espectroscopia por ressonância magnética do infarto do cérebro humano, o NAA esteve completamente ausente de ambos os tecidos infartados por 4 dias[6] e em 10 meses depois do começo do acidente vascular encefálico.[5] Conforme descrito anteriormente, outras mudanças metabólicas também foram relatadas no estágio crônico do acidente vascular encefálico, incluindo aumentos nos compostos que contêm colina[20] e nos sinais de lipídeos móveis.[28] Também foi relatado que o *mio*-inositol pode aumentar depois do acidente vascular encefálico, talvez por causa da proliferação de células gliais.[37]

Aplicação da espectroscopia por ressonância magnética de prótons no acidente vascular encefálico humano

Os estudos mais antigos da espectroscopia por ressonância magnética de prótons do acidente vascular encefálico humano usavam técnicas de localização de *voxel* único.[5,6] Usando este método, descobriu-se que os níveis de lactato elevado e de NAA reduzidos poderiam ser detectados em casos de acidente vascular encefálico agudo (< 24 h [38-40] acidente vascular encefálico subagudo (24 h a 7 dias) [6,40,41] e acidente vascular encefálico crônico (> 7 dias)[5,38,41-43]. Entretanto, as técnicas de *voxel* único não fornecem informações referentes à distribuição espacial e à extensão das anormalidades metabólicas, e elas exigem que o local da região isquêmica ou infartada já seja conhecido ou visível nos estudos de MR. Para tratar dessas questões, é possível usar métodos de obtenção de imagens por espectroscopia por ressonância magnética para o estudo da isquemia cerebral, seja em uma[23,44,45] ou duas dimensões espaciais[21,46] ou empregando as imagens por espectroscopia por ressonância magnética em duas dimensões *multislice*.[16,20]

Um estudo de caso de paciente com acidente vascular encefálico agudo foi relatado empregando as imagens por espectroscopia por ressonância magnética *multislice*,[20] já que esse caso representa bem as mudanças metabólicas em desenvolvimento detectáveis por espectroscopia por ressonância magnética de prótons, o mesmo será descrito aqui. O paciente apresentou uma hemiparesia esquerda acentuada como resultado da oclusão completa da artéria carótida interna direita e fluxo baixo na artéria cerebral média direita. As imagens convencionais de MR ponderadas em T_2 estavam normais. Entretanto, a espectroscopia por ressonância magnética de prótons feita 24 horas após o começo dos sintomas revelou lactato elevado ao longo da maior parte do território da artéria cerebral média direita, com maior concentração nos núcleos da base (Fig. 14.3A). Nesse estágio, a maior parte desse tecido ainda pode ser recuperável, já que nenhum sinal de infarto (hiperintensidade em T_2 e redução extrema de NAA) era visível. O paciente foi tratado com terapia hipertensiva hipervolêmica e melhorou sob o ponto de vista clínico; as imagens de acompanhamento feitas 1 semana depois (Fig.14.3B) descobriram que a maior parte do córtex lateral anteriormente isquêmico havia melhorado (sem nenhuma elevação de lactato ou outra anormalidade), mas os núcleos da base haviam avançado para o infarto (hiperintensidade em T_2), com esgotamento quase completo de NAA. Também é importante o alto sinal de colina na substância branca peri-infarto. As imagens de acompanhamento depois de 5 meses (Fig. 14.3C) mostraram um novo pequeno infarto próximo ao corno frontal do ventrículo lateral direito, e a espectroscopia por ressonância magnética de prótons revelou amplas reduções de NAA ao longo da maior parte do hemisfério direito anterior e colina alta na substância branca. Não foi detectado lactato nesse estágio. As reduções frequentes de NAA estavam de acordo com a situação clínica do paciente, que piorou nesse estágio, com o retorno da hemiparesia esquerda acentuada.

Esse caso mostra que, conforme esperado, nos estágios iniciais do acidente vascular encefálico, a única anormalidade espectroscópica é o aumento do lactato. Se nenhuma outra anormalidade for detectada, (p. ex., sinais de infarto em imagens convencionais de MR), então o tecido com essa característica pode representar tecido isquêmico com o risco de infarto: uma penumbra. A identificação de tecido deste tipo pode ser condição primária para selecionar pacientes para intervenção terapêutica. É interessante observar que parte do tecido que estava isquêmico no primeiro dia avançou para o infarto (gânglios basais), enquanto o resto (córtex lateral) aparentemente melhorou. Então, a detecção de lactato não necessariamente prevê infarto, já que o efeito futuro depende de uma série de fatores, particularmente da evolução temporal do fluxo sanguíneo regional. Os núcleos da base estão em uma região arterial terminal que não tem grande circulação colateral, o que poderia explicar seu avanço para o infarto nesse caso.

Possíveis aplicações clínicas

Etapas da progressão do acidente vascular encefálico – escolha de pacientes para trombólise

O papel principal da produção de imagens diagnósticas do acidente vascular encefálico agudo é diagnosticar o tipo e a etiologia do acidente vascular encefálico, a fim de dividir os pacientes no protocolo de tratamento apropriado. Atualmente a CT (ou MRI, se disponível) é usada para identificar quais pacientes seriam inelegíveis para trombólise, seja

Fig. 14.3 (A) Paciente com acidente vascular encefálico agudo submetido a imagens diagnósticas usando a MRI ponderada em T_2 e as imagens espectroscópicas por emissão de prótons. Houve oclusão da artéria carótida interna direita e baixo fluxo na artéria cerebral média direita 24 horas após o começo dos sintomas. Não foi visível nenhuma mudança na MRI convencional ponderada em T_2. Porém, as imagens espectroscópicas mostram uma elevação de lactato (Lac) em quase todo o território da artéria cerebral média direita, indicando isquemia. O N-acetil-*aspartato* (NAA) está relativamente preservado no hemisfério direito.
(B) Imagens diagnósticas de acompanhamento feitas 1 semana após mostram desenvolvimento de infarto no gânglio basal direito (hiperintensidade T_2, ausência de NAA). O lactato está presente somente na região do infarto. Vê-se alta concentração de colina na substância branca peri-infarto. (C) Imagens diagnósticas de acompanhamento feitas 5 meses após o começo dos sintomas. Apareceu um novo e pequeno infarto anterior ao corno frontal direito do ventrículo lateral, e a espectroscopia por ressonância magnética de prótons agora revela amplas reduções de NAA em quase todo o hemisfério direito anterior e colina alta na substância branca. Nenhum lactato foi detectado nesta fase, apesar de ter sido visto um pequeno sinal atribuído a lipídeo móvel no gânglio basal direito infartado. Cr, creatina.

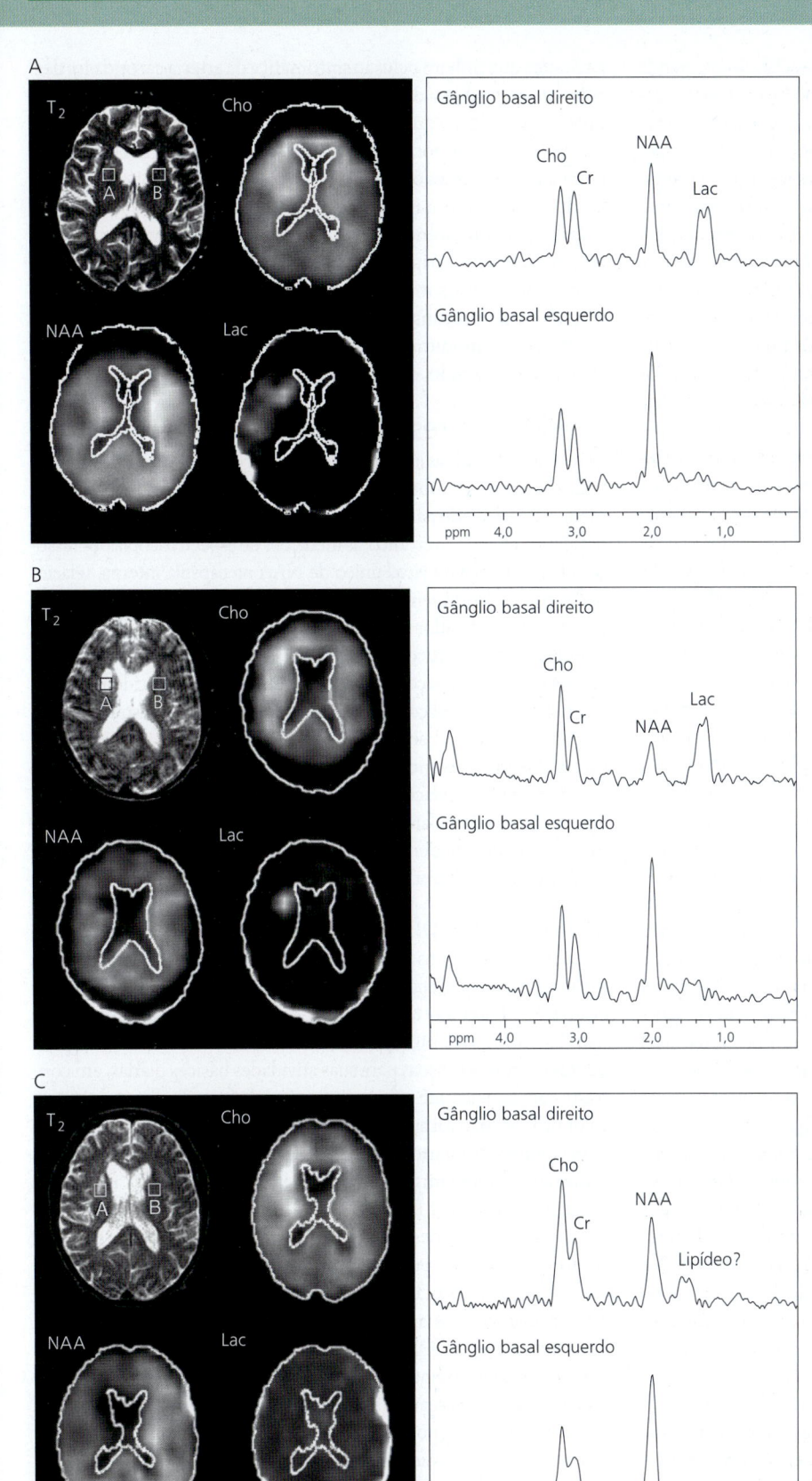

com base na presença de hemorragia ou de sinais iniciais de um grande infarto. Em condições ideais, a escolha para trombólise deve ser fundamentada em diagnóstico positivo de acidente vascular encefálico, com a demonstração de tecido isquêmico, mas viável, que poderia ser recuperado pelo estabelecimento de reperfusão. Diversas técnicas de produção de imagens, incluindo a tomografia por emissão de pósitrons e imagens ponderadas em difusão ou imagens ponderadas em perfusão,[47] mostram grande promessa para essa finalidade. Entretanto, o uso de tomografia por emissão de pósitrons no acidente vascular encefálico agudo, por um lado, parece ser extremamente difícil, exceto em alguns centros dedicados à tomografia por emissão de pósitrons pela sua falta de disponibilidade, particularmente em uma condição emergente. Por outro lado, a integração da espectroscopia por ressonância magnética com as imagens ponderadas em difusão/ponderadas em perfusão apenas começou a ser explorada, mas promete acrescentar informações importantes, particularmente sobre pacientes que podem ter um déficit de perfusão maior que o déficit de difusão (isto é, desencontro das imagens ponderadas em perfusão/imagens ponderadas em difusão). Na região do desencontro (*mismatch*) perfusão-difusão (agora frequentemente considerada a região terapêutica "alvo", representando tecido possivelmente recuperável) das medições do lactato e NAA por imagens de espectroscopia por ressonância magnética podem oferecer informações adicionais da situação do tecido em termos de nível de isquemia e viabilidade neuronal. Em última análise, a decisão de utilizar ou não a terapia de trombólise (ou iniciar outros tratamentos para o acidente vascular encefálico agudo como, por exemplo, neuroproteção) poderia basear-se nos critérios das imagens em vez do tempo após o começo, que poderia permitir que um número maior de pacientes estivesse qualificado para essas intervenções. Entretanto, deve-se reconhecer que a integração da espectroscopia por ressonância magnética ou das imagens por espectroscopia por ressonância magnética nos protocolos de imagens rápidas exigidos para o acidente vascular encefálico agudo é extremamente difícil e irá exigir a implementação de rotina de técnicas rápidas de espectroscopia por ressonância magnética ou das imagens por espectroscopia por ressonância magnética que atualmente só estão disponíveis em sistemas de pesquisa. Outro obstáculo para espectroscopia por ressonância magnética ou imagens por espectroscopia por ressonância magnética bem-sucedidas no acidente vascular encefálico agudo é a movimentação da cabeça, já que a cooperação do paciente é frequentemente insatisfatória. Isso pode reduzir seriamente a qualidade espectral e tornar o espectro praticamente ininterpretável. Em particular, o movimento da cabeça pode causar contaminação dos lipídeos oriundos do couro cabeludo, que podem facilmente obscurecer sinais de lactato menores nas regiões isquêmicas do cérebro. Por todos esses motivos, existe atualmente uma falta de estudos sobre espectroscopia por ressonância magnética e imagens por espectroscopia por ressonância magnética no acidente vascular encefálico agudo.

Escolha de pacientes para outras terapias

Já que as imagens por espectroscopia por ressonância magnética são atualmente difíceis de fazer no acidente vascular encefálico agudo, é lógico que sua aplicação mais imediata pode ocorrer ao avaliar pacientes com acidente vascular encefálico subagudo, ou ao avaliar pacientes que possam estar aptos para outros tratamentos menos urgentes, como, por exemplo, endarterectomia carotídea (CEA) ou terapia hipertensiva hipervolêmica.[48] Por exemplo, em um estudo,[49] uma relação ipsolateral baixa de NAA/colina (Cho) em pacientes que tinham oclusão sintomática da artéria carótida foi descoberta ser preditiva de eventos isquêmicos recorrentes ou posteriores, o que sugere que esta descoberta pode ser útil para decidir quem deve passar por endarterectomia carotídea (CEA). Ao comparar pacientes antes e depois da endarterectomia carotídea (CEA), foi descoberto que a relação de NAA/colina (Cho) melhorou depois da CEA, mas somente em pacientes que não tinham lactato (no tecido não infartado ipsolateral à oclusão) antes da CEA.[50] Esses resultados e outros indicam que a espectroscopia por ressonância magnética de prótons pode ser útil tanto na escolha de pacientes quanto para o monitoramento de tratamentos do acidente vascular encefálico subagudo, em particular para a CEA.

Medidas de resultado

Outro campo onde as imagens de espectroscopia por ressonância magnética podem desempenhar um papel na doença cerebrovascular é a medida de resultado para testes terapêuticos. Em um estudo do acidente vascular encefálico crônico, as medições de espectroscopia por ressonância magnética de *voxel* único de NAA na cápsula interna, relacionadas com o desempenho em tarefas motoras, sugerem que este pode ser um bom marcador substituto para preservação axonal na cápsula interna e no trato corticoespinal.[51] Apesar de existirem somente relatos isolados de correlações funcionais e metabólicas no acidente vascular encefálico, as medições globais de NAA foram demonstradas como se correlacionando bem com as manifestações de incapacidade em outros distúrbios, como, por exemplo, esclerose múltipla.[52] Parece provável que essas relações também existam na doença cerebrovacular, e as medições particulares de NAA em regiões de peri-infarto ou fronteiriças (*watershed*) podem ser úteis para avaliar o significado funcional da perda neuronal seletiva.

Indicador de prognóstico

Existem apenas alguns estudos do valor prognóstico da espectroscopia por ressonância magnética no acidente vascular encefálico agudo.[53-55] Pereira *et al.* [55] descobriram NAA significativamente mais baixo em pacientes que acabaram morrendo ou ficaram dependentes de outras pessoas para suas atividades básicas diárias, em contraste com aqueles que conseguiram viver de forma independente, e o valor prognóstico foi aumentado pela combinação de níveis de NAA com volumes de infarto agudo na MRI ponderada em T_2. Resultados semelhantes também foram descobertos por Federico *et al.*,[53] enquanto Parsons *et al.*[54] descobriram um bom valor preditivo com base nas medições agudas de níveis de lactato e volume de lesão, conforme detectado pelas imagens ponderadas em difusão.

Estudos também examinaram o uso de imagens de espectroscopia por ressonância magnética no contexto do acidente vascular encefálico hemorrágico. Os pacientes com acidente vascular encefálico hemorrágico geralmente têm resultado clínico muito pior que pacientes com lesões de tamanho semelhante de origem isquêmica. Especula-se que isso ocorra por diversas razões, incluindo a presença de pressão intracraniana elevada, influência tóxica de produtos do sangue ou pela presença de uma penumbra isquêmica em torno do núcleo hemorrágico. Em um estudo de imagens ponderadas em difusão e imagens de espectroscopia por ressonância magnética de oito pacientes com acidente vascular encefálico hemorrágico, foram vistos poucos indícios de penumbra isquêmica, com difusão elevada e ausência geral de lactato (e NAA reduzido) em regiões de peri-hematoma, mais de acor-

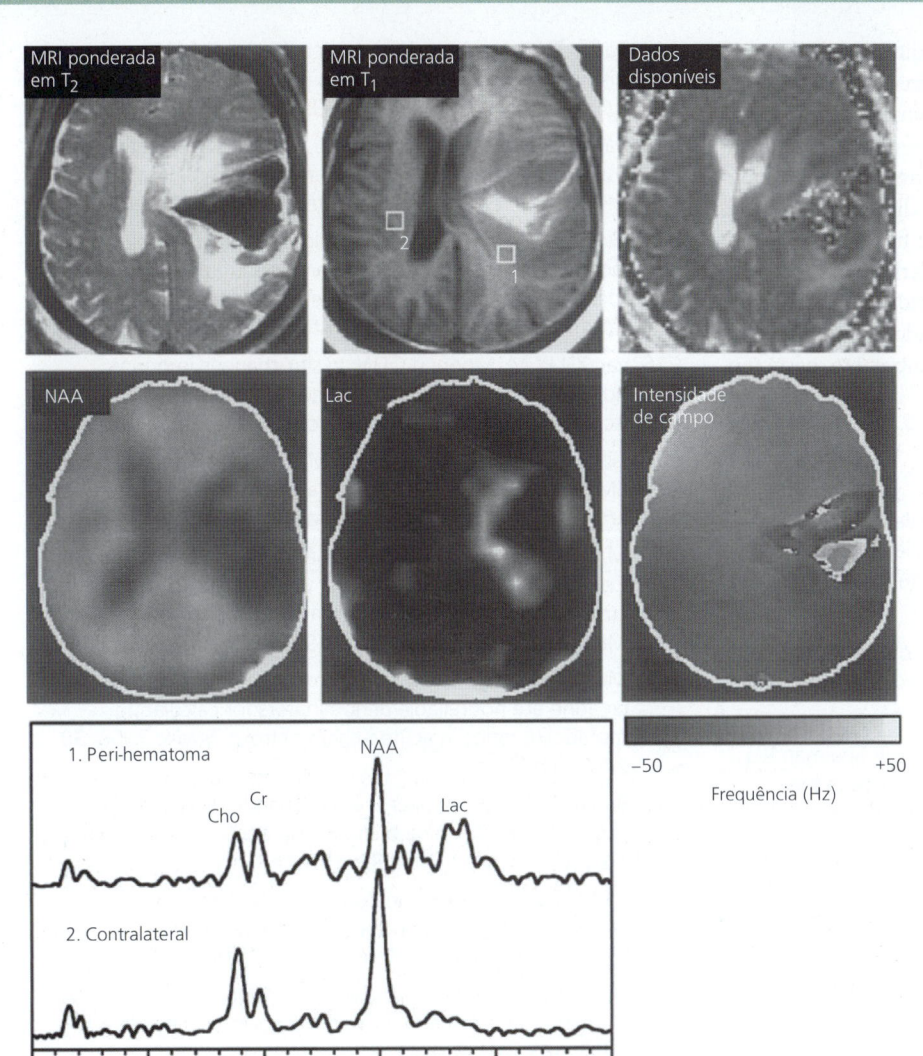

Fig. 14.4 acidente vascular encefálico hemorrágico em um paciente 5 dias após o começo dos sintomas. Coeficiente de difusão aparente, imagens ponderadas em T_1 e T_2, espectroscopia por ressonância magnética de prótons, N-acetil-*aspartato* (NAA), e lactato, mapa de intensidade de campo, e espectros de prótons selecionados do peri-hematoma e região colateral de interesse. O hematoma está escuro nas imagens ponderadas em T_2 e mostra uma grande perturbação local da homogeneidade do campo (supostamente pela presença de desoxiemoglobina paramagnética). O coeficiente de difusão aparente e espectros de prótons não puderam ser avaliados no hematoma pela falta de homogeneidade focal-campo. Mas as regiões peri-hematoma mostraram sinal elevado nas imagens ponderadas em T_2 coeficiente de difusão aparente elevado, lactato elevado e NAA levemente reduzido. O lactato é determinado com base na mudança química de 1,33 ppm e união 7 Hz J. (Reproduzida com a permissão de Carhuapoma et al. 2000. [56])

do com edema vasogênico que isquemia.[56] Um paciente que demonstrou sinal de lactato elevado (que pode ter sido ocasionado por inflamação, não isquemia) é mostrado na Figura 14.4. Deve-se tomar cuidado com técnicas calcadas em espectroscopia por ressonância magnética e MRI com técnica com base em EPI (como difusão ou perfusão), já que os efeitos da suscetibilidade magnética associados aos produtos do sangue no hematoma geralmente causam grandes artefatos. Entretanto, na maioria dos casos, mesmo quando o hematoma em si não pode ser avaliado por essas técnicas, ainda é possível avaliar as regiões de peri-hematoma.

Resumo – papel clínico e transformações futuras

O papel que a espectroscopia por ressonância magnética e as imagens por espectroscopia por ressonância magnética têm de desempenhar na avaliação da doença cerebrovascular humana ainda precisa ser determinado. A espectroscopia por ressonância magnética de prótons fornece informações metabólicas que certamente podem ser importantes para otimizar o gerenciamento de pacientes com acidente vascular encefálico isquêmico. Mas, sérios desafios neste momento limitam sua aplicação no acidente vascular encefálico agudo, principalmente os tempos de ressonância, que são grandes demais, e resolução espacial e cobertura inadequadas. Embora esses problemas possam ser parcialmente enfrentados no futuro (p. ex., usando *scanners* com alta intensidade de sinal, técnicas rápidas de imagens por espectroscopia por ressonância magnética etc.) é difícil ver como os exames podem ser executados (e interpretados) dentro da janela de tempo de 3 horas para trombólise com ativador de plasminogênio de tecido. Então, é mais provável que o papel dessas ressonâncias será maior na avaliação do acidente vascular encefálico subagudo, ou até mesmo no crônico.

Tanto as imagens ponderadas em difusão quanto as imagens ponderadas em perfusão são agora ferramentas importantes para a avaliação do acidente vascular encefálico e para as decisões de gerenciamento em muitos hospitais, e uma questão importante que ainda deve ser determinada é o "valor agregado" que a espectroscopia por ressonância magnética e as imagens por espectroscopia por ressonância magnética podem oferecer além dessas sequências. Possíveis exemplos de onde as imagens por espectroscopia por ressonância magnética podem ser úteis incluem a habilidade de definir a situação metabólica da região de *mismatch* ou desencontro em imagens ponderadas em perfusão/imagens ponderadas em difusão e de determinar lesões nos tecidos reversíveis *versus* irreversíveis com base nos níveis de NAA. Por exemplo, um estudo[57] demonstrou de forma refinada que as medições por meio de espectroscopia por ressonância magnética de lactato na região de desencontro das imagens ponderadas em perfusão/imagens ponderadas em difusão relacionadas com os níveis de glicose no sangue e resultado final ruim sugeriam que a acidose láctica na região da penumbra poderia de fato precipitar a conversão do tecido da penumbra em infarto. Outros possíveis papéis poderiam ser estimar a viabilidade do tecido antes da intervenção, com base nos níveis de NAA do tecido. Entretanto, neste momento, essas aplicações são mera especulação.

Referências

1. Bottomley PA, Edelstein WA, Foster TH, Adams WA. In vivo solvent-suppressed localized hydrogen nuclear magnetic resonance spectroscopy: a window to metabolism? *Proc Natl Acad Sci USA* 1985; **82**: 2148–2152.

2. Luyten PR, den Hollander JA. Observation of metabolites in the human brain by MR spectroscopy. *Radiology*. 1986; **161**: 795–798.

3. Hanstock CC, Rothman DL, Prichard JW, Jue T, Shulman RG. Spatially localized ^{1}HNMR spectra of metabolites in the human brain. *Proc Natl Acad Sci USA* 1988; **85**: 1821–1825.

4. Frahm J, Bruhn H, Gyngell ML et al. Localized highresolution proton NMR spectroscopy using stimulated echoes: initial applications to human brain in vivo. *Magn Reson Med* 1989; **9**: 79–93.

5. Berkelbach van der Sprenkel JW, Luyten PR, van Rijen PC, Tulleken CA, den Hollander JA. Cerebral lactate detected by regional proton magnetic resonance spectroscopy in a patient with cerebral infarction. *Stroke*. 1988; **19**: 1556–1560.

6. Bruhn H, Frahm J, Gyngell ML et al. Cerebral metabolism in man after acute stroke: new observations using localized proton NMR spectroscopy. *Magn Reson Med* 1989; **9**: 126–131.

7. Helpern JA, van de Linde AMQ, Welch KMA et al. Acute elevation and recovery of intracellular [Mg^{2+}] following human focal cerebral ischemia. *Neurology* 1993; **43**: 1577–1581.

8. Thulborn KR, Gindin TS, Davis D, Erb P. Comprehensive MR imaging protocol for stroke management: tissue sodium concentration as a measure of tissue viability in nonhuman primate studies and in clinical studies. *Radiology* 1999; **213**: 156–166.

9. Rothman DL, Howseman AM, Graham GD et al. Localized proton NMR observation of [3-^{13}C]lactate in stroke after [1-^{13}C]glucose infusion. *Magn Reson Med* 1991; **21**: 302–307.

10. Higuchi T, Graham SH, Fernandez EJ et al. Effects of severe global ischemia on N-acetylaspartate and other metabolites in the rat brain. *Magn Reson Med* 1997; **37**: 851–857.

11. Monsein LH, Mathews VP, Barker PB et al. Irreversible regional cerebral ischemia: serial MR imaging and proton MR spectroscopy in a nonhuman primate model. *AJNR Am J Neuroradiol* 1993; **14**: 963–70.

12. Sager TN, Laursen H, Fink-Jensen A et al. NAcetylaspartate distribution in rat brain striatum during acute brain ischemia. *J Cereb Blood Flow Metab* 1999; **19**: 164–172.

13. Sager TN, Laursen H, Hansen AJ. Changes in Nacetylaspartate content during focal and global brain ischemia of the rat. *J Cereb Blood Flow Metab* 1995; **15**: 639–646.

14. Higuchi T, Fernandez EJ, Maudsley AA et al. Mapping of lactate and N-acetyl-laspartate predicts infarction during acute focal ischemia: in vivo ^{1}H magnetic resonance spectroscopy in rats. *Neurosurgery* 1996; **38**: 121–129; discussion 9–30.

15. van Zijl PCM, Moonen CTW. In situ changes in purine nucleotide, and N-acetyl concentrations upon inducing global ischemia in cat brain. *Magn Reson Med* 1993; **29**: 381–385.

16. Gillard JH, Barker PB, van Zijl PCM, Bryan RN, Oppenheimer SM. Proton MR spectroscopic imaging in acute middle cerebral artery stroke. *AJNR Am J Neuroradiol* 1996; **17**: 873–886.

17. Mathews VP, Barker PB, Blackband SJ, Chatham JC, Bryan RN. Cerebral metabolites in patients with acute and subacute strokes: concentrations determined by quantitative proton MR spectroscopy. *Am J Radiol* 1995; **165**: 633–638.

18. Munoz Maniega S, Cvoro V, Armitage PA et al. Choline and creatine are not reliable denominators for calculating metabolite ratios in acute ischemic stroke. *Stroke* 2008; **39**: 2467–2469.

19. Barker P, Breiter S, Soher B et al. Quantitative proton spectroscopy of canine brain: in vivo and in vitro correlations. *Magn Reson Med* 1994; **32**: 157–163.

20. Barker PB, Gillard JH, van Zijl PCM et al. Acute stroke: evaluation with serial proton magnetic resonance spectroscopic imaging. *Radiology* 1994; **192**: 723–732.

21. Duijn JH, Matson GB, Maudsley AA, Hugg JW, Weiner MW. Human brain infarction: proton MR spectroscopy. *Radiology* 1992; **183**: 711–718.

22. Rehncrona S, Rosen I, Siesjo BK. Brain lactic acidosis and ischemic cell damage: 1. biochemistry and neurophysiology. *J Cereb Blood Flow Metab* 1981; **1**: 297–311.

23. Petroff OA, Graham GD, Blamire AM et al. Spectroscopic imaging of stroke in humans: histopathology correlates of spectral changes. *Neurology* 1992; **42**: 1349–1354.

24. Alger JR, Frank JA, Bizzi A et al. Metabolism of human gliomas: assessment with H-1 MR spectroscopy and F-18 fluorodeoxyglucose PET. [See comments] *Radiology* 1990; **177**: 633–641.

25. Mathews PM, Andermann F, Silver K, Karpati G, Arnold DL. Proton MR spectroscopic characterization of differences in regional brain metabolic abnormalities in mitochondrial encephalomyopathies. *Neurology*. 1993; **43**: 2484–2490.

26. Kruse B, Barker PB, van Zijl PC M et al. Multislice proton MR spectroscopic imaging in X-linked adrenoleukodystrophy. *Ann Neurol* 1994; **36**: 595–608.

27. Behar KL, Rothman DL, Spencer DD, Petroff OA. Analysis of macromolecule resonances in ^{1}H NMR spectra of human brain. *Magn Reson Med* 1994; **32**: 294–302.

28. Saunders DE, Howe FA, van den Boogart A et al. Continuing ischemic damage after acute middle cerebral artery infarction in humans demonstrated by short-echo time proton spectroscopy. *Stroke* 1995; **26**: 1007–1013.

29. Hwang JH, Graham GD, Behar KL et al. Short echo time proton magnetic resonance spectroscopic imaging of macromolecule and metabolite signal intensities in the human brain. Magn Reson Med 1996; **35**: 633–639.

30. Saunders DE, Howe FA, van den Boogaart A, Griffiths JR, Brown MM. Discrimination of metabolite from lipid and macromolecule resonances in cerebral infarction in humans using short echo proton spectroscopy. J Magn Reson Imaging. 1997; **7**: 1116–1121.

31. Hossman K-A. Viability thresholds and the penumbra of focal ischemia. Ann Neurol 1994; **36**: 557–565.

32. Crockard HA, Gadian DG, Frackowiak RS et al. Acute cerebral ischaemia: concurrent changes in cerebral blood flow, energy metabolites, pH, and lactate measured with hydrogen clearance and ^{31}P and ^{1}H nuclear magnetic resonance spectroscopy. II. Changes during ischaemia. J Cereb Blood Flow Metab 1987; **7**: 394–402.

33. Petroff OA, Prichard JW, Ogino T, Shulman RG. Proton magnetic resonance spectroscopic studies of agonal carbohydrate metabolism in rabbit brain. Neurology 1988; **38**: 1569–1574.

34. Dreher W, Kuhn B, Gyngell ML et al. Temporal and regional changes during focal ischemia in rat brain studied by proton spectroscopic imaging and quantitative diffusion NMR imaging. Magn Reson Med 1998; **39**: 878–888.

35. Norris DG, Hoehn-Berlage M, Dreher W et al. Characterization of middle cerebral artery occlusion infarct development in the rat using fast nuclear magnetic resonance proton spectroscopic imaging and diffusion-weighted imaging. J Cereb Blood Flow Metab 1998; **18**: 749–757.

36. Nagatomo Y, Wick M, Prielmeier F, Frahm J. Dynamic monitoring of cerebral metabolites during and after transient global ischemia in rats by quantitative proton NMR spectroscopy in vivo. NMR Biomed 1995; **8**: 265–270.

37. Rumpel H, Lim WE, Chang HM et al. Is myo-inositol a measure of glial swelling after stroke? A magnetic resonance study. J Magn Reson Imaging. 2003; **17**: 11–19.

38. Felber SR, Aichner FT, Sauter R, Gerstenbrand F. Combined magnetic resonance imaging and proton magnetic resonance spectroscopy of patients with acute stroke. Stroke 1992; **23**: 1106–1110.

39. Gideon P, Henriksen O, Sperling B et al. Early time course of N-acetylaspartate, creatine and phosphocreatine, and compounds containing choline in the brain after acute stroke. Stroke 1992; **23**: 1566–1572.

40. Henriksen O, Gideon P, Sperling B et al. Cerebral lactate production and blood flow in acute stroke. J Magn Reson Imaging. 1992; **2**: 511–517.

41. Fenstermacher MJ, Narayana PA. Serial proton magnetic resonance spectroscopy of ischemic brain injury in humans. Invest Radiol 1990; **25**: 1034–1039.

42. Gideon P, Sperling B, Arlien-Soborg P, OlsenTS, Henriksen O. Long-term follow-up of cerebral infarction patients with proton magnetic resonance spectroscopy. Stroke 1994; **25**: 967–973.

43. Sappey-Marinier D, Calabrese G, Hetherington HP et al. Proton magnetic resonance spectroscopy of human brain: applications to normal white matter, chronic infarction, and MRI white matter signal hyperintensities. Magn Reson Med 1992; **26**: 313–327.

44. Graham GD, Blamire AM, Howseman AM et al. Proton magnetic resonance spectroscopy of cerebral lactate and other metabolites in stroke patients. Stroke 1992; **23**: 333–340.

45. Graham G, Blamire A, Rothman D et al. Early temporal variation of cerebral metabolites after human stroke. Stroke 1993; **24**: 1891–1896.

46. Hugg JW, Duijn JH, Matson GB et al. Elevated lactate and alkalosis in chronic human brain infarction observed by ^{1}H and ^{31}P MR spectroscopic imaging. J Cereb Blood Flow Metab 1992; **12**: 734–744.

47. Sorensen AG, Buonanno FS, Gonzalez RG et al. Hyperacute stroke: evaluation with combined multisection diffusionweighted and hemodynamically weighted echo-planar MR imaging. Radiology 1996; **199**: 391–401.

48. Rutgers DR, Klijn CJ, Kappelle LJ, van der Grond J. Cerebral metabolic changes in patients with a symptomatic occlusion of the internal carotid artery: a longitudinal ^{1}H magnetic resonance spectroscopy study. J Magn Reson Imaging 2000; **11**: 279–286.

49. Klijn CJ, Kappelle LJ, van der Grond J et al. Magnetic resonance techniques for the identification of patients with symptomatic carotid artery occlusion at high risk of cerebral ischemic events. Stroke 2000; **31**: 3001–3007.

50. van der Grond J, Balm R, Klijn CJ et al. Cerebral metabolism of patients with stenosis of the internal carotid artery before and after endarterectomy. J Cereb Blood Flow Metab 1996; **16**: 320–326.

51. Pendlebury ST, Blamire AM, Lee MA, Styles P, Matthews PM. Axonal injury in the internal capsule correlates with motor impairment after stroke. Stroke 1999; **30**: 956–962.

52. De Stefano N, Narayanan S, Francis GS et al. Evidence of axonal damage in the early stages of multiple sclerosis and its relevance to disability. Arch Neurol 2001; **58**: 65–70.

53. Federico F, Simone IL, Conte C et al. Prognostic significance of metabolic changes detected by proton magnetic resonance spectroscopy in ischaemic stroke. J Neurol 1996; **243**: 241–247.

54. Parsons MW, Li T, Barber PA et al. Combined (1)H MR spectroscopy and diffusion-weighted MRI improves the prediction of stroke outcome. Neurology 2000; **55**: 498–505.

55. Pereira AC, Saunders DE, Doyle VL et al. Measurement of initial N-acetyl aspartate concentration by magnetic resonance spectroscopy and initial infarct volume by MRI predicts outcome in patients with middle cerebral artery territory infarction. Stroke 1999; **30**: 1577–1582.

56. Carhuapoma JR, Wang PY, Beauchamp NJ et al. Diffusion-weighted MRI and proton MR spectroscopic imaging in the study of secondary neuronal injury after intracerebral hemorrhage. Stroke 2000; **31**: 726–732.

57. Parsons MW, Barber PA, Desmond PM et al. Acute hyperglycemia adversely affects stroke outcome: a magnetic resonance imaging and spectroscopy study. Ann Neurol 2002; **52**: 20–28.

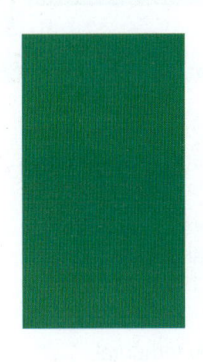

Estudo de caso 14.1
Estudo por imagens diagnósticas com espectroscopia por ressonância magnética na isquemia cerebral aguda

P. B. Barker ▪ J. H. Gillard
Johns Hopkins University School of Medicine, Baltimore, MD, EUA

Histórico
Um homem de 56 anos apresentou um começo de hemiparesia aguda no lado esquerdo.

Técnica
A MRI convencional e as imagens de espectroscopia por ressonância magnética *multivoxel* em tempo de eco longo (272 ms).

Resultados das imagens diagnósticas
Na apresentação, a MRI ponderada em T_2 estava normal, enquanto as imagens da espectroscopia por ressonância magnética demonstraram elevação de lactato e leve redução de NAA no território direito da artéria cerebral média. Na primeira semana de acompanhamento depois da terapia hipertensiva hipervolêmica, o paciente estava assintomático. Em consonância com a recuperação clínica, o sinal de lactato cortical permaneceu constante, apesar de ser aparente um infarto na substância branca profunda, com lactato elevado e NAA quase ausente.

Discussão
As regiões isquêmicas do cérebro podem ser detectadas pelas imagens de espectroscopia por ressonância magnética com base na elevação de lactato. A lesão cerebral nessas regiões pode ser reversível se não houver nenhum outro sinal de infarto na representação de imagens (Barker *et al.* 1994 [1]). A relação das imagens da espectroscopia por ressonância magnética com as imagens ponderadas em difusão e com as imagens ponderadas em perfusão ainda tem de ser determinada. Entretanto, o desenvolvimento de magnetos com intensidades de campo maiores e as técnicas de imagens espectroscópicas rápidas podem permitir a avaliação de rotina por imagens de ressonância magnética espectroscópica do acidente vascular encefálico.

Pontos-chave
- O lactato aumenta na isquemia cerebral.
- Os infartos contêm baixos níveis de NAA.

Referência
1. Barker PB, Gillard JH, van Zijl PCM, *et al.* Acute stroke: evaluation with serial proton MR spectroscopic imaging. *Radiology* 1994; **192**: 723–732.

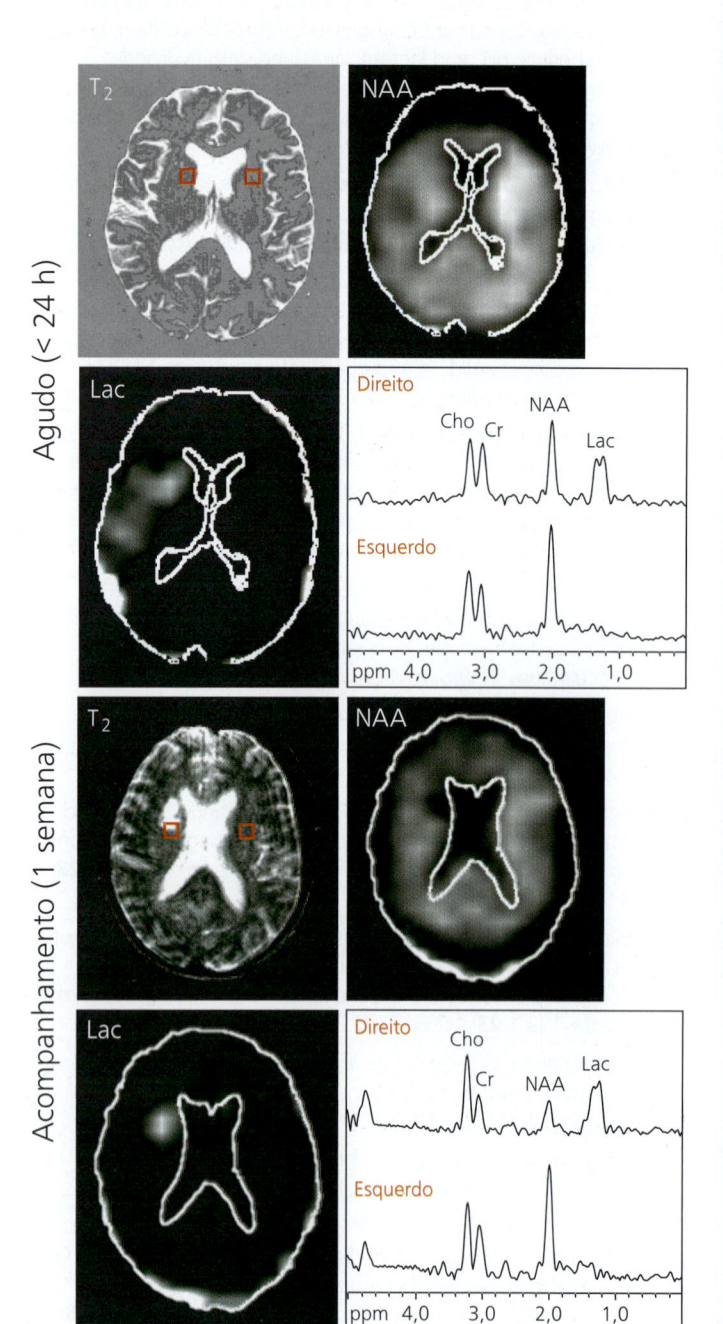

Fig. 14.C1.1

Capítulo 15

MR de difusão e perfusão no acidente vascular encefálico

Joanna M. Wardlaw

Introdução

As imagens ponderadas em difusão mexeram rapidamente com a imaginação dos profissionais que trabalham com acidente vascular encefálico.[1-4] Era necessário um teste diagnóstico rápido que não apenas excluísse a hemorragia intracerebral primária, mas que também identificasse de forma segura sinais de isquemia muito pouco tempo após o acidente vascular encefálico.[5] A introdução das imagens ponderadas em perfusão aumentou ainda mais o entusiasmo, com a ideia de que o desequilíbrio difusão-perfusão iria identificar a penumbra isquêmica.[6] As imagens em perfusão poderiam identificar regiões do cérebro com fluxo sanguíneo abaixo do nível de isquemia, mas ainda acima do nível de lesão permanente e, assim, possibilitar que tratamentos como trombólise sejam direcionados de forma mais efetiva ou as janelas de tempo sejam prolongadas. Apesar de essas técnicas serem cada vez mais amplamente usadas, e sendo utilizadas para selecionar pacientes para testes clínicos, ainda há incerteza sobre a melhor forma de identificar o tecido em risco e problemas práticos atrasaram sua adoção na prática clínica de rotina. O mapeamento por intermédio da tomografia computadorizada (CT) continua sendo a investigação de rotina na maior parte dos acidentes vasculares encefálicos agudos, certamente os pacientes considerados para a trombólise, com CT de perfusão de crescente interesse e disponibilidade. Entretanto, também são necessários outros dados para guiar o uso da CT de perfusão. Duas análises críticas resumem dados nas imagens ponderadas em difusão no *mismatch* ou desencontro das imagens ponderadas em difusão-imagens ponderadas em perfusão,[7,8] e uma se concentra nas imagens de perfusão.[9]

Tecnologia

Não é objetivo deste capítulo pormenorizar a tecnologia exigida ou os detalhes das diferentes sequências e métodos que podem ser usados para adquirir dados de imagens ponderadas em difusão ou imagens ponderadas em perfusão. Os Capítulos 4 e 7 tratam desses assuntos. Em vez disso, este capítulo irá destacar os pontos mais importantes para que os médicos e radiologistas que lidam com acidente vascular encefálico fiquem cientes ao ter acesso à literatura ou implementar técnicas de imagens ponderadas em difusão ou imagens ponderadas em perfusão em suas práticas clínicas.

Imagens ponderadas em difusão

As imagens ponderadas em difusão são geralmente feitas com equipamentos de MR com imagens ecoplanares (EPI), que agora estão amplamente acessíveis. As sequências ecoplanares são rápidas e reduzem o risco de que o movimento da cabeça resulte em imagens embaçadas. Entretanto, as imagens ecoplanares (EPI) são propensas a artefatos de interface ar-osso-cérebro que podem obscurecer detalhes em algumas partes do cérebro (lobos frontal inferior e temporal anterior e em torno do mesencéfalo), e algoritmos de reconstrução frequentemente resultam em a cabeça ser representada de forma mais reta do que de costume, criando dificuldades de corregistro com outras imagens. E também, mesmo com as EPI, o movimento da cabeça ainda pode prejudicar as imagens finais.

Tecnologia não EPI pode ser usada para adquirir imagens ponderadas em difusão, mas demora mais para adquirir e é mais propensa a artefato de movimento. Isso pode ser superado com algumas técnicas de realinhamento de imagem, como eco de navegador,[10] técnica *single-shot spin-echo*[11] ou ferramentas de MR exclusivas do fabricante como linha paralela sobreposta girada periodicamente com reconstrução avançada (PROPELLER: da GE Medical Systems) ou aquisição e correção futuras (PACE; da Siemens Medical). Imagens ponderadas em difusão não ecoplanares têm a vantagem singular de serem menos suscetíveis a artefatos nas interfaces ar-osso-cérebro, de forma que as lesões nos lobos temporal anterior e medial e frontal interior e no tronco cerebral anterior podem ser vistas claramente.

É importante ter uma aquisição de imagens ponderadas em difusão em, no mínimo, três diferentes direções a 90° uma da outra.[12,13] Enquanto três ou frequentemente mais direções de gradiente seriam rotina hoje em dia, isso não acontecia quando as imagens ponderadas em difusão começaram a ser usadas e algumas discussões sobre quais valores de lesão das imagens ponderadas em difusão ou do coeficiente de difusão aparente (ADC) eram indicativos de lesão do tecido podem ter se originado em parte da inclusão de alguns dados adquiridos em apenas uma direção de gradiente.[14,15] Se os dados de difusão forem usados para gerar imagens de tractografia, então geralmente grandes números de direções de gradiente seriam necessários (36 ou mais).

Imagens ponderadas em perfusão

As imagens ponderadas em perfusão são importantes porque elas devem permitir a identificação de áreas de perfusão reduzida sob risco de infarto ou, se a perfusão for muito baixa, já infartadas. Distinguir tecido sob risco e consequente possibilidade de recuperação (penumbra isquêmica) do tecido infartado e normal é importante porque isso pode possibilitar o direcionamento dos tratamentos do acidente vascular encefálico agudo para pacientes específicos ou orientar o tratamento em janelas de tempo tardias quando há uma preocupação de que a maior parte do tecido na área isquêmica já pudesse estar morta.

A técnica de imagens ponderadas em perfusão mais frequentemente usada é dar uma injeção intravenosa rápida de gadolínio em *bolus* e obter imagens muito rapidamente do cérebro durante a primeira passada do contraste. Isso exige EPI, mas reduz problemas de registro ao comparar com as imagens ponderadas em difusão para identificar o desencontro ou *mesmatch* entre as imagens ponderadas em difusão – imagens ponderadas em perfusão. O meio de contraste muda a intensidade do sinal conforme passa pelos compartimentos vasculares do cérebro e é produzida uma curva de sinal *versus* tempo. Essa é a parte fácil. A medição da perfusão cerebral é difícil em qualquer técnica. É importante observar que as pessoas vêm tentando virar essa curva sinal-tempo, que é produzida a partir de

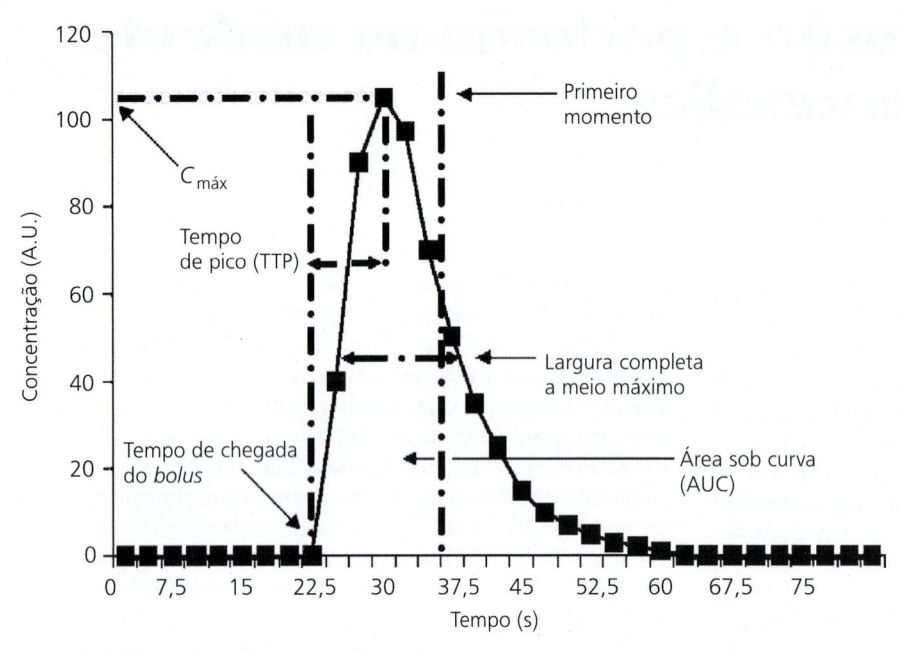

Fig. 15.1 Curva sinal-tempo típica obtida do tecido do cérebro durante a passagem do *bolus* de contraste através do cérebro em imagem de MR em perfusão (concentração em unidades arbitrárias [A.U.]) e ilustrando alguns dos diferentes parâmetros de perfusão que podem ser analisados pela extração de características diferentes da curva sinal-tempo. Primeiro momento de "ponto de equilíbrio" de curva ao longo do eixo de tempo; $C_{máx}$, valor de concentração máxima (também conhecido como altura de pico); TTP, tempo ao pico da chegada do contraste para o $C_{máx}$ também conhecido como $T_{máx}$ após a deconvolução); AUC, área sob curva. (Reproduzida com a permissão da *American Heart Association from Stroke* 2007; **38**: 3158-3164.[22])

uma variedade de técnicas de passagem de *bolus* de contraste (p. ex., radioisótopos) e não somente MR, em um valor numérico de perfusão cerebral desde o século XIX, originalmente com diluição e depois com técnicas de isótopo.[16]

O problema das imagens ponderadas em perfusão é como as informações de "perfusão" devem ser extraídas da curva sinal-tempo e qual parâmetro de imagens ponderadas em perfusão deve ser usado. Vários parâmetros interdependentes – fluxo sanguíneo cerebral, volume sanguíneo cerebral e tempo médio de trânsito (MTT) – podem ser obtidos a partir da medição de aspectos diferentes da curva.[17-22] A equação volume sanguíneo cerebral = fluxo sanguíneo cerebral x tempo médio de trânsito (MTT) diz respeito ao volume sanguíneo cerebral e ao tempo médio de trânsito (MTT). É geralmente presumido que o sinal é diretamente proporcional à concentração de meio de contraste, mas esse relacionamento é, na verdade, não linear.[23] Existem vários aspectos de curva que podem ser (e vêm sendo) analisados (Fig. 15.1): tempo para alcançar o pico da concentração (TTP), primeiro momento da curva, largura completa em meio máximo (tudo proporcional ao MTT relativo) e tempo para alcançar o pico da concentração após a correção para o tempo de chegada do *bolus* utilizando a função de entrada arterial (AIF, medida como $T_{máx}$, então é uma medida semiquantitativa do MTT); a inclinação máxima; a área sob a curva (proporcional ao volume sanguíneo cerebral); o tempo de chegada do *bolus*; e a altura do pico, todos dando somente valores de perfusão relativa.[18,22]

Também foram desenvolvidos métodos mais complexos, incluindo deconvolução da curva e comparação para tecido cerebral com a da artéria (AIF),[24,25] mas os mesmos são mais complexos de analisar e não está claro se eles de fato vão render valores absolutos quantitativos seguros,[19,21,26] ou se o esforço de processamento adicional envolvido produz resultados mais seguros.[22] Existem algumas hipóteses nesta técnica que significam que os valores de perfusão produzidos não são completamente quantitativos.[20,26] Por exemplo, o cálculo matemático utiliza fluxo na substância branca como constante e considera que o mesmo não altera com a idade, o que é claramente incorreto, particularmente em pacientes com acidente vascular encefálico, que tendem a ser mais velhos (o fluxo sanguíneo na substância branca diminui com a idade).[19] Ele não lida com áreas do cérebro onde não há fluxo (p. ex., no centro do infarto distalmente a uma artéria obstruída com colaterais ruins) em que o sinal do contraste injetado irá cair abaixo do ruído de fundo (Fig. 15.2).[27] Considera-se que o sinal está diretamente proporcional à concentração do meio de contraste, mas o relacionamento é, na verdade, não linear e complexo.[21] Outros métodos também foram sugeridos; mas, por enquanto, muitos recorrem à inspeção visual simples do mapa de TTP das anormalidades da perfusão relativa. Outros detalhes dos relacionamentos entre as lesões de perfusão, características clínicas, resultados e valores de limite serão discutidos na seção sobre o uso das imagens ponderadas em difusão e das imagens ponderadas em perfusão combinadas. Outra técnica que utiliza contraste endógeno a partir do fluxo sanguíneo, *arterial spin labeling* (ASL), como método de obter AIF, e então medida absoluta do fluxo sanguíneo cerebral, é descrita no Capítulo 16.

Viabilidade geral da aplicação da MR no acidente vascular encefálico

Uma certa quantidade de todos os pacientes e voluntários normais, talvez até 10%, são incapazes de se submeter à MR em razão da ansiedade, claustrofobia,[28] ou contraindicações específicas como marca-passo ou implante na cóclea. A maior parte dos pacientes com acidente vascular encefálico leve ou moderado está bem o suficiente a ponto de ter pouca dificuldade em cooperar com a MR e de fato é para este grupo que a MR pode ser mais útil (vide adiante). Por exemplo, dentre 234 pacientes em uma clínica ambulatorial neurovascular com acidente vascular encefálico subagudo e principalmente leve, somente quatro pacientes não foram capazes de se submeter à MR, e um desses pacientes não pode fazer o exame simplesmente pelo excesso de peso.[29] Outros tiveram da mesma forma altas taxas de sucesso em populações com acidentes vasculares encefálicos predominantemente leves, por exemplo, entre pacientes com resultado médio de 3 na escala NIHSS (*National Institutes of Neurological Disorders and Stroke*) muito poucos não foram capazes de cooperar com a MR.[30] Mas, em pacientes com acidente vascular encefálico mais grave pode ser difícil fazer a MR, particularmente na fase hiperaguda em vez das fases subagudas ou crônicas após o acidente vascular encefálico. É mais provável que pacientes com acidente vascular encefálico hiperagudo estejam confusos e não coope-

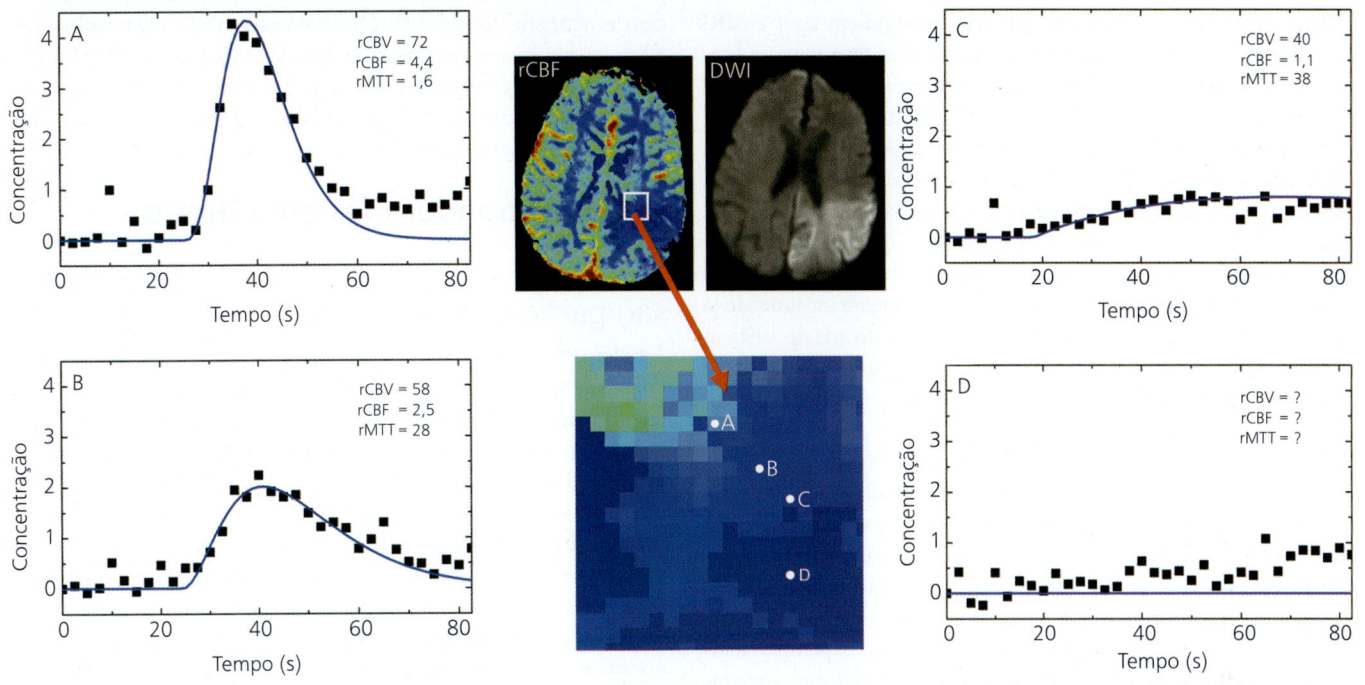

Fig. 15.2 Problemas encontrados com fluxo sanguíneo cerebral (CBF) baixo em áreas de isquemia onde o nível de fluxo cai abaixo do nível de ruído de fundo. Esse é um dos motivos pelos quais a medição exata dos níveis críticos de fluxo baixo pode ser muito difícil. CBV, volume sanguíneo cerebral; MTT, tempo médio de trânsito. (A figura foi elaborada pelo Dr. Paul Armitage, University of Edimburg.)

rem e aqueles com lesões no hemisfério direito podem nem mesmo saber que tiveram um acidente vascular encefálico, então fica mais difícil obter imagens de forma segura com a MR.

Os relatórios iniciais eram otimistas sobre a proporção de pacientes com acidente vascular encefálico hiperagudo que pudessem submeter-se à MR como investigação de primeira linha. Muitos trabalhos foram retrospectivos, não especificaram a gravidade do acidente vascular encefálico e não mencionaram o número de pacientes que foram admitidos ao hospital com suspeita de acidente vascular encefálico na época do estudo (o "denominador"), mas não foram submetidos à MR. Em um único centro de estudo sobre a "viabilidade" das imagens ponderadas em difusão no acidente vascular encefálico agudo,[31] 691 pacientes foram examinados com MR e CT imediatamente após a admissão no hospital. Entretanto, esse estudo retrospectivo recorreu à extração de informações dos cartões de solicitação do departamento de radiologia, então era impossível avaliar o "denominador". Além disso, não era possível determinar o tempo do acidente vascular encefálico em 75% dos pacientes (e então foi usada a época de admissão no hospital). Não houve *blinding*, quer dizer, estudo cego, (já que o diagnóstico neurológico final foi feito com total conhecimento das informações obtidas das imagens) e somente em torno de 2/3 dos pacientes cujos registros de radiologia foram rastreados e estavam incluídos no estudo realmente passaram por MRI (os outros foram submetidos à CT). Buckley *et al*.[32] examinaram a viabilidade da MR com imagens ponderadas em difusão como investigação de primeira linha para acidente vascular encefálico agudo em 124 pacientes retrospectivamente. Dentre esses pacientes, 119 estavam "seguros para a MR", mas somente 88 (70%) tiveram a MR como investigação de primeira linha. Schellinger *et al*.[33] reuniram dados de cinco centros de acidente vascular encefálico em que a CT e a MR foram usadas antes da trombólise. De 1.210 pacientes, 316 foram submetidos à MR dentro de 3 horas, e 180 foram submetidos à MR após 3 horas como parte da avaliação de trombólise (comparada a 714 pacientes que foram submetidos à CT dentro de 3 h). Mas não havia indicação de quantos pacientes não foram capazes de passar pela MR durante o período de estudo naqueles centros. O estudo prospectivo recente de Chalela *et al*.[30] comparou a MR com CT em uma população com acidente vascular encefálico predominantemente leve, mas excluiu pacientes que não foram capazes de passar pelo exame de MR ou que foram descobertos através das imagens que tinham lesão diferente de acidente vascular encefálico como tumor. Eles também reclassificaram pacientes diagnosticados com ataque isquêmico transitório, mas com lesão isquêmica nas imagens ponderadas em difusão como acidentes vasculares encefálicos, então provavelmente fizeram uma avaliação exagerada da utilidade da MR e não ofereceram dados sobre a viabilidade. Os estudos que deixaram de analisar o "denominador" verdadeiro, seja porque eles eram retrospectivos ou porque eles excluíram grupos-chave, não oferecem uma avaliação verdadeira da utilidade. Se todos os pacientes com diagnóstico de suspeita de acidente vascular encefálico fossem encaminhados à MRI, enquanto as imagens ponderadas em difusão seriam viáveis, e enquanto ela iria de fato representar uma contribuição positiva para o processo de diagnóstico fornecendo informações não disponíveis de outras técnicas? Avaliamos a viabilidade da MRI em um estudo prospectivo de pacientes admitidos ao hospital com suspeita de acidente vascular encefálico.[34] Dos 138 pacientes admitidos ao hospital com suspeita de acidente vascular encefálico agudo durante o período de estudo, 53 (38%) não puderam ser submetidos à MRI. Comparados àqueles que fizeram o exame, os pacientes não examinados eram significativamente mais velhos (idade média de 77 anos *versus* 74 anos; P = 0,03), tiveram um acidente vascular encefálico mais grave (escala média da NIHSS 11 *versus* 5; P = 0,03), estavam sonolentos (57 *versus* 32%; P = 0,01), e estavam menos propensos a ter um tempo exato de começo dos sintomas (64 *versus* 86%; P

= 0,01). As razões mais comuns para não conseguirem fazer a MRI eram que o paciente estava medicamente instável ou teve contraindicação metálica. Outros descobriram que proporções até mais altas de pacientes com acidente vascular encefálico agudo não foram capazes de tolerar a MRI e também na maioria das vezes porque eles estavam medicamente instáveis.[35,36] Em vez da política de "MRI para todos", seria muito mais lógico se concentrar no uso da MR em pacientes em que as informações podem ser mais bem adquiridas a partir das imagens ponderadas em difusão, ponderadas em T_2^* ou outras sequências mais úteis (vide adiante). Isso deve ser particularmente incentivado já que, apesar de grandes melhoras desde meados da década de 1990, as instalações de obtenção de imagens diagnósticas, pelo menos na Europa, para pacientes com acidente vascular encefálico permanecem restritas.[37,38]

As imagens de perfusão são mais difíceis de obter do que as imagens ponderadas em difusão e outras sequências diagnósticas estruturais básicas. No estudo Avaliação de Imagens de Perfusão e Difusão para o Entendimento da Evolução do acidente vascular encefálico (DEFUSE), em uma análise observacional das imagens ponderadas em difusão e das imagens ponderadas em perfusão antes da trombólise dentro de 6 horas do acidente vascular encefálico isquêmico feito em alguns centros nos EUA, 10 dos 74 pacientes não foram capazes de completar o estudo por imagem ponderada em perfusão[39] Descobrimos que 14 dos 82 pacientes de acidente vascular encefálico consecutivos encaminhados para imagens de MRI agudas não foram capazes de concluir as imagens ponderadas em perfusão, apesar de conseguirem concluir as imagens ponderadas em difusão, sequências ponderadas em T_2^* e FLAIR.

O uso da MR levanta questões de segurança diferentes das da CT. Não é seguro sedar para a MR sem cobertura anestésica completa, mas isso aumenta o tempo que leva para obter o diagnóstico e pode aumentar a lesão cerebral isquêmica, exatamente aquilo que a MRI está sendo usada para tentar reduzir. Enquanto é possível excluir a presença de uma caixa de marca-passo no paciente disfásico com razoável certeza no exame clínico, não é possível excluir fios de marca-passo epicárdico retidos, que podem introduzir arritmias durante a MRI (poderia esperar-se que uma boa história de cirurgia cardíaca estivesse disponível, mas isso nem sempre pode ser o caso), então pode ser exigida uma radiografia do tórax. Pacientes que não são capazes de dar um histórico e sem nenhum parente confiável podem hospedar corpos estranhos intracranianos ou intraoculares e eles não são detectáveis no exame clínico: é exigido filme simples do crânio e órbitas, exceto se a CT do cérebro já estiver disponível com cobertura completa das órbitas. Em consequência de disfasia ou afasia e falta de histórico confiável de um amigo ou parente, 11 pacientes (13%) do nosso grupo de coorte prospectivo exigiram uma radiografia orbital para excluir corpo estranho metálico antes de entrar no *scanner*.[40] Isso acrescentou um atraso de 20-30 minutos ao tempo de diagnóstico, retardando mais ainda o tempo de tratamento. Uma proporção alta (até 50% na fase aguda) de pacientes com acidente vascular encefálico agudo não é capaz de proteger suas vias respiratórias e são vulneráveis à aspiração e a hipóxia ao serem colocados supinos.[41] Tentamos monitorar a saturação de oxigênio no sangue durante a MR, 11 dos 61 (18%) pacientes monitorados tiveram ao menos um episódio de hipóxia (saturação de oxigênio < 90%) durante o exame de MR.[42] O valor mais baixo registrado foi de 74%. Não foi possível prognosticar quais pacientes estavam mais propensos a ter hipóxia porque todos os pacientes começaram com boa saturação de oxigênio na sala de emergência e não foram considerados de "alto risco" antes da MR. Os pacientes com acidente vascular encefálico grave correm mais risco de ter hipóxia e aspiração quando são colocados de costas, e frequentemente este é o grupo mais examinado nos estudos de desajustamento (*mismatch*) das imagens ponderadas em difusão-imagens ponderadas em perfusão e de trombólise.

Imagens ponderadas em difusão

Quando as imagens ponderadas em difusão são particularmente úteis?

Estudos experimentais em animais demonstraram que a constante de difusão de água no cérebro cai rapidamente após a indução da isquemia, levando à hiperintensidade observada nas imagens ponderadas em difusão e intensidade de sinal reduzida no mapa ADC correspondente. A evolução das mudanças na difusão com o tempo é um fenômeno complexo que será discutido com mais detalhes mais adiante neste capítulo, mas parece que os acidentes vasculares encefálicos mais crônicos mostraram constantes de difusão elevadas. Então, as características de difusão da lesão podem ajudar a estabelecer sua idade. Nos seres humanos, até aqui tem sido dada muita ênfase ao uso das imagens ponderadas em difusão nos pacientes com sintomas de grande infarto hiperagudo no território da artéria cerebral média.[43] Esses estudos destacam que muitas lesões isquêmicas se tornam visíveis rapidamente, aumentando a confiança de que o diagnóstico é infarto em vez de alguma outra forma de "ataque cerebral".[14,44] Essa ênfase negligencia quais podem ser os outros benefícios de diagnóstico mais positivos das imagens ponderadas em difusão em uma gama mais vasta de pacientes.[45]

Pacientes com acidentes vasculares encefálicos leves ou de apresentação tardia

Os acidentes vasculares encefálicos leves geralmente são resultantes de pequenas lesões que frequentemente são difíceis de se ver ou não visíveis na CT,[46] FLAIR ou imagens ponderadas em T_2. Utilizar imagens ponderadas em difusão ajuda particularmente nesses casos porque mesmo as pequenas lesões isquêmicas aparecem claramente nesse exame,[45] e podem ser visíveis nas imagens ponderadas em difusão por algumas semanas após o acidente vascular encefálico, não somente nos primeiros dias.[47,48] Consequentemente, pacientes com acidentes vasculares encefálicos mais leves que podem chegar tarde ao hospital (ou seja, algumas semanas depois porque seus sintomas eram muito leves) podem ainda ter uma lesão visível nas imagens ponderadas em difusão (Fig. 15.3).[47] Isso pode ajudar a aumentar a confiança de que os sintomas foram causados por acidente vascular encefálico, já que frequentemente os acidentes vasculares encefálicos mais leves são mais difíceis de se diferenciar de algumas causas não vasculares de "ataque cerebral" especialmente algumas semanas após o evento (Fig. 15.4). Nesse aspecto, as imagens ponderadas em difusão são mais úteis que a FLAIR, imagens ponderadas em T_2 ou CT, onde é mais difícil ver a idade de alguns infartos[31,49,50] Isso se aplica particularmente ao infarto lacunar, já que os pacientes frequentemente têm hiperintensidades na substância branca nas imagens ponderadas em T_2 e FLAIR (e hipoatenuação na CT), fazendo com que seja muito difícil identificar um infarto recente com a doença da substância branca de fundo. Entretanto, as imagens ponderadas em difusão são particularmente úteis, já que irão identificar o infarto subcortical recente em grande parte dos casos (Fig. 15.5).[48,51-53].

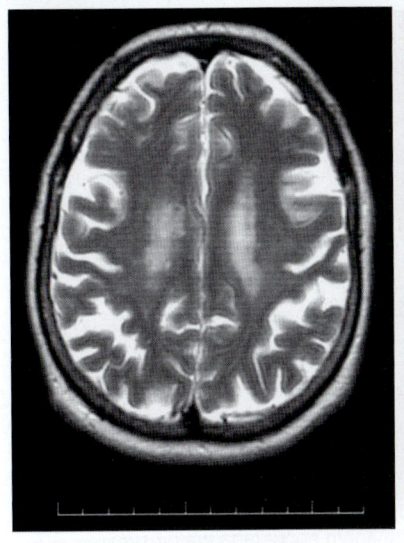

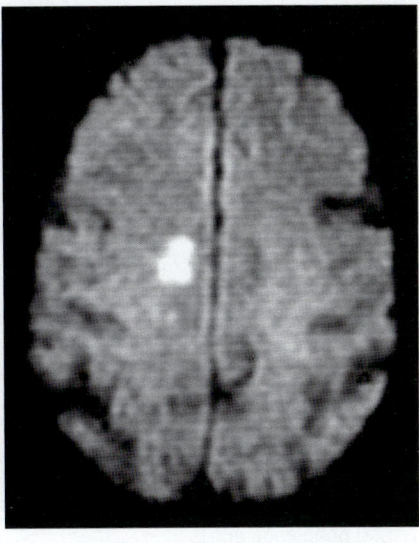

Fig. 15.3 As imagens ponderadas em difusão são de grande auxílio em pacientes com acidente vascular encefálico moderado de apresentação tardia, por exemplo, esta mulher de 76 anos com hemiparesia esquerda moderada 6 semanas antes. Na MRI ponderada em T_2 existem hiperintensidades na substância branca ocultando qualquer infarto novo.
Na imagem ponderada em difusão, o infarto hiperintenso recente é visto claramente.

MRI ponderada em T_2

Imagem ponderada em difusão

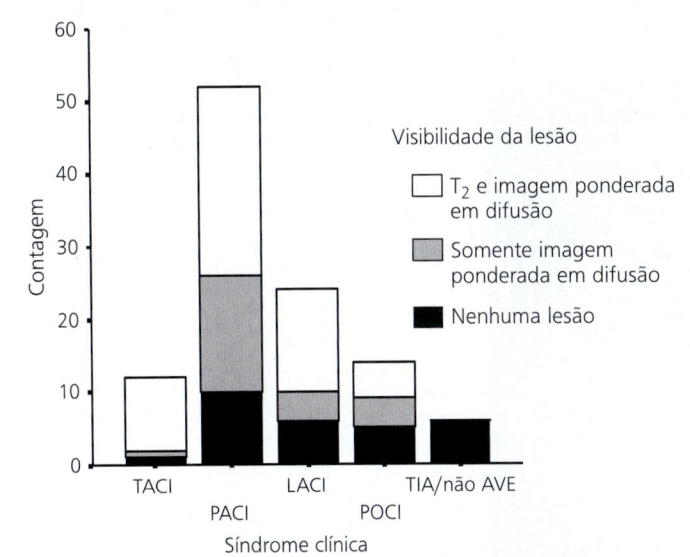

Fig. 15.4 Ilustração de quais tipos de pacientes de acidente vascular encefálico (*Oxfordshire Community Stroke Project Classification*, OCSP) tiveram a maior amplitude de diagnóstico de imagem ponderada em difusão comparado à MRI ponderada em T_2. TACI, infarto total da circulação anterior; PACI, infarto parcial da circulação anterior; LACI, infarto lacunar; POCI, infarto da circulação posterior.

Identificação de infarto recorrente

As imagens ponderadas em difusão também são muito úteis para identificar ou excluir um novo infarto em pacientes com acidente vascular encefálico anterior e piora recente de seus sinais neurológicos residuais – às vezes pode ser difícil ter certeza de que o paciente teve outro acidente vascular encefálico e que seus sintomas neurológicos piorados não são simplesmente o resultado de alguma doença intercorrente (Fig. 15.6).[45,49,50,54]

Diagnóstico de acidente vascular encefálico cardioembólico

As imagens ponderadas em difusão também podem ajudar no diagnóstico de acidente vascular encefálico cardioembólico em pacientes com sintomas que sugerem um infarto em somente uma parte do cérebro, mas nas imagens ponderadas em difusão são visíveis várias lesões em territórios arteriais diferentes (Fig. 15.7).[45,55] Essas lesões são mais claramente visíveis nas imagens ponderadas em difusão do que nas imagens ponderadas em T_2 ou na CT e ocorrem no acidente vascular encefálico lacunar assim como no infarto cortical.[55,56]

Lesões isquêmicas nem sempre identificadas nas imagens ponderadas em difusão

Apesar de a proporção de pacientes com acidente vascular encefálico isquêmico e de o estudo normal das imagens ponderadas em difusão serem menores que a proporção com FLAIR normal, imagens ponderadas em T_2 ou CT, ainda existem alguns pacientes ocasionais, mesmo aqueles com acidentes vasculares encefálicos muito sérios, que podem não ter nenhuma lesão visível nas imagens ponderadas em difusão (Fig. 15.8). [57-62] A ausência de lesão visível é mais provável em acidentes vasculares encefálicos mais leves do que nos graves e em lesões lacunares e na fossa posterior, conforme também possa ser o caso com CT e imagens ponderadas em T_2.[57,61,62] Em uma série prospectiva de 410 pacientes admitidos no hospital com acidente vascular encefálico ou ataque isquêmico transitório (TIA), 103 (25,6%) tiveram inicialmente imagens ponderadas em difusão negativas. Destes, o diagnóstico final foi de acidente vascular encefálico em 26 (25%), TIA em 63 (61,2%) e evento não isquêmico em 14 (13,6%). Dos 26 pacientes com acidente vascular encefálico, seis tiveram infartos visíveis em FLAIR ao serem reexaminados após 30 dias dos acidentes vasculares encefálicos com imagens persistentemente negativas, a maior parte deles associada a sintomas do tronco cerebral ou lacunares, mas alguns pacientes tiveram déficits neurológicos importantes (escala média da NIHSS 6, faixa 6-24) indicando que esses casos negativos nas imagens ponderadas em difusão não foram somente acidentes vasculares encefálicos leves. Uma lesão pode ficar visível se as imagens ponderadas em difusão ou FLAIR forem repetidas horas ou dias depois.[61] Entre os pacientes encaminhados à nossa clínica neurovascular, aproximadamente 30% dos acidentes vasculares encefálicos leves (síndromes cortical leve ou lacunar) não possuem lesão visível nas imagens ponderadas em difusão, imagens ponderadas em T_2 ou FLAIR.

CT (Tomografia Computadorizada)   MRI ponderada em T$_2$ Imagem ponderada em difusão

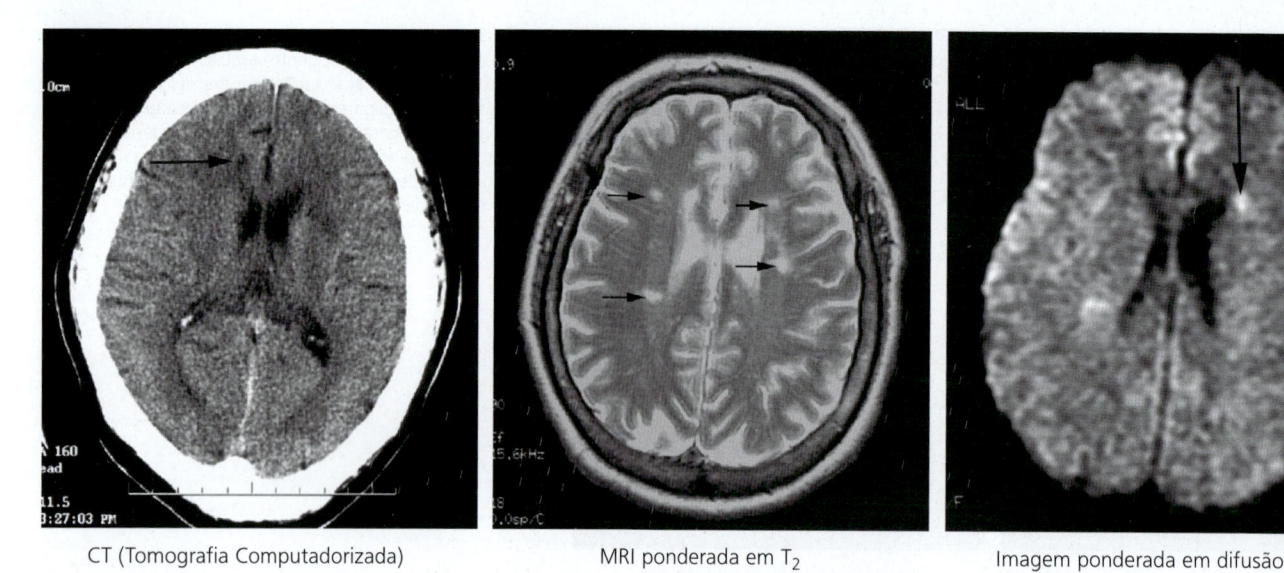

Fig. 15.5 As imagens ponderadas em difusão são de grande auxílio em pacientes com acidente vascular encefálico moderado. Imagens produzidas 2 dias após o acidente vascular encefálico em um paciente de 46 anos com síndrome lacunar do hemisfério esquerdo e lesões múltiplas na tomografia computadorizada (CT) e na MRI ponderada em T$_2$. O infarto recente só é reconhecido claramente na imagem ponderada em difusão.

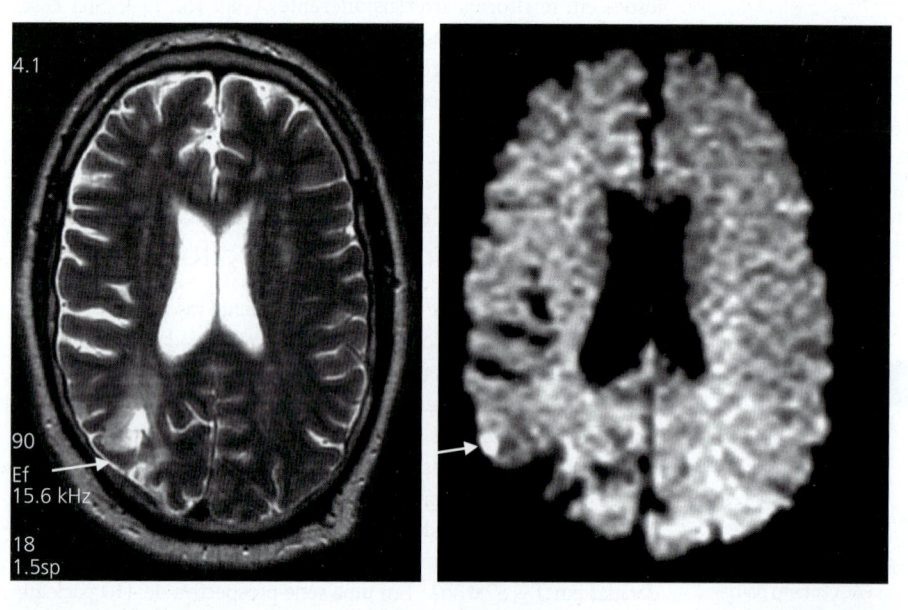

Fig. 15.6 As imagens ponderadas em difusão são úteis para determinar se um paciente com acidente vascular encefálico anterior e piora dos sintomas neurológicos tem acidente vascular encefálico recorrente. Aqui o exame identifica (setas) uma lesão nova próxima à lesão antiga.

A diferenciação de ataque isquêmico transitório de acidente vascular encefálico nem sempre é possível com as imagens ponderadas em difusão

Pacientes que têm uma recuperação precoce de seus "ataques cerebrais" e são, por isso, classificados como ataques isquêmicos transitórios podem ter uma lesão isquêmica nas imagens ponderadas em difusão na área apropriada do cérebro para os seus sintomas.[63-65] Por ter sido descoberto que em torno de 40% dos pacientes que deram entrada na clínica com ataque isquêmico transitório eventualmente tiveram alguma outra causa não vascular de seus sintomas,[66] foi sugerido que as imagens ponderadas em difusão poderiam ser úteis para ajudar a confirmar o diagnóstico de ataque isquêmico transitório. Entre os pacientes que foram examinados dentro de 12 horas do começo dos sintomas, aproximadamente 40% daqueles que posteriormente acabaram tendo um ataque isquêmico transitório (ou seja, seus sintomas desapareceram completamente em até 24 horas) tiveram uma área de sinal elevado na parte apropriada do cérebro para os seus sintomas.[63] No total, em uma análise combinada de 800 pacientes com ataque isquêmico transitório, 33% tiveram lesão isquêmica nas imagens ponderadas em difusão,[67] significando que 2/3 (67%) dos pacientes *não têm* lesão positiva nas imagens ponderadas em difusão. As lesões identificadas nas imagens ponderadas em difusão nos pacientes com ataque isquêmico transitório tendem a ser menores e menos hiperintensas do que em pacientes examinados dentro do mesmo intervalo de tempo após o "ataque cerebral" que são depois classificados como tendo um acidente vascular encefálico.[68] Mas a presença de lesão nas imagens ponderadas em difusão não exclui o ataque isquêmico transitório (ou seja, os sintomas e sinais desses pacientes podem desaparecer em até 24 horas). Nem a ausência de lesão identificada nas imagens ponderadas em difusão em um paciente com ataque isquêmico transitório, excluem o ataque isquêmico transitório, e aqueles com ataques isquêmicos transitórios negativos nas imagens ponderadas em difusão estão sob risco elevado de ataques isquêmicos transitórios recorrentes.[69] A comparação com características clínicas indica que pacientes com lesões positivas para ataques isquêmicos transitórios e nas imagens ponderadas em difusão estão mais propensos a ter hemiparesia, disartria ou disfasia, sintomas que duram mais de 1 hora, fatores de risco da fibrilação atrial e > 50% de estenose carótida.[65] Eles correm um risco maior de acidentes vasculares encefálicos recorrentes do que os pacientes com ataques isquêmicos transitórios negativos nas imagens ponderadas em difusão[70,71] possivelmente porque eles são mais propensos a ter fibrilação atrial ou estenose de carótida, então correm maior risco de ter um acidente vascular encefálico de qualquer forma. De fato, essas associações positivas nas imagens ponderadas em difusão são com os mesmos fatores usados pelos sistemas de escalas clínicas, como ABCD ou ABCD2[72,73] para identificar pacientes que apresentam TIAs, os que correm maior risco de acidente vascular encefálico recorrente. Atualmente não há qualquer evidência de que as imagens ponderadas em difusão concedam informações adicionais em termos de estratificação de risco além daquelas oferecidas pelas escalas clínicas.[65] A discussão sobre se os pacientes com ataques isquêmicos transitórios cujos sintomas claramente desaparecem dentro de 24 horas (a definição da doença dada pela Organização Mundial da Saúde) mas em que as imagens ponderadas em difusão mostram uma lesão isquêmica aguda devem ser reclassificados conforme o acidente vascular encefálico avança.[74] Mas uma definição dependente de tecnologia provavelmente não seria muito útil e não há um consenso claro para passar para uma nova definição.

As imagens ponderadas em difusão são específicas para a lesão isquêmica?

Se as imagens ponderadas em difusão quiserem ser o "eletrocardiograma" do acidente vascular encefálico, então elas precisam ser tão específicas quanto possíveis para o acidente vascular encefálico isquêmico. Enquanto, em termos gerais, as lesões brilhantes nas imagens ponderadas em difusão são isquêmicas, tem havido relatos de sinal elevado nas imagens ponderadas em difusão e de sinal reduzido no mapa de ADC em lesões de esclerose múltipla, após ataque epiléptico, na encefalite, na hipo-

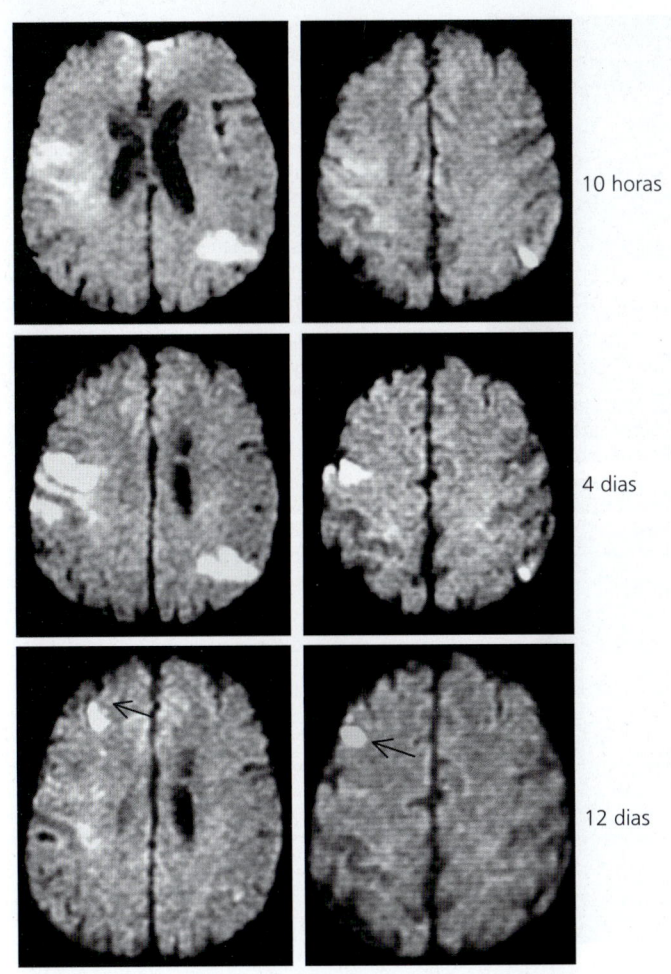

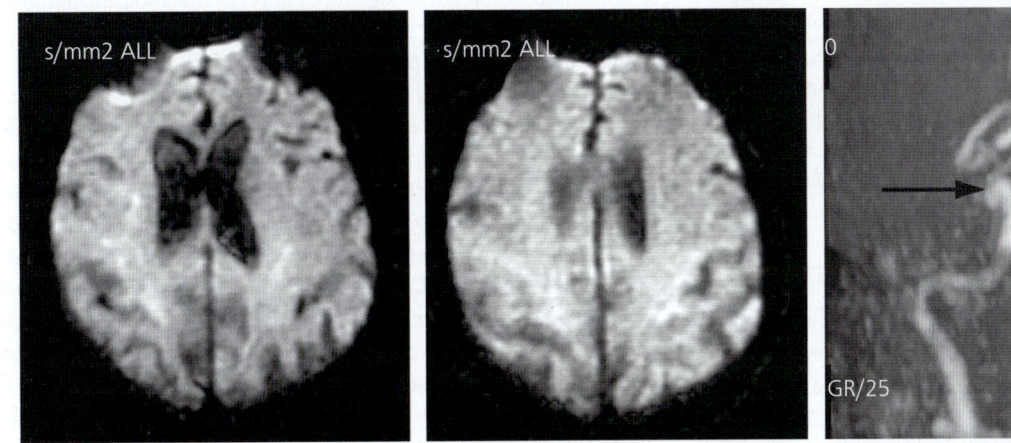

Fig. 15.7 Infartos múltiplos recentes em diferentes territórios arteriais em um paciente de 65 anos em fibrilação atrial e acidente vascular encefálico cardioembólico. Somente a lesão parietal direita foi sintomática. Observe o desenvolvimento de novo infarto frontal direito por 12 dias. Este foi assintomático (o paciente estava sendo examinado sucessivamente para pesquisa, caso contrário esta nova lesão não teria sido diagnosticada).

Fig. 15.8 Às vezes, mesmo os pacientes com acidente vascular encefálico grave têm um resultado negativo nas imagens ponderadas em difusão. Esta paciente apresentou um acidente vascular encefálico total na circulação anterior equivalente a um grande acidente vascular encefálico no território da artéria cerebral média, mas não tinha nenhuma lesão definida visível nas imagens ponderadas em difusão em 8 horas. A angio-MR (angiografia por ressonância magnética) mostrou uma oclusão da artéria cerebral média direita. A paciente morreu antes que o exame pudesse ser repetido.

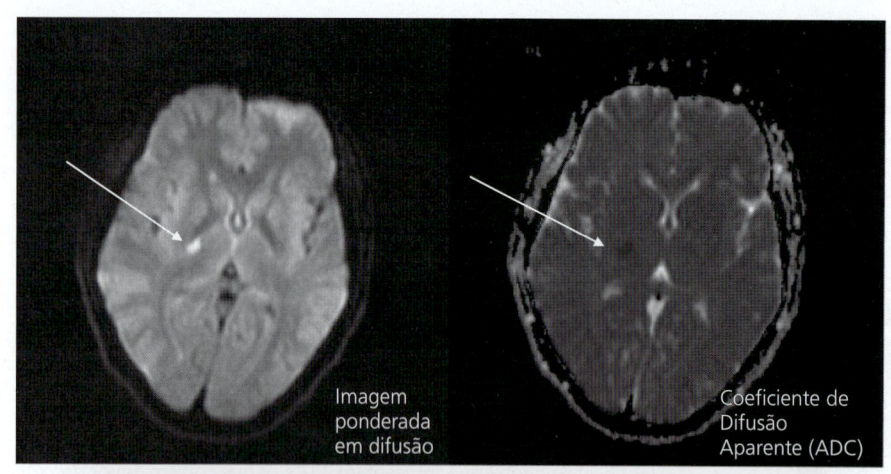

Fig. 15.9 As imagens ponderadas em difusão não são específicas para isquemia. Uma mulher de 35 anos anteriormente saudável apresentou em 2 horas princípio súbito de hemiparesia esquerda. A tomografia computadorizada estava normal e enquanto se pensava na possibilidade de trombólise, foi feita uma MRI, que mostrou lesão hiperintensa na cápsula interna direita nas imagens ponderadas em difusão, hipointensa no ADC imitando infarto lacunar (setas maiores). Mas a imagem FLAIR (recuperação de inversão atenuada) mostrou outras lesões na substância branca (setas menores) que, apesar de não distribuídas no corpo caloso, estavam muito mais de acordo com desmielinização. O exame do liquor mostrou bandas oligoclonais, confirmando o diagnóstico de esclerose múltipla.

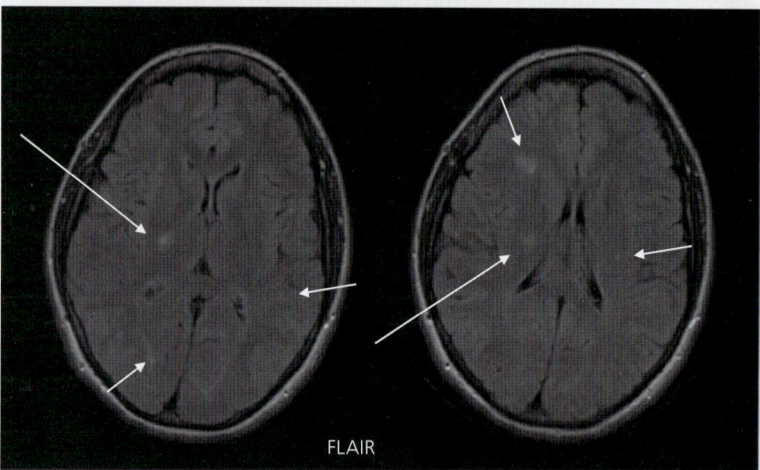

glicemia,[75] na encefalopatia mitocondrial, em episódios de acidose láctica e semelhantes ao acidente vascular encefálico (MELAS), na amnésia global transitória e em uma série de outras condições.[76] Em geral, se examinados dentro de alguns dias do começo dos sintomas e se a lesão foi um acidente vascular encefálico isquêmico, então a imagem ADC deve mostrar uma área escura correspondendo com a área brilhante nas imagens ponderadas em difusão. Se não for isquêmica, então a lesão no ADC não deve ser escura, mesmo se a lesão nas imagens ponderadas em difusão for brilhante. Mas, se for examinada depois, então, a lesão no mapa de ADC pode ser isointensa ou brilhante, mesmo se a lesão for isquêmica, e lesões não vasculares, conforme enumerado anteriormente, podem produzir áreas de ADC reduzido que imitam isquemia. Por isso as imagens precisam ser interpretadas à luz da descrição clínica, (Fig. 15.9) e as imagens ponderadas em difusão não devem ser consideradas como completamente específicas para isquemia.

Uma lesão visível nas imagens ponderadas em difusão indica lesão cerebral permanente?

Apesar de muitas regiões hiperintensas nas imagens ponderadas em difusão mais provavelmente representarem áreas de lesão cerebral permanente, há exemplos de reversão de áreas hiperintensas nas imagens ponderadas em difusão, por exemplo depois da trombólise,[77] evidência de fluxo penumbral e valores de absorção de oxigênio nas lesões hiperintensas nas imagens ponderadas em difusão conforme medido pela tomografia por emissão de pósitrons,[78] e evidências de estudos experimentais da reversão da hiperintensidade nas imagens ponderadas em difusão com reperfusão precoce.[79] Mas, em alguns pacientes com reversão precoce da lesão nas imagens ponderadas em difusão após a trombólise, a área afetada fica hiperintensa de novo em torno de 7 dias,[77,80,81] indicando que a recuperação não foi permanente. Isso é interpretado como indicando "lesão isquêmica secundária tardia", um fenômeno bem descrito em modelos animais. Outros estudos em alguns pacientes mostram fluxo sanguíneo muito heterogêneo, absorção de oxigênio e valores de metabolismo dentro e em torno das lesões das imagens ponderadas em difusão conforme medido pela tomografia por emissão de pósitrons,[82,83] indicando que, dentro das primeiras 24 horas, de qualquer forma, a lesão positiva nas imagens ponderadas em difusão é uma mistura de tecido possivelmente recuperável e permanentemente lesionado. Pacientes cujas lesões mostraram reversão precoce e nenhum declínio secundário tiveram os valores de ADC menos anormais em sua lesão do acidente vascular encefálico nas imagens precoces. Os pacientes sem reversão tiveram os valores de ADC mais baixos inicialmente e aqueles com reversão precoce e declínio secundário tiveram valores de ADC entre os dois.[80] Isso indica que a duração ou a profundidade da lesão isquêmica inicial foi menor nos pacientes com recuperação aparente e pior naqueles com lesões permanentes nas imagens ponderadas em difusão. Já que esses pacientes não foram examinados depois de 7 dias após o acidente vascular encefálico, o relacionamento com o infarto final é demonstrado nas imagens ponderadas em T_2 pelo menos 1 mês após o acidente vascular encefálico, ou resultado funcional, é incerto. Entretanto, esses resultados coincidem com dados de outro paciente. (Fig. 15.10) demonstrando que, no geral, os valores de ADC são mais baixos em pacientes com acidentes vasculares encefálicos sérios no território da artéria cerebral média (infarto total da circulação anterior) e menos anormais em acidentes vasculares encefálicos lacunares ou corticais mais leves (infarto parcial na circulação anterior e infarto lacunar na circulação anterior, respectivamente).[84] Eles também coincidem com dados de modelo experimental mostrando que as lesões que revertem com reperfusão precoce têm valores de ADC menos anormais em geral do que as lesões que não revertem.[79] Não é garantido se áreas que possuem sinal elevado nas imagens ponderadas em difusão na fase inicial do acidente vascular encefálico podem-se recuperar completamente: isto é, não progredir de forma alguma para um infarto visível em T_2. São necessários mais dados dos estudos de trombólise com produção de imagens em série e corregistro de imagens para ter certeza da combinação das mesmas áreas do cérebro para ver se algumas lesões "brilhantes" podem recuperar-se completamente e quais são os determinantes.

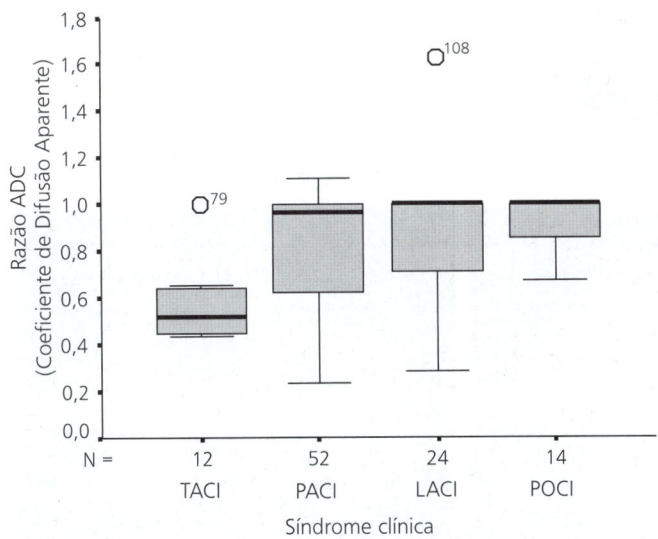

Fig. 15.10 A relação entre o ADC e a gravidade clínica do acidente vascular encefálico de acordo com a *Oxfordshire Community Stroke Project Classification* em um estudo em prospectivo de 120 pacientes. Observe que acidentes vascular encefálicos moderados (infarto lacunar, infarto parcial da circulação anterior e infarto da circulação posterior) possuem razões de ADCs menos anormais dos valores de infarto/normal que o infarto total da circulação anterior. Observe a Figura 15.4 para as abreviações.[84]

As imagens ponderadas em difusão podem identificar hemorragia?

O gradiente eco da MRI ponderada em T_2^* é muito sensível a hemorragias que se desenvolvem significativamente para conter metaemoglobina ou hemossiderina, isto é, que tenham algumas horas de idade. Consequentemente, a MRI ponderada em T_2^* é agora o padrão de referência para detectar hemorragia de subaguda à antiga. O problema é que algumas hemorragias hiperagudas podem conter pouco produto de decomposição da hemoglobina na época do exame e então poderiam ser confundidas com uma lesão expansiva ou mesmo com uma lesão isquêmica com efeito de massa precoce, especialmente se examinadas por observadores inexperientes e se a sequência ponderada em T_2^* não for feita (Fig. 15.11). Consequentemente, se a MR com imagens ponderadas em difusão forem usadas no acidente vascular encefálico agudo antes dos tratamentos como trombólise (ou qualquer tratamento trombolítico) é essencial incluir exame ponderado em T_2^* (sequência de gradiente-eco) para se excluir confiavelmente hemorragia intracerebral. Ao dizer isso, não existem estudos de fato seguros de MR quanto à detecção de hemorragia hiperaguda. Mesmo os dois estudos considerados adequados para a inclusão em uma revisão sistemática da MR para a detecção de hemorragia dentro de 6 horas do acidente vascular encefálico [30,85] incluíram muito poucas hemorragias (menos de 55 no total), sofreram de falta de estudo cego e tiveram uma grande distorção na incorporação, porque o teste de diagnóstico avaliado era parte do padrão de referência (comunicação pessoal de M. Brazzelli).

É possível reconhecer a hemorragia ou ao menos desconfiar da presença da hemorragia nas imagens ponderadas em difusão se houver faixas escuras em volta da lesão brilhante e se houver um efeito de massa (Fig. 15.11). As EPIs registradas sem ponderação em difusão (b – valor de zero) podem ser úteis por serem expressivamente ponderadas em suscetibilidade. Mas, o melhor é incluir uma sequência de gradiente-eco (ponderado em T_2^*) rotineiramente em todos os pacientes de acidente vascular encefálico.

Quanto tempo dura o sinal elevado nas imagens ponderadas em difusão?

O sinal elevado nas imagens ponderadas em difusão podem durar até 6-8 semanas, às vezes até mais, (em nossa experiência, às vezes muitos meses, Figura 15.12).[47,86,87] O brilho do sinal nas imagens pon-

Fig. 15.11 Hemorragia intracerebral aguda em T_2, imagem ponderada em difusão e gradiente-eco. Observe as faixas serpiginosas negras em torno do hematoma, que são o indício de que se trata de uma hemorragia.

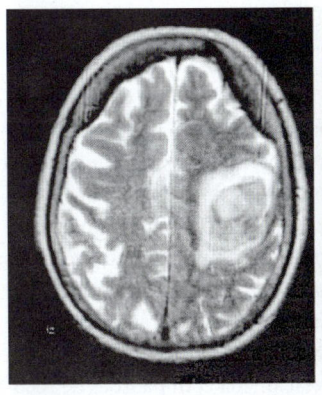

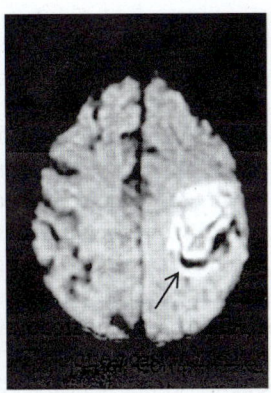

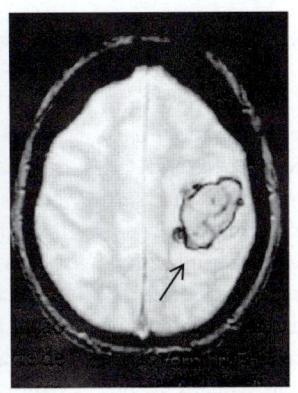

T_2 — Imagem ponderada em difusão — Gradiente-eco (GRE)

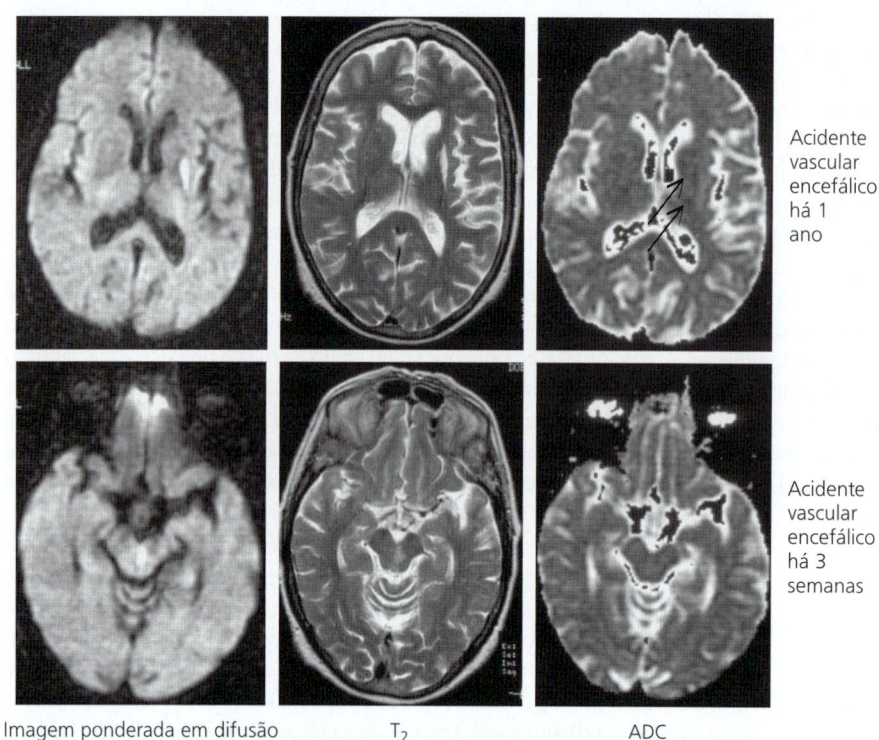

Fig. 15.12 O sinal elevado na imagem ponderada em difusão 1 ano após infarto estriado capsular esquerdo por acidente vascular encefálico em uma mulher de 76 anos. Ela voltou ao hospital com nistagmo e tontura e foi examinada 3 semanas após a recaída. A lesão antiga (fileira de cima) ainda é parcialmente hiperintensa nas imagens ponderadas em difusão e a imagem do ADC mostra alguma hipointensidade correspondente (seta), então não é só "T$_2$ *shire through* (transparecente). A hiperintensidade do mesencéfalo (fileira debaixo) é mais recente, mas o ADC já está normalizado.

Acidente vascular encefálico há 1 ano

Acidente vascular encefálico há 3 semanas

Imagem ponderada em difusão   T$_2$ ADC

12 horas   1 mês   3 meses

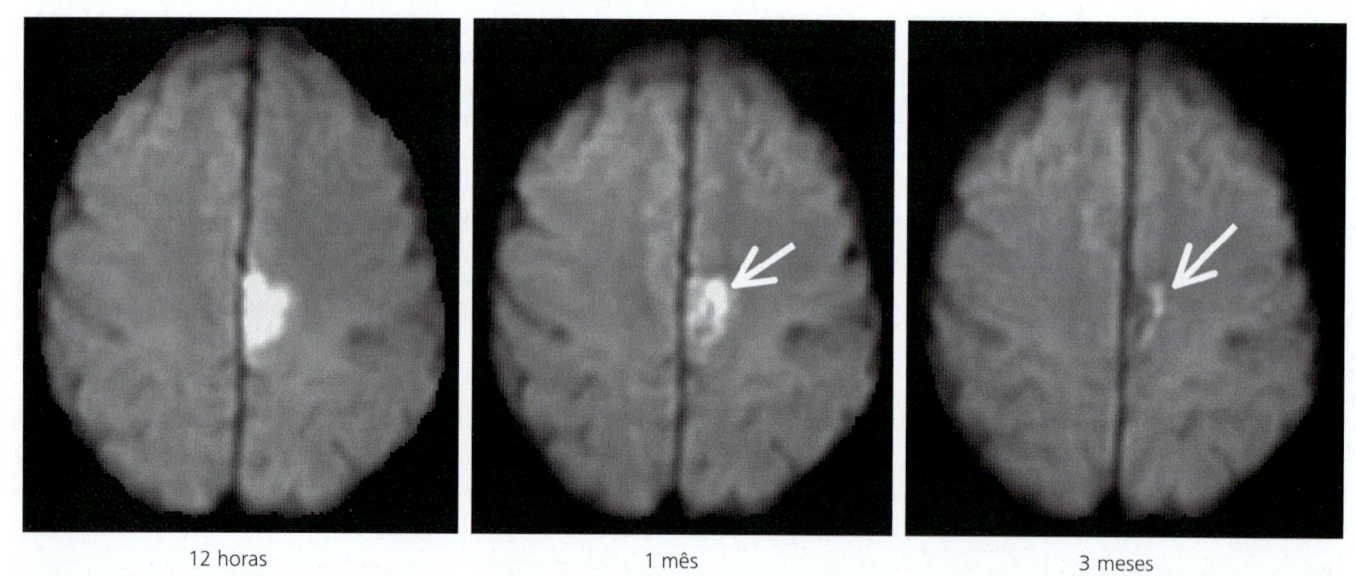

Fig. 15.13 Imagens ponderadas em difusão 12 horas, 1 mês e 3 meses após o acidente vascular encefálico, demostrando que parte da lesão ainda é hiperintensa, enquanto outras áreas não são em imagens ponderadas em difusão. Aparentemente isso reflete algum aspecto do processo fisiopatológico, mas não se sabe o que é. (A figura foi elaborada pelo Dr. C. Rivers.)

deradas em difusão reflete a redução de ADC e T$_2$ elevado. Pouco tempo após o acidente vascular encefálico, a maior parte do sinal elevado nas imagens ponderadas em difusão é causada pelo ADC reduzido e depois é predominantemente resultado de T$_2$ elevado (T$_2$ *shine-through*).[88] As características dos diferentes tipos de infarto nas imagens ponderadas em difusão provavelmente *se desenvolvem* de formas diferentes, dependendo de alguns fatores como fornecimento de sangue e da proporção de substâncias cinzenta e branca na lesão. [89-91] Mas, as imagens ponderadas em difusão sequenciais dos mesmos pacientes algumas semanas a meses após o acidente vascular encefálico mostram que alguns infartos conservam algum sinal hiperintenso em algumas partes do infarto por muitas semanas, enquanto outros se tornam totalmente hipointensos após 2 semanas. (Fig. 15.13).[92] Não está claro porque algumas lesões se tornam hipointensas nas imagens ponderadas em difusão rapidamente, e outras mostram algum sinal elevado persistente. Talvez essas últimas tenham áreas de isquemia existente ou um processo de reparo diferente no infarto, mas é provável que haja alguma explicação fisiopatológica para a observação, que pode estar relacionada com padrões de recuperação de tecido e funcional.

A lesão nas imagens ponderadas em difusão prevê o resultado?

Existe interesse considerável em descobrir indicadores substitutos de resultado que possam ser usados em exames clínicos iniciais para testar tratamentos novos. O volume da lesão conforme visto pelas imagens ponderadas em difusão pode oferecer uma medição de resultado substituta para exames clínicos para ajudar a reduzir o tamanho da amostra ou melhorar a seleção de pacientes para esses estudos explicativos de fase inicial.[93,94] Essa medição poderia basear-se no volume da lesão medido pelas imagens ponderadas em difusão na apresentação ou no tempo definido após o acidente vascular encefálico, como alguns dias a 1 mês, isto é, em algum ponto anterior que seja a ter que esperar 3 meses para avaliar o resultado funcional. Mudanças no volume da lesão nas imagens ponderadas em difusão (ou FLAIR ou T_2) entre o exame de apresentação e o ponto de tempo posterior em termos de diminuição ou elevação no volume da lesão poderiam oferecer uma estimativa do efeito provável de uma nova droga e poderiam reduzir o tamanho da amostra exigido para mostrar que a droga está fazendo algum efeito daquele exigido ao usar um resultado clínico como pontuação na escala Rankin modificada. Para ser útil, as imagens ponderadas em difusão do volume da lesão teriam que prever o resultado independentemente de qualquer indicador clínico de resultado (como a gravidade do acidente vascular encefálico na escala NIHSS). O indicador de resultado nas imagens ponderadas em difusão também teria que ter boa capacidade de reprodução da medição. Caso contrário, seria a mesma coisa que simplesmente medir o indicador de resultado clínico.

Alguns estudos descobriram uma relação entre volume de lesão maior nas imagens ponderadas em difusão na apresentação e resultado funcional ruim em acompanhamento tardio.[94-98] Um estudo gerou uma equação de previsão de resultado que utilizou o volume da lesão nas imagens ponderadas em difusão, elevação do tempo de começo e NIHSS.[97] Entretanto, alguns desses estudos tiveram tamanhos de amostra relativamente pequenos com pacientes muito selecionados e incluíram principalmente acidente vascular encefálico grave, e alguns eram retrospectivos. Outros estudos prospectivos, que incluíram uma gama de pacientes muito maior e mais representativa (ou seja, acidente vascular encefálico leve e grave, incluindo acidente vascular encefálico lacunar), não descobriram uma relação independente entre o volume da lesão nas imagens ponderadas em difusão e o resultado funcional.[84,99,100] Por que os resultados foram diferentes? O motivo principal é a relação muito forte entre gravidade clínica do acidente vascular encefálico e resultado, demonstrada da forma mais refinada no *Trial of Org 10172 in Acute Stroke Treatment* (TOAST).[101] A relação entre a gravidade do acidente vascular encefálico e suas consequências não é linear, mas é mais íngreme na extensão mais moderada e mais plana no acidente vascular encefálico grave.[101] Então, é somente nos acidentes vasculares encefálicos graves, que caem na parte mais plana da curva definindo essa relação, que outros fatores como volume da lesão nas imagens ponderadas em difusão podem acrescentar valor preditivo independente.[99]

Foi sugerido recentemente que a mudança entre a lesão nas imagens ponderadas em difusão na apresentação e a lesão nas imagens FLAIR ou ponderadas em T_2 em um ponto de tempo definido posterior (razão de expansão do infarto) poderia prever o resultado e reduzir o tamanho da amostra em exames clínicos.[102] Uma análise combinada do volume da lesão nas imagens ponderadas em difusão, parâmetro clínico e dados de resultado de 12 centros de acidente vascular encefálico (o *MR Stroke Group*) sugeriu que reduções substanciais no tamanho da amostra poderiam ser obtidas se a razão de expansão do infarto fosse usada como variável dicotômica ou contínua. Por exemplo, uma redução absoluta de 20% na razão de expansão do infarto, 80% de energia e $\alpha = 0,05$ exigiria 99 pacientes em cada braço com abordagem dicotômica ou 61 pacientes por braço com abordagem contínua. Se a redução da razão de expansão do infarto se traduzisse em uma melhora clinicamente útil no resultado, se o volume da lesão pudesse ser medido de forma segura e se esses resultados pudessem ser validados em estudos futuros, então a mudança no tamanho da lesão poderia tornar-se uma ferramenta útil nos exames clínicos.

O outro critério que pode ser avaliado nas imagens ponderadas em difusão é o valor do ADC. O grau de anormalidade no ADC pode refletir a profundidade da lesão no tecido e, portanto, indicar a probabilidade de lesão permanente *versus* capacidade de recuperação na fase aguda. Mas, estimativas de parâmetros de imagens ponderadas em difusão associadas à lesão recuperável *versus* permanente variam. Oppenheim *et al.*[103] descobriram uma razão do ADC de 0,8 ($\pm 0,07$) no centro do infarto e razão de 0,97 ($\pm 0,08$) para área isquêmica com relação ao cérebro normal foi o melhor discriminador entre o tecido sob risco e áreas que tinham perfusão reduzida, mas não estavam sob risco. Entretanto, as imagens finais de acompanhamento (para determinar a extensão final do infarto) somente foram obtidas em 4 dias, muito cedo para identificar de forma segura o verdadeiro infarto final. Desmond *et al.*[104] descobriram razões de ADC muito mais anormais: 0,65 ($\pm 0,11$) no centro do infarto, 0,83 ($\pm 0,05$) na penumbra que evoluiu para o infarto e 1,01 ($\pm 0,07$) na penumbra que não infartou. Mas, Fiehler *et al.*[105] descobriram áreas com razões de ADC de 0,6 aparentemente não avançando para infarto de acordo com a imagem T_2 no dia 7. Outros descobriram que a razão de intensidade de sinal nas imagens ponderadas em difusão era melhor que o ADC para identificar tecido sob risco,[106] em consonância com os dados experimentais, demonstrando forte correlação entre a intensidade de sinal nas imagens ponderadas em difusão, mas não ADC e lesão neuronal.[79] Não descobrimos qualquer diferença significativa nos valores de ADC na lesão das imagens ponderadas em difusão entre pacientes com resultado funcional bom ou ruim em dois estudos separados, principalmente porque o desvio-padrão dos valores de ADC era muito amplo,[84,99] e havia uma ampla variação e sobreposição nos valores de ADC descobertos nos acidentes vasculares encefálicos graves a leves (Fig. 15.10) [84] Nem havia qualquer associação clara entre a redução no ADC e a viabilidade do tecido em uma análise sistemática dos modelos experimentais de acidente vascular encefálico isquêmico com ou sem reperfusão.[79] Uma provável explicação para a falta de qualquer limiar claro do ADC para o prognóstico do tecido é que o valor do ADC cai imediatamente após o início da isquemia por causa do inchaço das células gliais e também dos neurônios, então isso não apenas reflete o grau de lesão neuronal. Estudos experimentais mostram que os valores de ADC diminuem e aumentam com a oclusão e a reabertura do vaso, respectivamente, e isso corresponde a flutuações na resolução do inchaço da célula glial e não diretamente à lesão neuronal.[79] Estudos em pacientes utilizando a espectroscopia por ressonância magnética para medir N-acetil-aspartato também deixaram de demonstrar qualquer associação entre o valor de ADC e a perda de neurônios.[107] Os valores do ADC nas substâncias cinzenta e branca normalmente diferem, diferem no tecido isquêmico e se desenvolvem a velocidades diferentes.[91] Os limiares deveriam levar em conta como era o tecido subjacente (substâncias cinzenta ou branca), o que seria difícil no acidente vascular encefálico agudo. Nenhum estudo ainda avaliou as diferenças de limiares nas substâncias cinzenta e branca e a destruição do tecido. Então parece improvável que um valor de ADC terá forte valor preditivo ou discriminante para tecido viável *versus* morto no acidente vascular encefálico agudo.

Medição do volume da lesão nas imagens ponderadas em difusão e em perfusão

Existem vários métodos para medir o volume da lesão, do traçado em volta da lesão hiperintensa nas imagens ponderadas em difusão em cada corte em que ela é visível e então somando os cortes definindo um limiar de ADC particular e medindo a quantidade de tecido contido ali utilizando um programa de análise de imagem automática. O anterior está propenso à variação do operador, já este último está propenso a dificuldades em definir limiares válidos que incluam todo o tecido anormal e nenhum normal.[108] No geral, quanto maior a lesão, maior o potencial para erro porque a maior parte do volume da lesão está em sua borda externa (p. ex., uma laranja de 9 cm de diâmetro é 30% menor em volume que uma laranja de 10 cm de diâmetro apesar dos diâmetros somente diferirem em 10%, então uma pequena diferença em onde a borda é colocada pode ter um grande efeito sobre o volume).[109] De fato, exceto se a confiabilidade do observador for muito boa, seriam necessários grandes tamanhos de amostra simplesmente para superar o ruído na medição da lesão por imagens ponderadas em difusão.[109] O método do limiar do ADC, enquanto parece reduzir a contribuição do operador, está propenso a omitir o tecido que está permanentemente lesionado, mas que somente não alcançou o limite de ADC exigido. Em um estudo, uma alta proporção de pacientes com acidentes vasculares encefálicos mais leves teria tido suas lesões omitidas no geral se um método automático fosse usado com um limiar de ADC estabelecido a 60% do normal apesar do fato de os pacientes terem definitivamente tido um acidente vascular encefálico, tiveram lesão visível em T_2 no acompanhamento e tiveram um déficit residual em 6 meses (Fig. 15.10).[84] Conforme o ADC do tecido do cérebro normal muda com a idade e nas presenças de leucaraiose e difere nas substâncias cinzenta e branca, seriam exigidos limiares específicos para cada faixa etária para evitar a inclusão involuntária de tecido normal na lesão.

Raros estudos tratam da capacidade de reprodução da medição do volume de lesão da perfusão. Isso se dá em parte porque não existe, por enquanto, um consenso claro sobre qual métrica de imagens ponderadas em perfusão deve ser usada nem qualquer limiar de perfusão seguro para distinguir tecido viável de não viável.[9] Mas, as lesões nas imagens ponderadas em perfusão são com frequência detectadas menos claramente definidas que as lesões vistas com as imagens ponderadas em difusão, mesmo se exibidas em cores, é improvável que o rastreamento de lesão manual para determinar o volume da lesão nas imagens ponderadas em perfusão seja mais seguro que a medição do volume da lesão por imagens ponderadas em difusão. Outros comparam inspeção visual ("no olhômetro")[110] ou medição de volume,[111] mas não a inspeção visual com medição de volume. A comparação de medição do volume da lesão de perfusão utilizando limiares em uma estação de trabalho demonstrou coeficientes de correlação intraclasse de 0,91 para volumes de perfusão entre dois observadores, mas isso demandou muito tempo.[39] Quando expresso como razão das diferenças entre observadores para a média dos observadores, a variação foi de até 21% para o volume sanguíneo cerebral, indicando que a avaliação do volume da lesão é pior do que se poderia esperar dos coeficientes de correlação.[111] É necessário mais trabalho para determinar qual parâmetro de imagens ponderadas em perfusão deve ser o principal usado na avaliação do acidente vascular encefálico e para harmonizar os métodos de processamento.

Imagens de perfusão

Qual indicador e qual limiar?

A curva sinal-tempo das imagens ponderadas em perfusão pelo contraste ponderado em suscetibilidade dinâmica (DSC) na MR, obtida em pouco tempo conforme o *bolus* de contraste passa pelo cérebro, pode ser processada de muitas formas diferentes para derivar parâmetros de fluxo sanguíneo cerebral, volume sanguíneo cerebral e MTT, conforme discutido anteriormente. O que na verdade se vê como *bolus* de contraste que passa pelo cérebro é mostrado na Figura 15.14. Observe que o defeito de perfusão aparece como uma área bastante mal definida (seta na figura) que não é fácil de avaliar e isso ressalta a necessidade de processamento dos dados

Fig. 15.14 Dados brutos de uma aquisição de imagens de perfusão por MR. A fileira de cima mostra os exames por imagens ponderadas em difusão e FLAIR com lesão aguda na região temporal direita e um infarto ocipital esquerdo antigo. A fileira debaixo mostra imagens de perfusão obtidas em tempos diferentes após a injeção de contraste. Observe que é difícil identificar claramente o contorno da área onde há déficit de perfusão (seta). Isso indica a necessidade de processamento da imagem para extrair imagens mais fáceis de ler, geralmente em cores.

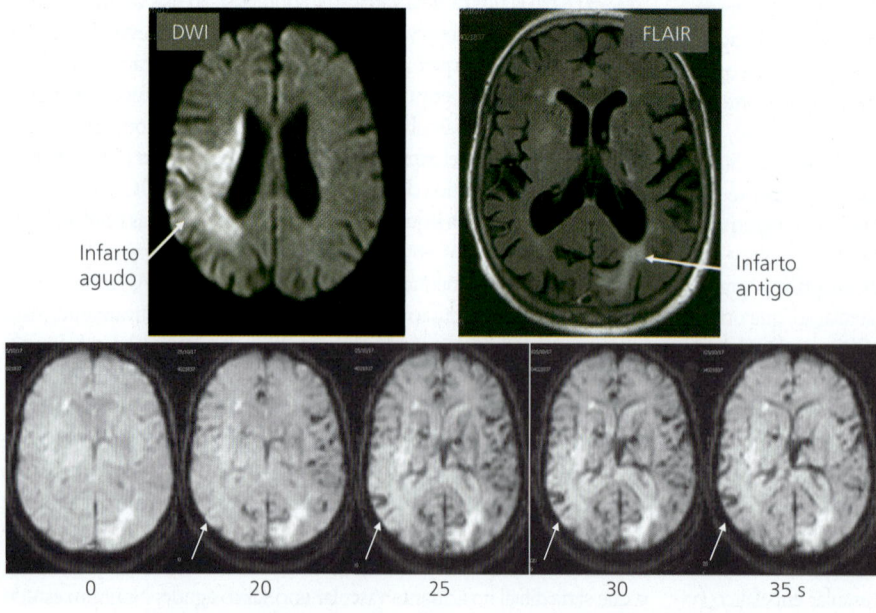

Imagem ponderada em perfusão conforme a passagem do *bolus*

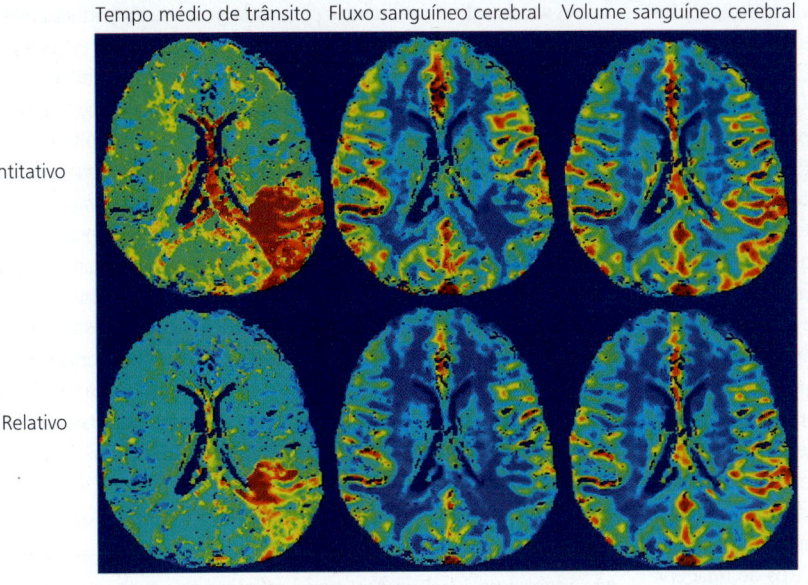

Fig. 15.15 Um corte dos dados de perfusão da MR ajustados de um paciente em que os mesmos dados foram processados qualitativamente (relativos) e quantitativamente (com função de entrada arterial e deconvolução) para produzir imagens de fluxo sanguíneo cerebral, volume sanguíneo cerebral e tempo médio de trânsito (MTT). Observe a diferença no tamanho e na visibilidade da lesão entre as imagens de fluxo sanguíneo cerebral, MTT e o volume sanguíneo cerebral dentro de cada fileira e também entre as fileiras superior e inferior.

brutos para produzir mapas coloridos de perfusão que sejam mais fáceis de avaliar. Existem pelo menos 10 parâmetros diferentes que podem ser derivados (Fig. 15.1) por métodos de processamento diferentes. Essa escolha vasta significa que há pouco consenso sobre qual indicador de imagens ponderadas em perfusão usar, conforme exemplificado no centro de pesquisa de imagens de acidente vascular encefálico, que não achou nenhuma consistência entre os centros de acidente vascular encefálico quanto a quais parâmetros de imagens ponderadas em perfusão eram usados.[112] As lesões identificadas pelas imagens ponderadas em perfusão, utilizando parâmetros que reflitam o fluxo sanguíneo cerebral e o volume sanguíneo cerebral, são geralmente menores e mais difíceis de ver (sendo azul mais escuro no azul) do que aquelas que refletem MTT (sendo geralmente vermelho no azul) e os métodos de processamento quantitativo e relativo produzem lesões de tamanhos diferentes (Fig. 15.15)[113-117] Formas diferentes de estimar um único parâmetro de imagens ponderadas em perfusão como o MTT podem indicar tamanhos diferentes para as lesões.[22,118] Os parâmetros máximos de imagens ponderadas em perfusão comparados anteriormente foram dez,[22] nove,[18] seis[113] quatro[118,119] e três,[114,117] mas todos esses estudos exceto um[22] não quantificaram a diferença no volume da lesão visível. O estudo que quantificou as diferenças no volume da lesão descobriram variação substancial no volume mediano da lesão identificada nas imagens ponderadas em perfusão (de 0 a 14.882 *voxels*; P < 0,0001) entre dez indicadores diferentes de imagens ponderadas em perfusão, todos derivados do mesmo conjunto de dados em 32 pacientes. O número de pacientes sem lesão detectável nas imagens ponderadas em perfusão variou de 7 a 19 dentre 32, somente mudando o indicador das imagens ponderadas em perfusão.[22] Essa variação substancial na lesão detectável na presença das imagens ponderadas em perfusão e extensão só pela variação do método de processamento e indicador derivado significa que há uma necessidade urgente de padronizar as imagens ponderadas em perfusão se forem usadas na prática ou na pesquisa clínica.

Volumes e variáveis clínicas nas imagens ponderadas em perfusão

Se as imagens ponderadas em perfusão quiserem ser úteis, então a lesão detectada nas imagens ponderadas em perfusão deve relacionar-se de alguma forma com variáveis clínicas, como gravidade do acidente vascular encefálico na apresentação ou no resultado funcional no acompanhamento tardio. Dos estudos anteriores que relataram correlações entre volumes de lesão em parâmetros diferentes nas imagens ponderadas em perfusão e gravidade do acidente vascular encefálico na apresentação, três[22,95,120] relataram que TTP (uma medida relativa do MTT) correlacionava-se com parâmetro NIHSS; três[22,116,121] sugeriram uma correlação entre MTT quantitativo e parâmetro NIHSS; e um[122] sugeriu uma correlação entre MTT quantitativo e a *Scandinavian Stroke Scale* (SSS). Também descobrimos associações entre outros indicadores MTT-*like* (tempo de chegada ajustado, tempo de pico ajustado, largura completa a meio máximo) e NIHSS de linha de base.[22] Alguns estudos compararam lesões agudas detectadas nas imagens ponderadas em perfusão e resultados radiológicos (p. ex., extensão do infarto final nas imagens ponderadas em T_2), mas usaram pontos de tempo de resultados que eram muito prematuros para determinar a extensão do infarto "final" (24 horas a aproximadamente 1 semana após o acidente vascular encefálico). [18,123] Três estudos que examinaram pontos de tempo posteriores somente compararam valores de perfusão, não a extensão da lesão, mas descobriram associações entre medições de MTT e imagens ponderadas em T_2 em 60 ou 90 dias.[95,120,124] Foi descoberta uma correlação entre a lesão aguda detectada nas imagens ponderadas em perfusão e o resultado clínico funcional entre TTP e a escala Rankin modificada,[120] e MTT relativo e a escala Rankin modificada,[125] e MTT quantitativo e o índice de Barthel.[122] Descobrimos que o volume da lesão determinado pelas imagens ponderadas em perfusão utilizando seis parâmetros relativos a MTT-*like*, um parâmetro relativo a CBF-*like*, um parâmetro quantitativo de fluxo sanguíneo cerebral (CBF) e um parâmetro quantitativo de volume sanguíneo cerebral, todos correlacionados com o volume do infarto final nas imagens ponderadas em T_2. Mas somente um parâmetro de imagens ponderadas em perfusão (tempo de chegada ajustado, um parâmetro relativo de MTT) foi correlacionado com o resultado funcional em 3 meses na escala Rankin modificada.[22] Então, parâmetros diferentes de imagens ponderadas em perfusão produzem estimativas muito diferentes de perfusão anormal utilizando os mesmos dados dos mesmos pacientes, e, portanto, avaliações muito diferentes do volume de "tecido sob risco". O tema geral que surge desses estudos é que medições de MTT, principalmente TTP, correlacionam-se com o parâmetro de gravidade do acidente vascular encefálico, [22,95,116,120,121] e algumas medições de MTT também se correlacionam com o resultado funcional. Outras comparações de até que ponto diferentes parâmetros relativos e/ou quantitativos de lesão por imagens ponderadas em perfusão preveem o crescimento do infarto também rendem resultados diferentes[39,118,119] possivelmente em razão das diferenças no *mix* de caso do paciente ou tempo de exame, assim como variações nas combinações dos métodos de processamento das imagens ponderadas em perfusão utilizados. Todos os estudos anteriores utilizaram a análise da região de interesse, que fornece valores médios em uma lesão inteira. O processamento completamente quantitativo das imagens ponderadas em perfusão não dá nenhuma vantagem sobre o processamento mais rápido relativo das imagens ponderadas em perfusão no estudo que comparou esses métodos.[22] Medições relativas são relativamente rápidas de se fazer e fáceis de obter (não se exige deconvolução) e por isso são práticas no cenário agudo. Entretanto, como esses estudos indicam variação substancial no volume da lesão detectada pelas imagens ponderadas em perfusão e nas associações a variáveis clínicas, exige-se claramente mais trabalho substancial antes que os parâmetros de imagens ponderadas em perfusão possam ser adotados na prática clínica de rotina para orientar o tratamento.

Limiares e variáveis clínicas nas imagens ponderadas em perfusão

As avaliações dos limiares do parâmetro das imagens ponderadas em perfusão que se pensa indicarem lesão recuperável *versus* permanente também são de certa forma variáveis. São dados alguns exemplos da variação. Lin *et al.*[126] descobriram que um limiar de fluxo sanguíneo cerebral de 21 mL/100 g por minuto teve correspondência com uma queda acentuada no valor do ADC, mas os pacientes examinados dentro de 4 horas tiveram um limite de fluxo sanguíneo cerebral mais baixo (15 mL/100 g por minuto) do que aqueles examinados entre 4,5 e 6,5 horas (24 mL/100 g por minuto) para o tecido que progride para o infarto. Isso é um acordo nos estudos que utilizam tomografia por emissão de pósitrons, que indica que o limiar do CBF da lesão permanente aumenta conforme o tempo passa após o acidente vascular encefálico: isto é, o tecido pode somente resistir à perfusão em níveis críticos por tempo limitado antes de avançar para o infarto.[127] Grandin *et al.*[118] defenderam uma altura relativa de pico ou limiar de TTP (54% ou 5,2 s, respectivamente) ou um fluxo sanguíneo cerebral absoluto de 35 mL/100 g por minuto para identificar o tecido que segue para o infarto. Shih *et al.*[123] descobriram que $T_{máx}$ de > 6 s identifica tecido infartado. Schaefer *et al.*[128] descobriram valores relativos de fluxo sanguíneo cerebral de 0,32 (±0,11) no centro do infarto, 0,46 (±0,13) na penumbra que segue para o infarto e 0,58 (±0,12) na penumbra que não segue para o infarto. Um dos motivos para a variação nos limiares identificados por esses estudos é que alguns utilizaram regiões de interesse por todo o infarto e não corregistraram imagens para garantir que os valores das imagens ponderadas em perfusão estavam de fato vindo da área subsequente à expansão do infarto. Análises com base em *voxels* podem ser melhores porque elas explicam melhor a heterogeneidade da lesão do acidente vascular encefálico.[129] Identificamos e, então, testamos os limiares das imagens ponderadas em perfusão para o centro da lesão e penumbra em MTT quantitativo e CBF em 32 pacientes com várias lesões pequenas, médias e grandes de acidente vascular encefálico isquêmico que foram examinadas até 24 horas após o acidente vascular encefálico (40% dentro de 6 horas). Utilizando uma análise fundamentada em *voxels*, extraímos limiares para cada paciente individual, conseguimos uma média para cada tecido para todos os pacientes e, então, testamos a habilidade dos limiares médios para identificar infarto central, penumbra e infarto final no mesmo grupo de pacientes. Apesar de termos descoberto valores de limiares em consonância com os valores da literatura no centro e penumbra nos dados individuais e de grupo, o desvio-padrão dos limiares medianos era tão amplo que esses valores tiveram pouco valor preditivo quando tentamos usá-los para mapear de volta o centro e a penumbra: eles incluíram muitos tecidos normais em alguns pacientes e omitiram alguns tecidos claramente anormais em outros. [130] Nenhum dos outros valores nos estudos enumerados anteriormente foi validado mesmo nos dados ajustados dos quais eles foram extraídos. Em uma avaliação sistemática de todos os estudos de limites de perfusão para tecido isquêmico, mas viável versus tecido infartado *versus* tecido normal já feita utilizando MR com imagens ponderadas em perfusão, tomografia por emissão de pósitrons ou outras técnicas de perfusão, não houve limiares de imagens ponderadas em perfusão consistentes.[9]

Essa grande variação nos parâmetros de perfusão, que podem ou não identificar a penumbra, pode refletir os pequenos tamanhos de amostra de muitos estudos *versus* a heterogeneidade do acidente vascular encefálico, uso de pontos diferentes de resultados radiológicos ou clínicos, idades diferentes dos pacientes (os valores de perfusão no tecido normal declinam com o avanço da idade), habilidade de tecido recuperar-se em idades diferentes (o crescimento do infarto é associado ao aumento da idade do paciente[115,131]), diferenças na distribuição de grandes zonas fronteiriças das principais artérias entre pacientes diferentes,[132] proporções diferentes de substâncias cinzenta e branca na lesão e janelas de tempo diferentes, apesar de raros estudos terem tentado incorporar a duração da isquemia.[126] A avaliação dos limiares do tecido exige que as imagens sejam corregistradas de forma que os valores das imagens ponderadas em perfusão ou das imagens ponderadas em difusão nos tecidos específicos possam ser rastreados, mas muitos estudos simplesmente mediram os valores das imagens ponderadas em perfusão ou das imagens ponderadas em difusão nas regiões de interesse sem combinar o tecido sob risco com o crescimento do infarto utilizando registro da imagem. Somente um estudo tentou validar seus limites derivados e descobriu que eles não funcionavam nem mesmo nos grupos de dados dos quais eles eram derivados.[130] Além disso, está cada vez mais aparente que a lesão do acidente vascular encefálico isquêmico é muito dinâmica – ondas de despolarização propagáveis passam através da zona isquêmica em intervalos regulares acompanhadas por ondas de vasospasmo intenso nos modelos experimentais.[133] Isso provavelmente também ocorre em pacientes – uma vez que o vasospasmo tenha passado, o nível de perfusão aumenta, mas não retorna ao nível de antes do vasospasmo; em vez disso, ele declina progressivamente com cada onda de passagem.[133] Seria impossível dizer se um "instantâneo" de imagens ponderadas em perfusão foi obtido durante um período de vasospasmo, logo antes ou logo depois. Da mesma forma que com as imagens ponderadas em difusão, são necessários mais estudos para classificar qual parâmetro de imagens ponderadas em perfusão, se houver, identifica de forma mais segura e prática o tecido sob risco na situação clínica. Mas, dada a variação de valores descoberta nesses estudos, o grande desvio-padrão e a incapacidade desses limiares até o momento de mapear o centro e a penumbra, é improvável que seja possível utilizar os valores das imagens ponderadas em perfusão para distinguir entre o centro e a penumbra e o tecido normal até que se consiga maior padronização.

Combinando as imagens ponderadas em difusão com as imagens ponderadas em perfusão

A ideia de que a MR por imagens ponderadas em perfusão combinada com imagens ponderadas em difusão pudessem identificar a penumbra isquêmica é bem estabelecida. O conceito é bem fundado em estudos experimentais e está em consonância com a teoria da lesão no tecido no acidente vascular encefálico isquêmico.[134] Por isso, as imagens ponderadas em perfusão e as imagens ponderadas em difusão vêm sendo cada vez mais usadas em exames clínicos[135,136] e para orientar a tomada de decisões clínicas em pacientes com acidente vascular encefálico isquêmico agudo.[112,137] Vários estudos iniciais feitos logo após as imagens ponderadas em difusão tornaram-se disponíveis para examinar pacientes demonstraram que bem no início do acidente vascular encefálico agudo a lesão visível nas imagens ponderadas em difusão era menor que nos exames repetidos alguns dias após o acidente vascular encefálico (Fig.15.16).[95,138,139] Então, as imagens ponderadas em perfusão deveriam mostrar redução da perfusão se estendendo além da alteração de sinal detectada nas imagens ponderadas em difusão e em correspondência à área em que a anormalidade das imagens ponderadas em difusão "cresceria" com o tempo. Isso sugeriu que a penumbra isquêmica ou "tecido sob risco" poderia ser identificada como a diferença entre o volume da lesão de difusão e o volume da lesão de perfusão logo após o acidente vascular encefálico.[140] A reperfusão breve, seja espontânea ou farmacologicamente induzida, deve, então, melhorar a perfusão anormal e evitar a expansão do infarto. Uma palavra de cautela – algum "crescimento" do infarto é a extensão definida do infarto em áreas do cérebro que não estavam isquêmicas/infartadas inicialmente, mas muito "crescimento" nos primeiros dias é na verdade simplesmente inchaço do infarto e não uma verdadeira extensão para outros tecidos (Fig. 15.17).

Sem dúvida, apesar de muitos estudos com as imagens ponderadas em difusão e as imagens ponderadas em perfusão terem demonstrado vários padrões de desajuste difusão-perfusão em consonância com essa teoria,[115,116,140-145] a maior parte deles até agora foi predominantemente de estudos observacionais de tamanho de amostra muito pequeno e seleção restrita de pacientes, e a maior parte não documentou o que aconteceu com os pacientes sem o desencontro (ou *mismatch*) difusão-perfusão. Alguns incluíram pacientes que receberam trombólise, mas outros não.

A história natural do acidente vascular encefálico isquêmico é complexa e altamente variada. Somente é possível provar que o "tecido sob risco" pode ser salvo em um estudo randômico em que a metade dos pacientes recebe placebo e a outra metade um agente ativo para melhorar a perfusão (ou outro agente "salvador do tecido"). Uma revisão siste-

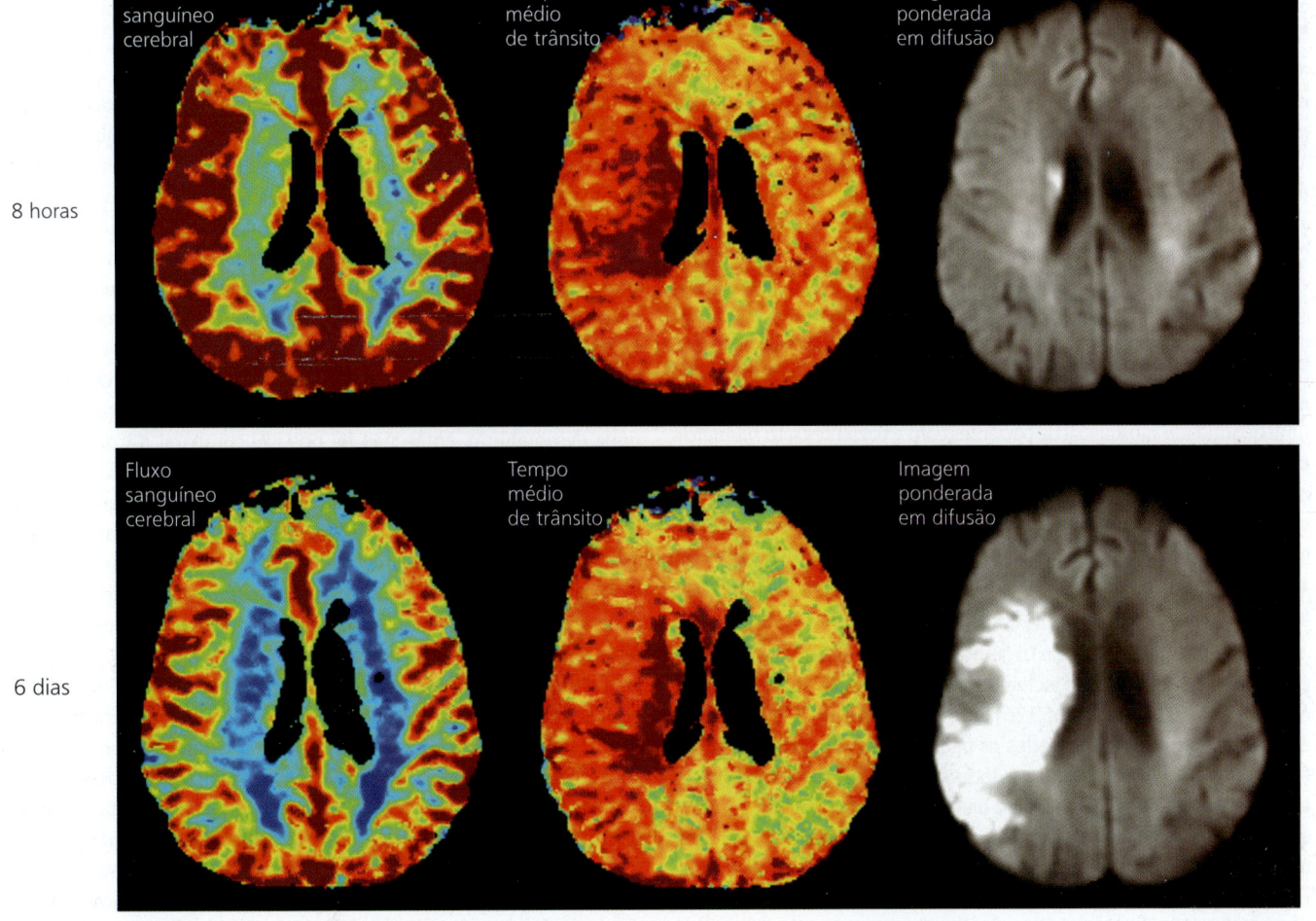

Fig. 15.16 Padrões de imagens ponderadas em difusão e perfusão em AVE grave no hemisfério direito. Há um *mismatch* no MTT. O infarto aumenta na lesão identificada pelo MTT. Ver Figura 15.15 para as abreviações.

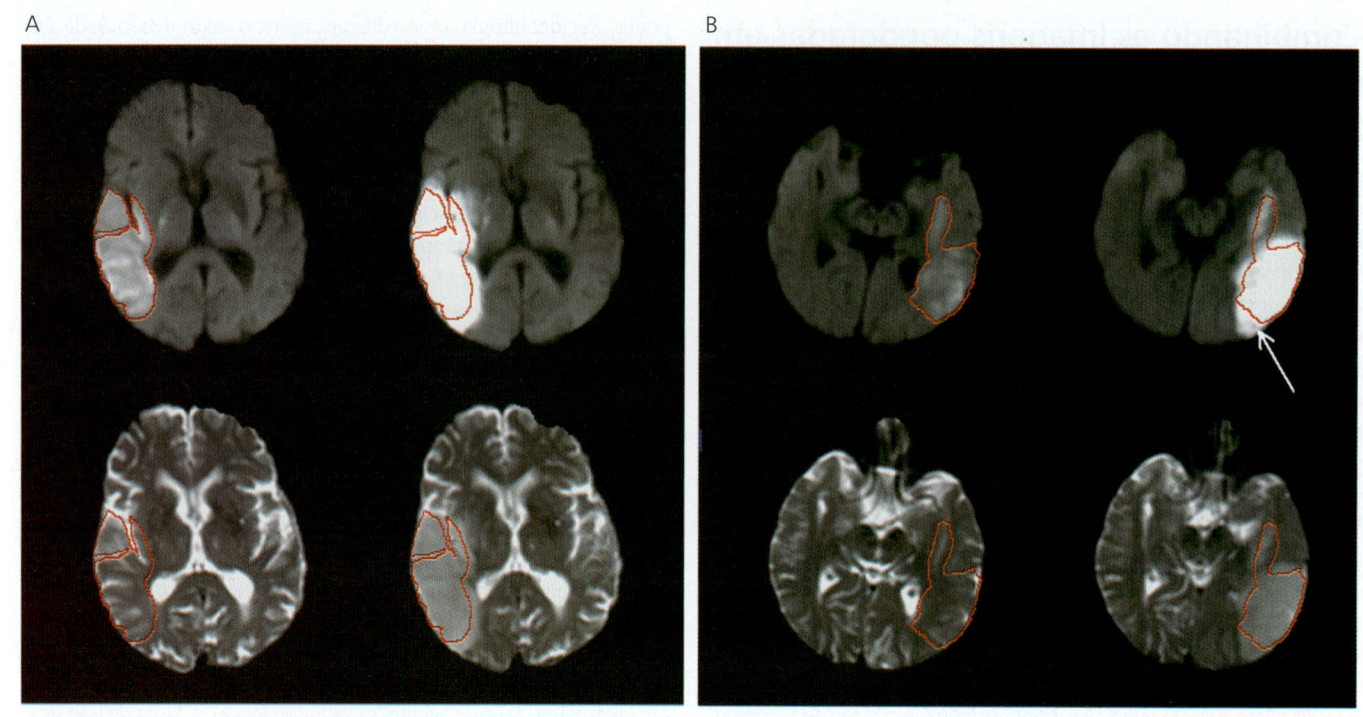

Fig. 15.17 As imagens de MRI ponderadas em difusão e ponderadas em T$_2$ demonstram "crescimento" do infarto. (A) Este é predominantemente inchaço sem qualquer extensão de lesão real nas áreas anteriormente não afetadas. (B) O infarto estende-se para a região occipital (seta), então não está só inchado, mas verdadeiramente aumentou em extensão. Os estudos da evolução do infarto precisam diferenciar esses dois processos e não simplesmente presumir que toda a mudança de volume é crescimento em extensão. Muito do "crescimento" em muitas lesões nos primeiros dias é na verdade somente inchaço. (A figura foi elaborada pelo Dr. S.M.Maniega.)

mática da literatura até o ano de 2006 tentou identificar todos os estudos que incluíram pacientes com e sem *mismatch* difusão-perfusão em que alguns pacientes receberam trombólise e outros não (infelizmente neste ponto não havia comparações aleatórias de trombólise na presença ou na ausência de *mismatch*).[8] A revisão sistemática fez duas descobertas-chave: em primeiro lugar, enquanto uma certa quantidade de pacientes com desajuste ou *mismatch* teve crescimento do infarto, alguns pacientes sem *mismatch* também tiveram crescimento do infarto, indicando que eles poderiam ter tido um tecido recuperável. Em segundo lugar, a trombólise causou uma redução modesta na quantidade de pacientes com *mismatch*, cujos infartos cresceram, mas os infartos ainda cresceram em uma quantidade substancial de pacientes com e pacientes sem *mismatch* com e sem trombólise (Fig. 15.18). Mas, a maior parte dessas diferenças não foram estatisticamente importantes, já que o número de pacientes que poderia ser incluído era pequeno, a trombólise não foi aleatoriamente distribuída, e os estudos incluídos utilizaram métodos diferentes de avaliação das lesões detectadas nas imagens ponderadas em difusão e nas imagens ponderadas em perfusão.

Alguns testes de drogas trombolíticas que incluíram somente pacientes com *mismatch* (incluindo *Desmoteplase in Acute Ischemic Stroke Trial* [DIAS II]),[135,136] um estudo que incluiu pacientes com e sem *mismatch* onde todos os pacientes receberam trombólise (DEFUSE),[39] e um estudo randômico de trombólise em que pacientes foram selecionados com base na CT, mas foi feita uma MR com imagens ponderadas em difusão/imagens ponderadas em perfusão antes da trombólise (*Echoplanar Imaging Thrombolytic Evaluation Trial* [EPITHET])[146] agora foram concluídos, com resultados mistos. Os estudos DIAS[135] e a *Dose Escalation of Desmoteplase for Acute Isquemic Stroke* (DEDAS)[136] demonstraram um benefício marginal para desmoteplase *versus* placebo em pacientes com *mismatch* tratados até 9 horas após o acidente vascular encefálico, indicando que o desencontro ou *mismatch* possibilitou a seleção de pacientes que se beneficiariam da trombólise posteriormente. Mas, o DIAS II mais extenso (www.strokecentre.org/ trials/) não conseguiu reproduzir este resultado. Esses estudos excluíram pacientes sem *mismatch*, então não está claro se esses resultados conflitantes refletem as limitações do *mismatch* como critério de seleção ou do tratamento de desmoteplase. O EPITHET efetuou escolhas aleatórias de pacientes para ativador do plasminogênio tecidual recombinante (rt-PA; alteplase) ou controle dentro de 6 horas do evento, mas a maior parte dos pacientes (86%) tinha desequilíbrio, então não foi possível comparar a trombólise na presença e na ausência de desequilíbrio.[146] O EPITHET utilizou a lesão detectada pelo parâmetro de imagens ponderadas em perfusão T$_{máx}$ + 2 s com AIF e não descobriu qualquer benefício para alteplase em seu resultado primário pré-especificado em 101 pacientes de crescimento médio geométrico do infarto ou crescimento relativo do infarto. Mas, a reperfusão era mais comum nos pacientes tratados com alteplase e foi associada a menor crescimento do infarto. O estudo DEFUSE[39] também identificou lesões com parâmetro de imagens ponderadas em perfusão T$_{máx}$ + 2 s com AIF (ou seja, lesão semiquantitativa MTT-*like*). Todos os pacientes receberam rt-PA até 6 horas após o acidente vascular encefálico e 56% tiveram *mismatch*. O estudo não descobriu nenhuma associação entre *mismatch* e resultado funcional ruim no geral, apesar de subgrupos selecionados terem se saído melhor, particularmente aqueles que tiveram reperfusão: no geral 72% com e 45% sem desencontro tiveram escala Rankin modificada de 3-6, diferença de 27% (95% de intervalo de confiança [CI], –11 a 56; P, não significativo), muito semelhante à diferença que vimos no estudo

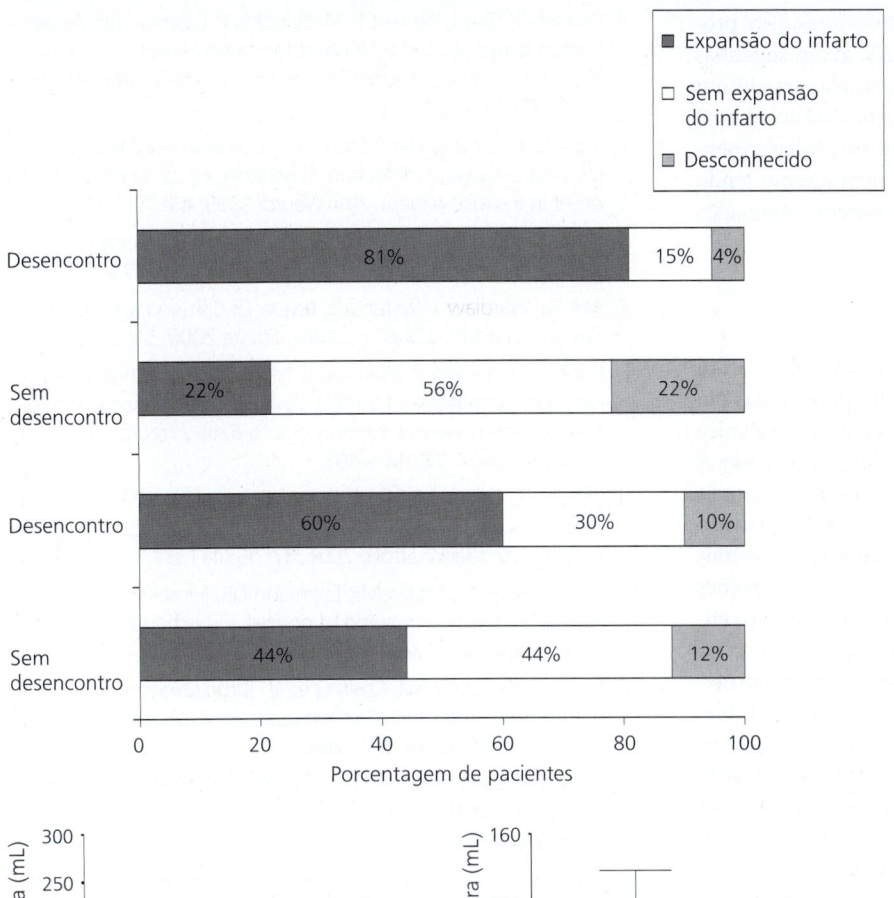

Fig. 15.18 Comparação da expansão do infarto em pacientes com e sem desencontro *(mismatch)* difusão-perfusão que receberam trombólise ou não. (Reproduzida com a permissão de *J Neurol Neurosurg Psychiatry* 2007; **78**: 485-491. [8])

■ Expansão do infarto
□ Sem expansão do infarto
▨ Desconhecido

Desencontro: 81% | 15% | 4%
Sem desencontro: 22% | 56% | 22%
Desencontro: 60% | 30% | 10%
Sem desencontro: 44% | 44% | 12%

Porcentagem de pacientes

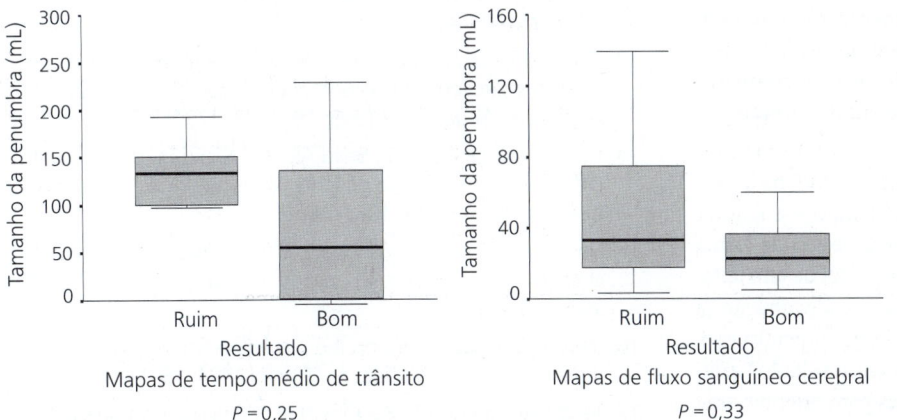

Mapas de tempo médio de trânsito — $P = 0{,}25$
Mapas de fluxo sanguíneo cerebral — $P = 0{,}33$

Fig. 15.19 *Mismatch* ou desencontro e resultado em imagens ponderadas em difusão e perfusão. Em 68 pacientes, não houve relação estatisticamente significativa entre o *mismatch* (penumbra) e resultado.

observacional de pacientes com e sem desencontro (ou *mismatch*) (em que nenhum recebeu trombólise) de 20% (95%, CI, –6 a 45; P = 0,13).[34] Em nosso estudo observacional também não descobrimos qualquer associação entre volume de *mismatch* e resultado (Fig. 15.19), mesmo quando pacientes sem lesões de perfusão foram excluídos. Então, os dados atuais sobre *mismatch*, trombólise e resultado (radiológico ou funcional) ainda não forneceram confirmação de que o *mismatch* é a maneira certa de selecionar pacientes rotineiramente para tratamento de reperfusão.[147] Ao contrário, a mensagem consistente desses estudos detalhados envolvendo *mismatch* assim como de uma análise sistemática dos vários estudos no acidente vascular encefálico agudo em que não houve tentativa de avaliar o *mismatch* [148] parece ser que a reperfusão leva a um melhor resultado e por isso deve ser o foco principal dos cuidados de rotina do acidente vascular encefálico até que tenhamos informações mais claras sobre o papel dos limites de *mismatch*, perfusão ou difusão.

O problema não está no conceito fundamental de "penumbra isquêmica" (que é bastante razoável e reflete os resultados de anos de pesquisa em modelos animais e em pacientes de acidente vascular encefálico), mas sim no detalhe.[147] Quais características das imagens ponderadas em difusão e das imagens ponderadas em perfusão devem ser usadas para definir tecido recuperável? Qual grau de anormalidade por volume ou limiar indica que o tecido foi além do ponto "sem retorno". Como isso se altera conforme o tempo passa após o acidente vascular encefálico? Como a lesão de *mismatch* deve ser avaliada? A avaliação visual seria o método mais rápido e prático no cenário clínico agudo, mas a medição de volume em uma estação de trabalho poderia ser melhor. Descobrimos que "examinar visualmente" a lesão dá uma estimativa significativamente diferente do *mismatch* de porcentagem daquela derivada da medição formal do volume da lesão, porque a diferença de volume é difícil de avaliar a partir da imagem da área de lesão.[34] Coutts *et al.*[110] descobriram que o "exame visual" também não era seguro entre os observadores. Este problema não é único, conforme no estudo DEDAS, foram sugeridas dificuldades na avaliação do *mismatch* de forma aguda quando um sexto dos pacientes que se pensavam ter *mismatch* ou desencontro na avaliação visual e incluídos pelos centros de estudo foi posteriormente julgado como não tendo *mismatch* ou como nem mesmo tendo uma lesão de imagens ponderadas em perfusão ao serem examinados pela comissão central de leitura.[136]

Para onde agora?

As imagens ponderadas em difusão representam uma técnica útil desde que seja combinada com FLAIR e imagens ponderadas em T_2^*. As imagens ponderadas em perfusão representam uma técnica mais difícil e podem ser úteis se o processamento for padronizado. A discussão anterior destaca muitas áreas onde são necessárias mais informações para orientar o seu uso na prática clínica. Enquanto a evidência é boa, que as imagens ponderadas em difusão sejam úteis em pacientes com acidente vascular encefálico leve, apresentações tardias, possível novo infarto além do antigo e para determinar a etiologia do acidente vascular encefálico, as informações em uso no acidente vascular encefálico hiperagudo moderado a severo são menos convincentes. Existem algumas razões para isso, mas os problemas principais são pequenos estudos com *mix* de casos limitados, acompanhamento precoce demais para identificar o infarto final, falta de dados clínicos, necessidade de recuperação do tecido para ser devidamente avaliado e os efeitos do tratamento a serem testados em estudos controlados aleatórios. A fim de alcançar alguns desses objetivos, é necessário que os centros colaborem e compartilhem dados e alguns passos já estão sendo dados nessa direção.

A grande pergunta quanto às imagens de perfusão é como quantificá-las. Um problema é que estudos individuais tendem a usar alguns aspectos das informações da curva sinal-tempo e a ignorar outros aspectos. Os estudos também podem medir lesões de forma diferente e não definir em detalhes suficientes o que foi de fato feito, dificultando comparações entre os estudos. Alguma padronização, já que há mais informações disponíveis, ajudaria, mas, enquanto isso, documentação cuidadosa das características clínicas, resultado tardio e parâmetros de imagens são muito importantes para orientar uma futura pesquisa do acidente vascular encefálico. Centros individuais devem ser incentivados a usar parâmetros de aquisição padronizados e a documentar detalhes-chave do paciente para facilitar a combinação de dados de vários centros em grandes metanálises, que terão mais chances de produzir resultados seguros que pequenos estudos individuais.[149]

Referências

1. Chien D, Kwong KK, Gress DR *et al.* MR diffusion imaging of cerebral infarction in humans. *AJNR Am J Neuroradiol* 1992; **13**: 1097–1102.

2. Fisher M, Sotak CH. Diffusion-weighted MR imaging and ischemic stroke. *AJNR Am J Neuroradiol* 1992; **13**: 1103–1105.

3. Warach S, Chien D, Li W, Ronthal M, Edelman RR. Fast magnetic resonance diffusion-weighted imaging of acute human stroke. *Neurology* 1992; **42**: 1717–1723.

4. Warach S, Gaa J, Siewert B, Wielopolski P, Edelman RR. Acute human stroke studied by whole brain echo planar diffusion-weighted magnetic resonance imaging. *Ann Neurol* 1995; **37**: 231–241.

5. Yoneda Y, Tokui K, Hanihara T *et al.* Diffusionweighted magnetic resonance imaging: detection of ischemic injury 39 minutes after onset in a stroke patient. *Ann Neurol* 1999; **45**: 794–797.

6. Fisher M, Prichard JW, Warach S. New magnetic resonance techniques for acute ischemic stroke. *JAMA* 1995; **274**: 908–911.

7. Keir SL, Wardlaw J. Systematic review of diffusion and perfusion imaging in acute ischaemic stroke. *Stroke* 2000; **31**: 2731.

8. Kane I, Sandercock P, Wardlaw J. Magnetic resonance perfusion diffusion mismatch and thrombolysis in acute ischaemic stroke: A systematic review of the evidence to date. *J Neurol Neurosurg Psychiatry* 2007; **78**: 485–491.

9. Bandera E, Botteri M, Minelli C *et al.* Cerebral blood flow threshold of ischemic penumbra and infarct core in acute ischemic stroke. A systematic review. *Stroke* 2006; **37**: 1334–1339.

10. de Crespigny AJ, Marks MP, Enzmann DR, Moseley ME. Navigated diffusion imaging of normal and ischemic human brain. *Magn Reson Med* 1995; **33**: 720–728.

11. Lovblad KO, Jakob PM, Chen Q *et al.* Turbo spinecho diffusion-weighted MR of ischemic stroke. *AJNR Am J Neuroradiol* 1998; **19**: 201–208.

12. Ulug AM, Beauchamp N, Jr., Bryan RN, van, Zijl PC. Absolute quantitation of diffusion constants in human stroke. *Stroke* 1997; **28**: 483–490.

13. Chong J, Lu D, Aragao F *et al.* Diffusion-weighted MR of acute cerebral infarction: comparison of data processing methods. *AJNR Am J Neuroradiol* 1998; **19**: 1733–1739.

14. Lovblad KO, Laubach HJ, Baird AE *et al.* Clinical experience with diffusionweighted MR in patients with acute stroke. *AJNR Am J Neuroradiol* 1998; **19**: 1061–1066.

15. Nagesh V, Welch KM, Windham JP *et al.* Time course of ADCw changes in ischemic stroke: beyond the human eye! *Stroke* 1998; **29**: 1778–1782.

16. Stewart GN. Researches on the circulation time in organs and on the influences which affect it. *J Physiol* 1894; **15**: 1–89.

17. Teng MM, Cheng HC, Kao YH *et al.* MR perfusion studies of brain for patients with unilateral carotid stenosis or occlusion: evaluation of maps of "time to peak" and "percentage of baseline at peak." *J Comput Assist Tomogr* 2001; **25**: 121–125.

18. Grandin CB, Duprez TP, Smith AM *et al.* Which MR-derived perfusion parameters are the best predictors of infarct growth in hyperacute stroke? Comparative study between relative and quantitative measurements. *Radiology* 2002; **223**: 361–370.

19. Mukherjee P, Kang HC, Videen TO *et al.* Measurement of cerebral blood flow in chronic carotid occlusive disease: comparison of dynamic susceptibility contrast perfusion MR imaging with positron emission tomography. *AJNR Am J Neuroradiol* 2003; **24**: 862–871.

20. Latchaw RE, Yonas H, Hunter GJ *et al.* Guidelines and recommendations for perfusion imaging in cerebral ischemia: a scientific statement for healthcare professionals by the Writing Group on Perfusion Imaging, from the Council on Cardiovascular *Radiology* of the American Heart Association. *Stroke* 2003; **34**: 1084–1104.

21. Carpenter T, Armitage PA, Bastin ME, Wardlaw JM. DSC perfusion MR: quantification and reduction of systematic errors arising in areas of reduced cerebral blood flow. *Magn Reson Med* 2006; **55**: 1342–1349.

22. Kane I, Carpenter T, Chappell F et al. Comparison of 10 different magnetic resonance perfusion imaging processing methods in acute ischemic stroke. Effect on lesion size, proportion of patients with diffusion/perfusion mismatch, clinical scores, and radiologic outcomes. *Stroke* 2007; **38**: 3158–3164.

23. Smith MR, Lu H, Frayne R. Signal-to-noise ratio effects in quantitative cerebral perfusion using dynamic susceptibility contrast agents. *Magn Reson Med* 2003; **49**: 122–128.

24. Østergaard L, Sorensen AG, Kwong KK et al. High resolution measurement of cerebral blood flow using intravascular tracer bolus passages. Part II: Experimental comparison and preliminary results. *Magn Reson Med* 1996; **36**: 726–736.

25. Østergaard L, Weisskoff MR, Chesler D, Gyldensted C, Rosen BR. High resolution measurement of cerebral blood flow using intravascular tracer bolus passages. Part I: mathematical approach and statistical analysis. *Magn Reson Med* 1996; **36**: 715–725.

26. Calamante F, Gadian DG, Connelly A. Quantification of perfusion using bolus tracking magnetic resonance imaging in stroke: assumptions, limitations, and potential implications for clinical use. *Stroke* 2002; **33**: 1146–1151.

27. Armitage PA, Rivers CS, Carpenter TK et al. MR perfusion imaging: problems resulting from a lack of contrast agent in infarcted regions. *Cerebrovasc Dis* 2003; **16**: 92.

28. Avrahami E. Panic attacks during MR imaging: treatment with i.v. diazepam. *AJNR Am J Neuroradiol* 1990; **11**: 833–835.

29. Wardlaw JM, Keir SL, Dennis MS. The impact of delays in CT brain imaging on the accuracy of diagnosis and subsequent management in patients with minor stroke. *J Neurol Neurosurg Psychiatry* 2003; **74**: 77–81.

30. Chalela JA, Kidwell CS, Nentwich LM et al. Magnetic resonance imaging and computed tomography in emergency assessment of patients with suspected acute stroke: a prospective comparison. *Lancet* 2007; **369**: 293–298.

31. Mullins ME, Schaefer PW, Sorensen AG et al. CT and conventional and diffusionweighted MR imaging in acute stroke: study in 691 patients at presentation to the emergency department. *Neuroradiology* 2002; **224**: 353–360.

32. Buckley BT, Wainwright A, Meagher T, Briley D. Audit of a policy of magnetic resonance imaging with diffusion-weighted imaging as first-line neuroimaging for in-patients with clinically suspected acute stroke. *Clin Radiol* 2003; **58**: 234–237.

33. Schellinger PD, Thomalla G, Fiehler J et al. MR-based and CT-based thrombolytic therapy in acute stroke within and beyond established time windows: an analysis of 1210 patients. *Stroke* 2007; **38**: 2640–2645.

34. Hand, PJ. *"Brain Attack" A New Approach to Stroke and Transient Ischaemic Attack*. Edinburgh: University of Edinburgh, 2002.

35. Singer OC, Sitzer M, du Mesnil de Rochemont R, Neumann-Haefelin T. Practical limitations of acute stroke MR due to patientrelated problems. *Neurology* 2004; **62**: 1848–1849.

36. Barber PA, Hill MD, Eliasziw M et al. for the ASPECTS Study Group. Imaging of the brain in acute ischaemic stroke: comparison of computed tomography and magnetic resonance diffusion-weighted imaging. *J Neurol Neurosurg Psychiatry* 2005; **76**: 1528–1533.

37. Leys D, Ringelstein EB, Kaste M, Hacke W. Facilities available in European hospitals treating stroke patients. *Stroke* 2007; **38**: 2985–2991.

38. Kane I, Whiteley WN, Sandercock PA, Wardlaw JM. Availability of CT and MR for assessing patients with acute stroke. *Cerebrovasc Dis* 2008; **25**: 375–377.

39. Albers GW, Thijs VN, Wechsler L, for the DEFUSE Investigators. Magnetic resonance imaging profiles predict clinical response to early reperfusion: The Diffusion and Perfusion Imaging Evaluation for Understanding *Stroke* Evolution (DEFUSE) study. *Ann Neurol* 2006; **60**: 508–517.

40. Hand PJ, Wardlaw JM, Rowat AM et al. Magnetic resonance brain imaging in patients with acute stroke: feasibility and patientrelated difficulties. *J Neurol Neurosurg Psychiatry* 2005; **76**: 1525–1527.

41. Rowat AM, Wardlaw JM, Dennis MS, Warlow CP. Patient positioning influences oxygen saturation in the acute phase of stroke. *Cerebrovasc Dis* 2001; **12**: 66–72.

42. Rowat AM, Hand PJ, Janneke H, Wardlaw JM. Hypoxia in the acute phase of stroke during MR Brain imaging. *Stroke* 2002; **33**: 383.

43. Schellinger PD, Fiebach JB, Jansen O et al. Stroke magnetic resonance imaging within 6 hours after onset of hyperacute cerebral ischemia. *Ann Neurol* 2001; **49**: 460–469.

44. Lutsep HL, Albers GW, DeCrespigny A et al. Clinical utility of diffusionweighted magnetic resonance imaging in the assessment of ischemic stroke. *Ann Neurol* 1997; **41**: 574–580.

45. Gass A, Ay H, Szabo K, Koroshetz WJ. Diffusionweighted MR for the "small stuff": the details of acute cerebral ischaemia. *Lancet Neurol* 2004; **3**: 39–45.

46. Wardlaw JM, West TM, Sandercock PA, Lewis SC, Mielke O. Visible infarction on computed tomography is an independent predictor of poor functional outcome after stroke, and not of haemorrhagic transformation. *J Neurol Neurosurg Psychiatry* 2003; **74**: 452–458.

47. Schulz UGR, Briley D, Meagher T, Molyneux A, Rothwell PM. Abnormalities on diffusion weighted magnetic resonance imaging performed several weeks after a minor stroke or transient ischaemic attack. *J Neurol Neurosurg Psychiatry* 2003; **74**: 734–738.

48. Keir S, Wardlaw JM, Bastin ME, Dennis MS. In which patients is diffusion-weighted magnetic resonance imaging most useful in routine stroke care? *J Neuroimaging* 2004; **14**: 118–122.

49. Albers GW, Lansberg MG, Norbash AM et al. Yield of diffusion-weighted MR for detection of potentially relevant findings in stroke patients. *Neurology* 2000; **54**: 1562–1567.

50. Wardlaw JM, Armitage P, Dennis MS et al. The use of diffusion-weighted magnetic resonance imaging to identify infarctions in patients with minor strokes. *J Stroke Cerebrovasc Dis* 2000; **9**: 70–75.

51. Schonewille WJ, Tuhrim S, Singer MB, Atlas SW. Diffusion-weighted MR in acute lacunar syndromes: a clinical-radiological correlation study. *Stroke* 1999; **30**: 2066–2069.

52. Oliveira-Filho J, Ay H, Schaefer PW et al. Diffusion-weighted magnetic resonance imaging identifies the "clinically relevant" small-penetrator infarcts. *Arch Neurol* 2000; **57**: 1009–1014.

53. Yonemura K, Kimura K, Minematsu K, Uchino M, Yamaguci T. Small centrum ovale infarcts on diffusionweighted magnetic resonance imaging. *Stroke* 2002; **33**: 1541–1544.

54. Fitzek C, Tintera J, Muller-Forell W et al. Differentiation of recent and old cerebral infarcts by diffusion-weighted MR. *Neuroradiology* 1998; **40**: 778–782.

55. Wessels T, Rottger C, Jauss M et al. Identification of embolic stroke patterns by diffusion-weighted MR in clinically defined lacunar stroke syndromes. *Stroke* 2005; **36**: 757–761.

56. Ay H, Oliveira-Filho J, Buonanno FS et al. Diffusion-weighted imaging identifies a subset of lacunar infarction associated with embolic source. *Stroke* 1999; **30**: 2644–2650.

57. Ay H, Buonanno FS, Rordorf G et al. Normal diffusionweighted MR during strokelike deficits. *Neurology* 1999; **52**: 1784–1792.

58. Wang PY, Barker PB, Wityk RJ, Ulug AM. Diffusion-negative stroke: a report of two cases. *AJNR Am J Neuroradiol* 1999; **20**: 1876–1880.

59. Lefkowitz D, LaBenz M, Nudo SR, Steg RE, Bertoni JM. Hyperacute ischaemic stroke missed by diffusionweighted imaging. *AJNR Am J Neuroradiol* 2000; **20**: 1871–1875.

60. Wang W, Goldstein S, Scheuer ML, Branstetter BF. Acute stroke syndrome with fixed neurological deficit and false-negative diffusionweighted imaging. *J. Neuroimaging* 2003; **13**: 158–161.

61. Sylaja PN, Coutts SB, Krol A, Hill MD, Demchuk AM. When to expect negative diffusion-weighted images in stroke and transient ischemic attack. *Stroke* 2008; **39**: 1898–1900.

62. Oppenheim C, Stanescu R, Dormont D et al. Falsenegative diffusion-weighted MR findings in acute ischemic stroke. *AJNR Am J Neuroradiol* 2000; **21**: 1434–1440.

63. Kidwell CS, Alger JR, Di Salle F et al. Diffusion MR in patients with transient ischemic attacks. *Stroke* 1999; **30**: 1174–1180.

64. Crisostomo RA, Garcia MM, Tong DC. Detection of diffusion-weighted MR abnormalities in patients with transient ischemic attack: correlation with clinical characteristics. *Stroke* 2003; **34**: 932–937.

65. Redgrave JN, Coutts SB, Schulz UG, Briley D, Rothwell PM. Systematic review of associations between the presence of acute ischemic lesions on diffusion-weighted imaging and clinical predictors of early stroke risk after transient ischemic attack. *Stroke* 2007; **38**: 1482–1488.

66. Wardlaw JM, Chappell F, Stevenson M et al. Accurate, practical and cost-effective assessment of carotid stenosis in the UK. *Health Technol Assess* 2006; **10**: 1–200.

67. Shah SH, Saver JL, Kidwell CS, For the MR in TIA Collaborative Group. A multicenter pooled, patient-level data analysis of diffusion-weighted MR in TIA patients. *Stroke* 2007; **38**: 463.

68. Ay H, Oliveira-Filho J, Buonanno FS et al. "Footprints" of transient ischemic attacks: a diffusionweighted MR study. *Cerebrovasc Dis* 2002; **14**: 177–186.

69. Boulanger JM, Coutts SB, Eliasziw M et al. Diffusionweighted imaging-negative patients with transient ischemic attack are at risk of recurrent transient events. *Stroke* 2007; **38**: 2367–2369.

70. Purroy F, Montaner J, Rovira A et al. Higher risk of further vascular events among transient ischemic attack patients with diffusion-weighted imaging acute ischemic lesions. *Stroke* 2004; **35**: 2313–2319.

71. Coutts SB, Simon JE, Eliasziw M et al. Triaging transient ischemic attack and minor stroke patients using acute magnetic resonance imaging. *Ann Neurol* 2005; **57**: 848–854.

72. Rothwell PM, Giles MF, Flossmann E et al. A simple score (ABCD) to identify individuals at high early risk of stroke after transient ischaemic attack. *Lancet* 2005; **366**: 29–36.

73. Johnston SC, Rothwell PM, Nguyen-Huynh MN et al. Validation and refinement of scores to predict very early stroke risk after transient ischaemic attack. *Lancet* 2007; **369**: 283–292.

74. Albers GW, Caplan LR, Easton JD et al. Transient ischemic attack: proposal for a new definition. *N Engl J Med* 2002; **347**: 1713–1716.

75. Cordonnier C, Oppenheim C, Lamy C, Meder JF, Mas JL. Serial diffusion and perfusion-weighted MR in transient hypoglycemia. *Neurology* 2005; **65**: 175.

76. Wang AM, Shetty AN, Woo H et al. Diffusion weighted MR imaging in evaluation of CNS disease. *Riv Neuroradiol* 1998; **11**: 109–112.

77. Kidwell CS, Saver JL, Mattiello J et al. Thrombolytic reversal of acute human cerebral ischemic injury shown by diffusion/perfusion magnetic resonance imaging. *Ann Neurol* 2000; **47**: 462–469.

78. Guadagno JV, Warburton EA, Aigbirhio FI et al. Does the acute diffusion-weighted imaging lesion represent penumbra as well as core? A combined quantitative PET/MR voxel-based study. *J Cereb Blood Flow Metab* 2004; **24**: 1249–1254.

79. Rivers CS, Wardlaw JM. What has diffusion imaging in animals told us about diffusion imaging in patients with ischaemic stroke? *Cerebrovasc Dis* 2005; **19**: 328–336.

80. Kidwell CS, Saver JL, Starkman S et al. Late secondary ischemic injury in patients receiving intraarterial thrombolysis. *Ann Neurol* 2002; **52**: 698–703.

81. Schaefer PW, Hassankhani A, Koroshetz CRW et al. Partial reversal of DWI abnormalities in stroke patients undergoing thrombolysis: evidence of DWI and ADC thresholds. *Stroke* 2002; **33**: 357–384.

82. Guadagno JV, Warburton EA, Jones PS et al. The diffusion-weighted lesion in acute stroke: heterogeneous patterns of flow/metabolism uncoupling as assessed by quantitative positron emission tomography. *Cerebrovasc Dis* 2005; **19**: 239–246.

83. Guadagno JV, Warburton EA, Jones PS et al. How affected is oxygen metabolism in DWI lesions? A combined acute stroke PET–MR study. *Neurology* 2006; **67**: 824–829.

84. Wardlaw JM, Keir SL, Bastin ME, Armitage PA, Rana AK. Is diffusion imaging appearance an independent predictor of outcome after ischaemic stroke? *Neurology* 2002; **59**: 1381–1387.

85. Oppenheim C, Touze E, Hernalsteen D et al. Comparison of five MR sequences for the detection of acute intracranial hemorrhage. *Cerebrovasc Dis* 2005; **20**: 388–394.

86. Augustin M, Bammer R, Simbrunner J et al. Diffusion-weighted imaging of patients with subacute cerebral ischemia: comparison

with conventional and contrastenhanced MR imaging. *AJNR Am J Neuroradiol* 2000; **21**: 1596–1602.

87. Geijer B, Lindgren A, Brockstedt S, Stahlberg F, Holtas S. Persistent high signal on diffusionalweighted MR in the late stages of small cortical and lacunar ischaemic lesions. *Neuroradiology* 2001; **43**: 115–122.

88. Eastwood JD, Engelter ST, MacFall JF, DeLong DM, Provenzale JM. Quantitative assessment of the time course of infarct signal intensity on diffusionweighted images. *AJNR Am J Neuroradiol* 2003; **24**: 680–687.

89. Bastin ME, Rana AK, Wardlaw JM, Armitage PA, Keir SL. A study of apparent diffusion coefficient of grey and white matter in human ischaemic stroke. *Neuroreport* 2000; **11**: 2867–2874.

90. Huang IJ, Chen CY, Chung HW et al. Time course of cerebral infarction in the middle cerebral arterial territory: deep watershed versus territorial subtypes on diffusion- weighted MR images. *Radiology* 2001; **221**: 35–42.

91. Muñoz Maniega S, Bastin ME, Armitage PA et al. Temporal evolution of water diffusion parameters is different in grey and white matter in human ischaemic stroke. *J Neurol Neurosurg Psychiatry* 2004; **75**: 1714–1718.

92. Rivers CS, Wardlaw JM, Armitage PA et al. Persistent infarct hyperintensity on diffusionweighted imaging late after stroke indicates heterogeneous, delayed, infarct evolution. *Stroke* 2006; **37**: 1418–1423.

93. Lovblad KO, Baird AE, Schlaug G et al. Ischemic lesion volumes in acute stroke by diffusion-weighted magnetic resonance imaging correlate with clinical outcome. *Ann Neurol* 1997; **42**: 164–170.

94. Warach S, Pettigrew LC, Dashe JF et al. Effect of citicoline on ischemic lesions as measured by diffusionweighted magnetic resonance imaging. Citicoline 010 Investigators. *Ann Neurol* 2000; **48**: 713–722.

95. Beaulieu C, de Crespigny A, Tong DC et al. Longitudinal magnetic resonance imaging study of perfusion and diffusion in stroke: evolution of lesion volume and correlation with clinical outcome. *Ann Neurol* 1999; **46**: 568–578.

96. Thijs VN, Lansberg MG, Beaulieu C et al. Is early ischemic lesion volume on diffusion-weighted imaging an independent predictor of stroke outcome? A multivariable analysis. *Stroke* 2000; **31**: 2597–2602.

97. Baird AE, Dambrosia J, Janket S et al. A threeitem scale for the early prediction of stroke recovery. *Lancet* 2001; **357**: 2095–2099.

98. Engelter ST, Provenzale JM, Petrella JR, DeLong DM, Alberts MJ. Infarct volume on apparent diffusion coefficient maps correlates with length of stay and outcome after middle cerebral artery stroke. *Cerebrovasc Dis* 2003; **15**: 188–191.

99. Hand PJ, Wardlaw JM, Rivers CS et al. MR diffusion-weighted imaging and outcome prediction after ischemic stroke. *Neurology* 2006; **66**: 1159–1163.

100. Johnston KC, Wagner DP, Wang XQ et al. Validation of an acute ischemic stroke model. Does diffusionweighted imaging lesion volume offer a clinically significant improvement in prediction of outcome? *Stroke* 2007; **38**: 1820–1825.

101. Adams HP, Davis PH, Leira EC et al. Baseline NIH *Stroke* Scale score strongly predicts outcome after stroke. A report of the Trial of Org 10172 in Acute *Stroke* Treatment (TOAST). *Neurology* 2003; **53**: 126–135.

102. Phan TG, Donnan GA, Davis SM, Byrnes G. Proof-of-principle phase II MR studies in stroke. Sample size estimates from dichotomous and continuous data. MR *Stroke* Group. *Stroke* 2006; **37**: 2521–2525.

103. Oppenheim C, Grandin C, Samson Y et al. Is there an apparent diffusion coefficient threshold in predicting tissue viability in hyperacute stroke? *Stroke* 2001; **32**: 2486–2491.

104. Desmond PM, Lovell AC, Rawlinson AA et al. The value of apparent diffusion coefficient maps in early cerebral ischemia. *AJNR Am J Neuroradiol* 2001; **22**: 1260–1267.

105. Fiehler J, Foth M, Kucinski T et al. Severe ADC decreases do not predict irreversible tissue damage in humans. *Stroke* 2002; **33**: 79–86.

106. Na DG, Thijs VN, Albers GW, Moseley ME, Marks MP. Diffusion-weighted MR imaging in acute ischemia: value of apparent diffusion coefficient and signal intensity thresholds in predicting tissue at risk and final infarct size. *AJNR Am J Neuroradiol* 2004; **25**: 1331–1336.

107. Cvoro V, Wartolowska K, Farrall AJ et al. Voxelbased analysis of the relationship between metabolites diffusion and perfusion parameters in acute ischemic stroke. *Cerebrovasc Dis* 2004; **17**: 96.

108. Rivers CS, Wardlaw J.M., Armitage PA et al. Acute ischemic stroke lesion measurement on diffusionweighted imaging: important considerations in designing acute stroke trials with magnetic resonance imaging. *J Stroke Cerebrovasc Dis* 2007; **16**: 64–70.

109. Rana AK, Wardlaw JM, Armitage PA, Bastin ME. Apparent diffusion coefficient (ADC) measurements may be more reliable and reproducible than lesion volume on diffusionweighted images from patients with acute ischaemic stroke: implications for study design. *Magn Reson Imaging* 2003; **21**: 617–624.

110. Coutts SB, Simon JE, Tomanek AI et al. Reliability of assessing percentage of diffusionperfusion mismatch. *Stroke* 2003; **34**: 1681–1685.

111. Ay H, Arsava EM, Vangel M et al. Interexaminer difference in infarct volume measurements on MR: a source of variance in stroke research. *Stroke* 2008; **39**: 1171–1176.

112. Hjort N, Butcher K, Davis SM et al. Magnetic resonance imaging criteria for thrombolysis in acute cerebral infarct. *Stroke* 2005; **36**: 388–397.

113. Yamada K, WuO, Gonzalez RG et al. Magnetic resonance perfusionweighted imaging of acute cerebral infarction: effect of the calculation methods and underlying vasculopathy. *Stroke* 2002; **33**: 87–94.

114. Rose SE, Chalk JB, Griffin MP et al. MR based diffusion and perfusion predictive model to estimate stroke evolution. *Magn Reson Imaging* 2001; **19**: 1043–1053.

115. Rivers CS, Wardlaw JM, Armitage P et al. Do acute diffusion- and perfusionweighted MR lesions identify final infarct volume in ischemic stroke? *Stroke* 2006; **37**: 98–104.

116. Parsons MW, Barber PA, Chalk J et al. Diffusionand perfusion-weighted MR response to thrombolysis in stroke. *Ann Neurol* 2002; **51**: 28–37.

117. Sorensen AG, Copen WA, Østergaard L et al. Hyperacute stroke: simultaneous measurement of relative cerebral blood volume, relative cerebral blood flow, and mean tissue transit time. *Radiology* 1999; **210**: 519–527.

118. Butcher KS, Parsons M, MacGregor L, for the EPITHET Investigators. Refining the perfusion– diffusion mismatch hypothesis. *Stroke* 2005; **36**: 1153–1159.

119. Schellinger PD, Latour LL, Wu CS, Chalela JA, Warach S. The association between neurological deficit in acute ischemic stroke and mean transit time. Comparison of four different perfusion MR algorithms. *Neuroradiology* 2005; **26**: 1–9.

120. Derex L, Nighoghossian N, Hermier M et al. Influence of pretreatment MR parameters on clinical outcome, recanalization and infarct size in 49 stroke patients treated by intravenous tissue plasminogen activator. *J Neurol Sci* 2004; **225**: 3–9.

121. Barber PA, Parsons MW, Desmond PM et al. The use of PWI and DWI measures in the design of "proof-ofconcept" stroke trials. *J Neuroimaging* 2004; **14**: 123–132.

122. Rohl L, Geday J, Østergaard L et al. Correlation between diffusion- and perfusionweighted MR and neurological deficit measured by the Scandinavian *Stroke* Scale and Barthel Index in hyperacute subcortical stroke (≤6 hours). *Cerebrovasc Dis* 2001; **12**: 203–213.

123. Shih LC, Saver JL, Alger JR et al. Perfusion-weighted magnetic resonance imaging thresholds identifying core, irreversibly infarcted tissue. *Stroke* 2003; **34**: 1425–1430.

124. Butcher K, Parsons M, Baird T et al. Perfusion thresholds in acute stroke thrombolysis. *Stroke* 2003; **34**: 2159–2164.

125. Chalela JA, Kang D-W, Luby M et al. Early MR findings in patients receiving tissue plasminogen activator predict outcome: Insights into the pathophysiology of acute stroke in the thrombolysis era. *Ann Neurol* 2004; **55**: 105–112.

126. Lin W, Lee JM, Lee YZ et al. Temporal relationship between apparent diffusion coefficient and absolute measurements of cerebral blood flow in acute stroke patients. *Stroke* 2003; **34**: 64–70.

127. Baron JC, von Kummer R, del Zoppo GJ. Treatment of acute stroke. Challenging the concept of a rigid and universal time window. *Stroke* 1995; **26**: 2219–2221.

128. Schaefer PW, Ozsunar Y, He J et al. Assessing tissue viability with MR diffusion and perfusion imaging. *AJNR Am J Neuroradiol* 2003; **24**: 436–443.

129. Wu O, Christensen S, Hjort N et al. Characterizing physiological heterogeneity of infarction risk in acute human ischaemic stroke using MR. *Brain* 2006; **129**: 2384–2393.

130. Carpenter T, Lee M, Rivers CS, Wardlaw JM. Do MR perfusion thresholds reliably identify core and penumbra of ischaemic tissue in acute ischaemic stroke? *Cerebrovasc Dis* 2008; **25**: 33.

131. Ay H, Koroshetz WJ, Vangel M et al. Conversion of ischemic brain tissue into infarction increases with age. *Stroke* 2005; **36**: 2632–2636.

132. van der Zwan A, Hillen B, Tulleken CAF, Dujovny M, Dragovic L. Variability of the territories of the major cerebral arteries. *J Neurosurg* 1992; **77**: 927–940.

133. Strong AJ, Anderson PJ, Watts HR et al. Peri-infarct depolarizations lead to loss of perfusion in ischaemic gyrencephalic cerebral cortex. *Brain* 2007; **130**: 995–1008.

134. Marchal G, Benali K, Iglesias S et al. Voxel-based mapping of irreversible ischaemic damage with PET in acute stroke. *Brain* 1999; **123**: 2387–400.

135. Hacke W, Albers G, Al Rawi Y et al. The Desmoteplase in Acute Ischemic *Stroke* Trial (DIAS): a phase II MR-based 9-hour window acute stroke thrombolysis trial with intravenous desmoteplase. *Stroke* 2005; **36**: 66–73.

136. Furlan AJ, Eyding D, Albers GW et al. Dose Escalation of Desmoteplase for Acute Ischemic *Stroke* (DEDAS). Evidence of safety and efficacy 3 to 9 hours after stroke onset. *Stroke* 2006; **37**: 1227–1231.

137. Grandin CB. Assessment of brain perfusion with MR: methodology and application to acute stroke. *Neuroradiology* 2003; **45**: 755–766.

138. Baird AE, Benfield A, Schlaug G, Siewert B, Lovblad KO, Edelman RR. Enlargement of human cerebral ischemic lesion volumes measured by diffusion-weighted magnetic resonance imaging. *Ann Neurol* 1997; **41**: 581–589.

139. Schwamm LH, Koroshetz WJ, Sorensen G, Wang B, Copen WA. Time course of lesion development in patients with acute stroke. Serial diffusion- and hemodynamic-weighted magnetic resonance imaging. *Stroke* 1998; **29**: 2268–2276.

140. Schlaug G, Benfield A, Baird AE et al. The ischemic penumbra: operationally defined by diffusion and perfusion MR. *Neurology* 1999; **53**: 1528–1537.

141. Neumann-Haefelin T, Wittsack H-J, Wenserski F, Siebler M, Seitz RJ. Diffusion- and perfusionweighted MR. The DWI/PWI mismatch region in acute stroke. *Stroke* 1999; **30**: 1591–1597.

142. Grandin CB, Duprez TP, Smith AM et al. Usefulness of magnetic resonancederived quantitative measurements of cerebral blood flow and volume in prediction of infarct growth in hyperacute stroke. *Stroke* 2001; **32**: 1147–1153.

143. Parsons MW, Yang Q, Barber PA et al. Perfusion magnetic resonance imaging maps in hyperacute stroke: relative cerebral blood flow most accurately identifies tissue destined to infarct. *Stroke* 2001; **32**: 1581–1587.

144. Rohl L, Østergaard L, Simonsen CZ et al. Viability thresholds of ischemic penumbra of hyperacute stroke defined by perfusion-weighted MR and apparent diffusion coefficient. *Stroke* 2001; **32**: 1140–1146.

145. Thijs VN, Adami A, Neumann-Haefelin T et al. Relationship between severity of MR perfusion deficit and DWI lesion evolution. *Neurology* 2001; **57**: 1205–1211.

146. Davis SM, Donnan G, Parsons MW, for the EPIC Investigators. Effects of alteplase beyond 3 h after stroke in the Echoplanar Imaging Thrombolytic Evaluation Trial (EPITHET): a placebocontrolled radomised trial. *Lancet Neurol* 2008; **7**: 299–309.

147. Davis SM, Donnan GA. Using mismatch on MR to select thrombolytic responders: an attractive hypothesis awaiting confirmation. *Stroke* 2005; **36**: 1106–1107.

148. Rha J, Saver JL. The impact of recanalization on ischemic stroke outcome. A meta-analysis. *Stroke* 2007; **38**: 967–973.

149. Wintermark M, Albers GW, Alexandrov AV et al. Acute stroke imaging research roadmap. *Stroke* 2008; **39**: 1621–1628.

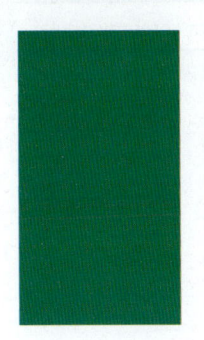

Estudo de caso 15.1
Imagens diagnósticas por tensor de difusão e anisotropia do tecido

A. Peña ▪ H. A. L. Green ▪ M. Graves ▪ J. H. Gillard

University Department of Radiology, University of Cambridge, Reino Unido

Histórico

As medidas mais comuns de anisotropia de tecido em imagens de ressonância magnética com tensor de difusão são a anisotropia fracional (FA) e a anisotropia relativa (RA). Entretanto, há muitas outras medidas incluindo o componente isotrópico de difusão (p), componente anisotrópico de difusão (q) e a difusão total (L). Qual medida de anisotropia se deve usar para avaliar danos aos tecidos?

Técnica

Podemos visualizar facilmente todas essas medidas usando uma metodologia conhecida como "diagramas p:q". Para isso, pegue um plano cartesiano em que o eixo x corresponde ao p e o eixo y ao q. Neste plano, cada *voxel* corresponde a um ponto, como A na Figura 15.C1.1.1. A relação entre a anisotropia relativa, anisotropia fracional e p, q, L é simples: RA = q/p e FA = sqrt $(3/2)$ q/L.

Discussão

Quando essas regiões de interesse foram organizadas no plano p:q elas formaram grupos claramente segregados (Fig. 15.C1.1.2), dessa forma, oferecendo ao analista uma representação concisa e fácil de usar de todas as medidas do tensor. (Anisotropia fracional, anisotropia relativa, q, p, D, L).

Conclusão

Há muitas medidas matematicamente válidas da anisotropia de tecidos. Não se sabe qual a melhor medida para quantificar as mudanças patológicas no acidente vascular encefálico.

Ponto-chave

- Existem muitas formas de medir a anisotropia de tecidos em imagens na MRI com tensor de difusão: os diagramas p:q fornecem uma metodologia de visualização fácil de usar.

Referências

1. Basser PJ. Inferring microstructural features and the physiological state of tissues from diffusion-weighted images. *NMR Biomed* 1995; **8**: 333–344.

2. Green HA, Peña A, Price CJ et al. Increased anisotropy in acute stroke: a possible explanation. *Stroke* 2002; **33**: 1517–1521.

Fig. 1

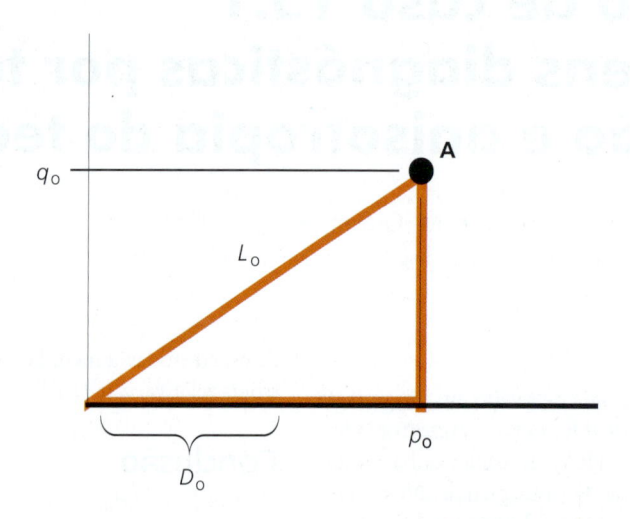

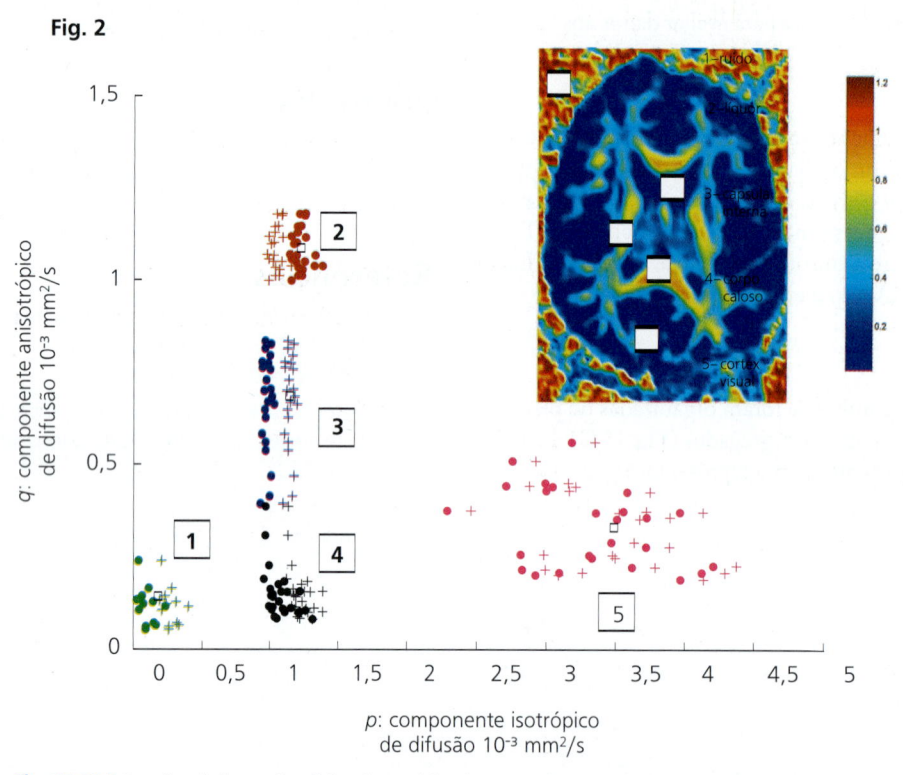

Fig. 2

Fig. 15.C1.1 Para fins de ilustração clínica, foram feitas imagens de ressonância magnética com tensor de difusão em um voluntário saudável de 27 anos em um *scanner* 3T (Bruker Medspec S300). Os mapas de anisotropia fracional do voluntário (Fig. 2, suplemento) foram usados para selecionar regiões anatômicas quadradas de interesse. Elas foram colocadas no corpo caloso (2), córtex occipital (4), liquor (5), cápsula interna (3) e regiões de ruído (1).

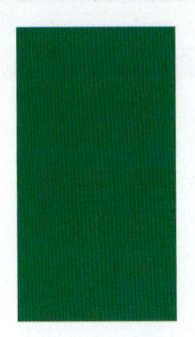

Estudo de caso 15.2
Reversão de lesão de difusão no acidente vascular encefálico agudo

C. Kidwell ▪ J. Saver ▪ J. Alger
University of California, Los Angeles, EUA

Histórico
Uma mulher de 85 anos apresentou princípio súbito de hemiparesia esquerda e esquecimento.

Técnica
MRI ponderada em difusão e ponderada em perfusão obtidas antes e depois do tratamento com trombólise intra-arterial iniciado dentro de 6 horas do começo dos sintomas.

Resultados das imagens diagnósticas
As imagens em difusão antes do tratamento mostram uma lesão hiperintensa no lobo temporal direito indicativa de isquemia aguda. Uma lesão de perfusão muito maior é mostrada no mapa do tempo ao pico, com código de cores da função residual. Depois da recanalização do vaso, tanto as lesões mostradas nas imagens ponderadas em perfusão quanto as das imagens ponderadas em difusão desapareceram quase completamente, sem nenhuma evidência de infarto temporal direito em qualquer sequência.

Discussão
No acidente vascular encefálico agudo, lesões hiperintensas em imagens ponderadas em difusão correspondem a regiões de comprometimento bioenergético do tecido e frequentemente indicam dano cerebral central irreversível. Entretanto, em alguns casos, quando o fluxo sanguíneo é restaurado, essas lesões podem ser revertidas. Então, a penumbra isquêmica, conforme representada na MR, inclui não somente regiões de desencontro difusão-perfusão, mas também partes da anormalidade inicial das imagens ponderadas em difusão.

Pontos-chave
- As lesões de difusão podem ser reversíveis em pacientes com acidente vascular encefálico isquêmico agudo.
- Alguns pacientes sem *mismatch* ou desencontro perfusão-difusão podem ainda se beneficiar da terapia de reperfusão.

Referências
1. Kidwell CS, Alger JR, Saver JL. Beyond mismatch: evolving paradigms in imaging the ischemic penumbra with multimodal magnetic resonance imaging. *Stroke* 2003; **34**: 2729–2735.
2. Kidwell CS, Saver JL, Mattiello J *et al.* Thrombolytic reversal of acute human cerebral ischemic injury shown by diffusion/perfusion magnetic resonance imaging. *Ann Neurol* 2000; **47**: 462–469.

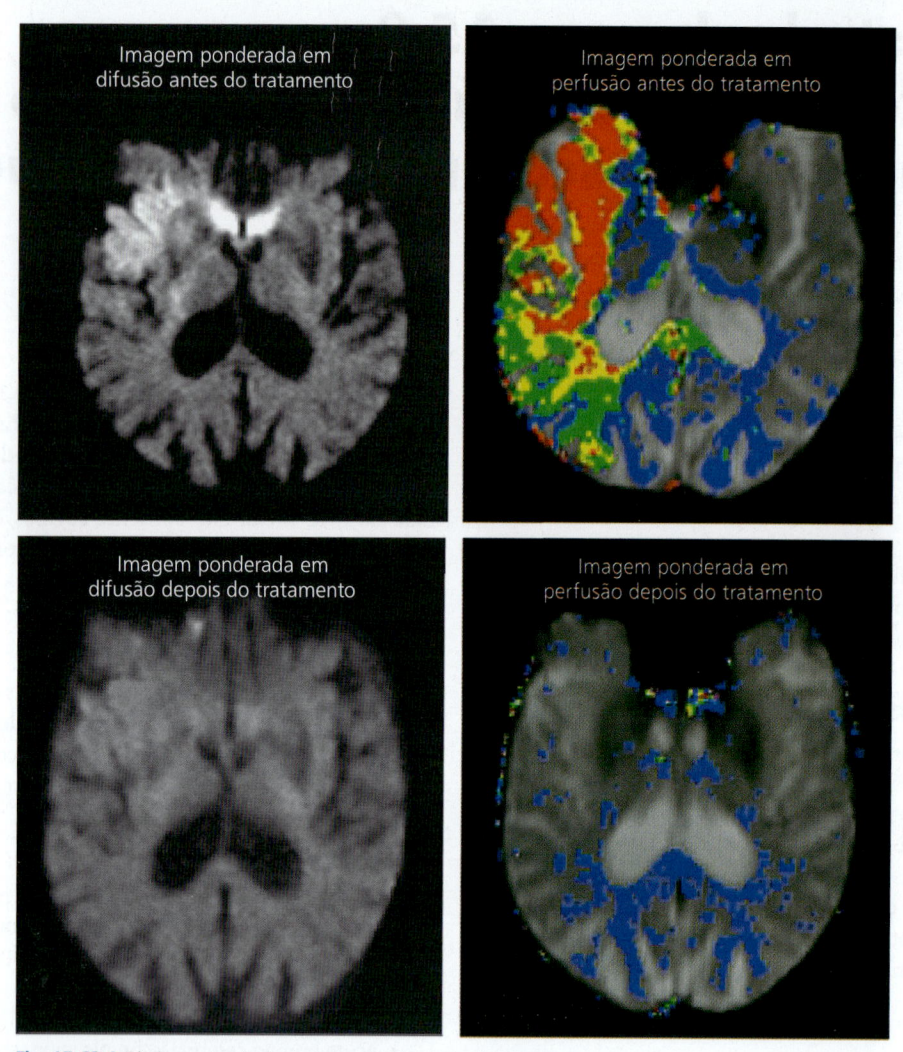

Fig. 15.C2.1 Direitos autorais das imagens de UCLA *Stroke Center*.

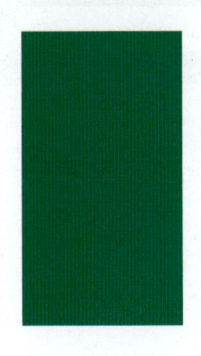

Estudo de caso 15.3
Difusão e perfusão em ressonância magnética na hemorragia subaracnóidea

A. D. Waldman
Imperial College, Londres

Histórico

Uma mulher de 60 anos de idade teve uma hemorragia subaracnóidea grau 1 na apresentação com dor de cabeça em desenvolvimento e confusão 6 dias após o ataque súbito. A obtenção de imagens com ressonância magnética foi feita agudamente, e a CT foi feita 6 dias depois. A paciente morreu posteriormente.

Técnica

As imagens de CT por raios X, arteriografia cerebral de cateter digital por subtração, MRI convencional, imagens ponderadas em difusão, imagens ponderadas em perfusão de contraste dinâmico em ponderada suscetibilidade.

Resultados

A CT foi normal, mas a arteriografia cerebral digital mostrou um aneurisma na artéria comunicante anterior, e a MRI com sequências ponderadas em T_2 mostrou um pequeno edema e hipertintensidade cortical frontal mesial. O coeficiente de difusão aparente foi mais intensamente reduzido nos lobos frontais mesiais. Houve uma perfusão desprezível na região baixa do coeficiente de difusão aparente e tempo médio de trânsito acentuadamente aumentado e volume sanguíneo cerebral regional reduzido ao longo dos territórios da artéria cerebral anterior. A perfusão na artéria cerebral média foi normal. A CT no 6º dia mostrou infarto bilateral na artéria cerebral anterior.

Discussão

Esse é um caso extremo de isquemia territorial causada por vasospasmo atrasado, que é uma grande causa de morbidade e mortalidade após hemorragia subaracnóidea. O *mismatch* perfusão-difusão semelhante aquele no acidente vascular encefálico arterial oclusivo foi identificado nesse caso.

Pontos-chave

- As imagens ponderadas em difusão identificam o cérebro isquêmico e a anormalidade na perfusão e podem ajudar a identificar cérebros possivelmente recuperáveis sob risco de infarto.
- As imagens ponderadas em difusão e as imagens ponderadas em perfusão podem permitir a identificação precoce de pacientes com vasospasmo, que se podem beneficiar do tratamento endovascular ou farmacológico, mas maiores informações se fazem necessárias antes de essas técnicas serem adotadas na prática.

Referências

1. Griffiths PD, Wilkinson ID, Mitchell P et al. Multimodality MR imaging depiction of hemodynamic changes and cerebral ischemia in subarachnoid hemorrhage. *AJNR Am J Neuroradiol* 2002; **22**: 1690–1697.
2. Waldman AD, Kitchen N, Jäger HR Cox TC. MR perfusion imaging predicts anterior cerebral artery territory infarct following acute aneurysmal subarachnoid haemorrhage. *Proc Int Soc Mag Res Med* 2001; **9**: 1438.

6 dias depois

Fig. 15.C3.1

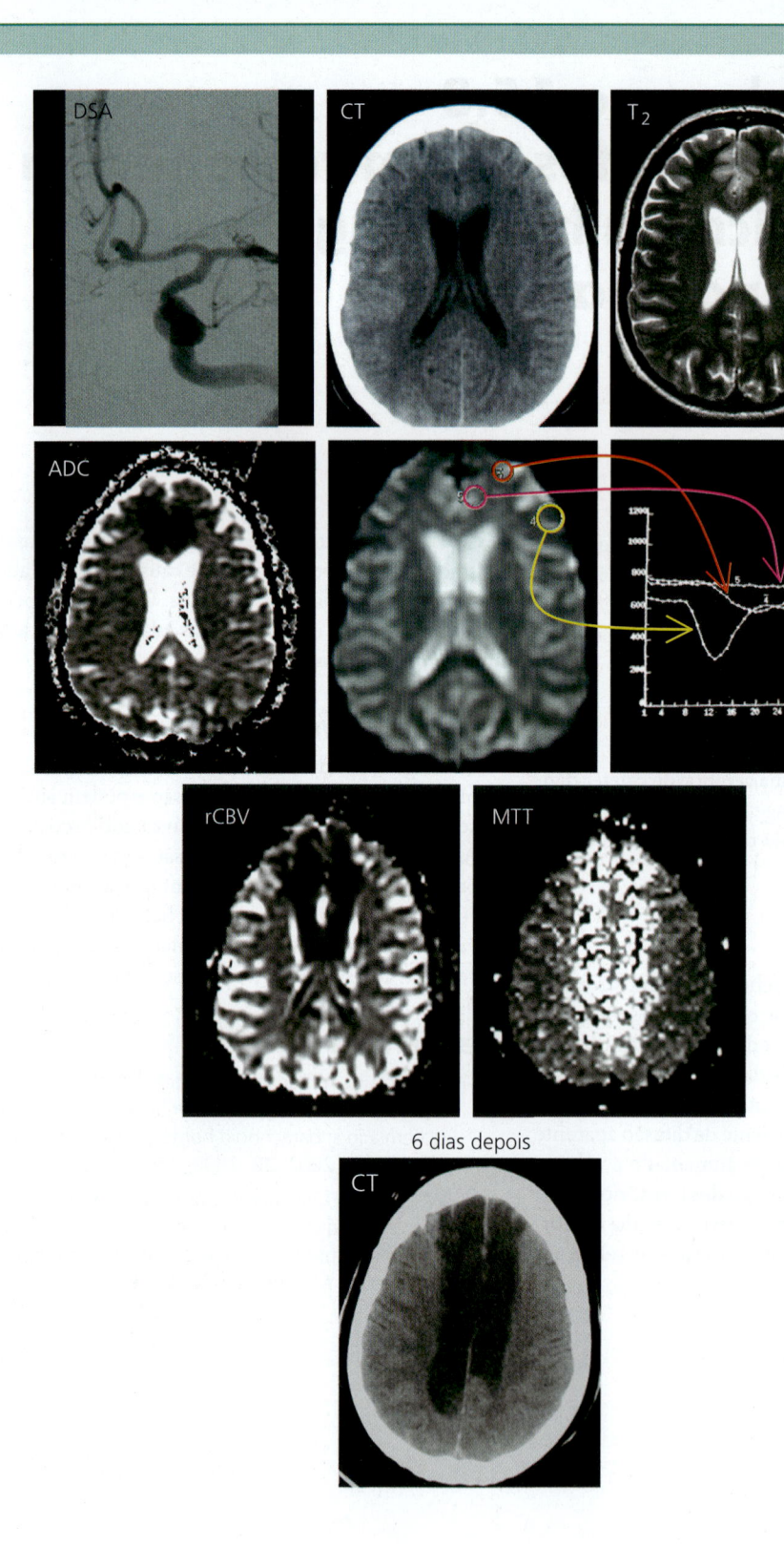

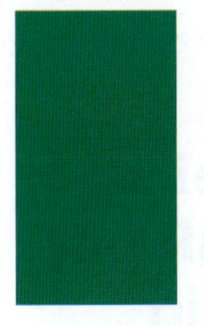

Estudo de caso 15.4
Acidente vascular encefálico ou enxaqueca? Um estudo de perfusão por ressonância magnética

D. D. M. Lin ▪ P. Gailloud ▪ P. B. Barker
Johns Hopkins University School of Medicine, Baltimore, EUA

Histórico
Um homem de 46 anos apresentou hemianopsia episódica homônima direita, diplopia, vertigem, náusea e dor de cabeça.

Técnica
As imagens ponderadas em difusão e as imagens ponderadas em perfusão convencionais e a angiografia por subtração digital.

Resultados das imagens diagnósticas
Uma imagem ponderada em T_2 mostrou sinal diminuído na substância branca sucortical occipital esquerda. As imagens ponderadas em difusão foram normais, mas as imagens ponderadas em perfusão mostraram tempo médio de trânsito levemente reduzido e volume sanguíneo cerebral regional elevado, indicando hiperperfusão. Isso foi confirmado pela angiografia por subtração digital, que mostrou opacificação um pouco precoce das artérias parieto-occipitais e calcarinas e um rubor capilar importante na região occipital esquerda. Houve também um aumento meníngeo e parenquimatoso moderado na mesma região (não mostrado). A MRI de acompanhamento evolutivo foi normal.

Discussão
A insuficiência vertebrobasilar ou dissecção da artéria vertebral foram suspeitadas sob o ponto de vista clínico: a angiografia por subtração digital excluiu esses diagnósticos. As imagens ponderadas em perfusão mostraram hiperperfusão occipital leve mais de acordo com enxaqueca (ou recanalização precoce após a oclusão arterial transitória). As mudanças do fluxo sanguíneo cerebral na enxaqueca são complexas.[1,2] A hipointensidade inicial occipital esquerda ponderada em T_2 está aparentemente indicando desoxiemoglobina e/ou volume sanguíneo cerebral elevado.

Pontos-chave
- As imagens ponderadas em difusão e as imagens ponderadas em perfusão podem alertar o observador para uma alta probabilidade de diagnósticos diferenciais do acidente vascular encefálico (p. ex., enxaqueca, esclerose múltipla).
- Na enxaqueca, a perfusão pode ser elevada ou reduzida dependendo do tempo do exame relativo ao começo dos sintomas.

Referências
1. Olesen J, Friberg L, Olsen TS et al. Timing and topography of cerebral blood flow, aura, and headache during migraine attacks. *Ann Neurol* 1990; **28**: 791–798.
2. Sanchez del Rio M, Bakker D, Wu O et al. Perfusion weighted imaging during migraine: spontaneous visual aura and headache. *Cephalalgia* 1999; **19**: 701–707.

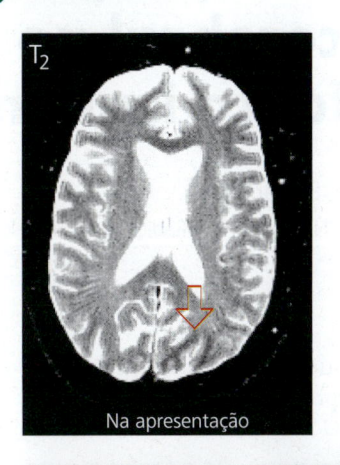

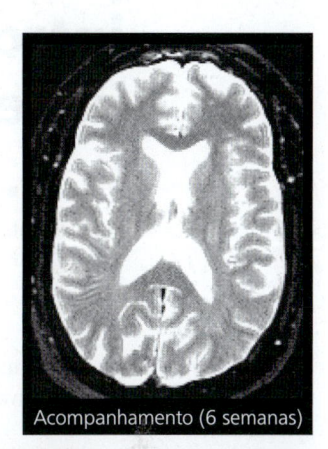

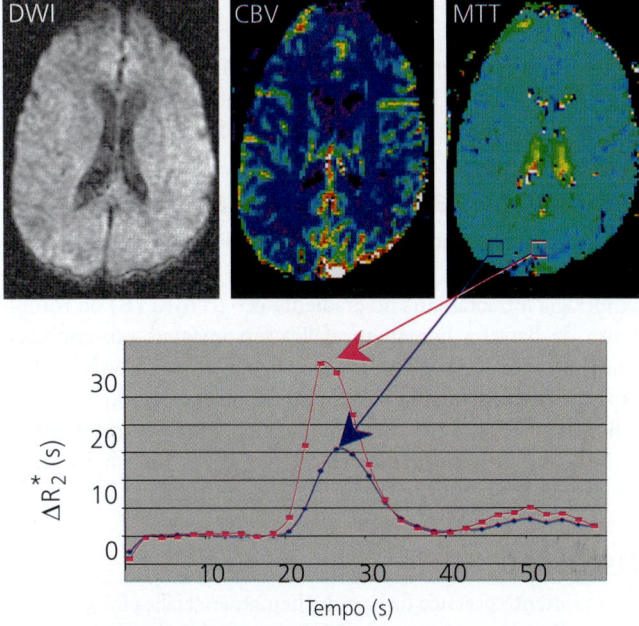

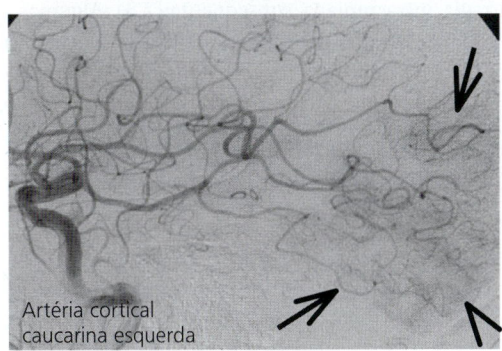

Fig. 15.C4.1

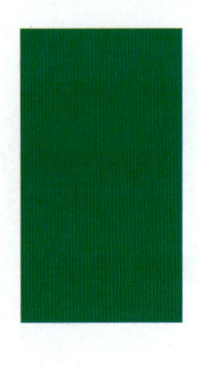

Estudo de caso 15.5
Permeabilidade elevada da barreira hematoencefálica detectada na MR por perfusão prognóstica a hemorragia intracerebral no acidente vascular encefálico isquêmico agudo

R. Leigh ▪ P. B. Barker
Departments of Neurology and Radiology, Johns Hopkins University School of Medicine, Baltimore, MD, EUA

Histórico
Uma mulher de 50 anos com histórico de nefropatia hipertensiva e insuficiência cardíaca congestiva apresentou hemiparesia esquerda intermitente.

Técnica
Na admissão, a paciente foi submetida à MRI convencional, imagens ponderadas em difusão e imagens ponderadas em perfusão, além de um exame de acompanhamento 4 dias depois.

Resultados das Imagens Diagnósticas
A Figura 15.C5.1A mostra o infarto parietal direito agudo nas imagens ponderadas em difusão na admissão, sem nenhum sinal de hemorragia intracraniana no gradiente-eco da MRI (B) ou rompimento da barreira hematoencefálica em imagens pós-contraste ponderadas em T_1 (C). Usando as imagens em perfusão brutas, os mapas de permeabilidade (k_2) foram calculados usando o método de Boxerman *et al.* [1] e revelaram (D) uma área de permeabilidade elevada, que posteriormente se converteu em uma hemorragia intracerebral no exame de acompanhamento de gradiente-eco (E).

Discussão
O rompimento precoce da barreira hematoencefálica foi associado à hemorragia intracraniana subsequente.[2,3] Algumas técnicas estão sendo investigadas para detectar indícios do rompimento da barreira a partir de dados de imagens ponderadas em perfusão, que são frequentemente parte da rotina de avaliação do acidente vascular encefálico agudo.

Esse caso sugere que essas técnicas podem oferecer um indicador mais rápido e sensível de ruptura da barreira hematoencefálica com relação à abordagem tradicional pós-contraste ponderada em T_1, apesar de serem necessários maiores estudos prospectivos para confirmar essa observação.

Pontos-chave
- O rompimento da barreira hematoencefálica leva ao extravasamento do contraste, que pode ser estimado a partir das imagens ponderadas em perfusão com as técnicas de pós-processamento apropriadas.
- A ruptura da barreira hematoencefálica no acidente vascular encefálico agudo pode ser um importante fator de risco para hemorragia intracraniana subsequente.

Referências
1. Boxerman JL, Schmainda KM, Weisskoff MR. Relative cerebral blood volume maps corrected for contrast agent extravasation significantly correlate with glioma tumor grade, whereas uncorrected maps do not. *AJNR Am J Neuroradiol* 2006; **27**: 859–867.
2. Bang OY, Buck BH, Saver JL *et al.* Prediction of hemorrhagic transformation after recanalization therapy using T_2*-permeability magnetic resonance imaging. *Ann Neurol* 2007; **62**: 170–176.
3. Latour LL, Kang DW, Ezzeddine MA, Chalela JA, Warach S. Early blood–brain barrier disruption in human focal brain ischemia. *Ann Neurol* 2004; **56**: 468–477.

Estudo de caso 15.5

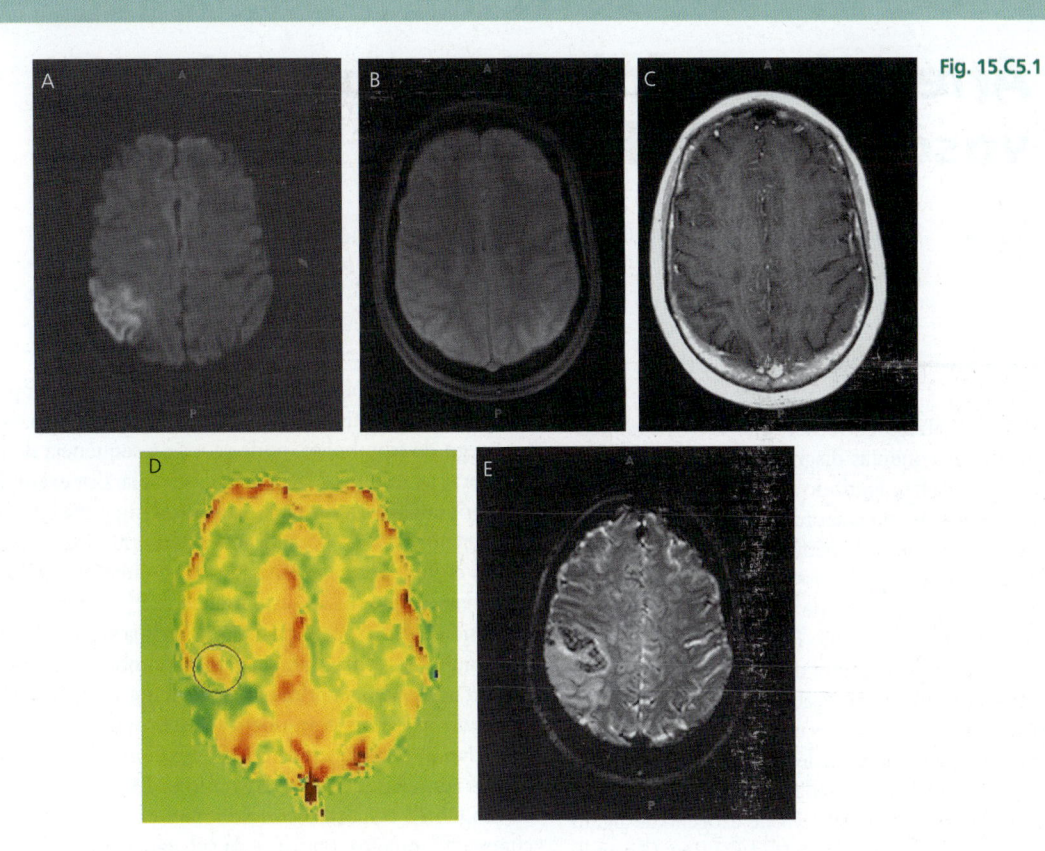

Fig. 15.C5.1

Capítulo 16
Arterial spin labeling no acidente vascular encefálico

María A. Fernández-Seara ▪ Juan Chen ▪ Jiongjiong Wang ▪ John A. Detre

Introdução

A avaliação da perfusão cerebral regional fornece informações altamente desejáveis para orientar as condutas diagnóstica e terapêutica nas doenças cerebrovasculares e na fase aguda do acidente vascular encefálico. Ao longo das últimas décadas, várias abordagens vêm sendo utilizadas, visando à obtenção de imagens da perfusão regional na doença cerebrovascular, como a tomografia por emissão de pósitrons (PET), a tomografia computadorizada por emissão de fóton único (SPECT), a tomografia computadorizada com xenônio (XeCT) e a ressonância magnética (MRI). A maioria destes métodos utiliza um traçador exógeno aplicado por via intravenosa ou por inalação. A maior parte dos estudos da hemodinâmica cerebral nas doenças neurovasculares e no acidente vascular encefálico por MRI também dependeu do rastreamento dinâmico de mudanças de sinal relacionadas com a suscetibilidade magnética acompanhando a passagem de um *bolus* exógeno de algum contraste intravenoso, como o gadopentetato (Gd-DTPA). O estudo dinâmico com contraste (*dynamic susceptibility contrast-enhanced imaging*, DSC) mede principalmente o volume e o tempo de trânsito sanguíneo,[1] mas pode-se estimar o fluxo sanguíneo cerebral (CBF) a partir destes parâmetros com base no princípio do volume central.[2,3]

O estudo da perfusão por MRI com a técnica de *arterial spin labeling* (ASL; literalmente, marcação de *spins* arteriais) é uma tecnologia emergente para a mensuração do CBF que utiliza a fração de água do sangue magneticamente marcada como traçador endógeno.[4,5] O esquema metodológico da ASL é análogo ao utilizado na PET não dinâmica convencional ou na SPECT.[6] A água presente no sangue arterial é magneticamente marcada proximalmente ao ponto de interesse, e quantifica-se a perfusão por comparação pareada às imagens adquiridas separadamente, sem contraste. O tempo de decaimento da fração de água do sangue arterial é de T_1 longo o suficiente para detectar perfusão da microvasculatura e do tecido, mas curto o bastante para o monitoramento de mudanças dinâmicas. Como a ASL não requer uso de contraste ou traçadores radioativos, pode ser mais conveniente do que outros métodos e pode ser repetida quantas vezes for necessário durante uma mesma sessão sem efeitos cumulativos. Por conseguinte, pode-se utilizar a perfusão por ASL para monitorar alterações no fluxo sanguíneo cerebral em resposta a manipulações farmacológicas ou à ativação por tarefas. A ASL também é capaz de fornecer valores quantitativos de perfusão, específicos para cada tecido, na unidade clássica de mililitros por grama de tecido por minuto (mL/g/min).

Os dados de perfusão podem contribuir de diversas maneiras ao diagnóstico e tratamento do acidente vascular encefálico. Podem-se combinar as sequências de perfusão e difusão para quantificar a extensão inicial do derrame e o volume de tecido com fluxo sanguíneo comprometido.[7] Estas informações são utilizadas para confirmar o diagnóstico de acidente vascular encefálico, estabelecer um quadro basal para posterior avaliação de terapias e contribuir para a determinação do prognóstico. Em pacientes que preenchem os critérios para emprego de trombólise, pode-se usar a sequência de perfusão para melhorar a razão risco-benefício da terapia. Por exemplo, a presença de hipoperfusão profunda no núcleo da isquemia encontra-se associada a maior risco de complicações hemorrágicas, ao passo que a ausência de hipoperfusão no acidente vascular encefálico agudo pode representar reperfusão espontânea,[8,9] indicando que não há necessidade de expor o paciente à terapia trombolítica e aos riscos associados à mesma. A hipoperfusão também é reconhecida como importante etiologia primária de acidente vascular encefálico isquêmico em pacientes com doença cerebrovascular,[10] e é um fator preditivo de recorrência em pacientes com acidente vascular encefálico ou ataque isquêmico transitório (TIA).[11-13] Redução do fluxo sanguíneo cerebral é considerada a causa primária de infartos na chamada "zona fronteiriça" e da substância branca nas distribuições terminais da vasculatura,[14-16] embora as reduções no chamado "efeito de lavagem" (*washout*) de microembolias também possam contribuir.[17]

Com base em desenvolvimentos técnicos na ASL, como o uso de estratégias de marcação mais eficientes[18,19] e a realização de controle para efeitos *off-resonance* causados por transferência da magnetização,[20–23] os métodos modernos de ASL são capazes de obter sequências de perfusão *multislice* com grande exatidão em seres humanos. Desde o meio da década de 1990, vêm crescendo as evidências de que a ASL é capaz de proporcionar medições confiáveis do fluxo sanguíneo cerebral e visualizar anomalias clinicamente significativas em pacientes com doença cerebrovascular. Esta abordagem será beneficiada por campos magnéticos mais fortes, em razão da elevada relação sinal-ruído (SNR) para detecção dos efeitos sutis da ASL e ao T_1 prolongado, que aumenta a quantidade de marcação obtida. Recentemente, foi disponibilizada a ASL seletiva para mapeamento não invasivo de territórios vasculares.[6,24-27] O método de ASL seletiva evoluiu da técnica de marcação unilateral[28,29] para permitir a marcação individual de uma única artéria.[30,31] Esta técnica tem sido utilizada para visualizar os territórios de fluxo das artérias carótidas internas e da circulação posterior em um grande grupo de pacientes.[32] A informação fornecida pelo uso desta técnica pode ser útil na abordagem clínica à doença esteno-oclusiva de grandes artérias e às malformações arteriovenosas.[33]

Neste capítulo, revisaremos os dados e conceitos existentes a respeito das aplicações do estudo da perfusão por ressonância magnética com ASL na doença cerebrovascular, inclusive no acidente vascular encefálico agudo, na doença cerebrovascular crônica, no estudo farmacológico da reserva hemodinâmica e na pediatria.

Artefatos de trânsito na ASL cerebrovascular

A hipoperfusão reduz a magnitude do sinal na ASL. O prolongamento do tempo de trânsito arterial (ATT) que costuma acompanhar a hipoperfusão também pode provocar artefato vascular. Atribui-se este artefato, que aparece como um sinal claro intraluminal, à alta concentração de *spins* marcados nas artérias que não fizeram troca com a microvasculatura ou com os tecidos. Em uma grande região de interesse, como uma distribuição vascular inteira, os valores de CBF não deveriam ser afetados pela localização precisa do marcador no momento da aquisição da imagem; porém, localmente, há aumento da perfusão aparente próximo a arteríolas nutridoras e subestimação da perfusão tecidual distal.

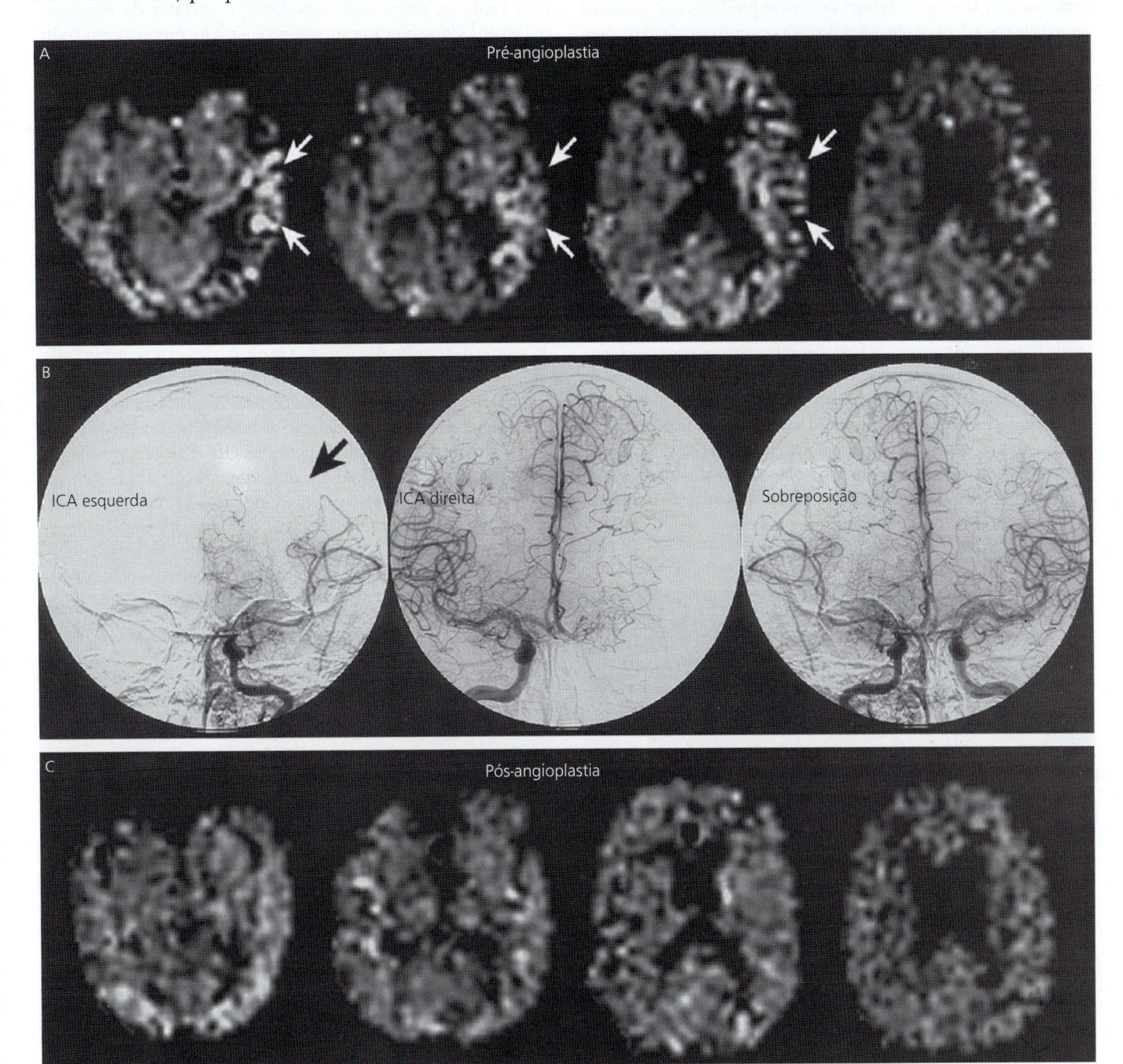

Fig. 16.1 Mapas de perfusão *multislice* obtidos com CASL (A, C) comparados à angiografia convencional (B) em paciente com estenose da artéria cerebral média (MCA) esquerda, antes e após a angioplastia. Apenas quatro dos oito cortes da sequência de perfusão são exibidos. (A) Antes da angioplastia, notam-se hiperintensidades focais ao longo da distribuição da MCA esquerda (setas). (B) Angiografia por subtração digital demonstrando projeção anteroposterior 5 s após injeção de 1 s de *bolus* de contraste na artéria carótida interna (ICA) direita. Há preenchimento de ambos os hemisférios por contraste, indicando a colateralização do fluxo sanguíneo da ICA direita para o hemisfério esquerdo. Neste tempo de espera, a maior parte do contraste no hemisfério direito e, parassagitalmente no hemisfério esquerdo, encontra-se na fase de *blush* capilar. Contudo, o contraste na distribuição leptomeníngea da MCA esquerda permanece no interior da luz da mesma, indicando grave aumento do tempo de trânsito arterial até esta região. (C) Após a angioplastia, as hiperintensidades focais na distribuição da MCA esquerda encontram-se muito menos evidentes.

A maioria dos estudos realizados no contexto da doença cerebrovascular utilizou ASL contínua (CASL) para maximizar o contraste da perfusão,[34,35] embora a viabilidade da ASL pulsada (PASL) com campos de menor força (0,5 T) já tenha sido demonstrada.[36] O uso de tempo de espera pós-marcação (entre a marcação e a aquisição das imagens) pode reduzir bastante os efeitos das variações do tempo de trânsito arterial (ATTs) na quantificação da perfusão.[37] Um maior tempo de espera pós-marcação costuma ser necessário em pacientes com doença cerebrovascular para contrabalançar os efeitos do retardo no tempo de trânsito arterial. Segundo um estudo, para obter imagens representativas com a técnica de CASL e cobertura de oito cortes (1 cm de espessura),[22] um tempo de espera pós-marcação de 1,5 s foi necessário na maioria dos pacientes com doença cerebrovascular, contra um tempo de espera de apenas 1 s em controles saudáveis.[4] Mesmo utilizando um tempo de espera mais longo, houve várias ocorrências de artefatos lineares brilhantes nas imagens obtidas com CASL, sugerindo efeitos do tempo de trânsito arterial prolongado. Enquanto os efeitos ATT nas sequências de ASL são provavelmente mais problemáticos na fase aguda do insulto cerebrovascular, ainda é possível identificar áreas de comprometimento hemodinâmico, e os próprios efeitos de trânsito são capazes de fornecer informações relevantes para o diagnóstico. Acredita-se que as regiões com tempo de trânsito arterial prolongado sejam alimentadas por vasos colaterais. A Figura 16.1 ilustra a presença de um artefato de trânsito na distribuição da artéria cerebral média (MCA) esquerda em um paciente com estenose intracraniana. Uma angiografia convencional neste paciente demonstrou que o suprimento desta região era fornecido principalmente pela artéria carótida direita.

Conforme apontado anteriormente, o tempo de trânsito arterial configura importante fator de confusão nas sequências de ASL. A maioria das técnicas existentes para a avaliação do tempo de trânsito arterial na ASL depende de múltiplas medições dos sinais de perfusão com diferentes tempos de espera pós-marcação.[38-44] Contudo, o tempo prolongado necessário para a obtenção de imagens *multislice* com ASL limita o potencial para uso clínico da técnica e torna os dados mais suscetíveis a artefatos de movimento.[45,46] Uma solução para este problema foi proposta por Gunther *et al.*,[43] para medir o sinal de ASL em diferentes tempos de inversão usando uma leitura semelhante à da sequência Look-Locker. Um método denominado FEAST (*flow-encoding arterial spin tagging*, marcação de *spins* arteriais com codificação de fluxo) foi introduzido para medir o tempo de trânsito tecidual, determinado como o tempo necessário para o sangue marcado adentrar a microvasculatura (capilares).[47] Esta técnica utiliza gradientes bipolares de codificação de fluxo apropriados para diferenciar os sinais de ASL nos compartimentos vascular e microvascular. A razão destas duas quantidades fornece uma estimativa do tempo de trânsito tecidual, pois mais água marcada do sangue adentra o compartimento microvascular com tempos de trânsito mais curto. A mensuração do tempo de trânsito não é apenas capaz de detectar (corrigir) artefatos de trânsito nas sequências de perfusão com ASL, mas também pode fornecer informações adicionais a respeito do suprimento sanguíneo colateral. A combinação de medição do tempo de trânsito e de parâmetros de perfusão permite a classificação da insuficiência hemodinâmica cerebral em dois estágios: comprometimento hemodinâmico e *misery perfusion* ("perfusão sofrível"). A Figura 16.2 ilustra o mapeamento da perfusão e do tempo de trânsito em

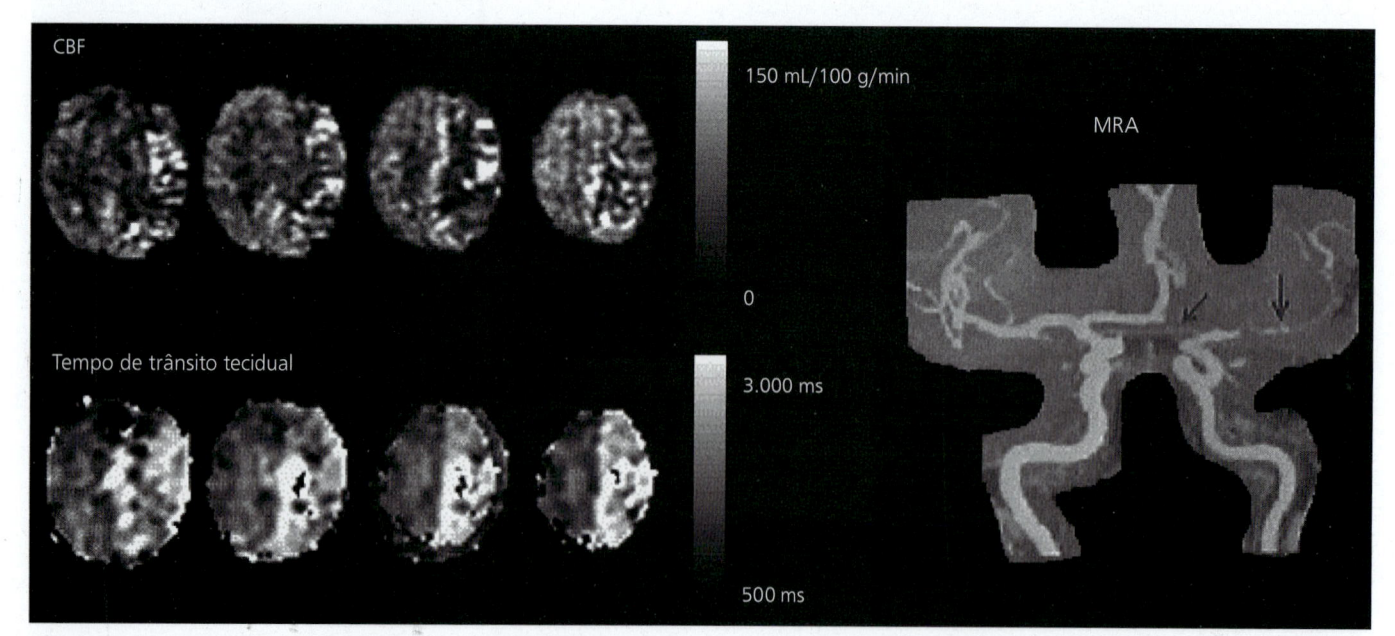

Fig. 16.2 Avaliação do fluxo sanguíneo cerebral (CBF) com CASL, tempo de trânsito tecidual, e angiorressonância (MRA) em paciente com estenose da artéria cerebral média (MRA) esquerda e da artéria carótida interna (ICA). A MRA claramente indica estreitamento anômalo (estenose) dos ramos esquerdos da MCA e da ICA, além de obstrução da artéria comunicante esquerda (setas). As imagens CASL do CBF demonstram sinais intravasculares focais disseminados correspondentes, pelo aumento do tempo de trânsito arterial no hemisfério esquerdo. Contudo, a perfusão média quantificada no hemisfério esquerdo (65,4 mL/100 g/min) encontrava-se mais alta que no hemisfério direito (57,2 mL/100 g/min). O tempo de trânsito do tecido medido com a técnica FEAST encontrava-se prolongado em todo o hemisfério esquerdo afetado (1.644 ms) comparado ao hemisfério direito hígido (1.168 ms). Os resultados de tempo de trânsito tecidual explicam os efeitos de trânsito observados nas imagens de CBF com CASL, e a extensão espacial dos déficits sugere lesão nas grandes artérias proximais, o que é compatível com os achados na angiorressonância. (Reproduzida de Wang *et al.*, 2003, com permissão da ed. John Wiley & Sons.)[47]

um paciente com estenose da MCA esquerda e da artéria carótida interna. A extensão espacial do déficit perfusional e as imagens do tempo de trânsito correspondem bem aos resultados clínicos, com base na angiografia por ressonância magnética (MRA).

O Capítulo 11 trata em maiores detalhes dos artefatos no estudo da perfusão com ASL.

Acidente vascular encefálico agudo

Há relatos do uso da ASL contínua a 1,5 T para quantificar a perfusão cerebral em pacientes com acidente vascular encefálico agudo.[48] Em todos os pacientes, dados interpretáveis foram facilmente obtidos, demonstrando déficits perfusionais focais correspondentes à distribuição vascular dos sintomas do paciente, desde pequenos déficits focais, de tamanho semelhante ao da lesão na difusão, até grandes déficits ultrapassando em muito a extensão da lesão na difusão. Houve correlação entre as medidas de CBF nos territórios vasculares afetados e a gravidade do derrame, mensurada na escala NIHSS e na escala de Rankin. A Figura 16.3 demonstra alguns exemplos de imagens obtidas com ASL e as imagens ponderadas na difusão (DWI) correspondentes, ilustrando a variabilidade observada. Pode-se ver que o desencontro ou *mismatch* perfusão/difusão varia desde um grande déficit perfusional sem anormalidade importante na difusão (paciente 14) a uma grande lesão na difusão, mas com retorno da perfusão em grande parte do território afetado (paciente 15). A combinação de leituras por PASL com sequência *spin-echo* híbrida tridimensional (*single-shot three-dimensional gradient and spin-echo*, 3D-GRASE) já foi utilizada para a avaliação de áreas de hipoperfusão em pacientes com recanalização após infarto hemisférico agudo.[49] O estudo demonstrou boa concordância entre mapas de perfusão e difusão (DWI) e mapas de *time-to-peak* (TTP).

Métodos que utilizam ASL também já foram empregados em modelos animais para estudar a fisiopatogenia do acidente vascular encefálico.[50] Essa técnica de estudo por imagem fornece mais contraste de perfusão em animais do que em humanos, graças ao maior fluxo sanguíneo cerebral, ao menor tempo de trânsito arterial e ao campo magnético mais forte. Embora a quantificação do fluxo sanguíneo cerebral seja menos exata em animais por causa dos esforços limitados no sentido de refinar o modelo de perfusão por ASL correspondente, a exatidão e a estabilidade dos métodos atuais bastam para rastrear as mudanças no fluxo sanguíneo cerebral após a oclusão arterial[51-53] ou a hipotensão arterial.[54] No modelo de acidente vascular encefálico isquêmico em roedores, as informações de perfusão com resolução temporal fornecem informações detalhadas sobre o padrão espaço-temporal de mudanças hemodinâmicas após a oclusão completa ou parcial da artéria cerebral média. Estudos prévios demonstraram com sucesso que a ASL é capaz de distinguir entre a área de infarto e o tecido em risco no território da MCA ocluída, quando usada conjuntamente com sequências DWI.[51-53] Esses dados de modelos animais são compatíveis com o conceito de penumbra isquêmica no acidente vascular encefálico em humanos,[55] e apoiam o papel do estudo da perfusão por MRI na abordagem do acidente vascular encefálico.

Doença cerebrovascular crônica

Embora a embolia, e não a hipoperfusão primária, seja considerada a causa da maioria dos sintomas cerebrovasculares, pacientes acometidos por acidente vascular encefálico, ataque isquêmico transitório, ou estenose grave de carótida podem apresentar quadros clínicos sugestivos de hipoperfusão. Um dos primeiros estudos a utilizar a

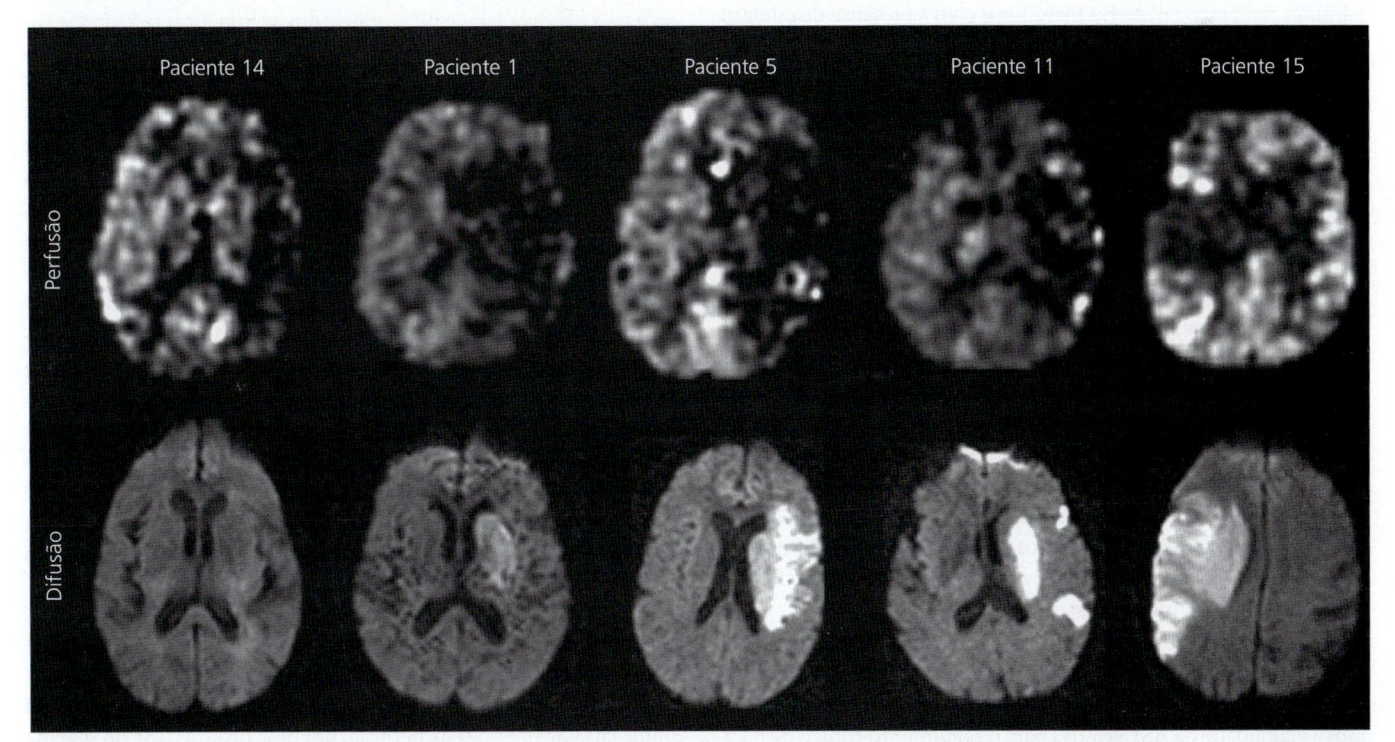

Fig. 16.3 Exemplos representativos de vários graus de *mismatch* perfusão (acima)/difusão (abaixo). Apenas um corte de cada paciente é exibido. O grau de *mismatch* varia desde um grande déficit perfusional sem lesão correspondente na difusão (paciente 14, extrema esquerda) a uma grande lesão na difusão com déficit perfusional correspondente muito menor (paciente 15, extrema direita). (Reproduzida de Chalela *et al.*, 2000, com permissão da ed. Lippincott, Williams & Wilkins.)[48]

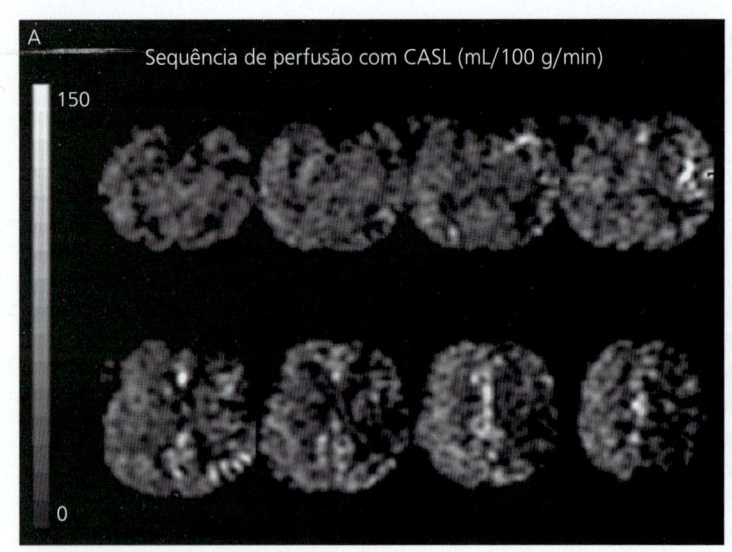

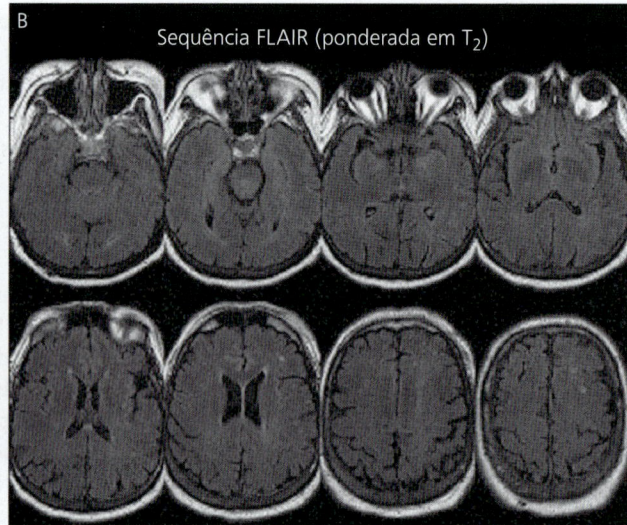

Fig. 16.4 (A) Sequência de perfusão com CASL em paciente com hemiparesia direita recorrente, demonstrando hipoperfusão crônica na distribuição da artéria cerebral média (MCA) esquerda, e artefato de trânsito na mesma. (B) Sequência FLAIR ponderada em T_2, obtida simultaneamente, demonstra somente áreas dispersas de hiperintensidade na distribuição da MCA esquerda.

CASL, uma coorte de pacientes com tais quadros clínicos, indicou que a prevalência de anormalidades perfusionais em repouso é alta,[46] especialmente em pacientes com lesões estenóticas graves da vasculatura cerebral. As imagens de perfusão por ASL revelaram hipoperfusão tanto focal quanto hemisférica, e a localização das anomalias de fluxo sanguíneo cerebral correspondeu à lateralidade da estenose mais importante para a distribuição anterior da circulação. A Figura 16.4 mostra um exemplo de hipoperfusão crônica em paciente com ataques isquêmicos transitórios (TIA) recorrentes.

Estes achados são compatíveis com relatos que correlacionam a perfusão cerebral ou a reserva perfusional com a presença de estenose de carótida extracraniana;[56-59] porém, a maioria dos estudos realizados até o momento não demonstrou claramente que a hipoperfusão primária é causa de acidente vascular encefálico de grandes vasos. Esta discrepância vem sendo reconciliada por meio da hipótese de que a hipoperfusão poderia influenciar o resultado da embolização cerebral.[17] Se verdadeira, essa hipótese sugere que os estudos da perfusão cerebral terão um papel cada vez mais importante para prever a isquemia cerebrovascular, principalmente em situações em que há aumento da embolização, como a cirurgia cardiovascular. Alguns pacientes com estenose de carótida possuem múltiplas regiões de estreitamento aterosclerótico, ditas "lesões conjuntas" (em inglês, *tandem lesions*). A melhor conduta terapêutica nestes pacientes é motivo de polêmica, pois os efeitos do tratamento cirúrgico de uma única lesão são desconhecidos. Como o estudo da perfusão por MRI com ASL mede os efeitos finais da estenose sobre a perfusão tecidual, esta modalidade diagnóstica fornece uma oportunidade tanto de identificar os déficits perfusionais significativos provocados pelas lesões conjuntas (*tandem*) (p. ex., a lesão carotídea pode ser de gravidade apenas moderada) como de avaliar a resposta à terapia cirúrgica ou endovascular.

A possibilidade de marcar territórios vasculares individuais separadamente também expandirá o uso da ASL no estudo da doença cerebrovascular crônica. Hendrikse *et al.*[60] demonstraram a viabilidade da ASL seletiva para o seguimento clínico de pacientes após cirurgia de anastomose extraintracraniana de alto fluxo. Jones *et al.*[61] avaliaram individualmente o fluxo sanguíneo cerebral fornecido pela artéria carótida interna ipsilateral (estenótica) ou contralateral mediante sequência de ASL hemisfério-seletiva para estudar os efeitos da endarterectomia carotídea.

O estudo da perfusão por MRI com ASL também vem sendo aplicado em outras doenças cerebrovasculares. Por exemplo, observou-se CBF relativamente normal em uma pequena casuística de pacientes com angiopatia cerebral pós-parto,[62] achado compatível com o prognóstico geralmente benigno deste distúrbio.

A identificação da hipoperfusão primária como etiologia de lesão cerebral isquêmica progressiva possui implicações de grande importância para a conduta terapêutica, principalmente no tocante à terapia anti-hipertensiva. A hipertensão encontra-se associada a maior CBF em pacientes com doença aterosclerótica.[63] O tratamento da hipertensão já foi reconhecido como a intervenção mais importante para a profilaxia do acidente vascular encefálico.[64] Embora benefícios claros tenham sido demonstrados mesmo com a redução modesta da pressão sistólica ou diastólica, os limites inferiores para tais reduções não foram estabelecidos. As evidências sugerem que a terapia anti-hipertensiva pode estar associada à hipotensão noturna e à hipoperfusão cerebral.[65] Infartos secundários à terapia anti-hipertensiva são comuns após acidente vascular encefálico agudo, enquanto a autorregulação cerebral ainda se encontra deficiente, e a duração desta insuficiência pode ser altamente variável.[66] Ademais, os diferentes anti-hipertensivos podem exercer efeitos distintos sobre a perfusão cerebral, o que tornaria a escolha de anti-hipertensivos específicos passível de ser influenciada pelos resultados de exames de perfusão. Como uma maneira segura e barata de avaliar a perfusão cerebral antes ou após farmacoterapia, a ASL pode melhorar o manejo da terapia anti-hipertensiva em pacientes de alto risco ou com doença cerebrovascular estabelecida.

Estudo da reserva cerebrovascular com ASL

Acredita-se que o fluxo sanguíneo cerebral é mantido estável em uma ampla faixa de pressões de perfusão por uma propriedade do sistema cerebrovascular denominada "autorregulação". Como este mecanismo de autorregulação é capaz de manter o fluxo sanguíneo mesmo quando a pressão arterial se encontra reduzida, somente mensurar a perfusão pode não ser um meio adequado de avaliar o nível de comprometimento hemodinâmico. Embora déficits perfusionais em repouso sejam claramente anormais, alterações na reserva hemodinâmica também são significativas, pois indicam que a capacidade autorregulatória da vasculatura cerebral pode ter sido exaurida. Testa-se a reserva cerebrovascular medindo o aumento no fluxo sanguíneo cerebral induzido por inalação de dióxido de carbono ou aplicação de acetazolamida ("reatividade cerebrovascular"). Vários estudos recentes demonstraram a utilidade da medição da reserva vascular como preditora de acidente vascular encefálico futuro,[67-69] embora a validade geral desta abordagem ainda não tenha sido estabelecida.[10] A maioria das pesquisas publicadas que avaliou o comprometimento hemodinâmico usou métodos radioativos, como PET, SPECT ou XeCT, e mediu o fluxo sanguíneo macroscópico (velocidade do fluxo) por meio de Doppler transcraniano. A aplicação da MR ao estudo da circulação cerebral foi extremamente limitada até o momento, e as técnicas atuais de medição do CBF com base no estudo dinâmico com contraste não são ideais para estudo da reatividade vascular, o qual requer exames repetidos.

A ASL é um método conveniente para a quantificação dos efeitos do aumento farmacoterapêutico do CBF sobre todo o cérebro, pois é não invasiva e pode ser repetida várias vezes em um único exame. Em uma pesquisa, a resposta do CBF à acetazolamida foi estudada em pacientes com doença cerebrovascular usando sequência de CASL a 1,5 T.[70] Vários padrões de falha no aumento da perfusão sanguínea foram observados, inclusive déficits difusos, maculares ou focais correspondentes às distribuições vasculares de estenoses proximais. A Figura 16.5 demonstra alguns exemplos de padrões normais e anormais de aumento farmacológico da perfusão cerebral.[71] A CASL (3 Tesla) também já foi utilizada em um estudo da perfusão cerebral e vasorreatividade em pacientes com diabetes tipo 2.[72] Em sujeitos diabéticos, hipoperfusão em repouso e resposta reduzida do fluxo sanguíneo cerebral à reinalação de dióxido de carbono afetavam todas as regiões do cérebro e encontravam-se correlacionadas com a atrofia da substância cinzenta nas regiões frontal e temporal. A ASL pulsada foi utilizada para avaliar a reatividade cerebrovascular em resposta à hipercapnia em um grupo de pacientes com doença esteno-oclusiva.[73] Os autores encontraram boa correlação entre as medições de PASL e a vasorreatividade medida por MRI dependente do nível de oxigênio sanguíneo (BOLD MRI), demonstrando que a resposta de sinal BOLD à hipercapnia reflete, em grande parte, mudanças no fluxo sanguíneo cerebral. O uso da ASL para monitorar a estimulação farmacológica do CBF demonstra a utilidade geral da técnica para o monitoramento de alterações no CBF ao longo de várias escalas de tempo, o que pode ser útil no manejo de pacientes com doença cerebrovascular. A Figura 16.6 mostra dados de um estudo da perfusão por MR com CASL sequencial realizado em paciente com estenose grave de carótida esquerda, antes e após a endarterectomia de urgência

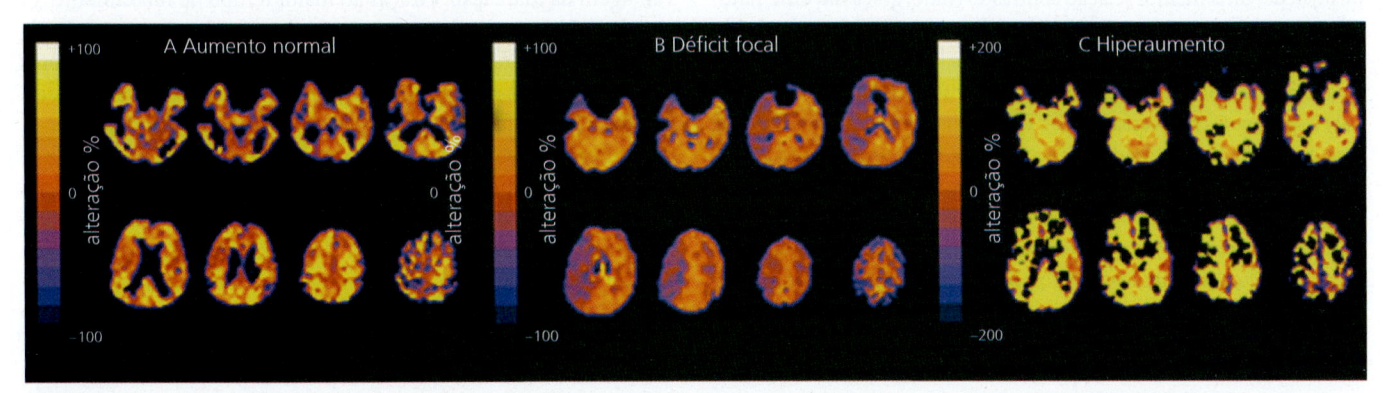

Fig. 16.5 Exame da reserva cerebrovascular por sequência de CASL antes e após a aplicação de acetazolamida. Os exemplos acima são de três pacientes com estenose sintomática da artéria cerebral média direita (MCA). As imagens mostram a alteração percentual no fluxo sanguíneo cerebral (CBF), desde a linha de base até 10 min após a aplicação intravenosa de 1 mg de acetazolamida. (A) Padrão normal de aumento, demonstrando aumento de aproximadamente 50% no CBF em ambos os hemisférios. Não sugere comprometimento hemodinâmico. (B) Déficit focal de aumento do CBF na distribuição da MCA direita, indicando comprometimento da reserva hemodinâmica. (C) Padrão de hiperaumento, demonstrando notável aumento do CBF global. Atribui-se tal padrão à terapia anti-hipertensiva excessiva, ocasionando redução da pressão arterial sistêmica abaixo do limite mínimo da autorregulação cerebral. (Adaptada de Detre et al., 1999.) [71]

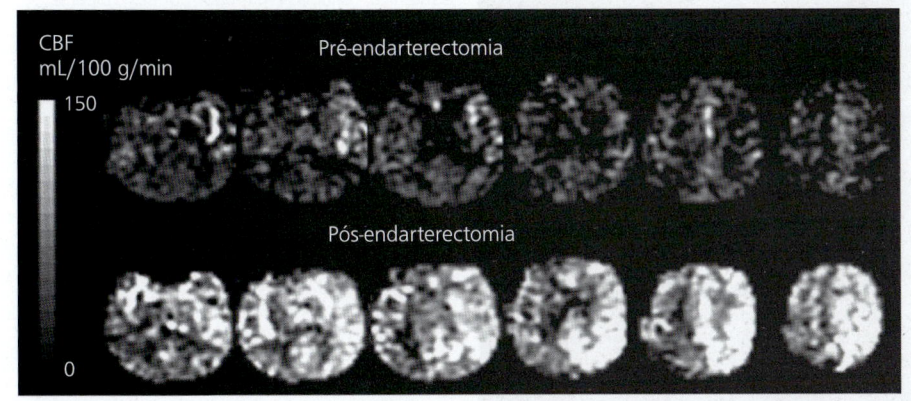

Fig. 16.6 Sequência de perfusão com ASL antes (acima) e 1 dia após a endarterectomia de carótida esquerda (abaixo) em paciente com estenose carotídea bilateral apresentando afasia recorrente. Antes da endarterectomia, o fluxo sanguíneo cerebral (CBF) se encontrava globalmente reduzido a 18 mL/100 g/min; nota-se a presença de artefato de trânsito na distribuição da artéria cerebral média esquerda. Após a endarterectomia da carótida esquerda, o CBF global aumentou para 81 mL/100 g/min, excedendo 100 mL/100 g/min no hemisfério esquerdo. O paciente evoluiu para quadro de síndrome hiperperfusional, com confusão e convulsões.

para tratamento de ataques isquêmicos transitórios recorrentes. Estas imagens demonstram notável aumento no CBF, que passa de níveis isquêmicos (antes do procedimento) à hiperperfusão (após a endarterectomia). Este paciente evoluiu para uma síndrome hiperperfusional transitória com estado convulsivo e confusão,[74] o que sugere que o estudo da perfusão por MRI pode vir a ser utilizado como rastreio para esta complicação potencial.

Doença cerebrovascular pediátrica

O acidente vascular encefálico isquêmico arterial afeta de 2 a 8 crianças por 100.000 por ano na Europa e na América do Norte, e está entre as dez principais causas de óbito nesta faixa etária.[75-77] Cada vez mais, as várias arteriopatias não ateroscleróticas vêm sendo identificadas como causa frequente de acidente vascular encefálico isquêmico na população pediátrica.[78-79] Como o CBF reflete a demanda metabólica cerebral e a função neuronal, é um parâmetro vital na avaliação da lesão (e recuperação) cerebral em pacientes pediátricos. Os métodos existentes para a avaliação da perfusão em adultos não são facilmente aplicáveis em crianças, por causa das preocupações com a segurança e às dificuldades técnicas associadas ao uso de radioisótopos e agentes de contraste na população pediátrica. Por conseguinte, a ASL pode tornar-se um método ideal e prático para o estudo da perfusão em crianças, e pode também fornecer vantagens únicas em comparação a seu uso em adultos. Em pacientes pediátricos, a ASL é capaz de fornecer uma melhor relação contraste/ruído, graças ao CBF naturalmente maior em crianças.[80] Além disso, o teor de água do tecido cerebral é maior em crianças que em adultos,[81] o que produz maior sinal em equilíbrio e tempos de relaxamento *spin-lattice* (longitudinal) e *spin-spin* (transversal) (T_1 e T_2, respectivamente) mais longos, o que pode melhorar ainda mais o sinal de ASL aumentando a concentração e a meia-vida do traçador. Um estudo recente demonstrou aumento de 70% na relação sinal-ruído de sequências de perfusão obtidas em crianças neurologicamente intactas em comparação às imagens obtidas em adultos hígidos. Este aumento foi atribuído aos efeitos combinados do maior fluxo sanguíneo cerebral (30%), maior T_1, e maior densidade de prótons na população pediátrica.[82] Chen et al.[83] estudaram dez crianças (sete do sexo masculino; idade mediana, 9,2 anos [1,1-16 anos]) com acidente vascular encefálico isquêmico, de 4 a 125 horas após o início dos sintomas, usando um protocolo de PASL vinculado a exames de MR indicados clinicamente, em aparelho de 1,5 ou 3 T (Fig. 16.7). Os volumes de infarto, tanto no período agudo quanto no seguimento, foram significativamente maiores nos pacientes com hipoperfusão do que nos pacientes com hiperperfusão ou perfusão normal ($P = 0,032$). Houve correlação entre o déficit perfusional inter-hemisférico ([não afetado – afetado]/não afetado × 100%) e o grau de estenose ($P = 0,002$), a lesão na difusão ($P = 0,008$), e a estimativa ponderada em T_2 do volume de infarto no seguimento ($P = 0,023$). Portanto, a combinação de estudo da perfusão com ASL, imagens DWI e angiorressonância pode fornecer informações clínicas importantes para orientar intervenções de perfusão e terapia trombolítica no acidente vascular encefálico isquêmico arterial em pacientes pediátricos.

Melhorando a ASL para uso clínico

Uma importante limitação da ASL é a relação sinal-ruído relativamente baixa, graças ao pequeno sinal fracional do sangue marcado (1% do sinal bruto de MR). Consequentemente, a qualidade das imagens de perfusão com ASL pode não ser adequada mesmo após a extensa promediação do sinal, reduzindo a confiabilidade diagnóstica e a sensibilidade à atividade cerebral. Uma solução para este problema é aplicar a ASL com alto campo. A ASL de alto campo não só fornece maior relação sinal-ruído, como também uma importante vantagem na marcação. Graças ao maior tempo de relaxamento T_1 em alto campo, a perda da marcação de *spins* durante o tempo de trânsito é muito menor que em campo-padrão, produzindo maiores sinais de perfusão no tecido cerebral e simultaneamente reduzindo a presença de artefatos causados pelo trânsito arterial e por erros de quantificação. Este efeito de T_1, combinado à maior relação sinal-ruído, é capaz de proporcionar notável melhora no sinal de perfusão, aumentando as resoluções espacial e temporal e expandindo a cobertura de imagem. Pode-se obter facilmente um ganho de 100% na relação sinal-ruído realizando a sequência de PASL a 4,0 T em comparação ao método ASL a 1,5 T.[34] Do ponto de vista técnico, o desafio para a implementação da CASL de alto campo é o alto nível de deposição de radiofrequência (RF), o qual pode ser superado com o uso de método especial *multicoil*[24] ou com um arranjo de

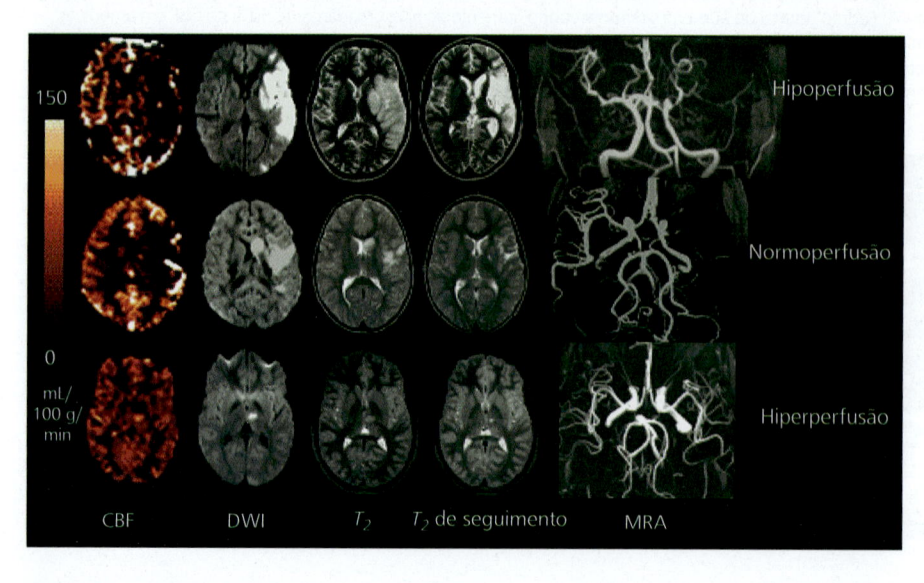

Fig. 16.7 Imagens representativas de fluxo sanguíneo cerebral (CBF), difusão (DWI), T_2, T_2 de seguimento e angiorressonância (MRA) de pacientes pediátricos com acidente vascular encefálico isquêmico, divididas em grupos por hipo, hiper e normoperfusão. Nota-se o infarto maior no exemplo do grupo de hipoperfusão.

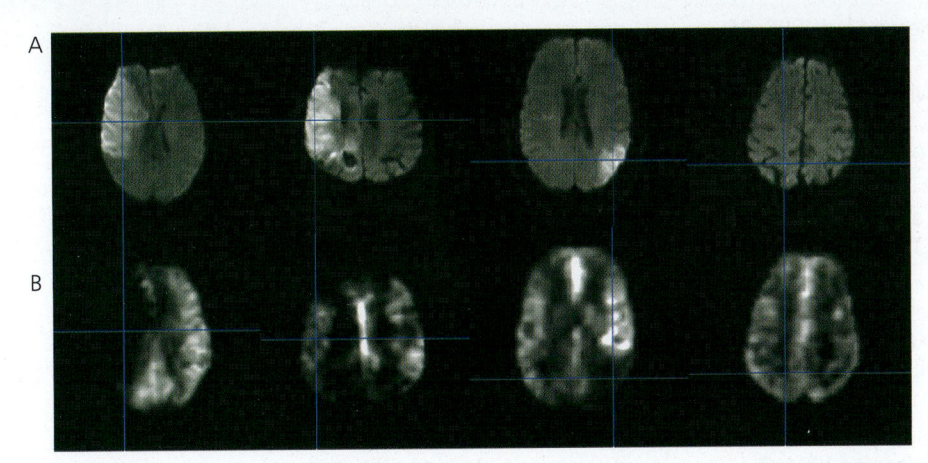

Fig. 16.8 Sequências correspondentes de difusão (*trace DWI*) (valor de *b*, 1.000 s/mm²) (A) e perfusão (seis médias, tempo de obtenção: 42 s) (B) obtidas com marcação pseudo-CASL e leitura 3D-GRASE com supressão de fundo em quatro pacientes com acidente vascular encefálico. Imagens em orientação-padrão. As cruzes azuis denotam a localização da lesão isquêmica. (Reproduzida de Fernández-Seara *et al.* 2008, com permissão da ed. John Wiley & Sons.) [94]

bobina única, reduzindo-se a amplitude dos pulsos de RF e a força do gradiente conforme apropriado.[84] Uma estratégia híbrida de ASL em pulso/contínua ("pseudo-CASL"), apresentada por Dai *et al.*,[18] também pode ser implementada em MRI de campo alto dentro dos limites de segurança da deposição de RF. A abordagem pseudocontínua de inversão adiabática dirigida pelo fluxo (*flow-driven adiabatic inversion*) possui várias vantagens sobre a técnica de controle por modulação de amplitude (*amplitude modulation control*). Sendo uma aproximação pulsada da CASL (ou seja, emprega pulsos repetidos de RF e não uma emissão contínua de RF), não requer capacidade de transmissão de onda contínua de RF, e permite assim o uso da bobina de corpo como emissora e de uma bobina de cabeça de sinergia como receptora, aumentando a relação sinal-ruído das imagens não processadas. Além disso, a abordagem pseudo-CASL aumenta a eficiência da inversão para a aquisição de imagens *multislice* e simultaneamente controla para efeitos de transferência da magnetização.

Os esquemas de aquisição de imagens com ASL também estão evoluindo rapidamente para melhorar as resoluções espacial e temporal e para reduzir os efeitos de suscetibilidade nas sequências de perfusão. Até o momento, a maior parte dos métodos para estudo da perfusão com ASL utiliza sequências *fast gradient-echo*, como a técnica de imagem ecoplanar, para a aquisição. As imagens resultantes apresentam contraste de suscetibilidade, o que ocasiona perda de sinal ou distorção nas interfaces tecido–ar e tecido–osso, principalmente na MR de alto campo. Para contornar este problema, o uso futuro de técnicas resistentes à suscetibilidade, e principalmente de métodos *spin-echo*, será altamente preferível nas sequências de perfusão com ASL. Várias abordagens já foram utilizadas na ASL, inclusive técnicas *fast spin-echo* com refocalização repetida da RF,[85-87] sequência *spin-echo* ecoplanar, [88] espiral reversa,[89] e métodos tridimensionais *multishot* com base em supressão de fundo.[90,91] Supressão do sinal de fundo (ou seja, dos tecidos estáticos) pode melhorar a sensibilidade e a reprodutibilidade da ASL ao reduzir o ruído fisiológico.[91-93] A supressão de fundo é obtida mediante a aplicação de pulsos de inversão adicionais após a marcação dos *spins* arteriais, durante o tempo de espera pós-marcação. O número de pulsos de inversão e o momento de aplicação dos mesmos precisam ser otimizados de modo a obter supressão máxima do sinal estático com atenuação mínima do sinal de ASL. Recentemente, foi demonstrado que a seleção cuidadosa do tipo, número e momento de aplicação dos pulsos de inversão é essencial para a inversão eficiente em sequências de ASL com supressão de fundo.[93]

Uma combinação dessas várias melhorias na metodologia de ASL pode fornecer imagens de perfusão de toda a área cerebral, com excelente qualidade, em poucos minutos. Uma técnica otimizada de ASL com pseudo-CASL e sequência de tomada única com 3D-GRASE e supressão de fundo foi introduzida recentemente, permitindo aquisição de mapas de perfusão em menos de 1 minuto com resolução e relação sinal-ruído suficientemente boas para a caracterização de lesão em pacientes com acidente vascular encefálico.[94] Neste estudo, as áreas de hipoperfusão nos mapas de ASL dos pacientes coincidiram com áreas hiperintensas na difusão (Fig. 16.8). A capacidade de definir lesões isquêmicas com exatidão em menos de 1 minuto deve facilitar enormemente o uso das sequências de perfusão em pacientes com dificuldades em cooperar com o procedimento.

Conclusões

Desde meados da década de 1990, a ASL evoluiu da fase de estudos de viabilidade para uma técnica prática e clinicamente aplicável, pelo menos nos centros médicos de pesquisa em que este método se encontra disponível. As técnicas atuais de ASL permitem obter dados a respeito da perfusão cerebral em pacientes com doença cerebrovascular. O uso de MR de alto campo e sequências de tempo de trânsito pode melhorar ainda mais a qualidade de imagem e a confiabilidade da ASL. Estas evoluções podem permitir que a ASL efetivamente se torne uma ferramenta clínica para o diagnóstico e a avaliação do prognóstico de doenças cerebrovasculares, principalmente em crianças.

Agradecimentos

Os autores são apoiados pela *Neuroscience Neuroimaging NIH Grant* (P30 NS045839).

Referências

1. Guckel F, Brix G, Rempp K *et al.* Assessment of cerebral blood volume with dynamic susceptibility contrast enhanced gradient-echo imaging. *J Comput Assist Tomogr* 1994; **18**: 344–351.

2. Østergaard L, Weisskoff MRI, Chesler DA *et al.* High resolution measurement of cerebral blood flow using intravascular tracer bolus passages. Part I: mathematical

approach and statistical analysis. *Magn Reson Med* 1996; **36**: 715–725.

3. Smith AM, Grandin CB, Duprez T et al. Whole brain quantitative CBF and CBV measurements using MRI bolus tracking: comparison of methodologies. *Magn Reson Med* 2000; **43**: 559–564.

4. Detre JA, Alsop DC. Perfusion fMRI with arterial spin labeling (ASL). In *Functional MRI,* eds. Moonen CTW, Bandettini PA. Heidelberg: Springer, 1999, p. 47–62.

5. Wong EC. Potentials and pitfalls of arterial spin labeling based perfusion imaging techniques for MRI. In *Functional MRI,* eds. Moonen CTW, Bandettini PA. Heidelberg: Springer, 1999, p. 63–69.

6. Detre JA, Zhang W, Roberts DA et al. Tissue specific perfusion imaging using arterial spin labeling. *NMR Biomed* 1994; **7**: 75–82.

7. Wittsack HJ, Ritzl A, Fink GR et al. MR imaging in acute stroke: diffusionweighted and perfusion imaging parameters for predicting infarct size. *Radiology* 2002; **222**: 397–403.

8. Firlik AD, Rubin G, Yonas H et al. Relation between cerebral blood flow and neurologic deficit resolution in acute ischemic stroke. *Neurology* 1998; **51**: 177–182.

9. Rubin G, Firlik AD, Levy EI et al. Relationship between cerebral blood flow and clinical outcome in acute stroke. *Cerebrovasc Dis* 2000; **10**: 298–306.

10. Derdeyn CP, Grubb RL, Jr., Powers WJ. Cerebral hemodynamic impairment: methods of measurement and association with stroke risk. *Neurology* 1999; **53**: 251–259.

11. Bogousslavsky J, Delaloye-Bischof A, Regli F et al. Prolonged hypoperfusion and early stroke after transient ischemic attack. *Stroke* 1990; **21**: 40–46.

12. Webster MW, Makaroun MS, Steed DL et al. Compromised cerebral blood flow reactivity is a predictor of stroke in patients with symptomatic carotid artery occlusive disease. *J Vasc Surg* 1995; **21**: 338–344; discussion 44–45.

13. Gur AY, Bova I, Bornstein NM. Is impaired cerebral vasomotor reactivity a predictive factor of stroke in asymptomatic patients? *Stroke* 1996; **27**: 2188–2190.

14. Weiller C, Ringelstein EB, Reiche W et al. Clinical and hemodynamic aspects of low-flow infarcts. *Stroke* 1991; **22**: 1117–1123.

15. Pantoni L, Garcia JH, Gutierrez JA. Cerebral white matter is highly vulnerable to ischemia. *Stroke* 1996; **27**: 1641–1646; discussion 1647.

16. Mull M, Schwarz M, Thron A. Cerebral hemispheric low-flow infarcts in arterial occlusive disease. Lesion patterns and angiomorphological conditions. *Stroke* 1997; **28**: 118–123.

17. Caplan LR, Hennerici M. Impaired clearance of emboli (washout) is an important link between hypoperfusion, embolism, and ischemic stroke. *Arch Neurol* 1998; **55**: 1475–1482.

18. Dai W, Garcia D, de Bazelaire C, Alsop DC. Continuous flow-driven inversion for arterial spin labeling using pulsed radio frequency and gradient fields. *Magn Reson Med* 2008; **60**: 1488–1497.

19. Wu WC, Fernandez-Seara M, Detre JA et al. A theoretical and experimental investigation of the tagging efficiency of pseudocontinuous arterial spin labeling. *Magn Reson Med* 2007; **58**: 1020–1027.

20. Kim SG. Quantification of relative cerebral blood flow change by flow-sensitive alternating inversion recovery (FAIR) technique: application to functional mapping. *Magn Reson Med* 1995; **34**: 293–301.

21. Kwong KK, Chesler DA, Weisskoff MRI et al. MR perfusion studies with T_1- weighted echo planar imaging. *Magn Reson Med* 1995; **34**: 878–887.

22. Alsop DC, Detre JA. Multisection cerebral blood flow MR imaging with continuous arterial spin labeling. *Radiology* 1998; **208**: 410–416.

23. Wong EC, Buxton RB, Frank LR. Quantitative imaging of perfusion using a single subtraction (QUIPSS and QUIPSS II). *Magn Reson Med* 1998; **39**: 702–78.

24. Zaharchuk G, Ledden PJ, Kwong KK et al. Multislice perfusion and perfusion territory imaging in humans with separate label and image coils. *Magn Reson Med* 1999; **41**: 1093–1098.

25. Davies NP, Jezzard P. Selective arterial spin labeling (SASL): perfusion territory mapping of selected feeding arteries tagged using two-dimensional radiofrequency pulses. *Magn Reson Med* 2003; **49**: 1133–1142.

26. Hendrikse J, van der Grond J, Lu H et al. Flow territory mapping of the cerebral arteries with regional perfusion MRI. *Stroke* 2004; **35**: 882–887.

27. Werner R, Norris DG, Alfke K et al. Continuous arteryselective spin labeling (CASSL). *Magn Reson Med* 2005; **53**: 1006–1012.

28. Eastwood JD, Holder CA, Hudgins PA et al. Magnetic resonance imaging with lateralized arterial spin labeling. *Magn Reson Imaging* 2002; **20**: 583–586.

29. Song HK, Wolf RL, Wang J et al. Unilateral labeling PASL technique for vascular territory perfusion imaging. *Proc Intl Soc Mag Reson Med* 2004; Kyoto. p. 1358.

30. Wong EC. Vessel encoded arterial spin labeling using pseudo-continuous tagging. In *Proceedings of the 14th Annual Meeting of the International Society for Magnetic Resonance in Medicine,* Seattle, 2006, p. 668.

31. Dai W, Robson PM, Shankaranarayanan A et al. Single artery selective labeling using pseudo-continuous labeling. In *Proceedings of the 16th Annual Meeting of the International Society for Magnetic Resonance in Medicine,* Toronto, 2008, p. 184.

32. van Laar PJ, Hendrikse J, Golay X et al. In vivo flow territory mapping of major brain feeding arteries. *Neuroimage* 2006; **29**: 136–144.

33. van Laar PJ, van der Grond J, Hendrikse J. Brain perfusion territory imaging: methods and clinical applications of selective arterial spinlabeling MR imaging. *Radiology* 2008; **246**: 354–364.

34. Wang J, Alsop DC, Li L et al. Comparison of quantitative perfusion imaging using arterial spin labeling at 1.5 and 4.0 Tesla. *Magn Reson Med* 2002; **48**: 242–254.

35. Wong EC, Buxton RB, Frank LR. A theoretical and experimental comparison of continuous and pulsed arterial spin labeling techniques for quantitative perfusion imaging. *Magn Reson Med* 1998; **40**: 348–355.

36. Tsuchiya K, Katase S, Hachiya J et al. Cerebral perfusion MRI with arterial spin labeling technique at 0.5 Tesla. *J Comput Assist Tomogr* 2000; **24**: 124–127.

37. Alsop DC, Detre JA. Reduced transit-time sensitivity in noninvasive magnetic resonance imaging of human cerebral blood flow. *J Cereb Blood Flow Metab* 1996; **16**: 1236–1249.

38. Wong EC, Buxton RB, Frank LR. Implementation of quantitative perfusion imaging techniques for functional brain mapping using pulsed arterial spin labeling. *NMR Biomed* 1997; **10**: 237–249.

39. Ye FQ, Mattay VS, Jezzard P et al. Correction for vascular artifacts in cerebral blood flow values measured by using arterial spin tagging techniques. *Magn Reson Med* 1997; **37**: 226–235.

40. Yang Y, Frank JA, Hou L et al. Multislice imaging of quantitative cerebral perfusion with pulsed arterial spin labeling. *Magn Reson Med* 1998; **39**: 825–832.

41. Gonzalez-At JB, Alsop DC, Detre JA. Cerebral perfusion and arterial transit time changes during task activation determined with continuous arterial spin labeling. *Magn Reson Med* 2000; **43**: 739–746.

42. Yang Y, Engelien W, Xu S et al. Transit time, trailing time, and cerebral blood flow during brain activation: measurement using multislice, pulsed spinlabeling perfusion imaging. *Magn Reson Med* 2000; **44**: 680–685.

43. Gunther M, Bock M, Schad LR. Arterial spin labeling in combination with a look– locker sampling strategy: inflow turbo-sampling EPIFAIR (ITS-FAIR). *Magn Reson Med* 2001; **46**: 974–984.

44. Hendrikse J, van Osch MJ, Rutgers DR et al. Internal carotid artery occlusion assessed at pulsed arterial spin-labeling perfusion MR imaging at multiple delay times. *Radiology* 2004; **233**: 899–904.

45. Calamante F, Gadian DG, Connelly A. Quantification of perfusion using bolus tracking magnetic resonance imaging in stroke: assumptions, limitations, and potential implications for clinical use. *Stroke* 2002; **33**: 1146–1151.

46. Detre JA, Alsop DC, Vives LR et al. Noninvasive MRI evaluation of cerebral blood flow in cerebrovascular disease. *Neurology* 1998; **50**: 633–641.

47. Wang J, Alsop DC, Song HK et al. Arterial transit time imaging with flow encoding arterial spin tagging (FEAST). *Magn Reson Med* 2003; **50**: 599–607.

48. Chalela JA, Alsop DC, Gonzalez-Atavales JB et al. Magnetic resonance perfusion imaging in acute ischemic stroke using continuous arterial spin labeling. *Stroke* 2000; **31**: 680–687.

49. Kern R, Guenther M, Szabo K et al. 3D GRASE ASL is highly sensitive to detect hyperperfusion states in patients with acute stroke. In *Proceedings of the 14th Annual Meeting of the International Society for Magnetic Resonance in Medicine*, Seattle, 2006, p. 497.

50. Thomas DL. Arterial spin labeling in small animals: methods and applications to experimental cerebral ischemia. *J Magn Reson Imaging* 2005; **22**: 741–744.

51. Calamante F, Lythgoe MF, Pell GS et al. Early changes in water diffusion, perfusion, T_1, and T_2 during focal cerebral ischemia in the rat studied at 8.5 T. *Magn Reson Med* 1999; **41**: 479–485.

52. Lythgoe MF, Thomas DL, Calamante F et al. Acute changes in MRI diffusion, perfusion, T(1), and T(2) in a rat model of oligemia produced by partial occlusion of the middle cerebral artery. *Magn Reson Med* 2000; **44**: 706–712.

53. Zaharchuk G, Yamada M, Sasamata M et al. Is all perfusion-weighted magnetic resonance imaging for stroke equal? The temporal evolution of multiple hemodynamic parameters after focal ischemia in rats correlated with evidence of infarction. *J Cereb Blood Flow Metab* 2000; **20**: 1341–1351.

54. Zaharchuk G, Mandeville JB, Bogdanov AA, Jr. et al. Cerebrovascular dynamics of autoregulation and hypoperfusion. An MRI study of CBF and changes in total and microvascular cerebral blood volume during hemorrhagic hypotension. *Stroke* 1999; **30**: 2197–2204; discussion 2204–2205.

55. Touzani O, Roussel S, MacKenzie ET. The ischaemic penumbra. *Curr Opin Neurol* 2001; **14**: 83–88.

56. Leblanc R, Yamamoto YL, Tyler JL et al. Borderzone ischemia. *Ann Neurol* 1987; **22**: 707–713.

57. Powers WJ, Tempel LW, Grubb RL, Jr. Influence of cerebral hemodynamics on stroke risk: one-year followup of 30 medically treated patients. *Ann Neurol* 1989; **25**: 325–330.

58. Carpenter DA, Grubb RL, Jr., Powers WJ. Borderzone hemodynamics in cerebrovascular disease. *Neurology* 1990; **40**: 1587–1592.

59. Nighoghossian N, Trouillas P, Philippon B et al. Cerebral blood flow reserve assessment in symptomatic versus asymptomatic highgrade internal carotid artery stenosis. *Stroke* 1994; **25**: 1010–1013.

60. Hendrikse J, van der Zwan A, Ramos LM et al. Altered flow territories after extracranial-intracranial bypass surgery. *Neurosurgery* 2005; **57**: 486–494; discussion 494.

61. Jones CE, Wolf RL, Detre JA et al. Structural MRI of carotid artery atherosclerotic lesion burden and characterization of hemispheric cerebral blood flow before and after carotid endarterectomy. *NMR Biomed* 2006; **19**: 198–208.

62. Chalela JA, Kasner SE, McGarvey M et al. Continuous arterial spin labeling perfusion magnetic resonance imaging findings in postpartum vasculopathy. *J Neuroimaging* 2001; **11**: 444–446.

63. van Laar PJ, van der Graaf Y, Mali WP et al. Effect of cerebrovascular risk factors on regional cerebral blood flow. *Radiology* 2008; **246**: 198–204.

64. Bronner LL, Kanter DS, Manson JE. Primary prevention of stroke. *N Engl J Med* 1995; **333**: 1392–400.

65. Watanabe N, Imai Y, Nagai K et al. Nocturnal blood pressure and silent cerebrovascular lesions in elderly Japanese. *Stroke* 1996; **27**: 1319–1327.

66. Widder B, Kleiser B, Krapf H. Course of cerebrovascular reactivity in patients with carotid artery occlusions. *Stroke* 1994; **25**: 1963–1967.

67. Vernieri F, Pasqualetti P, Passarelli F et al. Outcome of carotid artery occlusion is predicted by cerebrovascular reactivity. *Stroke* 1999; **30**: 593–598.

68. Markus H, Cullinane M. Severely impaired cerebrovascular reactivity predicts stroke and TIA risk in patients with carotid artery stenosis and occlusion. *Brain* 2001; **124**: 457–467.
69. Imaizumi M, Kitagawa K, Hashikawa K et al. Detection of misery perfusion with split-dose ^{123}I-iodoamphetamine single-photon emission computed tomography in patients with carotid occlusive diseases. *Stroke* 2002; **33**: 2217–2223.
70. Detre JA, Alsop DC. Perfusion magnetic resonance imaging with continuous arterial spin labeling: methods and clinical applications in the central nervous system. *Eur J Radiol* 1999; **30**: 115–124.
71. Detre JA, Samuels OB, Alsop DC et al. Noninvasive magnetic resonance imaging evaluation of cerebral blood flow with acetazolamide challenge in patients with cerebrovascular stenosis. *J Magn Reson Imaging* 1999; **10**: 870–875.
72. Last D, Alsop DC, Abduljalil AM et al. Global and regional effects of type 2 diabetes on brain tissue volumes and cerebral vasoreactivity. *Diabetes Care* 2007; **30**: 1193–1199.
73. Mandell DM, Han JS, Poublanc J et al. Mapping cerebrovascular reactivity using blood oxygen leveldependent MRI in patients with arterial steno-occlusive disease. comparison with arterial spin labeling MRI. *Stroke* 2008; Epub doi 10.1161.
74. Hosoda K, Kawaguchi T, Shibata Y et al. Cerebral vasoreactivity and internal carotid artery flow help to identify patients at risk for hyperperfusion after carotid endarterectomy. *Stroke* 2001; **32**: 1567–1573.
75. Fullerton HJ, Chetkovich DM, Wu YW et al. Deaths from stroke in US children, 1979 to 1998. *Neurology* 2002; **59**: 34–49.
76. Ganesan V, Prengler M, McShane MA et al. Investigation of risk factors in children with arterial ischemic stroke. *Ann Neurol* 2003; **53**: 167–173.
77. Fullerton HJ, Wu YW, Zhao S et al. Risk of stroke in children: ethnic and gender disparities. *Neurology* 2003; **61**: 189–194.
78. Braun KP, Rafay MF, Uiterwaal CS et al. Mode of onset predicts etiological diagnosis of arterial ischemic stroke in children. *Stroke* 2007; **38**: 298–302.
79. Lynch JK, Hirtz DG, DeVeber G et al. Report of the National Institute of Neurological Disorders and *Stroke* Workshop on Perinatal and Childhood *Stroke*. Pediatrics 2002; **109**: 116–123.
80. Chiron C, Raynaud C, Maziere B et al. Changes in regional cerebral blood flow during brain maturation in children and adolescents. *J Nucl Med* 1992; **33**: 696–703.
81. Dobbing J, Sands J. Quantitative growth and development of human brain. *Arch Dis Child* 1973; **48**: 757–767.
82. Wang J, Licht DJ, Jahng GH et al. Pediatric perfusion imaging using pulsed arterial spin labeling. *J Magn Reson Imaging* 2003; **18**: 404–413.
83. Chen J, Licht DJ, Smith SE et al. Arterial spin-labeling perfusion MRI in pediatric arterial ischemic stroke: initial experiences. *J Magn Reson Imaging* 2009; **29**: 282–290.
84. Wang J, Zhang Y, Wolf RL et al. Amplitude modulated continuous arterial spin labeling perfusion MR with single coil at 3.0 Tesla. *Radiology* 2005; **235**: 218–228.
85. Chen Q, Siewert B, Bly BM et al. STAR-HASTE: perfusion imaging without magnetic susceptibility artifact. *Magn Reson Med* 1997; **38**: 404–408.
86. Crelier GR, Hoge RD, Munger P et al. Perfusionbased functional magnetic resonance imaging with single-shot RARE and GRASE acquisitions. *Magn Reson Med* 1999; **41**: 132–136.
87. Liu HL, Kochunov P, Hou J et al. Perfusion-weighted imaging of interictal hypoperfusion in temporal lobe epilepsy using FAIRHASTE: comparison with H(2)(15)O PET measurements. *Magn Reson Med* 2001; **45**: 431–435.
88. Wang J, Li L, Roc AC et al. Reduced susceptibility effects in perfusion fMRI with single-shot spin-echo EPI acquisitions at 1.5 Tesla. *Magn Reson Imaging* 2004; **22**: 1–7.
89. Yang Y, Gu H, Zhan W et al. Simultaneous perfusion and BOLD imaging using reverse spiral scanning at 3 T: characterization of functional contrast and susceptibility artifacts. *Magn Reson Med* 2002; **48**: 278–289.
90. Alsop DC, Detre JA. Background suppressed 3D RARE arterial spin labeled perfusion MRI. In *Proceedings of the 7th Annual Meeting of the International Society for Magnetic Resonance in Medicine*, Philadelphia, 1999, p. 601.
91. Ye FQ, Frank JA, Weinberger DR et al. Noise reduction in 3D perfusion imaging by attenuating the static signal in arterial spin tagging (ASSIST). *Magn Reson Med* 2000; **44**: 92–100.
92. Duyn JH, Tan CX, van Gelderen P et al. Highsensitivity single-shot perfusion-weighted fMRI. *Magn Reson Med* 2001; **46**: 88–94.
93. Garcia DM, Duhamel G, Alsop DC. Efficiency of inversion pulses for background suppressed arterial spin labeling. *Magn Reson Med* 2005; **54**: 366–372.
94. Fernandez-Seara MA, Edlow BL, Hoang A et al. Minimizing acquisition time of arterial spin labeling at 3 T. *Magn Reson Med* 2008; **59**: 1467–1471.

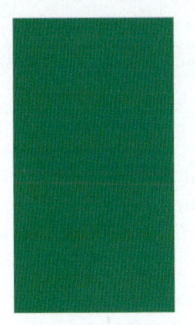

Estudo de caso 16.1
Arterial spin labeling no acidente vascular encefálico isquêmico agudo

D. D. M. Lin ▪ P. B. Barker
Departamento de Radiologia, Johns Hopkins University School of Medicine, Baltimore, EUA

Histórico

Mulher de 74 anos com história pregressa de câncer pancreático relata início súbito de paralisia flácida da face esquerda e hemiparesia esquerda, com alteração dos movimentos conjugados e redução no campo visual. CT de crânio realizada 1 hora após o início dos sintomas não revelou anormalidades. Por causa de plaquetopenia, a paciente não era candidata a receber trombólise com ativador do plasminogênio tecidual (t-PA).

Técnica

No dia seguinte, 28 horas após o início dos sintomas, a paciente foi submetida à MRI convencional e sequências DWI e ASL em aparelho de 3 T. O tempo de aquisição da sequência ASL foi de 4 minutos, usando um protocolo de oito cortes com resolução espacial de 4 × 4 × 8 mm.

Achados de imagem

Na difusão, vê-se grande região de infarto denso no território inferior da MCA direita (Fig. 16.C1.1). A ausência de fluxo nesta região é confirmada pela aparência abruptamente truncada do ramo temporal inferior da MCA direita, pela difícil visualização dos vasos distais da MCA, e pelo achado de fluxo reduzido na sequência de ASL. As anormalidades na difusão e na ASL correspondiam umas às outras em tamanho e local, indicando que uma tentativa de reperfusão não seria benéfica neste momento.

Discussão

O uso da ASL está sendo gradualmente aceito na prática clínica.[1,2] Este caso demonstra sua aplicabilidade no acidente vascular encefálico agudo, documentando a redução do fluxo sanguíneo na área da lesão isquêmica.

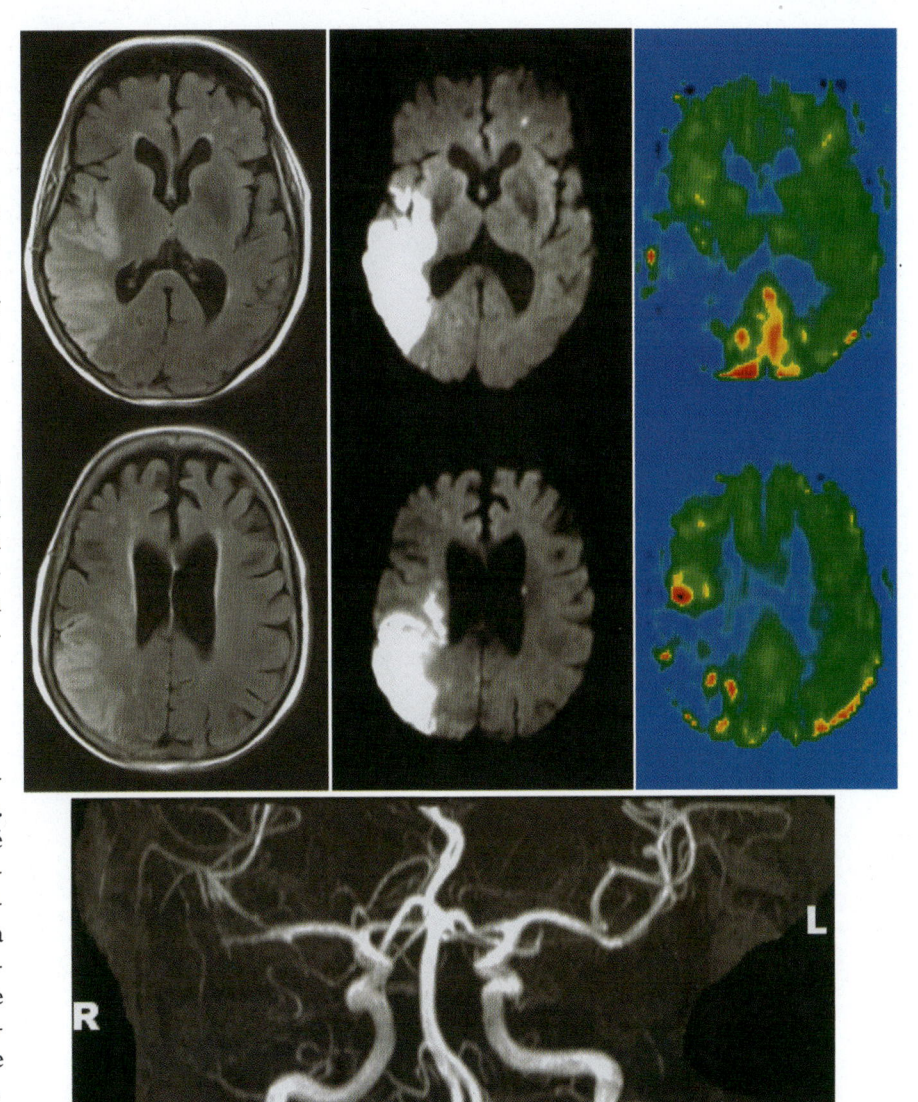

Fig. 16.C1.1

Pontos-chave

- A ASL é uma técnica viável no acidente vascular encefálico agudo, que pode proporcionar visualização de regiões com fluxo sanguíneo reduzido. Ao contrário dos estudos dinâmicos de perfusão DSC por MRI, não há necessidade de contraste paramagnético à base de gadolínio.
- Mais pesquisas precisam ser realizadas para avaliar a utilidade clínica da ASL e suas vantagens e desvantagens quando comparada ao estudo de perfusão DSC por MRI no acidente vascular encefálico agudo.

Referências

1. Zaharchuk G. Theoretical basis of hemodynamic MR imaging techniques to measure cerebral blood volume, cerebral blood flow, and permeability. *AJNR Am J Neuroradiol* 2007; **28**: 1850–1858.
2. Deibler AR, Pollock JM, Kraft RA *et al.* Arterial spinlabeling in routine clinical practice, part 2: hypoperfusion patterns. *AJNR Am J Neuroradiol* 2008; **29**: 1235–1241.

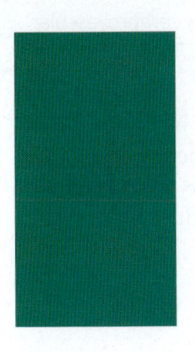

Estudo de caso 16.2
Arterial spin labeling na lesão cerebral anóxica global

J. M. Pollock
Departamento de Radiologia, Oregon Health and Science University Portland, EUA

Histórico
Homem de 59 anos apresenta alteração do sensório após parada cardíaca.

Técnica
Imagens ponderadas em difusão (Fig. 16.C2.1) e estudo quantitativo da perfusão com PASL (Fig. 16.C2.2) foram obtidos 5 dias após a parada cardíaca.

Achados de imagem
As imagens ponderadas em difusão (Fig. 16.C2.1) demonstram difusão restrita nos territórios fronteiriços (*watershed*) posteriores e, em menor grau, nos núcleos da base, bilateralmente. O estudo quantitativo com PASL indica CBF em sequência de perfusão (Fig. 16.C2.2), que demonstra hiperperfusão dramática em todo o encéfalo, afetando todos os territórios vasculares. O CBF médio da substância cinzenta foi quantificado como 177 mL/100 g de tecido por/min, sendo que o CBF médio da substância cinzenta normal para um paciente de 59 anos seria da ordem de 60 mL/100 g de tecido por/min.

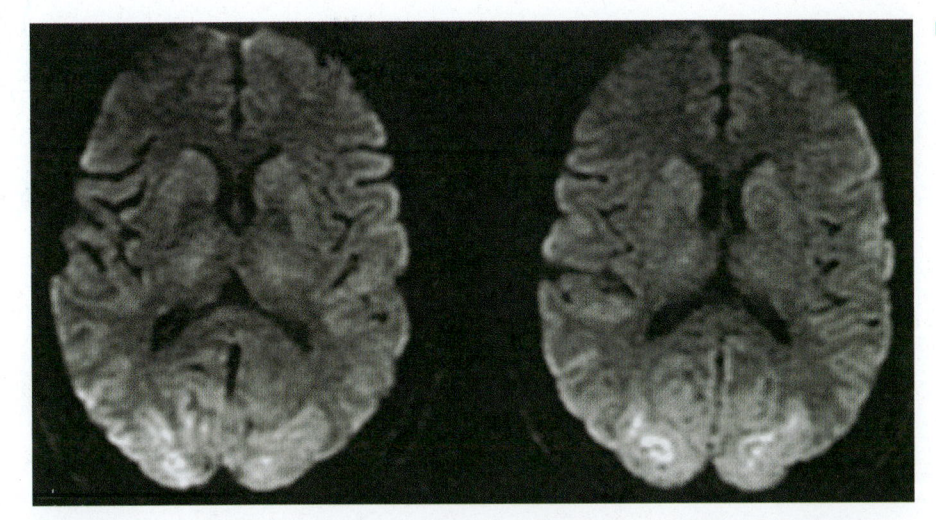

Fig. 16.C2.1

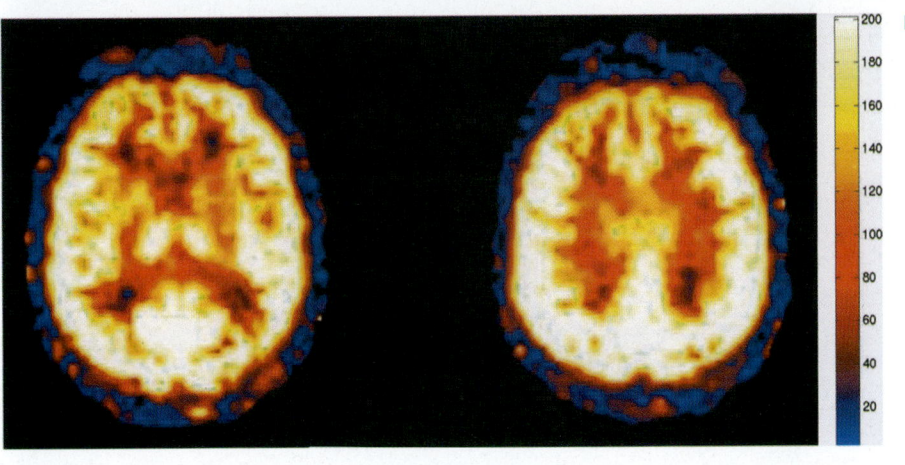

Fig. 16.C2.2

Discussão

O paciente sofreu lesão cerebral anóxica (ou hipóxica) durante a parada cardíaca e veio a óbito 2 semanas após os exames de imagem. A lesão cerebral anóxica ou hipóxica é um subtipo devastador de lesão cerebral isquêmica que resulta de uma deficiência de sangue oxigenado no cérebro, secundária a causas, como parada cardíaca ou insuficiência respiratória com subsequente reanimação.

Os exames de imagem frequentemente demonstram restrição bilateral da difusão nos núcleos da base e, em menor grau, no córtex. A aparência característica em estudos quantitativos da perfusão com ASL é de grave hiperperfusão global. Acredita-se que esta hiperperfusão é causada por uma lesão difusa do mecanismo de autorregulação do CBF, ocasionando vasodilatação global e, consequentemente, perfusão excessiva. Hiperperfusão semelhante pode ocorrer em outros quadros clínicos, inclusive na hipercapnia e em crianças normais. O prognóstico é ruim quando ocorre após a parada cardíaca. Os desfechos de tais casos variam do óbito a comprometimento cognitivo e amnésia, dependendo da duração do evento anóxico e da extensão do infarto cerebral.

Pontos-chave

- A lesão cerebral anóxica ou hipóxica frequentemente cursa com difusão restrita nos núcleos da base e no córtex.
- Estudos quantitativos da perfusão demonstram hiperperfusão global acentuada, mesmo em casos com achados inconclusivos na sequência de difusão.
- Hiperperfusão global semelhante pode ocorrer em outros quadros clínicos, como hipercapnia, e em pacientes jovens.

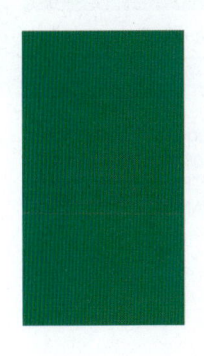

Estudo de caso 16.3
Arterial spin labeling no acidente vascular encefálico subagudo – detecção de perfusão de luxo

R. L. Wolf

Departamento de Radiologia, University of Pennsylvania, Filadélfia, EUA

Histórico
Homem de 46 anos, encaminhado 5 dias após infarto subagudo do território dos ramos da artéria cerebral média (MCA) esquerda, com sintomas flutuantes. Antecedentes conhecidos de estado de hipercoagulabilidade e aneurisma apical do ventrículo esquerdo, por causa de infarto do miocárdio antigo que continha trombos móveis.

Técnica
MRI convencional, DWI, PASL e estudo da perfusão DSC por MRI.

Achados de imagem
A Figura 1 mostra hiperintensidade e enchimento anormais do território dos ramos da MCA esquerda em sequência FLAIR (A), com perda de integridade da barreira hematoencefálica e realce arterial pós-contraste nas imagens ponderadas em T_1 (B). (C, D) Imagens ponderadas em difusão demonstram sinal hiperintenso, com apenas pequena redução no coeficiente de difusão aparente. O fluxo sanguíneo aumentado correspondeu às anormalidades de sinal nas imagens de MR convencional e na difusão, PASL (E), e nos mapas de fluxo sanguíneo regional do estudo dinâmico da perfusão (F). Os mapas de tempo ao pico de intensidade de sinal na sequência de perfusão (não exibidos) não demonstraram retardo.

Discussão
O quadro clínico inicial do paciente, com síndrome da MCA esquerda quase completa 5 dias antes dos exames de imagem, vinha melhorando gradualmente, mas a presença de sintomas flutuantes era preocupante pelo risco de acometimento de outros territórios. O INR elevado tornava a conduta terapêutica problemática, e o uso de vasopressores precisava ser considerado. A MRI demonstrou alterações isquêmicas em evolução no território dos ramos da MCA esquerda, inclusive difusão reduzida com redução relativamente pequena no coeficiente de difusão aparente, perda da integridade da barreira hematoencefálica, realce arterial e hiperperfusão. Tais achados provavelmente indicam síndrome da perfusão de luxo com um componente de lesão de reperfusão (possivelmente, "isquemia incompleta"). Neste caso, o achado mais útil para a tomada de decisões clínicas foi a ausência de déficit perfusional ou *mismatch* difusão/perfusão (zona de penumbra). O paciente evoluiu bem, com melhora gradual e, por fim, resolução dos sintomas flutuantes. No momento da alta, o paciente encontrava-se praticamente assintomático, somente com leve afasia expressiva residual.

Pontos-chave
- Pode ocorrer hiperperfusão logo após o evento isquêmico. Dependendo do tempo decorrido entre o episódio oclusivo e a reperfusão, a hiperperfusão pode ser sinal de bom prognóstico.
- O estudo da perfusão por MR pode ser útil para orientar a conduta clínica, e, talvez, para prever o desfecho do caso.
- Neste caso, os achados no estudo da perfusão com ASL ou convencional (estudo DSC – *dynamic susceptibility contrast*) foram semelhantes. Embora a aquisição de imagens por DSC ainda seja mais rápida, as sequências de perfusão com ASL são não invasivas e permitem quantificação absoluta do fluxo sanguíneo cerebral.

Referências
1. Marchal G, Young AR, Baron J-C. Early postischemic hyperperfusion: pathophysiologic insights from positron emission tomography. *J Cereb Blood Flow Metab* 1999; **19**: 467–482.
2. Baron JC, Frackowiak RSJ, Herholz K et al. Use of PET methods for measurement of cerebral energy metabolism and hemodynamics in cerebrovascular disease. *J Cereb Blood Flow Metab* 1989; **9**: 723–742.
3. Chalela JA, Alsop DC, Gonzalez-Atavales JB et al. Magnetic resonance perfusion imaging in acute ischemic stroke using continuous arterial spin labeling. *Stroke* 2000; **31**: 680–687.

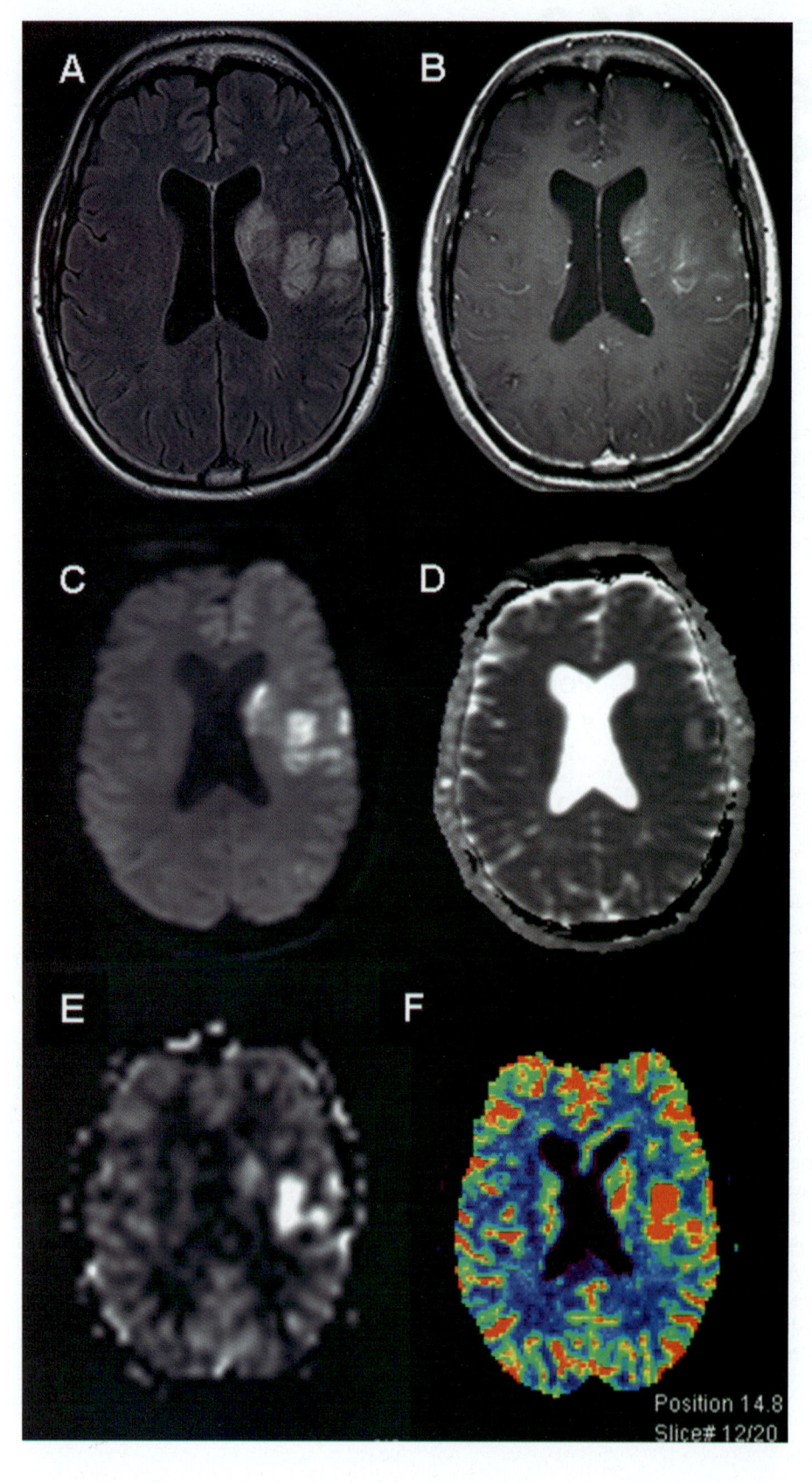

Fig. 16.C3.1 Os resultados da sequência de perfusão convencional (DSC) foram obtidos mediante uso do *software* de análise de imagens "PMA" (© Kohsuke Sudo), fornecido pela ASIST-JAPAN.

Estudo de caso 16.4
Estudo da reatividade cerebrovascular em pacientes com estenose dos grandes vasos usando *arterial spin labeling*

R. L. Wolf

Departamento de Radiologia, University of Pennsylvania, Filadélfia, EUA

Histórico

Homem de 26 anos com antecedentes de ataques isquêmicos transitórios há 1 mês, com afasia transitória e fraqueza do hemicorpo direito. Atualmente, o paciente encontra-se assintomático.

Técnica

Pseudo-CASL com teste de vasodilatação induzida por acetazolamida (indução farmacológica), estudo de perfusão por MRI com contraste dinâmico de suscetibilidade (DSC) e angiografia por subtração digital (DSA).

Achados de imagem

A angiografia digital demonstrou grave estenose focal do segmento proximal M1 da MCA esquerda e enchimento mínimo e retardado dos ramos da DSA. O estudo do fluxo sanguíneo com pseudo-CASL demonstrou discreta hiperintensidade no território de grandes vasos da MCA esquerda, indicando artefato de trânsito, porém com perfusão basal e simétrica de 50 mL/100 g/min. Após injeção de acetazolamida, o CBF aumentou para 70 mL/100 g/min em ambos os hemisférios. O estudo do CBF na perfusão DSC por MRI pós-acetazolamida confirmou estes achados, com elevação do $T_{máx}$ correspondente à zona fronteiriça de aproximadamente 2 s ou menos quando comparado ao lado contralateral.

Discussão

Tendo em vista o quadro clínico de ataques isquêmicos transitórios e estenose grave do segmento M1 da MCA esquerda, considerou-se a possibilidade de revascularização. O estudo da perfusão por MRI com pseudo-CASL demonstrou quantitativamente CBF basal normal e simétrico. O teste de vasodilatação com acetazolamida provocou aumento bilateral de fluxo de aproximadamente 40%, indicando reatividade cerebrovascular (CVR) dentro dos limites normais. A sequência de perfusão por MRI com contraste dinâmico de suscetibilidade (DSC) após injeção de acetazolamida demonstrou CBF apenas levemente reduzido e volume sanguíneo cerebral (CBV) (aproximadamente 90% do volume do lado contralateral) em áreas limítrofes, com trânsito retardado e CBF regional praticamente simétrico, com CBV regional levemente elevado no território da MCA esquerda. Estes exames avaliaram a integridade da vasodilatação cerebral autorregulatória (comprometimento hemodinâmico de grau 1). Quando a capacidade de vasodilatação autorregulatória é superada e o fluxo sanguíneo começa a diminuir, as medidas de extração de oxigênio e da taxa metabólica cerebral de consumo de oxigênio ($CMRO_2$), obtidas mediante o uso de técnicas de ^{15}O-PET, são úteis na avaliação do risco (comprometimento hemodinâmico de grau 2). Este exemplo também ilustra algumas melhoras na técnica de ASL para contornar sua característica inerente de baixa relação sinal-ruído, com o uso das técnicas de pseudo-CASL, de bobinas de sinergia e de campos mais fortes para melhorar a relação sinal-ruído.

Pontos-chave

- O grau de estenose não é uma medida adequada do comprometimento hemodinâmico.
- A obtenção de parâmetros de perfusão, como reatividade cerebrovascular, CBF, CBV, $T_{máx}$, tempo ao pico de intensidade de sinal e tempo médio de trânsito basais e após indução farmacológica, com estudo da perfusão por MR, pode ser útil na avaliação de comprometimento hemodinâmico de grau 1 (vasodilatação autorregulatória em resposta à queda na pressão de perfusão). Medidas quantitativas absolutas são desejáveis, embora medidas relativas também possam ser úteis. Quando a autorregulação falha e o fluxo sanguíneo começa a decair (comprometimento hemodinâmico de grau 2), pode-se considerar o uso de técnicas de PET para a medição da fração de extração de oxigênio e $CMRO_2$.
- Pode-se melhorar a relação sinal-ruído das técnicas de ASL mediante o uso do método de pseudo-CASL, bobinas de sinergia e campos magnéticos mais fortes. Outras maneiras possíveis de melhorar a técnica incluem a supressão de fundo e o uso de sequências tridimensionais.

Referências

1. Derdeyn CP, Grubb RL, Powers WJ. Cerebral hemodynamic impairment: methods of measurement and association with stroke risk. *Neurology* 1999; **53**: 251.
2. Latchaw RE, Yonas H, Hunter GJ et al. Guidelines and recommendations for perfusion imaging in cerebral ischemia: a scientific statement for healthcare professionals by the Writing Group on Perfusion Imaging of the Council on Cardiovascular *Radiology* of the American Heart Association. *Stroke* 2003; **34**: 1084.
3. Wolf RL, Detre JA. Clinical neuroimaging using arterial spin labelled perfusion magnetic resonance imaging. *Neurotherapeutics* 2007; **4**: 346. Tmax).

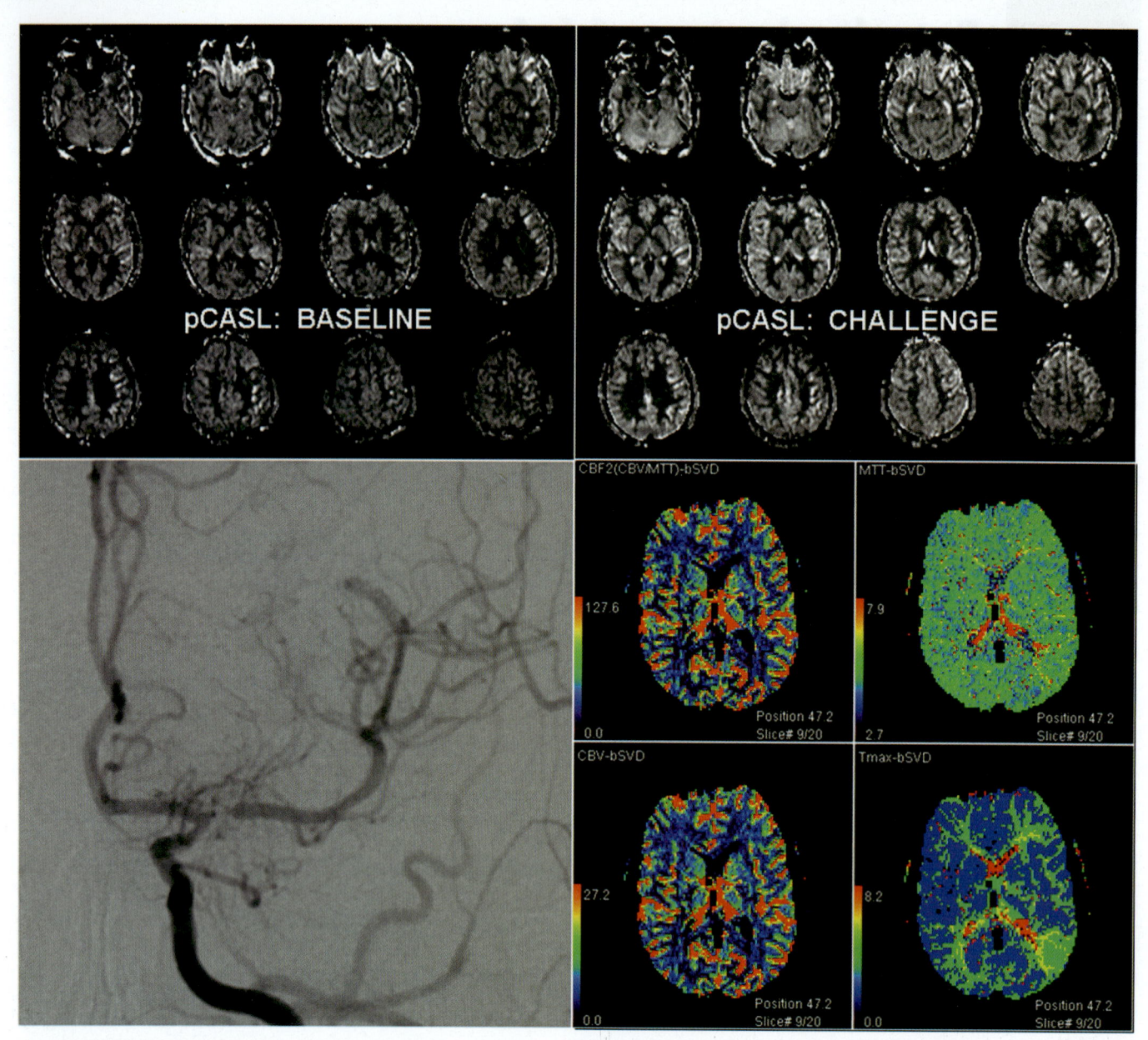

Fig. 16.C4.1 Os resultados da sequência de perfusão convencional (DSC) foram obtidos mediante uso do *software* de análise de imagens "PMA" (© Kohsuke Sudo), fornecido pela ASIST-JAPAN.

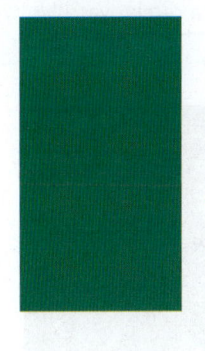

Estudo de caso 16.5
Avaliação de ataques isquêmicos transitórios usando contraste dinâmico de suscetibilidade e pela *arterial spin labeling* com teste de vasodilatação induzida por acetazolamida

R. L. Wolf
Departamento de Radiologia, University of Pennsylvania, Filadélfia, EUA

Histórico

Mulher de 59 anos apresenta ataques isquêmicos transitórios em crescendo (com quadro clínico de afasia).

Técnica

PASL com teste de vasodilatação induzida por acetazolamida (prova farmacológica), estudo de perfusão com contraste dinâmico de suscetibilidade e angiografia por subtração digital (DSA).

Achados de imagem

A angiografia digital demonstrou grave estenose focal do segmento proximal M1 da MCA esquerda com enchimento extremamente retardado dos ramos da MCA, supridos apenas por vasos colaterais, como mostrado pela DSA. O estudo do fluxo sanguíneo com PASL demonstrou grande déficit perfusional no território da MCA esquerda, com hiperintensidade de grandes vasos indicando *delay* de trânsito. Após injeção de acetazolamida, a sequência de PASL demonstrou aumento do déficit perfusional no território da MCA esquerda e diminuição da intensidade do sinal nos grandes vasos. A sequência de perfusão convencional (contraste dinâmico de suscetibilidade) com acetazolamida demonstrou elevação do $T_{máx}$ da ordem de 7-8 s no território da MCA esquerda (> 4 s quando comparado ao lado contralateral), embora o volume sanguíneo regional (CBV) e o CBF se encontrassem relativamente elevados no lado esquerdo.

Discussão

Face o quadro clínico de ataques isquêmicos transitórios em crescendo e estenose grave do segmento M1 da MCA esquerda, a revascularização foi fortemente considerada. O estudo da perfusão por MRI com PASL demonstrou déficit perfusional basal no território da MCA esquerda. O desafio de vasodilatação com acetazolamida provocou aumento bilateral de fluxo de 30-50% em todo o cérebro, com exceção do território da MCA esquerda, cujo estado inclusive pareceu agravar-se. A sequência de perfusão com contraste dinâmico de suscetibilidade (DSC) após injeção de acetazolamida demonstrou aumento do CBF regional e volume sanguíneo cerebral (CBV) com trânsito notavelmente retardado ($T_{máx}$ e tempo ao pico [TTP] > 4 s mais longos do que no lado contralateral). Inicialmente, os resultados das sequências de PASL e DSC pareceram incompatíveis com o CBF, ilustrando o impacto dos tempos de trânsito muito lentos, principalmente nas técnicas de ASL. Quando há retardo prolongado, os mapas de CBF obtidos pela técnica de ASL tendem a concordar mais com as medidas de tempo de trânsito obtidas nas sequências DSC, como o TTP. Os achados foram interpretados como exaustão da reatividade cerebrovascular (comprometimento hemodinâmico de grau 1). Medidas da fração de extração de oxigênio e da taxa metabólica cerebral de consumo de oxigênio ($CMRO_2$), obtidas mediante o uso de técnicas de ^{15}O-PET, seriam úteis na avaliação do risco (comprometimento hemodinâmico de grau 2); porém, neste caso, tendo em vista os sintomas da paciente, decidiu-se pela realização de *bypass* extraintracraniano/intracraniano, com melhora do quadro clínico.

Pontos-chave

- O grau de estenose não é uma medida adequada do comprometimento hemodinâmico.
- A obtenção de sequências de perfusão por MR, com ASL ou DSC (contraste dinâmico de suscetibilidade), basais e após indução farmacológica, podem ser úteis na avaliação de comprometimento hemodinâmico de grau 1 (vasodilatação autorregulatória em resposta à queda na pressão de perfusão). Medidas quantitativas absolutas são desejáveis, embora medidas relativas também possam ser úteis. Quando a autorregulação falha e o fluxo sanguíneo começa a decair (comprometimento hemodinâmico de grau 2), pode-se considerar o uso de técnicas de PET para a medição da fração de extração de oxigênio (OEF) e $CMRO_2$.
- Tempos de trânsito prolongados tornam incerto o cálculo do CBF com base em técnicas de ASL (e também nas sequências de perfusão DSC). Com retardos muito prolongados, tende a haver correlação entre os mapas de perfusão obtidos por ASL e os mapas de trânsito obtidos no estudo DSC (p. ex., TTP, $T_{máx}$).

Referências

1. Derdeyn CP, Grubb RL, Powers WJ. Cerebral hemodynamic impairment: methods of measurement and association with stroke risk. *Neurology* 1999; **53**: 251.

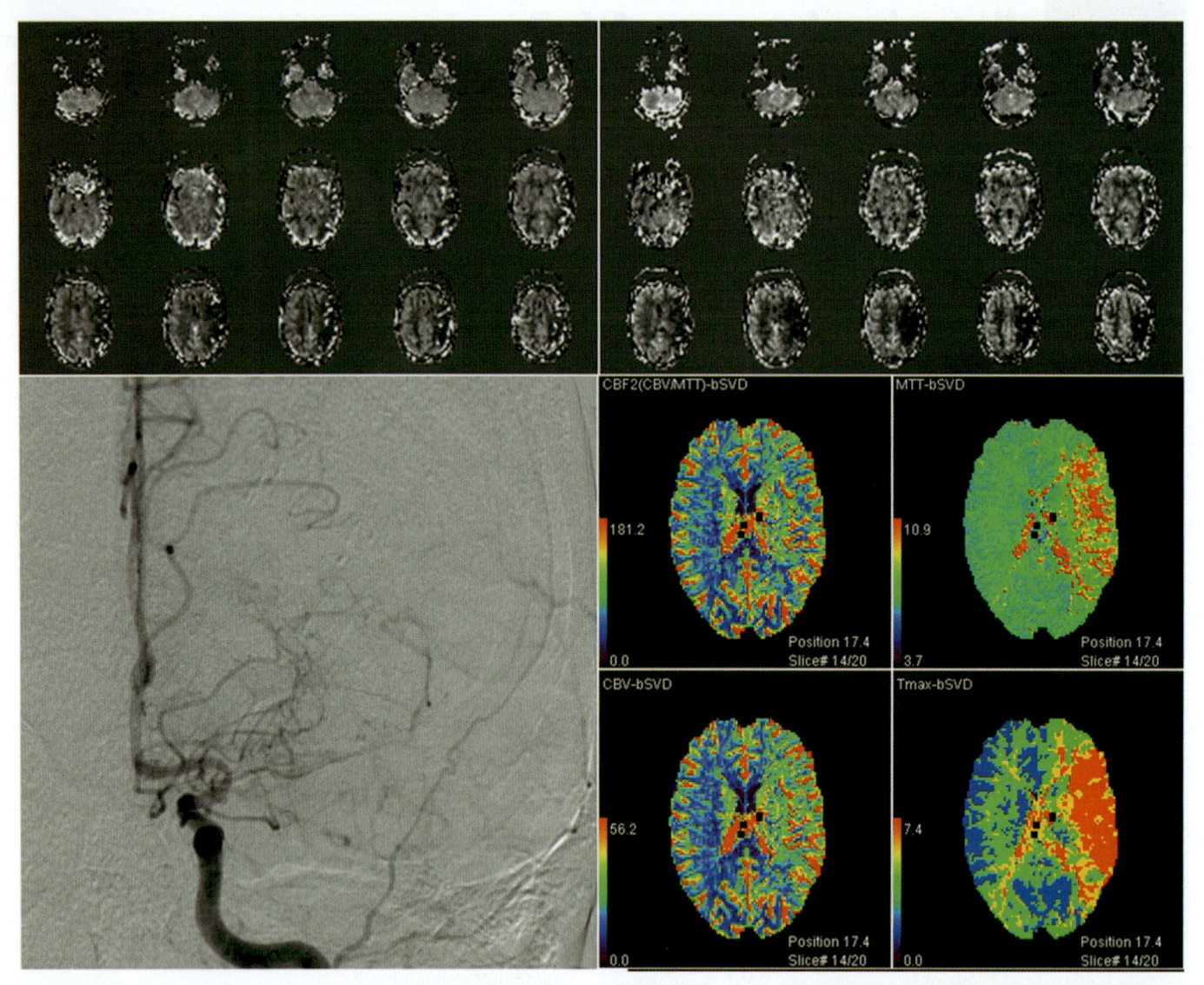

Fig. 16.C5.1 Os resultados da sequência de perfusão convencional (DSC) foram obtidos mediante uso do *software* de análise de imagens "PMA" (© Kohsuke Sudo), fornecido pela ASIST-JAPAN.

2. Latchaw RE, Yonas H, Hunter GJ *et al.* Guidelines and recommendations for perfusion imaging in cerebral ischemia: a scientific statement for healthcare professionals by the Writing Group on Perfusion Imaging, from the Council on Cardiovascular Radiology of the American Heart Association. *Stroke* 2003; **34**: 1084.

3. Wolf RL, Alsop DC, McGarvey ML, *et al.* Susceptibility contrast and arterial spin labeled perfusion MRI in cerebrovascular disease. *J Neuroimaging* 2003; **13**: 17.

Capítulo 17

Imagens do tensor de difusão por ressonância magnética no acidente vascular encefálico

Pamela W. Schaefer ▪ Steve H. Fung ▪ Luca Roccatagliata ▪ R. Gilberto Gonzalez

Introdução

As imagens ponderadas em difusão por ressonância magnética (DWI, do inglês *diffusion-weighted inaging*) são consideradas como os métodos mais confiáveis para a detecção e a avaliação precoces da isquemia cerebral. Na isquemia aguda, ocorre edema citotóxico provocado por perturbações do metabolismo energético, por falência da bomba de sódio/potássio (Na^+/K^+ ATPase) e de outros canais iônicos. Este processo ocasiona perda dos gradientes iônicos e transporte osmótico de água do espaço extracelular ao compartimento intracelular, onde a mobilidade da água é relativamente menor.[1-3] Com ingurgitamento celular e depleção do volume extracelular, a difusão de água no compartimento extracelular também é dificultada pela maior tortuosidade das vias extracelulares.[4-6] Isso provoca uma redução abrupta no coeficiente de difusão aparente (ADC), da ordem de 33-60% abaixo do nível normal, em questão de minutos após a ocorrência da isquemia; esta alteração é claramente visível nas imagens poderadas em difusão.[7,8] De fato, poucos processos celulares demonstram tanto contraste tecidual à MRI quanto a isquemia aguda visualizada na ponderação em difusão, o que permite diagnóstico, localização e quantificação da extensão do tecido densamente isquemiado dentro 3 a 6 horas após a ocorrência do acidente vascular encefálico, quando as trombólises intravenosa (até 3 h) ou intra-arterial (até 6 h) ainda podem ser modalidades de tratamento eficazes.

Embora as imagens por difusão convencionais venham sendo úteis na pesquisa e na prática clínica em casos de acidente vascular encefálico, as imagens do tensor de difusão (DTI, do inglês *diffusion tensor imaging*) podem fornecer informações diagnósticas adicionais sobre o estado microestrutural dos tecidos cerebrais. Isto ocorre porque a difusão no tecido é afetada pela presença de membranas semipermeáveis e microestruturas orientadas nos compartimentos intracelular, extracelular e vascular, que resulta no movimento preferencial da água paralelamente a estes obstáculos. Essa dependência direcional da difusão é chamada *anisotropia*. No cérebro, a anisotropia da substância branca (WM) é relativamente alta, pois a difusão é muito maior paralelamente aos tratos de WM do que perpendicularmente aos mesmos. Comparativamente, a substância cinzenta (GM) possui anisotropia relativamente baixa. O objetivo deste capítulo é relatar avanços no desenvolvimento da técnica de DTI e suas aplicações no diagnóstico e no tratamento do acidente vascular encefálico.

Métricas derivadas do DTI

O Capítulo 4 fornece um apanhado geral bastante abrangente da técnica de DTI. As métricas que podem ser derivadas do tensor de difusão incluem os autovetores e autovalores principais, a difusão média $\langle D \rangle$ e medidas da anisotropia de difusão, como anisotropia relativa (RA), anisotropia fracional (FA), razão de volume (VR) e *lattice index* (LI). Para uma descrição detalhada destas medidas e de como são calculadas, consulte o Capítulo 4.

Todos estes parâmetros já foram mensurados no cérebro isquêmico e parecem ser promissores no auxílio ao diagnóstico de isquemia cerebral (Tabela 17.1).

Difusão no cérebro normal

A inspeção visual de mapas de $\langle D \rangle$ e de ADC médio obtidos no cérebro adulto normal geralmente não demonstra contraste relevante entre GM e WM, o que é compatível com as pesquisas que demonstram que a difusão média é relativamente uniforme no cérebro adulto desenvolvido.[9] Nos mapas RA, FA, VR e LI, porém, os tratos de WM são altamente anisotrópicos e facilmente distinguidos da GM relativamente isotrópica.[9,10]

A base biofísica da difusão anisotrópica na WM ainda não foi completamente elucidada. Provavelmente, as estruturas orientadas longitudinalmente, como a mielina, as membranas axonais e as organelas subcelulares contidas em feixes de fibras altamente organizados, contribuem para a anisotropia total da WM, atuando como barreiras ao movimento de água perpendicularmente a estas estruturas.[11,12] Evidências experimentais indicam que a membrana axonal intacta pode ser a fonte principal de anisotropia da WM.[12] Embora a mielina desempenhe importante papel na acentuação da anisotropia da WM por suas múltiplas camadas concêntricas de lipídeos e pela densidade crescente de fibras paralelas, como demonstrado na fase de mielinização do cérebro em desenvolvimento,[13-15] a mielina em si não é necessária para que haja difusão anisotrópica na WM. A difusão anisotrópica já foi demonstrada no nervo olfatório desmielinizado do peixe-agulha,[11] na substância branca de filhotes de rato antes da ocorrência de mielinização[16,17] e na medula espinal desmielinizada do rato.[18]

Difusão na isquemia

Evolução da difusão média

A evolução cronológica das alterações de ADC no acidente vascular encefálico isquêmico em humanos encontra-se bem documentada. Acredita-se que o processo reflita os vários estágios da lesão isquêmica (Tabela 17.2).[19-22] No período hiperagudo (de 0 a 6 h após a ocorrência da isquemia), já se observa queda abrupta do ADC em consequência de edema citotóxico, sem alteração significativa no tempo de relaxamento em T_2, minutos após a oclusão vascular. Conforme o acidente vascular encefálico progride, o ADC continua

Tabela 17.1 Alterações de parâmetros derivados do tensor de difusão no acidente vascular encefálico

Parâmetro	Derivação	Uso
Difusão média ⟨D⟩	Da difusividade média (traçado de **D** ou ⟨D⟩ ou ADC média de três direções ortogonais, o que avalia a difusão total em uma região de tecido independentemente da direção	Distingue diferenças entre difusão na GM e na WM. Nos períodos agudo e subagudo, as reduções na ⟨D⟩ são maiores na WM que na GM No período crônico, a elevação da ⟨D⟩ é muito maior na WM que na GM A reperfusão precoce acelera a evolução da ⟨D⟩; a pseudonormalização ocorre mais cedo
Índices de difusão anisotrópica, p. ex. anisotropia fracional (FA)	A FA mede o grau das diferenças de ADC em diferentes direções	Correlação com o tempo decorrido desde a ocorrência do acidente vascular encefálico Elevados no período hiperagudo decaem com o passar do tempo Correlação inversa com alterações em T_2 Nos períodos agudo, subagudo e crônico, a redução da FA é maior na WM que na GM Reperfusão associada à redução rápida e transitória da FA, atingindo um mínimo antes de retornar lentamente aos níveis basais
Tratografia	Direção principal da difusão fornece informações a respeito da orientação do trato de WM, que são úteis para distinguir os principais tratos de WM para avaliação da integridade e conectividade da WM	Detecta degeneração axonal anterógrada (Walleriana) e retrógrada antes dos métodos convencionais de neuroimagem Pode ser útil para prever a função motora, linguística e cognitiva final
Evolução cronológica dos parâmetros	Acompanhamento de FA e ⟨D⟩ ao longo do tempo	Há três estágios cronológicos na evolução do acidente vascular encefálico: elevação da FA e redução da ⟨D⟩ redução da FA e redução da ⟨D⟩ redução da FA e elevação da ⟨D⟩

GM, substância cinzenta; WM, substância branca.

Tabela 17.2. Evolução dos achados de MRI de difusão no acidente vascular encefálico

Sequência de pulso	Hiperagudo (0 a 6 h)	Agudo (6 a 24 h)	Subagudo precoce (1 a 7 dias)	Subagudo tardio	Crônico
Fisiopatogenia	Edema citotóxico	Edema citotóxico	Edema citotóxico com leve edema vasogênico	Edema citotóxico e edema vasogênico	Edema vasogênico seguido de gliose e perda neuronal
DWI	Hipersinal	Hipersinal	Hipersinal, hipossinal no giro causado por hemorragia petequial	Hipersinal (graças ao componente T_2)	Iso a hipossinal
ADC, ⟨D⟩[a]	Hipossinal	Hipossinal	Hipossinal	Isossinal	Hipersinal
T_2 de baixo valor [b]	Isossinal	Hipersinal	Hipersinal, hipossinal no giro causado por hemorragia petequial	Hipersinal	Hipersinal
FA[b]	Leve hipersinal	Leve hipersinal a hipossinal	Hipossinal	Hipossinal	Hipossinal

DWI, imagens ponderadas em difusão; ADC, coeficiente de difusão aparente; ⟨D⟩, difusão média; FA, anisotropia fracional.
[a]A reperfusão precoce acelera a evolução da ⟨D⟩, que apresenta pseudonormalização mais cedo. Nos infartos lacunares, a evolução é mais lenta, com tempo mais longo até o nadir e até a pseudonormalização.
[b]Em pacientes mais jovens com infartos não lacunares, a pseudonormalização tende a ocorrer mais cedo.

diminuindo no período agudo (6–24 h) e no início do período subagudo (1-7 dias), atingindo um valor mínimo de 1 a 3 dias após o insulto isquêmico. Durante este período, o tecido infartado encontra-se acentuadamente hiperintenso nas imagens por difusão, em razão da combinação de ADC baixo e prolongamento do tempo de relaxamento T_2, provocados pela persistência do edema citotóxico e pelo desenvolvimento progressivo de edema vasogênico. Do período subagudo tardio ao período crônico, conforme ocorre lise das células e piora do edema vasogênico, o ADC eleva-se gradualmente, ocorrendo pseudonormalização (retorno do ADC aos valores parenquimatosos normais) dentro de 1 a 2 semanas. Após este período, o ADC permanece elevado por causa de necrose tecidual, cavitação e gliose. O tecido infartado pode apresentar leve hipointensidade, isointensidade ou hiperintensidade nas imagens ponderadas por difusão, dependendo da contribuição dos componentes T_2 e difusão.

O curso cronológico das alterações no ADC após acidente vascular encefálico isquêmico é afetado por inúmeros fatores, inclusive a etiologia do infarto e a idade do paciente.[23] Em infartos lacunares, o valor mínimo do ADC é atingido mais lentamente do que em infartos não lacunares, e o tempo até a pseudonormalização do ADC também é maior. Nos infartos não lacunares, a velocidade subsequente do aumento do ADC é mais rápida, e o tempo até a pseudonormalização é menor em pacientes mais jovens do que em pacientes mais velhos. A reperfusão precoce também acelera a evolução das alterações de difusão e T_2 na isquemia aguda, fazendo com que a pseudonormalização do ADC ocorra mais cedo, e o tempo de relaxamento T_2 prolongue-se mais rapidamente, conforme

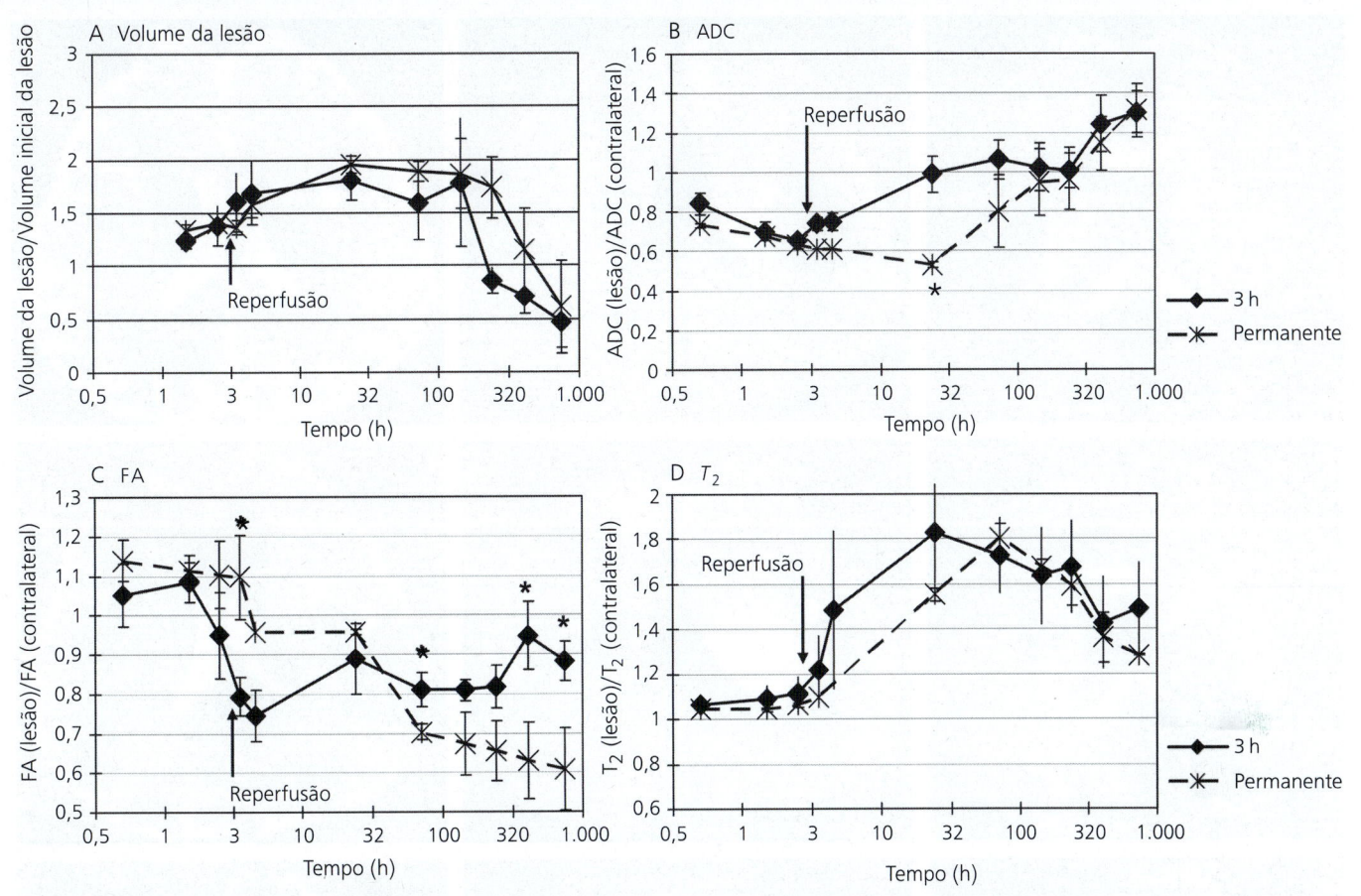

Fig. 17.1 Evolução do volume de lesão (A), ADC (B), anisotropia fracional (FA) (C) e tempo de relaxamento T_2 (D) em macacos após a oclusão transitória (3 horas) e permanente da artéria cerebral média (MCA). Os volumes de lesão referem-se ao volume inicial mensurado na primeira imagem de difusão obtida 30 minutos após a oclusão. Os valores de ADC, FA e T_2 são as razões do valor obtido na lesão para o valor obtido na região correspondente do hemisfério contralateral saudável. As barras de erro representam o erro-padrão da média (SEM). Os asteriscos indicam diferença estatisticamente significativa ($p < 0,05$) entre os grupos. (Reproduzida de Liu et al. 2007, com permissão da Stroke.[25])

observado em pacientes para que foi administrado via endovenosa o ativador do plasminogênio tecidual recombinante (rt-PA) em até 3 horas após a ocorrência de acidente vascular encefálico [24] e após a oclusão transitória (3 h) da artéria cerebral média em macacos (Fig. 17.1).[25] Explicações prováveis para a rápida elevação do ADC e do tempo de relaxamento T_2 na reperfusão precoce incluem ocorrência mais precoce de edema vasogênico e promoção da lise celular nos tecidos reperfundidos.

Estudos longitudinais seriados de DTI, realizados após acidente vascular encefálico isquêmico, demonstraram valores semelhantes de $\langle D \rangle$ ao longo do tempo derivados da difusividade média.[26-29] Uma vantagem das imagens por tensor de difusão com relação às sequências de difusão convencionais (DWI) é a capacidade de segmentar a WM da GM, com base nas diferenças anisotrópicas entre as duas. Embora não haja diferença significativa de $\langle D \rangle$ entre a GM e a WM no período hiperagudo da isquemia,[30,31] vários estudos de DTI já demonstraram redução 5 a 20% maior nos valores de $\langle D \rangle$ da WM isquêmica em comparação à GM no período agudo (< 24 h), além de pseudonormalização ligeiramente mais precoce na GM do que na WM.[28, 31-33] Este achado nem sempre é relatado em estudos de DWI, [34,35] provavelmente porque a DTI possui relação sinal-ruído mais alta que a da DWI convencional. Embora a diferença entre a GM e a WM no tocante à evolução temporal da $\langle D \rangle$ possa ser explicada pela maior vulnerabilidade da WM à isquemia, é possível que uma combinação de edema dos oligodendrócitos e axônios e aumento do espaço periaxonal, além de diminuição do movimento de água por colapso dos citoesqueletos e perturbação do transporte axonal rápido na WM, contribua para as diferenças nas alterações da difusão.[36]

Evolução da difusão anisotrópica

Ao discutir as alterações na difusão anisotrópica que se seguem à isquemia, cabe ressaltar que a anisotropia de difusão varia amplamente nas diferentes regiões do cérebro, inclusive nas diferentes regiões de WM, em razão de diferenças na microarquitetura subjacente.[9] Portanto, quaisquer alterações na difusão anisotrópica de certa região do cérebro são sempre relatadas comparativamente à região correspondente do hemisfério contralateral hígido.

Em ratos[37] e macacos,[25] ocorre aumento leve, porém consistente da FA (até 20%) em questão de minutos após a oclusão da artéria cerebral média, e a FA permanece elevada (em comparação ao tecido normal contralateral) por até 2 horas em ratos e 3 horas em macacos, antes de se reduzir progressivamente após este período. Com oclusão transitória (por 3 horas) da artéria cerebral média em macacos, a FA cai rapidamente após a reperfusão, atingindo seu valor mínimo dentro de 6 horas, e em seguida retorna lentamente, de maneira quase crônica, ao valor basal (Fig. 17.1).[25]

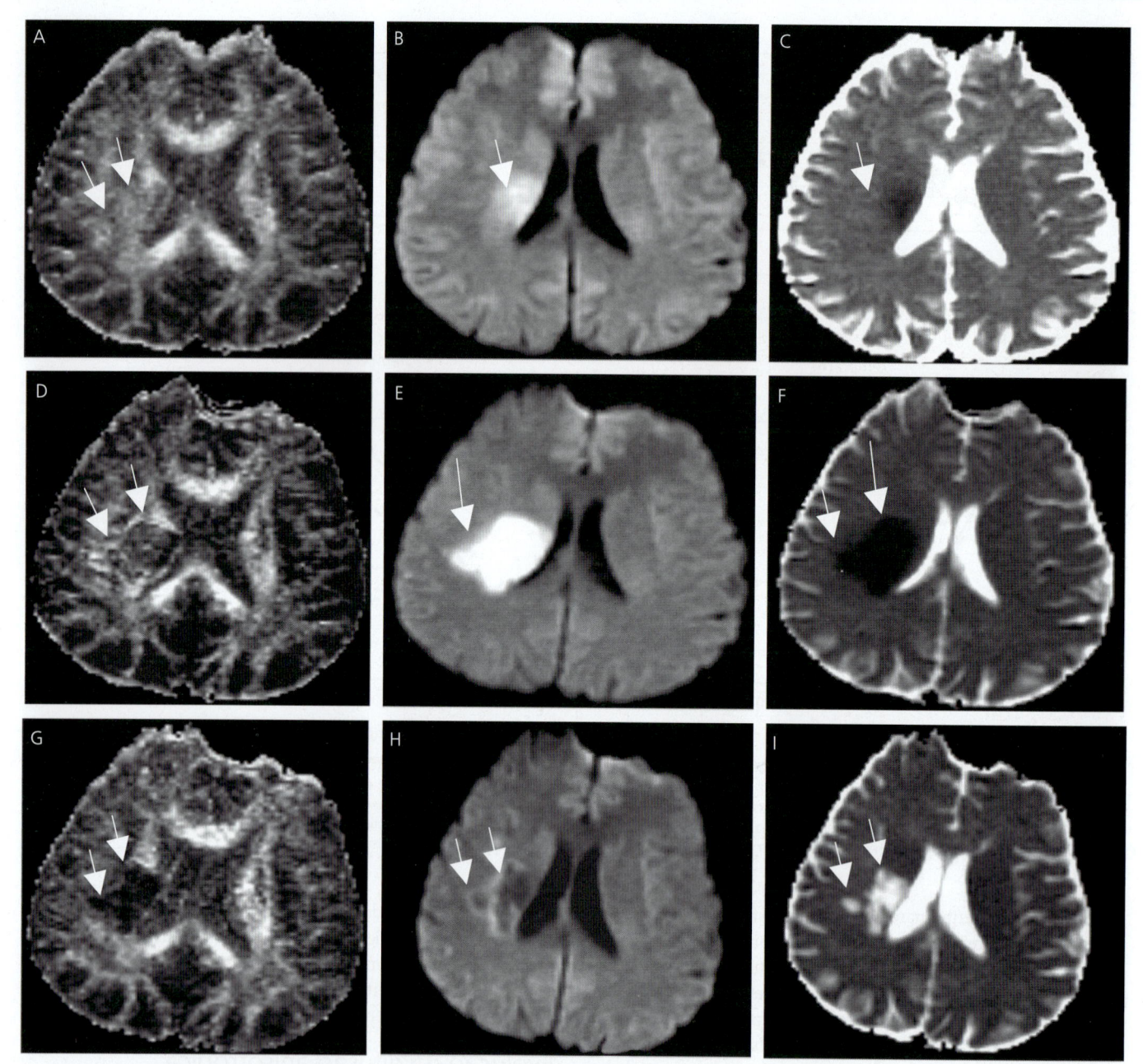

Fig. 17.2 Evolução das alterações da anisotropia fracional (FA) no acidente vascular encefálico isquêmico. Homem de 50 anos com hemiparesia esquerda foi examinado menos de 6 h (A-C), 3 dias (D-F), e 3 meses (G-I) após o surgimento dos sintomas. Menos de 6 h após o evento, o acidente vascular encefálico acomete a coroa radiada direita/corpo do núcleo caudado direito, que demonstram hipersinal na sequência de FA (A), hipersinal na sequência DWI isotrópica (B) e hipossinal em mapas de ADC (C). Estes achados são compatíveis com o estágio inicial das alterações de FA no acidente vascular encefálico agudo, conforme descrito por Yang et al. 1999 [28]. Após 3 dias, a lesão apresenta hipossinal na sequência de FA (D), hipersinal na sequência de DWI (E) e hipossinal nas imagens de ADC (F). Estes achados são compatíveis com o segundo estágio das alterações de FA no acidente vascular encefálico agudo, descrito por Yang [28]. Após 3 meses, a lesão encontra-se hipointensa na sequência de FA (G), hipointensa na sequência de DWI (H) e hiperintensa nas imagens de ADC (I). Estes achados são compatíveis com o terceiro estágio de alterações da FA no acidente vascular encefálico [28].

Os dados em humanos são mais variáveis, provavelmente pela combinação da relativa incerteza a respeito do momento exato de ocorrência do acidente vascular encefálico, das diferenças naturais na etiologia do acidente vascular encefálico com ou sem reperfusão, da heterogeneidade das lesões isquêmicas e das limitações práticas no tocante aos momentos em que é possível obter exames de imagem. Em geral, a evolução da FA em humanos segue um padrão semelhante ao observado em animais, porém mais lento. No período hiperagudo do infarto, a FA encontra-se ligeiramente elevada com relação ao tecido contralateral normal, tanto na GM quanto na WM;[30,31] torna-se menor no final do período agudo (12-24 h), e então diminui progressivamente ao longo do tempo (Tabela 17.2).[26-29] Yang et al.[28] descreveram três fases cronologicamente relacionadas na relação entre FA e $\langle D \rangle$ (Fig. 17.2). A primeira fase caracteriza-se por FA elevada e $\langle D \rangle$ reduzida; a segunda fase caracteriza-se por FA reduzida e $\langle D \rangle$ reduzida; e a terceira fase caracteriza-se por FA reduzida e $\langle D \rangle$ elevada. Os autores também encontraram tendência inversa entre a FA relativa e a intensidade

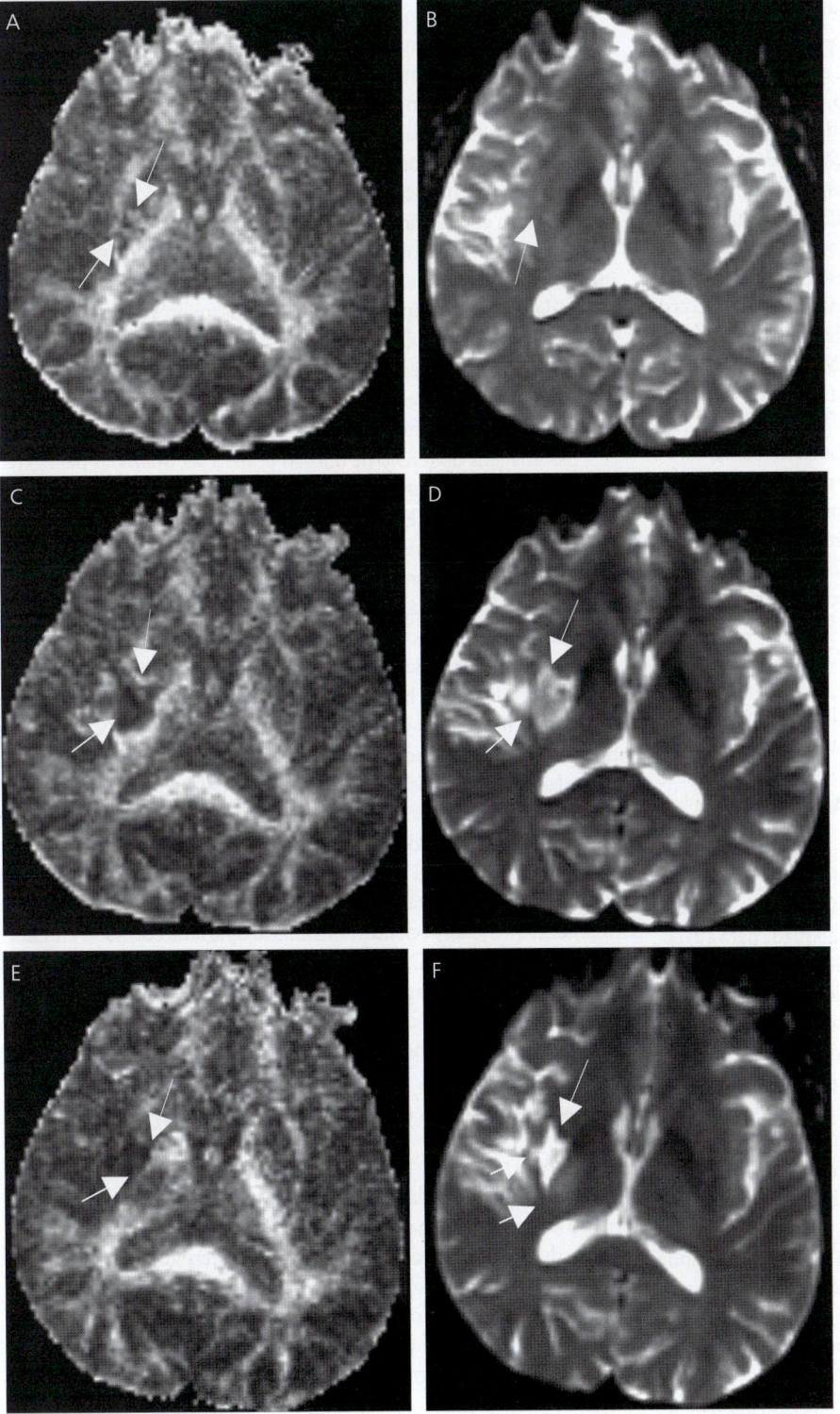

Fig. 17.3 Correlação entre alterações da anisotropia fracional (FA) e das alterações em T_2 no acidente vascular encefálico isquêmico. Homem de 50 anos com hemiparesia esquerda (vide Fig. 17.2) foi examinado menos de 6 horas (A, B), 3 dias (C, D) e 3 meses (E, F) após o surgimento dos sintomas. Menos de 6 horas após o evento, o acidente vascular encefálico do putame direito apresenta hipersinal na sequência de FA (A) e ainda se encontra invisível nas imagens ponderadas em T_2 (B). Após 3 dias, a lesão apresenta hipossinal na sequência de FA (C) e hipersinal nas imagens ponderadas em T_2 (D). Após 3 meses, a lesão permanece hipointensa nas imagens de FA (E) e hiperintensa nas imagens ponderadas em T_2 (F).

de sinal em T_2, tanto na GM quanto na WM (Fig. 17.3).[31, 38] Uma explicação provável para as fases observadas na isquemia é a seguinte: na fase hiperaguda do acidente vascular encefálico, quando o edema citotóxico predomina, ocorre elevação da FA, redução da $\langle D \rangle$ e ausência de alterações no T_2, o que ocasiona transporte de água do espaço extracelular para o compartimento intracelular sem alteração importante na permeabilidade da membrana celular nem no teor total de água dos tecidos. A água que permanece no espaço extracelular tortuoso fica restrita mais perpendicularmente do que paralelamente às fibras da WM, aumentando a FA. O volume de água intracelular, cada vez maior, encontra obstáculos à difusão em todas as direções, reduzindo, portanto, a $\langle D \rangle$. Conforme o infarto evolui para os períodos agudo e subagudo, sobrevém edema vasogênico (além do edema citotóxico, que persiste), ocasionando aumento do teor de água tecidual, principalmente no espaço extracelular, enquanto o volume de água intracelular permanece relativamente inalterado, provocando redução da FA e da $\langle D \rangle$ e elevação do T_2. Nos períodos subagudo tardio e crônico, ocorre degradação da barreira hematoencefálica, predominância do edema vasogênico, lise celular e reação glial, provocando redução da FA e elevação de $\langle D \rangle$ e T_2. Outros fatores, como perda do transporte axonal, perda da integridade celular e redução do fluxo de fluido intersticial, também podem contribuir para a redução da FA com o tempo.

Várias pesquisas demonstraram que as lesões isquêmicas são espacialmente heterogêneas, com índices diferentes de evolução cronológica da FA.[26-29,39] Este fenômeno pode estar parcialmente relacionado com a resposta diferenciada da GM e da WM à lesão isquêmica. Em geral, a magnitude da redução da FA relativa associada à isquemia é significativamente maior na WM que na GM.[27,28,33] Embora todos os autovalores (λ) se encontrem reduzidos no início do processo isquêmico, há redução maior de λ_1 que de λ_2 e λ_3 na WM,[27] reduzindo, desta maneira, a FA relativa da WM.[40] Isso sugere que, em quadros isquêmicos, ocorre maior redução do ADC no eixo longo dos tratos de WM. A exceção é o período hiperagudo do acidente vascular encefálico isquêmico, em que há maior redução de λ_3 que de λ_1 e λ_2 em lesões da WM profunda, que apresentam FA relativamente elevada.[31] Como a GM é razoavelmente isotrópica, qualquer redução diferencial em um de seus autovalores durante a isquemia (provavelmente reflexo da microestrutura da GM ou por ruído), ainda que leve, provocará aumento da sua FA.

Predição da viabilidade tecidual e do desfecho clínico

Atualmente, o papel das imagens por tensor de difusão na propedêutica do acidente vascular encefálico hiperagudo ainda é incerto. Embora se possa argumentar que a técnica de DTI é inadequada para a avaliação do acidente vascular encefálico hiperagudo em razão de seus tempos de aquisição e pós-processamento mais longos em comparação à sequência de difusão convencional, o uso de sequência *single-shot* ecoplanar (EPI) com um esquema de codificação de gradiente de difusão eficiente[41] pode-se determinar, em um prazo razoável, um tensor de difusão completo e efetivo para avaliação de acidente vascular encefálico hiperagudo.[30,31] Embora a FA se encontre ligeiramente elevada na fase hiperaguda do infarto cerebral (no máximo 20% acima do valor do tecido normal contralateral),[30,31] a significância dessa diferença é limítrofe, se houver. Alterações relativas em outros índices da difusão anisotrópica, como RA e VR, são ainda menos aparentes,[30] provavelmente porque estes índices são mais afetados pelo ruído. Portanto, a redução da $\langle D \rangle$ ainda é a medida mais confiável para a detecção precoce de infarto hiperagudo passível de obtenção por métodos convencionais de DWI.

Em um estudo em que o DTI foi combinado com sequência de perfusão para a avaliação do período hiperagudo do acidente vascular encefálico, a FA inicial em regiões de penumbra, que permaneceram viáveis ou eventualmente haviam evoluído para infarto após 12 horas, não era significativamente diferente da FA do hemisfério contralateral (normal).[42] Portanto, as medidas de difusão anisotrópica não bastam por si sós para prever se uma região de penumbra evoluirá para infarto franco. Porém, neste mesmo estudo, nenhum tecido com elevação da FA maior que 10% na MR inicial se encontrava normal no controle evolutivo das sequências de imagens.

No período agudo, a mensuração da FA pode ser útil para prever o desfecho clínico. Um estudo demonstrou correlações estatisticamente significativas entre a FA medida até 12 horas após a ocorrência do acidente vascular encefálico e pontuação em escala clínica medida dentro das 12 horas, no período subagudo (2 a 10 dias) e no desfecho do caso (> 35 dias), com correlação entre níveis de FA mais baixos e avaliações piores na escala clínica.[28] Por outro lado, os autores não encontraram correlação alguma entre a pontuação clínica e a $\langle D \rangle$ ou FA relativa medidas nos períodos subagudo e crônico. Estes achados indicam que alterações precoces da FA refletem com maior exatidão a gravidade da lesão isquêmica, e talvez possam prever o desfecho clínico do acidente vascular encefálico. Nos momentos mais tardios do insulto isquêmico, a degradação da barreira hematoencefálica, o edema vasogênico, a lise celular e a neoformação de glia podem provocar heterogeneidade tecidual na área infartada, confundindo a avaliação.

As imagens do tensor de difusão podem ser utilizadas para gerar mapas de anisotropia fracionada com codificação em cores[43,44] e tratografia[45] para a localização dos principais tratos de WM e sua relação com as lesões isquêmicas (Fig. 17.4).[46-49] O trato da WM mais comumente investigado é o trato corticoespinal (CST), pela sua anatomia bem definida e pelo fato de suas funções serem facilmente testadas ao exame clínico. É possível realizar tratografia do CST de maneira confiável por meio do braço posterior da cápsula interna e do pedúnculo cerebral, pois há pouquíssimas fibras cruzadas nestas regiões. Em geral, a magnitude volumétrica do acometimento do CST no período agudo ou subagudo de uma lesão isquêmica se encontra correlacionada com a gravidade do déficit motor,[49] e é inversamente proporcional à recuperação futura da função motora.[50] Pacientes com hemiparesia que piora do período agudo ao subagudo frequentemente apresentam um infarto em expansão, que se insinua sobre o CST ou acomete uma região maior do mesmo, visível nas imagens de acompanhamento.[48] Em pacientes com infarto da artéria coróidea anterior, que costuma afetar o CST mesmo que parcialmente, FA intralesional mais baixa no período agudo ou no início do período subagudo encontra-se associada a desfechos motores piores 3 meses após a ocorrência do acidente vascular encefálico.[51]

Degeneração secundária da substância branca

A degeneração secundária de tratos de WM distantes do local primário do infarto é um achado comum após acidente vascular encefálico, podendo ser classificada em degeneração anterógrada ou walleriana (na direção da ramificação terminal do axônio) ou degeneração retrógrada (na direção do corpo do neurônio). Histologicamente, a degeneração secundária caracteriza-se por desintegração das estruturas axonais seguida de degradação da mielina, infiltração por macrófagos e gliose.[52]

Várias pesquisas já utilizaram o DTI como método para acompanhamento da degeneração walleriana do CST em pacientes com hemiparesia (Fig. 17.5),[53-55] que é detectada como redução da anisotropia ao longo do trato de WM afetado. Tal alteração pode já ser detectável 2 a 3 semanas após o acidente vascular encefálico, e certamente antes que qualquer alteração de T_2 ou morfométrica aparente.[56-58] Em geral, pacientes com má recuperação da função motora demonstram diminuição progressiva da difusão anisotrópica no CST; o achado de difusão anisotrópica relativamente estável

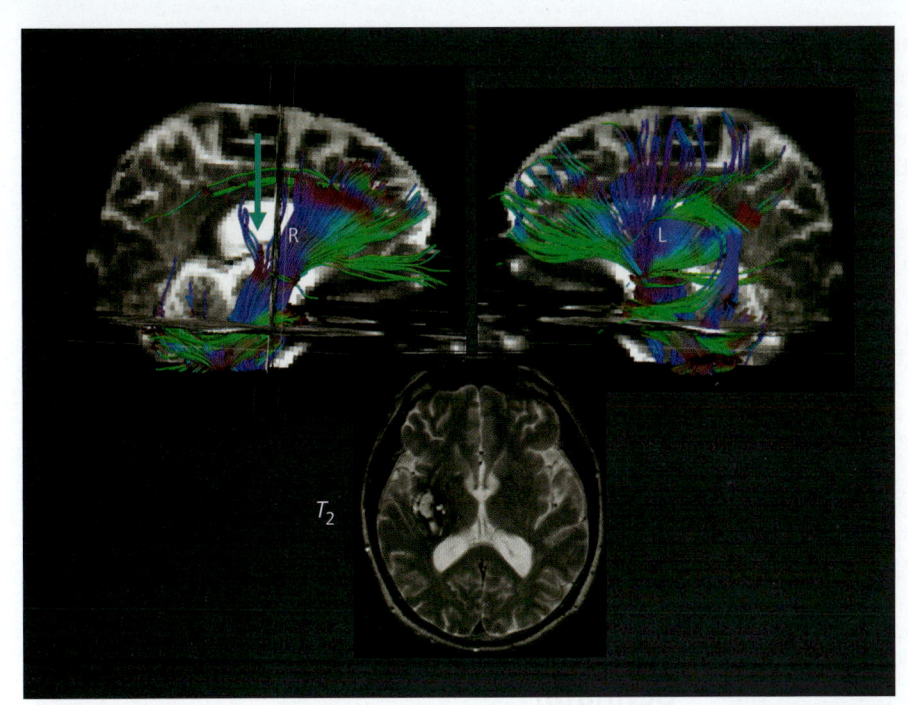

Fig. 17.4 Homem de 70 anos com hemiparesia esquerda (L) aguda causada por acidente vascular encefálico hemorrágico (hipertensão maligna). A tratografia demonstra interrupção do trato corticoespinal direito (R) (seta).

com redução mínima da FA se encontra associado a bom prognóstico de recuperação.[56-59] Em outras palavras, a redução da FA parece ser um biomarcador precoce de degeneração ativa da WM, capaz de prever uma recuperação motora ruim.

As imagens por tensor de difusão também podem ser utilizadas para distinguir a degeneração walleriana do infarto primário. Ao contrário dos infartos crônicos, que cursam com acentuada elevação da $\langle D \rangle$, redução da FA e elevação de todos os autovalores (λ_1, λ_2 e λ_3), a degeneração walleriana se caracteriza por $\langle D \rangle$ preservada à ligeiramente elevada, FA reduzida, redução de λ_1 e elevação de λ_2 e λ_3 [54,55,57]. Estudos mais recentes demonstraram degeneração retrógrada semelhante à degeneração walleriana às imagens por tensor de difusão, com redução progressiva da FA e $\langle D \rangle$ relativamente inalterada no trato de WM afetado.[60]

Pesquisadores também estão começando a avaliar o efeito dos infartos cerebrais em tratos de WM além do CST. Um estudo realizado em pacientes com infarto crônico do hemisfério esquerdo constatou a associação entre redução da FA no fascículo arqueado esquerdo e déficits de compreensão, e correlação entre queda da FA tanto no feixe longitudinal superior esquerdo quanto no fascículo arqueado, com a redução da habilidade de repetição de linguagem falada.[61] Estes achados são compatíveis com as funções conhecidas do feixe longitudinal superior e do fascículo arqueado, que conectam as áreas de linguagem de Wernicke e Broca no hemisfério dominante (normalmente, o esquerdo). Lesão do feixe longitudinal superior ou do fascículo arqueado no hemisfério dominante produz afasia de condução com dificuldade de repetição de linguagem falada.

É importante ressaltar que, em regiões com tratos de fibras cruzados, o eigenvetor principal correspondente ao maior eigenvalor (λ_1) pode ser alterado por degeneração secundária da WM, produzindo uma nova orientação que tende a ser paralela ao trato de fibras cruzadas não afetado pela degeneração walleriana. Isso ocorre porque a difusividade paralela ao trato degenerado se encontra reduzida, ao passo que a difusividade paralela ao trato cruzado se encontra preservada. Por conseguinte, a tratografia, quando aplicada a um trato de WM com degeneração secundária, pode produzir trajetórias de fibra anatomicamente incorretas em regiões nas quais há interseção de vias, como na parte rostral da ponte, onde as fibras pontinas transversais podem confundir a reconstrução do CST na presença de degeneração walleriana.[55]

Doenças com isquemia difusa dos pequenos vasos

Várias pesquisas já abordaram a medição da $\langle D \rangle$ e da difusão anisotrópica em doenças que cursam com isquemia difusa de pequenos vasos, como os múltiplos infartos lacunares, a leucoaraiose isquêmica e a arteriopatia autossômica dominante com infartos subcorticais e leucoencefalopatia (CADASIL, do inglês *cerebral autosomal dominant arteriopathy with subcortical infarcts and leukoencephalopathy*) (Tabela 17.3).[62-65] Ao discutir estas doenças, é importante observar que relatar $\langle D \rangle$ e difusão anisotrópica com relação ao hemisfério contralateral pode não ser de valia alguma, pois os processos patológicos são difusos e podem acometer regiões de GM e WM que parecem normais na MRI convencional. Portanto, os autores de tais pesquisas costumam comparar os valores obtidos no DTI aos valores de controles saudáveis da mesma idade. A análise por histograma do cérebro inteiro também é utilizada frequentemente em estudos longitudinais, já que este método é altamente reprodutível sem registro de imagem nem delineação de regiões anatômicas dependente do operador.[66]

Tanto na leucoaraiose isquêmica quanto na CADASIL, anormalidades de sinal difusa, irregulares a confluentes ocorrem nas sequências ponderadas em T_2. Acredita-se que reflitam regiões de rarefação da WM com perda axonal, redução de mielina e gliose (Fig. 17.6).[67] Estas anormalidades costumam estar associadas a infartos lacunares. O achado característico da leucoaraiose isquêmica e da CADASIL é elevação da $\langle D \rangle$ e redução da difusão anisotrópica na WM tanto anormal quanto aparentemente normal em imagens de MRI convencionais.[62,63,65] Estas medidas encontram-se correlacionadas com pior pontuação em exames das funções cognitiva e executiva. Comparativamente, há relativamente pouca correlação entre o volume de anormalidades da WM e o nível de disfunção cognitiva.[68]

Elevação da $\langle D \rangle$ e redução da anisotropia também já foram relatadas no tálamo na CADASIL,[64,69] e há correlação entre o nível de $\langle D \rangle$ no tálamo e pior função cognitiva e executiva. Como a elevação da $\langle D \rangle$ no tálamo está correlacionada com a elevação de $\langle D \rangle$, redução da anisotropia e o volume do infarto na WM ipsolateral, acredita-se que as alterações microestruturais do tálamo são causadas por uma degeneração das vias talamocorticais secundária à lesão isquêmica da WM.

Em estudos longitudinais de acompanhamento de pacientes com CADASIL ao longo de 2 a 3 anos, houve correlação entre alterações no histograma de $\langle D \rangle$ (redução do pico e elevação da $\langle D \rangle$ média) e alterações em escalas de funções cognitiva e executiva, e a $\langle D \rangle$ média basal foi um fator preditivo da evolução clínica.[70,71] Os autores de outro estudo longitudinal semelhante acompanharam pacientes com leucoaraiose isquêmica ao longo de um período de 1 ano e constataram que o pico do histograma da FA se encontrava fortemente relacionado com a pontuação do paciente em escalas de função executiva.[72] Como nenhuma alteração nos parâmetros de MRI (além da $\langle D \rangle$ e da FA) foi detectada ao longo do período de 1 ano do estudo, os autores concluem que este resultado fornece ainda mais embasamento para o uso do DTI no acompanhamento longitudinal da evolução cronológica das doenças que cursam com isquemia difusa de pequenos vasos.

Encefalopatia hipoxicoisquêmica perinatal

A MRI, inclusive a técnica de DTI, está se tornando a modalidade radiológica de escolha para avaliação de lesão hipoxicoisquêmica no período neonatal, graças à sua sensibilidade na detecção de lesão cerebral e à associação existente entre achados de MRI e desfechos neurodesenvolvimentais. A evolução cronológica da $\langle D \rangle$ em regiões de lesão cerebral causada por eventos hipoxicoisquêmicos em recém-nascidos a termo já foi descrita por vários pesquisadores (Fig. 17.7).[73-76] Embora a $\langle D \rangle$ já se encontre reduzida na maioria dos recém-nascidos após 24 horas da lesão, a magnitude desta redução é de menos de 10% do valor encontrado nos tecidos normais, e é possível

Tabela 17.3. Doenças com isquemia difusa dos pequenos vasos

Área afetada	Manifestações
Quadro clínico	Múltiplos infartos lacunares Leucoaraiose isquêmica Arteriopatia autossômica dominante com infartos subcorticais e leucoencefalopatia (CADASIL)
Anormalidades difusas da substância branca (WM)	Áreas de rarefação da substância branca, com perda axonal, redução da mielina e gliose Não há correlação significativa entre o volume de lesão de WM e a função cognitiva
Difusão média $\langle D \rangle$ e anisotropia fracional (FA)	Elevação da $\langle D \rangle$ e redução da FA em regiões de WM tanto anormais quanto de aparência normal. Há correlação entre os valores e a pontuação do paciente em escalas de funções cognitiva e executiva Observam-se mudanças significativas ao longo de 1 a 2 anos, o que torna as medidas ideais para estudos longitudinais seriados A $\langle D \rangle$ basal é fator preditivo da evolução clínica na CADASIL

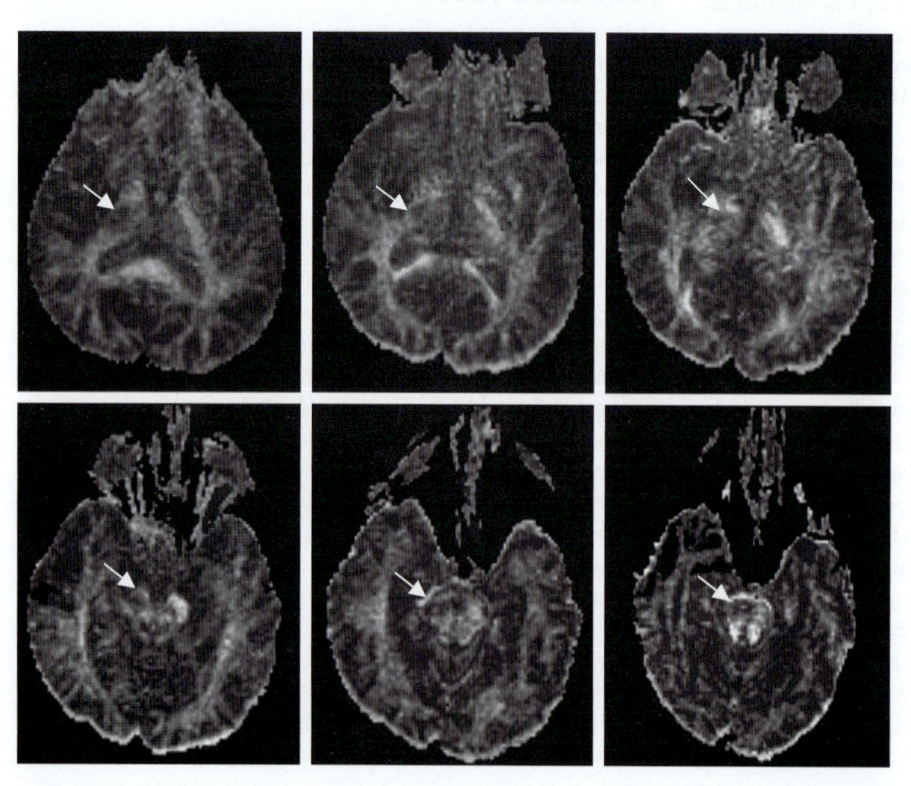

Fig. 17.5 Degeneração walleriana. Imagens de anisotropia fracional obtidas 3 meses após acidente vascular encefálico no território da artéria cerebral média direita demonstram redução da anisotropia (hipossinal) ao longo do trato corticoespinal direito (setas), achado compatível com degeneração walleriana.

lógica ou involuntária, pode ocorrer degradação da qualidade da imagem. As várias técnicas disponíveis para a redução da influência do movimento (p. ex., sincronização ao eletrocardiograma ou uso da técnica de navegadores[10]) tornam o exame mais demorado. Por esse motivo, e pela ampla disponibilidade da tecnologia ecoplanar (exceto em alguns aparelhos com campo magnético de intensidade muito baixa), a imagem por difusão ecoplanar é a técnica mais comum.

Como em qualquer situação clínica de uso das imagens por difusão, o usuário deve ter cautela com a difusão anisotrópica no momento de interpretar as imagens, lembrando que é mais fácil para a água se difundir ao longo dos tratos de substância branca do que perpendicularmente aos mesmos. Por conseguinte, é importante assegurar que os dados sejam obtidos com gradientes de codificação em pelo menos três planos de direção. Como em outras patologias nas quais se utiliza a imagem por difusão, a melhor exatidão na quantificação absoluta do ADC, a determinação da anisotropia fracional e a visualização das vias de conexão (ou, mais propriamente, dos tratos de máxima difusividade da água) proporcionadas pela tratografia de difusão podem ser úteis na avaliação das sequelas da doença carotídea no parênquima cerebral. No momento, porém, tais técnicas requerem maior número de direções de codificação e, portanto, maior tempo de aquisição de imagem.

Doenças carotídeas – tipos, achados na MR e utilidade clínica da MR

Aterosclerose

Introdução à aterosclerose e mecanismos de disfunção

A aterosclerose das artérias carótidas é uma das principais causas de lesão cerebral isquêmica no Ocidente. A aterosclerose é frequentemente sistêmica e também afeta a função cardíaca quando há acometimento significativo das artérias coronárias. A prevalência da aterosclerose encontra-se associada a vários fatores de risco, inclusive tabagismo, hipertensão arterial, hipercolesterolemia, hiperinsulinemia (síndrome metabólica) e condição socioeconômica. Os mecanismos fisiopatogênicos da doença envolvem a deposição de placas ateromatosas – mais comumente, na origem da ICA. O acúmulo destas placas produz estenose ou oclusão do vaso. Quando isso ocorre, há maior risco de lesão cerebral em razão de (a) redução do fluxo, causando hipoperfusão no território suprido pela artéria afetada; (b) liberação de êmbolos pela placa ateromatosa, provocando embolia distal à área estenosada; ou (c) uma combinação de ambas. Acredita-se que, na maioria dos casos, o risco é de embolia e não de comprometimento hemodinâmico. Tecidos que já apresentem comprometimento hemodinâmico, porém, podem apresentar maior risco de lesão em caso de embolização ateromatosa.[11]

As artérias carótidas internas suprem: a retina (através da artéria oftálmica); os lobos parietal, frontal e temporal superior (através da artéria cerebral média, ou MCA); e os lóbulos anterior e medial superior do lobo frontal (através da artéria cerebral anterior, ou ACA). Os sintomas típicos de lesão isquêmica destas áreas já foram descritos na literatura.[12] Quando há suspeita de déficit crônico

da perfusão cerebral, deve-se pesquisar a possibilidade de doença vascular subjacente. As avaliações clínica e laboratorial costumam incluir ultrassonografia da bifurcação da carótida, seguida, em caso de estenose grave, de angiorressonância (MRA) (Fig. 19.2) ou angiografia convencional (por cateterismo) para a avaliação mais aprofundada da vasculatura. Caso a intervenção esteja sendo considerada (seja cirúrgica ou endovascular), realiza-se um exame completo da vasculatura, do arco da aorta até o círculo de Willis. O objetivo é detectar qualquer patologia concomitante que poderia vir a influenciar a conduta clínica ou cirúrgica, por exemplo, estenose significativa dos vasos do arco da aorta (que poderia impedir o acesso endovascular) ou acometimento dos vasos intracranianos (que poderia dificultar qualquer procedimento neurocirúrgico).

Fluxo colateral macrovascular

Um dos mecanismos responsáveis pelo suprimento constante de fluxo sanguíneo às áreas de parênquima cerebral distais a uma estenose ou oclusão de grande vaso é a presença de suprimento arterial alternativo por vias colaterais. A fonte principal de suprimento colateral ao território de uma das MCA é a MCA do hemisfério oposto, através do círculo de Willis. É provável que nossa compreensão do suprimento sanguíneo colateral venha a ser aprimorada pela correlação de dados a respeito do fluxo macro e micro-hemodinâmi-

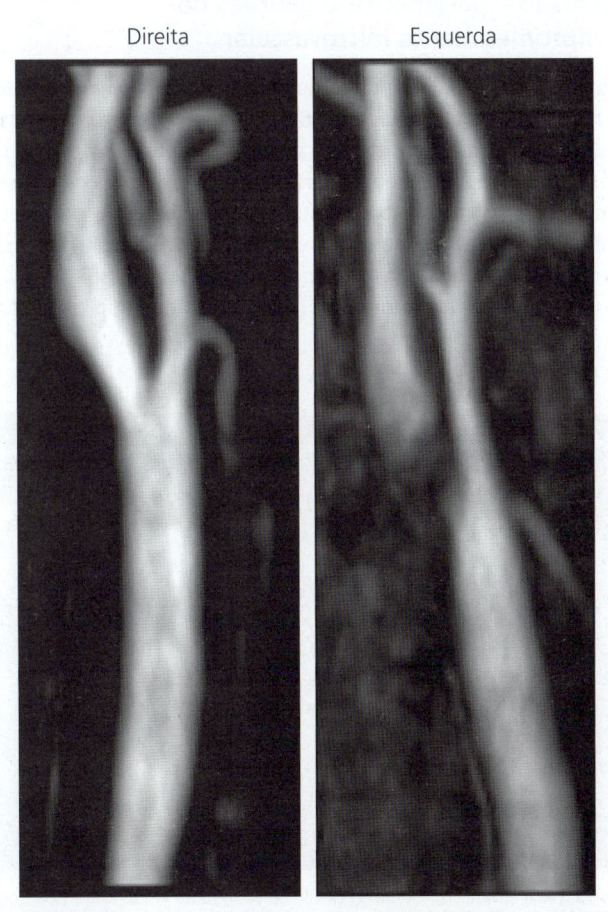

Fig. 19.2 Angiorressonância em tempo de voo da bifurcação das carótidas de um paciente com ataque isquêmico transitório. Há fluxo distal a uma grave estenose da artéria carótida interna esquerda indicando que o vaso não está completamente ocluído.

co.[13] Um estudo que usou a técnica de angiorressonância para obter imagens da anatomia vascular do círculo de Willis constatou que muitos pacientes com estenose ou oclusão de ICA e déficit neurológico leve tinham o círculo de Willis completo[14] quando comparados a um grupo de controles saudáveis. Os autores deste estudo chegaram à conclusão de que a configuração anatômico-funcional reflete o grau de obstrução da ICA, o que pode significar que a necessidade de fluxo colateral provoca alterações na anatomia vascular aparente do círculo de Willis. Também constataram que oclusões unilaterais cursam com aumento do fluxo colateral anterior, ao passo que a oclusão bilateral parece ocasionar aumento do fluxo posterior. Hipoplasia ou aplasia do(s) vaso(s) comunicante(s) relevante(s) (seja por variação congênita ou por outros fatores) pode determinar insuficiência do fluxo colateral primário (Fig. 19.3); neste caso, pode ocorrer mobilização de fontes secundárias, como as artérias leptomeníngeas ou oftálmicas. O papel de destaque do círculo de Willis no fluxo colateral é evidenciado pela ocorrência de mau estado hemodinâmico cerebral (medido pela reatividade ao CO_2) quando o fluxo colateral aumenta através dos vasos leptomeníngeos ou oftálmicos além do círculo de Willis.[15] Há relatos de observação direta de fluxo colateral secundário pelos vasos leptomeníngeos, indicado por retardo da captação de contraste nas imagens de ressonância magnética por perfusão.[16]

Perfusão – parâmetros e padrões de comprometimento microvascular

A maioria dos trabalhos publicados a respeito da perfusão expressa os tempos de perfusão em termos das diferenças entre o tempo de chegada do contraste, o tempo ao pico de intensidade de sinal (TTP) ou os tempos de trânsito médios (MTT; para os puristas com relação à matemática, costuma-se calcular este parâmetro como o primeiro momento da curva de concentração × tempo invertida). Calculam-se as diferenças entre o hemisfério sintomático e o hemisfério assintomático (ou contralateral e ipsolateral ao lado em que a estenose é mais grave). A ideia de comparar os territórios de um hemisfério aos do outro encaixa-se bem ao contexto da doença carotídea, graças ao caráter bilateral do fluxo arterial cerebral normal. Diferentes instituições tendem a usar índices diferentes de tempo, ou mais de um índice. Um estudo comparativo não constatou diferenças aparentes entre TTP e MTT em um grupo de 11 pacientes com oclusão ou estenose grave unilateral.[19] Diferenças de mais de 3,5-4 segundos entre um tempo e outro parecem indicar grave comprometimento hemodinâmico ou mesmo risco de falência hemodinâmica.[18,19] Os volumes relativos de sangue ou as razões relativas inter-hemisféricas de CBV também costumam ser relatados. Os tempos e volumes relacionam-se segundo o princípio do volume central: $CBF = CBV/MTT$ (para uma revisão destes conceitos, vide o Capítulo 7 e Griffiths et al.).[20] Em geral, padrões vêm sendo identificados mais frequentemente no MTT do que no CBV, embora não seja sempre esse o caso.

Hipoperfusão do parênquima cerebral por estenose grave ou oclusão no nível da bifurcação da carótida, ou perto da mesma, tende a ocorrer nas áreas fronteiriças distais entre um território arterial e outro (Fig. 19.4), onde a pressão de perfusão teoricamente seria menor. Infartos que ocorrem nestas áreas são denominados infartos de zona limítrofe ou infartos em zona de transição. Tempos de perfusão anormais nas zonas de transição na presença de tempos de perfusão normais no território vascular central já foram constatados em casos de estenose grave e/ou oclusão.[18] A detecção de tais insuficiências perfusionais nas zonas de transição pode ser útil na avaliação do risco de acidente vascular encefálico isquêmico por déficit perfusional hipotensivo (como pode ocorrer durante a anestesia geral, por exemplo).

Segundo a maioria dos estudos, estenose grave ou oclusão unilateral da ICA provoca assimetria do MTT entre os hemisférios no território da MCA (Fig. 19.5).[21-24] Porém, nem sempre isso ocorre,[25] talvez em virtude das diferentes características nas coortes de pacientes analisadas, principalmente no tocante ao grau de estenose nas artérias sintomáticas e assintomáticas. Um estudo não constatou nenhuma alteração significativa no tempo

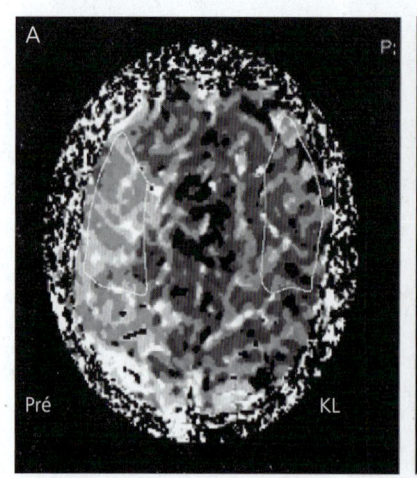

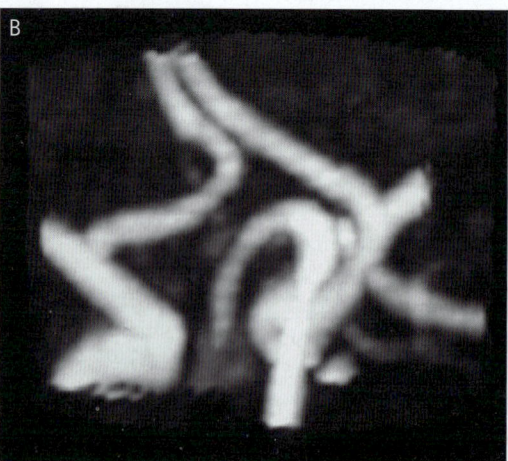

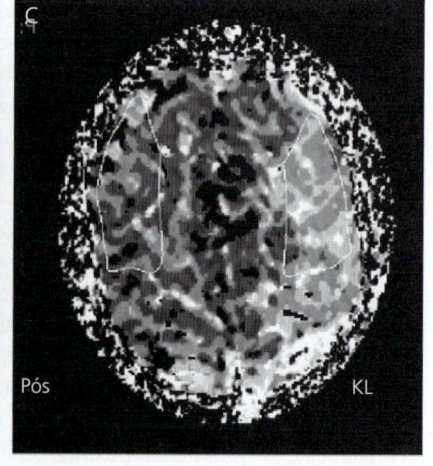

Fig. 19.3 A anatomia funcional do círculo de Willis pode influenciar as consequências hemodinâmicas de qualquer intervenção: mapas de tempo de perfusão em um paciente com 90% de estenose da artéria carótida interna no lado sintomático e 70% de estenose no lado assintomático demonstram tempo de trânsito prolongado (0,9 s) no hemisfério sintomático antes da colocação de *stent* (A). Angiorressonância por TOF (B) evidenciando círculo de Willis incompleto (ausência de fluxo na artéria comunicante anterior), que, combinado à presença de doença contralateral, provoca reversão da assimetria inter-hemisférica do *timing* em vez de normalização dos tempos de perfusão (21,0 s) 1 mês após a intervenção (C).

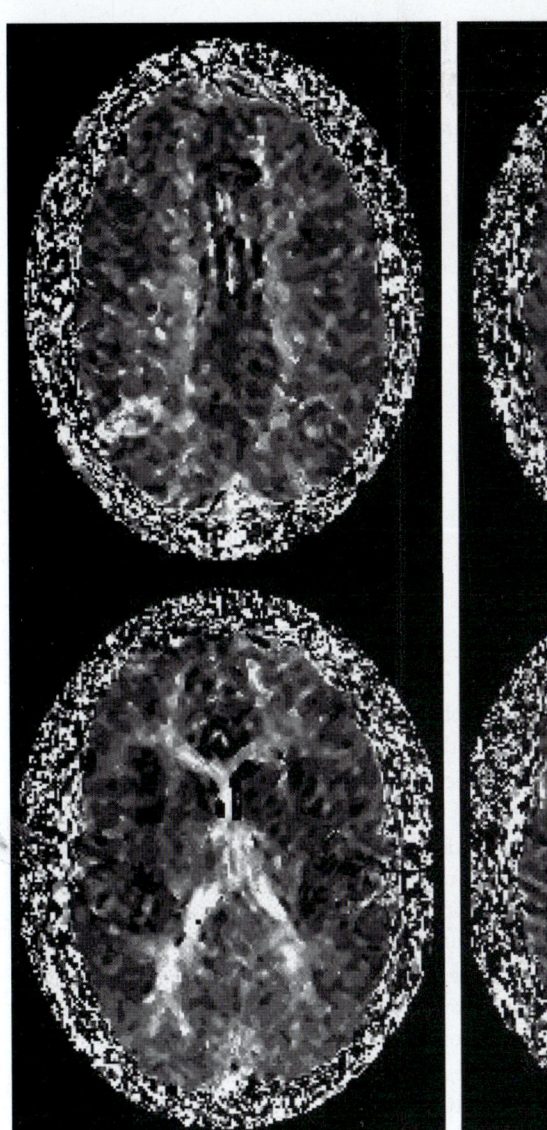

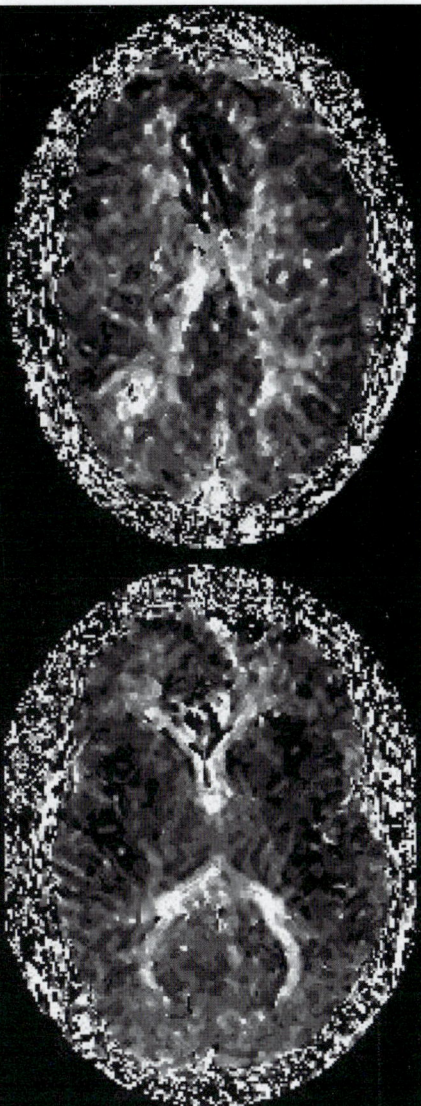

Fig. 19.4 É comum haver hipoperfusão relativa nas zonas de transição entre diferentes territórios arteriais. Neste paciente com diabetes melito tipo 2, é possível ver hipersinal (correspondente a prolongamento do tempo de trânsito) entre os territórios da artéria cerebral média e da artéria cerebral posterior e entre os territórios da artéria cerebral média e da artéria cerebral anterior, nos quatro níveis axiais. Também há um infarto visível na substância branca posterior direita.

de trânsito em artérias com estenose de < 80%, mas, acima desta porcentagem de corte, houve alteração,[26] o que não difere tanto do ponto de corte entre estenose moderada e grave usado, em parte, para justificar a intervenção.[27] Esta assimetria inter-hemisférica não costuma ocorrer nos territórios da ACA nem da artéria cerebral posterior (PCA), pois não são supridos pelas ICAs. Há maior disparidade nos achados de CBV: alguns estudos relatam diferenças inter-hemisféricas significativas nos volumes sanguíneos no território da MCA,[26,28,29] enquanto outros não. [21-24] Os desvios-padrão do CBV regional dentro de cada grupo costumam ser grandes. Variações maiores ainda no CBV regional no território da ACA[24] podem refletir o possível papel desta artéria na redistribuição colateral primária, quando a anatomia do círculo de Willis o permite.

Reserva vascular

Quando o fluxo além da bifurcação da carótida é muito lento e há pouco ou nenhum fluxo colateral, o cérebro ainda se pode utilizar de outro mecanismo para tentar evitar lesão hipóxica: a capacidade de vasodilatação, ou reserva cerebrovascular (CVR). A capacidade de vasodilatação pode ser avaliada mediante teste de provocação com um inibidor da anidrase carbônica, como a acetazolamida. Estudos de tomografia com xenônio ou Doppler transcraniano demonstram a importância da CVR, pois há alto risco de acidente vascular encefálico quando a CVR está comprometida, e o fluxo sanguíneo cerebral é baixo.[30,31] Outro estudo de Doppler transcraniano sugere que há uma relação entre o risco de isquemia ipsolateral e o comprometimento da CVR em pacientes assintomáticos com estenose grave da ICA.[32] Grave comprometimento da CVR foi documentado com MR de perfusão com contraste exógeno e teste de acetazolamida em um grupo de pacientes sintomáticos com doença oclusiva das carótidas.[33] A técnica de ASL contínua também pode ser utilizada na avaliação da CVR em pacientes com estenose da ICA.[34] Griffiths et al.[35] demonstraram como o uso da MR pode facilitar o exame integrado, permitindo a avaliação da anatomia vascular desde a bifurcação da carótida até o círculo de Willis, mediante o uso de técnicas convencionais de imagem e sequência de perfusão com contraste exógeno, antes e após teste de acetazolamida (Fig. 19.5).

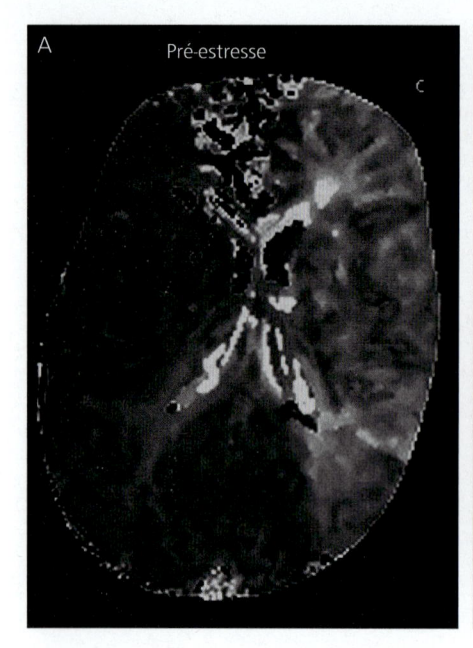

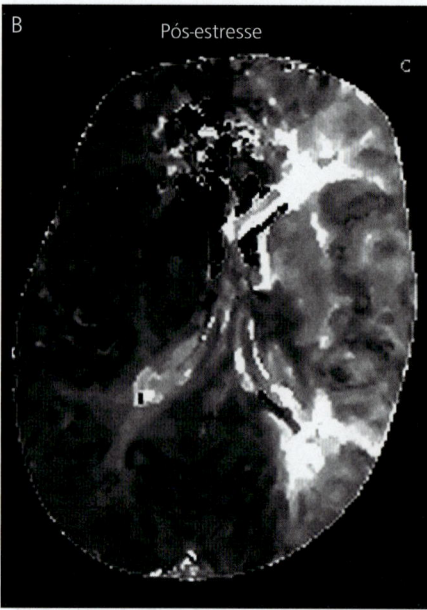

Fig. 19.5 Mapas de tempo de perfusão (tempo de trânsito médio no primeiro momento adquirido antes (A) e após (B) teste de provocação (estresse) vascular em paciente com oclusão da artéria carótida interna esquerda, demonstrando comprometimento da reserva cardiovascular. A ausência relativa de vasodilatação no território da artéria cerebral média esquerda aumenta a assimetria inter-hemisférica de 2,6 a 12,1 segundos após aplicação de acetazolamida.

O exame de MR multimodalidade permite a avaliação em sessão única de cada uma das três áreas consideradas importantes fatores de risco para a falência hemodinâmica cerebral: redução do suprimento arterial encefálico (medido pelo grau de estenose na bifurcação), disponibilidade de fluxo colateral primário (de acordo com a anatomia funcional do círculo de Willis) e CVR (alteração da perfusão após o teste de provocação farmacológica).

Difusão nas lesões isquêmicas

A sensibilidade das imagens por difusão no acidente vascular encefálico não chega a 100%, e varia de acordo com a evolução do quadro. Em certas situações, não há nenhuma lesão visível,[36] ou a lesão passa despercebida no estado hiperagudo e só é detectada no exame de seguimento.[37] Um volume de tecido infartado (representado por ADC reduzido) pode ocorrer com déficit neurológico inicial que desaparece completamente a curto prazo[38] (ou seja, a função normal é restituída em menos de 24 horas); tais casos são classificados como ataques isquêmicos transitórios (TIA), não como acidente vascular encefálico. Tais observações podem não ser surpreendentes, dado o caráter complexo da insuficiência hemodinâmica, a possível presença de vias neurais e/ou funcionais colaterais, e o fato de o acidente vascular encefálico configurar uma síndrome clínica; ademais, a classificação diferencial do acidente vascular encefálico e da doença carotídea crônica baseia-se em parte em uma definição qualitativa da função neurológica. A localização anatômica e a distribuição de infartos causados por doença carotídea, sejam antigos (detectados por sequência T_2 ou FLAIR) ou recentes (detectados nas imagens por difusão), podem ser bastante complexas. Contudo, certos padrões parecem ocorrer e apresentar correlação com o grau de estenose em grandes amostras de pacientes. Esses padrões já foram analisados e divididos em cinco categorias:[39]

Padrão 1. Grande lesão isquêmica territorial, afetando o córtex (infarto parcial da MCA por oclusão de ramo distal da mesma; grande infarto da MCA por oclusão da origem da mesma e ausência de fluxo colateral adequado; infarto completo dos territórios da MCA e da ACA por embolia da ICA distal).

Padrão 2. Lesão subcortical com ou sem lesão adicional menor (oclusão da MCA na presença de fluxo colateral).

Padrão 3. Grande lesão isquêmica territorial, afetando o córtex, e lesões adicionais menores (a fisiopatogenia é a mesma do Padrão 1, com a complicação adicional dos efeitos oclusivos de fragmentos da embolia).

Padrão 4. Múltiplas lesões pequenas disseminadas no território da MCA distal por várias pequenas embolias ou a fragmentação de uma grande embolia.

Padrão 5. Pequenas lesões nas zonas de transição (entre os territórios da ACA e da MCA, da PCA e da MCA ou dos sistemas vasculares profundo e superficial).

Se as imagens por difusão forem obtidas várias semanas após o início dos sintomas, detectarão lesões clinicamente apropriadas em muitos pacientes com acidente vascular encefálico leve, mas poucos com TIA.[40] Perto do evento (induzido por intervenção, vide seção adiante), é possível detectar lesões clinicamente silenciosas. O grau de anormalidade da difusão parece depender da gravidade do evento e do tempo decorrido entre o evento e o exame. As imagens por difusão também podem fazer parte da avaliação pré-operatória em intervenções cirúrgicas ou endovasculares para o tratamento da doença carotídea, revelando padrões de alterações isquêmicas compatíveis com patologias passíveis de intervenção e excluindo padrões compatíveis com, por exemplo, embolia de origem cardíaca.[41]

Técnicas de radiologia intervencionista na estenose de artéria carótida

A terapêutica da aterosclerose da ICA proximal pode ser clínica (controle da hipertensão, redução do colesterol, prescrição de antiagregantes plaquetários), cirúrgica (endarterectomia carotídea [27, 42]) ou endovascular (angioplastia transluminal percutânea [43]

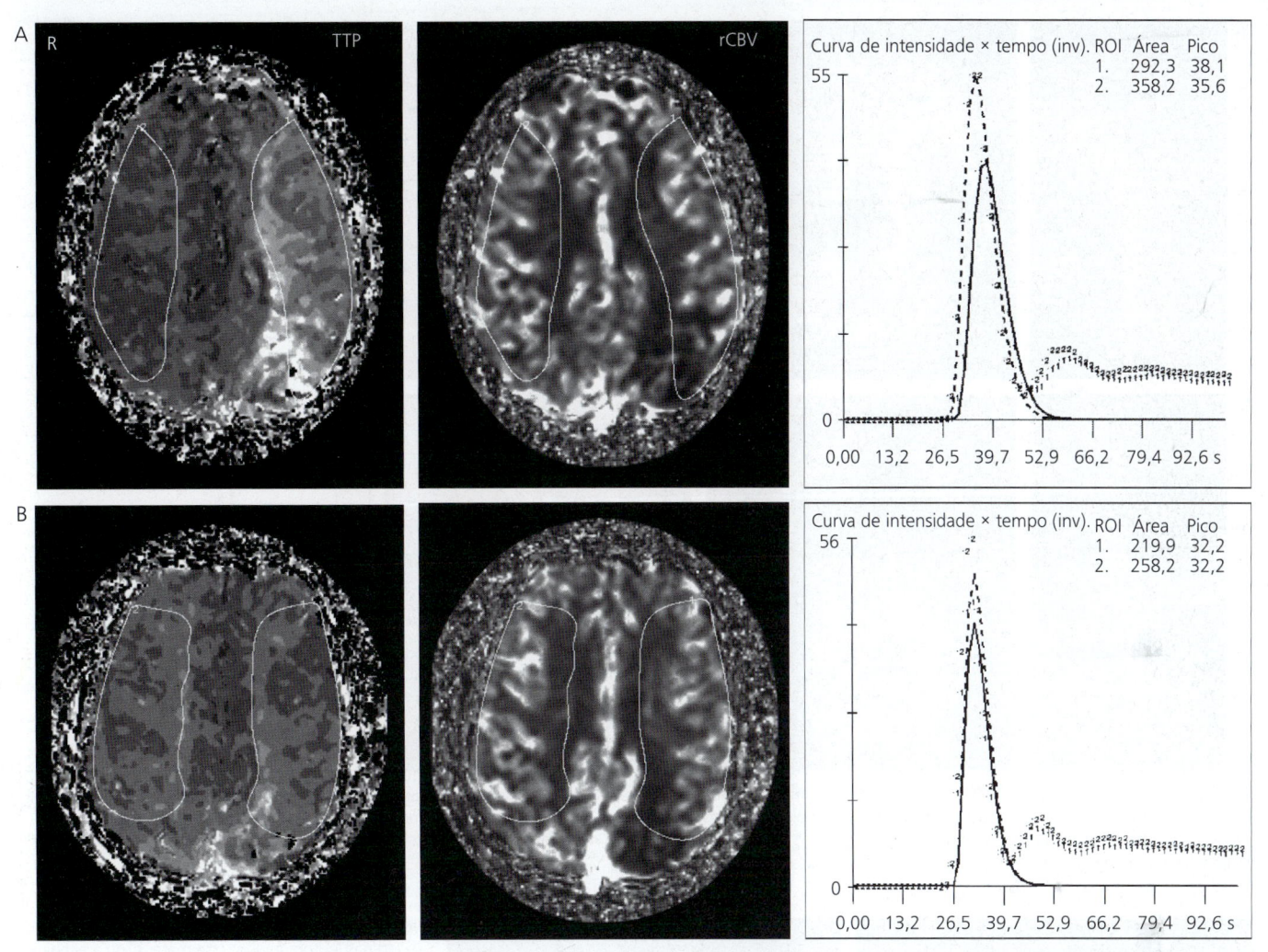

Fig. 19.6 Mapas de tempo ao pico de intensidade de sinal (TTP) e de volume sanguíneo relativo (rCBV) e curvas de concentração × tempo em um paciente com 90% de estenose da artéria carótida interna esquerda, obtidos antes (A) e 2 horas e meia após (B) endarterectomia. Observe que a assimetria inter-hemisférica do *timing* observada inicialmente no território da artéria cerebral média esquerda se normaliza logo após o procedimento.

e/ou implantação de *stent* [44]). Já foi comprovado que a intervenção cirúrgica é benéfica e superior ao padrão ouro de terapia medicamentosa no tratamento de pacientes sintomáticos (estenose de > 70% no nível da bifurcação conforme os critérios NASCET).[27] Na estenose assintomática, as evidências disponíveis até o momento indicam que a intervenção é, na melhor das hipóteses, quase insignificante. Porém, alguns pacientes com doença carotídea moderada podem apresentar sintomas de evolução relativamente rápida; em tais pacientes, a intervenção direta pode, sim, ser benéfica. No futuro, a avaliação por ressonância magnética de "sessão única" pode ajudar a identificar pacientes que pertençam a este subgrupo, embora, no momento, ainda não seja possível fazê-lo graças ao nosso conhecimento limitado a respeito da hemodinâmica cerebral e do risco vascular.

Alterações hemodinâmicas e intervenção na doença carotídea

Informações a respeito das características de perfusão e difusão na MR pré e pós-tratamento podem ampliar nossa compreensão das sequelas hemodinâmicas da revascularização. Também podem fornecer dados a respeito da eficácia hemodinâmica relativa das diferentes técnicas disponíveis. Vários estudos já foram publicados a respeito dos achados à sequência de perfusão pré e pós-endarterectomia carotídea [23,26,29,45-47] (Fig. 19.6) e pré e pós-angioplastia percutânea e/ou implantação de *stent* (Fig. 19.7).[24,48] Nos diferentes estudos citados, os exames foram realizados de < 3 horas a 12 meses após a intervenção. No geral, a perfusão normalizou-se após a endarterectomia, embora o tempo necessário para a normalização tenha variado enormemente de horas a 6-12 meses. Dados obtidos antes e depois de implantação de *stent* na carótida estenosada demonstraram redução significativa na assimetria inter-hemisférica de MTT (48 e 61% nos dois níveis da MCA estudados), mas em questão de 3 horas após a intervenção.[24,29]

Embora não tenham sido encontradas durante os estudos que enfocaram efeitos agudos (< 3 horas), certas características da perfusão cerebral após a intervenção, quando combinadas aos dados dos exames de imagem convencionais, podem fornecer informações a respeito da natureza patológica da síndrome de hiperperfusão, ou até mesmo servir como marcador prognóstico da mes-

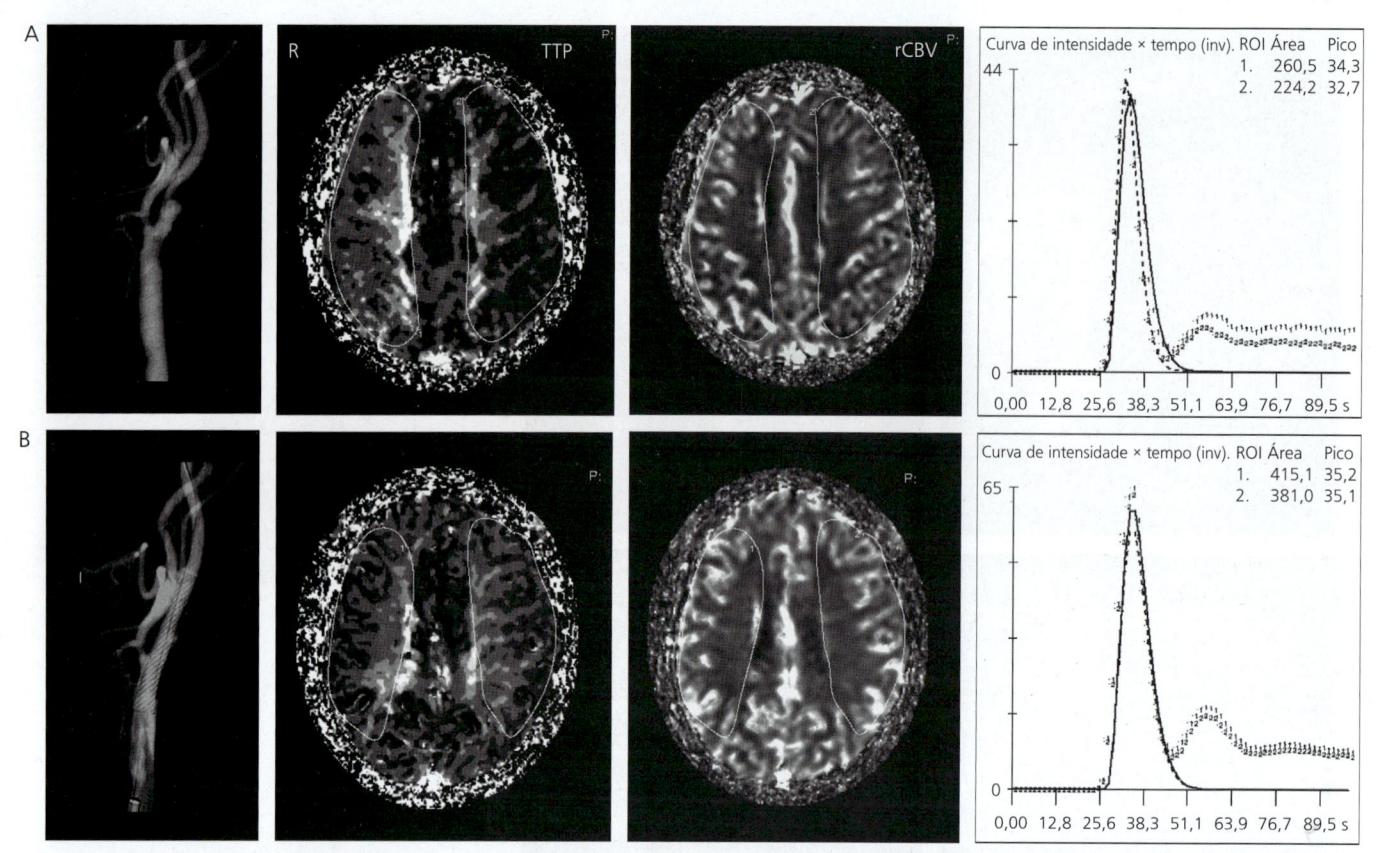

Fig. 19.7 Angiografia convencional (por cateterismo) demonstra aumento do fluxo no nível da bifurcação da carótida após angioplastia transluminal percutânea e colocação de *stent* intravascular. A assimetria do tempo ao pico de intensidade de sinal (TTP) observada inicialmente entre os hemisférios reflete a grave estenose (90%) da artéria carótida interna, normalizando-se logo após o procedimento. Não há nenhuma assimetria detectável nem alteração visível no volume sanguíneo regional após a intervenção.

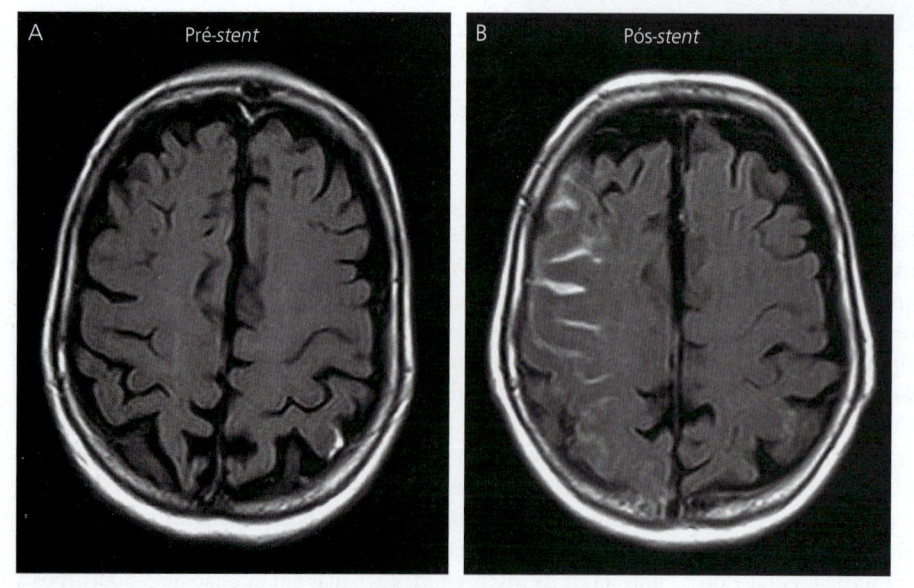

Fig. 19.8 Sequência FLAIR demonstrando realce agudo das leptomeninges (pia-máter e/ou aracnoide) após a colocação de *stent* na carótida interna direita para o tratamento de estenose grave (90%). A imagem obtida antes da intervenção (A) foi adquirida após a injeção do meio de contraste, e a imagem pós-intervenção (B), obtida após a injeção de novo *bolus* de contraste, indicando que a captação de contraste ocorreu durante a colocação do *stent* ou não mais que 3 horas após o procedimento.

ma.[23,50] Os sintomas costumam ser inespecíficos, mas os exames de imagem demonstram aumento da perfusão e hipossinal difuso nas sequências ponderadas em T_1, com hipersinal nas ponderadas em T_2. Este aspecto é típico de edema localizado nos territórios de MCA e ACA no lado tratado, e tendem a desaparecer junto com os sintomas clínicos após a terapia anti-hipertensiva.[51]

Uma consequência aguda interessante das intervenções de revascularização é uma demonstração relatada de realce leptomeníngeo unilateral na sequência FLAIR, pelo acúmulo de contraste paramagnético (gadolínio) durante ou após o procedimento, seja angioplastia percutânea com colocação de *stent* ou endarterectomia (Fig. 19.8).[46,52] Tendo em vista sua distribuição anatômica ao longo do território da

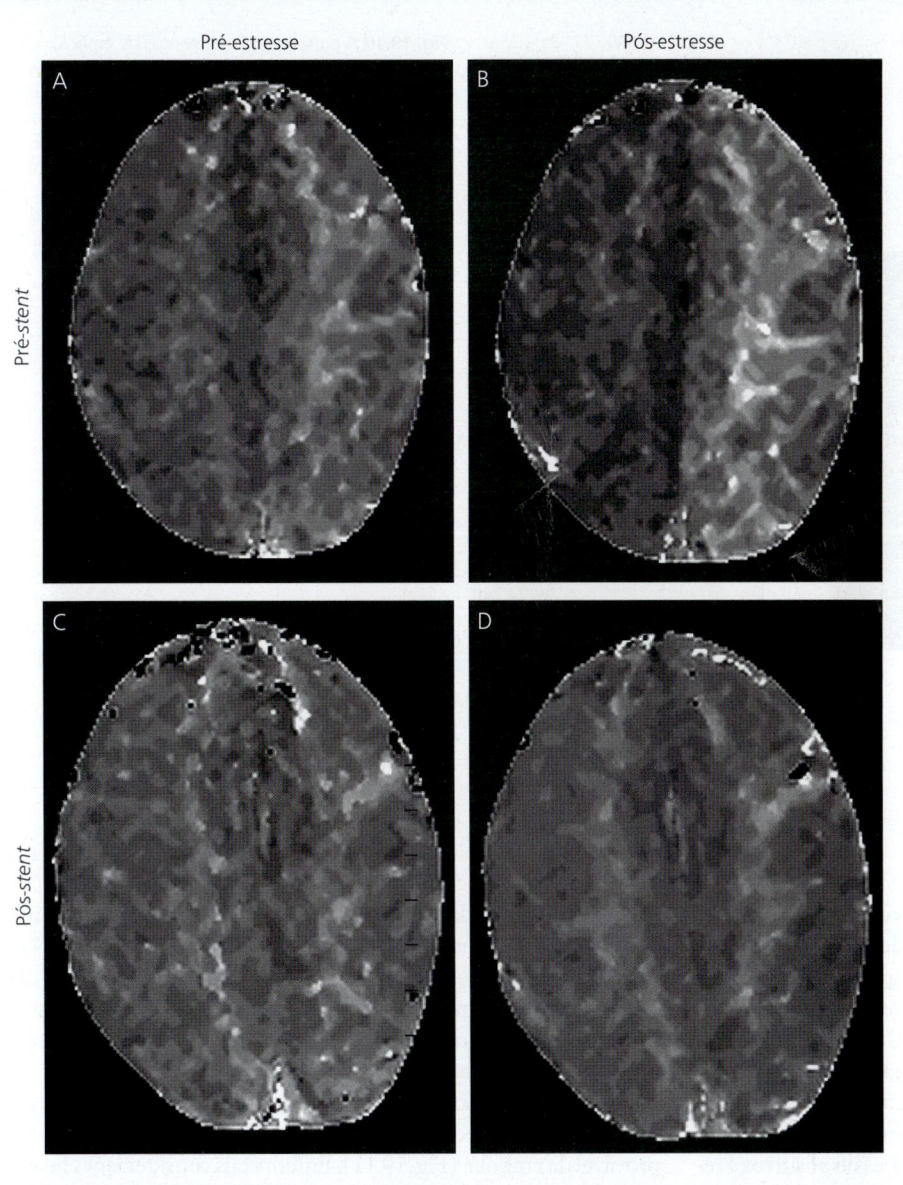

Fig. 19.9 Os mapas de tempo ao pico de intensidade de sinal (TTP) deste paciente sugerem alteração da reserva cerebrovascular (CVR) após a intervenção. (A) Grave estenose da artéria carótida interna esquerda provocou prolongamento do TTP no território da artéria cerebral média esquerda. (B) Após a aplicação de acetazolamida, houve intensificação da assimetria de TTP, indicando ausência de resposta vasodilatadora no lado sintomático. (C) Após a colocação de *stent*, a assimetria de TTP desapareceu, e o tempo de perfusão permaneceu simétrico após a nova prova de acetazolamida (D), o que indica melhora da CVR.

MCA sintomática, acredita-se que este fenômeno reflita alterações bruscas no fluxo arterial permitidas pela intervenção. Os mecanismos subjacentes ainda não foram esclarecidos. É possível que o fenômeno ocorra pela perda de integridade da barreira hematoencefálica em áreas previamente hipoperfundidas neste caso, o fenômeno seria um precursor subclínico da síndrome de hiperperfusão ou pelo comprometimento do mecanismo subjacente da vasodilatação; pode também indicar mobilização colateral dos vasos leptomeníngeos.

O objetivo da intervenção é não apenas restaurar o fluxo sanguíneo, mas também normalizar a CVR. As imagens por perfusão e o teste de acetazolamida foram utilizados em alguns estudos para analisar os efeitos da implantação de *stents* e da endarterectomia na CVR. Há normalização visível da CVR (Fig. 19.9). Porém, um estudo recente realizado em pacientes com estenose grave unilateral[53] não constatou diferenças significativas entre a reserva ipsolateral e a contralateral nas zonas de transição antes da intervenção e nenhuma alteração nas diferenças da reserva após a intervenção, o que provavelmente indica que os pacientes estudados tinham bom suprimento colateral e, portanto, não apresentavam hipoperfusão importante do parênquima cerebral nem déficit de CVR.

Isquemia e intervenção na doença carotídea

Obviamente, as intervenções cirúrgicas ou endovasculares elencadas anteriormente não são desprovidas de risco. Um dos mais importantes é a possível ocorrência perioperatória de eventos isquêmicos por manipulação da placa ateromatosa com liberação de êmbolos na circulação distal. Além dessa embolização sintomática relacionada com o procedimento, também podem ocorrer eventos isquêmicos silenciosos, detectáveis pela sequência de difusão. A ocorrência de tais eventos já foi documentada após angioplastia percutânea, angioplastia percutânea com *stent*[49,54] e endarterectomia carotídea (vide Schnaudigel *et al.*,[55] uma revisão sistemática recente). Há bastante variação na incidência relatada após endarterectomia: nenhum caso detectado [56], baixa incidência (4%)[57,58] ou alta incidência: 31%[59] ou 75%.[60] É possível que tais discrepâncias reflitam variações na técnica intervencionista, nas características da amostra ou na técnica de obtenção de imagens. Se os eventos silenciosos realmente ocorrerem com maior frequência do que os eventos clínicos, o uso das técnicas de imagem como marcador substituto pode reduzir o número de pacien-

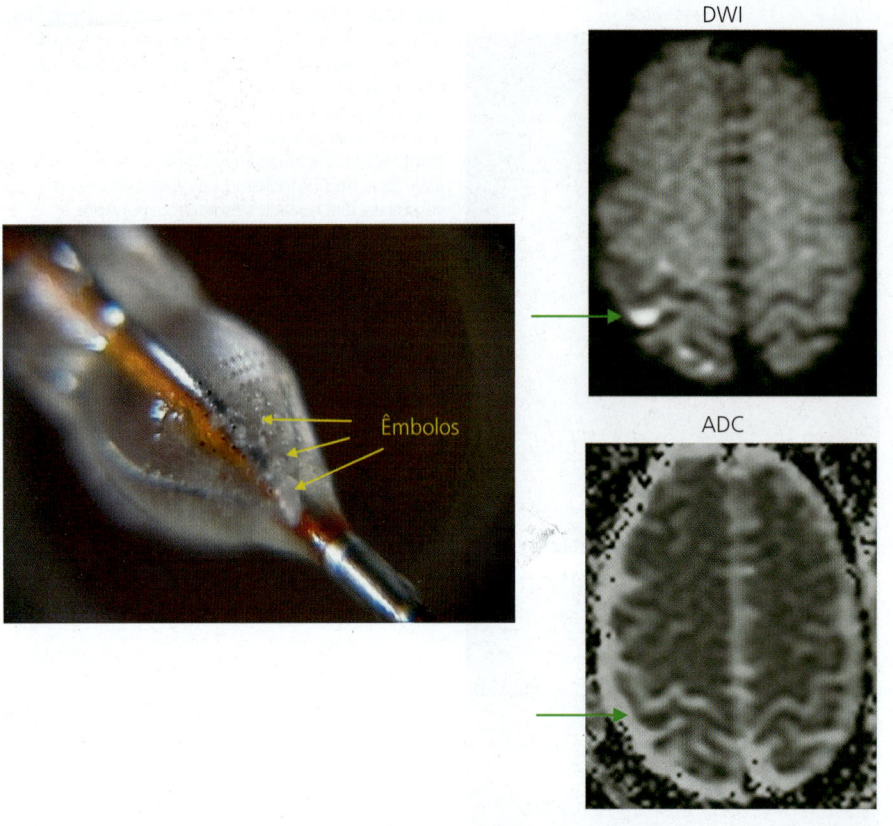

Fig. 19.10 A presença de fragmentos de êmbolo capturados por este filtro intravascular em forma de guarda-chuva realça uma das possíveis complicações da intervenção direta na doença da artéria carótida interna. Os mapas de difusão (DWI) e o coeficiente de difusão aparente (ADC), obtidos 24 horas após a colocação de *stent* em um paciente com estenose grave da carótida direita, evidenciam a ocorrência de evento isquêmico silencioso. O procedimento havia sido realizado sem colocação de filtro protetor. (Cortesia de Dr. S. Macdonald.)

tes que precisarão ser recrutados para estudos de redução de risco. Estes estudos são necessários durante o desenvolvimento de novos procedimentos ou dispositivos de segurança.[61] Exemplos de dispositivos sendo avaliados para o possível uso durante a angioplastia com colocação de *stent* são um sistema de filtro intravascular[62] e um cateter tipo balão com função protetora.[63] O filtro, que possui o formato de um guarda-chuva quando aberto, é colocado distalmente à placa ateromatosa e aberto antes da dilatação inicial do vaso com balão. O propósito destes dispositivos é reduzir o índice de embolização associada ao procedimento, capturando quaisquer fragmentos da placa ateromatosa antes que atinjam a vasculatura cerebral (Fig. 19.10). As imagens por difusão estão sendo utilizadas para a avaliação da eficácia global dos dispositivos. Um grupo constatou que 1/4 dos pacientes que utilizaram o dispositivo neuroprotetor apresentou lesão isquêmica silenciosa, o que sugere que a manipulação de equipamentos no lúmen dos vasos supra-aórticos já é, por si só, um importante fator de risco de embolia.[64]

Influência do débito cardíaco e da doença cardíaca

Flutuações no débito cardíaco podem influenciar a avaliação da perfusão cerebral. À primeira vista, é possível mitigar esses efeitos quando a avaliação se baseia nas razões e relações inter-hemisféricas. A doença cardíaca frequentemente ocasiona hipoperfusão sistêmica e, portanto, redução generalizada da pressão de perfusão cerebral, o que pode influenciar a suscetibilidade do parênquima cerebral a eventos embólicos. Além disso, a fibrilação atrial e o infarto do miocárdio podem provocar embolia. Faz-se necessário distinguir os e-

feitos das embolias de origem cardíaca dos efeitos das embolias provocadas por fragmentação ou liberação de ateroma na ICA. Nas imagens por difusão, FLAIR ou ponderadas em T_2 (dependendo do tempo decorrido entre o evento e o exame – vide explicação anteriormente), as embolias de origem cardíaca costumam apresentar um padrão de lesões isquêmicas tromboembólicas em ambos os hemisférios e nos territórios tanto da circulação anterior, quanto da posterior. Este aspecto pode ser usado como indicador da origem provável da embolia (Fig. 19.11). Embora tais considerações fujam ao âmbito deste capítulo, cabe mencionar que as imagens por difusão e, talvez, por perfusão podem ser úteis no monitoramento dos efeitos cerebrais do enxerto de *bypass* na artéria coronária.[65,66]

Síndrome de moyamoya

A síndrome de moyamoya é uma doença vaso-oclusiva cerebrovascular crônica caracterizada por oclusão progressiva da ICA periférica e formação de circulação colateral anormal na região da base do encéfalo. O suprimento vascular por meio de incontáveis microvasos produz um aspecto característico de "nuvem de fumaça", às vezes visualizado na angiografia convencional entre a ICA estenosada e a vasculatura distal relativamente normal. A "nuvem de fumaça" da síndrome é visível até mesmo na angiorressonância, se realizada com o método de tempo de voo (TOF, do inglês *time of flight*) em aparelho de 3 T (Fig. 19.12). Embora a etiologia possa envolver trombogênese anômala, inflamação e processos de autoimunidade, a fisiopatogenia genética ainda é desconhecida. O aspecto na sequência de perfusão também pode ser característico.[67] Quando a circulação colateral endógena não basta para suprir a demanda de

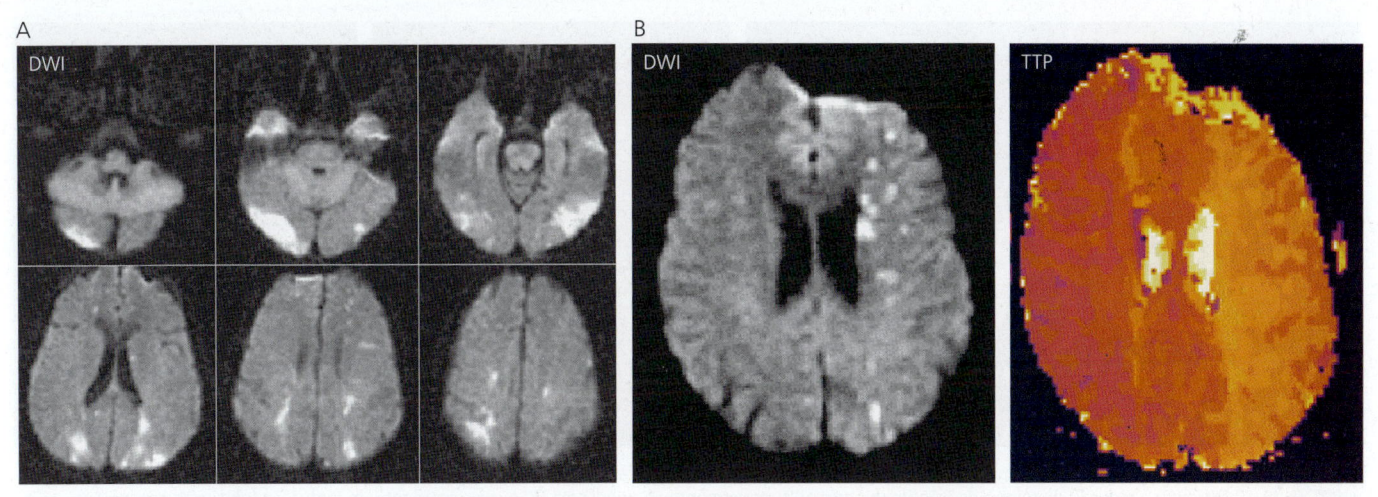

Fig. 19.11 Diferenças na distribuição de acidente vascular encefálico embólico por embolia de origem cardíaca (A) e ateroma da artéria carótida interna (ICA) (A). Imagens ponderadas na difusão (DWI). Em (A), observam-se múltiplas lesões hiperintensas em ambos os hemisférios, ao passo que em (B), as lesões encontram-se apenas no hemisfério esquerdo. O mapa de perfusão de (B) (tempo ao pico de intensidade de sinal, TTP) demonstra o padrão característico de prolongamento do TTP (correspondente à hipoperfusão) ao longo de todo o território da ICA esquerda. (Imagens de cortesia de Dr. Peter Barker, Johns Hopkins University School of Medicine, Baltimore, Maryland, EUA.)

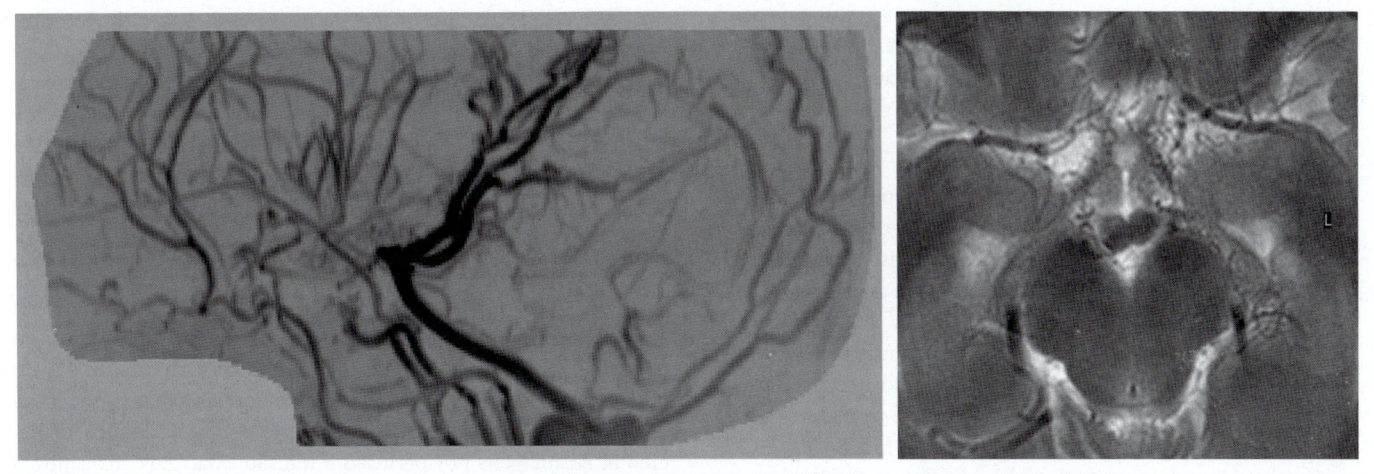

Fig. 19.12 Aspecto típico da síndrome de moyamoya em angiografia (TOF) e MR ponderada em T_2 (adquirida em aparelho de 3 T). Observa-se uma "nuvem" de contraste no interior de pequenos vasos colaterais, transportando sangue da artéria cerebral média direita ocluída à vasculatura distal.

fluxo arterial, o principal tratamento é cirúrgico, pela técnica da encéfalo-duro-artério-sinangiose. Os efeitos deste procedimento sobre a perfusão cerebral foram avaliados em um grupo de 13 crianças.[68] O estudo demonstrou alterações pós-operatórias e concluiu que o encurtamento do TTP no território da MCA do hemisfério operado indica colateralização da carótida externa à interna. O papel da MR por perfusão, como auxiliar aos achados clínicos na síndrome de moyamoya (ou em síndromes parecidas, como a que ocorre em pacientes com neurofibromatose tipo 1[69]), pode incluir a avaliação da gravidade da doença[67] e de quando há indicação de encéfalo-duro-artério-sinangiose, embora a contribuição da MR nesse sentido ainda não tenha sido avaliada.

Arterite de Takayasu

A arterite de Takayasu é uma doença inflamatória crônica da circulação arterial, mais comum no Extremo Oriente. Os pacientes apresentam um quadro de sintomas neurológicos parecidos, que inclui cefaleia, transtornos visuais e crises convulsivas, e também outros sintomas atribuíveis à ocorrência de TIA, acidente vascular encefálico e hemorragia intracraniana.[70] Estudos com tomografia por emissão de fóton único (SPECT) demonstraram múltiplas áreas de hipoperfusão cerebral, o que indica que o estudo da perfusão vascular poderia ser uma boa ferramenta prognóstica nessa patologia.[71] A ressonância magnética é capaz de fornecer informações a respeito da perfusão, além de proporcionar informações necessárias para o diagnóstico exato da doença, permitindo estudo da anatomia das paredes arteriais ou diferenciação entre tipos e funções de placas, antes de as alterações morfológicas da doença se tornarem aparentes, o que pode facilitar a detecção da doença em um estágio mais tratável.[72] Um estudo recente com 60 pacientes identificou 98% com lesões estenóticas e 27% com aneurismas; constatou também que a reestenose é comum após cirurgia de *bypass* ou angioplastia. A terapia medicamentosa é de caráter imunossupressor e, no estudo, foi feita à base de corticoides, em monoterapia ou em associação a agentes citotóxicos; 25% dos pacientes não responderam ao trata-

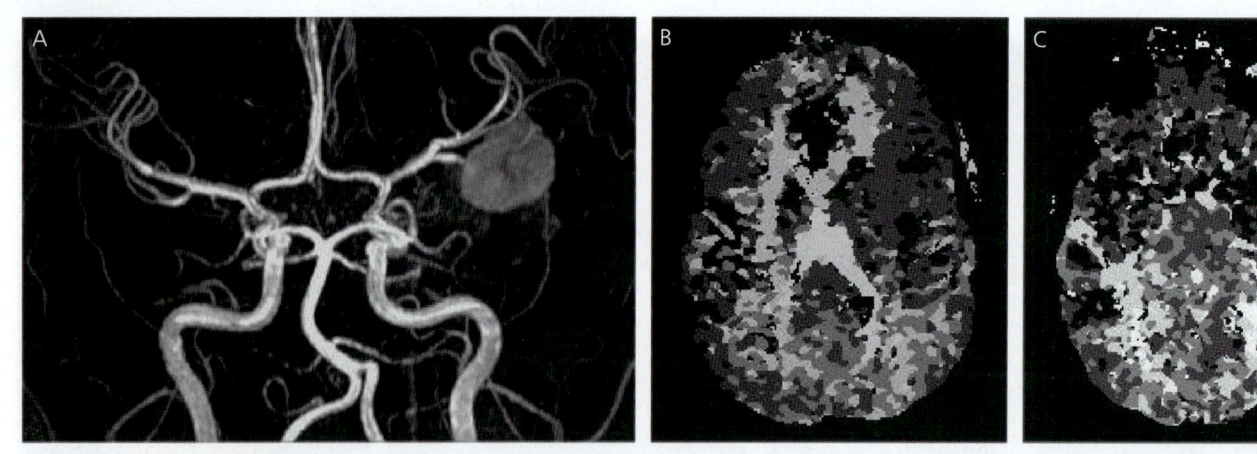

Fig. 19.13 (A) Alterações complexas do tempo de perfusão do parênquima cerebral em razão de aneurisma gigante da artéria cerebral média (angiorressonância em TOF). (B, C) Observa-se redução do tempo de trânsito (hipossinal) superiormente ao aneurisma (B) e prolongamento do tempo de trânsito (hipersinal) no parênquima adjacente ao aneurisma, no mesmo nível axial (C).

mento, e 50% apresentaram recidiva.[73] Estes achados indicam que a avaliação seriada da perfusão cerebral com MR pode ser útil. A avaliação da perfusão também pode ser útil após *bypass* em pacientes com lesões hemodinamicamente significativas das quatro artérias cervicais, com possível risco de hiperperfusão.

Anomalias vasculares

Anomalias vasculares intracranianas, como aneurismas, malformações arteriovenosas ou angiomas, também podem provocar déficits perfusionais sintomáticos. Nestes pacientes, o risco de hemorragia, com morbimortalidade altíssima, pode ser ainda mais importante. A conduta clínica em tais patologias "dormentes" pode ser difícil, e informações a respeito da função vascular e parenquimatosa podem ser de grande valia na determinação do prognóstico e da melhor abordagem terapêutica. Aneurismas gigantes do segmento intracraniano da ICA provocam aumento regional do MTT (Fig. 19.13), provavelmente por causa de distúrbios do fluxo ou efeito de massa do saco aneurismático, aumento este que se normaliza após cirurgia de *bypass*.[74] As imagens por perfusão e difusão também podem ser usadas para realçar oligoperfusão e isquemia em evolução nas áreas adjacentes à MCA em casos de vasospasmo após hemorragia subaracnoide. Há relatos de normalização dos achados de perfusão e difusão após o tratamento endovascular apropriado, acompanhando normalização do quadro clínico.[75]

Conclusões e possibilidades futuras

As imagens tanto de perfusão como de difusão são úteis nas patologias crônicas da ICA e fornecem indicadores bastante diferentes da doença. A implementação da técnica de MR por perfusão ainda está em evolução; espera-se que pesquisas futuras passem a utilizar técnicas de avaliação quantitativas[76] e não qualitativas. Espera-se também que a obtenção de mapas de $CMRO_2$ para tarefas específicas torne-se possível no ambiente clínico, assim como já ocorre com outras modalidades de MR funcional. Um maior entendimento dos outros fatores de influência, como as variações anatômicas da topografia macrovascular e sua relação aos artefatos de *spin-history*, ou se há uma relação próxima entre a regulação vascular cerebral e o estado cardiovascular do paciente, pode expandir nossos conhecimentos a respeito da perfusão cerebral e como a mesma se relaciona ao risco de isquemia.

A avaliação da difusividade também está se desenvolvendo a passos largos, tanto no tocante à nossa compreensão da isquemia silenciosa quanto nos aspectos da técnica de medição e suas aplicações clínicas. Por exemplo, o papel dos estudos da difusividade pode estender-se aos exames de ativação funcional, em que a mensuração do contraste de ADC, que parece correlacionar-se com a ativação neural (reduzindo assim a função de espalhamento de ponto [PSF] associada ao contraste BOLD), pode auxiliar na realização de estudos de tratografia/ativação neural com alta resolução.[77]

Embora as imagens por perfusão e difusão sejam capazes de fornecer informações que servem como marcadores substitutos do prognóstico do paciente, ainda falta muito para atingirmos a meta clínica de poder realizar uma bateria de exames capaz de, em uma única consulta, quantificar o risco cerebrovascular individual do paciente. As imagens por perfusão e difusão estão nos auxiliando a avaliar novas técnicas de radiologia intervencionista e novos dispositivos médicos, proporcionando um meio independente de monitorar alterações funcionais que afetam diretamente a qualidade de vida. Como em todos os exames de imagem, os dados devem ser interpretados de acordo com o quadro clínico do paciente.

Referências

1. Powers WJ. Cerebral hemodynamics in ischemic cerebrovascular disease. *Ann Neurol* 1991; **29**: 231–240.

2. Yamauchi H, Fukuyama H, Nagahama Y, Katsumi Y, Okazawa H. Cerebral hematocrit decreases with hemodynamic compromise in carotid artery occlusion: a PET study. *Stroke* 1998; **29**: 98–103.

3. Sperling B, Lassen NA. Hyperfixation of HMPAO in subacute ischemic stroke leading to spuriously high estimates of cerebral blood flow by SPECT. *Stroke* 1993; **24**: 193–194.

4. Warach S, Gaa J, Siewert B, Wielopolski P, Edelman RR. Acute human stroke studied by whole brain echo planar diffusion-weighted magnetic resonance imaging. *Ann Neurol* 1995; **37**: 231–241.

5. Burdette JH, Ricci PE, Petitti N, Elster AD. Cerebral infarction: time course of signal intensity changes on diffusion-weighted MR images. *Am J Roentgenol* 1998; **171**: 791–795.

6. Pandya H, Wilkinson ID, Griffiths PD. Sequential dynamic gadolinium MR perfusion weighted imaging: effects on transit time and cerebral blood volume measurements. in *Proceedings of the Annual Meeting of the British Society of Neuroradiologists*, Amsterdam, 2003.

7. Nighoghossian N, Berthezene Y, Meyer R et al. Assessment of cerebrovascular reactivity by dynamic susceptibility contrast-enhanced MR imaging. *J Neurol Sci* 1997; **149**: 171–176.

8. Le Bihan D, Breton E, Lallemand D et al. MR imaging of intravoxel incoherent motions: application to diffusion and perfusion in neurologic disorders. *Radiology* 1986; **161**: 401–407.

9. Merboldt KD, Hanicke W, Bruhn H, Gyngell ML, Frahm J. Diffusion imaging of the human brain in vivo using high-speed STEAM MRI. *Magn Reson Med* 1992; **23**: 179–192.

10. Ordidge RJ, Helpern JA, Qing ZX, Knight RA, Nagesh V. Correction of motional artifacts in diffusion-weighted MR images using navigator echoes. *Magn Reson Imaging* 1994; **12**: 455–460.

11. Caplan LR, Hennerici M. Impaired clearance of emboli (washout) is an important link between hypoperfusion, embolism, and ischemic stroke. *Arch Neurol* 1998; **55**: 1475–1482.

12. Jäger HR, Saunders D, Murray A. Cranial and intracranial pathology (2): cerebrovascular disease and non-traumatic intracranial haemorrhage. In *Diagnostic Radiology: A Textbook of Medical Imaging*, 4th edn eds. Grainger RS, Allison DJ, Adam A, Dixon AK. London: Harcourt, 2001, p. 625.

13. Liebeskind DS. Collateral circulation. *Stroke* 2003; **34**: 2279–2284.

14. Hartkamp MJ, van der Grond J, van Everdingen KJ, Hillen B, Mali WP. Circle of Willis collateral flow investigated by magnetic resonance angiography. *Stroke* 1999; **30**: 2671–2678.

15. Hofmeijer J, Klijn CJ, Kappelle LJ, van Huffelen AC, van Gijn J. Collateral circulation via the ophthalmic artery or leptomeningeal vessels is associated with impaired cerebral vasoreactivity in patients with symptomatic carotid artery occlusion. *Cerebrovasc Dis* 2002; **14**: 22–26.

16. Hermier M, Ibrahim AS, Wiart M et al. The delayed perfusion sign at MRI. *J Neuroradiol* 2003; **30**: 172–179.

17. Teng MM, Cheng HC, Kao YH et al. MR perfusion studies of brain for patients with unilateral carotid stenosis or occlusion: evaluation of maps of "time to peak" and "percentage of baseline at peak." *J Comput Assist Tomogr* 2001; **25**: 121–125.

18. Nasel C, Azizi A, Wilfort A, Mallek R, Schindler E. Measurement of time-topeak parameter by use of a new standardization method in patients with stenotic or occlusive disease of the carotid artery. *AJNR Am J Neuroradiol* 2001; **22**: 1056–1061.

19. Kajimoto K, Moriwaki H, Yamada N et al. Cerebral hemodynamic evaluation using perfusion-weighted magnetic resonance imaging: comparison with positron emission tomography values in chronic occlusive carotid disease. *Stroke* 2003; **34**: 1662–1666.

20. Griffiths PD, Hoggard N, Dannells W, Wilkinson ID. In vivo measurement of cerebral blood flow: a review of methods and applications. *Vasc Med* 2001; **6**: 51–60.

21. Nighoghossian N, Berthezene Y, Phillippon B et al. Hemodynamic parameter assessment with dynamic susceptibility contrast magnetic resonance imaging in unilateral symptomatic internal carotid artery occlusion. *Stroke* 1996; **27**: 474–479.

22. Maeda M, Yuh WT, Ueda T et al. Severe occlusive carotid artery disease: hemodynamic assessment by MR perfusion imaging in symptomatic patients. *AJNR Am J Neuroradiol* 1999; **20**: 43–51.

23. Gillard JH, Hardingham CR, Antoun NM, Freer CE, Kirkpatrick PJ. Evaluation of carotid endarterectomy with sequential MR perfusion imaging: a preliminary 12- month follow up. *Clin Radiol* 1999; **54**: 798–803.

24. Wilkinson ID, Griffiths PD, Hoggard N et al. Short-term changes in cerebral microhemodynamics following carotid stenting. *AJNR Am J Neuroradiol* 2003; **24**: 1501–1507.

25. Bozzao A, Floris R, Gaudiello F et al. Hemodynamic modifications in patients with symptomatic unilateral stenosis of the internal carotid artery: evaluation with MR imaging perfusion sequences. *AJNR Am J Neuroradiol* 2002; **23**: 1342–1345.

26. Doerfler A, Eckstein HH, Eichbaum M et al. Perfusion-weighted magnetic resonance imaging in patients with carotid artery disease before and after carotid endarterectomy. *J Vasc Surg* 2001; **34**: 587–593.

27. North American Symptomatic Carotid Endarterectomy Trial Collaborators. Beneficial effects of carotid endarterectomy in symptomatic patients with high grade carotid stenosis. *N Eng J Med* 1991; **325**: 445–453.

28. Lythgoe DJ, Østergaard L, William SC et al. Quantitative perfusion imaging in carotid artery stenosis using dynamic susceptibility contrastenhanced magnetic resonance imaging. *Magn Reson Imaging* 2000; **18**: 1–11.

29. Kluytmans M, van der Grond J, Eikelboom BC, Viergever MA. Long-term hemodynamic effects of carotid endarterectomy. *Stroke* 1998; **29**: 1567–1572.

30. Yonas H, Smith HA, Durham SR, Pentheny SL, Johnson DW. Increased stroke risk predicted by compromised cerebral blood flow reactivity. *J Neurosurg* 1993; **79**: 483–489.

31. Markus H, Cullinane M. Severely impaired cerebrovascular reactivity predicts stroke and TIA risk in patients with carotid artery stenosis and occlusion. *Brain* 2001; **124**: 457–467.

32. Silvestrini M, Vernieri F, Pasqualetti P et al. Impaired cerebral vasoreactivity and risk of stroke in patients with asymptomatic carotid artery stenosis. *JAMA* 2000; **283**: 2122–2127.

33. Guckel FJ, Brix G, Schmiedek P et al. Cerebrovascular reserve capacity in patients with occlusive cerebrovascular disease: assessment with dynamic susceptibility contrastenhanced MR

imaging and the acetazolamide stimulation test. *Radiology* 1996; **201**: 405–412.

34. Detre JA, Samuels OB, Alsop DC et al. Noninvasive magnetic resonance imaging evaluation of cerebral blood flow with acetazolamide challenge in patients with cerebrovascular stenosis. *J Magn Reson Imaging* 1999; **10**: 870–875.

35. Griffiths PD, Salam S, Gaines P et al. Assessment of cerebral haemodynamics and vascular reserve in patients with symptomatic carotid artery occlusion: an integrated MR method. In *Proceeding of the Annual Meeting of the British Society of Neuroradiologists*, Amsterdam, 2003.

36. Lovblad KO, Laubach HJ, Baird AE et al. Clinical experience with diffusionweightedMRin patients with acute stroke. *AJNR Am J Neuroradiol* 1998; **19**: 1061–1066.

37. Lefkowitz D, LaBenz M, Nudo SR, Steg RE, Bertoni JM. Hyperacute ischemic stroke missed by diffusionweighted imaging. *AJNR Am J Neuroradiol* 1999; **20**: 1871–1875.

38. Fiehler J, Foth M, Kucinski T et al. Severe ADC decreases do not predict irreversible tissue damage in humans. *Stroke* 2002; **33**: 79–86.

39. Szabo K, Kern R, Gass A, Hirsch J, Hennerici M. Acute stroke patterns in patients with internal carotid artery disease: a diffusion-weighted magnetic resonance imaging study. *Stroke* 2001; **32**: 1323–1329.

40. Schulz UG, Briley D, Meagher T, Molyneux A, Rothwell PM. Abnormalities on diffusion weighted magnetic resonance imaging performed several weeks after a minor stroke or transient ischaemic attack. *J Neurol Neurosurg Psychiatry* 2003; **74**: 734–738.

41. Kastrup A, Schulz JB, Mader I, Dichgans J, Kuker W. Diffusion-weighted MRI in patients with symptomatic internal carotid artery disease. *J Neurol* 2002; **249**: 1168–1174.

42. European Carotid Surgery Trials Collaborative Group. Randomised trial of endarterectomy for recently symptomatic carotid stenosis: final results of the MRC European Carotid Surgery Trial (ECST). *Lancet* 1998; **351**: 1379–1387.

43. CAVATAS Investigators. Endovascular versus surgical treatment in patients with carotid stenosis in the carotid and vertebral artery transluminal angioplasty study (CAVATAS): a randomized study. *Lancet* 2001; **357**: 1729–1737.

44. Yadav JS, Roubin GS, Iyer S et al. Elective stenting of the extracranial carotid arteries. *Circulation* 1997; **95**: 376–381.

45. Gillard JH, Hardingham CR, Kirkpatrick PJ et al. Evaluation of carotid endarterectomy with sequential MR perfusion imaging: a preliminary report. *AJNR Am J Neuroradiol* 1998; **19**: 1747–1752.

46. Wilkinson ID, Beard JD, Hoggard N, Griffiths PD, Venables GS. Short-term haemodynamic consequences of carotid endarterectomy. In *Proceedings of the 9th Annual Meeting of the International Society of Magnetic Resonance of Medicine*, Glasgow, 2001, p. 1440.

47. Soinne L, Helenius J, Tatlisumak T et al. Cerebral hemodynamics in asymptomatic and symptomatic patients with high-grade carotid stenosis undergoing carotid endarterectomy. *Stroke* 2003; **34**: 1655–1661.

48. Macdonald S, Wilkinson ID, Gaines PA et al. Changes in cerebral hemodynamics following carotid stenting by magnetic resonance (MR) perfusion imaging. In *Proceedings of the Cardiovascular and Interventional Radiological Society of Europe*, Lucerne, 2002.

49. du Mesnil de Rochemont R et al. Diffusion-weighted MR imaging lesions after filterprotected stenting of highgrade symptomatic carotid artery stenoses. *AJNR Am J Neuroradiol* 2006; **27**: 1321–1325.

50. Powers AD, Smith RR. Hyperperfusion syndrome after carotid endarterectomy: a transcranial doppler evaluation. *Neurosurgery* 1990; **26**: 56–59.

51. Schwartz RB. Hyperperfusion encephalopathies: hypertensive encephalopathy and related conditions. *Neurology* 2002; **8**: 22–34.

52. Wilkinson ID, Griffiths PD, Hoggard N et al. Unilateral leptomeningeal enhancement after carotid stent insertion detected by magnetic resonance imaging. *Stroke* 2000; **31**: 848–851.

53. Wiart M, Berthezene Y, Adeleine P et al. Vasodilatory response of border zones to acetazolamide before and after endarterectomy: an echo planar imagingdynamic susceptibility contrast-enhanced MRI study in patients with high-grade unilateral internal carotid artery stenosis. *Stroke* 2000; **31**: 1561–1565.

54. Jaeger HJ, Mathias KD, Drescher R et al. Diffusionweighted MR imaging after angioplasty or angioplasty plus stenting of arteries supplying the brain. *AJNR Am J Neuroradiol* 2001; **22**: 1251–1259.

55. Schnaudigel S, Gröschel K, Pilgram SM, Kastrup A. New brain lesions after carotid stenting versus carotid endarterectomy: a systematic review of the literature. *Stroke* 2008; **39**: 1911–1919.

56. Forbes KP, Shill HA, Britt PM et al. Assessment of silent embolism from carotid endarterectomy by use of diffusion-weighted imaging: work in progress. *AJNR Am J Neuroradiol* 2001; **22**: 650–653.

57. Barth A, Remonda L, Lovblad KO, Schroth G, Seiler RW. Silent cerebral ischemia detected by diffusion-weighted MRI after carotid endarterectomy. *Stroke* 2000; **31**: 1824–1828.

58. Feiwell RJ, Besmertis L, Sarkar R, Saloner DA, Rapp JH. Detection of clinically silent infarcts after carotid endarterectomy by use of diffusion-weighted imaging. *AJNR Am J Neuroradiol* 2001; **22**: 646–649.

59. Tomczak R, Wunderlich A, Liewald F, Stuber G, Gorich J. Diffusionweighted MRI: detection of cerebral ischemia before and after carotid thromboendarterectomy. *J Comput Assist Tomogr* 2001; **25**: 247–250.

60. Muller M, Reiche W, Langenscheidt P, Hassfeld J, Hagen T. Ischemia after carotid endarterectomy: comparison between transcranial Doppler sonography and diffusionweighted MR imaging. *AJNR Am J Neuroradiol* 2000; **21**: 47–54.

61. Macdonald S, Gaines PA. Current concepts of mechanical cerebral protection during precutaneous carotid intervention. *Vasc Med* 2003; **8**: 25–32.

62. Macdonald S, McKevitt F, Venables GS, Cleveland TJ, Gaines PA. Neurological outcomes after carotid stenting protected with the NeuroShield filter compared to unprotected stenting. *J Endovasc Ther* 2002; **9**: 777–785.

63. Terada T, Tsuura M, Matsumoto H *et al.* Results of endovascular treatment of internal carotid artery stenoses with a newly developed balloon protection catheter. *Neurosurgery* 2003; **53**: 617–623.

64. Schluter M, Tubler T, Steffens JC, Mathey DG, Schofer J. Focal ischemia of the brain after neuroprotected carotid artery stenting. *J Am Coll Cardiol* 2003; **42**: 1007–1013.

65. Restrepo L, Wityk RJ, Grega MA *et al.* Diffusion- and perfusion-weighted magnetic resonance imaging of the brain before and after coronary artery bypass grafting surgery. *Stroke* 2002; **33**: 2909–2915.

66. Wityk RJ, Goldsborough MA, Hillis A *et al.* Diffusion- and perfusionweighted brain magnetic resonance imaging in patients with neurologic complications after cardiac surgery. *Arch Neurol* 2001; **58**: 571–576.

67. Wityk RJ, Hillis A, Beauchamp N, Barker PB, Rigamonti D. Perfusionweighted magnetic resonance imaging in adult moyamoya syndrome: characteristic patterns and change after surgical intervention: case report. *Neurosurgery* 2002; **51**: 1499–1505.

68. Lee SK, Kim DI, Jeong EK *et al.* Postoperative evaluation of moyamoya disease with perfusionweighted MR imaging: initial experience. *AJNR Am J Neuroradiol* 2003; **24**: 741–747.

69. El-Koussy M, Lovblad KO, Steinlin M, Kiefer C, Schroth G. Perfusion MRI abnormalities in the absence of diffusion changes in a case of moyamoya-like syndrome in neurofibromatosis type 1. *Neuroradiology* 2002; **44**: 938–941.

70. Cantu C, Pineda C, Barinagarrementeria F *et al.* Noninvasive cerebrovascular assessment of Takayasu arteritis. *Stroke* 2000; **31**: 2197–2202.

71. Hoffmann M, Corr P, Robbs J. Cerebrovascular findings in Takayasu disease. *J Neuroimaging* 2000; **10**: 84–90.

72. Kissin EY, Merkel PA. Diagnostic imaging in Takayasu arteritis. *Curr Opin Rheumatol* 2004; **16**: 31–37.

73. Kerr GS, Hallahan CW, Giordano J *et al.* Takayasu arteritis. *Ann Intern Med* 1994; **120**: 919–929.

74. Caramia F, Santoro A, Pantano P *et al.* Cerebral hemodynamics on MR perfusion images before and after bypass surgery in patients with giant intracranial aneurysms. *AJNR Am J Neuroradiol* 2001; **22**: 1704–1710.

75. Bracard S, Anxionnat R, Auliac S *et al.* Relevance of diffusion and perfusion weighted MRI for endovascular treatment of vasospasm in subarachnoid hemorrhage. *J Neuroradiol* 2001; **28**: 27–32.

76. Yoneda K, Harada M, Morita N *et al.* Comparison of FAIR technique with different inversion times and post-contrast dynamic perfusion MRI in chronic occlusive cerebrovascular disease. *Magn Reson Imaging* 2003; **21**: 701–705.

77. Song AW, Harshbarger T, Li T *et al.* Functional activation using apparent diffusion coefficientdependent contrast allows better spatial localization to the neuronal activity: evidence using diffusion tensor imaging and fiber tracking. *Neuroimage* 2003; **20**: 955–961.

Capítulo 20
Imagens de suscetibilidade magnética no acidente vascular encefálico

Juan E. Small ▪ E. Mark Haacke ▪ Pamela W. Schaefer

Princípios básicos do contraste de suscetibilidade

As sequências de ressonância magnética que se aproveitam dos efeitos de suscetibilidade magnética para evidenciar alterações patológicas são técnicas poderosas e altamente sensíveis de diagnóstico por imagem. Antes de prosseguir, cabe fazermos uma distinção importante. Em estudos mais antigos, o conceito de imagens ponderadas em suscetibilidade magnética (SWI, do inglês *susceptibility-weighted imaging*) era usado para se referir às sequências de gradiente-eco (GRE) ponderadas em T_2^*. Atualmente, convenciona-se reservar o termo "SWI" para uma nova sequência completamente diferente, que utiliza dados tanto de magnitude quanto de fase. A maioria das pesquisas sobre acidente vascular encefálico discutidas neste capítulo lançou mão das sequências de gradiente-eco ponderadas em T_2^* convencionais; as verdadeiras sequências ponderadas em suscetibilidade magnética (SWI) foram abordadas no Capítulo 10. Uma das principais indicações das sequências de suscetibilidade é a identificação de hemorragias, acúmulos de sangue e produtos da degradação do sangue.

A degradação metabólica do sangue prossegue em uma sequência ordenada: começando pela oxiemoglobina, passando então pela desoxiemoglobina, metaemoglobina intracelular, metaemoglobina extracelular e, finalmente, chegando à hemossiderina.[1] O aspecto das hemorragias nas imagens por ressonância magnética é determinado pelas propriedades magnéticas e efeitos paramagnéticos dos produtos da degradação da hemoglobina nos vários estados de oxidação do ferro. As moléculas de desoxiemoglobina, metaemoglobina intracelular e hemossiderina possuem muitos elétrons desemparelhados (não pareados) e, portanto, são os "produtos paramagnéticos" da degradação da hemoglobina.[2-4]

O contraste entre a suscetibilidade magnética das substâncias paramagnéticas e a suscetibilidade das substâncias diamagnéticas produz características distintas nos exames de imagem. As substâncias paramagnéticas induzem um campo magnético localizado e não uniforme, provocando rápida defasagem do *spin* dos prótons e perda de sinal nas imagens sensíveis à suscetibilidade.[5,6] Os produtos diamagnéticos da degradação da hemoglobina, como a oxiemoglobina e a metaemoglobina extracelular, apresentam suscetibilidade magnética negativa e, portanto, provocam aumento de sinal na MR. Como a desoxiemoglobina é paramagnética e é produzida aproximadamente 3 horas após uma hemorragia intracraniana aguda (ou até antes), os produtos de degradação da hemoglobina são facilmente identificáveis à MRI com sequência de suscetibilidade no período hiperagudo.[2] Embora a oxiemoglobina e a metaemoglobina extracelular sejam diamagnéticas, vários produtos de degradação serão encontrados no interior da área de hemorragia após as primeiras horas do evento; portanto, as hemorragias intracranianas quase sempre aparecem como perda de sinal nas imagens ponderadas em suscetibilidade.

As sequências de suscetibilidade são extremamente sensíveis não somente aos produtos de degradação da hemoglobina, mas também à concentração de oxigênio, e de outras substâncias paramagnéticas, no sangue intravascular.[7,8] Cabe ressaltar que a modificação do sinal de suscetibilidade não depende apenas da quantidade de produtos paramagnéticos de degradação do sangue, mas também dos tecidos. Portanto, os efeitos de suscetibilidade são uma causa importante de artefatos teciduais ou nas interfaces entre tecidos diferentes (entre a base do crânio e o parênquima cerebral adjacente, por exemplo), o que deve ser levado em consideração na interpretação de artefatos de suscetibilidade durante a interpretação do exame.

Acidente vascular encefálico hemorrágico

O termo "acidente vascular encefálico hemorrágico" refere-se à ocorrência de hemorragia intracerebral espontânea e não traumática. Tais eventos correspondem a aproximadamente 10-15% de todos os acidentes vasculares encefálicos.[9] Em pacientes mais jovens, as hemorragias intraparenquimatosas de etiologia não traumática costumam ser causadas por anomalias vasculares subjacentes, como as malformações arteriovenosas, os aneurismas, a síndrome de moyamoya, as fístulas arteriovenosas durais e as malformações cavernosas cerebrais. Em pacientes de idade mais avançada, a hemorragia intraparenquimatosa é mais comumente decorrente dos efeitos da hipertensão, da angiopatia amiloide cerebral, de tumores ou neoplasias subjacentes ou do uso de anticoagulantes. A causa mais comum de hemorragia intracerebral primária é lesão de pequenos vasos em razão de hipertensão crônica ou angiopatia amiloide. Desde sua introdução à clínica, a tomografia computadorizada (CT) tem sido a modalidade de escolha para a avaliação da hemorragia cerebral. Dados recentes, porém, indicam que a ressonância magnética é, no mínimo, tão sensível quanto a CT para a detecção de hemorragias no período hiperagudo, e é provavelmente superior à CT na detecção de hemorragia subaguda ou crônica.[1] Não havendo anormalidade vascular visível às técnicas convencionais de neuroimagem, costuma-se obter uma MRI do cérebro com meio de contraste à base de gadolínio e com sequência de suscetibilidade. As imagens realçadas com gadolínio são utilizadas para pesquisar possíveis tumores ocultos, enquanto as imagens por suscetibilidade são obtidas para procurar hemorragias adicionais, que são mais bem evidenciadas pelas sequências GRE e podem indicar um diagnóstico específico. Aproximadamente 56% dos pacientes com hemorragia hipertensiva no período hiperagudo apresentam micro-hemorragias adicionais nos núcleos da substância cinzenta profunda, do tronco cerebral ou do cerebelo (Fig. 20.1).[10] Aproximadamente 75% dos pacientes com hemorragia lobar causada por angiopatia amiloide cerebral apresentam hemorragias microscópicas adicionais na junção entre as substâncias branca e cinzenta (Fig. 20.2).[11] Em pacientes jovens com hemorragia aguda lobar ou profunda, focos adicionais de suscetibilidade sugerem presença de múltiplas malformações cavernosas (Fig. 20.3). Lesões hipercaptantes adicionais na sequência de sus-

Capítulo 20 ■ Imagens de suscetibilidade magnética no acidente vascular encefálico

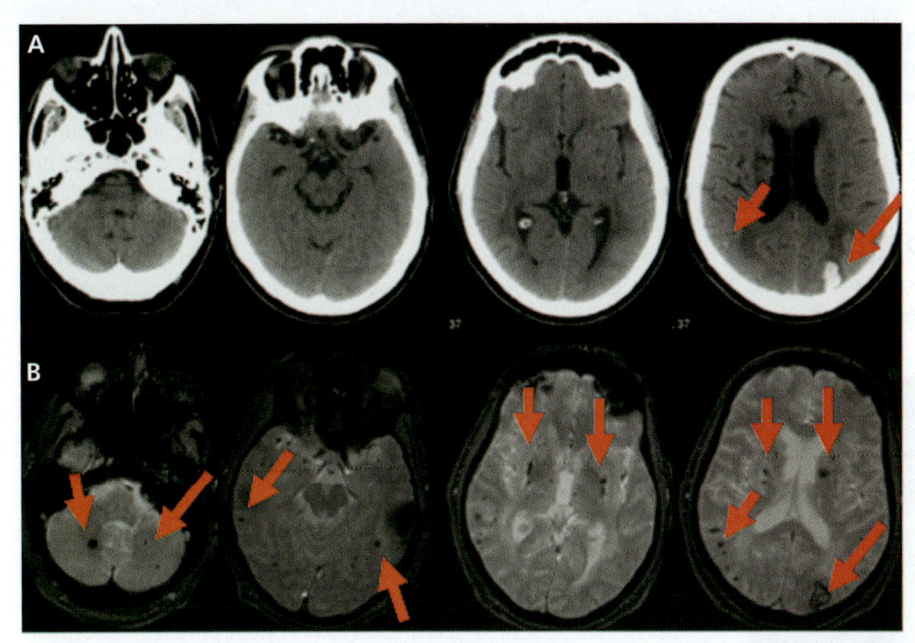

Fig. 20.1 Micro-hemorragias cerebrais e hemorragia parenquimatosa aguda. Homem de 50 anos com história pregressa de hipertensão e infarto lacunar nos núcleos da base direitos foi encontrado inconsciente na cama. (A) CT de crânio sem contraste demonstra hemorragias agudas em ambos os lobos parietais (setas). (B) Imagens de suscetibilidade demonstram hemorragias agudas e múltiplos focos pontuais de alterações na suscetibilidade magnética, supratentoriais e infratentoriais, indicando micro-hemorragias frequentemente associadas à hipertensão arterial de longa data.

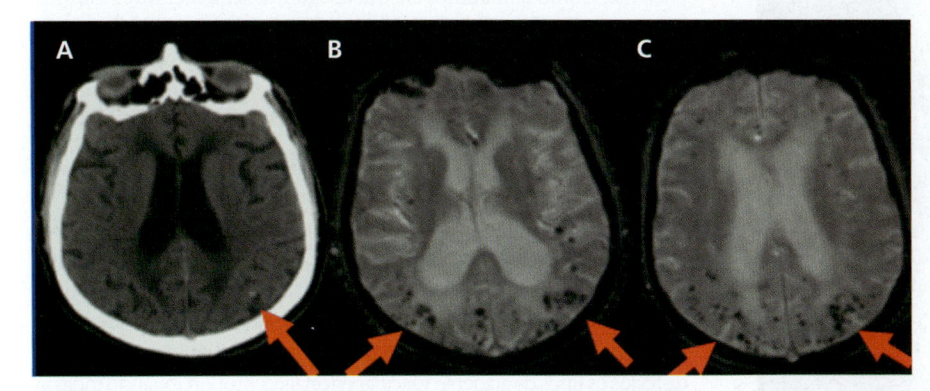

Fig. 20.2 Mulher de 82 anos com história pregressa de demência apresenta déficit neurológico focal transitório. (A) CT de crânio sem contraste evidencia foco pontual de hiperdensidade no lobo parietal esquerdo, compatível com hemorragia aguda. (B, C) Cortes axiais de sequência GRE demonstram vários outros focos micro-hemorrágicos corticais e subcorticais, compatíveis com diagnóstico de angiopatia amiloide cerebral.

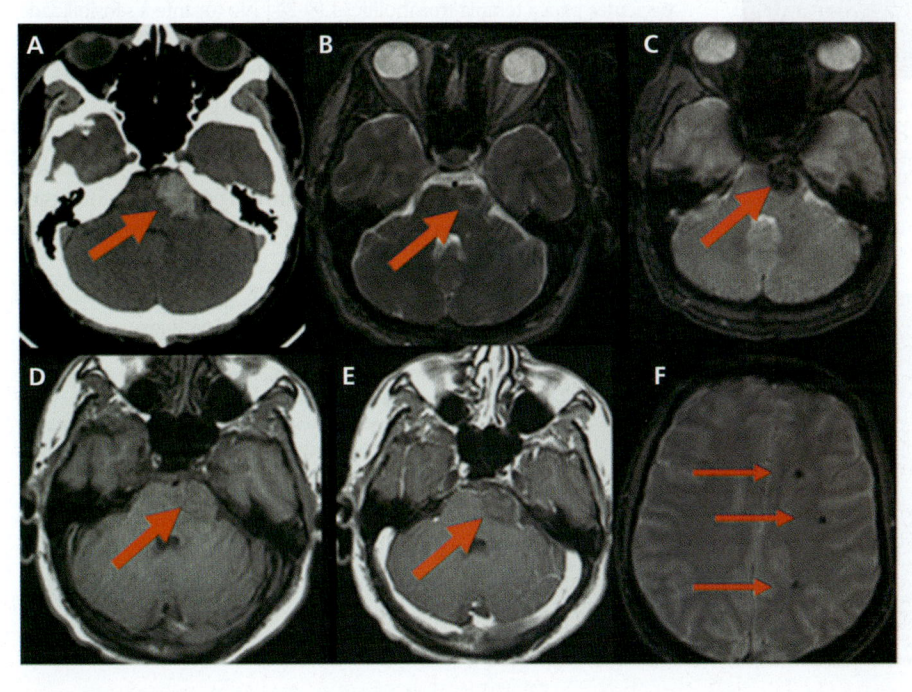

Fig. 20.3 Homem de 40 anos queixa-se de tonturas. Lesão hiperdensa é encontrada na CT de crânio (A), com sinais de hemorragia evidentes nas imagens de MRI ponderadas em T_2 (B) e GRE (C) e pouco edema circunjacente. Não há captação significativa de contraste (D, imagem em T_1 sem contraste; E, imagem em T_1 pós-contraste) que sugira tumor. (F) Outros focos de suscetibilidade nas junções entre as substâncias cinzenta e branca nos lobos frontal e parietal esquerdos sugerem diagnóstico de múltiplas malformações cavernosas.

cetibilidade são sugestivas de metástases hemorrágicas (Fig. 20.4). Em um estudo, 7% das metástases cerebrais do melanoma foram identificadas inicialmente por MRI em sequência gradiente-eco (Fig. 20.5).[12]

Introdução ao uso clínico das imagens de suscetibilidade magnética no acidente vascular encefálico isquêmico agudo

Inúmeras pesquisas já comprovaram a superioridade da MRI na avaliação do acidente vascular encefálico isquêmico agudo. As imagens por difusão (DWI) são uma técnica altamente sensível e específica para a detecção de isquemia cerebral aguda. Fiebach et al.[13], em estudo prospectivo, constataram maior exatidão e menor variabilidade interexaminadores na detecção de alterações isquêmicas agudas quando a DWI foi usada em vez da CT de crânio. Em um estudo realizado na emergência hospitalar, Chalela et al.[14] demonstraram que a MRI é mais efetiva que a CT para diagnóstico correto do acidente vascular encefálico agudo. Os autores constaram que a especificidade de ambas as modalidades é igual, mas que a sensibilidade da MRI é muito maior comparada à da CT.

Tendo-se estabelecido o diagnóstico de acidente vascular encefálico isquêmico, as imagens de suscetibilidade podem facilitar a coleta de informações a respeito dos riscos e benefícios da terapia de reperfusão, excluindo o diagnóstico de hemorragia, de modo a permitir a terapia trombolítica. As imagens de suscetibilidade são capazes de evidenciar transformação hemorrágica de infartos isquêmicos ou revelar a presença de hemorragias microscópicas crônicas em pacientes com hipertensão arterial e angiopatia amiloide cerebral. Também podem proporcionar informações valiosas a respeito da fisiopatogenia específica de cada acidente vascular encefálico. Podem, por exemplo, evidenciar um coágulo arterial agudo que explicaria o quadro isquêmico do paciente. Como tentaremos ilustrar a seguir, as sequências de suscetibilidade ponderadas em T_2^* podem auxiliar rapidamente na detecção e na classificação de hemorragias intracranianas agudas e crônicas.[15]

Avaliação inicial de hemorragia no paciente com acidente vascular encefálico agudo

O uso de MRI em vez de CT no diagnóstico do acidente vascular encefálico isquêmico agudo ainda é bastante polêmico (Fig. 20.6). Pela ampla disponibilidade e excelente sensibilidade da CT de crânio, a mesma é há muito tempo a modalidade de escolha para avaliação de suspeita de hemorragia intracraniana.[16–18] Contudo, várias pesquisas indicam que a MRI com sequência de suscetibilidade permite avaliação rápida e abrangente de todos os tipos de acidente vascular encefálico, proporcionando todas as informações necessárias e relevantes e ajudando a aprimorar a triagem de pacientes para a terapia trombolítica.[19-24] No tocante à sensibilidade da MRI para diagnóstico de hemorragia no período hiperagudo, Patel et al. [2] constataram que é possível identificar hemorragia em um período de 2 horas e meia a 5 horas após o surgimento dos primeiros sintomas; as áreas de sangramento aparecem como regiões de forte perda de sinal por causa *dos efeitos de suscetibilidade magnética*. Linfante et al.[3] realizaram MRI de 23 a 120 minutos após o surgimento dos primeiros sintomas em pacientes com hemorragia cerebral e constataram ser possível detectar a

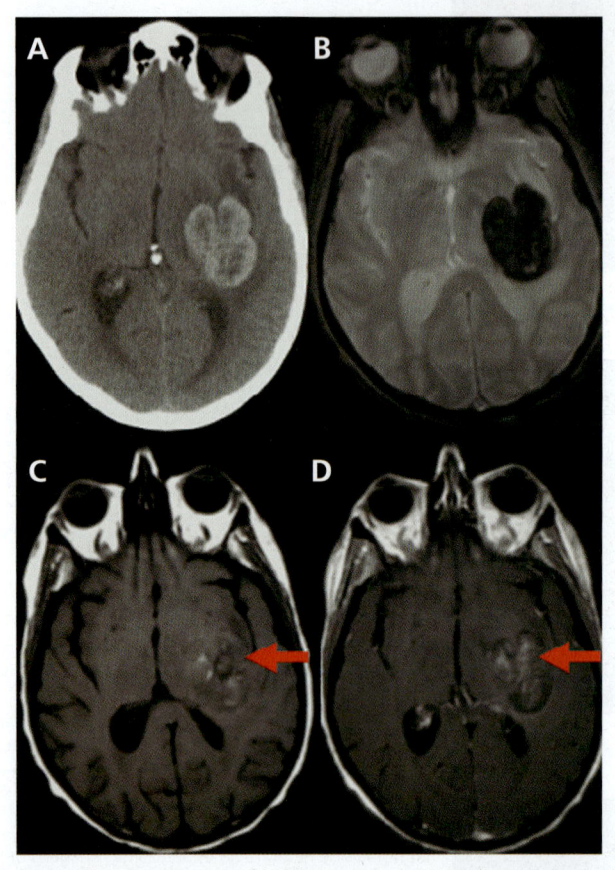

Fig. 20.4 Mulher de 65 anos com história pregressa de câncer de mama recorre ao serviço com fraqueza aguda em hemicorpo direito. (A) CT de crânio sem contraste mostra grande lesão hiperdensa nos gânglios da base esquerdos, sem realce à angiografia por CT. (B–D) Imagens em sequência GRE (B), ponderadas em T_1 sem contraste (C) e ponderadas em T_1 com contraste (D) evidenciam lesão hemorrágica com áreas de realce (setas), compatível com metástase hemorrágica.

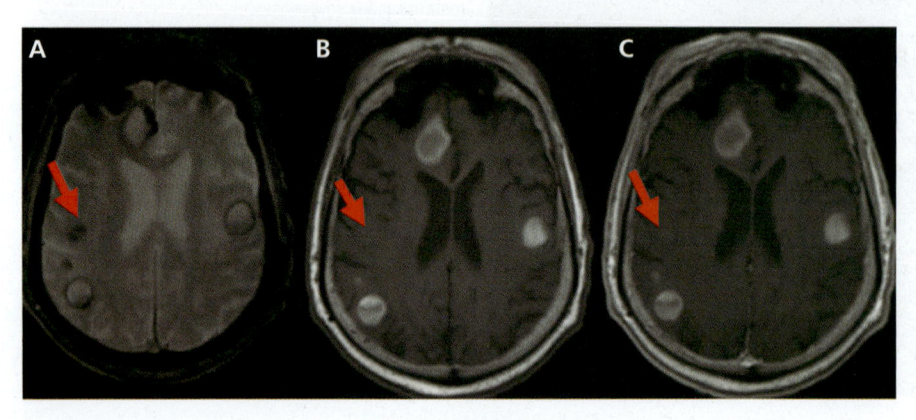

Fig. 20.5 Paciente de meia-idade com antecedentes de melanoma apresenta sintomas sugestivos de acidente vascular encefálico. (A) Imagens em sequência GRE evidenciam múltiplas metástases hemorrágicas do melanoma. (B, C) A maioria das lesões apresenta hipersinal nas imagens ponderadas em T_1 sem contraste (B) e realce sutil na sequência T_1 com contraste (C). Uma lesão (seta) só foi visualizada claramente na sequência GRE.

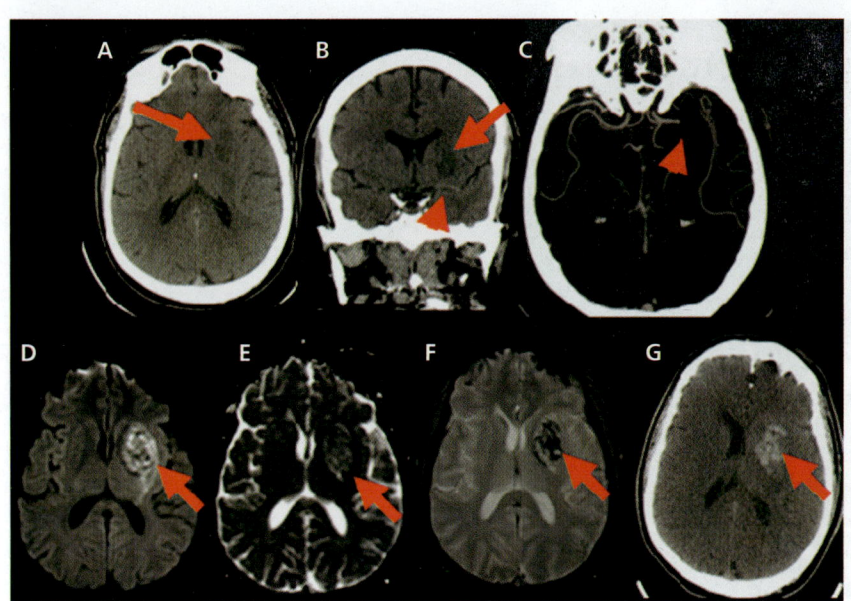

Fig. 20.6 Homem de 51 anos queixa-se de fraqueza em hemicorpo direito. (A, B) Cortes axiais (A) e coronais (B) de CT de crânio sem contraste obtida no atendimento inicial evidenciam infarto dos gânglios da base esquerda (setas) em razão de oclusão do segmento M1 esquerdo da artéria cerebral média, visível como hipersinal sutil no corte coronal (ponta de seta). (C) A oclusão do vaso também aparece nas imagens de angiografia por CT (ponta de seta). (D–F) MRI obtida 24 minutos depois evidencia transformação hemorrágica nas sequências de difusão (D) perfusão por ADC (E), e GRE (F) (setas). (G) CT de controle realizada após 11 horas demonstra claramente a hemorragia (seta).

hemorragia nas primeiras 2 horas do acidente vascular encefálico. Além disso, Schellinger et al.[4] demonstraram que a MRI em sequência de suscetibilidade é tão confiável quanto a CT para a pesquisa de hemorragia cerebral na janela de 3 a 6 horas após o surgimento dos sintomas, e sugeriram que a CT não mais seria necessária para excluir a presença de hematoma cerebral no acidente vascular encefálico agudo. Em um estudo prospectivo multicêntrico e mascarado, Kidwell et al.[25] compararam a exatidão das imagens de MRI (sequência GRE) e de CT obtidas até 6 horas após o início dos sintomas em pacientes com sintomas de acidente vascular encefálico agudo dentro de 6 horas após o *ictus*. O estudo foi interrompido antes do previsto, após a inclusão de apenas 200 pacientes, quando os pesquisadores determinaram que a MRI estava permitindo diagnóstico de transformações hemorrágicas invisíveis à tomografia. Os autores concluíram que a MRI e a CT são igualmente acuradas na detecção de hemorragia aguda, mas que a MRI é capaz de detectar hemorragias intracerebrais crônicas com maior exatidão que a CT.[25]

Além de aprimorar a detecção de hemorragia quando comparada à CT, a MRI com sequência GRE também pode ajudar a esclarecer se uma lesão hiperdensa visível em imagens de CT corresponde ou não a uma hemorragia cerebral. Cistos proteináceos e tumores com alta densidade celular, por exemplo, são frequentemente confundidos com hemorragias ao exame tomográfico. Na MRI, é fácil distingui-los, pois, ao contrário das hemorragias, os cistos e lesões neoplásicas não demonstram efeitos de suscetibilidade magnética.

Trombólise – seleção de pacientes e transformação hemorrágica

Uma análise conjunta dos ensaios ATLANTIS (*Alteplase Thrombolysis for Acute Noninterventional Therapy in Ischemic Stroke*, trombólise com alteplase para terapia conservadora do acidente vascular encefálico isquêmico) e ECASS (*European Cooperative Acute Stroke Study*, Estudo Europeu Cooperativo do Acidente Vascular Encefálico Agudo) e dos estudos patrocinados pelo NINDS (*National Institute of Neurological Disorders and Stroke*, Instituto Nacional de Transtornos Neurológicos e Acidente Vascular Encefálico dos Estados Unidos) para a avaliação do ativador do plasminogênio tecidual recombinante (rt-PA) no trata-

mento do acidente vascular encefálico constatou que a terapia trombolítica é benéfica no contexto do acidente vascular encefálico isquêmico agudo, embora qualquer possível benefício após passadas 3 horas do início dos sintomas é contrabalançado pelo maior risco de transformação hemorrágica.[26] Em parte por causa deste risco, apenas uma pequena fração dos pacientes com acidente vascular encefálico em que a terapia trombolítica seria indicada realmente a recebem.[27]

Em um mundo ideal, os exames de neuroimagem diagnosticariam o acidente vascular encefálico agudo, identificariam em quais pacientes a terapia trombolítica seria mais benéfica e excluiriam os pacientes com maior risco de complicações relacionadas com o tratamento. Como as sequências de gradiente-eco são mais sensíveis que a CT para a detecção de hemorragia intracraniana, há pacientes que receberiam trombólise se uma CT de crânio convencional sem contraste fosse utilizada para excluir a presença de hemorragia intracraniana e não a receberiam se a MRI fosse utilizada em vez da CT. Por conseguinte, as sequências GRE contribuíram para que os critérios de seleção de pacientes para terapia trombolítica com base na avaliação com MR sejam mais seguros e eficazes que os critérios com base na CT. Thomalla et al.[28] utilizaram a MRI para selecionar pacientes candidatos à trombólise intravenosa com uma janela de até 6 horas e avaliaram os resultados destes pacientes após a trombólise, comparando os dados de sua amostra aos relatados nos grandes ensaios de avaliação do rt-PA no acidente vascular encefálico agudo (os ensaios ATLANTIS e ECASS e os estudos do NINDS). Os pacientes que receberam rt-PA segundo os critérios de seleção fundamentados na MRI tiveram desfechos favoráveis com maior frequência do que os pacientes dos grupos placebo e rt-PA de todos os outros ensaios.[28, 29] Schellinger et al.[30] avaliaram a segurança e a eficácia da trombólise com base em achados de MRI em comparação à trombólise fundamentada em achados tomográficos, em até 3 horas após o início dos sintomas e depois. Os autores combinaram os dados de cinco hospitais europeus (total de 1.210 pacientes tratados com rt-PA) e realizaram uma análise multicêntrica, que demonstrou que o uso de MRI reduziu significativamente os índices de hemorragia intracraniana sintomática. Os autores também encontraram uma associação estatisticamente significativa entre o uso de MRI e o desfecho favorável em pacientes tratados mais de 3 horas após o início dos sintomas, e constataram uma tendência de superioridade da MRI sobre a

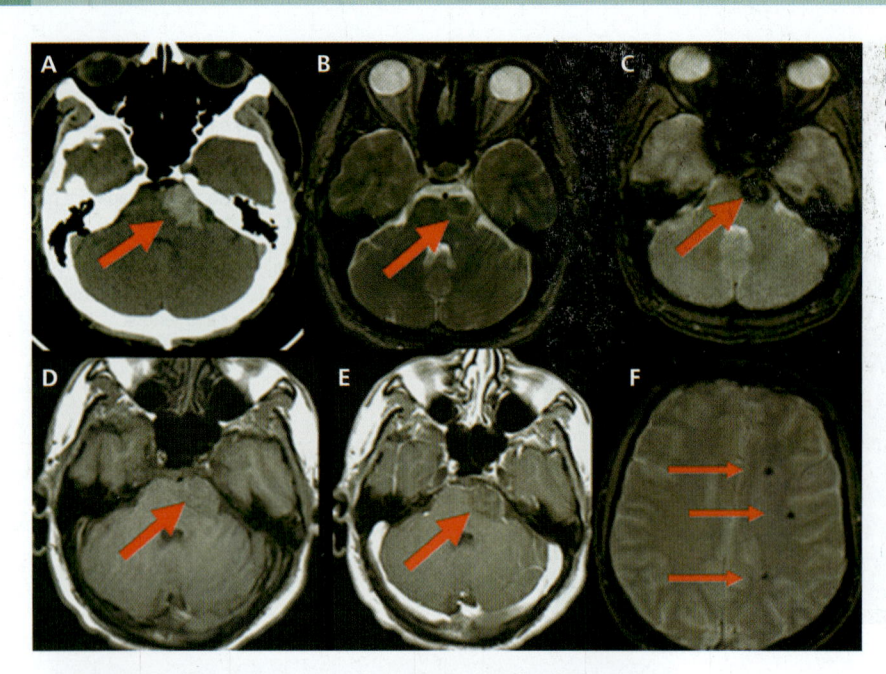

Fig. 20.7 Transformação hemorrágica de infartos isquêmicos. (A–D) Sequências DWI (A, B) e ADC (C, D) evidenciam múltiplos pequenos infartos bilaterais (setas). (E, F) Sequências de suscetibilidade demonstram transformação hemorrágica de algumas das lesões (setas).

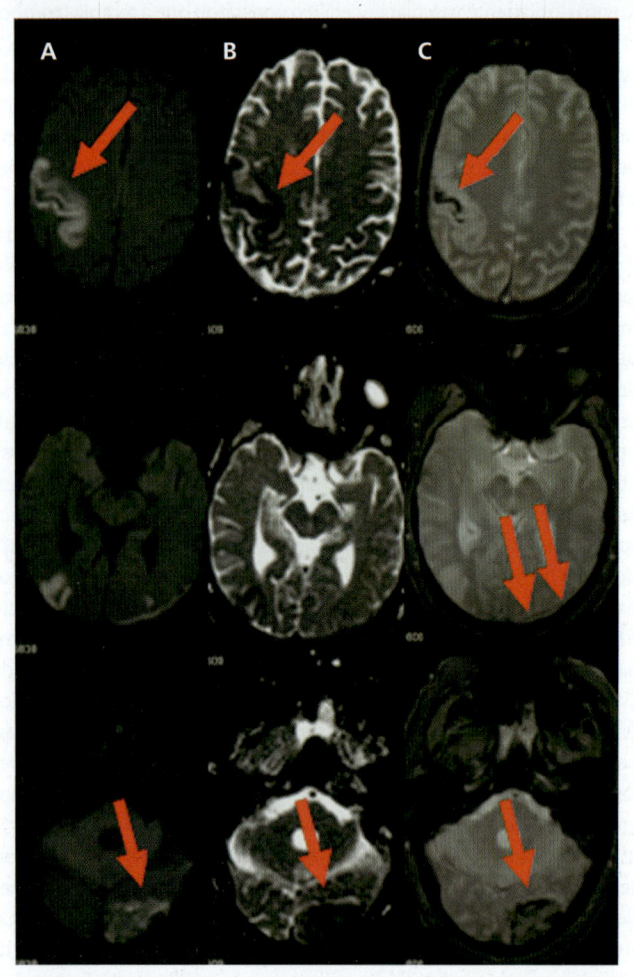

Fig. 20.8 Transformação hemorrágica de infartos em homem de 57 anos com antecedentes de uso de drogas injetáveis e quedas frequentes. (A, B) Imagens em DWI (A) e ADC (B) demonstram infartos agudos/subagudos no lobo parietal direito e em ambos os lobos occipitais. (C) Imagens de suscetibilidade evidenciam transformação hemorrágica de infartos nos lobos frontal direito e occipital esquerdo (setas). Há também um pequeno hematoma subdural na região occipital esquerda (setas duplas).

CT em pacientes tratados menos de 3 horas após o evento. Köhrmann *et al.*[31] encontraram efetividade comparável e maior segurança com o uso de protocolo de seleção com fundamento em MRI em vez de CT para a avaliação do tratamento do acidente vascular encefálico, em uma janela de 3 horas e após a mesma. Segundo os autores, a seleção de pacientes para trombólise com rt-PA, apoiada em critérios de MRI, reduziu a mortalidade e o índice de hemorragia intracerebral sintomática quando comparada à seleção firmada na CT. É possível que a triagem de pacientes para trombólise com base nos achados de MRI reduza os riscos da terapia, mesmo em populações mais idosas,[32] embora não pareça ter havido efeito algum sobre a mortalidade neste estudo.

Além de ser capaz de identificar, já no atendimento inicial, quais pacientes apresentam hemorragia intracraniana e não devem receber trombólise, a MRI é mais sensível que a CT na detecção de transformação hemorrágica de acidente vascular encefálico isquêmico agudo após tratamento (Figs. 20.7 e 20.8).[28,33] Usando MRI como método de triagem para trombólise até 6 horas após o início dos sintomas, Thomalla *et al.*[28] constataram que o número de casos de transformação hemorrágica e hemorragia intraparenquimatosa detectados era muito maior quando a MRI era utilizada em vez da CT para a seleção de pacientes. Além disso, após a terapia trombolítica, a CT é incapaz de diferenciar os casos de hipersinal causados por hemorragia do hipersinal característico do *blush* de contraste. Nas sequências de GRE, a diferenciação dos dois é muito fácil, pois a hemorragia produz hipossinal nas sequências de suscetibilidade, e a captação de contraste, não.

Micro-hemorragias

As imagens de suscetibilidade são particularmente sensíveis aos depósitos de hemossiderina que permanecem após hemorragia microscópica crônica, e que raramente são visíveis em outras sequências na MRI ou na CT.[34-36] Tais micro-hemorragias costumam ocorrer associadas à hipertensão, à angiopatia amiloide cerebral e a outras causas de vasculopatia dos pequenos vasos, e aparecem nas imagens de gradiente-eco como focos pontuais e dispersos de suscetibilidade (Figs. 20.1 e 20.2). Como mencionado anteriormente, as lesões atribuíveis à hipertensão arterial costumam estar localizadas nos núcleos da substância cinzenta profunda, no tronco cerebral e no cerebelo, ao passo que as lesões da angiopatia amiloide cerebral se encontram com maior frequência na junção entre as substâncias cinzenta e branca.

Muitas pesquisas vêm-se concentrando nas micro-hemorragias cerebrais no contexto do acidente vascular encefálico. Os primeiros artigos sugeriam que tais micro-hemorragias indicavam risco aumentado de transformação hemorrágica após a trombólise.[23,37] Porém, estudos mais recentes, realizados em coortes com mais pacientes, concluíram que as micro-hemorragias cerebrais não estão associadas a aumento do risco de transformação hemorrágica de acidente vascular encefálico isquêmico.[10,38] Ademais, uma análise combinada dos dados de 13 instituições na Europa, na América do Norte e na Ásia sugere que o risco de hemorragia intracerebral sintomática atribuível às micro-hemorragias cerebrais pode ser pequeno, e dificilmente superaria o benefício da terapia trombolítica.[39] Atualmente, é amplamente aceito que as micro-hemorragias cerebrais hipertensivas não configuram fator de risco importante para a transformação hemorrágica de acidente vascular encefálico isquêmico após trombólise. Contudo, as micro-hemorragias decorrentes de outras causas específicas, como a angiopatia amiloide cerebral, estão sim associadas a um risco (ainda desconhecido) de transformação hemorrágica; portanto, pacientes com estas patologias geralmente não são tratados com infusão intravenosa de Tt-PA.

Identificação da oclusão arterial

As sequências de suscetibilidade são capazes de apontar rapidamente a etiologia específica de um acidente vascular encefálico, por permitirem visualização de coágulos intravasculares (Figs. 20.9 e 20.10). Rovira *et al.*[40] avaliaram a exatidão das imagens ecoplanares ponderadas em T_2^* na detecção de coágulos intravasculares e concluíram que o sinal característico de suscetibilidade das áreas tromboembólicas permite detecção rápida e exata de coágulos proximais à bifurcação da artéria cerebral média (MCA). Neste estudo, 71% de 42 pacientes consecutivos com acidente vascular encefálico afetando o território da MCA apresentaram sinal de suscetibilidade positivo para coágulo; em todos os casos, o sinal correspondeu à oclusão da MCA ou da artéria carótida interna, conforme identificada por angiorressonância (100% de especificidade). Além disso, as sequências de suscetibilidade permitem detecção muito melhor de coágulos nos vasos distais, pois os mesmos são muito mais facilmente visíveis nas imagens de suscetibilidade magnética do que na CT de crânio, na angiografia por tomografia computadorizada e na angiorressonância (Fig. 20.11). Cabe mencionar, porém, que coágulos próximos à base do crânio dificilmente são detectados, por causa da presença de artefatos.

O estudo dinâmico da perfusão com contraste apoiado na suscetibilidade utiliza uma técnica de gradiente-ecoplanar e, por conseguinte, é sensível aos efeitos da suscetibilidade magnética. As ima-

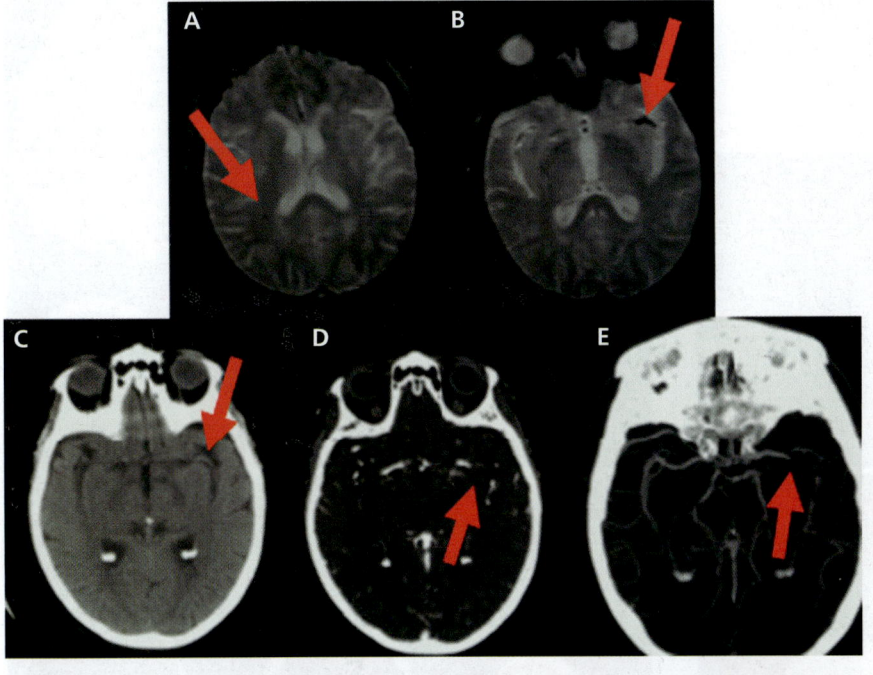

Fig. 20.9 Mulher de 88 anos apresenta hemiplegia direita de início súbito. (A, B) Imagens de suscetibilidade obtidas aproximadamente 75 minutos após o surgimento dos sintomas evidenciam micro-hemorragia na região parietal direita (A, seta) e sinal de coágulo intravascular no segmento M1 da MCA esquerda (B, seta). (C) A oclusão do vaso apresenta discretíssimo hipersinal à CT de crânio sem contraste (seta). (D, E) Não há realce de contraste na angiografia por CT, seja na imagem fonte (D, seta) ou na projeção de intensidade máxima (E, seta). Esta micro-hemorragia não configura contraindicação à terapia trombolítica.

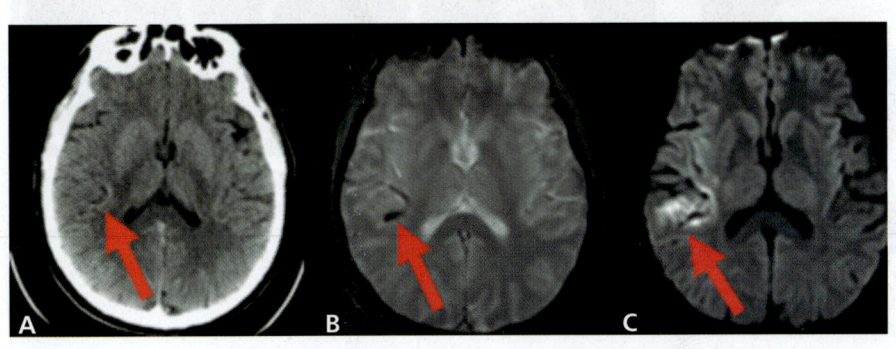

Fig. 20.10 Homem de 61 anos é encaminhado ao serviço após surgimento súbito de fraqueza em hemicorpo esquerdo e diagnóstico de infarto da artéria cerebral média (MCA) direita. (A) CT de crânio sem contraste evidencia hipersinal sutil, consistente com trombose aguda, em ramo silviano posterior direito da MCA (seta). (B) Há perda de sinal e *bloom* de contraste na região correspondente das imagens de suscetibilidade (seta). (C) Imagens ponderadas na difusão demonstram infarto agudo do lobo insular posterior e do lobo parietal inferior, correspondentes aos achados mencionados anteriormente.

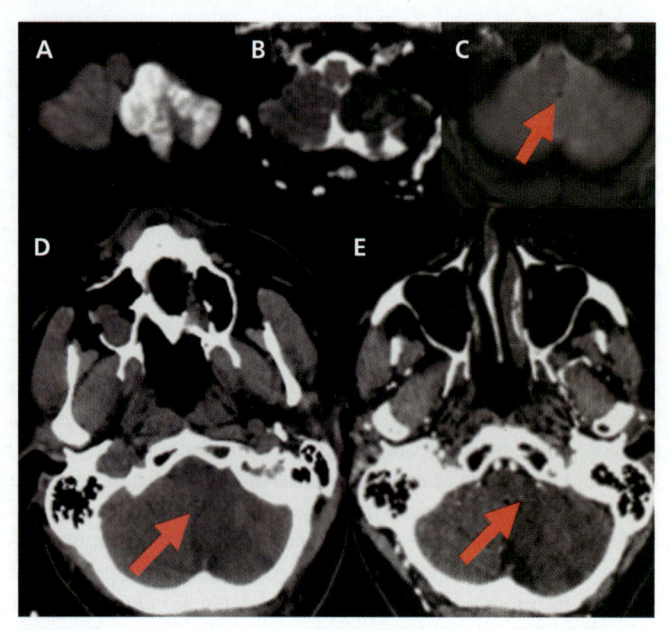

Fig. 20.11 Homem de 51 anos com história pregressa de fibrilação atrial apresenta início súbito de náuseas, vômitos e instabilidade da marcha ao acordar. (A, B) Imagens de ressonância magnética obtidas aproximadamente 5 horas após o surgimento dos sintomas demonstram infarto no território da artéria cerebelar inferior posterior (PICA) esquerda (A, sequência DWI; B, sequência ADC). (C) Imagem de suscetibilidade evidenciando sinal de coágulo intravascular no trajeto da PICA esquerda. (D, E) Sinal de vaso hiperdenso (seta) muito mais discreto na CT de crânio sem contraste (D), correlacionado com a ausência de realce nas imagens-fonte de angiografia por CT (E, seta).

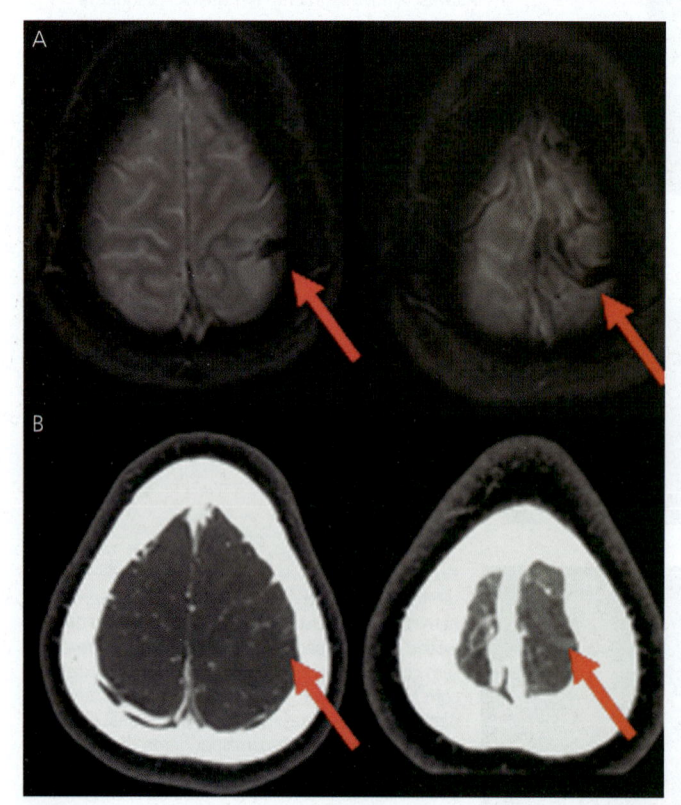

Fig. 20.12 Mulher de 36 anos queixa-se de hemiparesia direita. Imagens de MRI em sequência GRE (A) evidenciam uma trombose da veia cortical esquerda (setas) com muito mais clareza do que a venografia por CT (B).

gens basais obtidas antes da injeção do contraste à base de gadolínio auxiliam na detecção de hemorragias intracranianas e coágulos intravasculares. Flacke et al.[41] relataram maior sensibilidade das sequências de perfusão por suscetibilidade na detecção de tromboembolismo da MCA em comparação à CT de crânio sem contraste, sendo que a MR foi capaz de evidenciar prontamente a localização e o tamanho aproximado do coágulo.

Alguns autores postulam que o sinal de suscetibilidade característico dos coágulos intravasculares nas imagens ponderadas em T_2^* é particularmente sugestivo de embolia de origem cardíaca.[42] Segundo Cho et al., [42] isto seria por causa das diferenças na composição dos êmbolos e trombos de origem cardíaca (trombos vermelhos, ricos em fibrina e que contêm hemácias presas) e trombos ricos em plaquetas (trombos brancos, compostos principalmente por agregados plaquetários). Contudo, as possíveis implicações prognósticas da identificação do sinal de suscetibilidade dos coágulos intravasculares ainda não foram determinadas.[43,44]

Trombose de seios venosos cerebrais

As sequências de suscetibilidade proporcionam um auxílio valioso ao diagnóstico da trombose venosa cerebral (Figs. 20.12 e 20.13). Isso é especialmente relevante porque a identificação dos sinais de trombose em

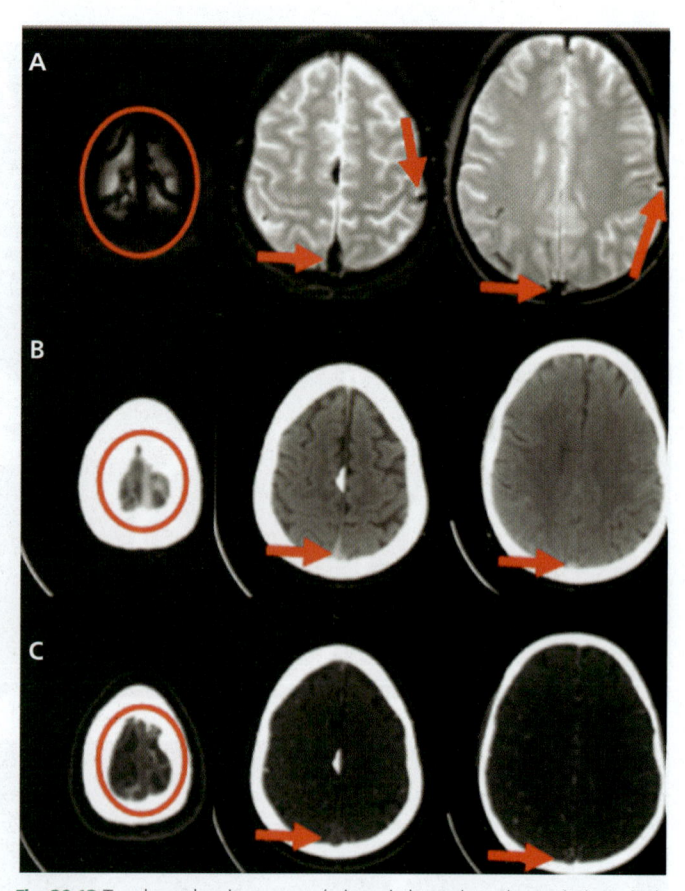

Fig. 20.13 Trombose de seios venosos (seio sagital superior, veias corticais e veia de Trolard esquerda) em mulher de 47 anos com queixa de cefaleia, náusea e vômitos. (A) Imagens de suscetibilidade evidenciando coágulos nas veias corticais (elipse vermelha), no seio sagital superior (setas horizontais) e na veia anastomótica inferior esquerda (setas anguladas). (B, C) Confirmação do diagnóstico à CT de crânio sem contraste (B) e angiografia por CT (C), com hipersinal nos seios venosos em (B) e ausência de opacificação pelo contraste em (C).

outras sequências costuma ser difícil, sutil e complicada por inúmeras dificuldades e armadilhas diagnósticas.[45-47] De especial importância é a detecção de trombose isolada de veia cortical, que é frequentemente difícil de visualizar na angiografia por tomografia computadorizada e na angiorressonância. Vários estudos já confirmaram a alta sensibilidade das imagens ponderadas em $T_2{*}$ para a detecção de trombose venosa cerebral,[48] inclusive nos vários estágios de evolução do trombo, como confirmado por sequências com contraste ou venografia por ressonância magnética.[49] Idbaih et al.[50] realizaram uma análise retrospectiva de 39 pacientes com trombose venosa cerebral confirmada por venografia por ressonância magnética, angiografia por tomografia computadorizada ou angiografia convencional e pelo menos dois exames de MRI com sequência ponderada em $T_2{*}$. Os autores constataram que a sensibilidade das imagens em T_2 para a detecção de trombose venosa cerebral é de 90% nas primeiras 24 horas após o surgimento dos sintomas e 71% no terceiro dia. Estes dados sugerem que as sequências ponderadas em $T_2{*}$ são de especial valia para o diagnóstico precoce da trombose venosa cerebral. Como seria de se esperar, as sequências de suscetibilidade também são altamente sensíveis para a detecção de infartos venosos hemorrágicos.

Conclusões

As várias aplicações emergentes das sequências de suscetibilidade que podem trazer benefícios para o diagnóstico por imagem dos acidentes vasculares encefálicos incluem: enorme melhora da visualização anatômica; avaliação da viabilidade tecidual com imagens de sinal BOLD; avaliação da circulação colateral através dos vasos leptomeníngeos; evidenciação de angiogênese após acidente vascular encefálico embólico; [51] predição de transformação hemorrágica de acidente vascular encefálico isquêmico mediante obtenção de imagens de permeabilidade ponderadas em $T_2{*}$;[52,53] melhor detecção de micro-hemorragias cerebrais; [54,55] e visualização do metabolismo hipóxico.[56] Recentemente, foi sugerido que as imagens ponderadas em suscetibilidade talvez sejam capazes de demonstrar aumento da extração de oxigênio, refletindo comprometimento do fluxo sanguíneo cerebral na zona de penumbra de um infarto. Além disso, é possível que a maior sensibilidade e o maior nível de detalhe anatômico possibilitados pelas sequências ponderadas por suscetibilidade sejam capazes de revelar infartos lacunares não visualizados no passado. A sensibilidade superior e o detalhamento anatômico das imagens ponderadas em suscetibilidade oferecem informação clínica importante e complementar que prometem impactar o futuro do estudo por imagem no acidente vascular encefálico.

Referências

1. Kidwell CS, Wintermark M. Imaging of intracranial haemorrhage. *Lancet Neurol* 2008; **7**: 256-267.

2. Patel MRI, Edelman RR, Detection of hyperacute primary intraparenchymal hemorrhage by magnetic resonance imaging. *Stroke* 1996; **27**: 2321-2324.

3. Linfante I, Linas RH, Caplan LR, Warach S. MRII features of intracerebral hemorrhage within 2 hours from symptom onset. *Stroke* 1999; **30**: 2236-2267.

4. Schellinger PD, Jansen O, Fiebach JB et al. A standardized MRII stroke protocol: comparison with CT in hyperacute intracerebral hemorrhage. *Stroke* 1999; **30**: 765-768.

5. Edelman RR, Johnson K, Buxton R et al. MRI of hemorrhage: a new approach. *AJNR Am J Neuroradiology* 1986; **7**: 751-756.

6. Bradley WG Jr. MRI appearance of hemorrhage in the brain. *Radiology* 1993; **189**; 15-26.

9. Qureshi AI, Tuhrim S, Broderick JP et al. Spontaneous intracerebral hemorrhage. *N Engl J Med* 2001; **344**: 1450-1460.

10. Kakuda W, Thijs VN, Lansberg MG, for the DEFUSE Investigators. Clinical importance of microbleeds in patients receiving IV thrombolysis. *Neurology* 2005; **65**: 1175-1178.

11. Greenberg SM, Finklestein SP, Schaefer PW. Petechial hemorrhages accompanying lobar hemorrhage: detection by gradient-echo MRII. *Neurology* 1996; **46**: 1751-1754.

12. Gaviani P, Mullins ME, Braga TA et al. Improved detection of metastatic melanoma by $T_2{*}$-weighted imaging. *AJNR Am J Neuroradiol* 2006; **27**: 605-608.

13. Fiebach JB, Schellinger PD, Jansen O et al. CT and diffusion-weighted MRI imaging in randomized order: diffusion-weighted imaging results in higher accuracy and lower interrater variability in the diagnosis of hyperacute ischemic stroke. *Stroke* 2002; **33**: 2206-2210.

14. Chalela JA, Kidwell CS, Nentwich LM et al. Magnetic resonance imaging and computed tomography in emergency assessment of patients with suspected acute stroke: a prospective comparison. *Lancet* 2007; **369**: 293-298.

15. Hermier M, Nighoghossian N. Contribution of susceptibility-weighted imaging to acute stroke assessment. *Stroke* 2004; **35**: 1989-1994.

16. Lyden PD, Zivin JA. Hemorrhagic transformation after cerebral ischemia: mechanisms and incidence. *Cerebrovasc Brain Metab Rev* 1993; **5**: 1-16.

17. Toni D, Fiorelli M, Bastianello S et al. Hemorrhagic transformation of brain infarct: predictability in the first 5 hours from stroke onset and influence on clinical outcome. *Neurology* 1996; **46**: 341-345.

18. Paciaroni M, Agnelli G, Corea F et al. Early hemorrhagic transformation of brain infarction: rate, predictive factors, and influence on clinical outcome: results of a prospective multicenter study. *Stroke* 2008; **39**: 2249-2256.

19. Lin DD, Filippi CG, Steever AB, Zimmerman RD. Detection of intracranial hemorrhage: comparison between gradient-echo images and B(0) images obtained from diffusion-weighted echo-planar sequences. *AJNR Am J Neuroradiol* 2001; **22**: 1275-1281.

20. Hjort N, Butcher K, Davis SM, for the UCLA Thrombolysis Investigators. Magnetic resonance imaging criteria for thrombolysis in acute cerebral infarct. *Stroke* 2005; **36**: 388-397.

21. Davis SM, Donnan GA, Butcher KS, Parsons M. Selection of thrombolytic therapy beyond 3 h using magnetic resonance imaging. *Curr Opin Neurol* 2005; **18**: 47-52.

22. Schellinger PD, Jansen O, Fiebach JB et al. Feasibility and practicality of MRI imaging of stroke in the management of hyperacute cerebral ischemia. *AJNR Am J Neuroradiol* 2000; **21**: 1184-1189.

23. Kidwell CS, Saver JL, Villablanca JP et al. Magnetic resonance imaging detection of microbleeds before thrombolysis: an emerging application. *Stroke* 2002; **33**: 95–98.

24. Schellinger PD, Fiebach JB, Hacke W. Imaging-based decision making in thrombolytic therapy for ischemic stroke: present status. *Stroke* 2003; **34**: 575–583.

25. Kidwell CS, Chalela JA, Saver JL et al. Comparison ofMRII and CT for detection of acute intracerebral hemorrhage. *JAMA* 2004; **292**: 1823–1830.

26. Hacke W, Donnan G, Fieschi C, for the ATLANTIS Trials Investigators, the ECASS Trials Investigators, and the NINDS rt-PA Study Group Investigators. Association of outcome with early stroke treatment: pooled analysis of ATLANTIS, ECASS, and NINDS rt-PA stroke trials. *Lancet* 2004; **363**: 768–774.

27. Reeves MJ, Arora S, Broderick JP, for the Paul Coverdell Prototype Registries Writing Group. Acute stroke care in the US: results from 4 pilot prototypes of the Paul Coverdell National Acute *Stroke* Registry. *Stroke* 2005; **36**: 1232–1240.

28. Thomalla G, Schwark C, Sobesky J, for the MRII in Acute *Stroke* Study Group of the German Competence Network *Stroke*. Outcome and symptomatic bleeding complications of intravenous thrombolysis within 6 hours in MRII-selected stroke patients: comparison of a German multicenter study with the pooled data of ATLANTIS, ECASS, and NINDS rtPA trials. *Stroke* 2006; **37**: 852–858.

29. Thomalla G, Sobesky J, Köhrmann M et al. Two tales: hemorrhagic transformation but not parenchymal hemorrhage after thrombolysis is related to severity and duration of ischemia: MRII study of acute stroke patients treated with intravenous tissue plasminogen activator within 6 hours. *Stroke* 2007; **38**: 313–318.

30. Schellinger PD, Thomalla G, Fiehler J et al. MRII-based and CT-based thrombolytic therapy in acute stroke within and beyond established time windows: an analysis of 1210 patients. *Stroke* 2007; **38**: 2640–2645.

31. Köhrmann M, Jüttler E, Fiebach JB et al. MRII versus CT-based thrombolysis treatment within and beyond the 3 h time window after stroke onset: a cohort study. *Lancet Neurol* 2006; **5**: 661–667.

32. Ringleb PA, Schwark Ch, Köhrmann M et al. Thrombolytic therapy for acute ischaemic stroke in octogenarians: selection by magnetic resonance imaging improves safety but does not improve outcome. *J Neurol Neurosurg Psychiatry* 2007; **78**: 690–693.

33. Arnould MC, Grandin CB, Peeters A, Cosnard G, Duprez TP. Comparison of CT and three MRI sequences for detecting and categorizing early (48 hours) hemorrhagic transformation in hyperacute ischemic stroke. *AJNR Am J Neuroradiol* 2004; **25**: 939–944.

34. Roob G, Schmidt R, Kapeller P et al. MRII evidence of past cerebral microbleeds in a healthy elderly population. *Neurology* 1999; **52**: 991–994.

35. Kwa VI, Franke CL, Verbeeten B, Stam J. Silent intracerebral microhemorrhages in patients with ischemic stroke. Amsterdam Vascular Medicine Group. *Ann Neurol* 1998; **44**: 372–377.

36. Fazekas F, Kleinert R, Roob G et al. Histopathologic analysis of foci of signal loss on gradient-echo T_2*- weighted MRI images in patients with spontaneous intracerebral hemorrhage: evidence of microangiopathy-related microbleeds. *AJNR Am J Neuroradiol* 1999; **20**: 637–642.

37. Nighoghossian N, Hermier M, Adeleine P et al. Old microbleeds are a potential risk factor for cerebral bleeding after ischemic stroke: a gradient-echo T_2*- weighted brain MRII study. *Stroke* 2002; **33**: 735–742.

38. Kim HS, Lee DH, Ryu CW et al. Multiple cerebral microbleeds in hyperacute ischemic stroke: impact on prevalence and severity of early hemorrhagic transformation after thrombolytic treatment. *Am J Roentgenol* 2006; **186**: 1443–1449.

39. Fiehler J, Albers GW, Boulanger JM, for the MRI STROKE Group. Bleeding risk analysis in stroke imaging before thrombolysis (BRASIL): pooled analysis of T_2*-weighted magnetic resonance imaging data from 570 patients. *Stroke* 2007; **38**: 2738–2744.

40. Rovira A, Orellana P, Alvarez-Sabin J et al. Hyperacute ischemic stroke: middle cerebral artery susceptibility sign at echoplanar gradient-echo MRI imaging. *Radiology* 2004; **232**: 466–473.

41. Flacke S, Urbach H, Keller E, Träber F, Hartmann A, Textor J, Gieseke J, Block W, Folkers PJ, Schild HH. Middle cerebral artery (MCA) susceptibility sign at susceptibility-based perfusion MRI imaging: clinical importance and comparison with hyperdense MCA sign at CT. *Radiology* 2000 May; **215**: 476–82.

42. Cho KH, Kim JS, Kwon SU, Cho AH, Kang DW. Significance of susceptibility vessel sign on T_2*-weighted gradient echo imaging for identification of stroke subtypes. *Stroke*. 2005 Nov; **36**: 2379–83.

43. Schellinger PD, Chalela JA, Kang DW, Latour LL, Warach S. Diagnostic and prognostic value of early MRI imaging vessel signs in hyperacute stroke patients imaged <3 hours and treated with recombinant tissue plasminogen activator. *AJNR Am J Neuroradiol* 2005; **26**: 618–624.

44. Kim HS, Lee DH, Choi CG, Kim SJ, Suh, DC. Progression of middle cerebral artery susceptibility sign on T_2*-weighted images: its effect on recanalization and clinical outcome after thrombolysis. *Am. J. Roentgenol*, December 1, 2006; **187**: W650–W657.

45. Ayanzen RH, Bird CR, Keller PJ et al. Cerebral MRI venography: normal anatomy and potential diagnostic pitfalls. *AJNR Am J Neuroradiol* 2000; **21**: 74–78.

46. Hinman JM, Provenzale JM. Hypointense thrombus on T_2-weighted MRI imaging: a potential pitfall in the diagnosis of dural sinus thrombosis. *Eur J Radiol* 2002; **41**: 147–152.

47. Renowden S. Cerebral venous sinus thrombosis. *Eur Radiol* 2004; **14**: 215–226.

48. Selim M, Fink J, Linfante I et al. Diagnosis of cerebral venous thrombosis with echo-planar T_2*-weighted magnetic resonance imaging. *Arch Neurol* 2002; **59**: 1021–1026.

49. Leach JL, Strub WM, Gaskill- Shipley MF. Cerebral venous thrombus signal intensity and susceptibility effects on gradient recalled-echo MRI imaging. *AJNR Am J Neuroradiol* 2007; **28**: 940–945.

50. Idbaih A, Boukobza M, Crassard I et al. MRII of clot in cerebral venous thrombosis: high diagnostic value of susceptibility-weighted images. *Stroke* 2006; **37**: 991–995.

51. Ding G, Jiang Q, Li L et al. Angiogenesis detected after embolic stroke in rat brain using magnetic resonance T_2*WI. *Stroke* 2008; **39**: 1563–1568.

52. Kassner A, Roberts T, Taylor K, Silver F, Mikulis D. Prediction of hemorrhage in acute ischemic stroke using permeability MRI imaging. *AJNR Am J Neuroradiol* 2005; **26**: 2213–2217.

53. Bang OY, Buck BH, Saver JL et al. Prediction of hemorrhagic transformation after recanalization therapy using T_2*-permeability magnetic resonance imaging. *Ann Neurol* 2007; **62**: 170–176.

54. Gao T, Wang Y, Zhang Z. Silent cerebral microbleeds on susceptibility-weighted imaging of patients with ischemic stroke and leukoaraiosis. *Neurol Res* 2008; **30**: 272–276.

55. Vernooij MW, Ikram MA, Wielopolski PA et al. Cerebral microbleeds: accelerated 3D T_2*-weighted GRE MRI imaging versus conventional 2D T_2*- weighted GRE MRI imaging for detection. *Radiology* 2008; **248**: 272–277.

56. Siemonsen S, Fitting T, Thomalla G et al. T_2 CE Imaging predicts infarct growth beyond the acute diffusion-weighted imaging lesion in acute stroke. *Radiology* 2008; **248**: 979–986.

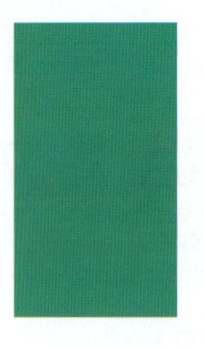

Estudo de caso 20.1
Presença de densidades metálicas após embolização de aneurisma com espirais destacáveis

J. E. Small ▪ E. M. Haacke ▪ P. M. Schaefer

Histórico
Mulher de 24 anos submetida à embolização endovascular de aneurismas hipofisários bilaterais com espirais destacáveis (micromolas) queixa-se de cefaleia e fraqueza no lado direito do corpo.

Técnica
Angiografia por tomografia computadorizada tridimensional antes da embolização; MR com sequência de difusão (DWI), perfusão (ADC) e gradiente-eco (GRE), angiorressonância e CT de crânio na avaliação da queixa atual.

Achados de imagem
A angiografia por tomografia computadorizada tridimensional pré-embolização (A) demonstra aneurismas hipofisários bilaterais (setas). Imagens obtidas vários meses após a embolização mostram infartos isquêmicos dispersos ao longo da distribuição da MCA esquerda (B: DWI; C: ADC) (setas). À sequência gradiente-eco (D), observa-se anomalia focal de suscetibilidade (seta), que corresponde a uma área pontual de perda de sinal nas incidências axiais (E) e coronais (F) da angiorressonância (setas). As imagens de CT com janela óssea (G) mostram densidades metálicas (setas) nos locais de embolização dos aneurismas, também correspondendo à anomalia de suscetibilidade (seta) (H). Imagens coronais (I) e sagitais (J) de angiografia demonstram presença de material emboligênico nos locais de embolização dos aneurismas (setas) (I) e mostram também uma espiral solta que migrou para a bifurcação da MCA esquerda (seta) (J).

Discussão
Este caso serve como lembrete da notável sensibilidade das sequências de suscetibilidade para a identificação de material ferromagnético.

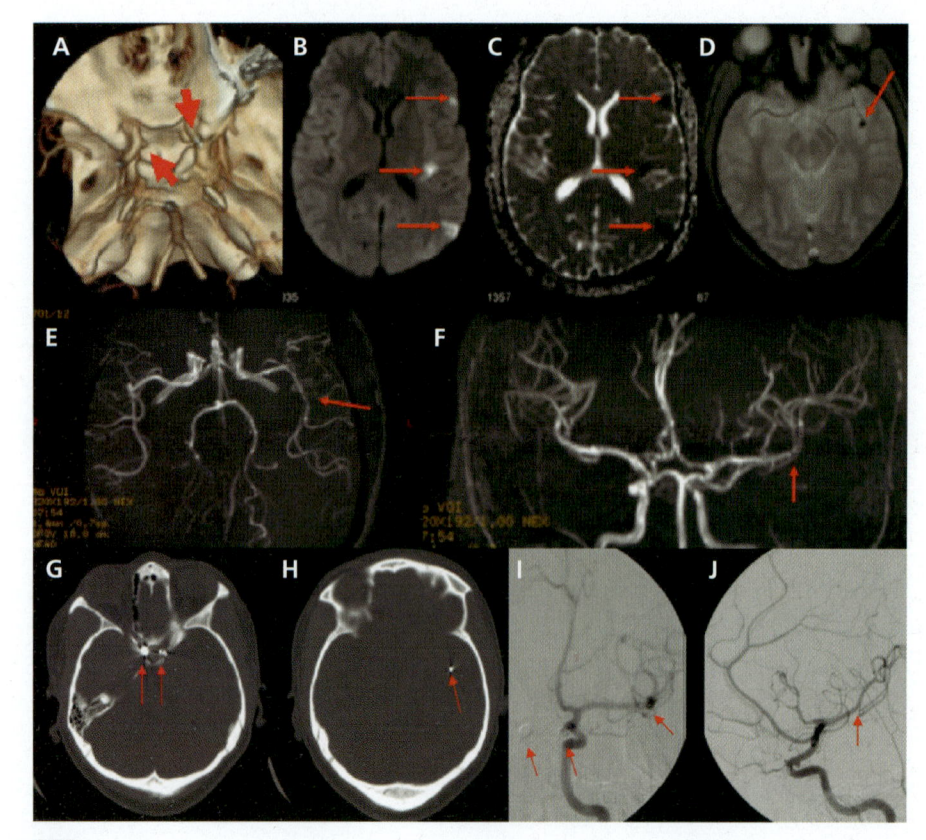

Fig. 20.C1.1

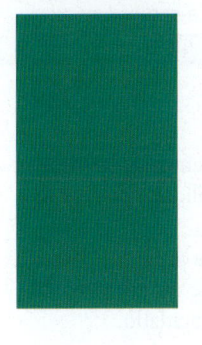

Estudo de caso 20.2
Alterações no acidente vascular encefálico isquêmico indetectáveis à tomografia evidenciadas nas imagens de MR ponderadas por suscetibilidade magnética

R. Leigh ■ P. B. Barker
Departamento de Neurorradiologia, Johns Hopkins University School of Medicine, Baltimore, EUA

Histórico

Mulher branca de 81 anos com história pregressa de hipertensão e dislipidemia apresenta náuseas, confusão e hemianopsia homônima direita.

Técnica

MRI com sequência de difusão (DWI) e de suscetibilidade magnética (SWI) e estudo contrastado ponderado em T_1.

Achados de imagem

As imagens de difusão iniciais mostram infarto subagudo no território da PCA direita (Fig. 20.C2.1A). As imagens com contraste ponderadas em T_1 mostram realce mínimo e nenhum sinal inconteste de perda de integridade da barreira hematoencefálica (Fig. 20.C2.1B). A sequência SWI demonstrou área extensa de hipossinal com aspecto serpiginoso no interior do infarto, compatível com produtos de degradação do sangue (Fig. 20.C2.1C). A CT sem con-

Fig. 20.C2.1

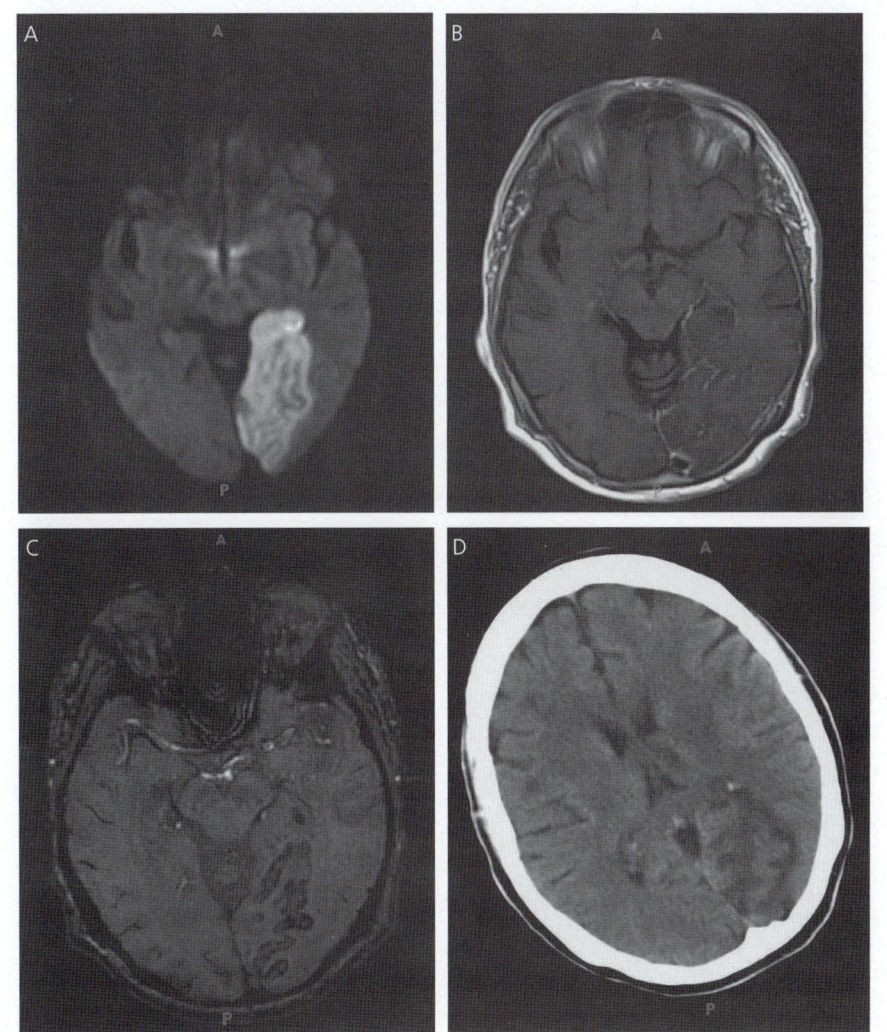

traste realizada 3 dias depois, porém (Fig. 20.C2.1D), evidenciou infarto, mas nenhum sinal de conversão hemorrágica.

Discussão

Sabe-se que a perda de integridade da barreira hematoencefálica, como evidenciada pelo realce de contraste nas imagens ponderadas em T_1, está associada à transformação hemorrágica de acidente vascular encefálico isquêmico;[1] em pacientes recebendo terapia trombolítica, é um indicador 100% sensível de transformação hemorrágica, embora a sensibilidade para este fim pareça ser muito menor.[2,3] Embora a presença de áreas hipodensas nas imagens ponderadas em suscetibilidade possa representar transformação hemorrágica, este exemplo demonstra que tais achados nem sempre correspondem às evidências de transformação hemorrágica na CT de crânio, o que sugere que a MR com sequência SWI pode ser um método mais sensível para a detecção de hemorragias cerebrais sutis.

Pontos-chave

- Alterações compatíveis com transformação hemorrágica visíveis nas imagens de MR ponderadas em suscetibilidade podem não aparecer na CT de crânio.
- O processo fisiopatogênico responsável pelas áreas hipodensas visíveis na MR de suscetibilidade após acidente vascular encefálico isquêmico ainda não foi completamente elucidado.

Referências

1. Knight RA, Barker PB, Fagan SC, Li Y, Jacobs MA, Welch KM. Prediction of impending hemorrhagic transformation in ischemic stroke using magnetic resonance imaging in rats. *Stroke* 1998; **29**: 144–151.
2. Kim EY, Na DG, Kim SS, Lee KH, Ryoo JW, Kim HK. Prediction of hemorrhagic transformation in acute ischemic stroke: role of diffusion-weighted imaging and early parenchymal enhancement. *AJNR Am J Neuroradiol* 2005; **26**: 1050–1055.
3. Hjort N, Wu O, Ashkanian M et al. MRII detection of early blood–brain barrier disruption: parenchymal enhancement predicts focal hemorrhagic transformation after thrombolysis. *Stroke* 2008; **39**: 1025–1028.

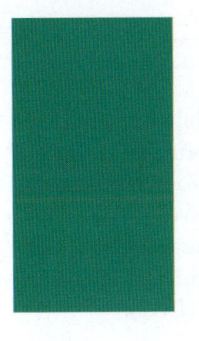

Estudo de caso 20.3
Detecção de tecido cerebral em zona de penumbra utilizando a MR ponderada por suscetibilidade magnética

R. Leigh ▪ P. B. Barker
Departamento de Neurorradiologia, Johns Hopkins University School of Medicine, Baltimore, EUA

Histórico
Homem negro de 42 anos com antecedentes de tabagismo e abuso de drogas injetáveis queixa-se de fraqueza em hemicorpo esquerdo e confusão. O paciente é tratado com ativador do plasminogênio tecidual (t-PA) menos de 3 horas após o surgimento dos sintomas.

Técnica
MRI com sequência de perfusão (PWI) e difusão (DWI) antes da administração de t-PA. MRI de controle, inclusive sequência de suscetibilidade magnética (SWI), nos dias 3 e 6.

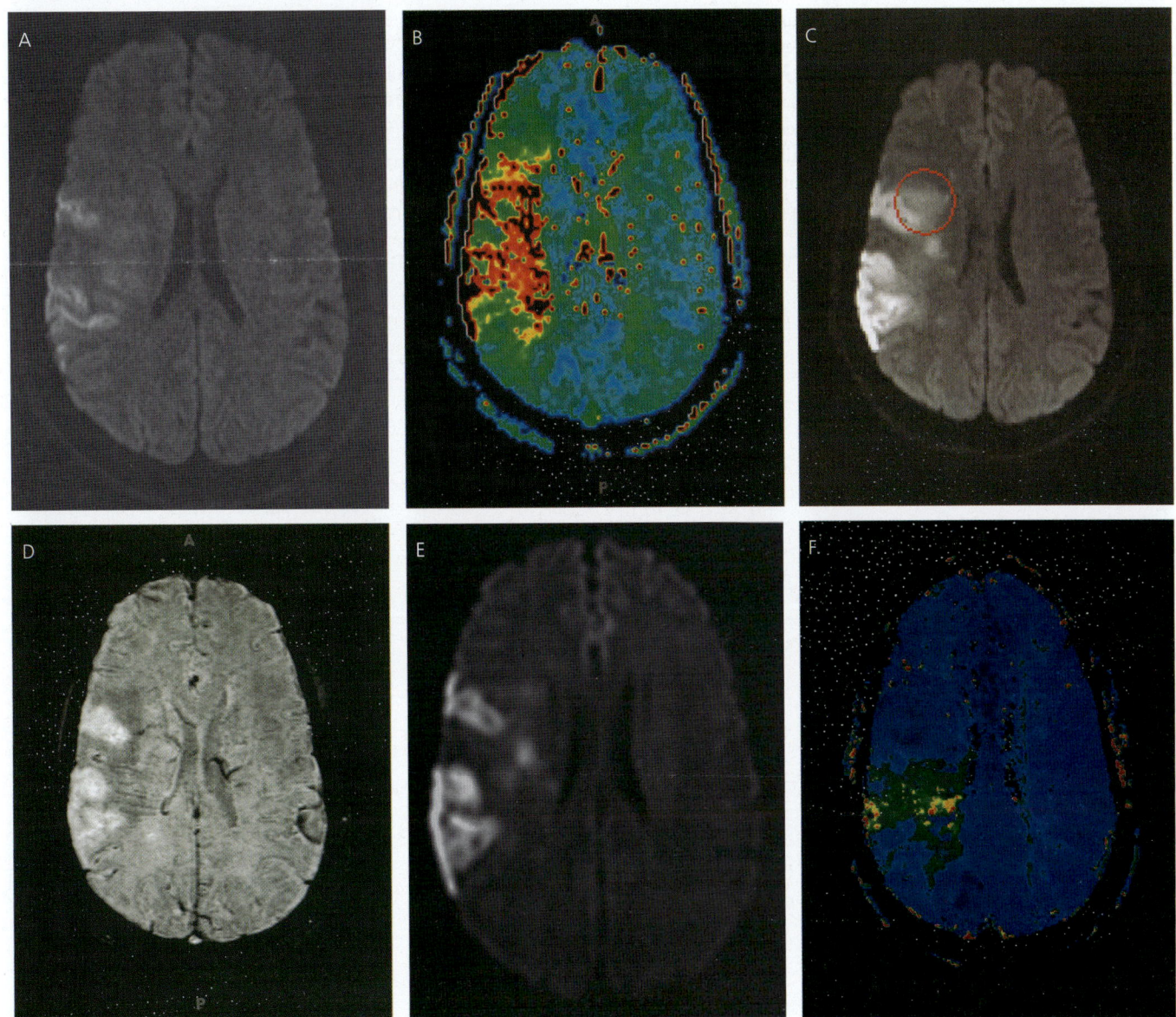

Fig. 20.C3.1

Achados de imagem

A MRI realizada no momento da internação evidenciou infarto da MCA direita com *mismatch* perfusão/difusão (Figs. 20.C3.1A-B). Três dias depois, por causa do agravamento dos sintomas, foi obtida outra MRI, que revelou expansão do infarto e área de tecido com difusão preservada (assinalada na Figura 20.C3.1C). Imagens ponderadas por suscetibilidade (Fig. 20.C3.1D) também obtidas no 3º dia evidenciaram hipointensidade de sinal na mesma área, indicando presença de desoxiemoglobina após insulto isquêmico. As veias transmedulares também estavam mais evidentes no lado direito do que no lado esquerdo nas imagens de SWI. Seis dias após a internação, as imagens de difusão e perfusão (Figs. 20.C3.1E-F) evidenciavam reperfusão e normalização quase completa da difusão nesta região presumivelmente de penumbra.

Discussão

Tecidos hipoperfundidos e isquêmicos, mas ainda não francamente infartados, apresentam aumento da fração de extração de oxigênio é a chamada "perfusão de miséria".[1] A queda resultante da concentração de oxigênio na microvasculatura e no sangue venoso encontra-se associada a maiores concentrações de desoxiemoglobina, que é paramagnética, produzindo efeitos de suscetibilidade (redução do T_2^*) semelhantes aos encontrados nas imagens BOLD.[2] Este estudo de caso demonstra um exemplo de hipoperfusão tecidual e isquemia (visíveis nas imagens de difusão) com hipointensidade de sinal na sequência SWI seguida de aparente normalização após o restabelecimento do fluxo normal. Estudos futuros são necessários para investigar se a combinação das sequências SWI e DWI é capaz de identificar tecidos em zona de penumbra, e para comparar as informações fornecidas por essas técnicas às disponibilizadas por outras modalidades, como as imagens de perfusão (PWI).

Pontos-chave

- Tecidos isquêmicos, mas que ainda podem ser salvos (em zona de penumbra), apresentam aumento da fração de extração de oxigênio e hipointensidade às imagens ponderadas na suscetibilidade (SWI).
- A SWI pode ser útil para obtenção de imagens de tecidos em região de penumbra.

Referências

1. Derdeyn CP, Grubb RL, Jr., Powers WJ. Cerebral hemodynamic impairment: methods of measurement and association with stroke risk. *Neurology* 1999; **53**: 251–259.
2. Geisler BS, Brandhoff F, Fiehler J *et al.* Blood-oxygenlevel-dependent MRII allows metabolic description of tissue at risk in acute stroke patients. *Stroke* 2006; **37**: 1778–1784.

Seção 3 Neoplasia adulta

Capítulo 21

Neoplasia adulta – uma visão geral

Tom Mikkelsen ▪ David Hearshen

Incidência e consequências do tumor cerebral

Os gliomas malignos, incluindo o astrocitoma anaplásico e o glioblastoma multiforme, são os tumores primários cerebrais mais comuns, ocorrendo a uma taxa de aproximadamente 6,08/100.000 indivíduos anualmente dentro dos EUA, uma incidência anual de 17.500 casos.[1] As opções atuais de tratamento incluem cirurgia, terapia radioativa e quimioterapia. Infelizmente, o prognóstico permanece extremamente desfavorável, e a sobrevida média de 12 meses para glioblastoma multiforme não se modificou de forma apreciável desde os anos 1980.[2] As limitações para a terapia incluem a natureza infiltrativa e a angiogênese proeminente do astrocitoma anaplásico e do gliobastoma multiforme.

Parâmetros patológicos da infiltração do cérebro peritumoral

Os gliomas, em geral, e os gliomas que são mais anaplásicos em particular infiltram-se e espalham-se por grandes distâncias no cérebro.[3,4] A infiltração regional durante a progressão do tumor tem sido mostrada de forma mais visível na grande maioria dos estudos de Scherer e Burger,[5-7] em que glioblastomas têm uma área central de necrose, uma borda celular de tumor altamente vascularizada e uma zona periférica de células infiltrantes. A infiltração ocorre ao longo dos tratos de substância branca, em torno das células nervosas, sob a pia e, proeminentemente, ao longo de vasos sanguíneos angiogênicos. Estudos têm mostrado que as células tumorais migram do local primário de gliomas malignos, resultando em recorrência local quase inevitável e progressão do tumor observado clinicamente.[8,9] A recorrência de gliomas humanos após cirurgia e radiação é observada mais comumente na margem adjacente ao tumor inicial, onde o extravasamento da neovascularização do tumor é permeável aos meios de contraste, porém também pode ser remota.[10,11] A angiogênese é quantitativamente mais proeminente no glioblastoma comparada a tumores malignos em qualquer outro lugar do corpo,[12] e os parâmetros de crescimento de glioma e angio/vasculogênese invasivos sugerem que estes processos estejam fundamentalmente relacionados.

A angiogênese é uma nova formação capilar que se desenvolve a partir de vasos sanguíneos preexistentes.[13] É um componente essencial da progressão do tumor, em que a neovascularização facilita a expansão do tumor além de 2 mm.[4,14] Os eventos na angiogênese incluem a fase inicial da degradação da membrana basal, a migração celular, a invasão matriz, a proliferação de células endoteliais, a penetração e o surgimento de estroma e a formação de ramos e lúmens capilares. A seguir a migração cessa, a divisão celular é inibida, a membrana basal é reconstituída, e os periócitos se juntam. Os fatores solúveis, que incluem estimulantes e inibidores, são produzidos por ambas as células tumorais e normais.[15] Os estimulantes desempenham papel fundamental na fase de ativação e incluem o fator de crescimento endotelial vascular (VEGF), fator de crescimento de fibroblasto básico (bFGF, FGF-2)[16] e outros.[17] Os inibidores contrabalançam a função do estimulante para suprimir a resposta angiogênica. Estes incluem angiostatina, endostatina, interferon e trombospondinas 1 e 2.[18] Cada um destes inibidores age por intermédio de receptores e de uma via descendente de transdução de sinal. A iniciação e a manutenção da neovascularização do tumor presumivelmente requerem que haja um desequilíbrio no estimulante do sinal.

Objetivos do estudo por imagem nas avaliações dos tumores cerebrais

As medidas da resposta do tumor cerebral à terapia utilizando-se a MRI não têm tipicamente correlacionado bem com a sobrevida. Calcular o produto dos maiores diâmetros perpendiculares do gadolínio ácido-dietileno-triamino-penta-acético (Gd-DTPA) realçando a lesão é a abordagem-padrão atualmente utilizada na maioria dos testes clínicos.[19] A resposta do tumor tem base na alteração percentual na métrica visual e é categorizada como resposta completa, resposta parcial, doença estável ou doença progressiva; entretanto, a métrica visual tem uma variação ampla entre os observadores, particularmente para os casos difíceis em que as margens do tumor não estão bem delineadas. Em um estudo, não houve consenso para o cálculo da resposta do tumor em 30% dos casos examinados.[20] Os métodos automatizados que definem a resposta do tumor comparam-se bem às técnicas *ground-truth*, com coeficiente de correlação de 0,96.[21,22] Parte da dificuldade na avaliação dos estudos de imagem está no fato de que os tumores cerebrais podem não ter uma margem distinta na MRI ou em outras modalidades de imagem, tornando o processo de segmentação de tumor extremamente difícil. As técnicas convencionais de MRI (incluindo os estudos com contraste Gd) não são específicas para a diferenciação entre tumor, necrose e edema. Em particular, a escassez de realce pelo meio de contraste não implica necessariamente na ausência de células tumorais. É esperado que os métodos fisiológicos de imagem que são sensíveis às características teciduais, como metabolismo e perfusão (p. ex., microvasculatura), possam melhorar a avaliação destas lesões em resposta à terapia. Eles também podem permitir a titulação da dose, caso seja realmente possível visualizar um substituto confiável do alvo molecular no curso da terapia clínica.

Avaliando a resposta à terapia angiogênica para Glioma

No caso das terapias moleculares direcionadas (*targeted*), as características do hospedeiro que responde não são tipicamente bem compreendidas. A dose convencional encontrada nos exames da fase I apoia-se na avaliação da toxicidade para definir a dose máxima tolerada, a dose em que os testes de eficácia tipicamente começam; este é um modelo que pode adaptar melhor os agentes citotóxicos que aqueles com o objetivo em alvos moleculares específicos. Além disso, o cronograma ideal de administração desta ampla classe de agentes não tem sido bem estabelecida e pode diferir dramaticamente entre agentes que buscam induzir apoptose das células endoteliais e agentes que tentam evitar sua invasão nos tumores no curso da formação de novos vasos, por exemplo. O que se segue é que a busca da dose ideal e os cronogramas de administração deveriam visar ao bloqueio adequado do alvo molecular, mas, infelizmente, nenhum cálculo apropriado da eficácia biológica de tais agentes já foi encontrado. Estas questões irão necessitar que novos padrões para monitorar a reação patológica sejam desenvolvidos, implementados e validados. Isso torna o *endpoint* ou o parâmetro dos exames convencionais da fase II, os de resposta objetiva, problemático. Os *endpoints* parâmetros da fase II, como o tempo para a progressão do tumor e a estabilização da doença, têm sido propostos como alternativas nos novos projetos de abordagens clínicas.

A outra característica biológica que deve ser incluída no desenvolvimento da droga e nos desenhos dos testes clínicos é a rede complexa das vias de sinalização, com camadas de redundância funcional, da forma como é observado na cascata angiogênica; o que resulta no potencial para ultrapassar um bloqueio molecular terapêutico específico. Enquanto se espera que a combinação de estratégias e o foco em múltiplas vias aumentem o resultado clínico, esta abordagem não tende a desafiar nossos preceitos no desenho dos estudos clínicos à medida que se torna difícil definir o que é responsável pela resposta. De um ponto de vista regulamentar no desenvolvimento da droga, isto é problemático. Estratégias alternativas com a intenção de identificar os preditores dos resultados finais como sobrevida serão essenciais na avaliação de agentes desenvolvidos como terapêutica clínica. Parâmetros alternativos serão necessários para a definição de concentrações biologicamente eficazes e horários para a administração da medicação (dose ideal) além da avaliação da eficácia, presumivelmente sobre vasculatura do tumor. As características de um marcador ideal substituto para a eficiência da droga foram descritas por Prentice, em 1989,[23] como uma resposta variável para que um teste da hipótese nula sem relação com o grupo de tratamento sob comparação também é um teste válido da hipótese nula correspondente apoiada em critério verdadeiro (p. ex., sobrevida). Não houve sucesso nas tentativas para se identificar parâmetros substitutos correlativos significativos em testes clínicos recentes com endostatina[24] em validar qualquer das numerosas variáveis examinadas, incluindo os níveis dos fatores de crescimento, como VEGF.

Os critérios de imagem fornecem alternativas para parâmetros biológicos e têm sido considerados definitivos como substitutos para a eficácia a longo prazo nos exames de glioma. Os cálculos da reação do tumor cerebral à terapia utilizando a MRI, entretanto, não foram bem correlacionados de forma típica com a sobrevida. Calcular o produto dos maiores diâmetros perpendiculares da lesão com realce pelo Gd-DTPA é uma abordagem-padrão atualmente utilizada na maioria dos testes clínicos.[19] Porém, como discutido anteriormente, as regiões de realce pelo contraste frequentemente se correlacionam de maneira precária com o crescimento real do tumor e, dessa forma, as abordagens alternativas de imagem assentadas na função e no metabolismo podem ser mais promissoras para a correlação com resultados de medidas a longo prazo.

Três abordagens de imagem para desenvolver os critérios para os inibidores da angiogênese podem ser definidas. A imagem anatômica, como empregada atualmente, tem tentado definir as margens do tumor para a avaliação da redução do mesmo, embora com capacidade de previsão limitada como dito anteriormente. Uma abordagem mais direta pra monitorar os tratamentos objetivando as moléculas específicas é através de exame de imagem destas. Por exemplo, o uso de imagem com alvo em integrina $\alpha_v\beta_3$ (receptor da vitronectina, um receptor de angiogênese altamente expressado no glioblastoma) foi demonstrado em animais utilizando várias técnicas. Mais diretamente relevante para a avaliação da angiogênese do tumor, a imagem fisiológica utiliza diversas técnicas para avaliar o estado da vasculatura e permite a resolução temporal deste processo dinâmico. As abordagens de tratamento que têm como alvo a angiogênese foram descritas como "normalizadoras" da vasculatura tumoral,[25] utilizando tais técnicas de imagem e estão fortemente correlacionadas com a eficácia,[26] pelo menos em estudos com animais.

Como mencionado anteriormente, os vasos sanguíneos de um tumor são anormais pela maneira que se formam e assim as suas características fisiológicas não são idênticas às dos vasos normais. Como resultado, a microcirculação do tumor difere profundamente da de um cérebro normal em no mínimo três aspectos: (a) características da corrente e volume sanguíneo da microvasculatura; (b) permeabilidade microvascular e (c) volume fracional do espaço extravascular/extracelular (EES) ou fração do volume intersticial (IVF) aumentados. Os neovasos tumorais mostraram desviar de forma marcante dos padrões hierárquicos normais de ramificação e conter lacunas em que as células tumorais perdem contato estreito com os vasos de perfusão.[13] Estas características conduzem a uma corrente sanguínea que é mais heterogênea espacial e temporalmente do que o normal. Os tumores também diferem marcantemente do restante do cérebro na permeabilidade (permeabilidade – produto da área da superfície [PS]) dos seus capilares, que, por sua vez, alteram as regras que governam a transferência de compostos entre o sangue e o tecido tumoral. Uma outra anormalidade, a alteração acentuada nos volumes relativos dos compartimentos do tecido principal (vascular, intracelular e EES/IVF), afeta especificamente o aprisionamento e a liberação dos agentes nos tumores. Os gliomas diferem do tecido normal nas características do fluxo sanguíneo e do volume dos seus microvasos, na permeabilidade da microvasculatura e no volume fracional elevado do compartimento do EES/IVF. Os métodos que medem o volume e a corrente sanguínea são sensíveis ao primeiro destes, mas os métodos que medem a absorção e a liberação dos meios de contraste do tumor são sensíveis aos três. Estudos clínicos utilizando os métodos da MR para calcular a absorção e/ou a liberação do meio de contraste nos tumores têm demonstrado a utilidade destes parâmetros para predizer ou avaliar a resposta à terapia em tumores de vesícula, mama, cérebro, cérvix e osso.[27-30] O produto PS parece ser uma medida validada da resposta do tumor aos agentes antivasculares.[31]

O volume sanguíneo cerebral relativo (rCBV) e o fluxo sanguíneo cerebral relativo (rCBF) podem ser estimados da MRI com realce dinâmico do contraste desde a primeira passagem de *bolus* de agente de contraste através da microcirculação. As técnicas para realizar e quantificar a MRI de perfusão foram discutidas em detalhes nos Capítulos 7-9. Geralmente, o rCBV é o parâmetro mais frequentemente escolhido como um índice relacionado com a angiogênese do tumor. Diversos estudos mostraram em geral níveis elevados de rCBV com elevação no grau do tumor. Não se pode esquecer que em regiões com ruptura da barreira hematoencefálica, as técnicas-padrão de análise não medirão de forma segura o rCBV dos dados do *bolus* Gd, portanto, há necessidade de utilização de abordagens alternativas apropriadas de modelos e experimentais. Estas são descritas nos Capítulos 7-9. As técnicas alternativas combinam esta abordagem com a *arterial spin labeling* com contraste, onde a reatividade da pressão parcial do dióxido de carbono da microvasculatura é avaliada como uma medida de maturação vascular. Uma outra abordagem é utilizar os agentes de contraste de grande peso molecular, de tal modo que eles permaneçam dentro da corrente sanguínea, por exemplo partículas de óxido de ferro superparamagnéticas ultrapequenas (USPIO). Estudos-piloto em tumores cerebrais primários e metastáticos mostraram alterações prontamente detectáveis na intensidade do sinal utilizando imagens ponderadas em T_2 *spin-echo*. Diferente do padrão de realce com quelato de Gd, que ocorre imediatamente e diminui em algumas horas, o padrão de realce com USPIO ocorre gradualmente, com pico as 24 h, por causa de sua meia-vida intravascular prolongada. Vários testes comparativos em animais sustentam seu uso dinâmico em MRI, e a fase II dos testes clínicos demonstraram segurança e viabilidade. Se estas técnicas e agentes melhorados, que se destinam a refletir seguramente o peso neovascular do tumor, são realmente preditivos sobre a resposta e, portanto, bons representantes de resultados a longo prazo, como a sobrevida, irá depender da validação pelos ensaios de imagem, que podem ser conduzidos concomitantemente com a terapia.

Um único estudo descreveu a utilidade do mapeamento de rCBV na rotina do acompanhamento de tumor cerebral.[32] A progressão do tumor foi detectada pelo mapeamento com rCBV mais precocemente do que a com a MRI convencional em 32% ($\times 4,5$ meses; $P < 0,01$); mais precoce do que a ^{201}tomografia computadorizada de emissão de fóton único (SPECT) Tl em 63% ($\times 4,5$ meses; $P < 0,01$); e mais precoce do que as avaliações clínicas em 55% ($\times 6$ meses; $P < 0,01$).O mapeamento com rCBV mostrou-se muito sensível a pequenas alterações locais, diferente da pesquisa por imagem funcional como a tomografia de emissão de pósitrons (PET) ou SPECT. Um alto CBV pode ser encontrado em tumores não realçados pelo Gd, e a heterogeneidade é tipicamente observada em tumores de grau alto. Ao utilizar um limiar de corte para o rCBV normalizado de 1,5, estudos de biópsia mostraram alta confiança para detectar tumor de alto grau e evidência mais precoce da progressão do tumor.[33]

Os cálculos de perfusão e permeabilidade nos tumores cerebrais são discutidos mais adiante nos Capítulos 24 e 25, respectivamente.

Utilização de critérios de imagem no desenvolvimento de medicação

Jain[25] publicou um conceito intrigante relevante para a ação dos agentes inibidores da angiogênese. Ele descreve modelos animais utilizando preparações em janela da vascularização do tumor e seus efeitos em normalizar a vascularização do tumor. A vascularização do tumor é descrita como caótica e irregular na sua organização. O sinal inicial da eficácia da medicação sobre este leito arterial alvo é, na verdade, uma perfusão melhorada à medida que os neovasos são cortados e assim a eficiência do leito arterial melhora até se assemelhar ao leito vascular normal em vez de um tumor. [25] Isso pode, paradoxalmente, resultar em última instância na eficácia melhorada contra o tumor, já que a perfusão melhora a distribuição dos inibidores da angiogênese que, então, mais adiante restringe os vasos e eventualmente a progressão do tumor. A caracterização dos parâmetros vasculares por técnicas de MRI não invasivas, então, podem simplesmente não mostrar perfusão reduzida, como alguém poderia imaginar qual seria o resultado final, contudo pode apresentar melhoras paradoxais nos parâmetros de perfusão com a terapia. Por fim, uma pessoa poderia ter a hipótese de que isso seria seguido por uma redução no leito arterial do tumor com agentes eficazes.

Ressonância Magnética Espectroscópica por MR de próton

Vários estudos histopatológicos correlativos têm mostrado que a margem de realce de contraste não é representante do limite da lesão.[6,9] Por este motivo, tem havido interesse na utilização de outras técnicas de imagem fisiológicas, como a espectrocopia por MR de próton (MRSI) para avaliar os limites do tumor e a doença.[34,35] Utilizando biópsias cirúrgicas direcionadas, um estudo procurou determinar uma correlação entre diferentes razões metabólicas na MRSI de próton e o grau da infiltração do tumor em uma série de 31 pacientes não tratados com graus altos e baixos de glioma. Com 247 amostras de tecido e 307 observações, os compostos que contêm colina (Cho) que utilizam a creatina (Cr) e Co contralateral para a normalização ou N-acetilaspartato (NAA) ipsilateral pareceram se correlacionar melhor com o grau de infiltração do tumor, sem levar em consideração o grau histológico do tumor. Os resultados preliminares mostraram que a MRSI pareceu mais precisa do que a MRI convencional em definir os limites indistintos do tumor e em quantificar o grau de infiltração do tumor; o que sugere que a MRSI poderia desempenhar um papel na seleção dos locais de biópsia estereotáticos, especialmente em tumores sem progressão, porém não deveria ser utilizada como substituta para o diagnóstico histopatológico. Além disso, pode ser possível planejar uma ressecção cirúrgica utilizando esta técnica. A avaliação da doença residual após a cirurgia é uma outra aplicação potencial importante, particularmente para o glioma de baixo grau ou em componentes de tumor sem progressão em glioma de alto grau, uma vez que estudos que utilizam outros parâmetros de imagem sugerem prognósticos melhores em pacientes que têm ressecções totais. Ou ressecções completas por imagem, não importa como sejam definidas.[36] O realce de contraste pode não ser um parâmetro ideal para a avaliação da reação do tumor na era em que os agentes citostáticos interferem na proliferação, na invasão, na angiogênese e no processo de diferenciação. Entretanto, a MRS pode estar correlacionada com marcadores moleculares relevantes no glioma, incluindo o receptor de fator de crescimento epidermal.[37] O monitoramento em série utilizando a MRSI parece ser uma ferramenta promissora para a avaliação da resposta do tumor com estes novos agentes não citotóxicos e necessita ser comparado aos cálculos de realce de contraste convencionais. Por fim, a MRSI seria teoricamente uma ferramenta mais apropriada para o delineamento-alvo para o planejamento do tratamento de radiação do glioma; mas, diversas séries utilizando as técnicas de radiação moderna com planejamento tridimensional conformal com ou sem escala de dose têm mostrado que a maioria das recorrências ainda ocorre em campo e não de forma remota ou a uma margem.[11,16,18] Neste contexto, MRSI parece improvável se melhorar o controle local ou alterar o padrão de recorrência após a terapia de radiação fracionada a menos que prove ser mais específica do que a MRI convencional. Esta técnica seria particularmente útil caso doses maiores parecessem ser mais bem toleradas minimizando inclusão do parênquima cerebral normal. Um estudo também investigou a utilização da MRSI no planejamento de radiação focal, como para a radiocirurgia estereotática ou braquiterapia.[3] Estes resultados sustentam a conclusão de que a MRSI de próton reflete de forma precisa o fardo do tumor do glioma e a anatomia microscópica. Tem importantes implicações diagnósticas e terapêuticas para uma avaliação mais precisa do peso da doença no glioma assim como para planejar e avaliar a reação à terapia. Séries recentes têm descrito grupos de pacientes onde as regiões específicas de recorrência estavam relacionadas com os limites espectrocópicos da pré-radiação, sustentando sua utilização no planejamento da radiação.[38,39]

A segunda principal aplicação de MRSI de próton, à parte a avaliação do fardo da doença, é na classificação e no diagnóstico. Várias investigações têm usado a correlação estatística com diagnósticos primários e modelagens preditivas para sugerir que a MRSI é capaz de definir o tipo e o grau da lesão.[40] A degeneração maligna em neoplasmas cerebrais de baixo grau também tem sido detectada utilizando a MRS.[41]

Um método de correlação de biópsia intraoperatória tem sido utilizado para definir os parâmetros de imagem diagnósticos capazes de discriminar um tumor recorrente da necrose da radiação.[42] Foram estudados 27 pacientes que tinham sido tratados previamente com cirurgia, radioterapia e quimioterapia e então operados novamente em razão de sinais clínicos e/ou radiográficos que causaram suspeita para doença recorrente. Os tecidos foram categorizados em quatro grupos: normal, tumor puro, tumor misturado com necrose e necrose pura por radiação. A análise foi realizada em 99 observações com MRSI de próton a fim de determinar se as razões metabólicas variavam de acordo com a categoria de tecido. Várias razões (em particular o sinal de Cho normalizado no hemisfério contralateral) foram encontradas para distinguir o tumor puro da pura necrose. Entretanto, nenhum dos valores sugeriu que as espécies misturadas poderiam ser distinguidas de forma estatisticamente significativa tanto do tumor puro quanto da necrose pura. Portanto, é necessário que haja mais trabalho para melhorar a discriminação dos casos misturados (que são os mais comumente encontrados clinicamente) da necrose pura ou da pura recorrência. Uma série de estudos por MRSI para diagnóstico de tal tecido (mistura de radionecrose e tecido tumoral) tem utilizado a MRSI somente ou em combinação com a sequência de difusão.[44]

Uma terceira área de utilização de MRSI está na escolha dos locais, ambos dentro da lesão para biópsia e para utilização na terapia guiada por imagem, incluindo a definição de portais de radiação. A sugestão a partir destes dados recentes é que a eficácia máxima da terapia de radiação de campo local não será atingida a menos que a anormalidade espectroscópica, que frequentemente se estende além da lesão com realce pelo contraste convencional,[45] esteja incluída dentro do campo de tratamento.

A espectroscopia de tumores cerebrais é discutida mais detalhadamente no Capítulo 22.

Difusão por MRI

A difusão por MRI tem recentemente sido sugerida como um preditor precoce da resposta do tumor, com o propósito de correlacionar com a reação e a sobrevida.[46,47] Parece que há uma correlação inversa entre a densidade do glioma celular, o coeficiente de difusão aparente (ADC) e a Cho aumentada,[41] e a resposta precoce à terapia pode estar associada ao aumento no ADC. Estas observações sugerem que as alterações precoces nos parâmetros de difusão predizem uma reação a longo prazo à terapia.[48] Enquanto irrefutáveis, estes resultados são observados em relativamente poucos pacientes, e outros estudos prospectivos são necessários para confirmar o valor do ADC no diagnóstico do tumor cerebral e na resposta à terapia, como sugerido no relato de uma única instituição.[49] Além disso, as técnicas novas desenvolvidas de rastreamento de fibras cerebrais com base na imagem de tensor de difusão prometem acrescentar informações importantes para a avaliação pré-cirúrgica dos tumores cerebrais. Por exemplo, a informação sobre a localização de feixes de substância branca pode ajudar a reduzir a morbidade associada à ressecção do tumor e também prover a informação prognóstica (p. ex., caso o tumor englobe ou desloque feixes particulares). A informação deste tipo advinda das técnicas de MR fisiológica também pode estar combinada no futuro com dados da MRI funcional e/ou PET para auxiliar na diagnóstico do planejamento pré-cirúrgico para neoplasias cerebrais. O tópico de imagem por difusão em neoplasia é discutido mais detalhadamente no Capítulo 23.

Conclusões

É desejável a implementação dos parâmetros de imagem no desenvolvimento da medicação clínica, que está direcionada tão acuradamente quanto possível ao mecanismo de ação do agente sob investigação, de forma ideal para a molécula-alvo em questão. Ainda assim, sem estes marcadores substitutos, o processo de *dose finding* e a avaliação da eficácia têm sido difíceis, especialmente com uma classe de agentes citostáticos, como os antagonistas da angiogênese, para que os esquemas de escala de dosagem convencional, que procuram identificar as doses máximas toleradas, são irrelevantes. Enquanto um progresso significativo tem acontecido na nossa compreensão sobre a cascata de eventos moleculares envolvidos no processo da angiogênese do glioma, o progresso deve ser feito no desenvolvimento de marcadores de gravidade para a eficácia terapêutica. Somente com substitutos validados será possível medir crítica e objetivamente os *endpoints* para o modelo de teste clínico, incluindo a dosagem e o cronograma, assim como testar a eficácia. Os testes de terapia molecular podem somente garantir sobre o conhecimento cada vez maior sobre a biologia do tumor molecular quando se dispõem juntamente com os marcadores biológicos e estudos biológicos de imagem.

Referências

1. Central Brain Tumor Registry of the USA. *Standard Statistical Report*. Washington, DC: Central Brain Tumor Registry, 1999, p. 23.
2. Walker MD, Green SB, Byar DP et al. Randomized comparisons of radiotherapy and nitrosoureas for the treatment of malignant glioma after surgery. *N Engl J Med* 1980; **303**: 1323–1329.
3. Mikkelsen T, Edvardsen K. Invasiveness in nervous system tumors. In *Cancer of the Nervous System*, eds. Black P, Loeffler JS. Cambridge, MA: Blackwell Scientific, 1995.
4. Mikkelsen T, Rosenblum ML. Tumor invasiveness. In *The Gliomas*, 2nd edn, eds. Berger MS, Wilson CB. Cambridge, MA: Saunders, 1999.
5. Scherer HJ. The forms of growth in gliomas and their practical significance. *Brain* 1940; **63**: 1–35.
6. Giangaspero F, Burger PC. Correlations between cytologic composition and biologic behavior in the glioblastoma multiforme: a postmortem study of 50 cases. *Cancer* 1983; **52**: 2320–2333.
7. Burger PC, Kleihues P. Cytologic composition of the untreated glioblastoma with implications for evaluation and needle biopsies. *Cancer* 1989; **63**: 2014–2023.
8. Burger PC, Dubois PJ, Schold SC et al. Computerized tomographic and pathologic studies of the untreated, quiescent, and recurrent glioblastoma multiforme. *J Neurosurg* 1983; **58**: 159–169.
9. Daumas-Duport C, Scheithauer BW, Kelly PJ. A histologic and cytologic method for the spatial definition of gliomas. *Mayo Clin Proc* 1987; **62**: 435–449.
10. Bashir R, Hochberg F, Oot R. Regrowth patterns of glioblastoma multiforme related to planning of interstitial brachytherapy radiation fields. *Neurosurgery* 1988; **23**: 27–30.
11. Hochberg FH, Pruitt A. Assumptions in the radiotherapy of glioblastoma. *Neurology* 1980; **30**: 907–911.
12. Brem S, Cotran R, Folkman J. Tumor angiogenesis: a quantitative method for histologic grading. *J Natl Cancer Inst* 1972; **48**: 335–347.
13. Carmeliet P. Mechanisms of angiogenesis and arteriogenesis. *Nat Med* 2000; **4**: 389–395.
14. Folkman J. What is the evidence that tumors are angiogenesis dependent? *J Natl Cancer Inst* 1990; **82**: 4–6.
15. Folkman J. Angiogenesis inhibitors generated by tumors. *Mol Med* 1995; **1**: 120–122.
16. Klagsbrun M. The fibroblast growth factor family: structural and biological properties. *Prog Growth Factor Res* 1989; **1**: 207–235.
17. Koch AE, Polverini PF, Kunkel SL et al. Interleukin-8 as a macrophage-derived mediator of angiogenesis. *Science* 1992; **258**: 1798–1801.
18. Brower V. Tumor angiogenesis: new drugs on the block. *Nat Biotechnol* 2000; **17**: 963–968.
19. MacDonald DR, Cascino TL, Schold SC, Jr., Cairncross JG. Response criteria for phase I studies of supratentorial malignant glioma. *J Clin Oncol* 1990; **8**: 1277–1280.
20. Clarke LP, Velthuizen RP, Clark M et al. MRI measurement of brain tumor response: comparison of visual metric and automatic segmentation. *Magn Reson Imaging* 1998; **16**: 271–279.
21. Vaidyanathan M, Clarke LP, Hall LO et al. Monitoring brain tumor response to therapy using MRI segmentation. *Magn Reson Imaging* 1997; **15**: 323–334.
22. Velthuizen RP, Hall LO, Clarke LP. Feature extraction for MRI segmentation. *J Neuroimaging* 1999; **9**: 85–90.
23. Prentice RL. Surrogate endpoints in clinical trials: definition and operational criteria. *Stat Med* 1989; **8**: 431–440.
24. Herbst RS, Mullani NA, Davis DW et al. Development of biologic markers of response and assessment of antiangiogenic activity in a clinical trial of human recombinant endostatin. *J Clin Oncol* 2002; **20**: 3804–3814.
25. Jain, RK. Normalizing tumor vasculature with antiangiogenic therapy: a new paradigm for combination therapy. *Nat Med* 2001; **7**: 987–989.
26. Gossmann A, Helbich TH, Kuriyama N et al. Dynamic contrast-enhanced magnetic resonance imaging as a surrogate marker of tumor response to anti-angiogenic therapy in a xenograft model of glioblastoma multiforme. *J Magn Reson Imaging* 2002; **15**: 233–240.
27. Barentsz JO, Engelbrecht M, Jäger GJ et al. Fast dynamic gadolinium enhanced MR imaging of urinary bladder and prostate cancer. *J Magn Reson Imaging* 1999; **10**: 295–304.
28. Hawighorst H, Libicher M, Knopp MV et al. Evaluation of angiogenesis and perfusion of bone marrow lesions: role of semiquantitative and quantitative dynamic MRI. *J Magn Reson Imaging* 1999; **10**: 286–294.
29. Knopp MV, Weiss E, Sinn HP et al. MR microcirculation assessment in cervical cancer: correlations with histomorphological tumor markers and clinical outcome. *J Magn Reson Imaging* 1999; **10**: 267–276.
30. Mayr NA, Hawighorst H, Yuh WT et al. MR microcirculation assessment in cervical cancer: correlations with histomorphological tumor markers and clinical outcome. *J Magn Reson Imaging* 1999; **10**: 267–276.
31. Beauregard DA, Hill SA, Chaplin DJ, Brindle KM. The susceptibility of tumors to the antivascular drug combretastatin A4 phosphate correlates with vascular permeability. *Cancer Res* 2001; **61**: 6811–6815.
32. Wong ET, Jackson EF, Hess KR et al. Correlation between dynamic MRI and outcome in patients with malignant gliomas. *Neurology* 1998; **50**: 777–781.
33. Cha S, Knopp EA, Johnson G et al. Dynamic contrastenhanced T_2-weighted MR imaging of recurrent malignant gliomas treated with thalidomide and carboplatin. *AJNR Am J Neuroradiol* 2000; **21**: 881–890.
34. Croteau D, Scarpace L, Hearshen D et al. Correlation between magnetic resonance spectroscopy imaging and image-guided biopsies: semiquantitative and qualitative histo-pathologic analysis of patients with untreated glioma. *Neurosurgery* 2001; **49**: 823–829.
35. Oshiro S, Tsugu H, Komatsu F et al. Quantitative assessment of gliomas by proton magnetic resonance spectroscopy. *Anticancer Res* 2007; 27: 3757–3763 36. Keles GE, Lamborn

KR, Berger MS. Low-grade hemispheric gliomas in adults: a critical review of extent of resection as a factor influencing outcome. *J Neurosurg* 2001; **95**: 735–745.

37. Nafe R, Glienke W, Hattingen E *et al.* Correlation between amplification of the gene for the epidermal growth factor receptor (EGFR), data from preoperative proton-MRspectroscopy (^{1}HMRS) and histomorphometric data of glioblastomas. *Anal Quant Cytol Histol* 2007; **29**: 199–207.

38. Park I, Tamai G, Lee MC *et al.* Patterns of recurrence analysis in newly diagnosed glioblastoma multiforme after three-dimensional conformal radiation therapy with respect to pre-radiation therapy magnetic resonance spectroscopic findings *Int J Radiat Oncol Biol Phys* 2007; **69**: 381–389.

39. Laprie A, Catalaa I, Cassol E *et al.* Proton magnetic resonance spectroscopic imaging in newly diagnosed glioblastoma: predictive value for the site of postradiotherapy relapse in a prospective longitudinal study. *Int J Radiat Oncol Biol Phys* 2008; **70**: 773–781.

40. Preul MC, Carmanos Z, Collins DL *et al.* Accurate, noninvasive diagnosis of human brain tumors by using proton magnetic resonance spectroscopy. *Nat Med* 1996; **2**: 323–325.

41. Tedeschi G, Lundbom N, Raman R *et al.* Increased choline signal coinciding with malignant degeneration of cerebral gliomas: a serial proton magnetic resonance spectroscopy imaging study. *J Neurosurg* 1997; **87**: 516–524.

42. Rock J, Scarpace L, Hearshen D *et al.* Correlations between magnetic resonance spectroscopy and imageguided histopathology with special attention to radiation necrosis. *Neurosurgery* 2002; **51**: 1–9.

43. Zeng QS, Li CF, Zhang K *et al.* Multivoxel 3D proton MR spectroscopy in the distinction of recurrent glioma from radiation injury. *J Neurooncol* 2007; **84**: 63–69.

44. Zeng QS, Li CF, Liu H, Zhen JH, Feng DC. Distinction between recurrent glioma and radiation injury using magnetic resonance spectroscopy in combination with diffusion-weighted imaging. *Int J Radiat Oncol Biol Phys* 2007; **68**: 151–158.

45. Dowling CB, Noworolski AW, McDermott SM *et al.* Preoperative proton MR spectroscopic imaging of brain tumors: correlation with histopathologic analysis of resection specimens. *AJNR AM J Neuroradiol* 2001; **22**: 604–612.

46. Chenevert TL, Stegman LD, Taylor JMG *et al.* Diffusion magnetic resonance imaging: an early surrogate marker of therapeutic efficacy in brain tumors. *J Natl Cancer Inst* 2000; **92**: 2029–2036.

47. Hamstra DA, Rehemtulla A, Ross BD. Diffusion magnetic resonance imaging: a biomarker for treatment response in oncology. *J Clin Oncol* 2007; **25**: 4104–4109.

48. Sijens PE, Heesters MA, Enting RH *et al.* Diffusion tensor imaging and chemical shift imaging assessment of heterogeneity in low grade glioma under temozolomide chemotherapy. *Cancer Invest* 2007; **25**: 706–710.

49. Hamstra DA, Galban CJ, Meyer CR *et al.* Functional diffusion map as an early imaging biomarker for highgrade glioma: correlation with conventional radiologic response and overall survival. *J Clin Oncol* 2008; **26**: 3387–3394.

Capítulo 22

Espectroscopia por ressonância magnética na neoplasia em adultos

Tracy Richmond McKnight ▪ Adam D. Waldman

Introdução

O impacto socioeconômico das neoplasias cerebrais primárias em adultos é desproporcional à sua incidência; eles geralmente afetam os adultos jovens, causam morbidade significativa e são geralmente fatais. Além disso, os avanços no tratamento das malignidades primárias fora do CNS têm conduzido a uma abordagem clínica mais agressiva das mestástases cerebrais.

A caracterização confiante das massas intracranianas é, portanto, essencial para o manejo clínico racional: diagnóstico inicial e prognóstico, estratificação e planejamento da terapia para pacientes individuais e avaliação do resultado com regimes de tratamento estabelecidos e novos.

O risco relativamente alto da realização de procedimentos invasivos no cérebro põe ênfase particular sobre a neuroimagem na avaliação das massas cerebrais. A MRI estrutural convencional e a tomografia computadorizada (CT) são amplamente utilizadas na prática clínica, mas fornecem especificidade biológica limitada e informação diagnóstica e prognóstica. Técnicas de imagem fisiológicas não invasivas que acrescentem informação disponível da imagem estrutural e informem o manejo clínico são obviamente desejáveis.

O advento da MRS estrutural localizada *in vivo* nos anos 1980 gerou um interesse precoce na caracterização bioquímica não invasiva dos tumores cerebrais.[1] Nas duas décadas subsequentes vimos pesquisa extensa na MRS na neuro-oncologia. Os avanços tecnológicos durante este tempo levaram à aquisição automatizada mais confiável e amplamente disponível, às sequências com tempo de eco curto (TE) e à espectroscopia por imagem em duas ou três dimensões, que permite a amostragem bioquímica melhorada e a caracterização espacial das lesões. O corpo de evidência de estudos de pesquisa e a evolução das possibilidades para incorporar a MRS nos protocolos clínicos têm, por sua vez, levado a uma apreciação crescente da MRS como um auxiliar para a imagem estrutural na avaliação de tumores cerebrais.

Este capítulo tem como objetivo rever a aplicação da MRS nos tumores cerebrais em adultos, com ênfase particular sobre o significado biológico das anormalidades metabólicas e a utilidade da MRS em auxiliar na tomada da decisão clínica em estágios principais no caminho do paciente. O foco será sobre estudos em humanos, porém com referência à pesquisa relevante em modelos animais ou estudos de células. A ênfase também será dada às lesões primárias parênquima/intra-axial, que mais frequentemente apresentam dificuldades no manejo e sobre as quais a maioria dos trabalhos publicados se tem concentrado. A prioridade também será dada às técnicas de MRS de próton que são aplicáveis na prática clínica, e que podem ser realizadas em conjunto com imagens estruturais como parte de protocolos multimodais de MRI.

Marcadores metabólicos importantes para tumores cerebrais

Colina

Uma elevação no pico da ressonância a 3,02 ppm, o então chamado pico de colina (Cho), é a alteração metabólica mais rapidamente observada e mais proeminente nos tumores cerebrais *in vivo*. (Fig. 22.1). A Cho elevada é uma característica comum de vários tipos de tumor cerebral, incluindo gliomas, meningiomas, neurinomas e mestástases.[2] O pico de Cho *in vivo* realmente recebe contribuições de vários compostos envolvidos no metabolismo fosfolipídico, principalmente fosfocolina, fosfoetanolamina, glicerofosfocolina e glicerofosfoetanolamina.[3] Outros metabólitos que contribuem para o pico de Cho *in vivo* podem ser a colina livre, tautina e inositol.[3] A fosfocolina desempenha papel no DNA[4] e na síntese do fosfolipídeo da membrana,[3] dois dos eventos-chave na mitogênese. A fosfoetanolamina também pode estar envolvida na regulação do crescimento celular, porém o seu exato papel ainda não foi totalmente elucidado.[4] Estudos *ex vivo* por biorreator de MRS de células de glioma de ratos[5] e os esferoides do câncer de mama[6] em cultura mostraram que a fosfocolina é mais alta nos estágios iniciais do crescimento e diminui progressivamente por intermédio das fases logarítmica e *plateau* (pausa), enquanto a fosfoetanolamina é mais alta durante a fase *plateau*. Tais estudos fornecem evidências que ambos fosfomonoésteres estejam envolvidos na regulação da proliferação e são prováveis contribuidores para as elevações no pico da Cho *in vivo* observado no rápido crescimento dos tumores cerebrais malignos. Ambos, glicerofosfocolina e glicerofosfoetanolamina, estão associados à degradação do fosfolipídeo, e o anterior, em particular, é mais alto no glioma de baixo grau do que no glioma de alto grau.[7,8] Um ponto importante, os níveis relativos de fosfocolina e glicerofosfocolina, considerados como contribuidores primários para o pico de Cho *in vivo*, mostraram-se em células normais, imortalizadas e transformadas a serem apoiados não somente na taxa de células proliferativas, como também influenciados pelo estágio de transformação e expressão de oncogenes específicos.[9] Consequentemente, embora diversas classes de tumores cerebrais exibam um pico de Cho *in vivo* elevado, as contribuições relativas de cada um dos quatro compostos básicos possivelmente diferem entre as classes e são mais reflectivas da taxa de crescimento, densidade celular, expressão oncogênica e possivelmente de outros mecanismos associados à malignidade.

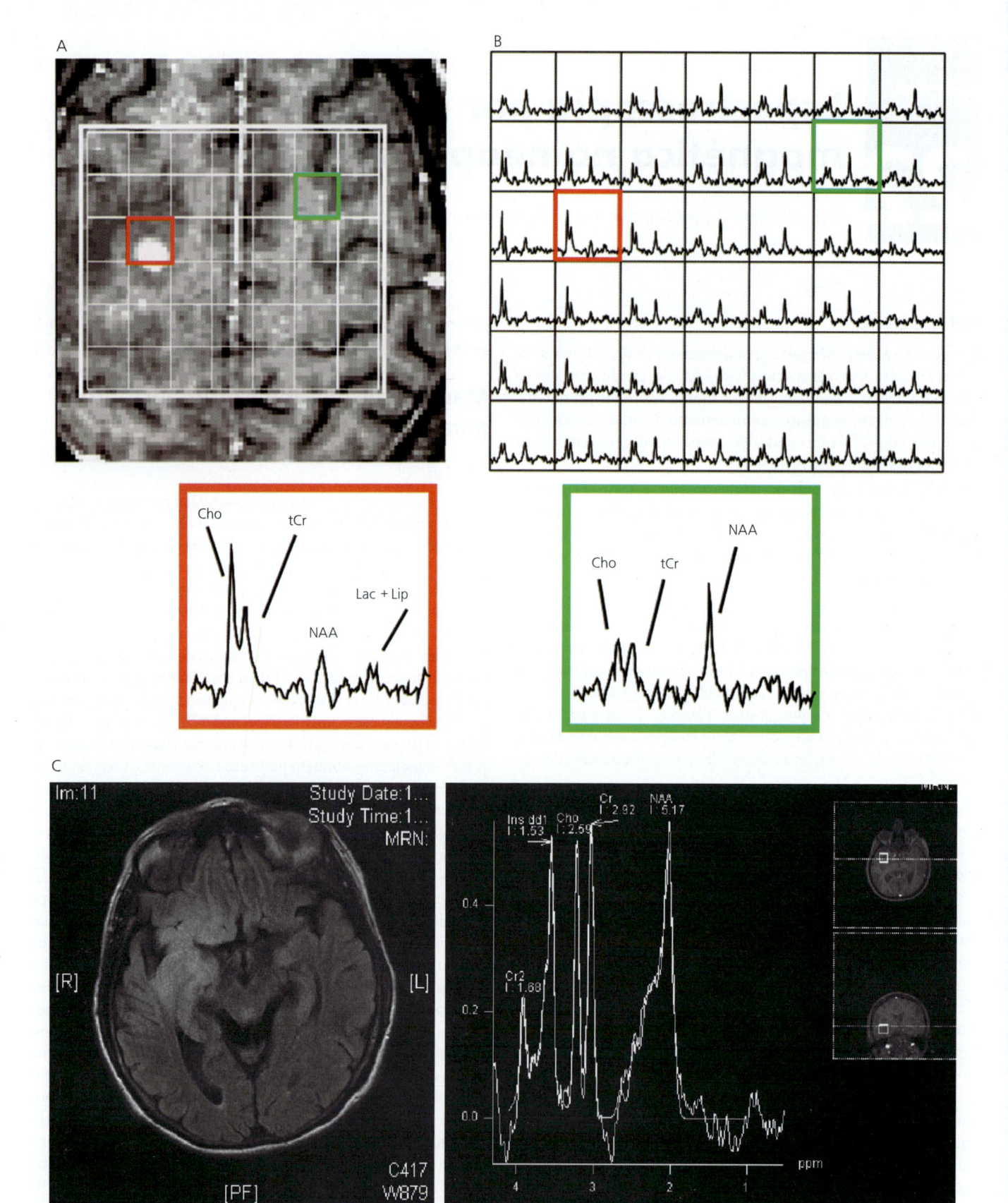

Fig. 22.1 MRS por próton com TE *multivoxel* longo (144 ms) em glioma. (A) Imagem por MRI com realce pelo contraste ponderada por T_1 de um paciente com glioma de grau 3 revestidos com o volume de interesse (VOI) da MRS e *voxel array*. (B) Arranjo espectral correspondente ao VOI em (A) destacando o espectro correspondente ao tumor (vermelho) e cérebro normal (verde). Note que o pico de lactato está acima por causa do batimento da radiofrequência específica para adquirir os dados. Tipicamente, o lactato está invertido em TE = 144 ms. (C) Imagem axial FLAIR e espectro adquirido por PRESS (inserção da localização do *voxel*) de um astrocitoma de grau II. Observe a ressonância proeminente do *mio*-inositol (marcado insdd1), aspartato *N*-acetil moderadamente reduzido (NAA), e colina (Cho) ligeiramente elevada. (D) Espectro de um glioma de alto grau em TE = 30 ms (topo) e TE = 144 ms (embaixo). Observe a sobreposição entre o lactato (fase positiva) e a ressonância lipídica de 1,3 ppm em TE = 30 ms, e a linha de base irregular causada por macromoléculas e sinais metabólitos não determinados. O sinal de lactato está na fase negativa em TE = 144 ms. Os dois espectros mostram Cho elevada.

Creatina/fosfocreatina

O pico de creatina total (tCr) observado *in vivo* a 3,02 ppm é composto por ressonâncias tanto da creatina quanto da fosfocreatina. Pelo fato de a hidrólise da fosfocreatina e ADP para a creatina e a ATP ser uma fonte alternativa de energia para os tecidos utilizando a glicose como fonte de energia primária – como o músculo esquelético, o cérebro normal e o glioma – considera-se que o pico de tCr observável pela MRS reflete o estado energético do tumor; entretanto, ainda há necessidade de estudos definitivos sobre a exata relação. Tradicionalmente, o pico de tCr tem sido utilizado como pico de referência para a quantificação relativa de outros metabólitos no espectro adquirido porque é considerado o metabólito com variação mínima em estudos sobre a MRS de próton de um dado tecido. Sem dúvida uma razão elevada de Cho/tCr relativo a um cérebro normal é um marcador bem estabelecido de glioma de alto grau,[10-14] metástases,[11,13,15] e meningiomas.[10,16,17] Estudos recentes em TE curto que utilizam métodos como LCModel[18] para quantificar as concentrações absolutas dos metabólitos têm mostrado índice elevado dos resultados tanto de tCr reduzida e Cho elevada,[19] desafiando o conceito de estabilidade regional de tCr nos tumores. De fato, os estudos demonstraram que os níveis de tCr na substância cinzenta normal são mais altos do que os da substância branca normal[20] e relataram uma variação maior na razão no metabólito/tCr do que nos níveis absolutos de metabólitos em cérebro normal.[21] A Figura 22.2 mostra um exemplo da variabilidade dos padrões metabólitos observada em diferentes regiões de um cérebro normal (todo o espectro na figura foi normalizado para tCr). Similarmente, as variações regionais na Cho/tCr relativas também foram relatadas nos gliomas malignos.[22] Mesmo no interior de tumores diferentes da mesma classe, por exemplo, o glioblastoma multiforme (GBM), as reduções na tCr não são sempre observadas. A tCr elevada também foi relatada no glioma de grau baixo e na gliomatose cerebral (*gliomastosis cerebri*),[19,23] e tem sido postulada a refletir a astrogliose reativa.[19] Mais curiosamente, um estudo recente de tCr em gliomas de grau baixo relatou que os pacientes que exibiam tCr elevada

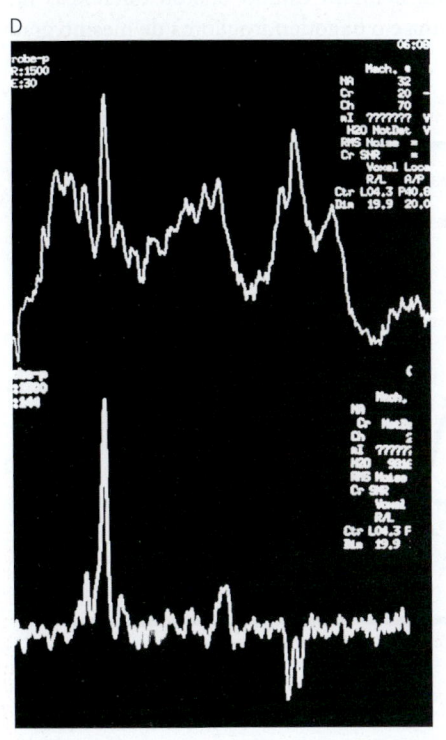

Fig. 22.1 *(Cont.)*

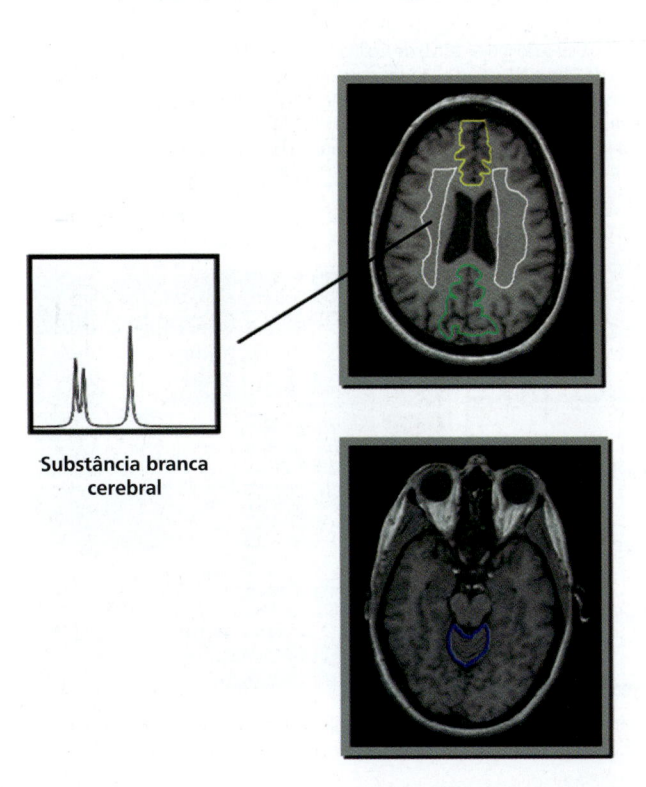

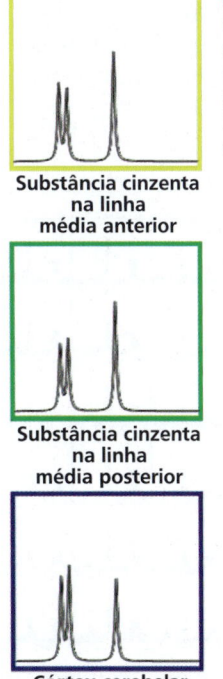

Fig. 22.2 Exemplo da variabilidade na MRS (TE = 144 ms) dos padrões dos espectros advindos das diversas regiões de cérebro normal. Os espectros foram dados com média de 12 voluntários normais (seis homens, seis mulheres, idade média de 33,3 anos de idade) e normalizados para o pico de creatina total.

Substância branca cerebral

Substância cinzenta na linha média anterior

Substância cinzenta na linha média posterior

Córtex cerebelar

(acima da que é normal aparecer na substância branca) tiveram um resultado pior do que os pacientes em que os tumores exibiram uma tCr normal ou reduzida.[24] Estes estudos ressaltam a incerteza com relação à base biológica da ressonância de tCr observada *in vivo* e enfatizam a necessidade de maiores investigações da magnitude ou padrão espacial das alterações na tCr absoluta nos tumores cerebrais.

N-Acetilaspartato

O *N*-Acetilaspartato (NAA) é fabricado nos neurônios e é rotineiramente utilizado como um indicador da função neuronal. É reduzido na maioria dos tumores cerebrais,[12,23,25] presumivelmente por causa de uma deficiência ou deslocamento dos neurônios normais pelas células tumorais infiltrantes (Fig. 22.1). Porém, o NAA reduzido é imediatamente observado em uma variedade de distúrbios neurológicos,[26,28] como a esclerose múltipla,[29-32] a doença de Alzheimer,[33-35] e não um indicador específico de doença neoplásica. Assim, a elevação concomitante na Cho ou algumas outras indicações de malignidade deveriam ser observadas antes de designar uma lesão por NAA baixo como neoplásica. Por esta razão, o NAA é mais frequentemente relatado como uma razão Cho/NAA, que é quase sempre elevada em tumores cerebrais.[13,36] Estudos *multivoxel* têm demonstrado que o glioma geralmente tem variações na Cho/NAA ao longo do tumor, sugerindo uma variação na carga tumoral ou na atividade metabólica. Embora altamente sensível à presença de tumor, a razão Cho/NAA é um marcador quantitativo precário de atividade tumoral graças a quocientes altos que podem ser observados nas regiões com pouca ou nenhuma função neuronal, independente da presença de tumor. Para superar isto, a Cho relativa para NAA pode ser expressa como um índice Cho-NAA, ou CNI, que é a distância – em unidades de desvio-padrão – entre a Cho relativa e NAA em um dado *voxel* e a linha de regressão relacionando Cho e NAA em uma população de *voxels* de controle de cérebro normal e líquido cefalorraquidiano (CSF) (Figs. 22.3 e 22.4).[37] A regressão facilita a comparação dos níveis de Cho nos *voxels* a valores de NAA similares, reduzindo a chance de valores altos resultando puramente do NAA reduzido.

Apesar da percepção ampla de que o NAA é puramente um marcador de função neuronal, os estudos têm mostrado que o NAA pode ser encontrado nos precursores oligodendrogliais[38] e oligodendrócitos maduros,[39] sugerindo uma interpretação alternativa para as alterações no NAA observado no glioma, particularmente os tumores com um componente oligodendroglial. Até o presente, porém, nenhum estudo relatou diferenças no NAA entre o astrocitoma e o oligodendroglioma de mesmo grau histológico.

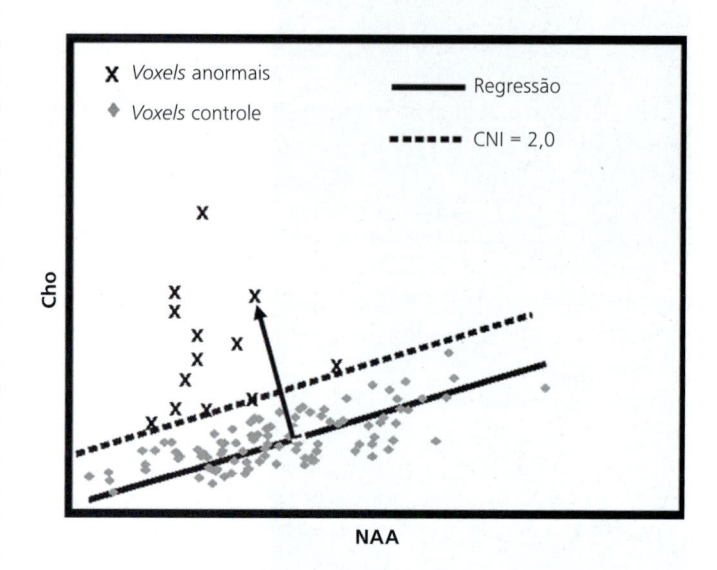

$$CNI = \frac{\text{Distância da linha de regressão} - \mu_{controles}}{\sigma_{controles}}$$

Fig. 22.3 Cálculo do índice (CNI) de Colina (Cho)-N-acetilaspartato (NAA). Os níveis de Cho e NAA são plotados para cada *voxel*. Os *voxels* de controle são determinados por um procedimento de regressão linear repetitiva que retém somente os *voxels* dentro de dois desvios-padrão da média (significa: CNI ≤ 2,0). O CNI para cada *voxel* é, então, calculado utilizando a equação dada.

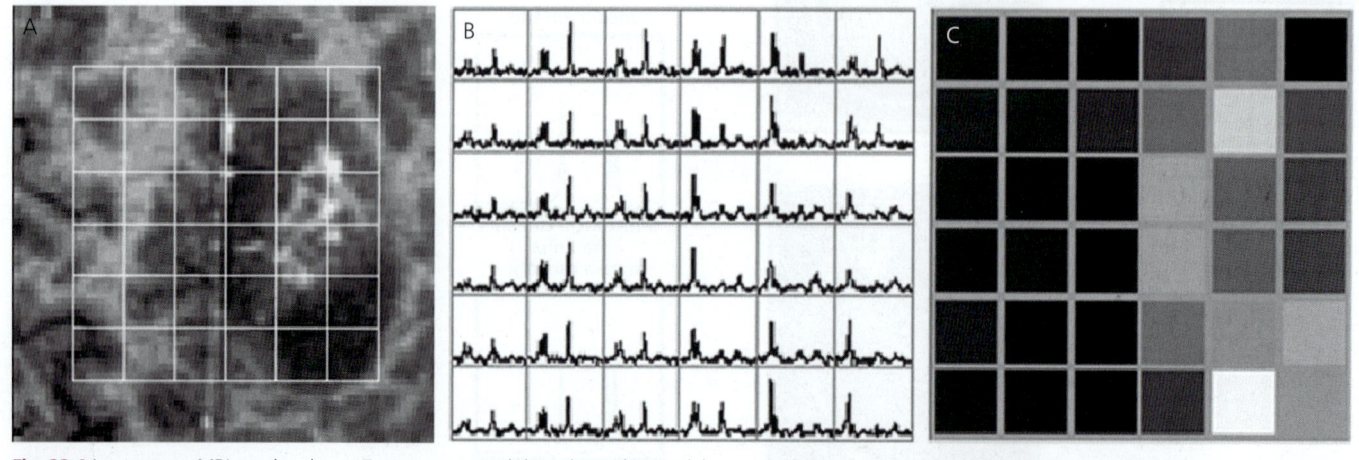

Fig. 22.4 Imagem por MRI ponderada por T$_1$ com contraste (A), conjunto de MRS (B), e mapa de CNI correspondente (C) de glioblastoma multiforme. Observe que os valores mais altos de CNI estão fora da lesão captante de contraste. Veja a Figura 22.3 para as abreviações. (Com permissão de McKnight *et al.* 2001.[37])

Lactato e lipídeo

A quantificação exata de lactato (Lac, 1,31 ppm) e lipídeo (Lip, 1,33 ppm) é desafiadora porque as ressonâncias sobrepõem, particularmente nos espectros de TE curto (~ 30 ms) em que ambos os picos estão em fase positiva ou "vertical". Pelo acoplamento J de 1,3 ppm pico de Lac com seu parceiro a 4,1 ppm, há uma ciclagem de fases que ocorre, resultando em um pico de Lac invertido para valores longos de TE (~ 144 ms). Empregando o TE longo, assim, é útil para visualizar o Lac, mas a quantificação ainda é um desafio em razão das contribuições desconhecidas do pico vertical próximo do lipídeo. Por esta razão, os investigadores frequentemente relatam sobre a presença de um pico combinado de lactato + lipídeo (Fig. 22.1). As sequências de pulso que exploram o fenômeno da ciclagem de fase das ressonâncias de acoplagem J têm sido desenvolvidas para melhorar a quantificação do Lac.[40] Os espectros editados de lactato são gerados de duas aquisições separadas utilizando a inversão dos pulsos com duas bandas passantes para primeiramente suprimir e, então, passar o pico de 4,1 ppm. O resultado é um espectro em que o Lac está vertical, e um segundo em que o Lac está invertido com todos os outros picos estando na vertical em ambos. A adição dos dois espectros mostra as contribuições de Cho, tCr, NAA e lipídeo, enquanto a subtração gera um espectro que mostra somente o Lac (Fig. 22.5).

O lactato é considerado um indicador de metabolismo alterado nos tumores cerebrais. O metabolismo da glicose é o único mecanismo pelo qual o cérebro gera energia na forma de ATP. Diferente do cérebro normal, que utiliza a fosforilação oxidativa durante a glicólise para converter 1 mol de piruvato em 36 moles de ATP, os tumores cerebrais utilizam o processo menos eficiente de glicólise aeróbica, que converte 1 mol de piruvato em Lac e no fim de tudo resulta em dois moles de ATP.[41] Esta via de produção de Lac é tipicamente reservada para a produção rápida de energia em condições precariamente oxigenadas em outros tecidos, como o musculoesquelético. Porém, os tumores cerebrais utilizam esta via constitutivamente e, assim, produzem Lac independente da disponibilidade de oxigênio.[41,42] Consequentemente, considera-se que o nível de Lac nos tumores cerebrais reflete a utilização de uma fonte de energia como a glicose ou a creatina, assim como o estado de oxigenação.

Os picos de Lac são mais frequentemente observados em tumores de grau alto, como o GBM, e as metástases exibem com frequência ressonâncias de Lac.[10,11,23] A elevação no Lac pode resultar da taxa metabólica aumentada destes tumores, assim como da liberação reduzida de Lac nas regiões necrosadas que também são características destes tumores.[15,23] O Lac aumentado também pode ocorrer em tumores oligodendrogliais de grau II[43] e grau III,[10,13,44] assim como nos meningiomas,[10] embora não tão imediatamente como nas lesões mais agressivas. Pirzkall et al.[43] observaram Lac em cinco dos 20 (sete astrocitoma, seis mistos e sete oligodendrogliomas) gliomas de baixo grau recém-diagnosticados incluídos no estudo; todos os cinco gliomas tiveram um componente oligodendroglial. Fulham et al.[23] relataram que três de 18 gliomas de baixo grau que eles estudaram exibiram Lac; um era

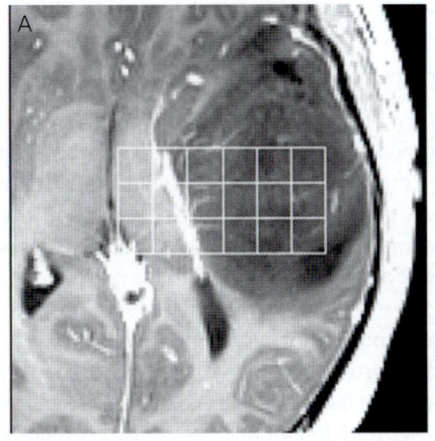

Fig. 22.5 Exemplo de espectros editados por lactato de paciente com astrocitoma de grau 3 não captante. (A) Imagem por MRI ponderada por T_1, (B) espectros de soma mostrando colina, creatina total, N-acetilaspartato e lipídeo e (C) espectros de diferença mostrando somente o lactato.

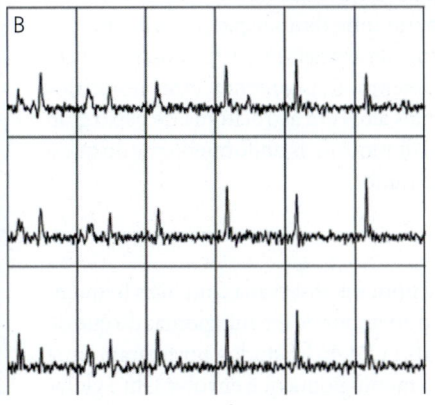

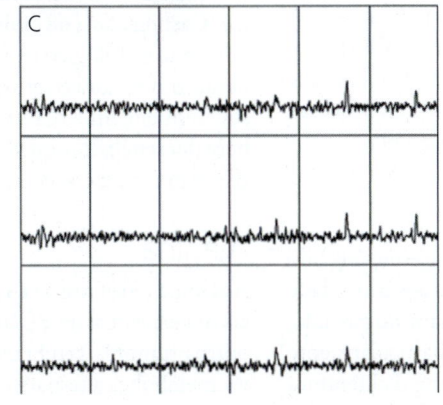

um oligodendroglioma com realce pelo meio de contraste, e os outros dois (um oligoastrocitoma misto e um astrocitoma puro) tinham sido tratados com radioterapia. Neste estudo, o Lac estava presente com mais frequência no glioma de alto grau do que no glioma de grau baixo ($P < 0{,}05$) e foi predominantemente observado em tumores tratados e necroses por radiação.

Estudos da distribuição espacial de Lac dentro dos tumores sugerem que a oxigenação precária e a glicólise aumentada não são somente fatores que podem resultar em Lac elevado. No estudo de Fulham et al. [23] a localização do pico de Lac foi variável, ocorrendo na cavidade cirúrgica, em cistos necrosados e porções sólidas do tumor. Os exames dos mesmos tumores utilizando PET revelaram que o Lac nem sempre estava presente nos tumores com alto consumo de glicose. Li et al. [45] investigaram a correlação espacial entre o Lac, o lipídeo e a creatina e o volume sanguíneo cerebral relativo (CBV) e acharam que apesar do CBV relativo fosse elevado nas regiões onde o Lac estava presente, o lipídeo se correlacionava mais frequentemente com o CBV mais alto dentro dos tumores. Mais adiante eles registraram que o Lac em gliomas de alto grau era mais frequentemente observado após cirurgia do que em lesões recém-diagnosticadas e acharam que o Lac era coincidente com mais frequência com o centro necrótico e o realce pelo contraste nos gliomas de alto grau pré-cirúrgicos, porém foi mais frequentemente localizado dentro da cavidade após a cirurgia. Postos lado a lado, estes resultados sugerem que o dano da intervenção e o processo cirúrgico envolvidos na remodelagem vascular podem também resultar em Lac aumentado.

A ressonância a 0,9 ppm de metileno de lipídeos com largura da linha espectral ampla elevada e ressonância do metileno a 1,3 ppm também são comumente observadas nos gliomas de alto grau e metástases,[10,11,13,22,23,46] mas geralmente não são uma característica dos gliomas de grau II. São detectados com maior segurança no TE curto (30-35 ms) por causa do T_2 relativamente curto destas porções de lipídeo, mas pode algumas vezes ser observado em TE mais longo se houver concentrações maiores. Os picos de lipídeo podem ocorrer não somente dentro do núcleo necrótico do tumor, como também no componente de realce pelo meio de contraste e, algumas vezes, nas regiões mais periféricas com anormalidade de sinal dependente de T_2 nos gliomas. O lipídeo mobilizado a partir do dano à bicamada de fosfolipídeo no tumor necrótico era originalmente considerado o contribuidor principal para o pico de lipídeo. Estudos em células e modelos animais, porém, também têm sugerido que o lipídeo que reside nas gotas de lipídeo intracelular[48,49] ou extracelular[47] pode ser de fato a fonte do pico de lipídeo elevado. As gotas de lipídeo subcelular mostraram desenvolvimento de células com progressão do ciclo interrompido[48] e podem ser produzidas durante a redução na proliferação celular que ocorre antes do início da necrose, ou pode ser produto do processo de apoptose induzido por um agente quimioterápico.[50]

Glutamato e Glutamina

O T_2 curto e o complexo acoplamento J (do inglês, J-conpling) do glutamato (Glu; 2,35 ppm e 3,76 ppm) assim como a proximidade da glutamina (GLn; 2,45 ppm e 3,75 ppm) dificultaram, no passado, detectar precisamente e quantificar o glutamato, particularmente em scanners 1,5 T. Consequentemente, a maior parte da literatura refere-se a alterações no pico combinado glutamato + glutamina, ou Glx. Este pico Glx mostrou-se elevado em meningiomas[11,14,51,52] e oligodendroglioma;[53] porém, as razões para os aumentos não são claros. Estudos de culturas de células do meningioma mostram um Glu intracelular aumentado e propõe a hipótese que pode ser gerado durante a glicólise por um processo enzimático alterado.[54] Similarmente, os estudos por NMR dos extratos de ácido perclórico de tumores gliais relatam uma elevação acentuada do Glx no oligodendroglioma,[55] que também sugere um *pool* intracelular.

Porém, há evidências de que os tumores gliais têm excesso de Glu no seu espaço extracelular.[56] O Glu extracelular aumentado no glioma pode ser resultado de uma absorção enfraquecida de Glu,[57,58] liberação de Glu a partir de células de gliomas ou gliais, [59-61] ou estresse oxidativo.[62] Sabe-se que o aumento prolongado de Glu extracelular é tóxico para as células gliais, particularmente as células oligodendrogliais.[60] Embora o Glu elevado não seja imediatamente observado no espectro da MR *in vivo* do astrocitoma de alto grau, estudos de microdiálises de GBM mostraram níveis altos de Glu no GBM com necrose comparado a tumores sólidos de GBM,[63] sugerindo que pode haver uma relação entre o dano à célula e o Glu elevado, que é similar ao observado em outros distúrbios neurológicos como traumatismo cranioencefálico[64] e esclerose múltipla.[60] Contudo, até o momento, não há estudos definitivos que identifiquem a fonte ou a função do Glx elevado observado no oligodendroglioma. A disponibilidade de magnetos com campo de intensidade mais alta e a aquisição de novas técnicas, como a edição espectral múltipla quântica,[65] PRESS de tempo contínuo,[66] e média de TE,[67] têm melhorado tremendamente a detecção de Glu *in vivo*; portanto, mais estudos definitivos podem estar prestes a serem publicados.

Mio-Inositol (mI)

Pelo seu rápido relaxamento transversal, o *mio*-inositol (mI; 3,56 ppm) pode somente ser observado de modo seguro a um TE de 35 ms ou menos. Mostrou-se aumentado em tumores cerebrais gliais, como o glioma maligno[19,68] e a gliomatose cerebral[19,69] assim como em tumores do plexo coroide e ependimomas.[70] Foi mostrado que as doenças cerebrais que envolvem células gliais ativas, ou astrogliose, exibem mI aumentado, mas as razões para esta elevação nos tumores gliais não estão claras.[71-73] Hattingen et al.[19] mostraram que as concentrações absolutas de mI e tCr tiveram tendências decrescentes com o grau cada vez maior do astrocitoma não tratado, embora a diferença tenha sido mais marcante para mI. Castillo et al.[68] relataram uma diminuição na razão mI/tCr com grau histológico crescente de astrocitoma, sem levar em consideração o histórico do tratamento. Em conjunto, estes resultados sugerem que mI e tCr são mais altos em astrocitoma de baixo grau bem diferenciado, e que o mI diminui mais uniformemente do que o tCr com o grau crescente do tumor.

Alanina

A alanina (Ala) ressoa a 1,47 ppm e é observada com mais frequência nos espectros de TE curto advindos dos meningiomas do que de outros tumores cerebrais.[10,11,14,46] Estudos postularam uma via metabólica alternativa no meningioma que envolve Glu e glutationa e produz Ala como um produto final, o que pode explicar o por que é uma característica discriminante dos espectros do meningioma.[10,52] A alanina e outros aminoácidos também podem ser observados como produtos de metabolismo bacteriano nos abscessos piogênicos (Capítulo 29)

Papel pré-terapêutico da MRS

A espectroscopia por ressonância magnética pode ser particularmente útil durante o primeiro encontro do paciente com as características clínicas e de imagem sugestivas de glioma. As lesões focais expansivas na MRI podem ser o resultado de uma variedade de processos de doença, muitos dos quais não são neoplásicos por natureza. As lesões neoplásicas podem ser classificadas em uma série de subtipos histopatológicos e graus, que informam ao paciente o prognóstico e a escolha de tratamento clínico. Os gliomas são os tumores cerebrais primários mais comuns em adultos e são tipicamente lesões heterogêneas que contêm sub-regiões menos agressivas – como tecido normal, gliose relativa ou proliferação do tumor mais lenta – assim como componentes mais agressivos de alto grau. Tal heterogeneidade dificulta predizer precisamente o comportamento do tumor.

Diagnóstico e Prognóstico

Diferenciando as lesões entre neoplásicas e não neoplásicas

As lesões que têm Lac sem qualquer ressonância de outro metabólito são tipicamente consideradas não neoplásicas por natureza. Os infartos frequentemente apresentam Lac substancial e podem exibir NAA reduzido, mas nem sempre mostram níveis de Cho e tCr anormais.[74] Os abscessos cerebrais também podem ter Lac, mas frequentemente se distinguem de tumores cerebrais necróticos pela presença de picos de aminoácidos (0,9), Ala (1,5 ppm), acetato (1,9 ppm) e succinato (2,4 ppm) no espectro de TE longo (270 ms).[75] Os abscessos também podem exibir Ala, sendo geralmente considerada uma marca do meningioma, porém, em geral, não tem Cho elevado, que está associado a neoplasias. De fato, a presença de Cho foi considerada um forte indicador de cisto associado a tumor quando comparado a abscessos e cistos não neoplásicos.[76] Outros distúrbios inflamatórios não neoplásicos, como a encefalomielite aguda disseminada e a esclerose múltipla, que podem causar o remodelamento da membrana fosfolipídica e dano neuronal, frequentemente têm espectros que imitam neoplasia (Cho e Lac elevados, NAA reduzido e/ou tCr), e são mais desafiadores para distinguir dos tumores fundamentados somente no padrão da espectropia.[74,77,78] Em tais casos, a MRS deveria ser considerada juntamente com os resultados de outros métodos fisiológicos de imagem por MR, como a imagem por difusão [74,78] e a imagem por perfusão.

Classificação do tumor

Há investimento considerável de esforços no desenvolvimento da classificação de tumor com base nos métodos da MRS.[12,14,16, 79-84] Embora a MRS seja improvável de substituir a biopsia cirúrgica para um diagnóstico definitivo, tais estudos são úteis para predizer o comportamento dos tumores que são cirurgicamente inacessíveis. São úteis também para estabelecer os marcadores de MRS mais poderosos para os tipos específicos de tumor, o que é importante porque a qualidade do espectro geralmente varia entre as instituições diferentes e até mesmo entre as máquinas diferentes dentro da mesma instituição; assim, somente os marcadores mais poderosos seriam úteis como ferramentas clínicas para auxiliar no diagnóstico. Um dos projetos mais abrangentes que focam o tópico é o *International Network for Pattern Recognition of Tumours Using Magnetic Resonance* (INTERPRET), um estudo que coleta espectros de tumor cerebral de diversas instituições pela Europa para popularizar dados que são, então, utilizados para desenvolver e testar esquemas de padrões de reconhecimento para a classificação de tumores.[85] O projeto INTERPRET confirmou diversos dos padrões associados a tipos de tumores que tinham sido relatados anteriormente e produzidos com um *software* com pacote de classificação automatizado. A Tabela 22.1 resume os padrões metabólicos do cérebro normal e algumas das lesões cerebrais mais comuns que foram relatadas em estudos anteriores e confirmadas pelo estudo INTERPRET. Exemplos de espectros médios e variabilidade espectral em uma série de tipos de tumor são mostrados na Figura 22.6.

A maioria dos estudos sobre classificação de tumor cerebral foca em identificar os padrões espectrais únicos para subtipos histológicos específicos de tumores cerebrais. Contudo, estudos mais recentes enfatizam a necessidade de atenção à localização de padrões espectrais específicos dentro do tumor. Por exemplo, dois estudos abrangentes diferentes comparando o espectro da MR do glioma de alto grau e dos tumores cerebrais em metástase relataram uma diferença significativa entre a razão Cho/tCr dentro da periferia das

Tabela 22.1 Padrões metabólicos no cérebro normal e no cérebro lesionado[a]

	Eco curto	Eco longo
Cérebro normal	NAA alto, Cho e tCr iguais	NAA alto, Cho e tCr exatamente iguais
Glioma de grau alto (III e IV)	Cho/tCr alto, lipídeo alto	Cho/tCr alto, lipídeo variável
Metástases	Cho/tCr alto, lipídeo alto	Cho/tCr alto, lipídeo variável
Meningioma	Cho/tCr alto, Glx (2,3 e 3,8 ppm), Ala	Cho/tCr alto, Glx (2,3 e 3,8 ppm), Ala
Astrocitoma de grau baixo (II)	Cho/tCr moderado, mI alto variável	Cho/tCr moderado
Oligodendroglioma de baixo grau	Cho/tCr moderado, mI alto variável	Cho/tCr moderado
Astrocitoma pilocítico (grau I)	Similar ao glioma de alto grau	Similar a meningioma, mas sem Ala
Gliomastosis cerebri	mI alto, tCr alto	tCr alta

[a]NAA, N-acetilaspartato, Cho, colina; tCr, creatina total; Glx, glutamato mais glutamina; Ala, alanina; mI, *mio*-inositol. Todos os tumores tipicamente têm NAA reduzido relativos ao cérebro normal.

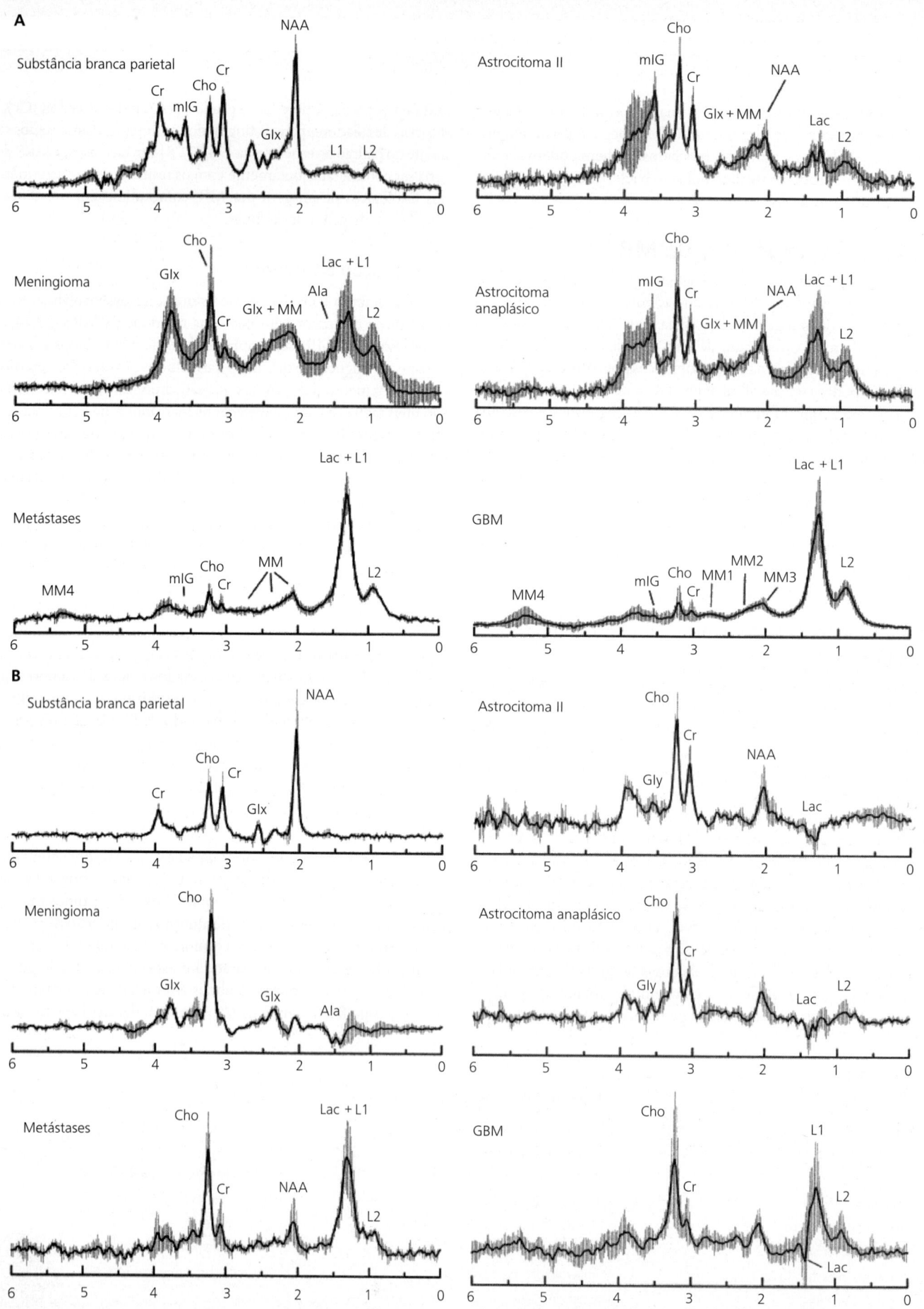

Fig. 22.6 Exemplos da média de espectros e variabilidade espectral em diversos tipos de tumor cerebral produzidos em TE curto (A) e TE intermediário (B). Gly, glicina; Cho, Colina; Cr, creatina; NAA, N-acetilaspartato; Lac, lactato; Glx, glutamina + glutamato; Ala, alanina; mIG, *mio*-inositol + glicina; GBM glioblastoma multiforme. (De Howe *et al.* 2003.[10])

lesões cerebrais, mas não dentro das partes centrais das lesões.[86, 87] Similarmente, Morales et al. notaram que a Cho mais alta nos astrocitomas pilocíticos comparada a astrocitomas pilomixoides, primeiramente descritos por Cirak et.al.[89] era mais evidente nas regiões peritumorais.

Pelas implicações para o tratamento, tem havido interesse em identificar marcadores específicos para distinguir gliomas de alto grau (graus III e IV) dos de baixo grau (graus I e II); o glioma de alto grau tem mostrado tipicamente Cho mais alta e mais provável de ter Lac e/ou lipídeo do que o glioma de baixo grau.[25,37,79,83,90] É tentador considerar que todos os três indicadores metabólicos aumentam com o grau histológico crescente, com base nestes achados; entretanto, os gliomas de grau IV (GBMs) frequentemente têm Cho baixa nas regiões de necrose extensa e/ou edema como resultado dos efeitos do volume parcial,[22,37] tornando tal hipótese imprecisa. A distinção entre os gliomas de graus II e III, que têm tipicamente uma aparência similar na imagem por MRI, é particularmente relevante para o planejamento do tratamento. Tanto a razão Cho/tCr[90] quanto a Cho/NAA[37] são consistentemente mais altas no glioma de grau III do que nas lesões de grau II, mas há uma sobreposição considerável, limitando a classificação de individualmente um paciente com base somente nos achados da imagem por MRS.

Como em muitas aplicações, a MRS deveria ser utilizada como um adjunto às imagens de MR anatômicas para classificar e caracterizar os tumores cerebrais. Os principais esteios do diagnóstico clínico radiológico são a localização, a configuração e o número do tumor; os efeitos sobre as estruturas adjacentes; edema e necrose associados; e padrões de captação de contraste. A MRS pode prover a estes esteios um "valor agregado". Galanaud et al.[91] demonstraram que um sistema de pontuação, com base nas características da imagem por MRI somente, poderia classificar corretamente 57% dos tumores intra-axiais com realce pelo meio de contraste, e que a adição dos dados da MRS melhorou a precisão da classificação para 91%. Certamente, a maioria dos estudos mencionados anteriormente, utilizou a interpretação dos dados de MRS dependente de região[86,87,88] para otimizar a predição do tipo de tumor e um sistema de apoio à tomada de decisão informatizada que foi desenvolvida pelo projeto INTERPRET que incorpora ferramentas para comparar imagens visualmente e informação clínica, assim como os dados da espectroscopia.[85]

Biomarcadores do comportamento biológico

Os esquemas de classificação descritos anteriormente, são muito firmes em discriminar tumores com comportamentos biológicos amplamente diferentes, em parte porque tais tumores tendem a apresentar morfologias diferentes, o que é aparente na histopatologia. As falhas na classificação tendem a ocorrer entre tumores histologicamente similares que diferem primariamente no seu estágio de malignidade, o que pode ser complicado de discernir mesmo pelos melhores patologistas. Um dos melhores exemplos são os astrocitomas de graus II e III, que, de acordo com o critério de classificação da Organização Mundial da Saúde (WHO), podem diferir somente pela observação de uma figura mitótica simples no material da biopsia obtido do tumor. O princípio é que se o tumor está se proliferando rapidamente, então a probabilidade de encontrar uma figura mitótica é alta; entretanto, este paradigma somente funciona caso a atividade proliferativa elevada estiver distribuída

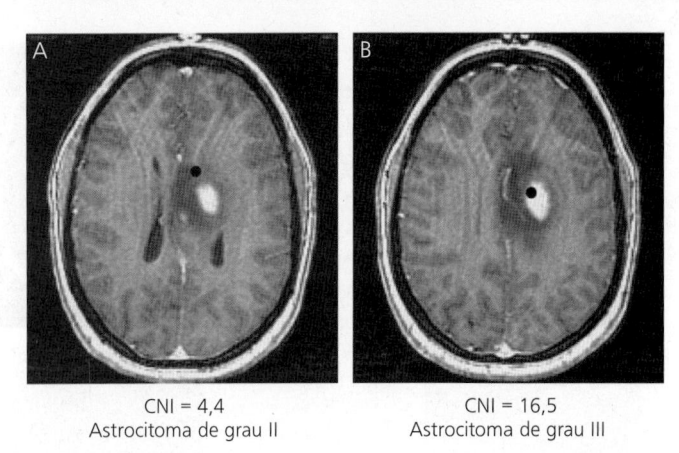

Fig. 22.7 Duas biopsias a partir do mesmo tumor: um com CNI mais baixo durante o exame de MRI pré-operatório (A) e o outro com CNI mais alto (B). Estes tiveram características histológicas de graus II e III, respectivamente. Veja a Figura 22.3 para a definição de CNI.

ao longo do tumor e é menos sensível para classificar tumores com pequeno número de foco de alta atividade proliferativa. A heterogeneidade conhecida dos gliomas, particularmente com relação à transformação maligna, pode, portanto, ser um fator relevante que cause confusão. A Figura 22.7 mostra um glioma em que duas biopsias foram feitas de diferentes localizações; uma foi classificada como grau II, a outra como grau III por um neuropatologista. O fenótipo mais agressivo da biopsia de grau III está refletido no valor de CNI mais alto encontrado nesta região, destacando o benefício potencial de incluir a MRS no período pré-operatório de pacientes que têm tumor cerebral.

Estudos recentes têm focado mais na MRS como biomarcador de comportamento biológico, uma vez que a MRS forneça uma assinatura bioquímica da biologia básica do tumor, a fim de ampliar a avaliação histopatológica. Dessa forma, para um caso de hipótese de dois astrocitomas anaplásicos que têm padrões proliferativos diferentes, a MRS pode ser um marcador mais sensível da taxa de proliferação geral e indicar que um tumor se comporta de forma mais agressiva do que o outro. Estudos têm de fato mostrado a associação entre os níveis de Cho (valores absolutos e razões) e o índice de proliferação utilizando o anticorpo monoclonal MIB-1 nos gliomas de graus II e III[92-95] porém, os estudos não mostram de forma consistente uma correlação no glioma de grau IV (GBM). Já foi postulado que a densidade celular amplamente variável no GBM pode ter uma associação mais forte com o pico de Cho do que com a taxa de proliferação.[96,97] Também já foi demonstrada a correlação entre Cho ou as razões de Cho e a densidade celular dentro de tumores iguais (Fig. 22.8) ou diferentes.[98,99]

Nos estudos de classificação, tem sido mostrado que a localização da anormalidade espectral pode ser importante para o discernimento apurado da base biológica para a anormalidade metabólica. Por exemplo, Lupo et al.[100] localizaram a redução em tCr no GBM contra o glioma de grau III para a região de altura de pico anormal no mapa dinâmico de suscetibilidade ao contraste (DSC) do tumor. Este achado foi particularmente importante por causa dos vários relatos com relação aos níveis de tCr em glioma de alto grau. As regiões necróticas foram excluídas de todas as análises e ainda assim elas não captaram a diferença em tCr que fosse prontamente observada nas sub-regiões com volume sanguíneo elevado (altura de pico elevada).

A

nCho = 1,9
nCr = 0,8
nNAA = 0,01
LL = 3,0
CNI = 10,2
Cho:NAA = 193
Cho:Cr = 2,3

nCho = 1,3
nCr = 0,9
nNAA = 0,9
LL = 6,0
CNI = 2,2
Cho:NAA = 1,4
Cho:Cr = 1,5

B

MIB = 7,5
CD = 178

MIB = 2,3
CD = 102

C

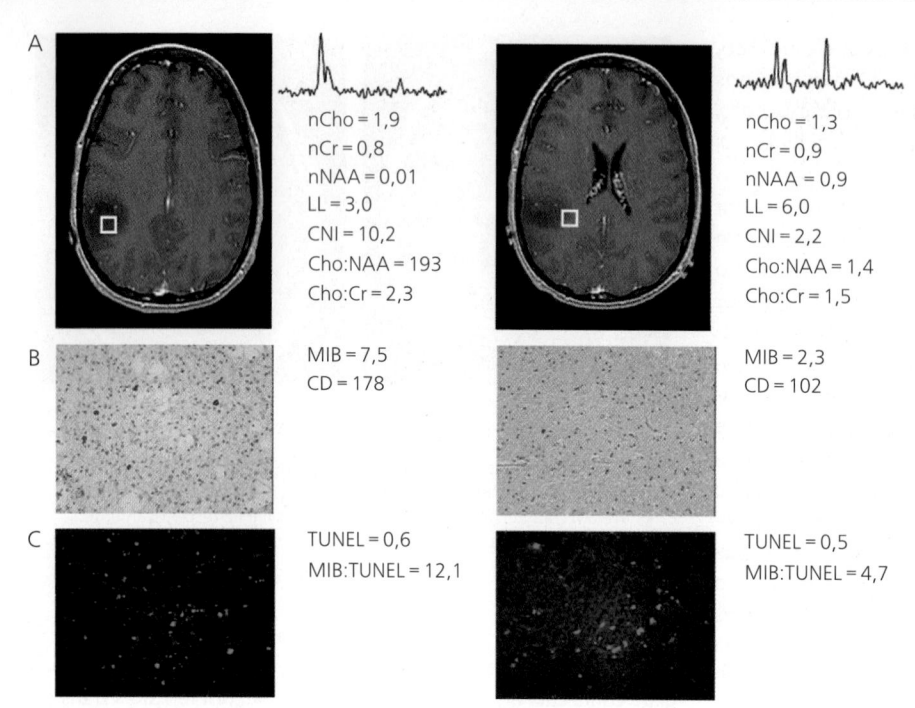

TUNEL = 0,6
MIB:TUNEL = 12,1

TUNEL = 0,5
MIB:TUNEL = 4,7

Fig. 22.8 Duas regiões diferentes a partir do mesmo astrocitoma de grau III não captante por: (A) imagem de MRI com contraste e espectro de MRI com TE = 144 ms, (B) densidade celular (CD) e índice proliferativo do MIB-1 (MIB) e (C) índice apóptótico pelo método de TUNEL e a proporção crescimento-a-morte (MIB:TUNEL). nCho, colina normalizada; nCr, creatina total normalizada; nNAA, N-acetilaspartato normalizado. Outras abreviações como nas Figuras 22.3 e 22.6. (De McKnight *et al.* 2007, com permissão de Journal of Neurosurgery.[94])

Similarmente, as únicas sub-regiões que exibem tCr diminuído e Lac aumentado relativos à aparência normal da substância branca foram aqueles que exibiram recuperação anormal da curva dinâmica de suscetibilidade ao contraste: ou seja, as regiões de microvasos com permeabilidade elevada. Este estudo sustenta o conceito de que as reduções no pico da tCr – consumo aumentado de tCr – podem estar relacionadas com as alterações no suprimento de energia (volume vascular) e demanda (taxa glicolítica) dentro do tumor, embora o tempo dos eventos não esteja claro. O estudo também ressalta a necessidade de interpretação precisa da informação contida na MRSI e em outros tipos de imagem fisiológica.

Planejamento do tratamento

A informação precisa sobre a extensão anatômica da infiltração do tumor com relação às regiões do cérebro em funcionamento eloquente e a caracterização dos componentes agressivos do tumor dentro das lesões espacialmente heterogêneas é fundamental para o planejamento cirúrgico e da radioterapia.

A MRI convencional fornece detalhes limitados neste sentido. Os componentes de captação do tumor refletem uma barreira hematoencefálica deficiente e correlacionam de maneira insuficiente com as margens ativas do tumor. A anormalidade no sinal dependente de T_2 observado no *spin-echo* e na sequência FLAIR é de pouca especificidade biológica em termos de fundamentar o atributo tecidual. Além disso, como discutido anteriormente, o tumor ativo pode estender-se além da anormalidade visível na imagem por MRI convencional (Fig. 22.4).

Orientação de biopsia

Os tumores cerebrais, em determinados gliomas, são frequentemente heterogêneos, e o diagnóstico e o planejamento do tratamento com base nos elementos com maior malignidade identificados no interior de um tumor. A biopsia estereotática fornece uma amostragem relativamente não invasiva, porém focal, de tecido para exame histológico e deveria ser direcionada diretamente para os componentes mais característicos, embora o exame por imagem convencional possa não prover a identificação fiel dos mesmos. Além das dificuldades de interpretar os critérios histológicos nas lesões de grau baixo/intermediário, destacada anteriormente, a "subgraduação" sistemática dos tumores como resultado de amostragem inadequada pode contribuir para as limitações da histologia em predizer o comportamento do tumor nos pacientes.

Os níveis relativos de Cho e NAA medidos com a MRS têm mostrado correlacionar-se com a densidade celular e os índices de proliferação[94] e pode distinguir entre os gliomas de graus II e III.[101] Além do mais, os níveis mais altos de lipídeo mostraram correlacionar-se com o grau elevado do tumor[97] e fornecer marcadores não invasivos de necrose, a característica do diagnóstico do glioma de grau IV. Estes resultados confirmam a noção do uso de MRS para guiar as biopsias diagnósticas a partir das regiões mais agressivas dos tumores espacialmente heterogêneos.[102,103]

Outras técnicas de imagem por MRI, com destaque para a imagem por perfusão (Capítulo 24) e a imagem por difusão (Capítulo 23), fornecem informações complementares com relação à proliferação vascular e a arquitetura celular, e há uma forte evidência de que a MRI fisiológica multimodal melhora a caracterização comparada às técnicas individuais.[104] A integração de dados multimodais dentro de sistemas de neuronavegação pode ser a melhor orientação para a biopsia estereotática e outros planejamentos de tratamento, embora o grau de concordância espacial entre os parâmetros diferentes e sua utilização para a seleção de alvo requer maior validação em estudos prospectivos maiores (Fig. 22.9).

Planejamento da ressecção cirúrgica

Há evidências cada vez maiores de que a extensão da ressecção do tumor pode influenciar o resultado nos gliomas, particularmente as lesões de baixo grau,[105] mas a cirurgia agressiva deve ser equilibrada com relação aos riscos de danos às regiões cerebrais mais eloquentes.

Argumentos similares a estes apresentados com relação à biopsia estereotática podem ser aplicados à orientação de biopsias abertas e a ressecção de tumor, em particular, a sensibilidade e a especificidade da MRS na detecção de tecido tumoral dentro e além das margens observadas na MRI convencional.[102,103,106] A evidência direta para resultado melhorado, porém, aguarda uma comparação prospectiva de ressecção, utilizando a orientação de imagem por MRI fisiológica e convencional.

Delineação do alvo para radioterapia

Os planejamentos dos campos para radioterapia por feixe externo de tumores cerebrais são geralmente fundamentados em margens em torno das regiões com realce pelo meio de contraste ou naquelas definidas nas sequências dependentes de T_2, o que potencialmente resulta em dose inadequada para o tumor ativo e/ou irradiação desnecessária do cérebro normal. O planejamento do alvo da radioterapia com base em dados da espectroscopia mostrou extensão do tumor definido, utilizando mapas de metabólitos que eram diferentes da extensão observada com a imagem por MRI convencional.[107, 108] Dados preliminares firmados em padrões de recorrência pósradioterapia também sugerem que os dados combinados de imagem por MRI e MRSI podem melhorar o planejamento do tratamento.[109] A delineação do alvo mais precisa é particularmente benéfica para os métodos de radioterapias focal e conformal como a *gamma knife* ou a radioterapia por intensidade modulada, que pode alcançar gradientes declinados da dose de radiação. A massa do tumor metabolicamente ativo pode ser um alvo para doses altas de radiação, enquanto há administração de doses muito baixas para tecidos adjacentes metabolicamente normais.

Estudos sobre a radioterapia orientada pela MRS são atualmente preliminares ou prova de conceito e não há dados disponíveis ainda sobre o resultado em sobrevivente. Estudos análogos preliminares que utilizam a PET ou a SPECT para ampliar o planejamento da radioterapia, porém, mostram garantias para o resultado melhorado,[110] e é provável que a MRS terá um papel fundamental cada vez maior na delineação do alvo.[111]

Avaliação pós-terapêutica

Resposta à radioterapia

A resposta à radioterapia pode levar vários meses para ser detectada de forma confiante na MR convencional, e os critérios quantitativos para definir a resposta são um desafio.

A habilidade da MRS para refletir a atividade do tumor, particularmente como refletido nos níveis de Cho, faz desta técnica uma candidata a avaliar a resposta ao tratamento, e estudos recentes[112] mostraram a redução precoce de Cho em alguns gliomas de alto grau que responderam à radioterapia por feixe externo. Estudos subsequentes têm mostrado uma queda nos níveis de Cho com o tratamento da braquiterapia.[113]

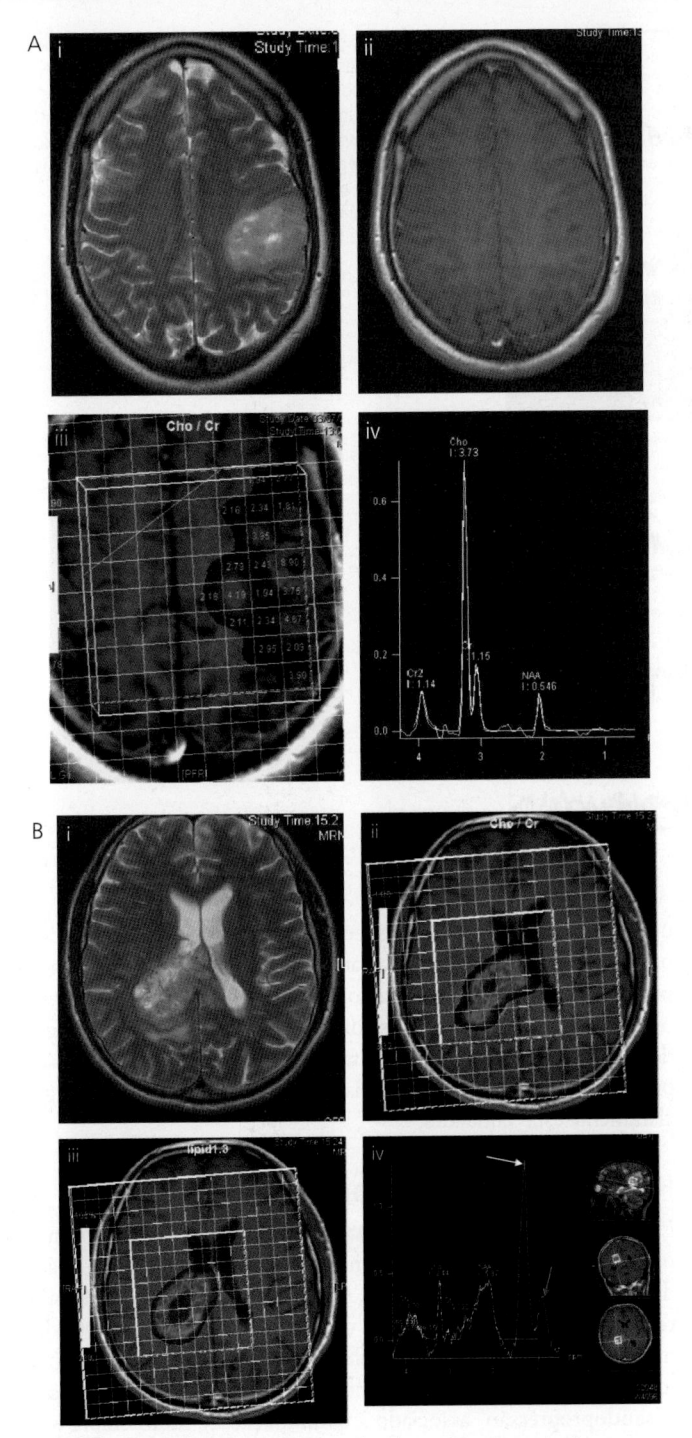

Fig. 22.9 (A) FLAIR axial (i) e seções ponderadas por T_1 pós-contraste (gadolínio) através de um astrocitoma esquerdo frontoparietal envolvendo o córtex motor eloquente. A biopsia de um componente profundo tinha sido classificada como grau II. O mapa da MRSI tridimensional de TE longo (135 ms) mostra a elevação proeminente de colina/creatina (Cho/Cr), e (iii) um exemplo de espectro mostra a Cho marcadamente elevada e N-acetilaspartato (NAA) reduzido (iv). A nova biopsia subsequente revelou elementos de grau III mantendo transformação maligna. (B) Seções axiais ponderadas por T_2 (i) através de uma massa captante direita hemisférica profunda. Os mapas de MRS bidimensional de TE curto (30 ms) de picos de Cho/Cr (ii) e lactato/metileno de lipídeo (iii) a 1,3 ppm. Observe as regiões de maior Cho/Cr, e o lipídeo difere suavemente; é provável que represente uma proliferação celular e necrose, respectivamente. (iv) Exemplo de espectro (localizando a inserção de imagens) mostrando a ressonância elevada de lipídeo em 1,3 ppm (vetor branco) e 0,9 ppm (vetor preto).

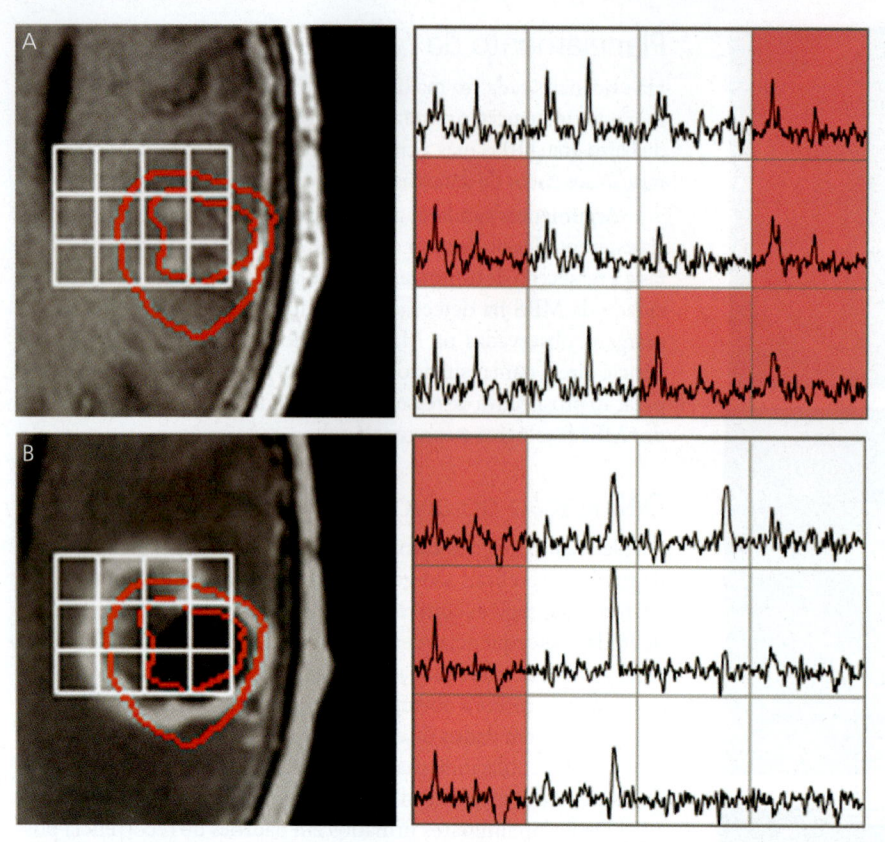

Fig. 22.10 Predição por espectroscopia por ressonância magnética de resposta à radiocirurgia com *gamma knife*. (A) No momento da cirurgia com a técnica *gamma knife*, um espectro com Cho/N-acetilaspartato elevado sugestivo de tumor (*voxels* rosas) é observado medial para a região tratada (vermelho). (B) Em 4 meses após a cirurgia, as regiões tratadas estão necróticas, enquanto a região não tratada sugestiva de tumor tem progredido. (De Graves *et al.* 2001.[114])

Um estudo longitudinal de 17 pacientes mostrou que o tratamento com a terapia de radiação por *gamma knife* resultou em níveis de Cho reduzidos e níveis de Lac/lipídeo elevados, geralmente dentro de 6 meses. Aumentos recentes na Cho foram associados à resposta radiológica insignificante e recorrência do tumor, em alguns casos precedendo o aumento do realce pelo meio de contraste para 1-2 meses (Fig. 22.10).[114]

Os efeitos da radioterapia sobre o cérebro aparentemente normal têm também sido examinados por MRS,[115] e um estudo mostrou evidências de perfis metabólitos flutuantes em tempos diferentes com relação ao tratamento.[116]

Recorrência *versus* radionecrose

A questão específica de distinguir uma doença recorrente da alteração relacionada com a radioterapia é relevante para a tomada de decisão clínica sobre o acompanhamento do tumor, mas pode ser difícil ao se utilizar a MRI convencional.

Uma série de estudos tem direcionado a utilidade da MRS neste contexto, amplamente assentados nas Cho altas ou nas razões de Cho e tem rendido sensibilidade de 72-89% e especificidade de 82-89% para separar doença recorrente/residual da alteração relacionada com o tratamento.[117] É valioso observar que muitos destes dados foram derivados de estudos pequenos utilizando técnicas variadas. Por exemplo, em um estudo, a razão alta de Cho/Cr na lesão comparada ao cérebro normal poderia distinguir um tumor recorrente dos efeitos da radiação em 3T,[118] considerando que outros dados têm mostrado que uma variedade de razões foi útil em distinguir o tumor da necrose.[119] Um estudo mais recente incluindo 28 pacientes mostrou que a MRS teve uma sensibilidade de 94,1% e especificidade de 100% para identificar o tumor comparada ao dano da radiação.[120] Enquanto a radiação parece ser boa em distinguir a radionecrose "pura" de tumor recorrente ou residual, vale lembrar que os dois podem coexistir na mesma região do cérebro. Não obstante, a MRS também parece fornecer informação prognóstica útil após a radioterapia, independentemente de distinguir claramente estas entidades.

Resposta à quimioterapia

Marcadores precoces da resposta à quimioterapia são importantes para orientar a administração em pacientes e para avaliar a eficácia de novos regimes de tratamento. Assim como com a radioterapia, as respostas radiológicas a agentes citotóxicos podem ocorrer tardiamente e são frequentemente difíceis de quantificar. A situação se torna mais complexa pelo fenômeno reconhecido cada vez mais de "pseudoprogressão" associado à combinação de radioterapia e temozolomida, que pode dar resultados errôneos na MRI convencional.[121] As técnicas de imagens fisiológicas, como a MRS, podem ajudar a dissecar a resposta do tumor a alterações na imagem puramente relacionadas com o tratamento.

As alterações em Cho e Lac podem ser marcadores recentes de resposta ao tratamento em gliomas de alto grau (classe WHO III e IV da WHO),[122] embora outros padrões de alteração metabólita tenham sido observados em resposta à terapia com taximofeno[123].

A avaliação da resposta ao tratamento nos gliomas de baixo grau é especialmente desafiadora. Eles crescem vagarosamente e raramente aumentam, e quaisquer alterações estruturais em resposta à terapia são, portanto, provavelmente sutis. Um estudo longitu-

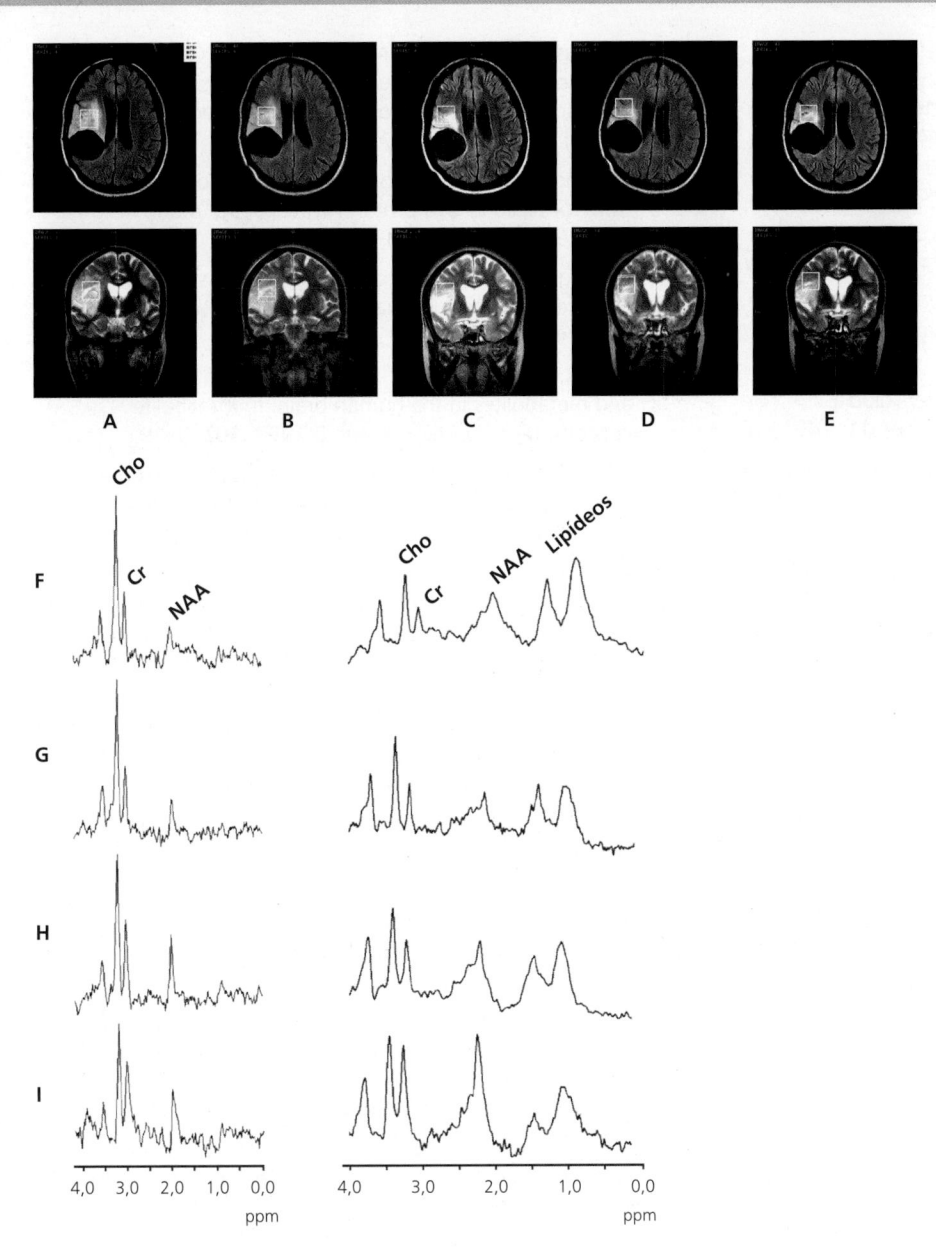

Fig. 22.11 (A-E) FLAIR (topo) e imagens de *spin-echo* rápido ponderado por T_2 (embaixo) de um paciente com glioma de baixo grau com temozolomida: pré-tratamento (A) e pós-tratamento 3 (B), 6 (C), 9 (D) e 12 (E) meses. Note a redução visível na intensidade do sinal anormal na imagem de FLAIR durante o curso do tratamento do paciente com temozolomida. A cavidade pós-cirúrgica (observada como um sinal baixo nas imagens axiais) está situada imediatamente posterior ao sinal anormal de alta intensidade. (Os *cross-hairs* em cada imagem indicam o isocentro magnético. Onde o *voxel* não é representado como um único quadrado foi a consequência da obliquidade das imagens de referência fundamentais.) (F-I) Espectros STEAM de tempo de eco longo (TE = 135 ms, coluna da esquerda) e tempo de eco curto (TE=20 ms, coluna da direita): pré-tratamento (F) e pós-tratamento em 3 (G), 6 (H) e 9 (I) meses. Em ambas as séries, observa-se um decréscimo progressivo na razão de colina (Cho) para creatina (Cr), sugerindo um metabolismo reduzido na membrana e uma densidade celular diminuída. Também nota-se a conspicuidade crescente da ressonância do N-acetilaspartato (NAA), que pode refletir a regressão do tecido tumoral e o repovoamento do *voxel* com substância cerebral normal.
(Com permissão de Murphy *et al.* 2001.[124])

dinal sobre MRS dos gliomas da classe II da WHO tratados com temozolomida[124] relatou uma significativa diminuição na Cho em 12 meses (Fig. 22.11), sugerindo um papel biomarcador neste tipo de tumor.

Conclusões

Há um crescente corpo de evidências para indicar um papel para a MRS como auxiliar na imagem por MR estrutural e multiparamétrica na administração clínica de pacientes com tumores cerebrais. Os papéis potenciais para a MRS incluem avaliação inicial minimamente invasiva e estratificação de risco, orientação anatômica da intervenção neurocirúrgica e radioterapia, avaliação precoce da resposta ao tratamento e inspeção para doença recorrente ou progressiva. É provável que a informação metabólica da imagem por espectroscopia será interpretada cada vez mais no contexto de outros biomarcadores de imagem e tecido.

Enquanto instituições com interesse dedicado em pesquisa em MRS têm implementado métodos para coletar e comparar as massas de dados de pacientes de maneira clara e objetiva, a utilização da espectroscopia em comunidades radiológica e neuro-oncológica mais amplas tem sido limitada. Isto se dá em razão da falta de métodos padronizados para adquirir, analisar e interpretar os dados da MRS e da necessidade do processamento *off line* demorado, assim como a aquisição de tempo adicional para o exame. Consequentemente, embora os principais fabricantes tenham sequências parcialmente automatizadas e *software* para visualizar o espectro e quantificar as áreas de pico, eles são raramente utilizados pelos radiologistas clínicos, uma vez que haja incompatibilidade no procedimento da análise e na rotina clínica. O advento dos pacotes de terceiros da MRS como o LCModel[18] e jMRUI [125] e a automação cada vez maior do processamento mostram bom prognóstico para a utilização futura da MRS como uma ferramenta rotineira para a neuro-oncologia.

Referências

1. Bruhn H, Frahm J, Gyngell ML et al. Noninvasive differentiation of tumors with use of localized H-1 MR spectroscopy in vivo: initial experience in patients with cerebral tumors. [See comments] *Radiology* 1989; **172**: 541–548.
2. Negendank W. Studies of human tumors by MRS: a review. *NMR Biomed* 1992; **5**: 303–324.
3. Podo F. Tumour phospholipid metabolism. *NMR Biomed* 1999; **12**: 413–439.
4. Kiss Z. Regulation of mitogenesis by water-soluble phospholipid intermediates. *Cell Signal* 1999; **11**: 149–157.
5. Gillies RJ, Barry JA, Ross BD. In vitro and in vivo ^{13}C and ^{31}P NMR analyses of phosphocholine metabolism in rat glioma cells. *Magn Reson Med* 1994; **32**: 310–318.
6. Ronen S, Degani H. Studies of the metabolism of human breast cancer spheroids by NMR. *Magn Reson Med* 1989; **12**: 274–281.
7. Sabatier J, Gilard V, Malet-Martino M et al. Characterization of choline compounds with in vitro ^{1}H magnetic resonance spectroscopy for the discrimination of primary brain tumors. *Invest Radiol* 1999; **34**: 230–235.
8. Usenius JP, Vainio P, Hernesniemi J, Kauppinen RA. Cholinecontaining compounds in human astrocytomas studied by ^{1}H NMR spectroscopy in vivo and in vitro. *J Neurochem* 1994; **63**: 1538–1543.
9. Bhakoo KK, Williams SR, Florian CL, Land H, Noble MD. Immortalization and transformation are associated with specific alterations in choline metabolism. *Cancer Res* 1996; **56**: 4630–4635.
10. Howe FA, Barton SJ, Cudlip SA et al. Metabolic profiles of human brain tumors using quantitative in vivo ^{1}H magnetic resonance spectroscopy. *Magn Reson Med* 2003; **49**: 223–232.
11. Majos C, Alonso J, Aguilera C et al. Proton magnetic resonance spectroscopy ((1)H MRS) of human brain tumours: assessment of differences between tumour types and its applicability in brain tumour categorization. *Eur Radiol* 2003; **13**: 582–591.
12. Meyerand ME, Pipas JM, Mamourian A, Tosteson TD, Dunn JF. Classification of biopsy-confirmed brain tumors using single-voxel MR spectroscopy. [See comments] *AJNR Am J Neuroradiol* 1999; **20**: 117–123.
13. Negendank WG, Sauter R, Brown TR et al. Proton magnetic resonance spectroscopy in patients with glial tumors: a multicenter study. *J Neurosurg* 1996; **84**: 449–458.
14. Tate AR, Majos C, Moreno A et al. Automated classification of short echo time in in vivo ^{1}H brain tumor spectra: a multicenter study. *Magn Reson Med* 2003; **49**: 29–36.
15. Kugel H, Heindel W, Ernestus RI et al. Human brain tumors: spectral patterns detected with localized H-1 MR spectroscopy. *Radiology* 1992; **183**: 701–709.
16. Gill SS, Thomas DG, van Bruggen N et al. Proton MR spectroscopy of intracranial tumours: in vivo and in vitro studies. *J Comput Assist Tomogr* 1990; **14**: 497–504.
17. Usenius JP, Kauppinen RA, Vainio PA et al. Quantitative metabolite patterns of human brain tumors: detection by ^{1}H NMR spectroscopy in vivo and in vitro. *J Comput Assist Tomogr* 1994; **18**: 705–713.
18. Provencher SW. Estimation of metabolite concentrations from localized in vivo proton NMR spectra. *Magn Reson Med* 1993; **30**: 672–679.
19. Hattingen E, Raab P, Franz K et al. myo-Inositol: a marker of reactive astrogliosis in glial tumors? *NMR Biomed* 2008; **21**: 233–241.
20. Kreis R, Ernst T, Ross BD. Absolute quantitation of water and metabolites in the human brain. II. Metabolite concentrations. *J Magn Reson B* 1993; **102**: 9–19.
21. Li BS, Wang H, Gonen O. Metabolite ratios to assumed stable creatine level may confound the quantification of proton brain MR spectroscopy. *Magn Reson Imaging* 2003; **21**: 923–928.
22. Li X, Lu Y, Pirzkall A, McKnight T, Nelson SJ. Analysis of the spatial characteristics of metabolic abnormalities in newly diagnosed glioma patients. *J Magn Reson Imaging* 2002; **16**: 229–237.
23. Fulham MJ, Bizzi A, Dietz MJ et al. Mapping of brain tumor metabolites with proton MR spectroscopic imaging: clinical relevance. *Radiology* 1992; **185**: 675–686.
24. Hattingen E, Raab P, Franz K et al. Prognostic value of choline and creatine in WHO grade II gliomas. *Neuroradiology* 2008; **50**: 759–767.
25. Furuya S, Naruse S, Ide M et al. Evaluation of metabolic heterogeneity in brain tumors using ^{1}H-chemical shift imaging method. *NMR Biomed* 1997; **10**: 25–30.
26. Brooks WM, Stidley CA, Petropoulos H et al. Metabolic and cognitive response to human traumatic brain injury: a quantitative proton magnetic resonance study. *J Neurotrauma* 2000; **17**: 629–640.
27. Chan YL, Yeung DK, Leung SF, Cao G. Proton magnetic resonance spectroscopy of late delayed radiation-induced injury of the brain. *J Magn Reson Imaging* 1999; **10**: 130–137.
28. Cheng LL, Ma MJ, Becerra L et al. Quantitative neuropathology by high resolution magic angle spinning proton magnetic resonance spectroscopy. *Proc Natl Acad Sci USA* 1997; **94**: 6408–6413.
29. Bitsch A, Bruhn H, Vougioukas V et al. Inflammatory CNS demyelination: histopathologic correlation with in vivo quantitative proton MR spectroscopy. *AJNR Am J Neuroradiol* 1999; **20**: 1619–1627.
30. Grossman RI, Lenkinski RE, Ramer KN, Gonzalez-Scarano F, Cohen JA. MR proton spectroscopy in multiple sclerosis. *AJNR Am J Neuroradiol* 1992; **13**: 1535–1543.
31. Husted CA, Goodin DS, Hugg JW et al. Biochemical alterations in multiple sclerosis lesions and normalappearing white matter detected by in vivo ^{31}P and ^{1}H spectroscopic imaging. *Ann Neurol* 1994; **36**: 157–165.
32. Larsson HB, Christiansen P, Jensen M et al. Localized in vivo proton spectroscopy in the brain of patients with multiple sclerosis. *Magn Reson Med* 1991; **22**: 23–31.

33. Chen JG, Charles HC, Barboriak DP, Doraiswamy PM. Magnetic resonance spectroscopy in Alzheimer's disease: focus on N-acetylaspartate. *Acta Neurol Scand Suppl* 2000; **176**: 20–26.

34. Klunk WE, Panchalingam K, Moossy J, McClure RJ, Pettegrew JW. N-Acetyl-$_L$-aspartate and other amino acid metabolites in Alzheimer's disease brain: a preliminary proton nuclear magnetic resonance study. *Neurology* 1992; **42**: 1578–1585.

35. Kwo-On-Yuen PF, Newmark RD, Budinger TF et al. Brain N-acetyl-$_L$-aspartic acid in Alzheimer's disease: a proton magnetic resonance spectroscopy study. *Brain Res* 1994; **667**: 167–174.

36. Poptani H, Gupta RK, Roy R et al. Characterization of intracranial mass lesions with in vivo proton MR spectroscopy. *AJNR Am J Neuroradiol* 1995; **16**: 1593–1603.

37. McKnight TR, Noworolski SM, Vigneron D, Nelson SJ. An automated technique for the quantitative assessment of 3D-MRSI data from patients with glioma. *J Magn Reson Imaging* 2001; **13**: 167–177.

38. Urenjak J, Williams SR, Gadian DG, Noble M. Proton nuclear magnetic resonance spectroscopy unambiguously identifies different neural cell types. *J Neurosci* 1993; **13**: 981–989.

39. Bhakoo KK Pearce D. In vitro expression of N-acetyl aspartate by oligodendrocytes: implications for proton magnetic resonance spectroscopy signal in vivo. *J Neurochem* 2000; **74**: 254–262.

40. Star-Lack J, Spielman D, Adalsteinsson E et al. In vivo lactate editing with simultaneous detection of choline, creatine, NAA, and lipid singlets at 1.5 T using PRESS excitation with applications to the study of brain and head and neck tumors. *J Magn Reson* 1998; **133**: 243–254.

41. Mangiardi JR Biochemistry and metabolism of brain tumors. In Brain Tumors: *An Encyclopedic Approach*, eds. Kaye AH, Laws ER. Edinburgh: Churchill Livingstone, 1995, p. 99–112.

42. Gatenby RA, Gillies RJ. Why do cancers have high aerobic glycolysis? *Nat Rev Cancer* 2004; **4**: 891–899.

43. Pirzkall A, Nelson SJ, McKnight TR et al. Metabolic imaging of lowgrade gliomas with threedimensional magnetic resonance spectroscopy. *Int J Radiat Oncol Biol Phys*, 2002; **53**: 1254–1264.

44. Shimizu H, Kumabe T, Tominaga T et al. Noninvasive evaluation of malignancy of brain tumors with proton MR spectroscopy. *AJNR Am J Neuroradiol* 1996; **17**: 737–747.

45. Li X, Vigneron DB, Cha S et al. Relationship of MRderived lactate, mobile lipids, and relative blood volume for gliomas in vivo. *AJNR Am J Neuroradiol* 2005; **26**: 760–769.

46. Cho YD, Choi GH, Lee SP, Kim JK. (1)H-MRS metabolic patterns for distinguishing between meningiomas and other brain tumors. *Magn Reson Imaging* 2003; **21**: 663–672.

47. Zoula S, Herigault G, Ziegler A et al. Correlation between the occurrence of ^{1}H-MRS lipid signal, necrosis and lipid droplets during C6 rat glioma development. *NMR Biomed* 2003; **16**: 199–212.

48. Barba I, Cabanas ME, Arus C. The relationship between nuclear magnetic resonancevisible lipids, lipid droplets, and cell proliferation in cultured C6 cells. *Cancer Res* 1999; **59**: 1861–1868.

49. Quintero M, Cabanas ME, Arus C. A possible cellular explanation for the NMRvisible mobile lipid (ML) changes in cultured C6 glioma cells with growth. *Biochim Biophys Acta* 2007; **1771**: 31–44.

50. Griffin JL, Lehtimaki KK, Valonen PK et al. Assignment of ^{1}H nuclear magnetic resonance visible polyunsaturated fatty acids in BT4C gliomas undergoing ganciclovir-thymidine kinase gene therapy-induced programmed cell death. *Cancer Res* 2003; **63**: 3195–3201.

51. Hazany S, Hesselink JR, Healy JF, Imbesi SG. Utilization of glutamate/creatine ratios for proton spectroscopic diagnosis of meningiomas. *Neuroradiology* 2007; **49**: 121–127.

52. Opstad KS, Provencher SW, Bell BA, Griffiths JR, Howe FA. Detection of elevated glutathione in meningiomas by quantitative in vivo ^{1}H MRS. *Magn Reson Med* 2003; **49**: 632–637.

53. Rijpkema M, Schuuring J, van der Meulen Y et al. Characterization of oligodendrogliomas using short echo time ^{1}HMR spectroscopic imaging. *NMR Biomed* 2003; **16**: 12–18.

54. Florian CL, Preece NE, Bhakoo KK, Williams SR, Noble M. Characteristic metabolic profiles revealed by ^{1}H NMR spectroscopy for three types of human brain and nervous system tumours. *NMR Biomed* 1995; **8**: 253–264.

55. Peeling J, Sutherland G. High-resolution ^{1}H NMR spectroscopy studies of extracts of human cerebral neoplasms. *Magn Reson Med* 1992; **24**: 123–136.

56. Sontheimer H. A role for glutamate in growth and invasion of primary brain tumors. *J Neurochem* 2008; **105**: 287–295.

57. Cho Y, Bannai S. Uptake of glutamate and cysteine in C-6 glioma cells and in cultured astrocytes. *J Neurochem* 1990; **55**: 2091–2097.

58. Ye ZC, Rothstein JD, Sontheimer H. Compromised glutamate transport in human glioma cells: reduction– mislocalization of sodium– dependent glutamate transporters and enhanced activity of cystine–glutamate exchange. *J Neurosci* 1999; **19**: 10767–10777.

59. Klegeris A, Walker DG, McGeer PL. Regulation of glutamate in cultures of human monocytic THP-1 and astrocytoma U-373 MG cells. *J Neuroimmunol* 1997; **78**: 152–161.

60. Matute C, Domercq M, Sanchez-Gomez MV. Glutamate-mediated glial injury: mechanisms and clinical importance. *Glia* 2006; **53**: 212–224.

61. Ye ZC, Sontheimer H. Glioma cells release excitotoxic concentrations of glutamate. *Cancer Res* 1999; **59**: 4383–4391.

62. Volterra AD, Trotti C, Tromba Foridi S, Racagni G. Glutamate uptake inhibition by oxygen free radicals in rat cortical astrocytes. *J Neurosci* 1994; **14**: 2924–2932.

63. Roslin M, Henriksson R, Bergstrom P, Ungerstedt U, Bergenheim AT. Baseline levels of glucose metabolites,

glutamate and glycerol in malignant glioma assessed by stereotactic microdialysis. *J Neurooncol* 2003; **61**: 151-160.

64. Faden AI, Demediuk P, Panter SS, Vink R. The role of excitatory amino acids and NMDA receptors in traumatic brain injury. *Science* 1989; **244**: 798-800.

65. Thompson RB, Allen PS. A new multiple quantum filter design procedure for use on strongly coupled spin systems found in vivo: its application to glutamate. *Magn Reson Med* 1998; **39**: 762-771.

66. Mayer D, Spielman DM. Detection of glutamate in the human brain at 3 T using optimized constant time point resolved spectroscopy. *Magn Reson Med* 2005; **54**: 439-442.

67. Hurd R, Sailasuta N, Srinivasan R et al. Measurement of brain glutamate using TEaveraged PRESS at 3 T. *Magn Reson Med* 2004; **51**: 435-440.

68. Castillo M, Smith JK, Kwock L. Correlation of myoinositol levels and grading of cerebral astrocytomas. *AJNR Am J Neuroradiol* 2000; **21**: 1645-1649.

69. Galanaud D, Chinot O, Nicoli F et al. Use of proton magnetic resonance spectroscopy of the brain to differentiate gliomatosis cerebri from low-grade glioma. *J Neurosurg* 2003; **98**: 269-276.

70. Panigrahy A, Krieger MD, Gonzalez-Gomez I et al. Quantitative short echo time [1]H-MR spectroscopy of untreated pediatric brain tumors: preoperative diagnosis and characterization. *AJNR Am J Neuroradiol* 2006; **27**: 560-572.

71. Chang L, Lee PL, Yiannoutsos CT et al. A multicenter in vivo proton- MRS study of HIVassociated dementia and its relationship to age. *Neuroimage* 2004; **23**: 1336-1347.

72. Kantarci K, Jack CR Jr., Xu YC et al. Regional metabolic patterns in mild cognitive impairment and Alzheimer's disease: a ^{1}H MRS study. *Neurology* 2000; **55**: 210-217.

73. Kapeller P, Ropele S, Enzinger C et al. Discrimination of white matter lesions and multiple sclerosis plaques by short echo quantitative [1]Hmagnetic resonance spectroscopy. *J Neurol* 2005; **252**: 1229-1234.

74. Shih MT, Singh AK, Wang AM, Patel S et al. Brain lesions with elevated lactic acid peaks on magnetic resonance spectroscopy. *Curr Probl Diagn Radiol* 2004; **33**: 85-95.

75. Poptani H, Gupta RK, Jain VK, Roy R, Pandey R. Cystic intracranial mass lesions: possible role of in vivo MR spectroscopy in its differential diagnosis. *Magn Reson Imaging* 1995; **13**: 1019-1029.

76. Lai PH, Hsu SS, Ding SW et al. Proton magnetic resonance spectroscopy and diffusion-weighted imaging in intracranial cystic mass lesions. *Surg Neurol* 2007; **68**(Suppl 1): S25-S36.

77. Kim SH, Chang KH, Song IC et al. Brain abscess and brain tumor: discrimination with in vivo H-1 MR spectroscopy. *Radiology* 1997; **204**: 239-245.

78. Nath K, Agarwal M, Ramola M et al. Role of diffusion tensor imaging metrics and in vivo proton magnetic resonance spectroscopy in the differential diagnosis of cystic intracranial mass lesions. *Magn Reson Imaging* 2008; **27**: 198-206.

79. Burtscher IM, Skagerberg G, Geijer B et al. ProtonMR spectroscopy and preoperative diagnostic accuracy: an evaluation of intracranial mass lesions characterized by stereotactic biopsy findings. *AJNR Am J Neuroradiol* 2000; **21**: 84-93.

80. Falini A, Calabrese G, Origgi D et al. Proton magnetic resonance spectroscopy and intracranial tumours: clinical perspectives. *J Neurol* 1996; **243**: 706-714.

81. Fountas KN, Kapsalaki EZ, Gotsis SD et al. In vivo proton magnetic resonance spectroscopy of brain tumors. *Stereotact Funct Neurosurg* 2000; **74**: 83-94.

82. Hagberg G, Burlina AP, Mader I et al. In vivo proton MR spectroscopy of human gliomas: definition of metabolic coordinates for multi-dimensional classification. *Magn Reson Med* 1995; **34**: 242-252.

83. Preul MC, Caramanos Z, Collins DL et al. Accurate, noninvasive diagnosis of human brain tumors by using proton magnetic resonance spectroscopy. *Nat Med* 1996; **2**: 323-325.

84. Underwood J, Tate AR, Luckin R et al. A prototype decision support system for MR spectroscopy-assisted diagnosis of brain tumours. *Medinfo* 2001; **10**: 561-565.

85. Tate AR, Underwood J, Acosta DM et al. Development of a decision support system for diagnosis and grading of brain tumours using in vivo magnetic resonance single voxel spectra. *NMR Biomed* 2006; **19**: 411-434.

86. Chiang IC, Kuo YT, Lu CY et al. Distinction between high-grade gliomas and solitary metastases using peritumoral 3-T magnetic resonance spectroscopy, diffusion, and perfusion imagings. *Neuroradiology* 2004; **46**: 619-627.

87. Law M, Cha S, Knopp EA et al. High-grade gliomas and solitary metastases: differentiation by using perfusion and proton spectroscopic MR imaging. *Radiology* 2002; **222**: 715-721.

88. Morales H, Kwock L, Castillo M. Magnetic resonance imaging and spectroscopy of pilomyxoid astrocytomas: case reports and comparison with pilocytic astrocytomas. *J Comput Assist Tomogr* 2007; **31**: 682-687.

89. Cirak B, Horska A, Barker PB et al. Proton magnetic resonance spectroscopic imaging in pediatric pilomyxoid astrocytoma. *Childs Nerv Syst* 2005; **21**: 404-409.

90. Toyooka M, Kimura H, Uematsu H et al. Tissue characterization of glioma by proton magnetic resonance spectroscopy and perfusionweighted magnetic resonance imaging: glioma grading and histological correlation. *Clin Imaging* 2008; **32**: 251-258.

91. Galanaud D, Nicoli F, Chinot O et al. Noninvasive diagnostic assessment of brain tumors using combined in vivo MR imaging and spectroscopy. *Magn Reson Med* 2006; **55**: 1236-1245.

92. Barbarella G, Ricci R, Pirini G et al. In vivo single voxel ^{1}H MRS of glial brain tumors: correlation with tissue histology and in vitro MRS. *Int J Oncol* 1998; **12**: 461-468.

93. Guillevin R, Menuel C, Duffau H et al. Proton magnetic resonance spectroscopy predicts proliferative activity in diffuse low-grade gliomas. *J Neurooncol* 2008; **87**: 181–187.

94. McKnight TR, Lamborn KR, Love TD et al. Correlation of magnetic resonance spectroscopic and growth characteristics within Grades II and III gliomas. *J Neurosurg* 2007; **106**: 660–666.

95. Shimizu H, Kumabe T, Shirane R, Yoshimoto T. Correlation between choline level measured by proton MR spectroscopy and Ki-67 labeling index in gliomas. *AJNR Am J Neuroradiol* 2000; **21**: 659–665.

96. Matsumura A, Isobe T, Anno I, Takano S, Kawamura H. Correlation between choline and MIB-1 index in human gliomas. A quantitative in proton MR spectroscopy study. *J Clin Neurosci* 2005; **12**: 416–420.

97. Nafe R, Herminghaus S, Raab P et al. Preoperative proton-MR spectroscopy of gliomas: correlation with quantitative nuclear morphology in surgical specimen. *J Neurooncol* 2003; **63**: 233–245.

98. Croteau D, Scarpace L, Hearshen D et al. Correlation between magnetic resonance spectroscopy imaging and image-guided biopsies: semiquantitative and qualitative histopathological analyses of patients with untreated glioma. *Neurosurgery* 2001; **49**: 823–829.

99. Gupta RK, Cloughesy TF, Sinha U et al. Relationships between choline magnetic resonance spectroscopy, apparent diffusion coefficient and quantitative histopathology in human glioma. *J Neurooncol* 2000; **50**: 215–226.

100. Lupo JM, Cha S, Chang SM, Nelson SJ. Analysis of metabolic indices in regions of abnormal perfusion in patients with high-grade glioma. *AJNR Am J Neuroradiol* 2007; **28**: 1455–1461.

101. Stadlbauer A, Gruber S, Nimsky C et al. Preoperative grading of gliomas by using metabolite quantification with highspatial-resolution proton MR spectroscopic imaging. *Radiology* 2006; **238**: 958–969.

102. Dowling C, Bollen AW, Noworolski SM et al. Preoperative proton MR spectroscopic imaging of brain tumors: correlation with histopathologic analysis of resection specimens. *AJNR Am J Neuroradiol* 2001; **22**: 604–612; comment 597–598.

103. Ganslandt O, Stadlbauer A, Fahlbusch R et al. Proton magnetic resonance spectroscopic imaging integrated into imageguided surgery: correlation to standard magnetic resonance imaging and tumor cell density. *Neurosurgery* 2005; **56**(Suppl 2): 291–298; discussion 298.

104. Di Costanzo A, Scarabino T, Trojsi F et al. Multiparametric 3 T MR approach to the assessment of cerebral gliomas: tumor extent and malignancy. *Neuroradiology* 2006; **48**: 622–631.

105. McGirt MJ, Chaichana KL, Attenello FJ et al. Extent of surgical resection is independently associated with survival in patients with hemispheric infiltrating low-grade gliomas. *Neurosurgery* 2008; **63**: 700–707; author reply 707–708.

106. McKnight TR, von dem Bussche MH, Vigneron DB et al. Histopathological validation of a threedimensional magnetic resonance spectroscopy index as a predictor of tumor presence. *J Neurosurg* 2002; **97**: 794–802.

107. Chan AA, Lau A, Pirzkall A et al. Proton magnetic resonance spectroscopy imaging in the evaluation of patients undergoing gamma knife surgery for grade IV glioma. *J Neurosurg* 2004; **101**: 467–475.

108. Pirzkall A, Li X, Oh J et al. 3D MRSI for resected highgrade gliomas before RT: tumor extent according to metabolic activity in relation to MRI. *Int J Radiat Oncol Biol Phys* 2004; **59**: 126–137.

109. Park I, Tamai G, Lee MC et al. Patterns of recurrence analysis in newly diagnosed glioblastoma multiforme after three-dimensional conformal radiation therapy with respect to preradiation therapy magnetic resonance spectroscopic findings. *Int J Radiat Oncol Biol Phys* 2007; **69**: 381–389.

110. Grosu AL, Weber WA, Franz M et al. Reirradiation of recurrent high-grade gliomas using amino acid PET (SPECT)/CT/MRI image fusion to determine gross tumor volume for stereotactic fractionated radiotherapy. *Int J Radiat Oncol Biol Phys* 2005; **63**: 511–519.

111. Payne GS, Leach MO Applications of magnetic resonance spectroscopy in radiotherapy treatment planning. *Br J Radiol* 2006; **79**(Spec Issue 1): S16–S26.

112. Heesters MA, Kamman RL, Mooyaart EL, Go KG. Localized proton spectroscopy of inoperable brain gliomas. Response to radiation therapy. *J Neurooncol* 1993; **17**: 27–35.

113. Wald LL, Nelson SJ, Day MR et al. Serial proton magnetic resonance spectroscopy imaging of glioblastoma multiforme after brachytherapy. *J Neurosurg* 1997; **87**: 525–534.

114. Graves EE, Nelson SJ, Vigneron DB et al. Serial proton MR spectroscopic imaging of recurrent malignant gliomas after gamma knife radiosurgery. *AJNR Am J Neuroradiol* 2001; **22**: 613–624.

115. Usenius T, Usenius JP, Tenhunen M et al. Radiation-induced changes in human brain metabolites as studied by ^{1}H nuclear magnetic resonance spectroscopy in vivo. *Int J Radiat Oncol Biol Phys* 1995; **33**: 719–724.

116. Matulewicz L, Sokol M, Michnik A, Wydmanski J. Long-term normalappearing brain tissue monitoring after irradiation using proton magnetic resonance spectroscopy in vivo: statistical analysis of a large group of patients. *Int J Radiat Oncol Biol Phys* 2006; **66**: 825–832.

117. Hollingworth W, Medina LS, Lenkinski RE et al. A systematic literature review of magnetic resonance spectroscopy for the characterization of brain tumors. *AJNR Am J Neuroradiol* 2006; **27**: 1404–1411.

118. Rabinov JD, Lee PL, Barker FG et al. In vivo 3-T MR spectroscopy in the distinction of recurrent glioma versus radiation effects: initial experience. *Radiology* 2002; **225**: 871–879.

119. Rock JP, Scarpace L, Hearshen D et al. Associations among magnetic resonance spectroscopy, apparent diffusion coefficients, and image-guided histopathology with special

attention to radiation necrosis. *Neurosurgery* 2004; **54**: 1111–1117; discussion 1117–1119.

120. Zeng QS, Li CF, Zhang K *et al.* Multivoxel 3D proton MR spectroscopy in the distinction of recurrent glioma from radiation injury. *J Neurooncol* 2007; **84**: 63–69.

121. Brandsma D, Stalpers L, Taal P, Sminia W, van den Bent MJ. Clinical features, mechanisms, and management of pseudoprogression in malignant gliomas. *Lancet* Oncol 2008; **9**: 453–461.

122. Balmaceda C, Critchell D, Mao X *et al.* Multisection ^{1}H magnetic resonance spectroscopic imaging assessment of glioma response to chemotherapy. *J Neurooncol* 2006; **76**: 185–191.

123. Sankar T, Caramanos Z, Assina R *et al.* Prospective serial proton MR spectroscopic assessment of response to tamoxifen for recurrent malignant glioma. *J Neurooncol* 2008; **90**: 63–76.

124. Murphy PS, Viviers L, Abson C *et al.* Monitoring temozolomide treatment of low-grade glioma with proton magnetic resonance spectroscopy. *Br J Cancer* 2004; **90**: 781–786.

125. Naressi A, Couturier C, Castang de Beer I, Graveron-Demilly RD. Java-based graphical user interface for MRUI, a software package for quantitation of in vivo/medical magnetic resonance spectroscopy signals. *Comput Biol Med* 2001; **31**: 269–286.

Estudo de caso 22.1
Heterogeneidade metabólica do glioma

A. Bizzi ▪ U. Danesie ▪ B. Pollo
Instituto Nazionale Neurologico Carlo Besta, Milão, Itália

Histórico
Um homem de 57 anos de idade com episódio único de perda de consciência. O exame neurológico foi normal.

Técnica
Imagem por MRI convencional e imagens por MRSI (PRESS: TR/TE = 1.500/136 ms; 32 × 32).

Achados de imagem
Na apresentação, a imagem por MRI ponderada em T_2 mostrou uma pequena lesão hiperintensa, com captação anelar após injeção de gadolínio (Gd) na região têmporo-occipital esquerda (Fig. 22.C1.1A). Vinte dias mais tarde, uma segunda MRI mostrou uma massa com crescimento rápido e captação anelar com edema vasogênico no tecido ao redor (Fig. 22.C1.B1). A MRSI pré-operatória (Fig. 22.C1.2) mostrou massa metabólica heterogênea com sinal de Cho marcadamente alto na margem posterolateral do tumor, sinal brando de Cho nas margens anterior e medial e Cho baixa no núcleo da massa, onde os sinais de lipídeo mobilizado alto também estavam presentes. No tecido em torno com T_2 hiperintensa, a Cho não estava elevada. O N-acetilaspartato estava muito baixo na massa e levemente diminuído nas áreas de edema. O sinal Cr estava muito baixo dentro da massa.

Estudos neuropatológicos
As amostras cirúrgicas foram correlacionadas com os dados da imagem por MR de forma intraoperatória utilizando um aparelho de neuronavegação. Os *voxels* com lipídeos altos no centro da massa correlacionados com áreas de baixa densidade celular e ampla necrose pseudopaliçada (N na Figura 22.C1.3A) sobre a coloração hematoxilina e eosina (HE). As áreas com sinal fortemente alto de Cho se correlacionaram com as áreas de tumor com alta densidade celular e alta proliferação vascular (VP na Figura 22.C1.3B) nas colorações HE. Foi feito, então, um diagnóstico de GBM.

Pontos principais
- O sinal alto de Cho correspondeu à alta densidade de células tumorais.
- A Cho baixa e elevação de lipídeos foram encontradas no núcleo da massa, com histopatologia confirmando necrose.
- As áreas que consistiam predominantemente em edema vasogênico mostraram Cho normal e NAA ligeiramente diminuído.
- Cho foi mais alta no segmento posterolateral da borda da captação anelar sugerindo que a mesma possa ser a parte do tumor com crescimento mais rápido.

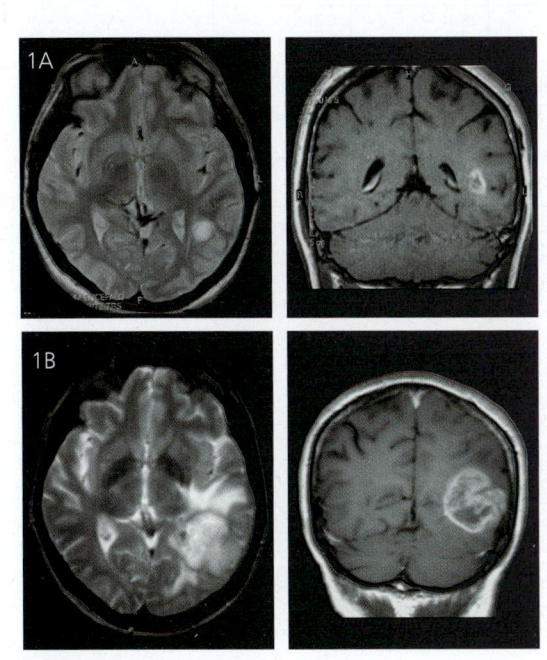

Fig. 22.C1.1

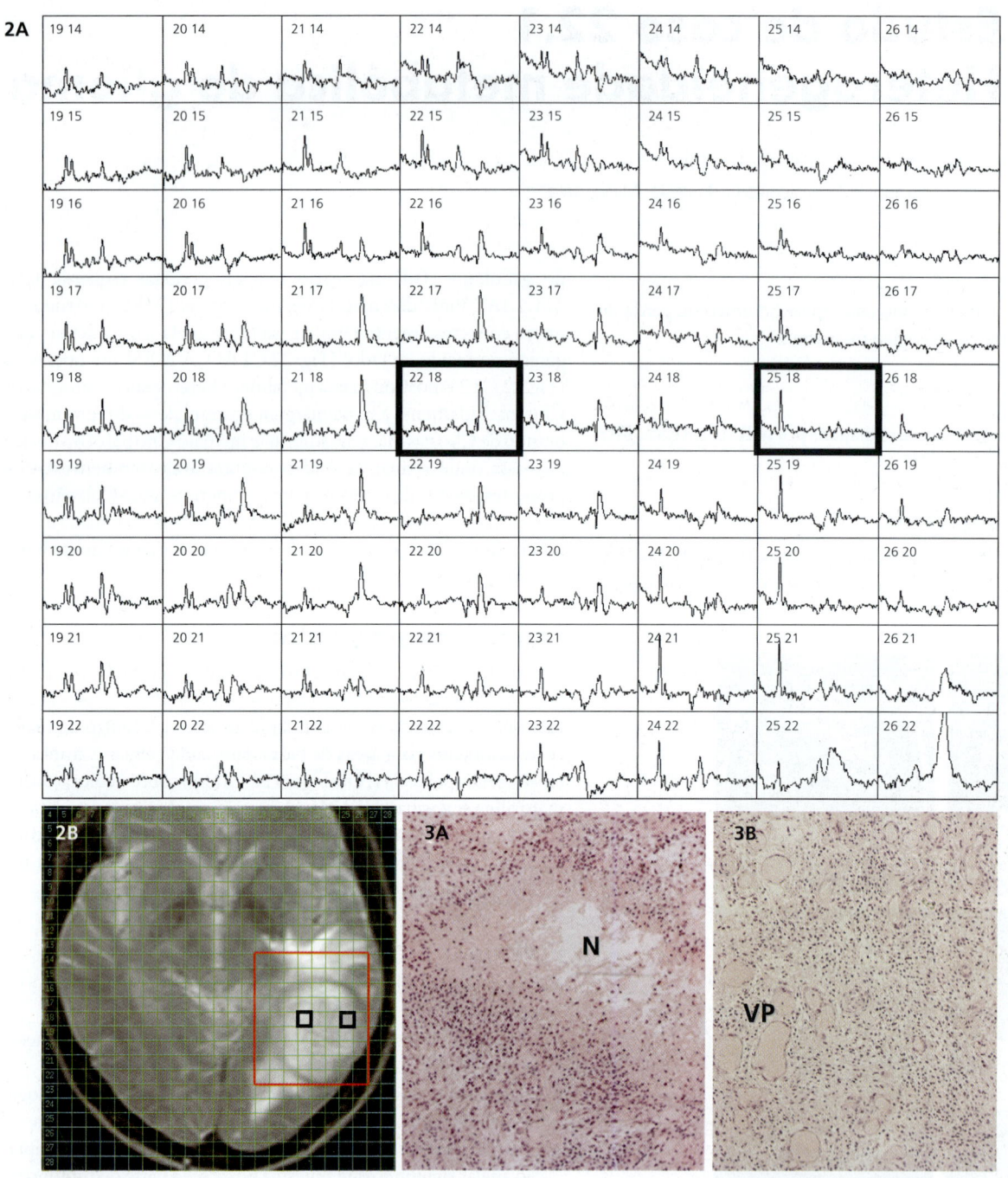

Fig. 22.C1.2

Fig. 22.C1.3

Referências

1. Fulham MJ, Bizzi A, Dietz MJ et al. Mapping of brain tumor metabolites with proton MR spectroscopic imaging: clinical relevance. *Radiology* 1992; **185**: 675-686.

2. Law M, Yang S, Wang H et al. Glioma grading: sensitivity, specificity and predictive values of perfusion MR imaging and proton MR spectroscopic imaging compared with conventional MR imaging. *AJNR Am J Neuroradiol* 2003; **24**: 1989-1998.

3. Li X, Lu Y, Pirzkall A, McKnight T, Nelson SJ Analysis of the spatial characteristics of metabolic abnormalities in newly diagnosed glioma patients. *J Magn Reson Imaging* 2002; **16**: 229-237.

Estudo de caso 22.2
Esclerose múltipla tumefativa

P. B. Barker ▪ M. Pomper
Johns Hopkins University School of Medicine, Baltimore, EUA

Histórico
Um homem de 41 anos de idade apresentou uma convulsão focal.

Técnica
Imagem por MRI convencional e imagem por MRSI *multislice* (TE = 280 ms).

Achados de imagem
A imagem com FLAIR demonstrou uma lesão hiperintensa no lobo direito frontal. Na imagem por MRSI, a lesão mostrou Cho elevada, baixo NAA e Lac aumentado comparado ao hemisfério contralateral.

Discussão
A desmielinização fulminante e ativa mostra padrões de espectros similares aos gliomas – Cho alta, NAA baixo e frequentemente a presença de Lac.[1] Entretanto é difícil distinguir o tumor da desmielinização utilizando somente a imagem por MRS para lesão. Porém, a imagem por MRSI pode algumas vezes mostrar anormalidades metabólicas difusas ou remotas (vetor vermelho) na esclerose múltipla que são observadas geralmente nos tumores cerebrais primários não tratados. Da mesma forma, a medida de CBV pela MR por perfusão pode ser útil (vide também o Estudo de caso 24.1).[2]

Pontos principais
- Os espectros de lesões ativamente desmielinizantes podem ser difíceis de distinguir das lesões dos gliomas.
- A MR por perfusão pode ser útil.

Referências
1. Bitsch A, Bruhn H, Vougioukas V *et al.* Inflammatory CNS demyelination: histopathologic correlation with in vivo quantitative proton MR spectroscopy. *AJNR Am J Neuroradiol* 1999; **20**: 1619–1627.
2. Cha S, Pierce S, Knopp EA *et al.* Dynamic contrastenhanced-weighted MR imaging of tumefactive demyelinating lesions. *AJNR Am J Neuroradiol* 2001; **22**: 1109–1116.

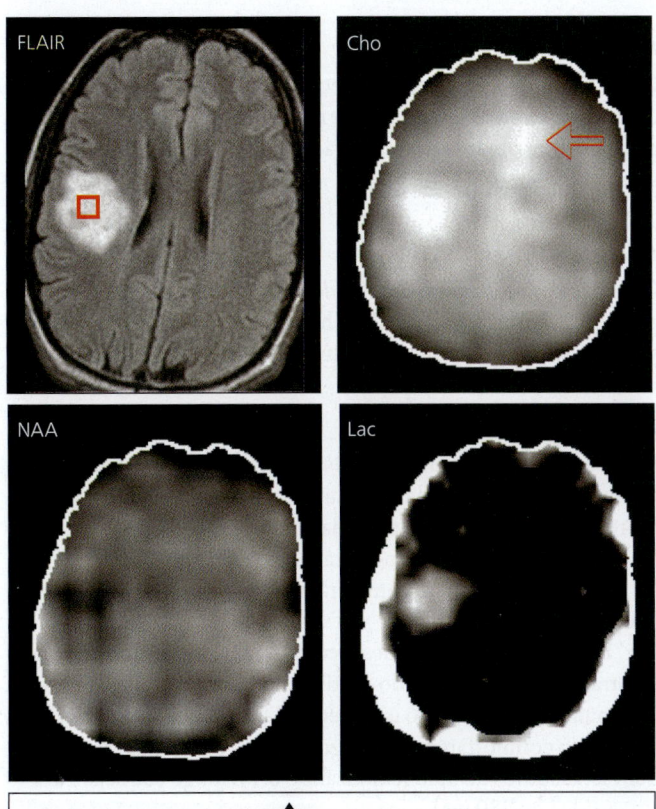

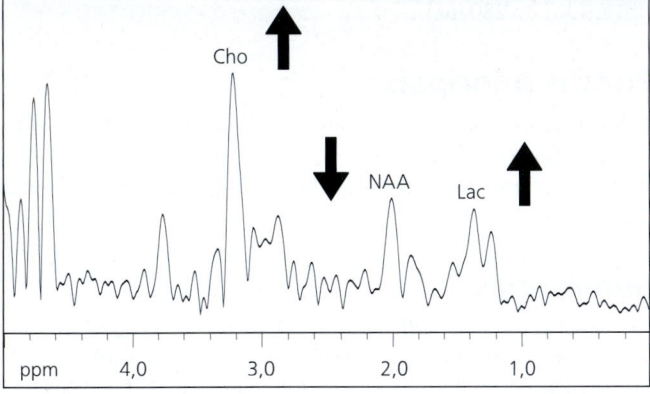

Fig. 22.C2.1

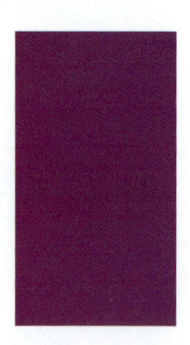

Estudo de caso 22.3
Meningioma por MRS

A. D. Waldman ▪ D. Saunders
Imperial College e Great Ormond Street Hospital, Londres, Reino Unido

Histórico
Uma mulher de 43 anos de idade com déficit neurológico focal progressivo.

Técnica
MRS de *voxel* único com TE curto (35 ms) do tumor no hemisfério direito e MRI convencional.

Achados de imagem
Havia um amplo sinal heterogêneo do tumor no hemisfério direito, com edema circundante e efeito de massa acentuado. O realce patológico podia ser observado após o gadolínio-dimeglumina gadopentetato.

Achados da MRS
Os espectros mostraram um *Ala doublet* (duplo pico) em 1,4 ppm, assim como uma elevação de Cho e a presença de Lac (*doublet* sobreposto em 1,3 ppm), mas sem NAA.

Discussão
A alanina se expressa em tumores de origem meníngea e pode ser um metabólito discriminante aqui comparado a outros tipos de tumores. A alanina tem sido relatada em 30-40% dos meningiomas.

O tecido de origem não neural não contém NAA. A Cho elevada está em consonância com o rápido *turnover* da membrana da neoplasia.

Embora não presente neste caso, alguns meningiomas podem mostrar uma ressonância do metileno proeminente (ou seja, uma ressonância ampla de pico único em 1,3 ppm), que também está associada ao comportamento maligno. Tanto o Lac quanto a Ala podem ser distintos do lipídeo utilizando o TE longo (ou seja, TE 140 [invertido] ou 280 ms).

Pontos principais
- A alanina é característica de tumores meningeais, mas nem sempre presentes.
- O lipídeo em movimento e a Cho alta estão associados a lesões agressivas.

Referências
1. Florian CL, Preece NE, Bhakoo KK, Williams SR, Noble M. Characteristic metabolic profiles revealed by ^{1}H NMR spectroscopy for three types of human brain and nervous system tumours. *NMR Biomed* 1995; **8**: 253–264.
2. Shino A, Nakasu S, Matsuda M et al. Noninvasive evaluation of the malignant potential of intracranial meningiomas performed using proton magnetic resonance spectroscopy. *J Neurosurg* 1999; **91**: 928–934.

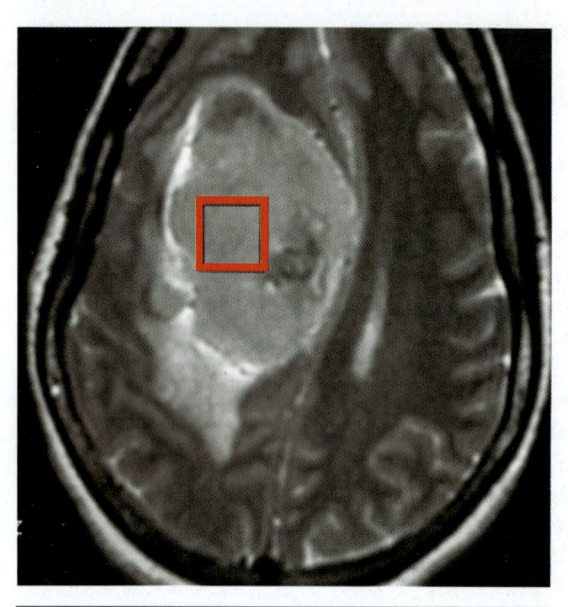

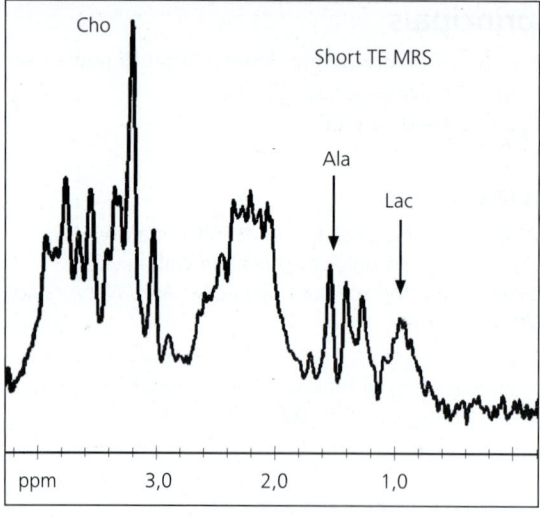

Fig. 22.C3.1

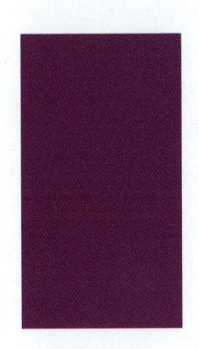

Estudo de caso 22.4
Astrocitoma recorrente

D. Hearshen ▪ S. Patel ▪ T. Mikkelsen
Henry Ford Health System, Detroit, EUA

Histórico
Um homem de 22 anos de idade tem um astrocitoma previamente tratado com cirurgia, quimioterapia e radiação.

Técnica
Imagem por MRSI *multislice* em 3 T (TR/TE = 2.250/140 ms) e imagem por MRI, registrados com biopsia dirigida por imagem.

Achados de imagem
A imagem com pós-contraste de gadolínio demonstrou realce no lobo parietal esquerdo. O efeito do edema e da massa estava aumentado comparado ao estudo anterior. A Cho estava elevada coincidentemente lateral e medialmente à região de captação (A). A lesão por déficit de NAA estava bastante difundida (B), enquanto o Lac (C) estava somente elevado no núcleo necrótico.

Discussão
A imagem convencional foi coerente com astrocitoma recorrente, confirmado pela biopsia. A imagem por MRSI mostrou tumor infiltrativo (2), sólido (3) e precocemente necrótico (4), tudo com Cho alta (Cr normal > 1,7[1]), porém NAA e Lac diferentes. A presença de um sinal de Lac pequeno sem lipídeo pode ser um indicador precoce de transformação de tumor de alto grau.

Pontos principais
- Cho alta, NAA muito baixo e sem lipídeo são característicos de tumor sólido
- As características de espectros heterogêneos refletem a morfologia/função do tumor.

Referência
1. Croteau D, Scarpace L, Hearshen D *et al.* Correlation between MRSI and image-guided biopsies: semiquantitative and qualitative histopathologic analyses of patients with untreated glioma. *Neurosurgery* 2001; **49**: 823–829.

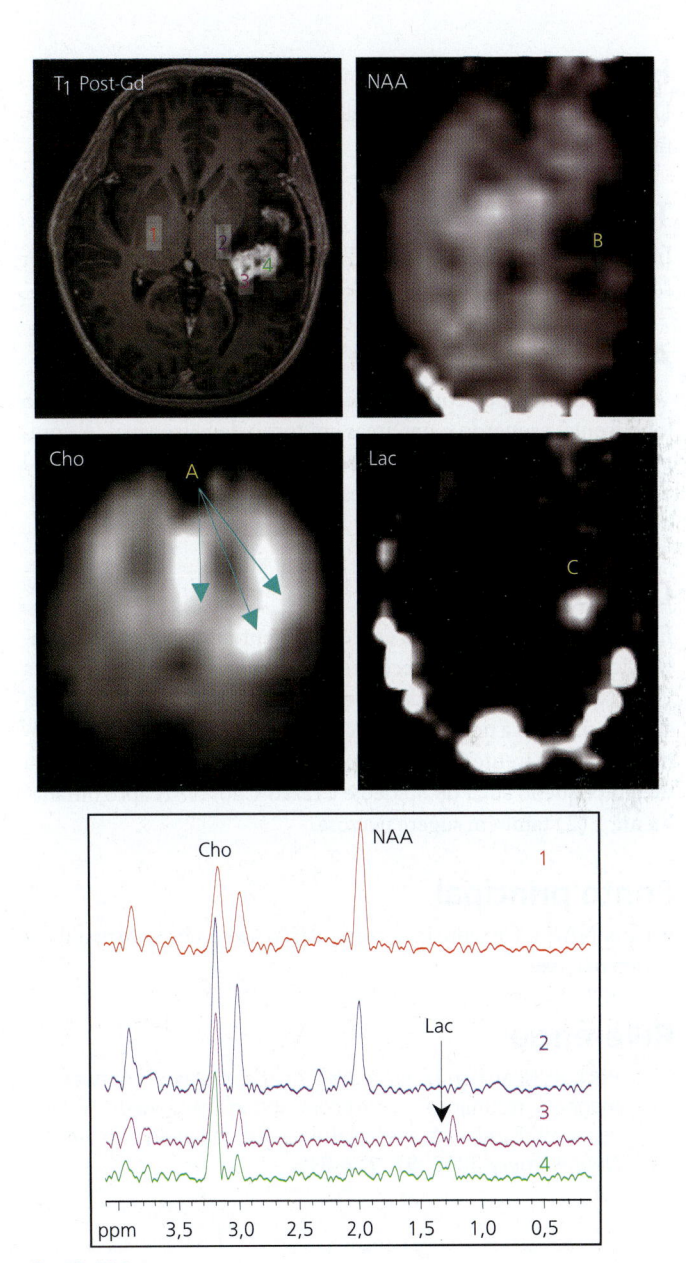

Fig. 22.C4.1

Estudo de caso 22.5
Radionecrose

D. Hearshen ▪ S. Patel ▪ T. Mikkelsen
Henry Ford Health System, Detroit, EUA

Histórico
Um homem de 51 anos de idade apresentou GBM tratado anteriormente com radiação.

Técnica
Imagem por MRSI em 3T (TR/TE = 2.250/140 ms) e imagem por MRI, registrados com imagem de biopsia dirigida.

Achados de imagem
A imagem com pós-contraste de gadolínio demonstrou realce no lobo frontal esquerdo e nas áreas em torno de baixo sinal. A compressão do ventrículo lateral foi observada. Colina (A) e NAA (B) estavam reduzidos ao longo da lesão. Uma pequena porção de lipídeo foi detectada (3).

Discussão
Embora o ventrículo lateral estivesse comprimido, a imagem convencional sugeriu tumor recorrente, a imagem por MRSI mostra Cho, NAA e Cr (2,3) reduzidos relativos à aparência normal da substância branca no hemisfério contralateral (1), sugerindo radionecrose[1] coerente com todos os achados da biopsia. A presença de um pequeno sinal de lipídeo e a razão Cho/NAA aproximadamente 1 (2) também sugere necrose.

Ponto principal
▪ Cho, NAA e Cr reduzidos com relação ao cérebro normal indicam necrose.

Referência
1. Rock JP, Hearshen D, Scarpace L *et al.* Correlations between magnetic resonance spectroscopy and image-guided histopathology, with special attention to radiation necrosis. *Neurosurgery* 2002; **51**: 912–919.

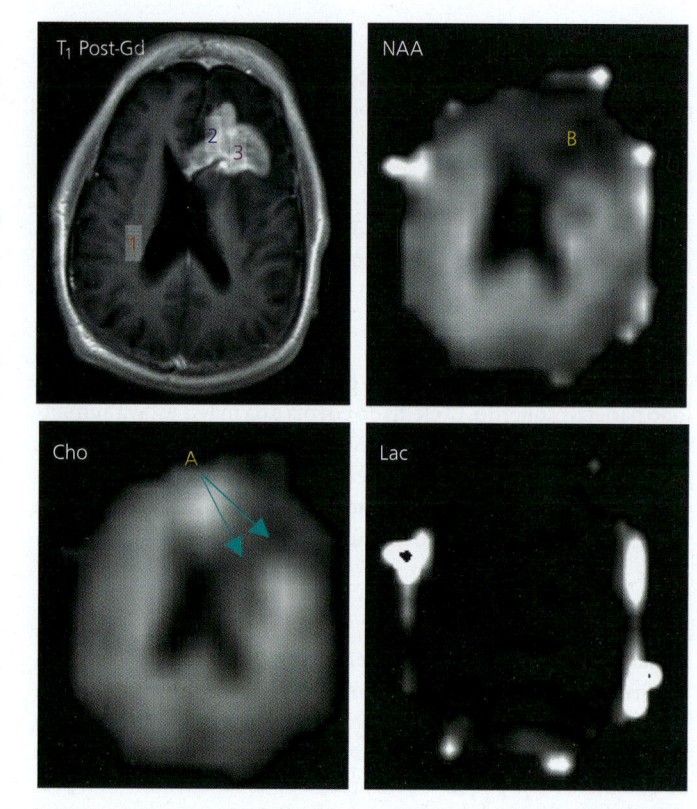

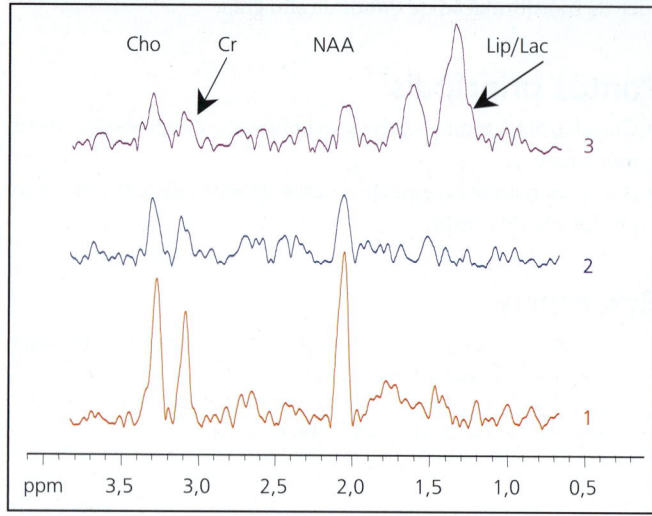

Fig. 22.C5.1

Estudo de caso 22.6
Ganglioglioma anaplásico

M. McLean ■ J. Griffiths
Cancer Research UK, Cambridge, Reino Unido

Histórico
Esta paciente de 61 anos de idade apresentou dois episódios de tremor rítmico na parte superior do corpo após dor de cabeça. A imagem estrutural revelou diversas lesões que estavam hiperintensas na imagem ponderada por T_2 (A) e mostrou padrões de realce complexos nas imagens pós-contraste ponderadas por T_1(B). O diagnóstico radiológico incluiu metástase, glioma multifocal ou abscesso.

Técnica
Um espectro PRESS em TE longo (TE/TR = 136/2 ms) foi adquirido a partir de um sinal *voxel* posicionado dentro da lesão visível nas imagens ponderadas por T_2 e analisado utilizando um protótipo *Decision Support System* desenvolvido pelo INTERPRET.[1]

Achados de imagem
O espectro (C) mostra picos designados para Cho, Cr, NAA e Lac. À direita, este espectro (linha grossa negra) está sobreposto com dados do banco de dados do INTERPRET.[1] Em cada ponto no espectro, uma barra cinza é plotada e representa a média ± 1 SD dos dados de cada grupo de paciente: (D) metástase cerebral; (E) astrocitoma de grau III; (F) abscesso cerebral; (G) neoplasias intrínsecas raras.

Discussão
O D sobreposto mostra que a equivalência com a metástase é fraca porque mesmo em TE longo estes espectros são quase invariavelmente dominados pelo pico intenso de lipídeo em aproximadamente 1,3 ppm. Um padrão bastante similar é observado no glioblastoma de grau IV.[2] A equivalência com o astrocitoma de grau III (E sobreposto) também é fraca, uma vez que se espera que o pico de Cho seja mais alto do que o observado. Os abscessos cerebrais (F sobreposto) geralmente têm picos a partir do acetato e/ou succinato, não observado em outras lesões cerebrais. A equivalência é mais coerente com o grupo classificado como "neoplasias intrínsecas raras" no banco de dados (G sobreposto). O diagnóstico sobre histopatologia foi ganglioglioma anaplásico de grau III, um tipo de tumor que foi muito pouco representado no banco de dados para serem diagnosticados com confiança. A sobrevida da paciente foi de 9 meses.

Pontos principais
- Embora a MRS somente não seja capaz de fornecer um diagnóstico tão preciso quanto a histopatologia, é frequentemente capaz de excluir uma ou mais possibilidades
- A MRS pode ser capaz de aumentar a confiança de diagnóstico radiológico de modo que a biopsia é desnecessária (p. ex., em pacientes nos quais não há mais tratamento disponível ou aconselhável).

Referências
1. Tate AR, Underwood J, Acosta DM *et al.* Development of a decision support system for diagnosis and grading of brain tumours using in vivo magnetic resonance single voxel spectra. *NMR in Biomed* 2006; **19**: 411–434.
2. Howe FA, Barton SJ, Cudlip SA *et al.* Metabolic profiles of human brain tumors using quantitative in vivo ^{1}H magnetic resonance spectroscopy. *Magn Reson Med* 2003; **49**: 223–232.

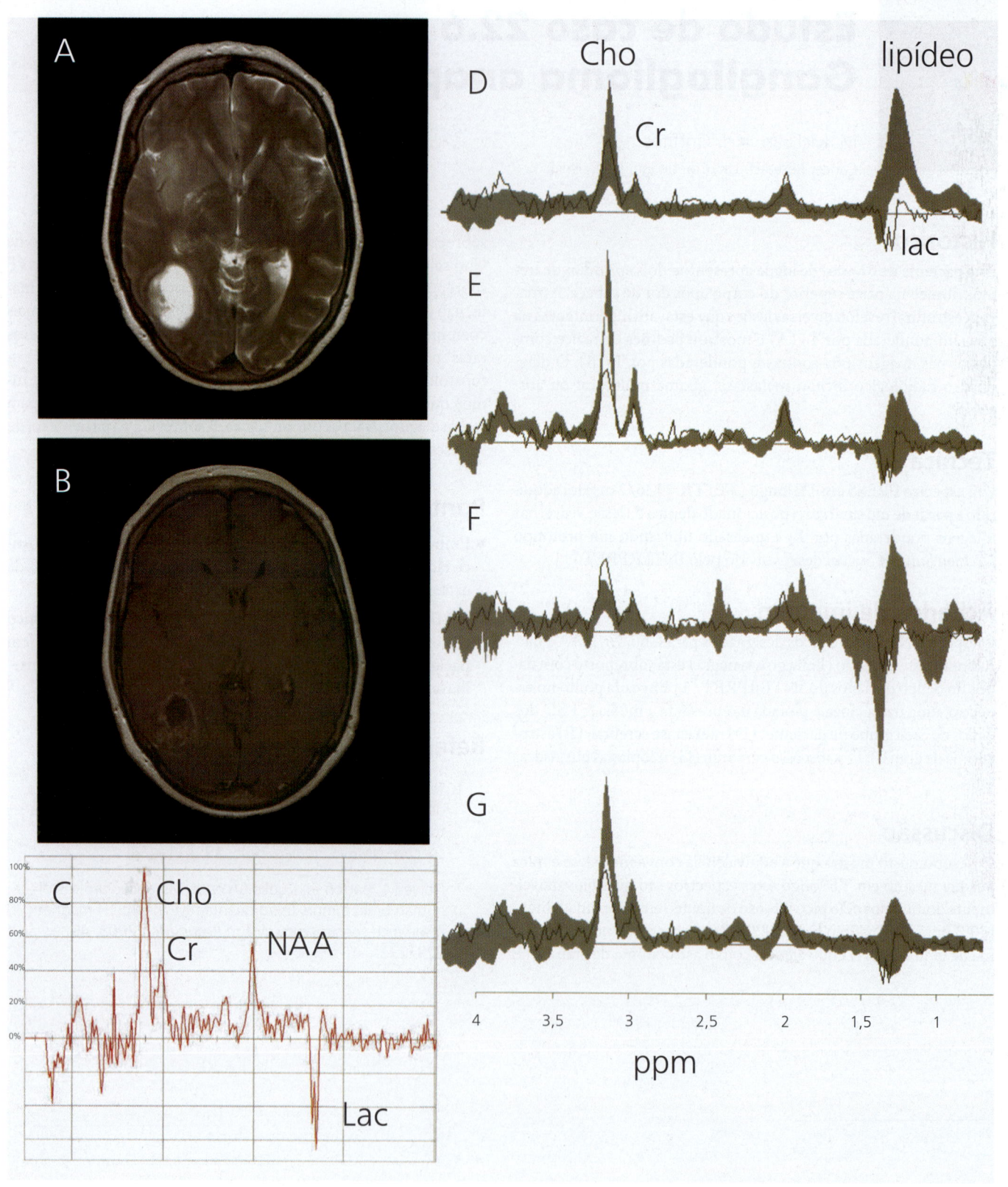

Fig. 22.C6.1

Capítulo 23
MR por difusão na neoplasia em adultos

Brian D. Ross ▪ Craig J. Galbán ▪ Alnawaz Rehemtulla ▪ Thomas L. Chenevert

Introdução

A imagem ponderada em difusão (DWI) por MRI está cada vez mais sendo incorporada ao padrão da avaliação clínica de tumores cerebrais. Direcionada por resultados irrefutáveis de modelos animais experimentais, um número cada vez maior de grupos de pesquisa clínica tem iniciado a avaliação do potencial da DWI para melhorar o manejo clínico dos tumores cerebrais. Os princípios da DWI são colocados no Capítulo 4. Este capítulo contém uma visão geral dos desenvolvimentos atuais na DWI aplicada a neuro-oncologia em adultos. Exemplos específicos foram retirados da literatura para demonstrar como a DWI pode fornecer informação única e valiosa com relação ao diagnóstico, planejamento do tratamento e monitoramento terapêutico da neoplasia cerebral (Tabela 23.1).

O valor clínico atual da imagem por MRI convencional reside na sua habilidade de demonstrar a morfologia macroscópica do tumor e alterações evolutivas de forma não invasiva. A imagem por MRI convencional explora uma variedade de propriedades teciduais que permitem ao neuro-oncologista/neurorradiologista avaliarem a extensão do volume tumoral macroscópico nos contrastes resultantes, como sequências ponderadas em T_2 (Fig. 23.1), ponderadas em T_1 com gadolínio (Gd) e imagens ponderadas por difusão (Fig. 23.1). A avaliação radiológica típica é de certa forma interpretativa e fundamentada na extensão espacial e na localização do contraste tecidual anormal. Os valores do contraste real da imagem são raramente quantificados, uma vez que sejam geralmente de escala arbitrária e não tenham uma simples relação com as propriedades teciduais microscópicas. Há um forte significado clínico para as técnicas de MR que fornecem informação adicional funcional, estrutural ou molecular quantitativa ou semiquantitativa relacionadas com a biologia e a fisiologia do tumor. Tais informações podem ser derivadas dos sinais da MR que refletem a dinâmica da perfusão, os níveis de oxigenação, bioquímica/metabolismo, celularidade e níveis de expressão gênica.

O foco deste capítulo é a aplicação da DWI para fornecer a informação relacionada com o meio celular microscópico nos tumores sólidos a partir do coeficiente de difusão aparente (ADC) regional da água do tecido (Fig. 23.1). Como discutido anteriormente, a imagem por ADC como adquirida pela DWI é uma representação quantitativa da mobilidade hídrica molecular dentro dos tecidos que estão sendo rastreados. De suma importância para a sua aplicação na oncologia é que os estudos que têm mostrado que o ADC é, em certas circunstâncias, inversamente relacionado com a celularidade tecidual, o que impede o movimento translacional da água (Fig. 23.2). Por esta razão, tem havido um crescente interesse na utilização do ADC em conjunto com outras técnicas radiológicas para o diagnóstico do tumor, planejamento do tratamento e avaliação quantitativa da resposta terapêutica. Desde que a informação espacial seja retida, a heterogeneidade regional na celularidade do tumor está disponível. A utilização da difusão da água para avaliar a celularidade do tecido é razoável, uma vez que este parâmetro seja fortemente afetado pela permeabilidade da membrana entre os compartimentos intra e extracelular, pelo transporte e pelo fluxo ativos e pela direcionalidade das estruturas teciduais e celulares que impedem a mobilidade hídrica. Consequentemente, a DWI pode ser aplicada para uma variedade de propósitos, incluindo a distinção direta das regiões sólidas das císticas (Fig. 23.3), assim como a detecção da resposta ao tratamento manifestada como uma alteração na celularidade do tumor.

Os aspectos técnicos das sequências da DWI são discutidos no Capítulo 4. Vale notar que as sequências de difusão incorporam um par adicional de gradientes de pulsos do campo magnético a fim de prestar uma intensidade de sinal de MR que seja dependente da mobilidade da fonte do sinal, ou seja, as moléculas de água.[1] De forma conceitual, o primeiro destes dois gradientes de pulsos transmite uma mudança de fase para o sinal da MR proporcional à localização inicial das moléculas de água. O segundo gradiente de pulso irá desenrolar totalmente esta mudança de fase ("refasear") caso as moléculas de água permaneçam na sua localização original. Qualquer movimento molecular entre o primeiro e o segundo pulso, porém, conduz a um refaseamento incompleto (saída de fase ou *dephasing*). A difusão das moléculas de água pelo movimento *browniano* produz uma saída de fase em rede, ou perda de sinal. A quantidade de perda de sinal é um reflexo da mobilidade hídrica: ou seja, quanto maior a perda de sinal, maior a mobilidade hídrica e assim maior o coeficiente de difusão. As aplicações clínicas de rotina estão menos interessadas na física da mobilidade da água do que na sua interpretação com relação à estrutura tecidual. Caso o intervalo de tempo entre os pulsos gradientes seja suficiente para permitir que as moléculas de água migrem distâncias comparáveis ao tamanho das células e ao espaço entre elas, então a mobilidade aparente ou o ADC será reduzido pelos impedimentos das membranas celulares e pela sinuosidade do espaço extracelular. Além disso, a direcionalidade das estruturas celulares pode ser sondada controlando a direção dos pulsos de difusão aplicados.[2] Em tecidos altamente direcionais como os feixes de fibras da substância branca (WM), a mobilidade da água é aproximadamente 3 vezes maior quando medida paralelamente ao eixo da fibra do que quando calculada de forma perpendicular a estas fibras. O estudo da direcionalidade da difusão ou "anisotropia" é uma área significativa de investigação.[2-6] Para muitas aplicações na oncologia, porém, deve-se buscar simplesmente quantificar a mobilidade e evitar as complexidades relacionadas com a orientação do tecido, relativas ao sistema estudado. Para este fim, os cálculos do ADC são feitos de forma independente direcionalmente, calculando a média de três medidas de ADC, utilizando três gradientes de difusão ortogonais.[3]

Densidade celular

A MRI com imagem ponderada em difusão provou ser uma técnica sensível para identificar as regiões de dano isquêmico ao tecido em modelos animais de doença e em pacientes humanos.[6-8] As simulações teóricas de Monte Carlo sugerem que as alterações na difusão da água do tecido após o dano tecidual são predominantemente atribuíveis nas alterações no volume e a sinuosidade do espaço extracelular.[9-11] Estas propriedades do espaço extracelular são principalmente uma função de densidade celular, e estudos recentes mostraram que a difusão hídrica do tumor está associada à celularidade do tumor (Fig. 23.2).[12-15] Além disso, a gradação da difusão crescente a partir das lesões celulares/sólidas como um tumor neuroectodermal primitivo para o tecido de cérebro normal, ao cérebro edematoso e para gliomas humanos viáveis e necróticos é ilustrada na Figura 23.3 e foi observada por outros.[3,14,16-20]

A MRI com imagem ponderada em difusão oferece um método de quantificação que pode ser usado em conjunto com outras técnicas de MR para distinguir os tumores de outras lesões para as quais o tratamento pode ser bem diferente (Fig. 23.4). Mais ainda, sugere também que a evolução temporal de um tumor viável para uma necrose tumoral induzida por tratamento deveria estar documentada por um ADC crescente. A comparação dos valores do ADC de tumores individuais com as seções histológicas derivadas de biopsia fornece importante validação desta abordagem para a avaliação não invasiva da celularidade tumoral (Fig. 23.2). Por exemplo, considere os dois seguintes extremos. Uma cordoma foi encontrada contendo uma variedade de células neoplásicas (de células tipo fibrossarcoma fusiformes a elementos tipo epiteliais) arrumadas em agregados flutuantes dentro de muco. Este é um tumor especificamente do tipo fluido, que foi considerado ter um alto valor de ADC de $2,3 \times 10^{-3}$ mm^2/s (Fig. 23.2A). Em contraste, um tumor neuroectodermal primitivo após biopsia continha uma altíssima densidade celular neoplásica, que, quando avaliada pelo uso da DWI, observou-se um valor ADC relativamente baixo de $0,6 \times 10^{-3}$ mm^2/s (Fig. 23.2B). Os dados quantitativos de Kono et al.[14] (Fig. 23.2C) suportam estes achados histológicos; observou-se uma relação inversa significativa entre o ADC e a celularidade tumoral tanto nos tumores astrócitos quanto em meningiomas. A análise dos histogramas dos valores do ADC em gliomas de baixo grau sugerem diferenças nas características da difusão dos astrocito-

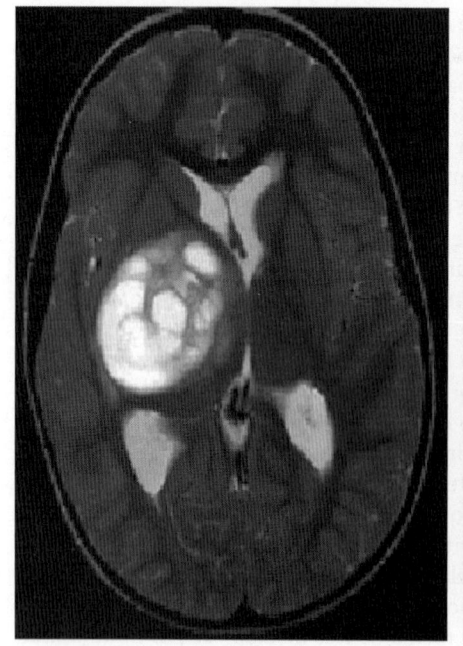

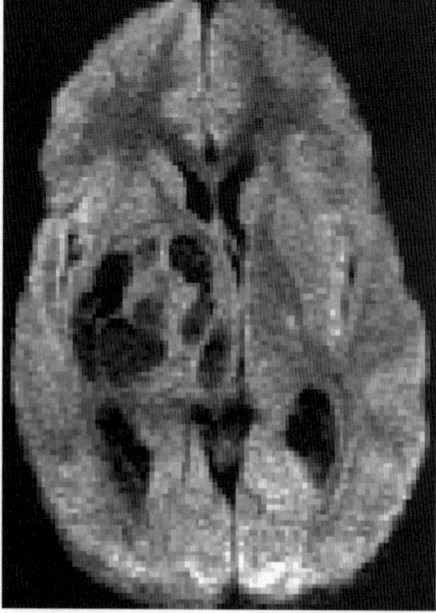

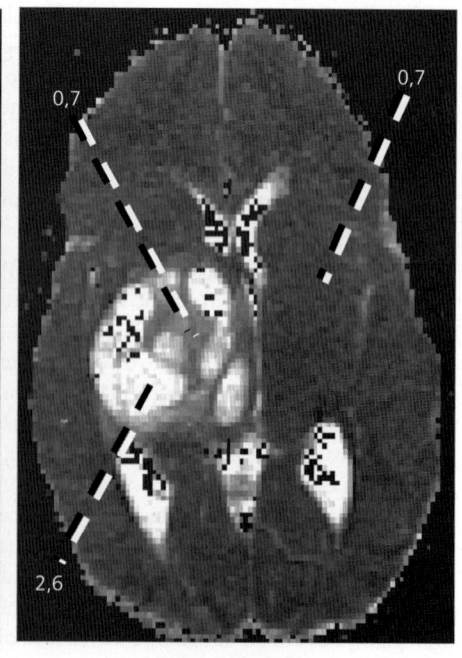

Tabela 23.1 Um resumo da imagem ponderada por difusão como aplicada ao manejo clínico de uma neoplasia cerebral em adulto

Diagnóstico	Planejamento do tratamento cirúrgico	Monitoramento da terapia
Método: Imagem por ADC	Método: imagem por tensor de difusão	Método: imagem por ADC
Avaliação não invasiva da celularidade e heterogeneidade tumoral	Localização da fibra de substância branca vital relativa ao tumor	Detecção precoce da eficácia terapêutica
Distinguir o tumor sólido dos cistos, abscessos e necrose por radiação	Determinar o deslocamento ou a infiltração dos feixes de fibras pelo tumor	Visualização e detecção da resposta heterogênea à terapia
Informação estereotática para biopsia melhorada dos tumores		Utilização do fDM como um biomarcador quantitativo da resposta

ADC, coeficiente de difusão aparente, fDM, mapa de difusão funcional.

Fig. 23.1 Comparação entre as sequencias adquiridas na ponderação T$_2$, Difusão, e imagens de ADC quantitativas, de um astrocitoma pilocítico.

Cordoma
ADC = 2,3 × 10⁻³ mm²/s

Tumor neuroectodérmico primitivo
ADC = 0,6 × 10⁻³ mm²/s

$y = -0{,}021x + 1{,}2749 \quad r = -0{,}77$

$y = -0{,}017x + 0{,}9687 \quad r = -0{,}673$

C   ADC (10⁻³ mm²/s)

● Glioblastoma
■ Astrocitoma de baixo grau

Celularidade tumoral (%)

D   ADC (10⁻³ mm²/s)

Celularidade tumoral (%)

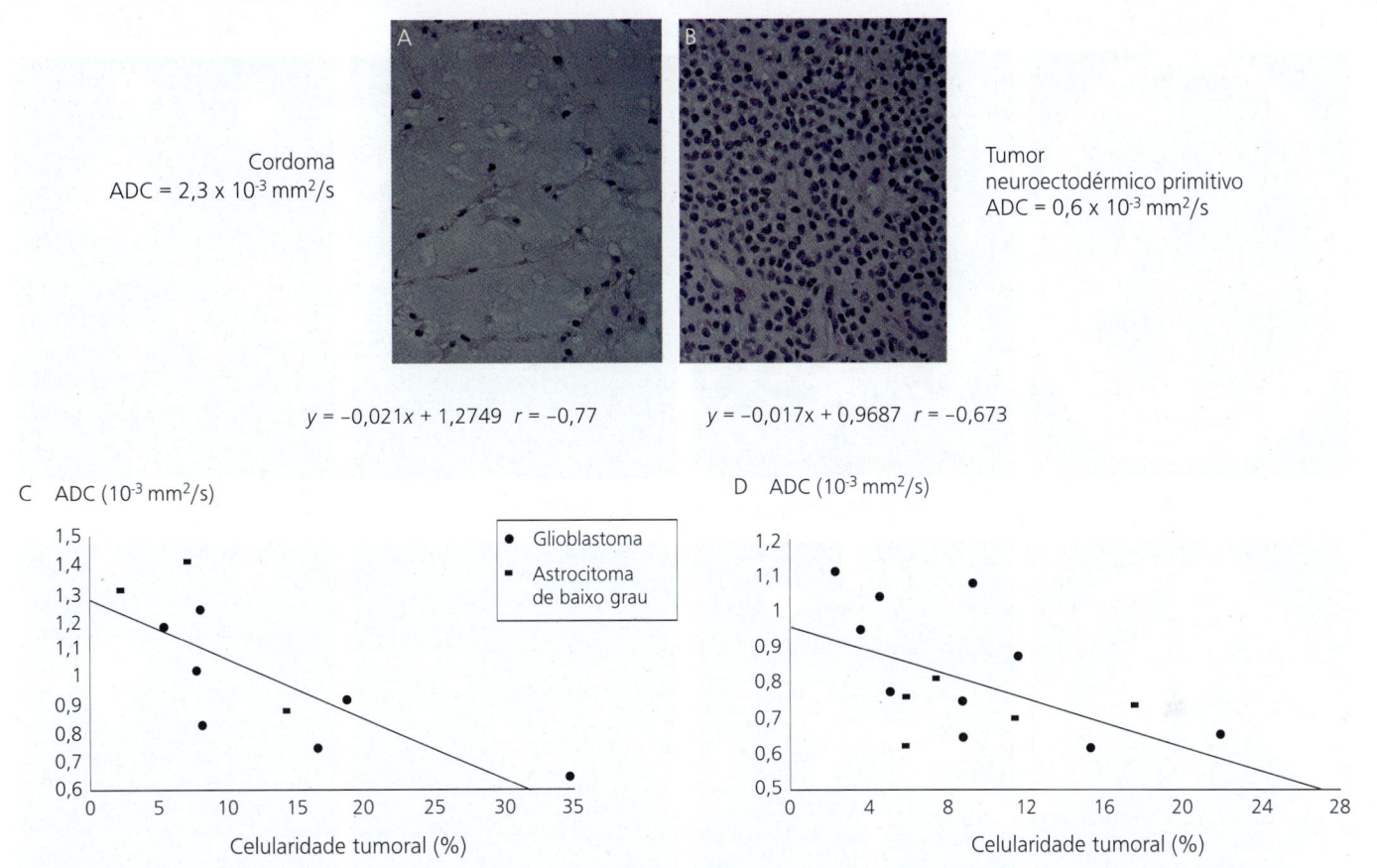

Fig. 23.2 Resultados da histopatologia para um cordoma com ADC relativamente alto (2,3 × 10⁻³ mm²/s e baixa densidade celular (A) e um tumor neuroectodérmico primitivo e (A) com ADC relativamente baixo (0,6 × 10⁻³ mm²/s) e alta densidade celular (B). Foi observada uma correlação linear do ADC com a celularidade do tumor para tumores astrocitários (r = −0,77) (C) e meningiomas (r = −0,67) (D). (Figura foi cortesia de Kono et al. 2001.[14])

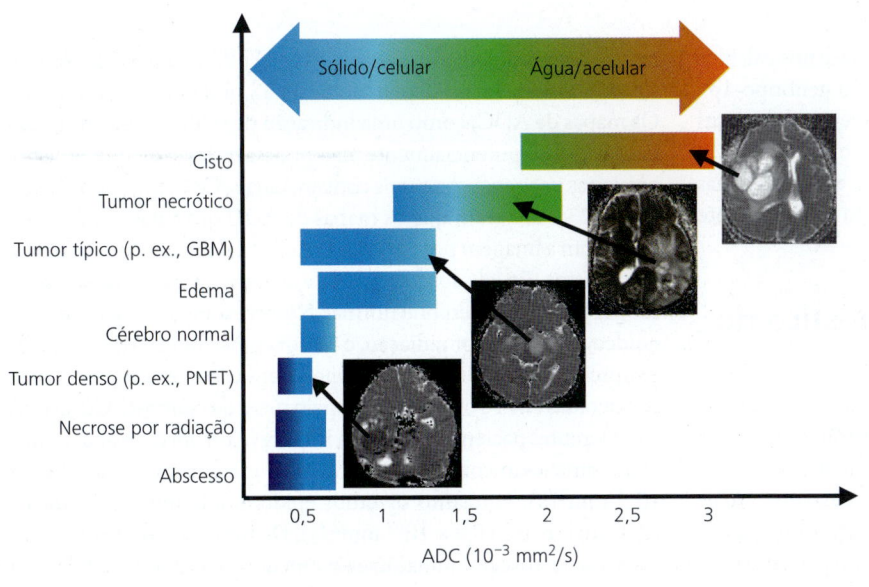

Fig. 23.3 Representação em esquema da variação do ADC para algumas lesões cerebrais comuns e tecido neural normal. GBM, glioblastoma multiforme; PNET, tumor neuroectodérmico primitivo.

Sólido/celular   Água/acelular

Cisto
Tumor necrótico
Tumor típico (p. ex., GBM)
Edema
Cérebro normal
Tumor denso (p. ex., PNET)
Necrose por radiação
Abscesso

ADC (10⁻³ mm²/s)

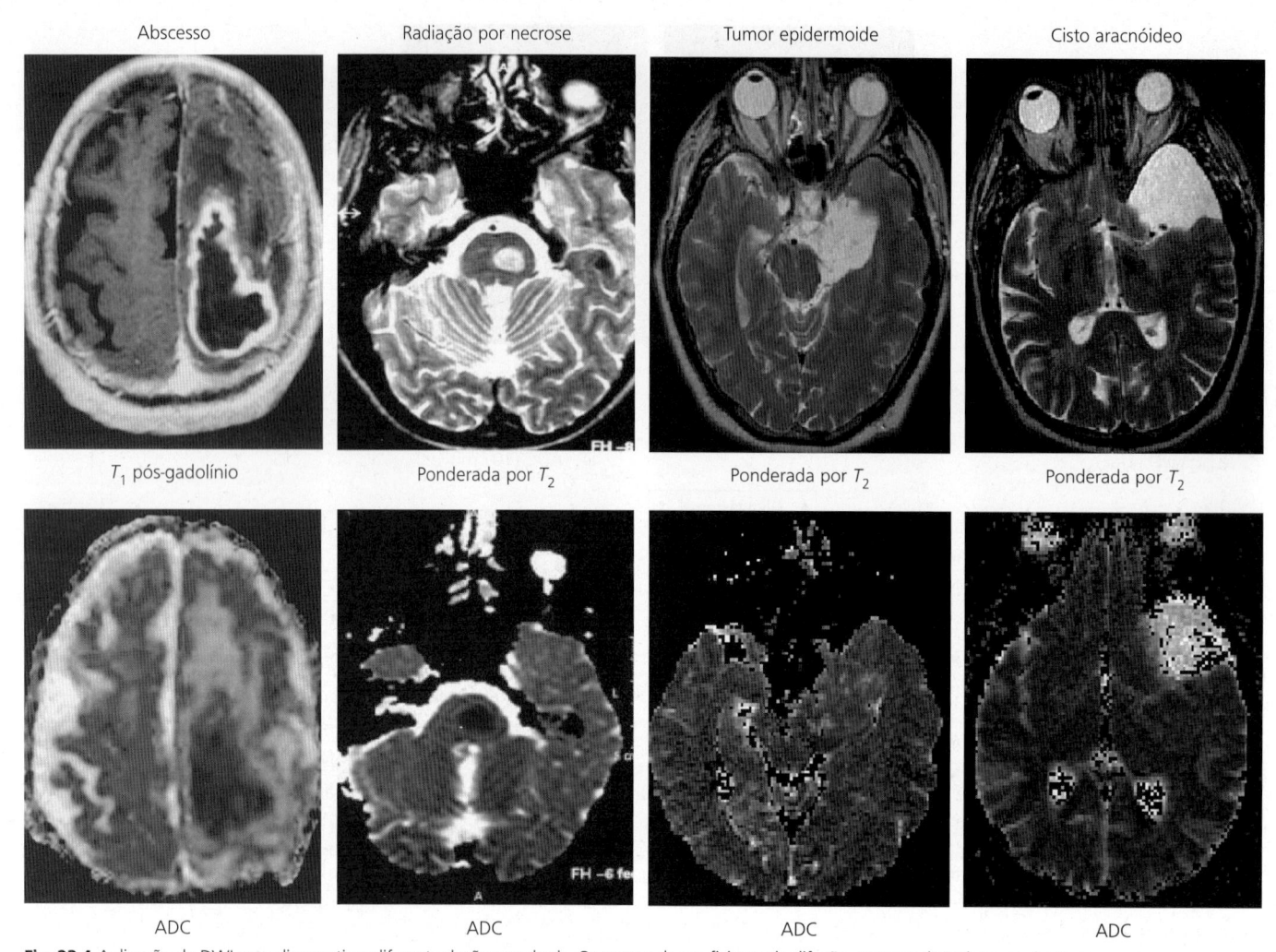

Abscesso	Radiação por necrose	Tumor epidermoide	Cisto aracnóideo
T_1 pós-gadolínio	Ponderada por T_2	Ponderada por T_2	Ponderada por T_2
ADC	ADC	ADC	ADC

Fig. 23.4 Aplicação da DWI para diagnosticar diferentes lesões cerebrais. Os mapas do coeficiente de difusão aparente (ADC) em conjunto com as imagens ponderadas por T_2 ou T_1 são capazes de distinguir um abscesso cerebral (Figura foi cortesia de Chang et al. 2002 [20]), uma necrose por radiação. (Figura foi cortesia de Biousse et al. 2003 [21]) e cistos de tumores cerebrais.

mas e oligodendrogliomas,[22] e um estudo com base nos cálculos da região de interesse mostrou uma relação com o genótipo 1p/19q.[23] Estes dados sugerem que a DWI pode detectar diferenças na densidade celular do tumor fundamentada na mobilidade relativa da água contida no tecido tumoral. Entretanto, a diferença nas duas correlações (Fig. 23.2) sugere que os valores do ADC somente não podem predizer a celularidade do tumor.

Aplicação da DWI para o diagnóstico do tumor

Outros estudos[15,24] também têm mostrado que os mapas de ADC são insuficientes por si só para predizer a celularidade tumoral, o tipo de tumor ou o grau de tumor e que conhecimento prévio por biopsia ou outros rastreamentos radiológicos são necessários. Quais são, então, as vantagens potenciais e razões para adquirir mapas de ADC durante a avaliação radiológica de rotina de um paciente com tumor cerebral em "potencial"?[25]

Primeiro, a classificação específica do tumor com base somente em informações obtidas de imagens anatômicas (Fig. 23.4) é frequentemente difícil. Em tais casos, o realce nas imagens ponderadas por T_1 pelo gadolínio intravenoso (Gd-DTPA) ou pela hiperintensidade nas sequências dependentes de T_2 pode indicar um tumor. Os mapas de ADC, como uma indicação de celularidade, fornecem uma avaliação potencialmente mais precisa da lesão do que as disponíveis nas imagens estruturais convencionais. Os exemplos dados na Figura 23.4 mostram que os mapas de ADC quantitativos em conjunto com a imagem por MR mais tradicional diferenciam os tumores de cistos,[26] de abscessos,[20] e de necrose induzida por radiação[21] do tecido cerebral normal. Nestes exemplos, um cisto aracnóideo, a necrose por radiação, o tumor epidermoide e um abscesso se apresentaram como lesões hiperintensas nas imagens de MRI ponderadas em T_2 ou com realce pelo meio de contraste Gd-DTPA em diferentes pacientes. Porém, a DWI revelou um cisto aracnóideo como uma lesão com um valor de ADC extremamente alto ($3,0 \times 10^{-3}$ mm^2/s), enquanto o tumor epidermoide teve um valor de ADC mais baixo ($0,9 \times 10^{-3}$ mm^2/s). De forma interessante, o abscesso e a necrose por radiação exibiram um ADC que era ainda mais baixo do que o do cérebro normal. Enquanto há uma sequência de ambientes de difusão através dos tecidos com sobreposição substancial nos valores de ADC entre os tipos de lesão, estes exemplos, não obstante, revelam que a DWI pode oferecer informações valiosas que refletem a celularidade da lesão dentro do sistema nervoso central (CNS) que pode auxiliar no diagnóstico clínico.

Segundo, os mapas de ADC podem ajudar na orientação da biopsia em tumores heterogêneos. A precisão dos resultados da biopsia depende amplamente de executar a amostragem da maior parte maligna do tumor. Uma vez que os tumores de alto grau sejam frequentemente heterogêneos, fazer amostra de uma área de baixa malignidade coloca em risco a precisão da biopsia. Um estudo[15] mostrou que as áreas de ADC mínimo dentro dos tumores estão associadas ao grau histológico, sugerindo que no caso de tumor altamente heterogêneo a utilização dos mapas de ADC para orientar a localização da amostra poderia melhorar o rendimento da biopsia. Ainda, desde que a gradação dos tumores influencia fortemente na prescrição do regime terapêutico, tal aplicação de DWI pode ajudar a melhorar o resultado terapêutico. A orientação estereotática da biopsia do tumor apoiada nas regiões de realce patológico tem sido utilizada[2] para obter amostras de áreas no interior do tumor que eram mais prováveis de representar o maior grau.

Terceiro, a DWI pode ser muito importante para o diagnóstico da extensão e tipo de edema relacionado ao tumor.[3,17-19,27-29] No estudo por Pronin et al.[29] os edemas vasogênicos, isquêmicos e intersticiais tiveram valores de ADC ($1,3 \times 10^{-3}$, $1,0 \times 10^{-3}$ e $1,9 \times 10^{-3}$ mm^2/s, respectivamente) significativamente diferentes ($P < 0,05$). Porém, o ADC varia para os tipos diferentes de sobreposição de edemas, e os valores de ADC dos edemas também são sobrepostos com aqueles dos tumores. Caso as margens do tumor possam ser delineadas por outras técnicas de imagem, este tipo de informação pode ser útil para avaliar os efeitos dos tumores nos tecidos neuronais ao redor.

Imagem por tensor de difusão para planejamento de tratamento cirúrgico

A ressecção cirúrgica permanece sendo um dos métodos mais comuns para o tratamento de tumores cerebrais. Um aspecto relevante do planejamento cirúrgico é a localização dos feixes ou tratos de WM (substância branca) na área do tumor.[30] Caso um tumor tenha ou não infiltrado ou deslocado, a localização dos feixes de WM pode influenciar a abordagem cirúrgica e a extensão da ressecção. Uma das aplicações mais recentes de DWI em tumores cerebrais é a utilização da imagem por tensor de difusão (DTI) para localizar os feixes de WM na proximidade mais perto do tumor e avaliar o grau de infiltração e/ou deslocamento do mesmo.[30-32]

A difusão hídrica na WM é menos restrita na direção paralela às fibras axonais do que na direção ortogonal.[5,6,33-35] A difusão da água neste ambiente é anisotrópica e não pode ser completamente descrita por uma quantidade escalar como o ADC. Para descrever a difusão hídrica completamente para tal tecido, torna-se necessário medir o "tensor de difusão", que é uma matriz 3×3.[2] Enquanto a aquisição e a análise dos dados da DTI consomem mais tempo e são mais complexos do que o cálculo de ADC, a difusão anisotrópica provê *insight* nos padrões tridimensionais das fibras e sua conectividade ao longo das regiões do cérebro. A difusão anisotrópica é comumente visualizada por mapas bi ou tridimensionais da anisotropia fracional (FA). A FA é por si mesma uma quantidade escalar que varia de 0 (puramente isotrópico) a 1 (altamente anisotrópico) e fornece um senso de densidade de estruturas teciduais uniformemente direcionais.[2]

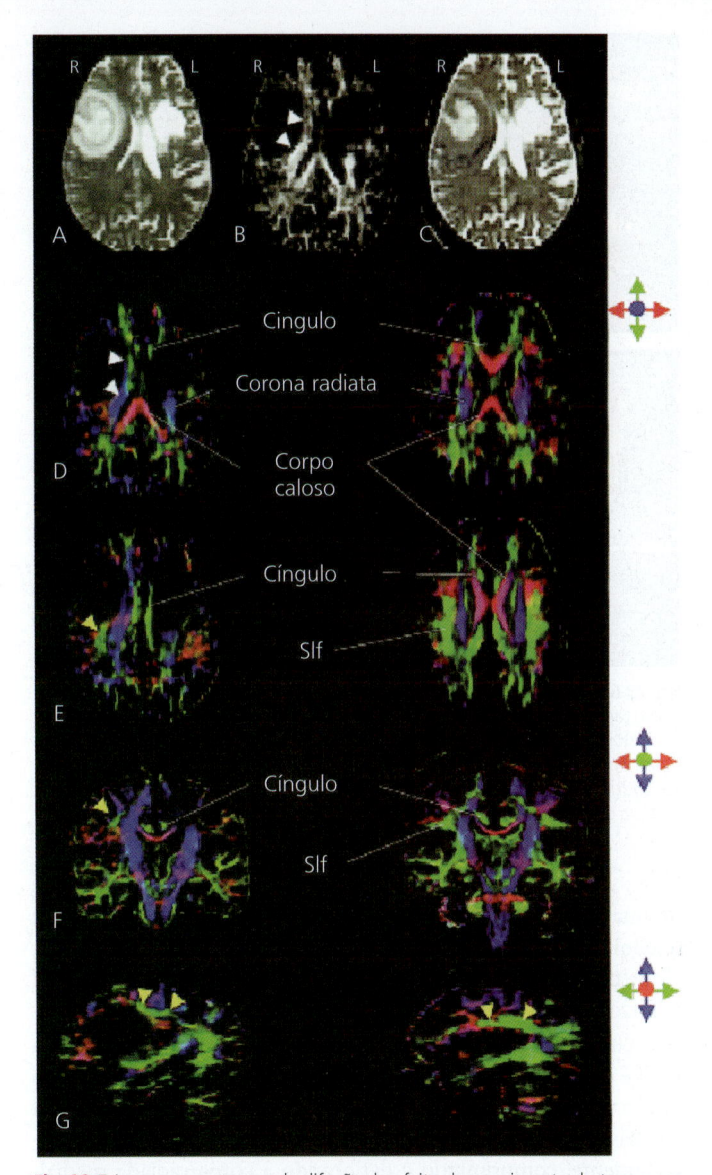

Fig. 23.5 Imagem por tensor de difusão do efeito de crescimento do tumor nas células neuronais mielinizadas ao redor, comparadas a um voluntário saudável: (A) imagem ponderada por T$_2$, (B) mapa de anisotropia fracional (FA), (C) mapa de ADC e (D-G) mapas de FA coloridos. (Fig. foi cortesia de Mori et al. 2002.[36])

O alinhamento real da direção dos tecidos anisotrópicos é mais especificado pelos eigenvetores do tensor de difusão. Estas quantidades são exibidas diretamente (frequentemente em cores; Figura 23.5D-G) ou servem como *input* para os algoritmos de fibras neurais que têm como foco deduzir a continuidade e a conexão entre as regiões distantes do cérebro.[36] Há diversos algoritmos de busca das fibras neurais (*fiber-tracking*) que podem ser empregados para visualizar os feixes de fibras.[32,37-39] Eles variam em níveis de complexidade e robustez. Os mapas de FA coloridos direcionais (Fig. 23.5), como utilizado por Mori et al. [36] são um bom ajuste entre simplicidade, precisão e robustez. O FA pode ser considerado como uma medida quantitativa do quão anisotrópica está a difusão da água em um tecido. O cálculo de FA é relativamente simples contanto que se obtenha um conjunto de dados DTI completo.[2] Uma vez que a substância cinzenta (GM) e o tecido tumoral te-

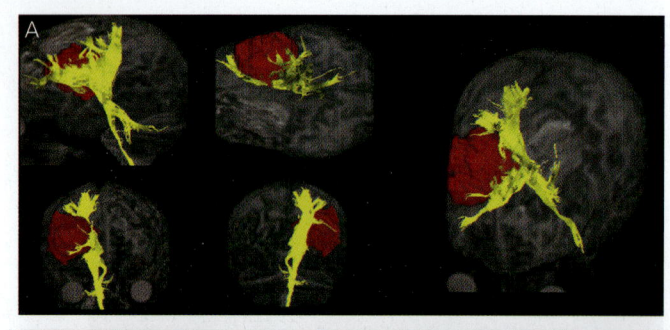

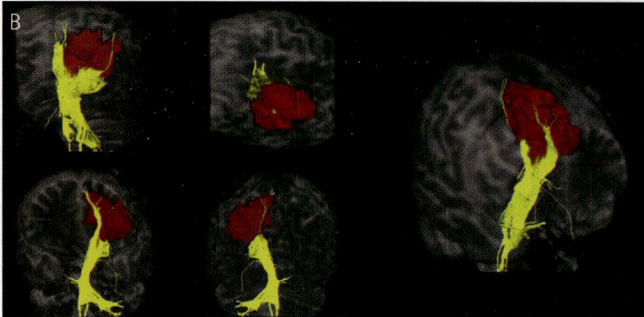

Fig. 23.6 Reconstrução volumétrica dos feixes de fibras da substância branca (WM) (amarelo) e massa tumoral (vermelho). (A) Um paciente com um astrocitoma (o mesmo paciente da Figura 23.5) onde a massa tumoral claramente deslocou os feixes de fibras da WM. (B) Isto é contrastado com um segundo paciente onde a WM parece terminada na borda do tumor. (Figura foi cortesia de Mori et al. 2002.[36])

Monitoramento terapêutico

A imagem por MRI sequencial é rotineiramente utilizada para monitoramento da resposta dos tumores do CNS à terapia pela avaliação da alteração na dimensão e/ou volumes do tumor[41] assim como a extensão da captação do contraste com Gd. As comparações da carga de tumor são geralmente feitas entre as imagens do pré-tratamento e aquelas obtidas semanas a meses após a conclusão do protocolo terapêutico[12] e dependem amplamente das alterações no tamanho da massa tumoral. Os métodos de avaliação da resposta ao tratamento que são independentes das alterações relativamente lentas no volume do tumor podem ser capazes de fornecer indicações precoces de resultado terapêutico, uma vez que as mudanças moleculares e celulares tipicamente precedem as mudanças macroscópicas observáveis no tamanho bruto do tumor. A utilização de marcadores substitutos quantitativos da MR (ou seja, difusão hídrica) para determinar as alterações induzidas pela terapia na matriz celular do tumor é uma área de pesquisa ativa.[16,43] O entusiasmo inicial para a utilização da DWI para a avaliação da terapia originou-se de estudos animais, que relatavam que a DWI era eficaz no monitoramento de eventos precoces no tratamento de tumor em uma variedade de modelos[44-48] juntamente com uma aplicação preliminar a pacientes com tumores do CNS primário.[16]

O tratamento de um tumor com agentes citotóxicos pode resultar em eliminação celular significativa, que reduz a celularidade local nas regiões tratadas com sucesso dentro da massa tumoral. Porém, enquanto ocorrer a eliminação de célula, inchaço celular transitório também pode acontecer por intermédio de mecanismos alternativos da morte celular (ou seja, necrose) ou a partir de efeitos sobre a vasculatura do tumor. Estes fatores concorrentes podem conduzir a um aumento na heterogeneidade espacial induzida pelo tratamento nos valores de difusão do tumor, que complicará a análise geral dos dados. Duas abordagens diferentes têm sido utilizadas para a avaliação das alterações nos valores de ADC no tumor em razão do tratamento. Como mostrado na Figura 23.7, os valores de ADC volumétricos do tumor podem ser quantificados utilizando métodos de análises e relatos firmados em histograma como uma mudança média da porcentagem. Entretanto, se houver regiões espacialmente variantes de valores de ADC crescentes ou diminuídos simultaneamente no mesmo tumor após a intervenção terapêutica, então haverá atenuação da variação do peso líquido com base na média volumétrica da massa total. Pelo potencial para as alterações heterogêneas se desenvolverem após o tratamento, um método alternativo tem sido proposto que envolve uma análise *voxel* a *voxel* das mudanças de ADC. Esta abordagem, o mapeamento funcional por difusão (fDM), é mostrada na Figura 23.8, onde um mapa de ADC linha de base anterior ao tratamento é obtido e então registrado com um mapa de ADC obtido em um tempo mais recente após o início do tratamento. Um limiar para uma mudança significativa no ADC é determinado apoiado na variabilidade dos dados, e as alterações são codificadas por cores como um ADC elevado (vermelho) e ADC reduzido (azul), ou ADC inalterado (verde) e sobreposto na imagem anatômica. A quantificação é consumada (mostrada no gráfico de dispersão adjacente na Figura 23.8) pela determinação da porcentagem de *voxels* do volume do tumor em cada uma das três categorias de ADC. A utilização da fDM também provê para a retenção de informação do ADC espacial, e que pode

nham valores FA próximos a 0, eles aparecem como hipointensos nos mapas de FA (Fig. 23.5B), enquanto a substância branca (WM) mielinizada unidirecional aparece hiperintensa. A cor (vermelho, verde ou azul) (Fig. 23.5D-G) indica a direção dos feixes da WM relativos ao plano de imagem.

Um exemplo do modo pelo qual um tumor pode deslocar a WM é observado na Figura 23.5,[36] onde o mapa de FA colorido de um voluntário é comparado ao de um paciente com astrocitoma anaplásico no lobo frontal. Foi observado que o tumor cresceu discretamente, comprimindo e deslocando a coroa radiada medialmente e o fascículo superior longitudinal superiormente. Os feixes de fibras foram reconstruídos e refeitos em três dimensões[32] para uma visualização melhor (Fig. 23.6A). Um segundo paciente com um astrocitoma também foi avaliado utilizando este método. Ao contrário do primeiro paciente, o tumor do segundo paciente não pareceu induzir a deformação do trato da WM adjacente. Tal fato é mostrado na reconstrução tridimensional na Figura 23.6B, onde as fibras não divergem e viajam ao redor do tumor como no paciente 1, mas estão terminadas no limite do tumor. Deve ser observado que não se trata necessariamente de onde os feixes de fibras terminam, mas onde o FA cai ao mesmo nível como o da periferia do tumor. Nem os mapas de FA nem os dados de DTI nesta etapa podem determinar o nível de destruição da WM ou de infiltração do tumor ao longo dos tratos sem o apoio de dados histológicos.

Embora a pesquisa na utilização de DTI para o planejamento de tratamento da ressecção de tumores cerebrais seja limitada a alguns relatos de casos,[30,31,36,40] os dados são promissores. Esta abordagem tem o potencial de reduzir a morbidade resultante da ressecção de tumor cerebral e/ou melhorar a avaliação de possíveis riscos cirúrgicos.

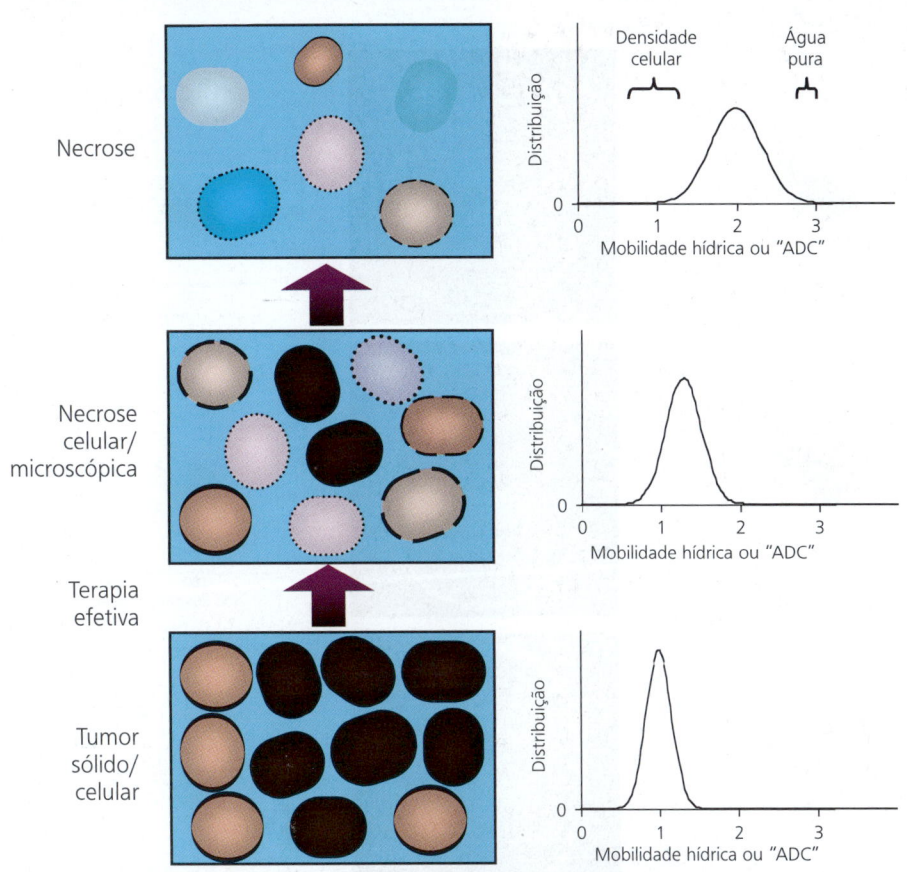

Fig. 23.7 Representação com esquema da relação entre a mudança na celularidade do tecido e a mobilidade hídrica molecular medida como um "ADC". A evolução para a necrose após a terapia efetiva é mostrada à esquerda. O aumento no espaço extracelular e na permeabilidade da membrana permite uma mobilidade hídrica maior, como ilustrado pelas distribuições da difusão à direita.

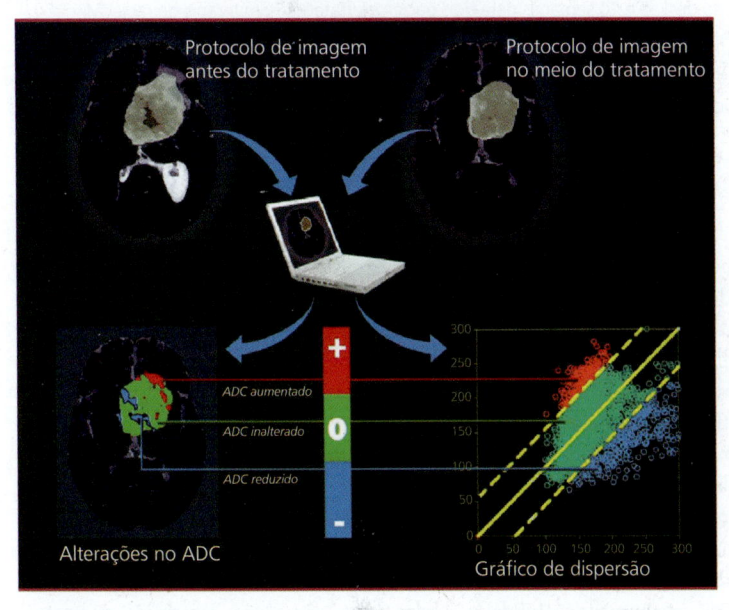

Fig. 23.8 Representação em diagrama da abordagem analítica em mapa de difusão funcional para processamento, exibição e quantificação da resposta do tumor à terapia utilizando mapas de ADC.

ser útil para a visualização dos efeitos do tratamento em um formato *multislice* ou tridimensional.

Há relatos sobre a avaliação clínica do potencial para o uso de DWI para a detecção de alterações precoces induzidas pelo tratamento nos tumores cerebrais.[16,43,49-54] Os objetivos destes estudos foram determinar se a DWI pode ser utilizada como um biomarcador de imagem que fornece evidências precoces da eficácia do tratamento de câncer em um paciente antes da conclusão do regime terapêutico.[16] A Figura 23.9 mostra resultados de um estudo de fDM recente que revela como a DWI pode ser potencialmente utilizada no contexto clínico.[54] Os dados mostrados na Figura 23.9 revela a análise de fDM de dois pacientes diferentes com glioma nos quais o rastreamento de base foi seguido pelos cálculos da DWI de modo serial em 1, 3, e 10 semanas após o início do tratamento. O tratamento envolveu a quimi-

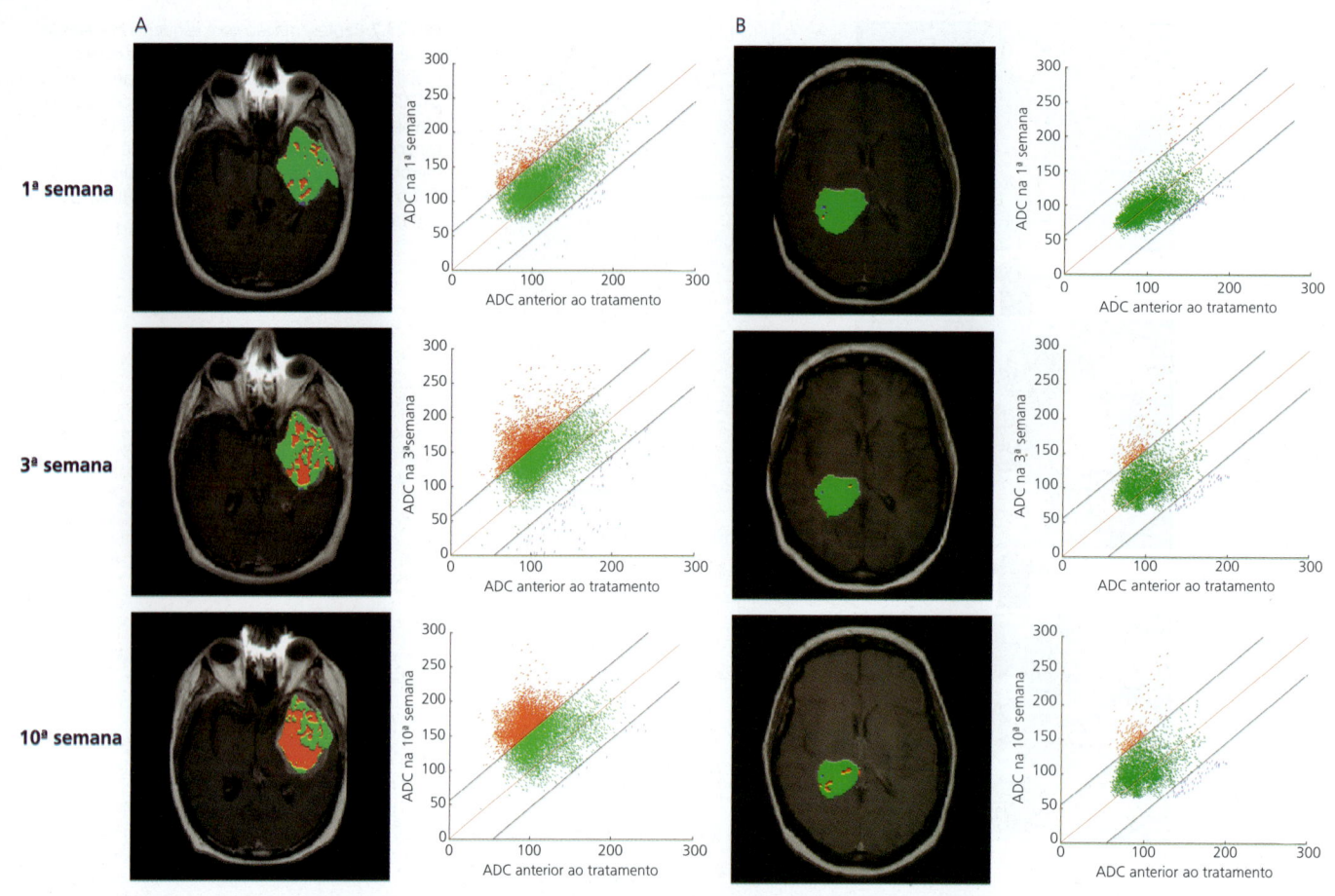

Fig. 23.9 Análise representativa do mapa de difusão (fDM) ao longo do período de 1, 3 e 10 semanas para dois pacientes tratados com terapia de radiação fracionada. (A) O paciente foi dado como responsivo pelo fDM em 3 semanas mas com doença progressiva pela avaliação da resposta radiológica na 10ª semana e teve uma sobrevida geral estimada em > 33 meses. (B) O paciente foi avaliado como não responsivo pelo fDM em 3 semanas, mas teve doença estável pelo critério Macdonald e teve uma sobrevida geral estimada em 7 meses. As imagens representadas são porções únicas dos rastreamentos pós-contraste ponderados por T_1 em cada ponto de tempo com uma sobreposição de pseudocor do fDM. Os *voxels* vermelhos indicam regiões com um aumento significativo no ADC em cada ponto de tempo comparado ao anterior ao tratamento; as regiões verdes tiveram ADC inalterado, e os *voxels* azuis indicam áreas de declínio significativas no ADC. Os gráficos de dispersão exibem dados para o volume total do tumor e não somente para as porções representadas em cada ponto de tempo. A linha central vermelha representa a unidade, enquanto as linhas azuis representam os intervalos de confiança de 95%. (De Hamstra *et al.* 2008.[54])

orradioterapia fracionada, que foi distribuída por um período de tempo de 6–7 semanas. Um paciente teve grandes aumentos nos valores de ADC (*voxels* vermelhos na Fig. 23.9A) enquanto o segundo paciente teve alterações mínimas observadas no seu tumor (Fig. 23.9B). Os cálculos do resultado clínico com base na sobrevida geral revelaram que o paciente com grande aumento na difusão teve uma resposta terapêutica positiva (Fig. 23.9A) ao passo que o outro paciente não respondeu à terapia (Fig. 24.9B). Enquanto estes dados revelam o potencial da utilização da DWI para a avaliação da resposta precoce ao tratamento, um estudo de 60 pacientes utilizando a abordagem com fDM observou que este forneceu uma avaliação mais precoce de valor preditivo igual ao da neuroimagem convencional (Fig. 23.10). Porém, a combinação da fDM e a resposta radiológica (um produto *cross-dimensional*) forneceu uma predição mais precisa da sobrevida do paciente do que somente a uma medida isoladamente.

Estes resultados demonstram que os valores de difusão tumoral podem ser medidos durante o tratamento e parecem refletir as mudanças induzidas pela dinâmica terapêutica (ou ausência da mesma) na citoarquitetura do tecido.[54] Um tumor não responsivo não mostrou aumento significativo nos valores da difusão ao longo do protocolo de tratamento (Fig. 23.9B). Tal fato sustenta a hipótese de que a magnitude da alteração na mobilidade hídrica do tumor, como avaliado utilizando a DWI, pode estar relacionada com a fração de células mortas e, por conseguinte, com a eficácia terapêutica. Estes dados são sustentados pelo trabalho de Mardor *et al.* (Fig. 23.11),[43] em que 10 pacientes com tumor cerebral tiveram DWI antes e 1 semana após a radiocirurgia. Houve uma diferença estatisticamente significativa ($p < 0,006$) na alteração no ADC médio entre os que responderam e não responderam à terapia, assim como a correlação linear entre a mudança relativa no ADC e a mudança normalizada no volume tumoral.

Os tumores são conhecidos como altamente heterogêneos em termos de viabilidade celular, expressão gênica, produção de proteína, parâmetros hemodinâmicos e níveis de oxigenação. Uma vez que estas propriedades biofísicas sejam fatores que podem modular a eficácia das quimio e radioterapias, uma pessoa poderia esperar que as mudanças induzidas pela terapêutica podem ser heterogêneas dentro de um dado tumor. Desde que as imagens de ADC sejam quantitativas, elas podem ser utilizadas para mapear a resposta à terapia regionalmente. Tal informação tem valioso potencial para orientar as terapias espacialmente direcionadas, como a radiocirurgia com *gamma*

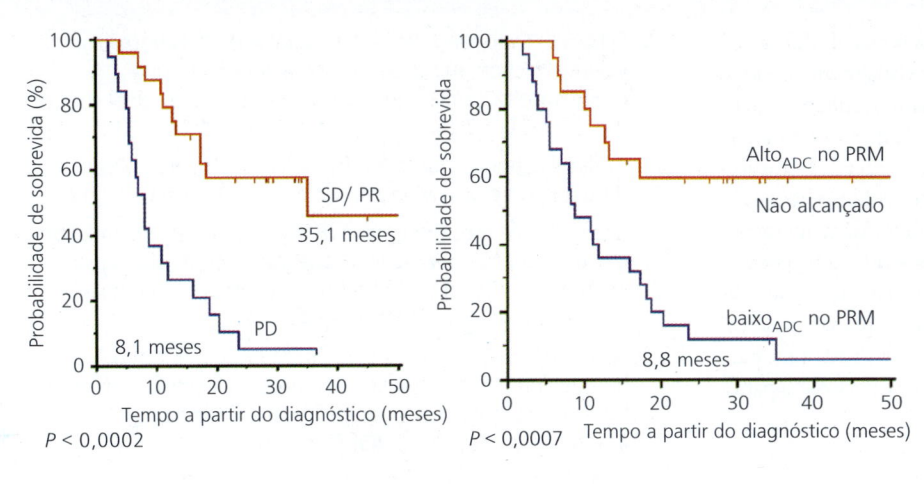

Fig. 23.10 (A) Sobrevida geral como uma função da resposta radiológica e do mapa de difusão funcional (fDM). A sobrevida geral em 10 meses a partir do começo do tratamento, em que a curva azul inferior (n = 25) representa aqueles pacientes com doença progressiva (PD), enquanto a curva vermelha superior representa aqueles com doença estável (GD; n = 27) ou resposta parcial (PR) (n = 3). A sobrevida média foi de 10,9 e 31,6 meses, respectivamente ($P < 0,0007$; *hazard ratio* [HR], 2,9 [intervalo de confiança de 95% [IC],1,7-7,2]). (B) Sobrevida pelo teste *log-rank* com base na estratificação do fDM em 3 semanas do início do tratamento, utilizando o mapa de resposta paramétrico do ADC, em que a curva azul inferior (n = 27) representa os pacientes com V1 < 4,7%, e a curva vermelha superior (n = 28) representa aqueles com V1 ≥ 4,7% (V1 é a porcentagem do volume tumoral com valores de ADC elevados após a iniciação do tratamento). A sobrevida média foi de 10,9 e 52,6 meses, respectivamente ($P < 0,003$; HR, 2,7 [IC, de 95%, 1,5-5,9]). (De Hamstra *et al.* 2008.[54])

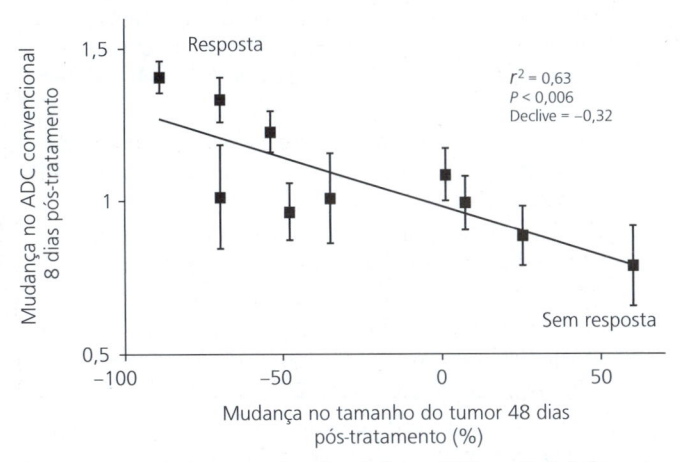

Fig. 23.11 A correlação entre a alteração relativa no ADC a partir de 8 dias após a iniciação do tratamento radiocirúrgico e o valor normalizado do volume tumoral, medidos 48 dias após, em dez lesões. A correlação é considerada extremamente significativa ($P < 0,006$). (Figura foi cortesia de Mardor *et al.* 2003.[43])

knife ou a injeção intratumoral de agentes. Uma vez que a "mudança" tecidual seja o ponto de interesse, os deslocamentos temporais nos coeficientes de difusão são mensuráveis selecionando a região de interesse definida nas imagens de ADC ou utilizando a análise de fDM. A utilização de fDM para a quantificação da resposta precoce do tratamento do tumor será esperançosamente validada no futuro em testes multicêntricos maiores de modo que possa ser utilizado para prover uma oportunidade de tratamento individualizado.

Discussão

A imagem de MRI ponderada por difusão mostrou ser extremamente valiosa em diferenciar as lesões malignas de outras lesões cerebrais comuns. Especificamente, os mapas de ADC, quando utilizados em conjunto com imagens por MR de rotina, podem auxiliar enormemente na diferenciação entre malignidade e necrose induzida por radiação, cistos e abscessos. Também está se tornando aparente que os valores mais baixos de ADC estejam associados a tumores de graus maiores.[15] Embora seja, na melhor das hipóteses, uma associação e seja improvável substituir a biopsia tecidual na gradação do tumor, a informação espacial com respeito à heterogeneidade do tumor tem o potencial de melhorar a orientação estereotática da biópsia para uma região dentro do tumor que é mais provável de refletir o local de maior grau de tumor. Uma vez que a terapia possa depender da gradação do tumor, qualquer melhora na qualidade nos resultados da biopsia poderia influenciar de modo favorável na resposta do paciente. Por fim, a DWI parece distinguir os diferentes tipos de edema, o que pode ser significativo para o neuro-oncologista na avaliação do dano ao tecido cerebral normal em torno do tumor.

A ressecção cirúrgica continua sendo o tratamento preferido para muitos tumores intracranianos. Infelizmente, tais procedimentos estão associados a risco significativo e alguns tumores podem ser erroneamente classificados como "inoperáveis" utilizando as sequências da MR convencional. A localização e a condição dos feixes de fibras da WM e em torno do tumor podem ser importantes. Determinar o tumor e as margens do edema pode ser particularmente desafiador. Embora a aplicação de DTI para a melhor visualização da WM para o planejamento cirúrgico esteja ainda se desenvolvendo, a alta qualidade dos resultados até então é uma razão para otimismo. A detecção das margens de forma aprimorada poderá levar à precisão cirúrgica e avaliação de risco melhores.

A utilização da DWI e da DTI também tem potencial para monitorar as mudanças precoces na celularidade tumoral para detecção da resposta ao tratamento,[56] o que poderia levar a uma otimização dos tratamentos para os pacientes e permitir tentativas em terapias alternativas em tempo hábil, caso um tumor seja considerado resistente. Esta abordagem também tem o potencial significativo de avaliar a heterogeneidade regional e/ou espacial da resposta terapêutica no tumor. A heterogeneidade da resposta pode ser acentuada nas aplicações que envolvem a administração intratumoral direta de agente terapêutico, como se realiza em certos protocolos terapêuticos que envolvem o regime de distribuição terapêutica focal ou local.

Conclusões

Embora a DWI tenha o potencial de ser um biomarcador para a quantificação das alterações na densidade celular do tumor após a intervenção com tratamento, uma pesquisa maior ainda é necessária para determinar mais precisamente como as alterações da difusão se correlacionam com os resultados clínicos. A imagem por tensor de difusão dá grande esperança na sua habilidade de mostrar visualmente o efeito dos tumores nos feixes de WM ao redor. Enquanto resultados atuais parecem convincentes, as conclusões destes ainda devem ser confirmadas totalmente pela histopatologia. Como um marcador substituto para a eficácia terapêutica, os métodos analíticos volumétricos e alicerçados em *voxel* têm-se mostrado capazes de detectar as alterações induzidas pelo tratamento nos pacientes que respondem. São necessários dados clínicos adicionais para determinar se as alterações observadas na difusão do tumor como resultado da terapia são uma resposta universal à destruição bem-sucedida de células tumorais, para que se providencie uma análise estatística minuciosa necessária para a delineação da capacidade prognóstica da DWI.

Agradecimentos

Os autores deste capítulo tiveram o apoio em parte pela bolsa de pesquisa da NIH (U24CA83099, 1PO1CA85878 e 1P50CA93990). Brian D. Ross e Alnawaz Rehemtulla tiveram interesse financeiro em ImBio, LLC, uma companhia que tem aspectos licenciados da tecnologia de difusão básica da *University of Michigan* que é o assunto discutido neste capítulo.

Referências

1. Stejskal EO, Tanner JE. Spin diffusion measurements spin echoes in presence of a timedependent field gradient. *J Chem Phys* 1965; **42**: 288–292.
2. Basser PJ, Pierpaoli C. Microstructural and physiological features of tissues elucidated by quantitative-diffusion-tensor MRI. *J Magn Reson B* 1996; **111**: 209–219.
3. Chenevert TL, Brunberg JA, Pipe JG. Anisotropic diffusion in human white matter: demonstration with MR techniques in vivo. *Radiology* 1990; **177**: 401–405.
4. Brunberg JA, Chenevert TL, McKeever PE et al. In vivo MR determination of water diffusion coefficients and diffusion anisotropy: correlation with structural alteration in gliomas of the cerebral hemispheres. *AJNR Am J Neuroradiol* 1995; **16**: 361–371.
5. Conturo TE, McKinstry RC, Aronovitz JA, Neil JJ. Diffusion MRI: precision, accuracy and flow effects. *NMR Biomed* 1995; **8**: 307–332.
6. Moseley ME, Kucharczyk J, Mintorovitch J et al. Diffusion-weighted MR imaging of anisotropic water diffusion in cat central nervous system. *Radiology* 1990; **176**: 439–445.
7. Warach S, Gaa J, Siewert B, Wielopolski P, Edelman RR. Acute human stroke studied by whole brain echo planar diffusion-weighted magnetic resonance imaging. *Ann Neurol* 1995; **37**: 231–241.
8. Sorensen AG, Buonanno FS, Gonzalez RG et al. Hyperacute stroke: evaluation with combined multisection diffusion-weighted and hemodynamically weighted echo-planar MR imaging. *Radiology* 1996; **199**: 391–401.
9. Norris DG, Niendorf T, Leibfritz D. Health and infarcted brain tissues studied at short diffusion times: the origins of apparent restriction and the reduction in apparent diffusion coefficient. *NMR Biomed* 1994; **7**: 304–310.
10. Sykova E, Svoboda J, Polak J, Chvatal A et al. Extracellular volume fraction and diffusion characteristics during progressive ischemia and terminal anoxia in the spinal cord of the rat. *J Cereb Blood Flow Metab* 1994; **14**: 301–311.
11. Szafer A, Zhong J, Gore JC. Theoretical model for water diffusion in tissues. *Magn Reson Med* 1995; **33**: 697–712.
12. GuptaRK, SinhaU, Cloughesy TF, Alger JR. Inverse correlation between choline magnetic resonance spectroscopy signal intensity and the apparent diffusion coefficient in human glioma. *Magn Reson Med* 1999;**41**:2–7.
13. Lyng H, Haraldseth O, Rofstad EK. Measurement of cell density and necrotic fraction in human melanoma xenografts by diffusion weighted magnetic resonance imaging. *Magn Reson Med* 2000; **43**: 828–836.
14. Kono K, Inoue Y, Nakayama K et al. The role of diffusionweighted imaging in patients with brain tumors. *AJNR Am J Neuroradiol* 2001; **22**: 1081–1088.
15. Yang D, Korogi Y, Sugahara T et al. Cerebral gliomas: prospective comparison of multivoxel 2D chemicalshift imaging proton MR spectroscopy, echoplanar perfusion and diffusionweighted MRI. *Neuroradiology* 2002; **44**: 656–666.
16. Chenevert TL, Stegman LD, Taylor JM et al. Diffusion magnetic resonance imaging: an early surrogate marker of therapeutic efficacy in brain tumors. *J Natl Cancer Inst* 2000; **92**: 2029–2036.
17. Eis M, Els T, Hoehn- Berlage M, Hossmann KA. Quantitative diffusion MR imaging of cerebral tumor and edema. *Acta Neurochir Suppl (Wien)* 1994; **60**: 344–346.
18. Bastin ME, Sinha S, Whittle IR, Wardlaw JM. Measurements of water diffusion and T_1 values in peritumoural oedematous brain. *Neuroreport* 2002; **13**: 1335–1340.
19. Bitzer M, Klose U, Geist- Barth B et al. Alterations in diffusion and perfusion in the pathogenesis of peritumoral brain edema in meningiomas. *Eur Radiol* 2002; **12**: 2062–2076.
20. Chang SC, Lai PH, Chen WL et al. Diffusionweighted MRI features of brain abscess and cystic or necrotic brain tumors: comparison with conventional MRI. *Clin Imaging* 2002; **26**: 227–236.
21. Biousse V, Newman NJ, Hunter WM, Hudgins PA. Diffusion weighted imaging in radiation necrosis. *J Neurol Neurosurg Psychiatr* 2003; **74**: 382–384.
22. Tozer DJ, Jäger HR, Danchaivijitr N et al. Apparent diffusion coefficient histograms may predict low-grade glioma subtype. *NMR Biomed* 2007; **20**: 49–57.
23. Jenkinson MD, Smith TS, Brodbelt AR et al. Apparent diffusion coefficients in oligodendroglial tumors characterized by genotype. *J Magn Reson Imaging* 2007; **26**: 1405–1412.
24. Lam WW, Poon WS, Metreweli C. Diffusion MR imaging in glioma: does it have any role in the preoperation determination of grading of glioma? *Clin Radiol* 2002; **57**: 219–225.
25. Provenzale JM, Mukundan S, Barboriak DP. Diffusionweighted and perfusion MR imaging for brain tumor characterization and assessment of treatment response. *Radiology* 2006; **239**: 632–649.
26. Tsuruda JS, Chew WM, Moseley ME, Norman D. Diffusion-weighted MR imaging of the brain: value of

differentiating between extraaxial cysts and epidermoid tumors. *AJNR Am J Neuroradiol* 1990; **11**: 925–931; discussion 932–934.

27. Steen RG. Edema and tumor perfusion: characterization by quantitative ^{1}HMR imaging. *Am J Roentgenol* 1992; **158**: 259–264.

28. Krabbe K, Gideon P, Wagn P et al. MR diffusion imaging of human intracranial tumours. *Neuroradiology* 1997; **39**: 483–489.

29. Pronin IN, Kornienko VN, Fadeeva LM, Rodionov PV, Golanov AV. Diffusionweighted image in the study of brain tumors and peritumoral edema. *Zh Vopr Neirokhir Im N N Burdenko* 2000; **3**: 14–16; discussion 17.

30. Witwer BP, Moftakhar R, Hasan KM et al. Diffusiontensor imaging of white matter tracts in patients with cerebral neoplasm. *J Neurosurg* 2002; **97**: 568–575.

31. Wieshmann UC, Symms MR, Parker GJ et al. Diffusion tensor imaging demonstrates deviation of fibres in normal appearing white matter adjacent to a brain tumour. *J Neurol Neurosurg Psychiatr* 2000; **68**: 501–503.

32. Mori S, Crain BJ, Chacko VP, van Zijl PC. Three dimensional tracking of axonal projections in the brain by magnetic resonance imaging. *Ann Neurol* 1999; **45**: 265–269.

33. Doran M, Hajnal JV, van Bruggen N et al. Normal and abnormal white matter tracts shown by MR imaging using directional diffusion weighted sequences. *J Comput Assist Tomogr* 1990; **14**: 865–873.

34. Hajnal JV, Doran M, Hall AS et al. MR imaging of anisotropically restricted diffusion of water in the nervous system: technical, anatomic, and pathologic considerations. *J Comput Assist Tomogr* 1991; **15**: 1–18.

35. Le Bihan D, Douek P, Argyropoulou M et al. Diffusion and perfusion magnetic resonance imaging in brain tumors. *Top Magn Reson Imaging* 1993; **5**: 25–31.

36. Mori S, Frederiksen K, van Zijl PC et al. Brain white matter anatomy of tumor patients evaluated with diffusion tensor imaging. *Ann Neurol* 2002; **51**: 377–380.

37. Gossl C, Fahrmeir L, Putz B, Auer LM, Auer DP. Fiber tracking from DTI using linear state space models: detectability of the pyramidal tract. *Neuroimage* 2002; **16**: 378–388.

38. Bammer R, Acar B, Moseley ME. In vivoMR tractography using diffusion imaging. *Eur J Radiol* 2003; **45**: 223–234.

39. Mori S, van Zijl PC. Van Zijl PC. Fiber tracking: principles and strategies: a technical review. *NMR Biomed* 2002; **15**: 468–480.

40. Coenen VA, Krings T, Mayfrank L et al. Threedimensional visualization of the pyramidal tract in a neuronavigation system during brain tumor surgery: first experiences and technical note. *Neurosurgery* 2001; **49**: 86–92; discussion 92–93.

41. Sorensen AG, Patel S, Harmath C et al. Comparison of diameter and perimeter methods for tumor volume calculation. *J Clin Oncol* 2001; **19**: 551–557.

42. Therasse P, Arbuck SG, Eisenhauer EA et al. New guidelines to evaluate the response to treatment in solid tumors. European Organization for Research and Treatment of Cancer, National Cancer Institute of the United States, National Cancer Institute of Canada. *J Natl Cancer Inst* 2000; **92**: 205–216.

43. Mardor Y, Roth Y, Lidar Z et al. Early detection of response to radiation therapy in patients with brain malignancies using conventional and high b-value diffusion-weighted magnetic resonance imaging. *J Clin Oncol* 2003; **21**: 1094–1100.

44. Ross BD, Chenevert TL, Kim B, Ben-Yoseph O. Magnetic resonance imaging and spectroscopy: application to experimental neurooncology. *Quart Magn Reson Biol Med* 1994; **1**: 89–106.

45. Zhao M, Pipe JG, Bonnett J, Evelhoch JL. Early detection of treatment response by diffusionweighted ^{1}H-NMR spectroscopy in a murine tumour in vivo. *Br J Cancer* 1996; **73**: 61–64.

46. Galons JP, Altbach MI, Paine-Murrieta GD, Taylor CW, Gillies RJ. Early increases in breast tumor xenograft water mobility in response to paclitaxel therapy detected by non-invasive diffusion magnetic resonance imaging. *Neoplasia* 1999; **1**: 113–117.

47. Chinnaiyan AM, Prasad U, Shankar S et al. Combined effect of tumor necrosis factor-related apoptosisinducing ligand and ionizing radiation in breast cancer therapy. *Proc Natl Acad Sci USA* 2000; **97**: 1754–1759.

48. Stegman LD, Rehemtulla A, Hamstra DA et al. Diffusion MRI detects early events in the response of a glioma model to the yeast cytosine deaminase gene therapy strategy. *Gene Ther* 2000; **7**: 1005–1010.

49. Schubert MI, Wilke M, Muller-Weihrich S, Auer DP. Diffusion-weighted magnetic resonance imaging of treatment-associated changes in recurrent and residual medulloblastoma: preliminary observations in three children. *Acta Radiol* 2006; **47**: 1100–1104.

50. Mardor Y, Pfeffer R, Spiegelmann R et al. Monitoring response to convection-enhanced Taxol delivery in brain tumor patients using diffusionweighted magnetic resonance imaging. *Cancer Res* 2001; **61**: 4971–4973.

51. Tomura N, Narita K, Izumi J et al. Diffusion changes in a tumor and peritumoral tissue after sterotactic irradiation for brain tumors: possible prediction of treatment response. *J Comput Assist Tomogr* 2006; **30**: 496–500.

52. Moffat BA, Chenevert TL, Lawrence TS et al. Functional diffusion map: a non-invasive MRI biomarker for early stratification of clinical brain tumor response. *Proc Natl Acad Sci USA* 2005; **102**: 16759–16764.

53. Hamstra DA, Chenevert TL, Moffat BA et al. Evaluation of the functional diffusion map as an early biomarker of time-to-progression and overall survival in high grade glioma. *Proc Natl Acad Sci USA* 2005; **102**: 16759–16764.

54. Hamstra DA, Rehemtulla A, Ross BD. The functional diffusion map (fDM) as an early imaging biomarker for high-grade glioma: correlation with conventional radiologic response and overall survival. *J Clin Oncol* 2008; **26**: 3387–3394.

55. Chenevert TL, Sundgren PC, Ross BD. Diffusion imaging: insight to cell status and cytoarchitecture. *Neuroimaging Clin N Am* 2006; **16**: 619–632.

56. Hamstra DA, Galban CJ, Meyer CR et al. Diffusion magnetic resonance imaging: a biomarker for treatment response in oncology. *J Clin Oncol* 2007; **25**: 4104–4109.

Estudo de caso 23.1
Investigando o padrão de recorrência do glioma utilizando a DWI

B. D. Ross ▪ C. J. Galbán ▪ A. Rehemtulla ▪ P. M. Sundgren ▪ T. L. Chenevert

Departamentos de Radiologia e Radiação Oncológica, University of Michigan, Ann Arbor, EUA

Histórico

Uma menina de 8 anos de idade apresentou tumor neuroectodérmico primitivo com margens captantes de contraste. Ela foi admitida no hospital e tratada com quimioterapia combinada (carboplatina, etoposida, ciclofosfamida) sob prática terapêutica de rotina.

Técnica

O exame com MRI 1,5 T com gradiente-eco ponderada em T_1 tridimensional convencional após o contraste com gadolínio anterior à iniciação do tratamento (A) e 6 semanas após a iniciação do tratamento (B). Um mapa de difusão funcional colorido (fDM) sobreposto[1] foi a imagem anatômica (C). Uma ponderação T_1 pós-contraste com gadolínio 14 semanas após o início do tratamento foi combinada com perfil da posição do fDM a partir da sexta semana de avaliação (D).

Achados de imagem

As imagens ponderadas por T_1 com realce pelo meio de contraste mostram as bordas do tumor na linha de base (anterior à terapia) e revelaram pequenas possíveis reduções no volume do tumor na sexta semana após a iniciação da terapia. A sobreposição do fDM revelou uma área de aumento nas alterações de difusão, que ocorreram nos *voxels* vermelhos 6 semanas após a iniciação do tratamento, com uma ampla área de regiões de difusão inalteradas demarcadas como *voxels* verdes. A imagem de acompanhamento subsequente revelou tumor recorrente correspondente à região de tumor que não havia valores de difusão aumentados associados a tratamento anterior.

Discussão

A utilização da DWI e da análise do fDM identificou regiões espacialmente diferentes de mudanças na difusão após o tratamento. As regiões de valores de difusão elevados mostraram correlação com a perda de celularidade,[2] indicando assim que a morte celular significante foi provavelmente atingida na região vermelha em oposição à verde ou à região de difusão inalterada. O rastreamento de acompanhamento da paciente revelou que a recorrência do tumor ocorreu adjacente à região que foi identificada como não afetada pela terapia utilizando o fDM 6 semanas após a iniciação do tratamento.

Pontos principais

- A DWI pode ser útil na detecção da heterogeneidade da resposta associada ao tratamento utilizando a análise do fDM.
- A detecção das regiões com propensão para a progressão de tumor poderia ser alcançada com a DWI.

Referências

1. Moffat BA, Chenevert TL, Lawrence TS et al. Functional diffusion map: a noninvasive MRI biomarker for early stratification of clinical brain tumor response. *Proc Natl Acad Sci USA* 2005; **102**: 5524–5529.
2. Chenevert TL, Stegman LD, Taylor JM et al. Diffusion magnetic resonance imaging: an early surrogate marker of therapeutic efficacy in brain tumors. *J Natl Cancer Inst* 2000; **92**: 2029–2036.

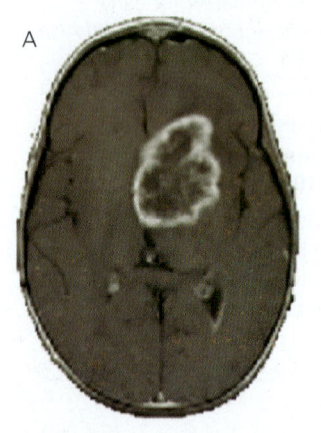

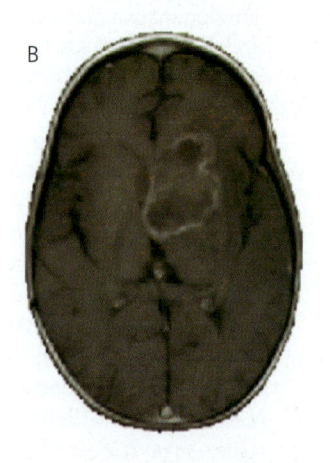

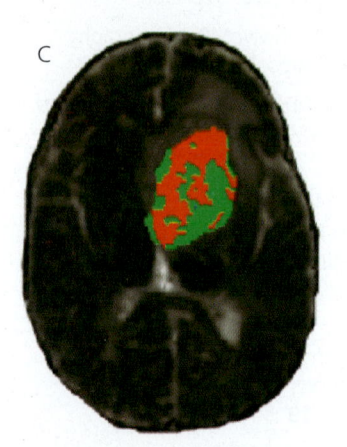

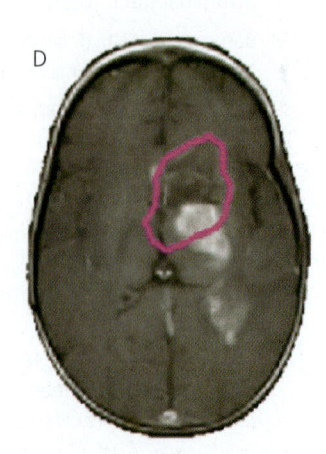

Fig. 23.C1.1

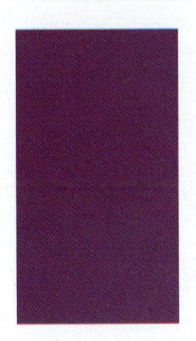

Estudo de caso 23.2
Imagem por tensor de difusão dos efeitos da infiltração do glioma

B. D. Ross ▪ C. J. Galbán ▪ A. Rehemtulla ▪ P. M. Sundgren ▪ T. L. Chenevert
Departamentos de Radiologia e Radiação Oncológica, University of Michigan, Ann Arbor, EUA

Histórico

Um homem de 28 anos de idade apresentou-se com tumor frontal esquerdo extensivo heterogêneo, um pouco de realce e desvio da linha média maior do que 1 cm após a ressecção cirúrgica subtotal. A histologia deste tumor mostra glioma anaplásico grau III formado por uma mistura de astrócitos, possíveis células oligodendrogliais e células infiltrativas não diferenciadas e misturadas à substância branca displásica.

Técnica

Exame com MRI 3T com gradiente-eco ponderada em T_1 tridimensional convencional pós-contraste com gadolínio (topo à esquerda); FLAIR (topo ao meio); fLAIR alternativo com fibras sobre a mesma (topo à direita); DWI (b = 1.000 s/mm^2) (abaixo à esquerda); e mapa de FA colorido de forma direcional gerado por uma DTI de 15 direções (abaixo à esquerda).[1]

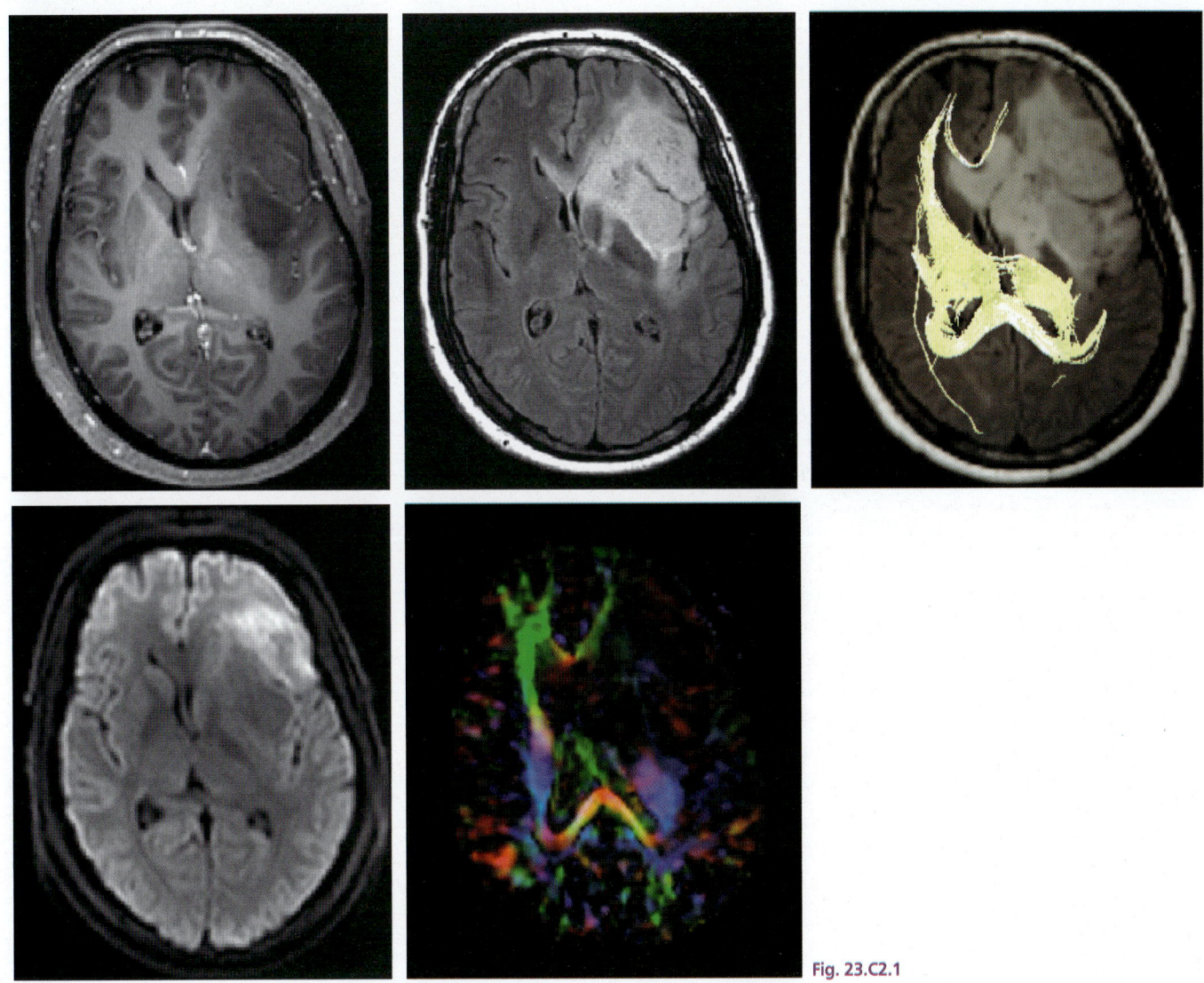

Fig. 23.C2.1

Achados de imagem

A massa extensiva infiltrativa e com realce relativamente mínimo que preenche o lobo frontal esquerdo pode ser observada. O processo de infiltração praticamente preenche o lobo frontal esquerdo e também envolve o lobo temporal anterior esquerdo e o joelho do corpo caloso e envolve levemente a substância branca profunda frontal direita. O efeito de massa local importante é observado pelo desvio da linha média para a direita. A destruição das fibras da substância branca normal e da integridade é sugerida pela FA dentro e em torno do tumor.

Discussão

O paciente foi tratado com radiação e radiossensibilização com gencitabina, seguido por seis ciclos de quimioterapia de temozolomida. Houve evidência de progressão de doença pela imagem 12 meses a partir do começo dos tratamentos. Uma biopsia estereotática subsequente demonstrou glioblastoma. A destruição da arquitetura da substância branca normal pelo tumor infiltrativo é bem representada nos mapas de FA derivados do DTI e/ou da tractografia das fibras.

Pontos principais

- O glioma de alto grau se infiltra de forma difusa na substância branca.
- O DTI é sensível a esta infiltração pela inspeção dos mapas de FA.
- Os mapas de FA coloridos fornecem *insight* dos padrões direcionais das fibras da substância branca.

Referências

1. Price SJ, Burnet NG, Donovan T *et al.* Diffusion tensor imaging of brain tumours at 3 T: a potential tool for assessing white matter tract invasion? *Clin Radiol* 2003; **58**: 455–462.
2. Kelly PJ, Daumas-Duport C, Kispert DB *et al.* Imagingbased sterotaxic serial biopsies in untreated intracranial glial neoplasms. *J Neurosurg* 1987; **66**: 865–874.

Estudo de caso 23.3
Imagem ponderada por difusão de cistos epidermoides e aracnóideos

A. D. Waldman ▪ D. D. M. Lin
Imperial College, Londres, Reino Unido e Johns Hopkins University School of Medicine, Baltmore, EUA

Histórico
Um homem de 36 anos de idade apresentou tonteira e sinais cerebelares do lado direito (A) e um homem de 43 anos que apresentou dores de cabeça.

Técnica
MRI convencional e DWI (b = 1.000 s/mm^2) mais mapas de ADC.

Achados de imagem
O epidermoide em (A) é observado como uma lesão sem realce no ângulo pontocerebelar direito quase isointenso ao líquido cefalorraquidiano (CSF) tanto na MRI ponderada em T$_1$ quanto em T$_2$, alterando o mesencéfalo e o pedúnculo cerebelar direito. O ADC é aproximadamente isointenso ao cérebro; nas imagens ponderadas em difusão (DWI) é hiperintensa.

O grande cisto aracnóideo temporal esquerdo (B) é isointenso ao CSF nas imagens ponderadas em T$_1$ e T$_2$ e no ADC.

Discussão
Os epidermoides tipicamente mostram estrutura interna, geralmente como uma heterogeneidade de sinal "insensível" nas sequências ponderadas em T$_1$ e podem ter margens irregulares; quando estas características não estão presentes, eles podem ser difíceis de distinguir de outras lesões císticas. A estrutura interna de um epidermoide resulta na difusão hídrica restrita, com ADC similar ao do cérebro normal,

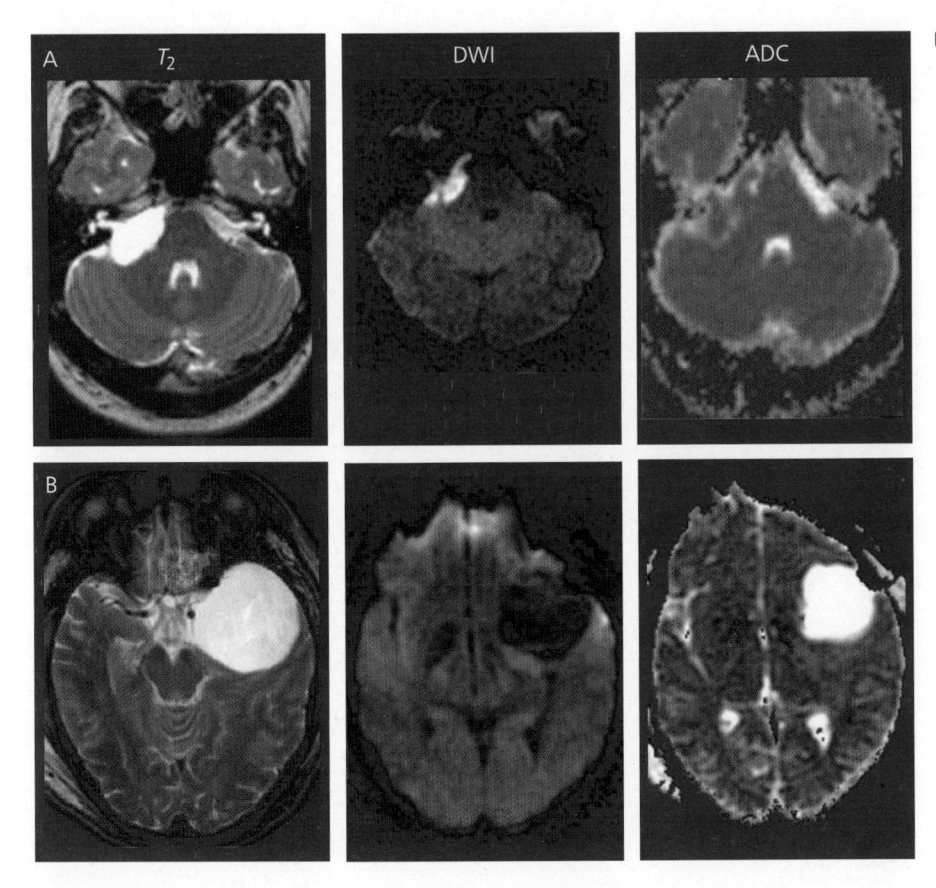

Fig. 23.C3.1

enquanto os cistos têm difusão livre (ADC similar ao do CSF). Uma vez que as sequências DW-EPI estão inclinadas a artefato de suscetibilidade próximo às interfaces osso-tecido-ar, a DWI e o ADC deveriam ser interpretados cautelosamente nestas localizações.

Pontos principais

- A DWI pode ser útil na distinção de epidermoides e outras lesões císticas extra-axiais, como, por exemplo, os cistos aracnóideos.
- A DWI pode ser útil na identificação de pequenas lesões que não estão evidentes em outras sequências.
- Na avaliação pós-operatória, a DWI pode definir a extensão da lesão e qualquer doença residual ou recorrente.

Referências

1. Bergui M, Zhong J, Bradac GB, Sales S. Diffusion-weighted images of intracranial cyst-like lesions. *Neuroradiology* 2001; **43**: 824–829.
2. Laing AD, Mitchell PJ, Wallace D. Diffusion-weighted magnetic resonance imaging of intracranial epidermoid tumors. *Aust Radiol* 1999; **43**: 16–19.

Estudo de caso 23.4
Imagem por tensor de difusão da infiltração do glioma

S. J. Price ▪ A. Peña ▪ J. H. Gillard
Addenbrooke's Hospital, Cambridge, Reino Unido

Histórico
Uma mulher de 60 anos de idade apresentou disfasia 1 ano após a ressecção de um glioblastoma (grau IV pela WHO) frontal direito.

Técnica
Convencional e DTI.

Achados de imagem
Imagens convencionais demonstraram uma recorrência frontal esquerda sem envolvimento do corpo caloso. A imagem por DTI (mapa de FA) mostrou anormalidades no corpo caloso (marcado com setas). Os mapas plotados de p (o componente isotrópico) e q (o componente anisotrópico) para o corpo caloso revelaram anormalidades. A imagem por CT de acompanhamento 6 semanas depois revelou tumor no corpo caloso.

Discussão
As células do glioma podem infiltrar-se além das anormalidades observadas na imagem convencional.[1] Uma vez que a DTI seja sensível à difusão hídrica, ela pode identificar a alteração na substância branca da infiltração do glioma.[2]

Pontos principais
- Os gliomas se infiltram de forma difusa na substância branca.
- A DTI pode ser sensível a esta infiltração.

Referências
1. Kelly PJ, Daumas-Duport C, Kispert DB et al. Imagingbased stereotaxic serial biopsies in untreated intracranial glial neoplasms. *J Neurosurg* 1987; **66**: 865–874.
2. Price SJ, Burnet NG, Donovan T et al. Diffusion tensor imaging of brain tumours at 3 T: a potential tool for assessing white matter tract invasion? *Clin Radiol* 2003; **58**: 455–462.

Fig. 23.C4.1

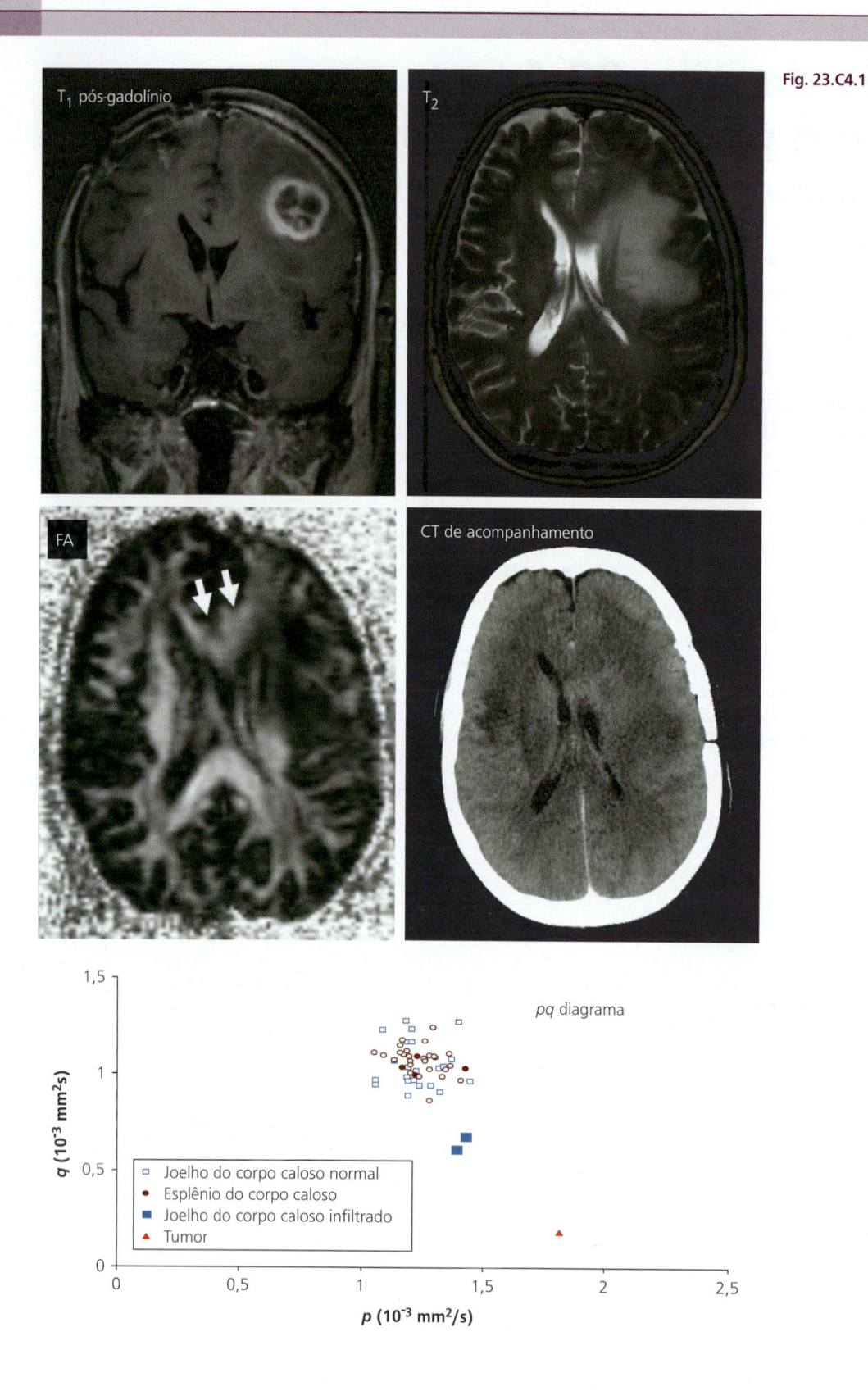

Estudo de caso 23.5
Diferenciando gliomas de metástases com DTI (imagens do tensor de difusão)

S. J. Price ▪ A. Peña ▪ J. H. Gillard
Addenbrooke's Hospital, Cambridge, Reino Unido

Histórico
Uma mulher de 74 anos de idade apresentou hemianopsia homônima. As biopsias da lesão revelaram ser um glioblastoma de grau IV de acordo com a WHO. Um homem de 42 anos com melanoma metastático apresentou dores de cabeça e uma quadrantanopsia superior direita.

Técnica
Convencional e DTI.

Achados de imagem
Os tumores foram identificados no lobo temporal posterior esquerdo em ambos os pacientes. Na paciente com glioblastoma (esquerdo), a DTI revelou uma perda de anisotropia na radiação visual esquerda. A DTI no paciente com metástase (direito) revelou substância branca normal abaixo da anormalidade óbvia (setas). As medidas de p e q mostram anormalidades marcadas para a paciente com glioblastoma, mas foram normais para o paciente com metástase.

Discussão
Ao passo que os gliomas se infiltram na substância branca e causam ruptura, as metástases se espalham ao longo dos planos vasculares e deixam a substância branca intacta.[1]

Ponto principal
Os gliomas podem ser diferenciados das metástases já que eles se infiltram nas substâncias brancas.

Referência
1. Nelson JS, von Deimling A, Petersen I, Janzer RC. Metastatic tumours of the CNS. In *Pathology and Genetics of Tumours of the Nervous System*, eds. Kleihues P, Cavenee WK. Lyon, France: IARC Press, p. 250–253.

Fig. 23.C5.1

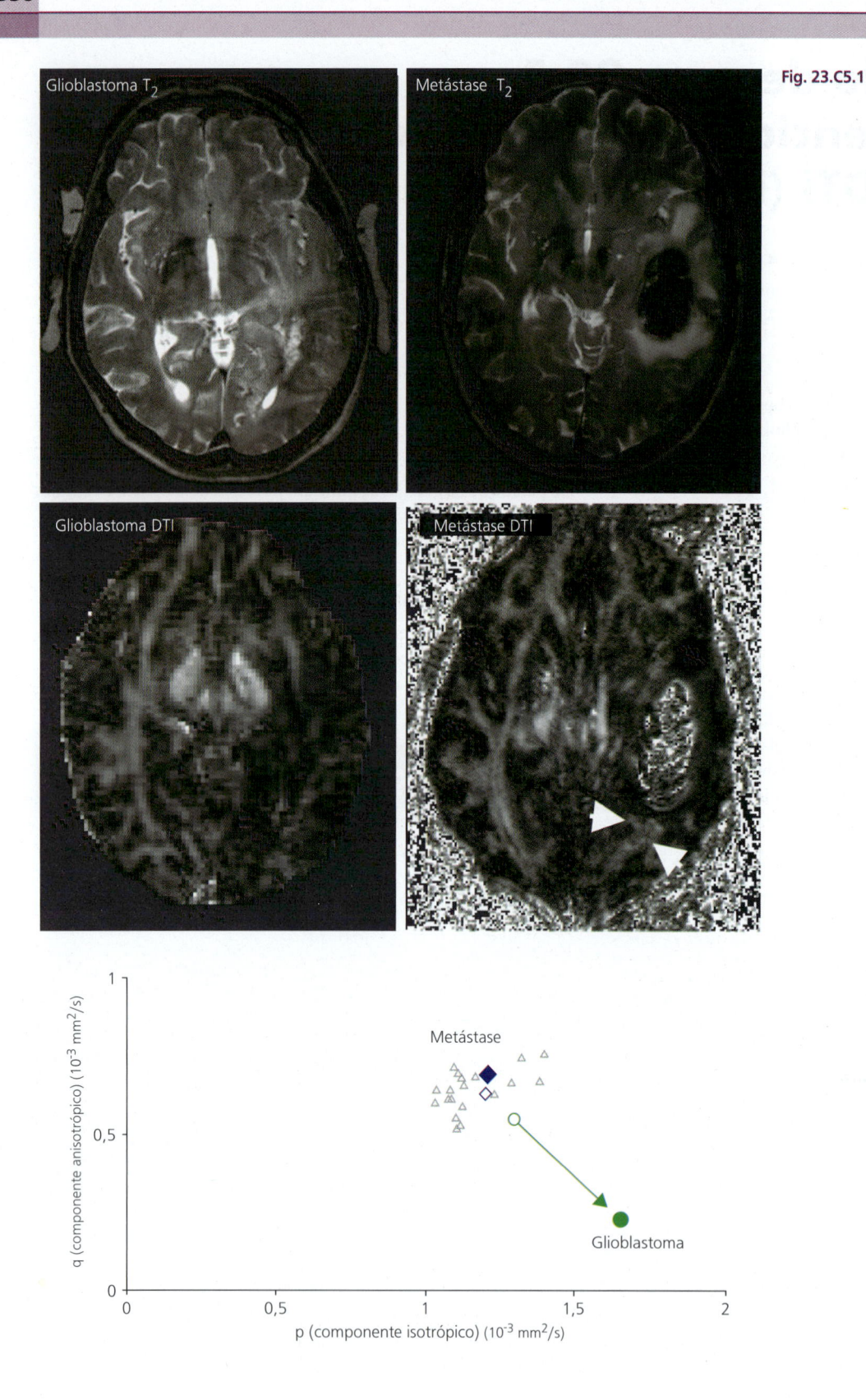

Capítulo 24
Estudo por imagens da perfusão pela MR na neoplasia em adultos

Meng Law

Introdução

A perfusão pela MR é capaz de caracterizar a biologia do tumor cerebral e outros distúrbios do sistema nervoso central (CNS) por meio de mudanças patológicas e fisiológicas fundamentais que ocorrem com a vasculatura do tumor. Apesar da biologia subjacente à angiogênese do tumor cerebral e ao recrutamento vascular, juntamente com o ciclo de retroalimentação com hipóxia tumoral e necrose, ser extremamente complexa, há alguns aspectos da fisiologia do tumor que podem ser quantificados utilizando a perfusão pela MRI. Em particular, algumas métricas da perfusão podem ser utilizadas como marcadores substitutos da angiogênese tumoral e da permeabilidade vascular. Os capítulos anteriores descrevem as várias técnicas disponíveis para a obtenção de dados de imagens de perfusão pela MRI. As duas técnicas mais comuns atualmente utilizadas tanto no contexto clínico quanto no da pesquisa são ponderação em estado estacionário *(steady-state)* T_1 DCE-MRI e na ponderação T_2^* contraste de suscetibilidade. As vantagens e as desvantagens de cada técnica na caracterização da biologia tumoral serão discutidas; entretanto, o DSC-MRI é de utilização mais ampla.

Os efeitos do fator de crescimento endotelial vascular (VEGF)/fator de permeabilidade vascular e outros fatores de crescimento da permeabilidade vascular têm estado sob investigação desde que Folkman descreveu pela primeira vez a associação entre a angiogênese e o crescimento tumoral.[1] Uma evidência recente sugere que a permeabilidade vascular e a presença de VEGF são mediadores importantes do crescimento tumoral além da angiogênese.[2-5] A perfusão pela MRI pode agora medir parâmetros como o volume sanguíneo cerebral (CBV) e a permeabilidade vascular, que podem estar diretamente correlacionados com estas alterações histopatológicas, assim como os marcadores moleculares, como o VEGF.[6-9]

Nos tumores cerebrais, aumentos no diâmetro do vaso, na espessura do vaso e no número de vasos (densidade microvascular) deveriam levar ao aumento do CBV medido pelo DSC-MRI. O diâmetro dos capilares de um cérebro normal tem uma variação limitada de 3-5 μm, em que os do gliomas são vasos hiperplásicos sinuosos que variam entre 3 e 40 μm no diâmetro.[2] Além disso, a espessura endotelial nos vasos do glioma é de aproximadamente 0,5 μm comparados a 0,26 μm nos vasos do cérebro normal. O aumento na espessura dos vasos reduz a área de secção transversal luminal. Como resultado, seria de se esperar o CBV relativo (rCBV) reduzido. Porém, há possivelmente uma série de razões para um aumento no rCBV nos gliomas. Primeiro, as sequências gradiente-eco exploram a suscetibilidade paramagnética local no lúmen do vaso, na parede do vaso e nos tecidos ao redor, resultando em *spins* intraextravasculares submetidos à redução do sinal dependente de T_2^*.[10] Segundo, embora possa haver um decréscimo geral no diâmetro do vaso, os marcadores moleculares patológicos, como CD34, demonstram uma elevação no número de vasos angiogênicos tortuosos, dando a analogia de um "atolamento" de vasos numerosos, pequenos de fluxo lento. Este fato é relevante uma vez que a terapia antiangiogênica mostrou "normalizar" estes vasos, elevando o diâmetro, aumentando, dessa forma, o fluxo sanguíneo cerebral (CBF), reduzindo o CBV (pela redução na densidade do vaso). Este assunto será discutido mais adiante. Em virtude disso, não é surpreendente que as medidas do rCBV correlacionem de modo confiável com o grau do tumor e com os achados histológicos da vascularização tumoral elevada.[11-24] O grau da proliferação vascular é um dos elementos mais importantes na caracterização histopatológica da biologia do tumor e na determinação do prognóstico por diversas razões. Primeiro, o grau da proliferação vascular, ou angiogênese, é um dos critérios histológicos principais (juntamente com celularidade, mitose, pleomorfismo e necrose) utilizados na determinação do grau de malignidade e grau do glioma. Segundo, os sistemas vasculares não são somente a principal rota de distribuição de oxigênio e nutrientes para as células neoplásicas, mas também servem como vias para a infiltração tumoral ao longo dos espaços perivasculares. Terceiro, o endotélio capilar cerebral (local da barreira hematoencefálica, que é composto por uma membrana basal homogênea contínua, numerosos processos astrócitos e junções íntimas, sendo um mecanismo de defesa do hospedeiro relevante responsável pela regulação do movimento molecular) é frequentemente destruído pelas células tumorais malignas. Quarto, uma barreira hematoencefálica hiperpermeável com ou sem vasos angiogênicos imaturos permite realce e extravasamento dos meios de contraste e, consequentemente, fornece uma medida da permeabilidade vascular.

Estas alterações fisiopatológicas forneceram boa correlação entre a biologia do tumor e as medidas de CBV, CBF a permeabilidade vascular (K^{trans}) e o fator de dispersão (V_e). Como há um aumento no CBV causado pela densidade microvascular, assim como os diversos vasos colaterais e sinuosos (da angiogênese), considera-se que o tempo médio de trânsito (MTT) deverá ser prolongado. Porém, pela heterogeneidade evidente da microvasculatura tumoral em algumas regiões, o MTT pode também diminuir com o CBF elevado, particularmente nas margens do tumor, onde há um *shunt* rápido do fluxo sanguíneo.[25] Estes estudos e correlações serão descritos mais adiante.

Técnicas de imagem

É fornecida aqui uma breve visão geral das técnicas como suplemento para os capítulos prévios sobre técnica.

Abordagem com DSC-MRI

Os métodos mais comuns para medir os estudos do DSC-MRI nos tumores cerebrais são os de diluição do indicador para traçadores não difusíveis[26] e a abordagem de modelagem farmacocinética desenvolvida por Tofs, Kermode et al.[27-29]. No DSC-MRI, o sinal avaliado resulta do efeito da suscetibilidade T_2 ou T_2^* induzido pelo meio de contraste injetado.

Teoria da diluição do indicador

A teoria da cinética do traçador não difusível pode ser utilizada para derivar os valores de CBV das curvas de concentração-tempo. No momento da injeção de contraste, obtém-se uma intensidade de sinal *versus* a curva de tempo. O CBV é proporcional à área submetida à concentração do contraste *versus* a curva de tempo, na ausência da recirculação e do vazamento de contraste. A concentração de contraste é proporcional à alteração na taxa de relaxamento (quer dizer, alteração na recíproca de T_2^* [R_2^*]), que pode ser calculada a partir do sinal pela utilização da equação $R_2^* = [-\ln(SI_t/SI_0)TE]$, onde SI_t é o *pixel* do sinal de intensidade no tempo t, SI_0 é o sinal de intensidade pré-contraste, e TE é o tempo de eco.[30] Esta equação é válida somente se o realce da T_1 associado à ruptura da barreira hematoencefálica tiver efeito insignificante sobre a intensidade do sinal, que pode ser alcançado pela utilização de um tempo de repetição longo ou por um ângulo de reversão (*flip angle*) pequeno ou por ambos, para reduzir os efeitos de T_1. Em geral, as suposições de recirculação insignificante e extravasamento de meio de contraste são violadas. Os efeitos da recirculação podem ser reduzidos ajustando uma função de distribuição gama para a curva R_2^* calculada, com foco apenas no curso de tempo inicial antes que a recirculação (segunda passagem) ocorra. O CBV pode ser superestimado ou subestimado, caso haja um efeito significativo de T_1, nas regiões onde há ruptura da barreira hematoencefálica e extravasamento. Pelas dificuldades, também, para calcular o CBV "absoluto" (no volume por peso tecidual), na prática clínica, os cálculos do CBV são feitos com relação à substância branca contralateral com aparência normal, que age como uma referência interna. Como resultado, os cálculos do CBV tornam-se uma medida relativa e *unitless*. Algumas vezes o rCBV relativo também se refere ao CBV *regional* na literatura. Também é utilizado para denotar CBV ou CBV relativo para uma função de *input* arterial. O termo cCBV é também utilizado CBV algumas vezes para indicar o CBV corrigido, que corrige o efeito de extravasamento nos cálculos do CBV

Modelo farmacocinético de primeira passagem

O modelo farmacocinético de primeira passagem é utilizado para calcular K^{trans} a partir dos mesmos dados do DSC-MRI utilizados para calcular o rCBV relativo. Esta abordagem utiliza uma expressão exata para a concentração de contraste tecidual supondo que o contraste existe em dois compartimentos com intercâmbio (plasma e espaço extravascular e extracelular).[28,29] Uma estimativa da concentração de contraste vascular é obtida a partir da substância branca e ajustada à expressão de concentração tecidual para derivar K^{trans}. Outras observações utilizadas para estipular a permeabilidade vascular endotelial incluem K_{ps} (constante de transferência endotelial), K_{fp} e K_2. Os mapas de sobreposição coloridos da redução fracional da intensidade do sinal em 25 s (25 s é escolhido como um tempo arbitrário do pico de *bolus* para representar a permeabilidade vascular) depois que o *bolus* (mapas SD25) possa ser calculado. Caso a permeabilidade vascular esteja alta, a concentração de contraste residual também é alta após o *bolus* ter passado, e o valor de SD25 também é alto. Os mapas SD25, entretanto, fornecem um índice simples com relação à permeabilidade vascular.[31,32]

Considerações sobre sequências: sequências *spin-echo* e gradiente-eco

A passagem de gadolínio através da microvasculatura resulta em alterações em T_2 e T_2^* e, dessa forma, tanto as sequências *spin-echo* (SE) e gradiente-eco (GE) fornecerão cálculos corretos e reprodutíveis de CBV. Porém, as sequências GE são mais sensíveis do que as sequências SE em detectar alterações na suscetibilidade magnética local entre os vasos (que contêm agente de contraste paramagnético) e no tecido em torno, resultando em *spins* extravasculares submetidos à redução de T_2^*. Com a dose-padrão de meio de contraste (0,1 mmol/kg por peso corporal), há uma perda de sinal transitório de aproximadamente 25% na substância branca normal. Uma vez que as imagens de SE ponderadas em T_2 sejam menos sensíveis, elas requerem uma dose de meio de contraste dupla ou até mesmo quádrupla a fim de produzir sinais de alterações substanciais durante a passagem do *bolus*. A imagem de perfusão em alto campo magnético (3 T e acima) pode ser realizada utilizando doses menores de agente de contraste em decorrência dos efeitos elevados da suscetibilidade magnética.

As vantagens da utilização das sequências SE incluem menos suscetibilidade para os artefatos, particularmente próximos à base do crânio ou às interfaces cérebro-osso-ar e a sensibilidade reduzida da sequência de perfusão SE ao contraste nos vasos maiores. [11,12] As simulações sugerem que as sequências SE são principalmente sensíveis aos vasos menores (< 20 μm) e, portanto, podem fornecer uma imagem mais otimizada dos capilares tumorais. Porém, as sequências GE parecem ser sensíveis tanto à perfusão nos capilares quanto de vasos maiores.[14,33] Na maioria das instituições, sequência ecoplanar (EPI) GE fornece uma excelente relação sinal-ruído (SNR) utilizando uma dose-padrão de contraste (0,1 mmol/kg por peso corporal, tipicamente 20 mL de contraste) para os estudos de perfusão de tumores cerebrais. Os artefatos de suscetibilidade de um campo sem homogeneidade podem ser reduzidos diminuindo a espessura do corte.[14,34] O grau do efeito da suscetibilidade utilizando gadolínio a 0,1 mmol/kg com sequências GE é similar em magnitude a utilizar 0,2 mmol/kg com sequências SE.[11] Se a EPI for utilizada, no mínimo 10 cortes de MR ou seções em intervalos de 1 s fornece uma boa resolução espacial e temporal. Com as novas técnicas de imagem em paralelo da EPI, a cobertura total do cérebro em intervalos de 1 s pode ser alcançada com a utilização de técnicas de GE e SE rápidas. As técnicas de GE e SE combinadas podem ser realizadas,[35] e esta combinação também pode ser utilizada para determinar o diâmetro ou tamanho vascular, que é relevante ao monitorar a terapia angiogênica.[36]

Abordagens da primeira passagem e do estado de equilíbrio

Pela complexidade da angiogênese, a precisão e a reprodutibilidade das diferentes técnicas de perfusão da MRI para os cálculos de permeabilidade vascular têm sido recentemente objeto de discussão.

As questões principais são que a permeabilidade vascular pode ser de "fluxo não limitado" ou de "fluxo limitado"[37] e que a primeira passagem do contraste mede somente a permeabilidade na primeira passagem, provavelmente diferindo da permeabilidade calculada no estado de equilíbrio, em que o cálculo do intercâmbio bidirecional entre dois compartimentos que se comunicam (plasma e espaço extracelular extravascular) pode ser caracterizado.

Cha et al.[38] compararam K^{trans} calculado utilizando os métodos de imagem por MRI ponderada em T_1-estado de equilíbrio (ssT1) com uma ponderação T_2^* na primeira passagem (fpT2*) em gliomas e meningiomas. Os cálculos da permeabilidade microvascular derivados da ssT1 foram mais preditivos para os graus de gliomas do que a rCBV derivada do método fpT2*. O valor para K^{trans} da fpT2* estava altamente correlacionado ao obtido da ssT1 nos gliomas, mas não nos meningiomas, provavelmente por causa dos vasos com vazamento extremo nos meningiomas, o que complica o cálculo de K^{trans} em ambos os métodos. Nos tumores que são extremamente permeáveis, as hipóteses e os algoritmos utilizados para medir K^{trans} podem ser afetados. Com uma investigação maior há possibilidade de demonstrar que há dois tipos de permeabilidade vascular: permeabilidade muito alta (que está relacionada com o fluxo e pode ser caracterizada na primeira passagem) e uma permeabilidade mais baixa (que não é limitada com o fluxo e mais proporcional ao produto da área da superfície, que pode ser caracterizada utilizando as técnicas de equilíbrio estável). Como resultado, alguns centros, incluindo o nosso próprio, estão utilizando ambos os métodos, ssT1 e fpT2*, para a obtenção de métricas de perfusão em gliomas.[39] Ainda, há algumas vantagens inerentes às técnicas de T_1 para obter os estudos de perfusão e permeabilidade como a habilidade de estimar o volume sanguíneo fracional ou o CBV no contexto da suscetibilidade a partir de produtos derivados do sangue pós-cirúrgico ou de lesões nos lobos temporais ou da base do crânio. Sequências dinâmicas tridimensionais ponderadas em T_1 e novas técnicas têm sido demonstradas utilizando a análise iterativa para estimar a permeabilidade e a perfusão.[40,41]

Cuidados técnicos e limitações

Mesmo embora a DSC-MRI seja a técnica mais comumente utilizada e facilmente aplicada para estudar a perfusão cerebral, há uma série de limitações relevantes ao utilizar a sequência GE.[42] Primeiro, pelo fato de a técnica ser ponderada para medir a suscetibilidade, ela é extremamente sensível a estruturas nas lesões que causam a falta de homogeneidade no campo magnético, como produtos derivados de sangue, cálcio, osso, melanina, metais ou posicionamento de lesões próximas à interface cérebro-osso-ar, como a base do crânio. Sendo importante na caracterização de gliomas de alto grau (HGG), em que há algumas vezes produtos de sangue, assim como os gliomas de baixo grau (LGG), nos quais pode haver presença de calcificação. As soluções para reduzir falta de homogeneidade e suscetibilidade incluem a diminuição da espessura do corte, que também reduz a SNR e a cobertura do corte. Os métodos de imagem paralela também podem reduzir a suscetibilidade e o tempo de aquisição a fim de permitir maior cobertura cerebral e SNR. Caso haja uma lesão maior que necessite uma cobertura melhor do cérebro, então a distância entre os cortes também pode ser aumentada, enquanto se mantêm os cortes mais finos a fim de reduzir a suscetibilidade. Segundo, como discutido anteriormente, a quantificação das medidas de perfusão, como o CBV e K^{trans}, pode ser imprecisa nas lesões em que há uma barreira hematoencefálica muito permeável, como no glioblastoma multiforme, tumores do plexo coroide e meningiomas. Portanto, os valores de perfusão extremamente baixos ou altos devem ser visualizados com cautela em situações tais, e os algoritmos de correção deveriam ser aplicados para compensar este vazamento.[43] Quando confinados ao espaço intravascular, os agentes de contrastes paramagnéticos, por exemplo, o gadolínio-ácido-dietilenotriaminopentacético (Gd-DTPA) produz perda de intensidade de sinal no espaço extravascular em imagens ponderadas em T_2, e mapas de rCBV com base em DSC são computados integrando as alterações da relaxatividade transversal (resultante R_2) que ocorrem ao longo da primeira passagem pela injeção dinâmica. Entretanto, pelo fato de o Gd-DTPA também ser potencializador eficaz no relaxamento de T_1, a perda de intensidade do sinal de DSC pode ser mascarada pelo aumento de intensidade de sinal em regiões onde os efeitos de T_1 são significativos. Tal fato ocorre nos tumores com realce, em que o Gd-DTPA extravasa dentro do espaço interstícial das lesões com ruptura da barreira hematoencefálica significativa. Em tais instâncias, o rCBV será subestimado, podendo afetar a predição do grau do tumor (Fig. 24.1). Realizar uma pré-carga com pequena dose de contraste (que também pode servir para produzir mapas de permeabilidade de T_1 em estado de equilíbrio estável) juntamente com a distribuição gama e correlação linear para corrigir este extravasamento irá melhorar a precisão das estimativas do rCBV. Terceiro, a DSC-MRI e DCE-MRI requerem gradientes de alta *performance*, técnicas ultrarrápidas de EPI e um injetor potente. Tais questões são importantes em termos da obtenção do *hardware* como até mesmo para o fluxo de trabalho em um ambiente clínico altamente ativo. Quarto, os algoritmos para os dados de pós-processamento da perfusão de ssT1 não são triviais e podem requerer o conhecimento e auxílio técnico de um físico de MR, embora os fornecedores comerciais de fato ofereçam algumas ferramentas de *software* que podem produzir curvas de intensidade de sinal qualitativas e semiquantitativas para a avaliação do conjunto de dados da DSC-MRI (T_2^*) E DCE-MRI (T_1). Por fim, há ainda alguma controvérsia quanto ao efeito da administração de corticoide-dexametasona na perfusão e nas estimativas de permeabilidade no cérebro. Fisiologicamente e de forma anedotal, poderia parecer que os esteroides reduzem significativamente a permeabilidade vascular; entretanto, em termos de estudos de perfusão, um documento recente parece sugerir que a dexametasona não afeta de forma significativa o fluxo sanguíneo do tumor, o volume ou o tempo de trânsito, mas pode, pela redução do conteúdo de água peritumoral e pressão local do tecido, elevar subitamente a perfusão no cérebro endematoso.[44]

Aplicações clínicas da perfusão pela MR

Tumores primários: gliomas

Graduação

A existência de várias abordagens para a classificação patológica do glioma humano implica que há uma falta de consenso entre os *experts* como para qual a única melhor abordagem.[45-50] Estes vários sistemas de graduação concordam, porém, a respeito dos parâ-

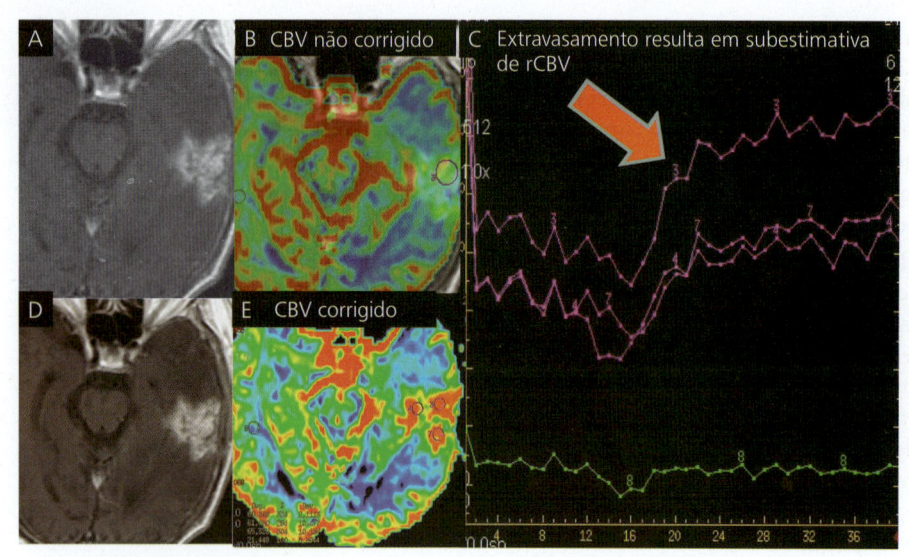

Fig. 24.1 Glioma de alto grau temporal posterior esquerdo com realce heterogêneo em um senhor de 50 anos de idade. (A) Imagem axial ponderada em T$_1$ mostra uma massa com realce na região posterior temporal esquerda. (B) A DSC-MRI colorida com volume sanguíneo cerebral (rCBV) não corrigido demonstrando rCBV reduzido. (C) Sinal de intensidade T$_2$* de DSC-MRI *versus* as curvas de tempo demonstra extravasamento elevado assim como o efeito em T$_1$ do gadolínio, resultando em subestimativa do rCBV. (D, E) Esta subestimação pode ser corrigida pré-carregando o contraste assim como aplicando um ajuste linear ou gama variada, que produzirá mapas de rCBV corrigidos fornecendo uma estimativa mais precisa de rCBF.[43] (Figura é cortesia de Saulo Lacerda e Nelson Fortes, Med. Imagem-Hosp Benef Portuguesa, São Paulo, Brasil.)

metros histológicos que são relevantes na determinação da biologia do glioma, a saber, hipercelularidade, pleomorfismo, proliferação do endotélio vascular, atividade mitótica e necrose. As dificuldades em tais sistemas de graduação é que cada classificação muito frequentemente acaba no mesmo critério permissivo (quer dizer, características histológicas que podem ou não estar presentes em tumores em cada categoria de diagnóstico) e não em demonstrações rigorosas que contêm termos, como "deve estar presente" ou "deve não estar presente". Além disso, alguns destes critérios são definidos ou identificados de forma subjetiva.

Tem havido inúmeras publicações demonstrando a reprodutibilidade relativamente precária deste sistema histológico. Coons *et al.*[51] demonstraram que a concordância entre quatro observadores é de 52%, a concordância entre três observadores é de 60% e após três revisões comuns e de acordo sobre características patológicas a concordância entre os quatro observadores melhorou minimamente para 69% e a dos três observadores para 75%. Além disso, há outras questões que afetam a reprodutibilidade patológica que devem também ser consideradas. Primeiro, uma vez que somente algumas poucas amostras de tecido são avaliadas, particularmente da biopsia estereotática, a porção mais maligna de um tumor pode não ser amostrado. Segundo, pode ser difícil obter uma variação de amostras, caso o tumor esteja inacessível ao cirurgião (em cérebro eloquente). Terceiro, há uma série de sistemas de classificações/graduações utilizados entre diferentes instituições. Por fim, os tumores no CNS têm uma natureza dinâmica, com no mínimo 50% progredindo para graus de maior malignidade.[52,53]

Apesar destas deficiências, o esquema de classificação da Organização Mundial de Saúde (WHO) permanece como referência-padrão para a orientação terapêutica e o prognóstico em pacientes com tumores cerebrais. Recentemente, o valor dos cálculos do rCBV em predizer o comportamento do tumor, utilizando o resultado dos pacientes como referência-padrão, mostrou que pacientes com diagnóstico histopatológico de HGG e LGG (a partir de biopsia estereotática e ressecção) poderiam ser separados em dois grupos com base no rCBV.[54] A análise Kaplan-Meier (Fig. 24.2) demonstrou que o tempo de sobrevivência livre de progressão da doença no gru-

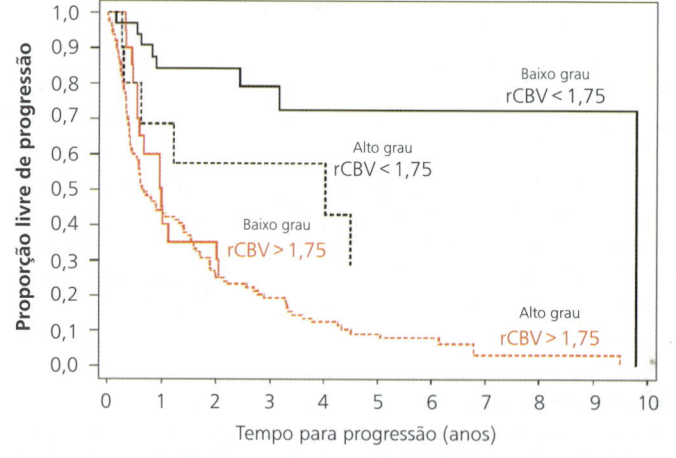

Fig. 24.2 Curvas de sobrevida Kaplan-Meier para a sobrevida livre de progressão dentro dos grupos de glioma de baixo e alto graus. Os grupos com glioma de baixo grau com volume sanguíneo cerebral relativo (rCBV) < 1,75 e > 1,75 (linhas sólidas) demonstram diferença significativa no tempo para a progressão quando estratificado pelo rCBV sozinho ($P < 0,0001$). Similarmente, quando comparados aos gliomas de alto grau (linhas interrompidas), houve uma diferença significativa na progressão daqueles com rCBV > 1,75 comparados àqueles com baixo rCBV ($P < 0,0001$). Entre as pessoas com rCBV < 1,75, há uma diferença entre os tumores de baixo grau e os de alto grau com respeito à sobrevida livre de progressão ($P = 0,047$). Porém, entre as pessoas com alto rCBV (> 1,75), o tempo para progressão não é significativamente diferente ($P = 0,266$) para os tumores de baixo e alto graus. (De Law *et al.* 2008.[54])

po LGG mostrou uma diferença significativa no tempo para a progressão se os pacientes fossem estratificados pelo rCBV para aqueles com rCBV < 1,75 e aqueles com rCBV > 1,75 ($P < 0,0001$). Similarmente, no grupo HGG, houve uma diferença significativa na progressão naqueles com rCBV > 1,75 e naqueles com rCBV < 1,75 ($P < 0,0001$). As lesões com rCBV basal reduzido (< 1,75) tiveram volumes tumorais estáveis quando acompanhados ao longo do tempo e as lesões com rCBV basal elevado (> 1,75) tiveram volumes tumorais aumentado progressivamente ao longo do tempo (Figs. 24.3 e 24.4). Isto demonstra que os cálculos do rCBV a partir

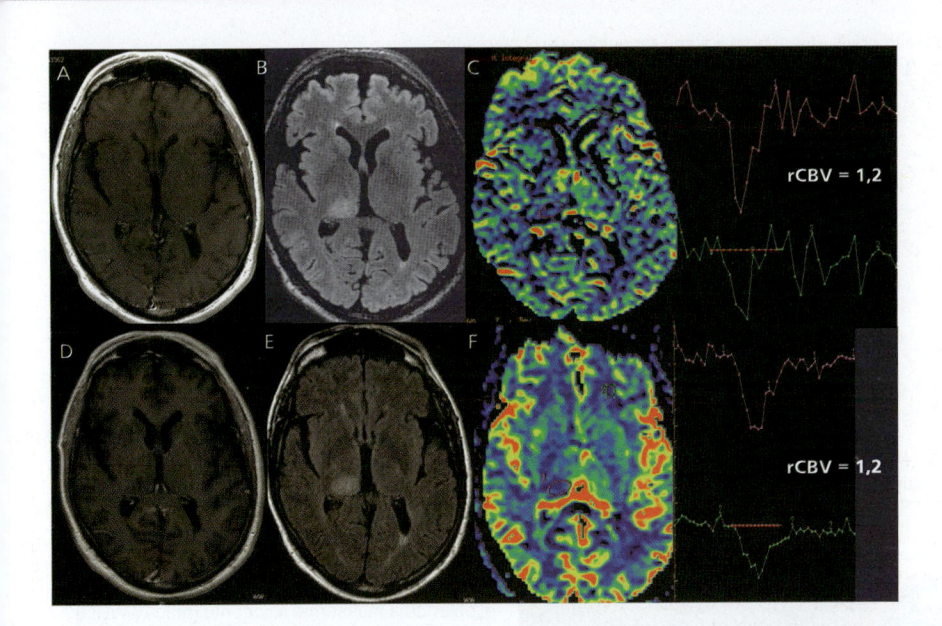

Fig. 24.3 Uma mulher de 43 anos de idade com glioma de alto grau provado patologicamente com volume sanguíneo cerebral (rCBV) basal baixo (1,22) demonstrando doença relativamente estável.

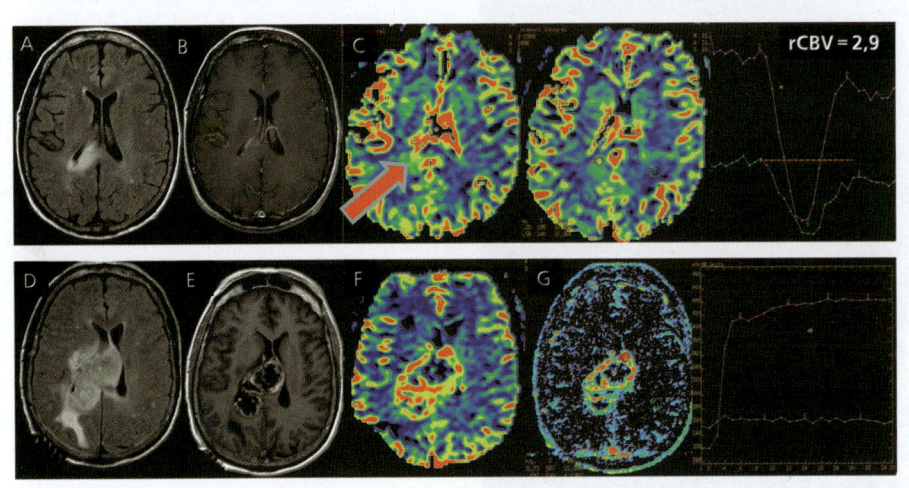

Fig. 24.4 Um senhor de 53 anos com oligoastrocitoma de baixo grau provado patologicamente com volume sanguíneo cerebral relativo (rCBV) basal alto (2,9). Seta de cima. (A) Imagem axial FLAIR (TR/TE/TI, 9.000/110/2.500 ms) mostra sinal aumentado dentro do esplênio direito do corpo caloso com algum efeito de massa sobre o ventrículo lateral adjacente. (C) Imagem axial de DSC-MRI, gradiente-eco (TR/TE, 1.000/54 ms) com mapa sobreposto de rCBV colorido que mostra uma lesão com perfusão inicial alta (rCBV, 2,9), mais de acordo com glioma de alto grau do que um tumor de baixo grau (seta). A curva de intensidade do sinal T_2^* demonstra uma elevação bastante marcante no rCBF. Linha inferior. (D) A MRI em 8 meses de acompanhamento. Imagem axial FLAIR (TR/TE/TI, 9.000/110/2.500 ms) mostra um aumento substancial no volume do tumor e no volume da anormalidade do sinal T_2. Há agora evidência óbvia de tumor atravessando o corpo caloso e a extensão do ventrículo lateral. (E) Imagem axial ponderada em T_1 com realce de contraste (TR/TE, 600/14 ms) demonstra um aumento no volume captante do tumor. (F) Imagem axial DSC-MRI, gradiente-eco (TR/TE, 1.000/54 ms) com mapa de rCBV sobreposto colorido demonstra um rCBV aumentando progressivamente.[56] (G) Mapa de permeabilidade sobreposto DCE-MRI *spin-echo* mostra um aumento na permeabilidade vascular, que é confirmada com as curvas de permeabilidade (roxo). (Figura é cortesia de Saulo Lacerda, Mount Sinai Medical Center, Nova York, EUA).

da DSC-MRI podem superar algumas das limitações dos métodos histológicos atuais e fornecer valor adicional em predizer a biologia do tumor. Recentemente, Danchaivijitr *et al.*[55] demonstraram que a imagem de perfusão da DSC-MRI pode demonstrar aumentos significativos no rCBV no LGG em transformação em até 12 meses antes que a captação de contraste esteja aparente nas imagens de MR ponderadas em T_1.

Diversos estudos têm demonstrado que os cálculos do rCBV possui utilidade clínica na graduação do glioma.[56] A comparação dos cálculos do rCBV entre LGG e HGG demonstrou LGG tendo valores do rCBV máximos entre 1,11 e 2,14, e HGG tendo valores de rCBV máximos entre 3,64 e 7,32 (Tabela 24.1).[11,17,20,21,57,58] Estes valores são significativamente diferentes do ponto de vista estatístico ($P = 0,05$-$0,0001$). Um estudo de 30 pacientes foi capaz de diferenciar os gliomas entre grau IV, graus III II, com valores de rCBV de 7,32, 5,84 e 1,26 para glioblastomas, astrocitomas anaplásicos e LGG respectivamente.[21] Um estudo maior de 160 pacientes demonstrou LGG tendo valores de rCBV de 2,14 e HGG tendo valores de rCBV de 5,18.[17]

A utilização de DSC-MRI aumenta a sensibilidade e o valor preditivo na avaliação do grau do glioma comparado à MRI convencional com administração do meio de contraste.[17] Em uma

Tabela 24.1 Diferenciação entre os gliomas de baixo e alto graus utilizando o volume sanguíneo cerebral relativo

Fonte	Número	Relativo CBV		Valor P	Limiar ideal
		LGG	HGG		
Law et al.[17]	160	2,14	5,18	< 0,0001	1,75/2,97[a]
Sugahara et al.[21]	30	1,26	5,84/7,32[b]	< 0,002/< 0,001[b]	NA
Aronen et al.[11]	19	1,11	3,64	0,0001	NA
Knopp et al.[57]	29	1,44	5,07	0,001	NA
Yang et al.[58]	17	1,75	6,1	< 0,05	NA
Shin et al.[20]	17	2,00	4,91	< 0,05	2,93
Lev et al.[18]	32	NA	NA	NA	1,5
Variação		1,11-2,14	3,64-7,32		

LGG, Glioma de baixo grau; HGG, glioma de alto grau.
[a]Valores limiares corrigidos para tipos de erros C2 e C1, respectivamente.
[b]Valores para astrocitoma anaplásico e glioblastoma multiforme, respectivamente.

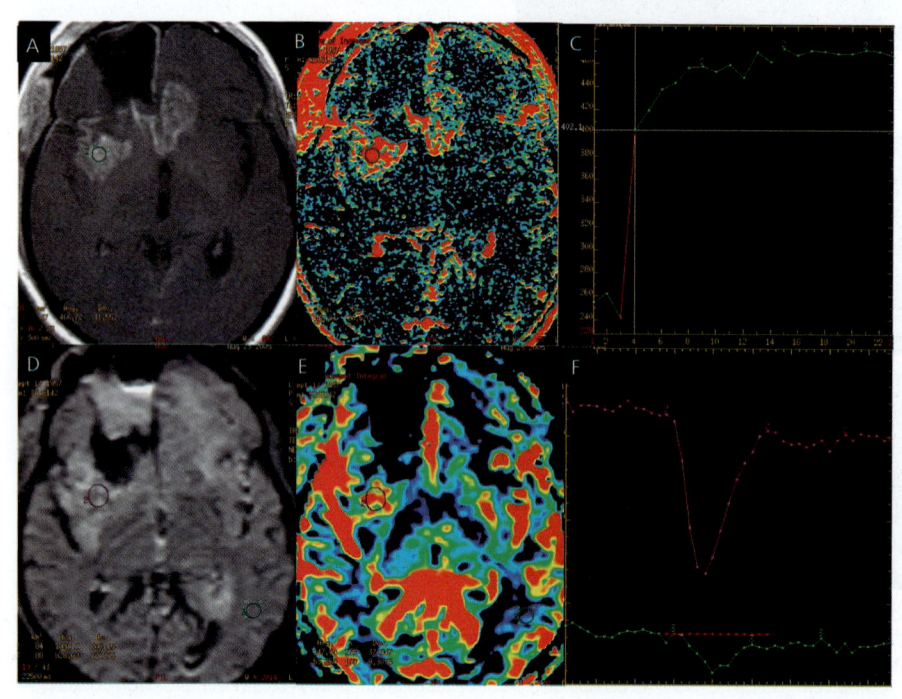

Fig. 24.5 Um senhor de 72 anos de idade com glioblastoma multiforme recorrente (grau IV WHO). (A) Imagem ponderada em T_1 pós-contraste com uma lesão bifrontal demonstra efeito de massa, edema e heterogeneidade de sinal, característicos de um glioblastoma. (B) O mapa de permeabilidade da DCE-MRI ponderada em T_1 mostra regiões de permeabilidade em estado de equilíbrio elevadas. (C) A curva de intensidade de sinal da região de interesse do mapa de permeabilidade também demonstra permeabilidade elevada. (D) DSC-MRI gradiente-eco demonstra um pouco de edema. (E) O mapa do volume sanguíneo cerebral relativo (rCBV) da DSC-MRI por perfusão indica que as regiões de rCBV aumentado estão espacialmente em diferentes áreas para as regiões de permeabilidade elevada. (F) As curvas de intensidade de sinal na primeira passagem da DSC-MRI demonstram rCBV elevado (curva roxa) comparadas à substância branca contralateral normal (curva verde). (Figura é cortesia de Saulo Lacerda, Mount Sinai Medical Center, Nova York, EUA.)

comparação à MRI convencional e DSC-MRI, a sensibilidade, a especificidade e os valores preditivos positivos e negativos de 72,5%, 65%, 86,1% e 44,1%, respectivamente, foram obtidos pela MRI convencional em predizer HGG comparado a 95%, 57,5%, 87% e 79,3% respectivamente, utilizando o rCBV somente. Na prática clínica, há relatos de 95-100% de sensibilidade para diferenciar HGG de LGG utilizando os limiares de 1,75 e 1,5 respectivamente, para o rCBV.[17,18] Nos mesmos estudos, 57-69% de especificidade foram alcançados utilizando os mesmos valores limiares. De 32 pacientes consecutivos com glioma, 100% (13 de 13 astrocitomas) foram categorizados corretamente como HGG e sete de nove astrocitomas foram classificados corretamente.[18] Um estudo separado reviu 160 pacientes com glioma, dos quais 120 eram HGG, e 40 eram LGG.[17] Utilizando um nível diferente de cálculo de erro estatístico, valores limiares ideais de 2,93 e 2,97 de uma análise de curva característica de operação do receptor foram obtidos em dois estudos independentes (Tabela 24.1).[17,20] A especificidade relativamente mais baixa em uma análise resultou em parte de um alto número de falsos positivos. Um número de LGG com rCBV elevado pode ser classificado erroneamente como HGG, dando mais falsos positivos (que frequentemente contêm elementos oligodendrogliais, que são discutidos mais adiante).

Uma série de investigações também tem demonstrado uma boa correlação entre a permeabilidade vascular e o grau de glioma. O cálculo do rCBV e da permeabilidade vascular deve ser abordado com certa cautela e é discutido mais adiante (no Capítulo 26). Parece claro, entretanto, que as regiões de alto rCBV são espacialmente heterogêneas e diferem de áreas de alta permeabilidade (Figs. 24.5 e 24.6).[31,59] Foi mostrado também que a variação nas características da recirculação de um *bolus* de meio de contraste está relacionada com o grau de tumor nos gliomas. Tal fato sustenta a hipótese que as anormalidades na recirculação do agente de contraste fornecem informações independentes a respeito da microcirculação (possivelmente a sinuosidade vascular e neovascularização) em estudos de imagem da angiogênese e podem ser valiosas como marcadores substitutos em testes de terapia antiangiogênica.[60]

Orientação para biopsia estereotática e radiocirurgia

A lógica para a utilização da perfusão pela MRI para orientar a biopsia cerebral é novamente fundamentada na utilidade da técnica em definir as regiões mais vascularizadas do tumor, particularmente após a radiação ou quimioterapia.[61] A maioria das biopsias é guiada com MR ponderada em T_1 com realce pelo contraste ou tomografia computadorizada (CT),[62] que somente refletem a ruptura da barreira hematoencefálica e podem não indicar a região de maior malignidade ou mais vascularizada do tumor. Algumas instituições estão utilizando a imagem espectroscópica[61] e imagem por perfusão[14] para atingir as regiões de maior celularidade e vascularidade, respectivamente. Frequentemente a região de maior vascularidade e por isso a malignidade é encontrada dentro da região de anormalidade no sinal T_2 e não necessariamente dentro da região de realce de contraste (Fig. 24.7). Uma redução no CBV é capaz de predizer a resposta do tratamento à radiocirurgia com uma sensibilidade de mais de 90%. O volume do tumor sozinho na MRI com contraste tem uma sensibilidade de 64%.[63]

Ressalvas para utilização da perfusão pela MRI para predição

A predição da biologia de um tumor utilizando a perfusão pela MRI tem uma série de ressalvas. Geralmente, os gliomas de grau mais alto exibem rCBV mais altos (e K^{trans}); entretanto, os astrocitomas pilocíticos, que são designados como tumores de grau I pela WHO, podem também ter alto rCBV e imitar os HGGs,[64] particularmente, caso o nódulo captante seja amostrado. Isso não é consistente, e o astrocitoma pilocítico tem sido estudado com baixo rCBV.[65,66] A gliomastose cerebral é caracterizada pelo envolvimento contíguo de pelo menos duas regiões diferentes do cérebro por tumor de células gliais de origem neuroepitelial, com preservação relativa da arquitetura neuronal.[49] A gliomastose cerebral deve ser diferenciada do glioma multicêntrico, que é definido como múltiplos focos de tumor em diferentes locais. Histopatologicamente há falta de hiperplasia vascular na gliomastose cerebral, que resulta em medidas relativamente baixas de rCBV, média de 0,42 ($\pm$1,02).[67]

Monitoramento terapêutico

A utilização da imagem por perfusão no monitoramento terapêutico é considerada aqui para gliomas, mas claramente poderiam ter aplicação em outros tumores. O monitoramento pode:

- Diferenciar a necrose induzida pela terapia de tumor recorrente.
- Detectar pseudoprogressão induzida pela quimiorradiação.
- Avaliar as terapias antiangiogênicas como biomarcadores substitutos.

As opções de tratamento para tumores cerebrais incluem ressecção cirúrgica, quimioterapia e terapia com radiação, que abrangem radiocirurgia com *gamma-knife*, braquiterapia e radioterapia com intensidade modulada. A diferenciação da necrose induzida pela tera-

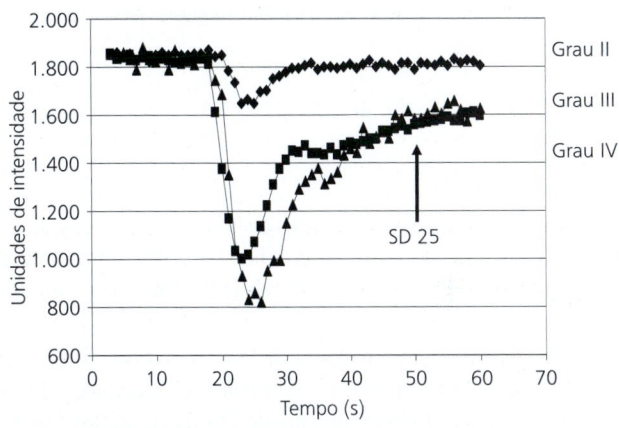

Fig. 24.6 As curvas de intensidade de sinal típicas normalizadas para três gliomas de graus diferentes. O glioma de grau II (diamantes) demonstra uma perfusão superficial com curvas de intensidade de sinal *versus* a curva de tempo com redução no sinal 25 s (SD 25) após o pico de *bolus*, visto ser relativamente perto da linha de base do pré-*bolus*, sugerindo permeabilidade relativamente baixa. O glioma de grau III (quadrados) demonstra uma queda inicial de sinal mais substancial, indicando volume sanguíneo cerebral relativo (rCBV) mais alto com retorno mais lento para a linha de base. O SD 25 é consideravelmente maior do que o observado nos gliomas de grau II. O glioma de grau IV (triângulos) mostra uma área maior acima da curva, indicando um rCBV muito alto com novamente um retorno similarmente tardio à linha de base, sugerindo permeabilidade vascular alta. Esta figura sugere uma correlação positiva entre o rCBV e a permeabilidade vascular com o grau do glioma. (De Law *et al.* 2004.[31].)

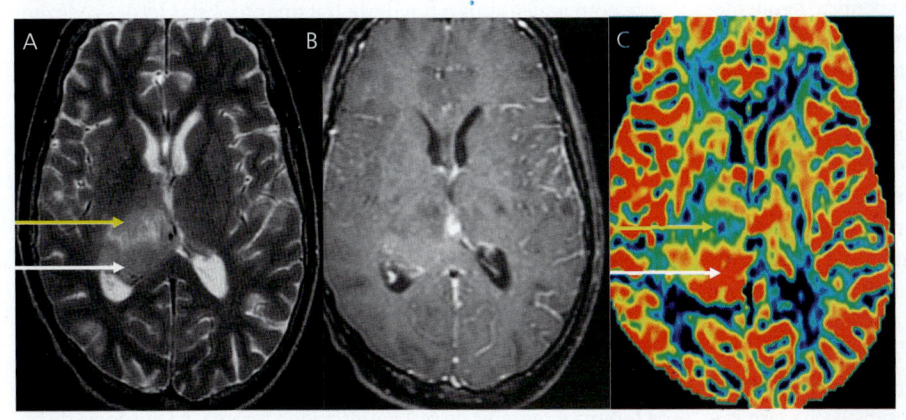

Fig. 24.7 Glioma talâmico minimamente com realce do lado direito de um homem de 50 anos de idade. (A) Imagem axial ponderada em T_2 mostra uma massa hiperintensa na região do tálamo direito com edema circundante mínimo. (B) Imagem axial ponderada em T_1 pós-gadolínio demonstra captação mínima dentro do tumor. (C) Imagem de DSC-MRI sobreposta colorida, como observada pelo neurocirurgião na sala de operação no momento da cirurgia, demonstrou perfusão aumentada no tálamo posterior. Duas biopsias estereotáticas separadas foram realizadas. A biopsia do tálamo anterior revelou glioma de baixo grau (biopsia amarela), enquanto que a biopsia do foco da perfusão aumentada posteriormente (biopsia branca) demonstrou um astrocitoma anaplásico. (A Figura é cortesia de Saulo Lacerda e Nelson Fortes, Med. Imagem-Hosp Benef Portuguesa, São Paulo, Brasil.)

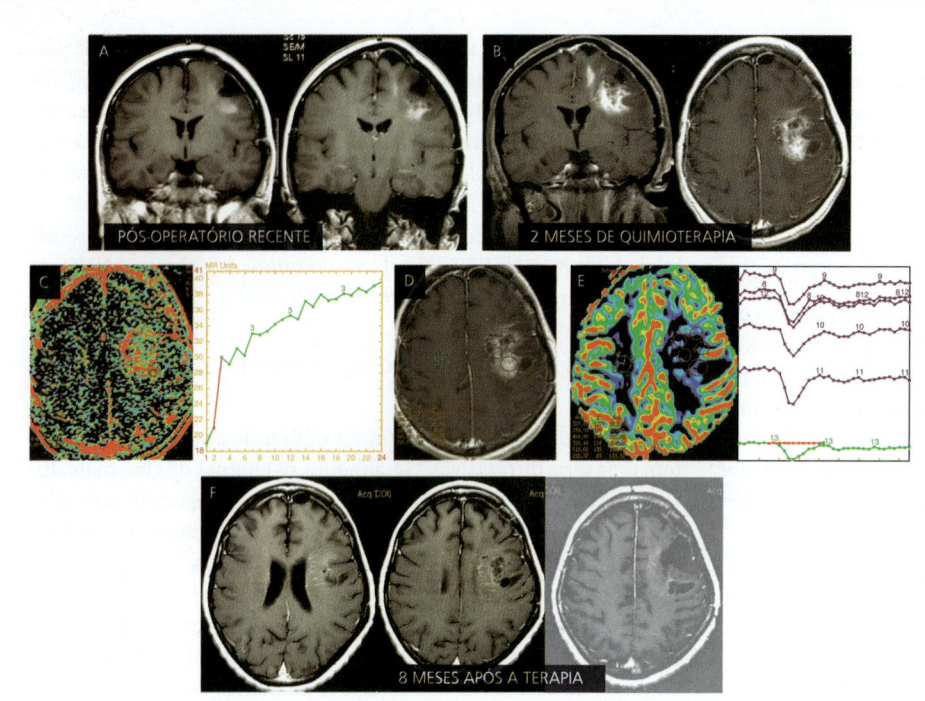

Fig. 24.8 Oligoastrocitoma anaplásico frontal esquerdo em homem de 34 anos de idade. (A) Imagem coronal ponderada em T_1 com contraste demonstra a cavidade cirúrgica pós-operatória de tumor residual com captação mínima. (B) Imagem coronal ponderada em T_1 pós-gadolínio demonstra captação elevada na cavidade cirúrgica. (C) Mapa de permeabilidade DCE-MRI sobreposto colorido ponderado em T_1 com curva de intensidade de sinal correspondente mostra permeabilidade elevada. (D, E) A imagem da DSC-MRI T_2* sobreposta colorida demonstra um pouco de áreas focais de perfusão aumentada. A terapia foi continuada uma vez que foi considerado que os achados foram causados por pseudoprogressão da terapia de quimiorradiação. (F) Aos 8 meses após a terapia, há um decréscimo na captação do contraste, assim como na perfusão e na permeabilidade, confirmando a provável pseudoprogressão que tende a aparecer nos primeiros 3 meses após o início da terapia e então regredir de 6-9 meses após a terapia. (Figura é cortesia de Saulo Lacerda e Nelson Fortes, Med. Imagem-Hosp Benef Portuguesa, São Paulo, Brasil.)

pia (radiação ou quimioterapia) de tumor recorrente ou residual é desafiadora. No contexto clínico, é melhor simplificar estas duas entidades em duas diagnoses que são potencialmente separáveis com DSC-MRI, a saber, necrose tardia à radiação/necrose induzida por quimioterapia *versus* tumor recorrente. Infelizmente, na maior parte do tempo na prática clínica e também na histopatologia, estas duas entidades coexistem; os pacientes com tumor recorrente ou residual podem ser tratados com radiação coadjuvante ou quimioterapia.

Alguns investigadores sugeriram que a combinação de tumor residual e os *efeitos do tratamento* ou da *leucoencefalopatia causada por radiação* devem coexistir no mesmo paciente particularmente nos primeiros 6 meses após o início do tratamento. Pela definição clínica, deve haver doença residual dentro da cavidade cirúrgica para que o paciente receba terapia de radiação pós-operatória. A necrose tardia à radiação, porém, é uma entidade bastante distinta da leucoencefalopatia por radiação e da lesão causada por radiação difusa. A necrose tardia à radiação resulta em dano vascular e à mielina e ocorre no período de alguns meses a vários anos e até mesmo décadas após o fim da terapia.

A imagem por MR convencional pós-terapêutica frequentemente depende dos padrões de realce, de edema e alterações de intervalo nas dimensões para discriminar entre gliose, necrose tardia à radiação e tumor recorrente. Essas variáveis com frequência são não específicas e confusas. Entretanto, a DSC-MRI prova ser uma técnica sensível em diferenciar a necrose tardia à radiação, e talvez até mesmo à leucoencefalopatia por radiação, em decorrência de um tumor recorrente e 6 meses após o início da terapia são o período útil em determinar se há resposta satisfatória ou insatisfatória ao tratamento. Em qualquer período de tempo, se houver uma elevação substancial no rCBV, há doença tumoral recorrente.[14,63,68,69]

Histopatologicamente, a necrose tardia à radiação é uma vasculopatia oclusiva que resulta em episódios semelhantes a derrame cerebral. A proliferação endotelial pode ser observada na fase inicial, que pode resultar em obliteração do lúmen do vaso. A lesão endotelial decorrente de radiação conduz à necrose fibrinoide de vasos pequenos, espessamento endotelial, hialinização e trombose vascular.

Dados recentemente relatados da fase III do teste randomizado do *European Organization for Research and Treatment of Cancer/National Cancer Institute of Canada* (EORTC 22981/26981-NCIC CE.3) em pacientes recém-diagnosticados com glioblastoma submetidos à temozolomida mais radioterapia forneceram um novo padrão de tratamento. Desde a introdução da quimiorradioterapia com temozolomida como o novo padrão de tratamento para pacientes com glioblastoma, tem havido uma percepção cada vez maior das lesões de realce e progressivas pós-terapêuticas na MRI, observada imediatamente após o fim do tratamento, que não estão relacionadas com a progressão do tumor, mas que é um efeito do tratamento. Essa tão denominada necrose induzida pela terapia ou pseudoprogressão pode ocorrer em até 20% dos pacientes que foram tratados com quimiorradioterapia com temozolomida e pode explicar cerca de metade de todos os casos de lesões cada vez maiores e com realce após o fim deste tratamento. Estas lesões reduzem no tamanho ou se estabilizam sem tratamentos adicionais e frequentemente permanecem clinicamente assintomáticas (Fig. 24.8). Os mecanismos por trás destes eventos ainda não foram totalmente elucidados, porém a probabilidade é que a quimiorradioterapia cause um grau maior (desejado) de morte celular tumoral e endotelial. Esta morte celular aumentada poderia conduzir à reações secundárias, como edema e permeabilidade anormal dos vasos na área do tumor, mimetizando a progressão tumoral, além da necrose precoce subsequente relacionada com o tratamento em alguns pacientes, e reações mais brandas e subagudas à radioterapia em outros. A perfusão e a permeabilidade (assim como os níveis de colina) podem ser elevadas nos primeiros 3 meses seguintes ao início da terapia e regredir de 6-9 meses após a terapia, na ausência de tumor residual no momento da cirurgia. É necessária uma pesquisa maior para estabelecer parâmetros de imagem confiáveis que possam distinguir entre a progressão do tumor verdadeira da pseudoprogressão ou da necrose relacionada com o tratamento.[70,71]

O dano ao CNS causado por radiação pode, de fato, depender da permeabilidade capilar aumentada induzida pela radioterapia, levando à transudação de líquido dentro do espaço intersticial e a consequente edema cerebral. Além disso, se a permeabilidade capilar estiver alterada, o dano por quimioterapia pode ocorrer antes e ser mais severo; a radioterapia pode aumentar a eficácia da quimioterapia maximizando a absorção da droga na membrana celular, por meio de uma ruptura da barreira hematoencefálica, e/ou por alteração no metabolismo celular. Isso pode conduzir à observação de um aumento radiológico precoce na captação do contraste na MRI consequente a alterações na barreira hematoencefálica, sugerindo, desse modo, de maneira falsa, progressão do tumor. Embora este fenômeno seja conhecido há tempos, sua real incidência ainda não foi relatada em uma série ampla de pacientes submetidos à radioterapia concomitante ao tratamento com temozolomida; nem tem sido descrito nesta categoria de pacientes o impacto potencial do padrão de metilação no promotor O^6-metilguanina-DNA metiltransferase. Uma análise retrospectiva de pacientes recém-diagnosticados com GBM e com avaliação possível do padrão de metilação da metiltransferase concluiu que o do padrão de metilação no promotor pode predizer a incidência e o resultado da pseudoprogressão.[72]

A avaliação da terapia antiangiogênica para o glioma maligno recorrente tem utilizado também DSC-MRI. Em pacientes tratados com carboplatina e talidomida, o rCBV correlacionou-se melhor que a MRI convencional com o estado clínico do paciente e com a resposta à terapia.[73] Uma diminuição no rCBV e K^{trans} também foi demonstrada em pacientes tratados com o agente antiangiogênico bevacizumab.[74] Parece, de maneira interessante, haver um efeito marcante sobre a redução da perfusão e do volume do tumor que realça, pelo meio de contraste, mas um efeito oposto sobre a celularidade do tumor. Há evidências cada vez maiores, patologicamente e em imagem, de que os tumores tratados com agentes antiangiogênicos se comportam de forma mais invasiva. Os tumores tratados com bevacizumab demonstram uma redução nos coeficientes de difusão aparente (ADC) e um aumento na colina, que é considerado correlacionar com a celularidade elevada do tumor.[74]

Oligodendroglioma e a correlação da perfusão com as assinaturas moleculares

Os oligodendrogliomas são tumores de crescimento lento, tipicamente de baixo grau. Inúmeros investigadores caracterizaram os achados da DSC-MRI nos oligodendrogliomas. Mesmo os oligodendrogliomas de mais baixo grau demonstraram CBV alto comparados aos astrocitomas.[75,76] Histologicamente, os oligodendrogliomas contêm uma rede densa de capilares ramificados, que produzem um padrão vascular semelhante a uma cerca de galinheiro e, em parte, responsável pelo seu elevado rCBV.[77,78]

Esta proliferação microvascular maior nos oligodendrogliomas, refletida no rCBV elevado, também pode ser parcialmente responsável pela sua alta quimiossensibilidade. Os tumores oligodendrogliomas com deleções no braço do cromossomo 1p19q estão associados a respostas melhoradas à quimioterapia[80-82] e rCBV significativamente elevado.[83-85] Consequentemente, o rCBV pode servir como um biomarcador fisiológico de imagem relevante para a identificação de gliomas quimiossensíveis com deleção no cromossomo 1p19q (Fig. 24.9). Além disso, a DSC-MRI pode fornecer marcadores de imagem fisiológicos não invasivos de assinaturas moleculares potenciais que poderiam identificar a proliferação

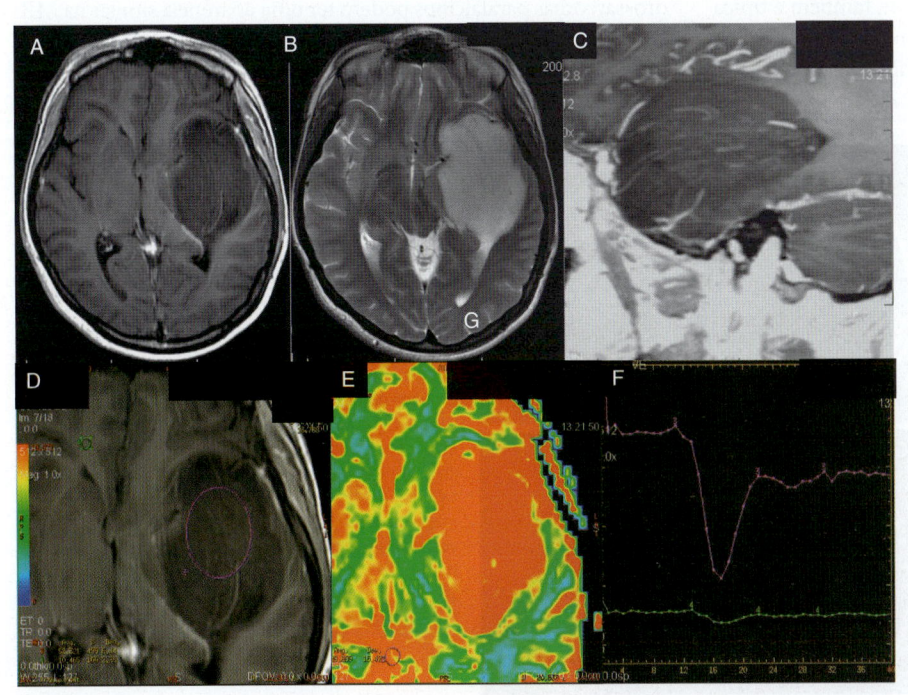

Fig. 24.9 Um homem de 63 anos de idade com oligodendroglioma anaplásico provado patologicamente com perfusão do volume sanguíneo cerebral relativo (rCBV) alto de 8 e deleções alélicas 1p19q. (A) Imagem axial captante de contraste ponderada em T$_1$ (TR/TE, 600/14 ms) demonstra uma massa na região frontotemporal esquerda com realce mínimo pelo meio de contraste. (B) Imagem axial ponderada em T$_2$ (TR/TE, 3.400/119 ms) demonstra um efeito de massa com desvio da linha média e um pouco de efeito de massa sobre o ventrículo lateral esquerdo e nas estruturas ganglionicas basais. (C) Imagem parassagital pós-contraste ponderada em T$_1$ mostra inúmeros vasos pequenos dentro da lesão. (D-F) T$_1$ axial pós-contraste demonstrando a localização da região de interesse (D); a imagem axial de perfusão por DSC-MRI, gradiente-eco (TR/TE,1.000/54 ms) com mapa de rCBV sobreposto colorido (E) e a curva de intensidade de sinal (F) mostram uma lesão com perfusão muito alta (rCBV, 8). Azul, perfusão da substância branca basal; verde, perfusão da substância cinzenta limiar; amarelo, perfusão elevada; vermelho, perfusão máxima (os vasos corticais também demonstram perfusão normal).[86] (A figura é cortesia de Saulo Lacerda e Renato Mendonça, Med. Imagem-Hosp Benef Portuguesa, São Paulo, Brasil.)

microvascular, a transformação maligna, o resultado do paciente e a resposta à terapia.

Tumores mistos neuronais-gliais – gangliogioma

Os gangliogliomas são neoplasias com elementos neuronais e gliais, em proporções variáveis. As células gliais nos gangliogliomas são tipicamente astrócitos e seu grau de anormalidade dita a classificação da WHO destes tumores. O grau I significa que o elemento glial é astrócito normal. O grau II sugere que há pleomorfismo celular e nuclear, assim como alta celularidade das células gliais. O grau III é utilizado para descrever uma combinação de alta celularidade, necrose, mitoses abundante e, especialmente, proliferação vascular. O grau III implica em um tumor que preenche estes critérios para anaplasia.[49] Observou-se que os gangliogliomas de graus I e II têm rCBV mais alto do que o LGG.[87] Encontrar elevação no rCBV em gangliogliomas comparado a outros LGG pode indicar que alguns destes tumores mistos neuronais-gliais comportam-se diferentemente de outros LGG.[88] Pode ser porque os componentes mistos neuronal-glial conferem um comportamento diferente com celularidade mais alta, vascularidade e potencial maligno e que está sendo identificado com a DSC-MRI.

Neoplasias primárias não gliais – tumores embrionários e linfoma

Os tumores embrionários compõem um grupo de tumores neuroepiteliais primitivos, que incluem tumor neuroectodermal periférico (PNET), meduloblastoma, meduloepitelioma, ependimoblastoma, pineoblastoma, neuroepitelioma periférico, estesioneuroblastoma e retinoblastoma.[89] Estes são considerados tumores de alto grau (grau IV) e a DSC-MRI e os achados de MRS estão de acordo com esta classificação. O exame histopatológico dos PNETs demonstra proliferação vascular endotelial.[89] Como consequência, o rCBV e a permeabilidade vascular são elevados.[90]

O linfoma, como o grupo PNETs de tumor, também é tipicamente bastante celular. Entretanto, distintamente dos PNETs, a densa celularidade e a invasão perivascular linfocítica causam estreitamento da vasculatura cerebral, resultando em rCBV reduzido no linfoma intracerebral (primário e secundário).[91-93] A destruição da barreira hematoencefálica, porém, pode afetar os cálculos do CBV, e, como consequência, alguns linfomas poderão demonstrar permeabilidade vascular e CBV aumentados.

Neoplasias extra-axiais – meningioma e schwannoma

A utilização dos cálculos de rCBV podem ser menos confiáveis para diferenciar lesão extra-axial de intra-axial no cérebro, uma vez que o extravasamento substancial do contraste das lesões extra-axiais, nas quais há ausência de barreira hematoencefálica, pode dar erroneamente valores incorretos de CBV alto ou baixo. Entretanto, pode ser útil no contexto clínico avaliar a intensidade do sinal *versus* a curva de tempo e determinar o grau de permeabilidade. Nas lesões extra-axiais, esta curva indica extravasamento imediato e contínuo do contraste comparado às lesões intra-axiais.[14] Os meningiomas são os tumores extra-axiais mais comuns e são geralmente um diagnóstico direto da MRI convencional. Tanto o rCBV e o K^{trans} são geralmente elevados nos meningiomas. Os meningiomas são tumores vasculares, que são aparentes patologicamente e na angiografia cerebral. Também parece haver boa correlação entre o K^{trans} e o grau histológico do meningioma (Fig. 24.10).[32] Os cálculos mais altos do K^{trans} podem estar relacionados com o grau da micronecrose encontrada em meningiomas atípicos. Os meningiomas atípicos mostram mais frequentemente invasão cerebral e têm taxas de recorrência mais altas e assim K^{trans} fornecer uma medida prospectiva poderosa de auxílio ao comportamento do tumor com planejamento cirúrgico e vigilância pós-operatória.[94]

A sensibilidade do diagnóstico nas massas extra-axiais poderia ser melhorada com DSC-MRI. Diferenciar entre meningioma e neuroma acústico no ângulo pontocerebelar pode, algumas vezes, ser um desafio. Valores mais baixos de K^{trans} foram mais encontrados em meningiomas típicos do que em neuromas acústicos.[95] Alguns condrossarcomas parafalcinos podem ter uma aparência similar na MRI convencional aos meningiomas parafalcinos. Os condrossarcomas clássicos mostram rCBV reduzido.[96]

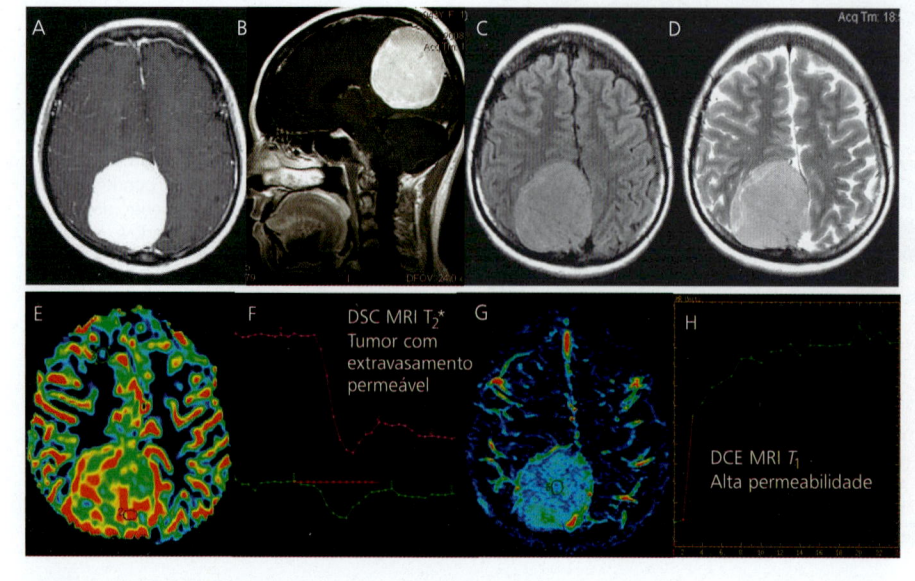

Fig. 24.10 Meningioma atípico confirmado pela patologia (grau III WHO). (A, B) Imagens axiais e sagitais ponderadas por T_1 pós-gadolínio. (C, D) FLAIR axial e imagens ponderadas por T_2 demonstram meningioma sem edema. (E) DSC-MRI axial, gradiente-eco com mapa colorido sobreposto de volume sanguíneo cerebral relativo (rCBV) ao longo da lesão. (F) A curva de intensidade de sinal axial DSC-MRI gradiente-eco retrata a redução da intensidade de sinal, sem o retorno da curva à linha de base da pré-injeção, indicando permeabilidade vascular aumentada. (G) DCE-MRI axial ponderada em T_1 com *spin-echo* com mapa de permeabilidade colorido sobreposto demonstra permeabilidade vascular alta por toda a lesão. (H) A curva de intensidade de sinal T_1 demonstra permeabilidade vascular alta em meningioma atípico comparada a meningiomas típicos.[32] (Figura é cortesia de Saulo Lacerda e Lázaro Amaral, Med. Imagem-Hosp Benef Portuguesa, São Paulo, Brasil.)

Neoplasias metastáticas

As metástases cerebrais solitárias podem ser indistinguíveis de um glioma primário na MRI convencional. O rCBV intratumoral não pode diferenciar de forma confiável entre metástases e glioma; entretanto, diferenças na fisiopatologia da região peritumoral resultam em diferenças no rCBV, o que pode auxiliar na diferenciação entre estas duas patologias. Os gliomas de alto grau são conhecidos como tumores infiltrantes, com tecido tumoral infiltrante ao longo dos canais vasculares, enquanto nas metástases a região peritumoral não contém células tumorais ou proliferação celular endotelial e é quase um edema puramente vasogênico.[45,97] Ao diferenciar o glioma da metástase, é mais provável que o rCBV alto na região peritumoral de uma lesão (Fig. 24.11) represente um glioma do que uma metástase.[98-100] (Tabela 24.2).

Tabela 24.2 Resumo dos parâmetros de perfusão de alguns tumores intracranianos comuns

Patologia	Número	CBV relativo	Permeabilidade vascular (s^{-1})	Fonte
Glioma graus II/IV	31	1,75	0,00053	Law et al. [17]
Glioma graus III/IV	16	3,79	0,0011	Law et al. [17]
Glioma graus IV/IV	26	6,05	0,002	Law et al. [17]
Radionecrose	9	0,47	0,00206	Não publicado
Lesões desmielinizantes tumefativas	12	0,88	NA	Cha et al. [100]
Gliomatosis cerebri	7	1,02	NA	Yang et al. [67]
Linfoma	19	1,44	NA	Cha et al. [14]
Gangliogliomas	20	3,66	0,00180	Law et al. [87]
Metástases	18	3,05	0,002	Law et al. [99]
Tumores neuroectodermais primitivos	12	4,76	0,00330	Law et al. [90]
Meningioma graus I/III	15	8,02	0,0016	Yang et al. [32]
Meningioma graus II/III	7	10,5	0,00259	Yang et al. [32]

CBV, volume sanguíneo cerebral; NA, não disponível.

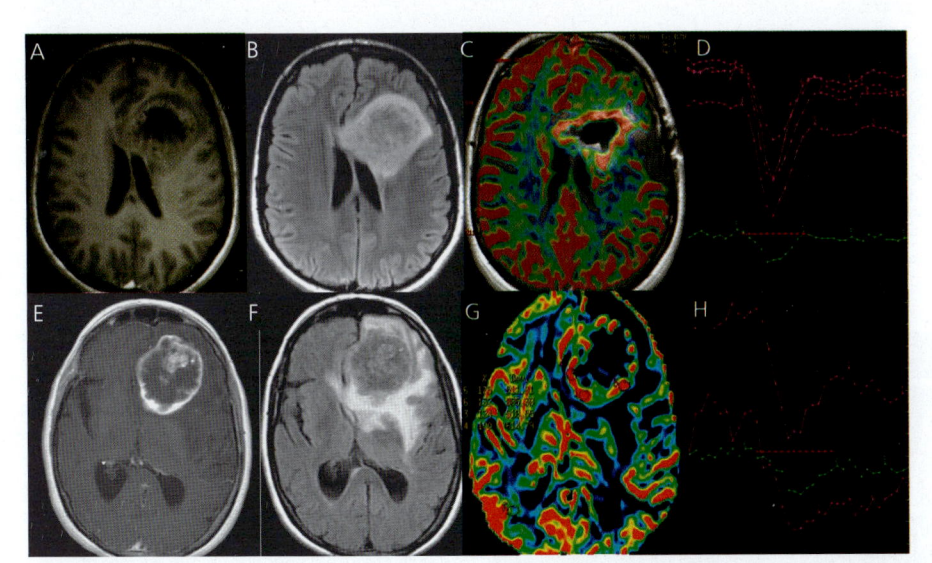

Fig. 24.11 (A-D) Um homem de 54 anos de idade com glioblastoma multiforme no lobo frontal esquerdo. (A) Imagem axial ponderada em T_1 mostra uma massa com necrose central. (B) Imagem FLAIR axial demonstra edema moderado, com efeito de massa sobre os cornos frontais dos ventrículos. (C) DSC-MRI axial, gradiente-eco, com mapa colorido sobreposto de volume sanguíneo cerebral relativo (rCBV) demonstra aumento na perfusão nas regiões tumoral captante e peritumoral, sugerindo hipervascularidade na região peritumoral condizente com glioma de alto grau infiltrante primário.[99] (D) A intensidade de sinal de T_2^* em DSC-MRI versus as curvas de tempo mostra aumento marcante na perfusão nas regiões peritumorais (curvas roxas) comparadas à substância branca de aparência normal (curva verde). (E-H) Uma mulher de 40 anos de idade com metástase de um carcinoma pulmonar na região frontal esquerda. (E) Imagem axial ponderada em T_1 pós-gadolínio mostra um tumor com realce perifericamente na região frontal esquerda com efeito de massa. (F) Imagem axial ponderada em T_2 demonstra edema moderado com possível envolvimento do joelho do corpo caloso, observado mais tipicamente com gliomas primários infiltrantes. A MRI convencional pode algumas vezes não ser específica no contexto de metástase solitária. (G) DSC-MRI axial, gradiente-eco, com mapa de rCBV colorido sobreposto demonstra um pouco de aumento na perfusão na margem do realce; entretanto, há hipovascularidade na região peritumoral, que sugere edema vasogênico sem tumor infiltrante. (H) O sinal de intensidade T_2^* na DSC-MRI versus as curvas de tempo mostra decréscimo marcante na perfusão nas regiões peritumorais; o extravasamento também resulta no não retorno nas curvas de intensidade do sinal versus tempo à linha de base. (Figura é cortesia de Saulo Lacerda, Med. Imagem-Hosp Benef Portuguesa, São Paulo, Brasil.)

Infecções do CNS – bacteriana, tuberculosa, parasitária

O principal diagnóstico diferencial para as lesões de realce anelar são os abscessos intracranianos, que podem ser: bacteriano, tuberculoso ou parasitário. Geralmente o diagnóstico de um abscesso cerebral é feito pela revisão de achados clínicos, hematológicos e de imagem convencional. Em alguns casos em que o diagnóstico não é direto, a combinação de espectroscopia por ressonância magnética e DSC-MRI pode aumentar a especificidade do neurodiagnóstico. Há perfusão reduzida dentro da porção central de um abscesso e nas regiões de edema circundante comparadas a uma neoplasia. Pode haver uma margem muito fina de perfusão aumentada entre a cápsula de realce e a região de edema circundante.[14] Tipicamente, os abscessos bacterianos demonstrarão alguma restrição à difusão, nas sequências ponderadas em difusão (DWI) (Figs. 24.12 e 24.13). Os abscessos tuberculosos podem ser diferenciados dos abscessos bacterianos pela falta de restrição à difusão, assim como por ter somente picos de lactato e lipídeo (Fig. 24.14) sem a presença de glicina, succinato, acetato e alanina.[10] Estudos *in vivo* demonstraram lipídeos a 0,9, 1,3, 2, 2,8 ppm e fosfoserina a 3,7 ppm.[102] Haris *et al.*[103] também demonstraram recentemente que os índices de perfusão fisiológica, como rCBV, CBF, K^{trans} e o fator de extravasamento V_e parecem ser úteis em diferenciar lesões cerebrais infecciosas das neoplásicas. Em estudo de 103 pacientes, as lesões infecciosas tiveram permeabilidade mais alta seguida pelos HGGs e LGGs (Tabela 24.3 e Figuras 24.14 e 24.15). Os cálculos do CBV também se correlacionaram com a densidade microvascular e a expressão do VEGF nos tuberculomas destacados. Há também uma redução significativa no rCBV em resposta à terapia antituberculosa.[104]

O estudo por imagem da infecção intracraniana é considerado em mais detalhe na Seção 4.

Tabela 24.3 Estatísticas descritivas classificadas por grupo

Patologia	Índices de Perfusão				Imuno-histoquímica	
	rCBV	rCBF	K^{trans} (min^{-1})	V_e	MVD	VEGF (% células positivas)
Glioma de alto grau (A)	5,78 ± 1,11	5,43 ± 1,60	1,24 ± 0,16	0,32 ± 0,13	17,58 ± 6,74	57,61 ± 18,28
Glioma de baixo grau (B)	2,52 ± 0,74	2,39 ± 0,77	0,75 ± 0,19	0,15 ± 0,09	8,10 ± 1,91	15,13 ± 3,74
Infecção (C)	3,66 ± 0,58	4,39 ± 0,60	2,10 ± 0,46	0,61 ± 0,12	11,70 ± 2,34	32,12 ± 5,28
Valores P						
A *versus* C	< 0,001	< 0,001	< 0,001	< 0,001	< 0,001	< 0,001
B *versus* C	< 0,001	< 0,001	< 0,001	< 0,001	< 0,001	< 0,001

rCBV, volume sanguíneo cerebral relativo; rCBF, fluxo sanguíneo cerebral relativo; K^{trans}, permeabilidade vascular; V_e, fator de extravasamento MVD, densidade microvascular; VEGF, fator de crescimento endotelial vascular.
Cortesia de Rakesh Gupta, Lucknow Medical Center, India.

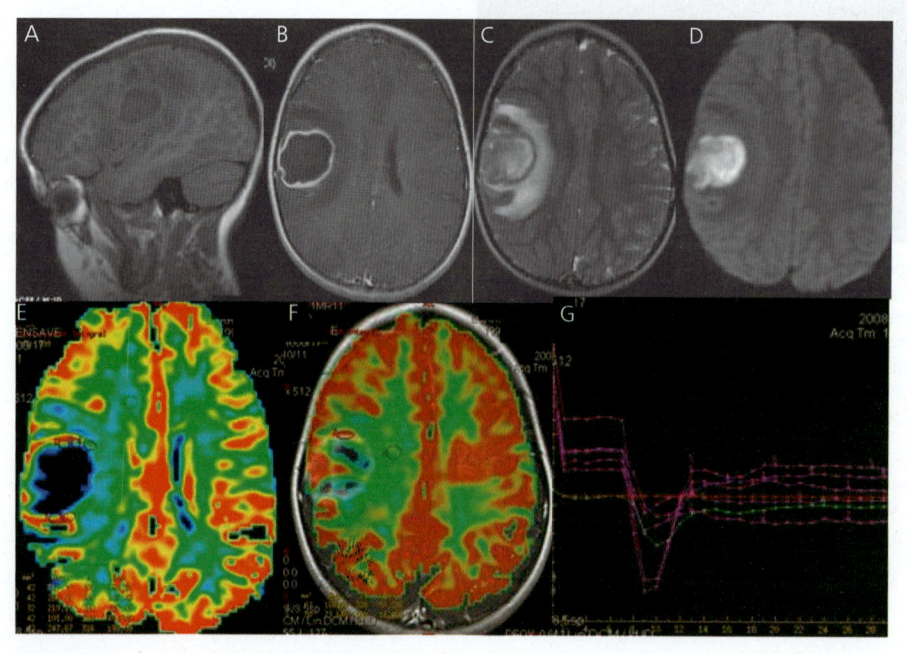

Fig. 24.12 Um paciente de 8 anos de idade com abscesso bacteriano. (A) imagem sagital ponderada em T_1 demonstra uma massa na região frontal direita. (B) A imagem axial ponderada em T_1 pós-contraste mostra captação anelar. (C) Imagens axiais ponderadas em T_2 demonstram edema vasogênico substancial em torno da massa típico de um abscesso bacteriano. (D) A DWI mostra restrição de difusão e hiperintensidade, mais de acordo com a cavidade preenchida por pus do que necrose de tumor. (E) DSC-MRI axial, gradiente-eco com mapa colorido de volume sanguíneo cerebral relativo (rCBV) sobreposto demonstra rCBV reduzido dentro da lesão. Pode haver uma fina margem minimamente elevada de rCBV imediatamente adjacente à borda da cápsula de realce do abscesso. (F, G) O mapa de rCBV colorido sobreposto ao T_1 pós-contraste demonstra mudanças da perfusão incluindo as alterações na intensidade de sinal T_2^*.
(Figura é cortesia de Saulo Lacerda e Vítor Hugo Marussi, Juiz de Fora, Brasil.)

Mimetizadores não neoplásicos
Lesões desmielinizantes tumefativas

As características da imagem por MR convencional das lesões desmielinizantes tumefativas (TDLs) podem simular as do HGG. Ambas as lesões podem exibir realce pelo meio de contraste variável, edema periférico, graus variados de efeito de massa e necrose central. Um sinal razoavelmente característico de TDL é que a lesão frequentemente demonstra uma captação anelar incompleta (Fig. 24.16). As similaridades na imagem podem derivar de similaridades histopatológicas entre as TDLs e os gliomas, que incluem a presença de hipercelularidade, astrócitos reativos, figuras mitóticas e áreas de necrose. Geralmente são necessárias colorações para mielina e axônios para distinguir entre TDL e tumor. Porém, a diferença patológica-chave entre TDL e HGG é a ausência de angiogênese na TDL. O rCBV médio nas TDLs é de 0,88.[100] Em contraste, os gliomas

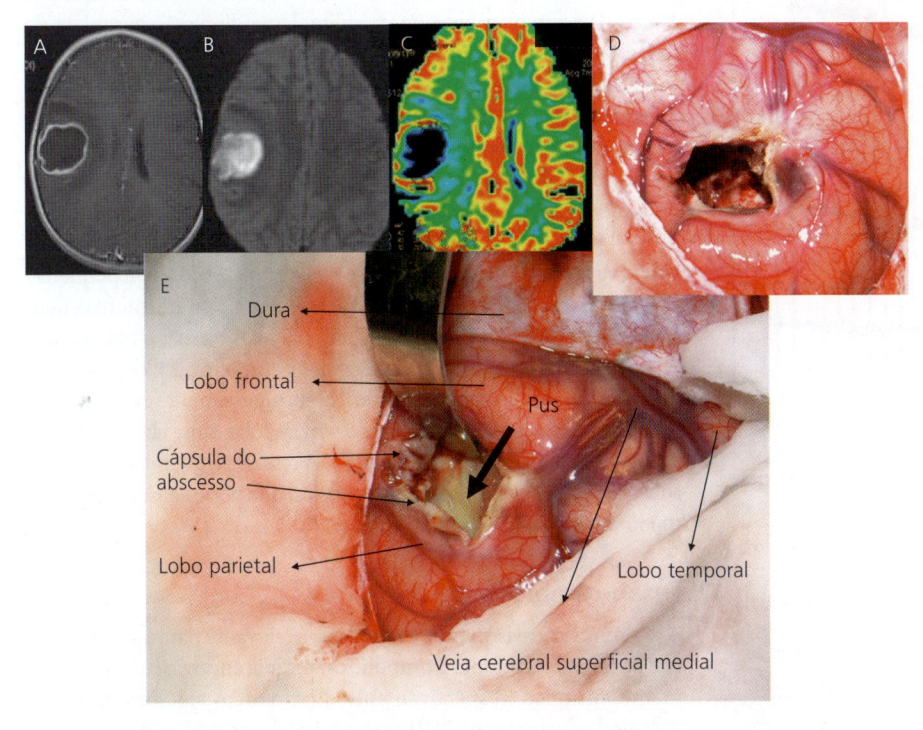

Fig. 24.13 Um paciente de 8 anos de idade com abscesso bacteriano (mesmo paciente da Fig 24.11). (A-C) Imagem axial pós-contraste ponderada em T_1 demonstra captação anelar e restrição de difusão. A DSC-MRI, gradiente-eco com mapa colorido sobreposto do volume sanguíneo cerebral relativo (rCBV) (C) demonstra rCBV reduzido dentro da lesão. Pode haver uma margem estreita minimamente elevada de rCBV imediatamente adjacente à borda da cápsula de realce do abscesso. (D) A cavidade do abscesso após a drenagem. (E) A visão intraoperatória demonstrando o pus dentro da cavidade do abscesso no momento da drenagem. (Figura é cortesia de Saulo Lacerda e Vítor Hugo Marussi, Juiz de Fora, Brasil.)

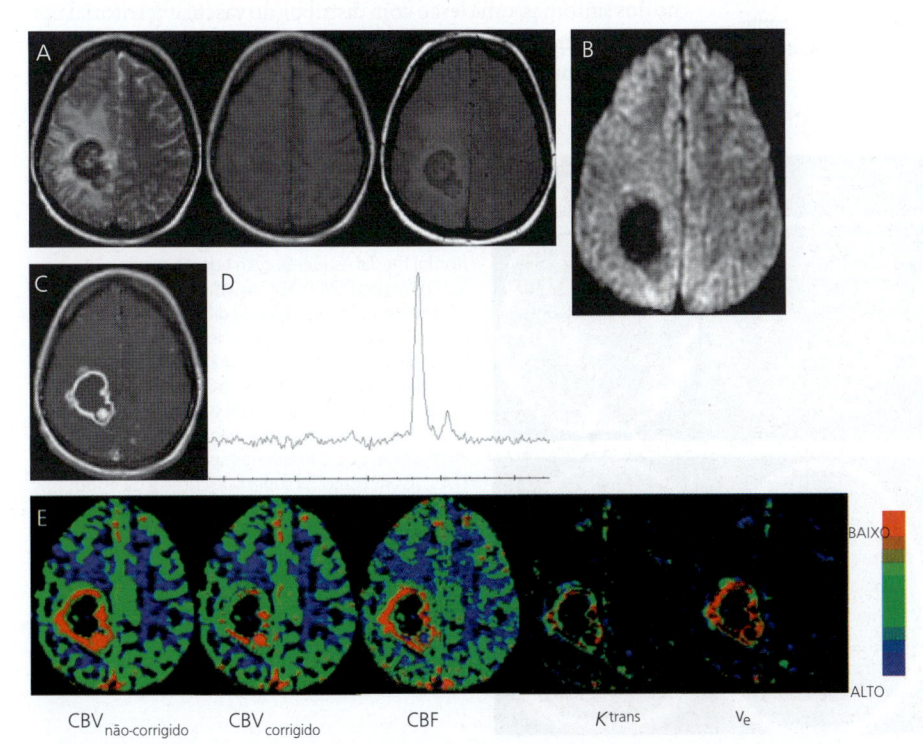

Fig. 24.14 Uma mulher de 53 anos de idade com abscesso tuberculoso. (A) Imagens axiais ponderadas em T_1 e T_2 e FLAIR mostram uma massa na região frontoparietal direita com grau moderado de edema. (B) A DWI demonstra sinal baixo na cavidade do abscesso, provavelmente das substâncias paramagnéticas. (C) Imagem pós-contraste ponderada em T_1 demonstra uma margem fina de captação. (D) A MR por espectropia (TE, 144 ms) mostra presença de lipídeos e lactato dentro da lesão porém sem elevação de colina na lesão, sugerindo uma lesão bem definida e não infiltrativa. (E) Perfusão por MRI com gradiente-eco e disposição de mapas sobrepostos coloridos de rCBV (CBV incorreto, CBV correto, fluxo sanguíneo cerebral [CBV], permeabilidade vascular [K^{trans}] e o fator de extravasamento [v_e]) demonstra algum aumento no rCBV com K^{trans} elevada, o que pode ser um cálculo de angiogênese adjacente ao abscesso tuberculoso. A combinação lipídeo, lactato e fosfoserina encontrados juntos e rCBV e K^{trans} elevados é coerente com abscesso tuberculoso. (A Figura é cortesia de Rakesh Gupta, Lucknow Medical Center, Índia.)

são caracterizados por neovascularização e angiogênese, que contribuem para uma elevação significativa no rCBV de 6,47. As estruturas venosas proeminentes também são identificadas em associação a TDLs grandes e na inspeção cuidadosa de algumas placas de esclerose múltipla menores, confirmando não só que a desmielinização primária está intimamente relacionada com as estruturas venosas, mas que também pode estar relacionada com a inflamação venosa (Fig. 24.17).[17,100,105] Estas estruturas venosas são observadas de forma melhor nas imagens GE DSC-MRI no momento do pico do *bolus* de contraste ou com a imagem ponderada por suscetibilidade (SWI).

Lesões inflamatórias

As lesões inflamatórias do CNS, como cerebrite e encefalite, também podem mimetizar um tumor. Tipicamente, a inflamação cerebral está associada a um elemento de vasculite. Uma discussão completa de todas as etiologias da vasculite está além do escopo deste capítulo. As vasculites não infecciosas são caracterizadas por infiltrado de células inflamatórias, com grau variado de células gigantes multinucleadas, formação de granuloma e necrose fibrinoide.[106] Várias destas vasculites resultam em fibrose da parede dos vasos, caso o estado da doença se torne crônico. Há variação dentro das vasculites em termos de qual parte da parede do vaso (íntima, média, adventícia) está envolvida e qual tipo de vaso (artéria ou veia grande, média ou pequena) está envolvido. As vasculites sistêmicas podem causar sintomas neurológicos ou afetando primeiramente os vasos cranianos ou, secundariamente, causando oclusão vascular ou embolismo. Consequentemente, as lesões inflamatórias do cérebro geralmente resultam em rCBV reduzido, porque o infiltrado perivascular causa algum estreitamento vascular (Figs. 24.18 e 24.19). A ressalva é quando há ruptura substancial da barreira hematoencefálica, que pode causar artefatualmente uma elevação no rCBV.

Lesão cerebrovascular

A diferença entre isquemia e neoplasia é relevante para a administração oportuna da terapia trombolítica/terapia endovascular ou tratamento cirúrgico, respectivamente. Elas podem algumas vezes ser difíceis de distinguir na MRI convencional, apesar do início repentino dos sintomas, uma lesão com distribuição vascular territorial típica, envolvimento das substâncias cinzenta e branca e realce de giros favorecem um diagnóstico de infarto.[108] Tanto o acidente vascu-

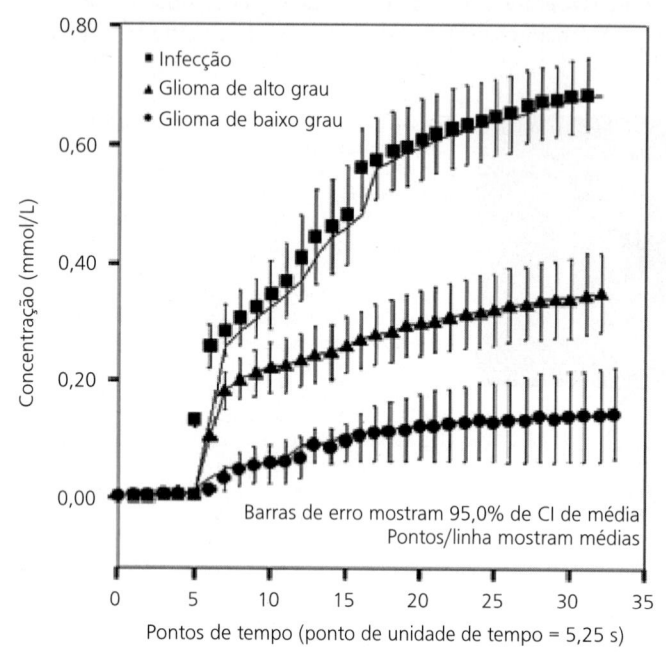

Fig. 24.15 Curvas de captação de meio de contraste. A maior captação de agente de contraste é observada em lesões infecciosas seguidas de glioma de baixo e alto graus. Há pouca diferença na captação de agente de contraste nos pontos de tempo inicial (até 12 pontos de tempo) entre as lesões infecciosas e os gliomas de alto grau, enquanto em pontos de tempo mais tardios a captação aumenta consideravelmente nas lesões infecciosas. Há uma diferença marcante na captação de meio de contraste entre os gliomas de baixo e alto graus em pontos de tempo precoces (até 17 pontos de tempo), mas a diferença diminui em pontos de tempo mais tardios pelo acúmulo de agente de contraste no espaço intersticial do glioma de baixo grau. (De Haris *et al.* 2003.[103])

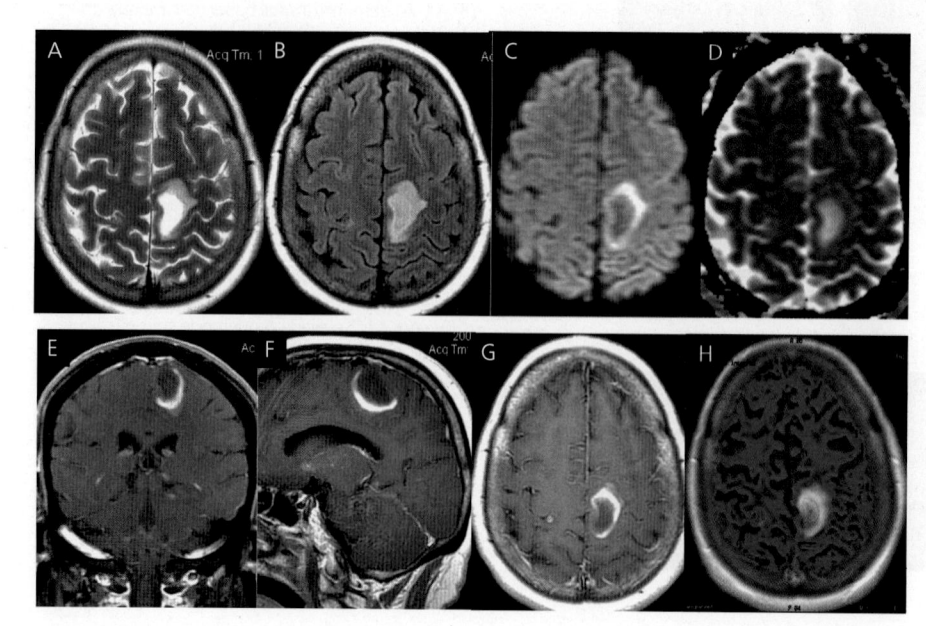

Fig. 24.16 Um homem de 55 anos de idade com lesão desmielinizante tumefativa (TDL).
(A, B) Imagens axiais ponderadas em T_2 e FLAIR mostram uma lesão bem circunscrita na região frontal mesial esquerda com edema mínimo.
(C, D) Mapas DWI e ADC axiais demonstram que não há evidências de restrição de difusão na lesão, embora na borda principal da lesão, em que pode haver desmielinização ativa, pode haver alguma restrição à difusão. (E, G) As imagens ponderadas em T_1 pós-contraste (axial, sagital e coronal, respectivamente) demonstram uma captação anelar incompleta, que é frequentemente observada em TDLs, assim como na superfície cortical da lesão.
(H) A DSC-MRI axial com sequência gradiente-eco e mapa colorido sobreposto de volume sanguíneo cerebral relativo mostra redução na perfusão e vascularidade na lesão, mesmo na tão conhecida borda principal. (Figura é cortesia de Saulo Lacerda e Lázaro Amaral, Med. Imagem-Hosp Benef Portuguesa, São Paulo, Brasil.)

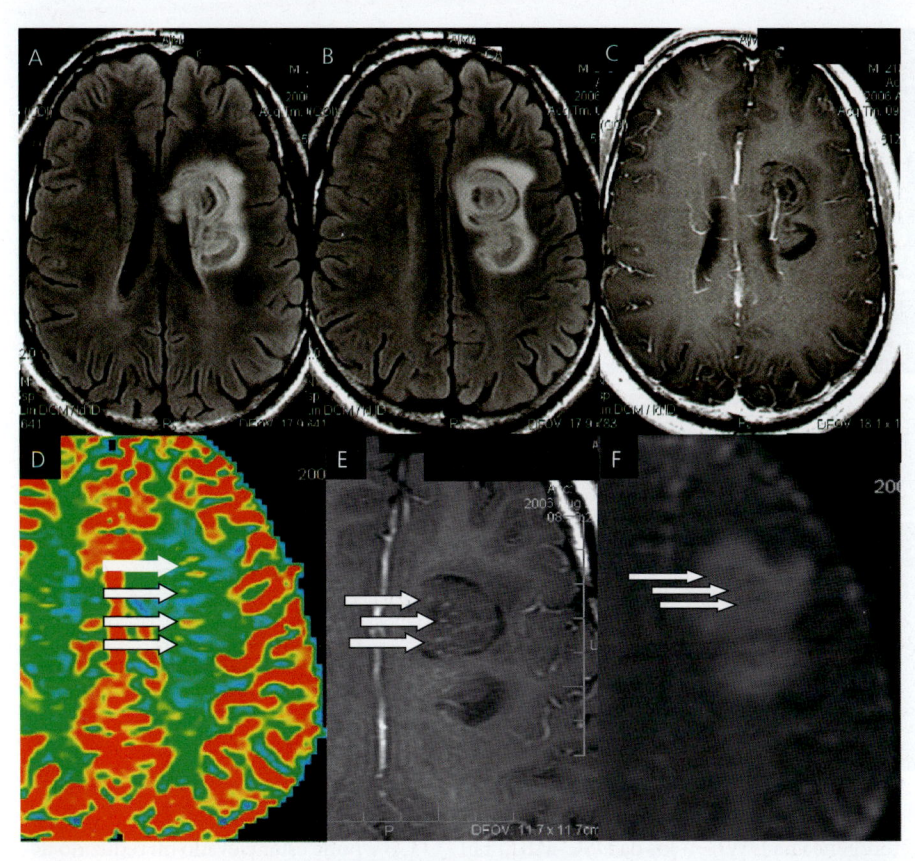

Fig. 24.17 Um homem de 26 anos de idade com esclerose concêntrica de Baló (doença desmielinizante). (A, B) Imagens FLAIR axiais mostram lesão bem definida na região frontal esquerda com edema mínimo, porém com anéis concêntricos de desmielinização/esclerose. (C) Imagens axiais pós-contraste ponderadas em T_1 demonstram que a captação incompleta algumas vezes é observada nas lesões desmielinizantes. (D) DSC-MRI, gradiente-eco e com mapa colorido sobreposto de volume sanguíneo cerebral relativo mostra vascularidade reduzida dentro da lesão; porém, há vênulas no interior da lesão que estão inflamadas e proeminentes, mas não destruídas ou destorcidas (setas), como poderia ser esperado em um glioma de alto grau. (E, F) Imagem pós-contraste ponderada em T_1 de alta resolução e a imagem em T_2^* da lesão, novamente, confirmando a presença destas vênulas proeminentes nas lesões desmielinizantes (setas). (Figura é cortesia de Saulo Lacerda e Renato Mendonça, Saulo Lacerda e Nelson Fortes, Med. Imagem-Hosp Benef Portuguesa, São Paulo, Brasil.)

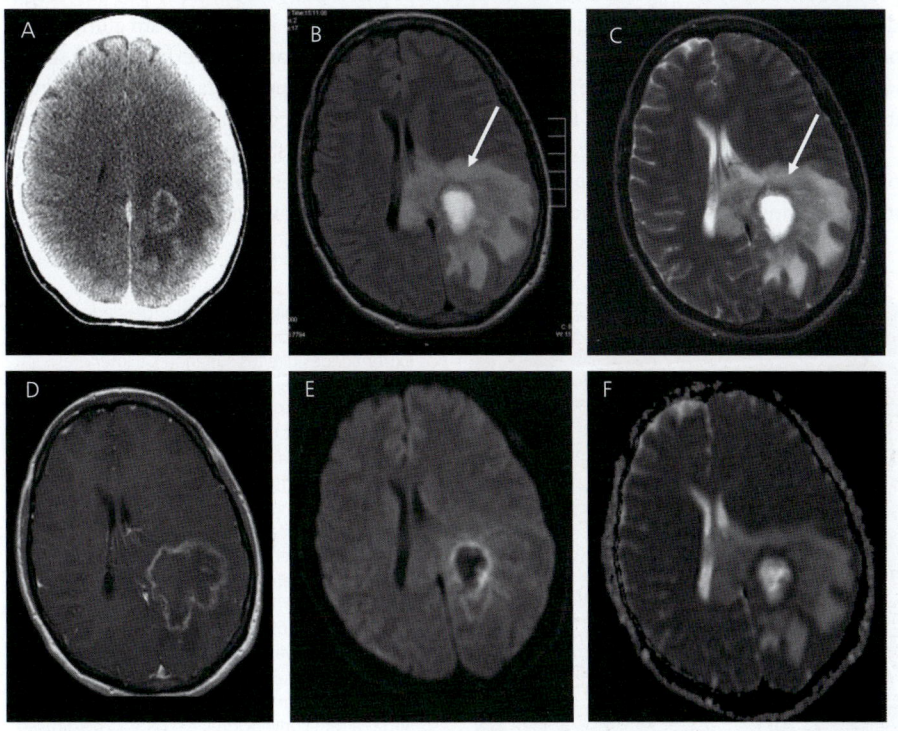

Fig. 24.18 Uma mulher de 43 anos de idade que se apresentou ao seu médico com distúrbio visual progressivo e dor de cabeça por diversas semanas, com diagnóstico final de cerebrite necrosante. As imagens da CT pós-contraste e da MRI convencional (A), FLAIR (B), e imagens ponderadas em T_2 (C), e em T_1 pós-gadolínio (D) no plano transversal mostram intensidade de sinal de T_2 aumentada na região temporoparietal esquerda estendendo-se para o esplênio do corpo caloso (seta), com efeito de massa associado e apagamento do ventrículo lateral esquerdo. Há captação periférica com áreas centrais que parecem ser necrose. A DWI (E) e o mapa ADC (F) demonstram um anel de alto sinal de difusão no mapa ADC (F). Os achados da MR convencional e da DWI revelaram um diagnóstico duvidoso, com o diagnóstico diferencial mais provável de glioblastoma multiforme, linfoma ou uma cerebrite necrosante. (De Pivawer et al. 2007.[107])

lar isquêmico quanto o tumor podem demonstrar realce variável pelo contraste, que é parcialmente relacionada com a duração da isquemia com reperfusão nas crises isquêmicas agudas e subagudas.[109] Por causa desta variabilidade, o realce pelo meio de contraste pode não ser útil no diagnóstico diferencial.

A imagem ponderada em difusão (DWI) nas crises isquêmicas aguda e subaguda é, em geral, suficientemente característica para permitir um diagnóstico seguro. Entretanto, a redução nos ADC nos infartos subagudos (por vezes denominado pseudonormalização), atribuída à combinação de edema citotóxico persistente e

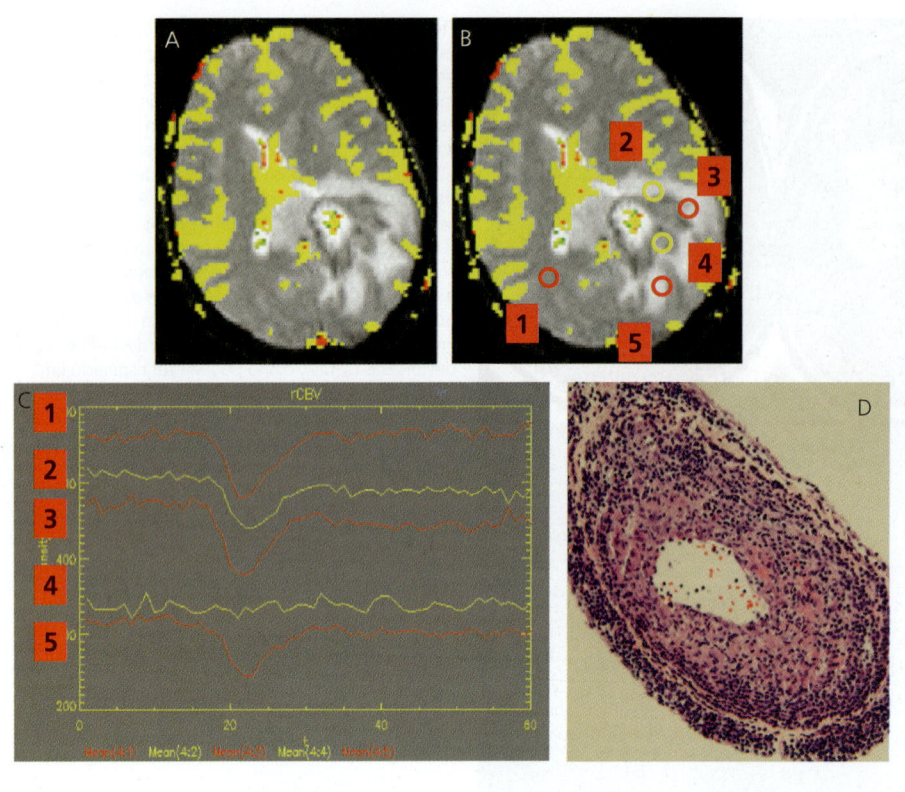

Fig. 24.19 (A) DSC-MRI axial gradiente-eco com mapa colorido sobreposto de volume sanguíneo cerebral relativo (rCBV). (B) A DSC-MRI axial, gradiente-eco, com mapa colorido sobreposto de rCBV mostra a localização de cinco regiões de interesses (ROIs) posicionadas no interior de cérebro contralateral com aparência normal (1), a porção anterior da lesão (2), a porção lateral da lesão (3), a porção mais escura necrótica da lesão (4) e a porção posterior da lesão dentro do edema (5). Os valores do rCBV nas ROIs 2-5 relativas ao cérebro contralateral normal (1) foram 0,85; 1,11; 0,31 e 1,1 respectivamente. (C) A intensidade de sinal *versus* as curvas de tempo numeradas de acordo com as cinco ROIs amarelas e vermelhas posicionadas no mapa de rCBV demonstra o rCBV com relação a aproximadamente a mesma área no cérebro contralateral normal, com rCBV reduzido no interior da borda na ROI da região necrótica (4). A combinação do rCBV reduzido ou normal e os metabólitos reduzidos na MRS na lesão e nas regiões perilesionais foram altamente sugestivos de um diagnóstico não neoplásico. O diagnóstico final foi encefalite necrosante. (D) As seções observadas sob uma ampliação maior (x200) e coloridas com hematoxilina e eosina demonstram necrose da intima, da média e da adventícia coerente com panvasculite resultando em estreitamento vascular. (De Pivawer et al. 2007.[107])

edema vasogênico, pode resultar em imagem heterogênea na DWI, que também pode ser observada nos gliomas.[110] Além disso, os linfomas hipercelulares e alguns astrocitomas de alto grau também podem mostrar difusão restrita.[110] Estes achados sugerem que a DWI pode não ser capaz de fornecer um diagnóstico conclusivo de um infarto em algumas lesões, particularmente na fase subaguda (Fig. 24.20).

A isquemia aguda geralmente resulta no CBF diminuído e MTT ou tempo ao pico (TTP) aumentado/prolongado nos cálculos da DSC-MRI.[111] O CBV pode estar elevado ou reduzido dependendo do nível de hipoperfusão (vasodilatação por autorregulação ou vascularização colateral pode resultar em um aumento no CBV, enquanto o CBV é diminuído com hipoperfusão mais severa e isquemia crônica). Ademais, o CBV pode estar elevado em alguns estados fisiopatológicos não agudos, como a oclusão unilateral da artéria carótida e em áreas de reperfusão (perfusão luxuriante) há da mesma forma CBV aumentado. Embora as medidas do CBV (geralmente elevadas no HGG e variável no infarto) nem sempre

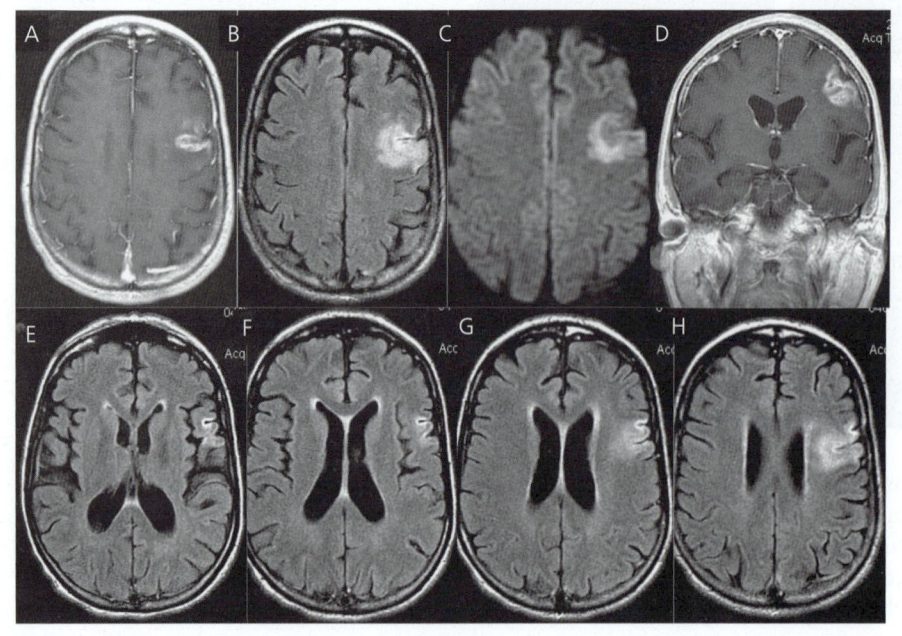

Fig. 24.20 Uma mulher de 48 anos de idade apresentou um histórico de 2 semanas com fraqueza nas extremidades direitas superiores e inferiores. (A) Imagem axial ponderada em T_1 pós-gadolínio demonstra uma massa com realce irregular na região frontal esquerda envolvendo as substâncias branca e cinzenta. (B) FLAIR axial indica uma pequena quantidade de edema e ligeiro efeito de massa. (C) A DWI axial demonstra difusão heterogênea, com algumas áreas de sinal alto. (D) Imagem coronal pós-contraste ponderada em T_1 demonstra uma lesão com realce e efeito de massa sobrejacente ao sulco inferior esquerdo. (E-H) Imagens axiais múltiplas FLAIR mostram envolvimento das estruturas cortical e subcortical, possivelmente na distribuição da artéria cerebral média esquerda (MCA). Embora a história clínica sugerisse infarto no território da MCA esquerda, a MRI convencional e o padrão de difusão foram inconclusivos; isso é observado em alguns gliomas de alto grau heterogêneos e também em infartos em evolução. (Figura é cortesia de Saulo Lacerda, Med. Imagem-Hosp Benef Portuguesa, São Paulo, Brasil.)

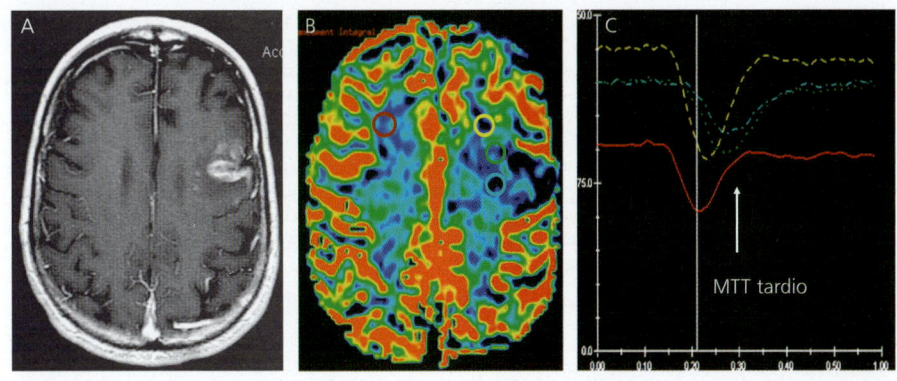

Fig. 24.21 (A) Imagens axiais ponderadas em T_1 pós-gadolínio demonstram uma massa com realce irregular na região frontal esquerda envolvendo as substâncias branca e cinzenta. (B) DSC-MRI axial, gradiente-eco, com mapas coloridos sobrepostos de volume sanguíneo cerebral (CBV) demonstrando CBV reduzido e prolongação do tempo médio de trânsito (MTT) ao longo do território da artéria cerebral média (MCA) inteira, coerente com isquemia da MCA esquerda. (C) Curvas de intensidade de sinal-tempo com códigos codificadas em cores para as quatro regiões de interesse (ROI) posicionadas sobre os mapas de CBV, demonstrando prolongação no MTT, nas ROIs verde, azul e extensão com menor a amarela. A ROI vermelha indica MTT normal no hemisfério contralateral. O MTT prolongado o volume sanguíneo cerebral (CBF) reduzido na distribuição da MCA estão de acordo com acidente vascular isquêmico. Tanto o CBF quanto o MTT são mais específicos do que CBV diferenciando infarto de tumor. (Figura é cortesia de Saulo Lacerda, Med. Imagem-Hosp Benef Portuguesa, São Paulo, Brasil.)

possam diferenciar entre as duas entidades, o CBF e o MTT são mais úteis. O prolongamento no MTT, com o CBF reduzido é considerado indicador sensível de isquemia (Fig. 24.21). Nos HGGs, o MTT pode ser lento/rápido com vasos maiores de alto fluxo ou com *shunts* arteriovenosos, ou prolongados com pequenos vasos angiogênicos/suprimento colateral.

O grau de angiogênesis e de proliferação vascular tem sido relacionado à biologia do tumor em gliomas humanos.[17] MRI por perfusão, com sua sensibilidade ao leito capilar, é, por isso, de modo ideal, apropriado para diferenciar tumor de acidente vascular encefálico isquêmico agudo. Os gliomas contêm um elevado número de vasos hiperplásicos com maior diâmetro e espessura da parede endotelial do que vasos normais,[2,3], resultando em CBV e CBF elevados (ver Figs. 24.24 e 24.25, abaixo). Uma dica importante é que MTT/TTP pode diminuir ou aumentar de acordo com o aumento do fluxo ou com o aumento da tortuosidade vascular, respectivamente, por isso estas medidas não são úteis na caracterização dos tumores.[25] Isto pode ser útil para diferenciar uma lesão que pode ser isquêmica ou uma HCG.

Abordagem multiparamétrica-algorítmica para elevar a especificidade do diagnóstico

Os avanços recentes em *hardware* e *software* da MRI têm permitida muitas técnicas avançadas de MRI, como DWI, imagem ponderada em tensor de difusão (DTI), imagem ponderada por perfusão e MRS, serem incorporadas em protocolos clínicos dos tumores. Estas técnicas fornecem um *insight* para as várias alterações fisiológicas e metabólicas que ocorrem em diferentes patologias, e inúmeras publicações têm demonstrado sua utilidade individual na caracterização da doença intracraniana. Seria, então, útil sintetizar as informações vindas de todas estas técnicas para oferecer dados úteis funcionais que irão melhorar a precisão do diagnóstico.

Por exemplo, as lesões expansivas no cérebro com realce anelar portam um diagnóstico diferencial. Elas incluem um HGG, metástases, infartos, radionecrose, abscessos, ou uma TDL. Ao diferenciar estas patologias, pode-se utilizar uma abordagem algorítmica, multiparamétrica combinando os achados de cada uma das técnicas avançadas das imagens da MR (Fig. 24.22). Uma abordagem potencial para a lesão expansiva seria estabelecer primeiro se a lesão realça.[112] Se houver realce, então deverá haver revisão da DWI. Caso o ADC esteja baixo, então o linfoma no CNS é considerado. Caso o ADC seja alto, o estudo por perfusão deverá ser revisto. Se o rCBV estiver menor que 1,75, então um abscesso ou um TDL seram possíveis. Caso o rCBV esteja maior que 1,75, então há possibilidade de um HGG ou metástase.[17] A revisão da infiltração com pericaptação ajudará, então, a diferenciar entre HGG infiltrante e uma metástase bem circunscrita.[99]

Ao rever as imagens de perfusão ou utilizar as técnicas como a de imagens ponderadas em suscetibilidade (SWI), as TDLs têm uma predileção pela substância branca periventricular e podem demonstrar estruturas venosas correndo através da lesão. Estas veias periventriculares mantêm sua arquitetura normal e não são interrompidas ou destruídas como é esperado no glioma. Caso uma isquemia aguda seja considerada um diferencial provável e os achados não forem conclusivos na DWI, então a revisão da intensidade do sinal *versus* as curvas de tempo da perfusão pela MRI deverá demonstrar um prolongamento no MTT ou no TPP (Fig. 24.23). Caso a radionecrose seja uma consideração, o CBV e o CBF são tipicamente baixos por estreitamento vascular. O valor para K^{trans} pode ser reduzido, porque mesmo embora possa haver captação, a taxa de realce é tipicamente muito baixa. Por fim, quanto ao abscesso bacteriano, há frequentemente restrição na difusão na DWI, e a MRS irá demonstrar aminoácidos, como leucina, isoleucina, valina (0,9 ppm); lactato/lipídeos (1,33 ppm); alanina (1,48 ppm); acetato (1,92 ppm); ácido succínico (2,4 ppm) e glicina (3,55 ppm).[101,114] A combinação dos múltiplos parâmetros podem melhorar a nossa especificidade do diagnóstico. É um processo evolutivo conforme aprendemos mais sobre qual informação estas ferramentas funcionais são capazes de nos fornecer.

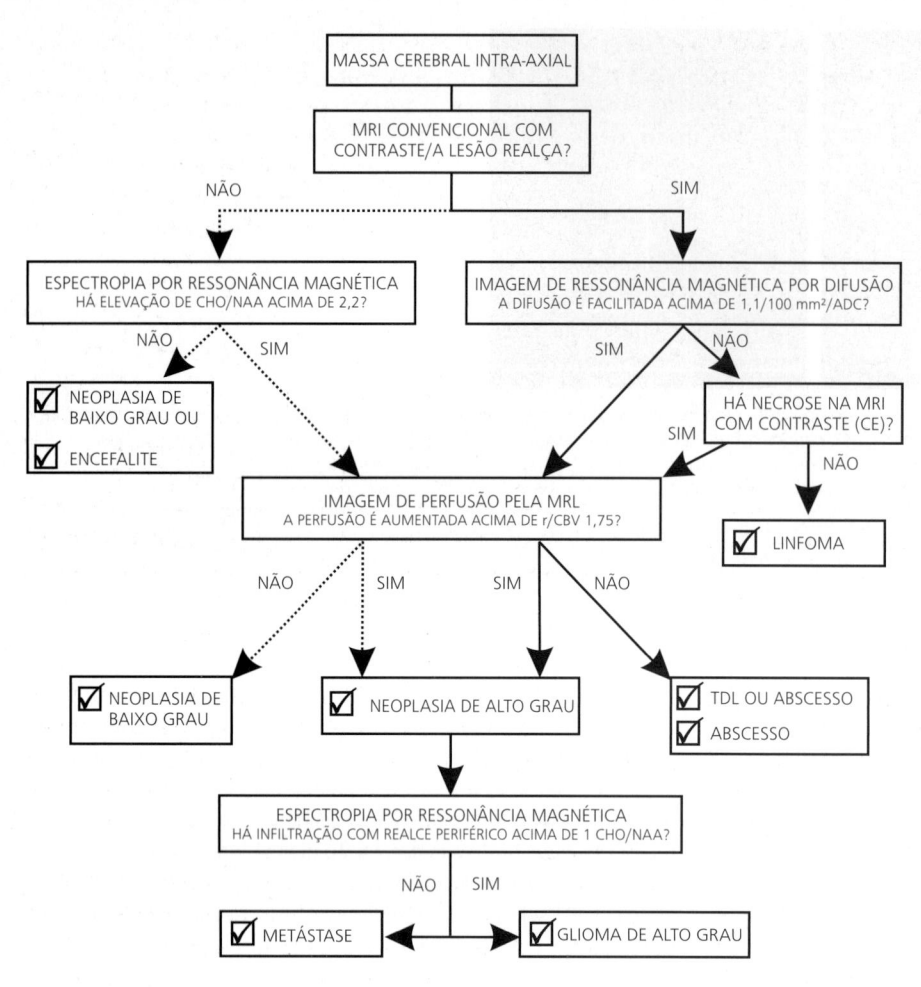

Fig. 24.22 Diagrama de fluxo ilustra a ordem preferida dos métodos utilizados para diagnosticar e diferenciar as massas intra-axiais. Cada método fornece uma resposta a uma questão específica, que é utilizada como discriminador para distinguir lesões. 1,1/100 mm²/ADC = 1,1 × 10⁻³ mm²/s; CE, realce pelo meio de contraste, Cho, colina; NAA, N-acetilaspartato; r/CBV, volume sanguíneo cerebral relativo; TDL, lesão desmielinizante tumefativa. (De Al-Okaili *et al.* 2007 [112])

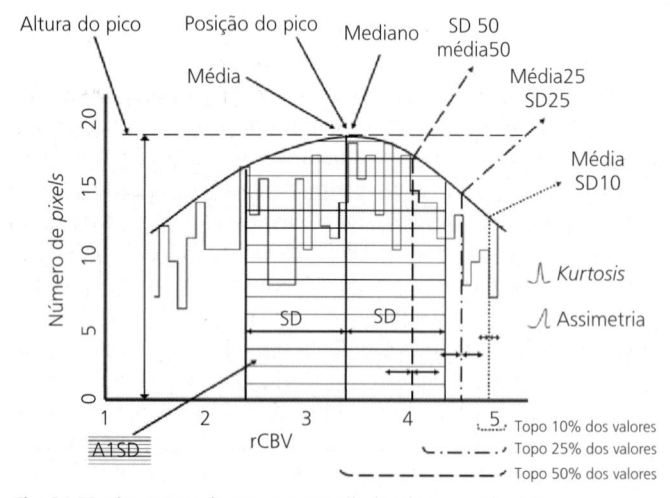

Fig. 24.23 Histograma de amostra. Os cálculos de percentil médio e desvio-padrão (SD) são calculados do topo 50%, 25% e 10% da curva do histograma. A assimetria é zero, caso os dados estejam distribuídos simetricamente em torno da média; negativa se os dados estiverem mais para o lado esquerdo da média; e positiva se os dados estiverem mais para o lado direito da média. *Kurtosis* é a medida do quão "pontiagudo" está o histograma, o que equivale a zero se o histograma for gaussiano, é positivo se o histograma tiver um pico mais agudo e é negativo se o topo for plano. rCBV, volume sanguíneo cerebral relativo. (De Law *et al.* 2007.[113])

Perfusão pela MRI com marcação de *spins* arteriais nos tumores cerebrais

As técnicas DSC-MRI empregam traçadores exógenos (quelatos de gadolínio). Os métodos que utilizam traçadores exógenos incluem as técnicas signal targeting with alternating radiofrequency (STAR) e echoplanar imaging STAR (EPISTAR) ou flow-sensitive alternating inversion-recovery (FAIR) ou un-inverted FAIR (UNFAIR). A marcação de spins arteriais (ASL) é um método endógeno para determinar o CBF absoluto que utiliza água como um traçador livremente difusível.

O SNR relativamente baixo e a relação contraste-ruído, particularmente a 1,5 T, e tempos de aquisição prolongados têm contribuído para a impopularidade destas técnicas na prática clínica, embora a prevalência cada vez maior de sistemas 3 T e o advento de sequências comerciais acessíveis e programas de análises tenham aumentado a translação da ASL no ambiente da pesquisa clínica.[115-117] As medidas do CBF podem diferenciar entre LGGs e HGGs utilizando a ASL.[117] Há também uma correlação linear entre os parâmetros adquiridos a partir das técnicas mais comumente utilizadas DSC-MRI e ASL (coeficiente de regressão linear, $r = 0,83$; $P < 0,005$). Porém, uma outra desvantagem potencial é que o fluxo sanguíneo é subestimado com a ASL em baixas taxas, frequentemente encontrado no microambiente extremamente heterogêneo do tumor. Wolf et al.[118] utilizaram uma técnica de perfusão pela MRI com ASL contínua em 3T para fornecer uma alternativa quantitativa e não invasiva para os métodos de DSC-MRI na avaliação dos gliomas. O SNR melhorado e o efeito da marcação de spin em 3 T foi capaz de diferenciar o grau do glioma com base na medida de fluxo sanguíneo utilizando a ASL com abordagem contínua.[118]

Padronização e automação da metodologia

As determinações fidedignas e reprodutíveis da angiogênese e neovascularização de um tumor são relevantes no manejo clínico de pacientes com gliomas cerebrais. Tornando-se também cada vez mais relevante nos inúmeros testes clínicos com o fim de investigar a eficácia dos agentes antiangiogênicos no câncer. É possível a obtenção de dados seguros e reprodutíveis pelos operadores experientes no campo da pesquisa ou na prática clínica nos departamentos de radiologia grandes. São necessários métodos simples e objetivos com a maior reprodutibilidade intra e interinstitucional para detectar alterações súbitas, especialmente se a perfusão pela MRI estiver sendo utilizada para determinar a eficácia de terapia antiangiogênica.[119] Certamente, as companhias farmacêuticas são motivadas tendo métodos reprodutíveis que as agências governamentais, como a US Food and Drug Administration, podem reconhecer como biomarcadores de imagem na determinação de eficácia terapêutica e segurança. Além disso, as agências que por fim determinarem quais técnicas de MR são aplicáveis clinicamente necessitarão de métodos que sejam facilmente reprodutíveis no contexto clínico. A determinação da medida de perfusão é atualmente empreendida no setor de pesquisa e clínica utilizando software que depende da análise da região de interesse ROI. Ao utilizar a abordagem da ROI, há uma série de métodos que mostraram aumentar a reprodutibilidade intra e interobservador.[120] Em termos de estimativa de rCBV, também é importante ao posicionar as ROI a fim de evitar os vasos intratumorais e extratumorais.[121] Porém, qualquer medida de ROI ainda depende do operador e de alguma maneira subjetiva com um componente inevitável da variabilidade do intraobservador e do interobservador.

A análise do histograma permite a distribuição de valores de um parâmetro quantitativo a ser amostrado objetivamente dentro de um cérebro inteiro ou de um volume de tecido definido. Recentemente, a análise de histograma tem sido utilizada para quantificar os dados da perfusão em gliomas cerebrais. Os histogramas são formados de pixels de tumor definidos por uma ROI única desenhada em torno do diâmetro máximo do tumor sobre qualquer plano axial. Neste estudo, uma série de medidas derivou de um histograma como ilustrado na Figura 24.23.

A análise do histograma dos dados do rCBV demonstrou tanta eficácia quanto o rCBV máximo derivado da análise da ROI na correlação com o grau do glioma. Operadores inexperientes podem, entretanto, obter medidas de perfusão utilizando a análise de histogramas que são comparáveis aos mesmos obtidos pelos mais experientes utilizando a análise da ROI. Os casos representativos de LGG e HGG são mostrados nas Figuras 24.24 e 24.25. A reprodutibilidade da técnica com base no histograma com relação à fundamentada na ROI foi examinada; nas reprodutibilidades inter e intraobservador da avaliação do rCBV foi aceitável utilizando ambas as técnicas. A análise total dos histogramas tumorais, uma técnica que não utiliza a ROI, superou as técnicas com ROI e alcançou a maior reprodutibilidade. Um maior refinamento da análise que não utiliza ROI dos dados da perfusão pela MR pode conduzir a métodos padronizados e automatizados para a quantificação do tumor, sendo importante para os estudos de dose única e multi-institucionais que envolvem quantificação do estudo de perfusão, tanto com o fim de predizer a biologia do glioma quanto para avaliar a resposta terapêutica a novos agentes antiangiogênicos.

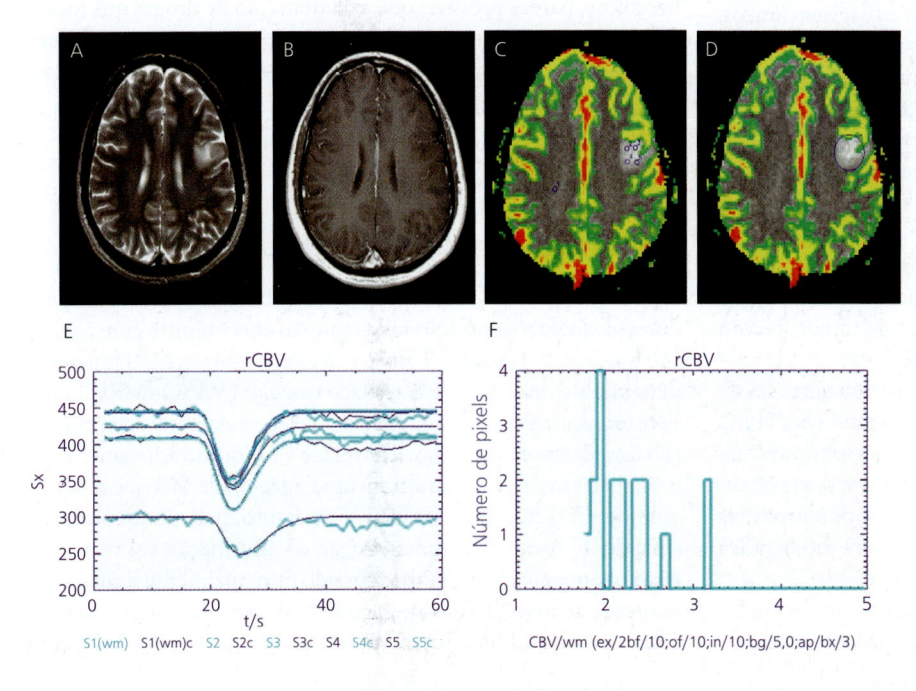

Fig. 24.24 Glioma de baixo grau (Grau II/IV) no lobo frontal esquerdo, Imagens ponderadas em T_1 (A) e T_2 com contraste (B). O método do volume sanguíneo cerebral relativo (rCBV) máximo utiliza quatro regiões pequenas de interesse (ROIs) direcionadas aos focos das perfusões maiores no mapa do rCBV (C), com o rCBV máximo registrado a partir das curvas de perfusão subsequentes. (E) Cada uma das curvas de intensidade de sinal versus as de tempo de cada uma das cinco ROIs estão marcadas por S1, S2, S3, S4 e S5, em que S1 é a curva para a ROI posicionada no tecido tumoral. Estas cinco curvas foram obtidas de um único corte dos dados de perfusão. O método de histograma de rCBV (D) utiliza uma ROI única, que abrange o diâmetro máximo do tumor para gerar a curva do histograma (F), em que derivam múltiplos cálculos. (De Law et al. 2007.[103])

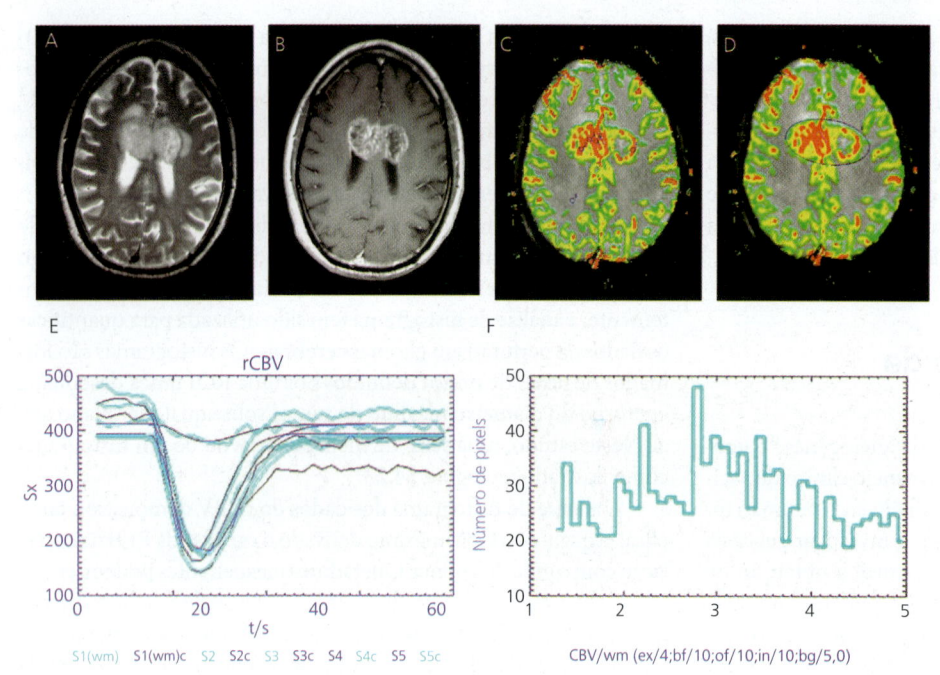

Fig. 24.25 O glioma de alto grau, o glioblastoma multiforme (grau IV/IV) nos lobos frontais abrangendo o corpo caloso. As imagens ponderadas em T₂ (A) e T₁ com contraste (B) são mostradas com o mapa de volume sanguíneo cerebral relativo (CBV) máximo (C) com regiões de interesse como objetivo de evitar áreas de radionecrose a fim de determinar as curvas de perfusão (E). O mapa de histograma de rCBV (D) e a curva do histograma (F) derivam do diâmetro máximo do tumor independente da heterogeneidade. (De Law *et al.* 2007.[113])

Utilização da perfusão pela MRI como biomarcador para novos agentes antiangiogênicos

Os gliomas malignos, particularmente os gliomas anaplásicos recorrentes e GBM, são altamente refratários à terapia. Uma das características-chave dos gliomas malignos é a sua tendência a infiltrar os tecidos no em torno, que impossibilita a ressecção cirúrgica. A radioterapia local não pode evitar o parênquima cerebral normal. Pela dificuldade em alcançar a erradicação total, os pacientes com GBM têm uma sobrevida média de menos de 1 ano, apesar do tratamento agressivo. Este prognóstico extremamente ruim mudou pouco apesar dos 30 anos de pesquisa, progresso tecnológico e testes clínicos. Estes gliomas são altamente vascularizados e são possivelmente o resultado da suprarregulação tumoral dos fatores de crescimento angiogênicos, como o VEGF. A angiogênese parece ter um papel maior na recorrência e na natureza refratária destes tumores de alto grau. Como consequência, as companhias farmacêuticas têm investido fortemente na pesquisa e no desenvolvimento de agentes antiangiogênicos eficazes.

O bevacizumab é um anticorpo monoclonal murino humanizado contra o receptor do VEGF e foi aprovado em fevereiro de 2004, sendo investigado em uma série de tipos de tumor fora do CNS.[122] Os dados publicados na WHO sobre tumores primários são muito mais limitados. Um estudo demonstrou uma taxa de 50% de resposta da MRI convencional em 14 pacientes com HGG recorrente.[123] Destes pacientes, quatro faleceram (sobrevida média após o tratamento de 116 dias). Dois deles tiveram o que os autores descrevem como "doença mista progressiva", e os outros dois tiveram "resposta parcial", sugerindo que a melhora radiográfica não correlaciona bem com o resultado clínico.[123]

Estudos iniciais com agentes antiangiogênicos, como a talidomida, demonstraram que a imagem por perfusão predizia mais precisamente a sobrevida geral e a doença progressiva do que a MRI convencional.[73] Dados preliminares comparando a MRI convencional, o CBV e os cálculos de permeabilidade mostraram que a maioria dos pacientes demonstra uma resposta a bevacizumab com uma redução no volume que realça, no CBV e na permeabilidade vascular, mas muitos não mostraram melhora significativa no tempo para a progressão ou na sobrevida geral (Figs. 24.26 e 24.27). Pode ser que o tratamento com agentes antiangiogênicos altere a biologia do glioma e tenha como resultado a transformação do tumor em um mais invasivo e celular em resposta à inibição da angiogênese. Como em muitos outros processos de doenças, como as infecções com o vírus da imunodeficiência humana (HIV) e a tuberculose, parece provável que a combinação de drogas que focam diferentes componentes da biologia do glioma prove maior eficácia.

Também parece provável que os cálculos quantitativos da MR sobre perfusão, difusão e outros parâmetros fisiopatológicos fornecerão biomarcadores de resposta terapêutica em breve.

Conclusões e direções futuras

Recentemente, os investigadores combinaram métodos para detectar alterações no volume sanguíneo em conjunto com a ativação funcional.[124,125] Tal técnica é denominada MRI funcional dependente de ocupação do espaço vascular (VASO-fMRI).[126] Esta técnica utiliza uma sequência inversão-recuperação sem seleção dos planos e um tempo de inversão (TI) otimizado para anular o sinal do sangue, resultando em uma imagem de MR que reflete o volume do tecido extravascular. Entretanto, pela ponderação do sinal do T₁ tecidual, tal imagem não dá informação sobre o CBV absoluto nos *voxels*, portanto, tem sido principalmente limitado ao contexto de medição das alterações do volume sanguíneo na imagem funcional (124). Porém, pela combinação VASO fMRI com

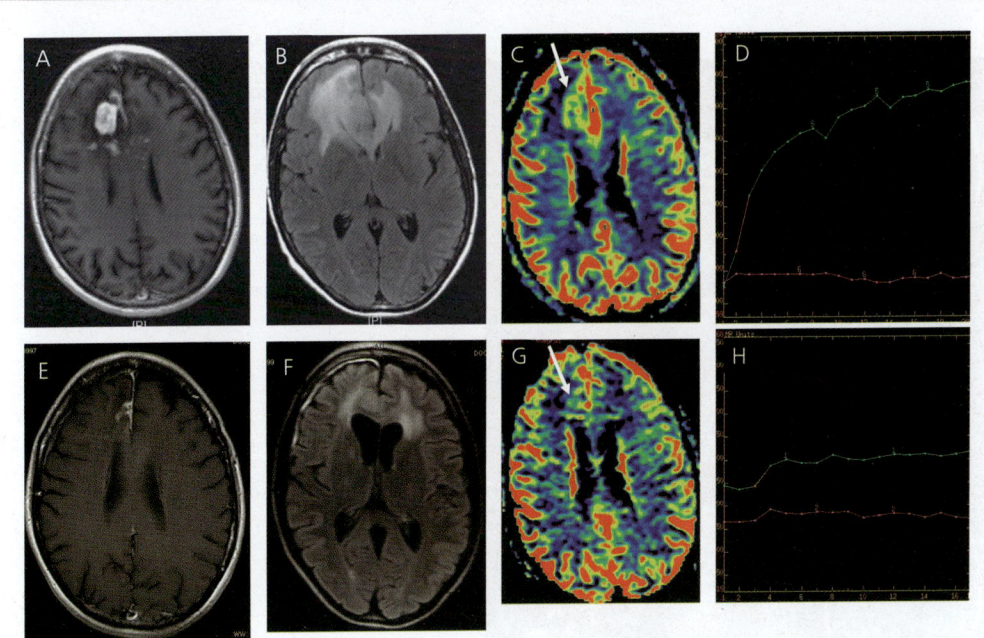

Fig. 24.26 Glioblastoma multiforme patologicamente recorrente (WHO grau IV). (A) Imagem axial ponderada em T_1 pós-gadolínio. (B) FLAIR axial e imagem ponderada em T_2 demonstram glioma captante recorrente na região mesial frontal direita. Há também anormalidade do sinal T_2 substancial associada a efeito de massa nos cornos frontais dos ventrículos. (C) DSC-MRI axial gradiente-eco com mapa de volume sanguíneo cerebral relativo (rCBV) colorido sobreposto demonstra CBV relativo alto no interior da lesão (seta branca). (D) DCE-MRI *spin-echo* com a curva de intensidade de sinal mostra permeabilidade vascular aumentada. (E, F) Imagem FLAIR e acompanhamento em T_1 demonstram uma boa resposta à terapia. (G) DSC-MRI axial gradiente-eco, com mapa colorido sobreposto de rCBV, demonstra o CBV relativo reduzido dentro da lesão (seta branca). (H) DCE-MRI *spin-echo* com curva de intensidade de sinal *versus* tempo mostra um decréscimo na permeabilidade vascular. (Figura é cortesia de Saulo Lacerda, Mount Sinai Medical Center, Nova York, EUA.)

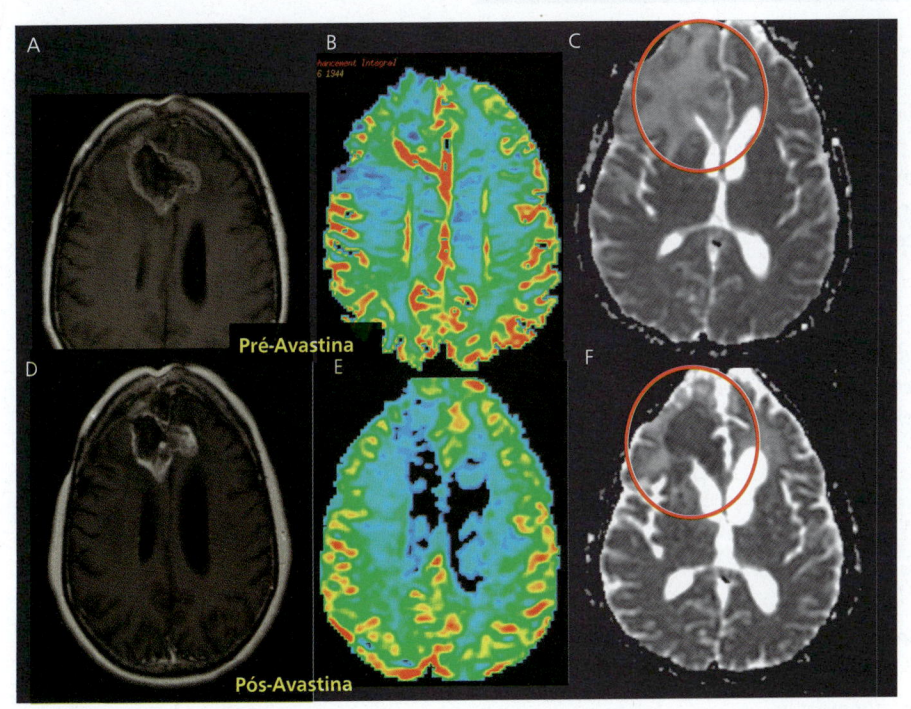

Fig. 24.27 Glioblastoma multiforme recorrente patologicamente, após 2 meses de terapia com bevacizumab (Avastina). (A) Imagem axial ponderada em T_1 pós-gadolínio demonstra tumor recorrente nos lobos frontais. (B) DSC-MRI axial gradiente-eco com mapa de volume sanguíneo cerebral relativo rCBV colorido sobreposto demonstra CBV relativo elevado dentro da lesão. (C) O mapa de ADC demonstra difusão alta dentro da lesão. (D) A imagem axial pós-gadolínio ponderada em T_1 mostra algum aumento no realce do tumor recorrente nos lobos frontais. (E) DSC-MRI axial gradiente-eco retrata um decréscimo no rCBV e na perfusão em resposta à terapia com bevacizumab. (F) A imagem de ADC ponderada em difusão demonstra uma diminuição marcante no sinal, sugerindo possível aumento na celularidade do tumor e aumento na característica de invasão dentro do glioma recorrente, que pode ser uma resposta biológica à remoção de componente angiogênico, assim como a diminuição do edema da diminuição da permeabilidade vascular. (Figura é cortesia de Laetitia De Villers, Mount Sinai Medical Center, Nova York, EUA.)

os efeitos do encurtamento de T_1 intravascular dos agentes de contraste Gd-DTPA, é possível estimar o CBV absoluto em humanos. Dois experimentos com VASO com parâmetros de imagem idênticos são realizados antes e após a administração do meio de contraste. Uma vez que o efeito do meio de contrate em T_1 seja restrito ao compartimento sanguíneo (contanto que a barreira hematoencefálica esteja intacta ou que o extravasamento seja desprezível), o sinal da MR do tecido não altera entre os dois experimentos. Portanto, o CBV absoluto pode ser calculado a partir da diferença de sinal entre as imagens do VASO antes e após o contraste.

Os valores do CBV absoluto para regiões típicas do cérebro podem ser obtidos utilizando esta técnica. A abordagem com VASO foi considerada comparável ao método de DSC-MRI convencional.[124] Na predição da biologia do glioma, a subtração de T_1 na imagem por VASO é comparável à DSC-MRI T_2^*. Levando uma proporção de VASO tumoral ao VASO contralateral normal deriva um VASO relativo, que fornece *performance* melhorada (Fig. 24.28) e provavelmente reflete a correção parcial da ruptura da barreira hematoencefálica e os efeitos da permeabilidade. A utilidade da fMRI por VASO como um preditor independente do

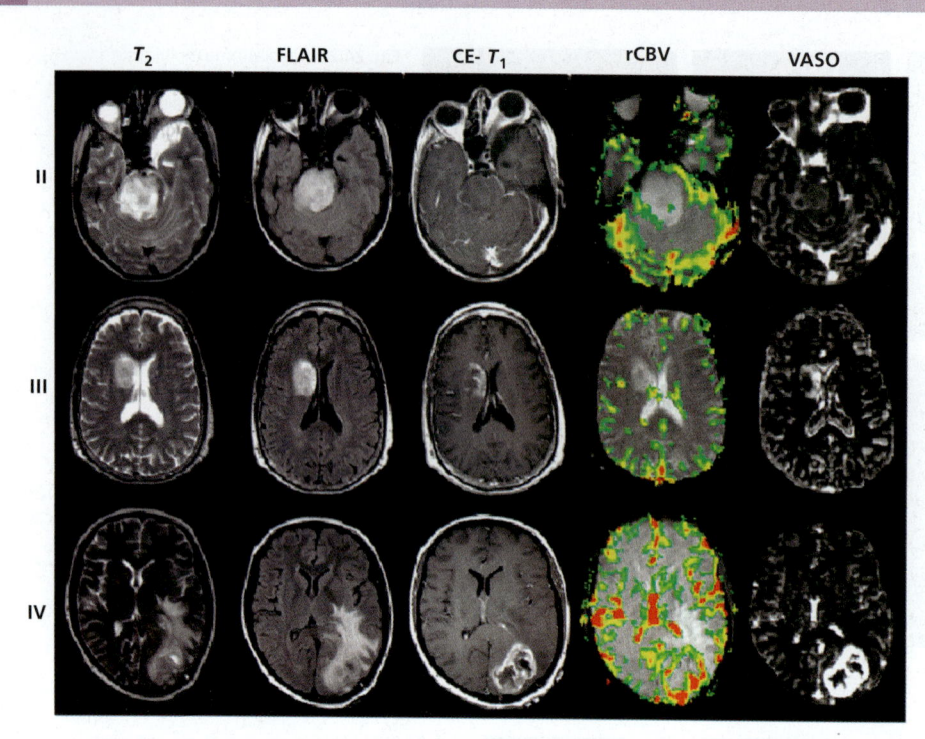

Fig. 24.28 Gliomas de graus II, III e IV da Organização Mundial de Saúde como observado na ponderação T_2, FLAIR, ponderação T_1 com contraste (CE) e mapas de ocupação do espaço vascular (VASO). (De Lu et al. 2007.[125])

grau sugere que ela pode estar caracterizando propriedades diferentes de perfusão. O trabalho está em curso para determinar se o método pode ser utilizado para derivar o volume sanguíneo e a permeabilidade vascular no estado de equilíbrio, assim como a ativação funcional em pacientes com tumores cerebrais.

Agradecimentos

Gostaria de agradecer a Saulo Lacerda do *Med Imagem Hosp Benef Portuguesa,* Brasil, que foi também o Sênior *Research Fellow in Neuroimaging em Mount Sinai Medical Center,* pela sua assistência na obtenção das figuras para este capítulo.

Referências

1. Folkman J. Tumor angiogenesis: therapeutic implications. *N Engl J Med* 1971; **285**: 1182–1186.
2. Vajkoczy P, Menger MD. Vascular microenvironment in gliomas. *J Neurooncol* 2000; **50**: 99–108.
3. Vajkoczy P, Menger MD. Vascular microenvironment in gliomas. *Cancer Treat Res* 2004; **117**: 249–262.
4. Dvorak HF, Brown LF, Detmar M, Dvorak AM. Vascular permeability factor/vascular endothelial growth factor, microvascular hyperpermeability, and angiogenesis. *Am J Pathol* 1995; **146**: 1029–1039.
5. Dvorak HF, Nagy JA, Feng D, Brown LF, Dvorak AM. Vascular permeability factor/vascular endothelial growth factor and the significance of microvascular hyperpermeability in angiogenesis. *Curr Top Microbiol Immunol* 1999; **237**: 97–132.
6. Provenzale JM, Wang GR, Brenner T, Petrella JR, Sorensen AG. Comparison of permeability in high-grade and low-grade brain tumors using dynamic susceptibility contrast MR imaging. *Am J Roentgenol* 2002; **178**: 711–716.
7. Roberts HC, Roberts TPL, Brasch RC, Dillon WP. Quantitative measurement of microvascular permeability in human brain tumors achieved using dynamic contrastenhanced MR imaging: correlation with histologic grade. *AJNR Am J Neuroradiol* 2000; **21**: 891–899.
8. Roberts HC, Roberts TP, Ley S, Dillon WP, Brasch RC. Quantitative estimation of microvascular permeability in human brain tumors: correlation of dynamic Gd-DTPA-enhanced MR imaging with histopathologic grading. *Acad Radiol* 2002; **9**(Suppl 1): S151–S1515.
9. Maia ACM, Jr., Malheiros SMF, da Rocha AJ et al. MR Cerebral blood volume maps correlated with vascular endothelial growth factor expression and tumor grade in nonenhancing gliomas. *AJNR Am J Neuroradiol* 2005; **26**: 777–783.
10. Sorensen AG, Reimer P. *Cerbral MR Perfusion Imaging: Principles and Current Applications.* New York: Thieme, 2000.
11. Aronen HJ, Gazit IE, Louis DN et al. Cerebral blood volume maps of gliomas: comparison with tumor grade and histologic findings. *Radiology* 1994; **191**: 41–51.
12. Aronen HJ, Perkio J. Dynamic susceptibility contrast MRI of gliomas. *Neuroimaging Clin N Am* 2002; **12**: 501–523.
13. Bruening R, Kwong KK, Vevea MJ et al. Echo-planar MR determination of relative cerebral blood volume in human brain tumors: T_1 versus T_2 weighting. *AJNR Am J Neuroradiol* 1996; **17**: 831–840.
14. Cha S, Knopp EA, Johnson G et al. Intracranial mass lesions: dynamic contrastenhanced susceptibilityweighted echo-planar perfusion MR imaging. *Radiology* 2002; **223**: 11–29.

15. Cha S. Perfusion MR imaging: basic principles and clinical applications. *Magn Reson Imaging Clin N Am* 2003; **11**: 403–413.

16. Cha S, Johnson G, Wadghiri YZ et al. Dynamic, contrastenhanced perfusion MRI in mouse gliomas: Correlation with histopathology. *Magn Reson Med* 2003; **49**: 848–855.

17. Law M, Yang S, Wang H et al. Glioma grading: sensitivity, specificity, and predictive values of perfusion MR imaging and proton MR spectroscopic imaging compared with conventional MR imaging. *AJNR Am J Neuroradiol* 2003; **24**: 1989–1998.

18. Lev MH, Rosen BR. Clinical applications of intracranial perfusion MR imaging. *Neuroimaging Clin N Am* 1999; **9**: 309–331.

19. Petrella JR, Provenzale JM. MR Perfusion imaging of the brain: techniques and applications. *Am J Roentgenol* 2000; **175**: 207–219.

20. Shin JH, Lee HK, Kwun BD et al. Using Relative cerebral blood flow and volume to evaluate the histopathologic grade of cerebral gliomas: preliminary results. *Am J Roentgenol* 2002; **179**: 783–789.

21. Sugahara T, Korogi Y, Kochi M et al. Correlation of MR imaging-determined cerebral blood volume maps with histologic and angiographic determination of vascularity of gliomas. *Am J Roentgenol* 1998; **171**: 1479–1486.

22. Sugahara T, Korogi Y, Shigematsu Y et al. Value of dynamic susceptibility contrast magnetic resonance imaging in the evaluation of intracranial tumors. *Top Magn Reson Imaging* 1999; **10**: 114–124.

23. Wong ET, Jackson EF, Hess KR et al. Correlation between dynamic MRI and outcome in patients with malignant gliomas. *Neurology* 1998; **50**: 777–781.

24. Wong JC, Provenzale JM, Petrella JR. Perfusion MR imaging of brain neoplasms. *Am J Roentgenol* 2000; **174**: 1147–1157.

25. Law M, Young R, Babb J et al. Comparing perfusion metrics obtained from a single compartment versus pharmacokinetic modeling methods using dynamic susceptibility contrastenhanced perfusion MR imaging with glioma grade. *AJNR Am J Neuroradiol* 2006; **27**: 1975–1982.

26. Zierler KL. Circulation times and the theory of indicatordilution methods for determining blood flow and volume. In *Handbook of Physiology*, ed. American Physiological Society. Baltimore, MD: Williams & Wilkins, 1962, p. 585–615.

27. Johnson G, Wetzel SG, Cha S, Babb J, Tofts PS. Measuring blood volume and vascular transfer constant from dynamic, T(2)*-weighted contrastenhanced MRI. *Magn Reson Med* 2004; **51**: 961–968.

28. Tofts PS, Kermode AG. Measurement of the blood–brain barrier permeability and leakage space using dynamic MR imaging. 1. Fundamental concepts. *Magn Reson Med* 1991; **17**: 357–367.

29. Tofts PS, Brix G, Buckley DL et al. Estimating kinetic parameters from dynamic contrast-enhanced T(1)- weighted MRI of a diffusable tracer: standardized quantities and symbols. *J Magn Reson Imaging* 1999; **10**: 223–232.

30. Rosen BR, Belliveau JW, Vevea JM, Brady TJ. Perfusion imaging with NMR contrast agents. *Magn Res Med* 1990; **14**: 249–265.

31. Law M, Yang S, Babb JS et al. Comparison of cerebral blood volume and vascular permeability from dynamic susceptibility contrastenhanced perfusion MR imaging with glioma grade. *AJNR Am J Neuroradiol* 2004; **25**: 746–755.

32. Yang S, Law M, Zagzag D et al. Dynamic contrastenhanced perfusion MR imaging measurements of endothelial permeability: differentiation between atypical and typical meningiomas. *AJNR Am J Neuroradiol* 2003; **24**: 1554–1559.

33. Weisskoff R, Belliveau J, Kwong K, Rosen B. Functional MR imaging of capillary hemodynamics. In *Magnetic Resonance Angiography: Concepts and applications*, ed. Potchen E. St. Louis, MO: Mosby, 1993, p. 473–484.

34. Young IR, Cox IJ, Coutts GA, Bydder GM. Some consideration concerning susceptibility, longitudinal relaxation time constants and motion artifact in vivo human spectroscopy. *NMR Biomed* 1989; **2**: 329–339.

35. Schmainda KM, Rand SD, Joseph AM et al. Characterization of a firstpass gradient-echo spin-echo method to predict brain tumor grade and angiogenesis. *AJNR Am J Neuroradiol* 2004; **25**: 1524–1532.

36. Batchelor TT, Sorensen AG, di Tomaso E et al. AZD2171, a pan-VEGF receptor tyrosine kinase inhibitor, normalizes tumor vasculature and alleviates edema in glioblastoma patients. *Cancer Cell* 2007; **11**: 83–95.

37. Padhani AR, Dzik-Jurasz A. Perfusion MR imaging of extracranial tumor angiogenesis. Top *Magn Reson Imaging* 2004; **15**: 41–57.

38. Cha S, Yang L, Johnson G et al. Comparison of microvascular permeability measurements, K^{trans}, determined with conventional steady-state T_1- weighted and first-pass T_2^*-weighted MR imaging methods in gliomas and meningiomas. *AJNR Am J Neuroradiol* 2006; **27**: 409–417.

39. Parks LD, Choma MA, York GE, Moya M, Provenzale JM. Correlation of DCE and rCBV values for patients with high grade glial neoplasms. In *Proceedings of the Radiological Society of North America* Chicago, 2005, p. 346.

40. Li KL, Zhu XP, Waterton J, Jackson A. Improved 3D quantitative mapping of blood volume and endothelial permeability in brain tumors. *J Magn Reson Imaging* 2000; **12**: 347–357.

41. Li KL, Zhu XP, Checkley DR et al. Simultaneous mapping of blood volume and endothelial permeability surface area product in gliomas using iterative analysis of first-pass dynamic contrast enhanced MRI data. *Br J Radiol* 2003; **76**: 39–51.

42. Cha S. Update on brain tumor imaging: from anatomy to physiology. *AJNR Am J Neuroradiol* 2006; **27**: 475–487.

43. Boxerman JL, Schmainda KM, Weisskoff MRI. Relative cerebral blood volume maps corrected for contrast agent extravasation significantly correlate with glioma tumor grade, whereas uncorrected maps do not. *AJNR Am J Neuroradiol* 2006; **27**: 859–867.

44. Bastin ME, Carpenter TK, Armitage PA et al. Effects of dexamethasone on cerebral perfusion and water diffusion in patients with high-grade glioma. *AJNR Am J Neuroradiol* 2006; **27**: 402–408.

45. Burger PC. Classification, grading, and patterns of spread of malignant gliomas. In *Neurosurgical Topics: Malignant Cerebral Glioma* ed. Puzzo A. Park Ridge, IL: America Association of Neurological Surgeons, 1990, p. 3–17.

46. Daumas-Duport C, Beuvon F, Varlet P, Fallet-Bianco C. [Gliomas: WHO and Sainte- Anne Hospital classifications.] *Ann Pathol* 2000; **20**: 413–428.

47. Kleihues P, Soylemezoglu F, Schauble B, Scheithauer BW, Burger PC. Histopathology, classification, and grading of gliomas. *Glia* 1995; **15**: 211–221.

48. Kleihues P, Ohgaki H. Primary and secondary glioblastomas: from concept to clinical diagnosis. *Neurooncology* 1999; **1**: 44–51.

49. Kleihues P, Cavanee P. *WHO Classification of Tumors: Pathology and Genetic of Tumours of the Nervous System.* Lyon: IARC Press, 2000.

50. Ringertz J. Grading of gliomas. *Acta Pathol Microbiol Scand* 1950; **27**: 51–64.

51. Coons SW, Johnson PC, Scheithauer BW, Yates AJ, Pearl DK. Improving diagnostic accuracy and interobserver concordance in the classification and grading of primary gliomas. *Cancer* 1997; **79**: 1381–1393.

52. Gilles FH, Brown WD, Leviton A et al. Limitations of the World Health Organization classification of childhood supratentorial astrocytic tumors. Children Brain Tumor Consortium. *Cancer* 2000; **88**: 1477–1483.

53. Jackson RJ, Fuller GN, Abi- Said D et al. Limitations of stereotactic biopsy in the initial management of gliomas. *Neuro-oncology* 2001; **3**: 193–200.

54. Law M, Young RJ, Babb JS et al. Gliomas: predicting time to progression or survival with cerebral blood volume measurements at dynamic susceptibilityweighted contrast-enhanced perfusion MR imaging. *Radiology* 2008; **247**: 490–498.

55. Danchaivijitr N, Waldman AD, Tozer DJ et al. Lowgrade gliomas: do changes in rCBV measurements at longitudinal perfusionweighted MR imaging predict malignant transformation? *Radiology* 2008; **247**: 170–178.

56. Law M, Oh S, Babb JS et al. Low-grade gliomas: dynamic susceptibility-weighted contrast-enhanced perfusion MR imaging – prediction of patient clinical response. *Radiology* 2006; **238**: 658–667.

57. Knopp EA, Cha S, Johnson G et al. Glial neoplasms: dynamic contrast-enhanced T_2*-weighted MR imaging. *Radiology* 1999; **211**: 791–798.

58. Yang D, Korogi Y, Sugahara T et al. Cerebral gliomas: prospective comparison of multivoxel 2D chemical-shift imaging proton MR spectroscopy, echoplanar perfusion and diffusionweighted MRI. *Neuroradiology* 2002; **44**: 656–666.

59. Lupo JM, Cha S, Chang SM, Nelson SJ. Dynamic susceptibility-weighted perfusion imaging of highgrade gliomas: characterization of spatial heterogeneity. *AJNR Am J Neuroradiol* 2005; **26**: 1446–1454.

60. Jackson A, Kassner A, Annesley-Williams D et al. Abnormalities in the recirculation phase of contrast agent bolus passage in cerebral gliomas: comparison with relative blood volume and tumor grade. *AJNR Am J Neuroradiol* 2002; **23**: 7–14.

61. Martin AJ, Liu H, Hall WA, Truwit CL. Preliminary assessment of turbo spectroscopic imaging for targeting in brain biopsy. *AJNR Am J Neuroradiol* 2001; **22**: 959–968.

62. Kelly PJ, Daumas-Duport C, Kispert DB et al. Imagingbased stereotaxic serial biopsies in untreated intracranial glial neoplasms. *J Neurosurg* 1987; **66**: 865–874.

63. Essig M, Waschkies M, Wenz F et al. Assessment of brain metastases with dynamic susceptibility-weighted contrast-enhanced MR imaging: initial results. *Radiology* 2003; **228**: 193–199.

64. Ball WS, Jr., Holland SK. Perfusion imaging in the pediatric patient. *Magn Reson Imaging Clin N Am* 2001; **9**: 207–230.

65. Aragao MF, Pelaez M, Devilliers L et al. Magnetic resonance imaging, spectroscopy, diffusion and perfusion in pilocytic astrocytoma: a low grade tumor which can sometimes simulate features of a malignant glioma. In *Proceedings of the Annual Meeting of the American Society of Neuroradiology*, New Oneans, 2008, p. 70.

66. Grand SD, Kremer S, Tropres IM et al. Perfusion-sensitive MRI of pilocytic astrocytomas: initial results. *Neuroradiology* 2007; **49**: 545–550.

67. Yang S, Wetzel S, Law M, Zagzag D, Cha S. Dynamic contrast-enhanced T_2*- weighted MR imaging of gliomatosis cerebri. *AJNR Am J Neuroradiol* 2002; **23**: 350–355.

68. Fuss M, Wenz F, Scholdei R et al. Radiation-induced regional cerebral blood volume (rCBV) changes in normal brain and low-grade astrocytomas: quantification and time and dosedependent occurrence. *Int J Radiat Oncol, Biol, Phys* 2000; **48**: 53–58.

69. Wenz F, Rempp K, Hess T et al. Effect of radiation on blood volume in low-grade astrocytomas and normal brain tissue: quantification with dynamic susceptibility contrast MR imaging. *Am J Roentgenol* 1996; **166**: 187–193.

70. Brandsma D, Stalpers L, Taal W, Sminia P, van den Bent MJ. Clinical features, mechanisms, and management of pseudoprogression in malignant gliomas. *Lancet Oncol* 2008; **9**: 453–461.

71. Chamberlain MC. Pseudoprogression in glioblastoma. *J Clin Oncol* 2008; **26**: 4359.

72. Brandes AA, Franceschi E, Tosoni A et al. MGMT promoter methylation status can predict the incidence and outcome of pseudoprogression after concomitant radiochemotherapy in newly diagnosed glioblastoma patients. *J Clin Oncol* 2008; **26**: 2192–2197.

73. Cha S, Knopp EA, Johnson G et al. Dynamic, contrastenhanced T_2*-weighted MR imaging of recurrent malignant gliomas treated with thalidomide and carboplatin. *Am J Neuroradiol* 2000; **21**: 881–890.

74. Law M, Chheang S, Babb J et al. Comparing cerebral blood volume measurements with tumor size measurements following anti-angiogenesis therapy with bevacizumab (Avastin) in recurrent human gliomas: a preliminary study. In

Proceedings of the Annual Meeting of the American Society of Neuroradiology, New Orleans, 2008.

75. Cha S, Tihan T, Crawford F et al. Differentiation of lowgrade oligodendrogliomas from low-grade astrocytomas by using quantitative blood-volume measurements derived from dynamic susceptibility contrast-enhanced MR imaging. *AJNR Am J Neuroradiol* 2005; **26**: 266–273.

76. Lev MH, Ozsunar Y, Henson JW et al. Glial tumor grading and outcome prediction using dynamic spin-echo MR susceptibility mapping compared with conventional contrastenhanced MR: confounding effect of elevated rCBV of oligodendrogliomas. [Corrected] *AJNR Am J Neuroradiol* 2004; **25**: 214–221.

77. Engelhard HH, Stelea A, Cochran EJ. Oligodendroglioma: pathology and molecular biology. *Surg Neurol* 2002; **58**: 111–117; discussion 117.

78. Watanabe T, Nakamura M, Kros JM et al. Phenotype versus genotype correlation in oligodendrogliomas and low-grade diffuse astrocytomas. *Acta Neuropathol (Berl)* 2002; **103**: 267–275.

79. Jager HR, Waldman AD, Benton C, Fox N, Rees J. Differential chemosensitivity of tumor components in a malignant oligodendroglioma: assessment with diffusionweighted, perfusionweighted, and serial volumetric MR imaging. *AJNR Am J Neuroradiol* 2005; **26**: 274–278.

80. Bauman GS, Ino Y, Ueki K et al. Allelic loss of chromosome 1p and radiotherapy plus chemotherapy in patients with oligodendrogliomas. *Int J Radiat Oncol Biol Phys* 2000; **48**: 825–830.

81. Buckner JC. Factors influencing survival in highgrade gliomas. *Semin Oncol* 2003; **30**(Suppl 19): 10–14.

82. Cairncross J, Ueki K, Zlatescu M et al. Specific genetic predictors of chemotherapeutic response and survival in patients with anaplastic oligodendrogliomas. *J Natl Cancer Inst* 1998; **90**: 1473–1479.

83. Law M, Brodsky JE, Babb J et al. High cerebral blood volume in human gliomas predicts deletion of chromosome 1p: preliminary results of molecular studies in gliomas with elevated perfusion. *J Magn Reson Imaging* 2007; **25**: 1113–1119.

84. Jenkinson MD, Smith TS, Joyce KA et al. Cerebral blood volume, genotype and chemosensitivity in oligodendroglial tumours. *Neuroradiology* 2006; **48**: 703–713.

85. Whitmore RG, Krejza J, Kapoor GS et al. Prediction of oligodendroglial tumor subtype and grade using perfusion weighted magnetic resonance imaging. *J Neurosurg* 2007; **107**: 600–609.

86. Law M, Brodsky J, Babb J et al. Correlating increased cerebral blood volume measurements in human gliomas with 1p and 19q molecular deletions. *J Magn Reson Imaging* 2006; **58**: 1099–1107.

87. Law M, Meltzer DE, Wetzel SG et al. Conventional MR imaging with simultaneous measurements of cerebral blood volume and vascular permeability in ganglioglioma. *Magn Reson Imaging* 2004; **22**: 599–606.

88. Bowles AP, Jr., Pantazis CG, Allen MB, Jr., Martinez J, Allsbrook WC, Jr. Ganglioglioma, a malignant tumor? Correlation with flow deoxyribonucleic acid cytometric analysis. *Neurosurgery* 1988; **23**: 376–381.

89. Hart MN, Earle KM. Primitive neuroectodermal tumors of the brain in children. *Cancer* 1973; **32**: 890–897.

90. Law M, Kazmi K, Wetzel S et al. Dynamic susceptibility contrast-enhanced perfusion and conventional MR imaging findings for adult patients with cerebral primitive neuroectodermal tumors. *AJNR Am J Neuroradiol* 2004; **25**: 997–1005.

91. Hartmann M, Heiland S, Harting I et al. Distinguishing of primary cerebral lymphoma from high-grade glioma with perfusion-weighted magnetic resonance imaging. *Neurosci Lett* 2003; **338**: 119–122.

92. Law M, Teicher N, Zagzag D, Knopp EA. Dynamic contrast enhanced perfusion MRI in mycosis fungoides. *J Mag Res* 2003; **18**: 364–367.

93. Sugahara T, Korogi Y, Shigematsu Y et al. Perfusion-sensitive MRI of cerebral lymphomas: a preliminary report. *J Comput Assist Tomogr* 1999; **23**: 232–237.

94. Berger MS. Perfusion MR and the evaluation of meningiomas: is it important surgically? *AJNR Am J Neuroradiol* 2003; **24**: 1499–1500.

95. Uematsu H, Maeda M, Sadato N et al. Vascular permeability: quantitative measurement with doubleecho dynamic MR imaging: theory and clinical application. *Radiology* 2000; **214**: 912–917.

96. Kothary N, Law M, Cha S, Zagzag D. Conventional and perfusion MR imaging of parafalcine chondrosarcoma. *AJNR Am J Neuroradiol* 2003; **24**: 245–248.

97. Burger PC, Vogel FS, Green SB, Strike TA. Glioblastoma multiforme and anaplastic astrocytoma: pathologic criteria and prognostic implications. *Cancer* 1985; **56**: 1106–1111.

98. Bulakbasi N, Kocaoglu M, Farzaliyev A et al. Assessment of diagnostic accuracy of perfusion MR imaging in primary and metastatic solitary malignant brain tumors. *AJNR Am J Neuroradiol* 2005; **26**: 2187–2199.

99. Law M, Cha S, Knopp EA et al. High-grade gliomas and solitary metastases: differentiation by using perfusion and Proton Spectroscopic MR Imaging. *Radiology* 2002; **222**: 715–721.

100. Cha S, Pierce S, Knopp EA et al. Dynamic contrastenhanced T_2^*-weighted MR imaging of tumefactive demyelinating lesions. *AJNR Am J Neuroradiol* 2001; **22**: 1109–1116.

101. Gupta RK, Vatsal DK, Husain N et al. Differentiation of tuberculous from pyogenic brain abscesses with in vivo proton MR spectroscopy and magnetization transfer MR imaging. *AJNR Am J Neuroradiol* 2001; **22**: 1503–1509.

102. Gupta RK, Roy R, Dev R et al. Finger printing of Mycobacterium tuberculosis in patients with intracranial tuberculomas by using in vivo, ex vivo, and in vitro magnetic resonance spectroscopy. *Magn ResMed* 1996; **36**: 829–833.

103. Haris M, Gupta RK, Singh A et al. Differentiation of infective from neoplastic brain lesions by dynamic contrast-enhanced MRI. *Neuroradiology* 2008; **50**: 531–540.

104. Gupta RK, Haris M, Husain N et al. Relative cerebral blood volume is a measure of angiogenesis in brain tuberculoma and its therapeutic implications. In *Proceedings of the 14th*

Annual Meeting of the International Society for Mag Reson Med Seattle, 2006, p. 181.

105. Law M, Saindane AM, Ge Y et al. Microvascular abnormality in relapsingremitting multiple sclerosis: perfusion MR imaging findings in normalappearing white matter. *Radiology* 2004; **231**: 645-652.

106. Graham ML, Herndon JE, Casey JR, II et al. Highdose chemotherapy with autologous stem-cell rescue in patients with recurrent and high-risk pediatric brain tumors. *J Clin Oncol* 1997; **15**: 1814-1823.

107. Pivawer G, Law M, Zagzag D. Perfusion MR imaging and proton MR spectroscopic imaging in differentiating necrotizing cerebritis from glioblastoma multiforme. *Magn Reson Imaging* 2007; **25**: 238-243.

108. Morgenstern LB, Frankowski RF. Brain tumor masquerading as stroke. *J Neurooncol* 1999; **44**: 47-52.

109. Jiang Q, Ewing JR, Ding GL et al. Quantitative evaluation of BBB permeability after embolic stroke in rat using MRI. *J Cereb Blood Flow Metab* 2005; **25**: 583-592.

110. Holodny AI, Ollenschlager M. Diffusion imaging in brain tumors. *Neuroimaging Clin N Am* 2002; **12**: 107-24.

111. Sorensen AG, Copen WA, ostergaard L et al. Hyperacute stroke: simultaneous measurement of relative cerebral blod volume, relalative cerebral blood flow, and mean transit time. *Radiology* 1999; **210**: 519-527.

112. Al-Okaili RN, Krejza J, Woo JH et al. Intraaxial brain masses: MR imagingbased diagnostic strategy – initial experience. *Radiology* 2007; **243**: 539-550.

113. Law M, Young R, Babb J, Pollack E, Johnson G. Histogram analysis versus region of interest analysis of dynamic susceptibility contrast perfusion MR imaging data in the grading of cerebral gliomas. *AJNR Am J Neuroradiol* 2007; **28**: 761-766.

114. Dev R, Gupta RK, PoptaniH et al. Role of in vivo proton magnetic resonance spectroscopy in the diagnosis and management of brain abscesses. *Neurosurgery* 1998; **42**: 37-43.

115. Gaa J, Warach S, Wen P et al. Noninvasive perfusion imaging of human brain tumors with EPISTAR. *Eur Radiol* 1996; **6**: 518-522.

116. Silva AC, Kim SG, Garwood M. Imaging blood flow in brain tumors using arterial spin labelling. *Magn Res Med* 2000; **44**: 169-173.

117. Warmuth C, Gunther M, Zimmer C. Quantification of blood flow in brain tumors: comparison of arterial spin labeling and dynamic susceptibilityweighted contrastenhanced MR imaging. *Radiology* 2003; **228**: 523-532.

118. Wolf RL, Wang J, Wang S et al. Grading of CNS neoplasms using continuous arterial spin labeled perfusion MR imaging at 3 Tesla. *J Magn Reson Imaging* 2005; **22**: 475-482.

119. Akella NS, Twieg DB, Mikkelsen T et al. Assessment of brain tumor angiogenesis inhibitors using perfusion magnetic resonance imaging: quality and analysis results of a phase I trial. *J Magn Reson Imaging* 2004; **20**: 913-922.

120. Wetzel SG, Cha S, Johnson G et al. Relative cerebral blood volume measurements in intracranial mass lesions: interobserver and intraobserver reproducibility study. *Radiology* 2002; **224**: 797-803.

121. Caseiras GB, Thornton JS, Yousry T et al. Inclusion or exclusion of intratumoral vessels in relative cerebral blood volume characterization in lowgrade gliomas: does it make a difference? *AJNR Am J Neuroradiol* 2008; **29**: 1140-1141.

122. de Gramont A, van Cutsem E. Investigating the potential of bevacizumab in other indications: metastatic renal cell, nonsmall cell lung, pancreatic and breast cancer. *Oncology* 2005; **69**(Suppl 3): 46-56.

123. Pope WB, Lai A, Nghiemphu P, Mischel P, Cloughesy TF. MRI in patients with high-grade gliomas treated with bevacizumab and chemotherapy. *Neurology* 2006; **66**: 1258-1260.

124. Lu H, Law M, Johnson G et al. Novel approach to the measurement of absolute cerebral blood volume using vascular-spaceoccupancy magnetic resonance imaging. *Magn Reson Med* 2005; **54**: 1403-1411.

125. Lu H, Pollack E, Young R et al. Predicting grade of cerebral glioma using vascular-space occupancy MR imaging. *AJNR Am J Neuroradiol* 2008; **29**: 373-378.

126. Lu H, Golay X, Pekar JJ, van Zijl PC. Functional magnetic resonance imaging based on changes in vascular space occupancy. *Magn Reson Med* 2003; **50**: 263-274.

Estudo de caso 24.1
Oligodendroglioma anaplásico – perfusão pela MR, com método ASL

R. L. Wolf ▪ J. Wang
University of Pennsylvania Medical Center, Filadélfia, EUA

Histórico
Uma mulher de 41 anos de idade com convulsões de início recente.

Técnica
FLAIR, *spin-echo* T_1 pós-contraste em aparelho de 1,5 T, MRI com ASL contínua, em 3 T.

Achados de imagem
As imagens de FLAIR demonstraram uma massa hiperintensa nos lobos frontal e temporal direito, que não mostraram realce. As imagens de perfusão pela MRI, por meio de ASL contínua, mostram claramente CBF elevado nas porções do tumor (mais do que o dobro da região espelho contralateral).

Discussão
A imagem convencional sugere glioma. O grau é incerto, mas glioma de grau II ou III sendo o mais provável. O aumento do CBF favorece o glioma de alto grau. Os aumentos absolutos, assim como os relativos, no CBF como medido por perfusão pela MRI com ASL não invasiva podem indicar neoplasias de alto grau.[1] A patologia mostrou glioma de grau III de acordo com a WHO (oligodendroglioma anaplásico). A perfusão regionalmente elevada pode também ser observada em oligodendrogliomas de baixo grau (segundo a WHO), porém raramente em astrocitomas de baixo grau (vide Capítulo 24).

Pontos principais
- O CBF elevado, assim como as rCBV, sugere graus mais altos para gliomas.
- A MR por perfusão com ASL é não invasivo e quantitativo.

Referências
1. Warmuth C, Günther M, Zimmer C. Quantification of blood flow in brain tumors: comparison of arterial spin labeling and dynamic susceptibility-weighted contrast-enhanced MR imaging. *Radiology* 2003; **228**: 523–532.
2. Wang J, Wolf RL, Zhang Y *et al.* Amplitude modulated continuous arterial spin labeling perfusion MR with single coil at 3.0 T. *Radiology* 2004; **233**: 899–904.

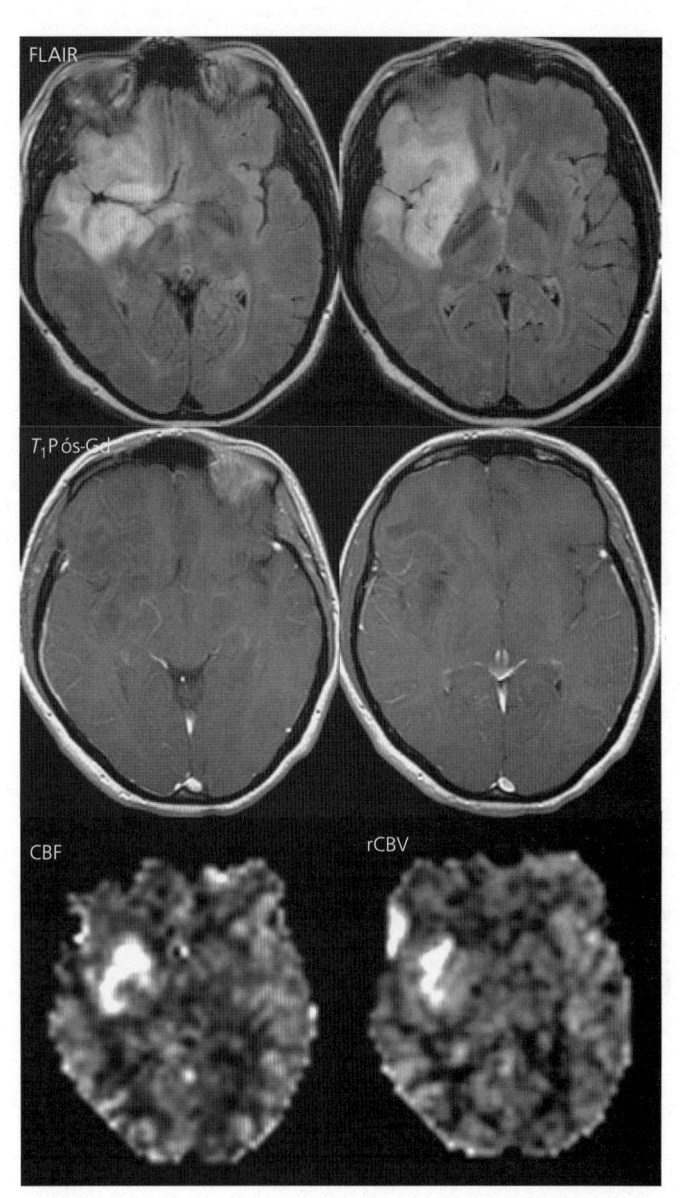

Fig. 24.C1.1

Estudo de caso 24.2
Necrose por radiação versus recorrência

R. L. Wolf
University of Pennsylvania Medical Center, Filadélfia, EUA

Histórico
Um paciente que recebeu terapia de radiação para GBM é avaliado pra verificar se há retorno de tumor ou necrose por radiação.

Técnica
FLAIR, *spin-echo* T_1 pós-contraste, DSC-MRI.

Achados de imagem
A sequência FLAIR revelou aumento no edema em torno e/ou infiltração do tumor por um período de 2 meses. O realce nodular ao redor do local da ressecção anterior também mostrou progressão, associada a efeito de massa crescente. A rCBV foi diminuída (razão < 1 comparada ao lado esquerdo) em regiões com realce e em regiões com intensidade anormal na sequência FLAIR.

Discussão
A imagem convencional mostra uma captação nodular cada vez maior, edema/infiltração tumoral e efeito de massa. A rCBV diminuída sinaliza a favor da necrose por radiação. A cirurgia foi realizada em razão do efeito de massa, e a patologia revelou necrose por radiação (< 5% do tumor).

Pontos principais
- A necrose por radiação pode parecer idêntica à neoplasia recorrente.
- A rCBV reduzida fala contra tumor recorrente de alto grau.

Referências
1. Cha S, Knopp EA, Johnson G *et al*. Intracranial mass lesions: dynamic contrast-enhanced susceptibility-weighted echoplanar perfusion MR imaging. *Radiology* 2002; **223**: 11–29.
2. Wong J, Provenzale JM, Petrella JR. Perfusion MR imaging of brain neoplasms. *Am J Roentgenol* 2000; **174**: 1147–1157.

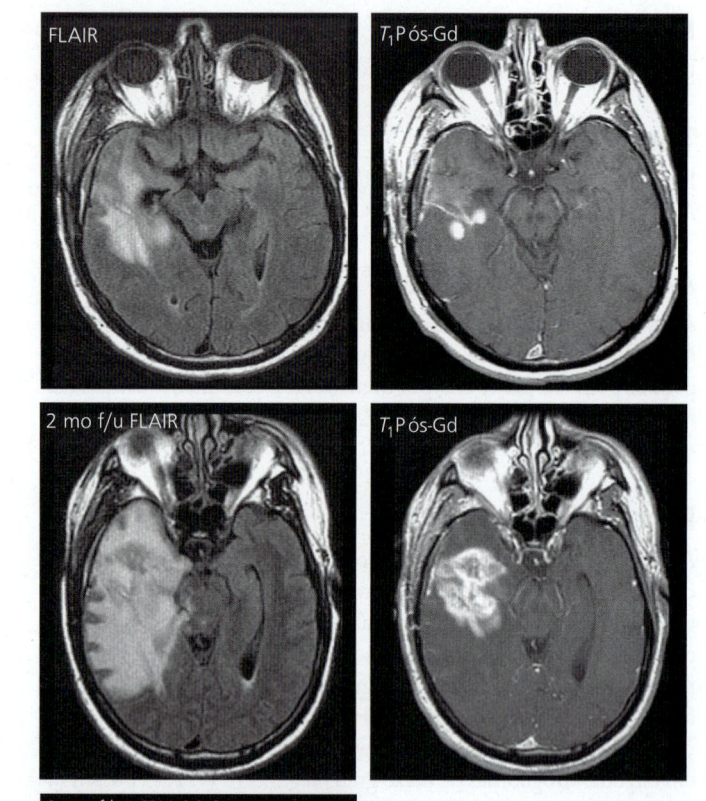

Fig. 24.C2.1

Capítulo 25

Avaliação por imagem da permeabilidade na neoplasia em adultos

Timothy P. L Roberts ■ Dmitry Khrichenko ■ Arastoo Vossough

Introdução

O estudo dinâmico, ou o *tracking*, de um *bolus* do traçador administrado via intravascular pode ser interpretado para fornecer informações tanto a partir da "primeira passagem", relativa principalmente à perfusão do tecido, ou das fases tardias do "pseudoestado de equilíbrio", relativo ao transporte transendotelial do traçador entre os compartimentos intravascular e extravascular. Claramente estes dois processos estão intimamente ligados e não resolvidos de forma trivial por considerações temporais somente. Modelos integrados de distribuição e equilíbrio de meio de contraste estão surgindo. Não obstante, uma distinção prática e pragmática é frequentemente desenhada entre a imagem da primeira passagem (perfusão) (0-60 s) e a imagem subsequente sensível à permeabilidade microvascular (tipicamente por alguns minutos). As diferentes estratégias de imagem para monitorar o ácido gadolínio-dietileno-triamino-penta-acético (Gd-DTPA) estão convencionalmente escolhidas: para a imagem do pseudoestado de equilíbrio ou "permeabilidade", é comumente empregada uma sequência de imagem sensível ao efeito de encurtamento de T_1 pelo Gd-DTPA, considerando que a imagem da primeira passagem tende a utilizar uma abordagem de imagem sensível ao efeito da suscetibilidade magnética do traçador (manifesta-se como encurtamento transitório da T_2). Deve, entretanto, ser enfatizado que esta é uma convenção prática, e ambas as abordagens ponderadas em T_2^* e T_1 podem ser utilizadas para o estudo tanto da primeira passagem quanto dos estágios subsequentes do transporte do traçador; suas vantagens e desvantagens relativas (especialmente em termos de resolução temporal e espacial) são discutidas adiante.

A teoria do estudo dinâmico do contraste por MRI (DCE-MRI) e as estimativas derivadas da permeabilidade estão relacionadas com a avaliação dinâmica das alterações dos sinais em um *voxel* do tecido alimentado por uma árvore arterial e drenado por um sistema venoso. Os modelos cinéticos simples relacionam o volume do traçador *out* para ser igual ao volume *in* (conservação da matéria). Modelos de dois compartimentos incorporam dois ambientes (capilar e interstício), a troca de água entre que é governado pelas limitações das taxas. Uma simples exploração da matemática revela como *os parâmetros da microvasculatura*, a saber, fração do volume sanguíneo (fBV), permeabilidade microvascular e espaço extracelular, extravascular (EES), podem ser extraídos de um simples estudo dinâmico.

Fundamentos matemáticos

Dado os seguintes parâmetros variantes no tempo, com o traçador Gd-DTPA exógeno administrado via intravenosa,

concentração do agente no tecido: $T(t)$
concentração do agente nos vasos medidos: $V(t)$
concentração do agente nos capilares: $C(t)$
concentração do agente nos EES: $E(t)$

e os parâmetros do sistema microvascular no tecido representados pelo que se segue,

fração do volume sanguíneo: α
fração do volume do EES: v_e
taxa de fluxo do C ao E: k_1
taxa de fluxo do E ao C: k_2,

um modelo simples de tecido feito de dois compartimentos (capilar e interstício) é dado pela Equação 25.1:

$$T(t) = \alpha C(t) + v_e E(t). \qquad [25.1]$$

Observe que uma fração de tecido $(1 - \alpha - v_e)$ não está incluída neste modelo – é a fração celular em que o traçador não penetra.

Em muitos casos, $C(t)$ pode ser assumido como sendo a mesma do vaso de referência medido, $V(t)$. Esta suposição negligencia o hematócrito diferencial entre os vasos grandes e pequenos, mas é conveniente, uma vez que medir o sinal capilar puro tende a estar além da resolução espacial da MRI contemporânea, e a determinação de uma referência da função do tempo vascular é relevante para a solução do modelo:

$$C(t) = V(t) \qquad [25.2]$$

Agora precisamos solucionar para $E(t)$ em termos de parâmetros conhecidos. A alteração na concentração do agente no EES é a *rate in – rate out*

$$dE(t)/dt = k_1 C(t) - k_2 E(t) \qquad [25.3]$$

Pode ser resolvido à maneira da equação diferencial padrão comum:

$$dE(t)/dt = k_2 E(t) - k_1 C(t)$$

$$d/dt\{E e^{k_2 t}\} = k_1 C(t) e^{k_2 t}$$

$$E(t) = k_1 e^{-k_2 t} \int_0^t C(t') e^{k_2 t'} dt' \qquad [25.4]$$

Agora substituindo pela Equação 25.1:

$$T(t) = \alpha C(t) + V_e k_1 e^{-k_2 t} \int_0^t C(t') e^{k_2 t'} dt' \qquad [25.5]$$

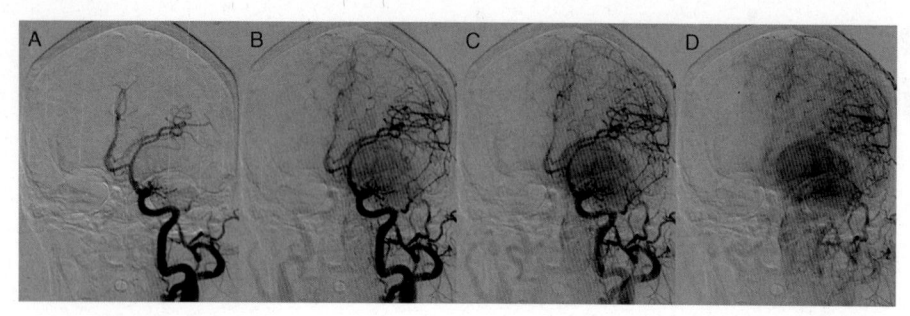

Fig. 25.1 O conceito da informação do estudo dinâmico, ampliando os *insights* fásicos na patologia, é muito familiar para o radiologista intervencionista. Este cateter de angiografia digital por subtração (DSA) da cabeça de um paciente com massa intracraniana foi realizada por uma injeção na artéria carótida comum esquerda. Visualizações sequenciais (A-D) de um curto *puff* de meio de contraste iodado administrado por via intravascular revelam circulação patológica com *blush* tumoral dinâmico sob imagem fluoroscópica pela radiografia.

Utilizando a suposição da Equação 25.2:

$$T(t) = \alpha V(t) + V_e k_1 e^{-k_2 t} \int_0^t V(t') e^{k_2 t'} dt' \quad [25.6]$$

Podemos interpretar como descrevendo a concentração tecidual como se fosse feita de uma fração constante de traçador (independente de tempo e assim correspondendo à captação inicial, refletindo a fração vascular do tecido ou do fVB) e um componente variante no tempo, dependente de k_1 e $k_{2'}$, assim como a fração do EES, v_e.

A Equação 25.6 tem três parâmetros e pode ser reescrita como:

$$T(t) = A_0 V(t) + A_1 e^{-A_2 t} \int_0^t V(t') e^{A_2 t'} dt' \quad [25.7]$$

onde $A_0 = \alpha$, $A_1 = v_e k_1$, $A_2 = k_2$.

A resolução é feita em *software* com otimização numérica, como IDL, MatLab ou qualquer outra linguagem de programação, como C, C++, reintegrando $\int_0^t V(t') e^{A_2 t'} dt'$ numericamente toda vez que o algoritmo iterativo (como Lavenberg-Marquart) modifica os parâmetros de ajuste A_0, A_1 e A_2.

Tal análise tem base na DCE-MRI e permite estimativa da fração do fBV, k_1 (taxa de extração), e k_2 (taxa de refluxo). Então v_e é computado como a razão de k_1/k_2, supondo bidirecionalidade do transporte da própria parede vascular. Análises simplificadas (em situações de baixa extração) podem estabelecer k_2 igual a zero, com aumentos na realização operacional proporcionais (permitindo a solução numérica iterativa ser reduzida a forma de regressão mais simples). Tal análise é frequentemente descrita como a abordagem de Patlak, que rejeita o refluxo.

A apresentação das imagens pós-gadolínio é, de forma bem reconhecida, influenciada pelo tempo de aquisição após a administração de Gd-DTPA; a sensibilidade é, com frequência, maior no realce tardio ou nas imagens em segundo plano. O realce observado em dado momento após a administração do contraste pode ser atribuído ao alto volume sanguíneo ou ao acúmulo do traçador no espaço extracelular extravascular (ou ambos), embora uma única imagem pós-contraste não possa resolvê-los. A resolução destes componentes é o argumento principal por trás do estudo dinâmico quantitativo pós-contraste. A apresentação progressiva das angiografias de subtração digital após uma rápida injeção de material de contraste revela a dinâmica da sua distribuição e é familiar aos radiologistas (Fig. 25.1).

Esta inspeção sequencial qualitativa da informação da dinâmica resolvida no tempo pode auxiliar nossa visualização e conceituação da patologia. A informação dinâmica da vasculatura pode também ser oferecida pela MRI contemporânea (Figs. 25.2-25.4) e pela redução de dados, ou pós-processamento, para fornecer os mapas espaciais dos parâmetros fisiologicamente significativos e apoio à interpretação.

Como está evidente na Figura 25.4, os parâmetros do volume sanguíneo e da permeabilidade, embora frequentemente anormais nos tumores cerebrais, podem não necessariamente variar espacialmente. A Figura 25.5 ilustra os mapas de volume sanguíneo e de permeabilidade de outro paciente, demonstrando uma representação visível da lesão e das propriedades microvasculares heterogêneas (quer dizer, fração do fBV e permeabilidade nem sempre estão associados espacialmente).

Duas abordagens surgiram por DCE-MRI e por inferência hemodinâmica/microvascular subsequente. Ambas as abordagens têm *trade offs*, prós e contras. Muitas destas questões foram discutidas na Seção 1, mas faremos uma revisão das capacidades aqui. Dependendo dos parâmetros vasculares de interesse, a DCE-MRI pode ser adquirida pelos métodos ponderados em T_1 ou T_2^*. As principais diferenças nestas duas abordagens são as seguintes.[1]

1. Os métodos ponderados em T_2^* são sensíveis a um decréscimo relacionado ao traçador no sinal local da MR, enquanto os métodos ponderados em T_1 mostram um aumento no sinal.
2. Os métodos ponderados em T_2^* (com base na cinética da primeira passagem) geralmente levam menos de 1-2 min para execução, ao passo que os métodos ponderados em T_1 (que são o pseudoestado de equilíbrio) tipicamente levam 5-7 min para a modelagem precisa dos dados.
3. Os métodos ponderados em T_2^* geralmente requerem taxas mais altas de injeção do que os métodos ponderados em T_1, o que poderia potencialmente ser problemático em alguns pacientes com acesso venoso insuficiente e em crianças pequenas.
4. Os métodos ponderados em T_2^* geralmente podem cobrir todo o tecido de interesse (p. ex., o cérebro inteiro) no mínimo em seções bidimensionais múltiplas, enquanto nos métodos ponderados em T_1 a necessidade de cobertura espacial total tem que ser equilibrada contra a alta resolução temporal. A utilização de *scanners* mais novos de última geração e aplicações de técnicas de imagem paralela tornou este fato menos problemático.
5. As imagens espaciais de maior resolução podem geralmente ser obtidas com métodos ponderados em T_1 que com os métodos ponderados em T_2^*.
6. Os métodos ponderados em T_2^* frequentemente empregam a imagem ecoplanar (EPI) para detectar as alterações do sinal me-

diadas pelo contraste (como uma consequência da sua sensibilidade à diferença da suscetibilidade magnética introduzida pelo traçador). Porém, como consequência, também sofre por causa das limitações e artefatos da EPI como as distorções espaciais geométricas e anormalidades dos sinais, particularmente próximos à base do cérebro e na fossa posterior (onde existem variações de suscetibilidade relacionadas com a ausência do traçador).

7. Os métodos ponderados em T_2^* fazem a avaliação da função vascular referencial (refletindo a concentração intravascular local do traçador), que é difícil comparada aos métodos ponderados em T_1 por causa de baixa resolução e sensibilidade ao fluxo. Mais ainda, a dependência do sinal T_2^* na concentração de agente de contraste no sangue difere entre os vasos pequenos e grandes, impedindo a quantificação.

Algumas dessas características são ilustradas na Figura 25.6, que mostra algumas dificuldades associadas à imagem sensível a T_2^* na base do cérebro como resultado do artefato da suscetibilidade.

Além disso, embora os métodos ofereçam acesso a parâmetros microvasculares comuns, como, volume sanguíneo, as diferenças das sequências de imagem conduzem a um compromisso entre a sensibilidade, a conspicuidade e a resolução (Fig. 25.7).

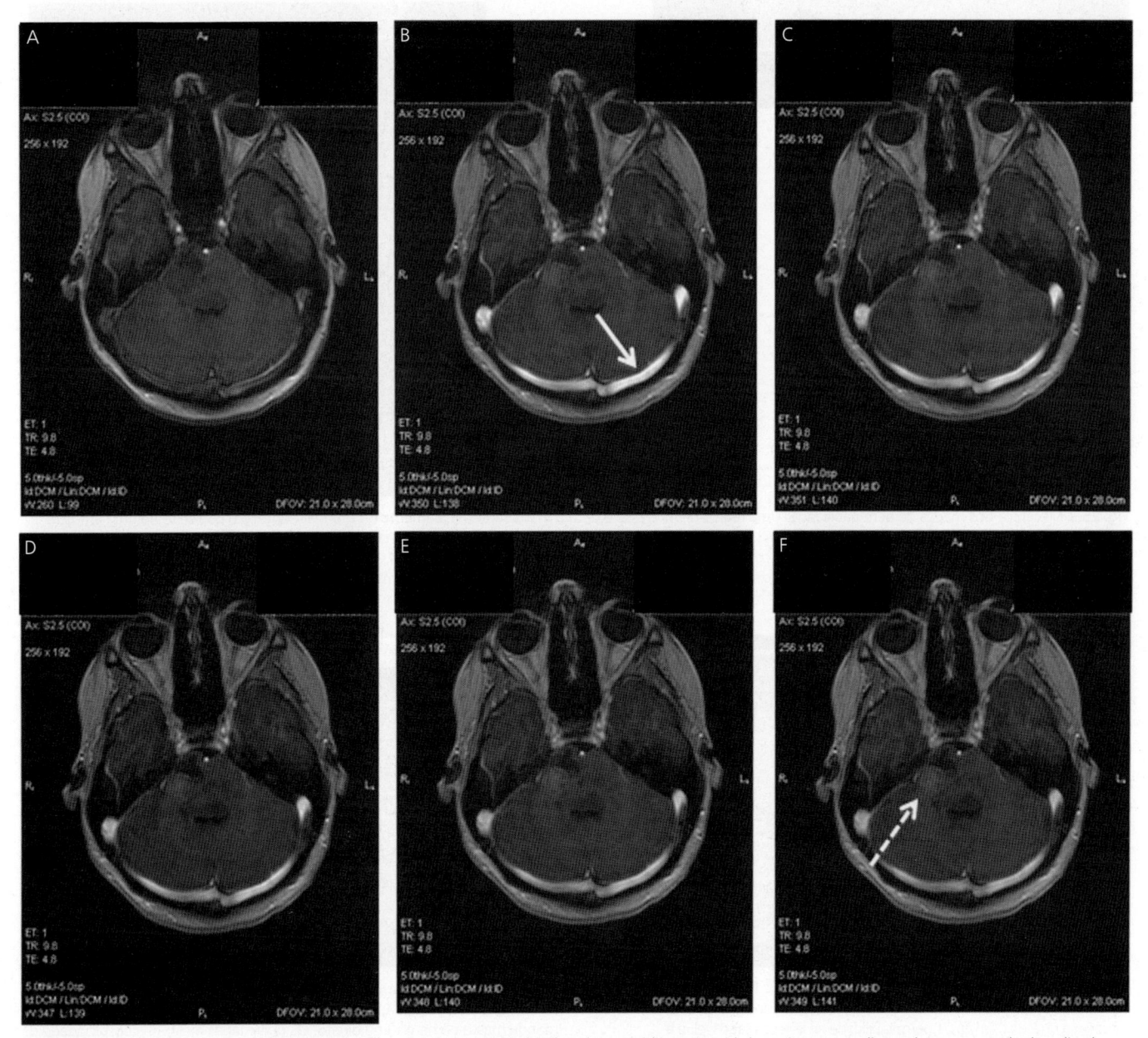

Fig. 25.2 Uma série de imagens por MR dinâmicas de um único corte (dados de volumes tridimensionais) de paciente com glioma do tronco cerebral, realizada antes (A), durante (B) e sequencialmente após a injeção do *bolus* de Gd-DTPA (C-F) revela realce vascular precoce (B, seta preenchida), mas realce aumentando progressivamente no tumor (F, seta pontilhada).

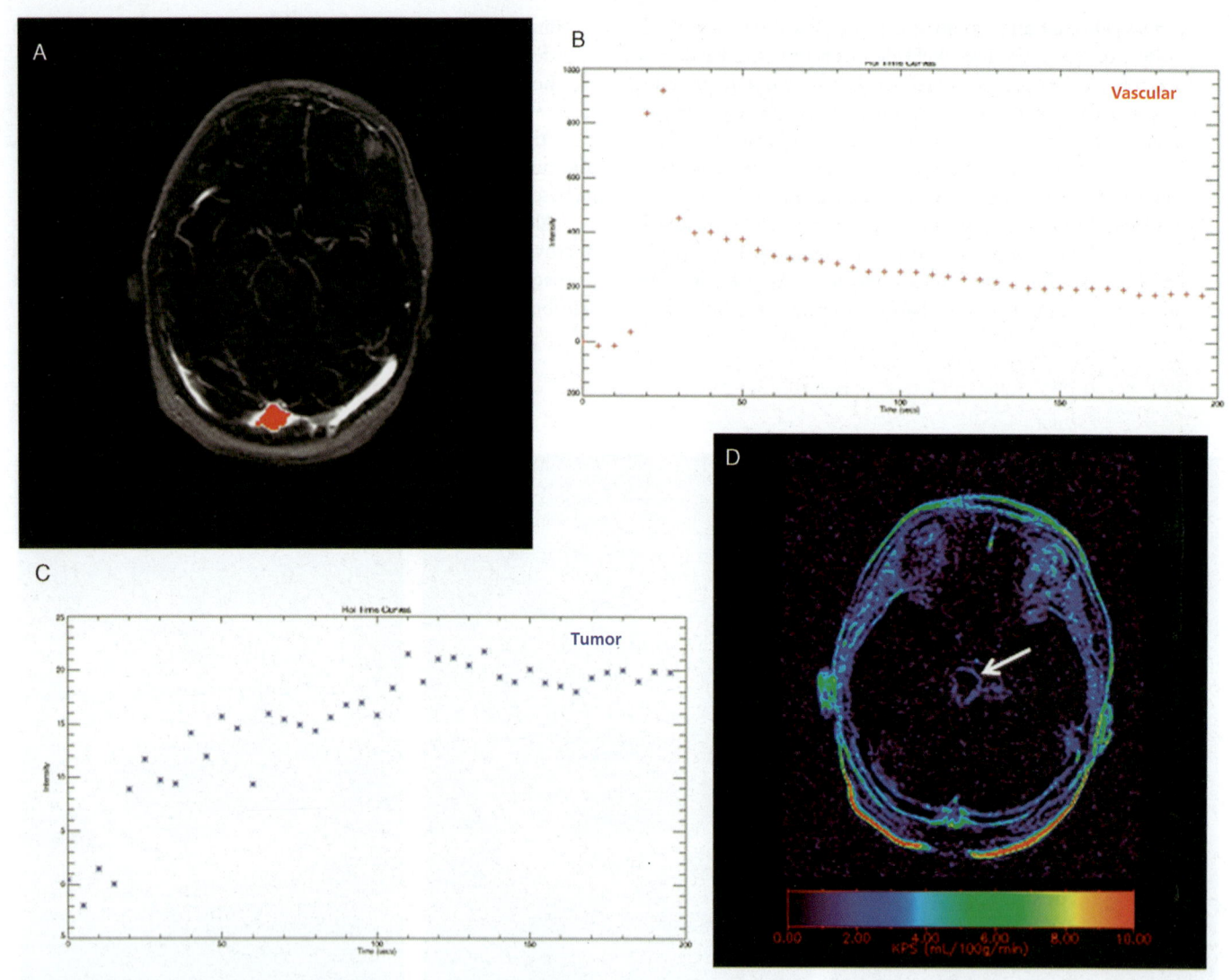

Fig. 25.3 Mecânica dos mapas de permeabilidade. Uma região de interesse é determinada (automaticamente ou manualmente) (A) que se retira uma amostra para referência do curso do sinal do tempo vascular (B). Pela prática, o seio sagital é frequentemente selecionado. As curvas sinal-tempo *pixel wise* são então determinadas (C) e um ajuste do modelo é realizado com base nestas curvas e no sinal de referência vascular. Os mapas de parâmetros de modelos de ajustes, como as estimativas de permeabilidade, podem então ser gerados (D), neste caso, definindo nitidamente a margem do tumor.

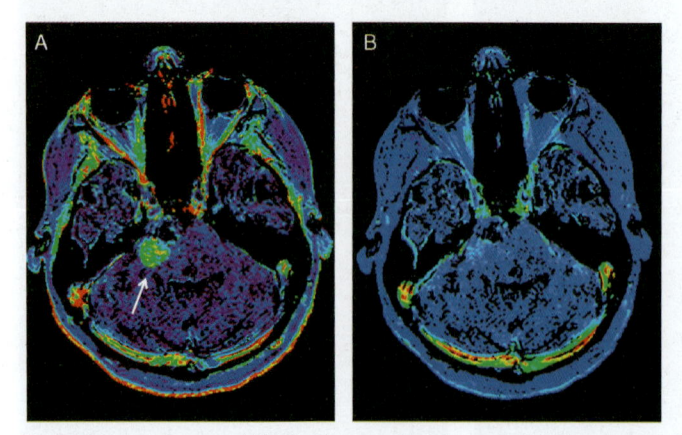

Fig. 25.4 Mapas da permeabilidade microvascular (A) e fração do volume sanguíneo (B) derivado dos estudos dinâmicos mostrados na Figura 25.2. Observe a quase ausência de permeabilidade no cérebro saudável, e a consequente conspicuidade do tumor altamente permeável (seta). Observe também a única elevação súbita da fração do volume sanguíneo na lesão. A heterogeneidade dos parâmetros microvasculares dentro da lesão pode ser prontamente apreciada.

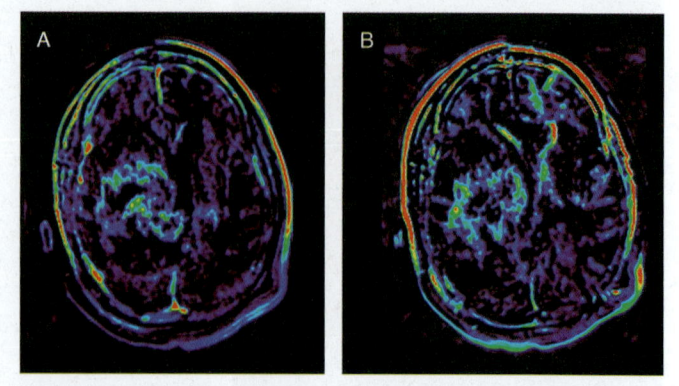

Fig. 25.5 Fração do volume sanguíneo (A) e mapa da permeabilidade (B) derivados do estudo dinâmico do contraste por MRI em um paciente com uma grande massa no hemisfério direito. Os dois mapas mostram conspicuidade da lesão, mas revelam aspectos diferentes e marcadamente heterogêneos da microvasculatura.

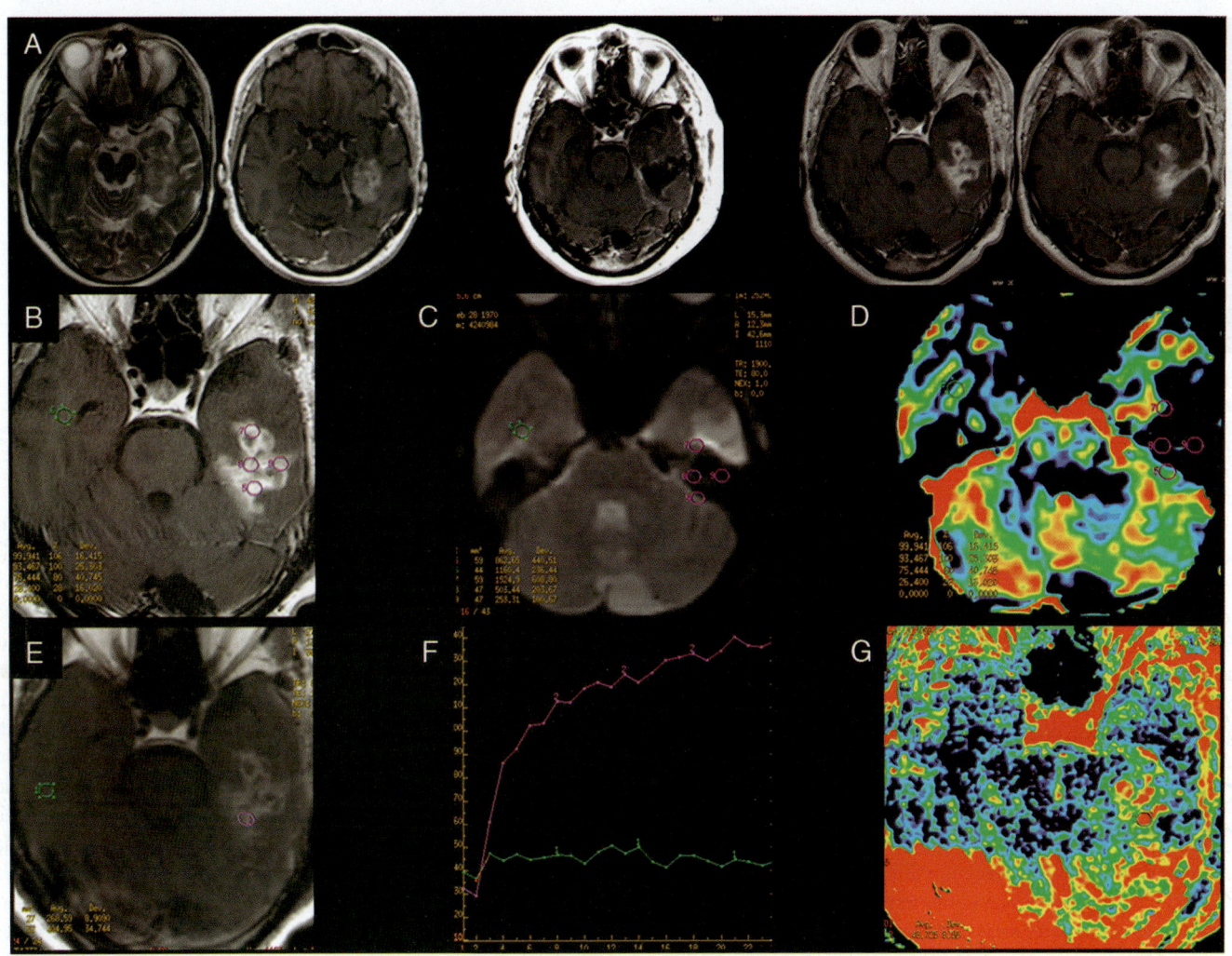

Fig. 25.6 Um exemplo ilustrando a dificuldade em utilizar a perfusão com base em EPI convencional (ponderada em T_2^*) na base do crânio. A imagem convencional (A) identifica o tumor. As regiões de interesse (ROI) da sonda de propagação (B) para a EPI (C) mostram os problemas com artefatos de suscetibilidade nas estruturas temporais. A quantificação do mapa do volume sanguíneo cerebral é subsequentemente possível na área anatômica relevante. De modo oposto, propagando aos ROIs para as imagens GRE tridimensional ponderadas em T_1 (E) permite as regiões de terem sua dinâmica interrogada e as curvas desenhadas (F) e a modelagem proceder, com subsequente síntese do mapa de parâmetros-alvo (G). (Cortesia de Eu-Meng Law, Keck School of Medicine, University of Southern California, Los Angeles, EUA.)

Apesar das diferenças aparentes (e prós e contras) da MRI com sensibilidade de T_2^* e T_1, o campo comum ocorre com o conceito principal de captar a imagem da "fisiologia" vascular. Os relacionamentos entre o sinal observado e a concentração do traçador são meramente relações matemáticas. Considerando este argumento mais a fundo, nós abraçamos a tomografia computadorizada (CT) como um modo inteiramente legítimo de acompanhar a cinética do agente (p. ex., ligado ao iodo) nos tumores, sujeito a modelos cinéticos similares (Fig. 25.8). Esta flexibilidade com múltiplas modalidades e ausência de confiança nos parâmetros estritos de sequência de pulsos da MRI é uma força importante do esforço e um argumento forte do qual a questão vital é o estudo da fisiologia, mais do que a imagem por si mesma.

É verdade, obviamente, que em muitos casos o estudo dinâmico pela CT não é a modalidade de preferência por causa da exposição do paciente à radiação. Não obstante, é teoricamente possível. Porém, a DCE-MRI permanece como a escolha principal para aqueles pacientes com tumores cerebrais não contraindicados para MRI.

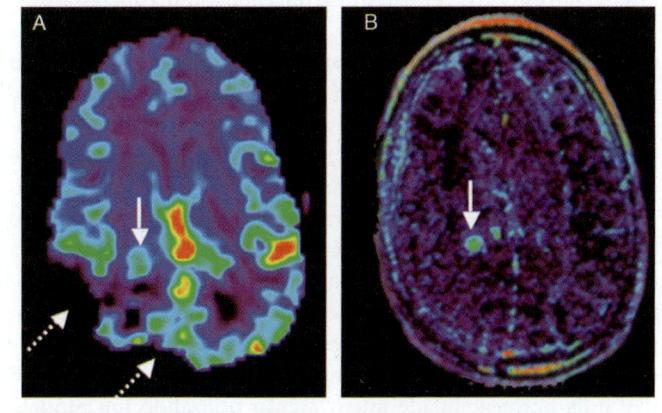

Fig. 25.7 Mapa da fração do volume sanguíneo derivado do estudo dinâmico com contraste utilizando o método ponderado em T_2^* (A) e o método ponderado em T_1 (B) em um paciente com um pequeno tumor supratentorial (seta). O mapa derivado da "perfusão" dinâmica ponderada em T_2^* mostra sensibilidade da detecção do agente de contraste, mas pouca conspicuidade na lesão, resolução espacial e tolerância ao artefato, e pode não ser quantitativamente eficaz no cérebro normal. (Cortesia de Tina Young-Poussaint, Boston Children's Hospital, MA, EUA.)

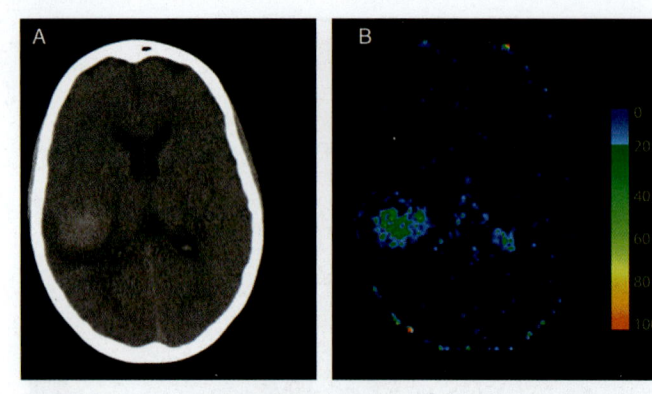

Fig. 25.8 Tomografia computadorizada por raios X dinâmicos com injeção de *bolus* de meio de contraste iodado também permite a modelagem da cinética do meio de contraste. Neste caso, uma lesão com metástase visível em um plano da CT dinâmica (A) está conspícua no mapa sintetizado da permeabilidade microvascular (B).

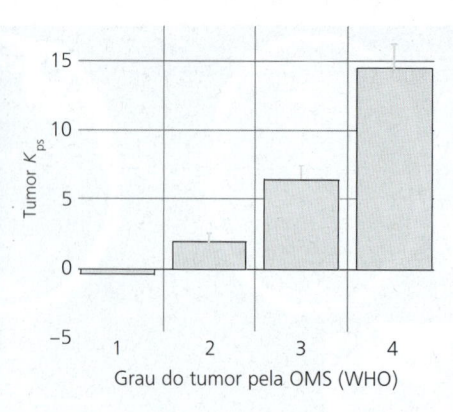

Fig. 25.9 A permeabilidade microvascular (modelada conforme os parâmetros K_{ps}) mostra forte correlação com o grau do tumor pela WHO. (De acordo com Roberts *et al.* 2000, 2001.[2,7])

Os cálculos da permeabilidade com a MRI têm o potencial de serem utilizados em vários modos na avaliação clínica e gerenciamento de pacientes com tumores cerebrais. Eles podem ser utilizados como correlatos não invasivos do grau histopatológico do tumor, como meio de monitoramento da terapia, como abordagens para a diferenciação de cicatriz pós-cirúrgica e radionecrose de tumor recorrente, ou, de forma importante, como marcadores da eficácia das terapias quimioterapêuticas e, especialmente, antiangiogênicas.

Correlatos não invasivos do grau histológico

Uma das aplicações mais recentes dos cálculos de permeabilidade da MRI para os tumores cerebrais tem sido na caracterização não invasiva de várias categorias de tumores cerebrais e na graduação não invasiva dos gliomas.[2,3] Estes estudos focam em explorar a associação entre a malignidade do tumor e as características vasculares anormais, especialmente o alto volume sanguíneo e as quebras na barreira hematoencefálica e hiperpermeabilidade. Fundamentado em modelo cinético bicompartimental plasma/intersticial,[4] um estudo de 17 pacientes com glioblastoma, metástase cerebral e meningiomas demonstrou permeabilidade mais alta nos meningiomas do que nos glioblastomas e nas metástases.[5] Em um estudo de 20 pacientes com glioblastoma, linfoma e meningiomas, a permeabilidade microvascular foi mais alta nos meningiomas do que nos glioblastomas intra-axiais ou linfomas com base no modelo farmacocinético bicompartimental na primeira passagem.[6] Estes achados são esperados, já que os meningiomas são tumores extra-axiais e dessa forma não são afetados pela barreira hematoencefálica. Em um estudo inicial de 22 pacientes com gliomas recém-diagnosticados, Roberts *et al.*[2] adquiriram um conjunto de dados: um pré-contraste e seis pós-contrastes dinâmicos destes tumores e calcularam estimativas quantitativas da fração do fBV e da permeabilidade microvascular utilizando um modelo bidirecional bicompartimental. Eles demonstraram uma forte correlação entre a permeabilidade microvascular e o grau do tumor e mostraram uma diferença estatisticamente significativa na permeabilidade média de diferentes graus de glioma. Em outro estudo de 38 pacientes recém-diagnosticados com tumores cerebrais, uma forte correlação foi demonstrada entre a permeabilidade microvascular e a graduação histológica dos gliomas da Organização Mundial de Saúde (WHO) (Fig. 25.9).[7]

Estas correlações entre a permeabilidade microvascular e o grau do glioma foram subsequentemente confirmadas em estudos adicionais.[1] A correlação da permeabilidade com o grau do glioma foi mais alta do que a correlação entre os cálculos da fração do fBV ou índices mitóticos e o grau do glioma, sugerindo potencialmente um papel independente para os cálculos da permeabilidade na avaliação da malignidade dos tumores cerebrais. Outros investigadores utilizaram um modelo farmacocinético tricompartimental,[8-10] com um compartimento sanguíneo e dois compartimentos do EES (um compartimento de captação rápida e um com captação lenta), com troca passiva bidirecional de contraste entre estes compartimentos e o sangue. Eles aplicaram este modelo à graduação dos gliomas e suas diferenciações das metástases e meningiomas com base nas medidas da permeabilidade e no volume sanguíneo.[11] Eles acharam que a permeabilidade rápida, que descreve a permeabilidade do vaso, estava significativamente elevada nos meningiomas comparados aos tumores intra-axiais. A permeabilidade lenta, que descreve a difusão dentro do EES, estava significativamente reduzida nos gliomas de baixo grau. Os EESs com captação lenta foram considerados elevados nos gliomas de alto grau e metástases. Em um estudo de 27 pacientes com gliomas e meningiomas, Cha *et al.*[12] encontraram alta correlação entre as medidas da permeabilidade obtidas nos métodos ponderados em T_1 e T_2^* nos gliomas, mas não nos meningiomas. Eles concluíram que o extravasamento extremo da barreira hematoencefálica nos meningiomas pode ter complicado a modelagem precisa da permeabilidade nos dois métodos. Os dois métodos de permeabilidade foram considerados superiores aos cálculos do volume sanguíneo na graduação não invasiva de gliomas.

Os cálculos da permeabilidade também têm sido aplicados para a caracterização de tumores cerebrais extra-axiais. Yang *et al.* [13] consideraram que os meningiomas atípicos têm uma permeabilidade significativamente mais alta (K^{trans}) do que os meningiomas típicos. Em outro estudo, foi mostrado que os valores de K^{trans} em neuromas acústicos foram consistentemente mais baixos do que aqueles calculados em gliomas ou meningiomas.[14]

A utilidade dos cálculos da permeabilidade na graduação não invasiva de tumores cerebrais, por si só atraente, tem utilização limitada na clínica diária. A graduação histológica ainda requer prova pela biopsia. A amostra da biopsia também irá fornecer o substrato e o material para a avaliação imuno-histoquímica e genética do tumor. Contudo, a biopsia e a amostragem do tecido de tumores cerebrais têm suas próprias limitações. A biopsia estereotática de tumores cerebrais guiada por CT ou MRI frequentemente é realizada com a suposição de que a porção captante de contraste do tumor indica a parte mais agressiva da neoplasia. Entretanto, estima-se que até 40% dos gliomas de alto grau podem não realçar com o contraste de gadolínio, e até 25% dos tumores cerebrais podem ser subgraduados na biopsia estereotática.[15-18] Mesmo assim, nem todas as biopsias são feitas a partir da área de realce, ou por causa das dificuldades técnicas e erros ou porque o local ideal para a biopsia é uma parte eloquente do cérebro, que pode persuadir o cirurgião a colher uma amostra de área menos perigosa. Há também uma fonte adicional de erro de amostragem no processo, já que somente seções representativas relativamente pequenas do tumor serão submetidas ao exame histopatológico sob o microscópio. Dado esses fatores de equívoco, o alcance do processo de amostragem do tecido pode ser teoricamente aumentado pela orientação da localização das áreas não só de realce, se houver algum, como também com volume sanguíneo e/ou permeabilidade microvascular elevada. De fato, alguns grupos têm utilizado com sucesso os mapas de volume sanguíneo para orientar a biopsia de neoplasias cerebrais.[19,20] Ter como alvo para sítio de biopsia tumoral as áreas de maior permeabilidade e potencialmente mais agressivas pode melhorar a caracterização do tumor, particularmente no caso do glioma de baixo grau, que pode abrigar pequenas porções já transformadas em uma neoplasia de alto grau.

Há uma ampla heterogeneidade no comportamento biológico e clínico nos tumores cerebrais. A graduação histopatológica, embora muito útil na classificação dos tumores cerebrais, é somente um indicador bruto deste comportamento biológico. Então, a determinação não invasiva do grau do tumor não deverá ser o objetivo final da imagem não invasiva. Em um estudo de referência recente de 189 pacientes com gliomas,[21] foi observado que o volume sanguíneo cerebral relativo do tumor prevê o resultado geral do paciente e o tempo para a progressão do tumor independente da graduação histopatológica, indicando que pode tornar-se um relevante biomarcador não invasivo da malignidade do glioma. Da mesma maneira, os cálculos não invasivos da permeabilidade microvascular dos tumores cerebrais também podem tornar mais claro o comportamento destas neoplasias.

Estratificando pacientes para tratamento/monitorando a eficácia do tratamento

Os gliomas de baixo grau suprem sua demanda metabólica através dos capilares cerebrais nativos e, assim, estão limitados na sua taxa de crescimento.[22] A biologia vascular dos gliomas se movimenta da permeabilidade e do volume sanguíneo normais para a permeabilidade e o volume do vaso aumentados, e por fim para franca angiogênese durante a transformação de glioma de baixo grau para glioblastoma multiforme (GBM).[23] Geralmente, quando o tamanho dos tumores aumenta para mais do que vários milímetros, é necessário o desenvolvimento de novos vasos sanguíneos e capilares para sustentar o crescimento do tumor.[24] Este processo de neovascularização depende dos fatores angiogênicos.[25] O fator de crescimento endotelial vascular (VEGF) pertence a uma importante família de proteínas sinalizantes envolvidas na angiogênese. Também é um importante fator na permeabilidade vascular crescente e tem mostrado ser idêntico ao fator de permeabilidade vascular (VPF) identificado anteriormente.[26,27] Outras substâncias vasoativas incluem interleucina 8, fator de crescimento derivado das plaquetas e fator receptor de crescimento epitelial, que são expressos pelo glioma e células hospedeiras imunes que em conjunto induzem à formação de aquaporinas (especialmente aquaporina-4) e suprime a produção de proteínas das junções de oclusão (*tight-junction*) endoteliais, resultando na variação de graus do enfraquecimento da barreira hematoencefálica.[22] Para a imagem do traçador é importante a taxa de difusão transendotelial que está relacionada com a integridade da barreira hematoencefálica como uma função da angiogênese tumoral. Nos gliomas de alto grau, como o glioblastoma, há a formação de uma rede extensa de neocapilares novos e anormais em sua estrutura com grandes lacunas endoteliais. Estudos mostraram forte correlação entre os VEGFs e a extensão da neovascularização nas neoplasias no sistema nervoso central (CNS).[28]

A avaliação tradicional da resposta terapêutica do tumor foca nos diâmetros da seção transversa ou medidas volumétricas do tumor. Entretanto, com a introdução de drogas anticancerígenas de nova geração e terapias direcionadas, como agentes antiangiogênicos em testes clínicos em humanos, alterações no tamanho e volume podem não ser suficientemente sensíveis e retardar outras medidas biológicas de resposta. As determinações de dose mais apropriadas também nem sempre são reveladas pelas medidas convencionais. A utilização dos cálculos de permeabilidade da DCE-MRI pode avaliar o estado fisiológico da vascularidade do tumor de forma não invasiva. As alterações nestes parâmetros de permeabilidade após a terapia direcionada podem fornecer avaliação quantitativa da resposta vascular do tumor (Fig. 25.10). Uma vez que estas respostas precedem o encolhimento volumétrico do tumor, a avaliação da permeabilidade pela MRI poderia servir como um meio

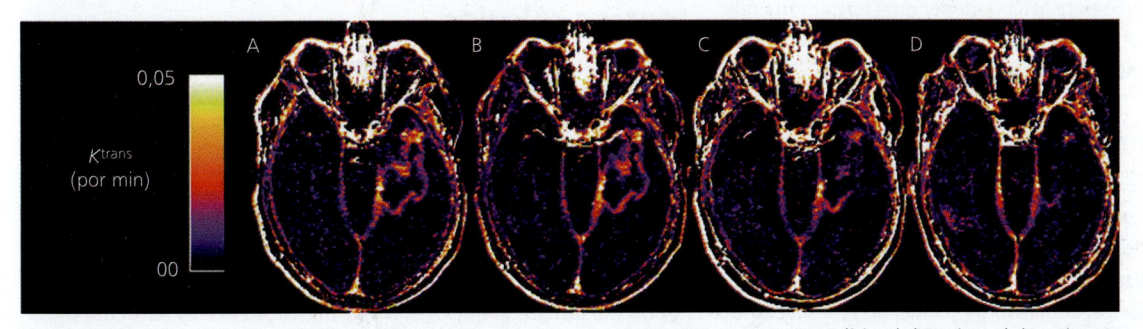

Fig. 25.10 Mapeamento da permeabilidade em testes clínicos de agentes antiangiogênicos. Neste teste clínico de bevacizumab (Avastina, Genentech Inc, South San Francisco, CA, USA) para tratar glioblastoma multiforme. (A, B) Dois *scans* basais separados por 48 h mostram reprodutibilidade da conspicuidade da lesão, pela virtude da sua hiperpermeabilidade. (C) Imagem de 24 h pós-tratamento e subsequente mapeamento paramétrico mostram diminuição marcante na permeabilidade. (D) Por volta de 6 semanas a hiperpermeabilidade da lesão parece praticamente resolvida por completo. (Figura é cortesia de D. Barboriak, Duke University Medical Center, NC, USA.)

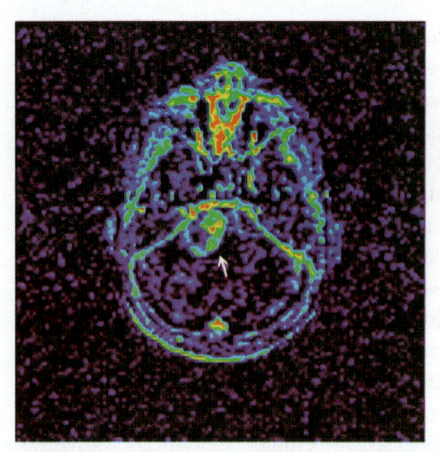

Fig. 25.11 Um mapa sintetizado da permeabilidade microvascular em uma criança com glioma do tronco cerebral, claramente define a lesão (seta) e revela a sua fisiopatologia vascular.

não invasivo de monitoramento da resposta precoce do tumor à terapia vascular direcionada. Os paradigmas do tratamento para o manejo dos tumores cerebrais podem também se submeter à alteração uma vez que estes outros fatores fisiológicos se tornem de possível quantificação e sejam levados em consideração. Por exemplo, pode não haver necessidade de um agente antipermeabilidade nos tumores que mostrem baixa permeabilidade. Os tumores cerebrais representam um excelente modelo para a avaliação da função clínica das medidas de permeabilidade microvascular, dada as alterações na barreira hematoencefálica nestas neoplasias. Ao avaliar as atividades angiogênicas nos tumores cerebrais, é aconselhável avaliar simultaneamente o maior número possível de alterações nos parâmetros fisiológicos, como o volume sanguíneo do tumor, a permeabilidade do vaso e o espaço de extravasamento da neovascularização tumoral (Fig. 25.11).[14]

O tratamento dos tumores cerebrais com agentes antiangiogênicos também tem o potencial de complicar o acompanhamento dos tumores, já que estes agentes podem normalizar os vasos e a barreira hematoencefálica nas regiões angiogênicas.[29,30] O efeito deste tratamento pode atrasar a detecção de tumores residuais ou recorrentes pela MRI convencional, que se vale do extravasamento do meio de contraste (gadolínio) para a detecção do tumor.[31] A normalização dos vasos sanguíneos pelas drogas antiangiogênicas pode resultar em um decréscimo no realce pelo meio de contraste dos tumores. Portanto, a MRI com realce pelo gadolínio pode resultar em superestimação do efeito da terapia antiangiogênica naqueles tumores cerebrais. Um estudo recente em animais observou que a utilização de partículas ultrapequenas de óxido de ferro (USPIO) como meio de contraste de *pool* sanguíneo para MRI pode ser uma ferramenta relevante para o diagnóstico complementar na avaliação da resposta à terapia antiangiogênica dos gliomas nestas situações.[31]

Considerações especiais

Um aspecto importante do tratamento de pacientes com tumores cerebrais é a função dos estudos por imagem na detecção, caracterização e acompanhamento dos pacientes com gliomas recorrentes. É especialmente desafiador pelo método da MRI convencional uma vez que há, com frequência, aumento de tecido de granulação no período pós-operatório e cicatrizes no interior e em torno da cavidade da ressecção cirúrgica. Frequentemente os pacientes com gliomas se submetem ao tratamento com radiação, e a necrose pela radiação pode realçar e ter efeito de massa, simulando tumor recorrente. A MRS e os cálculos do volume sanguíneo derivados da MRI com contraste de suscetibilidade dinâmica (DSC) têm sido utilizados na diferenciação entre tumor recorrente e radionecrose.[32-34] Porém, há limitações práticas e teóricas importantes para estas técnicas. A presença de produtos do sangue no interior da cavidade da ressecção ou áreas de necrose dentro do tumor pode retardar a derivação de um espectro de metabólitos por ressonância magnética útil para o diagnóstico. Da mesma forma, a presença de suscetibilidade e dificuldades com a homogeneização nas áreas próximas à calota craniana, à base do crânio ou à fossa posterior frequentemente resulta em espectro de metabólitos não diagnóstico.

O volume sanguíneo cerebral e os mapas de permeabilidade derivados da DSC-MRI também são limitados pela distorção ecoplanar, pelos artefatos da suscetibilidade e pelas anormalidades de sinal em áreas próximas à base do crânio e dentro da fossa posterior. Estas limitações são bem menos pronunciadas com a sensibilidade reduzida à suscetibilidade dos métodos de aquisição *gradient recalled echo* empregados nas medidas de permeabilidade ponderadas em T_1. Além disso, o alto volume sanguíneo intrínseco na substância cinzenta cortical nos métodos ponderados em T_2^* pode mascarar o alto volume sanguíneo em tumores recorrentes superficiais e corticais. A mais alta resolução espacial e de contraste dos mapas de permeabilidade ponderados em T_1 tem o potencial de ser especialmente útil na detecção precoce de pequenas áreas de recorrência.

Outro fator a ser considerado na aplicação clínica dos cálculos de permeabilidade por DCE-MRI é a utilização de corticosteroides. Muitos pacientes com tumores cerebrais ou outros distúrbios neurológicos podem receber doses variadas de esteroides. Já houve demonstrações fundamentadas nos métodos ponderados em T_2^* de decréscimos significativos e rápidos no volume sanguíneo e na permeabilidade da barreira sangue-tumor após a administração de corticosteroide em pacientes com tumor cerebral.[35] Uma diminuição de 52% na permeabilidade microvascular foi demonstrada em pacientes com glioblastoma e metástase após a administração de esteroide em um estudo de permeabilidade ponderada em T_1.[5] A redução na permeabilidade foi de 15% naqueles pacientes com meningiomas. Dadas estas alterações dramáticas, é muito importante considerar o efeito perturbador da administração do corticosteroide nos cálculos da permeabilidade, especialmente em estudos longitudinais e de comparação.

Correlação de permeabilidade com outros cálculos

A proteína Ki-67 é um antígeno de proliferação expresso por células submetidas a crescimento ativo (fases G_1, S, G_2, M) e ausentes nas células em repouso (fase G_0). O anticorpo monoclonal MIB-1 foi desenvolvido contra o antígeno Ki-67 e pode ser utilizado para determinar a fração de crescimento de uma amostra de tecido pela coloração imuno-histológica (índice de marcação MIB-1). O índice de marcação MIB-1 tem sido aplicado amplamente no gerenciamento de uma variedade de tumores, incluindo os tumores cerebrais. Foi mostrado que o índice de marcação MIB-1 aumenta significativamente quanto maior o grau do tumor e, em alguns casos, mostrou ser um preditor melhor do prognóstico e da sobrevida do que o grau histopatológico em uma variedade de tumores cerebrais.[36] Um estudo de 22 tumores cerebrais de grau variado demonstrou uma forte correlação entre a permeabilidade microvascular por DCE-MRI e o índice de marcação do MIB-1,[7] enfatizando a interpretabilidade fisiológica de tais abordagens por imagem. Relativamente poucos estudos comparativos existem com modalidades alternativas de imagem (p. ex., tomografia por emissão de pósitron [PET] e a MRS). Em última análise, a determinação da utilidade da avaliação da permeabilidade nos tumores estará provavelmente associada a seu valor prognóstico e sua sensibilidade a eficácias e tratamentos emergentes.

Permeabilidade como condutor para pesquisa translacional

Os cálculos da permeabilidade pelo estudo dinâmico da MRI podem ser utilizados como uma ferramenta de medida quantitativa valiosa na pesquisa translacional do laboratório para a prática. Por exemplo, Grossman et al.[37] utilizaram os cálculos de permeabilidade por DCE-MRI para acessar a avaliação não invasiva *in vivo* de linhagem de célula tumoral do cérebro humano para a terapia antiangiogênica. A linhagem celular tumoral U-87 derivada de GBM humano foi implantada de maneira ortotópica nos cérebros de ratos atímicos homozigotos nus. Os animais foram então separados em duas alas de tratamento e tratados com um anticorpo monoclonal anti-VEGF e solução fisiológica placebo, respectivamente (Fig. 25.12). O grupo antiangiogênico mostrou redução significativa na permeabilidade microvascular e nos volumes do tumor comparados ao grupo do placebo. Ficou concluído que as alterações na permeabilidade dos vasos tumorais como calculado pela DCE-MRI forneceram um ensaio quantitativo que poderia comprovar-se útil para o monitoramento clínico de terapias antiangiogênicas nos tumores cerebrais.

Observou-se que a presença de edema vasogênico cerebral local no parênquima cerebral adjacente aos meningiomas extra-axiais está altamente correlacionada com a expressão do VEGF nos próprios tumores.[38] Além disso, o recrutamento de ramos arteriais cerebrais nutridores, além das artérias durais nutridoras, nos meningiomas também foi mostrado estar associado à expressão do VEGF. Estudos utilizando o PET e um traçador de amônia mostraram que a permeabilidade da barreira hematoencefálica para a amônia é aumentada em pacientes cirróticos com encefalopatia hepática comparados a controles.[39,40] Estas observações apontam para outras áreas potenciais na aplicação dos cálculos de permeabilidade MRI para distúrbios do sistema nervoso.

Limitações do estudo da permeabilidade por imagem

Ao passo que fornecem *insights* para a fisiologia dos distúrbios cerebrais, os métodos de permeabilidade através da DCE-MRI têm suas limitações. Uma limitação potencial é a sua resolução temporal relativamente baixa. Entretanto, pode potencialmente perder os processos ultrarrápidos e dinâmicos que estão abaixo da resolução temporal da técnica. Ainda há que se determinar se esta limitação potencial tem alguma consequência real na caracterização da patologia cerebral. Estas técnicas também se apoiam no extravasamento do contraste através da barreira hematoencefálica, que pode levar no mínimo de 4 a 5 min em um exame típico, o que é mais demorado do que os métodos fundamentados em T_2^*. Esta dependência no extravasamento do contraste também diminui a utilidade da técnica na avaliação das neoplasias cerebrais primárias de baixo grau sem realce e outros distúrbios. Porem, é possível que o método pela DCE-MRI possa mostrar maior sensibilidade à súbita quebra da barreira hematoencefálica do que a imagem com *spin-echo* ponderada em T_1 (e a determinação do "realce" associado).

Há no momento uma atenção ampla das relações entre a fibrose sistêmica nefrogênica, um distúrbio debilitante e potencialmente fatal, e a administração de uma variedade de agentes de contraste intravenosos com base no gadolínio em pacientes com disfunção renal.[41,42] Mesmo nos pacientes sem insuficiência renal e sem o risco claro para esta doença, esta consciência ampla parece ter conduzido a uma cautela maior pela comunidade que trabalha com imagem na utilização de doses maiores de meios de contraste com base no gadolínio, incluindo seu uso para estudos de perfusão e permeabilidade. Tal fato pode potencialmente causar impacto na implementação mais ampla destas técnicas. Além disso, realizar exames repetidos pode no momento requerer tempo para a lavagem (*clearance*) do agente de contraste. A análise da permeabilidade, como discutida neste capítulo, pode ser executada com base na administração de uma dose única padrão (0,1 mmol/kg do peso corporal) de Gd-DTPA.

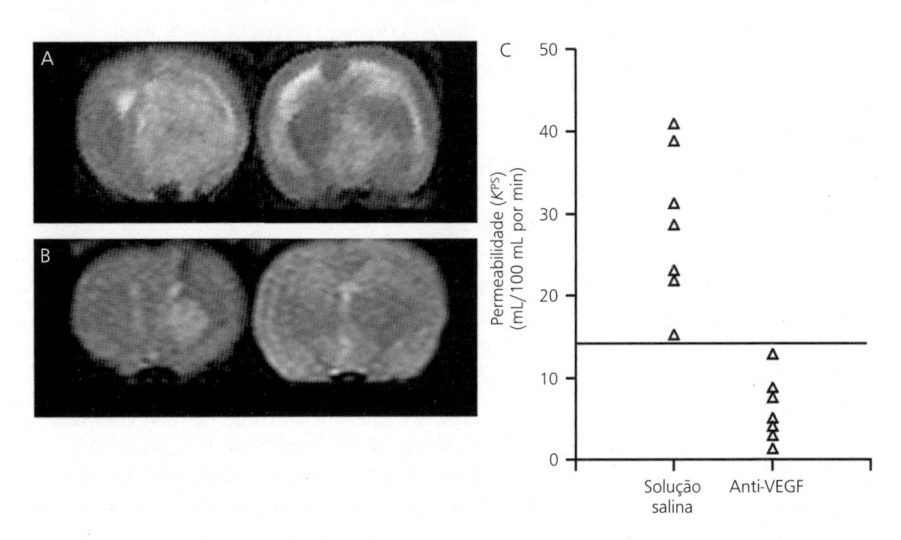

Fig. 25.12 Imagens de um modelo roedor de glioma humano após o tratamento com placebo (solução fisiológica) (A) e após um período de 10 dias com droga antiangiogênica (B). Não somente o volume tumoral está claramente reduzido no grupo de tratamento, mas a estimação das características microvasculares (como permeabilidade) foi relatada como significativamente mais baixa após o tratamento com a droga (C), sugerindo a utilização da caracterização microvascular como um meio de estimar os efeitos do tratamento. (De acordo cóm Grossman et al. 2002.[37])

A análise dos dados da perfusão e da permeabilidade ocorre por meio de vários esquemas metodológicos e de modelagens empregados pelos diferentes investigadores em diversas instituições. [43] Estes esquemas de modelagem são tentativas para simplificar a representação de mecanismos complexos que ocorrem no ambiente heterogêneo vascular, extracelular e intracelular do cérebro. Há variabilidade firmada no tipo de contraste de gadolínio utilizado, com diferenças no peso molecular e na carga; dose de contraste; taxa de injeção; débito cardíaco; utilização de esteroides; e outros fatores hemodinâmicos. Os parâmetros de aquisição da DCE-MRI não estão padronizados pelas instituições ou pelos vendedores de equipamentos de MRI. A variabilidade resultante pode confundir a comparação direta dos estudos de imagem nos testes clínicos que utilizam estas técnicas. A aplicação de vários modelos para a análise quantitativa da permeabilidade requer obtenção significativa de dados pós-processamento. Há diversos pacotes de *softwares* para a análise de dados da permeabilidade, desenvolvidos na maioria internamente pelos vários investigadores para o seu próprio uso. Como tal, não há padronização destes programas de *software* e, no mínimo no momento desta redação, não há pacotes de *software* aprovados pelo *US Food and Drug Administration* comercialmente disponíveis produzidos por qualquer vendedor de sistema de MRI ou qualquer outra entidade acadêmica ou comercial. Como tal, a aceitação e a utilização destas técnicas deixam para trás os métodos fundamentados em T_2^*, que já têm inúmeros pacotes de *software* comerciais disponíveis. Há, porém, alguns trabalhos em soluções de progresso pelos comerciantes de MRI em desenvolvimento para fazer os pacotes de *software* pós-processamento amplamente disponíveis.

Apesar das complexidades e limitações potenciais, a permeabilidade por imagem da DCE-MRI promete elucidar muitos dos processos fisiológicos e fisiopatológicos no cérebro. Há necessidade de mais estudos para definir e estabelecer sua função no diagnóstico e no manejo de uma variedade de distúrbios do sistema nervoso. Em conjunto com outras caracterizações fisiologicamente específicas de imagem, ela pode fornecer uma importante contribuição para o exame de imagem integrado compreensivo e de multimodalidade para a patologia do cérebro e seu tratamento.

Referências

1. Roberts TPL, Noseworthy MD. Contrast agents for magnetic resonance imaging. In *Dynamic Contrast- Enhanced Magnetic Resonance Imaging in Oncology*, eds. Jackson A, Buckley DL, Parker GJM. Heidelberg: Springer, 2005, p. 23–39.
2. Roberts HC, Roberts TP, Brasch RC, Dillon WP. Quantitative measurement of microvascular permeability in human brain tumors achieved using dynamic contrast-enhanced MR imaging: correlation with histologic grade. *AJNR Am J Neuroradiol* 2000; **21**: 891–899.
3. Zhu XP, Li KL, Jackson A. Dynamic contrast enhanced MRI in cerebral tumours. In *Dynamic Contrast-Enhanced Magnetic Resonance Imaging in Oncology*, eds. Jackson A, Buckley DL, Parker GJM, Heidelberg: Springer, 2005, p. 117–144.
4. Tofts PS, Kermode AG, Measurement of the blood– brain barrier permeability and leakage space using dynamic MR imaging. 1. Fundamental concepts. *Magn Reson Med* 1991; **17**: 357–367.
5. Andersen C, Jensen FT. Differences in blood–tumourbarrier leakage of human intracranial tumours: quantitative monitoring of vasogenic oedema and its response to glucocorticoid treatment. *Acta Neurochir (Wien)* 1998; **140**: 919–924.
6. Johnson G, Wetzel S, Cha S *et al.* Simultaneous measurement of blood volume and vascular transfer constant by first pass pharmacokinetic modeling. In *Proceeding of the 10th Annual Meeting of the International Society of Magn Reson Med*, Hawaii, 2002.
7. Roberts HC, Roberts TP, Bollen AW *et al.* Correlation of microvascular permeability derived from dynamic contrast-enhanced MR imaging with histologic grade and tumor labeling index: a study in human brain tumors. *Acad Radiol* 2001; **8**: 384–391.
8. Barbier EL, den Boer JA, Peters AR *et al.* A model of the dual effect of gadopentetate dimeglumine on dynamic brain MR images. *J Magn Reson Imaging* 1999; **10**: 242–253.
9. Port RE, Knopp MV, Hoffmann U, Milker-Zabel S, Brix G *et al.* Multicompartment analysis of gadolinium chelate kinetics: blood-tissue exchange in mammary tumors as monitored by dynamic MR imaging. *J Magn Reson Imaging* 1999; **10**: 233–241.
10. Ludemann L, Hamm B, Zimmer C. Pharmacokinetic analysis of glioma compartments with dynamic Gd-DTPA-enhanced magnetic resonance imaging. *Magn Reson Imaging* 2000; **18**: 1201–1214.
11. Ludemann L, Grieger W, Wurm R, Wust P, Zimmer C. Quantitative measurement of leakage volume and permeability in gliomas, meningiomas and brain metastases with dynamic contrast-enhanced MRI. *Magn Reson Imaging* 2005; **23**: 833–841.
12. Cha S, Yang L, Johnson G *et al.* Comparison of microvascular permeability measurements, K(trans), determined with conventional steady-state T_1-weighted and first-pass T_2^*-weighted MR imaging methods in gliomas and meningiomas. *AJNR Am J Neuroradiol* 2006; **27**: 409–417.
13. Yang S, Law M, Zagzag D *et al.* Dynamic contrastenhanced perfusion MR imaging measurements of endothelial permeability: differentiation between atypical and typical meningiomas. *AJNR Am J Neuroradiol* 2003; **24**: 1554–1559.
14. Zhu XP, Li KL, Kamaly-Asl ID *et al.* Quantification of endothelial permeability, leakage space, and blood volume in brain tumors using combined T_1 and T_2 contrastenhanced dynamic MR imaging. *J Magn Reson Imaging* 2000; **11**: 575–585.
15. Earnest FT, Kelly PJ, Scheithauer BW *et al.* Cerebral astrocytomas: histopathologic correlation of MR and CT contrast enhancement with stereotactic biopsy. *Radiology* 1988; **166**: 823–827.
16. Ginsberg LE, Fuller GN, Hashmi M, Leeds NE, Schomer DF. The significance of lack of MR contrast enhancement of supratentorial brain tumors in adults: histopathological evaluation of a series. *Surg Neurol* 1998; **49**: 436–440.

17. Lev MH, Rosen BR. Clinical applications of intracranial perfusion MR imaging. *Neuroimaging Clin N Am* 1999; **9**: 309–331.
18. Covarrubias DJ, Rosen BR, Lev MH et al. Dynamic magnetic resonance perfusion imaging of brain tumors. *Oncologist* 2004; **9**: 528–537.
19. Maia AC, Jr., Malheiros SM, da Rocha AJ et al. Stereotactic biopsy guidance in adults with supratentorial nonenhancing gliomas: role of perfusion-weighted magnetic resonance imaging. *J Neurosurg* 2004; **101**: 970–976.
20. Chaskis C, Stadnik T, Michotte A, Van Rompaey KD, Haens J. et al. Prognostic value of perfusion-weighted imaging in brain glioma: a prospective study. *Acta Neurochir (Wien)* 2006; **148**: 277–285; discussion 285.
21. Law M, Young RJ, Babb JS et al. Gliomas: predicting time to progression or survival with cerebral blood volume measurements at dynamic susceptibilityweighted contrast-enhanced perfusion MR imaging. *Radiology* 2008; **247**: 490–498.
22. Young GS, Advanced MRI of adult brain tumors. *Neurol Clin* 2007; **25**: 947–973.
23. Kaur B, Tan C, Brat DJ, Post DE, van Meir EG. Genetic and hypoxic regulation of angiogenesis in gliomas. *J Neurooncol* 2004; **70**: 229–243.
24. Folkman J. What is the evidence that tumors are angiogenesis dependent? *J Natl Cancer Inst* 1990; **82**: 4–6.
25. Folkman J, Klagsbrun M. Angiogenic factors. *Science* 1987; **235**: 442–447.
26. Keck PJ, Hauser SD, Krivi G et al. Vascular permeability factor, an endothelial cell mitogen related to PDGF. *Science* 1989; **246**: 1309–1312.
27. Leung DW, Cachianes G, Kuang WJ, Goeddel DV, Ferrara N. Vascular endothelial growth factor is a secreted angiogenic mitogen. *Science* 1989; **246**: 1306–1309.
28. Berkman RA, Merrill MJ, Reinhold WC et al. Expression of the vascular permeability factor/vascular endothelial growth factor gene in central nervous system neoplasms. *J Clin Invest* 1993; **91**: 153–9.
29. Claes A, and Leenders W. Vessel normalization by VEGF inhibition. A complex story. *Cancer Biol Ther* 2008; **7**: 1014–1016.
30. Jain RK, Normalization of tumor vasculature: an emerging concept in antiangiogenic therapy. *Science* 2005; **307**: 58–62.
31. Claes A, Gambarota G, Hamans B et al. Magnetic resonance imaging-based detection of glial brain tumors in mice after antiangiogenic treatment. *Int J Cancer* 2008; **122**: 1981–1986.
32. Leclerc X, Huisman TA, Sorensen AG. The potential of proton magnetic resonance spectroscopy ((1)H-MRS) in the diagnosis and management of patients with brain tumors. *Curr Opin Oncol* 2002; **14**: 292–298.
33. Olsen KI, Schroeder P, Corby R, Vucic I, Bardo DM. Advanced magnetic resonance imaging techniques to evaluate CNS glioma. *Expert Rev Neurother* 2005; **5** (Suppl 6) 3–S11.
34. Lemort M, Canizares-Perez AC, van der Stappen A, Kampouridis S. Progress in magnetic resonance imaging of brain tumours. *Curr Opin Oncol* 2007; **19**: 616–622.
35. Østergaard L, Hochberg FH, Rabinov JD et al. Early changes measured by magnetic resonance imaging in cerebral blood flow, blood volume, and blood–brain barrier permeability following dexamethasone treatment in patients with brain tumors. *J Neurosurg* 1999; **90**: 300–305.
36. Quinones-Hinojosa, A, Sanai N, Smith JS, McDermott MW. Techniques to assess the proliferative potential of brain tumors. *J Neurooncol* 2005; **74**: 19–30.
37. Gossmann A, Helbich TH, Kuriyama N et al. Dynamic contrast-enhanced magnetic resonance imaging as a surrogate marker of tumor response to anti-angiogenic therapy in a xenograft model of glioblastoma multiforme. *J Magn Reson Imaging* 2002; **15**: 233–240.
38. Bitzer M, Opitz H, Popp J et al. Angiogenesis and brain oedema in intracranial meningiomas: influence of vascular endothelial growth factor. *Acta Neurochir (Wien)* 1998; **140**: 333–340.
39. Lockwood AH, Positron emission tomography in the study of hepatic encephalopathy. *Metab Brain Dis* 2002; **17**: 431–435.
40. Weissenborn K, Bokemeyer M, Ahl B et al. Functional imaging of the brain in patients with liver cirrhosis. *Metab Brain Dis* 2004; **19**: 268–280.
41. Thomsen HS, Marckmann P, Logager VB. Update on nephrogenic systemic fibrosis. *Magn Reson Imaging Clin N Am* 2008; **16**: 551–560, vii.
42. Nainani N, Panesar M. Nephrogenic systemic fibrosis. *Am J Nephrol* 2009; **29**: 1–9.
43. Buckley DL, Uncertainty in the analysis of tracer kinetics using dynamic contrastenhanced T1-weighted MRI. *Magn Reson Med* 2002; **47**: 601–606.

Capítulo 26

Ressonância magnética funcional em planejamento pré-operatório

Michael A. Kraut ■ John Hart, Jr. ■ Alberto Bizzi

Introdução

O mapeamento cortical durante a craniotomia cirúrgica em pacientes acordados e cooperativos foi introduzido há quase um século, no início do século XX, mas em raras ocasiões foi utilizado até relativamente pouco tempo, quando o desenvolvimento das técnicas de mapeamentos anatômico e funcional com base em ressonância magnética e neuronavegacional guiado por ressonância magnética tornou mais relevante a precisão da localização funcional conferida pelo mapeamento cortical. A neuroimagem moderna fornece medições morfológicas, metabólicas e funcionais que podem orientar e aperfeiçoar o tratamento cirúrgico. A ressonância magnética funcional (fMRI) e a tractografia por ressonância magnética podem estabelecer a relação entre a margem da lesão e o tecido cerebral circundante funcionalmente viável. Portanto, cada vez mais, as estimativas precisas dos riscos do procedimento e do prognóstico estão potencialmente disponíveis para o neurocirurgião antes da cirurgia.

Mapeamento da função cerebral

Análise histórica

A observação de que uma lesão cerebral focal possa causar um déficit comportamental ou motor foi aludida em um papiro egípcio datado por volta de 2500 a.C. É possível que Imhotep, um cirurgião militar, na época das pirâmides, foi o autor deste registro clínico com detalhes sobre 27 casos com traumatismo craniano.[1] Foi na época da Escola de Medicina de Alexandria, no século III a.C., que Erófilo de Calcedônia (Turquia), um antigo anatomista, sugeriu que o cérebro abriga funções motora, sensorial e cognitiva. No entanto, na época do Império Romano, Cláudio Galeno (129-201 d.C.) acreditava que as três principais funções mentais (motora, sensorial e pensamento/memória) ficavam localizadas nos ventrículos cerebrais e não no tecido cerebral. Abu Ali Ibn Abdallah Ibn Sina (980-1037), também conhecido como Avicena, difundiu as teorias de Galeno em todo o mundo árabe. Avicena também acreditava que as três funções principais se localizavam nos ventrículos. Aventou-se a hipótese que o movimento de fluido de um ventrículo ao outro mediasse a transferência de uma função para outra: a imaginação se localizava nos ventrículos laterais, o pensamento racional no terceiro ventrículo e a memória no quarto ventrículo. Foi Costanzo Varolio (1543-1575) que levantou a ideia de que o próprio parênquima cerebral auxilia as funções cognitivas mais elevadas. Thomas Willis (1621-1675), o anatomista e cirurgião inglês, identificou a localização da memória na substância cinzenta cortical, a imaginação na substância branca, a percepção e o movimento no corpo estriado e as ações involuntárias no cerebelo e no tronco cerebral.

Giovanni Galvani (1737-1798) de Bolonha, Itália, foi o primeiro a demonstrar que a função do sistema nervoso se baseia em fenômenos eletrofisiológicos em oposição aos hidrodinâmicos.

No final do século XVIII, Franz Joseph Gall (1758-1828) propôs que as memórias de acontecimentos, palavras e locais eram armazenadas em regiões de substância cinzenta especializada, que, em geral, auxiliam as funções cognitivas mais elevadas. Gall também propôs que a substância branca fornecesse as interconexões entre os nódulos de sustância cinzenta. Jean Marie Pierre Flourens (1794-1867) foi contra a teoria localizacionista de Gall. Sua teoria holística, ou teoria dos "campos associados" (1842), ganhou aceitação e manteve pelo menos alguns adeptos até meados do século XX.

No século XIX, foi enorme o progresso da neurologia, como resultado de várias inovações técnicas e da aplicação dos métodos de correlação anátomo-clínicas introduzidas por Giovan Battista Morgagni (1682-1771). Muitos têm conhecimento do trabalho de Paul Broca (1824-1880), que, em 1865, declarou: *"Nous parlon avec l'hemisphere gauche."* [Nós falamos com o hemisfério esquerdo.] Em 1883, Ferrier (1843-1928), um colega de John Hughlings Jackson (1835-1911), propôs a remoção cirúrgica dessas lesões cerebrais focais que poderiam ser localizadas de acordo com os seus sintomas. Em junho de 1879, Sir William Macewen (1848-1924) usou uma observação detalhada pré-cirúrgica de convulsões motoras como um guia para localizar uma lesão. Macewen removeu um grande meningioma da convexidade frontal e o paciente ficou livre de convulsões. Sir Victor Horsley (1857-1916) foi o primeiro neurocirurgião a realizar o mapeamento de estimulação (ESM) elétrica direta do córtex durante a ressecção de uma lesão profunda. Ele mostrou uma área de representação motora ao redor do sulco central. Estes mapas cerebrais eram muitos semelhantes aos de Ferrier e foram publicados na primeira edição americana da *Gray's Anatomy* (Fig. 26.1).

Nas duas primeiras décadas do século XX, novos estudos de anatomia e neurofisiologia forneceram mais evidências para a localização das funções cerebrais.

Não obstante esses avanços, a teoria holística desenvolvida por Flourens manteve-se como a teoria dominante no mundo acadêmico por algum tempo. Foi em 1909 que Korbinian Brodman (1868-1918) publicou os mapas citoarquitetônicos que levam seu nome. Ele identificou 52 áreas no córtex humano e sugeriu que cada área era funcionalmente diferente. Em 1917, Sir Charles Sherrington (1857-1952) publicou as conclusões de sua pesquisa neurofisiológica experimental em símios: ele concluiu que a função motora está localizada no giro pré-central, com a função sensorial no giro pós-central. Foi um de seus ex-alunos em Liverpool, Harvey Willian Cushing (1869-1939), o primeiro a mapear o córtex em um paciente epiléptico acordado. Ao mesmo tempo, na Alemanha, Fedor Krause (1857-1937) também realizava a cirurgia com estimulação eletrocortical em pacientes epilépticos. Após suas observações em 142 pacientes, concluiu que era necessária a estimulação eletrocor-

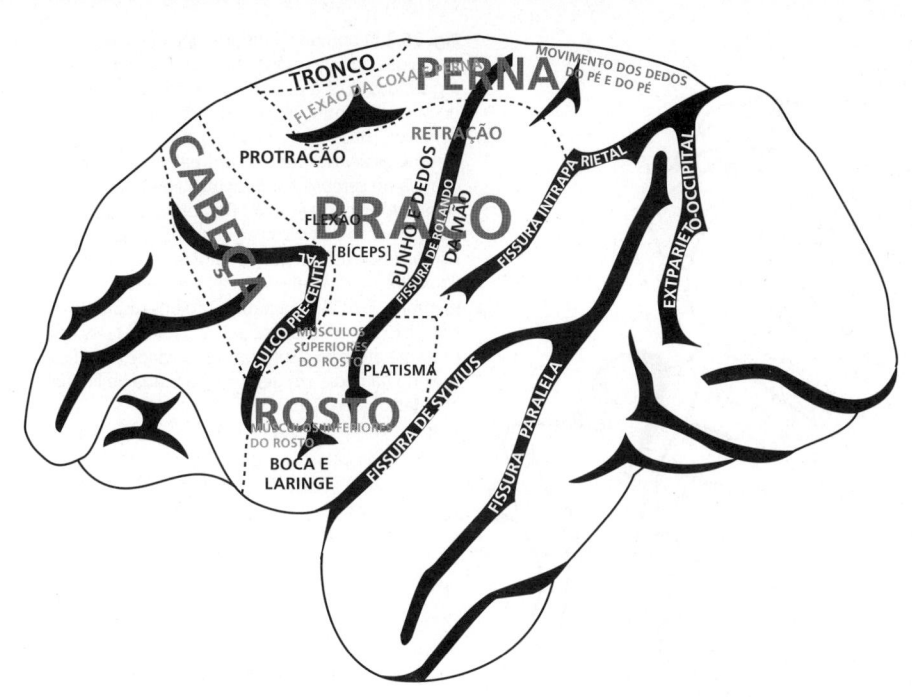

Fig. 26.1 A região motora do cérebro no macaco. Victor Horsley (1857-1916) é considerado o primeiro neurocirurgião especialista. Em 1886, ele foi o primeiro a realizar a cirurgia do cérebro em um paciente com epilepsia focal. Ele realizou o mapeamento de estimulação elétrica bipolar no macaco reso e no cérebro humano. Seus mapas foram publicados como "esquemas de trabalho" na primeira edição americana da *Gray's Anatomy* (Modificado de Horsley and Schaefer 1885.[2])

tical durante a cirurgia, por ser o único método capaz de localizar com precisão o córtex motor primário.

Em 1929, Hans Berger, neuropsiquiatra austríaco, fez o primeiro relatório do eletroencefalograma registrado a partir do couro cabeludo.[3] Em 1935, Otfrid Foerster (1873-1941) e H. Altenburger adquiriram a primeira eletrocorticografia[4] e identificaram a área motora suplementar. Um de seus alunos, Wilder Penfield (1891-1976), tornou-se o neurocirurgião chefe no *Montreal Neurological Institute*. Penfield desenvolveu o mapeamento de estimulação elétrica direta intraoperatória, realizou-o em 1.132 pacientes epiléticos e constatou que não só as áreas somatossensórias e motoras, mas também a linguagem e as sensações de memória "*déjà vu*" podem ser mapeadas. Ele escreveu vários livros históricos, incluindo *Epilepsy and the Functional Anatomy of the Human Brain* com Herbert Jasper[5] e *The Cerebral Cortex of Man. A Clinical Study of Localization of Function* com Theodore Brown Rasmussen (1910-2002).[6] Neste último livro, o "homúnculo" foi publicado pela primeira vez (Fig. 26.2).

George Ojemann, da University of Washington, em Seattle, deu uma contribuição mais importante e recente. Ele introduziu o conceito de que a localização da linguagem é altamente variável entre os indivíduos.[7,8] Ojemann sugeriu que o modelo clássico do século XIX de localização da linguagem era impreciso para estabelecer o risco de afasia em pacientes com lesão focal no córtex perisilviano dominante. Pelo contrário, o risco de desenvolver déficits neurológicos pode ser mais bem avaliado em cada paciente utilizando técnicas de mapeamento de estimulação cortical.[7] Ojemann também realizou o primeiro estudo controlado de atividades relacionadas com a linguagem no lobo temporal humano, utilizando gravações de microeletrodos.[9]

Desde os anos 1950, vem sendo desenvolvida uma variedade de técnicas invasivas de mapeamento cerebral: mapeamento de estimulação elétrica cortical e subcortical intraoperatória em pacientes acordados, implantação da grade subdural com mapeamento de estimulação elétrica extraoperatória, gravações de potenciais evocados sensoriais intraoperatórios e injeção intracarotídea de amobarbital. Estas técnicas com frequência eram sensíveis (injeção intracarotídea de amobarbital [teste de Wada]) à custa da perda de especificidade de localização ou específicas e precisas (mapeamento de estimulação elétrica cortical direta), mas, dependendo das técnicas específicas empregadas, sensíveis de forma subóptica. A maioria destas técnicas causa lesões temporárias, a fim de determinar se a integridade funcional de uma área do cérebro é necessária para executar uma função específica. No entanto, a natureza invasiva destes procedimentos causa bastante estresse ao paciente e muitas vezes exige uma craniotomia ampla. Outra desvantagem dessas técnicas é que as decisões importantes no paciente devem ser tomadas antes que o cirurgião tenha uma compreensão melhor da relação anatômica entre as bordas da lesão e o córtex funcionalmente eloquente.

Teste de Wada

Um dos procedimentos de mapeamento cerebral mais utilizados tem sido a injeção intracarotídea de amobarbital, também conhecida como teste de Wada.

O procedimento causa uma "lesão" neurológica temporária, bloqueando a função neuronal no território irrigado pela artéria cateterizada seletivamente. Um conjunto de funções cognitivas superiores é testado imediatamente após a liberação da droga, sendo a memória e a linguagem as mais comumente investigadas. O procedimento foi inicialmente adotado para determinar a lateralidade da linguagem,[10] como as evidências dos estudos da lesão haviam sugerido que a linguagem e/ou o processamento da fala era predominantemente lateralizado em um hemisfério, em geral, no esquer-

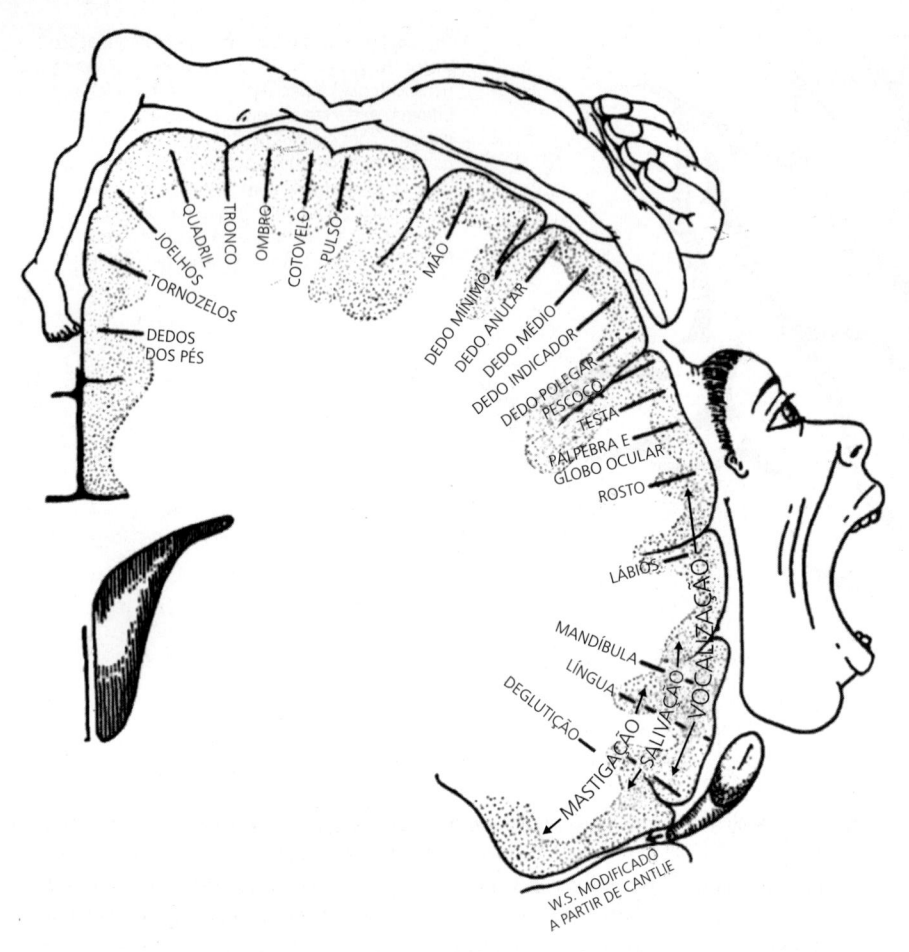

Fig. 26.2 O homúnculo motor que indica as partes do corpo das quais as respostas motoras foram registradas após a estimulação elétrica intraoperatória do giro pré-central em seres humanos. Wilder Penfield (1891-1976) foi diretor de neurocirurgia no *Neurological Institute of Montreal*. Ele realizava cirurgia no cérebro em pacientes epilépticos acordados e cooperativos. Descobriu que o mapeamento de estimulação elétrica focal induzia não só respostas sensório-motoras, mas também respostas relacionadas com a linguagem e a memória. Em 1950, a publicação dos resultados de seus estudos em mais de 1.100 pacientes recebeu bastante atenção, tanto na comunidade científica quando na mídia em geral. (Modificada de Penfield and Rasmussen, 1950.[6])

do. Seu uso como guia levou a ressecções do lobo temporal relativamente bem-sucedidas para focos epilépticos, sem a produção de afasia significativa após a cirurgia.[11] Contudo, embora seja rara a ocorrência de síndromes afásicas graves após ressecção cirúrgica, um número significativo de pacientes desenvolveu déficits de nomeação seletiva e novos déficits de aprendizagem. Estes resultados decepcionantes sugeriram que o teste de Wada apresenta com frequência sensibilidade inadequada, o que não surpreende, dada a anatomia vascular das ramificações que derivam da artéria carótida interna e sua irrigação variável a estruturas do lobo temporal medial. Jeffery et al.,[12] utilizando a tomografia computadorizada por emissão de fóton único junto (SPECT) com o teste de Wada, demonstraram que a injeção de carótida leva à perfusão do lobo temporal medial em apenas 29% das injeções.[13,14]

Como consequência, mais de 2/3 das injeções podem não liberar a quantidade adequada de amobarbital para o lobo temporal medial.

Embora exista a nítida possibilidade de que não é necessário perfundir o lobo temporal medial para determinar se a remoção desta estrutura poderia causar um déficit (p. ex., o amobarbital ainda pode isolar ou desconectar a região com a desativação das áreas a seu redor), os déficits persistentes em um novo aprendizado que ocorrem no pós-operatório sugerem que a técnica não é sensível o suficiente para identificar todos os nódulos essenciais corticais e conexões das redes da memória e da linguagem.

Mapeamento de estimulação elétrica direta intraoperatória

O mapeamento de estimulação elétrica direta intraoperatória (ESM) é uma técnica eletrofisiológica segura, precisa e confiável usada atualmente para identificar áreas corticais eloquentes e conexões subcorticais de substância branca. Inventado por Penfield e Roberts,[14] o mapeamento de estimulação elétrica (ESM) baseia-se na observação de que a aplicação de corrente contínua em uma área na superfície cortical pode bloquear uma função específica, embora nenhuma sensação local seja relatada por pacientes acordados. Ojemann et al.[9] desenvolveram um dispositivo com uma plataforma em forma de anel no fundo de uma microunidade que realiza a gravação do eletrodo.

De acordo com a história, o mapeamento de estimulação elétrica intraoperatória tem sido usado para identificar o córtex eloquente durante a ressecção dos focos epilépticos, e só mais recentemente para a retirada de tumores cerebrais.

As técnicas de mapeamento de estimulação elétrica intraoperatória são aplicadas com o objetivo de reduzir a chance de causar déficits permanentes pós-operatórios. As funções mais estudadas são linguagem,[15-19] motora e somatossensória.[20] Na teoria, outras funções corticais superiores poderiam ser testadas, e está em andamento o desenvolvimento das tarefas e dos métodos adequados intraoperatórios. Recentemente, foi proposto o uso do mapeamento de estimulação elétrica para identificar locais eloquentes da rede de consciência espacial.[21]

O uso do mapeamento de estimulação elétrica oferece uma perspectiva diferente sobre a localização de função com o que foi obtido com os métodos de neuroimagem funcional, como a tomografia por emissão de pósitrons, a ressonância magnética funcional com a técnica BOLD e as técnicas de perfusão. O mapeamento de estimulação elétrica é um método fundamentado na ruptura que identifica os nódulos ou as conexões de uma rede específica, que são essenciais para sua função. Por outro lado, a tomografia por emissão de pósitrons e ressonância magnética funcional são os métodos com base em ativação em que, em potencial, identifica todos os componentes da rede com as alterações relativas a atividades, independente de serem ou não essenciais. A utilização do mapeamento de estimulação elétrica também fornece uma perspectiva diferente daquela obtida por correlações déficit-lesão em pacientes com acidente vascular, esclerose múltipla ou doenças neurodegenerativas, em que a curta duração do estímulo torna muito improvável que ocorra qualquer reorganização funcional durante o tempo em que a corrente está passando.

Atualmente, o mapeamento de estimulação elétrica é o padrão de referência para decisões intraoperatórias, pois tem sido amplamente utilizado e validado pelo resultado clínico.[17,19,21] Se forem respeitados os locais eloquentes identificados pelo mapeamento de estimulação elétrica, é baixo o risco de desenvolver sequelas permanentes após a cirurgia. No estudo da Ojemann et al.,[9] a recomendação consistiu em evitar a ressecção do córtex em 2 cm de um local de uma linguagem positiva. Estudos mais recentes mostram que uma margem de ressecção de 1 cm de distância, o que é considerado um local de linguagem essencial, ainda é segura e permite ressecções de lesões mais agressivas sem sacrificar a função (Fig. 26.3).

Ainda assim, o mapeamento de estimulação elétrica apresenta limitações, sobretudo para a ressecção de lesões adjacentes às áreas da linguagem. O paciente precisa ser cooperativo e estar altamente motivado, porque é necessário ficar acordado e ser examinado várias vezes durante a cirurgia. Apenas uma minoria dos pacientes que está em boas condições clínicas é candidata ideal para este tipo de cirurgia. Em pacientes submetidos à biopsia ou ressecção de tumor, o tamanho da craniotomia pode ser pequeno e por isso pode tornar-se difícil identificar locais positivos se estiverem mais distantes das bordas da lesão. Além disso, o mapeamento de estimulação elétrica não fornece qualquer informação funcional sobre o hemisfério contralateral. Leva tempo para realizar o mapeamento de estimulação elétrica, e este tempo pode prolongar a duração da operação, que, por sua vez, pode ter um efeito nocivo à morbidade cirúrgica. Muito recentemente, Sanai et al.[19] sugeriram que ressecções do tecido como mostrado pelos resultados negativos da estimulação cortical (ou seja, ressecção do tecido em que a estimulação *não* causa um déficit de fala/linguagem) permitem que a maioria dos gliomas seja ressecada de forma agressiva sem causar novos déficits permanentes de linguagem. Esta recomendação se baseou em um grupo de 250 pacientes consecutivos com glioma após a ressecção radical do tumor com mapeamento de estimulação elétrica intraoperatória de linguagem. Uma semana após a cirurgia, foram preservadas as funções da linguagem em 194 pacientes (77,6%) e pioraram em 21 pacientes (8,4%); ocorreram novos déficits de linguagem em 35 pacientes (14%). Todavia, apenas quatro dos 243 pacientes sobreviventes (1,6%) tiveram alterações persistentes de linguagem 6 meses após a cirurgia.

Ressonância magnética funcional

Em comparação ao teste de Wada e às técnicas de mapeamento de estimulação elétrica (ESM), a ressonância magnética funcional é não invasiva, segura, e pode ser potencialmente realizada em qualquer estabelecimento que tenha ressonância magnética tecnicamente adequada e equipamentos de gravação de resposta de fornecimento de estímulo. A ressonância magnética funcional acrescenta informações funcionais aos potenciais da ressonância magnética convencional para visualização e caracterização de lesões cerebrais focais. Pode ser realizada antes e após a cirurgia. A relação anatômica entre o córtex cerebral funcionalmente viável e a lesão focal pode ser esclarecida com tempo suficiente antes da cirurgia, pois o neurocirurgião pode planejar o processo e discutir com o paciente os riscos e benefícios do procedimento proposto com informações de forma otimizada.

Com a ressonância magnética funcional, os planos experimentais são mais flexíveis, e uma tarefa pode ser repetida, caso suscitem novas perguntas. Este não é o caso com o teste de Wada ou com o mapeamento de estimulação elétrica na sala de cirurgia. Várias tarefas podem ser executadas e os resultados integrados. As funções mais frequentemente utilizadas em ressonância magnética funcional pré-cirúrgica são aquelas que testam as redes motora, somatossensória, da linguagem (Fig. 26.4),[22] de memória e de atenção. Outra vantagem da ressonância magnética funcional é que todos os nódulos do que pode ser uma rede funcional amplamente distribuída são detectados ao mesmo tempo. A técnica também tem o potencial de demonstrar indícios da plasticidade do cérebro em pacientes com lesões focais.

A importação dos resultados da ressonância magnética funcional em um dispositivo de neuronavegação torna esses resultados disponíveis na sala de cirurgia, embora com algumas limitações. Os deslocamentos do parênquima cerebral com perda de corregistro preciso podem tornar-se um problema em pacientes com grave efeito de massa. Além disso, o registro dos resultados pré-operatórios com a localização intraoperatória das estruturas do cérebro torna-se cada vez mais tênue conforme prossegue a ressecção da lesão, e se acumulam os deslocamentos de tecido cerebral.

O crescimento explosivo das aplicações de ressonância magnética funcional em neurociência cognitiva desde o início dos anos 1990 teve um grande impacto do uso da ressonância magnética funcional no planejamento pré-operatório. Em ressonância magnética convencional, as referências anatômicas de confiança podem ser identificadas e sugerem a localização aproximada das áreas eloquentes: o córtex sensório-motor primário, os córtex visual e auditivo primários, os *pars triangularis* e *opercularis* (área de Broca), a parte posterior dos giros superior e médio-temporal (área de Wernicke), e os giros supramarginal e angular, que constituem o lóbulo parietal inferior. Contudo, foi demonstrado que existe uma grande variabilidade entre a anatomia e a função, mesmo em indivíduos normais. A confiabilidade das referências anatômicas é ainda menor em pacientes com lesões expansivas focais, que podem distorcer os giros e sulcos. O fato de a localização de linguagem ser altamente variável foi bem demonstrado por Ojemann et al.[17] em pacientes que tiveram cirurgia por causa de epilepsia.

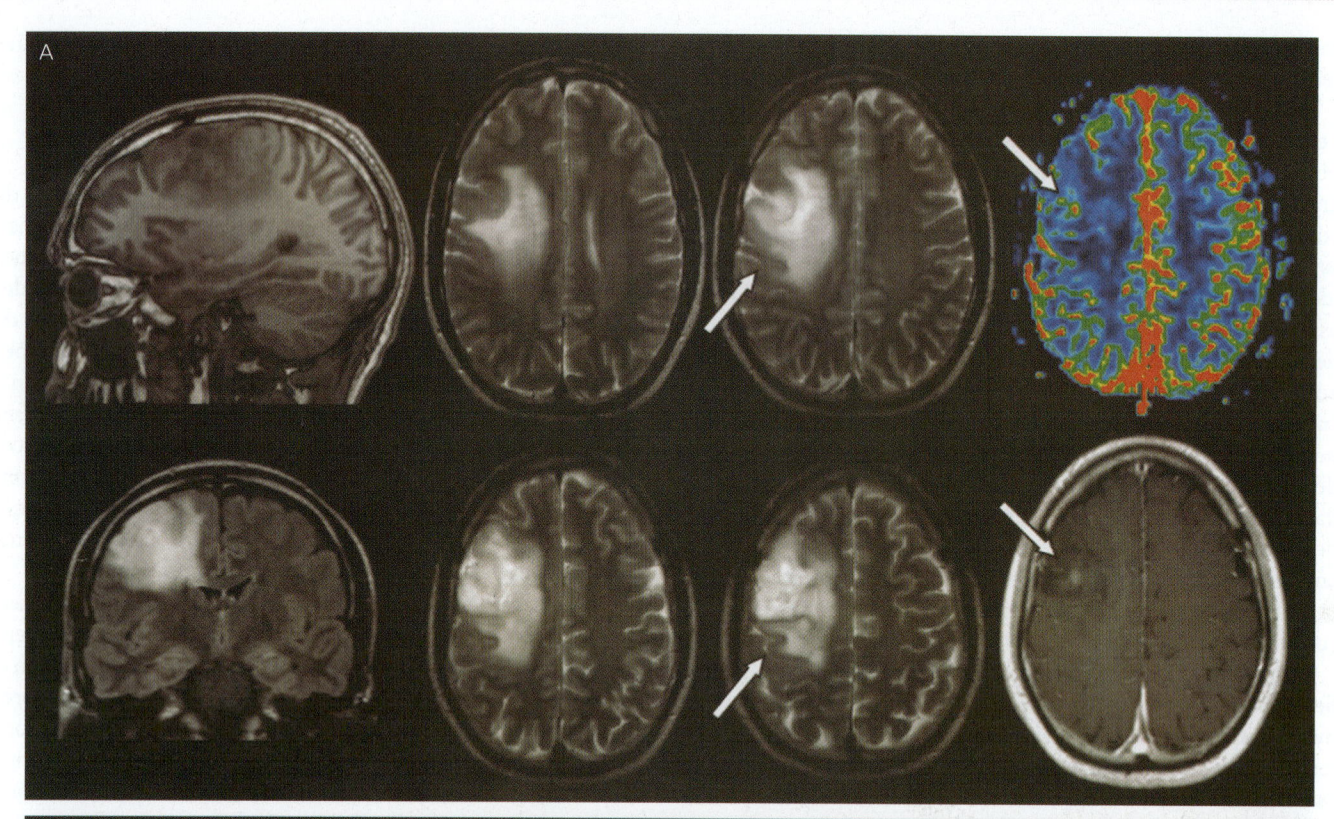

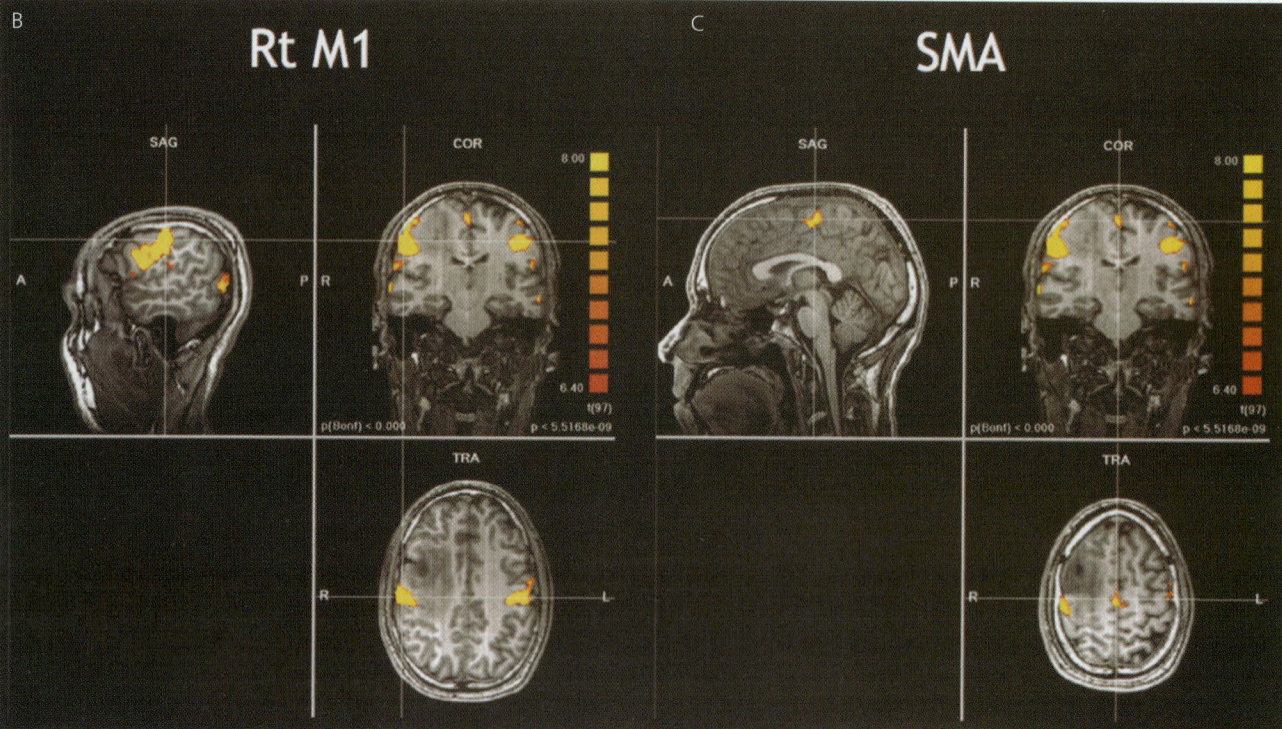

Fig. 26.3 (A) As imagens de ressonância magnética convencionais ponderadas em T_1 e ponderadas em T_2 em um homem de 37 anos de idade mostram uma massa infiltrando com realce sutil (seta na imagem ponderada em T_1 pós-gadolínio) após a injeção de gadolínio nos giros frontal superior e medial direito e na substância branca subcortical. O sulco central no lado direito (seta na imagem ponderada em T_2) é menos distinto e, provavelmente, deslocado mais posteriormente do que seu homólogo do lado esquerdo. A ressonância magnética com contraste dinâmico de suscetibilidade mostra moderada elevação do volume sanguíneo cerebral no interior da lesão (seta). Observe a aparência normal do giro pré-central direito no mapa de volume sanguíneo cerebral, sugerindo que o tumor ainda deve infiltrar esta estrutura. (B, C) Ressonância magnética funcional com o movimento dos lábios ajuda a identificar o córtex motor primário sobre o giro pré-central no banco anterior do sulco central. O cursor identifica o grupo de *voxels* com a resposta dependente do nível de oxigenação sanguínea significativa (em amarelo e vermelho, sobreposta à imagem MPRAGE tridimensional ponderada em T_1) na representação da região motora primária (M1) da boca (B) e na área motora suplementar. (C) Observe a resposta simétrica dependente do nível de oxigenação sanguínea para o movimento dos lábios. A M1 do lábio do lado direito situa-se lateralmente e posterior ao limite da massa.

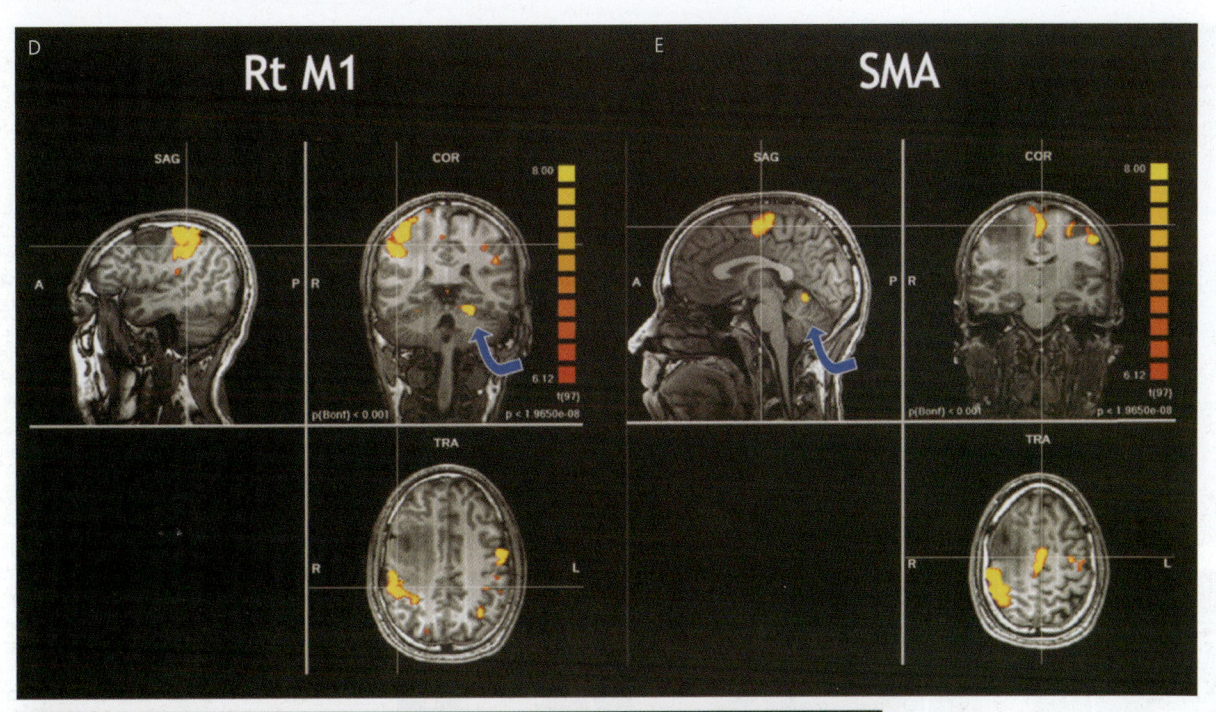

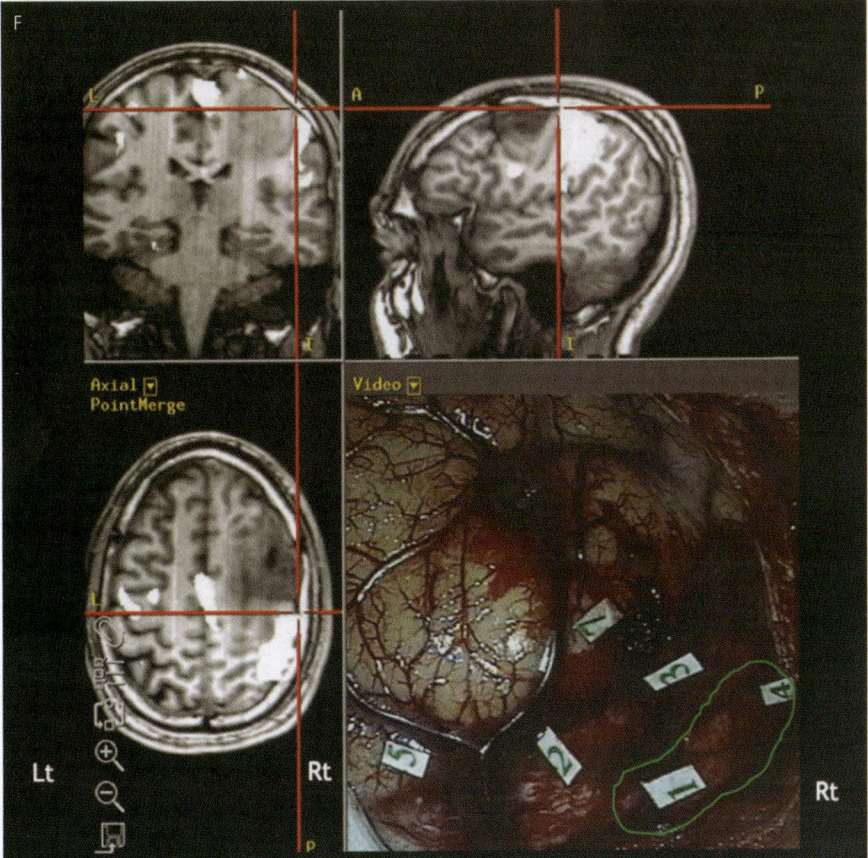

Fig. 26.3 *(Cont.)* (D, E) A ressonância magnética funcional com a atividade motora da mão esquerda (tamborilar dos dedos) ajuda a delinear de forma mais ampla o córtex motor primário. O cursor identifica o grupo de *voxel* com a resposta dependente do nível de oxigenação sanguínea significativa na representação Ml da mão esquerda (D) e da área motora suplementar (SMA) (E). A resposta BOLD para o movimento da mão esquerda é identificada no contralateral (direito) M1, área motora suplementar (SMA) e cerebelo ipsolateral (seta azul curva). A M1 está localizada a cerca de 1 cm posterior ao limite do tumor. (F) A validação dos resultados da ressonância magnética funcional com mapeamento de estimulação elétrica. Antes de iniciar a ressecção de massa, o mapeamento de estimulação elétrica intraoperatória de dois locais (4 e 1 sobre a visão microscópica óptica intraoperatória, parte inferior à direita) provocou uma resposta motora no polegar e no braço esquerdos. Com a ajuda do dispositivo de neuronavegação, a posição da marca 4 em mapeamento de estimulação elétrica na visão coronal (parte superior à esquerda), sagital (parte superior à direita) e axial (parte inferior à esquerda) do pré-operatório, foi determinado o conjunto de dados da ressonância magnética funcional tridimensional. Dado às mudanças de sinal da ressonância magnética funcional colocalizadas com este foco, este é um local "verdadeiro positivo".

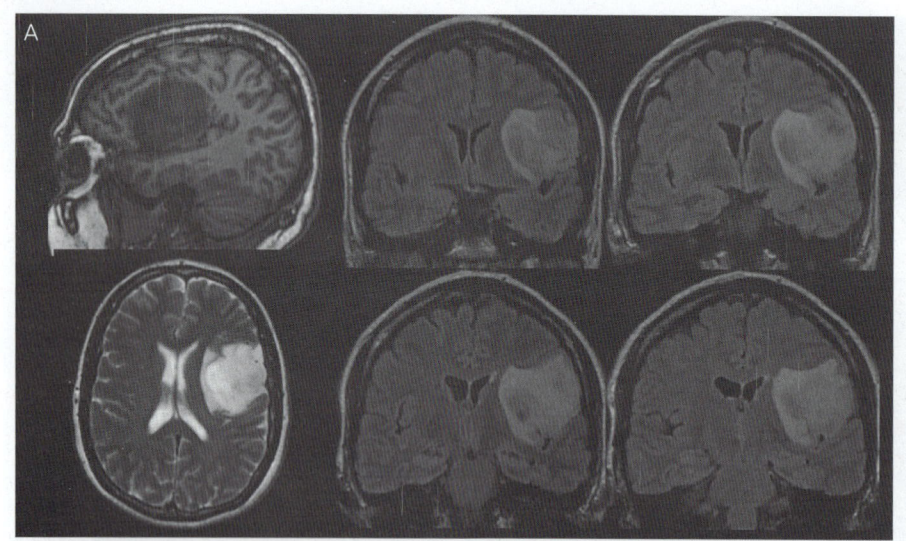

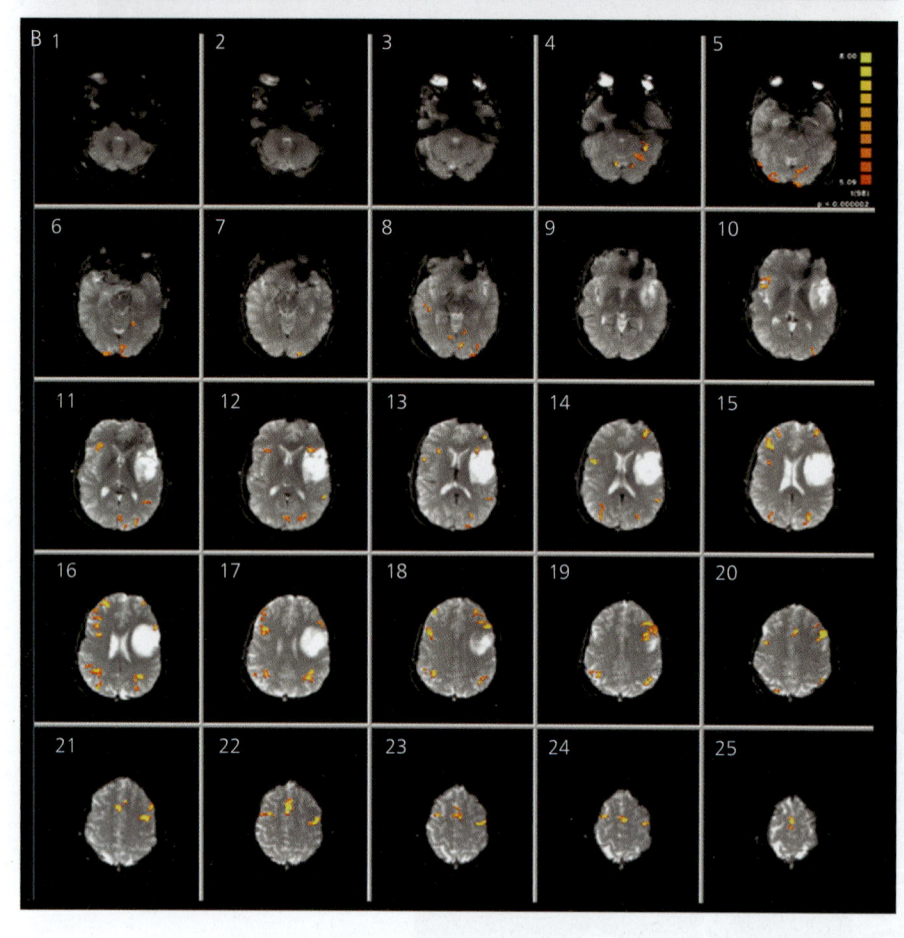

Fig. 26.4 (A) As imagens convencionais de ressonância magnética de imagens FLAIR sagitais axiais ponderadas em T_1, ponderadas em T_2 e coronais em uma mulher de 41 anos mostram uma massa infiltrante no córtex pré-frontal ventrolateral esquerdo e ínsula. A massa infiltrou o *pars opercularis* do giro frontal inferior, que faz parte, ou pelo menos se aproxima da área da fala motora (Broca). (B) A sobreposição dos mapas de imagens ecoplanares ponderadas em T_2 oferece a melhor visão geral da localização dos grupos de ressonância magnética funcional de resposta dependente do nível de oxigenação sanguínea em todo o cérebro. Também é uma forma útil para escolher o melhor limiar e comparar a resposta dependente do nível de oxigenação sanguínea em regiões eloquentes entre os dois hemisférios. A sobreposição de mapas de ressonância magnética funcional na ressonância magnética ponderada em T_1 de MPRAGE em três dimensões, que é comumente utilizada para o mapeamento pré-cirúrgico, é um procedimento semiautomático que tem de ser validado pela precisão por um neurorradiologista experiente. As visões em três planos ortogonais facilitam a identificação dos giros e sulcos e medição da distância dos grupos de resposta dependente do nível de oxigenação sanguínea a partir das bordas da lesão. (C-F) A ressonância magnética funcional pré-operatória da linguagem com uma tarefa de fluência verbal (geração de palavra) mostra a resposta dependente do nível de oxigenação sanguínea nas áreas frontais anteriores esquerdas da linguagem: giro frontal inferior e córtex pré-frontal dorsolateral (DLPFC). A resposta dependente do nível de oxigenação sanguínea no giro frontal inferior (IFG) (C) e no córtex pré-frontal dorsolateral (DLPFC) (D) é bilateral e simétrica. O cursor mostra um grande grupo também no giro frontal inferior direito (IFG) (E). O cursor identifica um grupo de respostas BOLD (dependentes do nível de oxigenação sanguínea) no giro angular esquerdo (AG) (F). Observe que a resposta BOLD nas áreas corticais da linguagem posterior (temporoparietal) é fortemente lateralizada para a esquerda. Também estão descritas as respostas BOLD na área motora suplementar (SMA), bem como nos sulcos intraparietais (IPS). Uma resposta BOLD robusta na área motora suplementar e sulcos intraparietais é frequentemente associada a sinais de reorganização (ou seja, plasticidade).

Sanai et al.[19] mostraram que a variabilidade pode ser ainda maior em pacientes com tumor cerebral adjacente às áreas de Broca e Wernicke. A variabilidade na localização dos locais funcionais da linguagem tem-se mostrado também em indivíduos normais com ressonância magnética funcional.[23]

Assim, a ressonância magnética funcional tem potencial para contribuir com informações únicas e valiosas para o mapeamento pré-operatório, identificando sítios funcionais que se danificados durante a cirurgia, podem causar sequelas neurológicas permanentes.

Infelizmente, ainda são escassos os estudos de resultado ou ensaios clínicos randomizados que mostram o impacto favorável da técnica sobre a conduta e o estado clínico final de pacientes com lesões focais. Isto é apenas, em parte, pelas limitações na ressonância magnética funcional. O contraste BOLD dependente do nível de oxigenação sanguínea é o resultado de uma resposta hemodinâmica, não da atividade neuronal propriamente dita. Esta limitação fisiológica também pode ser uma fonte de erros na localização espacial do tecido funcional, uma vez que a resposta BOLD ocorra a uma distância da

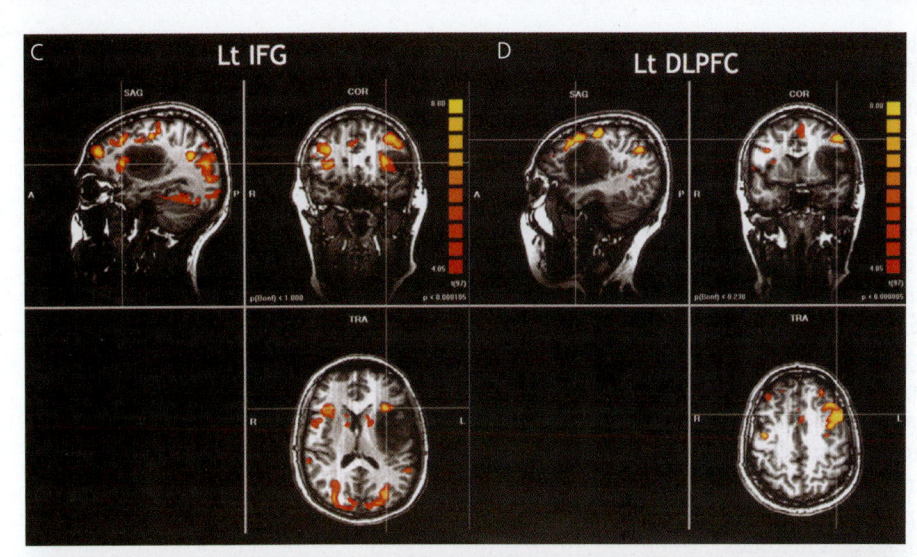

Fig. 26.4 *(Cont.)*

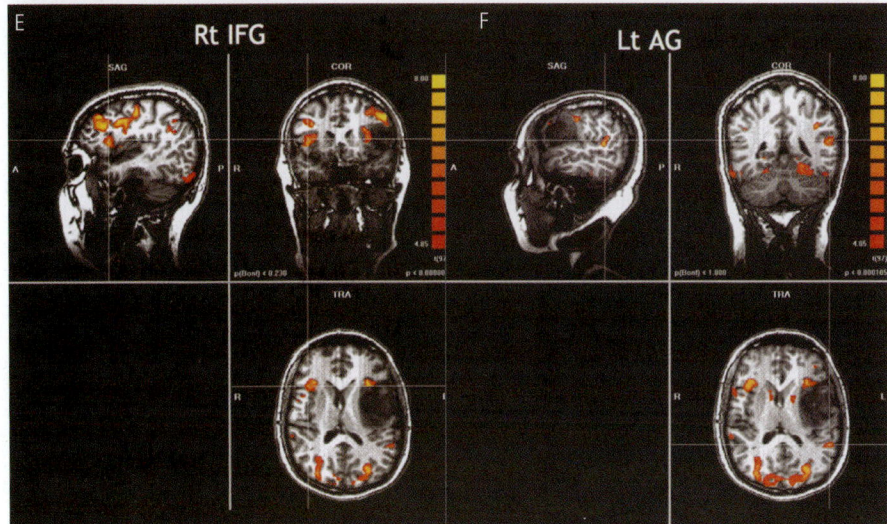

atividade neuronal, em vasos capilares e vênulas. No entanto, o assim chamado "efeito de drenagem da veia" foi estimado como sendo não maior do que 5 mm.[24] Estas e outras limitações da ressonância magnética funcional serão abordadas mais adiante.

Ressonância magnética funcional pré-operatória

A precisão das localizações funcionais previstas pela ressonância magnética funcional foi confirmada pela comparação dos resultados da ressonância magnética funcional às técnicas com base nas lesões, como o mapeamento de estimulação elétrica intraoperatória[25-27] e o teste de Wada, e a outros métodos funcionais, como a magnetoencefalografia (MEG)[28] e tomografia por emissão de pósitrons (PET). Analisaremos a seguir alguns dos estudos realizados com ressonância magnética funcional nas avaliações pré-operatórias de pacientes com epilepsia, malformação arteriovenosa cerebral (AVM) e neoplasia.

Epilepsia

Binder *et al.*[29-32] mostraram que a ressonância magnética funcional é valiosa para o planejamento pré-operatório de ressecção de focos epilépticos e documentaram a precisão ao lateralizar os principais centros que auxiliam na linguagem, comparando-se aos resultados do teste de Wada. Em um estudo com 22 indivíduos, Binder *et al.*[30] constataram uma correlação positiva muito forte ($r = 0,96$, $p < 0,0001$) entre um índice de lateralidade do teste de Wada e um índice de lateralidade medido, utilizando uma tarefa de decisão semântica com ressonância magnética funcional. O índice de lateralidade de ressonância magnética funcional foi calculado de acordo com a assimetria no número de *voxel* ativados nas áreas frontais da linguagem em um limiar arbitrário. A concordância entre o teste de Wada e a ressonância magnética funcional também foi constatada com outros estudos.[33-35] Em 2002, Baxendale analisou vários estudos comparativos do teste de Wada com a ressonância magnética funcional[36] e constatou excelentes taxas de concordância entre os dois métodos, apesar do uso de diferentes tarefas de linguagem. Embora o teste de Wada tenha sido considerado o procedimento de referência na lateralização de linguagem, não é exemplificado da mesma maneira em toda parte que o procedimento é realizado. O Wada é invasivo, e importantes diferenças metodológicas no protocolo de teste tornam as comparações entre as instituições difíceis. Se consolidado como um método confiável e preciso, a ressonância magnética funcional pode relegar o teste de Wada para um procedimento secundário a ser utilizado apenas em casos selecionados e problemáticos, sobretudo se a localização dos centros relacionados com a linguagem for o objetivo principal. Embora estes dados sejam animadores, há diferenças substanciais entre os dois métodos que impedem que a ressonância magnética funcional substitua totalmente o teste de Wada. A ressonância magnética funcional é um método de ativação e não pode substituir o componente "déficit-lesão" do Wada ou do mapeamento de estimulação elétrica intraoperatória, o que fornece evidências clínicas diretas sobre em que medida as funções da linguagem podem ser mantidas após a inativação funcional temporária de uma região específica do cérebro. Na epilepsia, há evidências de uma maior variabilidade de dominância da linguagem comparada àquela frequentemente constatada em indivíduos saudáveis. A representação atípica da linguagem é a condição mais importante que o teste deve identificar. O número relativamente pequeno de pacientes epilépticos avaliados com os dois métodos até o momento não permite tirar conclusões definitivas. Outra limitação atual (e, em nossa opinião, fundamental) da técnica de ressonância magnética funcional consiste na confiabilidade relativamente baixa de tarefas de memória, que avaliam estruturas temporais mesiais (ou seja, hipocampo e giro para-hipocampal).

O uso da ressonância magnética funcional para a avaliação do lobo temporal medial é problemático por várias razões. Primeiro, o hipocampo e as estruturas anatômicas adjacentes são relativamente pequenos. Além disso, os testes neuropsicológicos, que antes mostravam efetivamente examinar funções da região hipocampal, inicialmente não revelaram a indução de mudanças do sinal do lobo temporal medial durante a ressonância magnética funcional. Potencialmente, isso pode ser atribuído ao hipocampo como sendo uma das regiões mais eletricamente e, portanto, metabolicamente ativas no cérebro e, assim, as mudanças incrementais no metabolismo regional com a ativação transiente podem ser menores do que em outras partes do cérebro. A imagem ecoplanar das estruturas mesiais também é complicada, até certo ponto, por sua proximidade às estruturas ósseas (seios esfenoides, asa maior do osso esfenoide, cristas petrosas), que causam artefatos no sinal de ressonância magnética em estruturas parenquimatosas cerebrais adjacentes. Tais artefatos podem e muitas vezes impedem de forma significativa a capacidade de detectar as mudanças relativamente pequenas em amplitude de sinal de ressonância magnética funcional induzida por tarefas comportamentais relacionadas com a memória. Apesar destes desafios, os pesquisadores estão conseguindo recentemente demonstrar a ativação do lobo temporal medial para tarefas de nova aprendizagem em indivíduos normais. Em oposição à aprendizagem de figuras simples, que não tinha sido constatada de forma consistente para evocar a ativação do lobo temporal medial, Brewer et al.[37] demonstraram que a ativação confiável do lobo temporal medial pode ser obtida usando estímulos constituídos por fotografias complexas, coloridas. Mais recentemente Rosazza et al.,[38] usando a ressonância magnética funcional relacionada com eventos de três tarefas simples de codificação de memória para palavras, rostos e objetos em indivíduos saudáveis, foram bem-sucedidos para obter respostas dependentes do nível de oxigenação sanguínea (BOLD) robustas no hipocampo e para-hipocampo. Para palavras, a alteração de sinal de ressonância magnética funcional foi maior no lado esquerdo, para rostos, a alteração de sinal de ressonância magnética funcional foi maior no lado direito, e para objetos, as alterações de sinal foram mais simétricas.

Malformações arteriovenosas (AVM)

Havia uma estimativa de 35.000 a 53.000 indivíduos com malformações arteriovenosas nos EUA em 2000.[39] Um relatório inicial do uso de imagens funcionais para mapear uma lesão e o córtex relacionado engajados em uma função neurológica incluiu o uso de tomografia por emissão de pósitrons[15] para localizar uma malformação arteriovenosa no giro pré-central e mapear córtices associados somatossensoriais.[40] Estes achados foram posteriormente verificados por meio do mapeamento cortical intraoperatório. Embora este estudo demonstrasse a utilidade das técnicas, o uso da radiação com tomografia por emissão de pósitrons, a disponibilidade limitada da técnica, naquele momento (ainda um fator saliente) e a necessidade de procedimentos invasivos para os estudos de validação a serem realizados em vários pacientes limitaram em conjunto o desenvolvimento mais amplo da técnica como uma ferramenta clínica e investigativa. Baumann et al [41] usaram três modalidades de imagem funcional (ressonância magnética funcional, tomografia por emissão de pósitrons e magnetoencefalografia) para identificar córtices sensoriais e motores em um único indivíduo, demonstrando que a ressonância magnética funcional e a tomografia por emissão de pósitrons convergiam em termos de localização do córtex eloquente, que foi confirmado em avaliações pós-operatórias. Estes achados apoiaram a ideia de que a ressonância magnética funcional pode ser tão precisa quanto a tomografia por emissão de pósitrons, em termos de localização, e, claro, não exige a exposição a radiações ionizantes.

Maldjian et al.[42] utilizaram a ressonância magnética funcional em um estudo de grupo de seis pacientes com malformação arteriovenosa para localizar a função cortical. Vinte e três estudos foram realizados sobre estes seis pacientes para avaliar as discrepâncias entre os estudos de ressonância magnética funcional realizados longitudinalmente nos mesmos pacientes. Considerando que as alterações de sinal na ressonância magnética funcional, que são a base para a localização de medidas cognitivas, refletem as alterações no fluxo sanguíneo associado ao desempenho da tarefa, os pacientes com malformações arteriovenosas podem apresentar os maiores desafios técnicos, porque a natureza das lesões vasculares é: (a) a arquitetura vascular anormal, (b) a sinfonagem de fluxo sanguíneo cerebral por algumas malformações arteriovenosas e, consequentemente, (c) a anulação possível de alguns dos pressupostos gerais subjacentes às análises estatísticas de ressonância magnética funcional (níveis de diferenças significativas, avaliação do fluxo sanguíneo no estado de "repouso", equivalência relativa em todos os *voxels* etc.) Este estudo demonstrou que 21 das 23 ressonâncias estavam sem artefatos de movimento e poderiam ser analisadas com todas as 21 mostrando a atividade conforme seria esperado para os paradigmas. Outras regiões foram detectadas que pareceram representar regiões suscetíveis relacionadas com as funções relocalizadas, talvez refletindo a plasticidade do cérebro em face de malformações artériovenosas, que estariam presentes desde a infância. O estudo não só mostrou a viabilidade do uso de ressonância magnética funcional para o mapeamento pré-operatório em pacientes com malformação arteriovenosa, mas também a reprodutibilidade dos resultados ao longo de várias sessões nestes pacientes.

A questão da plasticidade do cérebro em resposta a lesões focais foi ainda abordada com a ressonância magnética funcional em pacientes com malformações arteriovenosas.[43] As investigações foram realizadas para avaliar se a oclusão das ramificações de malformações arteriovenosas resultaria em déficits cognitivos. Usando tarefas funcionais de linguagem, injeções seletivas de amobarbitais em ramificações da artéria cerebral média esquerda que irrigam as regiões frontais esquerdas do cérebro não demonstraram nenhum déficit de linguagem, sugerindo que as regiões frontais típicas associadas a linguagem (p. ex., a área de Broca) não auxiliariam mais essas funções. A ressonância magnética funcional das funções relacionadas a linguagem, a fluência verbal especificamente, associada ao lobo frontal esquerdo, mostrou que regiões análogas no lobo frontal direito passaram a ser associadas a esta função. Isto apoia a ideia da transferência inter-hemisférica das funções de linguagem e de reorganização neural diante de uma lesão crônica. Esse achado foi confirmado por meio de um estudo semelhante em cinco pacientes com malformações arteriovenosas mais na área perisylviana;[44,45] no entanto, Seghier et al.[46] demonstraram que uma malformação arteriovenosa com hemorragia no hemisfério direito não resultou em mudança da atividade cortical relacionada com a linguagem no lado esquerdo.

Uma região que está frequentemente em discussão com referência a ressecções da malformação arteriovenosa é o córtex motor, com a possibilidade de um déficit hemiparético, caso o córtex essencial seja ressecado. A plasticidade neural desempenha um papel importante na determinação do grau em que o cirurgião pode ressecar as malformações arteriovenosas nesta área, e, muitas vezes, há mudanças na localização da função motora que permitirá a ressecção de tecido de menor risco que já tinha auxiliado a função em questão. Alkadhi et al.[47] avaliaram nove pacientes com malformações arteriovenosas usando a ressonância magnética funcional para localizar os córtices motores primários bilateralmente relacionados com a mão e o pé, a fim de verificar se havia uma diferença na localização da área motora primária no lado da lesão comparado ao lado não afetado. As malformações arteriovenosas foram localizadas principalmente na área rolândica, com seis próximas à região da mão, e três próximas ao pé. Nos seis pacientes com malformações arteriovenosas na área da mão, quatro apresentaram deslocamento funcional da área motora do lado afetado quando comparados ao lado não afetado em um mesmo indivíduo. A função relocada mostrou-se permanecer no mesmo hemisfério conforme a localização típica, esperada geralmente dentro de outra região do córtex motor. Em um dos outros dois pacientes, não houve mudança de sinal contralateral na área presumidamente motora da mão onde a lesão foi localizada, mas havia mudança de sinal ipsolateral (à mão em movimento) relacionada com o movimento da mão. Dos três pacientes com malformações arteriovenosas na área de pé, dois não mostraram ativação contralateral na área motora, mas a ativação na área ipsolateral. Estes achados mostraram a importância da técnica para localizar os sítios com deslocamento, mas também lançaram luz sobre questões da plasticidade e mudança de localização de funções. Ao que parece a partir deste estudo limitado, que os córtices motores de codificação para a função da mão são mais propensos a mudar dentro do mesmo hemisfério, enquanto os da função do pé são mais propensos a mudar para o outro hemisfério.

A ressonância magnética funcional tem sido aplicada ao mapeamento cortical em crianças com lesões em regiões próximas ao córtex eloquente, incluindo aquelas com malformações arteriovenosas.[48] A localização da função, que utiliza a ressonância magnética funcional, foi correlacionada com a estimulação do córtex e os potenciais induzidos somatossensórios/eletrocorticografia nessas crianças e consideradas concordantes. O acompanhamento a longo prazo nos pacientes com crises epilépticas, incluindo malformações venosas e tumores, mostrou que 13 dos 14 melhoraram em 12 meses após a cirurgia, reforçando ainda mais o uso de ressonância magnética funcional na população pediátrica.

Ozdoba et al.[49] realizaram vários estudos de ressonância magnética funcional em pacientes com malformações arteriovenosas em diferentes partes do sistema motor (córtex, gânglios basais, cerebelo), que foram submetidos a tratamentos endovasculares. Os achados não só indicavam que as mudanças espaciais na função podem ocorrer em estruturas relacionadas com a função motora com exceção do córtex motor primário, mas também demonstraram como a ressonância magnética funcional pode ser utilizada em conjunto com outras técnicas de investigação. Neste estudo, os autores combinaram a ressonância magnética funcional e injeções seletivas de amobarbitais e procedimentos endovasculares de intervenção para realizar os tratamentos mais seguros possíveis no momento. Como as intervenções endovasculares se tornam mais predominantes e sofisticadas,[50] há uma crescente necessidade de mapeamento funcional mais detalhado e menos invasivo. A reorganização neural para apoiar as operações cognitivas na presença de uma lesão é a razão principal para defender a aplicação do mapeamento individual. Também é a razão principal para que o mapeamento seja mais preciso e útil nas investigações integradas das malformações arteriovenosas para as decisões de tratamento. Com a precisão da localização das lesões com a ressonância magnética, a mudança de sinal da ressonância magnética funcional que pode ser colocalizada com estas lesões consiste em uma ajuda preciosa para informar malformações arteriovenosas, no que diz respeito à ressecção cirúrgica, tratamentos endovasculares e radioterapia. Além disso, com a validação dos achados da ressonância magnética funcional por meio de técnicas, como injeções de amobarbitais e interferência cortical, há um papel contínuo para combinar uma técnica de ativação, como ressonância magnética funcional com estas técnicas de lesão/subtração para determinar se uma região é segura para ser ressecada, sem grande preocupação para déficits de pós-ressecção.

Tumores cerebrais

O uso clínico mais extensivo da ressonância magnética funcional, tanto em termos de número de pacientes estudados quanto na validação da técnica, reside nas avaliações pré-cirúrgicas dos pacientes com tumores cerebrais.

O principal objetivo da neurocirurgia consiste na ressecção do tumor no grau máximo compatível com a preservação da função neurológica. A ressecção agressiva do tumor pode prolongar significativamente a sobrevivência Uma ressecção total bem-sucedida pode melhorar o prognóstico, sobretudo em gliomas de baixo grau.[51] O tamanho da ressecção é determinado pela razão entre o volume do tumor antes e depois da cirurgia. No glioma de baixo grau, o tumor é descrito nas imagens de recuperação de inversão com atenuação para fluido (FLAIR). No glioma de alto grau, o realce do tumor é visto na ressonância magnética ponderada em T_1 pós-gadolínio. As duas causas mais prováveis de ressecção incompleta do tumor são a impossibilidade de identificar os componentes infiltrativos e a proximidade do tumor ao córtex eloquente.[52] Recentemente as técnicas avançadas de neuroimagem desenvolvidas podem ajudar o neurocirurgião a escolher a melhor abordagem cirúrgica da lesão. A utilização de imagens de ressonância magnética por espectroscopia e ressonância magnética por perfusão pode revelar informações importantes sobre a heterogeneidade metabólica, enquanto a ressonância magnética funcional e tractografia pela ressonância magnética com imagem por tensores de difusão podem ajudar a identificar o córtex eloquente e feixes de substância branca nas proximidades do tumor (Fig. 26.5).[53]

A cirurgia na proximidade imediata do córtex eloquente é um desafio causado pelo alto risco de sequelas sensório-motoras e de linguagem. Apesar de os marcos morfológicos para o mapeamento de áreas corticais que controlam a função motora fina da mão, do pé e da língua serem facilmente reconhecíveis em ressonância magnética convencional, o mapeamento dos nódulos da rede cortical da linguagem é mais difícil e pode ser menos preciso por causa da alta variabilidade da organização cortical entre os indivíduos. Além disso, dois outros fatores de confusão podem fazer a previsão da função ainda menos confiável em tumores cerebrais: a distorção da anatomia sulcal como resultado do efeito de massa e a reorganização funcional por meio da plasticidade.[54]

Vários estudos têm mostrado que a ressonância magnética funcional é altamente sensível na detecção de ativação sensório-motora em indivíduos saudáveis e também viável em pacientes com lesões ao redor do sulco central.[55,56] Outros estudos têm enfatizado uma boa correlação espacial entre os resultados da ressonância magnética funcional motora e o mapeamento de estimulação elétrica intraoperatória.[30,55,57-60] Como mencionado anteriormente, a ressonância magnética funcional tem-se mostrado um substituto plausível para o teste de Wada na determinação da dominância hemisférica da linguagem.[30,61] Poucos pesquisadores têm tratado da validação da ressonância magnética funcional no

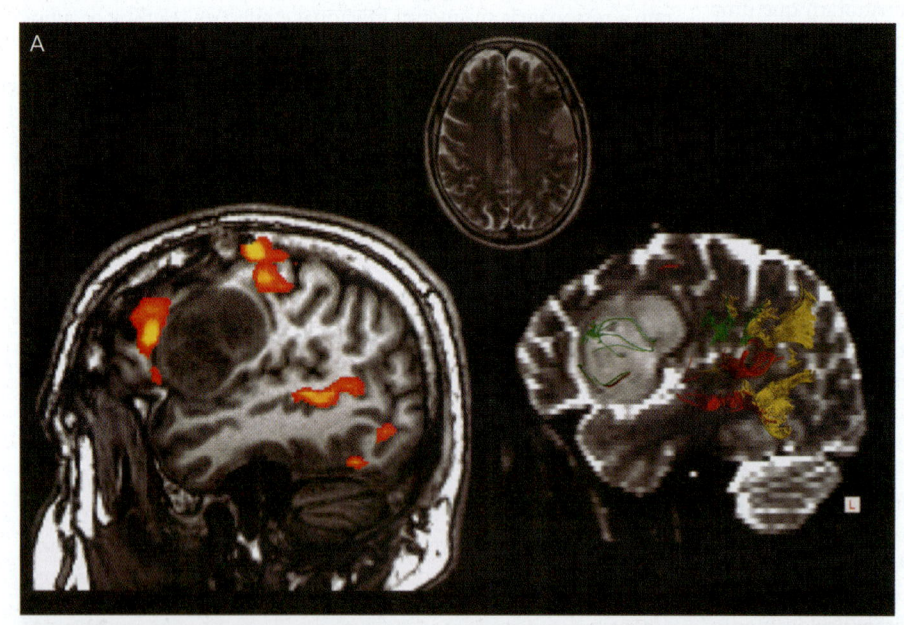

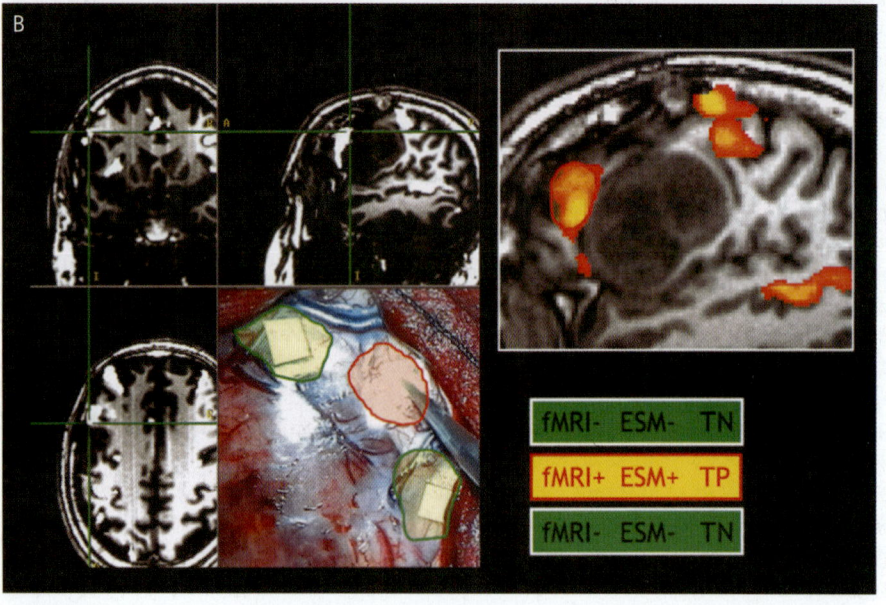

Fig. 26.5 (A) A rede de linguagem nesta visão sagital do hemisfério cerebral esquerdo, como ela pode ser estudada com ressonância magnética funcional (à esquerda) e tractografia de ressonância magnética (à direita). A imagem de ressonância magnética axial ponderada em T_2 exibe uma massa no *pars triangularis* esquerdo, *pars opercularis* e córtex pré-frontal ventrolateral deste homem de 43 anos de idade, com diagnóstico de glioblastoma multiforme. A ressonância magnética funcional pré-operatória da linguagem com uma tarefa de fluência verbal (geração de palavra, por exemplo) mostra um grupo de resposta BOLD (dependente do nível de oxigenação sanguínea) deslocada anteriormente pela massa frontal. Um segundo grupo aparece deslocado superiormente. Um terceiro grupo de resposta dependente do nível de oxigenação sanguínea é visto na parte posterior do giro temporal médio. A dissecção virtual do *arcuate fasciculus* de acordo com Catani [53] com a tractografia de ressonância magnética de imagens por tensores de difusão mostra uma boa correspondência entre os grupos deslocados de ressonância magnética funcional e as projeções do *arcuate fasciculus* nos lobos temporal posterior e anterofrontal. (B) Validação dos resultados da ressonância magnética funcional com mapeamento de estimulação elétrica. No paciente acordado, a estimulação do local descrito na parada de fala induzida em vermelho. Não houve bloqueio da fala durante a estimulação das duas marcas descritas em verde. Com a ajuda do dispositivo de neuronavegação, a posição da marca contornada em vermelho nas visões coronal (parte superior à esquerda), sagital (parte superior à direita) e axial (parte inferior à esquerda) do pré-operatório, foi determinado o conjunto de dados da ressonância magnética funcional tridimensional. Esta localização é um local positivo e verdadeiro de ressonância magnética funcional. As duas marcas descritas em verde são verdadeiros grupos negativos de ressonância magnética funcional.

mapeamento de regiões corticais relacionadas com a linguagem de forma mais abrangente. Vários estudos estão voltados para a viabilidade, a escolha das tarefas mais apropriadas e relações espaciais entre a lesão e as áreas corticais ativadas.[62] No entanto, os estudos de validação envolveram amostras pequenas.[26,27,63-67] Os métodos para comparar os focos de ativação foram qualitativos e subjetivos[26, 28,63-66], e não quantitativos e objetivos, com poucas exceções.[27,67] Se a ressonância magnética funcional deve ser usada como uma ferramenta confiável e precisa para planejar e executar a cirurgia de preservação da função, seus resultados terão de ser validados e correlacionados com os resultados clínicos.

Os mapas de alterações de sinal de tarefas relacionados com ressonância magnética funcional permitem que o neurocirurgião meça as distâncias entre o tumor e as áreas com a resposta BOLD associada à função motora testada, somatossensorial ou da linguagem. Em um estudo com 41 pacientes com tumores intracranianos, mas nenhum déficit neurológico, estudos de ressonância magnética funcional pré-operatória foram realizados em um magneto de 1,5 T usando uma tarefa motora de tocar as pontas dos dedos (*finger-tapping task*) para a identificação do córtex motor e uma tarefa semântica para a correlação entre pares de palavras para avaliar a fala/linguagem de áreas afins.[68] Foi observado em 38 pacientes o aumento do sinal na região cortical contralateral para o movimento do dedo na extremidade movida. Dos cinco pacientes que foram submetidos ao teste de Wada e à ressonância magnética funcional, houve concordância entre a lateralidade da linguagem como determinado pelo teste e a lateralidade dominante da ativação frontal na tarefa de linguagem de ressonância magnética funcional. Em um paciente também submetido à estimulação cortical intraoperatória, houve localização semelhante entre a ressonância magnética funcional e interferência cortical em uma região de fala adjacente ao tumor. Em termos gerais, a alta resolução espacial das regiões anatômicas de interesse e o tamanho do tumor juntamente com a capacidade de sobrepor os padrões de alteração de sinal relacionado com a tarefa, tanto em tarefas múltiplas quanto em dados anatômicos de ressonância magnética, estão entre os principais valores que a ressonância magnética fornece para o planejamento cirúrgico. Isto é particularmente relevante dada à natureza não invasiva da técnica e seu potencial de reprodutibilidade, caso seja necessário.

Lee *et al.*[69] trataram da utilização da técnica para avaliar os riscos e a viabilidade da cirurgia, no planejamento do procedimento a ser realizado e na decisão se o mapeamento invasivo seria necessário para uma ressecção segura. Eles estudaram 46 pacientes em que a ressecção de qualquer foco epiléptico ou de tumor estava sendo contemplado. A ressonância magnética funcional foi bem-sucedida em 32 dos indivíduos. Nos demais, os artefatos de movimento tornaram os dados inutilizáveis. As funções motoras (tamborilar dos dedos ou aperto de esponja), funções sensoriais (esfregação vigorosa das palmas das mãos), ou ambas, foram utilizadas. A ressonância magnética funcional foi bem-sucedida na identificação de áreas somatomotoras primárias e sua relação com o sulco central, em todos os 32 pacientes. No geral, foi determinado que a ressonância magnética funcional mostrou-se útil na avaliação da viabilidade cirúrgica, mesmo quando nenhuma anormalidade visível anatômica estivesse presente no estudo por ressonância magnética estrutural, identificando a área funcional da mão para auxiliar no posicionamento das tiras/grades implantadas, identificando quais os pacientes precisavam ter o mapeamento de estimulação elétrica intraoperatória e informando o posicionamento da presilha de craniotomia para garantir a exposição adequada para o mapeamento de estimulação elétrica cortical. No que diz respeito ao grau em que a ressonância magnética funcional pré-operatória atendia aos critérios de utilidade definida pelos autores, a técnica atendia às três finalidades e foi útil em 89% dos pacientes com tumor e 91% dos pacientes submetidos à cirurgia de epilepsia.

Além de sua utilização na definição de regiões para se evitar durante a ressecção cirúrgica, resultados da ressonância magnética podem ser usados para prever os achados de procedimentos cirúrgicos. Haberg *et al.*[70] estudaram 25 pacientes com tumores cerebrais adjacentes aos córtices sensório-motor ou da linguagem e suas ressonâncias magnéticas funcionais pré-operatórias. Na comparação do desempenho neurológico pré e pós-operatório, houve uma redução significativa do risco da possibilidade dos déficits pós-operatórios se houvesse uma distância de 10 mm ou mais entre as regiões de ativação funcional e as bordas de um tumor, com relação à probabilidade, se a distância fosse de 10 mm ou menos.

Uma forma de validar os resultados da ressonância magnética funcional é medir a porcentagem de sítios com resposta BOLD positiva em áreas anatômicas esperadas nos pacientes e comparar esses resultados aos achados em controles normais. Hirsch *et al.*[71] trataram isto mediante o uso de uma abordagem integrada para o mapeamento de regiões corticais associadas a funções tátil, motora, da linguagem e visual (vide também Ruge *et al.*[66]). Hirsch *et al.*[71] estudaram 63 pacientes do grupo-controle e 125 pacientes com lesões cerebrais relevantes; 63 com tumores das regiões sensório-motoras, 56 de áreas de linguagem e seis dos córtices visuais. Havia quatro tarefas distintas usadas, incluindo a visualização visual passiva de reversão de tabuleiro de xadrez, tamborilar ativo do dedo polegar, nomeação de figuras em silêncio e escuta passiva com atenção a palavras faladas. O objetivo era usar essas tarefas para localizar os córtices sensorial e motor e atividades relacionadas com a linguagem, que seria de esperar que se concentrassem em áreas de Broca e Wernicke, bem como as áreas visuais primárias e secundárias. Para os pacientes do grupo-controle, houve uma sensibilidade global de 100% na identificação do córtex relacionado com a linguagem no giro temporal superior. A área de Broca foi identificada 93% do tempo e 100% do córtex visual. Este tipo de validação dos testes funcionais e os padrões de alteração de sinal de ressonância magnética funcional elicitados nos pacientes do grupo-controle de interesse fornecem um argumento convincente de que as localizações obtidas nos pacientes são suficientemente precisas para auxiliar no planejamento cirúrgico. Na utilização destes dados "normativos", este grupo foi capaz de verificar que esses estudos foram sensíveis para a localização funcional em pacientes cirúrgicos com uma lesão na faixa motora ou próxima a ela: 94% do tempo, houve ativação no giro pós-central durante estimulação tátil, o tamborilar do dedo polegar obteve a atividade no giro percentual em 89% dos pacientes. As alterações dos sinais com estímulos visuais eram evidentes nos sulcos calcarinos e giros occipitais inferiores em todos os indivíduos do grupo-controle, bem como em todos os pacientes. Em pacientes com lesões nas proximidades do sulco central, a sensibilidade do teste composto foi estimada em 97%. Na comparação dos resultados dos controles normais aos de pacientes com tumores cerebrais para o mapeamento de linguagem, 93% dos indivíduos normais demonstraram alteração de sinal no giro frontal inferior e 100% no giro temporal superior. Dos candidatos à cirurgia, 77% apresentaram evidências de ativação cerebral frontal, e 91% dos pacientes deste grupo apresentaram alteração de sinal no lobo temporal.

Estas diferenças com relação ao grupo normal foram atribuídas às afasias relacionadas com o tumor, indicando como o exame neurológico do paciente deve sempre ser considerado na interpretação do mapeamento funcional de pacientes com tumor ou lesão. Esses pesquisadores têm acumulado dados consideráveis comparando os resultados de estudos com ressonância magnética funcional aos resultados obtidos utilizando métodos mais bem estabelecidos e têm encontrado acordo substancial entre ressonância magnética funcional e medidas eletrofisiológicas na localização do motor primário e do córtex somatossensorial. No entanto, uma limitação potencial desse tipo de validação é que a previsão da função por meio de critérios anatômicos clássicos pode ser insuficiente pela variabilidade da organização cortical, distorção dos marcos sulcais e plasticidade do cérebro, como indicado anteriormente.

Bizzi et al.[25] mediram a sensibilidade e a especificidade da ressonância magnética funcional pré-cirúrgica em 34 pacientes com lesões expansivas cerebrais focais utilizando mapeamento de estimulação elétrica intraoperatória como o padrão de referência. O estudo incluiu 28 gliomas, duas metástases, um meningioma e três angiomas cavernosos. As massas ficavam perto do córtex motor primário em 17 e perto de uma área cortical da linguagem em 17. Um total de 251 sítios corticais foi testado com mapeamento de estimulação elétrica. Em geral, a sensibilidade e a especificidade da ressonância magnética funcional foram de 83 e 82%, respectivamente. A sensibilidade e a especificidade da ressonância magnética funcional com a tarefa motora (isto é, o tamborilar dos dedos da mão contralateral) foram maiores (88 e 87%, respectivamente) do que a sensibilidade e a especificidade (80 e 78%, respectivamente) com uma tarefa de linguagem (geração verbal). Este estudo mostrou que a precisão diagnóstica da ressonância magnética funcional também pode mudar de acordo com o grau de glioma. Nos graus II e III de gliomas, a sensibilidade foi de 93%, enquanto foi de 65% no grau IV. Pelo contrário, a especificidade foi maior no glioblastoma (93%) que no grau II difuso (79%) e grau III anaplásico (76%) de gliomas. Os autores sugeriram duas possíveis explicações para a maior taxa de resultados falsos-negativos de ressonância magnética funcional em glioblastomas. O desacoplamento neurovascular poderia levar à perda da resposta dependente do nível de oxigenação sanguínea em gliomas hipervasculares. Uma explicação alternativa poderia ser a perda de corregistro de conjuntos de dados de imagens pré-operatórias e intraoperatórias (e, portanto, a localização errada de sítios de eletrodos com relação aos dados obtidos de ressonância magnética funcional no pré-operatório), em virtude da alteração do cérebro que ocorre em lesões com maior efeito de massa, quando a dura-máter é aberta na cirurgia. Nem a ressonância magnética funcional nem o mapeamento de estimulação elétrica revelaram o tecido eloquente dentro do tumor, quando a massa estava localizada perto da superfície e poderia ser avaliada com mapeamento de estimulação elétrica. Conclui-se que a ressonância magnética funcional é um método sensível e específico para mapear as funções motora e da da linguagem em pacientes com uma massa focal. Apesar destes resultados animadores, o mapeamento de estimulação elétrica intraoperatória continua a ser o padrão de referência para decisões cirúrgicas, quando a resposta BOLD é detectada nas proximidades de uma massa. Os resultados de pacientes para déficits permanentes foram de 11% nesta série de 34 pacientes. Outros estudos de ressonância magnética funcional pré-operatória têm mostrado uma baixa taxa de déficits no pós-operatório em pacientes oncológicos.[72]

Para evitar interpretação errônea de mapas de ressonância magnética funcional, é importante salientar que a ressonância magnética funcional não é capaz de determinar se um sítio ativado identificado é fundamental e essencial para exercer a função cognitiva em questão ou simplesmente desempenha um papel secundário durante essa tarefa. Como consequência, a ressonância magnética funcional sozinha pode superestimar o número ou o tamanho dos sítios corticais "essenciais", que, se danificados, podem por engano levar à expectativa de causar um déficit neurológico. Isso pode levar a um plano de ressecção da lesão conservadora demais. O procedimento de mapeamento ideal ou a combinação dos procedimentos deve ser sensível e específica: sensível para identificar todos os sítios funcionais verdadeiramente essenciais "verdadeiros-positivos", e, sobretudo para evitar a ativação de sítios "negativos" não essenciais que poderia resultar em "falsos-positivos" (Figs. 26.6 e 26.7). Os sítios falsos-negativos podem talvez levar à ressecção do tecido funcional e déficits neurológicos consequentes. Os sítios falsos-positivos também são indesejáveis porque podem desencorajar a ampla ressecção do tumor da melhor forma.

A solução ideal seria combinar um método de ativação, como ressonância magnética funcional com um método de indução de lesão temporária, como, por exemplo, o mapeamento de estimulação elétrica cortical. Roux et al.[58] realizaram uma ressonância magnética funcional e o mapeamento de estimulação elétrica intraoperatória em cinco pacientes com neoplasias pararrolândicas, ou seja, dentro ou próximo da área motora. Os dois critérios de inclusão foram a fraqueza motora e respostas BOLD predominantes ou exclusivamente no hemisfério ipsolateral ao fazer um movimento com a mão parética. O paradigma funcional consistiu na flexão e na extensão dos dedos da mão parética, bem como da mão normal. Esta tarefa normalmente ativa o giro pré-central e, muitas vezes, a área motora suplementar. Os resultados de ambos os hemisférios foram então comparados e correlacionados com o mapeamento de estimulação elétrica cortical, diretamente estimulado no lado do tumor por meio de um estimulador bipolar Ojemann cortical (1 mm de eletrodos separados por 5 mm). Quando não houve ativação de ressonância magnética funcional no córtex sensório-motor primário do hemisfério afetado, houve estimulação cortical combinada. Assumiu-se que a ativação ipsolateral represente a função residual da mão afetada. Estes resultados podem ser vistos rapidamente após o início dos sintomas, ser temporários e talvez refletir uma função compensatória para o controle motor ipsolateral na recuperação da paresia. Houve, no entanto, vários problemas técnicos constatados, como, por exemplo, a distorção da imagem relacionada com a técnica de ecoplanar utilizada para a aquisição de dados, escolhas de paradigma, artefatos de movimento e efeitos venosos, que são tipicamente observados em estudos com ressonância magnética funcional. (Vide Krings et al.[73] para obter detalhes sobre os artefatos de movimento e déficits de paciente no uso e na interpretação dos resultados da ressonância magnética funcional em populações cirúrgicas.) Signorelli et al.[74] pegaram os achados sobre a localização da linguagem obtidos com o mapeamento pré-operatório de ressonância magnética funcional e localização semelhante a partir da estimulação cortical intraoperatória e com-

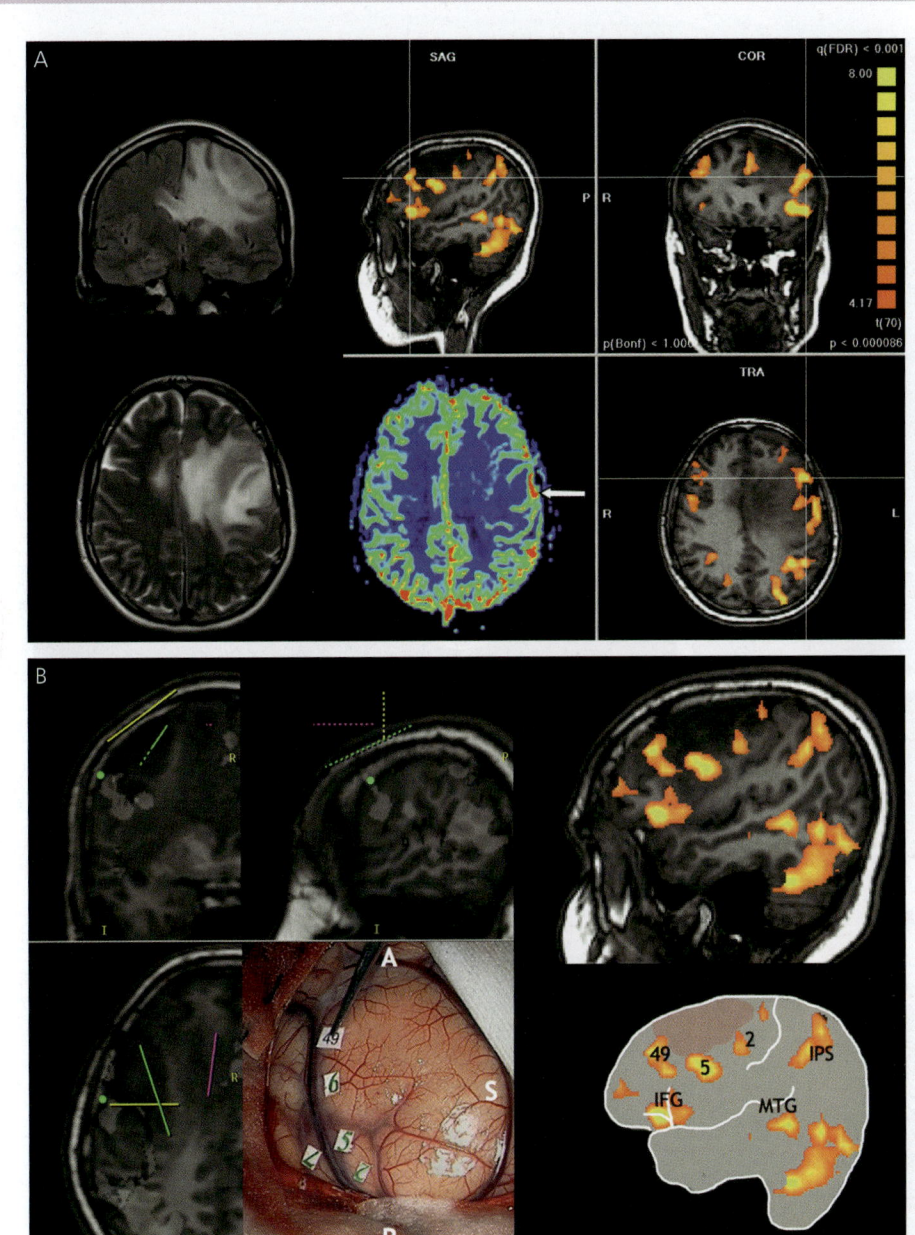

Fig. 26.6 (A) As imagens de ressonância magnética ponderadas em T_2 axiais e coronais de imagens FLAIR em uma mulher de 27 anos de idade mostram uma massa no córtex pré-frontal dorsolateral esquerdo, também a infiltração do corpo caloso. A massa infiltrou o *pars opercularis* do giro frontal inferior, que faz parte da área de Broca. Foi feito o diagnóstico histopatológico de astrocitoma difuso (grau II, de acordo com a WHO). A perfusão pela ressonância magnética com contraste de suscetibilidade dinâmica mostra o volume sanguíneo cerebral baixo na massa. Observe a aparência normal do volume sanguíneo cerebral no giro frontal médio (seta), sugerindo que o tumor está parcialmente poupando esse giro. A ressonância magnética funcional pré-operatória da linguagem com uma tarefa de geração de verbos mostra três grupos de resposta dependente do nível de oxigenação sanguínea ao longo da borda lateral da massa frontal no giro frontal médio esquerdo. Neste paciente, a resposta BOLD (dependente do nível de oxigenação sanguínea) em áreas de linguagem anterior frontal é fortemente lateralizada para o hemisfério esquerdo, apesar da grande massa de infiltração. (B) A validação dos resultados da ressonância magnética funcional com mapeamento de estimulação elétrica. No paciente acordado, o mapeamento de estimulação elétrica intraoperatória provocou bloqueio da fala em vários sítios. Nesta visão microscópica cirúrgica intraoperatória (A, anterior: P, posterior: S, superior) marcas positivas de mapeamento de estimulação elétrica (2, 5, 6, 7 e 49) são exibidas na superfície do cérebro ao longo da margem macroscópica lateral/inferior da massa. Com a ajuda do dispositivo de neuronavegação, as posições dos sítios estimulados nas visões coronal (parte superior à esquerda), sagital (parte superior à direita) e axial (parte inferior à esquerda) do pré-operatório, o conjunto de dados da ressonância magnética funcional tridimensional foi determinado: a localização da marca 49 (ponto verde) fica a menos de 1 cm do grupo mais anterior da resposta BOLD, e é considerada um verdadeiro-positivo. Na visão sagital da ressonância magnética funcional e no desenho relacionado (canto inferior direito), indicam-se dois outros sítios verdadeiros-positivos (marcas 5 e 2). Observe os grupos da resposta BOLD no giro frontal inferior (IFG), sulcos intraparietais (IPS) e giros temporais médios (MTG) do hemisfério esquerdo. A massa é mostrada em rosa.

binaram esses dados em um dispositivo de neuronavegação, a fim de determinar o corregistro espacial entre os dois conjuntos de dados para uso como uma guia para ressecções cirúrgicas com segurança (vide também Wilkinson et al.[75]).

Prevemos que uma maior integração dos achados de localização funcional de múltiplas técnicas de investigação permitirá melhoras adicionais de ressecção cirúrgica, com reduções concomitantes da morbidade cirúrgica.

Limitações atuais

As comparações dos resultados da ressonância magnética funcional aos de outros métodos de mapeamento cerebral estabelecido (p. ex., mapeamento de estimulação elétrica intraoperatória, medidas de eletrofisiologia, como potenciais induzidos somatossensórios) têm representado grandes oportunidades para validar a técnica de ressonância magnética funcional. Ao mesmo tempo, tem havido um aumento significativo no uso da ressonância magnética funcional como uma ferramenta de planejamento cirúrgico. Entretanto, há certas limitações da técnica de ressonância magnética funcional que refletem questões pendentes. Algumas dessas limitações foram abordadas por estudos da metodologia de ressonância magnética funcional. Considerando a crescente popularidade da técnica, faz-se necessário ressaltar alguns dos temas atuais.

Falta de quantificação de ativação e correlação com a função neuronal

O trabalho recente de Logothetis et al.,[76,77] bem como os amplos estudos de correlações de fluxo sanguíneo em tomografia por emissão de pósitrons, tem sugerido que alterações no fluxo sanguíneo medidas com tomografia por emissão de pósitrons e ressonância magnética funcional predominantemente refletem as alterações nos

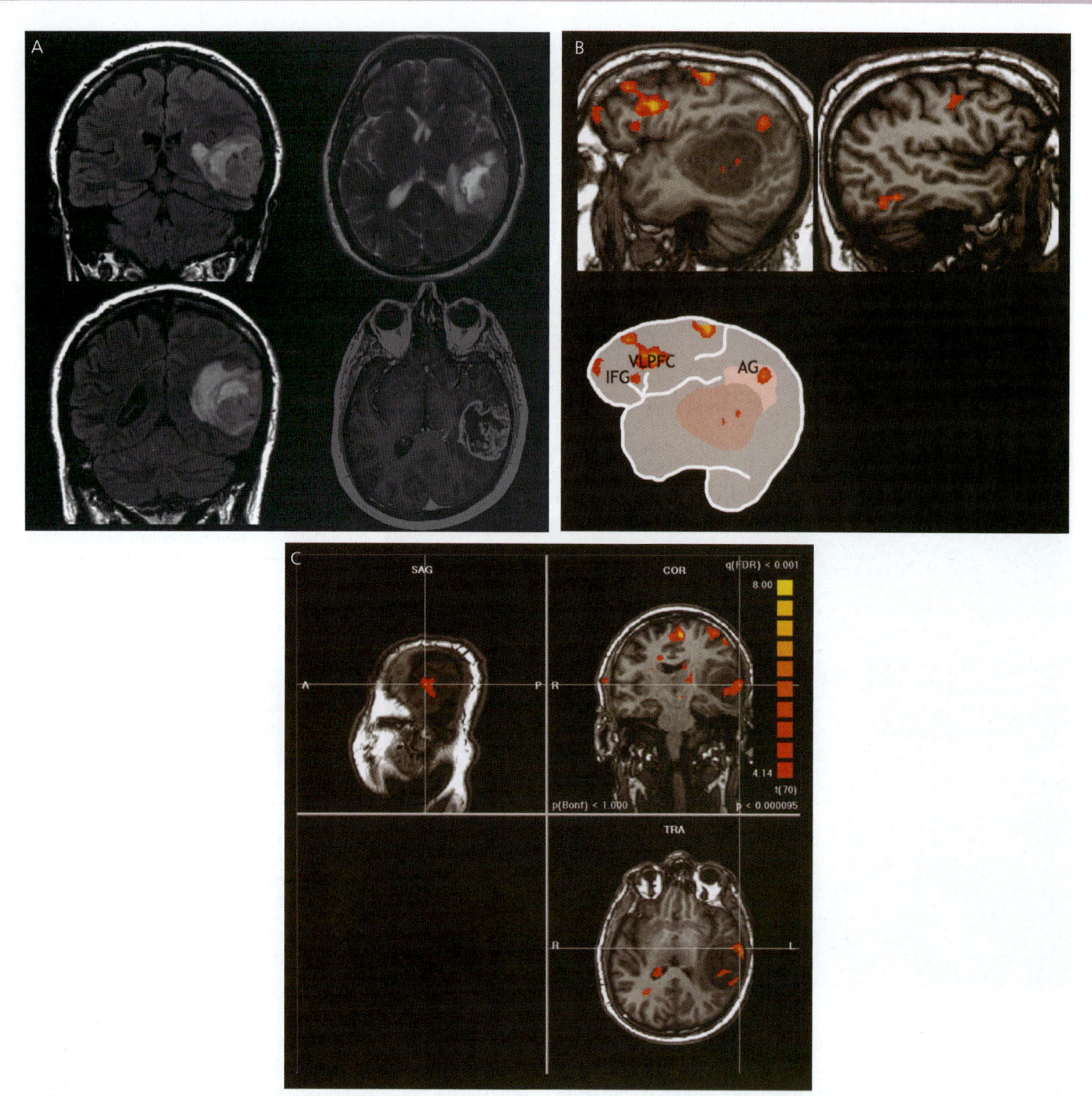

Fig. 26.7 (A) As imagens de ressonância magnética de pós-gadolínio ponderadas em T_1 axial, ponderadas em T_2 axial, imagens FLAIR coronal em um homem de 44 anos como uma grande massa nos giros temporais médios e posterior superior esquerdo com edema associado moderado. A massa ocupa grande parte da área de Wernicke. Foi feito o diagnóstico histopatológico de glioblastoma multiforme. (B) Na visão sagital do hemisfério esquerdo (no lado esquerdo), a ressonância magnética funcional pré-operatória da linguagem com uma tarefa de fluência verbal (geração de palavra) mostra a resposta BOLD (dependente do nível de oxigenação sanguínea) nas áreas frontais anteriores esquerdas da linguagem: giro frontal inferior e córtex pré-frontal ventrolateral. A resposta BOLD no giro frontal inferior e no córtex pré-frontal dorsolateral é fortemente lateralizada à esquerda em comparação às alterações de sinal representado na imagem sagital do hemisfério direito. Observe a resposta BOLD no giro angular esquerdo posterior à massa, a resposta BOLD nas áreas de linguagem posterior também é fortemente lateralizada para a esquerda. (C) A ressonância magnética funcional pré-operatória da linguagem (tarefa de geração de palavras). O cursor mostra um grande grupo adjacente à borda anterolateral da massa nos giros temporais médios esquerdos. Dois grupos muito pequenos de resposta BOLD são evidentes no interior da massa. Estas são provavelmente artifatuais (falso-positivos), pois o mapeamento de estimulação elétrica intraoperatória nestes sítios não causou a parada da fala.

potenciais de campo locais nos dendritos dos neurônios pós-sinápticos. Isto significa que a resposta dependente do nível de oxigenação sanguínea é um sinal de *input* para uma região cortical, e o processamento de informações subsequentes, em vez do aumento na ativação de neurônios de tarefa específica (saída). É menos clara a relação das alterações de sinal de ressonância magnética funcional para as saídas de potencial de ação dos neurônios sobre que incidem as sinapses ativadas.

A correspondência da extensão espacial das alterações do sinal para a extensão espacial da ativação neuronal não tem sido verificada com consistência, e pode muito bem ser de forma regional ou tarefa dependente. Além disso, não foi verificada como a amplitude das variações de fluxo sanguíneo reflete a atividade neural diferente: a maior amplitude representa uma região maior da atividade neural ou de maior intensidade de entrada sináptica? Como as técnicas de análise lidarão com avaliação da correlação do fluxo sanguíneo cerebral com a ativação de neurônios em indivíduos, com graus variáveis de patologia cerebrovascular, variabilidade na dinâmica das veias cerebrais e/ou condições médicas crônicas (p. ex., hipertensão, diabetes, hiperlipidemia)[78] e medicações que afetam o cérebro e sua vasculatura (p. ex., ácido acetilsalicílico, drogas anti-inflamatórias não esteroides, cafeína)?

Um problema adicional é que as técnicas estatísticas usadas habitualmente para analisar os dados assumem que a relação entre as variações no fluxo sanguíneo e alterações na atividade neural subjacente são aproximadamente equivalentes para todas as regiões do cérebro. A probabilidade de que essa suposição seja válida é ainda indeterminada. Entre os fatores que precisam ser tomados em consideração estão a quantidade de atividade neuronal regional nos dados de referência, a quantidade máxima de alteração na atividade neuronal que uma região pode apresentar, a duração típica de regional resposta neuronal específica, e talvez variações regionais nos mecanismos pelos quais sejam aliadas à atividade neuronal e alterações no fluxo sanguíneo.

Portanto, há necessidade de abordar estas questões, a fim de melhorar os desenhos experimentais e métodos estatísticos utilizados em ressonância magnética funcional para neurocirurgia. A maioria dessas questões precisará ser abordada usando métodos de oxigenação/fluxo sanguíneo e neuroquímico, eletrofisiológico/farmacológico.

Reprodutibilidade

Uma das principais preocupações na utilização de dados da ressonância magnética funcional para orientar as decisões cirúrgicas apoia-se na reprodutibilidade dos achados, sobretudo por meio das plataformas múltiplas de ressonância magnética. Vlieger et al.[79] utilizaram 12 voluntários saudáveis em dois tomógrafos de ressonância magnética 1,5 T de diferentes fabricantes para testar o tamanho das áreas ativadas em uma tarefa visual. Houve três questões observadas: primeiro, as duas unidades de ressonância magnética produziram alterações de intensidade de sinal entre as condições da linha de referência e ativadas; segundo, um efeito de volume parcial pode ocorrer entre as sessões e/ou máquinas, e, terceiro, *t*-testes podem não ser ideais em termos de reprodutibilidade. Depreendeu-se que os valores de reprodutibilidade da mesma sessão eram independentes do sistema de ressonância magnética, e que a escolha do sistema não afetou a reprodutibilidade de intersecção sobre o número de *voxel* ativados, mas afetou a localização aparente dos *voxels*. A reprodutibilidade da ressonância magnética funcional visual pode depender do tipo de sistema utilizado para obter os resultados, e assim, possivelmente, convém que seja considerado o lugar e o tipo de aparelho de ressonância magnética, caso seja diferente do normalmente utilizado para o planejamento cirúrgico.

Alterações no cérebro com a idade, lesões ou medicação

Outras questões a serem consideradas na interpretação dos achados de ressonância magnética funcional em outros estudos clínicos e pré-cirúrgicos são alterações relacionadas com a idade, bem como os eventuais efeitos que um determinado tumor ou medicamentos também podem ter sobre o cérebro e/ou sua resposta vasomotora do fornecimento vascular. Embora detalhes não tenham sido registrados para várias dessas questões sobre ressonância magnética funcional, fica claro que estes são princípios gerais que devem ser considerados na interpretação de qualquer estudo do fluxo sanguíneo que envolve as regiões do cérebro. Fujiwara et al.[80] compararam a espectroscopia de infravermelho e medidas de ressonância magnética funcional BOLD do fluxo sanguíneo cerebral e da função em 12 pacientes com tumores. A espectroscopia mostrou evidências claras de localização normal dos córtices sensório-motores no lado não lesionado, que se correlacionou com os resultados de ressonância magnética funcional. No entanto, no lado da lesão, a espectroscopia de *near-infrared* identificou os córtices sensório-motores que não foram identificados usando ressonância magnética funcional ou grandemente reduzida no tamanho/grau de alteração de sinal em sete dos pacientes. O mapeamento cerebral intraoperatório com o mapeamento de estimulação elétrica cortical direto validou o mapeamento espectroscópico, sugerindo que a ressonância magnética funcional resultara em localizações falsos-negativas nesses pacientes com tumor. Uma provável razão para esta imprecisão da ressonância magnética funcional é a regulação do fluxo sanguíneo cerebral atípica associada ao tumor e à vascularização peritumoral. Assim, apesar dos resultados promissores referidos anteriormente a respeito da utilidade da ressonância magnética funcional no aspecto cirúrgico do tumor, fica claro que a técnica deve ser aplicada e os resultados interpretados com cautela, levando em consideração o que se conhece há muitos anos sobre os efeitos de tumores nos tecidos e vasos sanguíneos nas suas imediações.

Conclusões e perspectivas futuras

Como a avaliação pré-cirúrgica de pacientes com ressonância magnética funcional se torna ainda mais difundida, uma maior compreensão de seus atributos técnicos e implicações fisiológicas estão evoluindo com rapidez. Parece claro que o uso ideal da ressonância magnética funcional no contexto clínico, bem como na investigação, exigirá uma melhor compreensão das relações entre a atividade neuronal e as respostas hemodinâmicas associadas, bem como as influências do processo fisiopatológico específico sobre estas relações em diferentes regiões anatômicas. Normalmente, as avaliações pré-operatórias ideais envolvem técnicas de ativação (que demonstram tanto as áreas essenciais quanto também aquelas talvez mais perifericamente envolvidas na execução de uma tarefa) e as técnicas de subtração (que criam lesões temporárias que revelam regiões do cérebro essenciais para a execução de uma tarefa). As técnicas de subtração de lesão (p. ex., a estimulação cortical, teste de Wada) geralmente são invasivas, ao passo que os métodos de ativação (p. ex., ressonância magnética, potenciais somatossensoriais evocados etc.) não são invasivos. Deve-se prestar bastante atenção para equilibrar as duas abordagens com base na situação clínica.[73] Uma combinação de técnicas, como a ressonância magnética funcional, magnetoencefalografia e estimulação cortical, como descrito por McDonald et al.[81] com adições ou subtrações como indicadas, pode proporcionar o mapeamento da função cerebral abrangente, mesmo para as lesões problemáticas das zonas vizinhas da função crítica do cérebro. Parmar et al.[82] combinaram ressonância magnética funcional, imagem por tensores de difusão e tractografia com ressonância magnética para auxiliar no planejamento de ressecção cirúrgica de tumores vizinhos à área motora com bons resultados. Novamente, prevemos que várias combinações de técnicas de investigação serão exploradas ao longo dos próximos anos para determinar os pareamentos ideais de estudos para melhorar os resultados e reduzir a morbidade para uma variedade de tipos de lesão (lesão vascular e tumor; tipos de tumores; graus de malignidade etc.) em locais múltiplos do cérebro.

As alterações na forma como as próprias imagens são adquiridas também provavelmente terão um impacto sobre a aplicabilidade da ressonância magnética funcional para o mapeamento do cérebro. Um exemplo recente de Yoo et al.[83] sugere que a melhor resolução espacial para o mapeamento de cada paciente pode ser de 2 × 2 × 2 mm, uma resolução que normalmente é mais fina do que a maioria adquirida no momento, sobretudo após a aplicação dos algoritmos de aproximação que são frequentemente uma parte popular dos pacotes de software de processamento de sinal da ressonância magnética funcional. Schulder et al.[84] mostraram que a ressonância magnética intraoperatória de baixo campo pode ser útil na localização funcional, aumentando a portabilidade da técnica. Outros avanços que poderiam render medidas quantitativas de alteração do fluxo sanguíneo sem o uso de formas perigosas de radiação (p. ex., a espectroscopia próxima ao infravermelho, como discutido anteriormente estão sendo bastante procurados e poderiam prover medidas quantitativas mais precisas da localização funcional.

Além disso, deve-se considerar a especificação de medidas de resultados pós-cirúrgicos, a fim de estabelecer comparações válidas entre os valores preditivos de diferentes técnicas. Neste momento, fica claro que a ressonância magnética funcional oferece método seguro, não invasivo relativamente reprodutível de localização de funções cerebrais que provou, até o momento, correlacionar com um grau substancial com procedimentos temporários, mais estabelecidos, invasivos, semelhantes à lesão. Com os esforços contínuos para fornecer quantificação mais clara para ressonância magnética funcional, em geral, as abordagens compensatórias para os estados anormais do cérebro (p. ex., envelhecimento, medicamentos, lesões etc.), e avanços dos paradigmas comportamentais/cognitivos mais sofisticados, é provável que o mapeamento de ressonância magnética funcional continuará a melhorar na qualidade e expandir em sua aplicação a uma ampla gama de condições neurológicas e psiquiátricas.

Agradecimentos

Aos neurocirurgiões Giovanni Broggi, Francesco Di Meco e Carlo Solero e ao neurofisiologista Roberto Cordella recebem o agradecimento pela realização de neurocirurgia com mapeamento de estimulação elétrica intraoperatória nos pacientes com tumores cerebrais incluídos nas figuras deste capítulo.

Referências

1. Breasted JH. *The Edwin Smith Surgical Papyrus*. Chicago, IL: University of Chicago Press, 1930.
2. Horsey V, Shaeffer AE. *Proc R Soc Lond* 1885; **39**: 404–409.
3. Berger H. Über das Elektrenkephalogramm des Menschen. *Arch Psychiatr Nervenkr* 1929; **87**: 527–570.
4. Foerster O, Altenburger H. Elektrobiologische Vorgänge an der menschlichen Hirnrinde. *Dtsch Zschr Nervenheilk* 1934; **135**: 277–288.
5. Penfield W, Jasper HH. *Epilepsy and the Functional Anatomy of the Human Brain*. Boston, MA: Little, Brown, 1954.
6. Penfield W, Rasmussen T. *The Cerebral Cortex of Man: A Clinical Study of Localization of Function*. New York: Macmillan, 1950.
7. Ojemann GA. Individual variability in cortical localization of language. *J Neurosurg* 1979; **50**: 164–169.
8. Calvin WH, Ojemann GA. *Conversations with Neil's Brain: The Neural Nature of Thought and Language*. Reading, MA: Perseus Publishing, 1995.
9. Ojemann GA, Creutzfeldt OD, Lettich E, Haglund MM. Neuronal activity in human lateral temporal cortex related to short-term verbal memory, naming and reading. *Brain* 1988; **111**: 1383–1403.
10. Wada J, Rasmussen T. Intracarotid injection of sodium amytal for the lateralization of cerebral speech dominance. *J Neurosurg* 1960; **17**: 266–282.
11. Milner B. Psychological aspects of focal epilepsy and its neurosurgical management. In *Advances in Biochemical Psychopharmacology: Neurosurgical Management of the Epilepsies*, eds. Purpura DP, Penry JK, Walter RD. New York: Raven Press, 1975.
12. Jeffery PJ, Monsein LH, Szabo Z et al. Mapping the distribution of amobarbital sodium in the intracarotid Wada test by use of Tc-99 m HMPAO with SPECT. *Radiology* 1991; **178**: 847–850.
13. Setoain X, Arroyo S, Lomena F et al. Can the Wada test evaluate mesial temporal function? A SPECT study. *Neurology* 2004; **62**: 2241–2246.
14. Penfield W, Roberts L. *Speech and Brain Mechanisms*. Princeton, NJ: Princeton University Press, 1959.
15. Bello L, Acerbi F, Giussani C et al. Intraoperative language localization in multilingual patients with gliomas. *Neurosurgery* 2006; **59**: 115–125; discussion 125.
16. Duffau H, Lopes M, Arthuis F et al. Contribution of intraoperative electrical stimulations in surgery of low grade gliomas: a comparative study between two series without (1985–96) and with (1996–2003) functional mapping in the same institution. *J Neurol Neurosurg Psychiatry* 2005; **76**: 845–851.
17. Ojemann G, Ojemann J, Lettich E, Berger M. Cortical language localization in left, dominant hemisphere. An electrical stimulation mapping investigation in 117 patients. *J Neurosurg* 1989; **71**: 316–326.
18. Ojemann SG, Berger MS, Lettich E, Ojemann GA. Localization of language function in children: results of electrical stimulation mapping. *J Neurosurg* 2003; **98**: 465–470.
19. Sanai N, Mirzadeh Z, Berger MS. Functional outcome after language mapping for glioma resection. *N Engl J Med* 2008; **358**: 18–27.
20. Penfield W, Boldrey E. Somatic motor and sensory representation in the cerebral cortex of man as studied by electrical stimulation. *Brain* 1937; **60**: 389–443.
21. Thiebaut de Schotten M, Urbanski M, Duffau H et al. Direct evidence for a parietal–frontal pathway subserving spatial awareness in humans. *Science* 2005; **309**: 2226.
22. Ojemann JG, Ojemann GA, Lettich E. Cortical stimulation mapping of language cortex by using a verb generation task: effects of learning and comparison to mapping based on object naming. *J Neurosurg* 2002; **97**: 33–38.

23. Cerliani L, Mandelli ML, Aquino D et al. Preoperative mapping of language with fMRI: frequency maps and comparison of three tasks in healthy subjects. In *Proceeding of the 15th Annual Meeting of the International Society of Magnetic Resonance in Medicine*, Berlin, 2007, p. 206.
24. Turner R. How much cortex can a vein drain? Downstream dilution of activation-related cerebral blood oxygenation changes. *Neuroimage* 2002; **16**: 1062–1067.
25. Bizzi A, Blasi V, Falini A et al. Presurgical functional MR imaging of language and motor functions: validation with intraoperative electrocortical mapping. *Radiology* 2008; **248**: 579–589.
26. FitzGerald DB, Cosgrove GR, Ronner S et al. Location of language in the cortex: a comparison between functional MR imaging and electrocortical stimulation. *AJNR Am J Neuroradiol* 1997; **18**: 1529–1539.
27. Roux FE, Boulanouar K, Lotterie JA et al. Language functional magnetic resonance imaging in preoperative assessment of language areas: correlation with direct cortical stimulation. *Neurosurgery* 2003; **52**: 1335–1345; discussion 1345–1347.
28. Grummich P, Nimsky C, Pauli E, Buchfelder M, Ganslandt O. Combining fMRI and MEG increases the reliability of presurgical language localization: a clinical study on the difference between and congruence of both modalities. *Neuroimage* 2006; **32**: 1793–1803.
29. Binder JR, Rao SM, Hammeke TA et al. Lateralized human brain language systems demonstrated by task subtraction functional magnetic resonance imaging. *Arch Neurol* 1995; **52**: 593–601.
30. Binder JR, Swanson SJ, Hammeke TA et al. Determination of language dominance using functional MRI: a comparison with the Wada test. *Neurology* 1996; **46**: 978–984.
31. Springer JA, Binder JR, Hammeke TA et al. Language dominance in neurologically normal and epilepsy subjects: a functional MRI study. *Brain* 1999; **122**: 2033–2046.
32. Sabsevitz DS, Swanson SJ, Hammeke TA et al. Use of preoperative functional neuroimaging to predict language deficits from epilepsy surgery. *Neurology* 2003; **60**: 1788–1792.
33. Benbadis SR, Binder JR, Swanson SJ et al. Is speech arrest during Wada testing a valid method for determining hemispheric representation of language? *Brain Lang* 1998; **65**: 441–446.
34. Benson RR, FitzGerald DB, LeSueur LL et al. Language dominance determined by whole brain functional MRI in patients with brain lesions. *Neurology* 1999; **52**: 798–809.
35. Yetkin FZ, Swanson S, Fischer M et al. Functional MR of frontal lobe activation: comparison with Wada language results. *AJNR Am J Neuroradiol* 1998; **19**: 1095–1098.
36. Baxendale S. The role of Functional MRI in the presurgical investigation of temporal lobe epilepsy patients: a clinical perspective and review. *J Clin Exp Neuropsychol* 2002; **24**: 664–676.
37. Brewer JB, Zhao Z, Desmond JE, Glover GH, Gabrieli JD. Making memories: brain activity that predicts how well visual experience will be remembered. *Science* 1998; **281**: 1185–1187.
38. Rosazza C, Minati L, Ghielmetti F et al. Engagement of the medial temporal lobe in verbal and non-verbal memory: assessment with fMRI in normal subjects. *AJNR Am J Neuroradiol* 2009; **30**: 1134–1141.
39. Al-Shahi R, Fang JS, Lewis SC, Warlow CP. Prevalence of adults with brain arteriovenous malformations: a community based study in Scotland using capturerecapture analysis. *J Neurol Neurosurg Psychiatry* 2002; **73**: 547–551.
40. Leblanc R, Meyer E. Functional PET scanning in the assessment of cerebral arteriovenous malformations. Case report. *J Neurosurg* 1990; **73**: 615–619.
41. Baumann SB, Noll DC, Kondziolka DS et al. Comparison of functional magnetic resonance imaging with positron emission tomography and magnetoencephalography to identify the motor cortex in a patient with an arteriovenous malformation. *J Image Guid Surg* 1995; **1**: 191–197.
42. Maldjian J, Atlas SW, Howard RS, II et al. Functional magnetic resonance imaging of regional brain activity in patients with intracerebral arteriovenous malformations before surgical or endovascular therapy. *J Neurosurg* 1996; **84**: 477–483.
43. Lazar RM, Marshall RS, Pile-Spellman J et al. Interhemispheric transfer of language in patients with left frontal cerebral arteriovenous malformation. *Neuropsychologia* 2000; **38**: 1325–1332.
44. Vikingstad EM, Cao Y, Thomas AJ et al. Language hemispheric dominance in patients with congenital lesions of eloquent brain. *Neurosurgery* 2000; **47**: 562–570.
45. Baciu MV, Watson JM, McDermott KB et al. Functional MRI reveals an interhemispheric dissociation of frontal and temporal language regions in a patient with focal epilepsy. *Epilepsy Behav* 2003; **4**: 776–780.
46. Seghier M, Lazeyras F, Momjian S et al. Language representation in a patient with a dominant right hemisphere: fMRI evidence for an intrahemispheric reorganisation. *Neuroreport* 2001; **12**: 2785–2790.
47. Alkadhi H, Kollias SS, Crelier GR et al. Plasticity of the human motor cortex in patients with arteriovenous malformations: a functional MR imaging study. *AJNR Am J Neuroradiol* 2000; **21**: 1423–1433.
48. Stapleton SR, Kiriakopoulos E, Mikulis D et al. Combined utility of functional MRI, cortical mapping, and frameless stereotaxy in the resection of lesions in eloquent areas of brain in children. *Pediatr Neurosurg* 1997; **26**: 68–82.
49. Ozdoba C, Nirkko AC, Remonda L, Lovblad KO, Schroth G. Whole-brain functional magnetic resonance imaging of cerebral arteriovenous malformations involving the motor pathways. *Neuroradiology* 2002; **44**: 1–10.
50. Moo LR, Murphy KJ, Gailloud P, Tesoro M, Hart J. Tailored cognitive testing with provocative amobarbital injection preceding AVM embolization. *AJNR Am J Neuroradiol* 2002; **23**: 416–421.
51. Shaw EG, Berkey B, Coons SW et al. Recurrence following neurosurgeondetermined gross-total resection of adult supratentorial low-grade glioma: results of a prospective clinical trial. *J Neurosurg* 2008; **109**: 835–841.
52. Chang EF, Smith JS, Chang SM et al. Preoperative prognostic classification system for hemispheric low-grade gliomas in adults. *J Neurosurg* 2008; **109**: 817–824.
53. Catani M. Diffusion tensor magnetic resonance imaging tractography in cognitive disorders. *Curr Opin Neurol* 2006; **19**: 599–606.

54. Ojemann JG, Miller JW, Silbergeld DL. Preserved function in brain invaded by tumor. *Neurosurgery* 1996; **39**: 253–258; discussion 258–259.
55. Jack CR, Jr., Thompson RM, Butts RK et al. Sensory motor cortex: correlation of presurgical mapping with functional MR imaging and invasive cortical mapping. *Radiology* 1994; **190**: 85–92.
56. Pujol J, Conesa G, Deus J et al. Presurgical identification of primary sensorimotor cortex by functional magnetic resonance imaging. *J Neurosurg* 1996; **84**: 7–13.
57. Yetkin FZ, Mueller WM, Morris GL et al. Functional MR activation correlated with intraoperative cortical mapping. *AJNR Am J Neuroradiol* 1997; **18**: 1311–1315.
58. Roux FE, Boulanouar K, Ibarrola D et al. Functional MRI and intraoperative brain mapping to evaluate brain plasticity in patients with brain tumours and hemiparesis. *J Neurol Neurosurg Psychiatry* 2000; **69**: 453–463.
59. Fandino J, Kollias SS, Wieser HG, Valavanis A, Yonekawa Y. Intraoperative validation of functional magnetic resonance imaging and cortical reorganization patterns in patients with brain tumors involving the primary motor cortex. *J Neurosurg* 1999; **91**: 238–250.
60. Lehericy S, Duffau H, Cornu P et al. Correspondence between functional magnetic resonance imaging somatotopy and individual brain anatomy of the central region: comparison with intraoperative stimulation in patients with brain tumors. *J Neurosurg* 2000; **92**: 589–598.
61. Sabbah P, Chassoux F, Leveque C et al. Functional MR imaging in assessment of language dominance in epileptic patients. *Neuroimage* 2003; **18**: 460–467.
62. Stippich C, Rapps N, Dreyhaupt J et al. Localizing and lateralizing language in patients with brain tumors: feasibility of routine preoperative functional MR imaging in 81 consecutive patients. *Radiology* 2007; **243**: 828–836.
63. Carpentier A, Pugh KR, Westerveld M et al. Functional MRI of language processing: dependence on input modality and temporal lobe epilepsy. *Epilepsia* 2001; **42**: 1241–1254.
64. Lurito JT, Lowe MJ, Sartorius C, Mathews VP. Comparison of fMRI and intraoperative direct cortical stimulation in localization of receptive language areas. *J Comput Assist Tomogr* 2000; **24**: 99–105.
65. Pouratian N, Bookheimer SY, Rex DE, Martin NA, Toga AW. Utility of preoperative functional magnetic resonance imaging for identifying language cortices in patients with vascular malformations. *Neurosurg Focus* 2002; **13**: e4.
66. Ruge MI, Victor J, Hosain S et al. Concordance between functional magnetic resonance imaging and intraoperative language mapping. *Stereotact Funct Neurosurg* 1999; **72**: 95–102.
67. Rutten GJ, Ramsey NF, van Rijen PC, Noordmans HJ, van Veelen CW. Development of a functional magnetic resonance imaging protocol for intraoperative localization of critical temporoparietal language areas. *Ann Neurol* 2002; **51**: 350–360.
68. Tomczak RJ, Wunderlich AP, Wang Y et al. fMRI for preoperative neurosurgical mapping of motor cortex and language in a clinical setting. *J Comput Assist Tomogr* 2000; **24**: 927–934.
69. Lee CC, Ward HA, Sharbrough FW et al. Assessment of functional MR imaging in neurosurgical planning. *AJNR Am J Neuroradiol* 1999; **20**: 1511–1519.
70. Haberg A, Kvistad KA, Unsgard G, Haraldseth O. Preoperative blood oxygen level-dependent functional magnetic resonance imaging in patients with primary brain tumors: clinical application and outcome. *Neurosurgery* 2004; **54**: 902–914; discussion 914–915.
71. Hirsch J, Ruge MI, Kim KH et al. An integrated functional magnetic resonance imaging procedure for preoperative mapping of cortical areas associated with tactile, motor, language, and visual functions. *Neurosurgery* 2000; **47**: 711–721; discussion 721–722.
72. Holodny AI, Schulder M, Liu WC et al. The effect of brain tumors on BOLD functional MR imaging activation in the adjacent motor cortex: implications for image-guided neurosurgery. *AJNR Am J Neuroradiol* 2000; **21**: 1415–1422.
73. Krings T, Reinges MH, Erberich S et al. Functional MRI for presurgical planning: problems, artefacts, and solution strategies. *J Neurol Neurosurg Psychiatry* 2001; **70**: 749–760.
74. Signorelli F, Guyotat J, Schneider F, Isnard J, Bret P. Technical refinements for validating functional MRIbased neuronavigation data by electrical stimulation during cortical language mapping. *Minim Invasive Neurosurg* 2003; **46**: 265–268.
75. Wilkinson ID, Romanowski CA, Jellinek DA, Morris J, Griffiths PD. Motor functional MRI for pre-operative and intraoperative neurosurgical guidance. *Br J Radiol* 2003; **76**: 98–103.
76. Logothetis NK. The underpinnings of the BOLD functional magnetic resonance imaging signal. *J Neurosci* 2003; **23**: 3963–3971.
77. Logothetis NK, Wandell BA. Interpreting the BOLD signal. *Annu Rev Physiol* 2004; **66**: 735–769.
78. D'Esposito M, Deouell LY, Gazzaley A. Alterations in the BOLD fMRI signal with ageing and disease: a challenge for neuroimaging. *Nat Rev Neurosci* 2003; **4**: 863–872.
79. Vlieger EJ, Lavini C, Majoie CB, den Heeten GJ. Reproducibility of functional MR imaging results using two different MR systems. *AJNR Am J Neuroradiol* 2003; **24**: 652–657.
80. Fujiwara N, Sakatani K, Katayama Y et al. Evokedcerebral blood oxygenation changes in false-negative activations in BOLD contrast functional MRI of patients with brain tumors. *Neuroimage* 2004; **21**: 1464–1471.
81. McDonald JD, Chong BW, Lewine JD et al. Integration of preoperative and intraoperative functional brain mapping in a frameless stereotactic environment for lesions near eloquent cortex. [Technical note.] *J Neurosurg* 1999; **90**: 591–598.
82. Parmar H, Sitoh YY, Yeo TT. Combined magnetic resonance tractography and functional magnetic resonance imaging in evaluation of brain tumors involving the motor system. *J Comput Assist Tomogr* 2004; **28**: 551–556.
83. Yoo SS, Talos IF, Golby AJ, Black PM, Panych LP. Evaluating requirements for spatial resolution of fMRI for neurosurgical planning. *Hum Brain Mapp* 2004; **21**: 34–43.
84. Schulder M, Azmi H, Biswal B. Functional magnetic resonance imaging in a lowfield intraoperative scanner. *Stereotact Funct Neurosurg* 2003; **80**: 125–131.

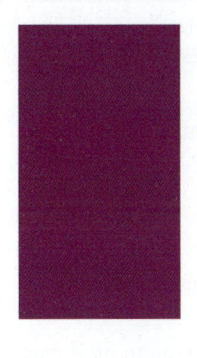

Estudo de caso 26.1
A importância da ressonância magnética funcional e imagens por tensores de difusão para o mapeamento de substância branca/cortical motor eloquente 1

J. Pillai
Departamento de Radiologia, Johns Hopkins University, Baltimore, EUA

Histórico
Uma mulher de 39 anos apresentou-se, com crises epilépticas, enxaqueca e fraqueza com piora progressiva da extremidade direita.

Técnica
Imagens com ressonância magnética funcional dependente do nível de oxigenação sanguínea foram realizadas em sistema de ressonância magnética 3 T utilizando imagem *single-shot* EPI e os paradigmas do tamborilar dos dedos alternantes da mão (AFT) e de flexão-extensão motor do pé (FM), bem como a imagem por tensores de difusão com codificação de difusão para 20 direções.

Achados de imagem
A linha A demonstra o mapa de ativação do tamborilar dos dedos alternantes sobreposta em imagens tridimensionais de pós-contraste gradiente-eco de aquisição rápida de magnetização preparada (MPRAGE). Em todas as linhas, a seta azul se refere ao realce anelar do tumor (glioblastoma multiforme, grau IV conforme a WHO) no

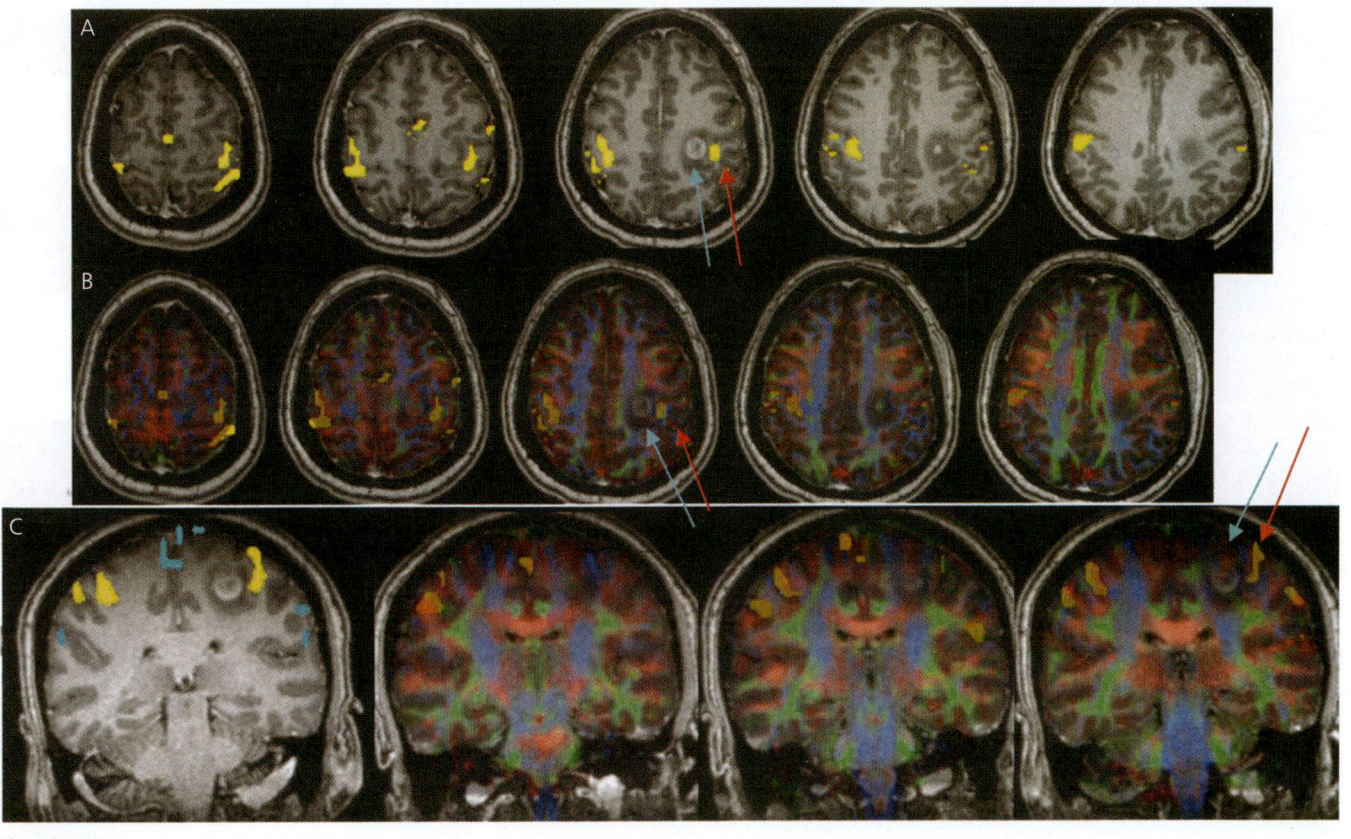

Fig. 26.C1.1

giro pré-central esquerdo, enquanto a seta vermelha se refere à ativação do córtex motor do tamborilar dos dedos alternantes. A linha B mostra a sobreposição axial das imagens por tensores de difusão, ao passo que a linha C demonstra ativação FM em azul e ativação do tamborilar dos dedos alternantes em amarelo. Observe a proximidade do trato corticoespinal para a massa.

Discussão

Levando em consideração a ativação vista posterolateral da massa tumoral, foi utilizada uma abordagem cirúrgica paramediana esquerda do vértice superior, a fim de alcançar a lesão. O mapeamento de estimulação intraoperatória cortical e subcortical foi utilizado para evitar lesão no trato corticoespinal, à luz do conhecimento *a priori* que o cirurgião adquiriu a partir do mapeamento pré-operatório de imagens por tensores de difusão quanto à proximidade da massa ao trato corticoespinal. A ressonância magnética funcional pré-operatória e as imagens por tensores de difusão foram muito úteis para a avaliação de risco pré-operatório. Esta informação foi transmitida ao paciente durante a conversa pré-operatória do neurocirurgião sobre os riscos e benefícios da ressecção cirúrgica da lesão. Assim, o paciente foi capaz de tomar uma decisão informada para dar prosseguimento com a cirurgia. A ressecção completa da massa foi realizada sem nenhum déficit motor pós-operatório.

Pontos principais

- A ressonância magnética funcional pode ser muito útil para localização do córtex motor primário cortical.
- As imagens por tensores de difusão podem ser muito úteis para localizar o trato corticoespinal.
- A combinação de ressonância magnética funcional e imagens por tensores de difusão podem influenciar a trajetória cirúrgica tomada em direção a um tumor cerebral.

Referências

1. Ulmer JL, Salvan CV, Mueller WM *et al*. The role of diffusion tensor imaging in establishing the proximity of tumor borders to functional brain systems: implications for preoperative risk assessments and postoperative outcomes. *Technol Cancer Res Treat* 2004; **3**: 567–576.
2. Vileger EJ, Majoie CB, Leenstra S, den Heeten GJ. Functional magnetic resonance imaging for neurosurgical planning in neurooncology. *Eur Radiol* 2004; **14**: 1143–1153.

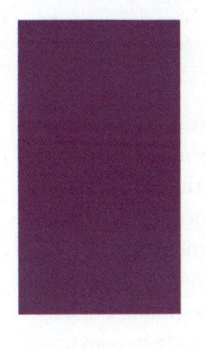

Estudo de caso 26.2
A importância da ressonância magnética funcional e imagens por tensores de difusão para o mapeamento de substância branca/cortical motor eloquente 2

J. Pillai
Departamento de Radiologia, Johns Hopkins University, Baltimore, EUA

Histórico

Uma mulher de 32 anos de idade com dores de cabeça progressivas, náuseas, vômitos, inclinação da face direita, gagueira crescente na fala e dificuldade de encontrar palavras, bem como a piora progressiva da função da mão direita e habilidades de repetição precárias (afasia condutiva) apresentou crises epilépticas generalizadas.

Técnica

Imagens com ressonância magnética funcional dependente do nível de oxigenação sanguínea foram realizadas em um sistema de ressonância magnética 3 T utilizando uma imagem ecoplanar de *single-shot* e cinco diferentes paradigmas de ativação de linguagem (rima [R], escuta passiva [PL], geração silenciosa de palavra [SWG],

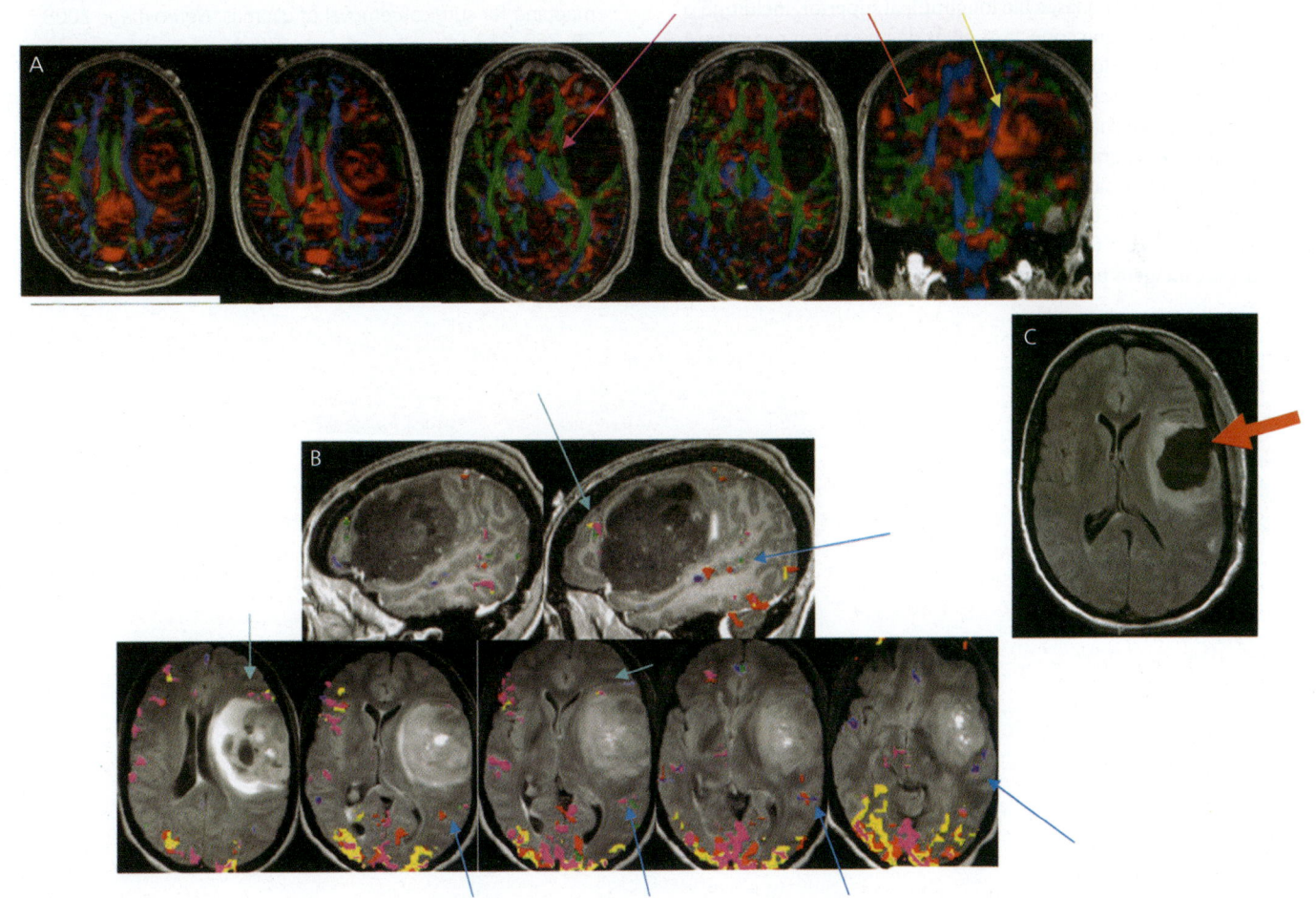

Fig. 26.C2.1

objeto de nomeação [ON], compreensão de leitura de frases [RC]), bem como a imagem por tensor de difusão, com 20 indicações de codificação de difusão.

Achados de imagem

Nos mapas axiais de imagens por tensores de difusão (A), a seta rosa mostra a convergência do fascículo inferior fronto-occipital, fascículo uncinado, cápsula externa (verde); a seta vermelha mostra o fascículo longitudinal superior direito intacto (verde, ausente à esquerda); a seta amarela mostra o trato corticoespinal deslocado medialmente (azul). Ativação de linguagem expressiva (setas azuis claras) e receptiva (setas azuis escuras) (B). A imagem pós-operatória de FLAIR (C). A codificação de cores: R, verde, PL, roxo; SWG, magenta; ON, amarelo; RC, vermelho.

Discussão

Em função da ativação de linguagem expressiva (deslocadas superiormente da área de Broca e córtex pré-frontal dorsolateral) visto anterior à massa tumoral, e a ativação de linguagem receptiva (incluindo a área de Wernicke, no giro temporal posterior), uma abordagem cirúrgica lateral foi utilizada para o alcance da lesão. A falta de visualização do fascículo longitudinal superior esquerdo sugeriu infiltração do tumor no fascículo longitudinal superior, incluindo o fascículo arqueado, que conecta as áreas de linguagem receptiva e expressiva. Foi tomado cuidado para evitar danos ao trato espinocerebelar adjacente, fascículo inferior fronto-occipital, fascículo uncinado e cápsula externa, que foram localizados apenas ao longo da margem medial da grande massa, assim o neurocirurgião realizou apenas uma cuidadosa citorredução em vez de uma ressecção total do tumor, conforme demonstrada na imagem pós-operatória do FLAIR mostrado em (C). A ressonância magnética funcional pré-operatória e imagens por tensores de difusão foram muito úteis para a avaliação de risco pré-operatório e tanto o neurocirurgião quanto o paciente começaram a tomar uma decisão informada sobre a ressecção cirúrgica. Após a citorredução cirúrgica do tumor, não foi observado nenhum novo déficit da linguagem no pós-operatório. Uma afasia de condução permaneceu do envolvimento do fascículo longitudinal superior e, em particular, o componente do fascículo arqueado do fascículo longitudinal superior pela grande massa. O exame histopatológico revelou astrocitoma gemistocítico com transformação anaplásica focal (grau III).

Pontos principais

- A ressonância magnética funcional pode ser muito útil para a localização do córtex eloquente da linguagem.
- As imagens por tensores de difusão podem ser muito úteis para localizar a substância branca eloquente, como o fascículo longitudinal superior, que auxilia nas funções importantes da linguagem.
- A combinação de ressonância magnética funcional e as imagens por tensores de difusão podem influenciar a abordagem cirúrgica tomada durante a ressecção do tumor cerebral.

Referências

1. Bello L, Gambini A, Castellano A et al. Motor and language DTI fibre tracking combined with intraoperative subcortical mapping for surgical removal of gliomas. *Neuroimage* 2008; **39**: 369–382.
2. Ulmer JL, Salvan CV, Mueller WM et al. The role of diffusion tensor imaging in establishing the proximity of tumor borders to functional brain systems: implications for preoperative risk assessments and postoperative outcomes. *Technol Cancer Res Treat* 2004; **3**: 567–576.
3. Vlieger EJ, Majoie CB, Leenstra S, den Heeten GJ. Functional magnetic resonance imaging for neurosurgical planning in neurooncology. *Eur Radiol* 2004; **14**: 1143–1153.

Estudo de caso 26.3
Imagem multimodal para diagnóstico e planejamento cirúrgico na transformação de astrocitoma

A. D. Waldman ▪ A. Mehta ▪ K. O'Neill
Imperial College, Londres, Reino Unido

Histórico
Um homem de 21 anos apresentou-se com crises epilépticas focais, ele estava bem anteriormente e foi um atleta profissional.

Técnica
A ressonância magnética convencional, ressonância magnética com contraste de suscetibilidade dinâmica, em duas dimensões (TE = 35 ms) e imagens de ressonância magnética por espectroscopia de técnica PRESS *(Point-Resolved Spectroscopy)*, tridimensionais (TE = 144 ms), dependentes do nível de oxigenação sanguínea (paradigmas motor e de linguagem), imagens por tensores de difusão (64 indicações adquiridas).

Achados de imagem
A ressonância magnética estrutural mostrou uma massa frontal posterior direita bilobada sem aumento. A ressonância magnética por

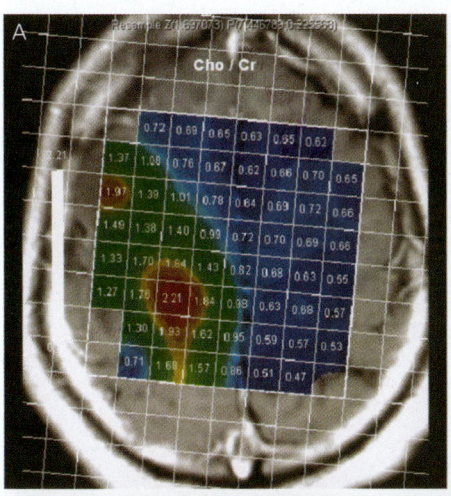

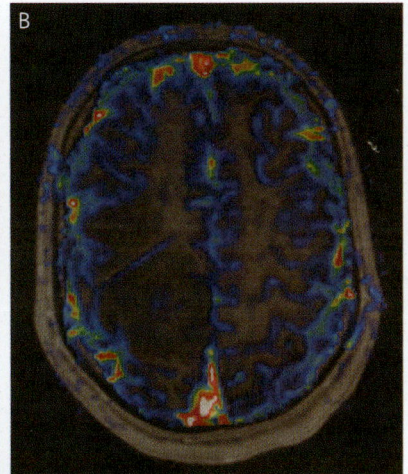

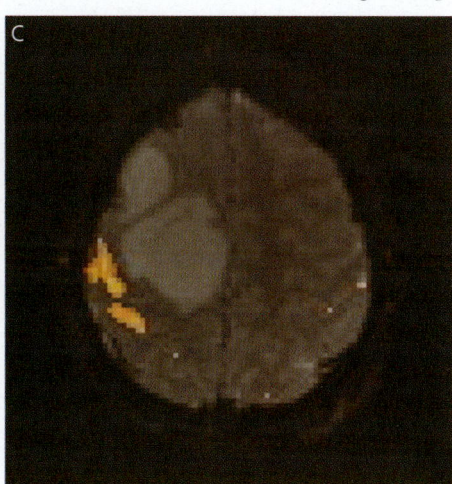

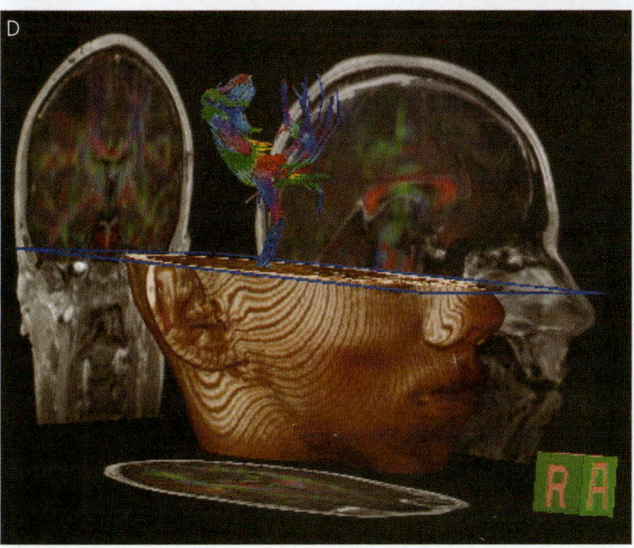

Fig. 26.C3.1

espectroscopia seguinte mostrou nível elevado de colina/creatina (A) e proeminente mio-inositol (não mostrado), e a ressonância magnética com contraste de suscetibilidade dinâmica revelou um foco de volume sanguíneo cerebral relativo elevado em uma lesão (B). A ressonância magnética funcional (a tarefa de tamborilar dos dedos) mostrou a ativação do córtex motor deslocada posteriormente (C), e tractografia de imagens por tensores de difusão usando um algoritmo determinista (D) demonstrou deslocamento de tratos piramidais e projeções entre os córtices motores primários e suplementares.

Discussão

A biopsia estereotática inicial com base na ressonância magnética estrutural estava de acordo com o astrocitoma de grau II. A ressonância magnética multimodal subsequente mostrou razões de colina na fronteira para uma lesão de grau intermediário e volume sanguíneo cerebral relativo elevado de forma focal, que sugere elementos mais agressivos. Isso motivou uma nova biopsia, orientada para a região de volume sanguíneo cerebral relativo alto utilizando mapas fisiológicos fundidos em conjuntos de dados volumétricos para neuronavegação, que revelou o astrocitoma anaplásico de grau III e um diagnóstico de glioma transformado. O córtex eloquente adjacente mostrado na ressonância magnética funcional e tratos de substância branca subcortical a partir da tractografia de imagens por tensores de difusão foram utilizados no planejamento cirúrgico para ressecção do tumor subtotal. No pós-operatório, o paciente teve déficit clínico mínimo, e até agora não teve nenhuma evidência da doença progressiva (8 meses após a cirurgia).

Pontos principais

- As imagens psicológicas melhoram a estratificação em gliomas heterogêneos e não de aumento.
- As imagens de ressonância magnética por espectroscopia e perfusão podem aumentar a amostragem de tecido de biopsias.
- A ressonância magnética funcional e a tractografia podem auxiliar o planejamento cirúrgico para a ressecção.

Seção 4 — Inflamação, infecção e desmielinização

Capítulo 27
Imagens estruturais na inflamação, infecção e desmielinização – visão geral

Robert D. Zimmerman

Introdução

Este capítulo apresenta uma visão geral das imagens estruturais de doenças infecciosas, inflamatórias e desmielinizantes. Descreverá os achados de imagem de rotina e os papéis atuais e potenciais de uma variedade de técnicas. Os capítulos seguintes fornecerão dados mais detalhados de técnicas específicas que se aplicam a uma diversidade de processos patológicos.

A ressonância magnética tem um efeito profundo sobre a detecção, o tratamento e a evolução das doenças desmielinizantes, infecciosas e inflamatórias do sistema nervoso central. Embora esta afirmação pareça aplicar-se de maneira uniforme em praticamente todas as doenças do sistema nervoso central, há uma diferença. Apesar dos recentes avanços terapêuticos, os resultados para muitos transtornos (p. ex., acidente vascular encefálico, neoplasia e doenças neurodegenerativas) melhoraram apenas modestamente, porque os tratamentos eficazes ainda não estão disponíveis. Nesses distúrbios, as ferramentas de ressonância magnética discutidas neste livro desempenharão um papel importante no desenvolvimento e no acompanhamento de novas terapias. Nas doenças infecciosas e inflamatórias, os tratamentos eficazes estão disponíveis para muitos distúrbios, mas o sucesso depende da instituição precoce do regime terapêutico correto. O uso de ressonância magnética tem trazido grandes melhoras no resultado, permitindo a detecção precoce e precisa de muitos desses distúrbios. A presença de elementos característicos de ressonância magnética normalmente permite um diagnóstico preciso, pelo menos, nas mãos de neurorradiologistas experientes. Nesses distúrbios, as técnicas estruturais, como, por exemplo, imagens ponderadas em difusão,[1] imagem por tensores de difusão,[2] imagens ponderadas em perfusão e espectroscopia por ressonância magnética[3,4], são úteis para adições à ressonância magnética de "rotina", uma vez que pode permitir a detecção precoce (p. ex., as imagens ponderadas em difusão na encefalite por herpes simples tipo 1 [HSV-1][5]) ou caracterização das lesões mais precisas (p. ex., imagens ponderadas em difusão[6] e espectroscopia por MRS em abscessos cerebrais[7,8]). Há uma tendência a supor que estas novas ferramentas serão usadas com mais frequência e que provarão ser as mais úteis para os especialistas, mas este não é o caso. Os especialistas geralmente reconhecem as diferenças críticas, mas sutis entre diferentes lesões, enquanto os avaliadores menos experientes nem sempre podem avaliar essas diferenças.

Os achados com as técnicas estruturais podem, portanto, melhorar a precisão do diagnóstico, fornecendo simplesmente informações claras que sugerem o diagnóstico correto.

As imagens estruturais também podem ser úteis na seleção e no acompanhamento do tratamento. A utilização de ressonância magnética em geral e as técnicas de imagens estruturais, em particular, têm-se tornado cada vez mais importantes no desenvolvimento de novas terapias, fornecendo medidas de resultados quantitativos (p. ex., na esclerose múltipla).

Existem alguns distúrbios que produzem muito pouca anormalidade em estudos de rotina com ressonância magnética, ao menos em seus estágios iniciais. Nesses distúrbios, as ferramentas estruturais descritas nos próximos capítulos podem desempenhar o papel principal na detecção. Os processos patológicos difusos que afetam a maior parte do cérebro podem ser particularmente difíceis de detectar nas suas fases iniciais. Nestes processos, as técnicas de imagens estruturais podem ser usadas para avaliar os valores no "cérebro inteiro" de um parâmetro específico (p. ex., o coeficiente de difusão aparente, um metabólito na espectroscopia por MRS ou a anisotropia fracionada.[9]) As medidas de cérebro inteiro podem servir como marcadores de carga da doença e podem ser utilizadas para avaliar a resposta ao tratamento. As imagens ponderadas em difusão podem revelar-se bastante úteis na avaliação de distúrbios difusos que se estendem ao longo ou têm uma predileção para os tratos de substância branca, por exemplo, esclerose múltipla, vírus da imunodeficiência humana (HIV), encefalite,[9,10] e leucoencefalopatia multifocal progressiva.

Infecções piogênicas

As bactérias (cocos e bacilos Gram-negativos e Gram-positivos) causam estas infecções agudas e fulminantes. A resposta do hospedeiro é mediada por neutrófilos polimorfonucleares, levando à necrose do tecido e liquefação. As infecções podem envolver um ou mais compartimentos intracranianos, produzindo abscessos cerebrais, meningites e/ou empiemas extracerebrais, podendo ser difusas (meningite) ou focais (abscesso). A disseminação hematogênica é a via mais comum de entrada, seguida pela disseminação direta dos seios paranasais ou por uma abertura patológica na dura-máter. Em aproximadamente 1/3 dos casos, não pode ser encontrada uma fonte óbvia extracerebral da infecção. Os pacientes geralmente são imunocompetentes. Os sinais sistêmicos de infecção (p. ex., febre e leucocitose) estão presentes na maioria dos pacientes, e a disfunção do sistema nervoso central focal ou difusa costuma evoluir rapidamente durante alguns dias a 1 semana. A não ser que sejam tratadas com rapidez, estas doenças têm uma alta morbidade e mortalidade. Mesmo após o desenvolvimento dos modernos antibióticos e técnicas de neurocirurgia, a mortalidade era alta (> 50%). A introdução da tomografia computadorizada melhorou os resultados, e a ressonância magnética fornece ainda mais cedo e, potencialmente, um diagnóstico mais exato. A mortalidade é agora < 5%.[11]

As características das imagens que permitem a detecção de processos piogênicos e a diferenciação de outros processos são um reflexo da resposta do hospedeiro. Com as técnicas rotineiras de imagens morfológicas, não é possível diferenciar a característica mais definidora que caracteriza os processos piogênicos – pus – de outras formas de fragmentos necróticos. A introdução de técnicas de imagens estruturais mudou isso. Acontece que pus é único, afinal de contas. Nas imagens ponderadas em difusão, o material purulento é hiperintenso porque restringe o movimento da água (diminui o coeficiente de difusão aparente),[6,12] ao passo que os fragmentos do tumor necrótico geralmente são hipointensos em imagens ponderadas em difusão com o aumento do ADC. Além disso, a ressonância magnética por espectroscopia revela a presença de aminoácidos provenientes da proteólise extracelular e do metabolismo bacteriano (produtos de fermentação), incluindo succinato, acetato, leucina, valina e alanina, que não são vistos em neoplasias necróticas.[7,8]

Abscesso cerebral

Os abscessos são infecções focais que evoluem ao longo de 10 dias até 2 semanas. Começam como regiões do edema com crescimento bacteriano ativo e pequenas áreas de necrose não coalescentes. Os pacientes não costumam apresentar abscessos durante esta fase precoce de cerebrite, e os recursos de imagem são inespecíficos (edema vasogênico com realce mal definido). Após cerca de 5 a 7 dias, há coalescência do material necrótico central rodeado por uma camada de macrófagos reativos, que entram no cérebro por uma barreira hematoencefálica aberta. Periférico a isso, há um edema reativo. Nos próximos dias, os fibroblastos no sangue migram para a zona reativa e depositam-se no colágeno. A presença de colágeno na cápsula em desenvolvimento marca a alteração da cerebrite tardia para abscesso precoce (10-14 dias). Se não for tratado, o abscesso cresce rapidamente durante a próxima semana. A cápsula ficará espessa, e loculações podem desenvolver-se. Durante esta fase, o abscesso tende a crescer longe da superfície do cérebro (onde o fornecimento de sangue e, portanto, a resposta do hospedeiro é maior) e se não for controlado pode romper-se dentro do ventrículo, causando ventriculite.[13]

As características da parede do abscesso geralmente são suficientes para a diferenciação de massas neoplásicas (Fig. 27.1). A cápsula do abscesso é normalmente hipointensa em imagens ponderadas em T_2, pela presença de oxigênio atômico paramagnético gerado pelos macrófagos e realça intensamente. A espessura da cápsula é variável e pode ser loculada, mas não há nenhuma nodularidade ou irregularidade interna, achados que distinguem abscessos de metástases, as lesões que mais se assemelham. Os abscessos e as metástases são lesões focais estrangeiras com bordas externas bem definidas. Os gliomas são lesões infiltrativas intrínsecas com margens mal definidas e uma cavidade central mais irregular, características que permitem a diferenciação fácil do abscesso.[14,15]

A utilização das imagens ponderadas em difusão tornou o diagnóstico de abscesso mais fácil. O material necrótico central é extremamente hiperintenso em imagens ponderadas em (DWI) difusão e hipointensa em mapas de ADC, pela restrição acentuada e movimento de água. A maioria dos tumores necrosados é hipointensa em imagens ponderadas em difusão e hiperintensa em mapas de coeficiente de difusão aparente por causa do aumento da difusão de água.[6,12] Alguns autores questionam a utilidade das imagens DWI, ressaltando que alguns tumores necrosados são hiperintensos em imagens ponderadas em difusão, e alguns abscessos crônicos não são.[16,17] Embora isso possa ser verdade, estas exceções não causam problemas mesmo. Quando avaliados em conjunto com a ressonância magnética de rotina, o diagnóstico de abscesso e diferenciação com metástases é feito com facilidade (Fig. 27.1).

A espectroscopia de ressonância magnética também tem-se mostrado útil na avaliação de abscessos.[7,8,18] Os picos de metabólitos específicos para a infecção, incluindo aminoácidos, que são o resultado da proteólise extracelular e produtos de fermentação das bactérias em si, produzem espectros não observados em neoplasias (Fig. 27.2). Os defensores da espectroscopia por MRS às vezes exageram sobre sua importância ao afirmar que os achados do exame de rotina de imagens em abscessos são inespecíficos. Não realizamos a espectroscopia por MRS como rotina, pois o diagnóstico pode geralmente ser feito com toda a confiança na ressonância magnética com imagens DWI. No entanto, a espectroscopia pela MRS é útil em casos raros em que os achados clínicos ou de imagem levam à incerteza diagnóstica. As bactérias aeróbicas e anaeróbicas produzem padrões espectrais um pouco diferentes e, portanto, a espectroscopia pela MRS poderá mostrar-se mais útil na escolha do antibiótico mais adequado (Capítulo 28).[19]

Meningite

A meningite bacteriana é uma doença aguda, com características clínicas bem-estabelecidas. O diagnóstico é confirmado por punção liquórica (punção lombar), e as imagens não desempenham um papel primordial na detecção ou no tratamento deste distúrbio. Embora a ressonância magnética possa detectar anormalidades em meningite bacteriana e viral simples, são de pouco significado prognóstico.[20-22] As imagens ponderadas em T_1 e T_2 são normais, mas hiperintensidade subaracnóidea difusa mais marcada ao longo das convexidades pode ser observada nas imagens de FLAIR secundária ao encurtamento T_1 e menos comumente nas imagens em difusão através da difusão de água restrita. Pode ser observado realce leptomeningeal.[22]

As complicações da meningite podem ser detectadas com ressonância magnética, incluindo hidrocefalia (raro) e oclusão vascular com trombose do seio venoso dural e espasmo arterial. Estes processos são mais bem avaliados com ressonância magnética e angio-MR/estudo venoso.[21] O comprometimento vascular pode levar a infarto e edema. As imagens ponderadas em difusão são úteis na detecção de infarto arterial hiperagudo (movimento de água restrito) e sua diferenciação do edema vasogênico produzido pela oclusão venosa (aumento de movimento de água). A cintilografia pode ser utilizada para identificar o tecido com risco de infarto em consequência da diminuição do fluxo sanguíneo. Estas técnicas podem, portanto, mostrar-se úteis na identificação de pacientes que se poderiam beneficiar da intervenção e na avaliação dos efeitos do tratamento.

As efusões subdurais pós-meningíticas frequentemente ocorrem em crianças com idade inferior a 18 meses de idade que tenham meningite aguda por *Haemophilus influenza* aguda ou *Streptococcus pneumoneae*. São a consequência da relativa imaturidade dos revestimentos das meninges do cérebro. Grandes coleções desenvolvem-se muitas vezes quando a criança melhora clinicamente. As efusões subdurais são estéreis. Contudo, o conteúdo de proteínas e, portanto, as características de intensidade da ressonância magnética podem ser intermediárias entre o líquido cefalorraquidiano e empiema franco (vide adiante), e aumento das meninges pode ser extenso. As efusões

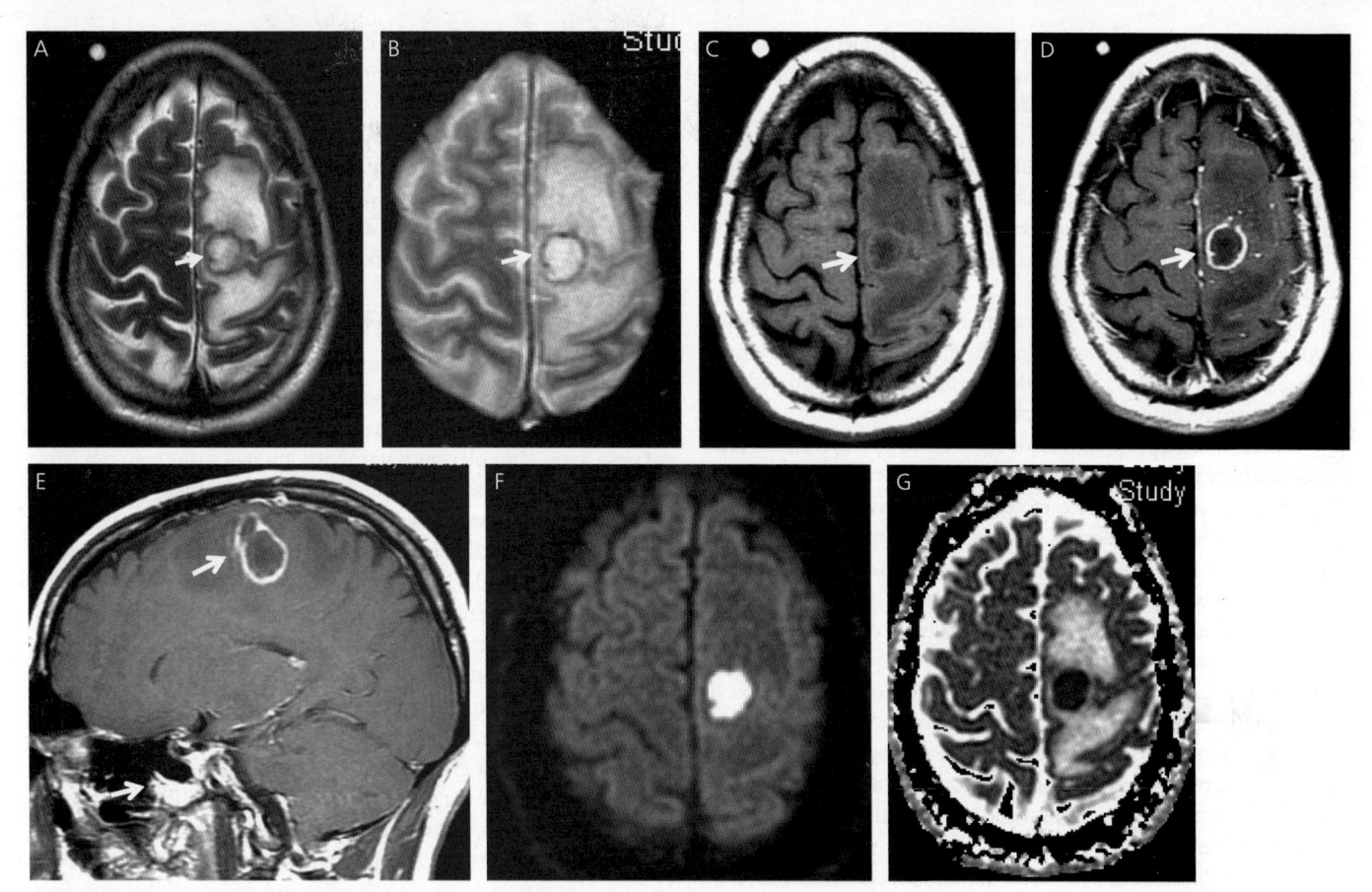

Capítulo 27 ■ Imagens estruturais na inflamação, infecção e desmielinização – visão geral

Fig. 27.1 Abscesso cerebral. (A) A imagem ponderada em T_2 revela uma massa frontal esquerda. Há edema vasogênico hiperintenso periférico em T_2 e necrose central hiperintensa em T_2 é a cápsula do abscesso é hipointensa em T_2 (seta). (B) Varredura com técnica de gradiente-eco revela que a cápsula do abscesso é hipointensa (seta) provavelmente refletindo os efeitos da suscetibilidade da atividade macrofágica. (C, D) As imagens ponderadas em T_1 sem (C) e com contraste (D) demonstram a suave hiperintensidade em T_1 e reforço uniforme da cápsula do abscesso. Observe o abscesso de nodularidade para cápsula (setas). (E) Imagem sagital com contraste revela abscesso de cavidade bilocular (seta), sem espessamento da parede. Observe as bordas finas concêntricas levemente hiperintensas dentro da cavidade do abscesso. (F, G) As imagens de difusão e o mapa de ADC revelam acentuada hiperintensidade homogênea das imagens de difusão e difusão restrita (hipointensidade de coeficiente de difusão aparente) dentro da cavidade do abscesso e isointensidade nas imagens de difusão e aumento da difusão (hiperintensidade do coeficiente de difusão aparente) no edema vasogênico periférico.

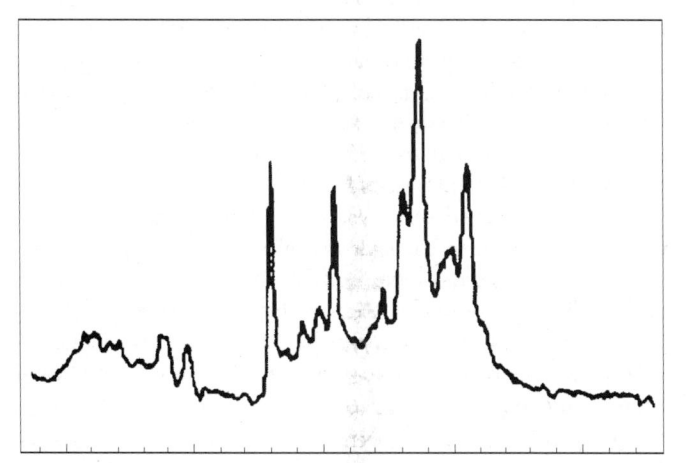

Fig. 27.2 Abscesso cerebral. A espectroscopia pela ressonância magnética de *voxel* único PRESS de tempo de repetição longo revela ausência de picos de metabólitos normais do cérebro. Vários picos são identificados que correspondem a produtos de fermentação do metabolismo de bactérias anaeróbicas. (Cortesia de Lawrence Tannenbaum.)

subdurais são consideradas hipointensas em imagens ponderadas em difusão, auxiliando na diferenciação de empiemas. Os fatores clínicos, como, por exemplo, a gravidade e a progressão da doença, são indicadores mais precisos sobre a necessidade da drenagem cirúrgica do que achados de imagens.[21,23,24]

Empiema subdural e epidural

O papel da imagem estrutural em empiemas é semelhante ao de abscessos cerebrais. Estas coleções purulentas focais extracerebrais são o resultado da propagação direta da infecção dos seios paranasais ou, menos frequentemente, as células das mastoides. A dura-máter é o periósteo da tábua interna do crânio e, portanto, os empiemas epidurais são extensões intracranianas subperiosteais de osteomielites. Quando o pus se acumula no espaço epidural, a dura-máter previne a propagação direta para os espaços mais profundos. As bactérias podem, no entanto, ter acesso ao espaço intradural por tromboflebite retrógrada. As veias corticais passam pelo espaço subdural para entrar nos seios da dura-máter, que também se comunicam com as veias intradiploicas. Quando as bactérias passam pela dura-máter, elas rapidamente produzem uma secreção purulenta fina que se espalha por todo o cérebro ao longo do espaço subdural (empiema subdural). Este processo pode ocorrer com ou sem osteomielite concomitante e, portanto, o empiema subdural pode ser observado em associação ao empiema epidural ou como uma infecção isolada.[14,24,25] A propagação subsequente do espaço subdural para o espaço subaracnóideo adjacente e o cérebro pode causar meningite ou abscesso cerebral a menos que haja uma intervenção cirúrgica rápida. A trombose venosa retrógrada leva à estase venosa cortical, com inchaço cortical marcado e eventual infarto.

Os empiemas ocorrem mais comumente em adolescentes ou adultos jovens. Um episódio de sinusite aguda ou mastoidite (muitas vezes tratado de forma incompleta com antibióticos) precede ao aparecimento de anomalias neurológicas.

Os empiemas epidurais isolados são lesões de crescimento lento que acabam produzindo sinais de massa intracraniana focal. Os sinais sistêmicos de infecção estão muitas vezes ausentes, porque a dura-máter isola com eficácia a infecção. O sucesso do tratamento costuma exigir intervenção cirúrgica e uma série de antibióticos, mas como os empiemas crescem de forma lenta, isso normalmente não é uma emergência. Na ressonância magnética, observa-se uma coleção de fluido lentiforme com as características de mesma intensidade de sinal, como abscessos cerebrais e, como nos abscessos, o pus é hiperintenso em imagens ponderadas em difusão, e a espectroscopia por ressonância magnética revela a presença dos aminoácidos específicos. A dura-máter inflamada deslocada sempre é visível como uma borda grossa com realce e hipointensa em T_2 interposta entre o empiema e o cérebro.

Em contrapartida, os empiemas subdurais produzem uma síndrome aguda, rapidamente progressiva, caracterizada por febre e leucocitose, rápido desenvolvimento de anormalidades neurológicas (p. ex., convulsão e hemiparesia) e depressão do estado mental. Estes empiemas exigem a drenagem cirúrgica de emergência, pois os antibióticos não penetram o espaço subdural. Uma craniotomia extensiva é necessária uma vez que os procedimentos mais limitados (p. ex., buracos de trépano) não permitem a evacuação completa dessas coleções difusas finas. Se tratados de modo incorreto, a doença progredirá inevitavelmente. A estase venosa leva ao infarto cerebral, e a propagação da bactéria para o cérebro produz abscessos cerebrais. As loculações se desenvolvem dentro do empiema subdural, que acabará exigindo a drenagem cirúrgica em separado. Em suma, se não for realizada a intervenção cirúrgica agressiva de emergência, vários procedimentos cirúrgicos serão necessários nas semanas que se seguem, a morbidade e a mortalidade aumentarão.

A exigência de tratamento cirúrgico agressivo torna mandatório o diagnóstico precoce, mas essas lesões apresentam desafios para o diagnóstico. Sempre há evidência de sinusite ou mastoidite com ou sem osteomielite, mas o empiema subdural em si é difícil de detectar. O principal achado consiste na presença de uma pequena coleção subdural de aparência inócua com massa desproporcional no cérebro adjacente.[25] A coleção é tipicamente estreita, mas estende-se pela maior parte da convexidade e/ou dentro da fissura inter-hemisférica como uma coleção de fluido fino. O empiema é mais visível em imagens FLAIR, em que é hiperintenso ao cérebro adjacente, aos ossos e ao líquido cefalorraquidiano.[26] Também é hiperintensa em imagens ponderadas em difusão, uma constatação que pode ajudar a alertar o radiologista e o médico para a verdadeira natureza da lesão.

Há realce linear fino das camadas superficiais e profundas da dura-máter. O realce leptomeningeal implica na presença de meningite secundária e/ou estase vascular. A substância cinzenta cortical e as substância branca subcortical têm intensidade normal, a menos que tenha ocorrido cerebrite ou infartos venosos. Se a intervenção cirúrgica for tardia ou inadequada, ressonâncias posteriores revelarão ampliação rápida e loculações do empiema. Os abscessos cerebrais e/ou áreas de infarto venoso podem desenvolver-se (Fig. 27.3).

Doença granulomatosa

As infecções granulomatosas são tipicamente mais indolentes do que as infecções piogênicas. Elas se desenvolvem mais lentamente e são mais difíceis de tratar. Estas infecções crônicas persistem por meses a anos, com ou sem tratamento, muitas vezes com um curso crescente e decrescente. As doenças granulomatosas são causadas por um grupo grande e diverso de patógenos, incluindo bactérias, fungos e parasitas.[27,28] A exposição prolongada é normalmente necessária para produzir a infecção. As doenças, portanto, tendem a ocorrer em regiões endêmicas, em que as condições precárias de vida significam que grande parte da população está infectada. Os pacientes debilitados e imunocomprometidos são sensíveis e, portanto, essas doenças se tornaram mais comuns por causa da epidemia da síndrome da imunodeficiência adquirida (AIDS).[11, 29] A sarcoidose é uma doença granulomatosa idiopática que acomete principalmente pacientes jovens e adultos saudáveis.[30]

Os macrófagos, os linfócitos, as células plasmáticas e as células gigantes atuam como mediadores para a resposta do hospedeiro. A lesão característica é um granuloma, uma massa celular, sem fragmentos necróticos liquefeitos. A necrose caseosa ("queijosa") é típica da tuberculose. Conforme essas lesões se desenvolvem, elas se tornam menos celulares. Há depósito extensivo do colágeno na periferia, e a calcificação pode ocorrer.

As infecções granulomatosas do sistema nervoso central costumam resultar de disseminação hematogênica. Uma fonte de infecção extracraniana é encontrada na maioria dos casos (geralmente o pulmão), embora o envolvimento do sistema nervoso central isolado possa ocorrer em pacientes mais jovens e seja observada em até 10% dos pacientes com sarcoidose.[30] O envolvimento do sistema nervoso central pode ocorrer no momento da infecção inicial ou primária (crianças) ou no momento de reativação (adultos). Em pacientes debilitados (p. ex., diabéticos) e imunocomprometidos, a disseminação direta de doenças fúngicas pode ocorrer a partir dos seios paranasais (aspergilose) ou ossos temporais (mucormicose), com um resultado muitas vezes fatal.[27]

A lesão inicial se desenvolve, com bastante frequência, nas leptomeninges ou na junção córtico-medular, com subsequente ruptura no espaço subaracnóideo. Pode acompanhar a disseminação para as meninges basais e o desenvolvimento de granuloma parenquimatoso. Por esta razão é típico que a doença granulomatosa envolva tanto as meninges quanto o parênquima cerebral, embora um componente seja predominante.

Meningite

Duas consequências principais da doença granulomatosa podem dominar os achados clínicos e de imagens. Primeiro, a meningite basal geralmente produz hidrocefalia obstrutiva. Muitos pacientes

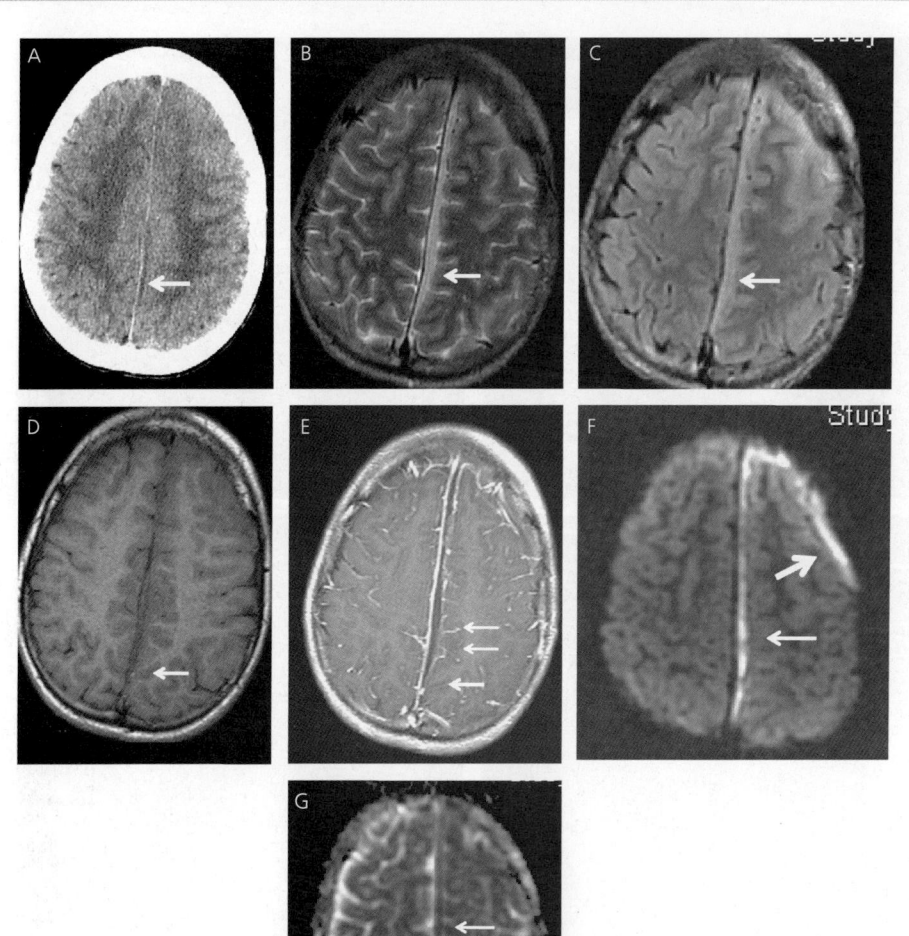

Capítulo 27 ■ Imagens estruturais na inflamação, infecção e desmielinização – visão geral

Fig. 27.3 O empiema subdural em um menino de 14 anos de idade, com históricos de sinusite frontal e início de paralisia aguda da perna direita. (A) Uma tomografia computadorizada revela sutil coleção de fluido hipodenso inter-hemisférico esquerdo com efeito de massa mínima, o que poderia ser ignorado. (B, C) A ressonância magnética ponderada em T_2 revela coleção hiperintensa em T_2 (seta) na fissura inter-hemisférica esquerda que é mais notável do que na tomografia. Em FLAIR (C), a coleção é hiperintensa ao líquido cefalorraquidiano (seta), que o diferencia da efusão subdural. (D, E) As imagens ponderadas em T_1 com e sem contraste revelam que a coleção é hiperintensa ao líquido cefalorraquidiano (D, seta). Na imagem com contraste (E), o empiema é mais facilmente visto por causa do realce das margens durais adjacentes e aracnoides da lesão (E, seta grande). Observe o realce leptomeningeal (E, pequenas setas) adjacente ao empiema indicativo de propagação subaracnóidea (meningite). (F, G) O mapa de difusão (DWI) (F) e ADC (G) demonstram hiperintensidade na DWI (F, seta) e hipointensidade no ADC (G, seta) indicativo de difusão restrita, o que é típico da infecção piogênica intracraniana. Observe o componente adicional de convexidade do empiema (F, seta grossa), não detectável em outras sequências.

exigirão a inserção de uma derivação, já que a regressão de hidrocefalia pode levar vários meses, apesar do tratamento antimicrobiano adequado. Segundo, muitas vezes há comprometimento do sistema vascular com infarto secundário e/ou hemorragia. Os infartos são mais comumente observados na base do cérebro na substância cinzenta profunda ou no tronco cerebral. A combinação de hidrocefalia e o infarto profundo em um adulto jovem deve, portanto, sempre levantar a suspeita de meningite granulomatosa (Fig. 27.4).

As características de imagem da doença granulomatosa refletem a histopatologia complexa e variável desse grupo de distúrbios. As infecções piogênicas produzem alguns padrões relativamente estereotipados, enquanto as doenças granulomatosas apresentam resultados mais proteicos e menos característicos. Os resultados das imagens ponderadas em difusão são variáveis e menos definitivos. Tem sido relatado que a espectroscopia por ressonância magnética mostra a presença de picos de lipídeos únicos em granulomas tuberculosos.[31] As imagens estruturais podem mostrar-se mais úteis na identificação e no monitoramento de resultados (com ou sem tratamento) da hidrocefalia e infarto.

A inflamação das meninges é a manifestação mais comum e facilmente reconhecível da doença granulomatosa do sistema nervoso central.[22,24,27,28]

As leptomeninges na base do cérebro são as mais frequentemente envolvidas. Na análise macroscópica, o material gelatinoso é observado nas cisternas basais em torno das artérias da base do cérebro. O processo é difuso, mas muitas vezes assimétrico. Na imagem, pode haver aumento do sinal sutil em imagens ponderadas em T_1. A hiperintensidade subaracnóidea está presente em imagens FLAIR. O realce intenso dentro das cisternas na base do cérebro (supra e infratentorial) é o achado de característica distintiva da ressonância magnética de meningite granulomatosa. Nas meningites piogênica e viral, o realce é mais fino, mais simétrico e mais acentuado ao longo das convexidades cerebrais. A meningite carcinomatosa também é mais fina e tem uma predileção para as cisternas retrocerebelares.

A sarcoidose tem uma predileção para a cisterna suprasselar, muitas vezes produzindo espessamento da haste da glândula hipofisária. Tende a revestir a superfície do tronco cerebral e a medula espinal superior ("cobertura em glacê"), com extensão linear para o cérebro ao longo do curso dos espaços perivasculares. O realce dos nervos cranianos é característico da sarcoidose,[30] mas também pode ser observado no linfoma. Sarcoidose (e em menor grau, a tuberculose) também pode envolver as paquimeninges, produzindo massas focais extra-axiais que se estendem ao longo da superfície dural.

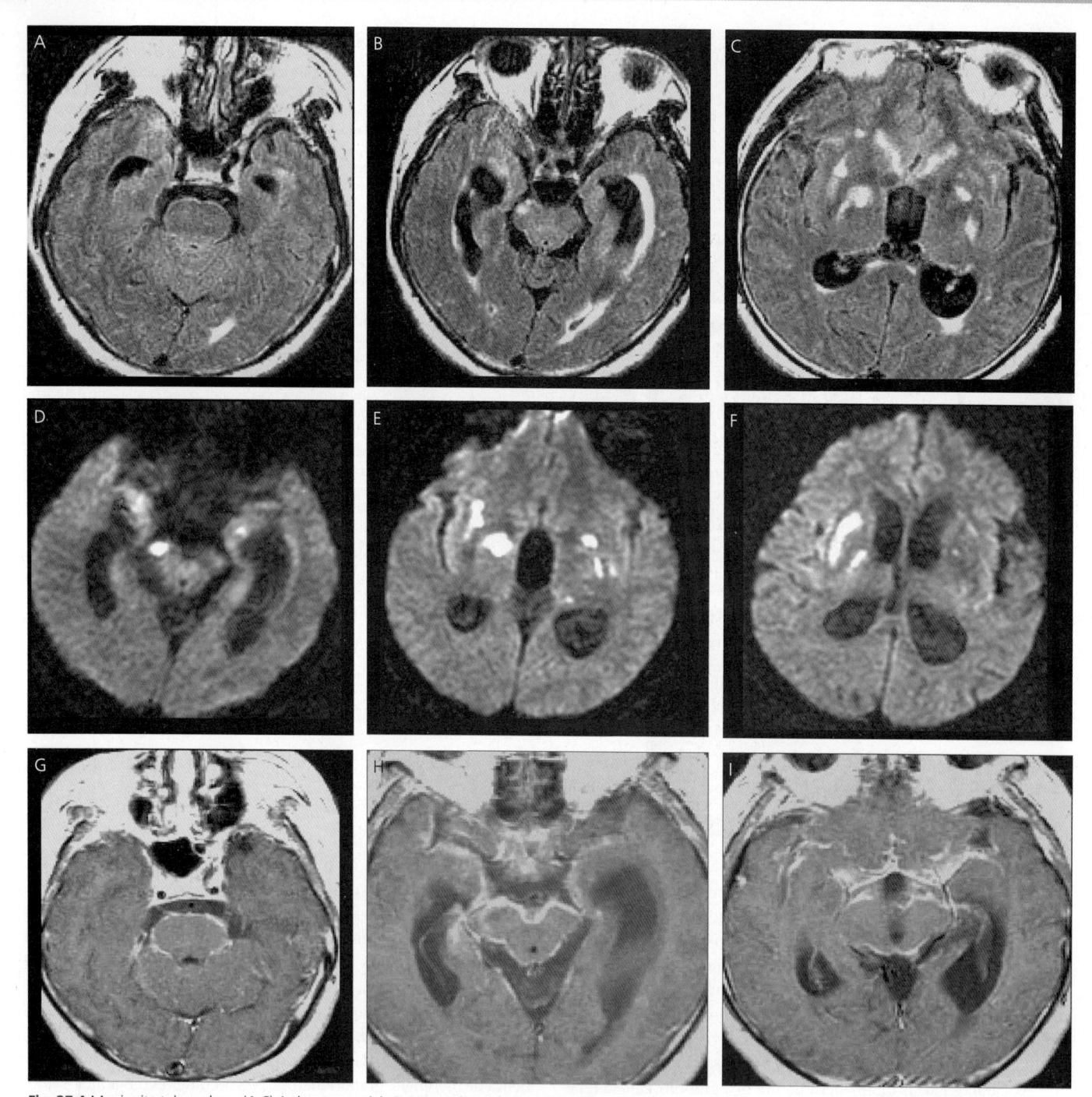

Fig. 27.4 Meningite tuberculosa. (A-C) As imagens axiais FLAIR revelam a hidrocefalia. Observe a hiperintensidade sutil na face anterior da ponte (A) e hiperintensidade no pedúnculo cerebral direito (B) e dos gânglios bilateralmente (C). (D-F) As imagens de difusão revelam que as lesões do tronco cerebral e ganglionares são hiperintensas. Essas lesões são infartos agudos secundários à vasculite induzida por meningite (G-I). Imagens com contraste ponderadas em T_1 revelam realce ao longo das superfícies do tronco cerebral e quiasma frontal e lobos temporais ou indicativos de meningite. Não há nenhum sinal anormal na meninge basal em imagens FLAIR ou imagens ponderadas em difusão, um achado que ajuda a distinguir este processo da meningite piogênica.

Essas lesões intensamente realçadas são hipointensas nas imagens ponderadas em T_2 (Fig. 27.5). Elas podem ser confundidas com meningiomas *enplaques*.[24] Bordas irregulares, lesões associadas leptomeningeais ou parenquimatosas, a idade do paciente (geralmente adultos jovens), e a presença de doença granulomatosa extracraniana geralmente sugerem o diagnóstico correto. Os estudos de imagem estruturais (imagens de difusão, espectroscopia por ressonância magnética e imagens de perfusão) podem, em princípio, desempenhar um papel na diferenciação entre inflamação e neoplasia benigna.

A meningite criptocócica é mais comumente observada em pacientes com AIDS. Costuma haver muito pouca reação à presença do fungo e, consequentemente, são incomuns realce das leptomeninges e hidrocefalia. Se a infecção for grave, os organismos se

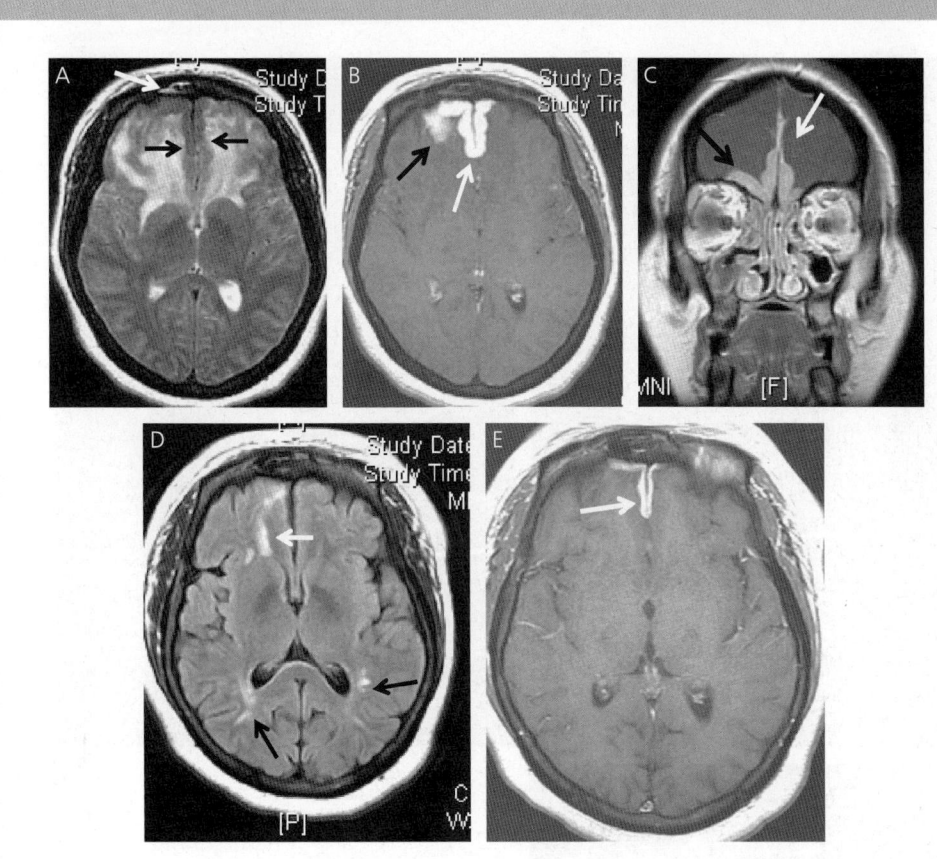

Fig. 27.5 A sarcoidose com envolvimento das paquimeninges em uma mulher de 34 anos de idade, com dores de cabeça e alterações comportamentais. (A) A imagem ponderada em T_2 revela edema vasogênico bilateral dos lobos frontais. O tecido hipointenso em T_2 (setas pretas) está presente na fissura inter-hemisférica bilateral e sobrejacente ao lobo frontal direito (seta branca). Observe que este tecido é hipointenso ao córtex normal, que é visível apenas posterior às setas pretas. Imagens com contraste (B, C) axial (B) e coronal (C) revelam um tecido mole, liso, extracerebral de realce que se estende pela fissura inter-hemisférica bilateral (setas brancas) ao longo do polo frontal direito (B, seta preta), e ao longo dos tetos orbitais inferiormente (C, seta preta). (D, E) Imagens do controle evolutivo em FLAIR e ponderadas em T_1 com contraste obtidas 1 ano após o tratamento com esteroides demonstram resolução quase completa do edema (D, seta branca) e do realce das paquimeninges (E, seta branca). Observe o desenvolvimento de hiperintensidade em T_2 periventricular bilateral (D, setas pretas) indicativo de isquemia perivascular branca secundária à extensão do processo da doença ao longo dos espaços de Virchow-Robin.

enchem e dilatam os espaços perivasculares nas substâncias perfuradas anteriores, onde produzem massas bilaterais semelhantes a cistos com pouco ou nenhum realce (pseudocistos gelatinosos). As lesões são isointensas a ligeiramente hiperintensas com relação ao liquor em imagens ponderadas em T_1 FLAIR, e isointensas do líquido cefalorraquidiano em imagens ponderadas em difusão (Fig. 27.6). No Capítulo 32, há uma descrição mais detalhada das imagens estruturais em AIDS.

Doença parenquimatosa

As lesões parenquimatosas variam em tamanho e configuração. Os granulomas são geralmente lesões pequenas e únicas, múltiplas e sólidas, ou discretas com realce anelar rodeadas por edema na junção córtico-medular. Estas lesões têm intensidade variável em imagens ponderadas em T_1, T_2 e em difusão (Fig. 27.7). Por esta falta de especificidade, podem imitar a aparência das lesões metastáticas. Os granulomas são geralmente mais uniformes em tamanho e aparência do que metástases, mas, ao longo do tempo, várias lesões pequenas podem coalescer em massas grandes e conglomeradas que se apresentam como lesões de parede espessa ou multinodular, com pequenas áreas de necrose, que podem imitar a aparência de tumores malignos (Fig. 27.8).[28,33] A aspergilose e a mucormicose normalmente produzem massas hemorrágicas por causa de sua propensão a crescer por dentro e corroer as paredes das artérias (Fig. 27.8C). Estudos com espectroscopia por MRS demonstraram picos de lipídeos, que são considerados como o resultado de grandes quantidades de gordura presente no bacilo tuberculoso.[31] Com a cura, o granuloma pode desaparecer por completo ou pode produzir pequenas áreas de calcificação.

Doença vascular

As doenças granulomatosas também podem afetar os vasos intracranianos. O envolvimento vascular pode ser resultado da disseminação direta das leptomeninges ao longo dos espaços perivasculares (p. ex., sarcoidose) ou disseminação para a invasão da parede do vaso a partir do granuloma parenquimatoso, produzindo uma endarterite obliterante. A invasão direta e o crescimento interno do lúmen do vaso ocorrem com infecções fúngicas angiofílicas (aspergilose e mucormicose).[11, 22,24] Os infartos ocorrem com bastante frequência em substâncias cinzenta e branca profundas, secundárias ao envolvimento de artérias perfurantes. Quando os vasos estão envolvidos (p. ex., carótida interna ou artéria cerebral média), o paciente pode apresentar-se, do ponto de vista clínico e radiológico, com os achados de infarto agudo. Anormalidades nas imagens de difusão e espectroscopia por ressonância magnética podem ser, portanto, as de infarto em vez de infecção. Os exames seriais de imagens ponderadas em perfusão podem ser úteis na avaliação do comprometimento vascular e sua resposta à terapia. O realce das leptomeninges, a hidrocefalia ou as massas parenquimatosas (granuloma) fornecem pistas para o diagnóstico correto. Os vasos intracranianos podem ser avaliados com angiografia pela ressonância magnética, embora as anormalidades de pequenos vasos possam ser visíveis apenas em cateter.[21,28]

Infecções parasitárias

As infecções parasitárias do sistema nervoso central compartilham muitas características com doenças granulomatosas.[11,34] São comuns em áreas precárias, com higiene inadequada e são raras na maior parte dos EUA e outros países desenvolvidos. Produzem uma

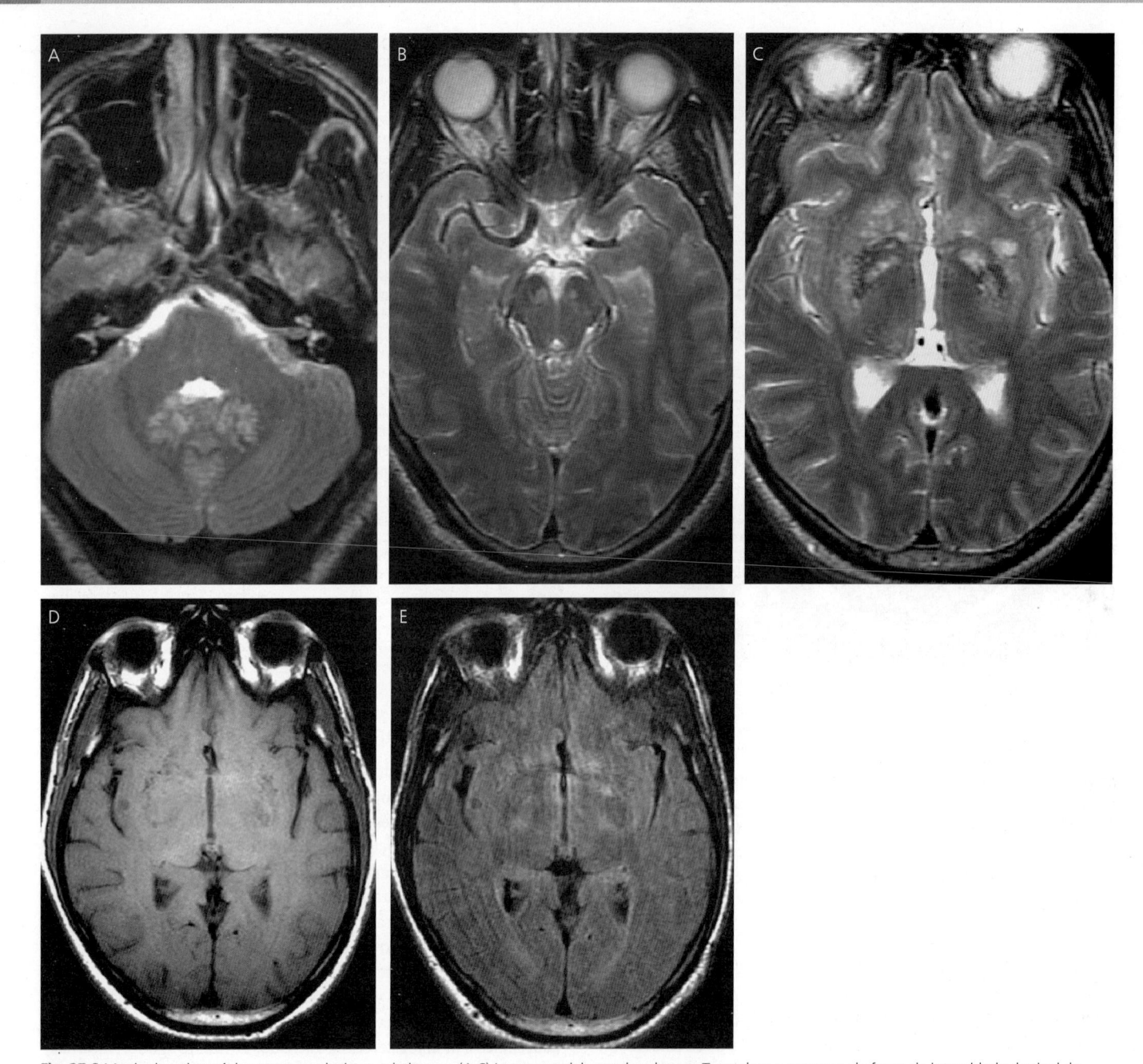

Fig. 27.6 Meningite criptocócica com pseudocistos gelatinosos. (A-C) Imagens axiais ponderadas em T_2 revelam a presença de focos de intensidade de sinal do liquor no cerebelo medial (A), no mesencéfalo (B) e as porções inferiores dos núcleos da base e substância perfurada anterior (C). Os focos são predominantemente isointensos ao líquido cefalorraquidiano na imagem ponderada em T_1 (D) e como também nas imagens FLAIR (E), mas alguns focos são ligeiramente hiperintensos em FLAIR, sobretudo nos núcleos da base esquerdos. Esses focos representam o enchimento e a expansão dos espaços perivasculares normais com fungos. A baixa virulência do organismo é responsável pela ausência de realce do efeito de massa do edema e hidrocefalia.

variedade de respostas inflamatórias e, portanto, podem ter características clínicas e de imagem particulares.

No momento da infestação inicial, com frequência, há um episódio agudo de encefalite. Posteriormente, a infecção entra em uma fase indolente em que são observadas típicas alterações granulomatosas. As características de imagens, incluindo realce leptomeníngea, hidrocefalia, granulomas parenquimatosos e infarto secundário à vasculite.[34]

Há três características únicas de imagem de doenças parasitárias. Em primeiro lugar, como muitos dos organismos são macroscópicos em vez de microscópicos, podem ser diretamente visualizados em exames de imagem. Os organismos, como *Taenia solum*, têm características facilmente identificáveis quando estão vivos. Em segundo lugar, o parasita pode ser móvel e capaz de mudar de posição ao longo do tempo. Em terceiro lugar, o organismo tem uma expectativa de vida finita e, normalmente, não se reproduz no cérebro humano. Os sintomas muitas vezes só surgem após a morte do parasita quando ocorre a resposta do hospedeiro.

Uma análise abrangente das características de imagem da doença parasitária do sistema nervoso central está além do escopo

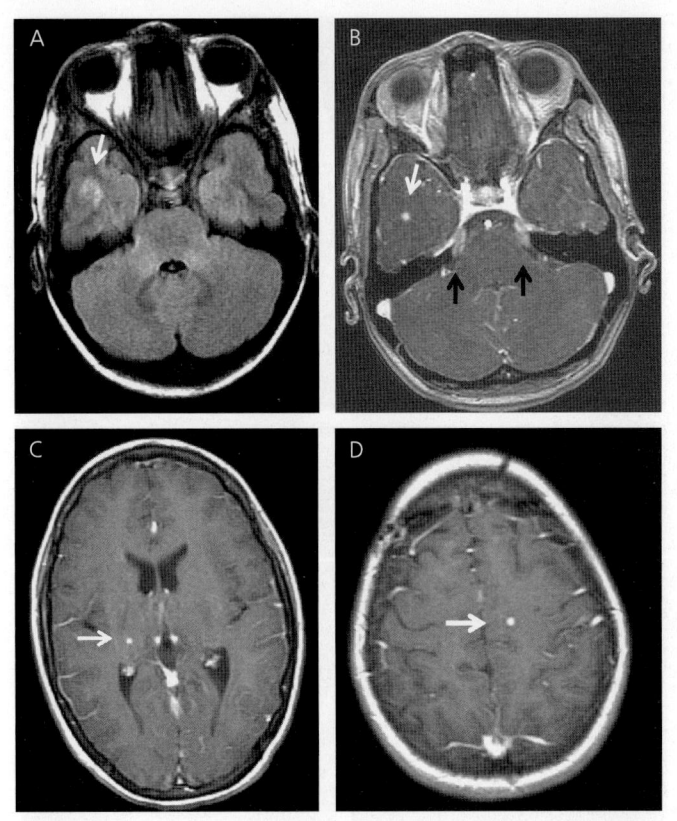

Fig. 27.7 Tuberculomas e meningite tuberculosa. (A) Imagens FLAIR revelam edema no lobo temporal direito (seta). (B) A imagem ponderada em T_1 com contraste revela um pequeno nódulo sólido com realce típico de tuberculoma. O realce ao longo dos segmentos cisternais do V5 par bilateral (setas pretas) é um indicativo presente da disseminação da infecção das meninges.
(C, D) As imagens ponderadas em T_1 com contraste mais superiormente demonstram outros tuberculomas adicionais pequenos com realce intenso no tálamo direito (C, seta) e no lobo frontal esquerdo (D, seta).

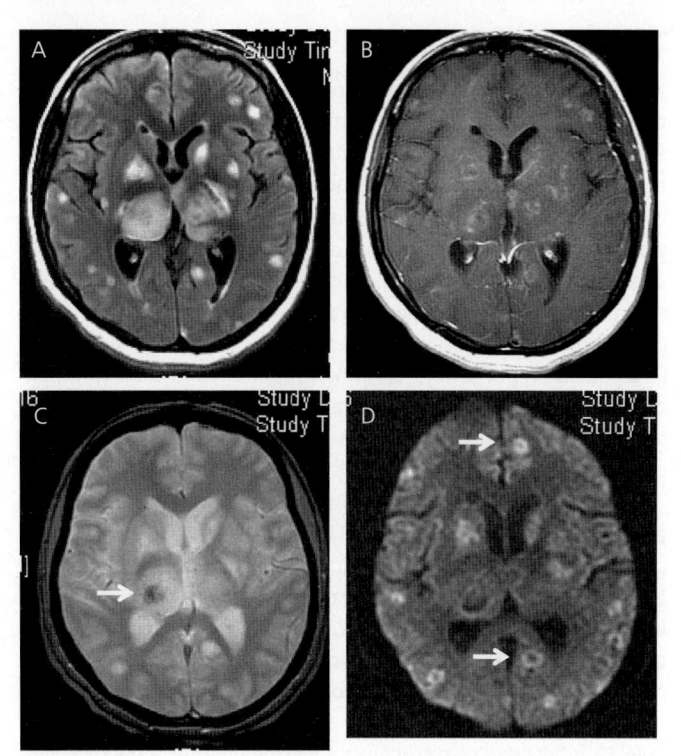

Fig. 27.8 Aspergilose em um homem de 40 anos com linfoma. (A) Imagens FLAIR revelam focos hipertensos em T_2 bilaterais nos núcleos da base dos tálamos e substância branca subcortical. (B) A imagem ponderada em T_1 com contraste revela realce irregular leve com bordas mal definidas em numerosas lesões. A imunossupressão resulta na limitação da resposta do hospedeiro, conforme manifestada por relativa escassez de realce. (C) A varredura com técnica de gradiente-eco revela a hipointensidade central no interior da lesão talâmica direita, indicativo de hemorragia (seta). *Aspergillus* é um fungo angiofílico que cresce dentro dos lúmens dos vasos, levando à hemorragia. (D) As imagens ponderadas em difusão revelam hiperintensidade periférica (setas) na margem de muitas lesões, ao contrário da hiperintensidade central, que é típica de abscesso piogênico.

deste capítulo. Nós nos concentraremos nas duas doenças parasitárias que têm uma prevalência significativa no mundo desenvolvido: cisticercose e toxoplasmose.

Cisticercose

A cisticercose é a mais comum das doenças parasitárias intracranianas.[34-36] É causada pela ingestão de carne de porco mal cozida. As larvas da tênia (*Taenia solium*) entram na parede intestinal onde se desenvolvem em larvas secundárias (cisticercos), cistos translúcidos que contêm um escólex (o parasita), a fim de entrar no sistema vascular e se alojar no cérebro, no espaço subaracnóideo ou nos ventrículos. Pode ocorrer um episódio inicial da encefalite, mas os sintomas são transitórios e nesta fase da infestação raramente é estudada por imagem. Uma vez que o escólex é estabelecido, torna-se imunologicamente invisível para o anfitrião e, portanto, não provoca nenhuma reação inflamatória.[34,36]

Os cistos vivos são uniformes em tamanho (4 a 15 mm, em média cerca de 10 mm), isointensos para o líquido cefalorraquidiano em todas as sequências de pulsos (incluindo imagens ponderadas em difusão), com uma borda ligeiramente hipointensa, o que os torna visíveis quando residem no líquido cefalorraquidiano. O escólex é visto como um nódulo mural de 2 a 4 mm na parede do cisto que é hiperintenso em imagens ponderadas em T_1 e FLAIR.

Não há nenhum realce ou edema, enquanto o organismo está vivo. Os cistos podem ocorrer no parênquima, nos espaços subaracnóideos, ou dentro dos ventrículos. O envolvimento de mais de um espaço é comum.[37] Os cistos ventriculares e subaracnóideos podem flutuar no líquido cefalorraquidiano e se alojar nas saídas estreitas do ventrículo, levando à hidrocefalia obstrutiva aguda.

Quando o organismo morre (as larvas podem viver de 1 a 6 anos), torna-se imunologicamente "visível", levando a uma resposta inflamatória. O fluido do cisto se torna hiperintenso com relação ao líquido cefalorraquidiano em imagens ponderadas em T_2 e FLAIR; a parede realça, e há um edema vasogênico. O escólex não será mais visualizado. Com a cura, a resposta inflamatória desaparece, e os cistos mortos podem calcificar-se. Os focos puntiformes de hipointensidade podem ser identificados nas imagens ponderadas em T_2 ou sequências ponderadas em suscetibilidade.

As técnicas estruturais não desempenham um papel importante no diagnóstico da cisticercose. Os organismos vivos têm um aspecto muito característico na ressonância magnética de rotina. Pelo pequeno tamanho dos cistos e sua predileção pela superfície do cérebro, a espectroscopia por ressonância magnética tem sido difícil de ser realizada, e resultados são relativamente não específicos. Nem as imagens por tensores de difusão nem as imagens de perfusão parecem ter valor na avaliação deste distúrbio.

Toxoplasmose

Toxoplasma gondii é um parasita protozoário intracelular obrigatório com distribuição mundial. Mais de 20% da população é soropositiva. O organismo tem baixa virulência e causa infecção intracraniana apenas em pacientes imunocomprometidos.

Raramente observada antes do início da epidemia de AIDS, a toxoplasmose se tornou bastante comum. Quando a toxoplasmose invade o cérebro, provoca encefalite aguda. São observadas as lesões de massa focal de tamanho variável, com áreas centrais de necrose. Embora seja bastante semelhante ao abscesso, a lesão não é encapsulada e, portanto, é histologicamente classificada como encefalite, em vez de abscesso ou granuloma. Na maioria dos pacientes, as lesões de massas múltiplas estão presentes e podem ser localizadas em qualquer lugar no cérebro.[22,38-40]

Os achados de imagem na toxoplasmose são um reflexo dessas características histopatológicas. Há geralmente lesões múltiplas. Os padrões de intensidade e realce são variáveis, assim como nas lesões granulomatosas. A necrose central é tipicamente hiperintensa em imagens FLAIR e imagens ponderadas em T_2. A zona intermediária inflamatória reativa tem intensidade heterogênea, mas costuma ser relativamente hipointensa à necrose central e ao edema periférico nas imagens ponderadas em T_2 e FLAIR. A imagem de difusão revela a intensidade heterogênea. Ocasionalmente, a necrose central é hiperintensa (como em abscessos), mas em outras lesões (algumas vezes em um mesmo paciente), a zona intermediária é hiperintensa. O realce anelar é comum, e um pequeno foco central de realce dentro da cavidade de necrose ("sinal do alvo") é característica para toxoplasmose (Fig. 27.9). O aumento pode ser de anéis felpudos, multiloculares a massas sólidas discretas. A hemorragia não está presente no momento do diagnóstico inicial.[38-40]

A toxoplasmose pode imitar a aparência de uma grande variedade de processos inflamatórios e neoplásicos. Sabe-se que a maioria dos pacientes que apresentam lesões de massa tem AIDS, simplificando o diagnóstico. O objetivo principal desses pacientes é a diferenciação entre toxoplasmose e linfoma, as duas causas mais comuns de lesões de massa em pessoas com AIDS. O linfoma produz um padrão mais consistente de envolvimento do cérebro. As lesões são geralmente simples e limitadas às substâncias cinzenta e branca profundas (gânglios da base e corpo caloso). O linfoma é com frequência hipointenso em imagens ponderadas em T_2 e pode ficar levemente hiperintenso em imagens ponderadas em T_1.[39-41] Há edema suave e realce uniforme. O linfoma é em muitos casos hiperintenso em imagens ponderadas em difusão e hipointenso nos mapas de coeficiente de difusão aparente, mais provavelmente pela alta relação núcleo do citoplasma desses tumores de pequenas células.[42].

Quando as características típicas de imagens da toxoplasmose são encontradas, é adequado tratar empiricamente com terapia antitoxoplasmose.[22] Os estudos de série revelarão a resolução parcial (diminuição do tamanho da lesão, efeito de massa e realce) de todas as lesões, e as lesões serão acompanhadas até a resolução. Quando há suspeita de um diagnóstico de linfoma, uma tomografia computadorizada por emissão de fóton único com tálio pode ser usada para confirmar o diagnóstico antes da terapia. As lesões inflamatórias, incluindo a toxoplasmose, são negativas em tomografia computadorizada por emissão de fóton único, enquanto o linfoma é positivo.[43] Pode ocorrer o tálio falso-negativo na tomografia computadorizada por emissão de fóton único, se os pacientes estiverem recebendo esteroides. Os perfis da espectroscopia por ressonância magnética diferem entre processos neoplásicos e inflamatórios. Isso pode ser útil em casos ambíguos (Capítulo 28).[44] Os estudos de perfusão também podem ser úteis, uma vez que o linfoma normalmente produza hiperperfusão, enquanto a toxoplasmose produz hipoperfusão. Quando o diagnóstico não pode ser estabelecido de forma não invasiva, a biopsia pode revelar-se necessária.

É importante lembrar que os pacientes com AIDS podem abrigar simultaneamente lesões de diferentes etiologias e, portanto, devem ser avaliadas lesões que podem não desaparecer por completo com a terapia antitoxoplasmose. Com a cura, os focos de toxoplasmose podem tornar-se hiperintensos em imagens ponderadas em T_1. Estes focos hiperintensos podem ser confundidos com realce persistente e, portanto, é importante comparar as ressonâncias de pré e pós-contraste com cuidado. Esta hiperintensidade talvez seja o resultado da calcificação (cerca de metade destes focos também são densos na tomografia), hemorragia ou necrose laminar.

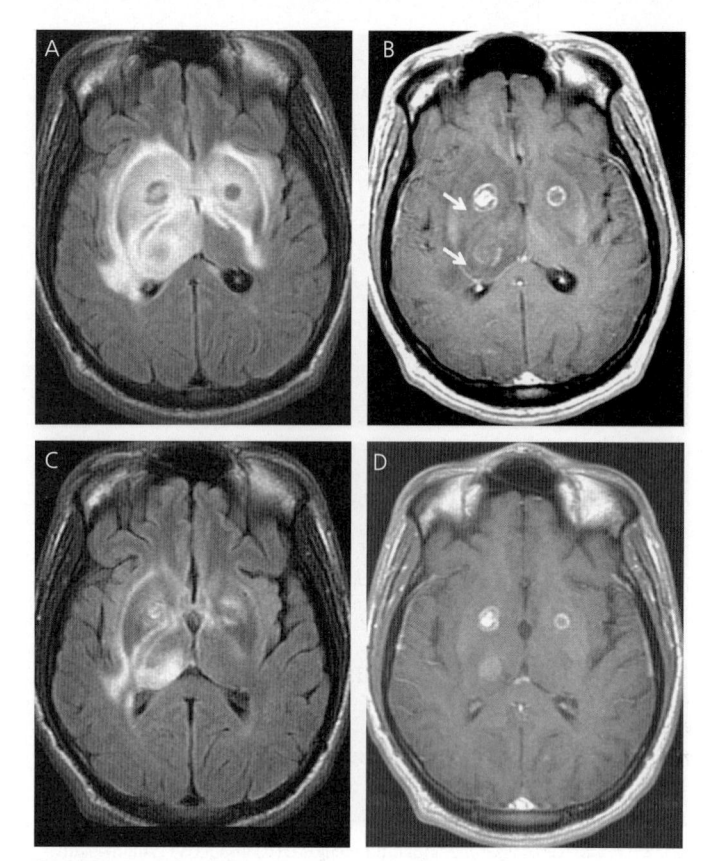

Fig. 27.9 A toxoplasmose em homem de 28 anos de idade com AIDS. (A) As imagens FLAIR revelam hiperintensidade em T_2 talâmica direita e ganglionar bilateral indicativo de edema, com as regiões centrais de hipointensidade relativa indicativo de lesões focais. (B) As imagens ponderadas em T_1 contrastadas revelam três lesões com realce com diferentes aparências. As lesões talâmicas e ganglionares direitas têm realce-alvo tipo periférico e central (setas) comumente observado na toxoplasmose. (C, D) O exame de acompanhamento realizado após 1 semana de tratamento empírico para toxoplasmose revela redução dramática no tamanho do edema (C; FLAIR) e o tamanho das lesões com realce (D; imagem ponderada em T_1 com contraste).

Encefalite

Todas as lesões inflamatórias não encapsuladas do cérebro pertencem à categoria ampla histopatológica da encefalite. Este grupo é extremamente heterogêneo, com algumas características patológicas e traços de imagem.[11,22,24,45] A encefalite pode ser difusa ou localizada. Embora seja mais frequentemente um processo agudo e autolimitante, existem também várias doenças crônicas progressivas (HIV, leucoencefalopatia multifocal progressiva e panencefalite esclerosante subaguda). A maioria desses distúrbios é decorrente de infecções virais, mas também podem desenvolver-se a partir de doença autoimune (encefalomielite disseminada aguda) ou secundária à doença de *prion* (doença de Creutzfeldt-Jakob [CJD]).

As infecções virais do sistema nervoso central podem ser causadas por uma grande variedade de agentes. Essas doenças geralmente envolvem as meninges e a medula espinal, assim como o cérebro. Algumas destas doenças têm aparência característica e distintiva que permitem a diferenciação umas das outras e de lesões não inflamatórias. Contudo, a experiência com as características de imagem de muitos é limitada, pois os pacientes estão muito bem para precisar de imagens ou doentes demais para realizá-las. As doenças de epidemia viral costumam ocorrer em partes do mundo onde não há acesso fácil para exames de ressonância magnética. Muitos destes distúrbios produzem mudanças sutis e/ou difusas que são difíceis de identificar com tomografia e ressonância magnética, sobretudo no estágio inicial da doença. O advento das técnicas de imagens FLAIR e fisiológicas, como imagens de difusão e espectroscopia por ressonância magnética, tem melhorado bastante nossa capacidade de detectar e caracterizar estes processos.

As áreas de encefalite aguda são geralmente isointensas nas imagens ponderadas em T_1. A hiperintensidade difusa, mal definida, é observada em FLAIR e, em menor medida, em imagens ponderadas em T_2. Em muitos casos, as mudanças sutis não são visíveis em imagens de baixa qualidade e/ou são facilmente ignoradas. A hiperintensidade se torna mais evidente conforme a doença progride. O leve efeito de massa está frequentemente presente na encefalite aguda, enquanto o realce está ausente, a menos que haja meningite associada. Na fase subaguda, pode ser observado o realce mal definido e difuso das substâncias cinzenta e branca, o que costuma desaparecer na encefalite crônica.[45]

As imagens ponderadas de difusão são uma ferramenta valiosa no diagnóstico da encefalite viral. Muitos tipos de encefalite são considerados hiperintensos em imagens ponderadas em difusão, como resultado do movimento restrito da água (diminuição do coeficiente de difusão aparente).[1] Este é provavelmente o resultado da mudança no ambiente intracelular. Os danos celulares e a morte levam a um aumento da viscosidade intracelular, que restringe o movimento da água em um processo semelhante ao observado na doença isquêmica. Como acontece com infarto, as imagens ponderadas em difusão podem revelar anormalidade de sinal antes do desenvolvimento de hiperintensidade em FLAIR, e a hiperintensidade em imagens de difusão ponderada desaparece nas fases subaguda e crônica, conforme as células mortas são removidas e substituídas por gliose e encefalomalacia.[1] No entanto, os achados de imagens ponderadas em difusão na encefalite são mais variáveis e menos previsíveis do que no infarto. Alguns casos de encefalite aguda não podem demonstrar a hiperintensidade em imagens ponderadas em difusão. Não é conhecido se isto é uma característica de alguns tipos de encefalite ou uma variação individual. Ausência de hiperintensidade de imagens de difusão pode fornecer informações clínicas importantes. Em um exemplo de um paciente com encefalite do Nilo Ocidental (*West Nile*) e um episódio de hipóxia, as imagens de rotina revelaram intensa hiperintensidade da substância cinzenta em imagens FLAIR compatíveis com infarto ou encefalite. A ausência de hiperintensidade em imagens ponderadas em difusão descartou infarto.

Houve apenas alguns exames de espectroscopia por ressonância magnética em pacientes com encefalite viral. O achado mais comum é uma redução não específica em N-acetilaspartato (NAA) e, em alguns casos, aumento do lactato.[46] É improvável que a espectroscopia por ressonância magnética seja uma ferramenta útil na detecção e na caracterização da encefalite aguda, mas pode ser útil na avaliação da extensão da lesão e, portanto, no prognóstico. A extensão da redução regional e/ou do cérebro inteiro do NAA pode mostrar-se um marcador do grau de dano cerebral em processos crônicos e/ou difusos, como encefalite de HIV, panencefalite esclerosante subaguda, leucoencefalopatia multifocal progressiva e doença de Creutzfeldt-Jakob. Nesses distúrbios, há envolvimento difuso progressivo ou cerebral multifocal que não pode ser detectável nos exames de rotina. As imagens por tensores de difusão e os estudos utilizando imagens ponderadas em perfusão também podem fornecer informações sobre a extensão dos danos na substância branca e no fluxo sanguíneo cerebral, respectivamente, nessas infecções crônicas e difusas.

Embora o padrão de mudanças de intensidade seja relativamente semelhante para todos os tipos de encefalite, a distribuição de lesões e seu histórico natural permite o diagnóstico preciso na maior parte das doenças. A distribuição patológica dessas lesões é dependente de uma série de fatores. Os agentes virais mais comumente ganham o acesso ao sistema nervoso central e se propagam nele de forma hematogênica, mas também ocorre a disseminação direta dos seios adjacentes e a difusão retrógrada perineural ao longo dos nervos cranianos.[11,22,45] Uma vez que o organismo ganhe acesso ao sistema nervoso central, pode estender-se ao longo dos nervos cranianos, dos feixes de substância branca, dos espaços perivasculares ou dentro da parede dos vasos. O vírus pode infectar diferentes tipos celulares no sistema nervoso central. Os agentes virais variam em virulência.

Serão discutidas em breve as características importantes de imagem de causas comuns de encefalite.

Vírus herpes simplex tipo 1

A causa mais comum de encefalite viral esporádica é o HSV-1, com uma mortalidade de mais de 50% se não tratada, mas aciclovir é eficaz se for administrado desde o início (< 3 dias). O vírus é um patógeno comum do trato respiratório superior, e a infecção pode espalhar-se diretamente por meio dos nervos olfativos através da placa cribriforme. Mais comumente, a encefalite resulta da reativação da infecção viral latente do gânglio gasseriano. O vírus se propaga ao longo dos ramos meníngeos do V par craniano e invade diretamente o cérebro adjacente, onde se produz uma meningoencefalite necrosante hemorrágica.[5,47,48] Este modo de propagação é responsável por sua predileção para as superfícies inferiores anteriores dos lobos temporais e da superfície inferior dos lobos frontais. O processo afeta a substância cinzenta contígua e a substância branca que se estende medialmente através da fissura silviana à borda lateral do núcleo lentiforme e posteriormente ao longo do hipocampo. Inicialmente, a infecção pode parecer unilateral, mas ao longo do tempo o envolvimento dos lobos temporal e frontal contralateral se tornará aparente. Conforme a doença progride, é comum observar o envolvimento difuso da substância branca supratentorial. As alterações precoces (< 3 dias) são difíceis de serem detectadas na tomografia, e as sequências *spin-echo* de ressonância magnética de rotina geralmente mostram apenas discreta hiperintensidade em sequências ponderadas em T_2 confinadas a um lobo temporal.[47-49] A fase aguda da encefalite de HSV-1 é muito mais facilmente avaliada com imagens FLAIR e imagens ponderadas em difusão.[1]

A hiperintensidade é encontrada nos locais esperados, e a natureza bilateral do processo é geralmente evidente. A varredura com técnica de gradiente-eco pode revelar pequenos focos de hipointensidade, refletindo áreas de hemorragia. O uso de imagens ponderadas em difusão tem facilitado o diagnóstico precoce (< 3 dias) da encefalite herpética, mas isso não pode ter um efeito importante no resultado, já que o aciclovir deve ser administrado sempre que os achados clínicos sugerirem a presença de HSV-1. A tomografia deve ser realizada após a instituição da terapia, a fim de confirmar o diagnóstico e determinar a extensão do envolvimento. O realce superficial leptomeníngeal e/ou cortical é encontrado depois de 5 a 7 dias. As tomografias em série geralmente revelam gliose e atrofia nos locais de destruição do cérebro. A atrofia generalizada é encontrada em casos graves. A diminuição da relação de NAA/creatina é observada com a espectroscopia por ressonância magnética, um achado não específico indicativo de perda neuronal (Fig. 27.10).[50]

Outros vírus do herpes

O vírus Epstein-Barr (EBV) tem sido associado a diversas entidades, como, por exemplo, síndrome da fadiga crônica, síndrome Guillaine-Barré e linfoma em pacientes com AIDS. Os linfócitos de pacientes com AIDS são frequentemente infectados com o vírus, e os estudos de reação em cadeia da polimerase revelam evidências de vírus Epstein-Barr no líquido cefalorraquidiano em todos os pacientes com AIDS e linfoma. Acredita-se que ao longo do tempo, a infecção crônica por vírus Epstein-Barr incita a transformação maligna dos linfócitos infectados. É o agente que causa a mononucleose infecciosa. Cerca de 5% dos pacientes com mononucleose desenvolvem uma encefalomielite aguda autolimitada. Este transtorno tem uma predileção impressionante pela substância cinzenta profunda e substância cinzenta central da medula espinal. Estas estruturas ficam inchadas e hiperintensas em FLAIR e imagens ponderadas em T_2. Geralmente ocorre a rápida resolução dos achados clínicos e das anormalidades de imagem.[51,52])

O vírus do herpes-zoster produz catapora em crianças e neurite superficial em adultos. Em pacientes imunocomprometidos, a infecção aguda pode levar a uma disseminação hematogênica e encefalite difusa, ou pode haver extensão perineural da face para o seio cavernoso. Quando isso ocorre, o vírus pode espalhar-se ao longo das artérias do crânio, produzindo um padrão de edema agudo semelhante ao infarto.[53]

Enterovírus

O gênero *Enterovirus* inclui poliovírus, coxsackievírus e ecovírus. As infecções são mais comuns em bebês e crianças jovens. Ocorrem as epidemias, mas a doença é geralmente leve e autolimitante (p. ex., doença mão-pé-boca). As epidemias associadas ao vírus da poliomielite foram uma exceção trágica a esta regra. A encefalite tem um padrão característico de envolvimento, independentemente de sua gravidade. A doença afeta os cornos ventrais da medula espinal e parte central da ponte, mesencéfalo e medula, o núcleo denteado do cerebelo, e, ocasionalmente, o tálamo. Estas estruturas ficam inchadas e hiperintensas em imagens ponderadas em T_2. Essas alterações desaparecem em infecções leves, mas em infecções graves (como ocorreu na epidemia de poliomielite) danos permanentes nestas áreas produzem gliose e encefalomalacia. A causa dessa notável predileção anatômica não é conhecida.[54,55])

Arbovírus

A encefalite viral pode resultar da propagação de um grupo estruturalmente diverso de vírus de animais hospedeiros por meio de insetos vetores. Foram registradas áreas aparentes relativamente não específicas de edema de substância branca.[45] No verão de 1999, uma doença transmitida por mosquitos, inicialmente, foi tida como encefalite de Saint Louis, mas posteriormente mostrou ser encefalite do Nilo Ocidental (*West Nile*), ocorrida em Nova York. A ressonância magnética em um destes pacientes revelou edema bilateral de substância cinzenta profunda semelhante ao observado na encefalite por vírus Epstein-Barr. Ao longo dos últimos anos, muitos casos de encefalite do Nilo Ocidental, algumas fatais, foram identificados com características de imagens semelhantes. Em um destes pacientes, a ressonância magnética revelou edema bilateral de substância cinzenta profunda semelhante ao observado na encefalite por vírus Epstein-Barr (vide Estudo de caso 29.3).

Encefalite multifocal progressiva

O vírus JC, um papovavírus, causa encefalite multifocal progressiva. Este vírus está presente em todos os lugares, mas só provoca encefalite em pacientes imunocomprometidos. O vírus infecta a oligodendróglia produtora de mielina, resultando em desmielinização com pouca reação inflamatória.[56-58] Há hiperintensidade mal definida e irregular na substância branca em imagens ponderadas em T_2 e imagens FLAIR, sem efeito de massa ou realce. Os estudos com imagens ponderadas em difusão revelam intensidade heterogênea, com hiperintensidade ocasionalmente encontrada nas bordas das lesões em proliferação (Fig. 27.11). A ausência de hiperintensidade difusa pode ajudar a diferenciar lesões subcorticais do infarto agudo. Existe uma predileção pela substância branca parieto-occipital. Como o nome indica, há um aumento constante no tamanho e no número de lesões. Não existe um tratamento direto, e os pacientes geralmente morrem dentro de 6 meses do início. Entretanto, as drogas anti-HIV podem melhorar a sobrevivência pelo reforço da resposta imune. Ocorrem as lesões do tronco cerebral e cerebelares, mas menos de 10% de encefalite multifocal progressiva é unicamente infratentorial. As estruturas da substância cinzenta, incluindo o córtex e os núcleos profundos, podem estar envolvidas.

Encefalite com infecção pelo HIV

O RNA do retrovírus HIV humano causa a AIDS. O cérebro é quase sempre afetado e atua como reservatório viral. A imunossupressão causada pelo HIV leva a inúmeras infecções secundárias do sistema nervoso central e linfoma primário do sistema nervoso central (provavelmente há um aumento de gliomas também). O

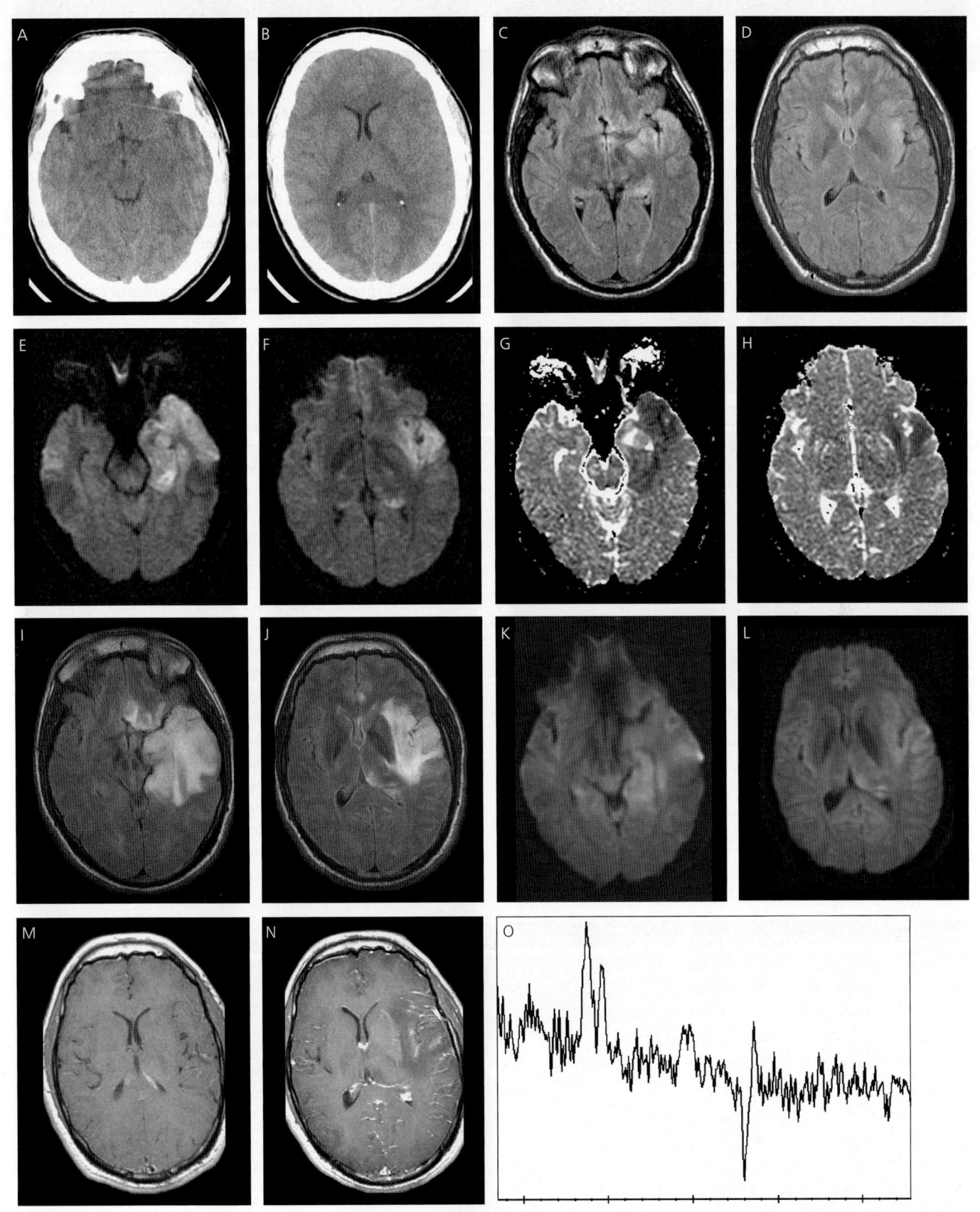

Fig. 27.10 Encefalite por vírus tipo 1 do vírus herpes simplex em homem de 30 anos com 3 dias de sintomas virais e 1 dia de embotamento e convulsões. (A, B) As tomografias computadorizadas estão normais. (C, D) Imagens FLAIR realizadas 1 hora após a tomografia computadorizada revelam hiperintensidade sutil no uncus esquerdo, hipocampo, lobo temoral anterior e na ínsula. (E, F) Nas imagens de difusão, a hiperintensidade é mais evidente e ampla. (G, H) Os mapas do coeficiente de difusão aparente revelam hipointensidade nessas regiões causadas pelo movimento restrito de água. (I, J) O exame de controle 10 dias mais tarde revela aumento na extensão do edema e efeito de massa nas imagens FLAIR. Observe o envolvimento do lobo frontal medial anterior (I) e da ínsula contralateral (J). (K, L) A hiperintensidade em imagens de difusão desapareceu, indicando que as mudanças de sinal FLAIR e o efeito de massa são causados por edema vasogênico. (M, N) Não houve realce pelo meio de contraste no momento do exame inicial (M), mas o exame no dia 10 (N) revela realce das leptomeninges e cortical extensivo. (O) A espectroscopia pela ressonância magnética de *voxel* único com técnica TR PRESS longo revela discreta elevação na colina, marcada depressão de N-acetilaspartato e presença de lactato.

vírus causa encefalite progressiva subaguda. O vírus se replica dentro de células gigantes multinucleares e macrófagos na substância branca e depois se dissemina para a substância cinzenta. São observados atrofia, nódulos microgliais e gliose. Apesar do envolvimento primário da substância branca, as evidências de imagens de desmielinização são observadas apenas em estágios avançados da doença. As alterações inflamatórias agudas são geralmente ausentes.[3,22,24,29,44,56,58,59]

O achado mais frequente em exames de imagem é a atrofia generalizada, sem densidade focal na tomografia computadorizada ou anormalidades de intensidade de ressonância magnética. Em casos graves, observa-se a hiperintensidade difusa simétrica na substância branca supratentorial, predominantemente na região periventricular. Estão ausentes o efeito de massa e o realce. No passado, ocorria a progressão rápida, e a morte normalmente se sucedia dentro de 1 ano. A introdução de medicamentos eficazes anti-HIV tem permitido o tratamento da encefalite por HIV. Pode ocorrer a regressão da hiperintensidade da substância branca e em alguns pacientes a atrofia também pode parecer melhorar (Fig. 27.12).

Os achados de imagem de encefalite inicial por HIV (atrofia leve) são mínimos e não específicos. A variação normal no tamanho ventricular e sulcal está presente na população em geral, e os pacientes com AIDS podem desenvolver algum grau de encolhimento do cérebro não atrófico decorrentes dos efeitos sistêmicos da doença. As evidências clínicas e neuropsiquiátricas do complexo de demência da AIDS geralmente precedem o desenvolvimento de anomalias em tomografia computadorizada e ressonância magnética. Os estudos que utilizam espectroscopia por ressonância magnética revelaram grandes anormalidades nestes pacientes.[60,61] Por exemplo, há redução da relação NAA/creatina, refletindo a perda de neurônios, enquanto há elevação da relação colina/creatina. A medição do metabólito do cérebro inteiro pode mostrar-se extremamente útil na determinação da extensão da doença e a resposta de tratamento. A imagem dos tensores de difusão também é promissora na avaliação da extensão da anormalidade de substância branca.[10]

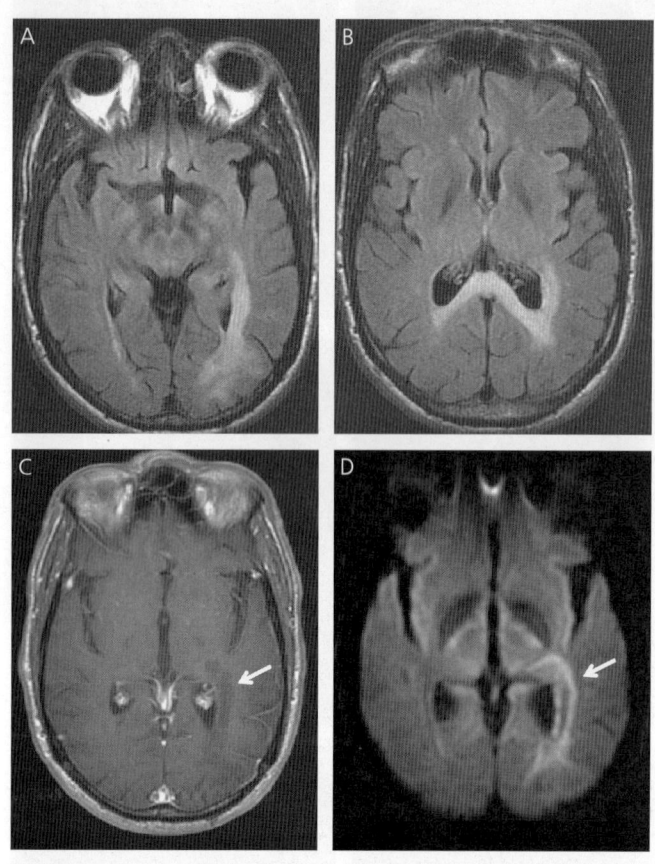

Fig. 27.11 A leucoencefalopatia multifocal progressiva em um paciente HIV-positivo. (A, B) As imagens FLAIR revelam hiperintensidade T_2 bilateral, maior à esquerda do que à direita sem efeito de massa. Mais superiormente, a lesão cruza o corpo caloso. (C) Imagem ponderada em T_1 com contraste revela que as lesões peratriais são hipointensas em T_1 e não realçam (seta). (D) As imagens ponderadas em difusão revelam difusão restrita na margem (borda principal da lesão). Este padrão é comumente encontrado em leucoencefalopatia multifocal progressiva.

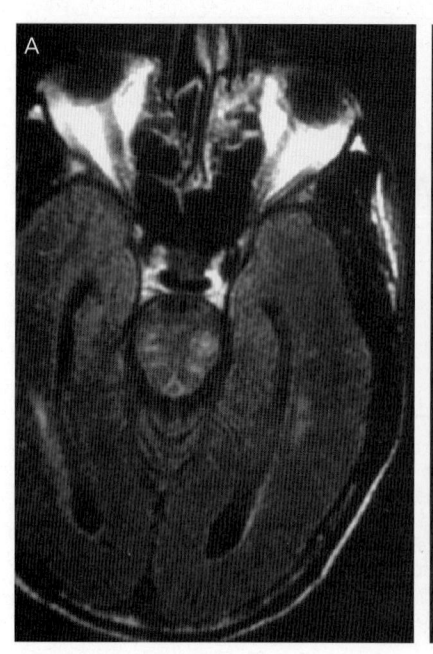

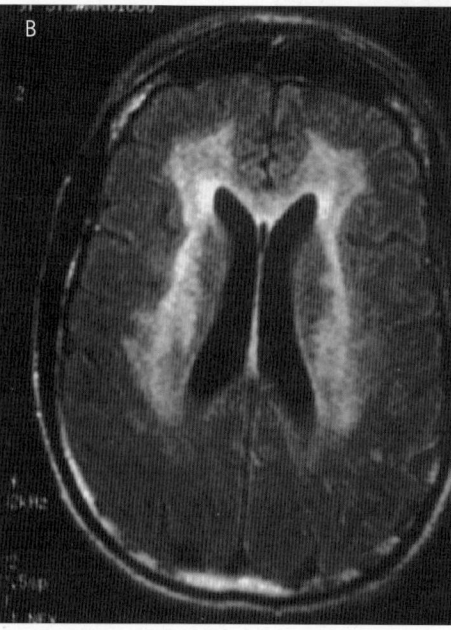

Fig. 27.12 As imagens axiais FLAIR em encefalite por HIV revelam hiperintensidade simétrica bilateral na substância branca periventricular e tronco central superior. Não há nenhum efeito de massa ou realce.

Doença de Creutzfeldt-Jakob

O achado patológico característico da doença de Creutzfeldt-Jakob é a degeneração espongiforme dos neurônios no córtex e núcleos subcorticais. Várias doenças humanas e animais produzem este padrão distinto incluindo *kuru*, encefalopatia espongiforme bovina ("doença da vaca louca") e *scrapie* (caprinos). Estas doenças são causadas pelos agentes transmissíveis pelos príons de ácidos não nucleicos, unicamente não virais. Os príons são proteínas normais constituintes das membranas de células neuronais, mas podem existir em uma isoforma que é insolúvel. Com o passar do tempo, estas proteínas patológicas podem acumular-se nas células, levando à vacuolização e à morte celular. A conversão para a isoforma patológica pode ser espontânea, mas as proteínas têm a capacidade única para fazer com que os príons normais se transformem na conformação patológica e, portanto, atuem como agentes infecciosos. Uma vez introduzido no cérebro, há conversão progressiva ou a propagação, levando à degeneração difusa. Os príons são menores do que os vírus e, assim, passam por dispositivos capazes de filtrar agentes virais provenientes do sangue. A infecção pode resultar da transfusão de sangue, transplante de córnea ou outro contato com tecidos contaminados. A ingestão cerimonial de cérebros humanos infectados pelas tribos caçadoras da Nova Guiné é a causa do *kuru*. Os casos da variante da doença de Creutzfeldt-Jakob são atribuídos à transmissão de cruzamento de espécies com seres humanos da proteína príon da carne infectada dos bovinos. Para tornar o assunto mais complexo, alguns casos têm uma incidência familiar, sugerindo que a doença tem uma forma hereditária.[62]

A doença de Creutzfeldt-Jakob aparece no final da vida (> 50 anos de idade) com rápido início de demência e mioclonias. A maioria dos pacientes morre dentro de 1 ano do início dos sintomas. As imagens revelam evidências de atrofia que progride rapidamente nos estudos de série. A hiperintensidade simétrica dos núcleos da base em imagens ponderadas em T_2 foi identificada em muitos pacientes. Alguns dos relatos iniciais da incidência deste achado foram contraditórios, mas é provável que a hiperintensidade ganglionar esteja presente em cerca de 75% dos pacientes com doença de Creutzfeldt-Jakob.[63,64] A hiperintensidade é geralmente leve e difícil de ser detectada em imagens ponderadas em T_2. A hiperintensidade é mais aparente em imagens FLAIR. A hiperintensidade cortical também pode ser vista em FLAIR, refletindo a distribuição patológica conhecida da doença. As imagens ponderadas em difusão têm-se mostrado mais sensíveis do que FLAIR na detecção de áreas de encefalite pela doença de Creutzfeldt-Jakob.[65] Este fato provavelmente reflete as mudanças no ambiente intracelular de neurônios afetados em vez do desvio de fluido do espaço extracelular para o espaço intracelular (edema citotóxico), e tem sido demonstrado que pode mudar ao longo do curso da doença. A maioria das anomalias na doença de Creutzfeldt-Jakob é bilateral, mas estas são frequentemente assimétricas, e a doença pode aparecer unilateral. O infarto e a doença de Creutzfeldt-Jakob podem diferenciar-se em bases clínicas na maioria dos casos (Fig. 27.13). Há distribuições diferentes de anormalidade metabólita observadas com a espectroscopia pela ressonância magnética, com destaque para perda generalizada não específica de NAA, mas também é observado o aumento do mio-inositol com tempo de eco curto (vide Estudo de Caso 28.3).

Doenças desmielinizantes

Talvez a contribuição mais importante da ressonância magnética nas imagens clínicas tenha sido a detecção de doenças desmielinizantes. Mesmo em sua infância, a clara superioridade da ressonância magnética sobre a tomografia computadorizada na detecção de esclerose múltipla tornou aparente o potencial desta nova modalidade.[66] A sensibilidade da ressonância magnética para mudanças na água dos tecidos a tornou ideal para a detecção de ausência de mielina hidrofóbica. A cada avanço na ressonância magnética, a capacidade da *fast spin-echo* detectar e avaliar a doença desmielinizante melhorou. As técnicas de FLAIR e a supressão de gordura tornam possível a detecção de lesões próximas aos espaços liquóricos, nos nervos ópticos e na medula espinal (Fig. 27.14).

As técnicas de imagem de rotina costumam ser suficientes para fazer o diagnóstico correto, mas a imagem estrutural provavelmente desempenhará um papel importante em pelo menos duas maneiras. Os focos de desmielinização aguda podem apresentar-se clinicamente e em exames de imagem como lesões de massa, que podem ser confundidos, pelo menos pelos descuidados, com gliomas malignos ou lesões infecciosas. Estes casos de desmielinização tumefata podem ocorrer em pacientes com esclerose múltipla ou encefalomielite disseminante (Fig. 27.15). Além disso, os estudos de imagem estrutural, em especial aqueles que medem os valores de todo o cérebro de vários parâmetros (p. ex., NAA, anisotropia fracionada, coeficiente de difusão aparente), podem permitir uma avaliação mais precisa da extensão da doença e sua progressão. Estas técnicas têm demonstrado que a esclerose múltipla é uma doença difusa em vez de ser uma doença multifocal.[67] A substância branca aparentemente normal (na ressonância magnética de rotina), muitas vezes, será anormal na MRS, nas imagens por tensores de difusão e nos estudos de perfusão.

As doenças desmielinizantes também estavam na vanguarda de um outro uso para ressonância magnética, como medida preliminar do resultado de tratamentos clínicos. A natureza crescente e decrescente da esclerose múltipla, sua variabilidade interpaciente e sua cronicidade tornam difícil a utilização do quadro clínico como medida de resultado. Uma variedade de achados em ressonância magnética tem sido utilizada para avaliar a carga de lesão e a resposta ao tratamento, incluindo o número e o volume das lesões nas imagens ponderadas em T_2 (incluindo DP e FLAIR), imagens ponderadas em T_1 e imagens aumentadas com contraste. Nenhuma destas medidas tem-se mostrado totalmente satisfatória, em parte porque elas não permitem a avaliação da doença na substância branca aparentemente normal. Tanto a espectroscopia por ressonância magnética quanto as imagens por tensores de difusão são promissoras como ferramentas para avaliar a carga de lesão.[68,69] As medidas de NAA de cérebro inteiro permitem a avaliação da integridade neuronal, e as imagens por tensores de difusão parecem quase idealmente adequadas para a avaliação da extensão do dano da substância branca.[70] A difusão em substância branca normal é altamente ordenada (anisotrópica), com as moléculas de água movendo-se ao longo e não entre os tratos da substância branca. Os processos que danificam a substância branca levam à difusão de água mais isotrópica e menos ordenada. A redução difusa ou local da anisotropia é, portanto, uma característica de todos os processos desmielinizantes.

A esclerose múltipla tem várias características em ressonância magnética. As lesões são geralmente redondas ou ovais e medem

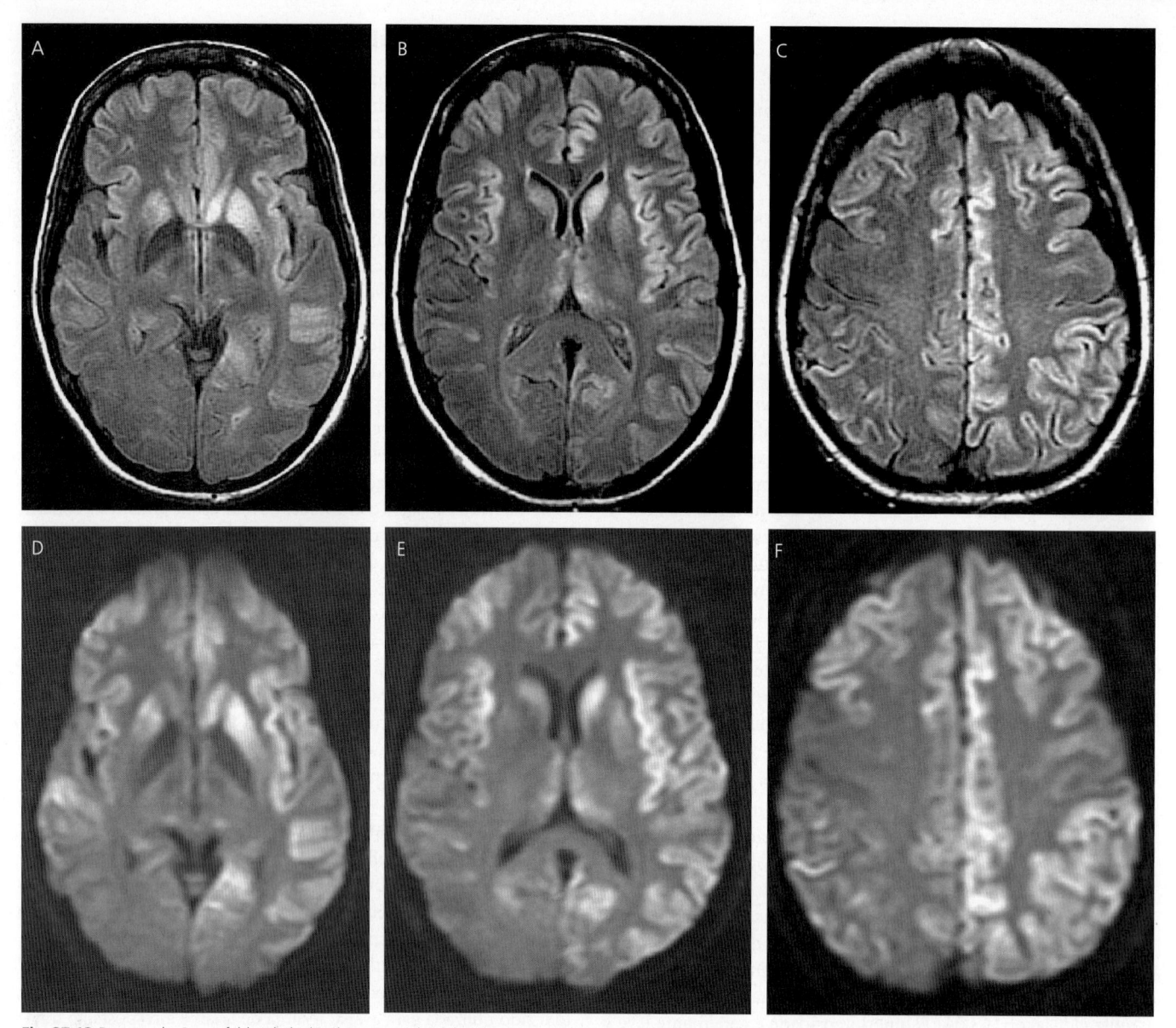

Fig. 27.13 Doença de Creutzfeldt-Jakob. (A-C) FLAIR axial revelam hiperintensidade sutis na substância cinzenta cortical e núcleos da base, sem efeito de massa. (D-F) Hiperintensidade é mais acentuada e extensiva em imagens ponderadas em difusão. Note que a doença é bilateral, mas assimétrica.

menos de 1 centímetro. Os focos de desmielinização isquêmica, em comparação, são mais irregulares nos contornos e tamanho. Tanto a esclerose múltipla quanto a isquemia têm uma predileção pela região periventricular, mas as placas de esclerose múltipla possuem um eixo longo que é perpendicular ao contorno ventricular. Esta orientação destas lesões, denominada dedos de Dawson, é um reflexo de sua localização perivenosa. A esclerose múltipla tem uma predileção por vários locais não observados na doença isquêmica, incluindo a superfície inferior do corpo caloso,[71] a substância branca adjacente aos cornos temporais, ao *brachium pontus* e à medula.[72]

A intensidade da placa em esclerose múltipla e a presença ou a ausência do realce dependem da idade da lesão. O evento inicial da formação de uma placa é o rompimento da barreira hematoencefálica. Portanto, em casos raros, o realce pode ocorrer na ausência de qualquer mudança de intensidade. O edema se desenvolve como uma consequência do rompimento da barreira, gerando um foco de hiperintensidade em qualquer sequência de tempo de repetição longo (ponderada em T_2). Pode haver um halo sutil de hipointensidade perto da margem da placa.[73] Este achado é semelhante ao observado nos abscessos cerebrais e pode ter a mesma etiologia, a presença de oxigênio atômico gerado por macrófagos. As placas são tipicamente isointensas em imagens ponderadas em T_1, neste momento, embora possa ser encontrado um foco sutil de hipointensidade com uma borda hiperintensa. O realce de pequenas placas é normalmente suave e semelhante a um anel, apesar de as pequenas placas também poderem revelar realce nodular.[74] Depois de algumas semanas, o edema inflamatório agudo é substituído pela desmielinização. A placa não realça mais. Caso persista desmielinização, a lesão muitas vezes se torna discretamente hipointensa em imagens ponderadas em T_1 (buraco negro). Ao longo do tempo, a placa pode diminuir e desaparecer através da remielinização ou

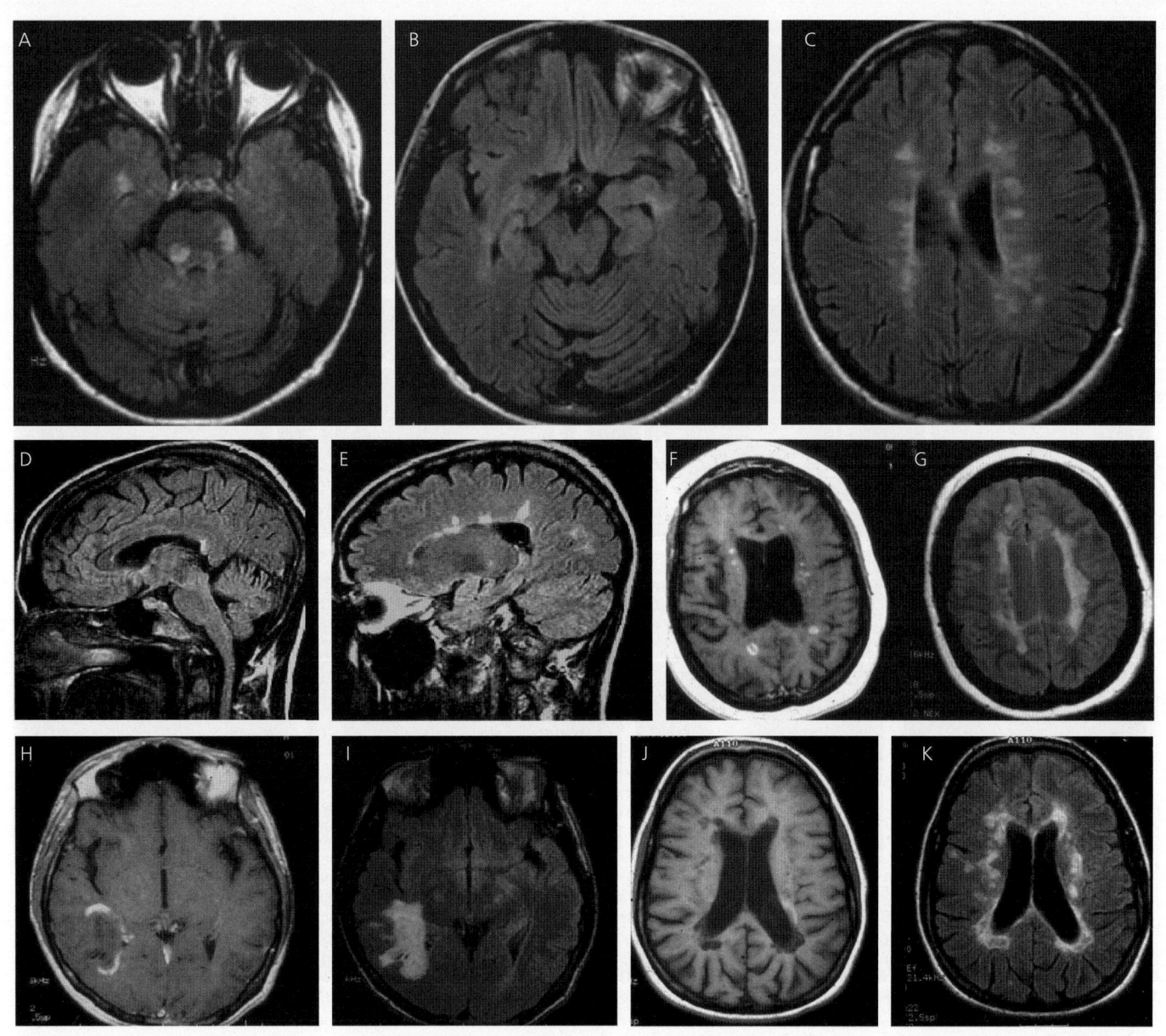

Fig. 27.14 Esclerose múltipla (MS). (A-E) Imagens axiais FLAIR (A-C) e sagitais (D, E) revelam a localização típica das placas de esclerose múltipla na substância branca periventricular (C, E) (dedos de Dawson), a superfície inferior do corpo caloso (D, E), dos lobos temporais adjacentes aos cornos temporais (A, B) e do tronco cerebral (A). (F, G) Múltiplos focos de realce anelar e nodular (F) observados na substância branca periventricular em um paciente com esclerose múltipla crônica e desmielinização confluente (G). (H, I) Realce do anel incompleto (H) observado em um paciente de um foco único grande agudo de desmielinização (I) com efeito de massa leve. (J) Desmielinização crônica produz "buracos negros" *(black hales)* focais em imagens ponderadas em T_1. A hiperintensidade sutil pode ser observada nas bordas de algumas das lesões. (K) Em imagens FLAIR, as lesões são confluentes e irregulares.

pode persistir indefinidamente. A capacidade de envelhecer as placas é complicada pelo fato de a desmielinização e a remielinização de repetição poderem produzir achados que não se correlacionam com os achados clínicos. Os exames estruturais podem auxiliar no envelhecimento das placas. Os padrões da espectroscopia pela ressonância magnética se alteram enquanto as placas se desenvolvem, mas o valor clínico desta informação não é claro.[69] As placas de esclerose múltipla têm sinal variável em imagens ponderadas em difusão.[75,76] Na maioria das vezes, eles são isointensas a hipointensas. A hiperintensidade pode ser considerada secundária ao T_2 *shine-trough* ou, raramente, movimentação restrita de água. As placas com difusão restrita são mais propensas a ser agudas do que crônicas, mas a maioria das placas agudas não é hiperintensa, e a hiperintensidade pode ser observada na ausência de outras evidências de ressonância magnética ou de atividade clínica. Assim, na prática clínica, as imagens ponderadas em difusão acrescentam pouco (exceto confusão) para a avaliação dos pacientes com esclerose múltipla, e já não as utilizamos em nossos exames de rotina desses pacientes.

Ocasionalmente, os focos de desmielinização podem apresentar-se como lesões de massa que crescem rapidamente com realce da borda de necrose central e edema extenso.[77-79] Estas lesões podem ser confundidas com neoplasias malignas (daí o nome). Se o diagnóstico correto não for suspeito, a biopsia ou a ressecção

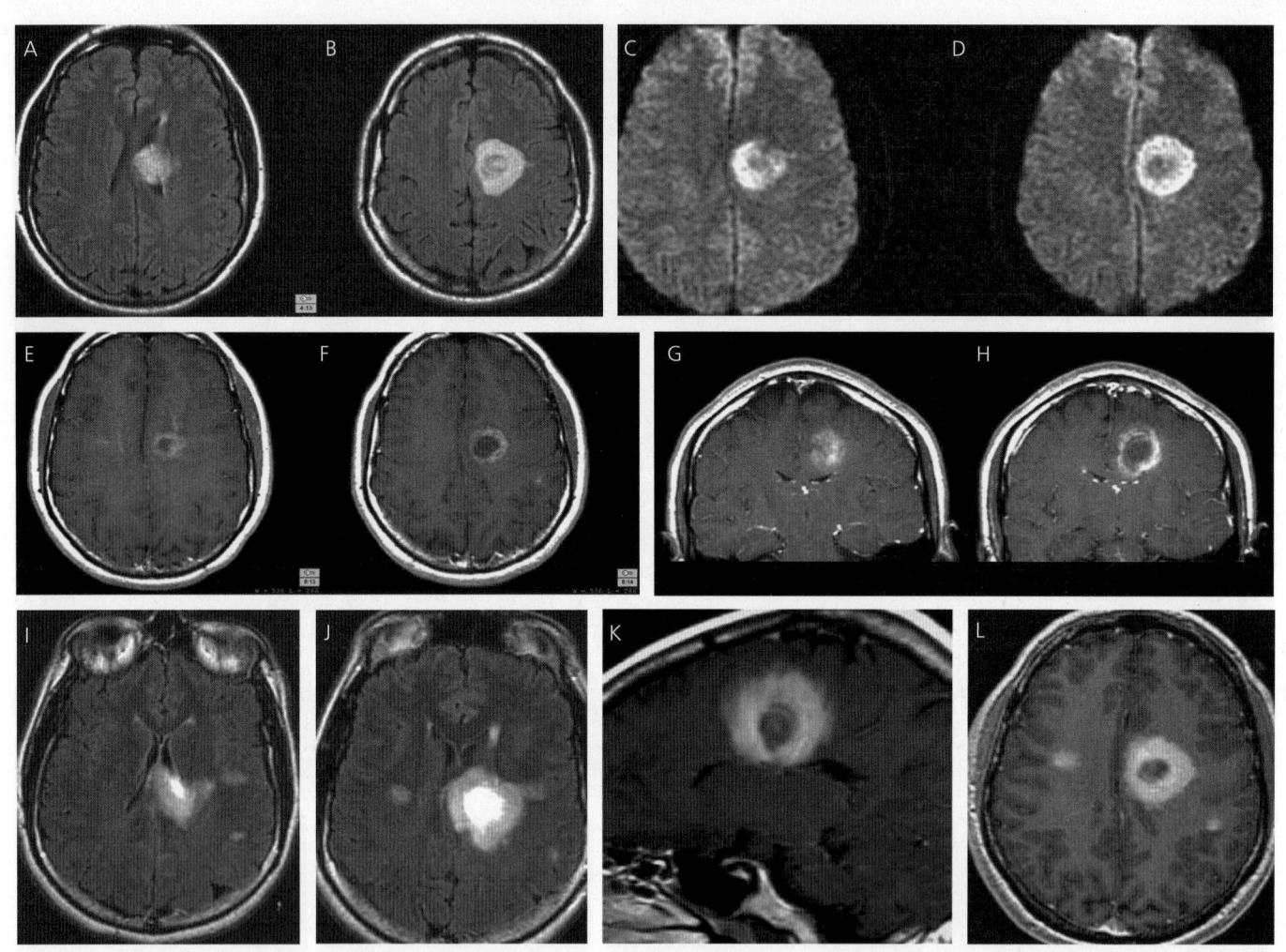

Fig. 27.15 A desmielinização tumefata em encefalite aguda disseminada em um homem de 42 anos com AIDS, contagem de células CD4 normal e sorologia para toxoplasmose negativa. (A, B) As imagens FLAIR revelam uma grande lesão hiperintensa na substância branca frontal esquerda. Observa-se um segundo foco pequeno bem anterior à lesão maior (B). Há um aro central hipointenso na lesão (B). (C, D) A lesão é hiperintensa em imagens de difusão, com um núcleo central que é hipointenso. (E-H) As imagens ponderadas em T_1 axiais com contraste (E, F) e coronais (G, H) revelam realce da borda. Note que na imagem coronal (H), existem anéis concêntricos sutis. Observe também focos adicionais de realce na substância branca no hemisfério direito (E) e na região frontal esquerda subcortical (F). Estas regiões pareciam estar normais em imagens FLAIR. (I) O exame de controle 1 semana depois revela o realce no tamanho da lesão grande na região periventricular em FLAIR. A hiperintensidade é agora observada na região das pequenas lesões com realce, e focos adicionais de hiperintensidade estão presentes. (K, L) As imagens sagitais realçadas com contraste (K) e axiais (L) revelam aumento na extensão do realce e no número de lesões com realce. Observe os anéis concêntricos na lesão grande nas imagens FLAIR sagitais (K).

cirúrgica pode ser realizada. Para tornar as matérias mais complexas, as lesões costumam conter astrócitos bizarros, que podem ser confundidos com células neoplásicas. Se o diagnóstico incorreto for feito, a radiação pode ser administrada com efeito devastador, já que a esclerose múltipla deixa o cérebro bastante sensível à radiação. A interpretação correta dos exames de imagem é, portanto, fundamental para a assistência aos pacientes. Existem várias características que ajudam a distinguir desmielinização tumefata da neoplasia. A presença de lesões adicionais de substância branca típica para a esclerose múltipla é uma boa indicação do diagnóstico correto, contudo deve ser lembrado que os pacientes com esclerose múltipla também podem desenvolver gliomas. A desmielinização tumefata tende a aumentar mais rapidamente do que massas neoplásicas, muitas vezes dobrando de tamanho durante 10 a 14 dias. Os gliomas malignos geralmente exigem pelo menos 1 mês para aumentar de forma apreciável. Dois padrões de realce são típicos de desmielinização. Primeiro, a borda com realce é muitas vezes incompleta (formato em C) ao longo de sua margem profunda.

Em segundo lugar, os anéis concêntricos de realce podem estar presentes talvez como resultado de episódios recorrentes de inflamação. Este padrão pode corresponder à variante patológica da esclerose múltipla, esclerose concêntrica de Baló. Quando qualquer um desses padrões for identificado, a desmielinização tumefata deve ser suspeitada.

Apesar da esclerose múltipla e os gliomas serem tipicamente descritos como tendo diferentes padrões espectrais, o uso da espectroscopia pela ressonância magnética neste diagnóstico diferencial deve ser tratado com cautela, já que os espectros das duas condições são muitas vezes indistinguíveis. O estudo da perfusão pode ser mais útil a este respeito (vide também Estudos de Casos 22.2 e 31.1).

Referências

1. Tsuchiya K, Katase S, Yoshino A, Hachiya J. Diffusionweighted MR imaging of encephalitis. *Am J Roentgenol* 1999; **173**: 1097–1099.

2. Ulug AM, Moore DF, Bojko AS, Zimmerman RD. Clinical use of diffusion tensor imaging for diseases causing neuronal and axonal damage. *AJNR Am J Neuroradiol* 1999; **20**: 1044–1048.

3. Barker PB, Lee RR, McArthur JC. AIDS dementia complex: evaluation with proton MR spectroscopic imaging. *Radiology* 1995; **195**: 58–64.

4. Cecil KM, Kenkinski RE. Proton MR spectroscopy in inflammatory and infectious brain disorders. *Neuroimaging Clin N Am* 1998; **8**: 863–880.

5. Sener RN. Herpes simplex encephalitis: diffusion MR imaging findings. *Comput Med Imaging Graph* 2001; **25**: 391–397.

6. Ebisu T, Tanaka C, Umeda M et al. Discrimination of brain abscess from necrotic or cystic tumors by diffusionweighted echo planar imaging. *Magn Reson Imaging* 1996; **14**: 1113–1116.

7. Remy C, Grand S, Lai ES et al. ^{1}H MRS of human abscesses in vivo and in vitro. *Magn Reson Med* 1995; 508–514.

8. Kim SH, Chang KH, Song IC et al. Brain abscess and brain tumor: discrimination with in vivo H-1 MR spectroscopy. *Radiology* 1998; **204**: 239–245.

9. Filippi C, Ulug A, Ryan E et al. Diffusion tensor imaging of patients with HIV and normal-appearing white matter on MR images of the brain. *AJNR Am J Neuroradiol* 2001; **22**: 277–283.

10. Ragin AB, Storey P, Cohen BP et al. Whole brain diffusion tensor imaging in HIV-associated cognitive impairment. *AJNR Am J Neuroradiol* 2004; **25**: 195–200.

11. Alvard EC, Shaw CM. Infectious allergic and demyelinating diseases of the central nervous system. In *Radiology of the Skull and Brain: Anatomy and Pathology*, eds. Newton TH, Potts DG. St. Louis, MO: Mosby, 1977, p. 3088–3172.

12. Desprechins B, Stadnik T, Koerts G et al. Use of diffusion-weighted MR imaging in differential diagnosis between intracerebral necrotic tumors and cerebral abscesses. *AJNR Am J Neuroradiol* 1999; **20**: 1252–1257.

13. Enzmann DR, Britt RH, Placone R. Staging of human brain abscess by computed tomography. *Radiology* 1983; **146**: 703–708.

14. Haimes AB, Zimmerman RD, Morgello S et al. MR imaging of brain abscesses. *AJNR Am J Neuroradiol* 1989; **10**: 279–291.

15. Zimmerman RD, Weingarten KW. Neuroimaging of cerebral abscess. *Neuroimaging Clin N Am* 1991; **1**: 1–16.

16. Hartmann M, Jansen O, Heiland S et al. Restricted diffusion within ring enhancement is not pathognomonic for brain abscess. *AJNR Am J Neuroradiol* 2001; **22**: 1738–1742.

17. Tung GA, Evangelista P, Rogg JM, Duncan JA. Diffusion-weighted MR imaging of rim-enhancing brain masses: is markedly decreased water diffusion specific for brain abscess? *Am J Roentgenol* 2001; **177**: 709–712.

18. Burtscher IM, Holtas M. In vivo proton MR spectroscopy of untreated and treated brain abscesses. *AJNR Am J Neuroradiol* 1999; **20**: 1049–1053.

19. Garg M, Rakesh K, Gupta MH et al. Brain abscesses: etiologic categorization with in vivo proton MR spectroscopy. *Radiology* 2004; **230**: 519–527.

20. Chang KH, Han MH, Roh JK et al. GTPA-enhanced imaging of the brain in patients with meningitis: comparison with CT. *AJNR Am J Neuroradiol* 1990; **11**: 69–76.

21. Harris TM, Edwards MK. Meningitis. *Neuroimaging Clin N Am* 1991; **1**: 39–56.

22. Whiteman ML, Bowen BC, Post MJD, Bell MD. Intracranial infection. In *Magnetic Resonance Imaging of the Brain and Spine*, 2nd edn, ed. Atlas SW. Philadelphia, PA: Lippincott-Raven, 1996, p. 707–772.

23. Centeno RS, Winter J, Bentson JR et al. CT in the evaluation of Haemophilus influenzae meningitis with clinical and pathologic corrrelation. *Comput Radiol* 1983; **7**: 243–249.

24. Sze G, Zimmerman RD. The magnetic resonance imaging of infections and inflammatory diseases. *Radiol Clin N Am* 1988; **26**: 839–859.

25. Zimmerman RD, Leeds NE, Danziger A. Subdural empyema: CT findings. *Radiology* 1984; **150**: 417–422.

26. Weingarten K, Zimmerman RD, Becker RD et al. Magnetic resonance imaging of subdural and epidural empyemas. *AJNR Am J Neuroradiol* 1989; **10**: 81–87.

27. Bazan C, Rinaldi MG, Rauch RR, Jinkins JR. Fungal infections of the brain. *Neuroimaging Clin N Am* 1991; **1**: 57–88.

28. Castro CC, Hesselink JA. Tuberculosis. *Neuroimaging Clin N Am* 1991; **1**: 119–140.

29. Theur CP, Hopewell PC, Elias D et al. Human immune deficiency virus infection in tuberculosis patients. *J Infec Dis* 1990; **162**: 8–12.

30. Ulmer JL, Elster AD. Sarcoidosis of the central nervous system. *Neuroimaging Clin N Am* 1991; **1**: 141–150.

31. Gupta RV, Pandey R, Khan EM et al. Intracranial tuberculoma: MRS signal intensity correlation with histopathology and localized MR spectroscopy. *Magn Reson Imaging* 1993; **11**: 443–449.

32. Mathews VP, Alo PL, Glass JD et al. AIDS related CNS cryptococcosis: radiologic– pathologic correlation. *AJNR Am J Neuroradiol* 1992; **13**: 1477–1486.

33. Gupta RK, Jena A, Sharma A et al. MR imaging of intracranial tuberculomas. *J Comput Assist Tomogr* 1988; **12**: 280–285.

34. Chang KH, Cho YS, Hesselink JR, Han MH, Han MC. Parasitic diseases of the central nervous system. *Neuroimaging Clin N Am* 1991; **1**: 159–178.

35. Esocbar A. The pathology of cysticercosis. In *Cysticercosis of the Central Nervous System*, eds. Palaiose E, Rodriquez-Cabajal J, Taveras JM. Springfield, IL: Charles C. Thomas, 1983, p. 27–59.

36. Davis LE, Kornfield M. Neurocysticercosis; neurologic, pathogenic, diagnostic and therapeutic aspects. *Eur Neurol* 1991; **31**: 229–240.

37. Teitelbaum GP, Otto RJ, Lin M et al. MR imaging of neurocysticercosis. *AJNR Am J Neuroradiol* 1989; **10**: 709–718.

38. Post MJD, Chen JC, Hensley GT. Toxoplasma encephalitis in Haitian adults with aquired immune deficiency syndrome: a clinical, pathologic–CT correlation. *Am J Roentgenol* 1983; **140**: 8861–8868.

39. Dina TS. Primary central nervous system lymphoma versus toxoplasmosis in AIDS. *Radiology* 1991; **179**: 823–828.

40. Smirniotopoulos JG, Koeller KK, Nelson AM, Murphy FM. Neuro-imaging: autopsy correlation in AIDS. *Neuroimaging Clin N Am* 1997; **7**: 615–637.

41. Iglesias-Rozas JR, Bantz B. Adler T. Cerebral lymphoma in AIDS: clinical, radiological, neuropathological and immunopathological study. *Clin Neuropathol* 1991; **10**: 65–72.

42. Camacho DLA, Smith JK, Castillo M. Differentiation of toxoplasmosis and lymphoma in AIDS patients by using apparent diffusion coefficients. *AJNR Am J Neuroradiol* 2003; **24**: 633–637.

43. O'Malley JP, Ziessman HA, Kumar PM et al. Diagnosis of intracranial lymphoma in patients with AIDS. Value of 201-T single photon emission tomography. *Am J Roentgenol* 1994; **163**: 417–421.

44. Simone I, Federico F, Tortorella C et al. Localised ^{1}H-MR spectroscopy for metabolic characterisation of diffuse and focal brain lesions in patients infected with HIV. *J Neurol Neurosur Psychiatr* 1998; **64**: 516–523.

45. Jordon J, Enzmann DR. Encephalitis. *Neuroimaging Clin N Am* 1991; **1**: 17–38.

46. Gupta RK, Lufkin RB. Viral infections. In *MR Imaging and Spectroscopy of Central Nervous System infection*, eds. Gupta RK, Lufkin RB. New York: Kluwer Academic/Plenum, 2001, p. 147–175.

47. Carey L, Spear PG. Infection with herpes simplex viruses: Part 1. *N Engl J Med* 1986; **314**: 680–691.

48. Carey L, Spear PG. Infection with herpes simplex viruses: Part 2. *N Engl J Med* 1986; **314**: 749–757.

49. Tien RD, Feldberg GJ, Osumi AK. Herpes virus infections of the CNS: MR findings. *Am J Roentgenol* 1983; **161**: 167–176.

50. Menon DK, Sargentoni J, Peden CJ et al. Proton MR spectroscopy in herpes simplex encephalitis: assessment of neuronal loss. *J Comput Assist Tomogr* 1990; **14**: 449–452.

51. Tolly TL, Wells RG, Sty JR. MR features of fleeting CNS lesions in association with Epstein–Barr infection. *J Comput Tomogr* 1989; **13**: 665–668.

52. Donovan W, Zimmerman RD. MRS finding in severe Epstein–Barr virus encephalomyelitis. *J Comput Assist Tomogr* 1996; **20**: 1010–1011.

53. Tenser RB. Herpes simplex and herpes zoster: nervous system involvement. *Neurol Clin N Am* 1984; **2**: 215–240.

54. Wasserstrom R, Mamourian AC, McGary CT, Miller G. Bulbar poliomyelitis: MRS findings with pathologic correlation. *Am J Roentgenol* 1992; **13**: 371–373.

55. Shen WC, Chice HH, Chiu KC, Tsai CH. MR imaging findings in Enterovirus encephalo-myelitis: an outbreak in Taiwan. *AJNR Am J Neuroradiol* 1999; **20**: 1889–1895.

56. Levy MRS, Rosenbloom S, Perrett LV. Neuroradiologic findings in AIDS: a review of 200 cases. *Am J Roentgenol* 1986; **147**: 977–983.

57. Richardson EP. Progressive multifocal leukoencephalopathy. 30 years experience. *N Engl J Med* 1988; **318**: 315–317.

58. Whiteman MLH, Post MJD, Berger JR et al. Progressive multifocal leukoencephalopathy in 417 HIV-seropositive pateints: neuroimaging with clinical and pathologic correlation. *Radiology* 1993; **187**: 233–240.

59. Post MJD, Tate LG, Quencer MRS et al. CT, MR and pathology in HIV encephalitis and meningitis. *AJNR Am J Neuroradiol* 1988; **9**: 469–476.

60. Chong WK, Sweeney B, Wilkinson L et al. Proton spectroscopy of the brain in HIV infection: correlation with clinical immunologic and MR imaging findings. *Radiology* 1993; **188**: 119–124.

61. Jarvik JG, Lenkinski RE, Grossman RI et al. Proton MR spectroscopy of HIVinfected patients: characterization of abnormalities with imaging and clinical correlation. *Radiology* 1993; **186**: 739–744.

62. Prusiner SB. Prions and neurodegenerative disease. *N Eng J Med* 1997; **317**: 1571–1581.

63. Milton WJ, Atlas SW, Lai E, Mollman JE. MRS findings in Creutzfeldt–Jakob disease. *Ann Neurol* 1991; **29**: 439–440.

64. Falcone S, Quencer MRS, Bowen BC, Bruce JH, Nadich TP. Creutzfeldt–Jakob disease: focal symmetric cortical involvement demonstrated by MR imaging. *AJNR Am J Neuroradiol* 1992; **13**: 403–406.

65. Bahn MM, Parchi P. Abnormal diffusionweighted magnetic resonance imaging images in Creutzfeldt–Jakob disease. *Arch Neurol* 1999; **56**: 577–583.

66. Jackson JA, Leake DR, Schneiders NJ et al. Magnetic resonance imaging in multiple sclerosis; results in 32 cases. *AJNR Am J Neuroradiol* 1985; **6**: 171–176.

67. Allen IV, McKeown SR. A histological, histochemical and biochemical study of the macroscopically normal white matter in multiple sclerosis. *J Neurol Sci* 1979; **41**: 81–91.

68. Arnold DL, Mathews PM, Francis G et al. Proton magnetic resonance spectroscopy of human brain in in vivo the evaluation of multiple sclerosis: assessment of the load of the disease. *Magn Reson Med* 1990; **14**: 151–159.

69. Grossman RI, Lenkinski RF, Ramer KN et al. MR proton spectroscopy in multiple sclerosis. *AJNR Am J Neuroradiol* 1992; **13**: 1535–1543.

70. Filippi M, Cercignani M, Inglese M, Horsfield MA, Comi G. Diffusion tensor magnetic resonance imaging in multiple sclerosis. *Neurology* 2001; **56**: 304–311.

71. Gean-Marton AD, Venzina LG, Marton KI et al. Abnormal corpus callosum; a sensitive and specific indicator of multiple sclerosis. *Radiology* 1991; **180**: 215–221.

72. Nusbaum AO, Kar-Ming F, Atlas SW. *White Matter and Inherited Metabolic Disorders in Magnetic Resonance Imaging of the Brain and Spine*, 3rd edn. Philadelphia PA: Lippincott Williams and Wilkins, 2002, p. 457–563.

73. Powell T, Sussman JG, Davies-Jones GAB. MR imaging in acute multiple sclerosis; ring-like appearance in plaques

suggesting the presence of paramagnetic free radicals. *AJNR Am J Neuroradiol* 1992; **13**: 1469–1475.

74. Grossman RI, Gonzalez-Scarano F, Atlas SW *et al.* Multiple sclerosis; gadolinium enhancement in MRimaging. *Radiology* 1986; **161**: 721–725.

75. Nusbaum AO, Lu D, Tang CY, Atlas SW. Quantitative diffusion measurements in focal multiple sclerosis lesions: correlations with appearance on T_1-weighted MR images. *Am J Roentgenol* 2000; **175**: 821–825.

76. Nusbaum AO, Tang CY, Wei TC, Buchsbaum MS, Atlas SW. Whole-brain diffusion MR histograms differ between MS subtypes. *Neurology* 2000; **54**: 1421–1426.

77. Atlas SW, Grossman RI, Goldberg HI *et al.* MR diagnosis of acute disseminated encephalomyelitis. *J Comput Assist Tomogr* 1986; **10**: 798–801.

78. Kepes JJ. Large focal tumor-like demyelinating lesion of the brain; intermediate entity between multiple sclerosis and acute disseminated encephalomyelitis? A study of 31 patients. *Ann Neurol* 1993; **33**: 18–27.

79. Zagzag D, Miller DC, Kleinman GM *et al.* Demyelinating disease versus tumor in surgical neuropathology. Clues to a correct pathologic diagnosis. *Ann J Surg Pathol* 1993; **17**: 537–545.

Capítulo 28
Espectroscopia pela ressonância magnética (MRS) na infecção intracraniana

Rakesh K. Gupta

Introdução

A infecção do sistema nervoso central pode ser fatal e resulta de um encontro de microrganismos potencialmente patogênicos com um hospedeiro humano suscetível.[1] O diagnóstico precoce é necessário para o tratamento ideal. As técnicas de diagnóstico de rotina envolvem a cultura de diversas amostras clínicas e testes imunológicos, que podem ser invasivos, consomem muito tempo e podem atrasar o tratamento definitivo. As modalidades de exames não invasivos como a tomografia computadorizada e a ressonância magnética estabeleceram-se no diagnóstico de várias doenças do sistema nervoso central. A ressonância magnética oferece maior sensibilidade inerente, especificidade e capacidade multiplanar, enquanto a espectroscopia pela ressonância magnética (MRS) fornece informações metabólicas aditivas como adjuvante da ressonância magnética.

Embora MRS tenha se estabelecido como uma técnica de diagnóstico não invasivo para investigar lesões intracranianas, suas aplicações em diferentes tipos de infecção intracraniana são menos conhecidas, porque há poucos estudos disponíveis que correlacionam a ressonância magnética por MRS em infecções intracranianas. Este capítulo analisa os estudos de MRS em infecções intracranianas.

Infecções piogênicas

A infecção bacteriana intracraniana pode manifestar-se como um abscesso do parênquima, meningite e/ou empiema extra-axial. Estas infecções podem resultar de trauma direto, na cirurgia, ou por disseminação hematogênica a partir de uma fonte de infecção extracraniana.

Meningite

A meningite piogênica é definida como uma resposta inflamatória a uma infecção bacteriana da pia-máter aracnoide e do líquido cefalorraquidiano do espaço subaracnóideo. Embora *Haemophilus influenzae* fosse a causa mais comum de meningite bacteriana, a grande disponibilidade da vacina Hib contra o *H. influenzae* tipo b levou o *Streptococcus pneumoniae* a se tornar a causa mais comum. Outras bactérias causam meningite incluindo a *Neisseria meningitidis*, e várias espécies de estreptococos, estafilococos e *Listeria*.[2] O diagnóstico da meningite é normalmente feito após análise do líquido cefalorraquidiano, utilizando citologia, bioquímica e cultura.

Em geral, a ressonância magnética é superior à tomografia computadorizada ao demonstrar a distensão do espaço subaracnóideo, que é considerado um achado precoce de casos de meningite grave.[3] Runge *et al.*[4] observaram em animais experimentais que as meninges inflamadas podem permanecer indistintas em imagens ponderadas em T_1 pré-contraste. No entanto, o realce anormal das meninges em imagens ponderadas em T_1 em dose tripla pós-contraste parece correlacionar-se com o número de células inflamatórias no líquido cefalorraquidiano. A técnica de transferência de magnetização ponderada em T_1 parece ser melhor que as imagens ponderadas em T_1 convencionais, realce semelhante a ser alcançado com uma dose única de material de contraste. As principais complicações associadas à meningite, incluindo acidente vascular encefálico, coleções subdurais, hidrocefalia, cerebrite, edema e ventriculite, podem ser identificadas na ressonância magnética. As imagens de recuperação de inversão atenuada por fluido FLAIR não parecem fornecer informações adicionais importantes sobre o diagnóstico nesses pacientes.[5]

A MRS ainda não mostrou ter valor diagnóstico em pacientes com meningite. Em um estudo com MRS de ^{31}P em um paciente com meningite piogênica, foram observadas concentrações de metabólitos normais de fosfato e do pH intracelular apesar do aumento do lactato.[6] A MRS em prótons *in vivo* na meningite indica níveis normais do cérebro de aspartato N-acetilcisteína (NAA), creatina (Cr), colina (Cho), e mio-inositol (mI), com discreta elevação do lactato[7]. A MRS *ex vivo* do líquido cefalorraquidiano em meningite piogênica comprovada mostra sinais de aminoácidos citosólicos (0,9 ppm), lactato (1,33 ppm), alanina (1,47 ppm), acetato (1,92 ppm) e acetoacetato (2,24 ppm), juntamente com a glicose reduzida (Fig. 28.1).[8] O metabolismo anaeróbico bacteriano provavelmente explica o maior consumo de glicose e, consequentemente, acidose láctica no líquido cefalorraquidiano.

Embora a ressonância magnética convencional seja sensível para a detecção de complicações secundárias da meningite, é relativamente insensível às alterações sutis na microestrutura do tecido. As imagens por tensores de difusão são uma técnica relativamente nova que tem mostrado fornecer informações sobre a microestrutura do tecido. As métricas comumente usadas derivadas de imagens por tensores de difusão são anisotropia fracionada e difusividade média. Os valores altos de anisotropia fracionada foram demonstrados no feixe cortical com realce, bem como no feixe sem realce em meningite bacteriana neonatal e adulta em comparação a controles pareados por idade.[9,10] Tem sido sugerido que as células inflamatórias orientadas no espaço subaracnóideo em consequência da resposta imune regulada para cima na meningite são responsáveis pelo aumento dos valores de anisotropia fracionada. Os valores aumentados de anisotropia fracionada nas regiões corticais com realce bem como as sem realce sugerem atividade inflamatória difusa da pia-aracnoide em pacientes com meningite. Também tem sido sugerido que a anisotropia fracionada pode ser um melhor indicador de inflamação das meninges ativas e difusas do que as imagens ponderadas em T_1 pós-contraste. As moléculas inflamatórias, como moléculas solúveis de ade-

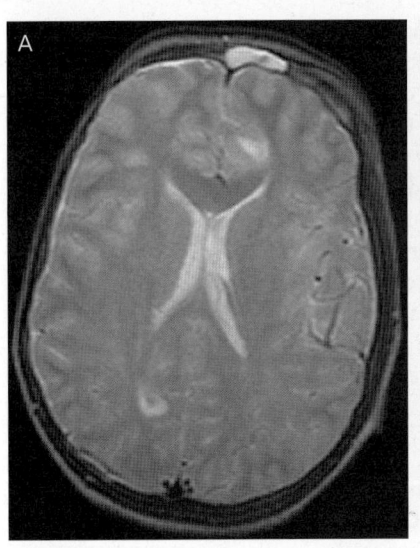

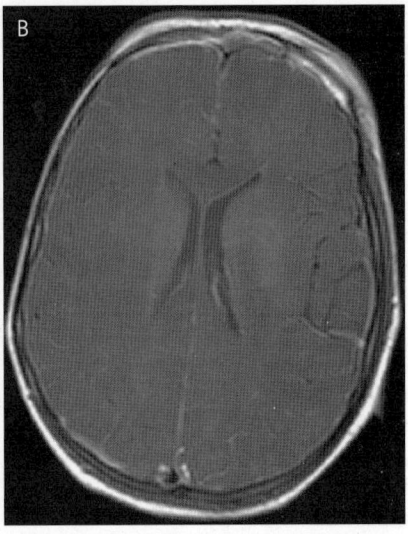

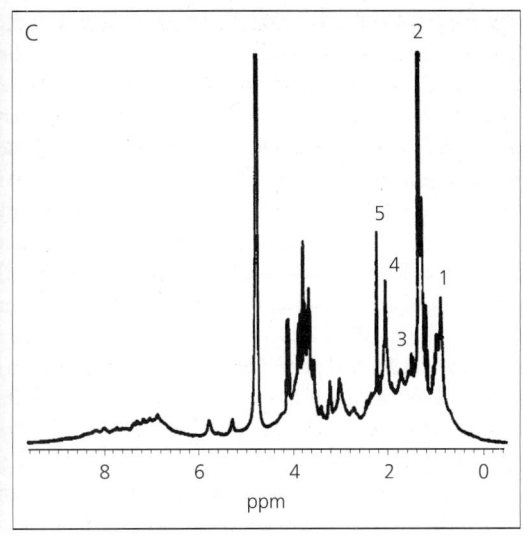

Fig. 28.1 Meningite piogênica. (A) A imagem axial ponderada em T_2 no nível dos ventrículos laterais mostra hiperintensidades periventriculares pequenas. (B) A imagem de transferência de magnetização ponderada em T_1 de pós-contraste revela o realce meningeal. (C) A espectroscopia pela ressonância magnética (MRS) de próton *ex vivo* de líquido cefalorraquidiano de um paciente com meningite mostra grande quantidade de aminoácidos (1), lactato (2), alanina (3), acetato (4) e acetoacetato (5).

são intracelular, fator-α de necrose tumoral e interleucina-1β no líquido cefalorraquidiano na meningite neonatal, apresentam forte correlação com os valores de anisotropia fracionada na região cortical, sugerindo que os valores aumentados de anisotropia fracionada podem ser um potencial marcador substituto de moléculas inflamatórias na meningite.[11]

A substância branca periventricular do cérebro neonatal é conhecida por ser vulnerável à lesão oxidativa e hipóxica/isquêmica secundária a infecções do sistema nervoso central. Um estudo recente sobre imagens por tensores de difusão demonstrou diminuição dos valores de anisotropia fracionada nas regiões periventriculares da substância branca de recém-nascidos com meningite bacteriana em comparação a controles saudáveis pareados de sexo/idade, sugerindo lesão microestrutural da substância branca.[12]

Abscesso

Os abscessos cerebrais são caracteristicamente definidos como um processo supurativo focal no parênquima cerebral.[13] A incidência de abscesso cerebral manteve-se relativamente estável, pois antibióticos tornaram-se disponíveis, e sua frequência varia entre 1 a 2% do total das lesões intracranianas em países desenvolvidos e 8% em países em desenvolvimento.[14] Os abscessos resultam da progressão da cerebrite, o foco preliminar da infecção. O estágio inicial da cerebrite (1 a 3 dias) evolui para um estágio final de cerebrite (4 a 9 dias), que é seguida de um encapsulamento precoce (10 a 13 dias) e estágio final da cápsula (dia 14 em diante), abscesso bem desenvolvido.[15] Os organismos causadores são bastante variáveis e podem consistir em culturas mistas: aeróbios, anaeróbios, anaeróbios facultativos e anaeróbios facultativos em combinação com aeróbios/anaeróbios. A cultura de pus é considerada o padrão de referência para a identificação dos agentes causadores.

O abscesso maduro totalmente desenvolvido com necrose liquefativa central parece hipointenso em imagens ponderadas em T_1 e hiperintenso em T_2. A borda do abscesso aparece isointenso ou levemente hiperintenso em imagens ponderadas em T_1, hipointensa em imagens ponderadas em T_2, e mostra o realce da borda em imagens ponderadas em T_1 pós-contraste.[8] Nem sempre é possível diferenciar os abscessos piogênicos de outras lesões de massa intracranianas císticas, incluindo abscessos tuberculosos e neoplasias, apenas com base em características de ressonância magnética. Na ausência de sinais ou sintomas de um foco infeccioso extracraniano, o glioblastoma multiforme é sempre considerado no diagnóstico diferencial do abscesso cerebral.[16] O uso combinado com MT, ressonância magnética, juntamente com espectroscopia auxilia na discriminação de piogênico de abscessos tuberculosos.[17] Recentemente, segundo registros, as imagens de recuperação de inversão atenuada por fluido (FLAIR) são melhores do que as imagens ponderadas em T_2 convencionais ao descrever a cápsula hipointensa. No entanto, as imagens ponderadas em T_1 de *spin-echo* de pós-contraste mostram a cápsula com realce melhor do que as imagens FLAIR em si.[5] Na presença de hemorragia na parede do abscesso, uma característica mais comumente observada em neoplasias císticas, a diferenciação na imagem é ainda mais complicada.[18] Em tal situação, a MRS *in vivo* mostrou-se útil ao delinear a patologia com maior precisão. Recentemente, as imagens de difusão mostraram-se promissoras na diferenciação do tumor de um abscesso, como a última mostra de difusão restrita (baixo coeficiente de difusão aparente), enquanto a primeira mostra nenhuma restrição à difusão.[19, 20] No entanto, outros registros mostraram difusão restrita em metástases císticas e valores altos de difusão em abscessos cerebrais que estão sendo seguidos durante o tratamento.[19,21]

MRS *in vivo* ajudou na realização do diagnóstico definitivo de abscessos piogênicos entre as várias lesões com características de imagem comparável.[22] O padrão espectral permite a diferenciação de abscessos piogênicos de tumores pela presença de um sinal de aminoácidos (0,9 ppm) compreendendo valina, leucina, isoleucina no abscesso,[16] que persiste, embora em intensidade variada, mesmo durante a terapia médica ou quando estiver esterilizado. O aparecimento de aminoácidos citosólicos no espectro de ressonância magnética tem sido explicado pelo fato de que os abscessos piogênicos contêm grandes quantidades de neutrófilos e proteínas. A citólise dos neutrófilos resulta na liberação de enzimas proteolíticas, que hidrolisam as proteínas em aminoácidos.[23] Os abscessos maduros não submetidos a tratamento com antibióticos apresentam um padrão espectral variado, dependendo do tipo de bactérias que reside no interior da cavidade do abscesso.[24] Os abscessos com aeróbios obrigatórios (*Nocardia asteroides* e *Pseudomonas aeruginosa*) mostram picos de aminoácidos citosólicos, lactato, alanina e glicina (3,56 ppm), juntamente com ressonâncias lipídicas móveis com desvios químicos diversos (0,9, 1,3, 1,54, 2,02, e 2,24 ppm) (Fig. 28.2). Os espectros de abscessos *in vivo* contendo apenas bactérias anaeróbias (grupo de *Bacteroides fragilis* e *Peptostreptococcus sp.*) são em termos comparativos metabolicamente mais ricos. Além dos metabólitos anteriormente, os espectros mostram acetato (1,92 ppm), com ou sem succinato (2,4 ppm) (Fig. 28.3). Quando os dois sinais estiverem presentes, o acetato parece estar sempre presente em maior concentração do que succinato. Os espectros extraídos dos abscessos contendo anaeróbios facultativos (p. ex., *Staphylococcus aureus*, *Escherichia coli*, *Streptococcus mirabilis*, *Klebsiella pneumoniae*, *Enterococcus fecalis*, *Proteus mirabilis*, *Streptococcus intermedius* etc.) mostram padrões metabólicos semelhantes àqueles de abscessos aeróbicos. Os anaeróbios facultativos misturados com os aeróbios em um abscesso fornecem um padrão espectral típico de bactérias aeróbicas. No entanto, estes em associação a anaeróbios fornecem o padrão metabólico de abscessos anaeróbios. O metabolismo de anaeróbios facultativos é, por definição, flexível, não restritos em seu modo de metabolismo. Na presença de oxigênio, eles seguem as vias de energia aeróbica semelhante a bactérias aeróbias, porém, em condições deficientes de oxigênio, buscam vias anaeróbias.

A via glicolítica em que a glicose é quebrada em duas moléculas de piruvato é universal para todas as bactérias, quer aeróbicas, quer anaeróbicas. O piruvato formado durante a glicólise poderá, então, seguir várias vias. Parte do piruvato é reduzido a lactato. No metabolismo aeróbio, as duas moléculas de piruvato formadas durante a glicólise entram no ciclo dos ácidos tricarboxílicos e, no final, formam o dióxido de carbono, água e energia armazenada sob a forma de ATP (trifosfato de adenosina). Embora o succinato seja um intermediário do ciclo, sua concentração no estado estacionário é desprezível e não é observado em abscessos aeróbicos.[16] Em contraste, o piruvato sofre fermentação anaeróbica em abscessos de bactérias anaeróbias, é carboxilado em oxaloacetato, e com o tempo transforma-se em malato. O malato é metabolizado na mitocôndria para formar acetato e succinato.

A utilização da MRS pode ajudar a distinguir lesões infecciosas das lesões não infecciosas e fornecerá algumas informações sobre o tipo de agente infeccioso, que pode guiar a terapia antibiótica inicial antes de as culturas de diagnóstico estarem disponíveis.

Uma combinação de MRS *in vivo* e imagens de difusão ponderada tem sido utilizada no diagnóstico diferencial de abscessos oriundos de outras lesões intracranianas de massa cística.[25-27] Tem sido relatado que a demonstração de difusão restrita em imagens de difusão, com redução do coeficiente de difusão aparente, sugere bastante o abscesso cerebral. Entretanto, na ausência de restrição, a MRS *in vivo* pode ser útil na distinção entre abscessos cerebrais provenientes de outras lesões sem abscesso.[27] Acredita-se que as células inflamatórias viáveis e bactérias sejam responsáveis pela difusão restrita no abscesso do cérebro.[28] Em um estudo, os altos valores de anisotropia fracionada foram registrados na cavidade do abscesso do cérebro de cinco pacientes com difusividade média restrita em comparação a lesões sem abscesso. Os valores de anisotropia fracionada derivados de imagens por tensores de difusão foram correlacionados com as moléculas neuroinflamatórias quantificadas, oriundas da cavidade de abscesso cerebral aspirado do abscesso dos pacientes, bem como de linhas de células mortas por calor tratadas de *S. aureus*.[30] O aumento dos valores de anisotropia fracionada no interior da cavidade do abscesso resulta de moléculas neuroinflamatórias orientadas.[30] O DTI de próton *in vivo* combinadas no diagnóstico diferencial de lesões de massa intracranianas císticas mostrou que a anisotropia fracionada (FA) como sendo mais sensível para prever o abscesso, enquanto a MRS de próton *in vivo* foi mais específica na diferenciação do abscesso de lesões císticas e não abscesso (Fig. 28.4).[31]

Infecções tuberculosas

A tuberculose do sistema nervoso central sempre é secundária à tuberculose em outras partes do corpo e é causada pelo *Mycobacterium tuberculosis*.[32] A incidência de tuberculose do sistema nervoso central tem aumentado em razão da sua associação à síndrome da imunodeficiência adquirida (AIDS).[33] A tuberculose provoca uma reação inflamatória granulomatosa, que pode envolver as meninges, causando meningite tuberculosa e/ou parênquima cerebral, causando tuberculoma ou abscessos tuberculosos.

Meningite tuberculosa

A meningite tuberculosa é a manifestação mais frequente de tuberculose no sistema nervoso central. A incidência de meningite tuberculosa em uma dada comunidade é proporcional à prevalência da infecção tuberculosa em geral, que, por sua vez, depende em grande parte dos fatores socioeconômicos. O diagnóstico clínico da meningite tuberculosa pode ser difícil. O diagnóstico é dependente da citologia e bioquímica do líquido cefalorraquidiano, detecção de bacilos ácido-resistentes em esfregaço e cultura, mas apenas 8 a 30% mostrarão um resultado positivo no esfregaço e na cultura. Além disso, pela sensibilidade relativamente baixa de exames laboratoriais, imagens não invasivas desempenham um papel importante no diagnóstico.

As imagens de ressonância magnética são muito mais sensíveis do que a tomografia computadorizada na detecção da doença meníngea e na avaliação de suas complicações.[34] As características de imagem na meningite tuberculosa, em grande parte, dependem do estágio em que a ressonância magnética é realizada. Nos estágios iniciais da doença, a ressonância magnética pode ser normal, sobretudo estudos sem contraste. Gupta *et al.*[35] relataram que a transferência de magnetização é superior às sequências convencionais *spin-echo* para examinar as meninges anormais, que são observadas como hiperintensas em imagens ponderadas em T_1 de transferência de magnetização pré-contraste e realçam ainda mais as imagens ponderadas em T_1 de transferência de magnetização de pós-contraste. Além disso, a quantificação da taxa de transferência de magnetização auxilia na previsão da meningite com etiologia exata; a razão de transferência de magnetização tem sido relatada como 19,49 (± 1,22).[34-36] Em nossa experiência, a visibilidade das meninges inflamadas nas imagens ponderadas em T_1 com transferência de magnetização de pré-

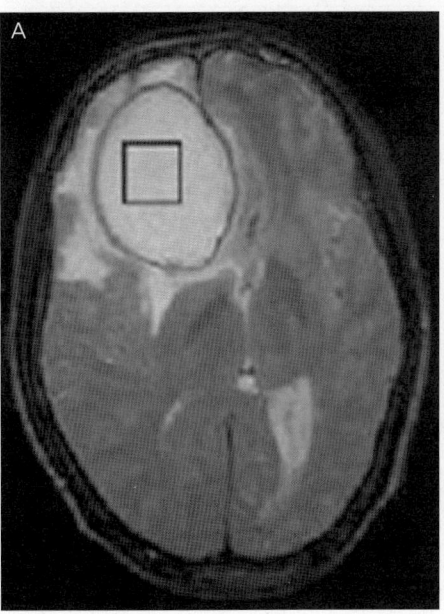

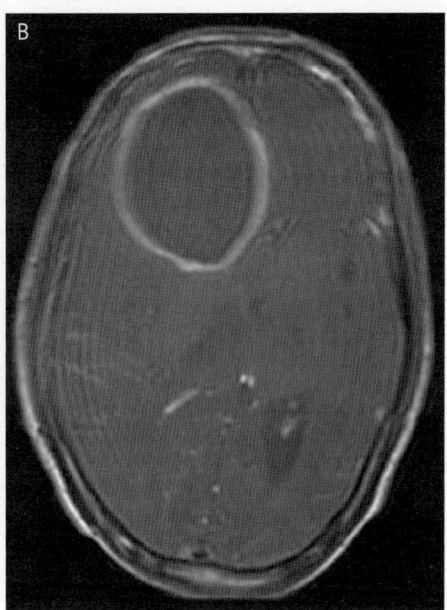

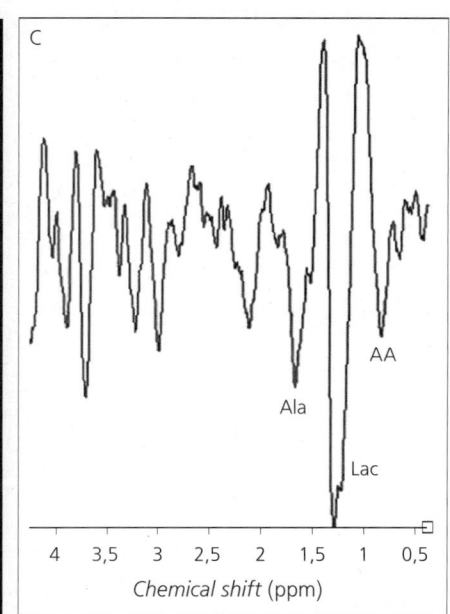

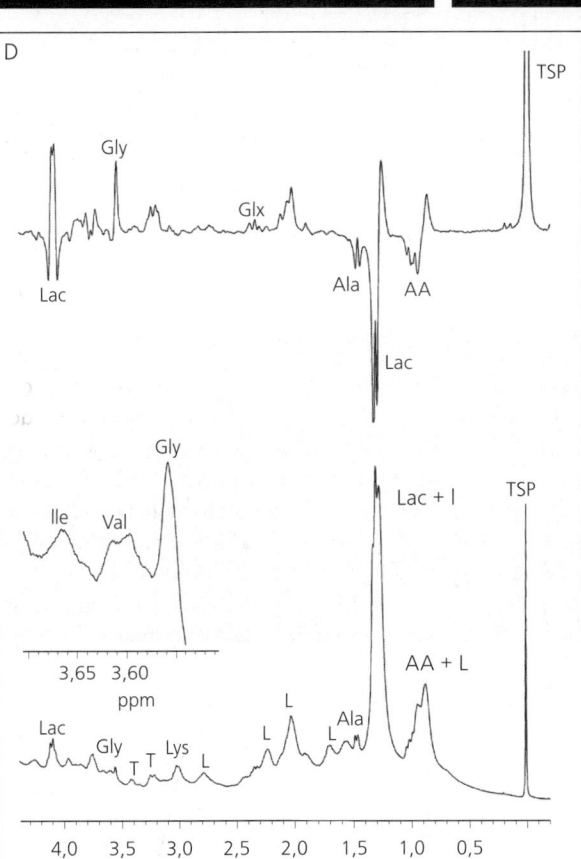

Fig. 28.2 Abscesso do lobo frontal secundário à infecção com aeróbio obrigatório *Pseudomonas aeruginosa*. (A) A ressonância magnética axial ponderada em T_2 mostra um abscesso grande bem definido no lobo frontal direito como um núcleo hiperintenso com margem periférica hipointensa, edema perifocal e efeito de massa. Esta imagem mostra também a localização do *voxel* retangular colocado para a espectroscopia por ressonância magnética. (B) A imagem ponderada em T_1 após contraste intravenoso mostra realce de borda. (C) A espectroscopia por ressonância magnética *in vivo* obtida de uma sequência de *spin-echo* (135 ms) a inversão dos aminoácidos citosólicos (AA, 0,9 ppm), lactato (Lac, 1,33 ppm) e picos de alanina (Ala, 1,47 ppm).
(D) A espectroscopia pela ressonância magnética unidimensional *ex vivo* do pus usando um experimento de pulso único (inferior) mostra trimetilsilil-propionato de sódio (TSP) como referência, picos de AA, Lac, Ala, lipídeos (L) (0,9, 1,3, 1,54, 2,02, 2,24, e 2,8 ppm, respectivamente), sinais de glutamato + glutamina (Glx, 209-2,36 ppm), lisina (lys 3,01 ppm), taurina (T, 3,26 e 3,42 ppm) e glicina (Gly, 3,56 ppm). No detalhe, a região expandida destacando sinais de valina (Val, 3,62 ppm) e isoleucina (Ile, 3,67 ppm). O espectro superior do *spin-echo* (160 ms) mostra inversão de picos de AA, Lac e Ala juntamente com a supressão de componentes lipídicos.

contraste com baixa razão de transferência de magnetização é muito específica de meningite tuberculosa e a diferencia de outras meningites crônicas não tuberculosas.[36] As bactérias tuberculosas têm um alto teor lipídico, que é provavelmente responsável pela baixa razão de transferência de magnetização. Tal como acontece com meningite piogênica, as imagens FLAIR não parecem fornecer informações adicionais de diagnóstico.[5]

Embora não haja nenhum estudo publicado sobre MRS *in vivo* na meningite tuberculosa, a espectroscopia *ex vivo* de líquido cefalorraquidiano tem sido tentada nesse contexto.[23] A MRS *ex vivo* de alta resolução do líquido cefalorraquidiano mostrou Lac, acetato e açúcares acrescidos de sinais de anéis de ciclopropil (-0,5 a +0,5 ppm) e glicolipídeos fenólicos (7,1 e 7,4 ppm), que não foram observados com meningite piogênica (Fig. 28.5). A combina-

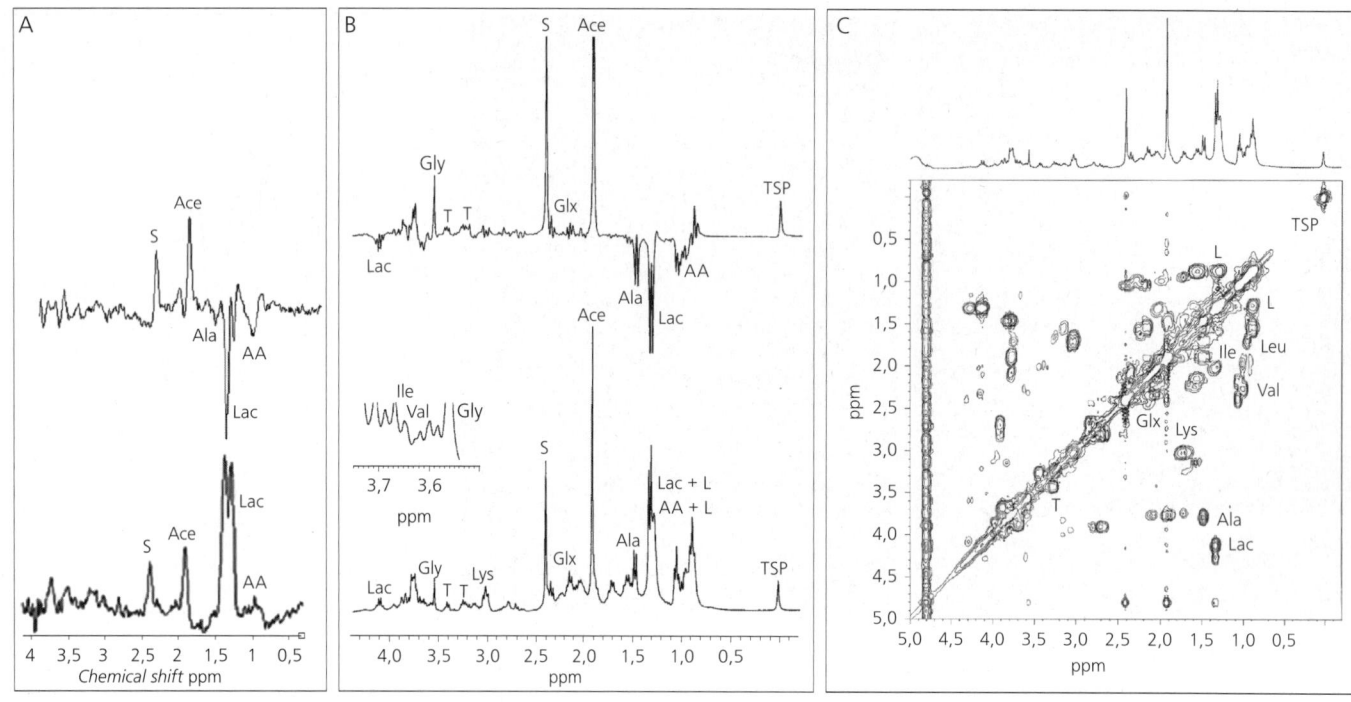

Fig. 28.3 O abscesso cerebelar secundário à infecção com o grupo de anaeróbios obrigatórios de *Bacillus fragilis*. (A) A espectroscopia pela ressonância magnética (MRS) de prótons *in vivo* utilizando STEAM (inferior) demonstra sinais de AA, Lac, acetato (Ace, 1,92 ppm) e succinato (S, 2,4 ppm). Em *spin-echo* (135 ms) (superior), os sinais de AA, Lac e Ala mostram inversão de fase que sugerem J-acoplamento. (B) A MRS de prótons unidimensional *ex vivo* com o *single* do pus (inferior) mostra TSP (0,0 ppm), como uma referência externa, L (0,9 e 1,3 ppm), sinais de Glx, Lys, T, e Gly, além de sinais *in vivo*. O detalhe mostra a região expandida de 3,5 para 3,75 ppm destacando os sinais de Val e Ile. No espectro (superior) de *spin-echo* (160 ms), os sinais de AA, Lac e Ala foram invertidos. (C) A leucina (Leu, 1,7 ppm), juntamente com os metabólitos observados nos espectros unidimensionais são claramente atribuídos à espectroscopia COSY bidimensional *ex vivo* do pus. Todas as abreviaturas são de acordo com a Figura 28.2.

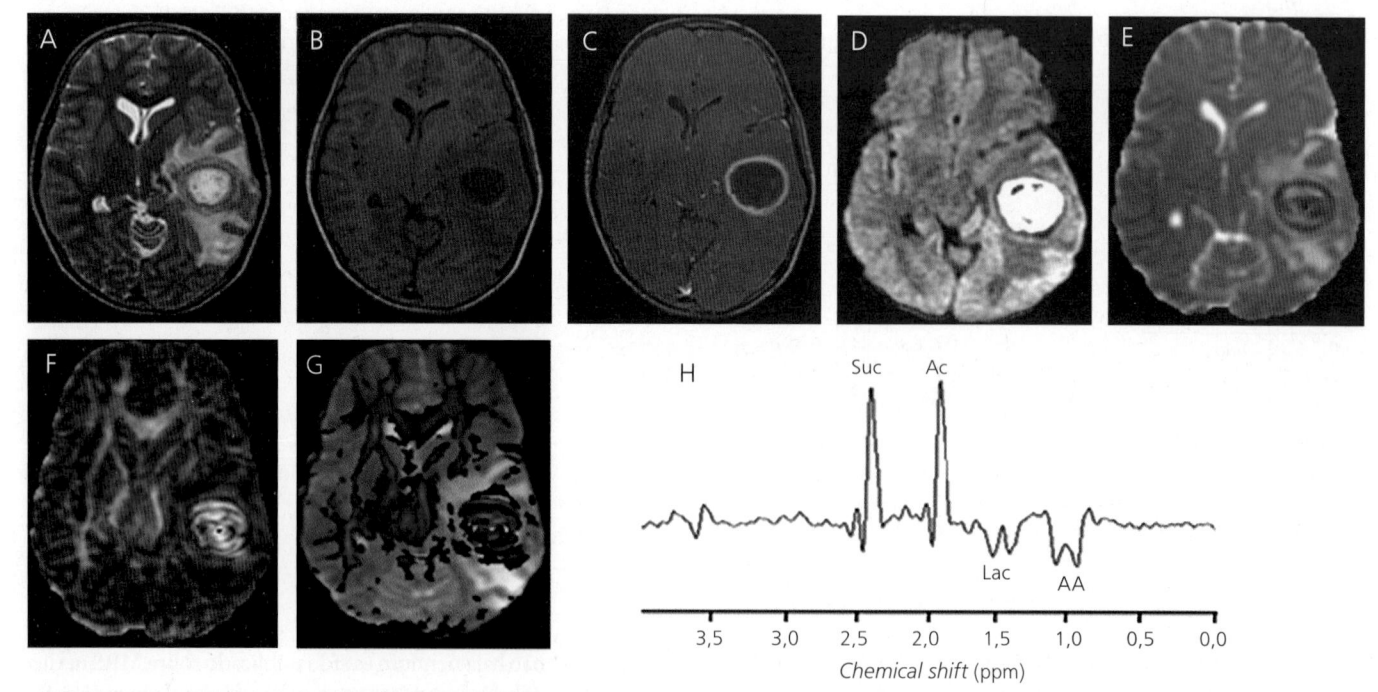

Fig. 28.4 O abscesso cerebral no lobo temporal esquerdo de um menino de 12 anos de idade, com difusividade média (MD) característica, anisotropia fracionada (FA) e MRS de prótons *in vivo*.(A) A imagem axial ponderada em T_2 mostra uma lesão hiperintensa no lobo temporal esquerdo com edema perifocal. (B, C) A lesão parece estar hipointensa na imagem ponderada em T_1 (B) e mostra o realce anelar na imagem ponderada em T_1 pós-contraste (C). (D, E) A lesão parece estar hiperintensa na cavidade da difusão, com valor baixo de difusividade média (0,81 × 10^{-3} mm^2/s) no mapa de difusividade média (E). (F, G) O mapa de anisotropia fracionada (F), a anisotropia fracionada de cor vermelho-verde-azul modulada fundido com o mapa de difusividade média com valor de corte de 0,20 (G) mostra anisotropia fracionada alta na cavidade do abscesso (0,39). (H) A MRS de prótons *in vivo* mostra sinais de aminoácidos (AA, 0,9 ppm), lactato (Lac, 1,33 ppm), acetato (Ac, 1,92 ppm) e succinato (Suc, 2,40 ppm) consistentes com um abscesso.

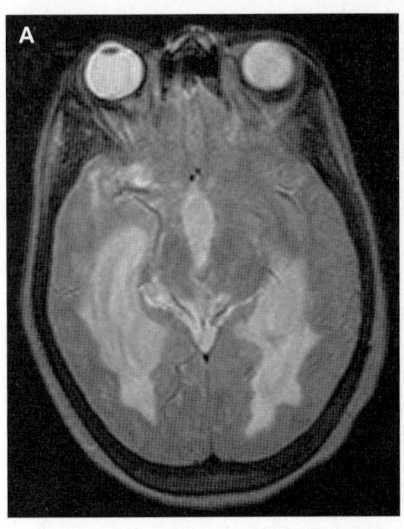

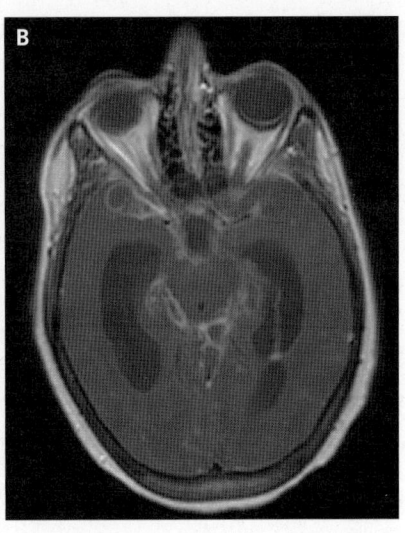

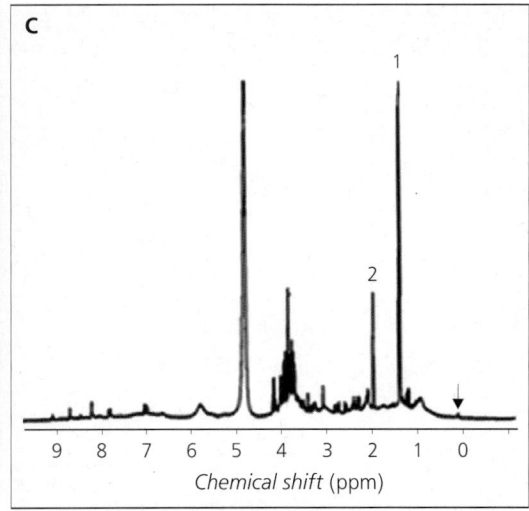

Fig. 28.5 Meningite tuberculosa. (A) A imagem axial ponderada em T_2 mostra um sistema ventricular dilatado. (B) A imagem de transferência de magnetização ponderada em T_1 pós-contraste revela realce e espessamento das meninges basais. (C) A MRS de prótons *ex vivo* do líquido cefalorraquidiano mostra grandes ressonâncias oriundas de lactato (1), acetato (2) e açúcares. Observe as ressonâncias em 0,1 ppm (seta) atribuída aos anéis de ciclopropil característicos da meningite tuberculosa e em 7,1 ppm atribuído ao glicolipídeos fenólicos. Essas ressonâncias são caracteristicamente observadas no líquido cefalorraquidiano obtido de pacientes com meningite tuberculosa.

ção de MRS *ex vivo* com ressonância magnética (possivelmente imagem de transferência de magnetização) pode ser de grande valor no diagnóstico da meningite tuberculosa.

Tuberculoma

O tuberculoma é uma massa que ocupa espaço de tecido granulomatoso.[32] Surge da disseminação hematogênica a partir do sítio primário de infecção. Os locais mais comuns localizam-se nos pulmões e nódulos linfáticos. O diagnóstico definitivo é necessário, pois a maioria dos tuberculomas responde ao tratamento médico. Embora a ressonância magnética tenha maior sensibilidade e especificidade que a tomografia computadorizada, os dois ainda são limitados. Na ressonância magnética, a aparência de um tuberculoma varia dependendo de seu estágio de maturação: seja não caseoso, caseoso com centro sólido, seja caseoso com um centro líquido.[37] O tuberculoma não caseoso geralmente aparece como hiperintenso nas imagens ponderadas em T_2 e ligeiramente hipointenso em imagens ponderadas em T_1. As metástases, o linfoma e outros granulomas infecciosos têm características de imagem semelhantes.[38] Na imagem de transferência de magnetização, os componentes celulares das lesões parecem mais brilhantes e relativamente específicos para a doença. Além do mais, a conspicuidade da lesão é maior em imagens ponderadas em T_1 com transferência de magnetização que na imagem convencional *spin-echo*, e assim pode ajudar a avaliar a carga de doença.

O tuberculoma caseoso sólido parece isointenso a hipointenso em imagens ponderadas em T_1 e T_2. Essa caseificação sólida, hipointensa em T_2, muitas vezes sobrepõe-se com características de imagem de linfoma, glioblastoma, fungos e granulomas de cisticercose.

Nas imagens ponderadas em T_1 com transferência de magnetização, o centro parece hipointenso com uma margem hiperintensa. A razão de transferência de magnetização calculada a partir da margem e núcleo é de 23,8 ($\pm$1,76) e 24,2 ($\pm$3,1), respectivamente.[34, 35] A razão de transferência de magnetização significativamente menor do tuberculoma de T_2 hipointenso comparada ao granuloma cisticerco auxilia em seu diagnóstico diferencial.

Quando o centro sólido da lesão caseosa liquefaz-se, o centro parece hiperintenso com uma margem hipointensa nas imagens ponderadas em T_2. Em imagens ponderadas em T_1 e T_2 de transferência de magnetização, a margem parece hiperintensa e passa por realce pelo contraste em estudo de pós-contraste. A razão de transferência de magnetização mais baixa em estágios diferentes de tuberculoma é por causa do alto conteúdo de lipídeos nas bactérias tuberculosas. A comparação de imagens ponderadas em T_1 de transferência de magnetização com imagens FLAIR para avaliar a conspicuidade e os números de lesões em indivíduos com tuberculoma cerebral indicou que as imagens FLAIR eram menos úteis, pois não contribuíram para a caracterização da lesão nem avaliaram a verdadeira carga da doença.[39].

A MRS *in vivo* pode ajudar na diferenciação dos tuberculomas com caseificação sólida de outras lesões não tuberculosas. A MRS *in vivo*, *ex vivo* e *in vitro* tem sido realizada para tirar a impressão digital dos metabólitos de *M. tuberculosis* em tuberculomas.[40] A MRS *in vivo* com a sequência de modo de aquisição através de ecos estimulados (STEAM) mostra ressonâncias apenas lipídicas em 0,9; 1,3; 2,0; 2,8 e 3,7 ppm, correspondente ao grupo metil terminal (CH_3), o grupo metileno $[(CH_2)_n]$, a dupla ligação $CH_2 = CH$ na cadeia acila de ácidos graxos, as ligações duplas em $= CH-CH_2CH =$ da cadeia acila de ácidos graxos e fosfoserina, respectivamente (Fig. 28.6). Em sequências de *spin-echo*, os picos de 0,9 e 1,3 ppm mostram reduções de marca em intensidades de pico, enquanto o resto dos sinais de lipídeos são pouco visíveis. A MRS *ex vivo* da tuberculomas extirpados confirma as ressonâncias observadas *in vivo*. Além dos sinais observados *in vivo*, os picos de lipídeos em 1,58; 2,24; 3,22; 4,1; 4,29 e 5,3 ppm também são observados, correspondendo a $-O-C-CH_2-CH_2$ da cadeia acila de ácidos graxos, $COCH_2$ da cadeia acila de ácidos graxos, $-N-(CH_3)_3$ de Cho, e a estrutura principal de glicerol de fosfolipídeos, a estrutura principal de triglicéri-

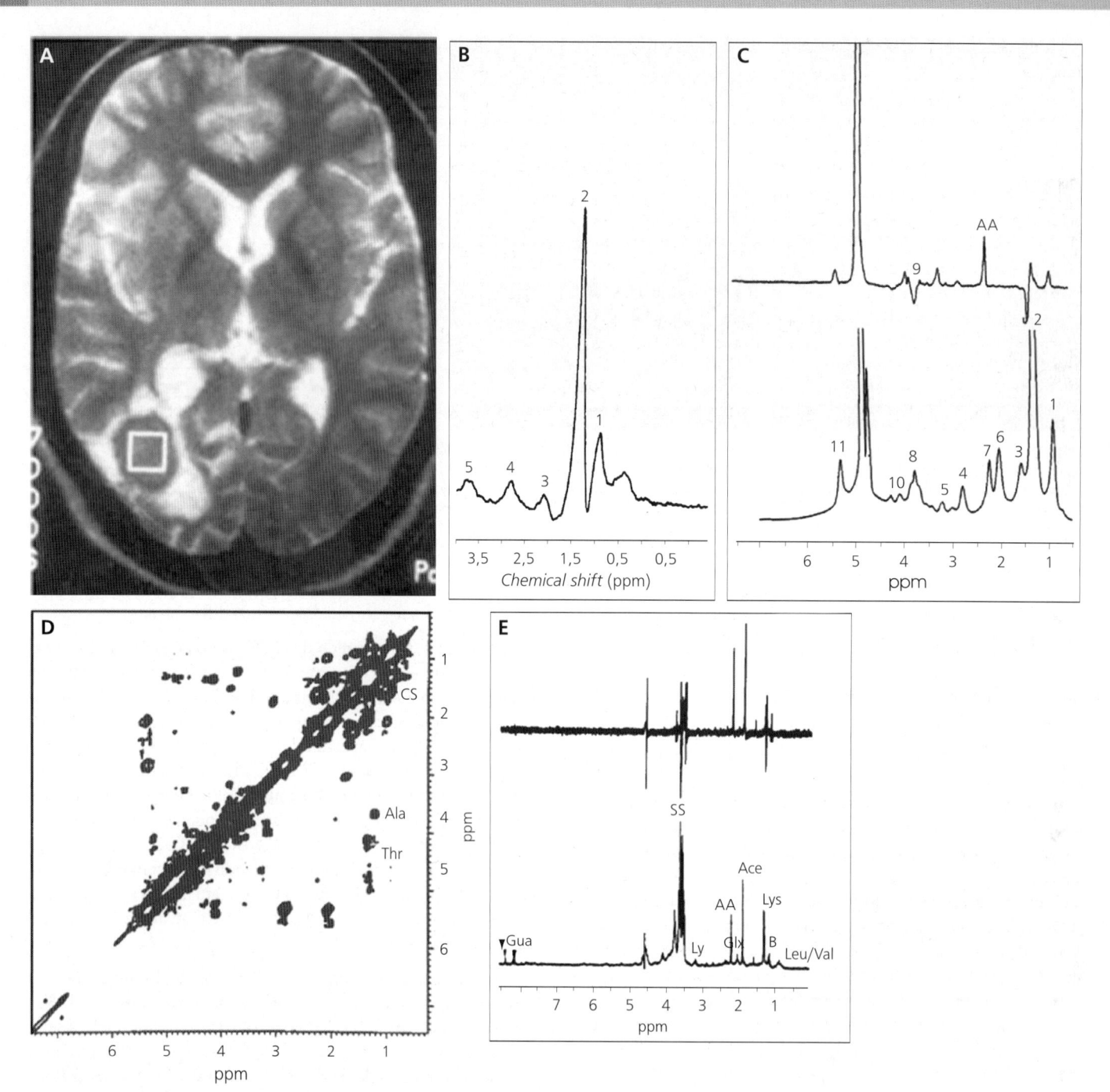

Fig. 28.6 A espectroscopia *in vivo*, *ex vivo* e *in vitro* de um tuberculoma intracraniano. (A) A imagem axial ponderada em T_2 do cérebro mostra uma massa hipointensa bem definida na região occipital direita, com edema perifocal hiperintenso. No detalhe, o volume de interesse em que foi obtida a espectroscopia pela MRS de próton *in vivo*. (B) A espectroscopia pela MRS de próton *in vivo* utilizando sequência STEAM do tuberculoma mostra ressonâncias diferentes de lipídeos (1, CH_3, 2, $(CH_2)_n$; 3, $H_2C =$ CH, 4, $CHCH_2CH = 5$; fosfoserina). (C) O espetro de pulso único *ex vivo* (inferior) mostra ressonâncias lipídicas (6, $OCCH_2CH_2$, 7, $OCCH_2$; 8, colina; 9, fosfolipídeos; 10, estrutura principal dos triglicérides; 11, grupo olefínico). O espectro *spin-echo ex vivo* (superior) mostra acetoacetato (AA) em 2,29 ppm, juntamente com lactato e serina. Observe a acentuada redução ou desaparecimento de várias ressonâncias lipídicas observadas na parte inferior do espectro. (D) A espectroscopia COSY bidimensional mostra os sinais de alanina (Ala), treonina (Thr) e colesterol (CS). (E) O extrato de ácido perclórico *in vitro* por pulso único (inferior) e *spin-echo* (superior) mostra sinais de leucina/valina (Leu/Val), β-hidroxibutirato (B), acetato (Ace), glutamato + glicina (Glx), lisina (Lys), guanina (Gua) e adenina (ponta de seta).

des e os grupos de alqueno de lipídeos, respectivamente. Na espectroscopia *ex vivo* e *in vitro* (extrato lipídico), os tuberculomas caseosos retornaram os sinais atribuídos aos anéis ciclopropano (0,5 e 0,1 ppm) e glicolipídeos fenólicos (7,1 a 7,4 ppm). Estes sinais também foram registrados a partir do extrato lipídico de cepas puras de *M. tuberculosis*. A presença de lipídeos fenólicos é a impressão digital bioquímica da *M. tuberculosis* em um granuloma. Os glicolipídeos fenólicos estão presentes em cepas virulentas e não virulentas da bactéria tuberculosa. Uma das características da micobactéria é a presença da parede celular rica em lipídieos, o que contribui em sinais de lipídeos em tuberculomas e nos espectros obtidos a partir de culturas puras de micobactérias. A serina pode ser demonstrada em extrato de ácido perclórico de tuberculoma e *M. tuberculosis* em cultura.

Embora a espectroscopia *in vivo* seja conhecida por mostrar apenas lipídeos em tuberculoma T_2 hipointensa, a lesão com aparência variegada mostra Cho em 3,22 ppm, juntamente com lipídeos (Figs. 28.7 e 28.8). Recentemente, foi mostrado que a imagem ponderada em T_1 com transferência de magnetização é superior à MRS na caracterização dessas lesões. Como essas lesões têm muitas células e caseificação sólida mínima, as regiões celulares parecem mais brilhantes em imagens de transferência de magnetização e mostram grandes picos de Cho na espectroscopia. O predomínio de células nesses tuberculomas variegados é responsável pela ressonância de Cho proeminente e pode causar dificuldade na diferenciação de lesões neoplásicas.

A ressonância magnética hemodinâmica derivada com contraste dinâmico (volume sanguíneo cerebral de contraste e fluxo sanguíneo cerebral) e fisiológica (permeabilidade [K^{trans}] e vazamento [v_e]) tem sido utilizada na quantificação da angiogênese *in vivo* em lesões neoplásicas.[41,42] Em geral, o volume sanguíneo cerebral fornece informações sobre a atividade angiogênica do tecido patológico enquanto K^{trans} e v_e dão informações relacionadas com a integridade da barreira hematoencefálica e as alterações no espaço extravascular, extracelular (Fig. 28.8). Recentemente, a ressonância magnética com contraste dinâmico foi realizada em 13 pacientes com tuberculoma cerebral para correlacionar os valores relativos de volume sanguíneo cerebral com componentes celulares, bem como necróticos e também com a densidade microvascular e o fator de crescimento endotelial vascular na produção.[43] O volume sanguíneo cerebral relativo da porção celular sig-

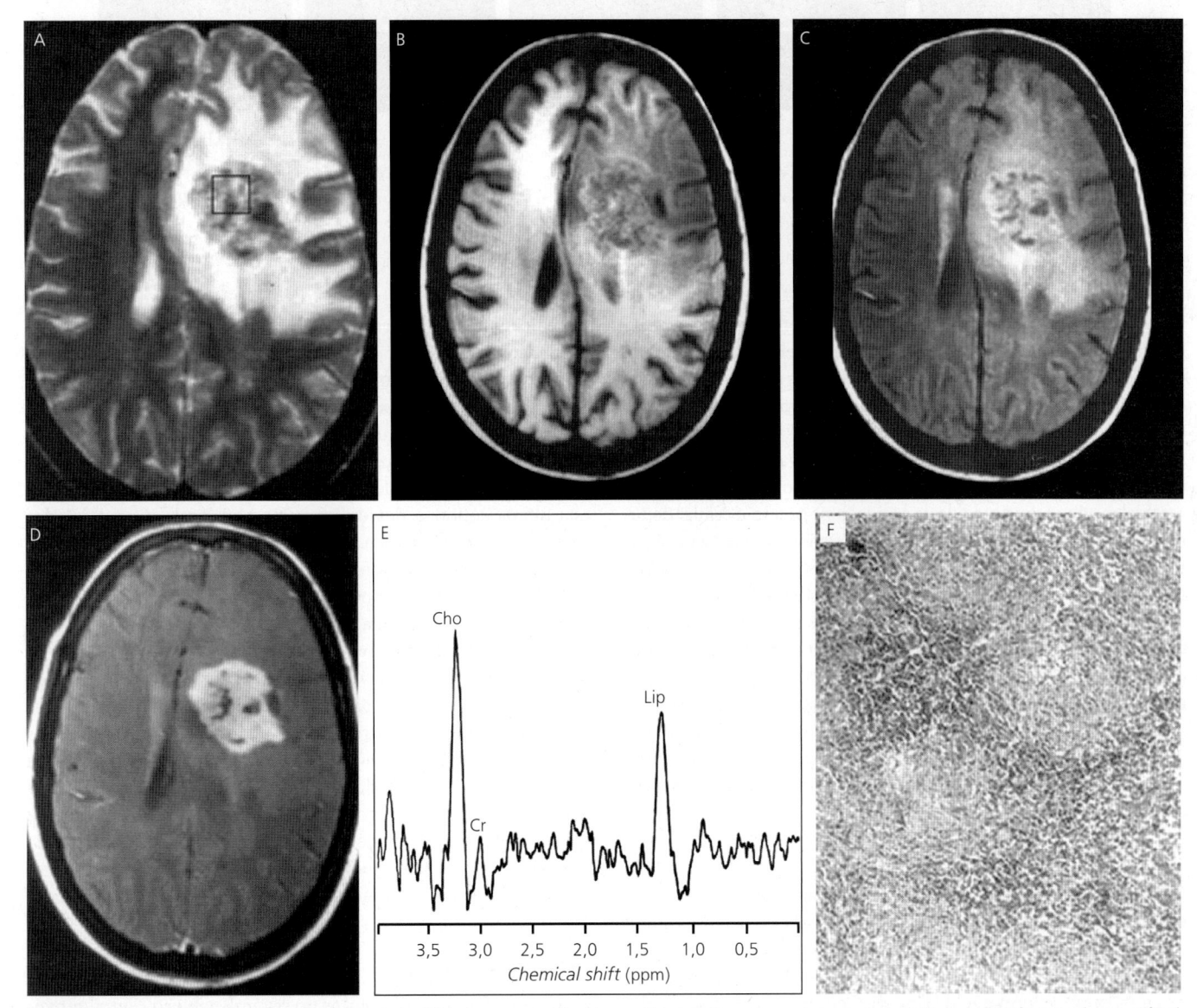

Fig. 28.7 Um grande tuberculoma simulando neoplasia. (A) As imagens ponderadas em T_2 mostram uma grande massa periventricular esquerda com edema perifocal e efeito de massa. Parece estar predominantemente hiperintensa com pequenos focos hipointensos. (B) É primariamente hipointensa com uma margem bem definida na imagem ponderada em T_1. As áreas de hiperintensidade em T_2 em (A) mostram hiperintensidade periférica sutil semelhante a uma borda em T_1. (C) Esta margem é vista com clareza na imagem ponderada em T_1 de transferência de magnetização. (D) A imagem ponderada em T_1 com transferência de magnetização (MT) de pós-contraste mostra realce heterogêneo da massa. (E) A espectroscopia pela ressonância magnética de prótons *in vivo* mostra uma ressonância de alta colina (Cho) e lipídeos (Lip) que sugerem uma lesão neoplásica. Cr, creatina. (F) A histopatologia revela a presença de células gigantes; células endoteliais com pequenas áreas de caseificação. A técnica de Ziehl-Neelsen mostra bacilos ácido-álcool resistentes de acordo com *Mycobocterium tuberculose* no interior da lesão.

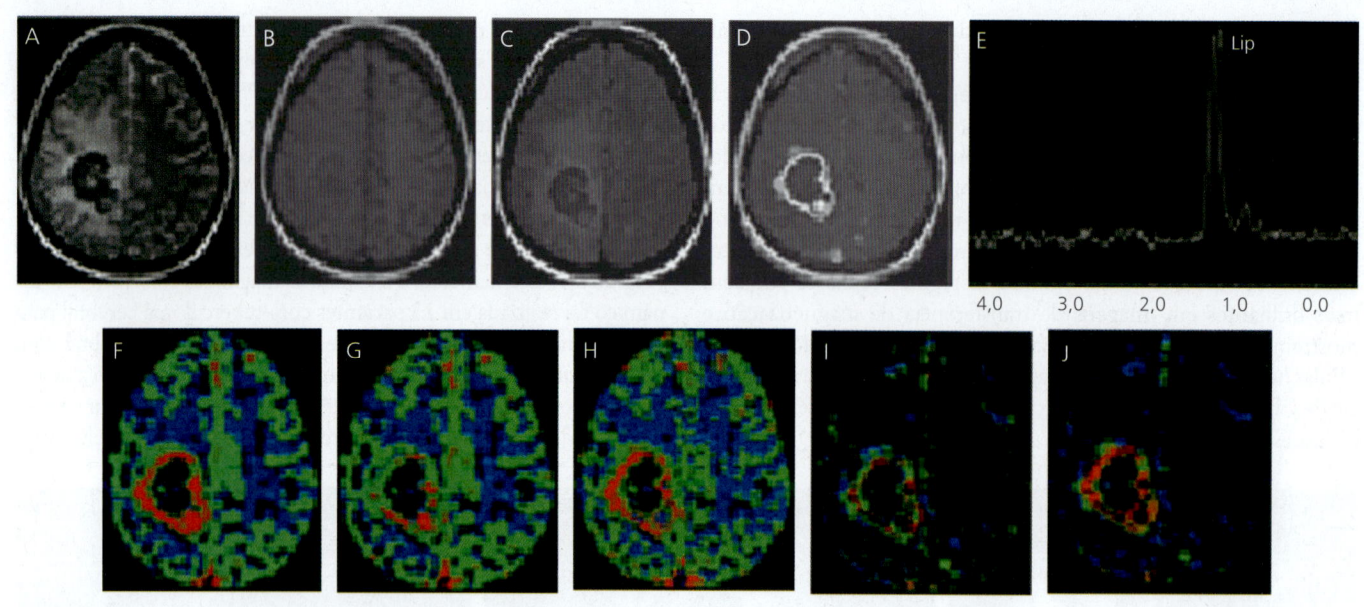

Fig. 28.8 Tuberculoma frontal direito. (A) A imagem axial ponderada em T_2 mostra uma lesão predominantemente hipointensa irregular no lobo frontal direito, com edema perifocal. A lesão tem uma borda ligeiramente hiperintensa, com áreas de hipointensidade e focos mistos de hiperintensidade na imagem ponderada em T_1. (C) A borda e os focos mostram aumento de hiperintensidade em imagem ponderada em T_1 com transferência de magnetização (MT). (D) A imagem ponderada em T_1 pós-contraste mostra o realce da borda. (E) A ressonância magnética pela espectroscopia (MRS) de prótons *in vivo* mostra um sinal de lipídeo (Lip, 1,3 ppm). (F-H) O volume sanguíneo cerebral (CBV), volume sanguíneo cerebral corrigido (G) e os mapas do fluxo sanguíneo cerebral (CBF) (H) mostram aumento do volume sanguíneo cerebral regional (CBV) e volume sanguíneo (CBF) cerebral na porção com realce do tuberculoma. (I, J) Os valores positivos do índice de permeabilidade (K^{trans}) (I) e o fator de vazamento v_e (J) mostram as perturbações da barreira hematoencefálica e vazamento.

nificativamente correlacionado com o volume da fração celular, densidade microvascular e fator de crescimento endotelial vascular, fator de crescimento endotelial vascular dos tuberculomas extirpados. A densidade microvascular também correlacionou-se significativamente com o fator de crescimento endotelial vascular. A correlação entre o volume sanguíneo cerebral relativo, a densidade microvascular e o fator de crescimento endotelial vascular confirmou que o volume sanguíneo cerebral relativo é uma medida de angiogênese na fração celular do tuberculoma cerebral. Esta informação pode ser importante na predição da resposta terapêutica.[43] Tem sido demonstrado que as alterações na K^{trans} e V_e são associadas à resposta terapêutica no acompanhamento de pacientes com tuberculoma cerebral, mesmo na presença de um aumento paradoxal no volume da lesão.[44] O aumento de regulação da matriz de expressão de metaloproteinase-9 foi associado à tuberculose cerebral ativa[45-47] e correlacionada positivamente com o K^{trans} na porção celular de tuberculoma. Uma diminuição no K^{trans} está associada à redução do tamanho da lesão e diminuição da regulação da metaloproteinase-9 de matriz e pode predizer a resposta terapêutica em tuberculoma cerebral.[44]

Abscesso tuberculoso

Os abscessos tuberculosos cerebrais são relativamente raros e ocorrem em cerca de 4 a 7% do total de tuberculose no sistema nervoso central em países em desenvolvimento. Os verdadeiros abscessos tuberculosos, de acordo com os critérios de Whitener,[48] mostram evidências macroscópicas de formação de abscesso dentro do parênquima cerebral, a confirmação histológica de que a parede do abscesso é composta por tecido de granulação vascular contendo células inflamatórias agudas e crônicas, e a evidência bacteriológica da origem tuberculosa.

Os abscessos tuberculosos na ressonância magnética geralmente aparecem como lesões grandes, não específicas, isoladas, frequentemente multiloculadas com realce anelar com edema circundante e efeito de massa.[49] O cálculo da razão de transferência de magnetização a partir da borda do abscesso auxiliou no diagnóstico diferencial do abscesso tuberculoso proveniente de abscessos piogênicos.[17] A borda de abscessos tuberculosos mostram valores de razão de transferência de magnetização significativamente mais baixos (19,89 ± 1,55) do que a borda de abscessos piogênicos (24,81 ± 0,03), pois esta última continua rica em proteínas, enquanto a primeira está cheia de micobactérias com alto teor lipídico. A restrição em imagens de difusão com baixos valores de coeficiente de difusão aparente tem sido observada em abscessos tuberculosos e considera-se que resulte de células inflamatórias intactas no pus.[28,50-52].

A MRS *in vivo* também tem sido utilizada para a diferenciação não invasiva de abscessos tuberculosos a partir de outras lesões, como abscessos piogênicos e lesões fúngicas, que podem parecer semelhantes em sua estrutura na ressonância magnética. Os espectros de prótons *in vivo* de abscessos tuberculosos mostram apenas sinais de Lac e lipídeos (a 0,9 e 1,3 ppm), sem qualquer evidência de aminoácidos citosólicos (Fig. 28.9). Na espectroscopia *ex vivo*, mais picos de lipídeos, conforme observados nos casos de tuberculoma, também são aparentes. Os sinais de aminoácidos, portanto, parecem diferenciar o abscesso piogênico do abscesso tuberculoso.[17,50]

Infecções virais

Os vírus podem causar doenças no sistema nervoso central provocando encefalite primária por meio de ataque viral direto ao tecido neural ou provocando encefalite parainfecciosa ou pós-infecciosa em uma infecção sistêmica viral (assim, sem evidências de invasão viral direta no sistema nervoso central). Os vírus causam meningite, encefalite, meningoencefalite, meningoencefalomielite e mielite.

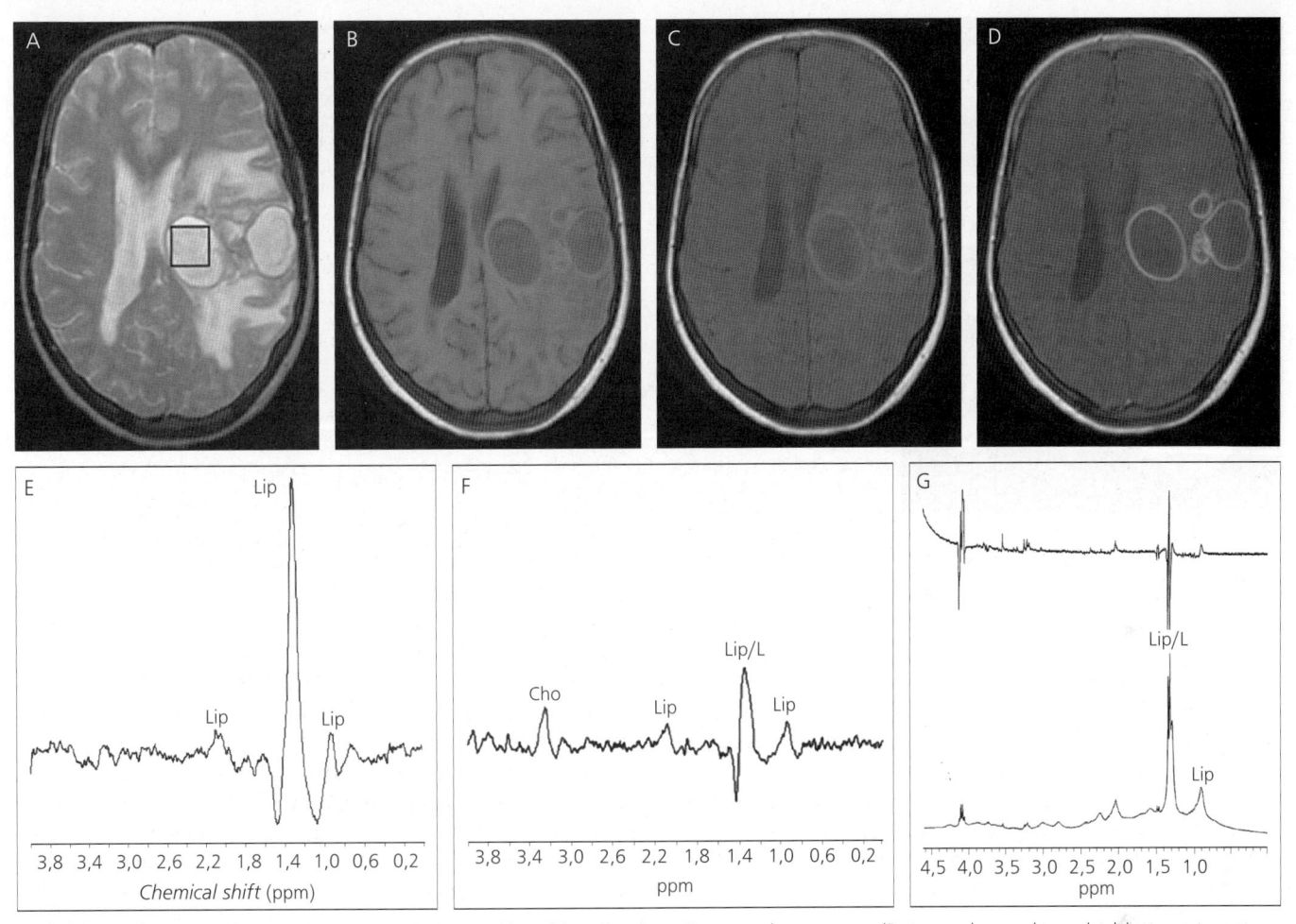

Fig. 28.9 Abscesso tuberculoso múltiplo. (A) A ressonância magnética axial ponderada em T_2 mostra abscessos na região temporal esquerda e parietal, juntamente com um efeito de massa no sistema ventricular e edema extensivo. As lesões mostram um núcleo hiperintenso e borda periférica hipointensa juntamente com edema perifocal. (B, C) Na imagem ponderada em T_1 (B), essas lesões apresentam o núcleo hipointenso com borda hiperintensa, que é mais claramente visível na imagem de transferência de magnetização ponderada em T_1 (C). (D) A imagem ponderada em T_1 de transferência de magnetização de pós-contraste mostra o realce da borda periférica. (E) A MRS de próton in vivo usando STEAM com voxel de 1,5 cm³, em que apenas lipídeos e lactato de 1,3 ppm são mostrados. (F) A inversão de fase, juntamente com uma redução em sinal é observada em espectro spin-echo (135 ms). A presença de colina (Cho) neste espectro resulta do grande tamanho do voxel (2 cm³), selecionado em sequências spin-echo, que inclui a parede da lesão. (G) O espectro de pulso único (inferior) ex vivo e spin-echo (superior) confirma a presença de Lip/Lac sem nenhuma evidência de Cho.

Os pacientes com infecção viral podem permanecer clinicamente assintomáticos por causa do crescimento viral lento e latência.

Encefalite por herpes simplex (HSE)

A encefalite por herpes simples, o tipo mais comum de encefalite, é causada pelos vírus herpes simplex tipo 1 e 2. Entretanto, o HSV-1 representa 95% do total das infecções, enquanto a maioria (80-90%) da encefalite neonatal é causada pelo HSV-2.[53] As apresentações clínicas, embora variáveis, não são específicas para a doença. Além disso, é difícil fazer cultura de vírus herpes simplex no líquido cefalorraquidiano. O teste imunoenzimático (ELISA) utilizado para detecção de anticorpos do soro e líquido cefalorraquidiano nem sempre dá resultados confiáveis e também pode ser positivo em casos de encefalite não HSE.[54] A biopsia do tecido cerebral para o vírus herpes simplex é 96% sensível e 99% específica.[55] A infecção por herpes, como característica, envolve o lobo temporal medial e frontal.

A modalidade de escolha para o diagnóstico de encefalite por herpes simplex é a ressonância magnética, que se caracteriza como tendo intensidade elevada do sinal nos lobos temporal e frontal em imagens ponderadas em T_2 convencionais.[56] As alterações hemorrágicas podem também ser aparentes. As imagens ponderadas em T_1 com transferência de magnetização mostram envolvimento mais extenso do parênquima cerebral do que observado em imagens convencionais. Além disso, as imagens ponderadas em T_1 de transferência de magnetização de pós-contraste ajudam a delinear o componente meningeal da meningoencefalite. A imagem de difusão ponderada é superior às imagens convencionais de spin-echo em pacientes com encefalite, em termos de delineação da lesão.[57] Alguns estudos de imagens de difusão ponderada estão disponíveis em encefalite por herpes simplex e os achados mostram alguma heterogeneidade[58-60], alguns autores registram redução nos valores do coeficiente de difusão aparente,[59,60] enquanto outros têm descrito aumento do coeficiente de difusão aparente.[58,61]

Existem poucos estudos sobre a MRS em encefalite por herpes simplex. Menon et al.[62] e Demaerel et al.[63] registraram uma diminuição do sinal NAA, resultando na diminuição da razão de NAA/Cr. O esgotamento da NAA tem sido atribuída à perda neuronal. A Lac do

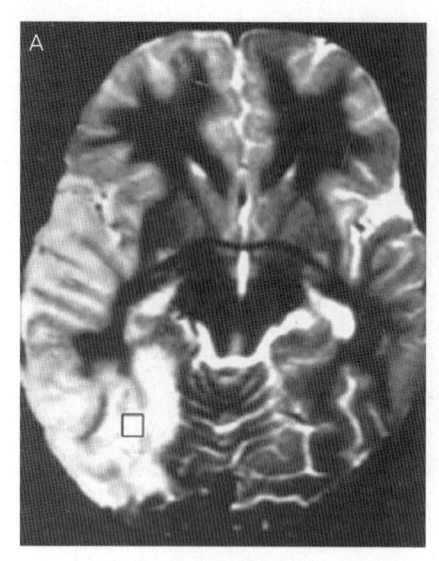

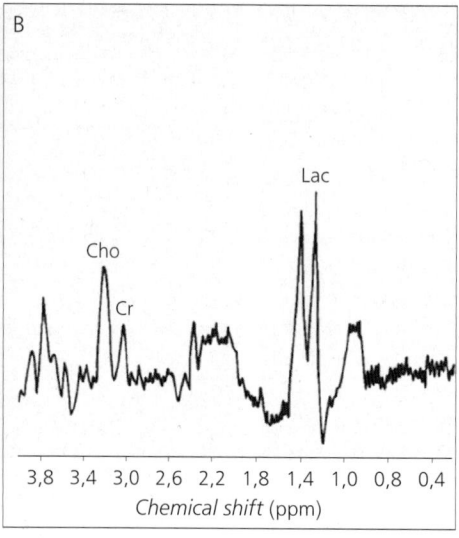

Fig. 28.10 Encefalite por herpes simplex. (A) A imagem axial ponderada em T_2 mostra hiperintensidade no lobo temporal direito estendendo-se na região frontal. (B) A espectroscopia pela ressonância magnética de próton *in vivo* do lobo temporal direito mostra a presença de grande ressonância do lactato (Lac) acrescido da alteração de colina (Cho) alterada à creatina (Cr).

cérebro também tem sido observada para aumentar após a infecção por herpes (Fig. 28.10).[56] A presença de Lac indica o prejuízo do metabolismo oxidativo e/ou atividade de macrófagos. Um estudo longitudinal realizado em um paciente com encefalite por herpes simplex mostrou que a imagem voltou ao normal mais rapidamente do que metabólitos. Os resultados sugerem que as anomalias da imagem, que estão ligados ao edema intersticial, regridem cedo, enquanto melhora a disfunção neuronal durante um longo período.[64] As anormalidades espectroscópicas são não específicas e pouco contribuem para a precisão diagnóstica do exame de ressonância magnética; se acrescenta valor prognóstico na doença estabelecida ainda não está claro.

Em um estudo recente, as imagens por tensores de difusão foram realizadas em uma série de seis pacientes com encefalite por herpes simplex em momentos diferentes na fase inicial da doença, a fim de examinar as alterações do tecido e seu curso.[65] A redução da difusividade média e o aumento da anisotropia fracionada foram observados na fase mais inicial. Nos estágios posteriores da doença, foram encontradas lesões com aumento de difusividade média e redução de anisotropia fracionada, de acordo com edema vasogênico inflamatório.[65]

Infecção por vírus Esptein-Barr

O vírus Epstein-Barr, um membro da família do herpes, é reconhecido como o agente causador da mononucleose infecciosa.[53] Apenas 5% dos pacientes com mononucleose infecciosa apresentam complicações do sistema nervoso central.[66] A investigação laboratorial do líquido cefalorraquidiano em pacientes com complicações do sistema nervoso central geralmente mostra aumento de linfócitos e proteína. O diagnóstico definitivo baseia-se normalmente em um aumento de 4 vezes em anticorpos de imunoglobulina M de vírus Epstein-Barr específico contra o antígeno do capsídeo viral no soro e reação em cadeia da polimerase positiva para o DNA do vírus Epstein-Barr em líquido cefalorraquidiano.[67]

Na ressonância magnética, as lesões simétricas de baixa e alta intensidades podem ser observadas em ambos os núcleos da base (predominantemente no putâmen) em imagens ponderadas em T_1 e T_2, respectivamente. Depois do contraste intravenoso, as lesões não apresentam aumento.[56] Uso de imagens de recuperação de inversão atenuada por fluido (FLAIR) realizado em encefalite por vírus Epstein-Barr também forneceu um sinal de alta nos núcleos da base envolvidos. O cerebelo é também com frequência envolvido. A apresentação clínica não específica e a ocorrência variável das lesões em locais diferentes do cérebro dificultam o diagnóstico por imagem da encefalite por vírus Epstein-Barr.[68] Um estudo registrou achados de imagem em um caso de encefalite por vírus Epstein-Barr. Foi detectada a difusão restrita em imagens de difusão ponderada junto com a redução do coeficiente de difusão aparente no esplênio do corpo caloso e áreas corticais parietoccipitais. As alterações em imagens de difusão ponderada e coeficiente de difusão aparente foram normalizadas no acompanhamento 3 semanas mais tarde.[69]

Existe um estudo em que a MRS tem sido também aplicada para estudar a característica bioquímica dos núcleos da base com vírus Epstein-Barr.[68] Foi observada a redução da relação de NAA/Cr com a concomitante elevação em aminoácidos excitatórios, macromoléculas e os níveis de mI. No entanto, a relação do composto Cho/Cr permanece normal. Tais achados não específicos espectroscópicos também têm sido observados em outras encefalites virais.

Panencefalite esclerosante subaguda

A panencefalite esclerosante subaguda é uma doença inflamatória fatal com lenta evolução do sistema nervoso central seguida de infecção com o vírus do sarampo (*Morbillivirus*, um subgrupo de paramixovírus).[70] Esta doença é uma das várias manifestações produzidas pelos vírus do sarampo por meio de ataque direto em condições de estado imunológico reduzido. Entre todos os pacientes com panencefalite esclerosante subaguda, 65 a 70% têm um histórico de infecção anterior por sarampo. Nos últimos anos, a incidência de panencefalite esclerosante subaguda reduziu acentuadamente nos países desenvolvidos, em razão da adoção de estratégias de vacinação. No entanto, ainda é um problema significativo para os países em desenvolvimento.

O diagnóstico da panencefalite esclerosante subaguda costuma ser realizado por um alto título de anticorpos contra o vírus do sarampo com concentração de proteína ligeiramente aumentada e gamaglobulina acentuadamente elevada no líquido cefalorraquidiano e no sangue. Os achados de tomografia computadorizada e ressonância magnética em panencefalite esclerosante subaguda costumam ser não específicos. As lesões em ressonância magnética convencional aparecem hiperintensas em imagens ponderadas em T_2 e hipointensas nas imagens ponderadas em T_1.[56] As lesões são geralmente localizadas nas regiões parietais, posteriores, temporais e occipitais, coroa radiada e subcortical e profunda da matéria branca. A ressonância magnética, por vezes, ainda é questionável e apresenta um padrão normal, mesmo quando a doença está em estágio avançado no exame clínico. Sener et al.[71] registraram um elevado padrão de difusão em imagens de difusão ponderada e altos valores de coeficiente de difusão aparente ($1,14 \times 10^{-3}$ a $1,60 \times 10^{-3}$ mm^2/s) nas lesões por panencefalite esclerosante subaguda em comparação a $0,65 \times 10^{-3}$ a 1×10^{-3} mm^2/s) em tecido aparentemente normal.[71]

Existe apenas um único estudo publicado sobre a MRS in vivo em panencefalite esclerosante subaguda.[72] Os espectros foram obtidos a partir de imagens de regiões cerebrais anormais e aparentemente normais. O espectro da região do cérebro aparentemente anormal mostrou redução acentuada de NAA, com ligeiros aumentos em mI, Cho e Lac; a Cr parecia normal. O espectro da região com a imagem normal também apresentou aumento da mI e da Cho, mas com níveis normais de NAA. O esgotamento de NAA sugere disfunção neuronal em panencefalite esclerosante subaguda. O aumento de Cho pode refletir a desmielinização ou inflamação, e supõe-se que o aumento da mI representa a gliose ativa. Embora os achados espectroscópicos fossem não específicos, forneceram mais informações a respeito da extensão da doença em regiões que pareciam normais em sequências de imagem-padrão. Em um estudo recente, os pacientes com panencefalite esclerosante subaguda foram estudados para investigar a relação entre as concentrações neurometabólitas e o estado neurológico.[73] Foram observadas reduções de NAA e aumento de mI e as concentrações correlacionadas de NAA e mI com a gravidade clínica. Durante o acompanhamento, o NAA continuou a cair. A MRS de próton pode ser um indicador útil da gravidade e da progressão da doença na panencefalite esclerosante subaguda.

Pelas imagens por tensores de difusão, há diminuição dos valores de anisotropia fracionada e aumento dos valores de difusividade média na região da substância branca periventricular do lóbulo frontal e parietoccipital em pacientes com imagem convencional quase normal, em comparação com controles.[74] As imagens por tensores de difusão quantitativas podem ser usadas para detectar as mudanças na substância branca em pacientes com panencefalite esclerosante subaguda antes que a ressonância magnética convencional e pode ser útil no prognóstico para estes pacientes.

Encefalite japonesa

A encefalite japonesa é a principal causa de encefalite aguda que afeta crianças e adolescentes nos trópicos. O vírus da encefalite japonesa é transmitido em um ciclo zoonótico entre mosquitos e animais vertebrados. O diagnóstico de encefalite japonesa é confirmado ao mostrar um aumento de 4 vezes nos títulos de anticorpos nas amostras de sangue.[75] Os estudos de neuroimagem revelaram lesões talâmicas bilaterais com o envolvimento do tronco cerebral e dos gânglios basais. É importante distinguir a encefalite japonesa de outros tipos de encefalite, sobretudo a encefalite por herpes simplex, porque a terapia antiviral para encefalite por herpes simplex é muito eficaz na fase aguda.[76] No entanto, um paciente com doença encefalítica de uma zona endêmica da encefalite japonesa com demonstração de lesões no gânglio basal, tálamos e tronco cerebral auxilia na diferenciação da encefalite japonesa da encefalite por herpes simplex atípica.

Na ressonância magnética, as lesões são uniformemente hiperintensas em imagens ponderadas em T_2 e isointensa à hipointensa em imagens ponderadas em T_1. O estudo pós-contraste pode mostrar realce meningeal, sobretudo em imagens ponderadas em T_1 com transferência de magnetização (MT) e aparece mais acentuado do que as imagens ponderadas em T_1. No entanto, não há relação entre a imagem e o prognóstico do paciente.

Os dados da MRS do próton in vivo com encefalite japonesa[56] mostram a presença do Lac, juntamente com sinais reduzidos de Cr, Cho e NAA (Fig. 28.11). Tal padrão espectral é não específico para a encefalite japonesa e pode ser observado em outras doenças intracranianas infecciosas e não infecciosas.

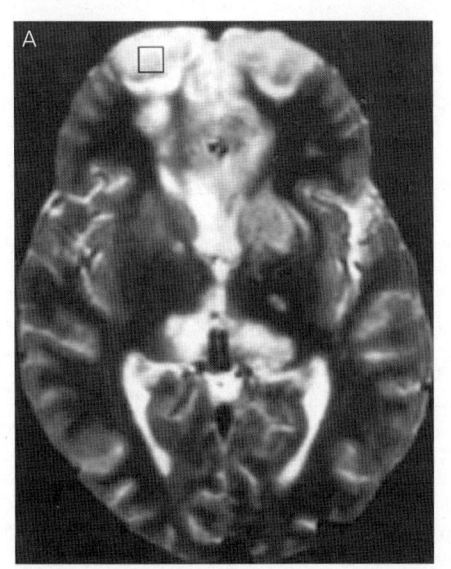

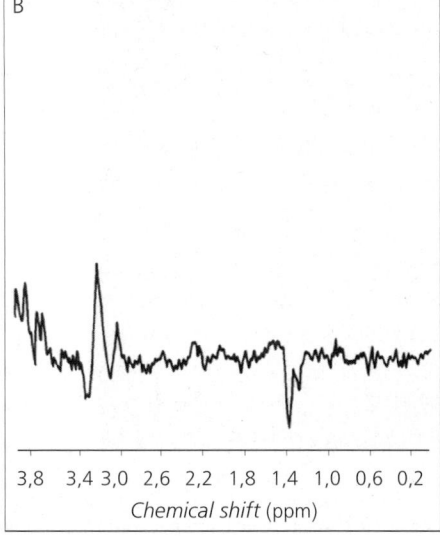

Fig. 28.11 Encefalite japonesa. (A) A imagem axial ponderadas em T_2 apresenta sinais de hiperintensidade na parte medial dos tálamos bilaterais, núcleos caudados e lobos frontais. (B) A espectroscopia pela ressonância magnética de próton in vivo de único voxel a partir da região frontal usando uma sequência spin-echo mostra a presença de lactato em 1,33 ppm, creatina em 3,02 ppm e colina de 3,22 ppm sem ressonância visível de N-acetil-aspartato.

Encefalopatia para-infecciosa

As duas principais formas de encefalopatias parainfecciosas são encefalomielite disseminada aguda e encefalopatia necrosante aguda.[77] O vírus mais comum associado à encefalomielite disseminada aguda é o sarampo, seguido por rubéola, catapora, vírus Epstein-Barr e caxumba. As mudanças de encefalomielite disseminada aguda permanecem localizadas principalmente na substância branca, e a inflamação da mielina e a desmielinização associada são os principais achados da doença.

Em pacientes com encefalomielite disseminada aguda (ADEM), a ressonância magnética demonstra hiperintensidade em T_2 disseminada na substância branca subcortical e profunda dos hemisférios cerebrais, bem como na substância branca do cerebelo, mesencéfalo e tronco cerebral.[56,77,78] As imagens pós-contraste mostram um realce variável da lesão. Na ressonância magnética, as lesões de encefalopatia necrosante aguda são caracterizadas pela hiperintensidade nas regiões talâmicas bilaterais em imagens ponderadas em T_2 convencionais e imagens ponderadas em difusão. Os valores calculados de coeficiente de difusão aparente oriundos das regiões anormais de encefalomielite disseminada aguda e encefalopatia necrosante aguda são muito maiores e ligeiramente menores que a da substância normal, respectivamente. Na encefalomielite disseminada aguda e na encefalopatia necrosante aguda, as imagens ponderadas em difusão mostram a regressão da lesão em estudos consecutivos após a terapia.[77] Observa-se que os pacientes com encefalomielite disseminada aguda recuperam-se mais rapidamente com esteroides, com os valores de coeficiente de difusão aparente, caindo rapidamente aos valores normais, do que em pacientes com encefalomielite disseminada aguda.

Há um único estudo em que a MRS foi realizada em pacientes com encefalomielite disseminada aguda e encefalopatia necrosante aguda.[77] O lactato está presente nos dois distúrbios. Entretanto, a encefalomielite disseminada aguda mostra (Fig. 28.12) maior sinal de lactato que em encefalopatia necrosante aguda. Da mesma forma, a redução mais acentuada em NAA/Cr foi observada em encefalomielite disseminada aguda do que em encefalopatia necrosante aguda. Os achados espectrais na encefalomielite disseminada aguda e encefalopatia necrosante aguda não são específicos, e a espectroscopia não é útil para seu diagnóstico. No entanto, a MRS poderá ser útil para monitorar a resposta ao tratamento em encefalomielite disseminada aguda e encefalopatia necrosante aguda, refletida na razão Lac/Cr.

Um estudo recente com a participação de oito pacientes com encefalomielite disseminada aguda registrou difusão restrita na fase inicial aguda da encefalomielite disseminada aguda em comparação à fase posterior da doença.[79] A relação reduzida de NAA/Cr com um aumento da relação Cho/Cr foi observada na fase subaguda, mas houve pouca mudança na fase aguda.[79] A identificação de difusão restrita, juntamente com relações inalteradas de metabólitos na fase anterior, pode auxiliar na definição da fase da doença.

Os achados com imagens de difusão ponderada e MRS *in vivo* foram descritos em dois bebês com a encefalopatia necrosante aguda.[80] Foi observada a diminuição mais proeminente do coeficiente de difusão aparente no primeiro bebê com graves danos cerebrais e pior evolução clínica em comparação ao segundo. Houve um aumento do complexo de glutamato/glutamina e lipídeos móveis no primeiro bebê, mas apenas um pequeno aumento de lactato no segundo.[80] Por conseguinte, as imagens ponderadas em difusão e a MRS *in vivo* podem fornecer informações úteis não só para o diagnóstico, mas também para a estimativa de gravidades e resultado clínico da encefalopatia necrosante aguda.

Infecções fúngicas

As infecções fúngicas do sistema nervoso central são relativamente raras em indivíduos imunocompetentes, que tendem a ser causadas por espécies patogênicas, como *Cryptococcus*. Os pacientes imunocomprometidos, no entanto, são suscetíveis à infecção invasiva com variedade maior de patógenos oportunistas por fungos, como *Aspergillus* e *Candida*.[81] A infecção no contexto do HIV é abordada no Capítulo 32.

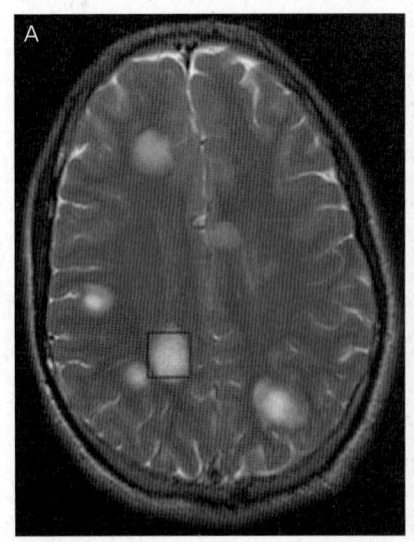

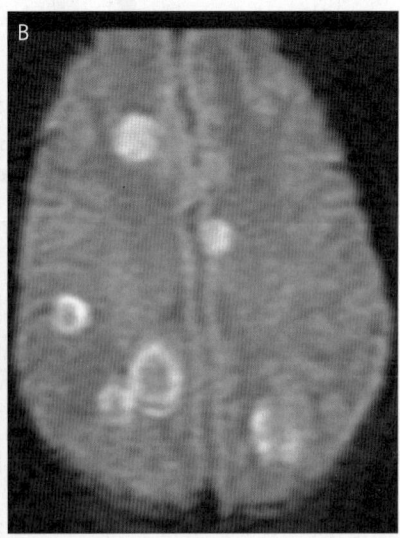

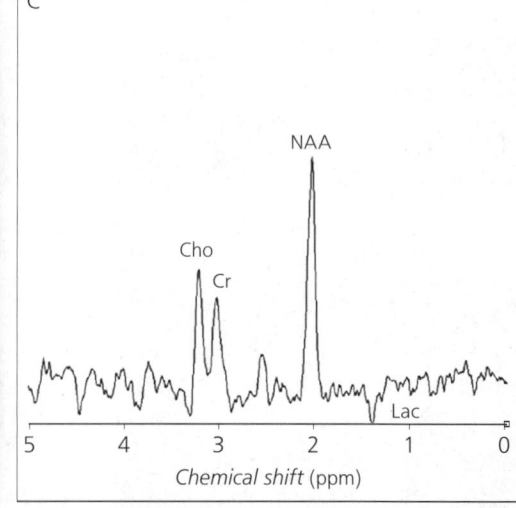

Fig. 28.12 Encefalomielite disseminada aguda. (A) A ressonância magnética axial ponderada em T_2 mostra múltiplas lesões bilaterais hiperintensas. (B) As lesões com núcleo hipointenso e a borda hiperintensa são observadas com imagens ponderadas em difusão. (C) A espectroscopia pela ressonância magnética do próton *in vivo* usando *spin-echo* mostra picos normais de N-acetil aspartato (NAA), creatina (Cr) e colina (Cho) mais lactato (Lac).

Abscesso fúngico – aspergilose

As espécies de *Candida* e *Aspergillus* podem produzir abscessos cerebrais. Entretanto, neste capítulo, discutiremos apenas o abscesso fúngico resultante da *Aspergillus flavus*.

A infecção por *Aspergillus* tem sido observada em pacientes imunocomprometidos. São observados dois padrões gerais de infecção: extensão direta dos seios paranasais, olhos ou orelha média acarretando abscessos no lobo frontal ou temporal; e disseminação hematogênea causando a formação de múltiplos abscessos pequenos na junção das substâncias cinzenta e branca.[82]

O líquido cefalorraquidiano costuma ser anormal e inespecífico. São geralmente observados elevação da pressão de abertura, diminuição da glicose e níveis elevados de proteína. A presença de glóbulos vermelhos no líquido cefalorraquidiano de um paciente com abscesso cerebral sugere uma possível aspergilose intracraniana.[83]

Na ressonância magnética, o abscesso fúngico se assemelha a abscessos piogênicos. O núcleo do abscesso aparece hiperintenso com borda hipointensa em imagens ponderadas em T_2 e núcleo hipointenso com a borda isointensa à minimamente hiperintensa em imagens ponderadas em T_1. No pós-contraste, a borda de abscesso mostra realce pelo meio de contraste.[84] Com base nos achados de ressonância magnética convencional, é difícil diferenciar a causa do abscesso cerebral. A avaliação comparativa dos abscessos cerebrais fúngicos, tuberculares, piogênicos, usando ressonância magnética convencional, imagens de difusão e MRS de próton *in vivo* revelou uma definição das características únicas que podem diferenciar entre estes abscessos cerebrais. Os abscessos piogênicos tinham paredes lisas e lobuladas, enquanto os abscessos tuberculosos tinham paredes lisas, lobuladas ou fendidas sem projeções intracavitárias. Os abscessos fúngicos mostraram projeções intracavitárias dirigidas de forma central a partir da parede, sem qualquer realce pelo meio de contraste nestas projeções. Estas projeções não foram observadas nos outros tipos e pareciam ser uma característica distintiva de uma causa fúngica na ressonância magnética convencional.[50] A parede e as projeções dos abscessos fúngicos mostraram restrita difusão na sequência de difusão e baixos valores de coeficiente de difusão aparente. Contudo, a cavidade do abscesso mostrou coeficiente de difusão aparente alto (Fig. 28.13).[50]

Existem até o momento nenhum estudo publicado sobre MRS de próton *in vivo* em abscessos fúngicos. Nossa própria experiência é de um caso de abscesso de *A. flavus* em um paciente com linfoma não Hodgkin. O espectro *in vivo* mostrou aminoácidos citosólicos

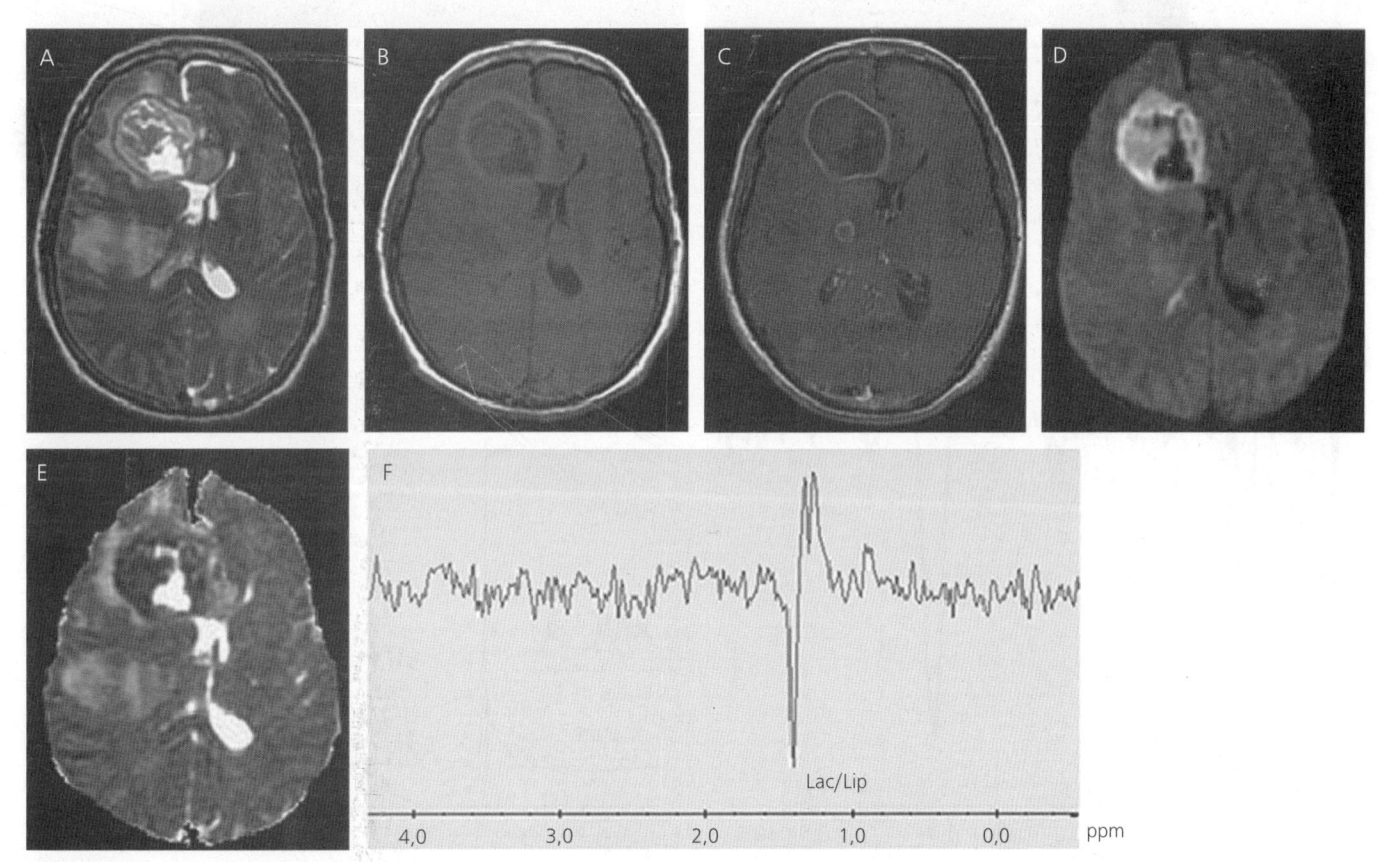

Fig. 28.13 Os abscessos fúngicos no lobo frontal de um homem de 39 anos com o linfoma não Hodgkin durante o tratamento. (A) Imagens ponderadas em T_2 axiais mostram uma lesão bem definida, heterointensas no lobo frontal direito com uma parede irregular hipointensa. As projeções hipointensas intracavitárias presas à parede estão bem demonstradas. (B) As imagem ponderadas em T_1 axiais mostram um núcleo hipointenso com projeções intracavitárias isointensas. (C) A imagem ponderada em T_1 axial pós-contraste mostra o realce periférico da parede, sem o realce das projeções intracavitárias. Observe a presença de mais duas lesões de realce no tálamo direito e regiões occipitais direitas, mais bem observadas em cortes adjacentes. (D) Imagem de difusão mostra hiperintensidade nas projeções com hipointensidade na cavidade. (E) O mapa do coeficiente de difusão aparente demonstra projeções intracavitárias com coeficiente de difusão aparente baixo ($0,46 \times 10^{-3}$ mm^2/s) e a cavidade com coeficiente de difusão aparente alto ($2,22 \times 10^{-3}$ mm^2/s). (F) A MRS de próton mostra lactato mais lipídeo (Lac/Lip, 1,3 ppm). A cultura do pus desenvolveu *Aspergillus flavus*.

(valina, leucina e isoleucina) e Lac, juntamente com vários sinais entre 3,6 e 4 ppm (Figs. 28.13 e 28.14). Esses sinais foram atribuídos ao açúcar trealose presente na parede fúngica, confirmada com a espectroscopia de alta resolução *ex vivo* do material aspirado. Tais sinais de açúcar também têm sido registrados em *Cryptococcomas*. [85,86] Recentemente, a MRS de próton *in vivo* de abscessos fúngicos mostrou aminoácidos citosólicos, lipídeo e lactato (Fig. 28.13), juntamente com múltiplos sinais entre 3,6 e 3,8 ppm.[50] A presença de sinais característicos de açúcar proveniente da parede fúngica no espectro *in vivo* pode auxiliar no diagnóstico nesses casos.

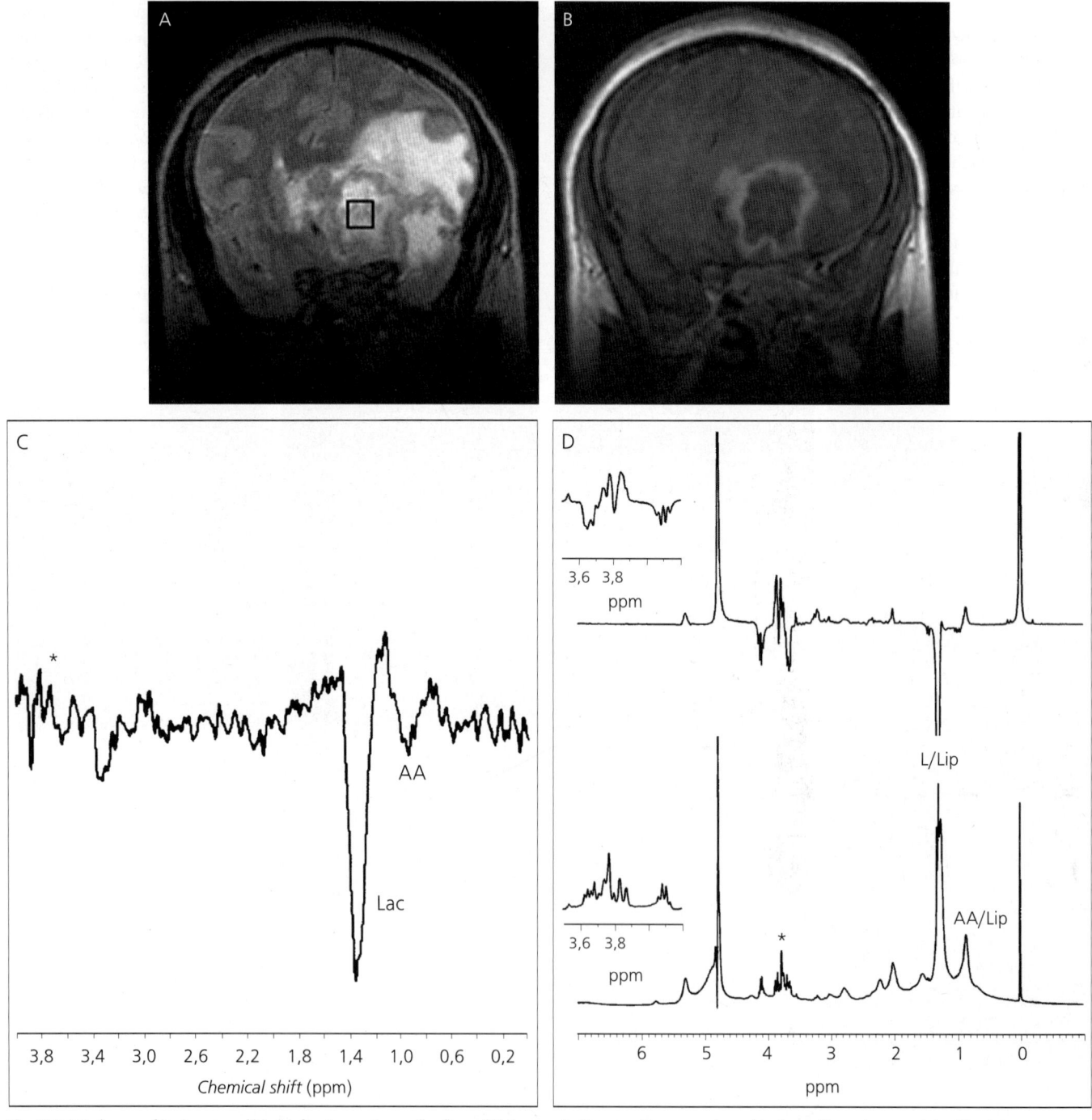

Fig. 28.14 O abscesso fúngico secundário à infecção por *Aspergillus flavus*. (A) A ressonância magnética coronal ponderada em T_2 mostra um núcleo hiperintenso com uma borda hipointensa e edema perifocal no lobo frontal esquerdo. (B) A imagem ponderada em T_1 com transferência de magnetização pós-contraste mostra o realce da borda da parede do abscesso. (C) A MRS de próton *spin-echo in vivo* (135 ms) do núcleo do abscesso mostra os sinais invertidos de picos de aminoácidos (AA) e lactato (Lac). Além disso, um sinal múltiplo (*) na região de 3,6 a 3,8 ppm corresponde à trealose. (D) A espectroscopia pela ressonância magnética MRS de próton *ex vivo* de alta resolução do pus usando uma sequência de pulso único (inferior) confirma os sinais de AA, Lac, e Lip mais o sinal de trealose (*). O espectro *spin-echo* superior mostra os sinais invertidos de AA, Lac e trealose. Inserções nos espectros inferiores e superiores mostram a trealose mais precisamente (expansão 3,6 a 4 ppm).

Mucormicose

A mucormicose ou ficomicose é uma infecção fúngica fatal de pacientes imunocomprometidos causada por *Mucor* sp. Os fatores predisponentes incluem diabetes *mellitus* com cetoacidose, infecção necrosante naso-orbital e meningoencefalite.[82] Os estudos sobre líquido cefalorraquidiano tipicamente mostram a pressão de abertura elevada, elevação de proteína e pleocitose com pelo menos 50% de células polimorfonucleares.

As anormalidades parenquimatosas nos gânglios basais, tálamo, mesencéfalo são observadas por ressonância magnética. As lesões aparecem hipointensas em imagens ponderadas em T_1 e T_2 e imagens FLAIR, circunjacente e realce pelo meio de contraste em estudos pós-gadolínio.

A MRS *in vivo* realizado em mucormicose mostra sinais de Lac, alanina, acetato, succinato e lipídeos, juntamente com os sinais de NAA, Cr e Cho.[87] O aparecimento de metabólitos do cérebro normal no espectro sugere o parênquima cerebral dentro do *voxel*. Os sinais de aminoácidos em 0,9 ppm não foram descritos no estudo, embora o espectro mostrado apresente sinais de aminoácidos, e o espectro assemelhe-se àqueles abscessos piogênicos anaeróbicos. Uma ressonância não assinalada em 3,8 ppm também estava presente. Os estudos de alta resolução *ex vivo* podem permitir que isso seja caracterizado e podem fornecer uma impressão digital bioquímica para mucormicose.

Granuloma fúngico

Os granulomas fúngicos são lesões que ocupam espaço causadas por *Aspergillus* e *Cryptococcus* sp. e têm sido denominados como granuloma *Aspergillus* e *Cryptococcoma*, respectivamente.

Aspergillus granuloma

Na ressonância magnética ponderada em T_2, o granuloma *Aspergillus* fornece padrão heterogêneo de intensidade: lesões hiperintensas misturadas com focos hipointensos. Em imagens ponderadas em T_1, a lesão é hipointensa. A imagem ponderada em T_1 com transferência de magnetização revela a lesão hiperintensa, que passa por realce em imagens ponderadas em T_1 com transferência de magnetização de pós-contraste. Há um único estudo disponível na literatura, em que foi realizada a espectroscopia *in vivo*.[84] Em espectroscopia, o granuloma mostrou Cho alta, baixa Cr e Lac, sem NAA (Fig. 28.15). Como o espectro é completamente não específico para o granuloma *Aspergillus*, não auxilia na sua diferenciação de outras lesões com efeito de massas neoplásicas e não neoplásicas.

Cryptococcoma

As lesões cerebrais criptocócicas (Fig. 28.16) são citadas no Capítulo 32.

Infecções parasitárias

A seção seguinte discute o papel da ressonância magnética e de espectroscopia pela ressonância magnética (*in vivo* e *ex vivo*) no diagnóstico da neurocisticercose, equinococose (hidatidose) e malária.

Neurocisticercose

A neurocisticercose, causada pelos metacestódeos da solitária *Taenia solium*, é comum em países em desenvolvimento, e sua frequência está aumentando também nos países desenvolvidos por causa do aumento da imigração e as viagens mais frequentes para áreas endêmicas.[88] A história natural da neurocisticercose e seu curso clínico são mal compreendidos. Acredita-se que uma porcentagem elevada da população que abrigam cistos cisticercos no cérebro é assintomática.[89] O diagnóstico clínico de neurocisticercose baseia-se com mais frequência no teste imunoenzimático (ELISA) e eletroimunotransferência (EITB). Este último é altamente sensível em pacientes com múltiplas lesões intracranianas em aumento. No entanto, segundo relatos, a sensibilidade deste exame é menor em pacientes com lesão única ou lesões calcificadas.[90] Alguns estu-

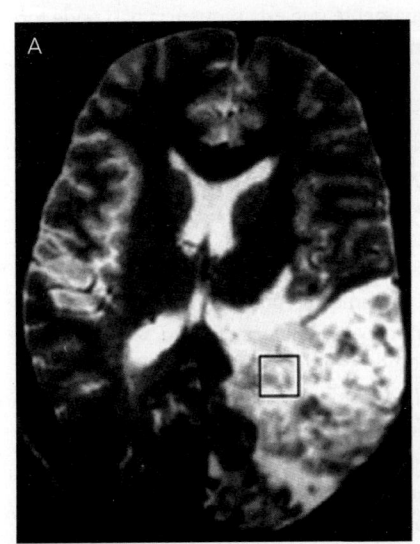

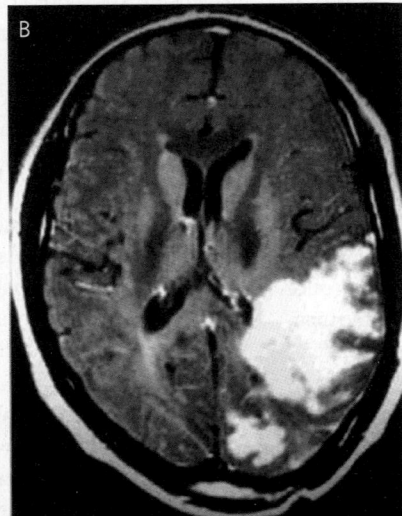

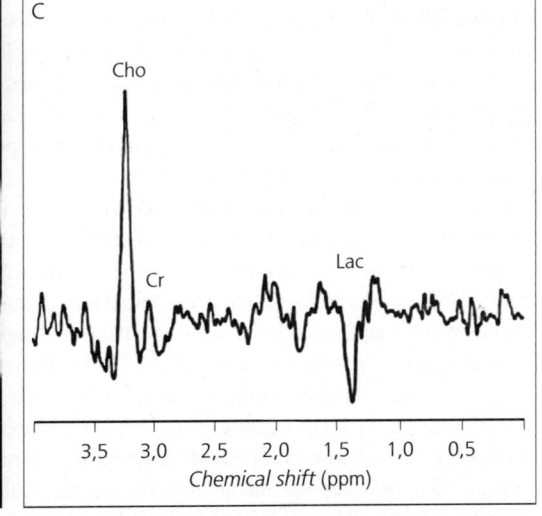

Fig. 28.15 *Aspergillus granuloma*. (A) A ressonância magnética axial ponderada em T_2 no nível dos ventrículos, mostrando uma lesão de intensidade heterogênea, com áreas focais hipointensas em região parietoccipital esquerda. (B) A imagem ponderada em T_1 pós-contraste mostra realce intenso da lesão com efeito de massa. (C) A MRS de próton *in vivo* (*spin-echo*, 135 ms) mostra aumento de colina (Cho), baixa creatina (Cr), mais lactato (Lac) e diminuição acentuada em N-acetil-aspartato.

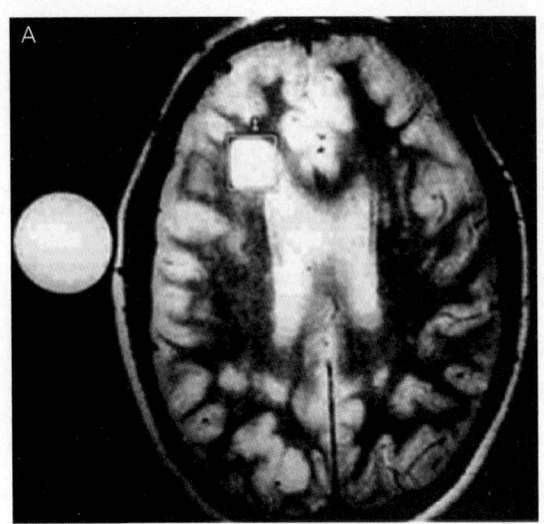

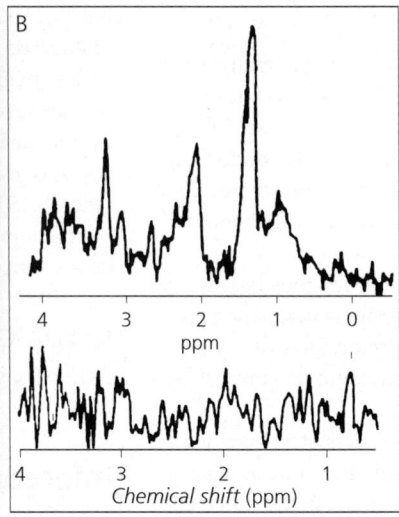

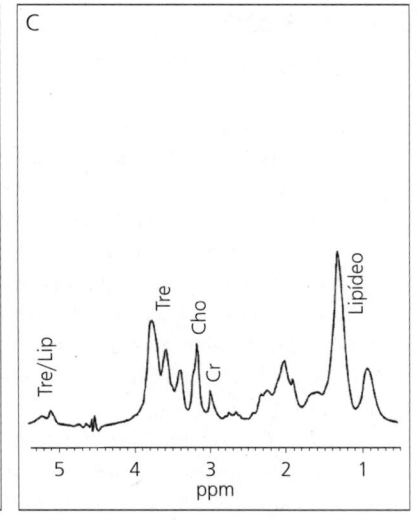

Fig. 28.16 Cryptococcoma. (A) A imagem axial ponderada em T_2 mostra duas áreas hiperintensas na região frontal direita (no detalhe) e as regiões occipitais. (B) A MRS de próton *in vivo* (TE, 30 ms; superior) mostra ressonâncias largas em 1,3; 2,1 e 3,4 ppm. Em TE de 270 ms (abaixo), a maioria das ressonâncias observadas em um TE de 30 ms desapareceu, sugerindo metabólitos com valores curtos de T_2, provavelmente lipídeos. (Cortesia L. Chang e T. Ernst, Harbor University – University of Califórnia Los Angeles Medical Center, em Los Angeles, CA, USA.) (C) A espectroscopia pela MRS de próton *ex vivo* de uma amostra de tecido de *Cryptococcoma* proveniente de modelo de rata mostra picos de lipídeos (Lip), sinais de creatina (Cr) e colina (Cho) mais sinais de trealose (Tre) nas diferentes posições de desvio químico (*chemical shift*). (Cortesia de Uwe Himmerlerich, da University of Sydney, Austrália)

dos utilizando o exame ELISA demonstraram sensibilidade de 87% com uma especificidade de 95% em amostras de líquido cefalorraquidiano, porém, além de detectar a *T. solium*, este teste muitas vezes dá resultados falsos-positivos com soros a partir de pacientes com outras infecções cestoides, causadas pela *Taenia saginata, Echinococcus granulosus* e *Hymenolepis nana*.[91]

Os cistos cisticercos podem permanecer viáveis por muitos anos. Os locais de cistos variam, podendo ser intracranianos (parênquima, ventricular, subaracnóidea [cisterna]) ou da coluna vertebral. Durante o curso do desenvolvimento, os cistos cisticercos no cérebro passam por uma fase cística ou vesicular, o estádio viável; uma fase coloidal ou granular, a fase de degeneração (Fig. 28.17) e uma fase crônica calcificada. Os sintomas dependem do número de cistos, de sua localização no cérebro, do estágio de desenvolvimento do cisto e da intensidade da resposta inflamatória imune do hospedeiro.[92] A tomografia computadorizada é relativamente insensível e não muito específica,[93] mas as aparências variam de acordo com os diferentes estágios de degeneração dos cistos.[94] Os cistos na fase vesicular viável parecem hiperintensos em imagens hiperintensas ponderadas em T_2 e hipointensas em densidade de prótons e imagens ponderadas em T_1; o escólex é muitas vezes observado como um nódulo colocado de forma excêntrica, hipointensa em imagens ponderadas em T_2 e hiperintensa em densidade de prótons e imagens ponderadas em T_1 e sem edema perifocal e realce pelo meio de contraste. Os cistos na fase coloidal aparecem como hiperintensos com bordas isointensas a hipointensas em imagens ponderadas em T_2, e com edema perifocal (Fig. 28.17). Muitas vezes este estágio passa por um realce da borda no estudo pós-contraste. Em imagens ponderadas em T_1, o cisto aparece como um centro hipointenso com uma periferia isointensa. Na fase nodular granular, as características de imagens são semelhantes às de tuberculoma, pequenos abscessos e tumores metastáticos. Parece isointenso ao parênquima normal em imagens ponderadas em T_1 e isointensa à hipointensa em imagens ponderadas em T_2, com ou sem edema circundante. A lesão na fase nodular calcificada aparece isointensa à hipointensa em imagens ponderadas em T_1 e hipointensa em imagens ponderadas em T_2. A calcificação na imagem pode ser estudada melhor pelo uso de sequências de gradiente-eco com imagens com correção de fase.[95] Em gradiente-eco com correção de fase, a calcificação parece brilhante. A relação da transferência de magnetização também foi calculada para diferentes fases dos cistos.[96] A visibilidade de uma lesão na sequência ponderada em T_1 de transferência de magnetização depende de sua razão de transferência de magnetização e sua localização no hemisfério cerebral. As diferentes fases de desenvolvimento do cisto têm diferentes razões de transferência de magnetização: observa-se o valor máximo em lesões que estão curando (média de 31,0 ± 2,8 [desvio-padrão]) e do núcleo de lesões invisíveis ao *spin-echo* (média de 30,0 ± 5,1). A utilização de imagens FLAIR mostra claramente que esta sequência não pode fornecer informações adicionais para tal na imagem convencional de *spin-echo* [5].

Muitas vezes o diagnóstico da neurocisticercose torna-se difícil na ausência de um escólex característico. A MRS *in vivo* e *ex vivo* tem sido realizada em alguns estudos de neurocisticercose.[92,97] Pandit *et al.* [97] utilizando a MRS *in vivo* relataram sinais oriundos de aminoácidos citosólicos (valina, leucina, valina e isoleucina), Lac, alanina, succinato, NAA, Cr e Cho. Assume-se que os picos de NAA, Cr e Cho sejam provenientes do parênquima cerebral normal dentro do *voxel*. Chawla *et al.*[98] observaram Lac, alanina, succinato, Cho, mas não NAA, em MRS *ex vivo* do líquido aspirado do cisto cisticerco cerebral.

Entretanto, Garg *et al.*[99], utilizando a MRS *ex vivo* do líquido aspirado, detectaram Cr além dos outros metabólitos. A presença de Cr em cistos de cisticerco em humanos e porcos ajuda a diferenciá-la de cistos hidáticos intracranianos. Observamos que o fluido de cistos cisticercos em degeneração (seja em humanos, seja em animais) é desprovido de Cr (Fig. 28.18), enquanto a partir de cistos viáveis vesiculares contém Cr junto com os outros metabólitos (Fig. 28.18). A histopatologia mostra fibras musculares na parede da bexiga e escólex de cis-

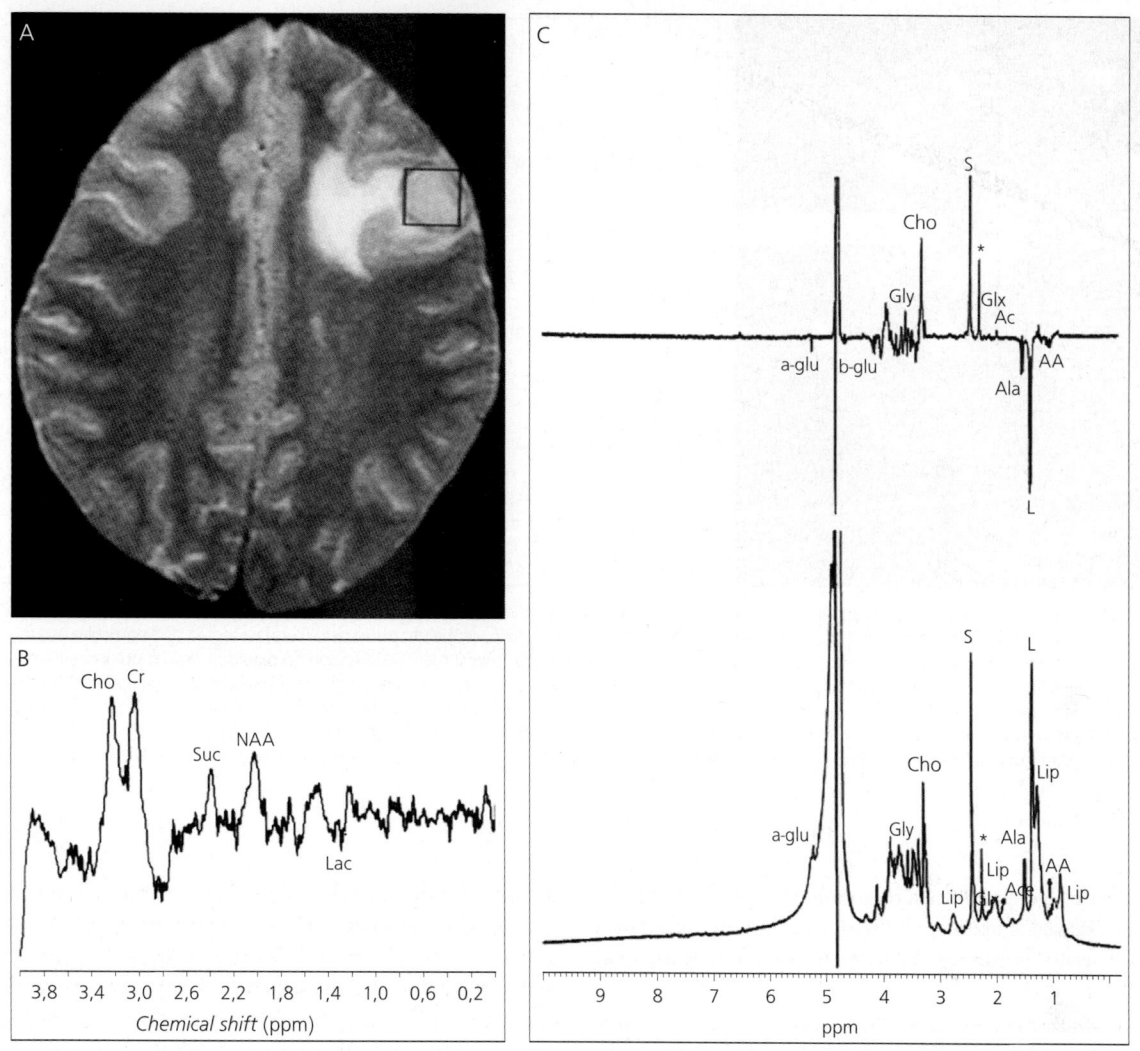

Fig. 28.17 O cérebro humano com cistos cisticercos degenerados. (A) A imagem axial ponderada em T_2 na região supraventricular mostra o cisto cisticerco degenerado como um núcleo hiperintenso com uma borda hipointensa e edema perifocal; que é semelhante à característica de imagem de um abscesso. (B) A MRS de próton *in vivo* (*spin-echo*, 135 ms) mostra os metabólitos cerebrais normais, sobretudo NAA, Cr e Cho e picos de Lac e succinato (Suc). (C) Os espectros de pulso único de espectroscopia pela MRS de próton *ex vivo* de alta resolução (parte superior) e de *spin-echo* (parte inferior) mostram os sinais de aminoácidos, Lip, Lac, Ala, acetato (Ace), succinato (Suc), Glx, Cho, Gly, α-glicose (a-glu), e β-glicose (b-glu). O asterisco em 2,24 ppm é a contaminação por acetona. (Todas as abreviaturas estão de acordo com a Figura 28.2.)

ticercos vestibulares e estes podem contribuir para Cr no fluido; os cistos degenerados apresentam musculatura mínima em comparação. A MRS *in vivo* pode ser importante no cisto cisticerco grande sem escólex visível e onde existe uma grande variedade de diagnósticos diferenciais, incluindo abscesso cerebral e metástases císticas. A MRS *in vivo* mostra ressonâncias de acetato, succinato (succinato, acetato) e Lac, a presença de Cr dependendo se a lesão está na fase vesicular ou coloide. Chawla et al.[98] descreveram Cr como um marcador de cisticercos inócuos e viáveis em MRS *ex vivo*.

Equinococose (hidatidose)

A equinococose, causada por metacestódeos do gênero *Echinococcus*, é uma zoonose de distribuição mundial. As duas espécies comuns, *E. granulosus* e *E. multilocularis*, causam equinococose cística e alveolar, respectivamente. As regiões endêmicas para equinococose cística são Oriente Médio, Índia, América do Sul e Austrália. A equinococose alveolar, embora relativamente rara, constitui sério problema em áreas mais frias, ou seja, Alasca, Europa Central, Turquia, Rússia e China. A seção seguinte discute apenas a equinococose cística (Fig. 28.19).

Os hospedeiros definitivos (com vermes adultos) para *E. granulosus* são cães, gatos e outras espécies caninas, enquanto os hospedeiros intermediários (lesões causadas por larvas) são seres humanos, ovelhas, camelos e outros animais domésticos. Os cistos localizam-se em qualquer órgão do corpo, como fígado, pulmão, cérebro, rins, mas o local mais comum é o fígado. Observa-se o envolvimento intracraniano em apenas cerca de 2% de todos os casos hidáticos relatados, mesmo em áreas endêmicas.[100] Quase todos os sintomas da hidatidose resultam dos efeitos da pressão sobre estruturas adjacentes: distensão, obstrução, erosão ou infecção. O cisto hidático primário, formado pelo implante direto de larvas em

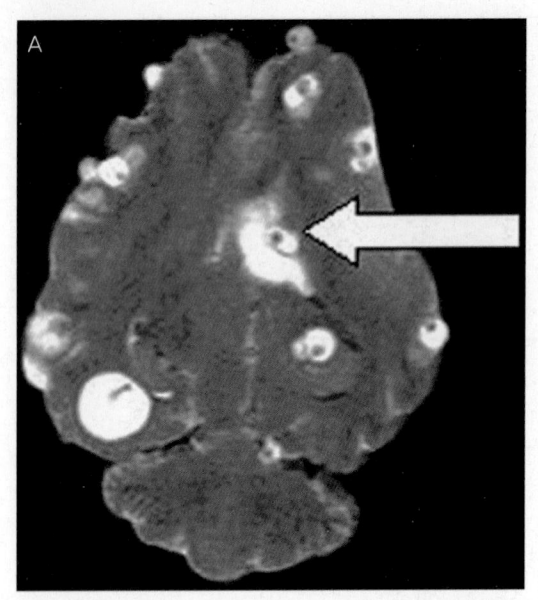

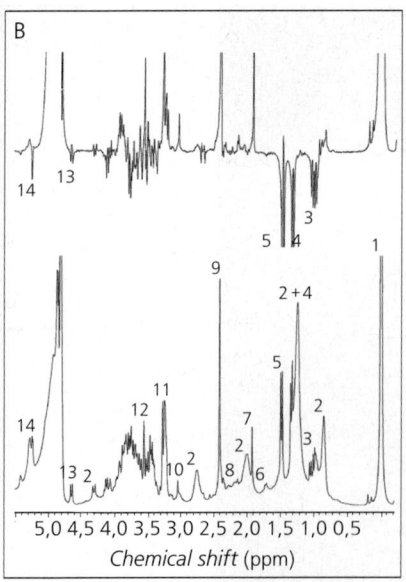

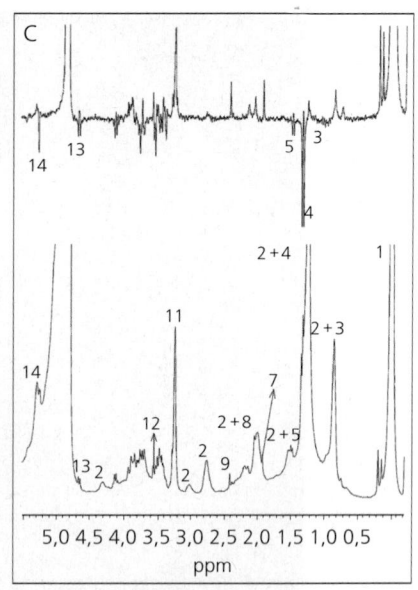

Fig. 28.18 O cérebro suíno com cistos cisticercos degenerados e vivos. (A) A imagem ponderada em T_2 *ex vivo* convencional *spin-echo* do cérebro suíno demonstra cisto hiperintenso com um escólex hipointenso no lobo temporal direito, sem edema perilesional (cisto vivo) e um outro cisto (seta) na região periventricular esquerda com edema perilesional (cisto degenerado). (B) A MRS de próton *ex vivo* de alta resolução de pulso único (inferior) do líquido do cisto do lobo temporal direito mostra TSP (1), lipídeos (2), aminoácidos (isoleucina, valina e leucina) (3), lactato (4), alanina (5), lisina (6), acetato (7), glutamato + glicina (8), succinato (9), creatina (10), compostos contendo colina (11), glicina (12), β-glicose (13) e α-glicose (14). A parte superior (*spin-echo*, 160 ms) é o espectro *ex vivo* e mostra inversão de fases de picos de 3, 4, 5, 13 e 14. (C) A MRS de próton *ex vivo* de pulso único (inferior) do fluido do cisto da região periventricular esquerda do cérebro suíno mostra picos 1, 2, 3, 4, 5, 6, 7, 8, 9, 11, 12, 13 e 14. Observe a ausência de creatina em 3,03 ppm. O espectro *spin-echo* (superior) mostra inversão de fases de picos de 3, 4, 5, 13 e 14.

parênquima neural, geralmente é fértil e contém cápsulas ovígeras e escóleces; os cistos secundários, resultantes da ruptura espontânea ou cirúrgica de cistos primários, são estéreis e carecem de cápsulas ovígeras.[101]

Na ressonância magnética, os cistos aparecem como massas císticas bem definidas, hipointensas em imagens ponderadas em T_1 com ou sem edema, podendo mostrar realce da borda em estudos pós-contraste em T_2. A imagem de ressonância magnética é superior à tomografia computadorizada na detecção do realce pericístico e edema.[102] Quando há edema e realce, o cisto hidático pode assemelhar-se a um abscesso piogênico.

A MRS *in vivo* dos cistos hidáticos intracranianos mostra Lac, alanina, acetato, succinato e ressonâncias de glicina (Fig. 28.19). [92,103] A MRS de fósforo-31 também foi realizada em cisto hidático.[104] A MRS *ex vivo* de alta resolução do líquido aspirado do cisto confirma as indicações *in vivo*. Os outros picos observados são para aminoácidos citosólicos, β-hidroxibutirato (1,2 ppm), os picos de lipídeos (0,9 e 1,33 ppm), Cho, α-glicose (5,23 ppm) e β-glicose (4,64 ppm).

In vivo, os abscessos cerebrais têm ressonâncias de aminoácidos citosólicos notórios e a razão acetato/succinato é sempre > 1; o succinato pode estar ausente. Por outro lado, em cistos hidáticos, os aminoácidos citosólicos costumam estar presentes em menores concentrações (praticamente indetectáveis *in vivo*) e a razão acetato/succinato é sempre < 1.

Além da identificação *in vivo* dos cistos hidáticos, saber anteriormente se um cisto é fértil também é um fato importante para o planejamento cirúrgico como a ruptura acidental de cistos férteis durante resultados da cirurgia na recidiva da doença. Anteriormente, isso só poderia ser determinado por meio de exame histopatológico. A MRS de alta resolução facilita a diferenciação dos cistos hidáticos férteis e estéreis.[105,106] Garg *et al.*[105] observaram dois metabólitos adicionais: malato (4,3 ppm) e fumarato (6,52 ppm) em cistos hidáticos férteis verificados de forma microscópica de seres humanos e ovelhas; estes metabólitos não são encontrados em cistos estéreis.[99]

Se a evolução tecnológica futura permitir que estes metabólitos adicionais sejam detectados por MRS *in vivo*, isto permitirá a monitoração terapêutica não invasiva, auxiliando na definição da dosagem e na duração do tratamento e na seleção de refino de pacientes para tratamento percutâneo.

Malária

A malária cerebral é uma complicação potencialmente fatal que ocorre em 2% dos casos de infecção pelo *Plasmodium falciparum*.[107] O envolvimento difuso do cérebro na malária cerebral leva a apresentações neurológicas não específicas. O prognóstico da malária cerebral humana baseia-se na acidose láctica contínua do cérebro e do líquido cefalorraquidiano. Todavia, a punção lombar pode ser perigosa por causa do edema cerebral.

Até o momento, nenhum estudo de MRS na malária cerebral em humanos foi publicado. No entanto, nos últimos 3 anos, um grupo realizou MRS de próton *in vitro* em malária cerebral em modelos murinos inoculados com *Plasmodium berghei*.[108] Foi detectado o aumento da lac e alanina no cérebro (Fig. 28.20). O aumento da pressão intracraniana causado pelo edema predispõe o tecido à isquemia, e a adesão dos eritrócitos parasitados no endoté-

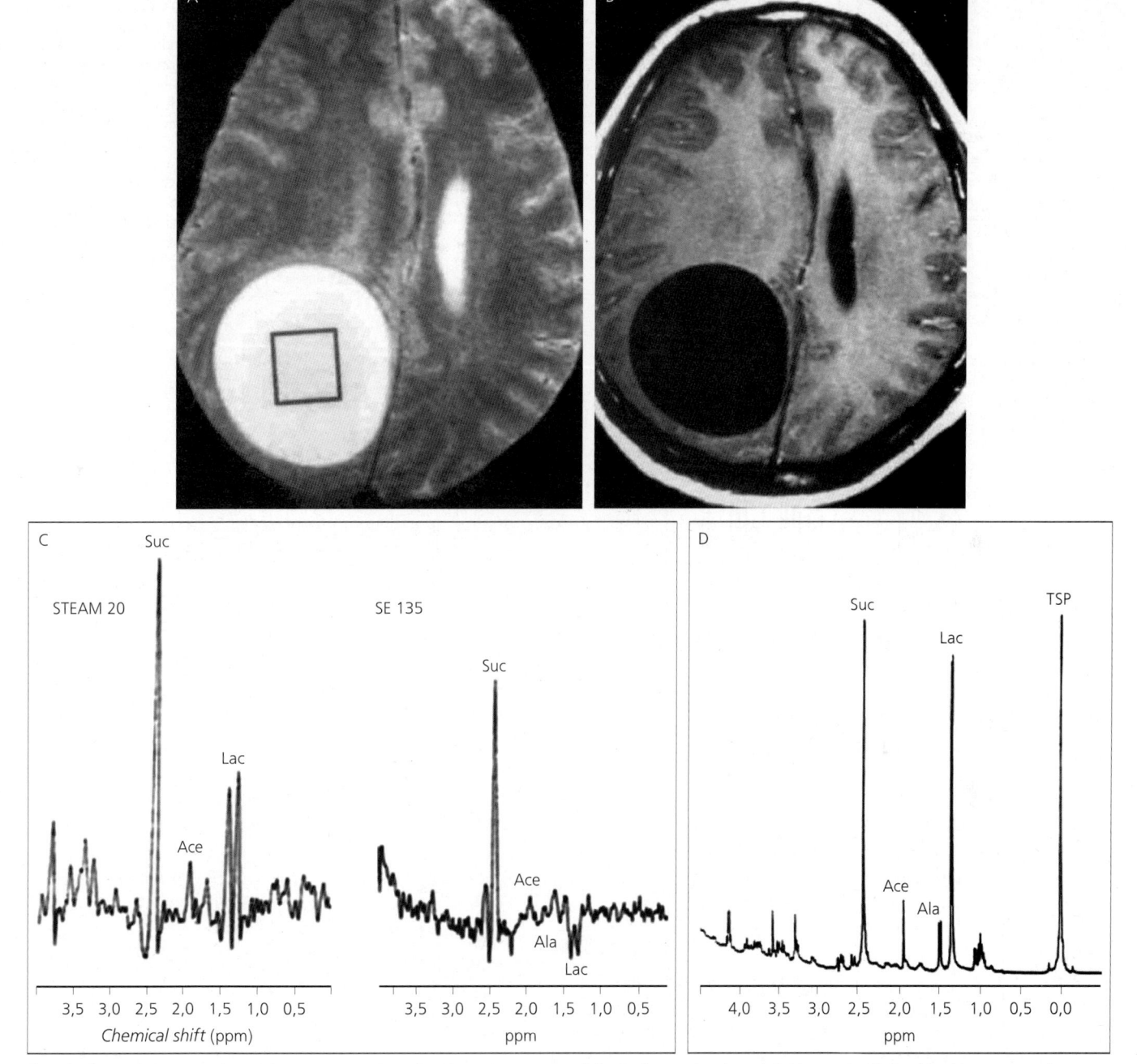

Fig. 28.19 Cisto hidático cerebral. (A) A imagem axial ponderada em T_2 mostra a evidência de uma área bem definida, arredondada e hiperintensa na região parietoccipital direita com efeito de massa. (B) Na imagem pós-contraste intravenoso, o cisto não realça e mostra a intensidade de sinal semelhante ao líquido cefalorraquidiano. (C) A MRS de próton *in vivo* com STEAM (20 ms) (esquerdo) a partir do detalhe em (A) mostra lactato (Lac) de 1,33 ppm, acetato (Ace) em 1,92 ppm e succinato (Suc) em 2,4 ppm; *spin-echo* de 135 ms (direito), Lac e alanina (Ala) em 1,5 ppm mostra a inversão de fase, enquanto acetato e succinato apresentam fase normal. (D) O estudo *ex vivo* do líquido do cisto confirma as indicações observadas *in vivo*.

lio microvascular cerebral leva à obstrução microvascular e à hipóxia regional. Esta é uma explicação plausível para o Lac elevado. A alanina é considerada um melhor indicador do que o lactato para esta hipoxia, pois o lactato também pode subir com o aumento do fator-alfa de necrose tumoral com anemia. Além disso, a elevação em aminoácidos essenciais, como valina, leucina e isoleucina, também foi observada na malária cerebral experimental. A concentração dos metabólitos cerebrais normais de NAA e Cho diminui significativamente no cérebro murino com malária cerebral. Foi registrada a correlação linear significativa entre o tempo decorrido após a infecção e a pequena diminuição progressiva em marcadores de densidade celular/viabilidade celular de glicerofosfocolina e NAA. As informações de metabólitos oriundas da MRS *in vivo* são não específicas para fins de diagnóstico. Contudo, é possível que os metabólitos possam, no futuro, oferecer marcadores prognósticos não invasivos na doença conhecida.

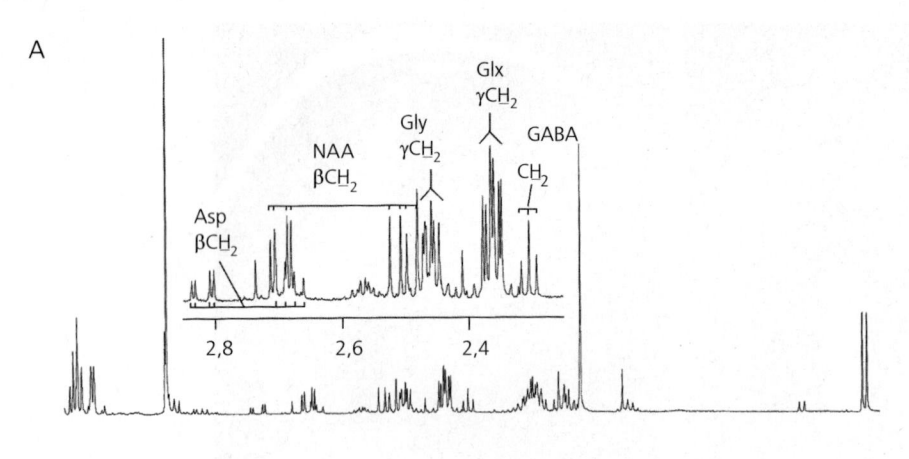

Fig. 28.20 A MRS de próton *in vitro* (extrato de ácido perclórico) da malária a partir do modelo murino a 600,13 MHz. Espectros de camundongo de controle (A) sem malária, camundongo com malária cerebral (B) e do camundongo com malária não cerebral (C). O espectro do camundongo com malária cerebral mostra sinais elevados de picos de lactato (Lac) e alanina (Ala) em comparação aos espectros de camundongo de controle e não cerebral com malária. Os sinais restantes são para o N-acetil aspartato (NAA), glutamato + glutamina (Glx), ácido aminobutírico (GABA), aspartato (Asp), fosfocolina (PC), glicerofosfocolina (GPC) e creatina (Cr). (Cortesia de Caroline Rae, Departamento de Bioquímica, University of Sydney, Austrália.)

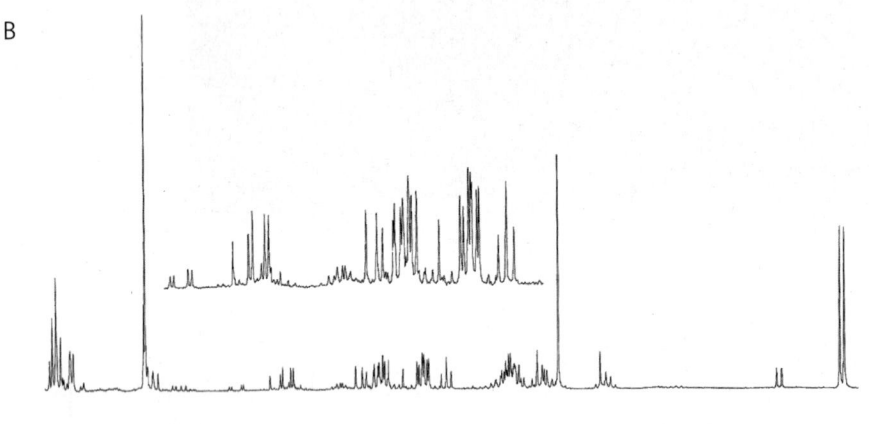

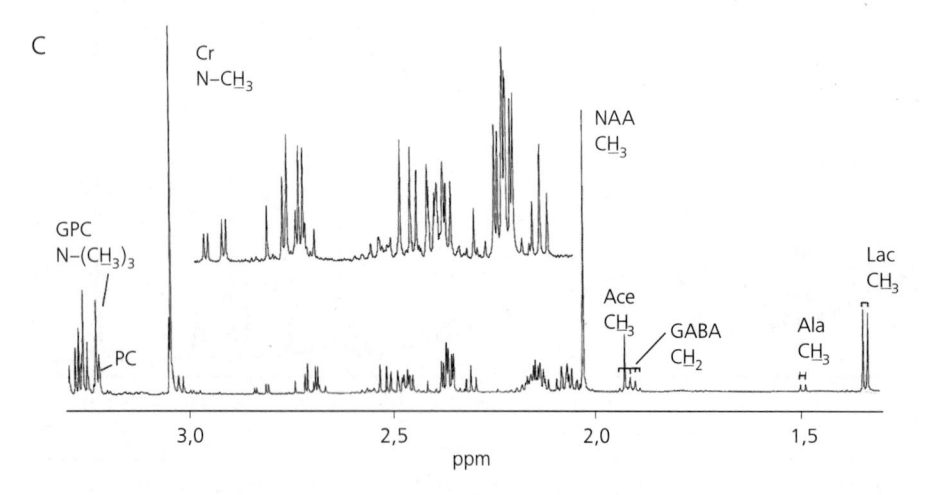

Conclusões

A espectroscopia por ressonância magnética deverá ser considerada como parte do protocolo de imagem por suspeita de infecções intracranianas, pois pode fornecer informações valiosas de importância para o diagnóstico e o tratamento desses pacientes.

Referências

1. Evans AS. Epidemiological concepts. In *Bacterial Infections of Humans*, eds. Evans AS, Brachman PS. New York: Plenum, 1990, p. 3–57.
2. Durand ML, Calderwood SB, Weber DJ *et al.* Acute bacterial meningitis in adults. *New Engl J Med* 1993; **328**: 21–28.
3. Zimmerman RA, Bilaniuk LT, Sze G. Intracranial infection. In *Magnetic Resonance Imaging of the Central Nervous System*, eds. Brant-Zawadzki M, Norman D. New York: Raven Press, 1987, p. 235–257.
4. Runge VM, Welle JW, Williams NM *et al.* Detectability of early brain meningitis with magnetic resonance imaging. *Invest Radiol* 1995; **30**: 484–495.
5. Tsuchiya K, Inaoka S, Mizutani Y, Hachiya J. Fast fluid-attenuated inversionrecovery MR of intracranial infections. *AJNR Am J Neuroradiol* 1997; **18**: 909–913.
6. Matthews PM, Shoubridge E, Arnold DL. Brain phosphorus magnetic resonance spectroscopy in acute bacterial meningitis. *Arch Neurol* 1989; **46**: 994–996.

7. Shawl S. Neurologic evaluation of patient with acute bacterial meningitis. *Neurol Clin* 1995; **13**: 549–577.
8. Venkatesh SK, Gupta RK. Pyogenic infections. In *MR Imaging and Spectroscopy of Central Nervous System Infection*, eds. Gupta RK, Lufkin RB. New York: Kluwer Academic/Plenum, 2001, p. 57–93.
9. Trivedi R, Malik GK, Gupta RK et al. Increased anisotropy in neonatal meningitis: an indicator of meningeal inflammation. *Neuroradiology* 2007; **49**: 767–775.
10. Nath K, Husain M, Trivedi R et al. Clinical implications of increased fractional anisotropy in meningitis associated with brain abscess. *J Comput Assist Tomogr* 2007; **31**: 888–893.
11. Yadav A, Malik GK, Trivedi R et al. Correlation of CSF neuroinflammatory molecules with leptomeningeal cortical subcortical white matter fractional anisotropy in neonatal meningitis. *Magn Reson Imaging* 2008; **27**: 214–221.
12. Malik GK, Trivedi R, Gupta A et al. Quantitative DTI assessment of periventricular white matter changes in neonatal meningitis. *Brain Dev* 2008; **30**: 334–341.
13. Habib AA, Mozaffar T. Brain abscess. *Arch Neurol* 2001; **58**: 1302–1304.
14. Osenbach RK, Loftus CM. Diagnosis and management of brain abscess. *Neurosurg Clin N Am* 1992; **3**: 403–420.
15. Britt RH, Enzmann DR, Yeager AS. Neuropathological and computerized tomographic findings in experimental brain abscess. *J Neurosurg* 1981; **55**: 590–603.
16. Kim SH, Chang KH, Song IC et al. Brain abscess and brain tumor: discrimination with in vivo H-1 MR spectroscopy. *Radiology* 1997; **204**: 239–245.
17. Gupta RK, Vatsal DK, Husain N et al. Differentiation of tuberculous from pyogenic brain abscesses with in vivo proton MR spectroscopy and magnetization transfer MR imaging. *AJNR Am J Neuroradiol* 2001; **22**: 1503–1509.
18. Sudhakar KV, Agarwal S, Rashid MR et al. MRI demonstration of haemorrhage in the wall of a brain abscess: possible implications for diagnosis and management. *Neuroradiology* 2001; **43**: 218–222.
19. Holtas S, Geijer B, Stromblad LG, Maly-Sundgren P, Burtscher IM. A ringenhancing metastasis with cerebral high signal on diffusion-weighted imaging and low apparent diffusion coefficients. *Neuroradiology* 2000; **42**: 824–827.
20. Ebisu T, Tanaka C, Umeda M et al. Discrimination of brain abscess from necrotic or cystic tumors by diffusion-weighted echo planar imaging. *Magn Reson Imaging* 1996; **14**: 1113–1116.
21. Mikami T, Saito K, Kato T, Detection and characterization of the evaluation of cerebral abscesses with diffusionweighted magnetic resonance imaging: two case reports. *Neurol Med Chir* 2002; **42**: 86–90.
22. Shukla-Dave A, Gupta RK, Roy R et al. Prospective evaluation of in vivo proton MR spectroscopy in differentiation of similar appearing intracranial cystic lesions. *Magn Reson Imaging* 2001; **19**: 103–110.
23. Gupta RK. Tuberculosis and other non-tuberculous bacterial graunulomatous infections. In *MR Imaging and Spectroscopy of Central Nervous System Infection*, eds. Gupta RK, Lufkin RB. New York: Kluwer Academic/Plenum, 2001, p. 95–145.
24. Garg M, Gupta RK, Husain M et al. Etiological categorization of brain abscesses with in vivo proton MR spectroscopy. *Radiology* 2004; **230**: 893–899.
25. Lai PH, Ho JT, Chen WL, Brain abscess and necrotic brain tumor: discrimination with proton MR spectroscopy and diffusionweighted imaging. *AJNR Am J Neuroradiol* 2002; **23**: 1369–1377.
26. Lai PH, Hsu SS, Ding SW et al. Proton magnetic resonance spectroscopy and diffusion-weighted imaging in intracranial cystic mass lesions. *Surg Neurol* 2007; **68** (Suppl 1): S25–S36.
27. Mishra AM, Gupta RK, Jaggi RS et al. Role of diffusionweighted imaging and in vivo proton magnetic resonance spectroscopy in the differential diagnosis of ringenhancing intracranial cystic mass lesions. *J Comput Assist Tomogr* 2004; **28**: 540–547.
28. Mishra AM, Gupta RK, Saksena S et al. Biological correlates of diffusivity in brain abscess. *Magn Reson Med* 2005; **54**: 878–885.
29. Gupta RK, Hasan KM, Mishra AM et al. High fractional anisotropy in brain abscesses versus other cystic intracranial lesions. *AJNR Am J Neuroradiol* 2005; **26**: 1107–1114.
30. Gupta RK, Nath K, Prasad A et al. In vivo demonstration of neuroinflammatory molecule expression in brain abscess with diffusion tensor imaging. *AJNR Am J Neuroradiol* 2008; **29**: 326–332.
31. Nath K, Agarwal M, Ramolla M et al. Role of diffusion tensor imaging metrics and in vivo proton MR spectroscopy in the differential diagnosis of cystic intracranial mass lesions. *Magn Reson Imaging* 2009; **27**: 198–206.
32. Tandon PN, Pathak SN. Tuberculosis of the central nervous system. In *Tropical Neurology*, ed. Spillane JD. New York: Oxford University Press, 1973, p. 37–62.
33. Hopewell PC. Overview of clinical tuberculosis. In *Tuberculosis: Pathogenesis, Protection, and Control*, ed. Bloom BR. Washington, DC: American Society of Microbiology, 1994, p. 25–46.
34. Gupta R. Magnetization transfer MR imaging in central nervous system infections. *Ind J Radiol Imaging* 2002; **12**: 51–58.
35. Gupta RK, Kathuria MK, Pradhan S. Magnetization transfer MR imaging in CNS tuberculosis. *AJNR Am J Neuroradiol* 1999; **20**: 867–875.
36. Kamra P, Azad R, Prasad KN et al. Infectious meningitis: prospective evaluation with magnetization transfer MRI. *Br J Radiol* 2004; **77**: 387–394.
37. Gupta RK, Pandey R, Khan EM et al. Intracranial tuberculomas: MRI signal intensity correlation with histopathology and localized proton spectroscopy. *Magn Reson Imaging* 1993; **11**: 443–449.
38. Gupta RK, Husain N, Kathuria MK et al. Magnetization transfer MR imaging correlation with histopathology in intracranial tuberculomas. *Clin Radiol* 2001; **56**: 656–663.
39. Saxena S, Prakash M, Kumar S, Gupta RK. Comparative evaluation of magnetization transfer contrast and fluid attenuated inversion recovery sequences in brain tuberculoma. *Clin Radiol* 2005; **60**: 787–793.
40. Gupta RK, Roy R, Dev R et al. Finger printing of Mycobacterium tuberculosis in patients with intracranial tuberculomas by using

in vivo, ex vivo, and in vitro magnetic resonance spectroscopy. *Magn Reson Med* 1996; **36**: 829–833.

41. Jackson A. Imaging microvascular structure with contrast enhanced MRI. *Br J Radiol* 2003; **76**: S159–S173.

42. Padhani AR, Husband JE. Dynamic contrast-enhanced MRI studies in oncology with an emphasis on quantification, validation and human studies. *Clin Radiol* 2001; **56**: 607–620.

43. Gupta RK, Haris M, Husain N et al. Relative cerebral blood volume is a measure of angiogenesis in brain tuberculoma. *J Comput Assist Tomogr* 2007; **31**: 335–341.

44. Haris M, Gupta RK, Husain M et al. Assessment of therapeutic response on serial dynamic contrast enhanced MR imaging in brain tuberculomas. *Clinical Radiology* 2008; **63**: 562–574.

45. Hrabec E, Strek M, Zieba M, Kwiatkowska S, Hrabec Z. Circulation level of matrix metalloproteinase-9 is correlated with disease severity in tuberculosis patients. *Int J Tuberc Lung Dis* 2002; **6**: 713–719.

46. Leib SL, Leppert D, Clements J, Täuber MG. Matrix metalloproteinases contribute to brain damage in experimental pneumococcal meningitis. *Infect Immun* 2000; **68**: 615–620.

47. Matsuura E, Umehara F, Hashiguchi T et al. Marked increase of matrix metalloproteinase 9 in cerebrospinal fluid of patients with fungal or tuberculous meningoencephalitis. *J Neurol Sci* 2000; **173**: 45–52.

48. Whitener DR. Tuberculous brain abscess. *Arch Neurol* 1978; **35**: 148–155.

49. Farrar DJ, Flanigan TP, Gordon NM, Gold RL, Rich JD. Tuberculous brain abscess in a patient with HIV infection: case report and review. *Am J Med* 1997; **102**: 297–301.

50. Luthra G, Parihar A, Nath K et al. Comparative evaluation of fungal, tubercular, and pyogenic brain abscesses with conventional and diffusion MR imaging and proton MR spectroscopy. *AJNR Am J Neuroradiol* 2007; **28**: 1332–1338.

51. Reddy JS, Mishra AM, Behari S et al. Role of diffusion-weighted imaging in the differential diagnosis of intracranial cystic mass lesions: a report of 147 lesions. *Surg Neurol* 2006; **66**: 246–250.

52. Gupta RK, Prakash M, Mishra AM et al. Role of diffusion weighted imaging in differentiation of intracranial tuberculoma and tuberculous abscess from cysticercus granulomas: a report of more than 100 lesions. *Eur J Radiol* 2005; **55**: 384–392.

53. Tien RD, Felsberg GJ, Osumi AK. Herpesvirus infections of the CNS: MR findings. *Am J Roentgenol* 1993; **161**: 167–176.

54. Lakeman FD, Whitley RJ. Diagnosis of herpes simplex encephalitis: application of polymerase chain reaction to cerebrospinal fluid from brain-biopsied patients and correlation with disease. *J Infect Dis* 1995; **171**: 857–863.

55. Morawetz RB, Whitley RJ, Murphy DM. Experience with brain biopsy for suspected herpes encephalitis: review of forty consecutive cases. *Neurosurgery* 1983; **12**: 654–657.

56. Gupta RK, Lufkin RB. Viral infections. In *MR Imaging and Spectroscopy of Central Nervous System Infection*, eds. Gupta RK, Lufkin RB. New York: Kluwer Academic/Plenum, 2001, p. 147–175.

57. Tsuchiya K, Katase S, Yoshino A, Hachiya J. Diffusion-weighted MR imaging of encephalitis. *Am J Roentgenol* 1999; **173**: 1097–1099.

58. Sener RN. Herpes simplex encephalitis: diffusion MR imaging findings. *Comput Med Imaging Graph* 2001; **25**: 391–397.

59. Heiner L, Demaerel P. Diffusion-weighted MR imaging findings in a patient with herpes simplex encephalitis. *Eur J Radiol* 2003; **45**: 195–198.

60. Duckworth JL, Hawley JS, Riedy G, Landau ME. Magnetic resonance restricted diffusion resolution correlates with clinical improvement and response to treatment in herpes simplex encephalitis. *Neurocrit Care* 2005; **3**: 251–253.

61. Samann PG, Schlegel J, Muller G et al. Serial proton MR spectroscopy and diffusion imaging findings in HIV-related herpes simplex encephalitis. *AJNR Am J Neuroradiol* 2003; **24**: 2015–2019.

62. Menon DK, Sargentoni J, Peden CJ et al. Proton MR spectroscopy in herpes simplex encephalitis: assessment of neuronal loss. *J Comput Assist Tomogr* 1990; **14**: 449–452.

63. Demaerel P, Wilms G, Robberecht W et al. MRI and herpes simplex encephalitis. *Neuroradiology* 1992; **32**: 490–493.

64. Takanashi J, Sugita K, Ishii M, Aoyagi M, Niimi H. Longitudinal MR imaging and proton MR spectroscopy in herpes simplex encephalitis. *J Neurol Sci* 1997; **149**: 99–102.

65. Herweh C, Jayachandra MR, Hartmann M et al. Quantitative diffusion tensor imaging in herpes simplex virus encephalitis. *J Neurovirol* 2007; **13**: 426–432.

66. Silverstein A, Steinberg G, Nathanson M. Nervous system involvement in infectious mononucleosis: the heralding and-or major manifestation. *Arch Neurol* 1972; **26**: 353–358.

67. Ross JP, Cohen JI. Epstein–Barr virus. In *Infections of the Central Nervous System*, eds. Scheld WM, Whitley RJ, Durack DT. Philadelphia, PA: Lippincott-Raven Press, 1997; p. 117–127.

68. Cecil KM, Jones BV, Williams S, Hedlund GL. CT, MRI and MRS of Epstein–Barr virus infection: case report. *Neuroradiology* 2000; **42**: 619–622.

69. Hagemann G, Mentzel HJ, Weisser H, Kunze A, Terborg C. Multiple reversible MR signal changes caused by Epstein–Barr virus encephalitis. *AJNR Am J Neuroradiol* 2006; **27**: 1447–1449.

70. Parameshwaran K, Radhakrishnan K. Subacute sclerosing panencephalitis. In *Reviews in Tropical Neurology*, eds. Kar AM, Shukla R, Agarwal A, Verma R. Lucknow: Shivam Arts, 2002, p. 30–40.

71. Sener RN. Subacute sclerosing panencephalitis findings at MR imaging, diffusion MR imaging, and proton MR spectroscopy. *AJNR Am J Neuroradiol* 2004; **25**: 892–894.

72. Salvan AM, Confort-Gouny S, Cozzone PJ et al. In vivo cerebral proton MRS in a case of subacute sclerosing panencephalitis. *J Neurol Neurosurg Psychiatr* 1999; **66**: 547–555.

73. Aydin K, Tatli B, Ozkan M et al. Quantification of neurometabolites in subacute sclerosing panencephalitis by ^{1}H-MRS. *Neurology* 2006; **67**: 911–913.

74. Trivedi R, Gupta RK, Agarawal A et al. Assessment of white matter damage in subacute sclerosing panencephalitis using quantitative diffusion tensor MR imaging. *AJNR Am J Neuroradiol* 2006; **27**: 1712–1716.

75. Ishii K. Virological and serological diagnosis of Japanese encephalitis. *Shinkei Kenkyu No Shimpo* 1967; **11**: 300–311.

76. Kumar S, Misra UK, Kalita J, MRI in Japanese encephalitis. *Neuroradiology* 1997; **39**: 180–184.
77. Harada M, Hisaoka S, Mori K et al. Difference in water diffusion and lactate production in two different types of postinfectious encephalopathy. *J Magn Reson Imaging* 2000; **11**: 559–563.
78. Caldemeyer KS, Smith RR, Harris TM, Edwards MK. MRI in acute disseminated encephalomyelitis. *Neuroradiology* 1994; **36**: 216–220.
79. Balasubramanya KS, Kovoor JME, Jayakumar PN et al. Diffusion-weighted imaging and proton MR spectroscopy in the characterization of acute disseminated encephalomyelitis. *Neuroradiology* 2007; **49**: 177–183.
80. Goo HW, Choi CG, Yoon CH, Ko TS. Acute necrotizing encephalopathy: Diffusion MR imaging and localized proton MR spectroscopic findings in two infants. *Korean J Radiol* 2003; **4**: 61–65.
81. Satishchandra P, Sharma GRK. Fungal infections of the nervous system. In *Reviews in Tropical Neurology*, eds. Garg RK, Kar AM, Agarwal A, Shukla R, Verma R. Lucknow: Shivam Arts, 2002, p. 111–124.
82. Sepkowitz K, Armstrong D. Space-occupying fungal lesions. In *Infections of the Central Nervous System*, eds. Scheld WM, Whitley RJ, Durack DT. Philadelphia, PA: Lippincott-Raven Press, 1997, p. 741–762.
83. Meyer RD, Young LS, Armstrong D, Yu B. Aspergillosis complicating neoplastic disease. *Am J Med* 1973; **54**: 6–15.
84. Kathuria MK, Gupta RK. Fungal infections. In *MR Imaging and Spectroscopy of Central Nervous System Infection*, eds. Gupta RK, Lufkin RB. New York: Kluwer Academic/Plenum, 2001; p. 177–203.
85. Himmelreich U, Dzendrowoskyj TE, Allen C et al. Cryptococcomas distinguished from gliomas with MR spectroscopy: an experimental rat and cell culture study. *Radiology* 2001; **220**: 122–128.
86. Dzendrowskyi T, Himmelreich U, Malik R et al. Distinction between cerebral cryptococcomas, Staphylococcus aureus infections and tumours in an animal model. In *Proceedings of the Eighth Annual Meeting of the International Society for Magnetic Resonance in Medicine*, Denver, 2000, p. 173.
87. Siegal JA, Cacayorin ED, Nassif AS et al. Cerebral mucormycosis: proton MR spectroscopy and MR imaging. *Magn Reson Imaging* 2000; **18**: 915–920.
88. Garg RK, Kar AM. Neurocysticercosis: diagnosis and treatment in special situations. In *Taenia solium Cysticercosis from Basic to Clinical Science*, eds. Singh G, Prabhakar S. New York: CAB International, 2002, p. 281–287.
89. Carpio A, Hauser WA. Neurocysticercosis and epilepsy. In *Taenia solium Cysticercosis from Basic to Clinical Science*, eds. Singh G, Prabhakar S. New York: CAB International, 2002, p. 211–220.
90. Garcia HH, Gilman RH, Catacora M et al. Serologic evolution of neurocysticercosis patients after antiparasitic therapy. Cysticercosis Working Group in Peru. *J Infect Dis* 1997; **175**: 486–489.
91. Wilkins PP, Wilson M, Allan JC, Tsang VCW. Taenia solium cysticercosis: immunodiagnosis of neurocysticercosis and taeniasis. In *Taenia solium Cysticercosis from Basic to Clinical Science*, eds. Singh G, Prabhakar S. New York: CAB International, 2002, p. 329–341.
92. Gupta RK, Chang KH. Parasitic infections. In *MR Imaging and Spectroscopy of Central Nervous System Infection*, eds. Gupta RK, Lufkin RB. New York: Kluwer Academic/Plenum, 2001; p. 205–239.
93. Sharma K, Gupta RK. Scannegative neurocysticercosis. *Pediatr Neurosurg* 1993; **19**: 206–208.
94. Sharda D, Chawla S, Gupta RK. Imaging and spectroscopy of neurocysticercosis. In *Taenia solium Cysticercosis from Basic to Clinical Science*, eds. Singh G, Prabhakar S. New York: CAB International, 2002; p. 311–327.
95. Chawla S, Gupta RK, Kumar R et al. Demonstration of scolex in calcified cysticercus lesion using gradient echo with or without corrected phase imaging and its clinical implications. *Clin Radiol* 2002; **57**: 826–834.
96. Kathuria MK, Gupta RK, Roy R et al. Measurement of magnetization transfer in different stages of neurocysticercosis. *J Magn Reson Imaging* 1998; **8**: 473–479.
97. Pandit S, Lin A, Gahbauer H, Libertin CR, Erdogan B. MR spectroscopy in neurocysticercosis. *J Comput Assist Tomogr* 2001; **25**: 950–952.
98. Chawla S, Gupta RK, Husain N et al. Prediction of viability of neurocysticercosis with proton magnetic resonance spectroscopy and its correlation with histopathology. *Life Sci* 2004; **74**: 1081–1092.
99. Garg M, Chawla S, Prasad KN et al. Differentiation of hydatid cyst from cysticercus cyst by proton MR spectroscopy. *NMR Biomed* 2002; **15**: 320–326.
100. Rudman MA, Khaffai S. CT of cerebral hydatid disease. *Neuroradiology* 1988; **30**: 496–499.
101. Önal Ç, Barlas O, Orakdögen M et al. Three unusual cases of intracranial hydatid cyst in the pediatric age group. *Pediatr Neurosurg* 1997; **26**: 208–213.
102. Nurchi G, Floris F, Montaldo C et al. Multiple cerebral hydatid disease: case report with magnetic resonance imaging study. *Neurosurgery* 1992; **30**: 436–438.
103. Kohli A, Gupta RK, Poptani H, Roy R. In vivo proton magnetic resonance spectroscopy in a case of intracranial hydatid cyst. *Neurology* 1995; **45**: 562–564.
104. Novak M, Hameed N, Buist R, Blackburn BJ. Metabolites of alveolar Echinococcus as determined by 31-P and 1 H nuclear magnetic resonance spectroscopy. *Parasitol Res* 1992; **78**: 665–670.
105. Garg M, Gupta RK, Prasad KN et al. Fertility assessment of hydatid cyst by proton MR spectroscopy. *J Surg Res* 2002; **106**: 196–201.
106. Kingsley PB, Shah TC, Woldenberg R. Identification of diffuse and focal brain lesions by clinical magnetic resonance spectroscopy. *NMR Biomed* 2006; **19**: 435–462.
107. Marsden PD, Bruce-Chwatt IJ. Cerebral malaria. In *Topics on Tropical Neurology*, ed. Hornabrook RW. Philadelphia, PA: Devis, 1975; p. 29–44.
108. Sanni LA, Rae C, Maitiland A, Stocker R, Hunt NH. Is ischemia involved in the pathogenesis of murine cerebral malaria? *Am J Pathol* 2001; **159**: 1105–1112.

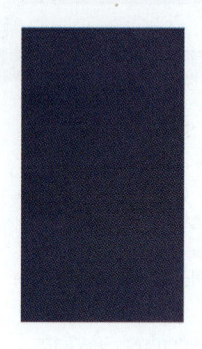

Estudo de caso 28.1
Diagnóstico de abscesso cerebral por imagens por tensores de difusão e espectroscopia pela MRS

R. K. Gupta
SGPGIMS Campus, Lucknow, Índia

Histórico
Uma mulher de 34 anos apresentou-se com abscesso cerebral conforme diagnosticado a partir da aspiração de pus e cultura.

Técnica
Os espectros *in vivo* foram obtidos pela técnica PRESS (*Point-Resolved spectroscopy*), com sequência localizada *spin-echo* de *voxel* único com água suprimida (TR/TE = 3.000/144 ms). Os dados de imagens por tensores de difusão (DTI) foram adquiridos usando uma sequência dual no ecoplanar *single shot dual spin-echo* com *ramp sampling*.

A imagem ponderada em T_2 revelou uma lesão hiperintensa no vérmis com efeito de massa sobre o quarto ventrículo e edema perifocal. A lesão mostra-se hipointensa na imagem ponderada em T_1 e apresentou realce anelar na imagem ponderada em T_1 pós-contraste. A lesão mostrou um valor elevado de difusividade média no mapa de difusividade média. A anisotropia fracionada codificada por cores fundida com o mapa de difusividade média mostrou áreas de elevada anisotropia fracionada na cavidade do abscesso (seta).

Achados de espectroscopia pela RM (MRS)
A presença de sinais de aminoácidos (AAs, 0,9 ppm), lactato (Lac, 1,33 ppm), acetato (Ac, 1,92 ppm) e succinato (Suc, 2,40 ppm) estava consistente com um abscesso.

Discussão
Foi registrado o valor alto de anisotropia fracionada na cavidade do abscesso cerebral, representando as células inflamatórias aderentes, enquanto a difusividade média representa a densidade de células inflamatórias na cavidade do abscesso cerebral. No estudo atual, o valor alto de anisotropia fracionada em pacientes com abscesso cerebral "mesmo na presença de alta difusividade média" confirma que as células inflamatórias orientadas secundárias à regulação para cima de moléculas de adesão são responsáveis pela elevada anisotropia fracionada. O abscesso cerebral é caracterizado pela demonstração de aminoácidos citosólicos e lactato com/sem ressonâncias adicionais de acetato, alanina e succinato em MRS de próton. Tudo indica que lactato, acetato e succinato são provenientes do aumento da glicólise e fermentação dos microrganismos infectantes. Os aminoácidos como leucina, isoleucina e valina são conhecidas por serem os produtos finais da proteólise por enzimas liberadas por neutrófilos no pus.

Pontos principais
- A presença de aminoácidos com lactato, acetato e succinato na MRS de prótons tem sido considerada como a característica inconfundível do abscesso cerebral.
- As imagens por tensores de difusão podem ser combinadas com a Espectroscopia pela Ressonância Magnética de próton no diagnóstico de abscesso cerebral.

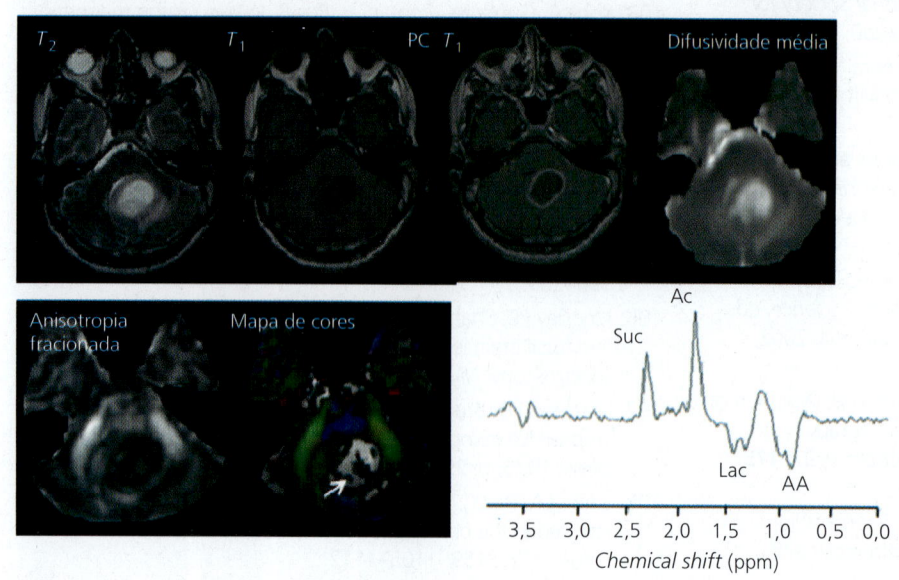

Fig. 28.C1.1

Referências

1. Garg M, Gupta RK, Husain M *et al.* Brain abscesses: etiologic categorization with in vivo proton MR spectroscopy. *Radiology* 2004; **230**: 519–527.
2. Gupta RK, Hasan KM, Mishra AM *et al.* High fractional anisotropy in brain abscesses versus other cystic intracranial lesions. *AMJR Am J Neuroradiol* 2005; **26**: 1107–1114.
3. Nath K, Agarwal M, Ramola M *et al.* Role of diffusion tensor imaging metrics and in vivo proton MR spectroscopy in the differential diagnosis of cystic intracranial mass lesions. *Magn Reson Imaging* 2009; **27**: 198–206. [Epub ahead of print].

Estudo de caso 28.2
Esclerose múltipla tumefata por ressonância magnética e espectroscopia pela ressonância magnética (MRS)

R. K. Gupta
SGPGIMS Campus, Lucknow, Índia

Histórico
Um homem de 27 anos apresentou-se com hemiparesia esquerda com lesão desmielinizante tumoral.

Técnica
A ressonância magnética convencional, imagens ponderadas em difusão ($b = 1.000$ s/mm^2) e MRS de próton de único *voxel* TR/TE = 3.000/144 ms; tamanho do *voxel* 2 mL).

Achados de imagem
A imagem ponderada em T_2 mostrou uma lesão hiperintensa na região frontal direita que apareceu hipointensa na imagem ponderada em T_1. A imagem pós-contraste revelou realce periférico incompleto da borda. Em imagens de difusão (DWI), a lesão apareceu hipointensa no centro com hiperintensidade periférica. O mapa de coeficiente de difusão (ADC) aparente mostrou coeficiente de difusão aparente baixo e periférico seguido de edema.

Achados da MRS
A colina (Cho) elevada a 3,22 ppm, com pico proeminente invertido de doblete de lactato (Lac) a 1,33 ppm e glutamato mais glicina (Glx) pico de 2,4 ppm e 3,8 ppm.

Discussão
Acredita-se que a redução do coeficiente de difusão aparente em lesões agudas desmielinizantes resulte da liberação de citocinas inflamatórias,

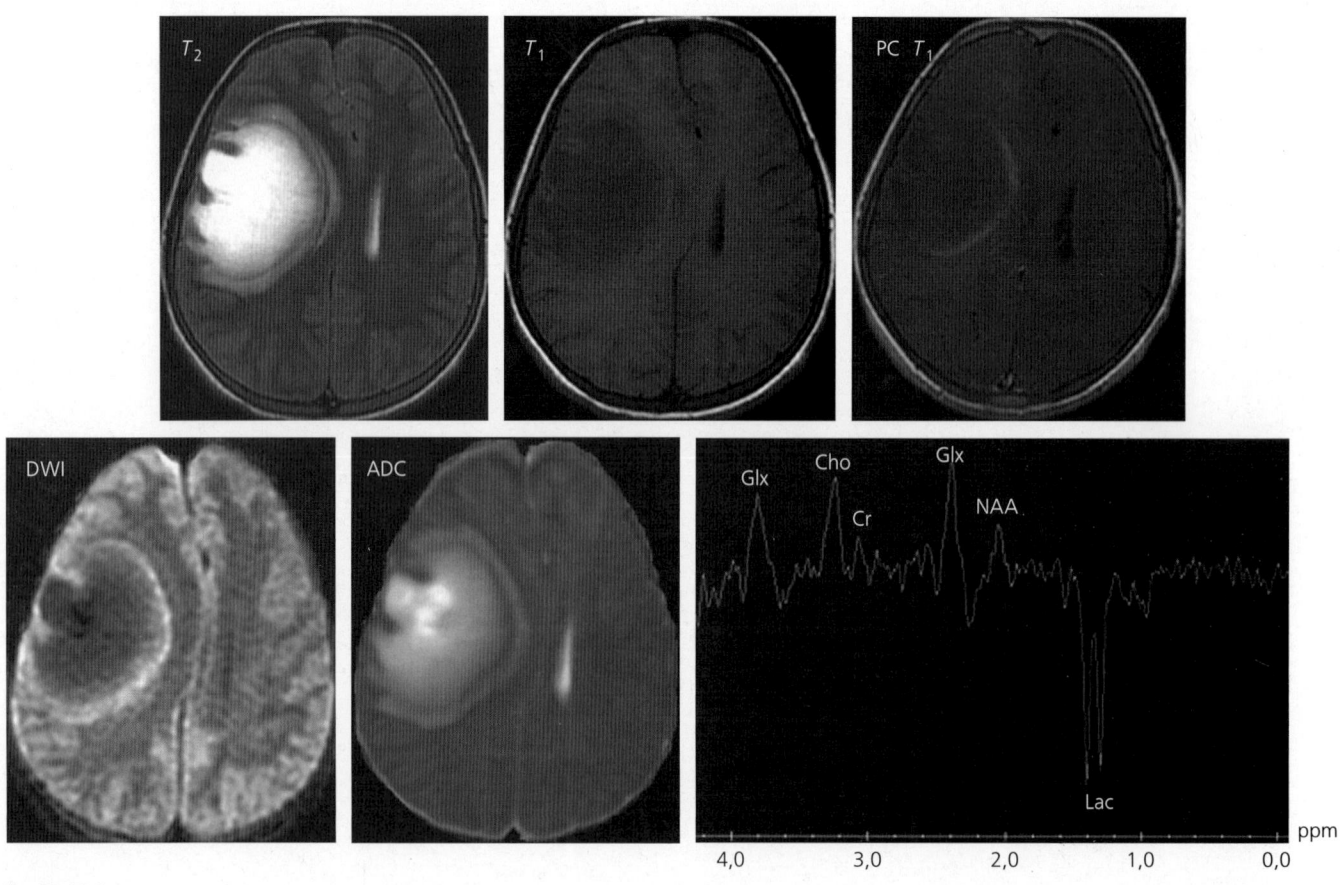

Fig. 28.C2.1

o que levaria à disfunção mitocondrial responsável pelo edema citotóxico. Uma explicação semelhante pode ser proposta para a redução dos valores de coeficiente de difusão aparente neste caso, o que pode resultar de um aumento da infiltração inflamatória celular na periferia da lesão e pode representar desmielinização ativa. Houve um pico de glutamato mais glicina na espectroscopia pela MRS. Em condições inflamatórias, ocorre o colapso dos elementos celulares gliais e neurais, assim como ocorre uma resposta astrocitária associada adjacente, levando ao acúmulo local de glutamato/glutamina e muitos outros metabólitos. Este aumento da glicina é provavelmente causado pela participação destes metabólitos no ciclo de redução que regula o acúmulo de lactato, uma função de proteção dos astrócitos.

Pontos principais

- As características de ressonância magnética, como a restrição periférica em imagens DWI, presença de Glx em espectroscopia, e borda periférica incompleta no estudo pós-contraste podem ser recompensadoras para diferenciar lesões desmielinizantes tumefatas de lesões neoplásicas.
- Quando o diagnóstico é sugerido com base nessas características, vale a pena dar uma prova de metilprednisolona e prosseguir com acompanhamento seriado para verificar a natureza da lesão.

Referências

1. Malhotra HS, Jain KK, Agarwal A *et al.* Characterization of tumefactive demyelinating lesions using MR imaging and in vivo proton MR spectroscopy. *Multiple Sclerosis* 2009; **15**: 193–203.
2. Cianfoni A, Niku S, Imbesi SG. Metabolite findings in tumefactive demyelinating lesions utilizing short echo time proton magnetic resonance spectroscopy. *AJNR Am J Neuroradiol* 2007; **28**: 272–277.
3. Rovaris M, Gass A, Bammer R *et al.* Diffusion MRI in multiple sclerosis. *Neurology* 2005; **65**: 1526–1532.

Estudo de caso 28.3
Variante da Doença de Creutzfeldt-Jakob pela espectroscopia pela ressonância magnética

A. D. Waldman
Imperial College, Londres, Reino Unido

Histórico

Três pacientes com provável doença moderadamente avançada da variante da doença de Creutzfeldt-Jakob (sexo masculino, com 19 anos; do sexo feminino com 31 anos; do sexo masculino com 38 anos), diagnosticada pela biopsia tonsilar.

Técnica

A espectroscopia pela ressonância magnética de *voxel* único com TE curto quantitativo (técnica PRESS TE/TR = 30/2.000 ms) do pulvinar esquerdo (tálamo).

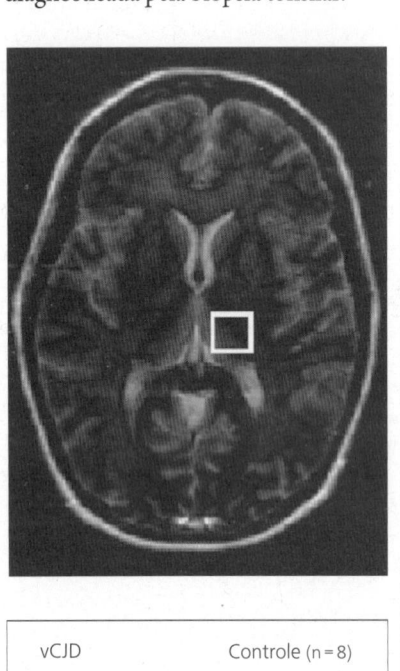

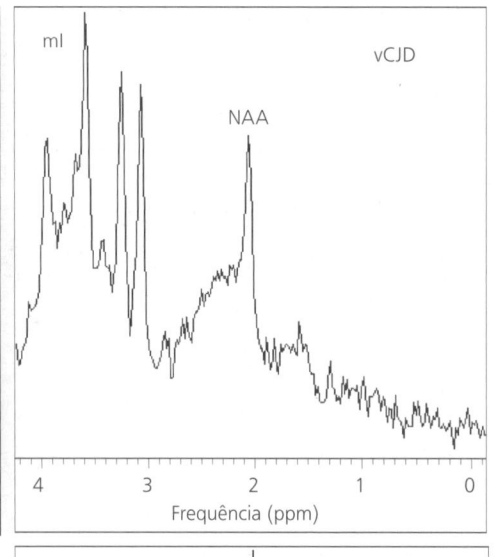

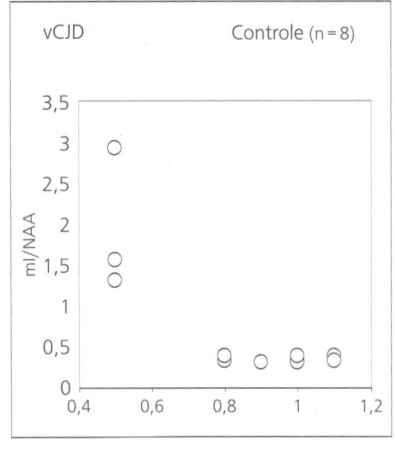

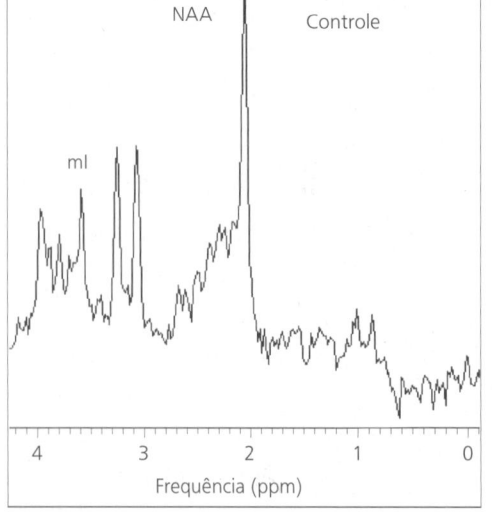

Fig. 28.C3.1

Achados de imagem

O sinal pulvinar foi demonstrado em todos os três pacientes em ressonância magnética ponderada em T_2.

Achados de espectroscopia pela ressonância magnética (MRS)

Foi mostrada a elevação acentuada do mI e diminuição do NAA em comparação a indivíduos normais de controle (mI/NAA: z = 38, 30, 81).

Discussão

A diminuição do NAA pulvinar e o aumento de mI estão em consonância com perda neuronal severa e gliose intensa, que são conhecidas por serem características da variante da doença de Creutzfeldt-Jakob. As mudanças metabólitas são similares àquelas no córtex parietal na doença de Alzheimer, mas muito mais graves. A magnitude do aumento de mI/NAA na variante de doença de Creutzfeldt-Jakob sugere que as mudanças na espectroscopia pela ressonância magnética podem preceder anormalidades visíveis nas imagens no início da doença. As anormalidades menos acentuadas dos metabólitos são observadas em núcleos da base e substância branca frontal na variante da doença de Creutzfeldt-Jakob. Outros tipos de doença de Creutzfeldt-Jakob mostram diferentes distribuições regionais e mI elevado, mas com NAA normal pode ser visto em portadores do gene *prion* familiar.

Pontos principais

- A MRS com TE permite que anormalidade de mI seja detectada.
- A relação mI/NAA é um índice de diagnóstico potencial para a doença de Creutzfeldt-Jakob variante, quando os resultados de ressonância magnética são negativos ou duvidosos.
- A distribuição regional das anormalidades metabólitas difere entre as doenças do *prion*.

Referência

1. Cordery R, MacManus D, Rossor MN, Collinge J, Waldman AD. Short TE proton spectroscopy in variant and familial Creutzfeldt–Jakob disease. *Proc Int Soc Mag Res Med* 2003; **11**: 438.

Capítulo 29

Estudo da perfusão e difusão pela MR na infecção intracraniana

Christopher G. Filippi

Introdução

As imagens ponderadas em difusão agora fazem parte da rotina do protocolo de ressonância magnética cerebral em muitas instituições. Os princípios e as técnicas das imagens ponderadas em difusão são abordados com detalhes nos Capítulos 4 e 6. As sequências de difusão são sensíveis ao movimento microscópico das moléculas de água e utilizam o movimento incoerente de moléculas de água como contraste entre os tecidos.[1] As alterações no grau de difusão refletem alterações no ambiente microscópico destas moléculas de água. É razoável inferir que as mudanças na difusão refletem as alterações na escala das estruturas celulares e extracelulares do cérebro.[2]

A alta sensibilidade e especificidade das imagens ecoplanares ponderadas em difusão no diagnóstico do infarto cerebral agudo é amplamente conhecida.[3-6] A difusão reduzida observada durante um infarto agudo representa edema citotóxico e contração do espaço extracelular.[3-6]

O movimento de translação de água no tecido cerebral é a base das imagens de difusão na ressonância magnética clínica.[7,8] A difusão de moléculas no tecido cerebral será impedida ou influenciada pela interação com as membranas celulares e outras estruturas intracelulares e extracelulares.[7] Em imagens ponderadas em difusão, é medida a média do sinal em um *voxel* ou volume médio de propagação das moléculas de difusão conforme elas interagem com as estruturas celulares presentes no *voxel*.[7] Este valor pode ser quantificado como a difusão média em uma determinada região de interesse a partir do mapa de coeficiente de difusão aparente, que é gerado durante as imagens ponderadas em difusão, e isso é chamada de constante de difusão ou D_{av}.

Por conseguinte, as imagens ponderadas em difusão podem fornecer um *insight* sobre a natureza e o grau de dano patológico que ocorre em doenças do sistema nervoso central, quando as estruturas celulares são danificadas ou interrompidas, como parte do processo patológico.[1,7] Além disso, quando as estruturas celulares estiverem altamente ordenadas, como fibras axonais e tratos de fibra da substância branca, a imagem por tensores de difusão pode fornecer informações exclusivas, porque a natureza direcional dos gradientes da difusão de sensibilização pode codificar propriedades que variam com a direção.[1,7] Ao adquirir as imagens de difusão sensível (tensor de difusão) nas quais são medidas estas informações direcionais, pode ser determinada a anisotropia dos tratos de fibras da substância branca; estas são altamente ordenadas e têm direções distintas. A partir dessas informações, podem ser tiradas conclusões sobre a integridade da microestrutura da substância branca.[1,9]

As imagens ponderadas em difusão têm sido utilizadas para estudar as neoplasias intraxiais, meningiomas extra-axiais e as lesões desmielinizantes. Permite a diferenciação fácil de epidermoides dos cistos aracnoides no compartimento extra-axial do cérebro[10,11]

e fornece informações exclusivas sobre as propriedades de difusão da água no cérebro doente. Este capítulo analisa o papel das imagens ponderadas em difusão e imagens por tensores de difusão no diagnóstico de infecções intracranianas.

Abscesso cerebral

O diagnóstico de abscesso cerebral, uma lesão potencialmente fatal, ainda é um desafio diagnóstico para os clínicos e radiologistas, porque os sinais e sintomas presentes, bem como os achados de neuroimagem na tomografia computadorizada e na ressonância magnética são frequentemente não específicos.[12] Apenas 40-50% dos pacientes estão febris na apresentação no hospital.[12] As manifestações mais comuns do abscesso intracerebral são as de qualquer lesão expansiva com efeito de massa, como dor de cabeça, alteração do estado mental, náuseas, vômitos, convulsões ou déficit sensório-motor focal ou déficit neurológico.[12-14] Normalmente, na ressonância magnética, um abscesso apresenta-se como uma lesão com realce anelar em imagens pós-contraste que tem efeito de massa focal e incita o edema vasogênico circunjacente. O diagnóstico diferencial para essa lesão inclui tumor cerebral primário, doença metastática, abscesso, necrose de radiação, doença desmielinizante, e, mais raramente, infarto subagudo ou contusão em resolução.

O desenvolvimento de um abscesso cerebral é o resultado de uma doença aguda, bacteriana fulminante. A via de infecção é a partir da disseminação hematogênica e/ou invasão direta. Um abscesso agudo forma-se após um período inicial de cerebrite, que geralmente dura de 6 a 12 dias. Durante a fase inicial da cerebrite, uma área mal definida subcortical de hiperintensidade nas imagens ponderadas em T_2 está associada a regiões isointensas a ligeiramente hipointensas em imagens ponderadas em T_1 sem contraste, o que representa um padrão de edema.[15,16] À medida que uma cápsula de abscesso colágeno se desenvolve, detecta-se edema vasogênico circunjacente ou periférico pela ressonância magnética de rotina que é hiperintensa nas sequências de tempo de repetição (TR) longo e hipointensa nas sequências de tempo de repetição curto, com efeito de massa focal (Figs. 29.1 e 29.2). Há uma área central de necrose, que mostra hipointensidade relativa ao parênquima cerebral em imagens ponderadas em T_1, e, às vezes, podem ser observados anéis concêntricos de discreta hipointensidade nas sequências de tempo de repetição curto. O abscesso forma uma cápsula distinta, que é tipicamente hipointensa nas sequências de tempo de repetição longo (Figs. 29.1 e 29.2). A área de necrose central é hiperintensa nas sequências de tempo de repetição longo, o edema vasogênico circunjacente hiperintenso permite fácil delimitação desta cápsula de abscesso (Figs. 29.1 e 29.2). A parede pode ter uma espessura variável, mas as paredes interna e externa da cápsula do abscesso são geralmente lisas e não nodulares. Mesmo se o abscesso aparecer lobulado, essas lobulações são tipicamente lisas na aparência. Embora a hipointensidade acentuada da

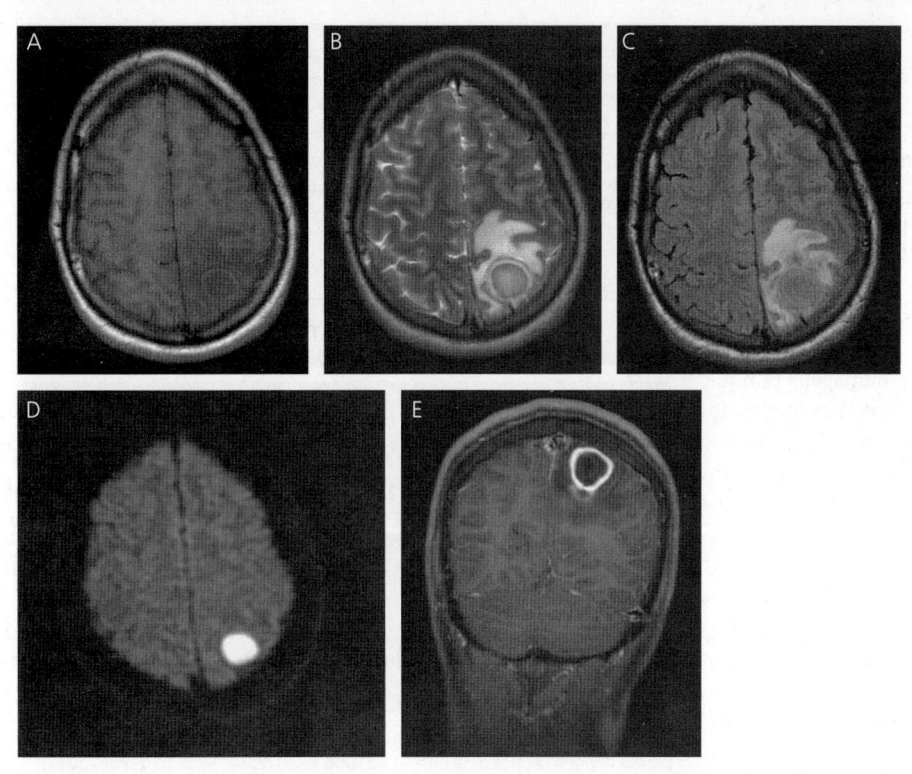

Fig. 29.1 Abscesso cerebral. (A) Na imagem ponderada em T_1, uma lesão hipointensa no lobo parietal esquerdo está assinalada com uma borda ligeiramente hiperintensa. (B) O edema vasogênico circundante é mais aparente na imagem ponderada em T_2, e a cápsula de abscesso é marcadamente hipointensa. (C) Na sequência de imagens FLAIR, as faixas de edema vasogênico na substância branca subcortical do lobo frontal esquerdo posterior. (D) Em imagens ponderadas em difusão, a cavidade do abscesso é marcadamente hiperintensa. (E) A imagem ponderada em T_1 pós-contraste com supressão de gordura demonstra realce anelar.

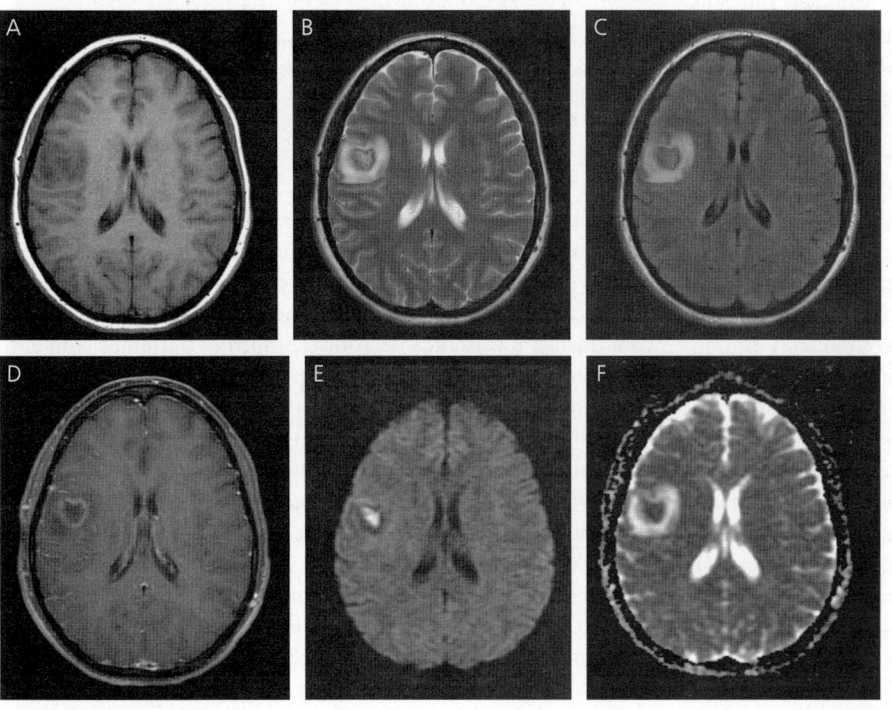

Fig. 29.2 Abscesso cerebral. (A) Na imagem ponderada em T_1, uma lesão bem marginada é observada no lobo frontal direito, que tem hipointensidade central e uma borda hiperintensa tênue. (B) Nas imagens ponderadas em T_2, a cápsula de abscesso é hipointensa e circundada por edema vasogênico. (C) Em FLAIR, a cápsula do abscesso é hipointensa. (D) A imagem ponderada em T_1 axial pós-contraste com supressão de gordura mostra realce. (E, F) As imagens DWI mostram restrição acentuada à difusão ao nível central e hipointensidade correspondente nas imagens de coeficiente de difusão aparente (F), que são características do abscesso piogênico.

cápsula do abscesso nas imagens ponderadas em T_2 seja característica que foi utilizada para diferenciar a infecção da neoplasia, nem sempre é observada em todos os abscessos, e pode ser observada em alguns tumores.[12,17]

Normalmente, em um abscesso do cérebro, a cavidade central é marcadamente hiperintensa em imagens ponderadas em difusão. Nos mapas de coeficiente de difusão aparente, o centro do abscesso é acentuadamente hipointenso com relação ao parênquima cerebral e ao liquor (Figs. 29.1 e 29.2). Em um pequeno estudo realizado por Kim et al.[12] cinco pacientes consecutivos com abscesso cerebral comprovado foram comparados a quatro pacientes com tumores cerebrais císticos ou necróticos. Todos os pacientes com abscesso cerebral mostraram sinal marcadamente hiperintenso em imagens de difusão, enquanto os pacientes com tumor cerebral mostraram acentuada hipointensidade. Neste estudo, a cápsula do abscesso foi menos bem definida e hipointensa nas imagens ponderadas em difusão do que ocorreu nas sequências de tempo de repetição longo. Acredita-se que a hipointensidade da cápsula do abscesso na ressonância magnética ponderadas em *spin-echo* T_2 reflete um artefato de suscetibilidade pela presença de radicais livres.[12,17] Os artefatos de suscetibilidade são mais pronunciados em imagens ponderadas em difusão, que é uma sequência de pulsos ecoplanares. Uma explicação para esta aparente discrepância pode ser que a aparência marcadamente hiperintensa da cavidade do abscesso central mascara as propriedades de baixa difusão da cápsula.[12]

A hiperintensidade marcada no abscesso em imagens ponderadas em difusão e hipointensidade correspondente nos mapas de coeficiente de difusão aparente é uma consequência dos componentes físicos e bioquímicos da cavidade do abscesso. O pus em uma cavidade do abscesso é espesso, um material mucoide composto de células inflamatórias, tecido necrosado, bactérias, plasma exsudado e fluido proteináceo, e apresenta alta viscosidade.[12,18,19] Esta alta viscosidade marcadamente restringe a difusão de moléculas de água. As moléculas de água neste ambiente estão ligadas à carboxila, à hidroxila e aos grupos de aminoácidos na superfície das moléculas.[18,20] Todas estas características de uma cavidade do abscesso são explicações plausíveis para as alterações na intensidade do sinal que são observadas em uma cavidade do abscesso em imagens de difusão. Esta associação foi sugerida pela primeira vez em um estudo de Ebisu *et al.*[21], em que foram realizadas imagens ponderadas em difusão *in vitro* de pus aspirado do abscesso cerebral. O aspirado mostrou hiperintensidade acentuada em imagens de difusão e hipointensidade acentuada no mapa de coeficiente de difusão aparente (ADC). Normalmente, em abscessos fúngicos e microbacterianos, a cavidade central é isointensa ou hipointensa em imagens ponderadas em difusão (Fig. 29.3). Em um estudo realizado por Mishra *et al.*,[22] 36 pacientes com abscesso piogênico e cinco pacientes com abscesso tuberculoso foram estudados com imagens de difusão, os achados de imagem foram correlacionados com aspirado da cavidade do abscesso para a densidade de células viáveis, viscosidade e conteúdo de proteína extracelular. A difusão restrita nos mapas de ADC correlacionou-se inversamente com a densidade mais baixa de células nas cavidades tuberculosas e no abscesso piogênico, o que sugere que a densidade de células viáveis podem ser o principal parâmetro biológico que resulta em difusão restrita no abscesso cerebral.[22] Em um relatório de caso realizado por Lee *et al.*[23], dois pacientes com abscesso cerebral tinham uma aparência variável, heterogênea em imagens de difusão. As áreas de difusão aumentada nos dois casos podem representar diminuição de viscosidade e densidade das células, mas outras explicações possíveis incluem resposta imune celular debilitada em pacientes imunocomprometidos. A variabilidade nos valores do ADC no abscesso intracerebral registrado entre estudos e nos mesmos pode estar relacionada não apenas com a concentração de células inflamatórias e bactérias, os diferentes organismos etiológicos e a idade do abscesso com viscosidade variável, mas também para hospedar as respostas imunes.[23,24]

Em um estudo realizado por Reddy *et al.*[25] 115 pacientes com 147 lesões císticas foram estudados com imagens de difusão. Neste estudo, a diferenciação dos abscessos cerebrais a partir de não abscessos teve sensibilidade de 96%, especificidade de 96%,

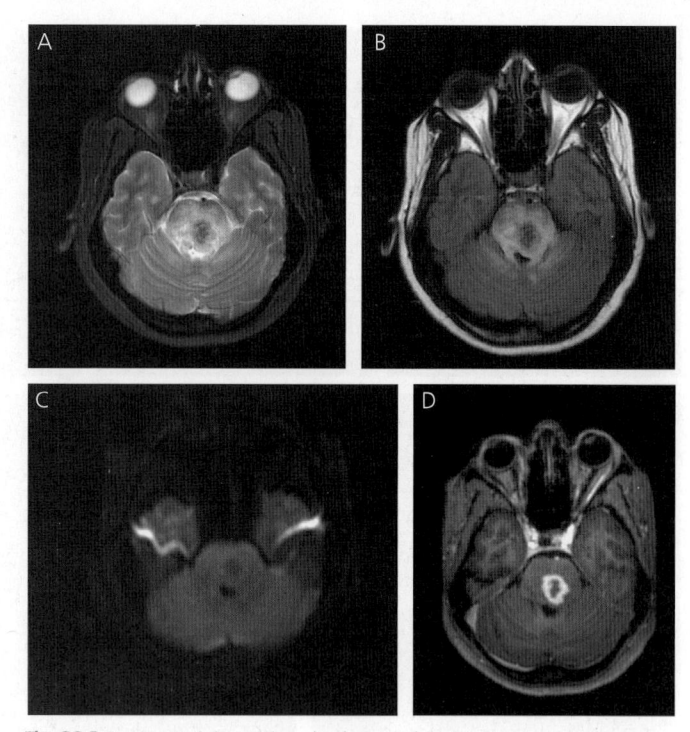

Fig. 29.3 As características típicas do abscesso fungíco ou micobacteriano. (A) Na imagem ponderada em T_2, há uma lesão hipointensa na ponte, que é irregular e está rodeada por edema. (B) Nas imagens FLAIR, a lesão tem um centro hipointenso, não o centro típico hiperintenso de um abscesso piogênico, e uma borda nodular irregular. A lesão é rodeada por edema, que acompanha na *branchium conjuctiva* de forma bilateral o cerebelo e causa o acentuado efeito de massa focal sobre o colículo facial esquerdo.
(C) Em imagens ponderadas em difusão, não há restrição central para difusão.
(D) No pós-contraste, há realce anelar nesta lesão. Foi a realizada a biopsia estereotática, e foi diagnosticado tuberculoma pontino.

valor preditivo positivo de 98%, valor preditivo negativo de 92% e precisão de 96%. Em um estudo realizado por Desprechins *et al.*[15], dois pacientes com abscesso cerebral foram comparados a oito pacientes com gliomas císticos ou necróticos e dois pacientes com doença metastática necrótica. Ambos os pacientes com abscesso cerebral tinham a aparência esperada de uma cavidade central hiperintensa nas imagens de difusão e hipointensidade correspondente no mapa de coeficiente de difusão aparente. A difusão constante calculada do mapa de coeficiente de difusão aparente foi significativamente reduzida em comparação ao valor do parênquima cerebral normal, sugerindo que a redução acentuada do valor do coeficiente de difusão aparente pode ser útil na diferenciação entre abscesso e neoplasia. Os pacientes com tumores cerebrais primários císticos ou necróticos ou doença metastática normalmente demonstraram hipointensidade em imagens ponderadas em difusão, acentuada hiperintensidade no mapa de ADC e uma elevação da constante de difusão, indicando uma menor restrição ao movimento de translação das moléculas de água dentro destas lesões (Fig. 29.4).[26-28]

Embora as imagens ponderadas em difusão tenham alta sensibilidade e especificidade para o diagnóstico de abscesso intracerebral, a observação de que uma lesão com realce anelar causa restrição acentuada à difusão de água não é específica para o abscesso cerebral.[24,29] Em um estudo retrospectivo realizado por Tung *et al.*,[27] duas lesões com realce anelar na ressonância magnética

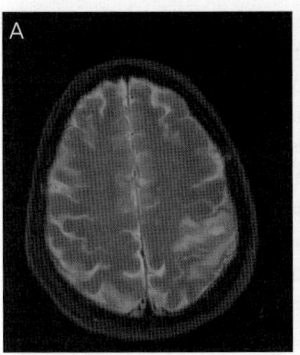

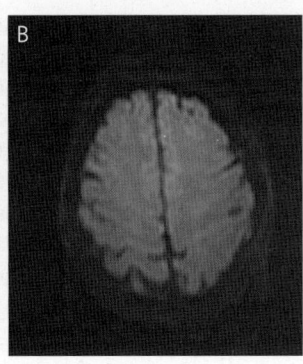

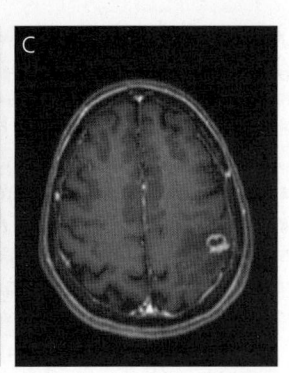

Fig. 29.4 Tumor cerebral. (A) Neste paciente, há uma pequena lesão no lobo frontal posterior que tem uma borda hipointensa fraca que é mais irregular e nodular nas imagens ponderadas em T_2, além do edema circunjacente. (B) Nas imagens ponderadas em difusão, não há nenhuma restrição central ou sinal hiperintenso. (C) Nas imagens ponderadas em T_1 axiais pós-contraste, há realce anular irregular, nodular. Esta lesão era uma metástase focal em um paciente com carcinoma pulmonar primário.

pós-contraste apresentaram hiperintensidade acentuada em imagens ponderadas em difusão, sugerindo abscesso cerebral, mas uma dessas lesões representou a necrose de radiação, e a outra, carcinoma celular escamoso metastático. Em um estudo prospectivo das lesões com realce anelar pela ressonância magnética, Hartmann et al.[24] analisaram três abscessos, seis glioblastomas e oito lesões metastáticas em que uma das lesões metásticas demonstrou acentuada restrição central para a difusão da água. Em um estudo recente realizado por Farrell et al.[30], as imagens ponderadas em difusão foram menos confiáveis na previsão de infecção no paciente neurocirúrgico no pós-operatório. Neste estudo de 65 pacientes no pós-operatório, houve uma taxa alta de falso-negativo de 36% registrada em pacientes que desenvolveram infecções pós-operatórias. Em especial, as infecções que foram localizadas no compartimento extradural foram menos propensas a demonstrar a difusão restrita. Em um estudo realizado por Wong et al.[31], um paciente com empiema subdural apresentou heterogeneidade de sinal nas imagens de difusão. Aquele paciente em particular teve um longo período de doença infecciosa que poderia ter permitido material infectado novo e crônico estarem presentes. O paciente talvez fosse imunocomprometido, e o patógeno, Escherichia coli, poderia produzir ácidos e gases misturados por meio de fermentação anaeróbica. Qualquer um desses fatores pode alterar a difusividade na cavidade da infecção.

As áreas necróticas ou císticas em neoplasias primárias ou metastáticas são geralmente mais hemorrágicas, menos celulares e menores em viscosidade do que as coleções purulentas ou pus.[24] Estas lesões são tipicamente hipointensas em imagens de difusão e têm elevações acentuadas na constante de difusão média.[24,26,29,32-35] Nestes registros da doença metastática e necrose de radiação demonstrando hiperintensidade em imagens ponderadas em difusão e diminuição dos valores de coeficiente de difusão aparente, os autores levantaram a hipótese que a necrose de liquefação estéril pode ser responsável pelas características de imagens observadas.[24,26,29,32-35] A necrose por radiação causa vasculopatia e necrose no tecido tratado, o que pode levar a áreas de necrose de liquefação de material estéril, contendo material semelhante a pus e leucócitos polimorfonucleares.[32] Outra hipótese seria a presença de material contendo mucina, que é bastante viscosa.[32] Os cistoadenocarcinomas, em particular, muitas vezes contêm mucina.

A dificuldade no diagnóstico de abscesso intracerebral ocorre quando um tumor cerebral cístico ou necrótico primário ou lesão metastática desenvolve hemorragia intratumoral ou infecção superposta. As características do sinal dessas lesões aparecerão idênticas em imagens de difusão. Os investigadores usaram uma combinação de estudo por ressonância magnética de perfusão e imagens ponderadas em difusão para diferenciar abscesso cerebral piogênico de tumor cerebral infectado.[36-38] O estudo de perfusão pela cintilografia de ressonância magnética adquire imagens rápidas, dinâmicas durante uma injeção em bolus do meio de contraste de gadolínio, um agente paramagnético. Os princípios subjacentes do estudo da perfusão pela cintilografia de ressonância magnética durante a injeção do bolus de contraste do gadolínio são descritos com detalhes no Capítulo 4. Durante a injeção do bolus do gadolínio, o agente de contraste entra no compartimento intravascular do cérebro, o que provoca uma queda na intensidade do sinal nas imagens ponderadas em T_2 ou T_2^*.[39] Ao monitorar a primeira passagem do contraste através do cérebro, podem ser gerados mapas do volume sanguíneo cerebral regional (rCBV).[39]

Em um estudo realizado por Chan et al.[38], a parede do tumor de vários tipos de tumores cerebrais císticos ou necróticos tinha coeficientes de difusão aparente significativamente menores com relação aos da parede do abscesso e apareceriam relativamente hiperintensos em imagens de difusão. A relação de volume sanguíneo cerebral regional relativa à substância branca normal da parede do tumor periférico de vários tipos de tumores cerebrais císticos ou necróticos era significativamente maior que a média do volume sanguíneo cerebral regional da parede do abscesso piogênico cerebral.[38] Esta constatação foi confirmada em um estudo maior de 19 pacientes realizado por Erdogan et al.[37], em que os tumores cerebrais císticos apresentaram maiores valores de volume sanguíneo cerebral regional em todos, exceto em dois pacientes. Um estudo de 105 pacientes com lesões císticas realizado por Hakyemez et al.[36] mostrou achados semelhantes de maior volume sanguíneo cerebral regional nas paredes das neoplasias císticas em comparação a abscesso piogênico cerebral. A hipointensidade da cápsula do abscesso, que é observada nas sequências de tempo de repetição longo e imagens de difusão, pode estar relacionada com um aumento no líquido extracelular na parede capsular como resultado de uma inflamação.[40] A parte periférica ou a parede do tumor cerebral cístico ou necrótico apresenta difusão relativamente restrita, porque as células de tumores malignos estão intimamente agrupadas na parede do tumor, e isso seria esperado para gerar hiperintensidade na imagem ponderada em difusão.[40] A proliferação vascular e angiogênese são fatores importantes na determinação do grau histopatológico de tumores cerebrais primários e são essenciais para a viabilidade do tumor, o crescimento e a propagação.[41,42] Há uma forte correlação entre o grau do tumor e o volume sanguíneo cerebral regional, em que as medições mais elevadas de volume sanguíneo cerebral regional são correlacionadas com tumores de maior grau (vide Capítulo 24).[36,37,43,44] No estudo de Chan et al.[38] os tumores císticos ou necróticos apresentaram grandes valores de volume sanguíneo cerebral regional para a parede do tumor e foram hiperperfundidos com relação à substância branca normal, o que provavelmente se relaciona com a angiogênese do tumor, enquanto a cápsula do abscesso apresentou medições baixas de volume sanguíneo cerebral regional. Normalmente, uma cápsula do abscesso é pouco vascularizada e colagenoso, o que provavelmente contribui para essa observação.[45]

Meningite

A ressonância magnética tem um papel limitado na avaliação de meningite aguda, que normalmente é diagnosticada por uma combinação de achados clínicos no exame neurológico e os resultados do líquido cefalorraquidiano oriundo da punção lombar. O aumento leptomeníngeal costuma ser observado no espaço subaracnóideo em pacientes com meningite aguda nas imagens ponderadas em T_1 pós-contraste.[46,47] A intensidade do sinal anormal pode ser detectada no líquido cefalorraquidiano em imagens ponderadas em densidade de próton (DP) ou intermediárias e sequências FLAIR.[46,47] O papel da ressonância magnética consiste em detectar as complicações de uma meningite aguda, como trombose de seio venoso, hidrocefalia, oclusão arterial, infarto ou extensão para o compartimento subdural ou ventrículos (Fig. 29.5). Segundo nossa experiência, os pacientes com meningite aguda, que tenham sido examinados com imagens de difusão, podem mostrar sinal hiperintenso nos espaços subaracnóideos, correspondente às áreas de realce anormal nas imagens pós-contraste. É provável que este sinal hiperintenso em ressonância magnética reflita a presença de células inflamatórias ou pus no interior deste compartimento, que seriam esperados para restringir a difusão de água.

A aparência nas imagens de difusão de extensão intraventricular ou ventriculite como uma complicação da meningite foi descrita por Pezzullo et al.[48] É facilmente diagnosticada na ressonância magnética, seja por um nível líquido-líquido nas imagens de difusão, em que a porção dependente é acentuadamente hiperintensa, indicativo de difusão oriunda da presença restrita de pus e/ou hemorragia, seja por um sinal anormal hiperintenso em imagens ponderadas em difusão ao longo do contorno ependimário (Fig. 29.6).

Empiema subdural

O empiema subdural é uma condição capaz de causar a morte e é emergência neurocirúrgica. Embora possa ocorrer como resultado de meningite, é mais frequente uma complicação de mastoidite e sinusite, e costuma ocorrer em adolescentes ou adultos jovens. Na imagem, há uma coleção subdural, que com frequência apresenta uma quantidade

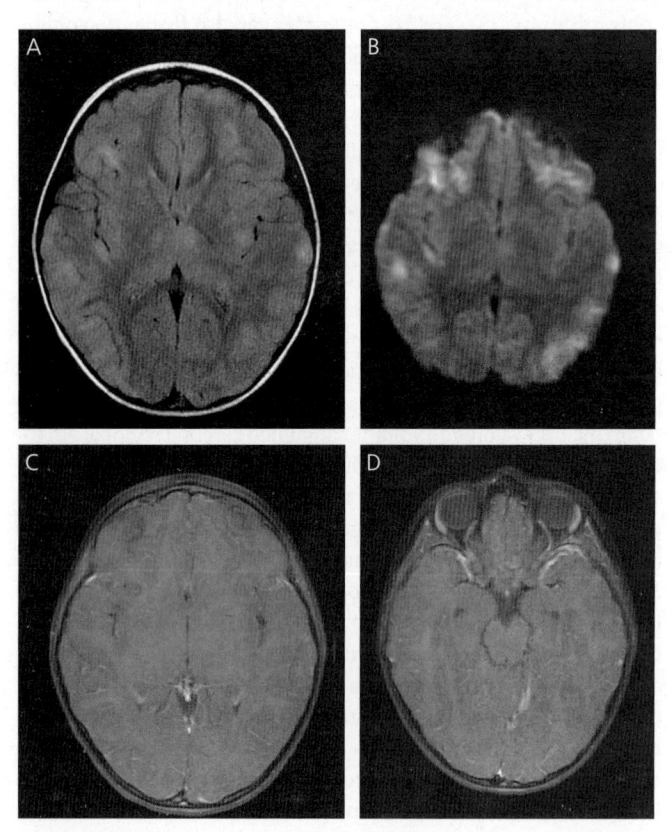

Fig. 29.5 Complicações da meningite aguda. (A) Na sequência de imagens FLAIR há áreas multifocais de anormalidade de sinal cortical compatível com edema. (B) Em imagens ponderadas em difusão, estas áreas de sinal anormal e FLAIR são marcadamente hiperintensas e suspeitas de isquemia cortical neste paciente de 5 anos de idade com meningoencefalite. (C, D) Nas imagens pós-contraste, há aumento difuso leptomeníngeal e da pia-máter.

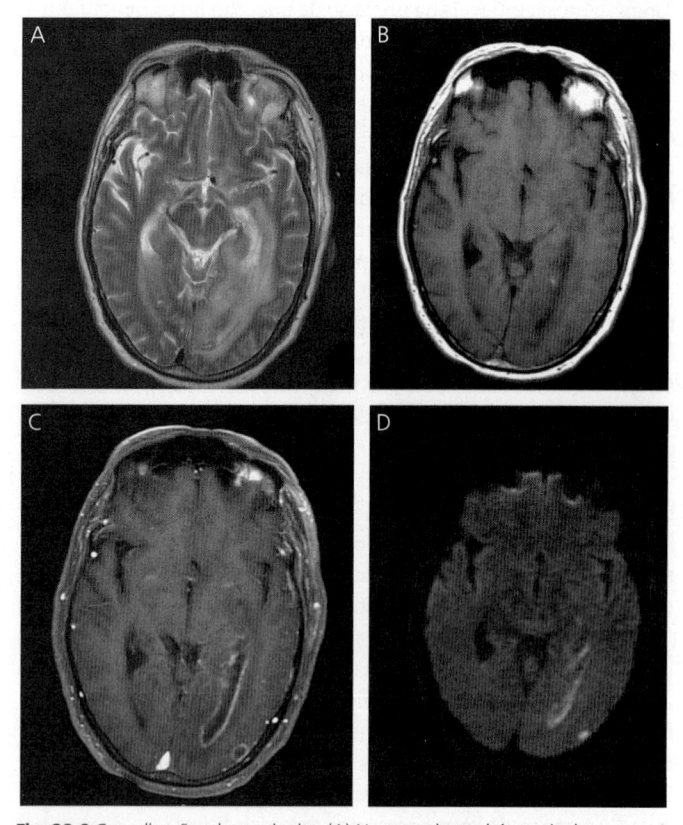

Fig. 29.6 Complicações da meningite. (A) Neste paciente, há um sinal acentuadamente anormal ao longo do contorno ependimal em imagens ponderadas em T_2, com edema na substância branca periatrial, esquerda mais do que direita, e uma pequena lesão focal no lobo temporal posterior esquerdo. (B) Em imagens ponderadas em T_1 axiais pré-contraste, existe um edema acentuado e sinal hipointenso ao longo do contorno dos ventrículos laterais. (C) No pós-contraste, há aumento linear do contorno ependimal compatível com ventriculite, e há uma lesão anelar com realce no parênquima cerebral. (D) Em imagens de difusão, há uma acentuada restrição dos ventrículos de forma linear compatível com a ventriculite e no lobo temporal posterior esquerdo pequeno centralmente em consonância com o abscesso piogênico.

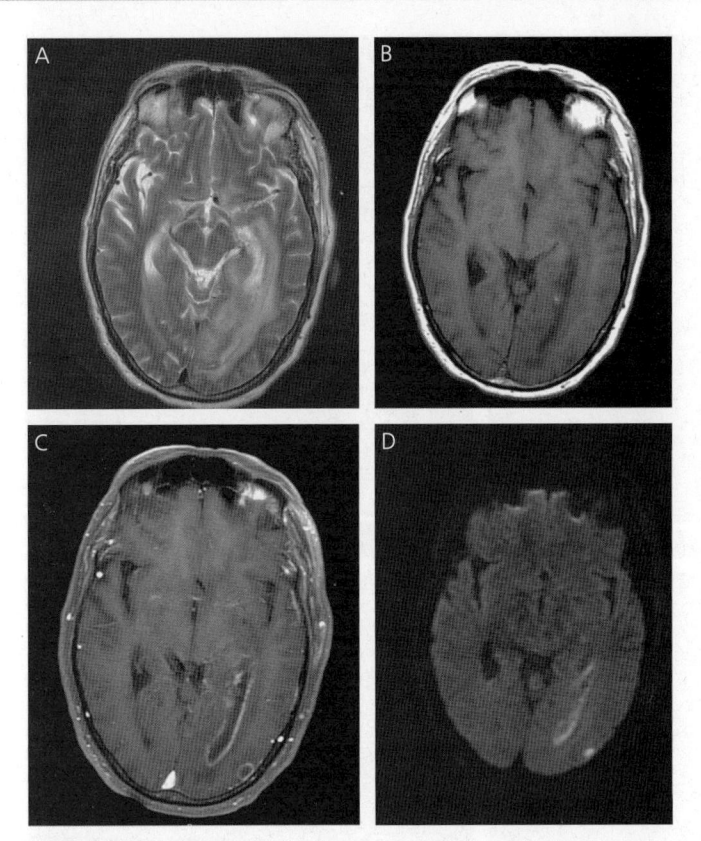

Fig. 29.7 O empiema subdural (A) Observa-se um fluido predominantemente hiperintenso subdural subjacente à craniotomia neste paciente no pós-operatório nas imagens ponderadas em T_2. (B) Nas imagens pós-contraste, há fino realce periférico desta coleção extra-axial. (C) No gradiente-eco, não há nenhum efeito significativo de suscetibilidade para sugerir hemorragia.
(D) Em imagens ponderadas em difusão, há uma acentuada restrição à difusão e sinal hiperintenso neste empiema subdural.

desproporcional de efeito de massa, é mais aparente na ressonância magnética do que na tomografia computadorizada, está acompanhada de um realce dural acentuado, e costuma ser acentuadamente hiperintensa tanto nas imagens FLAIR quanto nas imagens de difusão. Como o pus dentro de um abscesso intracerebral, o líquido infectado em uma coleção subdural causa restrição acentuada à difusão da água, que é responsável pelo sinal hiperintenso em imagens ponderadas em difusão (Fig. 29.7).

Encefalite

Encefalite refere-se a uma infecção não localizada do cérebro, que normalmente é causada por um vírus, mas parasitas, fungos, *prions* são apontados como outros agentes etiológicos potenciais. A infiltração linfocítica perivascular caracteriza o processo histopatológico. Na ressonância magnética, o padrão de encefalite é determinado principalmente pelo modo de disseminação. A encefalite pelo vírus herpes simplex tipo 1 (HSV-1), que é a meningoencefalite esporádica mais comum, resulta da reativação do vírus no gânglio gasseriano. É disseminado de forma axoplásmica ou perineural direta ao longo dos ramos meníngeos do nervo trigêmeo até a base do cérebro que causa esta encefalite. Como há elevada morbidade e mortalidade da encefalite de HSV-1, o diagnóstico e o tratamento imediato são de extrema importância. Se houver suspeita de diagnóstico, o tratamento é muitas vezes empiricamente iniciado ao uso de aciclovir por via intravenosa até que são determinados os resultados dos testes de reação em cadeia da polimerase do líquido cefalorraquidiano.[49] Em seguida, a ressonância magnética é frequentemente utilizada para confirmar o diagnóstico, a fim de avaliar a extensão dos danos e determinar se há envolvimento unilateral ou bilateral. Na ressonância magnética, costuma ser observado um padrão de edema no lobo temporal anteromedial e córtex insular. Os giros inchados hipointensos são observados nas sequências de tempo de repetição curto, que são hiperintensos nas sequências de tempo de repetição longo. Um componente hemorrágico sempre está presente, e o realce pode não ser observado inicialmente.[50-52] Como as imagens ponderadas em difusão são sensíveis a ambientes de difusão restrita de água em um nível microscópico, as imagens de difusão podem dar mais esperança para a detecção imediata da anormalidade de sinal no lóbulo temporal e anteromedial e córtex insular para o qual o HSV-1 tem uma sutil predileção. Os achados de imagens de difusão ponderada em encefalite por HSV-1 foram descritos em alguns estudos (Fig. 29.8 A-F).[53,54] Em um desses registros,[53] a anormalidade de sinal hiperintenso no lobo temporal anteromedial, o que provavelmente representou edema citotóxico, ocorreu em pacientes que tiveram um curso mais fulminante da doença e pior evolução. Serão necessários mais estudos investigativos para determinar se o padrão de sinal de anormalidade em imagens de difusão em HSV-1 pode prever o curso ou a evolução da doença.

Vírus da imunodeficiência humana

Os estudos recentes examinaram as propriedades de difusão da ressonância magnética em abscessos infecciosos e lesões neoplásicas em pacientes com síndrome da imunodeficiência adquirida (AIDS).[9,55] O diagnóstico diferencial das lesões focais intracranianas na AIDS é longo e extenso, mas as duas lesões mais comuns incluem toxoplasmose e linfoma.[56-58] Na ressonância magnética, a toxoplasmose e o linfoma do sistema nervoso central podem ter aparências semelhantes, muitas vezes apresentando-se como lesões com realce anelar. É importante a diferenciação entre estas duas possibilidades etiológicas. Se os pacientes com AIDS forem tratados de forma presuntiva para toxoplasmose, mas tiverem linfoma, estes pacientes podem sofrer de uma potencial toxicidade dos remédios e piorarem em termos neurológicos.[55-60] Se um paciente com AIDS tiver linfoma, mas for tratado para toxoplasmose, o quadro do paciente piorará, o que pode levar à biopsia com seus riscos inerentes.[55-60] Além disso, se os esteroides forem ministrados durante o tratamento para toxoplasmose presumida, este pode mascarar um linfoma oculto.[55-60] Em um estudo realizado por Camacho *et al.*,[55] 13 pacientes com toxoplasmose cerebral e oito com lesões de linfoma cerebral foram estudados com imagens de difusão. As lesões de toxoplasmose demonstraram difusão significativamente maior que as lesões de linfoma.[56] Se a razão do coeficiente de difusão aparente excedesse 1,6, apenas as lesões de toxoplasmose cairiam nessa categoria, mas quase metade das lesões de toxoplasmose estava entre 1 e 1,6 para a razão do coeficiente de difusão aparente, que sobrepôs com o grupo de linfoma intracranial.[56] O aumento da difusividade no interior do núcleo de um abscesso de toxoplasmose pode refletir menor viscosidade ou pode ser uma consequência da resposta celular imune comprometida.[61] Assim, a utilidade da sequência de imagens de difusão, e, em particular, do cálculo da

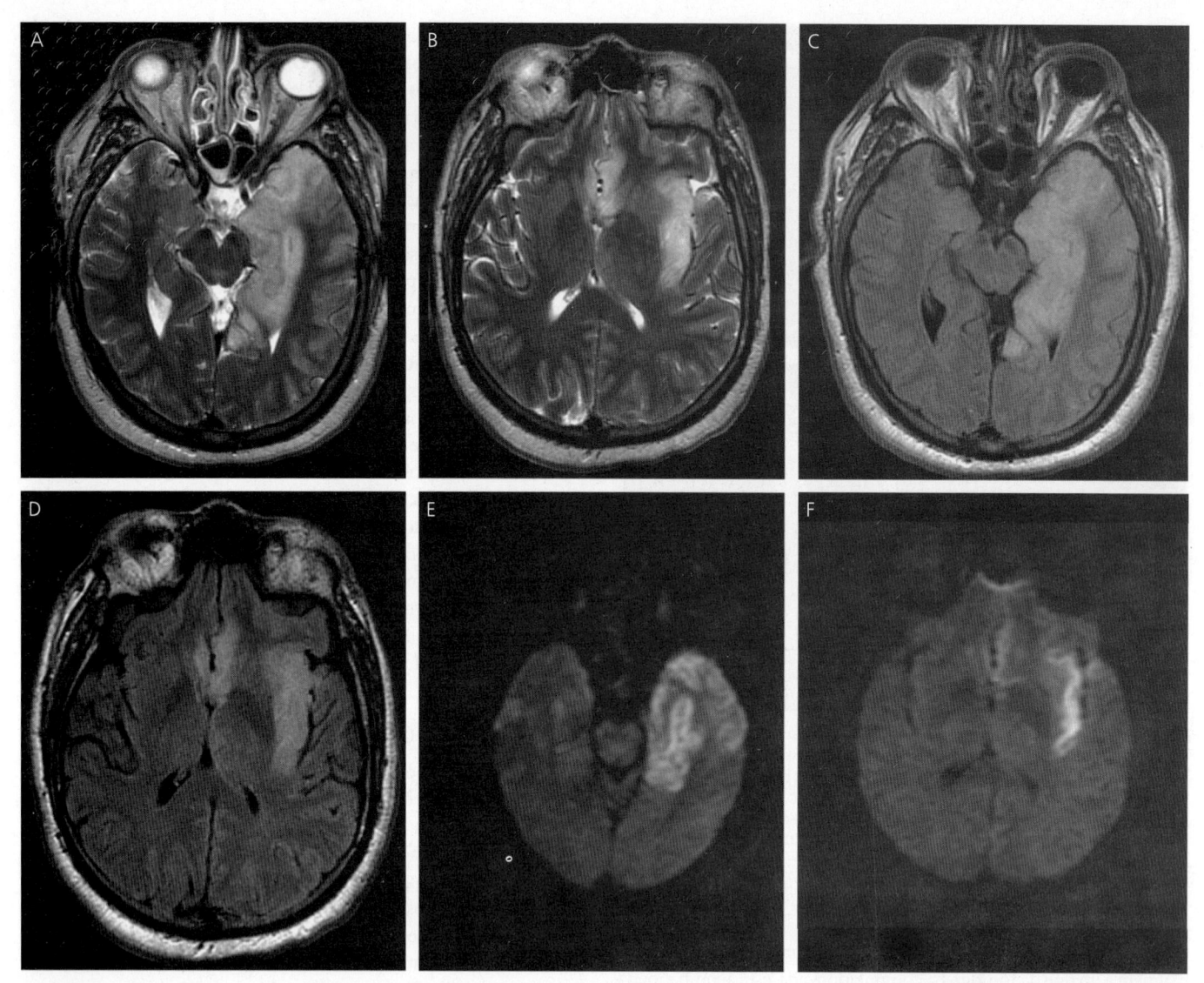

Fig. 29.8 Encefalite pelo vírus herpes simplex tipo 1 (HSV-1). (A-D) Em imagens ponderadas em T_2 e FLAIR, há sinal hiperintenso significativamente anormal neste paciente com infecção por HSV-1 nos lobos temporais anteromediais e no córtex insular. (E, F) Em imagens ponderadas em difusão, há uma acentuada restrição à difusão nessas áreas, que é uma característica típica da infecção por HSV-1.

constante de difusão a partir do coeficiente de difusão aparente ainda não foi determinada. No entanto, em muitos pacientes, as características de imagem da toxoplasmose em imagens de difusão são distintas do linfoma do sistema nervoso central. Normalmente, as lesões de toxoplasmose são hipointensas em sequências de tempo de repetição curto, hiperintensas em sequências de tempo de repetição longo, pós-contraste com realce anelar e acentuadamente hiperintensa em imagens de difusão, enquanto o linfoma do sistema nervoso central é frequentemente hipointenso em imagens ponderadas em difusão. As lesões de toxoplasmose costumam apresentar um tipo clássico "olho-de-boi" de padrão de realce em imagens pós-contraste, com um ponto central de crescimento, uma zona de não aumento e um realce anelar periférico (Fig. 29.9).

A ressonância magnética de perfusão pode também mostrar-se uma ferramenta diagnóstica útil para distinguir a toxoplasmose cerebral do linfoma intracraniano. Em um estudo realizado por Ernst et al.[62], embora uma pequena amostra de 13 pacientes, um elevado volume sanguíneo cerebral regional ou hiperperfusão era tipicamente observado em linfoma do sistema nervoso central, enquanto a toxoplasmose foi consistentemente caracterizada pela hipoperfusão ou valores reduzidos de volume sanguíneo cerebral regional.

Logo no início do curso da infecção, o vírus da imunodeficiência humana (HIV) entra no sistema nervoso central e produz danos neuropsiquiátricos durante todo o curso da doença para a maioria dos pacientes que desenvolveu AIDS, que varia de transtorno motor cognitivo leve associado ao HIV à demência associada ao HIV. [63-66] Estes distúrbios combinam sintomas motores, cognitivos e comportamentais, o que sugere que o vírus tem uma predileção pela substância branca subcortical.[66-70] Os estudos neuropatológicos mostraram alterações histopatológicas na substância branca subcortical, incluindo células gigantes multinucleadas, astrogliose e palidez da mielina.[67-69] As elevações na carga viral do sistema nervoso central têm sido associadas aos distúrbios neurocognitivos relacionados com HIV.[67,71-73] As evidências apoiam o conceito de que o sistema nervoso central age como um "reservatório" para o HIV.[74] Com o advento da terapia inibidora de protease, em combinação com a zidovudina (AZT – azidotimidina), foram observadas reduções nos níveis de carga viral no líquido cefalorraquidiano,[75,76] reversão de lesões da substância branca em ressonância magnética[9] e melhoras no desempenho do teste neuropsicológico. Em um estudo, os pesquisadores examinaram um pequeno grupo de pacientes HIV-positivos com imagens de difusão e imagens por tensores de difusão.[9] As diferenças quantitativas na média da constante de difusão e anisotropia foram detectadas no corpo caloso e na substância branca subcortical, que parecia haver uma correlação com a carga viral apesar de todos os pacientes terem estudos de ressonância magnética cerebral aparentemente normal.[9] Outras investigações serão necessárias para determinar se essas técnicas de difusão quantitativa de ressonância magnética podem ser usadas como marcadores de neuroimagem de doenças do sistema nervoso central em pacientes com HIV, que podem fornecer um marcador de resultado útil da eficácia da terapia antirretroviral altamente ativa. As alterações de anisotropia em HIV foram observadas em um estudo semelhante, embora a difusividade média e valores de T_2 estivessem normais,[78] o que pode indicar que a anisotropia e as imagens por tensores de difusão podem ser um indicador mais sensível de anormalidade no HIV.

Doença de Creutzfeldt-Jakob

A doença de Creutzfeldt-Jakob é uma encefalopatia espongiforme aguda que causa uma doença rara, fatal demencial. Pode ocorrer em diversas formas, incluindo uma doença de Creutzfeldt-Jakob esporádica e acredita-se que seja transmitida por um agente de *prion* composta de proteína resistente à protease.[79,80] O curso clínico da doença de Creutzfeldt-Jakob é caracterizado pelo aparecimento de demência rapidamente progressiva, mioclonias e descarga sincrônica periódica em eletroencefalograma.[80,81] Na fase inicial da doença de Creutzfeldt-Jakob, essa tríade clínica pode não estar presente, o que torna o diagnóstico da doença difícil. Diversos marcadores de líquido cefalorraquidiano de neurodegeneração têm sido utilizados para diagnosticar a doença de Creutzfeldt-Jakob, incluindo enolase neurônio-específica (S-100) e/ou proteína 14-3-3.[82-84] Estes marcadores têm boa sensibilidade e especificidade, mas nem sempre estão presentes.[82-84] As descargas complexas periódicas de onda aguda foram descritas em eletroencefalograma em até 2/3 dos pacientes com doença de Creutzfeldt-Jakob, porém essas mudanças não podem desenvolver até o final do curso da doença,[85,86] e, segundo registros, desaparecem à medida que a doença progride.[87] A ressonância magnética de rotina mostra sensibilidade limitada para o diagnóstico precoce da doença de Creutzfeldt-Jakob esporádica. Alguns estudos têm demonstrado anormalidades de sinal hiperintenso nas sequências de tempo de repetição longo nos núcleos da base e no córtex cerebral, mas muitas vezes os estudos de ressonância magnética são normais ou demonstram atrofia não específica.[80,88-90] Mesmo quando essas anormalidades forem detectadas, elas ocorrem no final do curso da doença, o que limita o valor diagnóstico da ressonância magnética de rotina.

Os registros recentes na literatura neurorradiológica têm demonstrado aumento da intensidade do sinal no gânglio basal e/ou do córtex cerebral em imagens de difusão, indicativo de difusão restrita, o que foi registrado já 4 meses do início dos sintomas comportamentais.[80,91] Acredita-se que estas anormalidades de sinal hiperintenso progressivo no córtex cerebral e no corpo estriado bilateralmente em imagens de difusão agora representem o achado característico de imagem em pacientes com doença de Creutzfeldt-Jakob (Fig. 29,10).[91-96] Em um caso[80], foi observada a

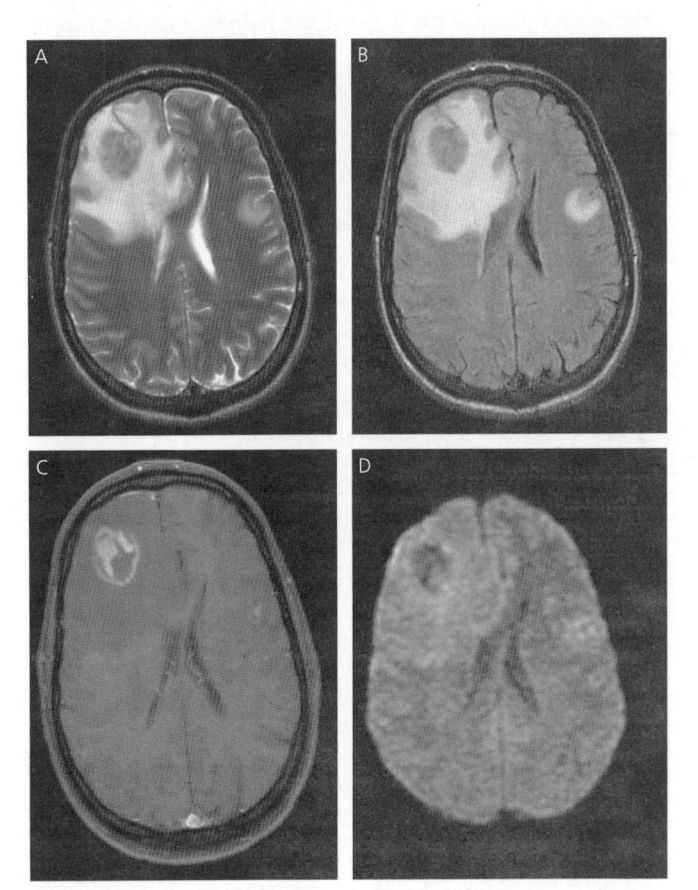

Fig. 29.9 Toxoplasmose. (A, B) Imagens ponderadas em T_2 e FLAIR, há duas lesões, uma no lobo frontal direito, com marcado efeito de massa no corno frontal direito e um menor no lobo frontal esquerdo, sendo que ambos estão rodeados por edema. (C) Ambas as lesões demonstram padrão de realce típico de "olho-de-boi", que está associado à infecção de toxoplasmose.
(D) Em imagens de difusão, existem áreas de maior sinal heterogêneo, que é um pouco incomum, pois a toxoplasmose costuma ser mais hiperintensa.

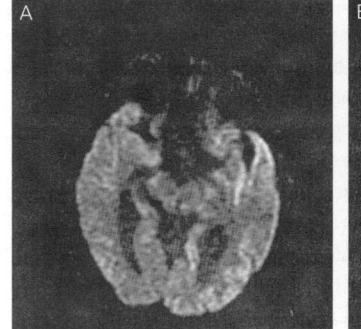

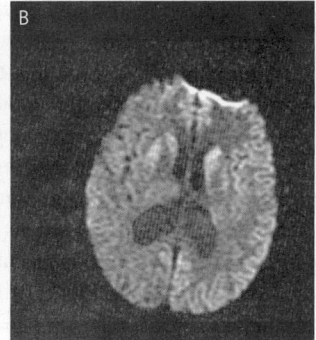

Fig. 29.10 A doença de Creutzfeldt-Jakob (CJD). (A, B) A imagem ponderada em difusão mostra um sinal hiperintenso anormal no córtex, que é semelhante a uma fita ao longo da fissura silviana, das porções do lobo temporal e do lobo occipital, mais um sinal anormal hiperintenso no corpo estriado bilateralmente. A anormalidade de sinal hiperintenso cortical semelhante a uma fita indica infecção característica de doença de Creutzfeldt-Jakob. A necropsia subsequente confirmou o suposto diagnóstico clínico da doença de Creutzfeldt-Jakob.

hiperintensidade característica semelhante a uma fita no córtex antes das elevações no líquido cefalorraquidiano nos níveis de proteína 14-3-3, o que sugere que as imagens de difusão podem ser o estudo mais sensível para a detecção mais rapidamente possível da doença de Creutzfeldt-Jakob. Em outro estudo,[91] a conspicuidade da lesão em imagens ponderadas em difusão foi superior à sequência de imagens ou tão boa quanto ela, sobretudo para as lesões no córtex cerebral.

No estudo realizado por Murata et al.,[91] foram registradas as alterações cronológicas da doença de Creutzfeldt-Jakob em imagens de difusão. Todos os oito pacientes que foram examinados 2 vezes ou mais tiveram distribuição de lesão progressiva ou constante no corpo estriado e no córtex cerebral. Em particular, o envolvimento estriado tornou-se mais bilateral e simétrico com o passar do tempo, e a intensidade de sinal da lesão tendeu a começar dentro de porções anteroinferiores do putâmen e disseminou-se posteriormente para envolver o putâmen inteiro. Os achados de estudos experimentais na doença de prion postularam a disseminação transináptica axonal da doença,[97-99] o que pode explicar essa observação. No estudo realizado por Murata et al.,[91] a difusão calculada média constante nos mapas de coeficiente de difusão aparente foi reduzida em todas as lesões medidas, e esta anomalia na constante de difusão persistiu durante mais de 2 semanas, ao contrário das anomalias na difusão que foram registradas com infarto agudo, que tendem a diminuir dentro deste prazo de 2 semanas. No entanto, outras investigações têm registrado anormalidades de mapeamento de coeficiente de difusão aparente em doença de Creutzfeldt-Jakob em 1 a 2 meses após o início dos sintomas em que os valores foram aumentados ou diminuídos, por isso não está claro se as anormalidades de mapeamento de coeficiente de difusão aparente se relacionam de forma coerente com o estágio da doença clínica ou a gravidade da doença no momento atual (vide Estudo de Caso 29.4). [80,100]

Conclusões

As imagens de difusão estão tornando-se parte da rotina da ressonância magnética do sistema nervoso central, com ressonância magnética de perfusão sendo usada com menos frequência. Os registros qualitativos que descrevem o aparecimento de infecções intracranianas em imagens de difusão estão bem documentados na literatura. Muitos pesquisadores têm registrado os valores de difusividade média ou média da constante de difusão das lesões infecciosas intracranianas a partir de mapas de coeficiente de difusão aparente, o que fornece informações úteis de diagnóstico e quantitativas. A capacidade de extrair informações quantitativas de uma sequência de pulsos de ressonância magnética marca uma transição significativa para neurorradiologistas, pesquisadores e clínicos que solicitam esses estudos. A constante de difusão ou difusividade média não é apenas uma medida quantitativa, mas uma propriedade física do tecido cerebral que está sendo medido e examinado, ao contrário de valores para T_1 e T_2 e transferência de magnetização, que são propriedades de ressonância magnética específica.[7]

A ressonância magnética de tensor de difusão é uma modalidade emergente de ressonância magnética que permite a medição da quantidade de anisotropia da difusão da água nos tecidos e avalia o grau em que direcionalmente ordena tecidos como axônios, que perderam sua integridade normal.[1] Das imagens por tensores de difusão, podem ser feitas as inferências sobre a integridade estrutural dos tecidos microscópicos. Esta modalidade só recentemente foi usada para explorar o HIV *in vivo*. A ressonância magnética de tensor de difusão oferece uma grande promessa no estudo de doenças infecciosas no sistema nervoso central como a sequência da ressonância magnética de tensor permite a determinação quantitativa de como os agentes infecciosos afetam a anisotropia de tratos de fibras de substância branca durante o curso da doença. Estas informações, por sua vez, podem oferecer aos clínicos maneiras de prever o resultado do paciente ou monitorar a progressão da doença.

A tractografia pela ressonância magnética ou o monitoramento de fibra axonal é uma técnica derivada de dados de imagens por tensores de difusão[7,101] e pode oferecer algo mais promissor aos pesquisadores e clínicos que estudam como as doenças infecciosas afetam o cérebro e a medula espinal. Os sítios de lesão axonal e os caminhos axonais que subtendem podem ser possivelmente identificados com o uso de tractografia de difusão de ressonância magnética. À medida que as imagens ponderadas em difusão passam a fazer parte do diagnóstico predominante de imagens, as informações quantitativas que esta técnica fornece a partir do cálculo da difusividade média de mapas de coeficiente de difusão aparente e anisotropia do conjunto de dados do tensor serão cada vez mais invocadas para diagnosticar e monitorar processos de doenças intracranianas.

Referências

1. Ulug AM, Moore DF, Bojko AS, Zimmerman RD. Clinical use of diffusion tensor imaging for diseases causing neuronal and axonal damage. *AJNR Am J Neuroradiol* 1999; **20**: 1044–1048.
2. Chun T, Filippi CG, Zimmerman RD, Ulug AM. Diffusion changes in the aging brain. *AJNR Am J Neuroradiol* 2000; **21**: 1078–1083.
3. Stadnick TW, Chaskis C, Michotte A et al. Diffusionweighted MR imaging of intracerebral masses: comparison with conventional MR imaging and histologic findings. *AJNR Am J Neuroradiol* 2001; **22**: 969–976.
4. Lovblad KO, Laubach HJ, Baird AE et al. Clinical experience with diffusionweighted MR in patients with acute stroke. *AJNR Am J Neuroradiol* 1998; **19**: 1061–1066.
5. Hossman KA, Fischer M, Bockhorst K, Heohn-Berlage M. NMR imaging of the apparent diffusion coefficient (ADC) for the evaluation of metabolic suppression and recovery after prolonged cerebral ischemia. *J Cereb Blood Flow Metab* 1994; **14**: 723–731.
6. Benveniste H, Hedlund LW, Johnson GA. Mechanism of detection of acute cerebral ischemia in rats by diffusionweighted magnetic resonance microscopy. *Stroke* 1992; **23**: 746–754.
7. Horsfield MA, Jones DK. Applications of diffusionweighted and diffusion tensor MRI to white matter diseases: a review. *NMR Biomed* 2002; **15**: 570–577.
8. LeBihan D. Molecular diffusion nuclear magnetic resonance imaging. *Magn Reson* 1991; **7**: 1–30.

9. Filippi CG, Ulug AM, Ryan E, Ferrando SJ, vanGorp WG. Diffusion tensor imaging of patients with HIV and normal-appearing white matter on MR images of the brain. *AJNR Am J Neuroradiol* 2001; **22**: 277–283.

10. Tsuruda JS, Chew WM, Moseley ME, Norman D. Diffusion-weighted MR imaging of the brain: value of differentiating between extraaxial cysts and epidermoid tumors. *AJNR Am J Neuroradiol* 1990; **11**: 925–934.

11. Maeda M, Kawamura, Tamagawa Y et al. Intra voxel incoherent motion (IVIM) MRI in intracranial, extracranial tumors and cysts. *J Comput Assist Tomogr* 1992; **16**: 514–518.

12. Kim YJ, Chang K, Song IC et al. Brain abscess and necrotic or cystic brain tumor: discrimination with signal intensity on diffusionweighted MR imaging. *Am J Roentgenol* 1998; **171**: 1487–1490.

13. Wispelwey B, Decay RG, Jr., Scheld WM. Brain abscess. In *Infection of the Central Nervous System*, eds. Scheld WM, Whitley RJ, Durack DT. New York: Raven Press, 1991, p. 457–458.

14. Chun CH, Johnson JD, Hofstetter M, Raff MJ. Brain abscess: a study of 45 consecutive cases. *Medicine* 1986; **65**: 415–431.

15. Desprechins B, Stadnik T, Koerts G et al. Use of diffusion-weighted MR imaging in differential diagnosis between intracerebral necrotic tumors and cerebral abscesses. *AJNR Am J Neuroradiol* 1999; **20**: 1251–1257.

16. Osborn AG. Pyogenic parenchymal infections. In *Diagnostic Neuroradiology*, ed. Osborn AG. St. Louis, MO: Mosby Yearbook, 1994, p. 688–692.

17. Haimes AB, Zimmerman RD, Morgello S et al. MR imaging of brain abscess. *Am J Roentgenol* 1989; **152**: 1073–1085.

18. Mishra AM, Gupta RK, Jaggi RS et al. Role of diffusionweighted imaging and in vivo proton magnetic resonance spectroscopy in the differential diagnosis of ring-enhancing intracranial cystic mass lesions. *J Comput Assist Tomogr* 2004; **28**: 540–547.

19. Winn Jr WC, Kissane JM. Bacterial disease. In *Anderson's Pathology*, 10th edn, eds. Damjanov I, Linder J. St. Louis, MO: Mosby, 1996, p. 747–842.

20. Castillo M, Mukherji SK. Diffusion-weighted imaging in the evaluation of intracranial lesions. *Sem Ultrasound CT MRI* 2000; **21**: 405–416.

21. Ebisu T, Tanaka C, Umeda M et al. Discrimination of brain abscess from necrotic or cystic tumors by diffusion-weighted echoplanar imaging. *Magn Reson Imaging* 1996; **14**: 1113–1116.

22. Mishra AM, Gupta RK, Saksena S et al. Biological correlates of diffusivity in brain abscess. *Mag Reson Med* 2005; **54**: 878–885.

23. Lee EJ, Ahn KJ, Ha YS et al. Unusual findings in cerebral abscess: report of two cases. *Br J Radiol* 2006; **79**: e151–e161.

24. Hartmann M, Jansen O, Heiland S et al. Restricted diffusion within ring enhancement is not pathognomonic for brain abscess. *AJNR Am J Neuroradiol* 2001; **22**: 1738–1742.

25. Reddy JS, Mishra AM, Behari S et al. The role of diffusion-weighted imaging in the differential diagnosis of intracranial cystic mass lesions: a report of 147 lesions. *Surg Neurol* 2006; **66**: 246–250.

26. Tien RD, Felsberg GJ, Friedman H, Brown M, MacFall J. MR imaging of high-grade cerebral gliomas: value of diffusion-weighted echoplanar pulse sequences. *Am J Roentgenol* 1994; **162**: 671–677.

27. Tung GA, Evangelista P, Rogg JM, Duncan JA. Diffusion-weighted MR imaging of rim-enhancing brain masses: is markedly decreased water diffusion specific for brain abscess? *Am J Roentgenol* 2001; **177**: 709–712.

28. Krabbe K, Gideon P, Waga P et al. MR diffusion imaging of human intracranial tumors. *Neuroradiology* 1997; **39**: 483–489.

29. Tsui EYK, Chan JH, Cheung YK et al. Evaluation of cerebral abscesses by diffusion-weighted MR imaging and MR spectroscopy. *Comput Med Imaging Graph* 2002; **26**: 347–351.

30. Farrell CJ, Hohl BL, Pisculli ML et al. Limitations of diffusion-weighted imaging in the diagnosis of postoperative infections. *Neurosurgery* 2008; **62**: 577–583.

31. Wong AM, Zimmerman RA, Simon EM et al. Diffusionweighted MR imaging of subdural empyemas in children. *AJNR Am J Neuroradiol* 2004; **25**: 1016–1021.

32. Tsuchiya K, Yamakami N, Hachiya J, Saito I, Kobayashi H. Multiple brain abscesses: differentiation from cerebral metastases by diffusionweighted magnetic resonance imaging. *Int J Neuroradiol* 1998; **4**: 258–262.

33. Noguchi K, Watanabe N, Nagayoshi T et al. Role of diffusion-weighted echoplanar MRI in distinguishing between brain abscess and tumor: a preliminary report. *Neuroradiology* 1999; **41**: 171–174.

34. Monbati A, Kumar P, Kamkarpour A. Intraoperative cytodiagnosis of metastatic brain tumors confused clinically with brain abscess: a report of three cases. *Acta Cytol* 2000; **44**: 437–441.

35. Guzman R, Barth A, Lovblad KO et al. Use of diffusionweighted magnetic resonance imaging in differentiating prurulent brain processes from cystic brain tumors. *J Neurosurg* 2002; **97**: 1101–1107.

36. Hakyemez B, Erdogan C, Bolca N et al. Evaluation of different cerebral mass lesions by perfusionweighted MR imaging. *J Mag Reson Imaging* 2006; **24**: 817–824.

37. Erdogan C, Hakyemez B, Yildirim N et al. Brain abscess and cystic brain tumor: discrimination with dynamic susceptibility contrast perfusion-weighted MRI. *Comput Assist Tomogr;* 2005; **29**: 663–667.

38. Chan JHM, Tsui EYK, Chau LF et al. Discrimination of an infected brain tumor from a cerebral abscess by combined MR perfusion and diffusion imaging. *Comput Med Imag Graph* 2002; **26**: 19–23.

39. Caramia F, Aronen HJ, Sorensen G et al. Perfusion MR imaging with exogenous contrast agents. In *Diffusion and Perfusion Magnetic Resonance Imaging: Applications to Functional MRI*, ed. LeBihan D. New York: Raven Press, 1995, p. 255–265.

40. Chenevert TL, McKeever PE, Ross BD. Monitoring early response of experimental brain tumors to therapy using

diffusion magnetic resonance imaging. *Clin Cancer Res* 1997; **3**: 1457-1466.

41. Brem S, Cotran R, Folkman J. Tumor angiogenesis: a quantitative method for histologic grading. *J Natl Cancer Inst* 1972; **48**: 347-356.

42. Burger P. Malignant astrocytic neoplasms: classification, pathology, anatomy, and response to therapy. *Semin Oncol* 1986; **13**: 16-20.

43. Aronen HJ, Gazit IE, Loius DN et al. Cerebral blood volume maps of gliomas: comparison with tumor grade and histologic findings. *Radiology* 1994; **191**: 41-51.

44. Knopp EA, Cha S, Johnson G et al. Glial neoplasms: dynamic contrast-enhanced T_2*-weighted MR imaging. *Radiology* 1999; **211**: 791-798.

45. Wenz F, Rempp K, Hess T et al. Effect of radiation on blood volume in low-grade astrocytomas and normal brain tissue quantification with dynamic susceptibility contrast MR imaging. *Am J Roentgenol* 1996; **166**: 187-193.

46. Singer MB, Atlas SW, Drayer BP. Subarachnoid space disease: diagnosis with fluidattenuated inversion-recovery MR imaging and comparison with gadolinium-enhanced spin-echo MR imagingblinded reader study. *AJNR Am J Neuroradiol* 1998; **208**: 417-422.

47. Hajnal JV, Bryant DJ, Kasuboski L et al. Use of fluid attenuated inversion recovery (FLAIR) pulse sequences in MRI of the brain. *J Comput Assist Tomogr* 1992; **16**: 841-844.

48. Pezzullo JA, Tung GA, Mudigonda S, Rogg JM. Diffusion-weighted MR imaging of pyogenic ventriculitis. *Am J Roentgenol* 2003; **180**: 71-75.

49. Skoldenberg B. Herpes simplex encephalitis. *Scand J Infect Dis Suppl* 1996; **100**: 8-13.

50. Ashikaga R, Araki Y, Ishida O. MR flair imaging of herpes simplex encephalitis. *Radiat Med* 1996; **14**: 349-352.

51. Demaerel P, Wilms G, Robberecht W et al. MRI of herpes simplex encephalitis. *Neuroradiology* 1992; **34**: 490-493.

52. Tien RD, Felsberg GJ, Osumi AK. Herpes virus infection of the CNS. *Am J Roentgenol* 1993; **161**: 167-176.

53. Sener RN. Herpes simplex encephalitis: diffusion MR imaging findings. *Comput Med Imaging Graph* 2001; **25**: 391-397.

54. Heiner L, Demaerel P. Diffusion-weighted MR imaging findings in a patient with herpes simplex encephalitis. *Eur J Radiol* 2003; **45**: 195-198.

55. Camacho DLA, Smith JK, Castillo M. Differentiation of toxoplasmosis and lymphoma in AIDS patients by using apparent diffusion coefficients. *AJNR Am J Neuroradiol* 2003; **24**: 633-637.

56. Chang L, Cornford ME, Chiang FL, Radiologic– pathologic correlation: cerebral toxoplasmosis and lymphoma in AIDS. *AJNR Am J Neuroradiol* 1995; **16**: 1653-1663.

57. Dina TS. Primary central nervous system lymphoma versus toxoplasmosis in AIDS. *Radiology* 1991; **179**: 823-828.

58. Smirniotopoulos JG, Koeller KK, Nelson AM, Murphy FM. Neuropathology–autopsy correlations in AIDS. *Neuroimaging Clin N Am* 1997; **7**: 615-637.

59. Ramsey RG, Gean AD. Central nervous system toxoplasmosis. *Neuroimaging Clin N Am* 1997; **7**: 171-186.

60. Mamidi A, DeSimone JA, Pomerantz RJ. Central nervous system infections in individuals with HIV-1 infection. *J Neurovirol* 2002; **8**: 158-167.

61. Chong-Han CH, Cortez SC, Tung GA. Diffusionweighted MRI of cerebral toxoplasmosis abscess. *Am J Roentgenol* 2003; **181**: 1711-1714.

62. Ernst TM, Chang L,WittMD et al. Cerebral toxoplasmosis and lymphoma in AIDS: perfusion MR imaging experience in 13 patients. *Radiology* 1998; **208**: 663-669.

63. Heaton RK, Grant I, Butters N et al. The HNRC500: neuropsychology of HIV infection at different disease stages. *J Int Neuropsychol Soc* 1995; **3**: 231-251.

64. Simpson DM, Berger JR. Neurological manifestations of HIV infection. *Med Clin North Am* 1996; **80**: 1363-1394.

65. Filippi CG, Sze G, Farber SG, Shamanesh M, Selwyn P. Regression of HIV encephalopathy and basal ganglia signal intensity abnormality at MR imaging in patients with AIDS after initiation of protease inhibitor therapy. *Radiology* 1998; **206**: 491-499.

66. Bencherif B, Rottenberg DA. Neuroimaging and AIDS dementia complex. *AIDS* 1998; **12**: 233-244.

67. Brew BJ, Pemberton L, Cunningham P, Law M. Levels of human immunodeficiency virus type I RNA in cerebrospinal fluid correlate with AIDS dementia stage. *J Infect Dis* 1997; **175**: 963-966.

68. Kure K, Llena JF, Lyman WD et al. Human immunodeficiency virus-1 infection of the nervous system: an autopsy study of 268 adult, pediatric, and fetal brains. *Hum Pathol* 1991; **22**: 700-710.

69. van Gorp WG, Baerwald JP, Ferrando SJ, McElhiney MC, Rabkin JG. The relationship between employment and neuropsychological impairment in HIV infection. *J Int Neuropsychol Soc* 1999; **5**: 534-539.

70. van Gorp WG, Mandelkern MA, Gee M et al. Cerebral metabolic dysfunction in AIDS: findings in a sample with dementia and without dementia. *J Neuropsychiatry Clin Neurosci* 1999; **4**: 280-287.

71. Ellis RJ, Hsia K, Spector SA et al. Cerebrospinal fluid human immunodeficiency virus type 1 RNA levels are elevated in neurocognitively impaired individuals with acquired immunodeficiency syndrome. *Ann Neurol* 1997; **42**: 679-688.

72. McArthur JC, McClernon DR, Cronin MF et al. Relationship between human immunodeficiency virusassociated dementia and viral load in cerebrospinal fluid and brain. *Ann Neurol* 1997; **42**: 689-698.

73. DiStefano M, Monno L, Fiore JR et al. Neurological disorders during HIV-1 infection correlate with viral load in cerebrospinal fluid but not with virus phenotype. *AIDS* 1998; **12**: 737-743.

74. Price RW, Strapans S. Measuring the viral load in cerebrospinal fluid in human immunodeficiency virus infection: window into brain infection. *Ann Neurol* 1997; **42**: 675-678.

75. Gisslen M, Hagberg L, Svennerholm B, Norkrans G. HIV-1 RNA is not detectable in the cerebrospinal fluid during antiretroviral combination therapy. *AIDS* 1997; **11**: 1194.

76. Gisslen M, Norkrans G, Svennerholm B, Hagberg L. HIV-1 RNA detectable with ultrasensitive quantitative polymerase chain reaction in plasma but not in cerebrospinal fluid during combination treatment with zidovudine, lamivudine, and indinavir. *AIDS* 1998; **12**: 114–116.

77. Ferrando SJ, van Gorp WG, McElhiney M *et al*. Highly active antiretroviral treatment (HAART) in HIV infection: benefits for neuropsychological function. *AIDS* 1998; **12**: F65–F70.

78. Pomara N, Crandall DT, Choi SJ, Johnson G, Lim KO. White matter abnormalities in HIV-1 infection: a diffusion tensor imaging study. *Psychiat Res Neuroimaging* 2001; **106**: 15–24.

79. Johnson RT, Gibbs CJ. Creutzfeldt–Jakob disease and related transmissible spongiform encephalopathies. *New Engl J Med* 1998; **339**: 1994–2004.

80. Mao-Drayer Y, Braff SP, Nagle KJ *et al*. Emerging patterns of diffusionweighted MR imaging in Creutzfeldt–Jakob disease: case report and review of the literature. *AJNR Am J Neuroradiol* 2002; **23**: 550–556.

81. Brown P, Cathala F, Castaigne P, Gajdusek DC. Creutzfeldt–Jakob disease: clinical analysis of a consecutive series of 230 neuropathologically verified cases. *Ann Neurol* 1986; **20**: 597–602.

82. Beaudry P, Cohen P, Brandel JP *et al*. 14-3-3 Protein, neurospecific enolase, and S-100 protein cerebrospinal fluid of patients with Creutzfeldt–Jakob disease. *Dement Geriatr Cogn Disord* 1999; **10**: 40–46.

83. Hsich G, Kenney K, Gibbs CJ, Jr., Lee KH, Harrington MG. The 14-3-3 brain protein in cerebrospinal fluid as a marker for transmissible spongiform encephalopathies. *New Engl J Med* 1996; **335**: 924–930.

84. Zerr I, Bodemer M, Gefeller O *et al*. Detection of 14–3–3 protein in the cerebrospinal fluid supports the diagnosis of Creutzfeldt–Jakob disease. *Ann Neurol* 1998; **43**: 32–40.

85. Levy SR, Chiappa KH, Burke CJ, Young RR. Early evolution and incidence of electroencephalographic abnormalities in Creutzfeldt–Jakob disease. *J Clin Neurophysiol* 1986; **3**: 1–21.

86. Steinhoff BJ, Racker S, Herrendorf G *et al*. Accuracy and reliability of periodic sharp wave complexes in Creutzfeldt–Jakob disease. *Arch Neurol* 1996; **53**: 162–166.

87. Aguglia U, Gambardella A, LePiane E *et al*. Disappearance of periodic sharp wave complexes in Creutzfeldt–Jakob disease. *Neurophysiol Clin* 1997; **27**: 277–282.

88. Finkenstaedt M, Szudra A, Zerr I *et al*. MR imaging of Creutzfeldt–Jakob disease. *Radiology* 1996; **199**: 793–798.

89. Gertz HJ, Henkes H, Cervos-Navarro J. Creutzfeldt–Jakob disease: correlation of MRI and neuropathologic findings. *Neurology* 1988; **38**: 1481–1482.

90. Yoon SS, Chan S, Chin S, Lee K, Goodman RR. MRI of Creutzfeldt–Jakob disease: asymmetric high signal intensity of the basal ganglia. *Neurology* 1995; **45**: 1932–1933.

91. Murata T, Shiga Y, Higano S, Takahashi S, Mugikura S. Conspicuity and evolution of lesions in Creutzfeldt–Jakob disease at diffusion-weighted imaging. *AJNR Am J Neuroradiol* 2002; **23**: 1164–1172.

92. Bahn MM, Kido DK, Lin W, Pearlman AL. Brain magnetic resonance diffusion abnormalities in Creutzfeldt–Jakob disease. *Arch Neurol* 1997; **54**: 1411–1415.

93. Demaerel P, Heiner L, Robberecht W, Sciot R, Wilms G. Diffusionweighted MRI in sporadic Creutzfeldt–Jakob disease. *Neurology* 1999; **52**: 205–208.

94. Demaerel P, Baert AL, Vanopdenbosch L, Robberecht W, Dom R. Diffusion-weighted magnetic resonance imaging in Creutzfeldt– Jakob disease. *Lancet* 1997; **349**: 847–848.

95. Na DL, Suh CK, Choi SH *et al*. Diffusion-weighted magnetic resonance imaging in probable Creutzfeldt–Jakob disease: a clinical-anatomic correlation. *Arch Neurol* 1999; **56**: 951–957.

96. Yee AS, Simon JH, Anderson CA, Sze CI, Filley CM. Diffusionweighted MRI of righthemisphere dysfunction in Creutzfeldt–Jakob disease. *Neurology* 1999; **52**: 1514–1515.

97. Fraser H, Dickinson AG. Targeting of scrapie lesions and spread via the retino-tectal projection. *Brain Res* 1985; **346**: 32–41.

98. Heye N, Cervos-Navarro J. Focal involvement and lateralization in Creutzfeldt–Jakob disease: correlation of clinical, electroencephalographic, and neuropathological findings. *Eur Neurol* 1992; **32**: 289–292.

99. Taraboulos A, Jendroska K, Serban D *et al*. Regional mapping of prion proteins in brain. *Proc Nat Acad Sci USA* 1992; **89**: 7620–7624.

100. Bahn NM, Parchi P. Abnormal diffusionweighted magnetic resonance images in Creutzfeldt–Jakob disease. *Arch Neurol* 1999; **56**: 577–583.

101. Mori S, van Zijl PCM. Fiber tracking: priniciples and strategies: a technical review. *NMR Biomed* 2002; **15**: 468–480.

Estudo de caso 29.1
Infecção por *Nocardia*

J. P. Nickerson ▪ C. G. Filippi
University of Vermont, Burlington, EUA

Histórico
Uma mulher de 50 anos apresentou-se ao departamento da emergência com desorientação seguida por crises tônico-clônicas generalizadas presenciadas.

Técnica
As imagens-padrão de ressonância magnética incluindo imagens ponderadas em difusão, mapa de coeficiente de difusão aparente e espectroscopia foram obtidas a 3 T.

Achados de imagem
A espectroscopia de *voxel* foi colocada sobre uma área de prolongamento T_2 no lobo temporal posterior esquerdo. Um pico duplo de 1,3 ppm correspondeu ao aumento de lactato neste local. Após a administração de gadolínio, foi identificado um foco de realce anelar com edema vasogênico circundante. A área central de prolongamento T_1 demonstrou difusão restrita em imagens ponderadas em difusão e baixo sinal correspondente no mapa de coeficiente de difusão aparente.

Discussão
Após a imagem inicial, houve a preocupação de que esta lesão representasse um tumor cerebral primário. A paciente foi levada à sala de cirurgia, onde foi obtido material purulento proveniente da lesão do lobo temporal. A cultura revelou *Nocardia asteroides*. A antibioticoterapia apropriada foi iniciada, e a paciente era assintomática em consultas de acompanhamento. O achado de aumento de lactato no

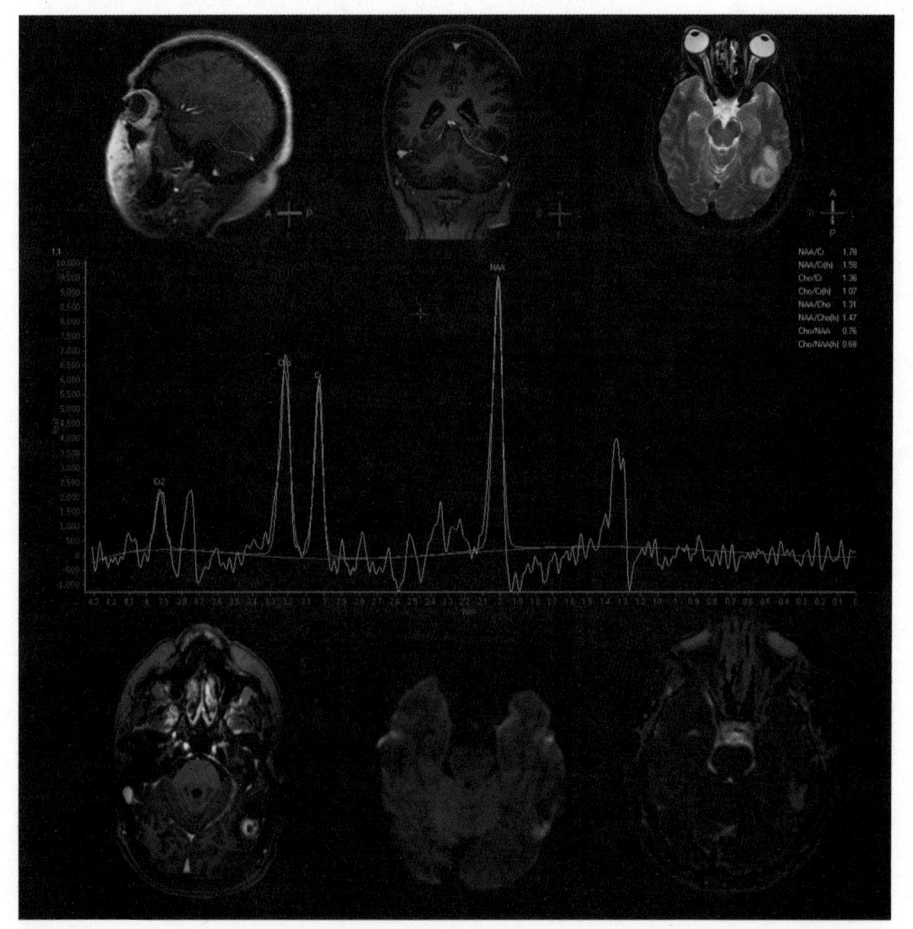

Fig. 29.C1.1

interior da lesão com realce anelar indica metabolismo anaeróbico. A restrição de difusão na região central de não aumento é característica de um abscesso piogênico. Embora a infecção por *Nocardia* seja mais tipicamente associada a pacientes imunodeficientes, este paciente não teve nenhum fator de risco conhecido.

Pontos principais

- Elevação de lactato está associada a metabolismo anaeróbico em infecções piogênicas.
- Abscesso piogênico caracteristicamente demonstra a difusão restrita central.

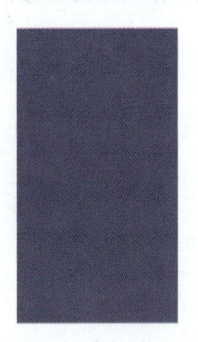

Estudo de caso 29.2
Tuberculose do sistema nervoso central

J. P. Nickerson ▪ C. G. Filippi
University of Vermont, Burlington, EUA

Histórico
Uma mulher de 50 anos da Índia apresentou-se a seu médico da atenção primária com distúrbio da marcha. Ela não tinha outros sintomas constitucionais.

Técnica
Foram adquiridas as imagens-padrão de ressonância magnética e um estudo dinâmico da perfusão pela MR 3 T.

Achados de imagem
Houve prolongamento de T_2 em toda a ponte, estendendo-se até o *brachium conjunctivum* e hemisférios cerebelares, com hipointensidade central nas imagens FLAIR T_2 (A). Depois de gadolínio, uma lesão com realce anelar foi identificada correspondendo à região de encurtamento de T_2 (B). A perfusão dinâmica pela ressonância magnética demonstrou uma região correspondente de diminuição do volume sanguíneo cerebral (CBV) (C-D) associada à diminuição do fluxo de sangue central e aumento do fluxo sanguíneo periférico (E) e com acentuado aumento do tempo para pico central (F). As imagens DWI (G) não mostraram restrição à difusão e nenhuma diminuição focal no coeficiente de difusão aparente no mapa de ADC (H).

Discussão
Radiografia e tomografia computadorizada de tórax demonstraram adenopatia hilar, e foi considerado um diagnóstico de sarcoidose. A

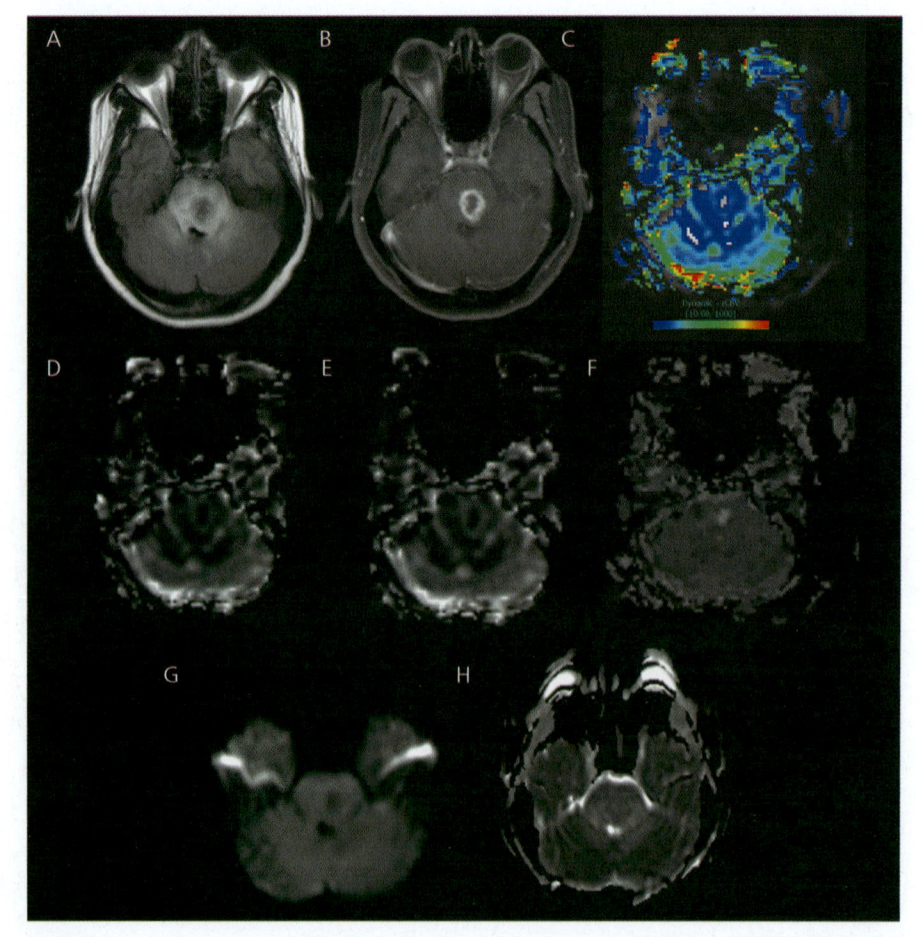

Fig. 29.C2.1

paciente foi submetida à biopsia cerebral estereotática, bem como à biopsia pulmonar aberta. Os bacilos ácido-álcool resistentes acabaram crescendo na cultura, e foi realizado o diagnóstico de tuberculose com disseminação miliar. Foi iniciada a terapia antituberculosa e no acompanhamento de 1 ano apenas ainda existia de maneira discreta uma marcha com a base aberta e nistagmo horizontal ao olhar para a esquerda. Os achados de ressonância magnética de uma lesão com realce anelar com hiperemia periférica na perfusão com necrose central sugeriram uma lista grande de diagnósticos diferenciais, e tuberculose é mais frequentemente associada à meningite purulenta basilar. No entanto, as lesões do parênquima pulmonar são bem descritas na literatura, e uma porcentagem significativa pode demonstrar hipointensidade central em T_2.[1] Em contraste com o abscesso piogênico, o abscesso tuberculoso como característica não restringe a difusão como neste caso.

Pontos principais

- A tuberculose do sistema nervoso central pode apresentar-se como uma lesão parenquimatosa isolada com realce anelar.
- Hiperemia periférica com perfusão central diminuída pode ser observada em tuberculomas.
- O tuberculoma do sistema nervoso central costuma não causar a difusão restrita em imagens ponderadas em difusão e aparece isointensa e hipointensa.

Referência

1. Janse van Rensburg P, Andronikou S, van Toorn R, Pienaar M. Magnetic resonance imaging of miliary tuberculosis of the central nervous system in children with tuberculous meningitis. Pediatr Radiol 2008; **38**: 1306–1313.

Estudo de caso 29.3
Encefalite do Nilo Ocidental (*West Nile*)

D. Takhtani
Johns Hopkins University School of Medicine, Baltimore, EUA

Histórico
Uma mulher de 55 anos, que recentemente recebeu um transplante, apresentou-se com calafrios e piora gradual dos sintomas neurológicos.

Técnica
A ressonância magnética convencional e imagens ponderadas em difusão, incluindo o cálculo do mapa de coeficiente de difusão aparente (ADC).

Achados de imagem
As imagens FLAIR mostraram comprometimento dos núcleos da base, tálamos e cerebelo. Difusão e mapa de coeficiente de difusão aparente ao nível do mesencéfalo mostraram difusão restrita nos núcleos vermelhos.

Discussão
A infecção pelo vírus do Nilo Ocidental é uma doença contagiosa transmitida por artrópodes. A ressonância magnética mostrou envolvimento progressivo dos núcleos caudados e tálamos para o tronco cerebral e hemisférios cerebelares. A importância da substância *nigra* e o envolvimento do núcleo vermelho são incertos, mas podem ser uma pista para apoiar um diagnóstico de vírus do Nilo Ocidental.

A encefalite provoca um edema citotóxico assim como edema vasogênico. O diagnóstico diferencial com base em achados de ressonância magnética inclui a encefalite japonesa, encefalomielite disseminada aguda ou encefalopatia de Wernicke. A encefalite japonesa ou encefalomielite equina do leste pode ter achados idênticos de ressonância magnética como neste caso. A encefalopatia de Wernicke envolve corpos mamilares e os tálamos. A encefalomielite disseminada aguda é mais assimétrica e tem característica das lesões monofásicas na substância branca. Para o diagnóstico definitivo, os exames laboratoriais de soro ou no líquido cefalorraquidiano podem ser necessários para ajudar a distinguir a encefalite por vírus do Nilo Ocidental de outras encefalites. Neste paciente, o transplante era a possível fonte da infecção.

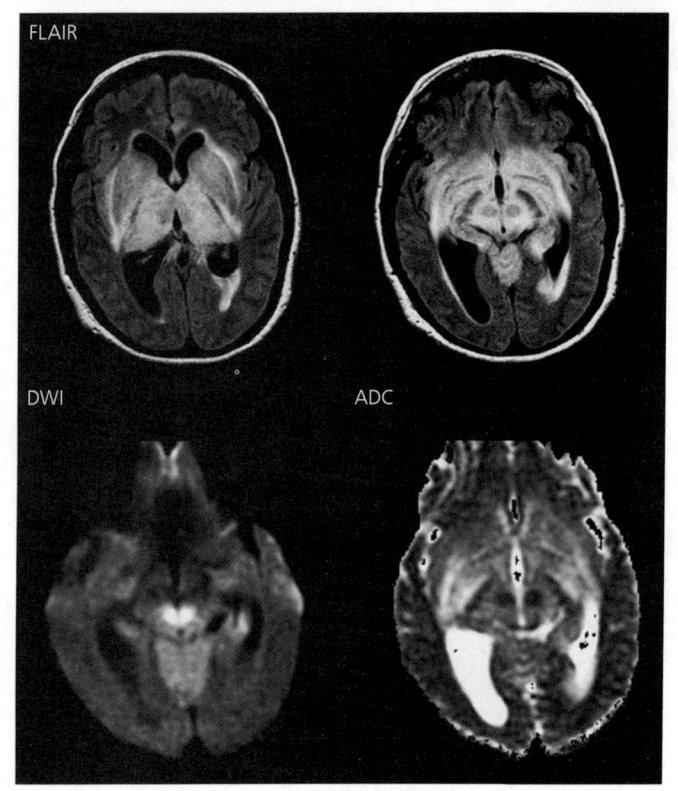

Fig. 29.C3.1

Pontos principais
- Os achados de ressonância magnética na encefalite são não específicos.
- Lesões podem mostrar difusão restrita.

Referência
1. Rosas H, Wippold II FJ. West Nile virus: case report with MR imaging findings. *AJNR Am J Neuroradiol* 2003; **24**: 1376–1378.

Estudo de caso 29.4
Doença de Creutzfeldt-Jakob examinada com imagens ponderadas em difusão

A. D. Waldman ▪ P. B. Barker

Imperial College, Londres, Reino Unido e Johns Hopkins University School of Medicine, Baltimore, EUA

Histórico
Foram examinados um homem de 58 anos de idade com doença de Creutzfeldt-Jakob esporádica, e um homem de 38 anos de idade com a variante da doença de Creutzfeldt-Jakob.

Técnica
A ressonância magnética convencional e imagens da Difusão ($b = 1.000$ s/mm^2).

Achados de imagem
Em doença de Creutzfeldt-Jakob esporádica, as imagens FLAIR e imagens ponderadas em difusão (DWI) mostraram a hiperintensidade bilateral simétrica nos núcleos caudados, putâmen e menos acentuado nos tálamos (pulvinares). O coeficiente de difusão aparente foi reduzido nestas regiões. Na forma variante da doença de Creutzfeldt-Jakob, as imagens FLAIR foram degradadas por artefatos de movimento, mas as imagens em difusão mostraram sinal alto nos tálamos (pulvinar e diencéfalo), e, de forma assimétrica, no caudado, putâmen. O coeficiente de difusão aparente (não mostrado) foi restrito no caudado e no putâmen, mas aumentou no pulvinar.

Discussão
A anormalidade de sinal mais proeminente nos tálamos do que nos núcleos da base é o "sinal pulvinar". As anormalidades de imagens

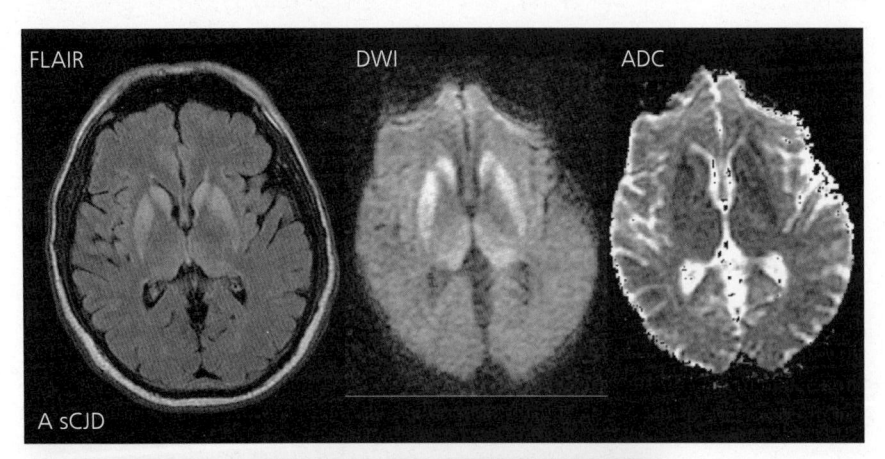

Fig. 29.C4.1

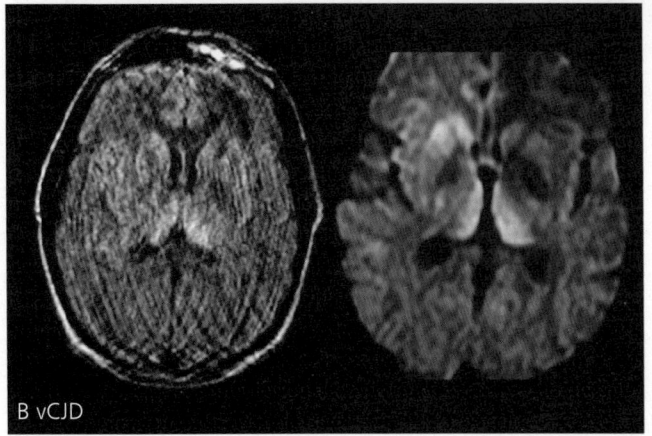

ponderadas em difusão podem ser dominadas por efeitos T_2, assim pode ser útil a análise de imagens da difusão de coeficiente de difusão aparente. O coeficiente de difusão aparente pode mudar com a progressão da doença e pode ser maior ou menor que o normal. As sequências de imagem ecoplanar usadas para DWI permitem rápida aquisição de imagem, o que minimiza a degradação da imagem a partir do movimento.

Pontos Principais

- A imagem ponderada em difusão é mais sensível que imagens FLAIR e imagens ponderadas em T_2 no diagnóstico de doença de Creutzfeldt-Jakob.
- O "sinal pulvinar" é característica da forma variante da doença de Creutzfeldt-Jakob.
- O coeficiente de difusão aparente pode ser alto ou baixo.
- As sequências rápidas ecoplanares são úteis para pacientes agitados ou confusos.
- A hiperintensidade cortical nas imagens de difusão pode ser observada na doença de Creutzfeldt-Jakob esporádica e na variante da doença de Creutzfeldt-Jakob.

Referências

1. Collie DA, Summers DM, Sellar RJ, Ironside *et al*. Diagnosing variant Creutzfeldt–Jakob disease with the pulvinar sign: MR imaging findings in 86 neuropathologically confirmed cases. *AJNR Am J Neuroradiol* 2003; **24**: 1560–1569.

2. Demaerel P, Heiner L, Robberecht W, Sciot R, Wilms G. Diffusion-weighted MRI in sporadic Creutzfeldt–Jakob disease. *Neurology* 1999; **52**: 205–208.

3. Waldman AD, Jarman P, Merry RTG. Rapid echoplanar diffusion imaging in a case of variant CJD; where speed is of the essence. *Neuroradiology* 2003; **4**: 528–531.

Capítulo 30
Espectroscopia pela ressonância magnética (MRS) na desmielinização e na inflamação

Gioacchino Tedeschi ■ Simona Bonavita

Introdução

A espectroscopia pela ressonância magnética (MRS) fornece informações metabólicas *in vivo* nas doenças do sistema nervoso central. Este capítulo trata da aplicação da MRS de próton para o estudo dos distúrbios desmielinizantes e inflamatórios adquiridos do sistema nervoso central.

São discutidos os principais achados a partir dos estudos de *voxel* único de MRS. A escolha da técnica depende da doença a ser considerada e sobre as questões colocadas. Tanto a MRS quanto as imagens da MRS têm vantagens e desvantagens. A primeira é mais fácil de realizar de forma quantitativa, e é bem adequada para o estudo de lesões focais ou locais únicos do cérebro, mas fornece uma cobertura anatômica limitada. Por outro lado, as imagens de MRS permitem uma amostragem regional mais ampla de distúrbios difusos do sistema nervoso central, bem como de lesões maiores e mais heterogêneas, mas na maioria da vezes produz relações de metabólitos e podem ter menor sensibilidade e especificidade bioquímica. Nos dois casos, deve-se levar em consideração que a resolução máxima de aproximadamente 0,5 cm^3 do tamanho do *voxel* pode muitas vezes ser grande demais para avaliar lesões pequenas ou pequenas estruturas do sistema nervoso central.

O uso da MRS tem rendido grandes contribuições para compreender os mecanismos da doença e tem aberto novas perspectivas no tratamento de várias doenças do sistema nervoso central.

Esclerose múltipla

A esclerose múltipla é uma doença complexa cuja principal característica patológica é considerada há muito tempo como sendo a ocorrência de focos múltiplos de inflamação e desmielinização na substância branca do sistema nervoso central. Apesar de as evidências da patologia axonal dentro e ao redor das lesões terem sido reconhecidas desde a época de Charcot, só recentemente é que os estudos histopatológicos têm demonstrado que as alterações destrutivas ou degenerativas com perda axonal são relativamente comuns em lesões da esclerose múltipla, e que a extensão da patologia neuronal tanto na substância branca quanto na substância cinzenta pode ser importante.

Há quatro padrões característicos de progressão clínica da doença que são amplamente reconhecidos:[1] reincidente-recorrente, caracterizado por recidivas da doença, com recuperação completa ou com sequelas e déficit residual após a recuperação, e sem progressão entre as recidivas; primário-progressivo, caracterizado pela progressão da doença desde o início, sem exacerbações agudas, platôs ocasionais e possíveis melhoras temporárias, porém pequenas; secundário-progressivo, caracterizado pela progressão constante da doença, com ou sem recidivas ocasionais sobrepostas, remissões menores e platôs seguidas de períodos de doença remitente-recorrente claramente definida, e entre as recidivas de constante progressão da deficiência; e, finalmente, recidivo-progressivo, caracterizado por progressão da doença desde o início, mas com recidivas claras, com ou sem recuperação total, durante o curso da doença.

Embora a ressonância magnética convencional seja uma ferramenta sensível não invasiva para auxiliar no diagnóstico de esclerose múltipla, apresenta capacidade limitada para discriminar a heterogeneidade histopatológica de placas de esclerose múltipla, ou detectar o envolvimento da substância branca além delas. Em comparação, MRS prevê especificidade patológica adicional e tem desempenhado um papel importante no estudo de esclerose múltipla. Formou o fundamento dos conceitos agora bem aceitos sobre patologia axonal, o envolvimento difuso da substância branca, a heterogeneidade da lesão e o envolvimento da substância cinzenta. Mais recentemente, uma série de estudos com tempo de eco curto (TE) e estudos de MRS com alto campo magnético contribuíram ainda, para nosso conhecimento sobre o metabolismo cerebral em esclerose múltipla.

Em lesões agudas, a MRS pode revelar um aumento de colina e presença de lactato, refletindo o aumento do colapso da membrana (desmielinização) e infiltração de macrófagos (inflamação ou disfunção mitocondrial), respectivamente.[2] Nas lesões agudas desmielinizantes grandes, também pode ocorrer uma diminuição do sinal da creatina, refletindo comprometimento no metabolismo dos oligodendrócitos (como a creatina está concentrada principalmente em células gliais).[3] Estudos com tempo de eco curto registraram aumentos transitórios nas ressonâncias de lipídeo e mio-inositol (mI), possivelmente liberados durante a quebra de mielina.[4] Todas essas mudanças são geralmente seguidas por uma diminuição de marcador neuronal N-acetilaspartato (NAA),[2] que talvez seja uma consequência de disfunção axonal secundária.

Um método recentemente desenvolvido com tempo de eco curto em que a técnica PRESS (*point-resolved spectroscopy*) é modificada para coletar dados sobre vários valores de tempo de eco em incrementos fixos[5] gera um espectro que isola a ressonância de glutamato da glutamina. Como os registros histopatológicos de esclerose múltipla têm mostrado evidência de uma ligação entre a lesão axonal nas lesões ativas e o metabolismo comprometido de glutamato, este método foi aplicado a 3 T. As concentrações de glutamato estavam elevadas em lesões agudas e na substância branca aparentemente normal; mI e colina estavam elevados nas lesões agudas, enquanto o NAA era significativamente menor nas lesões crônicas do que nas agudas (Fig. 30.1).[6] Estes resultados de glutamato estão de acordo com os infiltrados inflamatórios ativos, em que grandes quantidades de glutamato são produzidas e lançadas pelos macrófagos ativos e células da micróglia e podem ser observados como um marcador da inflamação *in vivo*, com potencial papel na lesão neuroaxonal.[6] A heterogeneidade das mudanças metabólicas está em bom acordo com a heterogeneidade histopatológica conhecida sobre as lesões de esclerose múltipla, mostrando a possível coexistência de inflamação, desmielinização, remielinização, dano axonal e infiltração de macrófagos.

Após a fase aguda, geralmente durante um período que varia de dias a semanas, os sinais da creatina e do lactato tendem a retornar aos níveis normais, enquanto os sinais da colina e lipídeos precisam de meses para retornar aos níveis basais. Ao mesmo tempo, o sinal do NAA pode aumentar e atingir níveis quase normais ou pode ficar reduzida.[7] Inicialmente, pensou-se que a queda reversível no NAA refletia a perda axonal da degeneração valleriana, enquanto agora fica claro que ela está relacionada com a disfunção e/ou os danos axonais reversíveis. Além disso, há evidência de que os danos e/ou a disfunção axonal reversível são correlacionados com o comprometimento funcional reversível.[7] Possíveis explicações para a queda inicial nos níveis de NAA, seguido de um aumento subsequente, incluem a resolução do edema, um comprometimento transitório da produção de NAA mitocondrial, e a migração para a lesão ou a proliferação local de células progenitoras dos astrócitos oligodendrócitos tipo II adultos, que também contêm NAA. Os estudos correlacionando os achados de MRS e os imunopatológicos de lesões cerebrais da esclerose múltipla confirmaram que a diminuição do sinal de NAA se correlaciona com a perda axonal, enquanto o aumento do sinal de colina correlaciona-se com desmielinização ativa e/ou gliose.[8]

É importante notar que as alterações espectroscópicas observadas em placas agudas de esclerose múltipla são geralmente muito semelhantes aos espectros observados em tumores cerebrais de alto grau (colina alta, NAA baixo, aumento de lactato etc.), e isto deve ser mantido em mente ao avaliar as curvas espectrais de pacientes com lesões cerebrais sem diagnóstico. Em particular, uma placa tumefata de esclerose múltipla pode ser facilmente mal diagnosticada como astrocitoma anaplásico ou glioblastoma multiforme, com base no padrão espectral da lesão. A MRS com tempo de eco curto de *voxel* único realizada em quatro pacientes com lesão expansiva intraparenquimatosa[9] mostrou elevação não específica da colina, presença de Lac e picos de lipídeos, diminuição do NAA e elevação acentuada dos picos de Glu + Gln (Glx) (costumam não ser observados em processos neoplásicos agressivos intra-axiais) (Fig. 30.2). A análise do liquor, biopsia do cérebro e acompanhamento clínico confirmou o diagnóstico de esclerose múltipla sugerido pela presença do pico de Glx.

Outra grande contribuição da MRS foi no estudo da substância branca aparentemente normal.[10] A redução do sinal NAA foi encontrada na substância branca aparentemente normal adjacente às lesões, bem como distante de lesões (Fig. 30.3). Este achado pode refletir a disfunção de axônios que atravessa as lesões macroscópicas de esclerose múltipla, conforme demonstrado pelo achado de alterações reversíveis da NAA na substância branca aparentemente normal do hemisfério contralateral à lesão solitária aguda da

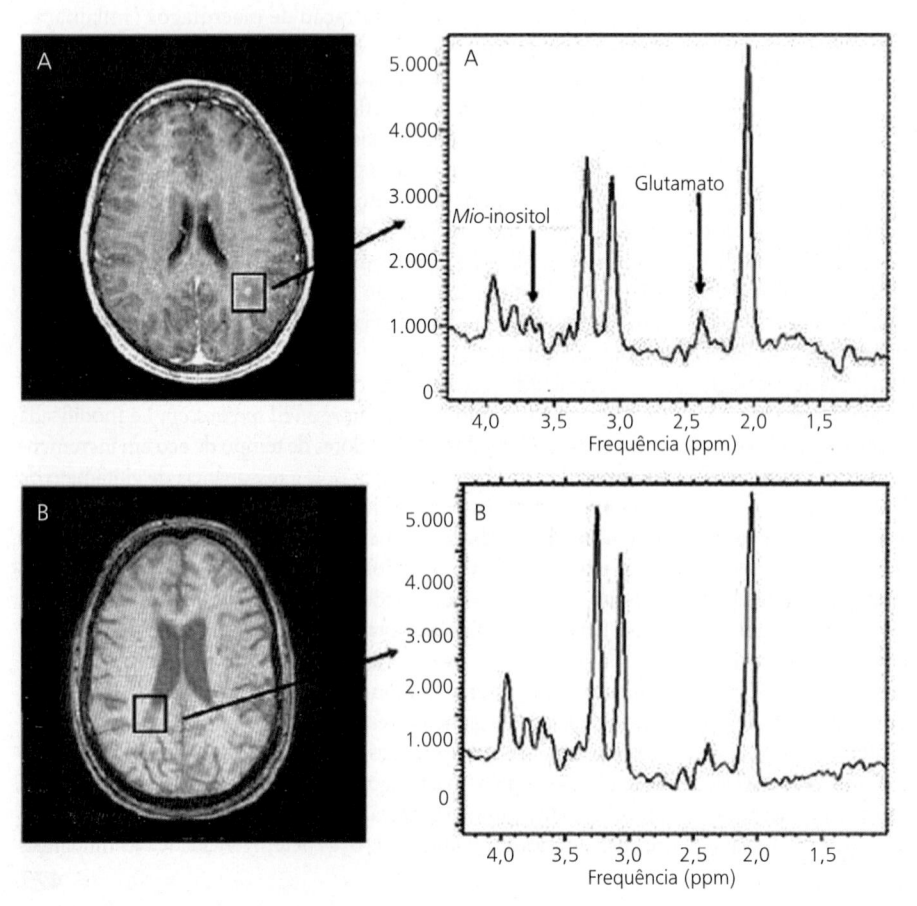

Fig. 30.1 Espectro representativo ponderado em tempo de eco da técnica PRESS a partir de um *voxel* único de 8 mL individual em torno de uma lesão aguda com realce (A) e uma lesão crônica (B). (De Srinivasan *et al.* 2005, com permissão.[6])

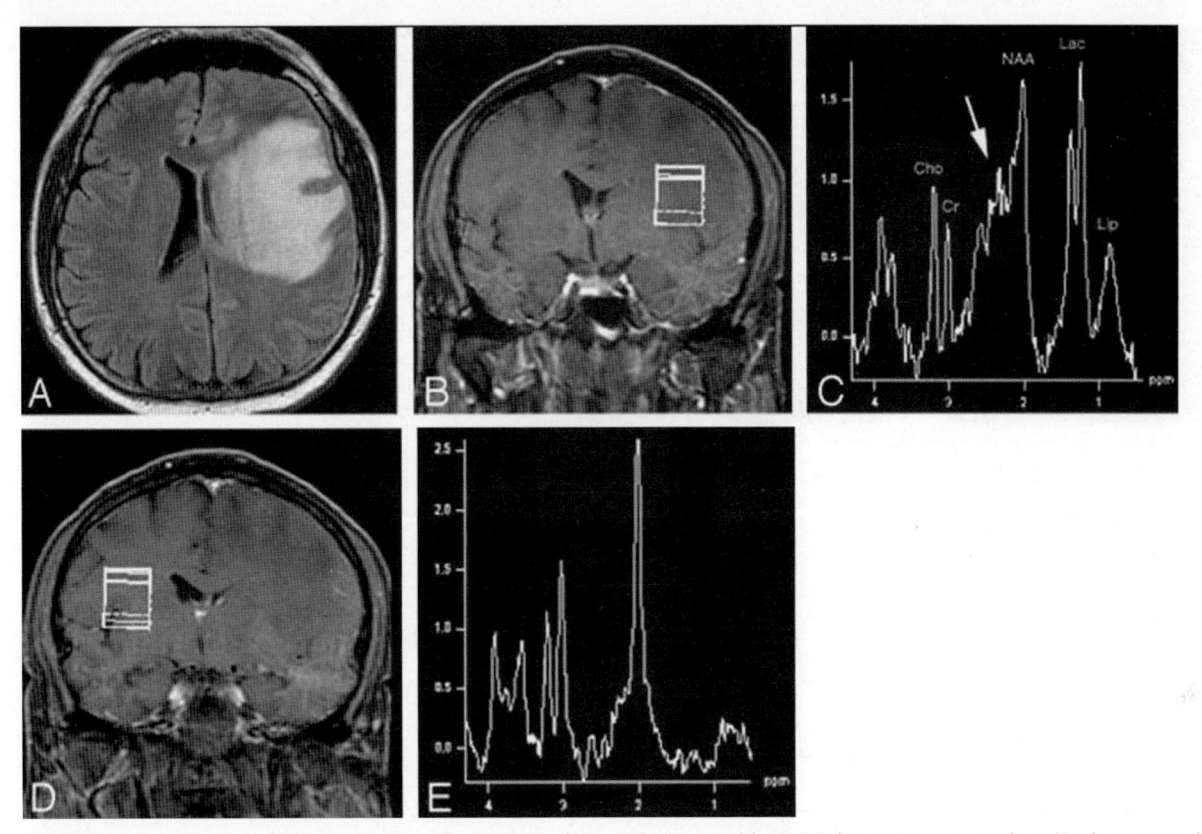

Fig. 30.2 A lesão expansiva intraparenquimatosa (A) na imagem de ressonância magnética FLAIR demonstra uma grande região de aumento de intensidade de sinal em T_2 nos lobos frontal e temporal, principalmente na substância branca e se estendendo até o corpo caloso. A lesão está exercendo efeito de massa com compressão do ventrículo lateral esquerdo e herniação subfalcina da esquerda para a direita. Não houve realce significativo da lesão nas imagens pós-contraste. (B) Localização do *voxel* para MRS de próton da massa. (C) A MRS de próton da anormalidade mostra ligeira elevação de colina, presença de lipídeos e elevação acentuada de lactato. Há elevação muito significativa dos picos de glutamato (Glu) (seta). Esta lesão expansiva grande solitária sem realce é outro exemplo da aparência variada das imagens na esclerose múltipla tumefata. (D) Localização do *voxel* para MRS de próton do controle contralateral. (E) MRS de próton normal do controle contralateral. (Fonte: Cianfoni *et al.* 2007, com permissão.[9])

esclerose múltipla (Fig. 30.4), ou anormalidades focais microscópicas situando-se abaixo da potência de detecção de ressonância magnética convencional.[11] As alterações espectroscópicas na substância branca aparentemente normal podem incluir também um aumento do sinal de creatina, interpretadas como sugerindo gliose em curso, possivelmente reativas a processos inflamatórios subclínicos.[12] Além disso, os estudos de imagens de MRS identificaram alterações espectroscópicas na substância branca aparentemente normal (aumentos regionais de colina e lipídeos móveis e uma diminuição de NAA) que sugerem desmielinização em curso e disfunção axonal, o que pode preceder por vários meses o aparecimento de anormalidades visíveis na ressonância magnética.[4,13] Os dados de imagens de MRS que mostram sinais de lipídeos nas regiões que só mais tarde desenvolvem novas lesões "visíveis em T_2" confirmam que patologia moderada da mielina focal pode anteceder o desenvolvimento de inflamações aguda e grave. Além disso, o aumento de mI na substância branca aparentemente normal de ambos os pacientes com síndromes clinicamente isolados e aqueles com esclerose múltipla estabelecida sugerem um aumento significativo na atividade das células gliais.

Várias publicações têm registrado mudanças metabólitas da substância cinzenta cortical em esclerose múltipla,[14,15] mesmo nas fases iniciais da doença. Uma redução da NAA também tem sido encontrada no tálamo (Figs. 30.5 e 30.6) dos pacientes com esclerose múltipla.[16,17] Na substância cinzenta cortical de pacientes com início de esclerose múltipla reincidente-recorrente, as imagens de MRS com tempo de eco curto mostraram uma redução de colina, NAA e Glx, sem uma redução significativa de mI, sendo o último geralmente presentes na perda glial, já que as reduções de Glx poderiam marcar disfunção metabólica e perda de neurônios e células gliais, estes dados sugerem disfunção metabólica neuronal ou perda ou ambos.[18] Portanto, fica evidente que a esclerose múltipla afeta o sistema nervoso central de forma mais difusa e, sobretudo, a substância cinzenta está envolvida na doença. Este fato tem um impacto direto clínico e está de acordo com o achado frequente de déficits cognitivos em pacientes com esclerose múltipla.

Uma série de estudos são voltados para a relação entre deficiência e dados de MRS. A primeira constatação em questão é que a deficiência está relacionada com a redução do sinal da NAA. A segunda, talvez um achado menos esperado, é que a deficiência é mais dependente da redução da NAA em substância branca aparentemente normal do que nas lesões visíveis nas sequências convencionais de ressonância magnética. É possível que, embora a perda e/ou dano axonal seja menos

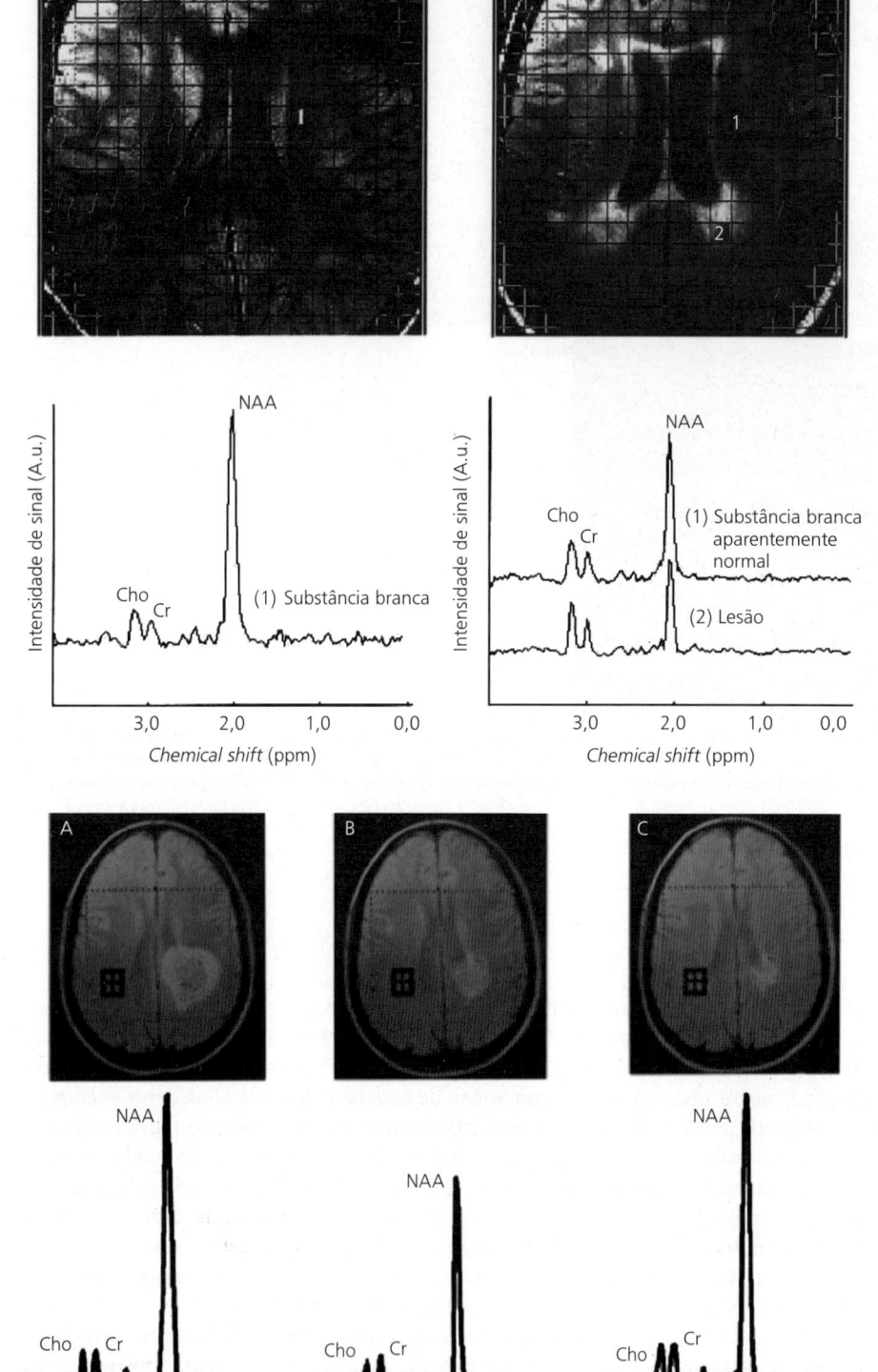

Fig. 30.3 Esclerose múltipla. A ressonância magnética ponderada em T_2 (superior) e espectros de prótons (abaixo) de um indivíduo de controle normal (A) e um paciente com esclerose múltipla (B). Os espectros foram selecionados entre os *voxels* indicados na ressonância magnética (1 no controle normal, 1 e 2 no paciente com esclerose múltipla). A relação N-acetilaspartato (NAA) creatina (Cr) é menor em *voxel* dentro da substância branca aparentemente normal de pacientes com esclerose múltipla que nos de substância branca normal do grupo-controle, e menor ainda em *voxel* a partir de lesões nos pacientes. (Fonte: Fu *et al.* 1998, com permissão.[10])

Fig. 30.4 A imagem de MRS de um paciente com esclerose múltipla realizado durante a fase aguda (A), 1 mês depois (B) e 6 meses depois (C). As imagens mostram uma lesão grande, solitária, desmielinizante que diminui de tamanho ao longo do tempo (superior). Volume espectroscópico de interesses é mostrado pela linha pontilhada, em cada ressonância magnética transversal. Os espectros de média entre *voxels* localizados em substância branca aparentemente normal contralateral e homóloga à lesão desmielinizante (pequenos quadrados nos painéis da parte superior) são mostrados nos painéis da parte inferior. Observe a diminuição significativa do N-acetilaspartato (NAA) com relação à creatina de intensidade de ressonância 1 mês após a fase aguda da doença (centro inferior) e sua recuperação completa em 6 meses (canto inferior direito). (Fonte: De Stefano *et al.* 1999, sob permissão.[11])

grave na substância branca aparentemente normal do que em lesões individuais, a substância branca aparentemente normal representa a maior massa da substância branca e, portanto, pode ser proporcionalmente mais relevante para o desenvolvimento de deficiência clínica. Nos pacientes com início de esclerose múltipla reincidente-remitente, as concentrações de Glx da substância cinzenta cortical e mI da substância branca aparentemente normal têm correlação com o resultado clínico mais consistente do que o NAA nas mesmas regiões de interesse,[18] sugerindo que a proliferação glial é associada a um efeito negativo sobre a função clínica, pelo menos no início da doença.

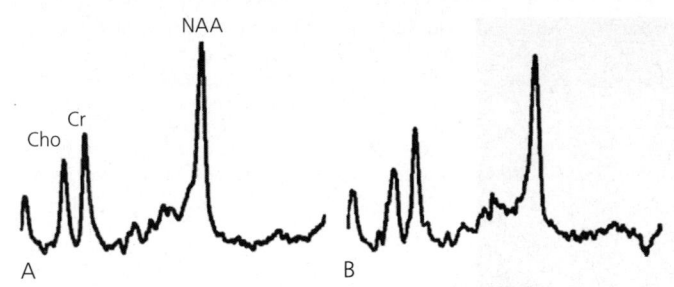

Fig. 30.5 Os espectros de regiões talâmicas de um indivíduo do grupo-controle (A) e um paciente com esclerose múltipla reincidente-recorrente (B). O pico de N-acetilaspartato (NAA) é menor no paciente que no controle, enquanto nenhuma diferença pode ser verificada na creatina e na colina.
(Fonte: Wylezinska et al. 2003, sob permissão.[17])

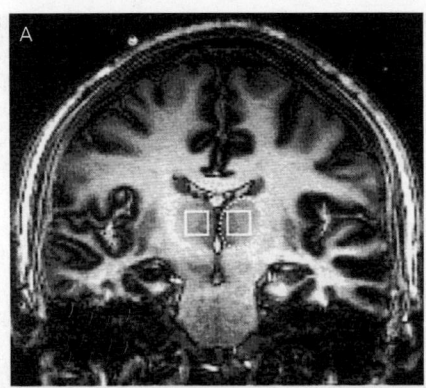

Fig. 30.6 Volumes típicos de interesse selecionados dentro da região talâmica (usando o plano coronal), e a substância branca frontal (A), no plano axial (B) e no plano coronal (C)
(Fonte: Wylezinska et al. 2003, sob permissão.[17])

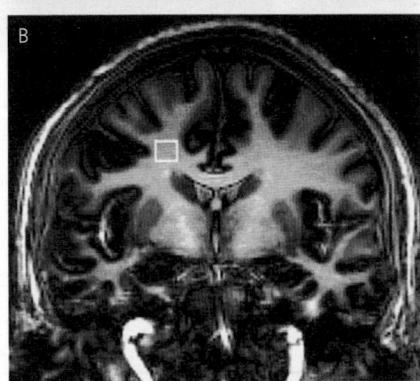

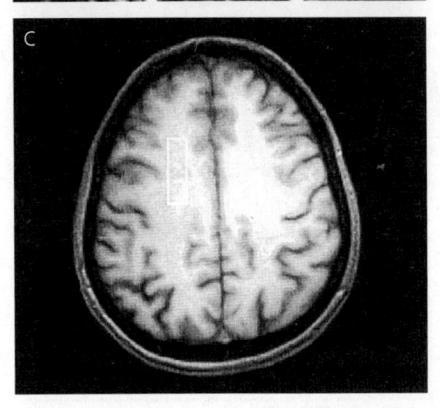

Recentes avanços na técnica de MRS têm permitido MRS da medula espinal tanto a 1,5 T[19] quanto a 3 T,[20] possibilitando assim uma melhor correlação entre os dados da MRS e deficiência clínica. Em pacientes com esclerose múltipla e com recidiva de medula espinal, a concentração de NAA foi significativamente reduzida (Figs. 30.7 e 30.8) e correlacionada com a função do membro superior, enquanto mI e creatina eram mais elevados nos pacientes com maior deficiência global e incapacidade dos membros superiores, respectivamente.

Outro dado importante é a correlação entre os dados de MRS e a forma clínica da doença.[21,22] A redução da NAA mostrou diferenças significativas de grupo entre os pacientes com as diversas formas de esclerose múltipla, com a esclerose múltipla secundária-progressiva com mais dano neuronal (Figs. 30.9 e 30.10). Mais uma vez, parece que as anormalidades metabólicas da substância branca aparentemente normal são mais relevantes do que aos das lesões, sugerindo que o acúmulo de patologia microscópica na substância branca aparentemente normal é de grande relevância para a determinação da evolução clínica da esclerose múltipla. Na verdade, os níveis de NAA na substância branca aparentemente normal variam de um sinal de NAA bastante normal em pacientes com síndrome clinicamente isolada para uma diminuição acentuada dos níveis de NAA nas formas crônicas progressivas. As evidências indiretas de dano axonal precoce derivam da constatação de que a redução do NAA parece correlacionar-se com o estado clínico do paciente, quanto mais grave o nível de deficiência, mais rápida a queda do NAA.[23]

Uma série de estudos de MRS mostra que o dano axonal pode acontecer no início do curso da doença. Os dados que mostram que alterações axonais discretas podem ser evidentes em lesões de esclerose múltipla de indivíduos sem históricos de sintomas neurológicos[24] apoiam esta hipótese.

Ainda é geralmente aceito que o objeto principal do ataque imunológico na esclerose múltipla é a mielina/oligodendrócitos. Como também ocorre a lesão axonal nas lesões e os axônios em geral se projetam pelas lesões, qualquer interrupção axonal dentro das lesões será associada à degeneração walleriana fora das lesões. No entanto, a correlação entre a redução e a deficiência de NAA está longe de ser absoluta e pelo menos três fatores devem ser considerados: primeiro, a perda total axonal com base em uma medida dos níveis de NAA deve ser corrigida para a atrofia do cérebro; em segundo lugar, a localização da perda axonal é importante, e o grande valor da patologia da medula espinal não se reflete muito por alterações no NAA cerebral; em terceiro lugar, a plasticidade cerebral pode mascarar o acúmulo de perda e danos axonais. Os estudos utilizando MRS indicam que a progressão da lesão axonal na esclerose múltipla é difusa e inexorável e claramente acompanha até as primeiras alterações inflamatórias. Nos estágios iniciais da doença, porém, tanto a reorganização adaptativa cortical quanto a redistribuição dos canais iônicos podem alcançar recuperação funcional completa e fazer com que a degeneração neuronal permaneça subclínica. O desenvolvimento da incapacidade permanente ocorre mais tarde, quando a plasticidade já não pode compensar uma nova lesão neuronal e axonal, e a perda axonal progride até o ponto de não retorno, que pode finalmente resultar na atrofia cerebral visível na ressonância magnética.

A descoberta de que as alterações metabólicas podem ser encontradas no início do curso da doença teve um impacto na área clínica e modificou a abordagem terapêutica para a esclerose múltipla. O advento das terapias modificadoras de doença levou a um maior

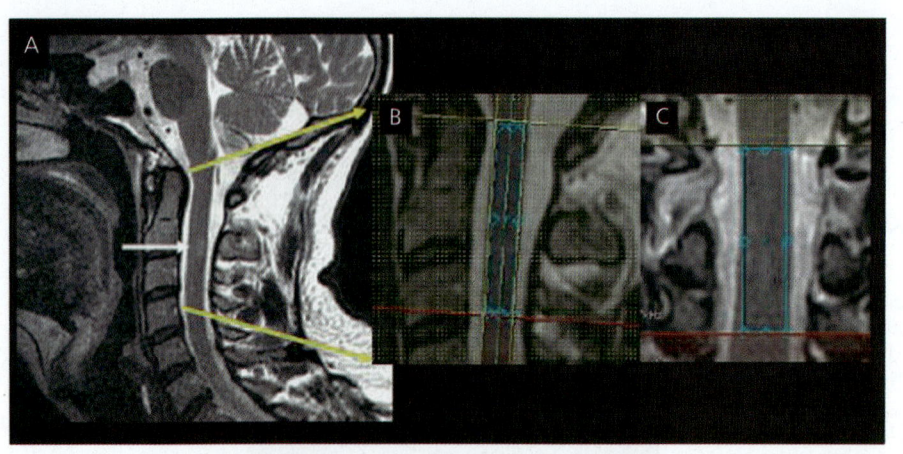

Fig. 30.7 Espectroscopia do cordão cervical. (A) Imagem sagital ponderada em T_2 da medula espinal de um paciente que apresenta uma lesão posterior em C2 e C3 (seta branca). Localização de um volume de interesse da técnica PRESS (point-resolved spectroscopy) entre C1 e C3 nas imagens sagital (B) e coronal. (Fonte: Ciccarelli et al. 2007, sob permissão.[19])

impulso para o diagnóstico preciso e precoce da esclerose múltipla e à busca de marcadores substitutos do acompanhamento terapêutico. Recentemente, a MRS tem sido usada em alguns estudos longitudinais pequenos, com o intuito de testar se as terapias medicamentosas podem reverter ou deter a progressão da lesão neuronal. O uso da MRS em pequenos estudos multicêntricos indica que, quando a aquisição de dados é padronizada, os dados de MRS podem ser altamente reprodutíveis entre os sítios.[25,26] Além disso, a reprodutibilidade das medições de MRS ao longo do tempo em indivíduos saudáveis sugere que a MRS pode ser utilizada nos ensaios de tratamento. Um protocolo padronizado de MRS foi utilizado em um subestudo recente na tentativa clínica multicêntrica da fase III clínica, com base na MRS de voxel único e análise centralizada dos dados da MRS.[27] O estudo estabeleceu que é viável o uso de níveis metabólitos carebrais (e particularmente NAA) como medida de resultado em ensaios clínicos. Por este motivo, foram recentemente recomendadas as orientações específicas para a utilização de MRS de prótons em estudos multicêntricos clínicos e terapêuticos sobre esclerose múltipla.[28]

Encefalomielite disseminada aguda

A encefalomielite disseminada aguda (ADEM) é uma doença inflamatória desmielinizante que é muitas vezes caracterizada pelas lesões difusas e múltiplas no sistema nervoso central na ressonância magnética ponderada em T_2. Embora o diagnóstico diferencial seja grande, a encefalomielite disseminada aguda é com frequência comparada à esclerose múltipla. As duas são geralmente distinguidas uma da outra por múltiplos fatores, incluindo idade de aparecimento, presença ou ausência de infecção ou imunização anterior e evidências para a síntese de imunoglobulina intratecal. Nenhuma característica da ressonância magnética pode distinguir as duas de forma confiável. A diferenciação precoce dos distúrbios é importante, pois o prognóstico e o tratamento podem diferir. Um diagnóstico de encefalomielite disseminada aguda geralmente implica que a doença poderá ser monofásica ou, se multifásica, as recidivas serão em número limitado e, com o tempo, serão recorrentes, ao passo que um diagnóstico de esclerose múltipla costuma ter um prognóstico precário a longo prazo.

Há relativamente poucos registros sobre a MRS encefalomielite disseminada aguda. As imagens de MRS de próton em um paciente com encefalomielite disseminada aguda[29] apresentaram um padrão de NAA reduzido e níveis normais de outros metabólitos. No acompanhamento, as lesões desapareceram, e o NAA voltou ao normal. Na encefalomielite disseminada aguda recorrente, no entanto, com o envolvimento mais grave, também podem ser observadas outras alterações como o aumento de colina e lactato, estas podendo não ser completamente reversíveis.

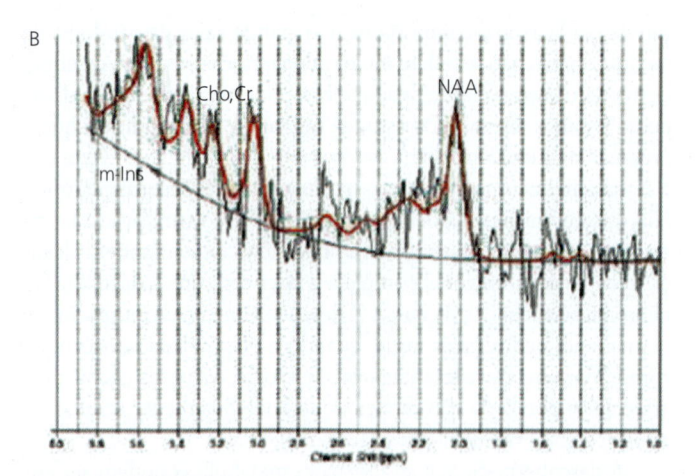

Fig. 30.8 Os espectros obtidos a partir de um sujeito-controle (A) e um paciente com esclerose múltipla (B). A concentração de N-acetilaspartato do controle foi significativamente maior que a do paciente. (Fonte: Ciccarelli et al. 2007, sob permissão.[19])

Capítulo 30 ■ Espectroscopia pela ressonância magnética (MRS) na desmielinização e na inflamação

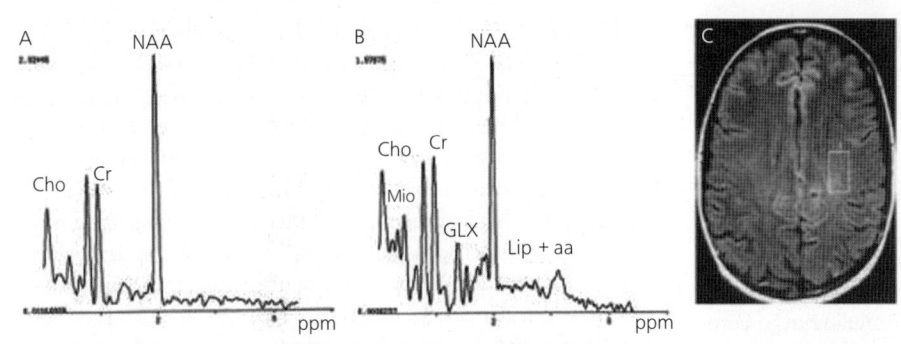

Fig. 30.9 Espectros normais em tempo de eco = 136 ms (A) e tempo de eco = 18 ms (B) com o volume de interesse (C) no centro semioval esquerdo. O eixo *x* são as frequências de ressonância de metabólitos (*chemical shift*), o eixo *y* é a amplitude do sinal em unidades arbitrárias, normalizada no pico de colina. Cho, colina; Cr, creatina, GLX, glutamina + glutamato + ácido aminobutírico; Lip + aa, lipídeos e aminoácidos; Mio, mio-inositol; NAA, N-acetilaspartato. (Fonte: Ciccarelli *et al.* 1999, sob permissão.[22])

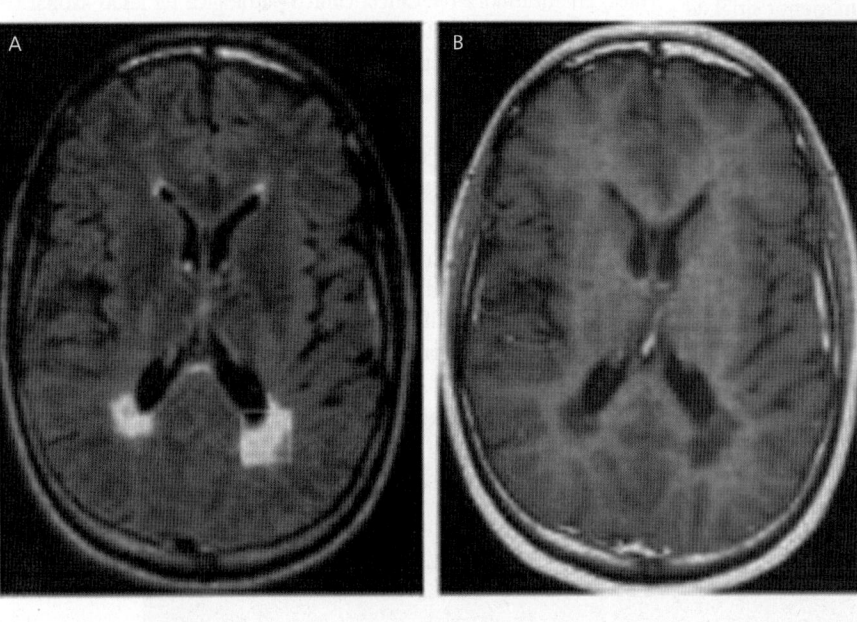

Fig. 30.10 A sequência de imagens FLAIR (A) mostrando o volume de interesse em uma lesão periventricular posterior em uma imagem ponderada em T_1 (B). Os espectros médios de lesão (cada ponto de um espectro médio é a média dos valores de cada espectro normalizado individual, onde a amplitude de colina é igual à unidade) em tempo de eco = 18 ms (DF) e tempo de eco = 136 ms (CE) em pacientes com esclerose múltipla reincidente-recorrente e secundária-progressiva (E, F). Em comparação a espectros de controle mostrados na Figura 30.9 em tempo de eco de 18 ms, as ressonâncias em 0,9 e 1,3 ppm estão aumentadas em pacientes com esclerose múltipla reincidente-recorrente (C) e esclerose múltipla secundária-progressiva (E), enquanto o mio-inositol é aumentado apenas em pacientes secundários progressivos (E). No tempo de eco de 136 ms, o N-acetilaspartato está diminuído, e a colina é aumentada (D, F) mais severamente em pacientes com esclerose múltipla secundária-progressiva (F). (Fonte: Tourbah *et al.* 1999, sob permissão.[22])

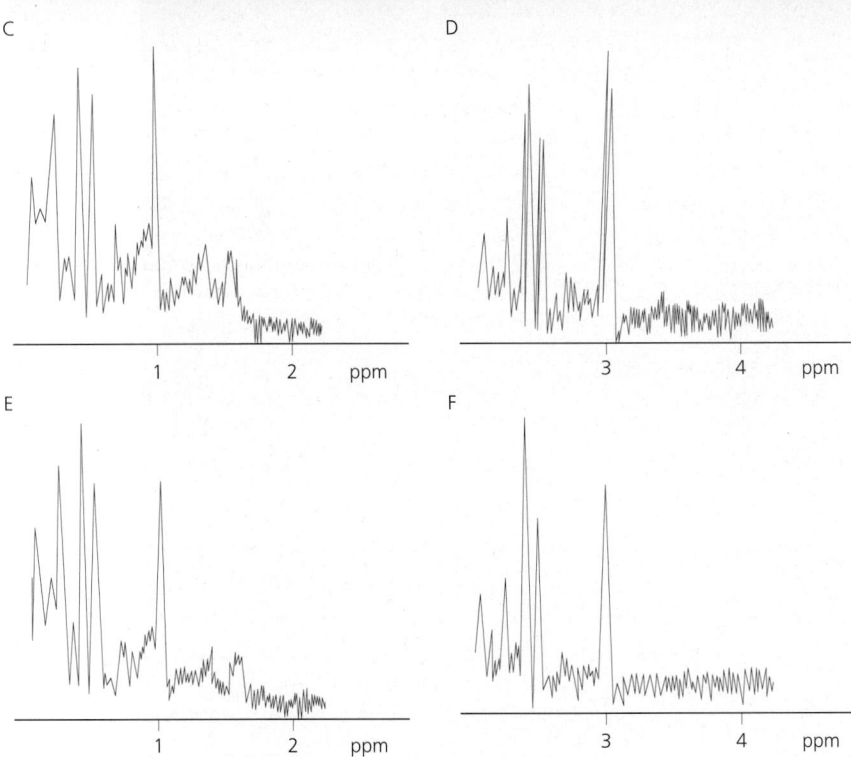

Outras condições que envolvem desmielinização

Mucolipidose tipo IV

A mucolipidose tipo IV é um distúrbio autossômico recessivo caracterizado por anormalidades envolvendo, principalmente, o olho e o cérebro. O envolvimento do sistema nervoso central é caracterizado por retardo mental e deficiência motora grave e distúrbios na fala. A ressonância magnética convencional mostra desmielinização com afinamento do corpo caloso e atrofia cerebelar. Os achados espectroscópicos são NAA difusamente diminuído, com menor sinal de NAA nos pacientes com comprometimento motor mais grave (Fig. 30.11).[30] Além disso, a moderada limitação de áreas sensoriais, como tálamo e substância cinzenta parietal, está em bom acordo com a preservação da função sensorial nesses pacientes.

CADASIL

A arteriopatia cerebral autossômica dominante (CADASIL) com infartos subcorticais e leucoencefalopatia é uma síndrome hereditária. Suas principais características radiológicas são hiperintensidades subcorticais da substância branca e pequenas lesões císticas.

Na MRS, há uma diminuição difusa no NAA cerebral (Fig. 30.12), indicando a presença de dano axonal generalizado e sugerindo que o dano axonal pode ser um achado precoce da doença. Em estudos de imagens de MRS, há uma redução significativa do NAA, colina e creatina em hiperintensidades de substância branca e hiperintensidades e substância branca aparentemente normal.[31] As alterações de metabólitos foram mais proeminentes em indivíduos mais gravemente acometidos. Estes achados sugerem lesão axonal, perda de mielina e gliose. As anormalidades neuroaxonais podem refletir danos estruturais ou insuficiência funcional neuronal secundária à patologia de substância branca. As reduções do NAA relacionadas com a deficiência clínica, enfatizando a relevância clínico-patológica da lesão axonal em arteriopatia cerebral autossômica dominante com infartos subcorticais e leucoencefalopatia. É também abordado o papel da MRS no acidente vascular encefálico isquêmico no Capítulo 14.

Xantomatose cerebrotendínea

A xantomatose cerebrotendínea é um distúrbio raro, causado por um defeito hereditário na via metabólica do colesterol. O diagnóstico precoce da doença é particularmente importante já que os pacientes se beneficiam da terapia com ácido quenodeoxixólico e estatinas (inibidores da 3-hidroxi-3-metilglutárica/coenzima A redutase). Embora a doença seja caracterizada pela presença concomitante de xantomas tendinosos,

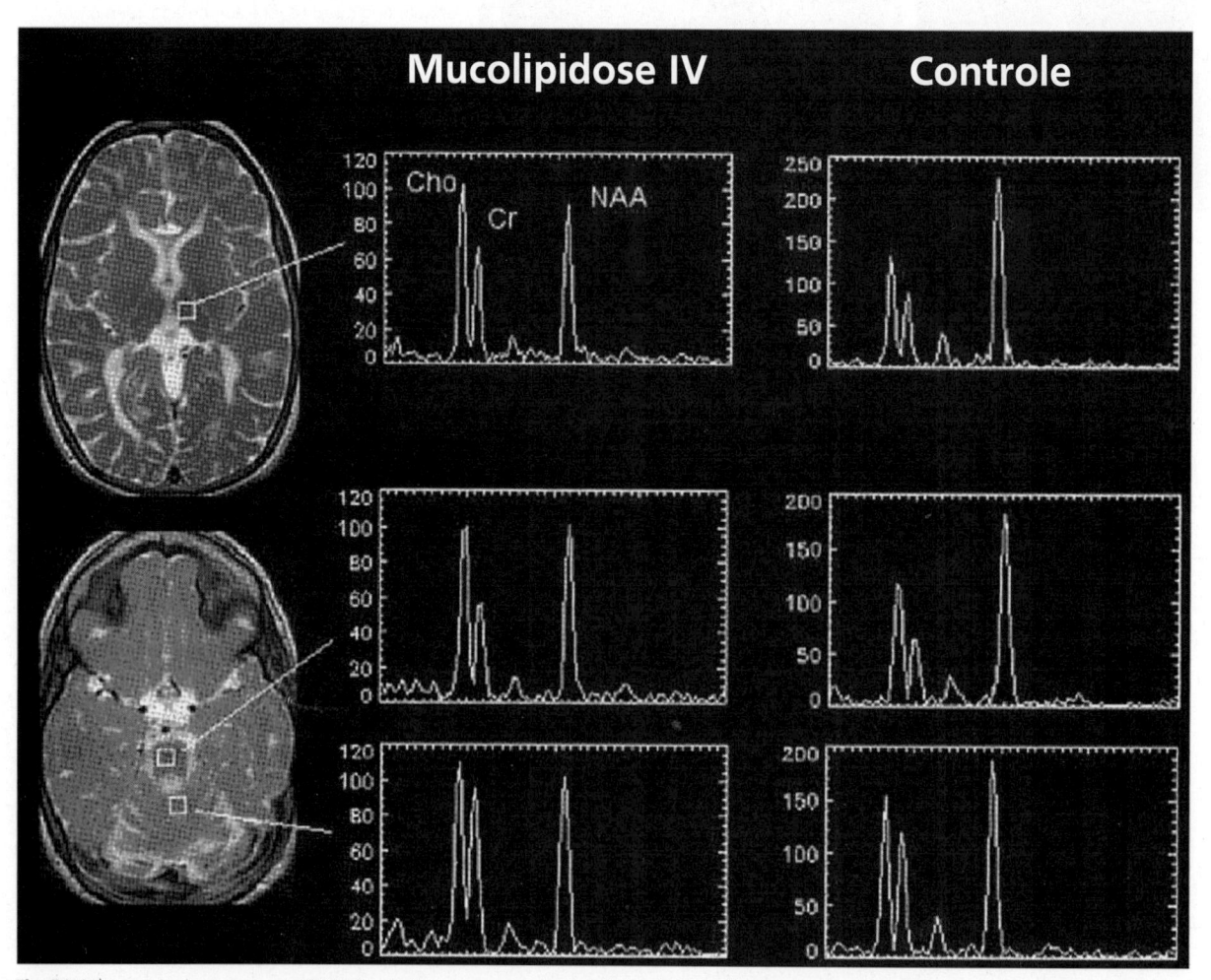

Fig. 30.11 Exemplo de espectros individuais que ilustram uma redução relativa de N-acetilaspartato (NAA) no tálamo, tronco cerebral e cerebelo em um paciente com mucolipidose IV em comparação a controle pareado por idade. (Fonte: Bonavita *et al.* 2003, sob permissão.[30])

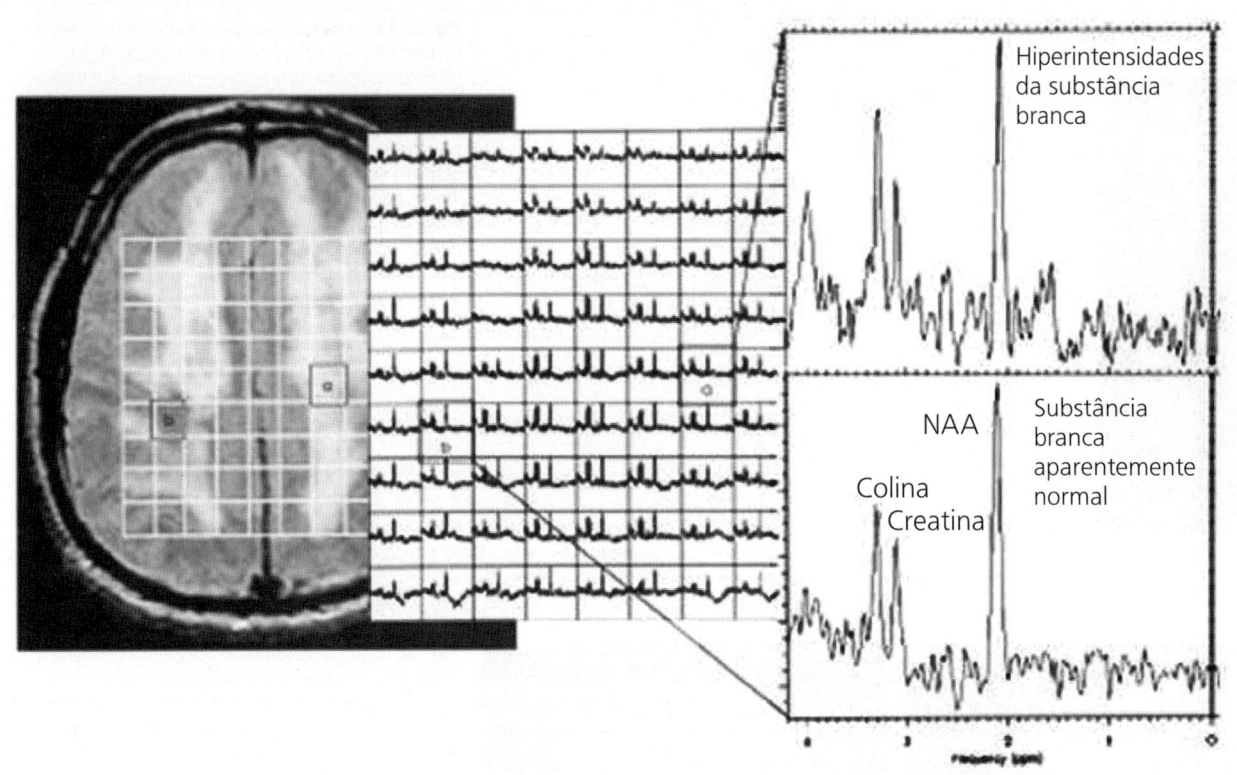

Fig. 30.12 A localização da grade na técnica PRESS (*point-resolved spectroscopy*) (com *voxel*) ao nível do centro semioval, os resultados de imagens de MRS de prótons e espectro ampliados representantes das hiperintensidades da substância branca e substância branca aparentemente normal em um paciente com arteriopatia cerebral autossômica dominante com infartos subcorticais e leucoencefalopatia. (Fonte: Auer *et al.* 2001, sob permissão.[31])

cataratas juvenis e comprometimento neurológico progressivo, estas características clínicas podem variar bastante. Os estudos neurorradiológicos vêm sugerindo que a anormalidade bilateral dos núcleos denteados pode ser típica desta doença. No entanto, este achado tem sido visto de forma inconsistente na ressonância magnética convencional. A patologia do sistema nervoso central é complexa, e se desconhecesse se quem tem importância fundamental na patogênese é a desmielinização, ou a axonopatia. Nas ressonâncias magnéticas convencionais, as hiperintensidades bilaterais dos núcleos denteados, as substâncias brancas cerebelar e cerebral e os tratos piramidais são evidentes através das imagens FLAIR e sequência T_2.

Os estudos de MRS mostraram uma diminuição significativa no NAA e aumento nos sinais de lactato em grandes regiões de interesse (Fig. 30.13) localizadas acima dos ventrículos laterais do cérebro e nos hemisférios cerebelares.[32] Além disso, os valores cerebrais de intensidades de NAA mostram estreita correlação com a incapacidade do paciente. Os dados da MRS sugerem dano axonal generalizado (como revelado pela diminuição do NAA) e disfunção mitocondrial cerebral difusa (como revelado pelo aumento do lactato).

A estreita correlação entre os valores do suposto marcador axonal NAA e resultados das deficiências dos pacientes sugere que a MRS pode fornecer uma medida útil de evolução da doença.

Síndrome de Sjögren-Larsson

A síndrome de Sjögren-Larsson é um distúrbio neurocutâneo recessivo autossômico causado por uma deficiência da enzima microssômica aldeído graxo desidrogenase. A diminuição moderada da atividade da enzima também tem sido registrada em indivíduos heterozigotos com síndrome de Sjögren-Larsson. Foi identificada a mutação genética no cromossoma 17, responsável por essa deficiência. A síndrome foi definida originalmente como uma tríade clínica que consiste de ictiose, hemiplegia ou tetraplegia espástica ou retardo mental. A ressonância magnética pode mostrar uma suspensão de mielinização, anormalidades de sinal da substância branca periventricular e o leve alargamento ventricular.

A MRS revela um pico característico, anormal de lipídeos antes mesmo da fase de dismielinazação visível em ressonância magnética. Isto sugere um acúmulo de intermediários alcoóis graxos de cadeia longa, resultando na mielinização e na dismielinização retardadas. O grau de anormalidade de substância branca na ressonância magnética e as anormalidades espectroscópicas não se correlacionam com a gravidade do quadro neurológico. O pico anormal de lipídeos de MRS também tem sido registrado em indivíduos heterozigotos com síndrome de Sjögren-Larsson, sugerindo um papel da MRS na triagem nesses heterozigotos.

Doença de Salla

Na doença de Salla, um distúrbio autossômico recessivo de armazenamento de ácido siálico livre, o ácido N-acetilneuramínico se acumula nos lisossomas de tecido cerebral. O exame da substância branca parietal com MRS revela o aumento das concentrações de NAA e creatina e diminuição da concentração de colina. É aumentada a concentração de creatina nos núcleos da base (Fig. 30.14). Com exceção da doença de Canavan, em que há uma anormalidade específica do metabolismo da NAA, a patologia do cérebro é associada tanto a níveis normais quanto reduzidos de NAA. No entanto, na

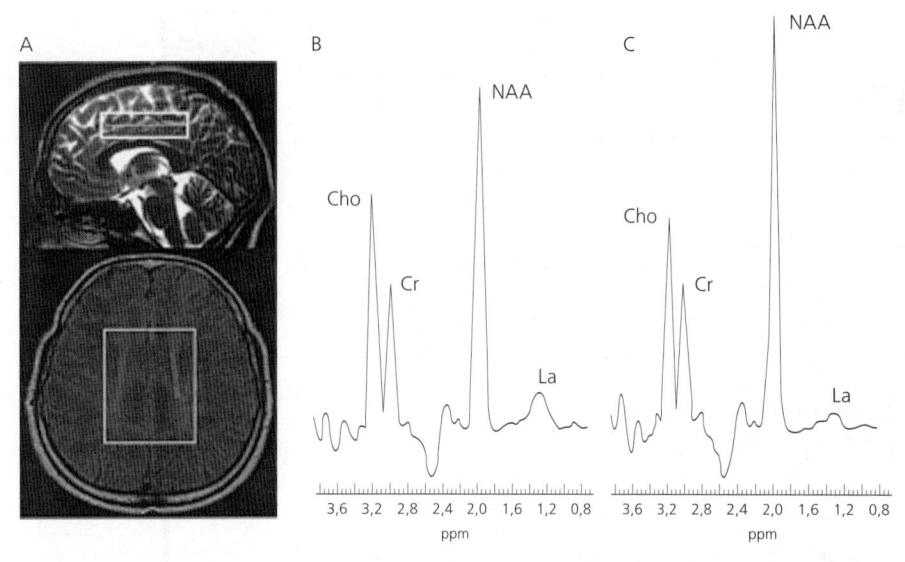

Fig. 30.13 As sequências de ressonância magnética convencional de um paciente com xantomatose cerebrotendinosa na orientação transversal e sagital, ilustrando o volume de interesse utilizado para espectroscopia (A) e o espectro com relação ao volume de interesse (B). O espectro de prótons de um controle normal (proveniente de um volume de interesse semelhante) é mostrado para comparação (C). Observe a diminuição de N-acetilaspartato (NAA) com relação à creatina e o aumento na concentração de lactato com relação de creatina no espectro do paciente. (Fonte: De Stefano et al. 2001, sob permissão.[32])

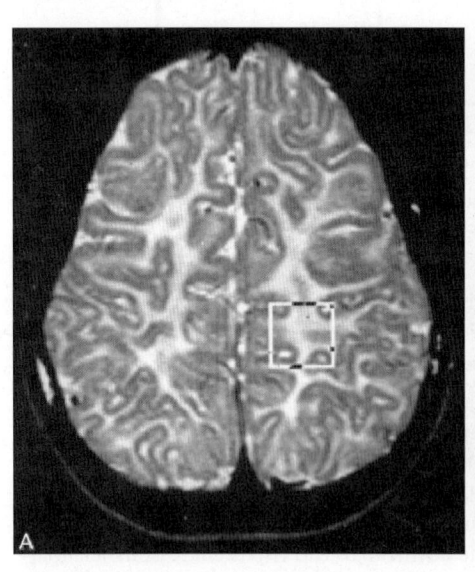

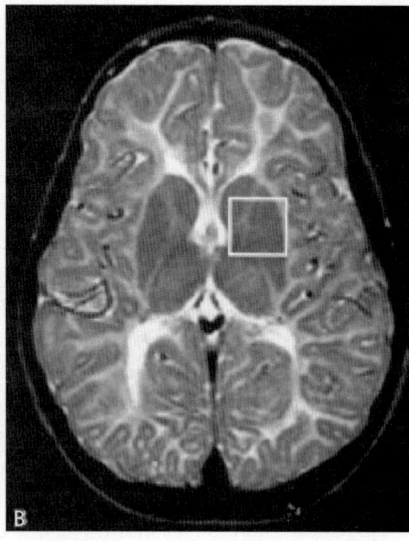

Fig. 30.14 (A) A ressonância magnética ponderada em T_2 de um paciente de 6 anos de idade com doença de Salla mostrando sinal de alta intensidade homogeneamente anormal na substância branca, indicando mielinização deficiente. A caixa indica o volume de interesse para a MRS de prótons quantitativos na substância branca parietal esquerda. (B) A localização do volume de interesse no gânglio basal esquerdo do mesmo paciente. (Fonte: Varho et al. 1999, sob permissão.[34])

doença de Salla, a ressonância de amplitude aumentada atribuída ao NAA pode conter uma contribuição do acumulado de ácido N-acetilneuramínico lisossomal, o que compensa a eventual perda de NAA.[34] A creatina alta está de acordo com o aumento da captação de glicose encontrada em estudos com fluordesoxiglicose-[^{18}F] e tomografia por emissão de posição, refletindo a demanda de aumento de energia.

Leucodistrofia em pacientes com disgenesia ovariana

Apenas quatro pacientes foram descritos com características clínicas da leucodistrofia na disgenesia ovariana, e as imagens de MRS foram bastante úteis no entendimento da fisiopatologia desta doença rara. Mostraram uma diminuição do sinal de colina na substância branca frontal, que nem sempre estava anormal na ressonância magnética convencional, e uma diminuição do sinal de NAA, na mesma região de interesse de todos pacientes, exceto uma. Os resultados espectroscópicos estavam de acordo com os achados de biopsia, que revelou hipomielinização. Um estudo de acompanhamento em uma paciente mostrou um aumento do sinal de colina e o aparecimento de lactato,[35] sugerindo, assim, que, em paralelo com um agravamento do quadro clínico, houve desmielinização ativa contínua e talvez astrocitose. A associação de hipomielinização e disgenesia ovariana sugeriu que um fator trófico hipotético poderia sustentar a mielinização e o desenvolvimento ovariano.

Referências

1. Lublin FD, Reingold SC. Defining the clinical course of multiple sclerosis: results of an international survey. National Multiple Sclerosis Society (USA) Advisory Committee on Clinical Trials of New Agents in Multiple Sclerosis. *Neurology* 1996; **46**: 907–911.

2. Kapeller P, McLean MA, Griffin CM et al. Preliminary evidence for neuronal damage in cortical grey matter and normal appearing white matter in short duration relapsing remitting

multiple sclerosis: a quantitative MR spectroscopic imaging study. *J Neurol* 2001; **248**: 131–138.

3. De Stefano N, Matthews PM, Antel JP et al. Chemical pathology of acute demyelinating lesions and its correlation with disability. *Ann Neurol* 1995; **38**: 901–909.

4. Narayana PA, Doyle TJ, Lai D, Wolinsky JS. Serial proton magnetic resonance spectroscopic imaging, contrast-enhanced magnetic resonance imaging, and quantitative lesion volumetry in multiple sclerosis. *Ann Neurol* 1998; **43**: 56–71.

5. Hurd R, Napapon S, Srinivasan R et al. Measurement of brain glutamate using TE-averaged PRESS at 3 T. *Magn Reson Med* 2004; **51**: 435–446.

6. Srinivasan R, Sailasuta N, Hurd R, Nelson S, Pelletier D. Evidence of elevated glutamate in multiple sclerosis using magnetic resonance spectroscopy at 3T. *Brain* 2005; **128**: 1016–1025.

7. De Stefano N, Matthews PM, Arnold DL. Reversible decreases in N-acetylaspartate after acute brain injury. *Magnet Reson Med* 1995; **34**: 721–727.

8. Bitsch A, Bruhn AA, Vougioukas V et al. Inflammatory CNS demyelination: histopathologic correlation with in vivo quantitative proton MR spectroscopy. *AJNR Am J Neuroradiol* 1999; **20**: 1619–1627.

9. Cianfoni A, Niku S, Imbesi SG. Metabolite findings in tumefactive demyelinating lesions utilizing short echo time proton magnetic resonance spectroscopy. *AJNR J Neuroradiol* 2007; **28**: 272–277.

10. Fu L, Matthews P, De Stefano N et al. Imaging axonal damage of normal-appearing white matter in multiple sclerosis. *Brain* 1998; **121**: 103–113.

11. De Stefano N, Narayanan S, Matthews PM et al. In vivo evidence for axonal dysfunction remote from focal cerebral demyelination of the type seen in multiple sclerosis. *Brain* 1999; **122**: 1933–1939.

12. Tedeschi G, Bonavita S, McFarland HF et al. Proton MR spectroscopic imaging in multiple sclerosis. *Neuroradiology* 2002; **44**: 37–42.

13. Tartaglia MC, Narayanan S, De Stefano N et al. Choline is increased in pre-lesional normal appearing white matter in multiple sclerosis. *J Neurol* 2002; **249**: 1382–1390.

14. Sharma R, Narayana PA, Wolinsky JS. Grey matter abnormalities in multiple sclerosis: proton magnetic resonance spectroscopic imaging. *Mult Scler* 2001; **7**: 221–226.

15. Sarchielli P, Presciutti O, Tarducci R et al. Localized (1) H magnetic resonance spectroscopy in mainly cortical gray matter of patients with multiple sclerosis. *J Neurol* 2002; **249**: 902–910.

16. Cifelli A, Arridge M, Jezzard P et al. Thalamic neurodegeneration in multiple sclerosis. *Ann Neurol* 2002; **52**: 650–653.

17. Wylezinska M, Cifelli A, Jezzard P et al. Thalamic neurodegeneration in relapsing–remitting multiple sclerosis. *Neurology* **60**: 1949–1954.

18. Chard DT, Griffin CM, McLean MA et al. Brain metabolite changes in cortical grey matter and normal-appearing white matter in clinically early relapsing-remitting multiple sclerosis *Brain* 2002; **125**: 2342–2352.

19. Ciccarelli O, Wheeler- Kingshott CA, McLean MA, M. et al. Spinal cord spectroscopy and diffusionbased tractography to assess acute disability in multiple sclerosis. *Brain* 2007; **130**: 2220–2231.

20. Marliani AF, Clementi V, Albini-Riccioli L et al. Quantitative proton magnetic resonance spectroscopy of the human cervical spinal cord at 3 tesla. *Magn Reson Med* 2007; **57**: 160–163.

21. Brex PA, Gomez-Anson B, Parker GJ et al. Proton MR spectroscopy in clinically isolated syndromes suggestive of multiple sclerosis. *J Neurol Sci* 1999; **166**: 16–22.

22. Tourbah A, Stievenart JL, Gout O et al. Localized proton magnetic resonance spectroscopy in relapsing remitting versus secondary progressive multiple sclerosis. *Neurology* 1999; **53**: 1091–1097.

23. De Stefano N, Narayanan S, Francis GS et al. Evidence of axonal damage in the early stages of multiple sclerosis and its relevance to disability. *Arch Neurol (Chicago)* 2001; **58**: 65–70.

24. Mews I, Bergmann M, Bunkowski S et al. Oligodendrocyte and axon pathology in clinically silent multiple sclerosis lesions. *Mult Scler* 1998; **4**: 55–62.

25. Narayana PA, Wolinsky JS, Rao SB et al. Multicentre proton magnetic resonance spectroscopy imaging of primary progressive multiple sclerosis. *Mult Scler* 2004; **10**(Suppl 1): S73–S78.

26. Traber F, Block W, Freymann N et al. A multicenter reproducibility study of single-voxel ^{1}HMRS of the medial temporal lobe. *Eur Radiol* 2006; **16**: 1096–1103.

27. Narayanan S, De Stefano N, Pouwels PJ et al. The effect of oral glatiramer acetate treatment on axonal integrity in multiple sclerosis: results from the multicentre CORAL MRS sub-study. *Mult Scler* 2005; **11**: 112.

28. De Stefano N, Filippi M, Miller D et al. Guidelines for using proton MR spectroscopy in multicenter clinical MS studies *Neurology* 2007; **69**: 1942–1952.

29. Bizzi A, Ulug AM, Crawford T et al. Quantitative proton MR spectroscopic imaging in acute disseminated encephalomyelitis. *AJNR Am J Neuroradiol* 2001; **22**: 1125–1130.

30. Bonavita S, Virta A, Jeffries N et al. Diffuse neuroaxonal involvement in mucolipidosis IV as assessed by proton magnetic resonance spectroscopic imaging. *J Child Neurol* 2003; **18**: 443–449.

31. Auer DP, Schirmer T, Heidenreich JO et al. Altered white and gray matter metabolism in CADASIL: a proton MR spectroscopy and MRSI study. *Neurology* 2001; **56**: 635–642.

32. De Stefano N, Dotti MT, Mortilla M et al. Magnetic resonance imaging and spectroscopic changes in brains of patients with cerebrotendinous xanthomatosis. *Brain* 2001; **124**: 121–131.

33. Willemsen MA, IJlst L, Steijlen PM et al. Clinical, biochemical and molecular genetic characteristics of 19 patients with the Sjögren–Larsson syndrome. *Brain* 2001; **124**: 1426–1437.

34. Varho T, Komu M, Sonninen P et al. A new metabolite contributing to N-acetyl signal in MRS of the brain in Salla disease. *Neurology* 1999; **53**: 1162.

35. Schiffmann R, Tedeschi G, Kinkel RP et al. Leukodystrophy in patients with ovarian dysgenesis. *Ann Neurol* 1997; **41**: 654–661.

Estudo de caso 30.1
Encefalomielite disseminada aguda (ADEM)

P. B. Barker
Johns Hopkins University School of Medicine, Baltimore, EUA

Histórico
Uma mulher de 16 anos de idade apresentou-se com dor de cabeça, vômitos e alteração do nível de consciência após febre de origem desconhecida. O hemograma mostrou aumento dos leucócitos do líquido cefalorraquidiano.

Técnica
A ressonância magnética convencional e imagens *multislice* de espectroscopia de prótons por ressonância magnética com tempo de eco longo (280 ms).

Achados de imagem
Múltiplas lesões hiperintensas em T_2, assimétricas, estavam presentes na substância branca subcortical de ambos os hemisférios. As lesões foram caracterizadas pela diminuição dos níveis de NAA (setas), mas houve ausência de outras anormalidades metabólicas. A paciente teve uma recuperação rápida e no acompanhamento mostrou ressonância magnética quase normal.

Discussão
A encefalomielite disseminada aguda monofásica com bom resultado parece mostrar redução seletiva de NAA apenas, que pode recuperar-se no exame de acompanhamento. Isso pode ser útil para a distinção da esclerose múltpla pediátrica ou encefalomielite disseminada aguda recorrente, que pode mostrar aumento de colina.

Pontos principais
- A encefalomielite disseminada aguda monofásica com bom resultado está geralmente associada ao NAA baixo apenas (sem aumento de colina).
- As diminuições do NAA às vezes podem ser reversíveis.

Referência
1. Bizzi A. Ulug AM, Crawford T *et al.* Quantitative proton MR spectroscopic imaging in acute disseminated encephalomyelitis. *AJNR Am J Neuroradiol* 2002; **22**: 1125–1130.

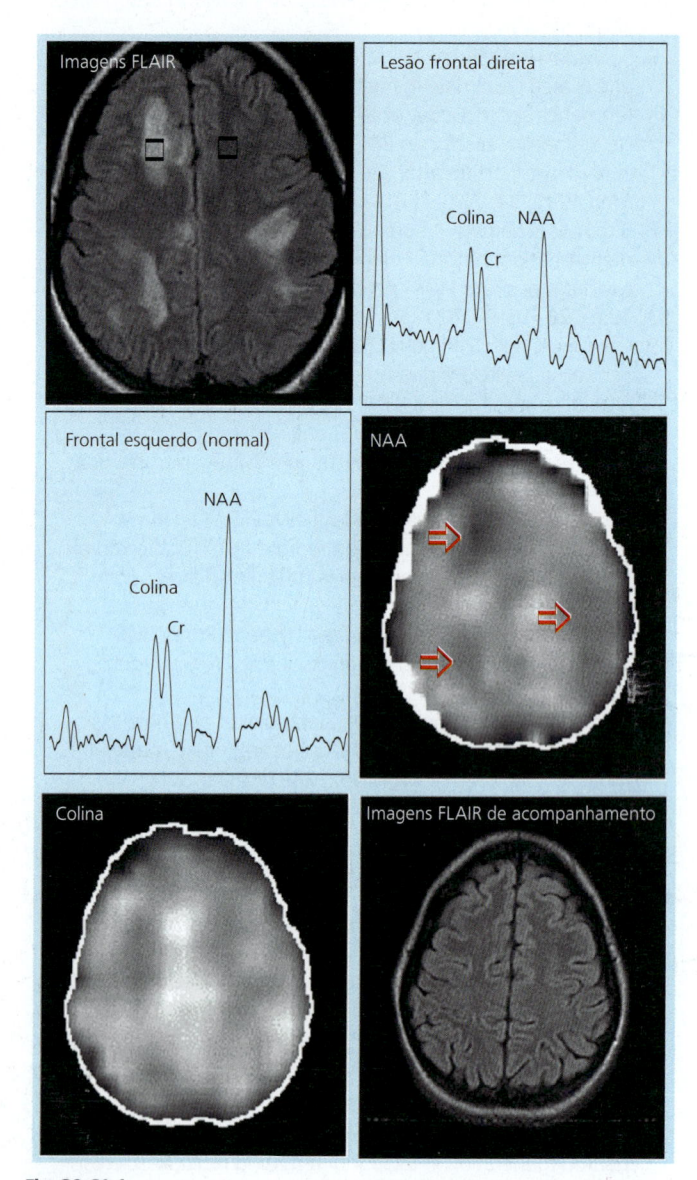

Fig. 30.C1.1

Estudo de caso 30.2
Leucoencefalopatia posterior reversível – espectroscopia pela ressonância magnética (MRSI)

P. B. Barker
Johns Hopkins University School of Medicine, Baltimore, EUA

Histórico
Uma mulher de 36 anos de idade apresentou-se com eclâmpsia, hipertensão, pancreatite e crises epilépticas.

Técnica
A ressonância magnética convencional e a espectroscopia pela ressonância magnética (MRSI) *multislice* (tempo de eco, 280 ms).

Achados de imagem
Houve hiperintensidade no lobo occipitoparietal na ressonância magnética ponderada em T_2. Essas regiões hiperintensas foram caracterizadas por baixos níveis de todos os metabólitos, compatível com o edema vasogênico (A). Regiões anteriores de substância branca com aparência normal na ressonância magnética apresentaram níveis aumentados de colina e diminuição do NAA (B). Nenhum lactato foi detectado. Dois meses depois, tanto a ressonância magnética quanto a MRSI estavam normais.

Discussão
Não é clara a patologia da síndrome de leucoencefalopatia posterior reversível. No entanto, a ausência de lactato sugere que a isquemia é pouco provável, enquanto o aumento generalizado na colina e edema vasogênico pode indicar ruptura da barreira hematoencefálica e proliferação da micróglia.[1]

Pontos principais
- Lesões na leucoencefalopatia posterior reversível são normalmente caracterizadas por baixos níveis de todos os metabólitos.
- Anormalidades metabólicas são comuns e podem ser reversíveis.
- As MRSI são convenientes para a avaliação de lesão e regiões do cérebro aparentemente normais simultaneamente.

Referência
1. Eichler FS, Wang P, Wityk RJ, Beauchamp Jr NJ, Barker PB. Diffuse metabolic abnormalities in reversible posterior leukoencephalopathy syndrome. *AJNR Am J Neuroradiol* 2002; **23**: 833–837.

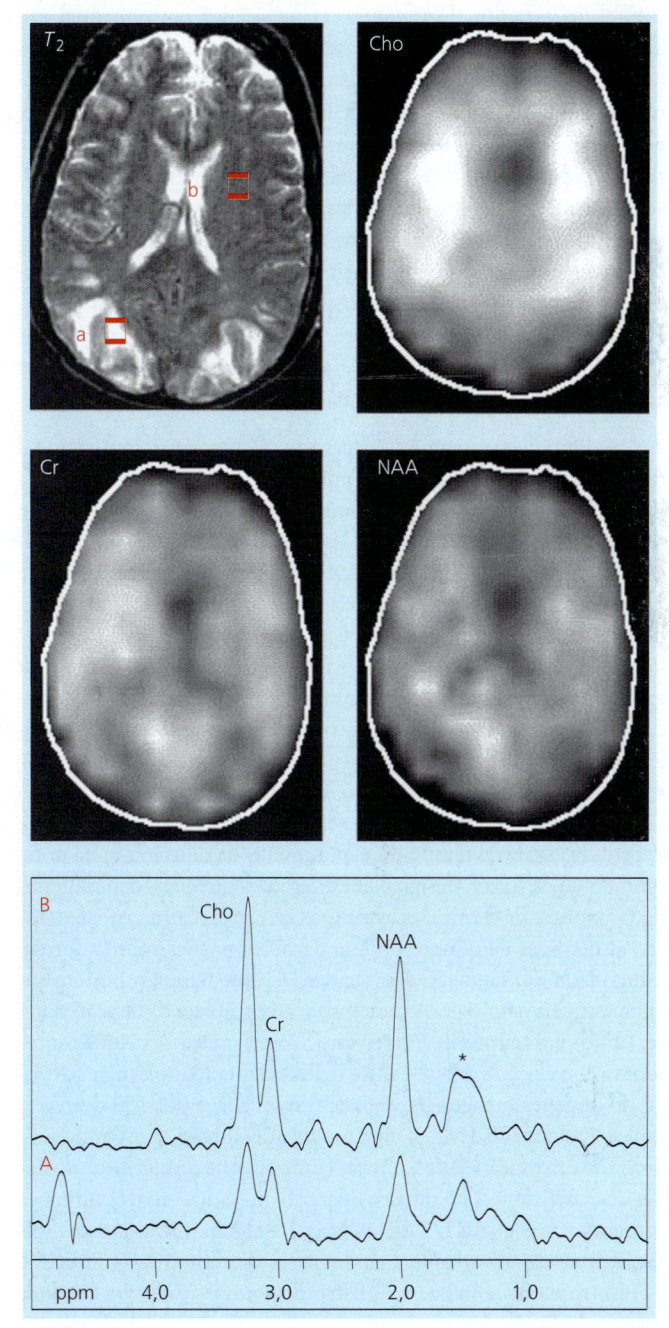

Fig. 30.C2.1

Capítulo 31

Estudo da difusão pela perfusão de ressonância magnética na inflamação e na desmielinização

Massimo Filippi ▪ Matilde Inglese ▪ Marco Rovaris ▪ Maria A. Rocca

Introdução

Em distúrbios inflamatórios e desmielinização do sistema nervoso central, os achados de ressonância magnética convencional são incapazes de diferenciar os substratos heterogêneos patológicos heterogêneos de lesões individuais, já que alterações teciduais diferentes (isto é, inflamação, desmielinização, remielinização, gliose e perda axonal) levam a uma aparência semelhante de intensidade de aumento do sinal em imagens ponderadas em T_2. Além disso, a ressonância magnética convencional não delineia o dano tecidual que ocorre fora das lesões visíveis em T_2 (isto é, na substância branca aparentemente normal e substância cinzenta).[1,2] As imagens ponderadas em difusão e o estudo da perfusão têm o potencial de melhorar nossa compreensão sobre a fisiopatologia dos distúrbios inflamatórios e desmielinizantes do sistema nervoso central, com a superação de algumas destas limitações.

A difusão é o movimento aleatório microscópico translacional das moléculas em um sistema fluido. No sistema nervoso central, a difusão é influenciada pelos componentes da microestrutura do tecido, incluindo as membranas das células e organelas. O coeficiente de difusão em tecidos biológicos (que pode ser medido *in vivo* por imagens ponderadas em difusão) é, portanto, menor que o coeficiente de difusão em água livre, e por esta razão é chamado de coeficiente de difusão aparente.[3] Processos patológicos, como, por exemplo, desmielinização inflamatória, podem modificar a integridade tecidual, resultando em uma perda (ou aumento da permeabilidade) "limitando" as barreiras, e podem, assim, resultar em um aumento do coeficiente de difusão aparente. A medição da difusão também é dependente da direção em que a difusão é medida, já que dentro da escala de tempo do experimento da difusão a água pode difundir-se de forma desigual em diferentes direções, dependendo do tamanho e da forma das estruturas celulares. Como consequência, as medidas de difusão podem dar informações sobre a forma, integridade e orientação dos tecidos,[4] que também podem ser alteradas pela patologia. A caracterização completa da difusão pode ser obtida em termos de um tensor,[5] uma matriz 3 × 3 que representa a correlação existente entre o deslocamento molecular ao longo de direções ortogonais. A partir do tensor, é possível derivar a difusividade média (MD), uma medida de difusão, que é independente da orientação das estruturas (uma vez que resulta de uma média dos coeficientes de difusão aparente medidos em três direções ortogonais, e é igual a 1/3 de seu traço), e alguns outros índices adimensionais de anisotropia. Um dos mais utilizados desses índices é a anisotropia fracionada.[6,7] Estão disponíveis todos os detalhes nos Capítulos 4 e 5.

A perfusão cerebral (fluxo) é definida como o volume de sangue que flui através de um volume determinado de tecido por unidade de tempo e pode ser medido por técnicas de ressonância magnética que utilizam marcadores exógenos, como quelatos de gadolínio (*bolus tracking*; Capítulo 7), ou água arterial endógena (arterial *spin labelling*; Capítulo 8). Utilizando perfusão com *bolus tracking*, o fluxo sanguíneo cerebral, o volume sanguíneo cerebral e o tempo médio de trânsito podem ser quantificados de acordo com a teoria intravascular indicadora de diluição.[8] Com a nova alteração deste método usando a função de entrada arterial (AIF), estes parâmetros podem ser quantificados de forma mais absoluta e direta.[9] Todas estas métricas podem ser obtidas com o estudo da perfusão, mas o método ainda sofre de algumas limitações técnicas, como resolução espacial muito baixa e cobertura do cérebro (em comparação a sequências convencionais de ressonância magnética). A quantificação precisa do fluxo sanguíneo cerebral também é difícil. Além disso, em pacientes com um processo inflamatório do sistema nervoso central em curso a presença do rompimento da barreira hematoencefálica pode causar artefatos de vazamento (*leakage*) que, por sua vez, podem levar a estimativas erradas do volume sanguíneo cerebral. No entanto, graças à utilização de aparelhos de alto campo, as imagens do estudo da perfusão estão recebendo maior atenção para o estudo de danos cerebrais em pacientes com esclerose múltipla e outros distúrbios inflamatórios, desmielinizantes do sistema nervoso central que têm o potencial para modificar os padrões de perfusão cerebral.

Este capítulo descreve as principais contribuições das imagens ponderadas em difusão e imagens do estudo de perfusão para a avaliação de doenças inflamatórias, desmielinizantes do sistema nervoso central, com destaque para a esclerose múltipla, que pode ser considerada como um modelo de interações complexas de diversos fatores patológicos, levando a danos teciduais irreversíveis.

Quantificação do dano das lesões visíveis em T_2 com o uso de imagens ponderadas da difusão e o estudo da perfusão pela MR

Esclerose múltipla

Os principais correlatos da necropsia de alterações de difusividade em esclerose múltipla foram a desmielinização e a perda axonal. [10,11] Tanto no cérebro[11] quanto na medula espinal,[10] a correlação com a gravidade da diminuição de mielina foi mais forte para

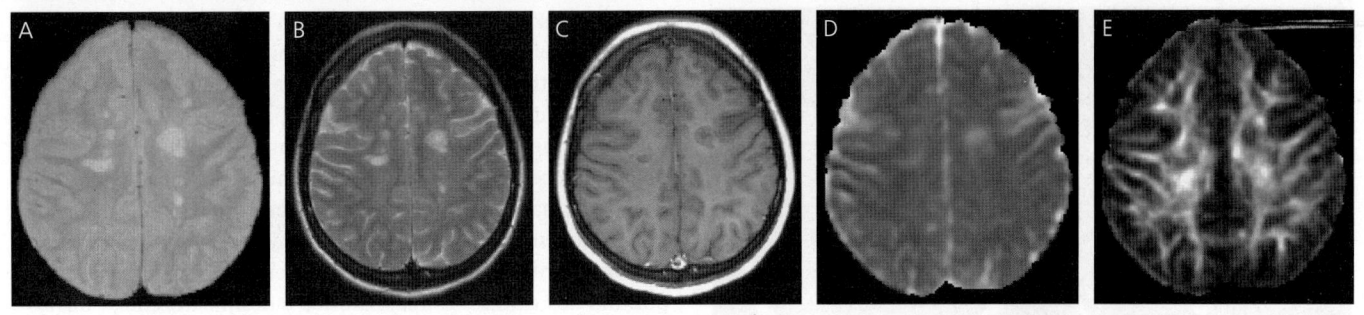

Fig. 31.1 Imagens axiais de ressonância magnética ponderada em densidade de prótons (A), ponderadas em T_2 (B) e ponderadas em T_1 pós-contraste (C) do cérebro de um paciente com esclerose múltipla. (A, B) Múltiplas lesões hiperintensas são visíveis, o que sugere uma patologia multifocal da substância branca. (C) Algumas dessas lesões são hipointensas em T_1, indicando que ocorreu a destruição marcada do tecido. (D) No mapa de difusividade média correspondente, a difusividade é aumentada em algumas lesões, mas nem em todas as lesões de esclerose múltipla. (E) As lesões hipointensas em T_1 também são visíveis como áreas de sinal reduzido no mapa de anisotropia fracionada, indicando um acentuado decréscimo local de organização do tecido.

a anisotropia do que para a difusividade.[10] Surpreendentemente, os resultados de um estudo,[12] correlacionando a difusão com os achados de imagens de estudo da perfusão no corpo caloso de pacientes com esclerose múltipla eram mais consistentes com o que seria esperado na isquemia de pequenos vasos, em vez de hipoperfusão secundária como resultado da degeneração das fibras.

As imagens ponderadas em difusão e imagens dos tensores de difusão podem refletir a variedade de características patológicas das lesões visíveis em T_2 na esclerose múltipla. Nos diferentes tipos de lesão, as anormalidades de difusão (isto é, aumento do coeficiente de difusão aparente/difusividade média e diminuição de anisotropia fracionada) são sempre mais pronunciadas do que as encontradas na substância branca aparentemente normal, mas seus valores são muito heterogêneos (analisado por Rovaris et al.[13]). Os maiores graus de anormalidades foram encontrados em "buracos negros" em T_1,[14-16] que representam áreas de ruptura tecidual irreversível e perda axonal (Fig. 31.1). No entanto, os resultados conflitantes foram obtidos quando se comparam os resultados em lesões com realce pelo meio de contraste e sem realce,[14-17] levantando assim a questão não resolvida de quanto da desorganização tecidual nas lesões com realce é permanente (ou seja, relacionados com a neurodegeneração) e quanto é transitório (ou seja, relacionada com edema, desmielinização e remielinização). Um estudo longitudinal das lesões com realce de esclerose múltipla, que foram acompanhadas por 1 a 3 meses,[17] mostrou que os valores de difusividade média estavam aumentados em todas essas lesões, mas estes valores continuaram a aumentar durante o acompanhamento apenas em um subgrupo, sugerindo que o realce pelo contraste apenas de lesões agudas de esclerose múltipla não prevê a evolução subsequente da doença em termos de difusividade média. No mesmo estudo,[17] no entanto, o aumento dos valores de difusividade média estava correlacionado com um maior grau de hipointensidade do sinal de T_1. Curiosamente, um estudo de imagens por tensor de difusão de lesões intracorticais na esclerose múltipla[18] constatou que os valores de anisotropia fracionada nestas lesões foram aumentados em comparação aos da substância cinzenta. Os autores concluíram que estes achados "paradoxais" podem realmente ser um reflexo da perda intralesional de dendritos e ativação de células da micróglia. Em outro estudo recente,[19] a relação entre o tempo de relaxamento T_2 e os achados de imagens por tensor de difusão foi investigada em uma amostra de lesões de esclerose múltipla.

Nessas lesões com uma fração longa de T_2, a difusividade foi considerada acentuadamente anormal e se correlaciona com a diminuição do conteúdo de água de mielina. Estes resultados confirmam a ideia de que as imagens do tensor de difusão podem representar uma valiosa técnica para avaliar a gravidade do dano tecidual funcionalmente relevante de lesões visíveis em T_2 na esclerose múltipla.

Estudos de perfusão *in vivo* mostraram que a maioria das lesões de esclerose múltipla é caracterizada pela diminuição de fluxo sanguíneo cerebral e do volume sanguíneo cerebral (Fig. 31.2),[20,21] que é compatível com as alterações venosas oclusivas observadas em estudos histopatológicos.[22,23] No entanto, nas lesões agudas inflamatórias, a perfusão é maior com relação à substância branca aparentemente normal contralateral,[20,21,24] sugerindo vasodilatação relacionada com inflamação. A lesão mediada por vasculite pode, na verdade, estimular as células perivasculares a secretar uma série de fatores vasoativos, o que poderia modular o tônus vascular e o fluxo sanguíneo cerebral.[25] Na esclerose múltipla, a lesão tecidual com base isquêmica pode ocorrer independente da inflamação ou outras alterações parenquimatosas.[26] Embora a perfusão esteja reduzida nas lesões sem realce, foi detectada nova atividade inflamatória ao redor das lesões crônicas. Além disso, nem todas as lesões sem realce apresentam hipoperfusão. Ge et al.[21] registraram que algumas lesões sem realce apresentam o mesmo padrão de aumento da perfusão observado em lesões com realce, refletindo uma atividade inflamatória contínua, o que não é detectado com a ressonância magnética convencional. Estas observações indicam que as imagens do estudo da perfusão possuem o potencial para identificar a atividade inflamatória nova ou recorrente em lesões de esclerose múltipla e podem servir como um marcador de alterações vasculares iniciais.[21]

Outras doenças inflamatórias, desmielinizantes

Em pacientes com encefalomielite disseminada aguda (ADEM), alterações heterogêneas das imagens ponderadas em difusão de lesões hiperintensas em T_2 são detectáveis logo após o aparecimento clínico da doença.[27] A heterogeneidade espacial dos valores de coeficiente de difusão aparente pode ser detectada mesmo em lesões individuais,[27] refletindo a prevalência de alterações teciduais inflamatórias em comparação às desmielinizantes em diferentes porções da mesma área de intensidade anormal de sinal T_2. Em média, os valores de coe-

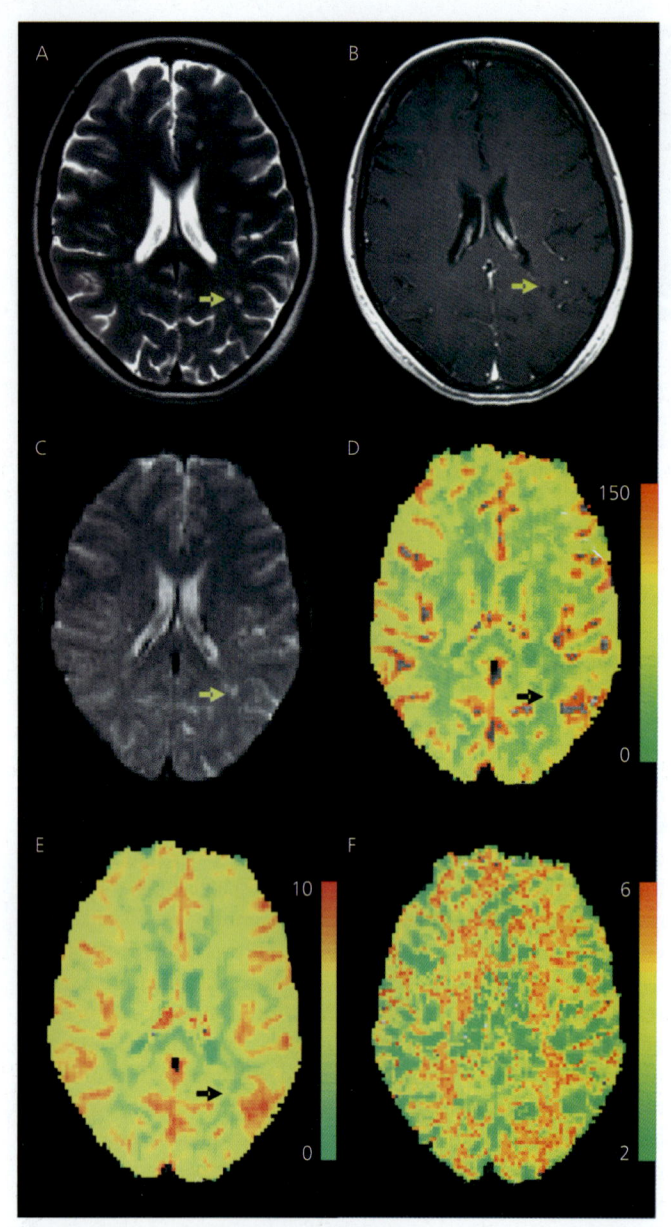

Fig. 31.2 Imagem axial ponderada em T_2 (A), ponderada em T_1 pós-contraste (B), e imagem ecoplanar de ressonância magnética de gradiente-eco correspondente (C), mapa de fluxo sanguíneo cerebral codificado por cores (D), mapa de volume sanguíneo cerebral (E) e mapa de tempo médio de trânsito (F) de uma mulher de 28 anos com esclerose múltipla reincidente-recorrente. A barra de cores indica os valores do fluxo sanguíneo cerebral (mL/100 g por min), valores de fluxo sanguíneo cerebral (mL/100 g), e os valores de imagens de transferência de magnetização (segundos). Observe os valores geralmente mais baixos no fluxo sanguíneo cerebral (CBF) e no volume sanguíneo cerebral (CBV) na área lesionada (seta).

ficiente de difusão aparente de lesões de encefalomielite disseminada aguda tendem a aumentar na fase pós-aguda da doença,[27,28] e, poucas semanas após seu início, eles podem apresentar alterações semelhantes àquelas detectadas em lesões crônicas de esclerose múltipla. Isso explica por que, em pacientes com encefalomielite disseminada aguda submetidos a imagens DWI 1 a 9 anos após o início das manifestações neurológicas, a média da difusividade média da lesão não foi significativamente diferente daquela das lesões dos pacientes com esclerose múltipla.[29]

Estudos preliminares também têm utilizado imagens de difusão para analisar as doenças desmielinizantes "puras" do sistema nervoso central em registros de casos de pacientes com mielinólise pontina central[30] e leucoencefalopatia multifocal progressiva.[31] Os achados de imagens de difusão em dois pacientes com mielinólise central pontina[30] indicam que os valores do coeficiente de difusão aparente de lesões visíveis com ressonância magnética diminuem na fase aguda, mas podem normalizar algumas semanas mais tarde. Isso pode ajudar a diferenciar mielinólise central pontina dos distúrbios inflamatórios e desmielinizantes "mistos", como, por exemplo, a encefalomielite disseminada aguda e a esclerose múltipla. Os achados de imagens ponderadas em difusão na mielinólise central pontina também apoiam a ideia de que a hipotonicidade intracelular relativa, levando ao edema citotóxico e, como consequência, à difusão de água restrita, é um evento importante na patogênese da doença. Na leucoencefalopatia multifocal progressiva, a desmielinização é conhecida como resultado da infecção lítica de oligodendrócitos pelo vírus JC. Um estudo longitudinal de imagens ponderadas em difusão de um paciente com leucoencefalopatia multifocal progressiva[31] mostrou alterações no coeficiente de difusão compatíveis com uma perda de mielina nas regiões cerebrais afetadas, com uma diminuição inicial seguida de um aumento progressivo dos valores de coeficiente de difusão aparente. Curiosamente, neste paciente, as imagens de difusão foram capazes de detectar sinais iniciais de edema citotóxico (levando à redução de valores de coeficiente de difusão aparente), com uma maior sensibilidade do que a ressonância magnética ponderada em T_2, sugerindo a presença de infecção pelo vírus JC em áreas do cérebro em que a desmielinização ainda não ocorreu.

Quantificação de danos "ocultos" à substância branca aparentemente normal e substância cinzenta com imagens ponderadas em difusão e perfusão

Esclerose múltipla

Fora as lesões visíveis em T_2, as imagens ponderadas em difusão podem revelar a presença de anormalidades na substância branca aparentemente normal e na substância cinzenta de pacientes com esclerose múltipla (Fig. 31.3)[13], mesmo antes do desenvolvimento de novas placas.[32,33] Essas anomalias tornam-se mais pronunciadas com o aumento da duração da doença e o comprometimento neurológico,[33-36] apoiando assim a ideia de que as imagens em difusão são particularmente sensíveis às características mais incapacitantes da patologia da esclerose múltipla. As correlações observadas limitadas de achados de imagens ponderadas em difusão no tecido cerebral aparentemente normal com carga de lesão visível em T_2 e outras medidas de ressonância magnética de dano tecidual na substância branca aparentemente normal/substância cinzenta[19,37-39] sugerem, por um lado, que as alterações de difusividade não dependem apenas da degeneração retrógrada neuroaxonal, mas podem refletir na presença de características patológicas (p. ex., lesões microscópicas) que podem passar despercebidas quando se utiliza a ressonância magnética convencional. Por outro lado, estes

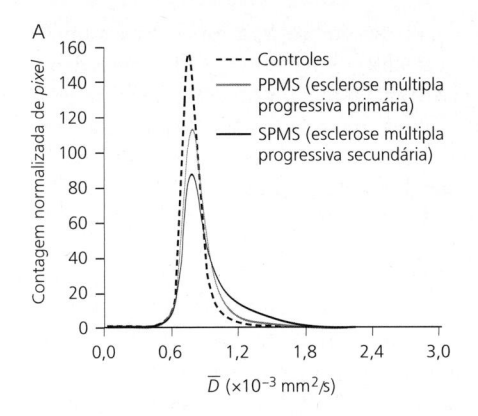

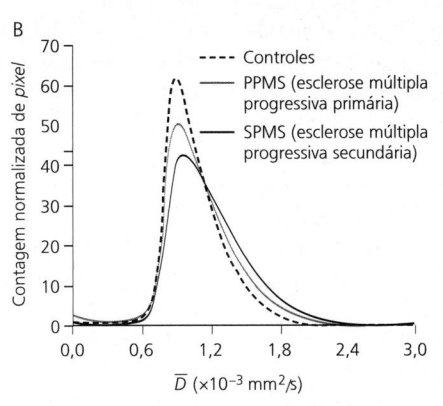

Fig. 31.3 Histogramas da média da difusividade média (MD) da substância branca aparentemente normal (A) e substância cinzenta (B) de 44 indivíduos saudáveis (linha pontilhada), 96 pacientes com esclerose múltipla primária progressiva (linha cinza) e 47 com esclerose múltipla progressiva secundária (linha preta). Em comparação a controles saudáveis, uma redução da altura do pico do histograma (que reflete a quantidade do tecido "verdadeiramente" normal) pode ser observada tanto para esclerose múltipla primária progressiva, quanto para secundária e é pronunciada na segunda. (Fonte: Rovaris et at. 2002.[33])

achados indicam que as imagens ponderadas em difusão podem complementar outras técnicas (p. ex., as medidas da atrofia, a ressonância magnética de transferência de magnetização e a espectroscopia de próton pela ressonância magnética) ao avaliar a carga do esclerose múltipla da doença.

A ressonância magnética ponderada em difusão também é sensível à evolução de danos de esclerose múltipla durante curtos períodos de tempo.[35,40,41] As alterações de medidas derivadas das imagens de difusão no tecido cerebral aparentemente normal parecem ser, pelo menos, parcialmente, independentes da acumulação concomitante de lesões visíveis em T_2 e redução do volume do tecido cerebral.[35,40,41] Além disso, as imagens ponderadas em difusão podem ser mais sensíveis ao acúmulo de danos de substância cinzenta do que com as de substância branca aparentemente normal[35,40] durante os estágios clínicos iniciais de esclerose múltipla.[42] A aplicação de imagens de difusão na monitoração da evolução de desmielinização relacionada com a esclerose múltipla, e a perda axonal ao longo do tempo soa, portanto, promissora para possíveis estudos futuros de terapias neuroprotetoras.

A ressonância magnética ponderada em difusão também tem sido usada para investigar se sutis alterações podem ser detectadas nos tálamo e núcleos da base de pacientes com esclerose múltipla.[43,44] Em um estudo com 31 pacientes com esclerose múltipla,[44] não foram encontradas alterações em nenhuma das regiões profundas da substância cinzenta estudada. Curiosamente, Ciccarelli et al.[43] constataram um aumento significativo de anisotropia no núcleo caudado, no putâmen e no tálamo de 39 pacientes com esclerose múltipla, ao passo que os valores de difusividade média não diferiram entre pacientes e controles. Estes achados sugerem que as alterações detectadas nestas estruturas de sistema nervoso central por tomografia por emissão de pósitrons[45] e ressonância magnética funcional[46] são mais propensas a ser secundárias a fenômenos de diásquise do que a presença de lesões intrínsecas.

Muito pouco se sabe sobre as alterações de perfusão na substância branca aparentemente normal dos pacientes com esclerose múltipla. Os primeiros estudos com imagens ponderadas em perfusão com contraste de suscetibilidade dinâmica (DSC) concentraram-se nas lesões, e os valores relativos medidos da perfusão foram expressos como uma relação para a perfusão da substância branca aparentemente normal contralateral.[20,24] Entretanto, como a substância branca aparentemente normal é anormal na esclerose múltipla, não pode ser considerada como uma referência adequada. Um estudo mais recente que emprega medidas absolutas relatou a diminuição de fluxo sanguíneo cerebral na substância branca aparentemente normal dos pacientes com esclerose múltipla reincidente-recorrente. Law et al.[47] demonstraram uma diminuição significativa de fluxo sanguíneo cerebral e o tempo médio de trânsito prolongado em regiões periventriculares da substância branca aparentemente normal em pacientes com esclerose múltipla em comparação aos controles.[47] Isto ocorreu no contexto do volume sanguíneo cerebral normal, sugerindo que o grau de hipoperfusão não era grave o suficiente para produzir infarto ou isquemia significativa. Adhya et al.[48] mostraram uma diminuição do fluxo sanguíneo cerebral (CBF) e volume sanguíneo cerebral (CBV) em várias regiões da substância branca aparentemente normal em esclerose múltipla reincidente-recorrente e primária progressiva.[48] Comparado à esclerose múltipla reincidente-remitente, os pacientes com esclerose múltipla primária progressiva mostraram CBF significativamente menor na substância branca aparentemente normal periventricular e CBV menor na substância branca aparentemente normal periventricular e frontal.[48] Na verdade, o volume sanguíneo cerebral pode ser elevado ou diminuído, dependendo do nível de hipoperfusão.[49] É provável que uma redução modesta no fluxo sanguíneo cerebral poderia estimular mecanismos de autorregulação, como, por exemplo, vasodilatação e aumento da circulação colateral, o que tenderia a aumentar o volume sanguíneo cerebral e prolongar também o tempo médio de trânsito.[50] Como a isquemia cerebral pode provocar processos inflamatórios locais, a inflamação dos vasos pode provocar vasodilatação, levando ao aumento do volume sanguíneo cerebral. Usando a rotulagem arterial de *spin* (ASL, *arterial spin labrelling*), Rashid et al.[51] verificaram o aumento da perfusão em várias regiões da substância branca aparentemente normal de pacientes com esclerose múltipla. Estes achados inconsistentes podem refletir tanto as diferentes técnicas aplicadas nestes estudos quanto também a grande variabilidade da perfusão sanguínea normal em substância branca.[47] Um estudo longitudinal de pacientes com esclerose múltipla reincidente-remitente que se submeteram a exames mensais revelou que as alterações na perfusão da substância branca aparentemente normal podem preceder à formação da lesão visível em T_2, mesmo antes de qualquer evidência de aumentos locais de coeficiente de difusão aparente e ruptura da barreira hematoencefálica.[24]

As imagens ponderadas em perfusão com *bolus tracking* de *bolus* têm sido usadas para estudar os núcleos profundos de substância cinzenta e têm mostrado perfusão significativamente diminuída em pacientes com esclerose múltipla reincidente-remitente e primária progressiva[52] Vários mecanismos diretos e indiretos podem contribuir para tais alterações hemodinâmicas. Em primeiro lugar, as lesões de esclerose múltipla podem ser encontradas na substância cinzenta profunda na necropsia, embora sejam muitas vezes perdidas em imagens ponderadas em T_2. Em segundo lugar, o suprimento sanguíneo diminuído tem sido descrito em placas de esclerose múltipla.[21] Em terceiro lugar, a transecção axonal nas lesões ativas de substância branca poderia levar indiretamente à degeneração anterógrada e retrógrada de axônios que atravessam o tálamo. Finalmente, a perda neuronal em si, secundária à hipoperfusão, à deposição de ferro, à desmielinização ou à degeneração walleriana, pode contribuir para diminuir o fluxo sanguíneo cerebral pela redução da atividade metabólica local. Rashid *et al.*[51] também demonstraram diminuição da perfusão na substância cinzenta cortical de pacientes com esclerose múltipla progressiva primária e progressiva secundária.[51] Estas observações são compatíveis com um estudo anterior, utilizando tomografia computadorizada por emissão de fóton único,[53] em que um fluxo sanguíneo cerebral regional significativamente reduzido foi encontrado na substância cinzenta frontal de pacientes com esclerose múltipla progressiva, mas não reincidente-recorrente. Este achado pode refletir diminuição da taxa metabólica neuronal oriunda da perda neuronal.

Outras doenças inflamatórias-desmielinizantes

Em um estudo recente realizado por Inglese *et al.*,[29] nenhuma anormalidade significativa da difusão da água foi detectada no tecido cerebral aparentemente normal de oito pacientes com encefalomielite disseminada aguda que foram examinados após um intervalo médio de 2 anos a partir do aparecimento clínico da doença. Estes dados não podem excluir alterações reversíveis que ocorrem na substância branca aparentemente normal e na substância cinzenta durante a fase aguda da encefalomielite disseminada aguda, mas mostram que, diferentemente da esclerose múltipla, o tecido cerebral fora das lesões visíveis em T_2 parece ser poupado pelo processo patológico. Contudo, os valores médios de difusividade média do tálamo e núcleos da base e tálamo foram considerados significativamente mais elevados na encefalomielite disseminada aguda do que na esclerose múltipla,[54] de forma compatível com a ideia de que as lesões profundas de substância cinzenta nas imagens ponderadas em T_2 são um achado relativamente frequente em encefalomielite disseminada aguda. Estes resultados indicam que a quantificação *in vivo* de substância branca aparentemente normal e a patologia dos núcleos da base utilizando imagens ponderadas em difusão podem representar informações adicionais no contexto de um diagnóstico diferencial entre encefalomielite disseminada aguda e esclerose múltipla e sugerem que estudos longitudinais de pacientes com dano desmielinizante multifocal do sistema nervoso central na apresentação seriam úteis para avaliar diagnóstico e prognóstico das alterações de difusividade.

A ressonância magnética ponderada em difusão também tem sido utilizada para estudar outros distúrbios desmielinizantes do sistema nervoso central, como neuroborreliose[55] e neuromielite óptica.[56] O dano ao tecido do cérebro, fora lesões visíveis em T_2, parece estar ausente em pacientes com neuroborreliose, mas danos "ocultos" da substância cinzenta puderam ser detectados em pacientes com neuromielite óptica, apoiando a ideia de que a ausência de sinais e sintomas "hemisféricos" desta condição não está associada a uma preservação total de tecido cerebral.[57]

Correlações clínicas

As características de imagens ponderadas em difusão e o estado clínico dos pacientes com esclerose múltipla são conhecidos por serem inter-relacionados, a relação mais forte sendo entre as características da difusão das lesões visíveis em T_2[15] e a substância cinzenta. [34,58-60] A ausência ou as anormalidades leves detectáveis em imagens de difusão no tecido cerebral aparentemente normal parece acompanhar uma condição clínica favorável, como a de pacientes com esclerose múltipla pediátrica.[61] Contudo, enquanto a acumulação de danos nas lesões macroscópicas e na substância branca aparentemente normal parece ocorrer mesmo durante as fases mais iniciais, não incapacitantes da esclerose múltipla,[36,62] as patologias da substância cinzenta detectáveis em imagens de difusão podem ser um importante indicador dos estágios mais incapacitantes e progressivos da esclerose múltipla.[33,35,36] Uma relação significativa também foi descrita entre as características de difusividade de substância cinzenta e o perfil neuropsicológico de pacientes com esclerose múltipla.[58,60] Dois outros estudos[63,64] correlacionaram os achados de imagens de difusão com a presença e a gravidade da fadiga na esclerose múltipla. Lamentavelmente, contudo, o cérebro médio, a substância cinzenta e a lesão de difusividade média ou a anisotropia fracionada não diferiram de forma significativa entre os pacientes fatigados e não fatigados com esclerose múltipla, nem havia uma correlação significativa entre qualquer uma destas quantidades e os valores da escala de gravidade de fadiga. Alguns estudos[65,66] também indicaram que os danos patológicos detectados pelas imagens ponderadas em difusão em regiões cerebrais clinicamente eloquentes podem ser um fator importante que contribui para as características clínicas na esclerose múltipla. Os resultados de um estudo de acompanhamento de pacientes com esclerose múltipla progressiva primária[67] sugerem que a gravidade das anormalidades de difusão na substância cinzenta pode prever o agravamento da deficiência 5 anos mais tarde. Outros estudos prospectivos são, portanto, justificados para determinar se as medidas derivadas de imagens ponderadas em difusão do dano tecidual podem ser utilizadas como marcadores paraclínicos de prognóstico de esclerose múltipla.

Os estudos preliminares indicaram uma associação significativa entre a fadiga e a diminuição dos valores de fluxo sanguíneo cerebral e o volume sanguíneo cerebral nos tálamos e núcleos da base de pacientes acometidos por esclerose múltipla reincidente-recorrente e progressiva primária.[52] Estes achados indicam que a diminuição do fluxo sanguíneo cerebral (CBF) e o volume sanguíneo cerebral (CBV) na substância cinzenta profunda podem contribuir para a disfunção dos circuitos cerebrais corticais-subcorticais, o que tem sido sugerido como um mecanismo potencial da gênese da fadiga na esclerose múltipla.[68] Curiosamente, uma diminuição do fluxo sanguíneo cerebral na substância cinzenta profunda também foi considerada como estando associada a medidas neuropsicológicas de habilidades visoespaciais e funções executivas, que muitas vezes são afetadas na esclerose múlti-

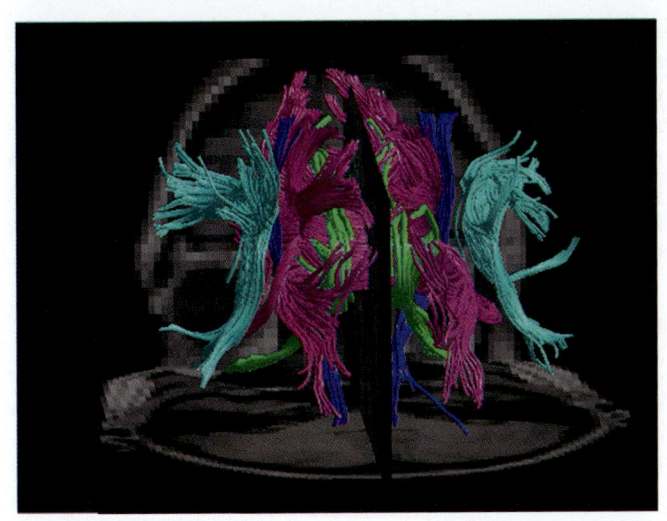

Fig. 31.4 Uma representação tridimensional do corpo caloso (magenta), do cíngulo (verde), dos tratos corticoespinais (azul), e os fascículos arqueados (ciano) obtidos com tractografia de imagens do tensor de difusão em um indivíduo normal e sobrepostas às imagens ponderadas em T_1 do mesmo indivíduo.

Perspectivas futuras

Métodos de tractografia

Os métodos de tractografia na ressonância magnética pelo tensor de difusão podem ser utilizados para segmentar as vias de substância branca clinicamente eloquente na esclerose múltipla, como, por exemplo, o trato corticoespinal e o corpo caloso (Fig. 31.4). Portanto, as imagens de tractografia pelo tensor de difusão podem permitir que se obtenha uma noção mais precisa da carga da doença de substância branca aparentemente normal e, como consequência, podem melhorar a força das associações entre os achados clínicos e da ressonância magnética.[72-82] Alguns estudos[73,77] também têm investigado a relação entre as imagens da tractografia pelo tensor de difusão e outras medidas de dano tecidual na esclerose múltipla. Reich et al.[77] demonstraram que a tractografia, a ressonância magnética de transferência de magnetização e a análise de tempo de relaxamento ponderado em T_2 podem ser usadas em combinação para examinar subsistemas individuais, funcionalmente relevantes do cérebro na esclerose múltipla. Pagani et al.[78] desenvolveram um método com base nas imagens de tractografia por tensores de difusão para medir atrofia dos grandes feixes de fibras da substância branca no cérebro na esclerose múltipla. Simon et al.[79] utilizaram a tractografia por tensor de difusão para identificar as fibras em risco de degeneração que cruzaram lesões focais visíveis em T_2. Também é importante ressaltar que, em um estudo recente de pacientes com esclerose múltipla benigna,[82] as medidas regionais de difusividade e a anisotropia derivada do *fiber tracking* do corpo caloso foram correlacionadas com os padrões de ressonância magnética funcional de

pla.[69] Isto está de acordo com estudos de tomografia por emissão de pósitrons que sugerem uma função para os núcleos da base e tálamos na disfunção neuropsicológica de pacientes com esclerose múltipla.[70,71] No entanto, estudos prospectivos e maiores são necessários para apoiar o uso de imagens do estudo da perfusão pela MR como uma ferramenta potencialmente não invasiva para avaliar os sintomas cognitivos dos pacientes com esclerose múltipla.

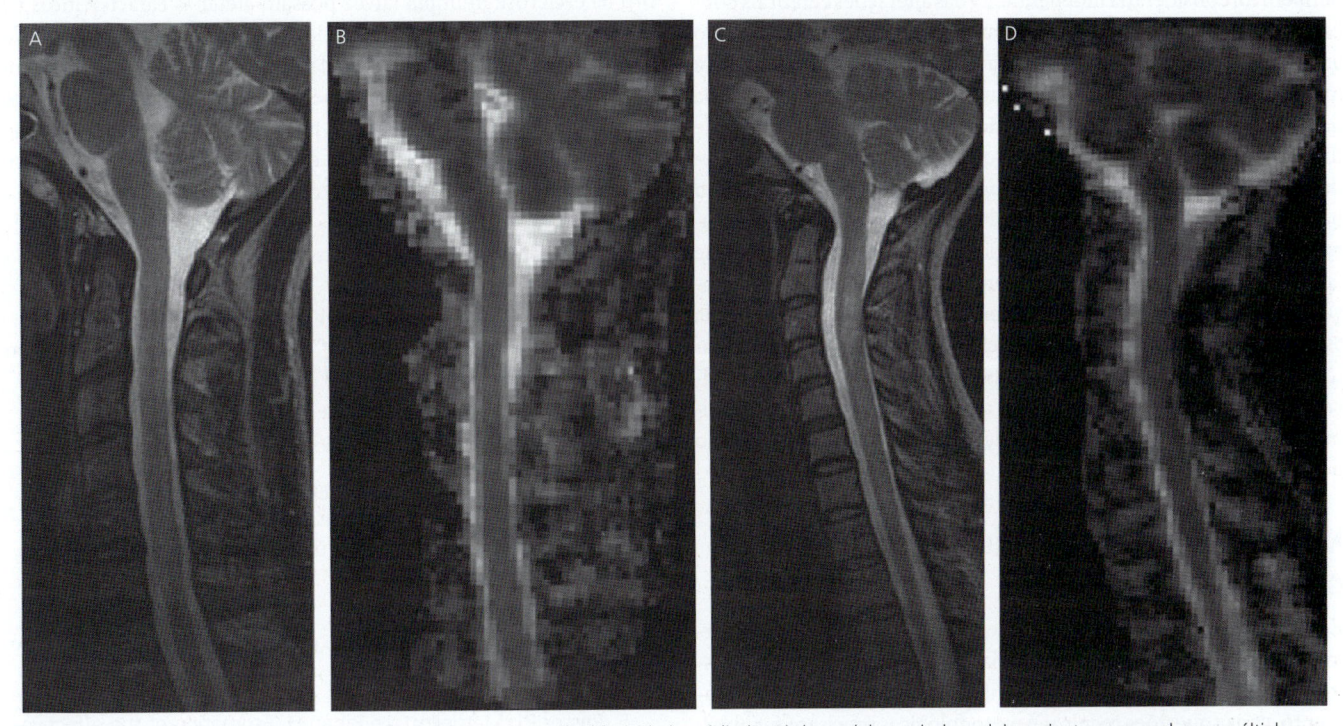

Fig. 31.5 As imagens sagitais ponderadas em T_2 (A, C) e os mapas da difusividade média (B, D) da medula cervical em dois pacientes com esclerose múltipla e deficiência neurológica leve. Os exames de imagens do tensor de difusão (DTI) foram obtidos utilizando com sequência de pulso de imagens ecoplanares de tiro único de sensibilidade codificada (SENSE). A vantagem de SENSE sobre o padrão de imagens EPI (ecoplanares) consiste na redução de artefatos fora da ressonância, em razão de uma maior largura de banda na direção de codificação de fase, o que diminui a sensibilidade às variações da suscetibilidade. (A) Não havia nenhuma lesão medular hiperintensa em T_2 visível. (B) Não há anormalidades visíveis no mapa de difusividade média correspondente (C, D). Apesar de uma lesão ser observada no nível de C2 a C3 (C), parece isointensa no mapa de difusividade média correspondente (D), o que sugere uma relativa preservação da integridade microestrutural do tecido medular cervical em ambos os pacientes.

conectividade anormal inter-hemisférica durante a execução das tarefas relacionadas com atenção.

Investigação de danos ao nervo óptico e à medula espinal

O uso de imagens ponderadas em difusão para examinar os danos ao nervo óptico e à medula espinal (Fig. 31.5) é mais desafiador do que no cérebro, mas é possível[83-88] e pode permitir exame *in vivo* das características da patologia de esclerose múltipla nestas regiões clinicamente eloquentes do sistema nervoso central. No nervo óptico, as medidas de imagens de difusão parecem ser capazes de fornecer uma indicação da integridade estrutural dos axônios, e sua relação com aspectos neurofisiológicos é mais forte do que com as medidas clínicas de funcionamento visual.[83,87] Graças à aplicação de técnicas de análise com base em histograma, as imagens ponderadas em difusão da medula cervical podem fornecer-nos as medidas da difusividade "global" e o estado de anisotropia desta região, que é conhecido por desempenhar papel importante nas habilidades de locomoção dos pacientes com esclerose múltipla. Um estudo de acompanhamento de imagens por tensor de difusão com duração de 2 anos de um grande grupo de pacientes com esclerose múltipla[41] mostrou que tanto a perda progressiva do tecido, quanto a lesão do tecido remanescente ocorrem na medula cervical, que esses dois componentes de lesão à medula não são estritamente inter-relacionados, sugerindo assim que uma abordagem multiparamétrica de ressonância magnética é necessária para alcançar uma estimativa mais precisa de tal dano. A patologia medular na esclerose múltipla também foi considerada independente das alterações cerebrais concomitantes, a fim de desenvolver as taxas diferentes de acordo com o fenótipo da doença, e para ser associado ao acúmulo de deficiência a médio prazo. Em um estudo multiparamétrico,[89] espectroscopia de próton pela ressonância magnética e as imagens por tensor de difusão da medula cervical na esclerose múltipla forneceram medidas que foram sensíveis ao dano tecidual que ocorre nesta área em pacientes com uma recidiva da medula cervical. Estas medidas foram correlacionadas com deficiência aguda, sugerindo assim que talvez valha a pena realizar estudos longitudinais e estender essas novas técnicas para outras doenças neurológicas que afetam a medula espinal. Os resultados de estudos preliminares [90,91] também parecem sugerir que as imagens do tensor de difusão da medula cervical podem contribuir para melhorar a definição do perfil de neuroimagem da neuromielite óptica e de lúpus eritematoso sistêmico neuropsiquiátrico.

Melhoras nas imagens do estudo da perfusão

Embora as imagens do estudo da perfusão possam fornecer informações únicas sobre a fisiopatologia da doença inflamatória-desmielinizante e contribua para a identificação de novos alvos de tratamento, várias questões técnicas e metodológicas precisam ser abordadas. Em primeiro lugar, algumas limitações da ressonância magnética com *bolus tracking*, que pode levar à quantificação errônea do fluxo sanguíneo cerebral (CBF) e volume sanguíneo cerebral (CBV), ainda precisam ser superadas. Em segundo lugar, a confiabilidade e a reprodutibilidade das medidas absolutas de perfusão cerebral justificam novas investigações. Portanto, a melhor estratégia de pós-processamento para analisar os dados das imagens ponderadas em perfusão ainda precisa ser definida. Finalmente, a sensibilidade dos exames de perfusão na detecção das alterações relacionadas com a esclerose múltipla longitudinalmente também precisa ser investigada antes que a técnica possa ser utilizada para monitorar a evolução da esclerose múltipla e a eficácia do tratamento em estudos clínicos multicêntricos.

Conclusões

A ressonância magnética convencional é limitada por sua falta de especificidade para os substratos patológicos heterogêneos das doenças inflamatórias e desmielinizantes do sistema nervoso central. Das técnicas de ressonância magnética, as imagens ponderadas em difusão e as imagens do estudo da perfusão estão entre as mais promissoras para serem superadas, pelo menos parcialmente, essas limitações. Embora os estudos de imagens da perfusão na esclerose múltipla ainda estejam em sua infância, as imagens da difusão podem quantificar o grau do dano tecidual em lesões visíveis em T_2 e podem detectar alterações mais sutis que ocorrem na substância branca aparentemente normal e na substância cinzenta. Embora as alterações nas imagens ponderadas em difusão reflitam uma perda líquida da organização estrutural, só podemos especular sobre seus possíveis substratos patológicos, uma vez que muito pouco se sabe sobre as alterações da fisiopatologia subjacente real na esclerose múltipla. Algumas evidências sugerem que as diversas e muitas vezes concomitantes alterações patológicas que ocorrem no cérebro na esclerose múltipla talvez possam afetar as características de difusividade e anisotropia dos tecidos de forma oposta, reduzindo assim a especificidade da sensibilidade dos achados de imagens ponderadas em difusão.[92] Estes aspectos devem ser cuidadosamente considerados antes de examinar o potencial das imagens de difusão no estudo da esclerose múltipla e outros distúrbios inflamatórios-desmielinizantes do sistema nervoso central.

Referências

1. Allen IV, McKeown SR. A histological, histochemical and biochemical study of the macroscopically normal white matter in multiple sclerosis. *J Neurol Sci* 1979; **41**: 81–91.

2. Kidd D, Barkhof F, McConnel R et al. Cortical lesions in multiple sclerosis. *Brain* 1999; **122**: 17–26.

3. Le Bihan D, Breton E, LallemandD et al. MR imaging of intravoxel incoherent motions: application to diffusion and perfusion in neurologic disorders. *Radiology* 1986; **161**: 401–407.

4. Le Bihan D, Turner R, Pekar J, Moonen CTW. Diffusion and perfusion imaging by gradient sensitization: design, strategy and significance. *J Magn Reson Imaging* 1991; **1**: 7–8.

5. Basser PJ, Mattiello J, Le Bihan D. Estimation of the effective self-diffusion tensor from the NMR spin-echo. *J Magn Reson B* 1994; **103**: 247–254.

6. Basser PJ, Pierpaoli C. Microstructural features measured using diffusion tensor imaging. *J Magn Reson B* 1996; **111**: 209–219.

7. Pierpaoli C, Jezzard P, Basser PJ, Blarnett A, Di Chiro G. Diffusion tensor MR imaging of the human brain. *Radiology* 1996; **201**: 637–648.

8. Rosen BR, Belliveau JW, Buchbinder BR et al. Contrast agents and cerebral hemodynamics. *Magn Reson Med* 1991; **19**: 285–292.

9. Carroll TJ, Rowley HA, Haughton VM. Automatic calculation of the arterial input function for cerebral perfusion imaging with MR imaging. *Radiology* 2003; **227**: 593–600.

10. Mottershead JP, Schmierer K, Clemence M et al. High field MRI correlates of myelin content and axonal density in multiple sclerosis: a post-mortem study of the spinal cord. *J Neurol* 2003; **250**: 1293–1301.

11. Schmierer K, Wheeler- Kingshott CAM, Boulby PA et al. Diffusion tensor imaging of post mortem multiple sclerosis brain. *Neuroimage* 2007; **35**: 467–477.

12. Saindane AM, Law M, Ge Y et al. Correlation of diffusion tensor and dynamic perfusion MR imaging metrics in normal-appearing corpus callosum: support for primary hypoperfusion in multiple sclerosis. *AJNR Am J Neuroradiol* 2007; **28**: 767–772.

13. Rovaris M, Gass A, Bammer R et al. Diffusion MRI in multiple sclerosis. *Neurology* 2005; **65**: 1526–1532.

14. Filippi M, Iannucci G, Cercignani M et al. A quantitative study of water diffusion in multiple sclerosis lesions and normalappearing white matter using echo-planar imaging. *Arch Neurol* 2000; **57**: 1017–1021.

15. Filippi M, Cercignani M, Inglese M, Horsfield MA, Comi G. Diffusion tensor magnetic resonance imaging in multiple sclerosis. *Neurology* 2001; **56**: 304–311.

16. Bammer R, Augustin M, Strasser-Fuchs S et al. Magnetic resonance diffusion tensor imaging for characterizing diffuse and focal white matter abnormalities in multiple sclerosis. *Magn Reson Med* 2000; **44**: 583–589.

17. Castriota Scanderbeg A, Sabatini U, Fasano F et al. Diffusion of water in large demyelinating lesions: a follow-up study. *Neuroradiology* 2002; **44**: 764–767.

18. Poonawalla AH, Hasan KM, Gupta RK et al. Diffusiontensor MR imaging of cortical lesions in multiple sclerosis: initial findings. *Radiology* 2008; **246**: 880–886.

19. Kolind SH, Laule C, Vavasour IM et al. Complementary information from multiexponential T_2 relaxation and diffusion tensor imaging reveals differences between multiple sclerosis lesions. *Neuroimage* 2008; **40**: 77–85.

20. Haselhorst R, Kappos L, Bilecen D et al. Dynamic susceptibility contrast MR imaging of plaque development in multiple sclerosis: application of an extended blood–brain barrier leakage correction. *J Magn Reson Imaging* 2000; **11**: 495–505.

21. Ge Y, Law M, Johnson G et al. Dynamic susceptibility contrast perfusion MR imaging of multiple sclerosis lesions: characterizing hemodynamic impairment and inflammatory activity. *AJNR Am J Neuroradiol* 2005; **26**: 1539–1547.

22. Putnam T. Evidences of vascular occlusion in multiple sclerosis and encephalomyelitis. *Arch Neurol Neuropsychol* 1935; **32**: 1298–1321.

23. Wakefield AJ, More LJ, Difford J, McLaughlin JE. Immunohistochemical study of vascular injury in acute multiple sclerosis. *J Clin Pathol* 1994; **47**: 129–133.

24. Wuerfel J, Bellmann-Strobl J, Brunecker P et al. Changes in cerebral perfusion precede plaque formation in multiple sclerosis: a longitudinal perfusion MRI study. *Brain* 2004; **127**: 111–119.

25. Sims DE. Recent advances in pericyte biology: implications for health and disease. *Can J Cardiol* 1991; **7**: 431–443.

26. Barnett MH, Prineas JW. Relapsing and remitting multiple sclerosis: pathology of the newly forming lesion. *Ann Neurol* 2004; **55**: 458–468.

27. Bernarding J, Braun J, Koennecke HC. Diffusionand perfusion-weighted MR imaging in a patient with acute demyelinating encephalomyelitis (ADEM). *J Magn Reson Imaging* 2002; **15**: 96–100.

28. Harada M, Hisaoka S, Mori K et al. Differences in water diffusion and lactate production in two different types of postinfectious encephalopathy. *J Magn Reson Imaging* 2000; **11**: 559–563.

29. Inglese M, Salvi F, Iannucci G et al. Magnetization transfer and diffusion tensor MR imaging of acute disseminated encephalomyelitis. *AJNR Am J Neuroradiol* 2002; **23**: 267–272.

30. Cramer SC, Stegbauer KC, Schneider A, Mukai J, Maravilla KR. Decreased diffusion in central pontine myelinolisis. *AJNR Am J Neuroradiol* 2001; **22**: 1476–1479.

31. Ohta K, Obara K, Sakauchi M et al. Lesion extension detected by diffusionweighted magnetic resonance imaging in progressive multifocal leukoencephalopathy. *J Neurol* 2001; **248**: 809–811.

32. Rocca MA, Cercignani M, Iannucci G, Comi G, Filippi M. Weekly diffusionweighted imaging of normalappearing white matter in MS. *Neurology* 2000; **55**: 882–884.

33. Rovaris M, Bozzali M, Iannucci G et al. Assessment of normal-appearing white and grey matter in patients with primary progressive multiple sclerosis. *Arch Neurol* 2002; **59**: 1406–1412.

34. Bozzali M, Cercignani M, Sormani MP, Comi G, Filippi M. Quantification of brain gray matter damage in different MS phenotypes by use of diffusion tensor MR imaging. *AJNR Am J Neuroradiol* 2002; **23**: 985–988.

35. Rovaris M, Gallo A, Valsasina P et al. Short-term accrual of gray matter pathology in patients with progressive multiple sclerosis: an in vivo study using diffusion tensor MRI. *Neuroimage* 2005; **24**: 1139–1146.

36. Pulizzi A, Rovaris M, Judica E et al. Determinants of disability in multiple sclerosis at various disease stages: a multiparametric magnetic resonance study. *Arch Neurol* 2007; **64**: 1163–1168.

37. Cader S, Johansen-Berg H, Wylezinska M et al. Discordant white matter Nacetylaspartate and diffusion MRI measures suggest that chronic metabolic dysfunction contributes to axonal pathology inmultiple sclerosis. *Neuroimage* 2007; **36**: 19–27.

38. Otaduy MCG, Callegaro D, Bacheschi LA, Leite CC. Correlation of magnetization transfer and diffusion magnetic

resonance imaging in multiple sclerosis. *Mult Scler* 2006; **12**: 754–759.

39. Ceccarelli A, Rocca MA, Falini A et al. Normalappearing white and grey matter damage in MS. A volumetric and diffusion tensor MRI study at 3.0 Tesla. *J Neurol* 2007; **254**: 513–518.

40. Oreja-Guevara C, Rovaris M, Iannucci G et al. Progressive grey matter damage in patients with relapsingremitting MS: a longitudinal diffusion tensor MRI study. *Arch Neurol* 2005; **62**: 578–584.

41. Agosta F, Absinta M, Sormani MP et al. In vivo assessment of cervical cord damage in MS patients: a longitudinal diffusion tensor MRI study. *Brain* 2007; **130**: 2111–2119.

42. Rovaris M, Judica E, Ceccarelli A et al. A 3-year diffusion tensor MRI study of grey matter damage progression during the earliest clinical stage of MS. *J Neurol* 2008; **255**: 1209–1214.

43. Ciccarelli O, Werring DJ, Wheeler-Kingshott CA et al. Investigation of MS normalappearing brain using diffusion tensor MRI with clinical correlations. *Neurology* 2001; **56**: 926–933.

44. Filippi M, Bozzali M, Comi G. Magnetization transfer and diffusion tensor MR imaging of basal ganglia from patients with multiple sclerosis. *J Neurol Sci* 2001; **183**: 69–72.

45. Roelcke U, Kappos L, Lechner-Scott J et al. Reduced glucose metabolism in the frontal cortex and basal ganglia of multiple sclerosis patients with fatigue: a 18F-fluorodeoxyglucose positron emission tomography study. *Neurology* 1997; **48**: 1566–1571.

46. Filippi M, Rocca MA, Colombo B et al. Functional magnetic resonance imaging correlates of fatigue in multiple sclerosis. *Neuroimage* 2002; **15**: 559–567.

47. Law M, Saindane AM, Ge Y et al. Microvascular abnormality in relapsingremitting multiple sclerosis: perfusion MR imaging findings in normalappearing white matter. *Radiology* 2004; **231**: 645–652.

48. Adhya S, Johnson G, Herbert J et al. Pattern of hemodynamic impairment in multiple sclerosis: dynamic susceptibility contrast perfusion MR imaging at 3.0 T. *Neuroimage* 2006; **33**: 1029–1035.

49. Karonen JO, Vanninen RL, Liu Y et al. Combined diffusion and perfusion MRI with correlation to singlephoton emission CT in acute ischemic stroke. Ischemic penumbra predicts infarct growth. *Stroke* 1999; **30**: 1583–1590.

50. Grandin CB, Duprez TP, Smith AM et al. Which MR-derived perfusion parameters are the best predictors of infarct growth in hyperacute stroke? Comparative study between relative and quantitative measurements. *Radiology* 2002; **223**: 361–370.

51. Rashid W, Parkes LM, Ingle GT et al. Abnormalities of cerebral perfusion in multiple sclerosis. *J Neurol Neurosurg Psychiatry* 2004; **75**: 1288–1293.

52. Inglese M, Park SJ, Johnson G et al. Deep gray matter perfusion in multiple sclerosis: dynamic susceptibility contrast perfusion magnetic resonance imaging at 3 T. *Arch Neurol* 2007; **64**: 196–202.

53. Lycke J, Wikkelso C, Bergh AC, Jacobsson L, Andersen O. Regional cerebral blood flow in multiple sclerosis measured by single photon emission tomography with technetium-99 m hexamethylpropyleneamine oxime. *Eur Neurol* 1993; **33**: 163–167.

54. Holtmannspotter M, Inglese M, Rovaris M et al. A diffusion tensor MRI study of basal ganglia from patients with ADEM. *J Neurol Sci* 2003; **206**: 27–30.

55. Agosta F, Rocca MA, Benedetti B et al. MR imaging assessment of brain and cervical cord damage in patients with neuroborreliosis. *AJNR Am J Neuroradiol* 2006; **27**: 892–894.

56. Rocca MA, Agosta F, Mezzapesa DM et al. A functional MRI study of movement-associated cortical changes in patients with Devic's neuromyelitis optica. *Neuroimage* 2004; **21**: 1061–1068.

57. Pittock SJ, Lennon VA, Krecke K et al. Brain abnormalities in neuromyelitis optica. *Arch Neurol* 2006; **63**: 390–396.

58. Rovaris M, Iannucci G, Falautano M et al. Cognitive dysfunction in patients with mildly disabling relapsingremitting multiple sclerosis: an exploratory study with diffusion tensor MR imaging. *J Neurol Sci* 2002; **195**: 103–109.

59. Vrenken H, Pouwels PJ, Geurts JJ et al. Altered diffusion tensor in multiple sclerosis normal-appearing brain tissue: cortical diffusion changes seem related to clinical deterioration. *J Magn Reson Imaging* 2006; **23**: 628–636.

60. Rovaris M, Riccitelli G, Judica E et al. Cognitive impairment and structural brain damage in benign multiple sclerosis. *Neurology* 2008; **71**: 1521–1526.

61. Tortorella C, Rocca MA, Mezzapesa D et al. MRI quantification of gray and white matter damage in patients with early-onset multiple sclerosis. *J Neurol* 2006; **253**: 903–907.

62. Gallo A, Rovaris M, Riva R et al. Diffusion tensor MRI detects normal-appearing white matter damage unrelated to short-term disease activity in patients at the earlier stage of multiple sclerosis. *Arch Neurol* 2005; **62**: 803–808.

63. Codella M, Rocca MA, Colombo B et al. Cerebral grey matter pathology and fatigue in patients with multiple sclerosis: a preliminary study. *J Neurol Sci* 2002; **194**: 71–74.

64. Codella M, Rocca MA, Colombo B et al. A preliminary study of magnetization transfer and diffusion tensor MRI of multiple sclerosis patients with fatigue. *J Neurol* 2002; **249**: 535–537.

65. Oh J, Henry RG, Genain C, Nelson SJ, Pelletier D. Mechanisms of normal appearing corpus callosum injury related to pericallosal T_1 lesions in multiple sclerosis using directional diffusion tensor and ^{1}H MRS imaging. *J Neurol Neurosurg Psychiatry* 2004; **75**: 1281–1286.

66. Lin X, Tench CR, Morgan PS, Costantinescu CS. Use of combined conventional and quantitative MRI to quantify pathology related to cognitive impairment in multiple sclerosis. *J Neurol Neurosurg Psychiatry* 2008; **79**: 437–441.

67. Rovaris M, Judica E, Gallo A et al. Grey matter damage predicts the evolution of primary progressive multiple sclerosis at 5 years. *Brain* 2006; **129**: 2628–2634.

68. Chaudhuri A, Behan PO. Fatigue and basal ganglia. *J Neurol Sci* 2000; **179**: 34–42.

69. Inglese M, Adhya S, Johnson G et al. Perfusion magnetic resonance imaging correlates of neuropsychological impairment in multiple sclerosis. *J Cereb Blood Flow Metab* 2008; **28**: 164–171.

70. Blinkenberg M, Rune K, Jensen CV et al. Cortical cerebral metabolism correlates with MRI lesion load and cognitive dysfunction in MS. *Neurology* 2000; **54**: 558–564.

71. Paulesu E, Perani D, Fazio F et al. Functional basis of memory impairment in multiple sclerosis: a [18F] FDG PET study. *Neuroimage* 1996; **4**: 87–96.

72. Wilson M, Tench CR, Morgan PS, Blumhardt LD. Pyramidal tract mapping by diffusion tensor magnetic resonance imaging in multiple sclerosis: improving correlations with disability. *J Neurol Neurosurg Psychiatry* 2003; **74**: 203–207.

73. Vaithianathar L, Tench CR, Morgan PS, Wilson M, Blumhardt LD. T_1 relaxation time mapping of white matter tracts in multiple sclerosis defined by diffusion tensor imaging. *J Neurol* 2002; **249**: 1272–1278.

74. Pagani E, Filippi M, Rocca MA, Horsfield MA. A method for obtaining tractspecific diffusion tensor MRI measurements in the presence of disease: application to patients with clinically isolated syndromes suggestive of multiple sclerosis. *Neuroimage* 2005; **26**: 258–265.

75. Lin X, Tench CR, Morgan PS, Niepel G, Constantinescu CS. "Importance sampling" in MS: use of diffusion tensor tractography to quantify pathology related to specific impairment. *J Neurol Sci* 2005; **237**: 13–19.

76. Lowe MJ, Horenstein C, Hirsch JG et al. Functional pathway-defined MRI diffusion measures reveal increased transverse diffusivity of water inmultiple sclerosis. *Neuroimage* 2006; **32**: 1127–1133.

77. Reich DS, Smith SA, Zackowski KM et al. Multiparametric magnetic resonance imaging analysis of the corticospinal tract in multiple sclerosis. *Neuroimage* 2007; **38**: 271–279.

78. Pagani E, Horsfield MA, Rocca MA, Filippi M. Assessing atrophy of the major white matter fiber bundles of the brain from diffusion tensor MRI data. *Magn Reson Med* 2007; **58**: 527–534.

79. Simon JH, Zhang S, Laidlaw DH et al. Identification of fibers at risk for degeneration by diffusion tractography in patients at high risk for MS after a clinically isolated syndrome. *J Mag Reson Imaging* 2006; **24**: 983–988.

80. Lin F, Yu C, Jiang T, Li K, Chan P. Diffusion tensor tractography-based group mapping of the pyramidal tract in relapsing-remitting multiple sclerosis patients. *AJNR Am J Neuroradiol* 2007; **28**: 278–282.

81. Ciccarelli O, Toosy AT, Hickman SJ et al. Optic radiation changes after optic neuritis detected by tractography-based group mapping. *Hum Brain Mapp* 2005; **25**: 308–316.

82. Rocca MA, Valsasina P, Ceccarelli A et al. Structural and functional MRI correlates of Stroop control in benign MS. *Hum Brain Mapp* 2009; **30**: 279–290.

83. Hickman SJ, Wheeler- Kingshott CA M, Jones SJ et al. Optic nerve diffusion measurement from diffusion weighted imaging in optic neuritis. *AJNR Am J Neuroradiol* 2005; **26**: 951–956.

84. Valsasina P, Rocca MA, Agosta F et al. Mean diffusivity and fractional anisotropy histogram analysis of the cervical cord in MS patients. *Neuroimage* 2005; **26**: 822–888.

85. Agosta F, Benedetti B, Rocca MA et al. Quantification of cervical cord pathology in primary progressive MS using diffusion tensor MRI. *Neurology* 2005; **64**: 631–635.

86. Hesseltine SM, Law M, Babb J et al. Diffusion tensor imaging in multiple sclerosis: assessment of regional differences in the axial plane within normal-appearing cervical spinal cord. *AJNR Am J Neuroradiol* 2006; **27**: 1189–1193.

87. Anand Trip S, Wheeler- Kingshott C, Jones SJ et al. Optic nerve diffusion tensor imaging in optic neuritis. *Neuroimage* 2006; **30**: 498–505.

88. Benedetti B, RovarisM, Pulizzi A et al. A diffusion-tensor MRI study of the cervical cord damage in benign and secondary progressive MS patients. *Neurology* 2008; **70**(Suppl 1): A471.

89. Ciccarelli O, Wheeler- Kingshott C, McLean MA et al. Spinal cord spectroscopy and diffusionbased tractography to assess acute disability in multiple sclerosis. *Brain* 2007; **130**: 2220–2231.

90. Benedetti B, Valsasina P, Judica E et al. Grading cervical cord damage in neuromyelitis optica and MS by diffusion tensor MRI. *Neurology* 2006; **67**: 161–163.

91. Benedetti B, Rovaris M, Judica E et al. Assessing "occult" cervical cord damage in patients with neuropsychiatric systemic lupus erythematosus using diffusion tensor MRI. *J Neurol Neurosurg Psychiatry* 2007; **78**: 893–895.

92. Rosso C, Remy P, Creange A et al. Diffusion-weighted MR imaging characteristics of an acute strokelike form of multiple sclerosis. *AJNR Am J Neuroradiol* 2006; **27**: 1006–1008.

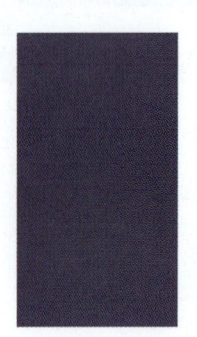

Estudo de caso 31.1
Lesão desmielinizante tumefata

M. Filippi ▪ M. Inglese ▪ M. Rovaris ▪ M. A. Rocca
University Ospedale San Raffaele, Milão, Itália, e New York University, Nova York, EUA

Histórico

Uma mulher de 32 anos, canhota, com um histórico médico sem intercorrências apresentou um histórico de 4 semanas de dormência progressiva da mão direita, formigamento e descoordenação. Havia alteração do sensório do braço esquerdo, leve fraqueza e diminuição da temperatura e sensação de vibração na mão esquerda e no antebraço. Os reflexos nos bíceps, tríceps e braquiorradiais eram exagerados no braço esquerdo em comparação ao braço direito.

Técnica

Imagens ponderadas em perfusão (PWI) ou pós-contraste de suscetibilidade dinâmica (DSC) com uma sequência de gradiente-ecoplanar durante a primeira passagem de uma dose-padrão (0,1 mmol/kg) em *bolus* de gadolínio *(gadopentetate dimeglumime)* (Magnevist, Berlex Laboratories, Wayne, NJ, EUA).

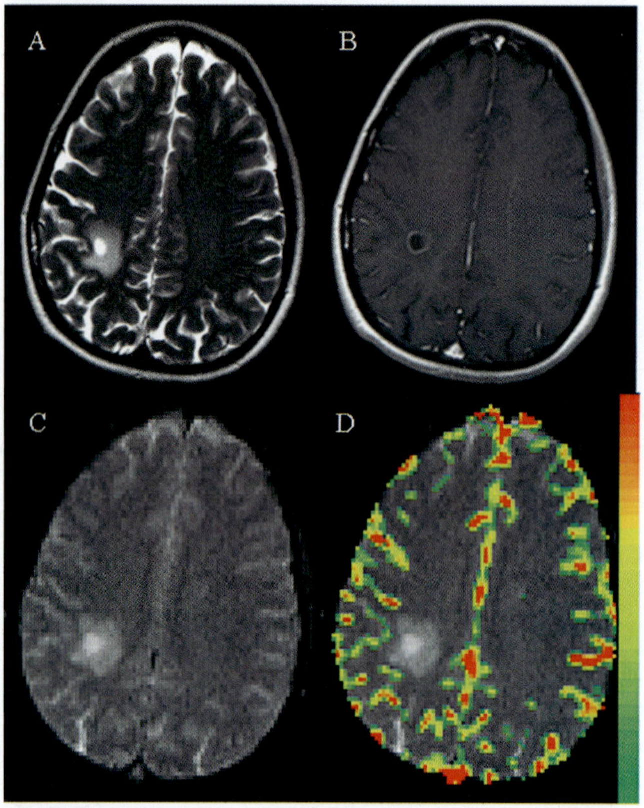

Achados de imagem

A ressonância magnética do cérebro com contraste realizada em 1,5 T revelou uma grande lesão com realce anelar no lobo parietal direito. A lesão estava associada à hiperintensidade perilesional em T_2 e efeito de massa (A,B). Outros focos de subcentímetros de anormalidade da substância branca foram observados na substância branca periventricular/pericalosal e subcortical, bilateralmente. Foram detectadas a hipoperfusão no interior da lesão grande e a anormalidade de sinal perilesional em T_2 (C, D).

Discussão

As lesões desmielinizantes tumefatas (TDLs ou lesões "semelhantes a tumores" da esclerose múltipla) são placas únicas grandes, que podem simular um tumor e podem representar um desafio considerável para o diagnóstico para os neurologistas e radiologistas. Em imagens de ressonância magnética convencional, as lesões desmielinizantes tumefatas são muitas vezes indistinguíveis das neoplasias gliais de alto grau, demonstrando bordas mal definidas, efeito de massa, edema perilesional, necrose central e realce anelar.[1] A abordagem de ressonância magnética ponderada em T_2^* com contraste de suscetibilidade dinâmica (DSC) é uma ferramenta promissora para o diagnóstico para diferenciar as lesões desmielinizantes tumefatas das neoplasias intracranianas.[2] O achado de valores baixos do volume sanguíneo cerebral relativo reflete a vascularização diferente entre as neoplasias de alto grau e lesões desmielinizantes tumefatas, em que a angiogênese florida está claramente ausente. Em geral, as lesões desmielinizantes tumefatas respondem ao tratamento com altas doses de corticoides por via venosa.[3] Esta paciente recebeu um curso de altas doses de metilprednisolona por via intravenosa, durante 5 dias, com a resolução rápida da fraqueza das mãos e melhora dos sintomas sensoriais. Posteriormente ela foi iniciada em um agente imunomodulador para reduzir o risco de conversão para forma clínica definitiva de esclerose múltipla.

Pontos principais

- As lesões desmielinizantes tumefatas (TDL) são muitas vezes indistinguíveis das neoplasias gliais de alto grau, demonstrando bordas mal definidas, efeito de massa, edema perilesional, necrose central e realce anelar.
- Um método de imagem para identificar lesão desmielinizante tumefata evitaria a necessidade de uma biopsia estereotática.

Fig. 31.C1.1

- Relação relativa do volume sanguíneo cerebral (CBV) à substância branca (SB) normal contralateral é maior em neoplasias gliais malignas do que em lesões desmielinizantes tumefatas (TDL) que refletem angiogênese florida em tumores cerebrais de alto grau.
- As imagens ponderadas em perfusão (PWI) são uma ferramenta promissora de diagnóstico na diferenciação de lesões desmielinizantes tumefatas (TDLs) das neoplasias intracranianas.

Referências

1. Dagher AP, Smirniotopoulos J. Tumefactive demyelinating lesions. *Neuroradiology* 1996; **38**: 560–565.
2. Cha S, Pierce S, Knopp EA *et al*. Dynamic contrast-enhanced T_2^*-weighted MR imaging of tumefactive demyelinating lesions. *AJNR Am J Neuroradiol* 2001; **22**: 1109–1116.
3. Mao-Draayer Y, Braff S, Pendlebury W, Panitch H. Treatment of steroid-unresponsive tumefactive demyelinating disease with plasma exchange. *Neurology* 2002; **59**: 1074–1077.

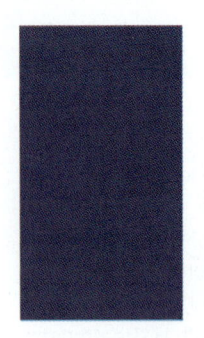

Estudo de caso 31.2
Esclerose múltipla tumefata – perfusão de ressonância magnética

P. B. Barker
Johns Hopkins University School of Medicine, Baltimore, EUA

Histórico
Um homem de 41 anos apresentou-se com convulsão focal.

Técnica
Imagens de difusão ponderada (DWI) convencional e imagens de perfusão ponderada (PWI) de *bolus* de gadolínio.

Resultados das imagens
Houve uma lesão hiperintensa no lobo frontal direito, que mostra o aumento periférico incompleto nas imagens de recuperação de inversão atenuada por fluido (FLAIR). As imagens de difusão ponderada (DWI) estavam levemente hiperintensas; o coeficiente de difusão aparente (ADC) alto indica que este é um resultado de T_2 transparente. As imagens de perfusão ponderada (PWI) mostram redução de volume sanguíneo cerebral (CBV) na lesão em comparação à substância branca (WM) contralateral.

Discussão
As imagens convencionais e imagens de difusão ponderada (DWI) neste caso não poderiam descartar um glioma preliminar. No entanto, a redução do volume sanguíneo cerebral (CBV) é incomum em neoplasia, sobretudo de alto grau.[1,2] Esta observação, junto com o padrão incompleto anular de aumento, tornou uma placa tumefata de esclerose múltipla mais provável. A lesão regrediu na imagem de acompanhamento sem intervenção cirúrgica.

Pontos principais
- O volume sanguíneo cerebral (CBV) normalmente não é aumentado em placas de esclerose múltipla.
- O volume sanguíneo cerebral (CBV) do tumor tende a ser maior nos tumores de alto grau.

Referências
1. Cha S, Pierce S, Knopp EA *et al.* Dynamic contrastenhanced-weighted MR imaging of tumefactive demyelinating lesion. *AJNR Am J Neuroradiol* 2000; **22**: 1109–1116.
2. Hacklander T, Reichenbach JR, Hofer M, Modder U. Measurement of cerebral blood volume via the relaxing effect of low-dose gadopentetate dimeglumine during bolus transit. *AJNR Am J Neuroradiol* 1996; **17**: 821–830.

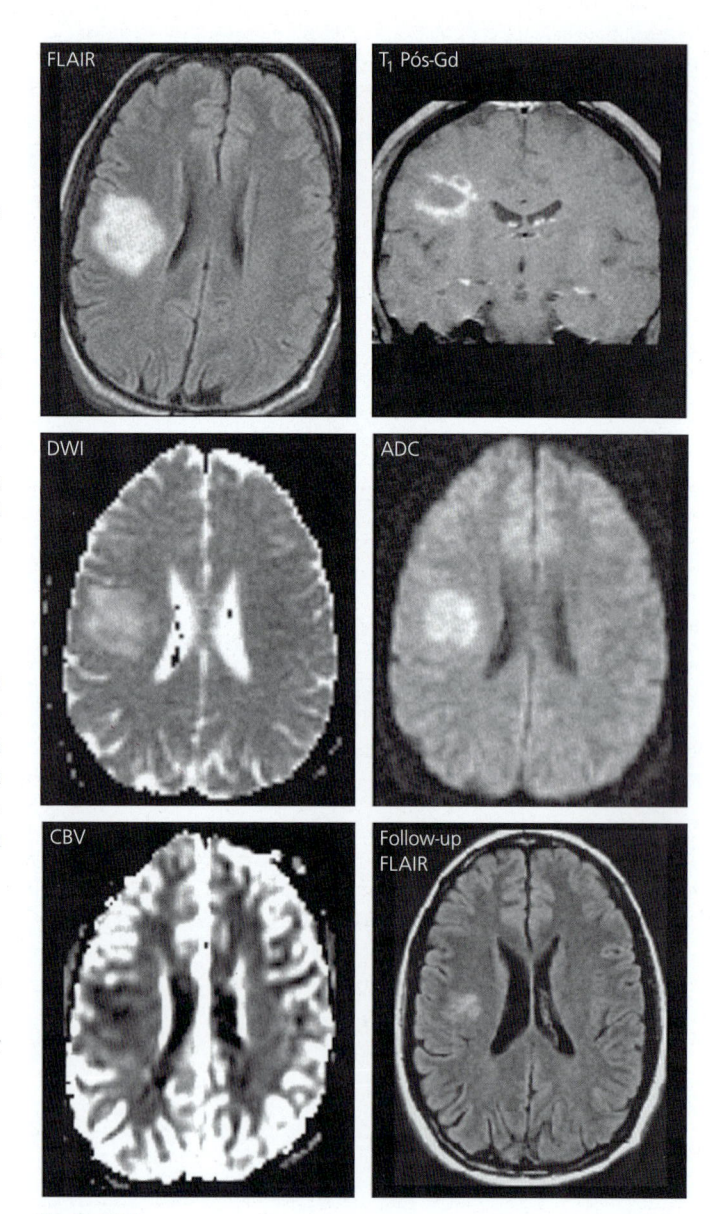

Fig. 31.C2.1

Capítulo 32
MR fisiológica para avaliar distúrbios cerebrais associados ao HIV

Linda Chang ▪ Thomas Ernst

Introdução

A MRI fisiológica e a espectroscopia por MR (MRS) são técnicas altamente sensíveis, objetivas e não invasivas, utilizadas para monitorar a severidade da lesão cerebral, como também os efeitos dos tratamentos. Na necessidade de mensurações repetidas, as técnicas de MR são ideais para o monitoramento da progressão da doença ou dos efeitos do tratamento, pois não possuem radiação. Recentes técnicas de MR, incluindo a espectroscopia protônica por MR (MRS), a MR funcional (fMRI) e as técnicas de MR fisiológica, como difusão pela MRI (DWI) e MRI com transferência de magnetização (MT), e estudo da perfusão pela MR (PWI), têm sido utilizadas para avaliar a lesão cerebral e as infecções oportunistas ou tumores associados a infecção pelo vírus da imunodeficiência humana (HIV) e síndrome da imunodeficiência adquirida (AIDS). Visto que a maioria destas técnicas pode ser realizada em aparelhos comerciais de MR, elas são particularmente adequadas para propósitos diagnósticos e para a monitoração dos efeitos do tratamento.

Este capítulo descreve as características da lesão cerebral associadas ao HIV (tanto na demência por HIV quanto em indivíduos sem sintomas neurológicos) na MRS e na MRI fisiológica, assim como de infecções oportunistas associadas ao HIV. Serão discutidas futuras tendências para as aplicações destes estudos na avaliação da fisiopatologia da lesão no sistema nervoso central (CNS) associada ao HIV e na monitoração do tratamento.

Déficits cognitivos ou demência na infecção pelo HIV

O paciente HIV positivo com imagens estruturais do cérebro de aparência normal pode demonstrar alterações em várias mensurações fisiológicas e neuroquímicas. Estudos humanos *in vitro*, pré-clínicos e *in vivo* fortemente indicam que a via principal para a patogênese da demência por HIV é a invasão do CNS por monócitos infectados pelo HIV (macrófago e micróglia). Liberação ou transporte de proteínas neurotóxicas (Tat, gp120, citocinas) pelos monócitos pode resultar em disfunção ou perda neuronal e ativação glial. Uma vez que os monócitos infectados entram no cérebro, o HIV pode infectar os astrócitos e se multiplicar no cérebro. Os efeitos combinados do HIV e da resposta imune do hospedeiro, incluindo a ativação microglial e astroglial, podem resultar em lesão neuronal, em que, por sua vez, pode causar demência por HIV.

A introdução da terapia antirretroviral combinada (CART; também denominada terapia antirretroviral altamente ativa [HAART]) em pacientes HIV positivos reduziu significativamente a incidência da mortalidade e da síndrome demencial associada ao HIV. No entanto, conforme o período de infecção crônica se estende, podem ocorrer vários graus de lesão cerebral associada ao HIV em muitos indivíduos infectados pelo HIV; estas lesões podem manifestar-se como transtornos neurocognitivos associados ao HIV (HAND).[1] O diagnóstico do HAND requer testes neuropsicológicos que avaliam pelo menos cinco domínios cognitivos separados (Tabela 32.1). O HAND pode ser ainda dividido em três diagnósticos separados: transtorno neurocognitivo assintomático (ANI) associado ao HIV, transtorno neurocognitivo leve (MNI) associado ao HIV e demência associada ao HIV. A espectroscopia de prótons por MR é capaz de avaliar os marcadores neuronais e gliais, e tem desempenhado um importante papel na avaliação da severidade da lesão cerebral em pacientes HIV positivos e pode tornar-se mais útil em sujeitos assintomáticos ou na monitoração dos efeitos do tratamento.

Espectroscopia de prótons por MRS em pacientes HIV positivos

Embora ambas as espectroscopias por MR de prótons e de ^{31}P tenham sido utilizadas para estudar a demência por HIV, a espectroscopia de prótons por MR apresenta uma maior sensibilidade, sendo mais utilizada clinicamente. Portanto, a espectroscopia de prótons por MR (MRS) tem sido mais amplamente aplicada. Visto que a MRS fornece uma avaliação *in vivo* não invasiva de diversos metabólitos que refletem a integridade neuronal e as respostas gliais, esta poderia ser utilizada para estimar a severidade da lesão cerebral associada ao HIV, como também para monitorar os efeitos dos tratamentos antirretrovirais nas populações adulta e pediátrica. Estudos localizados por MRS empregando os tempos de eco (TE) longo[2-5] e curto (19-35 ms)[6-11] constataram que a demência por HIV estava associada à redução do nível de N-acetilaspartato (NAA) ou à redução da razão entre o NAA e a creatina total (NAA/Cr), sugerindo lesão ou disfunção neuronal, especialmente naqueles com demência mais severa. No entanto, pacientes HIV positivos sem sintomatologia neurológica apresentam mínima ou nenhuma alteração na razão NAA/Cr[2-4,8,9,11,12] ou nos níveis de NAA.[11,13,14]

Consistente com os achados neuropatológicos de número elevado de macrófagos e células microgliais nos cérebros de pacientes com AIDS, níveis elevados de compostos contendo colina (Cho) ou Cho/Cr, sugerindo inflamação, são frequentemente observados na MRS em pacientes HIV positivos.[6,9,10,11] Alternativamente, níveis elevados de Cho podem estar relacionados com o aumento da ruptura da membrana celular e a liberação de compostos solúveis de colina por meio de efeitos diretos e indiretos da infecção pelo HIV. Níveis elevados de Cho também foram encontrados em pacientes com transtorno cognitivo leve, porém com maior frequência naqueles com demência moderada a severa (Fig. 32.1).[11,13,14] No entanto, estudos mais recentes relataram pouca ou nenhuma alteração nos níveis de Cho durante os estágios iniciais da demência por HIV.[15-18] Estes achados podem refletir o padrão variável da doen-

Tabela 32.1 Transtornos neurocognitivos associados ao HIV (HAND)

Diagnóstico	Aspectos
Transtorno neurocognitivo assintomático (ANI)	1. Déficit adquirido em duas diferentes habilidades cognitivas, com pelo menos um abaixo da média para as normas apropriadas para idade e escolaridade nos testes neuropsicológicos padronizados[a] 2. O déficit cognitivo não interfere com as funções do dia a dia 3. O déficit cognitivo não satisfaz os critérios para delírio ou demência 4. Não há evidências de outra causa preexistente para o ANI
Transtorno neurocognitivo leve (MND) associado ao HIV (escala MSK 0,5-1,0)	1. Déficit adquirido em duas habilidades cognitivas diferentes, com pelo menos 1 SD abaixo da média para as normas apropriadas de idade e educação nos testes neuropsicológicos padronizados[a] 2. O déficit cognitivo produz ao menos uma leve interferência nas funções do dia a dia (com base em autorrelato ou observação por observadores instruídos) 3. O déficit cognitivo não satisfaz os critérios para delírio ou demência 4. Não há evidências de outra causa preexistente para uma MND
Demência associada ao HIV-1 (HAD) (estágio > 2,0 da escala MSK)	1. Intenso déficit adquirido no funcionamento cognitivo, envolvendo pelo menos dois domínios de habilidade (com 2 SD inferiores às médias corrigidas demograficamente); tipicamente, o déficit ocorre em múltiplos domínios, especialmente no aprendizado de novas informações, processamento mais lento de informações e atenção/concentração deficientes 2. O déficit cognitivo produz intensa interferência com as funções do dia a dia (trabalho, vida em casa, atividades sociais) 3. O padrão do déficit cognitivo não satisfaz os critérios para delírio 4. Não há evidência de outras causas pré-existentes para a demência (ex., outras infecções do CNS, neoplasias do CNS, doenças neurológicas pré-existentes ou severo abuso de substâncias compatível com o distúrbio do CNS)

SD, desvio-padrão; MSK, *Memorial Sloan-Kettering* (um estadiamento das demências desenvolvidas para pacientes HIV positivos).
[a]A avaliação neuropsicológica deve medir pelo menos as seguintes habilidades: verbal/linguagem; atenção/memória operacional; distração/controle executivo; memória (aprendizado; recordação); velocidade do processamento de informações; habilidades perceptivo-sensoriais e motoras.

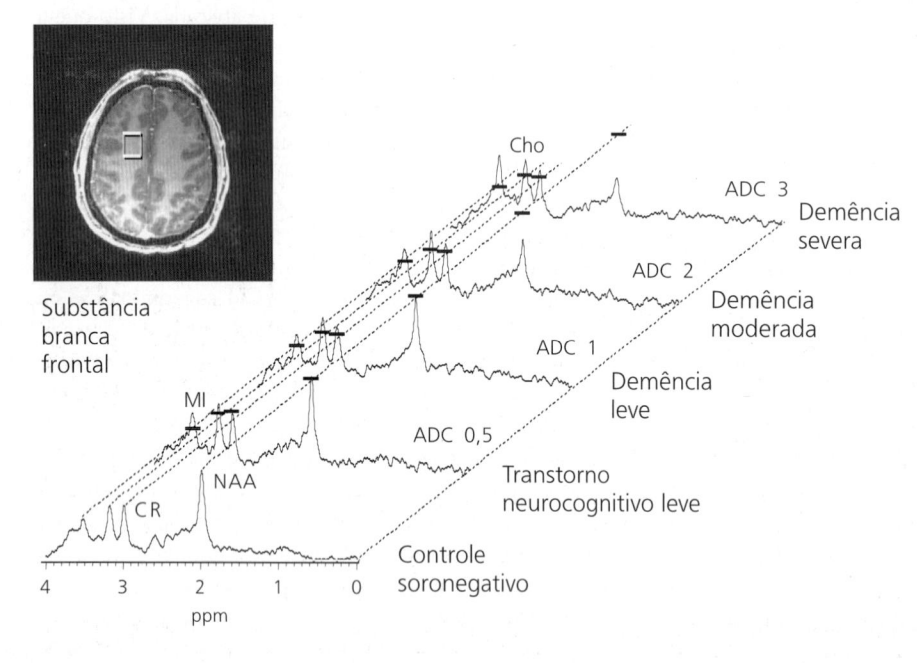

Fig. 32-1 Quando comparados com os controles soronegativos, os pacientes HIV positivos exibem níveis elevados de mio-inositol (MI) na fase inicial de demência (ADC 0,5) e uma leve elevação adicional de colina (Cho) e posterior elevação do mI. Observar que o nível de N-acetilaspartato (NAA) está reduzido apenas durante os estágios moderado e severo da demência. Os espectros de MR foram obtidos pela sequência PRESS (TR/TE = 3.000/30 ms; 64 averages) na substância branca frontal (ver a localização do *voxel* na MRI axial). ADC, complexo demencial da AIDS (equivalente ao estadiamento pela escala *Memorial Sloan-Kettering*). (Figura modificada de Chang et al. 1999.[11])

ça da demência por HIV ou ao *status medication-naive* ("virgem de tratamento") com relação à medicação antirretroviral.[16,18]

Elevação dos níveis de mio-inositol (mI) ou da razão mI/Cr, que é observada somente com TE curto, foi relatada em vários estágios da demência por HIV.[8,11,17,19] Visto que o mI está primariamente presente nas células gliais e possui a suposta função de regular o ambiente osmótico celular e de manter o volume celular,[20] a ativação ou hipertrofia glial induzida por citocinas e quimiocinas mediadas pelo HIV estariam associadas à elevação do mI citoplasmático. De fato, o paciente HIV positivo exibe um nível elevado de mI durante o estágio neuroassintomático[18] com subsequente aumento do nível na demência mais severa (Fig. 32.1), especialmente na substância branca frontal, na qual a ativação glial é geralmente observada em estudos neuropatológicos.[21]

O nível total de Cr, comumente utilizado como uma referência interna na MRS, também pode mudar dependendo da severidade da doença causada pelo HIV, do estágio da demência e da região cerebral, como também da idade do paciente. Consequentemente, se o nível total de Cr é utilizado como uma referência interna, o paciente HIV positivo com uma razão NAA/Cr reduzida na verdade possui um nível normal ou ligeiramente reduzido de NAA na presença de um nível elevado de Cr.[11,22] Nos estágios mais avançados do complexo demencial da AIDS, observa-se um aumento significativo do nível de Cr no lobo frontal, porém redução nos núcleos da base, assim como uma redução do NAA.[18] A Cr elevada também pode ocultar concomitante elevações nos níveis de Cho e mI.

Variações regionais nas alterações metabólicas

Avanços técnicos, como ajustes da ordem do *slice*,[23] possibilitaram a avaliação do lobo frontal e da região subcortical do cérebro, incluindo os núcleos da base e o tálamo. Concentrações elevadas de Cho e mI são geralmente observadas na substância branca frontal do paciente HIV positivo neuroassintomático e naqueles com demência leve,[10] estendendo-se para a substância cinzenta frontal e os núcleos da base naqueles com demência mais severa.[11,17] Variações regionais podem ser avaliadas com maior eficiência com técnicas de imagem espectroscópica,[13-15,19,24-27] especialmente com a MRSI *multislice* (Fig. 32.2). Um estudo por MRSI *multislice* encontrou concentrações mais altas de Cho e mais baixas de NAA na substância branca frontal de pacientes com o complexo demencial da AIDS, além de contagens mais baixas de células CD4, porém concentrações primariamente mais altas de Cho sem redução de NAA na substância branca frontal em pacientes apresentando somente um transtorno cognitivo leve e contagens mais elevadas de células CD4.[14]

Reversão das anormalidades metabólicas após tratamento antirretroviral

Diversos estudos longitudinais com MRS avaliaram os efeitos do tratamento antirretroviral nos pacientes HIV positivos e a maioria constatou melhoras nas relações ou concentrações de metabólitos nestes

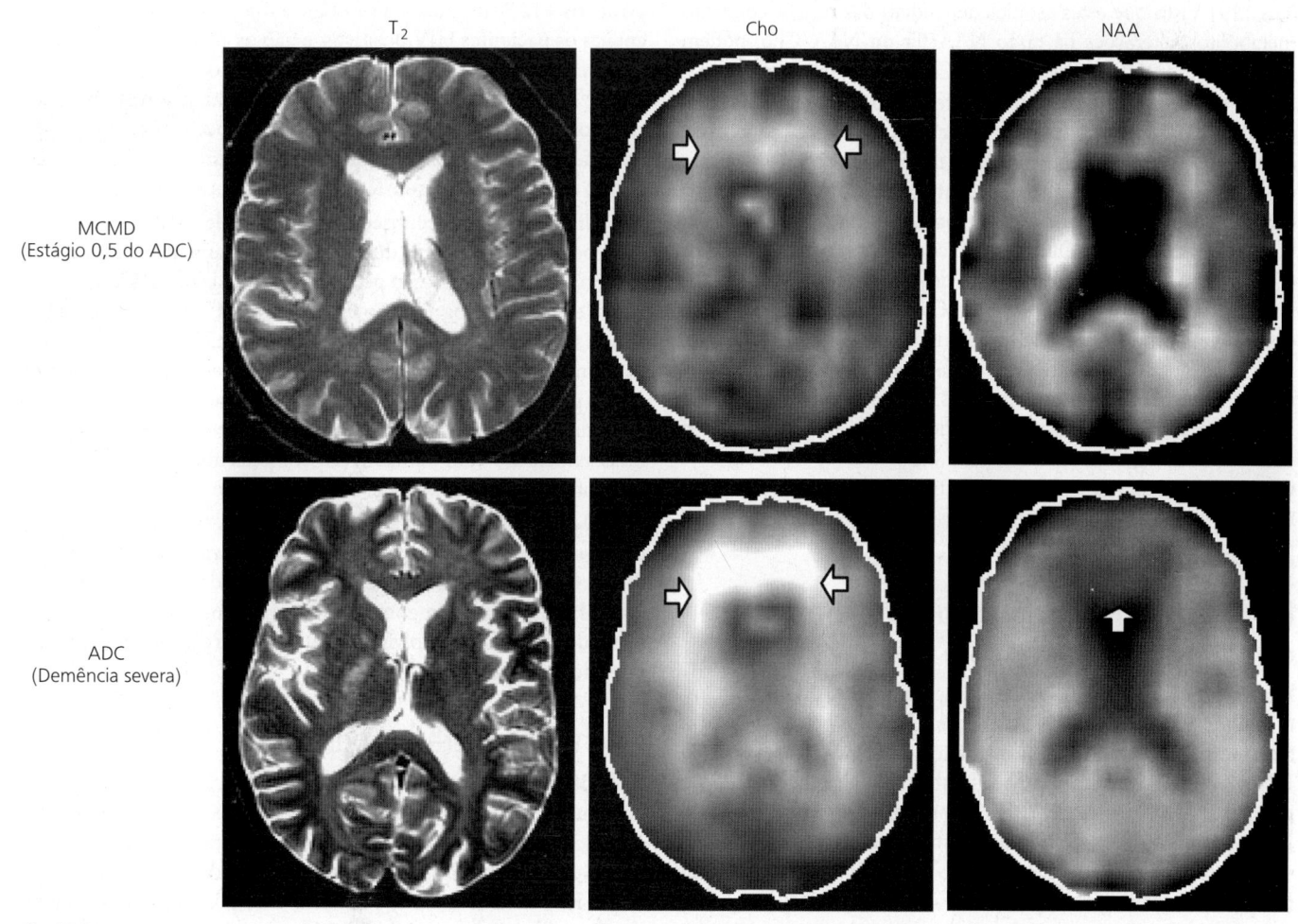

Fig. 32.2 Imagem espectroscópica de dois pacientes com HIV. A fileira superior exibe um paciente de 58 anos de idade com transtorno cognitivo motor leve (MCMD) e uma contagem de células CD4 de 300 x 10^6 células/l; observar o ligeiro aumento dos compostos de colina (Cho) na região frontal da substância branca, com níveis de N-acetil aspartato (NAA) relativamente normais. A fileira inferior exibe um paciente de 35 anos de idade com complexo demencial da AIDS (ADC) e contagem de células CD4 de 143 x 10^6 células/l, em que posteriormente apresentou elevação dos compostos de Cho e redução dos níveis de NAA na região frontal do cérebro. As imagens espectroscópicas foram adquiridas com um aparelho de MR de 1,5 T, PRESS, TR/TE = 2.300/272 ms. (Cortesia de Peter Barker modificado dos dados apresentados em Barker *et al.* 1995.[13])

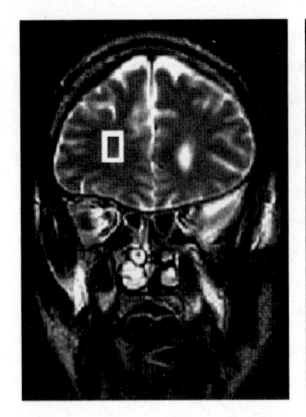

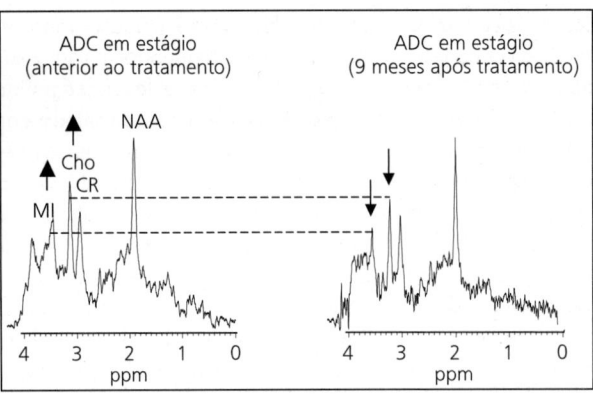

Fig. 32-3 Imagem ponderada em T_2 no plano coronal exibindo a localização do *voxel* onde ambos os espectros foram adquiridos em um paciente com o complexo demencial da AIDS (ADC). Comparado com o espectro obtido pela MR antes do tratamento, o espectro obtido na MRS após a terapia antirretroviral altamente ativa demonstra reversão das alterações metabólicas (direita, normalização da colina (Cho) e *mio*-inositol (mI) inicialmente elevados. O paciente também exibiu uma melhora clínica. (Modificada de Chang *et al.* 1999.[22])

pacientes após tratamentos antirretrovirais bem-sucedidos. Dois estudos avaliaram pacientes HIV positivos antes e após o tratamento com zidovudina, constatando um aumento da razão NAA/Cr ou NAA/Cho e uma melhora clínica após o tratamento,[28] especialmente nos pacientes com redução da razão NAA/Cr na linha de base.[29] Visto que estes estudos dependem das relações entre os metabólitos, alterações na razão NAA/Cr ou NAA/Cho, podem resultar na redução dos níveis de Cr e Cho após o tratamento.

O uso de CART é capaz de reverter alterações metabólicas cerebrais em pacientes com demência leve. A normalização da concentração inicialmente aumentada de mI (anterior à CART) e, em menor grau, a normalização da concentração de Cho, na substância branca frontal e nos núcleos da base pode ocorrer após 9 meses da CART (Fig. 32.3).[22] Outro estudo com pacientes HIV positivos também constatou que aqueles com déficit cognitivo e uma razão NAA/Cr mais baixa e uma razão mI/Cr mais alta na linha de base exibiram melhora das anormalidades metabólicas.[30] No entanto, alterações metabólicas (Cho e mI elevados) podem persistir após 3 meses[31] e melhorar somente após 6-9 meses da CART,[32] embora geralmente ocorra um dramático e rápido retorno da carga viral e da contagem de células CD4 1-3 meses após o início da CART. Portanto, a monitoração do tratamento com ERM deve incluir a determinação da linha de base e uma avaliação de seguimento aos 6-9 meses após tratamento.

Efeitos do envelhecimento e da terapia combinada avaliados com a MRS

A introdução da CART no início da década de 1990 dramaticamente melhorou a sobrevida dos indivíduos infectados pelo HIV e reduziu a prevalência, assim como a incidência de demência associada ao HIV.[33-35] A terapia combinada também pode melhorar a função cognitiva.[36] No entanto, 20-40% dos indivíduos infectados pelo HIV estáveis sob CART ainda demonstram HAND[1] e a MRS talvez desempenhe um papel importante na avaliação e na monitoração pré-sintomática destes pacientes.

O envelhecimento é um fator que potencialmente pode acelerar o progresso da lesão cerebral associada ao HIV, apesar do controle viral sistêmico, visto que a neuroinflamação está presente em pacientes tratados com a CART[37] e em indivíduos mais velhos. Um estudo comparando pacientes HIV positivos sem prévio tratamento antirretroviral com controles negativos constatou que os sujeitos HIV positivos demonstraram maiores aumentos relacionados com a idade na concentração dos marcadores gliais, Cho (controles soronegativos +2%/década; sujeitos HIV positivos +10%/década) e mI (controles soronegativos +3%/década; sujeitos HIV positivos +12%/década) na substância branca frontal. Além disso, apenas os pacientes HIV positivos, e não os controles, demonstraram um declínio relacionado com a idade nos níveis de N-acetil (3,7%/década) e Cr total (4%/década) nos núcleos da base. Estes achados sugerem que a infecção pelo HIV pode interagir com o envelhecimento, induzindo dano ou perda neuronal nos núcleos da base, e ativação glial na substância branca frontal.[38]

Um estudo multicêntrico mais recente de MRS de pacientes HIV positivos, a maioria dos quais sob tratamento com CART, demonstrou que a infecção pelo HIV e o avanço da idade apresentavam efeitos aditivos na razão Cho/Cr e mI/Cr nos núcleos da base e na substância branca,[39] embora o declínio relacionado com a idade no marcador neuronal NAA/Cr não tenha sido observado nestes pacientes tratados com a CART. Consequentemente, o envelhecimento é capaz de exacerbar alterações nos metabólitos cerebrais associados com a inflamação em pacientes HIV positivos e, portanto, aumentar o risco de déficit cognitivo.

O cérebro em envelhecimento aparenta ser mais vulnerável, ou possuir uma menor capacidade de neutralizar, aos efeitos prejudiciais da infecção crônica pelo HIV. De modo similar, o cérebro infantil em desenvolvimento pode ser similarmente vulnerável, resultando em um desenvolvimento alterado do cérebro em crianças infectadas pelo HIV.

Crianças infectadas pelo HIV

A incidência de transmissão vertical do HIV declinou em 2/3 desde a introdução do tratamento profilático com zidovudina durante o período perinatal,[40] sendo extremamente rara nos EUA, Europa e outros países desenvolvidos. No entanto, a incidência de encefalopatia por HIV nos bebês nascidos de mães HIV positivas em países subdesenvolvidos que carecem de profilaxia antirretroviral permanece alta. Estudos iniciais com MRS das anomalias cerebrais em crianças com HIV[41-44] revelaram que as crianças com encefalopatia apresentavam uma menor concentração de NAA e níveis elevados de mI, assim como sinais lipídicos aumentados no centro semioval.[44]

No entanto, as crianças infectadas pelo HIV e neuroassintomáticas demonstraram uma razão NAA/Cr normal, porém uma razão Cho/Cr baixa na região dos núcleos da base.[42] Relativa à avaliação estrutural pela RMI ou a testagem imunológica, a MRS aparenta ser mais sensível para a detecção de alterações cerebrais. Duas crianças com encefalopatia por AIDS demonstraram normalização dos valores de NAA/Cr e desaparecimento do lactato nos núcleos da base 4-8 meses após o tratamento com zidovudina.[43] Estes estudos iniciais demonstraram que a MRS pode ser útil na monitoração dos efeitos do tratamento em crianças infectadas pelo HIV.

Estudos mais recentes demonstraram que, apesar do controle viral eficaz com o tratamento antirretroviral, as crianças infectadas pelo HIV continuaram a apresentar alterações metabólicas cerebrais. Especificamente, um estudo avaliando cinco regiões cerebrais diferentes em um grupo de 20 crianças infectadas pelo HIV constatou uma redução de 12% no nível de Cho na substância branca frontal, comparado com 13 crianças não infectadas.[45] Além disso, as crianças com uma maior carga viral (RNA de HIV > 5.000 cópias/mL) também apresentaram uma redução de 15% no nível de Cho na substância branca frontal, porém maior concentração de Cho no córtex cingulado anterior, como também menor concentração de metabólitos cerebrais nos núcleos da base (nível 13% menor de Cr e 18% menor de mI). Ao contrário das crianças saudáveis, que demonstraram aumentos relacionados com a idade no marcador neuronal NAA nas regiões frontais da substância branca e no hipocampo, as crianças infectadas pelo HIV não demonstraram este desenvolvimento normal do cérebro relacionado com a idade; estas crianças demonstraram um maior aumento relacionado com a idade nos níveis de mI nas regiões frontais da substância branca, sugerindo uma maior gliose. Estas alterações nos metabólitos cerebrais correlacionaram-se com a carga viral e com uma memória espacial tardia e deficiente.[45] O acompanhamento de 12 destas 20 crianças infectadas pelo HIV, aos 5 e 10 meses após as mensurações dos níveis basais pela MRS, demonstrou níveis estáveis de metabólitos cerebrais durante este período, equiparando-se à evolução clínica estável, com contagens de células CD4, carga viral e desempenho cognitivo estáveis.[46] Subsequente avaliação, utilizando MRS bidimensional em dez destas crianças infectadas pelo HIV, também confirmou o mI elevado e, adicionalmente, constatou níveis elevados do ácido γ-aminobutírico (GABA) na substância branca frontal, quando comparados com as crianças não infectadas.[47]

Estes dados sugerem que padrões de alterações metabólicas cerebrais, em cérebros imaturos e em desenvolvimento de crianças infectadas pelo HIV, diferem daqueles dos adultos. Especificamente, as crianças exibem uma menor concentração de Cho, em vez da elevada concentração de Cho tipicamente observada em adultos infectados pelo HIV. As crianças infectadas pelo HIV também exibem um atraso no desenvolvimento cerebral, como evidenciado pela falta de aumentos no marcador neuronal NAA relacionados com a idade. Estes achados da MRS demonstram que um tratamento precoce e agressivo nos bebês com HIV antes do desenvolvimento de encefalopatia é justificado.

Perfusão pela MRI na demência por HIV

O estudo da perfusão pela MRS, utilizando a técnica de contraste dinâmico ponderado em suscetibilidade (DSC), com *bolus tracking* tem sido realizada em pequenos grupos de pacientes HIV positivos. O gadolínio é tipicamente utilizado como o agente de contraste e, após a rápida administração intravenosa de gadolínio (< 30 s), a partir de então, são medidas as alterações de sinal por aproximadamente 1 minuto, durante uma sequência gradiente-eco ou *spin-echo*. Um estudo relatou aumento do volume sanguíneo cerebral relativo (rCBV) na substância cinzenta profunda e na substância cinzenta cortical de pacientes HIV positivos;[48] aqueles com demência leve a moderada apresentaram um rCBV maior, quando comparados com aqueles sem demência. Considerou-se que estes achados refletem as alterações inflamatórias subcorticais, estando em concordância geral com os achados prévios obtidos por tomografia por emissão de pósitrons (PET) do aumento do metabolismo de glicose em estruturas subcorticais durante os estágios iniciais da demência pelo HIV.[19] No entanto, estudos prévios com PET e tomografia computadorizada por emissão de fóton único (SPECT) na demência por HIV também constataram redução do metabolismo ou perfusão cortical,[49-56] que também foi demonstrada em outro estudo de perfusão por MRI que avaliou o fluxo sanguíneo cerebral regional (rCBF) em todo o cérebro, utilizando comparações *voxel* a *voxel*.[57] Um rCBF mais baixo foi observado bilateralmente no córtex frontal látero-inferior e na região parietal ínfero-medial, enquanto rCBF mais altos estavam presente bilateralmente na substância branca parietal póstero-inferior dos pacientes HIV positivos, quando comparados com os sujeitos controle (Fig. 32.4).[57] As alterações do rCBF correlacionam-se com a contagem de células CD4, com a carga viral plasmática, com o índice de Karnofsky e com a escala de demência por HIV. Outro estudo também revelou um rCBF elevado nos núcleos da base de pacientes HIV positivos com início recente de lentidão psicomotora, porém não naqueles pacientes com lentidão psicomotora por um período maior que 1 ano.[58] Em resumo, estes poucos estudos revelaram uma perfusão regional relativa elevada (rCBV ou rCBF), especialmente nas regiões dos núcleos da base, sugerindo um processo inflamatório reativo ou proliferação glial em pacientes com lesão cerebral causada pelo HIV. O CBF regional está relacionado ao metabolismo regional e com a atividade neuronal,[59] enquanto a relação entre o rCBV e a atividade neuronal é menos clara.

Em alguns estudos por MR foram utilizadas técnicas de marcação de *spins* arteriais (ASL, do inglês *arterial spin labeling*) para avaliar a perfusão cerebral em pacientes com doenças neurológicas, pois, em raros casos, os agentes de contraste a base de gadolínio podem causar severos efeitos colaterais. Ao contrário do DSC pela MRI, a ASL é capaz de fornecer medidas absolutas do fluxo sanguíneo.[60,61] Os valores típicos do rCBF de todo o cérebro, medidos com a técnica ASL, são ao redor de 50 mL/100 g por min.,[62] sendo consistente com as análises realizadas por técnicas de medicina nuclear. Um estudo de MRI, pela técnica ASL, de perfusão cerebral em pacientes infectados pelo HIV revelou fluxo e volume sanguíneo menores no caudado nos indivíduos com déficits cognitivos.[63]

Difusão por MRI na demência por HIV

A difusão por MRI determina o movimento microscópico e randômico das moléculas (movimento browniano) de água. A difusão é caracterizada pelo coeficiente de difusão aparente (ADC) ou difusibilidade

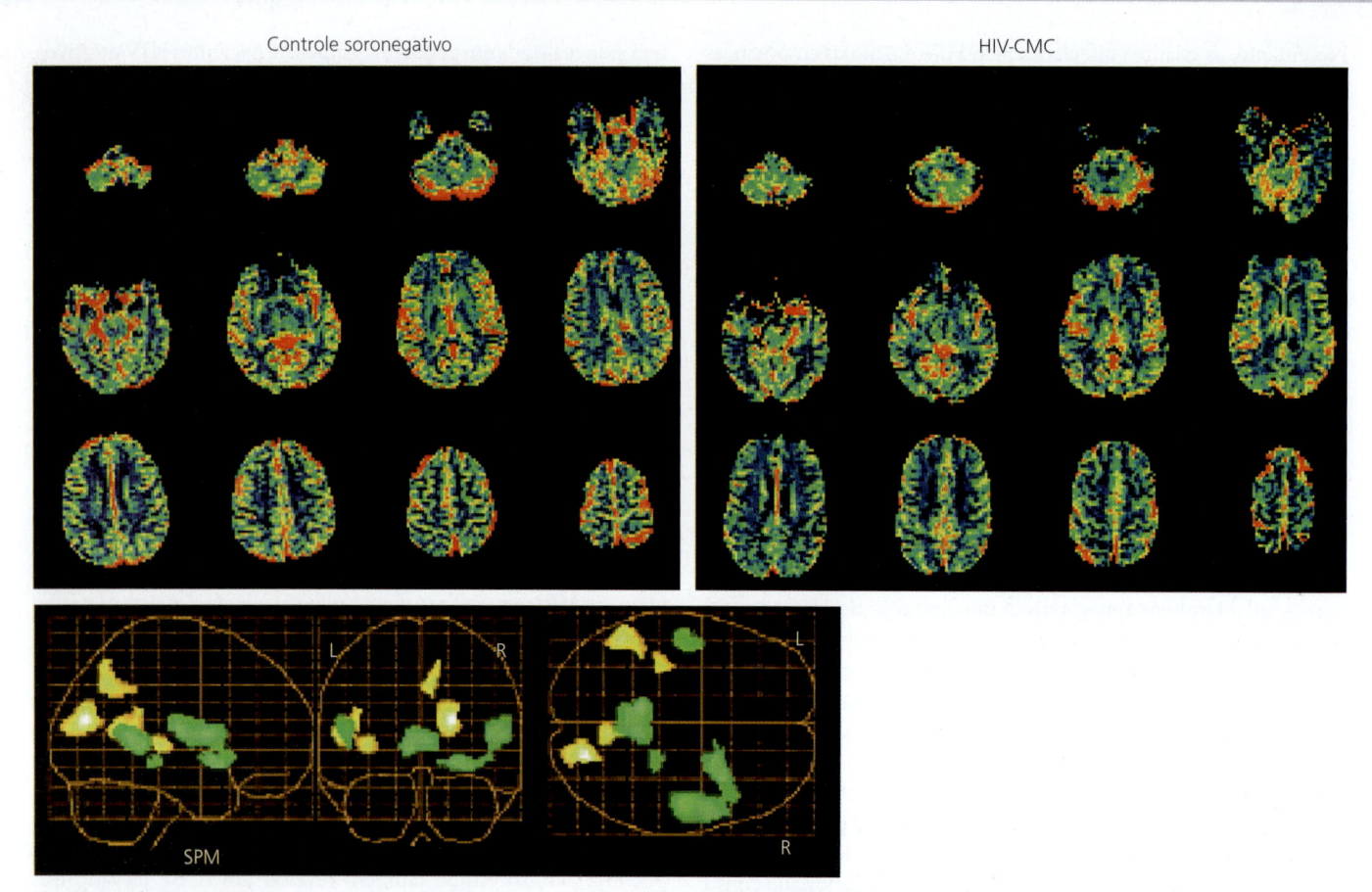

Fig. 32.4 Perfusão por MRI em um controle soronegativo e em um paciente HIV positivo (com o complexo demencial da AIDS em estágio 2 [HIV-CMC]). A fileira inferior demonstra uma comparação (análise *voxel a voxel* usando mapa paramétrico estatístico [SPM]) entre os controles soronegativos e os pacientes HIV positivos. As regiões verdes no mapa SPM indicam um fluxo sanguíneo cerebral regional (rCBF) significantemente reduzido, enquanto as regiões amarelas no SPM indicam um rCBF elevado nos pacientes HIV positivos, quando comparadas com os controles. Consequentemente, o rCBF pode estar excepcionalmente reduzido ou elevado, dependendo da patologia. (Dados também apresentados em Chang *et al.* 2000.[57]

média, que está relacionada com a distância média percorrida por uma molécula em um determinado período de tempo. Os valores do ADC nos tecidos são tipicamente menores que os valores na água pura, pois a difusão em tecidos, mas não em fluidos puros, é limitada pelas membranas celulares e outras estruturas. Em fluidos puros e muitos tecidos corpóreos, a difusão é "isotrópica", ou seja, independente da orientação espacial. No entanto, o ADC também pode ser direcional ("anisotrópico"), como por exemplo nos feixes de fibras na substância branca ou no corpo caloso. Um índice anisotrópico pode ser calculado na difusão anisotrópica, refletindo a quantidade da direcionalidade. A anisotropia é mais bem determinada a partir de estudos de imagens por tensores de difusão (DTI, do inglês *diffusion tensor imaging*), durante o qual a difusão é medida em muitas (geralmente dez ou mais) direções diferentes do gradiente de difusão.[64] Os valores de difusividade e anisotropia do tecido são muito sensíveis às variações no ambiente microscópico, como mudanças no volume da água e destruição da membrana celular.

Diversos estudos aplicaram a difusão por MRI para avaliar a integridade microestrutural dos tecidos cerebrais em pacientes HIV positivos. Os típicos achados incluem aumento da difusividade e redução da anisotropia fracionada (FA) na substância branca e no corpo caloso de aparência normal, especialmente naqueles com maior carga viral e menor contagens de células CD4 nos estudos iniciais.[65,66] Aumento na difusividade média na região dos núcleos da base correlacionou-se com a lentidão psicomotora em pacientes com demência leve pelo HIV.[67] Pela DTI ser mais sensível do que a MRI estrutural, esta técnica possui o potencial de detectar lesões cerebrais leves ou microscópicas. Um estudo até sugeriu que a DTI pode indicar se um paciente corre risco de desenvolver demência.[68] Diversos e grandes estudos transversais utilizando a DTI confirmaram, quando comparados com os controles, uma maior difusividade média e redução dos valores de FA em múltiplas regiões cerebrais de sujeitos infectados pelo HIV, principalmente no joelho do corpo caloso ou na substância branca frontal, apesar de imagens por MRI estrutural serem tipicamente normais.[69-72]. O aumento da difusão cerebral está provavelmente relacionado com o aumento da neuroinflamação, com base em achados de prévios estudos que revelaram uma elevação concomitante do marcador glial mI[67] e uma maior difusão em pacientes HIV positivos com maiores níveis de proteínas quimiotáticas para macrófagos.[72] Um estudo longitudinal, com acompanhamento de pacientes HIV positivos clinicamente estáveis e sujeitos saudáveis soronegativos por um período de 1 ano, constatou aumento da difusão cerebral nos pacientes HIV positivos na substância branca frontal e parietal, no putâmen e no joelho do corpo caloso. Estes aumentos na difusão cerebral sugerem a presença de uma inflamação cerebral nestes pacientes HIV positivos, estando aparentemente relacionados com déficits cognitivos.[73] Os sujeitos infectados pelo HIV também exibiram um aumento maior que o normal e relacionado com a idade no joelho do corpo caloso; portanto, a mensuração da difusão no joelho do corpo caloso pode ser útil para a monitoração da evolução da doença na infecção do cérebro pelo HIV. No entanto, nenhum estudo avaliou se ocorre aumento das alterações na difusão com o tratamento antirretroviral.

Além de uma maior difusão cerebral, os pacientes HIV positivos também exibem uma menor FA na substância branca parietal e frontal. Uma anisotropia reduzida pode refletir uma maior degradação da microestrutura, como perda da mielinização da substância branca relacionada com a idade, além de ser responsável pelo desempenho mais lento em muitas tarefas cognitivas.[73] No entanto, nos núcleos da base, os pacientes HIV positivos exibiram um valor maior de FA; isto pode refletir a retração ou a compactação aumentada destas estruturas, fatores estes que ocorrem com a idade.[74] Porém, um valor aumentado de FA e maior difusão no putâmen também podem ser causados por alterações na suscetibilidade associadas a um aumento no conteúdo de ferro, que foi observado em indivíduos saudáveis de idade mais avançada [75] e nos núcleos da base de pacientes HIV positivos com neurodegeneração. Valores aumentados de FA no putâmen de sujeitos HIV positivos também foram associados a um pior desempenho cognitivo.[73] Futuros estudos utilizando técnicas com imagens ponderadas em T_2, as quais podem fornecer adicional avaliação das alterações de suscetibilidade, talvez possam proporcionar um delineamento da deposição de ferro com relação às alterações da FA nos pacientes HIV positivos.

Lesões cerebrais focais oportunistas na AIDS

O principal alvo nas infecções pelo HIV são os linfócitos T CD4, comprometendo, consequentemente, o sistema imune. Diversos organismos oportunistas são capazes de penetrar e prosperar no CNS de pacientes HIV positivos, especialmente quando a contagem de células CD4 cai abaixo de 200×10^6 células/l (200 células/μl). Outros fatores, como abuso de substâncias,[76,77] desnutrição ou outra enfermidade sistêmica, podem suprimir ainda mais o sistema imune e acelerar as infecções oportunistas. As lesões cerebrais focais oportunistas mais comuns são a toxoplasmose cerebral, a leucoencefalopatia multifocal progressiva (PML) e o linfoma cerebral primário. Criptococomas cerebrais são ocasionalmente observados com a meningite criptocócica. Abscessos por toxoplasmose e linfomas do CNS são particularmente difíceis de diferenciar clinicamente e com procedimentos radiográficos convencionais, incluindo a tomografia computadorizada (CT) e a MRI de rotina. Além disso, foi documentado que as duas doenças coexistem, complicando ainda mais o diagnóstico.[78-84] O diagnóstico diferencial das lesões cerebrais focais na AIDS também inclui o tuberculoma, goma sifilítica, outros abscessos bacterianos e lesões encefalíticas focais do citomegalovírus (CMV).

O estudo por imagem fisiológico pode ajudar no diagnóstico inicial, evitando, deste modo, a realização de biopsias em alguns pacientes.[66,84] Visto que os pacientes com AIDS e sem conhecimento prévio de seu estado HIV podem apresentar lesões cerebrais focais oportunistas como indicador diagnóstico, um diagnóstico rápido e preciso utilizando MRS e técnicas fisiológicas de MRI são particularmente importantes no controle destas lesões.

Toxoplasmose

A toxoplasmose é causada por uma infecção oportunista pelo protozoário intracelular obrigatório *Toxoplasma gondii*. Aproximadamente 70% das lesões ou abscessos cerebrais por toxoplasmose são multifocais.[85,86] As apresentações neurológicas incluem dores de cabeça subagudas, febre, convulsões, sinais neurológicos focais,[76,77] ou demência progressiva.[87] A sorologia para toxoplasma é geralmente positiva, porém a especificidade é baixa; apenas 1/3 dos pacientes exibe uma elevação no título do anticorpos IgG [88] e somente 50% exibem produção intratecal de anticorpo contra o *T. gondii*.[89] Igualmente decepcionantes são os estudos iniciais usando a reação em cadeia da polimerase para *T. gondii* no plasma e no líquido cefalorraquidiano (liquor), com baixa sensibilidade [90,91] e resultados falso-positivos ocasionais.[92] Como resultado, a resposta clínica para a terapia antitoxoplasma tem sido o principal critério para o diagnóstico.

As lesões causadas por toxoplasmose estão geralmente localizadas na substância branca e na substância cinzenta subcortical, como o tálamo e os núcleos da base.[79,93] De modo característico, a imagem por CT exibe múltiplas lesões com captação anelar de contraste,[79,93] embora lesão solitária ou lesões hipodensas sem captação de contraste tenham sido relatadas.[85] Na MRI, há múltiplos focos hiperintensos discretos nas imagens ponderadas em T_2, que são em sua grande parte heterogêneos, apresentam margens bem delimitadas e apresentam realce pelo gadolínio.[94] Edema e hemorragias estão comumente associados a estas lesões.[95]

As lesões por toxoplasmose exibem aspectos característicos na MRS, que são úteis para diferenciar a toxoplasmose do linfoma na maioria dos pacientes (Fig. 32.5).[84,96,97] Em uma lesão causada pela toxoplasmose, os níveis de lactato e lipídeos encontram-se notoriamente elevados, enquanto todos os outros metabólitos normais do cérebro estão virtualmente ausentes.[84,98,99] Este padrão na MRS reflete o ambiente acelular anaeróbico no interior de um abscesso, e a resposta inflamatória (incluindo macrófagos) ao redor do abscesso. No entanto, este perfil espectral pode ser semelhante ao observado no centro necrótico dos tumores cerebrais em pacientes sem AIDS[84] ou no centro necrótico de um linfoma de crescimento rápido.[99] Outros abscessos, como tuberculoma ou abscessos fúngicos, também podem demonstrar padrões similares de níveis elevados de lactato e lipídeos.

Além disso, as técnicas DSC pela MRI (ou perfusão pela RM) e SPECT-Tálio-201 demonstram redução da perfusão ou do metabolismo na toxoplasmose ou outros abscessos. Isto ajuda a diferenciar uma lesão neoplásica de uma infecciosa, visto que as lesões neoplásicas irão exibir uma vascularidade aumentada, enquanto as lesões infecciosas irão exibir um rCBF reduzido em toda a lesão e no edema circundante (Fig. 32.6). Ambas as técnicas utilizadas em MRI (MT e DWI) podem determinar as alterações fisiológicas associadas a estas lesões. Por exemplo, a difusão média na DWI está tipicamente aumentada nas regiões cerebrais edematosas ou infla-

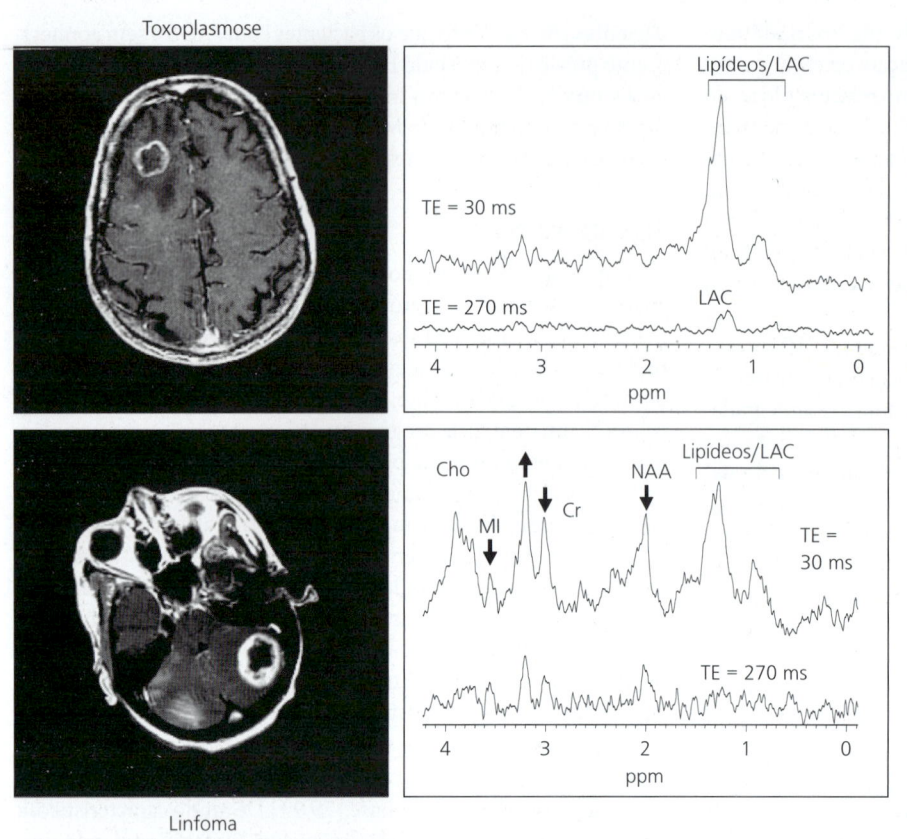

Fig. 32.5 Imagens ponderadas em T1 no plano axial após a administração do contraste gadolínio demonstrando realce anelar pelo gadolínio na lesão por toxoplasmose e no linfoma. Note a borda mais delgada da lesão por toxoplasmose, quando comparada com o linfoma. Os espectros característicos da MR exibem intensa elevação dos níveis de lipídeos com TE de 30 ms na lesão causada pela toxoplasmose e o *doublet* de lactato (LAC) com TE de 270 ms. Os espectros inferiores são característicos de linfoma, com o pico proeminente de colina (Cho) e presença de algum lipídeo e lactato, assim como pequenas quantidades de N-acetilaspartato (NAA), creatina (Cr) e mio-inositol (mI) em razão do efeito de volume parcial do tecido cerebral circundante.

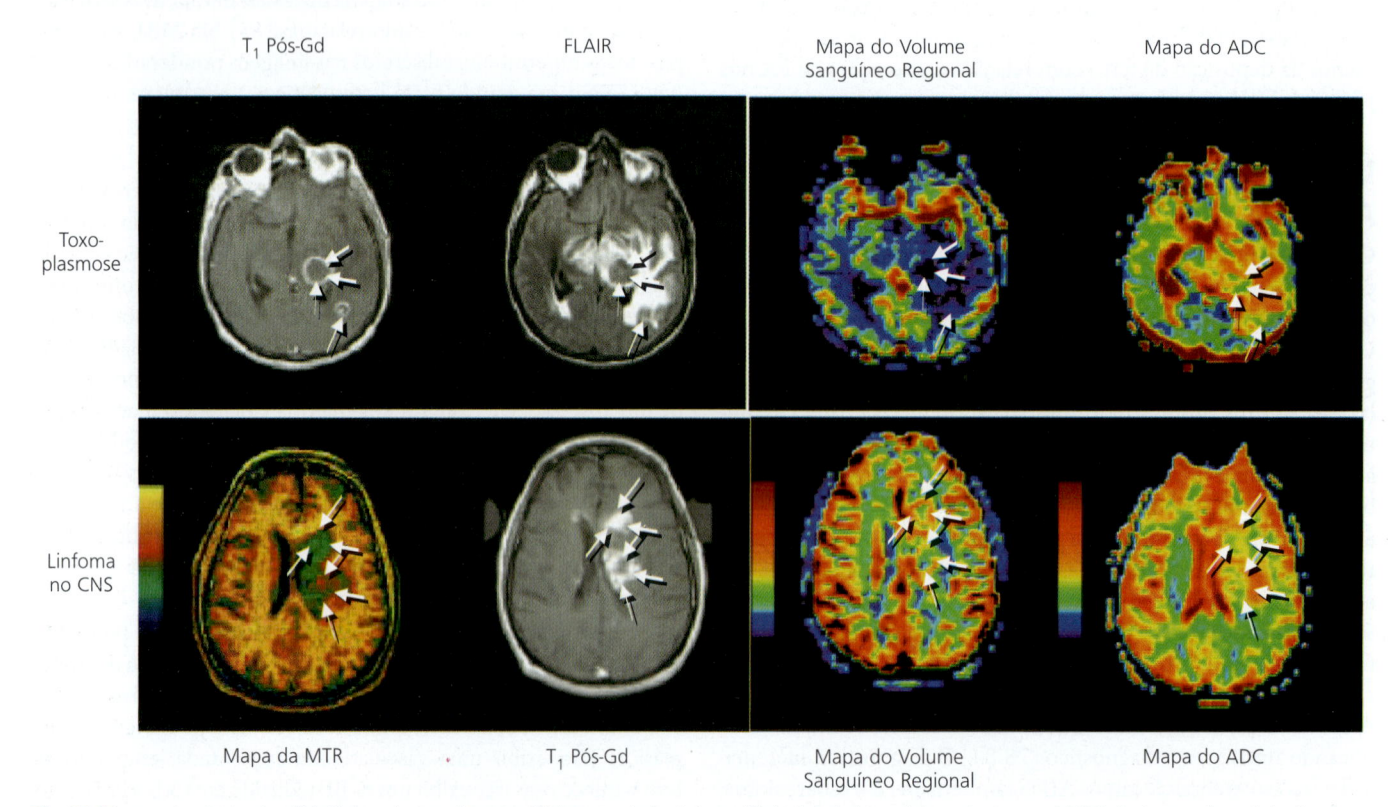

Fig. 32.6 Imagens estruturais e fisiológicas da toxoplasmose (fileira superior) e linfoma (fileira inferior) em dois pacientes com AIDS. Ambos os tipos de lesões exibem realce do contraste gadolínio (Gd) em imagens ponderadas em T_1. Um volume sanguíneo cerebral relativo (rCBV) significantemente reduzido no DSC-MRI e uma difusão aumentada no mapa de ADC são observados na lesão causada pela toxoplasmose. Ao contrário, os linfomas demonstram uma razão de transferência de magnetização (MTR) moderadamente reduzida, um rCBV notoriamente elevado na borda das lesões anelares no mapa de perfusão e um aumento da perfusão no edema circundante das lesões nos mapas de ADC.

matórias circundantes (Fig. 32.6); este aumento é tipicamente mais fulminante na toxoplasmose do que nos linfomas (Fig. 32.6).

O tratamento da toxoplasmose requer a administração de antibióticos (pirimetamina e sulfadiazina ou clindamicina); quando diagnosticada precocemente e nenhum infarto cerebral tenha ocorrido em razão de efeito expansivo, a melhora clínica é aparente em 1 a 2 semanas, embora a(s) lesão(ões) na MRI possa(m) persistir por períodos mais longos. Não foi relatado o uso da MRI fisiológica na monitoração da progressão da doença ou dos efeitos do tratamento.

Linfoma

O linfoma primário do CNS na AIDS é quase sempre de alto grau de células B. Pelo fato de a maioria das células conter o vírus Epstein-Barr (EBV),[100,101] foi hipotetizado que o linfoma do CNS na AIDS pode originar-se de células B infectadas pelo EBV.[102] Nos estudos de neuroimagem, de 19 a 71% dos linfomas cerebrais primários apresentam-se como uma lesão solitária,[86,103] porém podem tornar-se rapidamente multicêntricos, como relatado em 80-100% das autopsias de pacientes com AIDS.[104] A típica apresentação clínica consiste de deterioração neurológica progressiva com encefalopatia, sinais focais e convulsões, resultando em morte em 4-8 meses mesmo com radioterapia ou tratamento com esteroides. Raramente, os pacientes entram em remissão clínica e podem viver por muitos anos. A citologia do liquor é raramente diagnóstica, sendo geralmente necessária a realização de biopsia cerebral para diagnóstico.[105] No entanto, a determinação pela técnica de reação em cadeia da polimerase do EBV no liquor parece ser sensível e específica para a confirmação do diagnóstico de linfoma do CNS, no cenário de achados de imagem e clínicos característicos.

Na população sem AIDS, o linfoma primário do CNS exibe um padrão sólido de realce pelo contraste na CT e na MRI. Quando presente, a disseminação subependimal do linfoma revestindo os ventrículos é altamente característica.[86] As periferias hipercelulares sólidas dos linfomas são tipicamente mais amplas do que a borda inflamatória ao redor das lesões causadas por toxoplasmose.[86,106] Estas lesões, em média, são maiores e em menor número que as lesões pelo toxoplasma. No entanto, em pacientes com AIDS, o linfoma é sempre multicêntrico e pode crescer rapidamente, podendo dobrar de tamanho em semanas, com edema e desvio da linha média, associados.[107-109] Portanto, na MRI, estas lesões tipicamente exibem realce anelar com a administração de gadolínio; as lesões são hipointensas em imagens ponderadas em T_1, iso a hiperintensas em imagens ponderadas em T_2, e são geralmente lesões com captação anelar pelo meio de contraste (Figs. 32.5 e 32.6).[86,108] Hemorragia espontânea é incomum, porém pode ocorrer após terapia com esteroides ou radiação.[86,108]

Na AIDS, uma MRS do linfoma do CNS exibe aumento leve a moderado de lactato e lipídeos assim como um pico proeminente de Cho, mínimo de NAA, Cr e mI, dependendo na quantidade de tecido cerebral circundante no *voxel* (Fig. 32.5).[98,110,111] Este padrão reflete um aumento da renovação e degradação da membrana celular (níveis aumentados de lipídeos e Cho), e porções necróticas do tumor (lactato e lipídeos). É essencial posicionar o *voxel* na "borda celular" ou na margem em crescimento da lesão; caso contrário, a região necrótica central, com um grande pico de lacta-to/lipídeo, pode apresentar um espectro semelhante ao de uma lesão por toxoplasmose.[99] Isto é análogo aos erros de amostragem durante a biopsia cerebral. Sob esse aspecto, a MRSI pode ser mais útil na avaliação de lesões focais.

Os linfomas em pacientes com AIDS geralmente demonstram crescimento superficial acelerado, em que pode desviar o suprimento vascular para a borda em crescimento do tumor, com áreas centrais de necrose causada por trombose e deterioração dos vasos nas partes mais antigas das lesões.[107,108] Portanto, a técnica de DSC-MRI demonstra um aumento da vascularidade e perfusão, especialmente na margem hipercelular da(s) lesão(ões) (Fig. 32.6). Quando comparado às lesões por toxoplasma, também é observado nos linfomas um aumento na captação do traçador com ^{201}Tl SPECT, embora resultados falso-positivos e falso-negativos possam ocorrer.[112] Estudos sorológicos (detecção de anticorpos IgG para toxoplasma em soro) ou a reação em cadeia da polimerase para EBV combinada com técnicas de imagem pode fornecer suficiente precisão diagnóstica, evitando-se uma biopsia cerebral.

Leucoencefalopatia multifocal progressiva

Infecção de oligodendrócitos pelo vírus JC causa PML, com lesões desmielinizantes características na neuropatologia e MRI.[113-120] A reativação do vírus JC latente tipicamente ocorre em pacientes com uma contagem de células CD4 < 100×10^6 células/L.[121] Sintomas e sinais neurológicos variam dependendo do local da lesão. As apresentações clínicas usuais incluem hemiparesia, redução da capacidade cognitiva, desequilíbrio de marcha, disartria, e hemianopsia ou quadrantanopsia.[122] Apesar das típicas características clínicas e da neuroimagem, o diagnóstico geralmente requer uma biopsia cerebral. Técnicas mais avançadas para auxiliar no diagnóstico serão ainda mais importantes quando a terapia experimental se tornar disponível.

A MRS das lesões da PML exibe um perfil metabólico característico com aumento moderado nos níveis de lipídeo e lactato, níveis normais a elevados de Cho e certa quantidade de NAA e Cr proveniente do volume parcial do tecido cerebral circundante. No entanto, os níveis de mI podem ser altamente variáveis (inicialmente baixos e, posteriormente, altos durante a fase de reparo e remissão).[98,110,111,123,124] Este padrão reflete uma perda de tecido normal (NAA e Cr reduzidos), aumento da renovação da membrana celular e desmielinização (Cho aumentada) e ativação glial nos estágios mais avançados da PML (mI aumentada) (Fig. 32.7). Pequenos sinais de lactato e lipídeos, muito menores do que aqueles observados na toxoplasmose, são consistentemente observados durante a fase aguda da infecção,[124] refletindo, provavelmente, a presença de macrófagos e produtos do metabolismo da mielina. Nos pacientes com AIDS, as lesões da PML e a região cerebral contralateral ou a região circundante de aparência normal tipicamente exibem padrões de MRS consistentes com a lesão cerebral associada ao HIV.

Estudos recentes utilizando a MRI por MT demonstraram um alto grau de especificidade na diferenciação entre as lesões desmielinizantes de PML e as lesões de gliose não associadas à PML (Fig. 32.7)[125] ou a encefalite por HIV,[126] apesar da aparência similar das lesões hiperintensas nas imagens ponderadas em T_2. Comparadas com outras lesões na substância branca, as lesões da PML tipicamente exibem razões de MT significativamente mais baixas

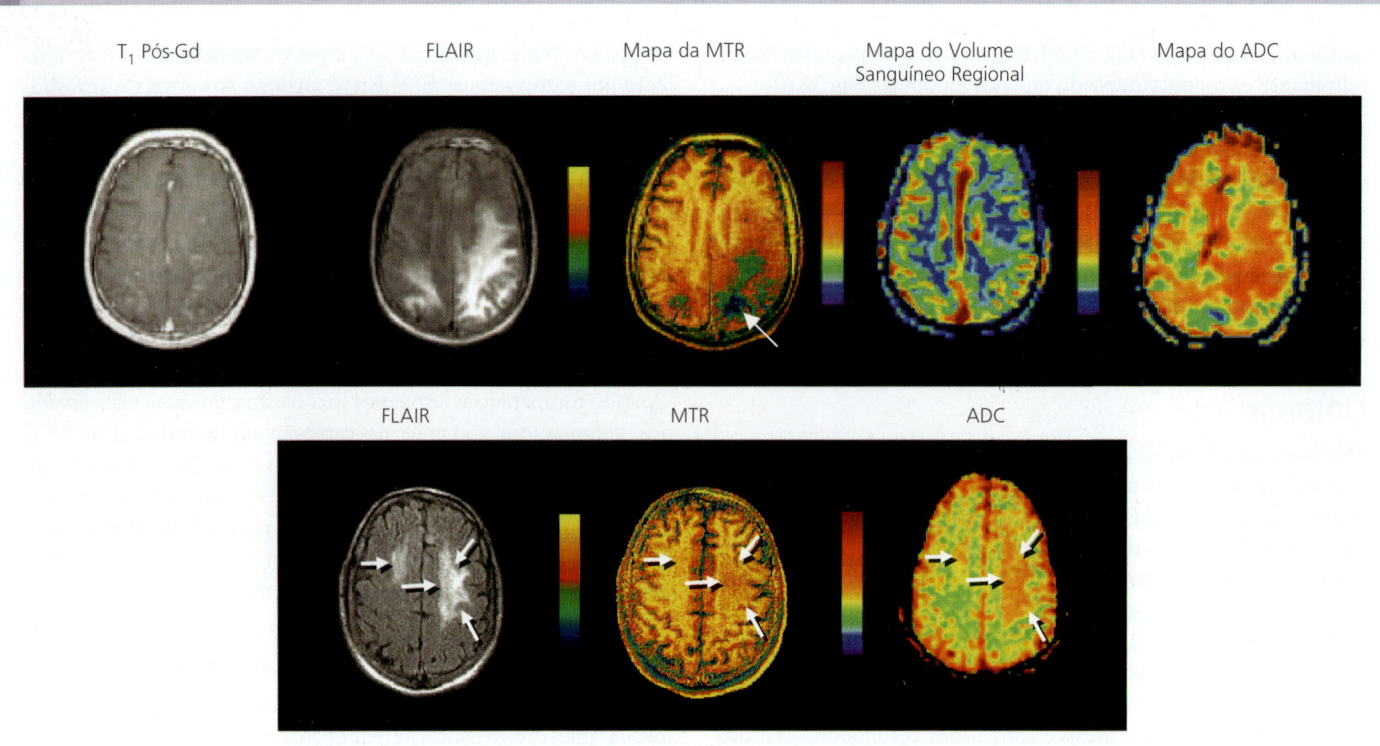

T₁ Pós-Gd   FLAIR   Mapa da MTR   Mapa do Volume Sanguíneo Regional   Mapa do ADC

FLAIR   MTR   ADC

Fig. 32.7 Imagens de RM estrutural e fisiológica de um homem de 43 anos de idade com AIDS e leucoencefalopatia multifocal progressiva (PML; fileira superior), e um homem de 38 anos de idade com AIDS e lesões inespecíficas (não PML) na substância branca (fileira inferior). A escala colorimétrica exibe baixos valores na faixa azul-verde (parte inferior) e valores mais altos na região laranja e vermelha (parte superior). Note que tanto as lesões da PML como as lesões inespecíficas na substância branca exibem lesões hiperintensas similares e confluentes nas imagens FLAIR. No entanto, o mapa da razão de transferência de magnetização (MTR) das lesões de PML demonstra uma MTR significantemente mais baixa (verde e azul), especialmente no centro da lesão (azul-escuro), sugerindo desmielinização nestas lesões. As lesões inespecíficas da substância branca exibem uma MTR minimamente reduzida. Os mapas de ADC demonstram intensos aumentos da difusão nas lesões da PML e no edema circundante, e apenas uma difusão moderadamente aumentada nas lesões não PML. Alterações mínimas ou normais no volume sanguíneo cerebral regional são observadas nos mapas de perfusão pela técnica de DSC.

nos mapas de razão de MT (no qual ilustra a razão entres os estudos em T₁ realizados com e sem imagem por MT). A média baixa de razão de MT provavelmente resulta da perda de mielina nas lesões, visto que a média baixa de razão reflete o aumento de água livre e a redução de água ligada a macromoléculas (ex., mielina).

O típico tempo de sobrevida em pacientes diagnosticados com PML foi menor que 9 meses antes da CART. A introdução da CART resultou em uma sobrevida prolongada (> 46 semanas) em alguns pacientes;[127] no entanto, alguns pacientes desenvolveram PML mesmo com a supressão da replicação do HIV pela CART[128] e, na verdade, a saúde de alguns pacientes deteriorou-se durante a reconstituição de seus sistemas imunes.[129,130] Estudo de imagem fisiológica, incluindo MRS e MT, pode fornecer marcadores substitutos úteis para detectar os sinais iniciais da desmielinização (com Cho elevada na MRS e reduções regionais na razão de MT nos mapas de razão de MT), ou para monitorar os efeitos do tratamento. Visto que o nível de mI reflete a atividade glial, níveis aumentados de mI nas lesões de PML podem indicar uma resposta imune mais forte e reparo contínuo e, portanto, um resultado mais favorável ou remissão clínica.[123]

Criptococoma

O fungo *Cryptococcus neoformans* causou uma das infecções oportunistas mais comuns em pacientes com AIDS durante as duas primeiras décadas de epidemia nos EUA. A criptococose é uma doença histopatologicamente distinta, capaz de produzir meningite crônica subaguda, causando dilatação progressiva dos espaços subaracnóideos e a formação de pseudocistos gelatinosos (massas encapsuladas de organismos com mínima reação inflamatória [lesões com aspecto de bolhas de sabão]), ou um abscesso fúngico (criptococoma). Cefaleia e febre são comuns. Dependendo do local da lesão, podem ocorrer sinais neurológicos focais e convulsões.

Em pacientes com infecção criptocócica intracraniana documentada, a CT e a MRI exibem um padrão variável de imagens características, porém a MRI é superior à CT para a avaliação destas lesões.[131] Quatro padrões foram relatados: (a) criptococoma parenquimal; (b) diversos focos minúsculos agrupados hiperintensos nas imagens ponderadas em T₂ e sem realce pelo meio de contraste em imagens ponderadas em T₁ pós-contraste, localizados relativamente simetricamente nos núcleos da base e no mesencéfalo e representando dilatação do espaço de Virchow-Robin; (c) múltiplos nódulos miliares com realce leptomeníngeos e parenquimais; e (d) um padrão misto de dilatação dos espaços de Virchow-Robin com lesões mistas, como criptococoma e nódulos miliares. Também foi relatada a ocorrência de criptococoma nos núcleos dentados,[132] na hipófise[133] e na medula espinal.[134]

No criptococoma do tipo pseudocisto gelatinoso (lesões císticas arredondadas sem edema e mínimo efeito de massa), a MRS tipicamente exibe reduções dos principais metabólitos cerebrais (NAA,

Cr, Cho e mI) e quantidades moderadas de lipídeos, quando comparadas ao tecido cerebral contralateral de aparência normal. O lactato é raramente observado no criptococoma.[96,97,111] Comparado à toxoplasmose ou linfoma, o criptococoma demonstra menores quantidades de lipídeos e lactato. Um estudo com espectroscopia de prótons da cultura de *Cryptococcus neoformans* e criptococoma cerebral de cérebros de ratos demonstrou primeiramente ressonâncias do dissacarídeo citosólico α,α-trehalose, em que aparentou ser específico para a infecção criptocócica.[135] Imagem com DWI e MT no criptococoma não foi relatado.

Tuberculose

O advento da AIDS/HIV dramaticamente aumentou a incidência de tuberculose (TB), a mesmo ainda sendo alta em países onde os medicamentos antirretrovirais não são disponíveis. Na África subsaariana, até 60% dos pacientes com TB são coinfectados pelo HIV, e a cada ano, 200.000 mortes por TB são atribuídas à coinfecção pelo HIV.[136] A infecção do cérebro pela tuberculose pode ser apresentada em uma variedade de formas e pode ocorrer em todo o CNS. Estas lesões exibem baixa atenuação na CT, possuem bordas delgadas de captação de contraste e considerável edema circundante; estas lesões podem ser idênticas em aparência aos abscessos piogênicos. Padrões altamente variáveis das características da MRI [137] incluem lesões miliares (com diâmetro menor que 2 mm), grandes tuberculomas hemisféricos, infarto, abscessos, hidrocefalia e paquimeningite. Tuberculomas são granulomas, que podem ser não caseosos, caseosos com um centro sólido ou caseosos com um centro líquido. O granuloma não caseoso geralmente é hipointenso com relação ao cérebro nas imagens ponderadas em T_1 e hiperintenso nas imagens ponderadas em T_2, com captação homogênea após injeção de contraste.[138] Os granulomas caseosos com centro sólido são hipointensos ou isointensos nas imagens ponderadas em T_1 e hipointensos nas imagens ponderadas em T_2. Os granulomas com liquefação central apresentam centro hipointenso nas imagens ponderadas em T_1, porém hiperintenso nas imagens ponderadas em T_2; a periferia das lesões é hipointensa nas imagens ponderadas em T_2.

Relatos clínicos usando o DWI demonstraram um sinal de alta intensidade no centro de todas as lesões em dois pacientes, diferenciando estas lesões dos gliomas malignos e dos tumores cerebrais metastáticos.[139] Imagens com MT também demonstram uma baixa razão de MT na parede do abscesso tuberculoso, quando comparado com a razão de MT do abscesso piogênico; este aspecto pode ser utilizado no diagnóstico diferencial dos tuberculomas caseosos.[140] A imagem de transferência de magnetização, especialmente com realce pelo gadolínio, pode realçar a borda hiperintensa nas imagens ponderadas em T_1 após injeção do contraste. As imagens por MT também melhora significativamente o contraste de imagem na tuberculose miliar, em imagens ponderadas em T_1, com maior realce das lesões nas imagens ponderadas em T_1 pós-contraste.

A maior série de estudos MRS do tuberculoma em pacientes com AIDS foi realizada na Índia. Foi demonstrado um padrão de MRS característico similar no tuberculoma em pacientes com ou sem AIDS.[138,141] Os picos de lipídeo apresentam frequências de ressonância em 1,3 ppm e 0,9 ppm, que podem ser atribuídas ao grupo metileno e ao grupo metil terminal dos ácidos graxos livres, respectivamente. Estes sinais foram atribuídos ao alto conteúdo de lipídeos dos materiais caseosos no interior dos tuberculomas. Nos tuberculomas, ao contrário do abscesso por toxoplasmose, o lactato não foi observado na espectroscopia com tempo de eco longo. Além disso, os aminoácidos que são visíveis nos abscessos cerebrais piogênicos não são visíveis nos abscessos tuberculosos. Alguns estudos também demonstraram a presença do sinal de Cho em alguns tuberculomas,[142] assim como em outras lesões fúngicas.[143] Não se sabe ao certo se a presença de sinais de Cho nestas lesões representa um distúrbio metabólico subjacente, como diabetes ou encefalite pelo HIV, visto que a Cho pode estar elevada em muitas condições metabólicas. Todavia, quando o sinal de Cho está presente em um abscesso infeccioso, o diagnóstico diferencial com neoplasia precisa ser considerado. Portanto, um grande sinal de lipídeo é diagnóstico de uma lesão infecciosa apenas quando a Cho está ausente, e pode ser mais característico para a infecção crônica, como criptococoma ou tuberculoma, quando o lactato também está ausente.

Lesões cerebrais focais de etiologia combinada

Lesões combinadas ou mistas de linfoma com toxoplasmose, ou com PML, CMV ou cândida, foram relatadas na AIDS.[78,79,81,83] Foi relatada uma correlação entre a MRI, MRS e neuropatologia dos tais toxoplasmose e linfomas combinados.[84] Na MRI, as lesões combinadas exibem uma região central hipointensa na imagem ponderada em T_2 com uma margem relativamente ampla de borda hipointensa (não os sinais iso ou hiperintensos típicos no linfoma), que é realçada com o contraste. Na MRS por prótons com TE curto, as lesões mistas demonstram características dos espectros observados na toxoplasmose e no linfoma. São observados níveis elevados de lactato e lipídeos (tipicamente observado nas lesões por toxoplasmose), associado a um nível elevado de Cho (mais comum no linfoma). O padrão da MRS das lesões combinadas sugere que a MRS pode ser altamente sensível em refletir as alterações químicas associadas aos processos patológicos subjacentes. Se o perfil bioquímico mostra-se intermediário entre dois tipos de lesão, lesões coexistentes devem ser consideradas (ex., toxoplasmose e linfoma).[84,144]

Considerações sobre a multimodalidade

A imagem multimodal se tornará clinicamente prevalente, visto que MRS, MRI estrutural e fisiológica, SPECT, PET e fMRI poderiam render dados complementares com relação aos diferentes aspectos da fisiopatologia da doença. Por exemplo, a confidência diagnóstica iria aumentar se uma lesão por toxoplasmose suspeita exibe uma intensa elevação de lipídeos e lactato na MRS e redução do rCBV em toda a lesão na MRI de perfusão. Para determinar possíveis fatores contribuintes para a função cerebral anormal no paciente HIV positivo, um estudo demonstrou, com a técnica de BOLD (dependente do nível de oxigênio no sangue) por fMRI, que o nível total de Cr na MRS estava relacionado com a ativação cerebral, sugerindo que um estado metabólico oxidativo superexpresso pode contribuir para o aumento da ativação pré-frontal.[145] Outro estudo utilizou o corregistro de imagens e análise quantitativa da espectroscopia de prótons com a SPECT ^{99m}Tc-hexametilpropileneamina oxime (HMPAO) quantitativa para detectar pacientes com lesão cerebral e demência leve, constatando que a MRS era mais sensível do que a SPECT para a detecção precoce da lesão cerebral.[146] Estudos futuros utilizando mais do que uma modalidade de neuroimagem nos mesmos sujeitos são necessários para determinar o melhor método e para avaliar se estes métodos podem fornecer informações complementares para elucidar a patogênese da lesão cerebral associada ao HIV.

Conclusões e perspectivas futuras

As técnicas de imagem fisiológica e MRS podem avaliar a severidade da lesão cerebral associada ao HIV em pacientes com demência por HIV, revelando uma esperança para o diagnóstico diferencial precoce de lesões cerebrais focais.

Na lesão cerebral associada ao HIV, o marcador glial mI encontra-se elevado durante o estágio inicial da doença (neuroassintomático ou demência leve), enquanto o marcador neuronal NAA se encontra reduzido nos estágios mais avançados de demência por HIV, junto com um aumento nos níveis de Cho e mI. Estas alterações metabólicas progressivas com ativação glial precoce e subsequente dano ou perda neuronal, são consistentes com os achados obtidos pelos estudos neuropatológicos. Diversos estudos pequenos utilizando a MRS também avaliaram os efeitos dos tratamentos antirretrovirais nos pacientes HIV positivos, constatando que as alterações metabólicas podem melhorar após o tratamento e, portanto, servir como marcadores substitutos. Estudos mais recentes que avaliaram sujeitos HIV positivos tratados com a CART por longos períodos constataram em grande parte uma doença menos severa, com níveis quase normais de Cho; no entanto, níveis elevados de mI na substância branca permaneceram prevalentes, com ocasional redução do marcador neuronal NAA no córtex parietal de pacientes HIV positivos mais velhos. Ensaios clínicos futuros de pacientes com HAND podem beneficiar-se do uso da MRS e MRI fisiológica, além da atual abordagem de avaliações neuropsicológicas.

O uso da MRS e a combinação de imagem fisiológica continuará a ser importante para o diagnóstico diferencial de lesões cerebrais focais. O estudo da perfusão pela MRI tipicamente exibe uma perfusão significantemente elevada na neoplasia (ex., linfoma), porém perfusão intensamente reduzida nas lesões infecciosas. Imagem por transferência de magnetização é particularmente útil para a confirmação e a avaliação da desmielinização (ex., lesões da PML ou síndrome da reconstituição imune), que pode continuar a ocorrer em alguns pacientes mesmo após o tratamento com CART.

Avanços técnicos contínuos, como uma melhor otimização da MRS localizada com TE curto e sequências de MRS, ou técnicas de MRS bidimensionais, incluindo a MRS utilizando a sequência PRESS com TE-averaged,[147] permitirão uma melhor avaliação das alterações regionais e adicionais metabólitos de interesse (ex., glutamato, GABA, glutationa etc.). A abordagem da fMRI com a técnica BOLD parece ser primorosamente sensível para avaliar alterações sutis da fisiologia cerebral na infecção pelo HIV,[148,149] mesmo em pacientes neuroassintomáticos.[150,151] As futuras pesquisas irão comparar a sensibilidade destas técnicas na detecção precoce da lesão cerebral, de modo que terapias neuroprotetoras possam ser implementadas nos estágios iniciais. Com melhoras metodológicas, a utilização destas técnicas irá ser facilitada, podendo ser aplicadas na rotina clínica.

Agradecimentos

Os autores são financiados pelo US National Institutes of Health (K24-DA016170; K02-DA16991; R01-NS38834; 2R01-MH61427; U54-NS5638) e pela University of Hawaii em Manoa.

Referências

1. Antinori A, Arendt G, Becker JT et al. Updated research nosology for HIV-associated neurocognitive disorders. Neurology 2007; **69**: 1789–1799.

2. Menon DK, Ainsworth JG and Cox IJ. Proton MR spectroscopy of the brain in AIDS dementia complex. J Comput Assist Tomogr 1992; **16**: 538–542.

3. Paley M, Cozzone P, Alonso J et al. A multicenter proton magnetic spectroscopy study of neurological complications of AIDS. AIDS Res Hum Retroviruses 1996; **12**: 213–222.

4. Salvan A, Vion-Dury J, Confort-Gouny S et al. Cerebral metabolic alterations in human immunodeficiency virus related encephalopathy detected by proton magnetic resonance spectroscopy. Comparison using short and long echo times. Invest Radiol 1997; **32**(8): 485–495.

5. Chong WK, Sweeney B, Wilkinson ID et al. Proton spectroscopy of the brain in HIV infection: correlation with clinical, immunologic and MR imaging findings. Radiology 1993; **188**: 119–124.

6. Jarvik JG, Lenkinski RE, Grossman RI et al. Proton MR spectroscopy of HIV-infected patients: characterization of abnormalities with imaging and clinical correlation. Radiology 1993; **186**: 739–744.

7. Paley M, Wilkinson ID, Hall-Craggs MA et al. Short echo time proton spectroscopy of the brain in HIV infection/AIDS. Magn Reson Imaging 1995; **13**(6): 871–875.

8. Laubenberger J, Haussinger D, Bayer S et al. HIV-related metabolic abnormalities in the brain: depiction with proton MR spectroscopy with short echo times. Radiology 1996; **199**: 805–810.

9. Tracey I, Carr CA, Guimaraes AR et al. Brain choline-containing compounds are elevated in HIV-positive patients before the onset of AIDS dementia complex: a proton magnetic resonance spectroscopic study. Neurology 1996; **46**: 783–788.

10. English C, Kaufman M, Worth J et al. Elevated frontal lobe cytosolic choline levels in minimal or mild AIDS dementia complex patients: a proton magnetic resonance spectroscopy study. Biol Psychiatry 1997; **41**(41): 500–502.

11. Chang L, Ernst T, Leonido-Yee M et al. Cerebral metabolite abnormalities correlate with clinical severity of HIV-cognitive motor complex. Neurology 1999; **52**: 100–108.

12. Chong WK, Paley M, Wilkinson ID et al. Localized cerebral proton MR spectroscopy in HIV infection and AIDS. AJNR Am J Neuroradiol 1994; **15**: 21–25.

13. Barker PB, Lee RR, McArthur JC. AIDS dementia complex: evaluation with proton MR spectroscopic imaging. *Radiology* 1995; **195**: 58–64.

14. Meyerhoff D, Bloomer C, Cardenas V et al. Elevated subcortical choline metabolites in cognitively and clinically asymptomatic HIV+ patients. *Neurology* 1999; **52**(5): 995–1003.

15. Marcus C, Taylor-Robinson S, Sargentoni J et al. 1H MR spectroscopy of the brain in HIV-1 seropositive subjects evidence for diffuse metabolic abnormalities. *Metab Brain Dis* 1998; **13**(2): 123–36.

16. Suwanwelaa N, Phanuphak P, Phanthumchinda K et al. Magnetic resonance spectroscopy of the brain in neurologically asymptomatic HIV-infected patients. *Magn Reson Imaging* 2000; **18**: 859–865.

17. von Giesen H, Wittsack H, Wenserski F et al. Basal ganglia metabolite abnormalities inminormotor disorder associated with human immunodeficiency virus type 1. *Arch Neurol* 2001; **58**: 1281–1286.

18. Chang L, Ernst T, Witt M et al. Relationships among cerebral metabolites, cognitive function and viral loads in antiretroviral-naive HIV-positive patient. *NeuroImage* 2002; **17**: 1638–1648.

19. Lopez-Villegas, D, Lenkinski RE and Frank I. Biochemical changes in the frontal lobe of HIV-infected individuals detected by magnetic resonance spectroscopy. *Proc Natl Acad Sci USA* 1997; **94**: 9854–9859.

20. Graf J, Guggino W and Turnheim K. Volume regulation in transporting epithelia. In *Interactions in Cell Volume and Cell Function*, eds., Lang F and Häussinger D. Heidelberg Springer, 1993, p. 67–117.

21. Power C, Kong PA, Crawford TO et al. Cerebral white matter changes in acquired immunodeficiency syndrome dementia: alterations of the blood-brain barrier. *Ann Neurol* 1993; **34**: 339–350.

22. Chang L, Ernst T, Leonido-Yee M et al. Highly active antiretroviral therapy reverses brain metabolite abnormalities in mild HIV dementia. *Neurology* 1999; **53**: 782–789.

23. Ernst T, Chang L. Elimination of artifacts in short echo time 1HMR spectroscopy of the frontal lobe. *Magn Reson Med* 1996; **36**: 462–468.

24. Meyerhoff DJ, MacKay S, Bachman L et al. Reduced brain N-acetylaspartate suggests neuronal loss in cognitively impaired immunodeficiency virus-seropositive individuals: in vivo 1H magnetic resonance spectroscopic imaging. *Neurology* 1993; **43**: 509–515.

25. Meyerhoff D, MacKay S, Poole N et al. NAcetylaspartate reductions measured by 1H MRSI in cognitively impaired HIVseropositive individuals. *Magn Reson Imaging* 1994; **12**: 653–659.

26. Meyerhoff D, Weiner M and Fein G. Deep gray matter structures in HIV infection: a proton MR spectroscopic study. *AJNR Am J Neuroradiol* 1996; **17**: 973–978.

27. Moller H, Vermathen P, Lentschig M et al. Metabolic characterization of AIDS dementia complex by spectroscopic imaging. *J Magn Reson Imaging* 1999; **9**: 10–18.

28. Wilkinson ID, Lunn S, Miszkiel KA et al. Proton MRS and quantitative MRI assessment of the short term neurological response to antiretroviral therapy in AIDS. *J Neurol Neurosurg Psychiatry* 1997; **63**: 477–482.

29. Salvan A, Vion-Dury J, Confort-Gouny S et al. Brain proton magnetic resonance spectroscopy in HIV-related encephalopathy: identification of evolving metabolic patterns in relation to dementia and therapy. *AIDS Res Hum Retroviruses* 1997; **13**: 1055–1066.

30. Stankoff B, Tourbah A, Suarez S et al. Clinical and spectroscopic improvement in HIV-associated cognitive impairment. *Neurology* 2001; **56**: 112–115.

31. Chang L, Ernst T, Witt M et al. Cerebral metabolite abnormalities in antiretroviral-naive HIVpositive patient before and after HAART. *Neurology* 2000; **54**: S47–S52.

32. Chang L, Witt M, Miller E et al. Cerebral metabolite changes during the first nine months of HAART. *Neurology* 2001; **56**: S63.

33. Dore GJ, McDonald A, Li Y et al. Marked improvement in survival following AIDS dementia complex in the era of highly active antiretroviral therapy. *AIDS* 2003; **17**: 1539–1545.

34. Ghafouri M, Amini S, Khalili K et al. HIV-1 associated dementia: symptoms and causes. *Retrovirology* 2006; **3**: 28.

35. McArthur JC, Haughey N, Gartner S et al. Human immunodeficiency virusassociated dementia: an evolving disease. *J Neurovirol* 2003; **9**: 205–221.

36. Sacktor N, Nakasujja N, Skolasky R et al. Antiretroviral therapy improves cognitive impairment in HIV+ individuals in sub-Saharan Africa. *Neurology* 2006; **67**: 311–314.

37. Anthony IC, Ramage SN, Carnie FW et al. Influence of HAART on HIVrelated CNS disease and neuroinflammation. *J Neuropathol Exp Neurol* 2005; **64**: 529–536.

38. Ernst T, Chang L. Effect of aging on brain metabolism in antiretroviral-naive HIVpositive patient. *AIDS* 2004; **18**(Suppl 1): S61–S67.

39. Chang L, Lee P, Yiannoutsos C et al. A multicenter in vivo proton-MRS study of HIVassociated dementia and its relationship to age. *Neuroimage* 2004; **23**: 1336–1347.

40. Fiscus S, Adimora A, Schoenbach V et al. Perinatal HIV infection and the effect of zidovudine therapy on transmission in rural and urban counties. *JAMA* 1996; **275**: 1483–1488.

41. Cortey A, Jarvik JG, Lenkinski RE et al. Proton MR spectroscopy of brain abnormalities in neonates born to HIV-positive mothers. *AJNR Am J Neuroradiol* 1994; **15**: 1853–1859.

42. Lu D, Pavlakis SG, Frank Y et al. Proton MR spectroscopy of the basal ganglia in healthy children and children with AIDS. *Radiology* 1996; **199**: 423–428.

43. Pavlakis SG, Lu D, Frank Y et al. Brain lactate and Nacetylaspartate in pediatric AIDS encephalopathy. *AJNR Am J Neuroradiol* 1998; **19**: 383–385.

44. Salvan A-M, Lamoureux S, Michel G, Localized proton magnetic resonance spectroscopy of the brain in children infected with human immunodeficiency virus with and without encephalopathy. *Pediatr Res* 1998; **44**: 755–762.

45. Keller MA, Venkatramen TN, Thomas A et al. Altered neurometabolite development in HIV infected children: correlation with neuropsychological tests. *Neurology* 2004; **62**: 1810–1817.

46. Keller MA, Venkatramen TN, Thomas A et al. Cerebral metabolites in HIV-infected children followed for 10 months with ^{1}H-MRS. *Neurology* 2006; **66**: 874–879.

47. Banakar S, Thomas MA, Deveikis A et al. Twodimensional ^{1}HMR spectroscopy of the brain in human immunodeficiency virus (HIV)-infected children. *J Magn Reson Imaging* 2008; **27**: 710–717.

48. Tracey I, Hamberg LM, Guimaraes AR et al. Increased cerebral blood volume in HIV-positive patients detected by functional MRI. *Neurology* 1998; **50**: 1821–1826.

49. Rottenberg DA, Moeller JR, Strother SC et al. The metabolic pathology of the AIDS dementia complex. *Ann Neurol* 1987; **22**: 700–706.

50. Pohl P, Vogl G, Fill H et al. Single photon emission computed tomography in AIDS dementia complex. *J Nucl Med* 1988; **29**: 1382–1386.

51. Holman BL, Garada B, Johnson KA et al. A comparison of brain perfusion SPECT in cocaine abuse and AIDS dementia complex. *J Nucl Med* 1992; **33**: 1312–1315.

52. Harris GJ, Pearlson GD, McArthur JC et al. Altered cortical blood flow in HIV seropositive individuals with and without dementia: a single photon emission computed tomography study. *AIDS* 1994; **8**: 495–499.

53. Masdeu JC, Yudd A, van Heertun RL et al. Single photon emission computed tomography in human immunodeficiency virus encephalopathy: a preliminary report. *J Nucl Med* 1991; **32**: 1471–1475.

54. Rottenberg DA, Sidtis JJ, Strother SC et al. Abnormal cerebral glucose metabolism in HIV-1 seropositive subjects with and without dementia. *J Nucl Med* 1996; **37**: 1133–1141.

55. Rosci MA, Pignorini F, Bernabei A et al. Methods for detecting early signs of AIDS dementia complex in asymptomatic subjects: a quantitative tomography study of 18 cases. *AIDS* 1996; **6**: 1309–1316.

56. Schwartz RB, Komaroff AL, Garada BM et al. SPECT imaging of the brain: comparison of findings in patients with chronic fatigue syndrome, AIDS dementia complex, and major unipolar depression. *Am J Roentgenol* 1994; **162**: 943–951.

57. Chang L, Ernst T, Leonido-Yee M et al. Perfusion MRI detects rCBF abnormalities in early stages of HIV-cognitive motor complex. *Neurology* 2000; **54**: 389–396.

58. Wenserski F, von Giesen H, Wittsack H et al. Human immunodeficiency virus 1-associated minor motor disorders: perfusionweighted MR imaging and H MR spectroscopy. *Radiology* 2003; **228**: 185–192.

59. Raichle M. Circulatory and metabolic correlates of brain function in normal humans. In *Handbook of Physiology: The Nervous System*, eds. Mountcastle V, Plum F, Geiger S. Washington, DC: American Physiological Society, 1987, p. 643–674.

60. Detre JA, Leigh JS, Williams DS et al. Perfusion imaging. *Magn Reson Med* 1992; **23**: 37–45.

61. Buxton R, Frank L, Wong E et al. A general kinetic model for quantitative perfusion imaging with arterial spin labeling. *Magn Reson Med* 1998; **40**: 383–396.

62. Roberts D, Detre J, Bolinger L et al. Quantitative magnetic resonance imaging of human brain perfusion at 1.5 T using steady-state inversion of arterial water. *Proc Natl Acad Sci USA* 1994; **91**: 33–37.

63. Ances BM, Roc AC, Wang J et al. Caudate blood flow and volume are reduced in HIV+ neurocognitively impaired patients. *Neurology* 2006; **66**: 862–866.

64. Jiang H, van Zijl PC, Kim J et al. DtiStudio: resource program for diffusion tensor computation and fiber bundle tracking. *Comput Meth Program Biomed* 2006; **81**: 106–116.

65. Filippi C, Ulug A, Ryan E et al. Diffusion tensor imaging of patients with HIV and normal-appearing white matter on MR images of the brain. *AJNR Am J Neuroradiol* 2001; **22**: 277–283.

66. Pomara N, Crandall D, Choi S et al. White matter abnormalities in HIV-1 infection: a diffusion tensor imaging study. *Psychiatry Res* 2001; **106**: 15–24.

67. Cloak CC, Chang L, Ernst T. Increased frontal white matter diffusion is associated with glial metabolites and psychomotor slowing in HIV. *J Neuroimmunol* 2004; **157**: 147–152.

68. Schaefer P, Gonzalez R, Hunter G et al. Diagnostic value of apparent diffusion coefficient hyperintensity in selected patients with acute neurologic deficits. *J Neuroimaging* 2001; **11**: 369–380.

69. Thurnher MM, Castillo M, Stadler A et al. Diffusiontensor MR imaging of the brain in human immunodeficiency viruspositive patients. *AJNR Am J Neuroradiol* 2005; **26**: 2275–2281.

70. Wu Y, Storey P, Cohen BA et al. Diffusion alterations in corpus callosum of patients with HIV. *AJNR Am J Neuroradiol* 2006; **27**: 656–660.

71. Pfefferbaum A, Rosenbloom MJ, Adalsteinsson E et al. Diffusion tensor imaging with quantitative fibre tracking in HIV infection and alcoholism comorbidity: synergistic white matter damage. *Brain* 2007; **130**: 48–64.

72. Ragin AB, Wu Y, Storey P et al. Bone marrow diffusion measures correlate with dementia severity in HIVpositive patient. *AJNR Am J Neuroradiol* 2006; **27**: 589–592.

73. Chang L, Wong V, Nakama H et al. Greater than age-related changes in brain diffusion of HIV-positive patient after 1 year. *J Neuroimmune Pharmacol* 2008; **3**: 265–274.

74. Raz N, Rodrigue KM, Kennedy KM et al. Differential aging of the human striatum: longitudinal evidence. *AJNR Am J Neuroradiol* 2003; **24**: 1849–1856.

75. Pfefferbaum A, Adalsteinsson E, Rohlfing T, Sullivan E. Diffusion tensor imaging of deep gray matter brain structures: effects of age and iron concentration. *Neurobiol Aging* 2008; Epub ahead of print, PMID 18513834.

76. Chiappelli F, Frost P, Manfrini E et al. Cocaine blunts human CD4$^+$ cell activation. *Immunopharmacology* 1994; **28**: 233–240.

77. Siddiqui NS, Brown LS and Makuch RW. Short-term declines in CD4 levels associated with cocaine use in HIV-1 seropositive, minority injecting drug users. *J Natl Med Assoc* 1993; **85**: 293–296.

78. Rodesch G, Parizel PM, Farber CM. Nervous system manifestations and neuroradiologic findings in acquired immunodeficiency syndromes (AIDS). *Neuroradiology* 1989; **31**: 33–39.
79. Navia BA, Petito CK, Gold JWM et al. Cerebral toxoplasmosis complicating the acquired immune deficiency syndrome: clinical and neuropathological findings in 27 patients. *Ann Neurol* 1986; **19**: 224–238.
80. Levy R, Bredesen DE. Central nervous system dysfunction in AIDS. In *AIDS and the Nervous System,* eds. Rosenblum ML, Levy RM, Bredesen DE. New York: Raven Press 1988, p. 29–63.
81. Gray F, Sharer LR. Combined pathologies. In *Atlas of the Neuropathology of HIV infection* ed. Gray F. Oxford: Oxford Science, 1993, p. 162–165.
82. Iglesias-Rozas, JR, Bantz B and Adler T. Cerebral lymphoma in AIDS: clinical, radiological, neuropathological and immunopathological study. *Clin Neuropath* 1991; **10**: 65–72.
83. Cornford ME, Holden JK, Boyd MC et al. Neuropathology of the acquired immune deficiency syndrome (AIDS): report of 39 autopsies from Vancouver, British Columbia. *Can J Neurol Sci* 1992; **19**: 442–452.
84. Chang L, Cornford ME, Chiang FL et al. Radiologic-pathologic correlation: cerebral toxoplasmosis and lymphoma in AIDS. *AJNR Am J Neuroradiol* 1995; **16**: 1653–1663.
85. Weisberg LA, Greenberg J and Stazio A. Computed tomographic findings in cerebral toxoplasmosis in adults. *Comput Med Imaging Graph* 1988; **12**: 379–383.
86. Dina TS. Primary central nervous system lymphoma versus toxoplasmosis in AIDS. *Radiology* 1991; **179**: 823–828.
87. Arendt G, Hefter H, Figge C. Two cases of cerebral toxoplasmosis in patients with AIDS mimicking HIV-related dementia. *Journal of Neurology* 1991; **238**: 439–442.
88. Derouin F, Thulliez P, Garin YJF. Toxoplasma serology in HIV-infected patients: value and limitations. *Pathol Biol* 1991; **39**: 255–259.
89. Luft BJ, Brooks RG, Conley FK et al. Toxoplasmic encephalitis in patients with acquired immunodeficiency syndrome. *JAMA* 1984; **252**: 913–917.
90. Weiss LM, Udem S, Salgo M et al. Sensitive and specific detection of toxoplasma DNA in an experimental murine model: use of toxoplasma gondii-specific cDNA. and the polymerase chain reaction. *J Infect Dis* 1991; **163**: 180–186.
91. Cristina N, Pelloux H, Goulhot C et al. Detection of Toxoplasma gondii in patients with AIDS by the polymerase chain reaction. *Infection* 1993; **21**(3): 150–153.
92. Burg JL, Grover CM, Pouletty P et al. Direct and sensitive detection of a pathogenic protozoan, Toxoplasma gondii, by polymerase chain reaction. *J Clin Microbiol* 1989; **27**: 1787–1792.
93. Ramsey RG, Geremia GK. CNS complications of AIDS: CT and MR findings. *Am J Radiol* 1988; **151**: 449–454.
94. Kaissar G, Edwards M and Smith R. Neuroimaging of AIDS. *Indiana Med* 1991; **84**: 470–474.
95. Trenkwalder P, Trenkwalder C, Feiden W et al. Toxoplasmosis with early intracerebral hemorrhage in a patient with the acquired immunodeficiency syndrome. *Neurology* 1992; **42**: 436–438.
96. Yamagata NT, Miller BL, McBride D et al. In Vivo proton spectroscopy of intracranial infections and neoplasms. *J Neuroimaging* 1994; **4**: 23–28.
97. Confort-Gouny, S, Vion- Dury J, Nicoli F et al. A multiparametric data analysis showing the potential of localized proton MR spectroscopy of the brain in the metabolic characterization of neurological diseases. *J Neurolog Sci* 1993; **118**: 123–133.
98. Chang L, Ernst T. Proton magnetic resonance spectroscopy and diffusionweighted MRI in focal AIDS brain lesions. *Neuroimaging Clin N Am* 1997; **7** (Special Issue): 409–425.
99. Chinn RJS, Wilkinson ID, Hall-Craggs MA et al. Toxoplasmosis and primary central nervous system lymphoma in HIV infection: diagnosis with MR spectroscopy. *Radiology* 1995; **197**: 649–654.
100. Levine AM. Acquired immunodeficiency syndrome-related lymphoma. *Blood* 1992; **80**: 8–20.
101. Rosenberg NL, Hochberg FH, Miller G et al. Primary central nervous system lymphoma related to Epstein–Barr virus in a patient with acquired immune deficiency syndrome. *Ann Neurol* 1986; **20**: 98–102.
102. Bashir R, Luka J, Cheloha K et al. Expression of Epstein–Barr virus proteins in primary CNS lymphoma in patients with AIDS. *Neurology* 1993; **43**: 2358–2362.
103. Ciricillo SF, Rosenblum ML. Use of CT and MR imaging to distinguish intracranial lesions and to define the need for biopsy in AIDS patients. *J Neurosurg* 1990; **73**: 720–724.
104. Morgello S, Petito CK and Mouradian JA. Central nervous system lymphoma in the acquired immunodeficiency syndrome. *Clin Neuropathol* 1990; **9**: 205–215.
105. Levy RM, Mills CM, Posin JP et al. The efficacy and clinical impact of brain imaging in neurologically symptomatic patients with AIDS: a prospective CT/MRI study. *J AIDS* 1990; **3**: 461–471.
106. Eisenberg AD, Mani JR, Norman D. Differentiation of toxoplasmosis and lymphoma in HIVpositive patients, utilizing gadolinium-enhanced MRI. *Radiology* 1990; **177**: 231.
107. So YT, Beckstead JH and Davis RL. Primary central nervous system lymphoma in acquired immune deficiency syndrome: clinical and pathologic study. *Ann Neurol* 1986; **20**: 566–572.
108. Cordoliani Y, Derosier C, Pharaboz C et al. Primary cerebral lymphoma in patients with AIDS: MR findings in 17 cases. *Am J Roentgenol* 1992; **159**: 841–847.
109. Chiang F, Miller B, Chang L et al. Fulminant cerebral lymphoma in AIDS. *AJNR Am J Neuroradiol* 1996; **17**: 157–160.
110. Simone I, Federico F, Tortorella C et al. Localised ^{1}H-MR spectroscopy for metabolic characterisation of diffuse and focal brain lesions in patients infected with HIV. *J Neurol Neurosurg Psychiatry* 1998; **64**: 516–523.
111. Chang L, Miller BL, Mcbride D et al. Brain lesions in patients with AIDS: H-1 MR spectroscopy. *Radiology* 1995; **197**: 527–531.
112. Skiest D, Erdman W, Chang W et al. SPECT thallium-201 combined with toxoplasma serology for the presumptive diagnosis of focal central nervous system mass lesions in patients with AIDS. *J Infect* 2000; **40**(3): 274–281.

113. Berger JR, Kashovitz B, Donovan-Post JD et al. Progressive multifocal leukoencephalopathy associated with human immunodeficiency virus infection: a review of the literature and report of sixteen cases. *Ann Int Med* 1987; **107**: 78–87.

114. Sze G, Brant-Zawadzki MN, Normal D et al. The neuroradiology of AIDS. *Semin Roentgenol* 1987; **22**: 42–53.

115. Mark AS, Atlas SW. Progressive multifocal leukoencephalopathy in patients with AIDS: appearance on MR images. *Radiology* 1989; **173**: 517–520.

116. Gillespie SM, Chang Y, Lemp G et al. Progressive multifocal leukoencephalopathy in persons infected with human immunodeficiency virus, San Francisco, 1981– 1989. *Ann Neurol* 1991; **30** (4): 597–604.

117. Major EO, Amemiya K, Tornatore CS et al. Pathogenesis and molecular biology of progressive multifocal leukoencephalopathy, the JC virus-induced demyelinating disease of the human brain. *Clin Microbiol Rev* 1992; **5**(1): 49–73.

118. Wheeler AL, Truwit CL, Kleinschmidt-DeMasters BK et al. Progressive multifocal leukoencephalopathy: contrast enhancement on CT scans and MR images. *Am J Roentol* 1993; **161**: 1049–1051.

119. Whiteman MLH, Post MJD, Berger JR et al. Progressive multifocal leukoencephalopathy in 47 HIV-seropositive patients: Neuroimaging with clinical and pathologic correlation. *Radiology* 1993; **187**: 233–240.

120. Newton HB, Makley M, Slivka AP et al. Progressive multifocal leukoencephalopathy presenting as multiple enhancing lesions on MRI: case report and literature review. *J Neuroimaging* 1995; **5**: 125–128.

121. Simpson DM, Tagliati M. Neurologic manifestations of HIV infection. *Ann Int Med* 1994; **121**: 769–785.

122. von Einsiedel RW, Fife TD, Aksamit AJ et al. Progressive multifocal leukoencephalopathy in AIDS: a clinicopathologic study and review of the literature. *J Neurol* 1993; **240**: 391–406.

123. Chang L, Ernst T, Tornatore C et al. Metabolite abnormalities in progressive multifocal leukoencephalopathy by proton magnetic resonance spectroscopy. *Neurology* 1997; **48**: 836–845.

124. Iranzo A, Moreno A, Pujol J et al. Proton magnetic resonance spectroscopy pattern of progressive multifocal leukoencephalopathy in AIDS. *J Neurol Neurosurg Psychiatry* 1999; **66**: 520–523.

125. Ernst T, Chang L, Witt MD et al. Progressive multifocal leukoencephalopathy and human immunodeficiency virus-associated white matter lesions in AIDS: imagnetization transfer imaging. *Radiology* 1999; **210**: 539–543.

126. Dousset V, Armand JP, Lacoste D et al. Magnetization transfer study of HIV encephalitis and progressive multifocal leukoencephalopathy. *AJNR Am J Neuroradiol* 1997; **18**: 895–901.

127. Clifford D, Yiannoutsos C, Glicksman M et al. HAART improves prognosis in HIVassociated progressive multifocal leukoencephalopathy. *Neurology* 1999; **52**: 623–625.

128. Tantisiriwat W, Tebas P, Clifford D et al. Progressive multifocal leukoencephalopathy in patients with AIDS receiving highly active antiretroviral therapy. *Clin Infect Dis* 1999; **28**: 1152–1154.

129. Safdar A, Rubocki R, Horvath J et al. Fatal immune restoration disease in human immunodeficiency virus type 1-infected patients with progressive multifocal leukoencephalopathy: impact of antiretroviral therapy-associated immune reconstitution. *Clin Infect Dis* 2002; **35**: 1250–1257.

130. Cinque P, Pierotti C, Vigano M et al. The good and evil of HAART in HIV-related progressive multifocal leukoencephalopathy. *J Neurovirol* 2001; **7**: 358–363.

131. Tien R, Chu P, Hesselink J et al. Intracranial cryptococcosis in immunocompromised patients: CT and MR findings in 29 cases. *AJNR Am J Neuroradiol* 1991; **12**: 283–289.

132. Ruiz A, Post M, Bundschu C. Dentate nuclei involvement in patients with AIDS with CNS cryptococcosis: imaging findings with pathologic correlation. *J Comput Assist Tomogr* 1997; **21**(2): 175–182.

133. Yu Y, Jiang X, Gao Y. MRI of a pituitary cryptococcoma simulating an adenoma. *Neuroradiology* 1995; **37**: 449–450.

134. Lai P, Wang J, Chen W et al. Intramedullary spinal cryptococcoma: a case report. *J Formosa Med Assoc* 2001; **100**: 776–778.

135. Himmelreich U, Dzendrowskyj T, Allen C et al. Cryptococcomas distinguished from gliomas with MR spectroscopy: an experimental rat and cell culture study. *Radiology* 2001; **220**: 122–128.

136. Williams B, Dye C. Antiretroviral drugs for tuberculosis control in the era of HIV/AIDS. *Science* 2003; **301**: 1535–1537.

137. Boukobza M, Tamer I, Guichard J et al. Tuberculosis of the central nervous system. MRI features and clinical course in 12 cases. *Neuroradiology* 1999; **26**: 172–181.

138. Gupta RK, Pandey R, Khan EM et al. Intracranial tuberculomas: MRI signal intensity correlation with histopathology and localised proton spectroscopy. *Magn Reson Imaging* 1993; **11**: 443–449.

139. Kaminogo M, Ishimaru H, Morikawa M et al. Proton MR spectroscopy and diffusion-weighted MR imaging for the diagnosis of intracranial tuberculomas. Report of two cases. *Neurol Res* 2002; **24**: 537–543.

140. Gupta R. Magnetization transfer MR imaging in central nervous system infections. *Ind J Radiol Imaging* 2002; **12**: 51–58.

141. Gupta RK, Poptani H, Kohli A et al. In vivo localized proton magnetic resonance spectroscopy of intracranial tuberculomas. *Ind J Med Res* 1995; **101**: 19–24.

142. Gupta R, Husain M, Vatsal D et al. Comparative evaluation of magnetization transfer MR imaging and in-vivo proton MR spectroscopy in brain tuberculomas. *Magn Reson Imaging* 2002; **20**: 375–381.

143. Venkatesh S, Gupta R, Pal L et al. Spectroscopic increase in choline signal is a nonspecific marker for differentiation of infective/inflammatory from neoplastic lesions of the brain. *J Magn Reson Imaging* 2001; **14**: 8–15.

144. Issakhanian M, Chang L, Cornford M et al. HIV-2 infection with cerebral toxoplasmosis and lymphomatoid granulomatosis. *J Neuroimaging* 2001; **11**: 212–216.

145. Ernst T, Chang L, Arnold S. Increased glial markers predict increased working memory network activation in HIV-positive patient. *Neuroimage* 2003; **19**: 1686–1693.

146. Ernst T, Itti E, Itti L et al. Changes in cerebral metabolism are detected prior to perfusion changes in early HIV-CMC: A coregistered (1)H MRS and SPECT study. *J Magn Reson Imaging* 2000; **12**: 859–865.
147. Lazareff JA, Olmstead C, Bockhorst KH et al. Proton magnetic resonance spectroscopic imaging of pediatric low-grade astrocytomas. *Child's Nerv Syst* 1996; **12**: 130–135.
148. Chang L, Speck O, Miller E et al. Neural correlates of attention and working memory deficits in HIV-positive patient. *Neurology* 2001; **57**: 1001–1007.
149. Chang L, Tomasi D, Yakupov R et al. Adaptation of the attention network in human immunodeficiency virus brain injury. *Ann Neurol* 2004; **56**: 259–272.
150. Ernst T, Chang L, Jovicich J et al. Abnormal brain activation on functional MRI in cognitively asymptomatic HIV-positive patient. *Neurology* 2002; **59**: 1343–1349.
151. Ernst T, Yakupov R, Nakama H et al. Declined neural efficiency in cognitively stable HIVpositive patient. *Ann Neurol* 2009; **65**: 316–325.

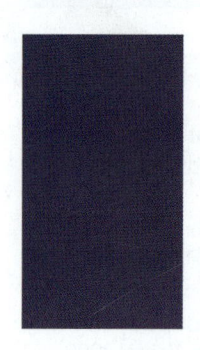

Estudo de caso 32.1
Leucoencefalopatia multifocal progressiva

P. B. Barker ▪ M. Pomper
Johns Hopkins University School of Medicine, Baltimore, EUA

Histórico
Um homem HIV positivo de 50 anos de idade apresentou desequilíbrio da marcha e múltiplas lesões cerebrais.

Técnica
MRS convencional e MRSI tridimensional (TE, 280 ms).

Achados de imagem
Na imagem ponderada em T_2, foi observada uma lesão hiperintensa no lobo occipital-parietal esquerdo envolvendo o corpo caloso. Na MRSI, a lesão apresentou baixo sinal de NAA e alto sinal de Cho, estendendo-se para o esplênio do corpo caloso. Foi detectado apenas um pequeno pico de lactato/lipídeo. Na MRSI, as regiões escuras no lobo frontal são artefatos de suscetibilidade magnética.

Discussão
Os padrões espectrais poderiam ser compatíveis com a PML ou com o linfoma, porém eram consideravelmente menos prováveis de serem compatíveis com a toxoplasmose.[1] Imagem com [^{18}F]-fluorodeoxiglicose e PET não demonstraram captação, sugestivo de PML e não de linfoma.

Pontos-chave
- A MRSI pode auxiliar no diagnóstico de lesões cerebrais associadas ao HIV.
- PML apresenta altos níveis de Cho e baixo nível de NAA, similar a outras condições desmielinizantes, porém também similar aos tumores cerebrais (p. ex., linfoma).

Referência
1. Pomper MG, Constantinides CD, Barker PB et al. Quantitative MR spectroscopic imaging of brain lesions in patients with AIDS: correlation with [^{11}C-methyl] thymidine PET and thallium-201 SPECT. *Acad Radiol* 2000; **9**: 398–409.

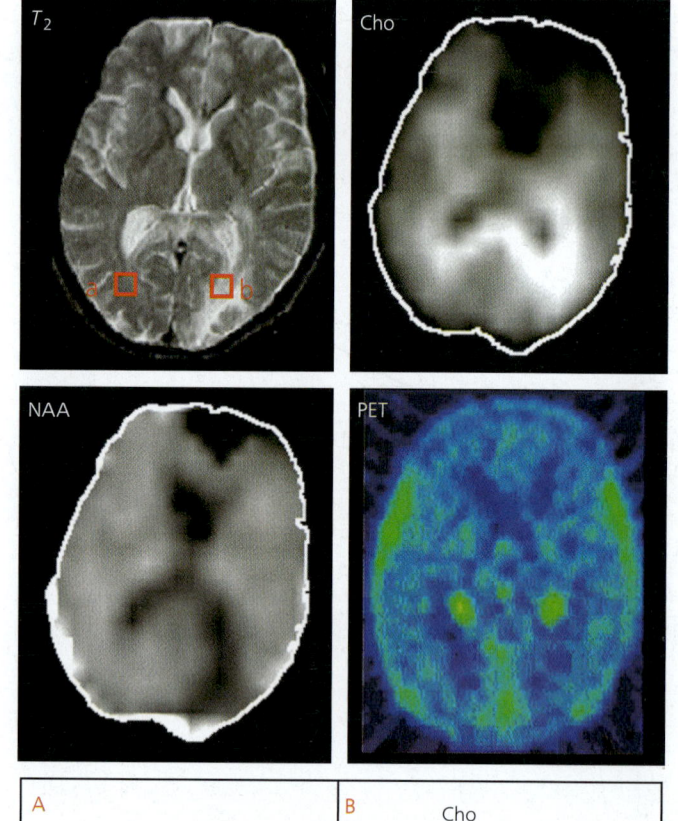

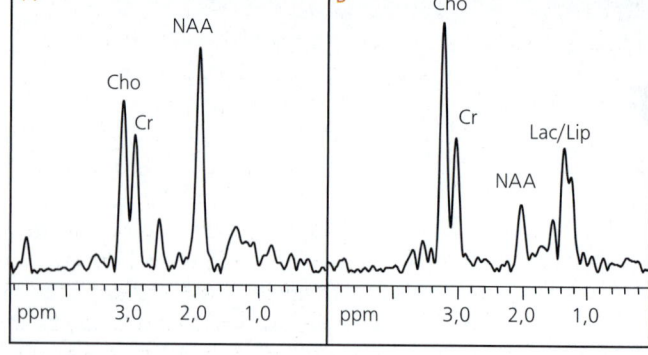

Fig. 32.C1.1

Seção 5 Distúrbios convulsivos

Capítulo 33

Distúrbios convulsivos – panorama geral

Thomas R. Henry ■ Pierre-Francois Van de Moortele

Convulsões e epilepsias

Epilepsia é a condição neurológica incapacitante mais comum, com a convulsão sendo o sintoma neurológico mais comum.[1] *Convulsões* são eventos transitórios e paroxísticos que alteram a consciência ou outra função cortical, resultando de uma disfunção neurológica temporária, psiquiátrica ou extracerebral (particularmente cardiovascular). *Convulsões epilépticas* são diferenciadas destes outros eventos por suas descargas elétricas anormalmente sincronizadas em grupos localizados ou amplamente distribuídos de neurônios cerebrais; tais descargas hipersincronizadas não ocorrem durante as convulsões não epilépticas orgânicas ou psicogênicas, porém podem produzir comportamentos muito semelhantes àqueles das convulsões epilépticas. Muitos indivíduos sofrem uma única convulsão tônico-clônica em algum momento de suas vidas, que pode ser causada por transtornos eletrolíticos, hipoglicemia ou outras condições extracerebrais. *Epilepsia* é diagnosticada somente quando uma disfunção cerebral persistente causa convulsões epilépticas recorrentes. Aproximadamente 5% da população geral sofrem uma ou mais convulsão epiléptica durante suas vidas. Em um dado momento, na linha do tempo, 1-2% da população possui epilepsia; a incidência cumulativa excede 3%.[2] Convulsões são refratárias ao controle com drogas antiepilépticas em mais do que 30% de todas as epilepsias, porém a incidência de refratariedade às drogas varia consideravelmente entre a ampla variedade de síndromes epiléticas.[3]

Fenomenologia convulsiva

As manifestações convulsivas são notavelmente heterogêneas entre os diferentes indivíduos.[1] Enquanto um único paciente geralmente sofre dois ou mais tipos diferentes de convulsão em vários momentos, cada tipo de convulsão em um único indivíduo normalmente é bastante estereotipada em termos de fenômenos negativos (como comprometimento da fala ou da percepção, ou perda do tônus postural) e fenômenos positivos (como alucinações sensoriais subjetivas, ilusões psíquicas ou clônus focal). *Convulsões de início parcial* apresentam início eletrofisiológico em uma região cerebral, permanecem focais ou se propagam para outros sítios. Convulsões *parciais simples* podem causar vários fenômenos sensoriais, motores e psíquicos, porém não causam comprometimento global da consciência. Certo grau de propagação bi-hemisférica ocorre durante as convulsões *parciais complexas*, causando um estado alterado de consciência (em que pode ou não estar associado a movimentos simples ou complexos, denominados "automatismos"). A subsequente disseminação das descargas ictais sobre ambos os hemisférios cerebrais e o tronco encefálico pode causar uma convulsão tônico-clônica generalizada (convulsiva ou grande mal). Convulsões tônico-clônicas generalizadas também podem iniciar sem quaisquer alterações comportamentais ou eletroencefalográficas (EEG) que sugiram um início cortical focal. Tais convulsões de *início generalizado* provavelmente começam com descargas sincrônicas e patológicas dos neurônios talamocorticais bilateralmente, que "regulam" o início simultâneo de descargas ictais sobre todo o córtex.[4] Crises de *ausência* também são convulsões de início generalizado que envolvem o tálamo e o córtex bilateralmente desde o início, porém durante as ausências somente uma minoria de neurônios em cada área apresenta de fato descargas ictais, causando, consequentemente, bloqueio comportamental e cognitivo sem atividade convulsiva. Muitos tipos de convulsão são seguidos por *disfunção cerebral pós-ictal* transitória (minutos ou horas), que é mais severa do que, ou afetam diferentes funções do que disfunções interictais individuais. *Estado epilético* pode ser visualizado como o estado convulsivo extremo, em que convulsões tônico-clônicas generalizadas ou parciais complexas ocorrem repetidamente, sem a total compensação do estado pós-ictal antes da próxima convulsão. Risco de morte e lesão cerebral permanente diferencia o estado epilético das convulsões isoladas.[5]

Fisiopatologia da Convulsão

Os vários tipos de convulsão epiléptica possuem em comum o disparo repetitivo de potenciais de ação, denominados de "mudanças paroxísticas da despolarização", e excessiva sincronização interneuronal dos potenciais pós-sinápticos.[4] A hipersincronia interneuronal e as mudanças paroxísticas da despolarização formam a base das descargas epileptiformes interictais (ou "picos") e das convulsões eletrográficas, que podem ser registradas com o EEG. No entanto, os correspondentes fisiopatológicos da hipersincronia interneuronal são variáveis. Alterações estruturais que causam o aumento da conectividade interneuronal, como o brotamento de fibras musgosas na esclerose hipocampal, presumidamente predispõem ao aumento da sincronia interneuronal dos potenciais pós-sinápticos, porém tais alterações provavelmente não ocorrem nas epilepsias generalizadas primárias.[6] Convulsões de início parcial geralmente estão associadas à insuficiência da neurotransmissão inibitória GABAérgica e ao aumento da neurotransmissão excitatória glutamatérgica, enquanto as crises de ausência estão associadas à função desordenada dos canais de cálcio em nível talâmico.[6]

Classificação da epilepsia

A epilepsia é diagnosticada apenas quando a disfunção cerebral persistente causa convulsões epiléticas recorrentes. As epilepsias são notavelmente heterogêneas. A aplicação clínica e a pesquisa com imagens funcionais requerem a completa classificação das epilepsias e convulsões dos pacientes. As epilepsias são classificadas em duas áreas, como local-relacionada (com convulsões de início parcial) ou generalizada (com convulsões de início generalizado), e como epilepsias de etiologia primária *versus* secundária. Nas epilepsias *primárias*, as convulsões são as únicas manifestações clínicas da disfunção cerebral; as evidências epidemiológicas apontam para uma herança autossômica com penetrância variável e, aparentemente, nenhum insulto cerebral pós-concepcional é necessário para o início da epileptogênese. Epilepsias *sintomáticas* (ou *secundárias*) derivam de um insulto cerebral, embora a natureza precisa do insulto nem sempre possa ser determinada. Polimorfismos genéticos característicos podem agrupar-se com lesões ambientais em certas síndromes de epilepsia sintomática. Frequentemente, um insulto epileptogênico causa disfunção cerebral interictal, incluindo o retardo mental geralmente observado nas epilepsias generalizadas sintomáticas e os déficits de memória tardia que tipificam a disfunção interictal hipocampal da epilepsia do lobo temporal (TLE).

Imagens cerebrais no diagnóstico inicial das epilepsias humanas

As síndromes eletroclínicas da epilepsia são fundamentais para a pesquisa o tratamento da epilepsia humana.[1] Uma descrição meticulosa dos fenômenos subjetivos e comportamentais observados durante e logo após as convulsões, e uma análise das atividades eletrocerebrais interictais hipersincronizadas (picos) no EEG de escalpo, geralmente favorecem o estabelecimento de um diagnóstico preciso da síndrome eletroclínica em um paciente. Em alguns casos, o diagnóstico inicial requer o registro ictal por vídeo-EEG para uma análise detalhada dos comportamentos e do EEG durante as convulsões. O registro ictal por vídeo-EEG pode, por exemplo, determinar se distúrbios de atenção são convulsões parciais complexas, convulsões de ausência típica ou, simplesmente, um estado de "sonhar acordado" com atitude não cooperativa, como também determinar se crises com comportamentos bizarros são de natureza epiléptica ou psicogênica; o registro ictal também pode ser de grande ajuda em vários outros problemas de diagnóstico clínico da convulsão. Em quase todas as síndromes epilépticas, imagens estruturais obtidas por MRI do cérebro também são necessárias para chegar ao diagnóstico inicial de epilepsia. Atualmente, as imagens funcionais, incluindo a MRI fisiológica, não são utilizadas no diagnóstico inicial da epilepsia.

A MRI estrutural detecta lesões que podem por si mesmas necessitar de uma terapia neurocirúrgica urgente, em pacientes cuja convulsão é o sinal clínico inicial da lesão. Lesões de tecido exógeno (*alien-tissue*), que estão altamente associadas a epilepsias parciais e são facilmente detectadas pela MRI, incluem os gliomas e outros tumores cerebrais primários, metástases intracranianas, meningiomas e outra neoplasia intracraniana/extracerebral, angioma cavernoso e as malformações arteriovenosas.[7] Frequentemente, a MRI revela lesões responsáveis pela epilepsia e úteis para o prognóstico com relação ao resultado terapêutico, porém as lesões não são em si associadas à morte ou à incapacidade progressiva além de qualquer sequela específica da epilepsia. *Lesões ablativas*, como a esclerose hipocampal, encefalomalacia pós-traumática e pós-infarto e processos infecciosos agudos ou crônicos, focais ou difusos, estão altamente associadas às epilepsias parciais.[8] Tais lesões também estão altamente associadas às epilepsias generalizadas sintomáticas, quando bi-hemisféricas e de início na infância. *Malformações do desenvolvimento cortical*, incluindo displasias corticais focais e heterotopias neuronais, similarmente estão associadas às epilepsias parciais sintomáticas e generalizadas sintomáticas.[9] Algumas lesões são incidentalmente encontradas durante as avaliações das convulsões, como leucoaraiose, cistos aracnoides e angioma venoso, porém não estão associadas à epileptogênese. Muitos pacientes epiléticos apresentam uma MRI normal quando protocolos otimizados para MRI convencional são utilizados. Em qualquer aplicação clínica, uma MRI cerebral de alta qualidade deve preceder a imagem funcional, sendo também essencial para a classificação da epilepsia e correlação anatômica com as anormalidades da imagem funcional nas pesquisas.

Imagem cerebral na avaliação pré-cirúrgica das epilepsias humanas

Em muitas epilepsias parciais clinicamente refratárias, a ressecção cerebral focal pode controlar totalmente as convulsões, sem perda clínica detectável da função cortical.[10] A síndrome prototípica da epilepsia passível à cirurgia e resistente às drogas é TLE límbica. A TLE límbica é a epilepsia mais comum de crianças mais velhas e de adultos, estando geralmente associada à esclerose hipocampal, menos frequentemente às lesões de tecido exógeno (*alien-tissue*) ou lesões ablativas e, ocasionalmente, à uma MRI normal.[11] Quando a esclerose hipocampal é detectada na MRI durante a avaliação inicial da TLE límbica, o prognóstico do alcance do total controle da convulsão com medicamentos é somente de aproximadamente 50% (menor que a média das epilepsias), porém para pacientes com convulsões resistentes a drogas que possuam todas as zonas de início ictal nos registros de EEG ipsolateral à esclerose hipocampal, a probabilidade do controle total da convulsão pós-ressecção pode exceder 80% (melhor que a média para a maioria das outras síndromes epilépticas tratadas cirurgicamente).[12] A eficácia da ressecção geralmente é maior na TLE que em epilepsias parciais com zonas de início ictal extratemporais, embora a presença de certas lesões, como as malformações cavernosas, pareçam aumentar muito a probabilidade de sucesso, não importa sua localização.[10]

Muitos pacientes irão necessitar de uma implantação neurocirúrgica de eletrodos intracerebrais ou subdurais para a obtenção de registros ictais no EEG com suficiente valor de localização para suportar uma ressecção definitiva. A tomografia de emissão de pósitrons (PET) interictal com 2-[^{18}F] fluoro-2-deoxiglicose (FDG) pode detectar zonas hipometabólicas que estão altamente associadas às zonas ictais iniciais eletrofisiologicamente definidas (Fig. 33.1), sendo rotineiramente utilizada como um procedimento auxiliar à MRI e EEG nas avaliações pré-cirúrgicas.[13] De modo similar, imagens pareadas de tomografia computadorizada por emissão de fóton único (SPECT) com [^{99m}Tc]-hexametilpropileneamina oxima (HMPAO) dos períodos ictal e interictal, com subtração e corregistro com MRI, são rotineiramente utilizadas como um procedimento auxiliar à MRI e EEG em avaliações pré-cirúrgicas.[13] Durante o estado interictal da TLE unilateral, uma disfunção metabólica da glicose é observada em uma ampla área que se estende sobre a lobo temporal afetado e, em menor severidade, sobre o lobo temporal contralateral (geralmente sobre o tálamo ipsolateral), e frequentemente sobre outros sítios ipsolaterais.[14] Estes mesmos locais tendem a estar envolvidos no hipermetabolismo ictal detectável pela PET-FDG, e na hiperperfusão ictal detectável com a subtração entre o SPECT ictal e interictal.[15-18] Ocorre um fenômeno de rápida "mudança pós-ictal", em que as estruturas com hiperperfusão ictal passam a apresentar de forma transitória

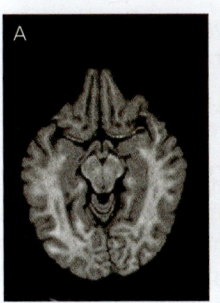

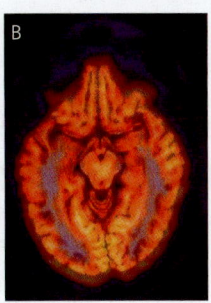

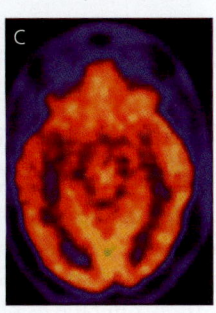

Fig. 33.1 Planos axiais corregistrados da MRI e PET interictal com [^{18}F]-fluorodeoxiglicose (FDG) na epilepsia do lobo temporal. A imagem por MR é exibida em escala cinza (A) e o mapa FDG (C) é exibido a cores, com a cor amarela representando a maior atividade do FDG, descendendo por meio dos tons de laranja até os tons de azul e preto, representando menor atividade do FDG. O paciente possui convulsões refratárias originadas no hipocampo direito. Na epilepsia do lobo temporal, as porções mesial e lateral do lobo temporal direito são interictalmente hipometabólicas, assim como, porém em menor extensão, as regiões adjacentes do córtex frontal inferior e parietal direito..(B) Os locais anatômicos da atividade alterada do FDG são clarificados pela sobreposição do mapa FDG colorido sobre a MRI de escala cinza.

um fluxo sanguíneo na fase pós-ictal menor que o apresentado no estado interictal persistente.[19] Uma hipoperfusão interictal é frequentemente observada, porém geralmente não inclui a zona de início ictal, ao contrário da alta associação entre as regiões interictais hipometabólicas e as zonas de início ictal; é sabido que o estado interictal da TLE é caracterizado pelo desacoplamento do fluxo sanguíneo e pelo metabolismo da glicose.[20]

Após subsequente validação, diversos tipos de anormalidades das imagens funcionais podem ser úteis na avaliação pré-cirúrgica. Densidades patologicamente reduzidas dos receptores GABA$_A$ podem ser mapeados com [^{11}C]-flumazenil e PET; os sítios de ligação reduzida do flumazenil são menores que aqueles mapeados com a PET-FDG e com o SPECT ictal, e dados atuais sugerem uma alta associação com a zona de início ictal.[21-23] Na esclerose tuberosa, ocasionalmente há um único *tuber* epileptogênico ativo causando convulsões parciais refratárias, porém, à imagem funcional, a MRI e o EEG não são capazes de detectar o *tuber* epileptogênico entre um grande número de lesões; em tais casos, a técnica de PET com [^{11}C]-α-metil-L-triptofano pode demonstrar um aumento de sinal (aumento na capacidade sintética serotonérgica) no *tuber* epileptogênico e atividade reduzida dos radioligandos nos outros *tubers*,[24] resultando em uma ressecção eficaz. No futuro, o mapeamento com espectroscopia de prótons por ressonância magnética (MRS) do N-acetilaspartato, e talvez outras técnicas de MR, também demonstrarão ser clinicamente úteis no mapeamento multimodal da zona de início ictal. Nos próximos capítulos serão discutidas as aplicações da MRS para localização de regiões cerebrais disfuncionais, e da MRI funcional (fMRI) para a identificação do córtex eloquente que deve ser poupado nas ressecções cirúrgicas.

Imagem cerebral nas investigações fisiopatológicas de epilepsias experimentais e humanas

Imagens estruturais e funcionais permitem uma determinação anatômica e não invasiva dos substratos lesionais e fisiológicos da epileptogênese, das disfunções transitórias durante os estados ictal e pós-ictal, e das disfunções cerebrais interictais persistentes. Foram desenvolvidos modelos animais para algumas síndromes epilépticas humanas. Paralelo aos achados experimentais, podem ser realizados estudos humanos por imagem com imagem combinada e subsequentes estudos com destruição de tecidos (histopatológico, ultraestrutural, autorradiográfico, bioquímico e outros). Nestas condições epilépticas, a concordância das alterações entre os estudos experimentais paralelos e os estudos humanos pode acelerar o conhecimento fisiopatológico mais do que o uso de uma única técnica, caracterizando a interação entre os fatores ambientais e genéticos sobre qualquer fator etiológico.

Fisiopatologia da epilepsia límbica do lobo temporal

A TLE límbica com esclerose hipocampal é provavelmente uma condição multifatorial que surge após o desenvolvimento cerebral inicial, com múltiplas vias possíveis para esta síndrome eletroclínica-histopatológica. O modelo experimental com roedores e outros modelos animais da TLE geralmente começam com uma fase aguda do estado epilético parcial complexo, com restabelecimento para uma fase crônica, durante que breves convulsões de início parcial ocasionalmente interrompem estados interictais prolongados. Nestes modelos animais, a fase do estado epilético tem sido extensivamente estudada com técnicas por imagem, que demonstram um progresso característico da hiperperfusão límbica regional (geralmente com hipoperfusão relativa dos sítios extralímbicos) para reduções (e posteriores aumentos) de difusibilidade da água em imagens ponderadas em difusão e, então, edema vasogênico (e, posteriormente, citotóxico) na MRI ponderada em T$_2$, elevação inicial dos níveis de lactato e posteriores reduções nos níveis de NAA (entre outras alterações) na MRS, e várias outras anormalidades de imagem.[25-32] Alterações idênticas também ocorrem em humanos durante o estado epiléptico parcial complexo.[33-37] Após a interrupção do estado epiléptico, durante uma fase prolongada de convulsões intermitentes de início parcial, tanto os animais quanto os pacientes humanos apresentam esclerose hipocampal detectável por MRI.[38-40] Muitos pacientes desenvolvem esclerose hipocampal-TLE límbica sem um estado epiléptico precedente,[41,42] e alguns destes pacientes possuem TLE familiar.[43] O futuro desenvolvimento de uma terapia e prevenção desta síndrome altamente incapacitante provavelmente irá depender da MR e de outras técnicas de imagem funcional.

Estudos por imagem da TLE límbica e modelos animais da TLE ilustram a importância das contribuições, até agora incompletas, destas técnicas. O espaço não permite uma revisão de diversas outras investigações importantes, com base em imagem, da fisiopatologia epiléptica relevante em outras síndromes epilépticas.

Imagem cerebral na pesquisa de terapias das epilepsias humanas

A neuroimagem funcional elucidou alguns mecanismos terapêuticos, como também mecanismos de toxicidade das drogas antiepilépticas (AEDs) e outras terapias para epilepsia.[44] A distribuição cerebral regional da fenitoína e do valproato, quando administrados intravenosamente, tem sido estudada em sujeitos humanos, usando a marcação com carbono-11 da droga e imagem por PET.[45] O mapeamento regional da ativação e da desativação sináptica por meio de [^{15}O]-H_2O durante o estímulo do nervo vago, uma terapia não farmacológica utilizada na epilepsia parcial e generalizada, demonstrou que a ativação talâmica bilateral estava associada à redução da convulsão.[46] Comparações entre a linha de base pré-cirúrgica crônicas e após a cirurgia ressectiva na TLE refratária demonstraram que o hipocampo contralateral (não retirado) sustentava aumentos no pico da atividade de repouso de FDG e nos picos relativos do NAA em pacientes cujas convulsões cessaram após a cirurgia.[47,48] Os resultados destes estudos por PET e MRS apresentam boa correlação com a evidência psicométrica da melhora da função de memória nestes pacientes.

A dieta cetogênica, em que a ingestão de carboidratos é severamente restringida, pode reduzir a frequência de convulsão em epilepsias generalizadas sintomáticas da infância. A cetose dieta-induzida foi associada a um pequeno, porém significante, aumento na razão fosfocreatina/gama-adenosina trifosfato, que foi mensurada na linha de base (dieta regular) e novamente após a utilização crônica da dieta cetogênica.[49] Na espectroscopia de prótons por MRS, os picos de acetona na substância cinzenta occipital estavam mais elevados do que os valores normais na maioria, mas não em todos os pacientes com epilepsia que tiveram uma melhora significante no controle da convulsão na dieta cetogênica.[50]

Os efeitos farmacodinâmicos das AEDs que podem ser estudados com imagem funcional incluem os efeitos cerebrais regionais e totais sobre a atividade sináptica, os efeitos nas concentrações de neurotransmissores e os efeitos sobre a densidade e a ocupação dos receptores. Imagem farmacodinâmica humana com a PET-FDG, na linha de base e após o uso crônico de AED, demonstrou que o fenobarbital causa maiores reduções metabólicas generalizadas de glicose cerebral que outros agentes, sendo consistente com os efeitos relativos da AED sobre a vigilância e a cognição na fase interictal.[51] Pacientes com TLE parcial e aqueles com epilepsia mioclônica juvenil, uma epilepsia generalizada primária, possuem concentrações mais baixas de ácido γ-aminobutírico (GABA) no lobo occipital, mensurado por MRS, do que os sujeitos saudáveis.[52] No entanto, nos estudos por MRS, todos os pacientes epilépticos estavam tomando carbamazepina, valproato ou outras AEDs, enquanto os sujeitos saudáveis não estavam utilizando AEDs. Em uma comparação das medidas espectroscópicas do lobo occipital, durante períodos com ou sem exposição às AEDs em sujeitos saudáveis que não estavam utilizando outros medicamentos e sujeitos epilépticos que também estavam recebendo cronicamente outras AEDs "mais antigas", foi constatado que a concentração cerebral de GABA é aumentada pela administração aguda ou crônica de topiramato, gabapentina e vigabatrina, porém não pela administração de tiagabina.[52] Terapia crônica com valproato foi associada a reduções cerebrais generalizadas na ligação do [^{11}C]-flumazenil, porém a atividade interictal do [^{11}C]-flumazenil foi normal em pacientes com crises de ausência recebendo outras AEDs.[53] Isto sugere que o valproato pode ser utilizado para aumentar a concentração cerebral de endozepina, visto que um maior grau de ocupação central do receptor benzodiazepínico pelas endozepinas iria reduzir a ligação do flumazenil; as ações do valproato na redução da expressão neuronal deste receptor ou para redução da afinidade do receptor pelo flumazenil são menos prováveis, porém não inteiramente excluídas, como justificativas alternativas para esta observação.

MRI de alto campo nas aplicações clínicas e pesquisa da epilepsia

A MRI de alto campo (7-9,4 T) permite a realização de estudos clínicos e de pesquisa por imagem, com base em parte no aumento da relação sinal/ruído (SNR) observada em todas as modalidades de MR estrutural e fisiológica.[54] Particularmente, as aplicações da fMRI podem beneficiar-se da sensibilidade elevada aos sinais do nível dependente de oxigênio no sangue (BOLD) gerados em vasos cerebrais menores que as veias cerebrais, que predominam em muitos sistemas de fMRI de baixo campo.[55] De maneira similar, a espectroscopia de prótons por MR e outros tipos de MRS podem beneficiar-se da sensibilidade elevada aos espectros de referência concernentes à atividade do plano de fundo.[54] Quando a RM de alto campo é utilizada, não é claro se as imagens ponderadas em T_1 irão fornecer mais informações anatômicas do que as sequências ponderadas em T_2, T_2^* ou outras sequências (Figs. 33.2 e 33.3). A imagem ponderada em suscetibilidade magnética (SWI) permite a diferenciação entre as estruturas intracorticais e nucleares nas regiões da substância cinzenta com presença de meio de contraste paramagnético, com sequências disponíveis a campos magnéticos de menor força.[56] Por exemplo, os núcleos talâmicos adjacentes podem ser bem mais diferenciados com a SWI de alto campo (Fig. 33.4). Imagens estruturais requerem campos do cérebro total com *voxels* pequenos, a fim de otimizar os benefícios do aumento da SNR nas epilepsias, visto que os substratos patológicos das epilepsias geralmente são multifocais. Portanto, o aumento da heterogeneidade do campo estático e da radiofrequência apresentaram maiores problemas para a MRI estrutural de alto campo que para a fMRI e a MRS, nas quais determinadas questões de pesquisa podem ser totalmente endereçadas em campos limitados de visão. O aumento da energia de radiofrequência associado à MRI de alto campo é problemático em todas as aplicações. Muitos destes problemas serão tratados com a reestruturação dos arranjos de transceptores e outros *hardwares*, melhorias no *shimming* do campo magnético e outras técnicas de aquisição de imagens e técnicas adaptadas de reconstrução de imagens.[57,58]

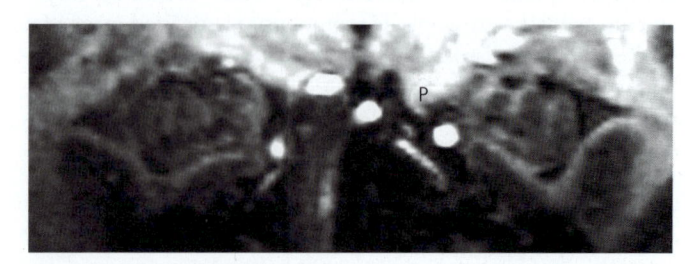

Fig. 33.2 Imagem coronal do hipocampo anterior ponderada em T_1 em um campo de 7 T. Esta imagem ponderada em T_1 em um sujeito saudável exibe o pedúnculo cerebral esquerdo na letra P, medial aos giros da substância cinzenta do pé do hipocampo esquerdo, em que são cobertos pelo *alveus* (substância branca). O giro denteado da substância cinzenta situa-se inferiormente na formação hipocampal, que é circundada superiormente, lateralmente e inferiormente pela intensidade do líquor do corno temporal do ventrículo lateral.

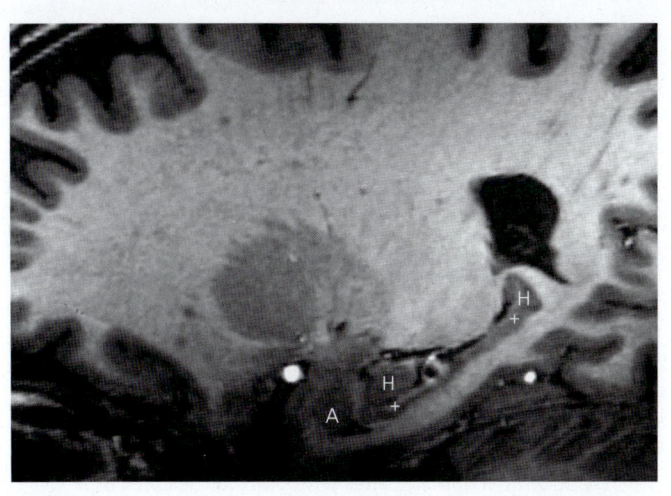

Fig. 33.3 Imagem sagital das estruturas mesiais do lobo temporal ponderada em T_1 em um campo de 7 T. Esta imagem ponderada em T_1 em um sujeito saudável demonstra a amídala esquerda na letra A, localizada anterior a um segmento da formação hipocampal na letra H. O subículo atravessa uma região periventricular entre os símbolos de cruz, com um segmento posterior do hipocampo na letra H da direita.

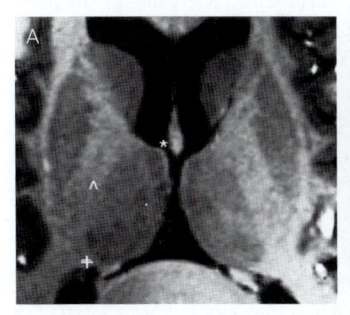

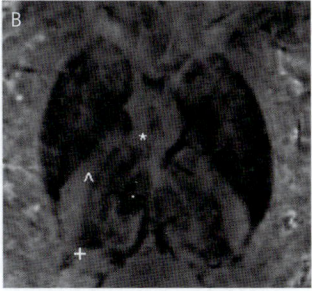

Fig. 33.4 Imagens axiais dos tálamos e estriado, ponderadas em T_1 e em suscetibilidade (SWI) em um campo de 7 T. A imagem ponderada em T_1 (A) exibe um contraste dos tálamos relativamente indiferenciado da substância branca, enquanto que a imagem SW (B) exibe uma maior diferenciação da estrutura talâmica interna. Nas duas imagens, o asterisco está posicionado no ventrículo, logo acima do núcleo anterior do tálamo. O símbolo "^" foi posicionado na esquerda do núcleo ventrolateral. A cruz foi posicionada logo abaixo do pulvinar. O ponto branco foi posicionado no núcleo mediodorsal. Diferenciação destes núcleos talâmicos parece ser superior na imagem SW. A SWI gera estrias curvilíneas escuras nas veias corticais, que podem ocultar estruturas neurais, e fornece contraste da substância branca *versus* liquor, quando comparada à imagem ponderada em T_1.

Conclusões

As técnicas de MR fisiológica são altamente úteis para a pesquisa fisiopatológica nas epilepsias humanas e nas epilepsias experimentais, e para aplicações clínicas específicas. Na descrição da fisiopatologia epiléptica humana, a MR fisiológica é interpretada com maior eficácia quando combinada à MRI estrutural e outras modalidades de imagem funcional. Por exemplo, novas lesões hipocampais incorridas durante o estado epilético parcial complexo são detectadas com maior sensibilidade com a DWI, tanto em humanos como em modelos de roedores, e a imagem tardia com a MR estrutural confirma a lesão como esclerose hipocampal. A MR fisiológica atualmente não apresenta uma função diagnóstica nos cuidados gerais da epilepsia. A MR fisiológica e outras modalidades funcionais de imagem servem como auxiliares dos estudos eletrofisiológicos e à MRI estrutural no planejamento da cirurgia para epilepsia. A MRI de alto campo pode tornar-se o padrão na imagem clínica e na pesquisa de epilepsia, com base em parte na SNR elevada observada em todas as modalidades de MR estrutural e fisiológica.

Referências

1. Engel J Jr. *Seizures and Epilepsy*. Philadelphia: F A Davis, 1989.
2. Engel J Jr, Pedley TA (eds.). *Epilepsy: A Comprehensive Textbook*, 2nd edn. Philadelphia, PA: Lippincott-Raven, 2007.
3. Kwan P, Brodie MJ. Effectiveness of first antiepileptic drug. *Epilepsia* 2001; **42**: 1255–1260.
4. Steriade M. Cellular substrates of brain rhythms. In *Electroencephalography: Basic Principles, Clinical Applications, and Related Fields*, 3rd edn, eds. Niedermeyer E, Lopes da Silva F Baltimore, MD: Williams & Wilkins, 1993, p. 27–62.
5. Wasterlain CG. Mortality and morbidity from serial seizures. *Epilepsia* 1974; **15**: 155–176.
6. Chang BS, Lowenstein DH. Mechanisms of disease: epilepsy. *N Engl J Med* 2003; **349**: 1257–1266.
7. Latchaw RE, Kucharczyk J, Moseley ME (eds.). *Diagnostic and Therapeutic Imaging of the Nervous System,* Philadelphia, PA: Lippincott Williams & Wilkins, 2005.
8. Cascino GD, Jack CR (eds.). *Neuroimaging in Epilepsy: Principles and Practice* Philadelphia, PA: Butterworth-Heinemann, 1996.
9. Duncan JS. Imaging and epilepsy. *Brain* 1997; **120**: 339–377.
10. Engel J Jr. Surgery for seizures. *N Engl J Med* 1996; **334**: 647–652.
11. Kuzniecky RI, Jackson GD (eds.). *Magnetic Resonance in Epilepsy: Neuroimaging Techniques,* 2nd edn. Amsterdam: Elsevier, 2005.
12. Wiebe S, Blume WT, Girvin JP, Eliasziw M. A randomized, controlled trial of surgery for temporallobe epilepsy. *N Engl J Med* 2001; **345**: 311–318.
13. Spencer SS, Bautista RED. Functional neuroimaging in localization of the ictal onset zone. In *Functional Imaging in the Epilepsies,* eds. Henry TR, Berkovic SF, Duncan JS. Philadelphia, PA: Lippincott Williams & Wilkins, 2000, p. 285–296.
14. Henry TR, Mazziotta JC, Engel J Jr. *et al*. Quantifying interictal metabolic activity in human temporal lobe epilepsy. *J Cerebr Blood Flow Metab* 1990; **10**: 748–757.
15. Engel J Jr., Kuhl DE, Phelps ME. Patterns of human local cerebral glucose metabolism during epileptic seizures. *Science* 1982; **218**: 64–66.
16. Berkovic SF. The neurobiology of ictal SPECT. In *Functional Imaging in the Epilepsies* eds. Henry TR, Berkovic SF, Duncan JS. Philadelphia, PA: Lippincott Williams & Wilkins, 2000, p. 103–110.
17. Lee BI, Markand ON, Wellman HN *et al.* HIPDM-SPECT in patients with medically intractable complex partial seizures. *Arch Neurol* 1988; **45**: 397–412.

18. van Paesschen W, Dupont P, van Driel G, van Billoen H, Maes A. SPECT perfusion changes during complex partial seizures in patients with hippocampal sclerosis. *Brain* 2003; **126**: 1103-1111.

19. Newton MR, Berkovic SF, Austin MC et al. Dystonia, clinical lateralization, and regional blood flow changes in temporal lobe seizures. *Neurology* 1992; **42**: 371-377.

20. Gaillard WD, Fazilat S, White S et al. Interictal metabolism and blood flow are uncoupled in temporal cortex of patients with complex partial epilepsy. *Neurology* 1995; **45**: 1841-1847.

21. Duncan JS. [^{11}C]Flumazenil PET in partial epilepsies. In *Functional Imaging in the Epilepsies*, eds. Henry TR, Berkovic SF, Duncan JS. Philadelphia, PA: Lippincott Williams & Wilkins, 2000, p. 204-211.

22. Henry TR, Frey KA, Sackellares JC et al. In vivo cerebral metabolism and central benzodiazepinereceptor binding in temporal lobe epilepsy. *Neurology* 1993; **43**: 1998-2006.

23. Savic I, Thorell JO, Roland P. [^{11}C]Flumazenil positron emission tomography visualizes frontal epileptogenic regions. *Epilepsia* 1995; **36**: 1225-1232.

24. Juhasz C, Chugani DC, Muzik O et al. Alphamethyl-$_L$-tryptophan PET detects epileptogenic cortex in children with intractable epilepsy. *Neurology* 2003; **60**: 960-968.

25. Ebisu T, Rooney WD, Graham SH, Weiner MW, Maudsley AA. NAcetylaspartate as an in vivo marker of neuronal viability in kainate-induced status epilepticus: ^{1}H magnetic resonance spectroscopic imaging. *J Cereb Blood Flow Metab* 1994; **14**: 373-382.

26. Jackson GD, Opdam HI. Ictal fMRI: methods and models. In *Functional Imaging in the Epilepsies*, eds. Henry TR, Duncan JS, Berkovic SF. Philadelphia, PA: Lippincott Williams & Wilkins, 2000, p. 203-211.

27. Meric B, Barrere B, Peres M et al. Effects of kainateinduced seizures on brain metabolism: a combined ^{1}H and ^{31}P NMR study in rat. *Brain Res* 1994; **638**: 53-60.

28. Najm I, Wang Y, Hong SC et al. Temporal changes in proton MRS metabolites after kainic acid-induced seizures in rat brain. *Epilepsia* 1997; **38**: 87-94.

29. Najm IM, Wang Y, Shedid D et al. MRS metabolic markers of seizures and seizure-induced neuronal damage. *Epilepsia* 1998; **39**: 244-250.

30. Nakasu Y, Nakasu S, Morikawa S et al. Diffusionweighted MR in experimental sustained seizures elicited with kainic acid. *AJNR Am J Neuroradiol* 1995; **16**: 1185-1192.

31. Wall CJ, Kendall EJ, Obenaus A. Rapid alterations in diffusion-weighted images with anatomic correlates in a rodent model of status epilepticus. *AJNR Am J Neuroradiol* 2000; **21**: 1841-1852.

32. Wang Y, Majors A, Najm I et al. Postictal alteration of sodium content and apparent diffusion coefficient in epileptic rat brain induced by kainic acid. *Epilepsia* 1996; **37**: 1000-1006.

33. Diehl B, Najm I, Ruggieri P et al. Postictal diffusion-weighted imaging for the localization of focal epileptic areas in temporal lobe epilepsy. *Epilepsia* 2001; **42**: 21-28.

34. Flacke S, Wullner U, Keller E, Hamzei F, Urbach H. Reversible changes in echo planar perfusion- and diffusion-weighted MRI in status epilepticus. *Neuroradiology* 2001; **42**: 92-95.

35. Henry TR, Drury I, Brunberg JA et al. Focal cerebral magnetic resonance changes associated with partial status epilepticus. *Epilepsia* 1994; **35**: 35-41.

36. Lansberg MG, O-Brien MW, Norbash AM et al. MRI abnormalities associated with partial status epilepticus. *Neurology* 1999; **52**: 1021-1027.

37. Warach S, Levin JM, Schomer DL, Holman BL, Edelman RR. Hyperperfusion of ictal seizure focus demonstrated by MR perfusion imaging. *AJNR Am J Neuroradiol* 1994; **15**: 965-968.

38. Perez ER, Maeder P, Villemure KM et al. Acquired hippocampal damage after temporal lobe seizures in 2 infants. *Ann Neurol* 2000; **48**: 384-387.

39. Pirttila TR, Pitkanen A, Tuunanen J, Kauppinen RA. Ex vivo MR microimaging of neuronal damage after kainate-induced status epilepticus in rat: correlation with quantitative histology. *Magn Res Med* 2001; **46**: 946-954.

40. Salmenpera T, Kalviainen R, Partanen K, Mervaala E, Pitkanen A. MRI volumetry of the hippocampus, amygdala, entorhinal cortex, and perirhinal cortex after status epilepticus. *Epilepsy Res* 2000; **40**: 155-170.

41. Briellmann RS, Berkovic SF, Syngeniotis A, King MA, Jackson GD. Seizureassociated hippocampal volume loss: a longitudinal magnetic resonance study of temporal lobe epilepsy. *Ann Neurol* 2002; **51**: 641-644.

42. O'Brien TJ, So EL, Meyer FB, Parisi JE, Jack CR. Progressive hippocampal atrophy in chronic intractable temporal lobe epilepsy. *Ann Neurol* 1999; **45**: 526-529.

43. Kobayashi E, D'Agostino MD, Lopes-Cendes I et al. Hippocampal atrophy and T_2-weighted signal changes in familial mesial temporal lobe epilepsy. *Neurology* 2003; **60**: 405-409.

44. Henry TR. Functional imaging studies of epilepsy therapies. In *Functional Imaging in the Epilepsies*, eds. Henry TR, Berkovic SF, Duncan JS. Philadelphia, PA: Lippincott Williams & Wilkins, 2000, p. 305-317.

45. Baron JC, Roeda D, Munari C et al. Brain regional pharmacokinetics of ^{11}Clabeled diphenylhydantoin positron emission tomography in humans. *Neurology* 1983; **33**: 580-585.

46. Henry TR, Votaw JR, Pennell PB et al. Acute blood flow changes and efficacy of vagus nerve stimulation in partial epilepsy. *Neurology* 1999; **52**: 1166-1173.

47. Hajek M, Wieser H- G, Khan N et al. Preoperative and postoperative glucose consumption in mesiobasal and lateral temporal lobe epilepsy. *Neurology* 1994; **44**: 2125-2132.

48. Hugg JW, Kuzniecky RI, Gilliam FG et al. Normalization of contralateral metabolic function following temporal lobectomy demonstrated by ^{1}H magnetic resonance spectroscopic imaging. *Ann Neurol* 1996; **40**: 236-239.

49. Pan JW, Bebin EM, Chu WJ, Hetherington HP. Ketosis and epilepsy: ^{31}P spectroscopic imaging at 4.1 T. *Epilepsia* 1999; **40**: 703-707.

50. Seymour KJ, Bluml S, Sutherling J, Sutherling W, Ross BD. Identification of cerebral acetone by ^{1}H-MRS in patients with epilepsy controlled by ketogenic diet. *MAGMA* 1999; **8**: 33–42.

51. Theodore WH. Antiepileptic drugs and cerebral glucose metabolism. *Epilepsia* 1988; **29**(Suppl 2): S48–S55.

52. Petroff OA, Mattson RH, Rothman DL. Proton MRS: GABA and glutamate. In *Functional Imaging in the Epilepsies,* eds. Henry TR, Berkovic SF, Duncan JS. Philadelphia, PA: Lippincott Williams & Wilkins, 2000, p. 261–271.

53. Prevett MC, Lammertsma AA, Brooks DJ *et al.* Benzodiazepine-GABAA receptors in idiopathic generalized epilepsy measured with [^{11}C] flumazenil and positron emission tomography. *Epilepsia* 1995; **36**: 113–121.

54. Ugurbil K, Adriany G, Andersen P *et al.* Ultra-high field magnetic resonance imaging and spectroscopy. *Magn Reson Imaging* 2003; **21**: 1263–1281.

55. Lee S-P, Silva AC, Ugurbil K, Kim S-G. Diffusionweighted spin-echo fMRI at 9.4 T: microvascular/tissue contribution to BOLD signal changes. *Magn Reson Med* 1999; **42**: 919–928.

56. Nakada T, Matsuzawa H, Kwee IL. High-resolution imaging with high and ultra high-field magnetic resonance imaging systems. *Neuroreport* 2008; **19**: 7–13.

57. Adriany G, van de Moortele PF, Wiesinger F *et al.* Transmit and receive transmission line arrays for 7 Tesla parallel imaging. *Magn Reson Med* 2005; **53**: 434–445.

58. Van de Moortele PF, Akgun C, Adriany G *et al.* B_1 destructive interferences and spatial phase patterns at 7 T with a head transceiver array coil. *Magn Reson Med* 2005; **54**: 1503–1518.

Capítulo 34

Espectroscopia por ressonância magnética em distúrbios convulsivos

R. Mark Wellard ▪ Graeme D. Jackson

Introdução

A classificação oficial da Liga Internacional Contra Epilepsia divide a epilepsia em crises generalizadas e parciais (focais ou local-relacionadas). Na epilepsia generalizada (responsável por aproximadamente 40% dos casos), as descargas epilépticas surgem em ambos os hemisférios cerebrais ao mesmo tempo, supostamente refletindo uma anormalidade difusa subjacente. Nas epilepsias focais (responsável pela maioria dos outros casos), as descargas surgem em uma região localizada, refletindo uma lesão ou outra anormalidade focal.

Metabolismo cerebral nas causas genéticas e adquiridas de convulsões

As convulsões generalizadas são em grande parte hereditárias, enquanto as convulsões parciais são principalmente adquiridas. Enquanto isto é geralmente verdade, as epilepsias focais também podem ter um *background* genético e as epilepsias generalizadas também podem ter anormalidades de desenvolvimento coexistentes. Recentemente, houve progressos na identificação de epilepsias hereditárias específicas e na descoberta de vínculos genéticos e defeitos genéticos.[1,2] O primeiro gene encontrado foi uma mutação missense afetando a subunidade γ_2 do receptor neuronal nicotínico de acetilcolina. Esta mutação foi descoberta em pacientes com epilepsia noturna autossômica dominante do lobo frontal, uma epilepsia focal descrita pela primeira vez em 1994.[3,4] Outras epilepsias incluem mutações nos genes dos canais iônicos, como os canais de potássio (KCNQ2 e KCNQ3) [5] e os canais de sódio (SCN1B),[6,7] ou o receptor ácido γ-aminobutírico tipo A ($GABA_A$).[8] A mutação na subunidade γ_2 do receptor $GABA_A$ é particularmente interessante, visto que foi descoberta em uma família com epilepsia de ausência infantil e convulsões febris. Para as epilepsias hereditárias comuns, como a epilepsia de ausência infantil, a herança é complexa e outros fatores influenciam a expressão da doença.

Epilepsias parciais estão geralmente relacionadas com uma lesão adquirida. Lesões cerebrais severas, como tumores, grandes lesões displásicas e dano cerebral relacionado com trauma, infarto ou infecção, são conhecidas por serem epileptogênicas.[9] Estas lesões acarretam uma alteração na organização estrutural do cérebro, geralmente resultando na redução, deslocamento e mal funcionamento das reações glióticas e neuronais. No entanto, na maioria dos pacientes com epilepsia focal, nenhuma alteração estrutural subjacente pode ser detectada. Muitos destes pacientes apresentam uma epilepsia leve com raras convulsões, podendo sofrer de uma síndrome epiléptica genética[11] ou relacionada com idade[10]. Cerca de 30% dos pacientes com epilepsia severa refratária também não exibem anormalidades estruturais óbvias. O tratamento destes pacientes é um dos principais desafios nos centros de epilepsia.

Investigação da epilepsia com a MRI

A caracterização da epilepsia depende da combinação de diversas técnicas. A principal razão do uso de ressonância magnética (MR) para a investigação da epilepsia é a de detectar e caracterizar o foco epileptogênico da convulsão. No contexto clínico, a MR é utilizada em pacientes com convulsões focais recorrentes e de início recente. Várias técnicas de MR podem ser utilizadas para contribuir com a identificação das causas das convulsões de início agudo. Pacientes com epilepsia focal refratária podem-se tornar livres de convulsões após a remoção cirúrgica do foco convulsivo, podendo retornar a uma vida livre de convulsões. Portanto, um grande empenho é realizado para localizar o foco convulsivo em pacientes nos quais a investigação inicial por MR estrutural não demonstre alterações óbvias. A investigação pré-cirúrgica de um paciente com epilepsia severa tipicamente inclui não apenas a MR, como também várias outras investigações, como vídeo-eletroencefalograma (EEG), tomografia de emissão de pósitrons (PET), tomografia computadorizada por emissão de fóton único (SPECT) e avaliação neuropsicológica.[12] Estas investigações geralmente envolvem o monitoramento hospitalar por diversos dias para caracterizar as convulsões habituais. Diversas revisões avaliaram o protocolo mais adequado de imagem clínica para um adulto ou criança com epilepsia intratável.[12-14] Um protocolo típico de imagem clínica para um paciente com epilepsia refratária pode incluir imagens ponderadas em T_1, imagens ponderadas em T_2, recuperação de inversão atenuada por fluido (FLAIR) e aquisição de sequências em volume 3D.[12,15,16] Uma aquisição volumétrica 3D ponderada em T_1 pode ser utilizada para a segmentação de tecidos cerebrais de cada *voxel* em substância cinzenta (GM), substância branca (WM) e líquido cefalorraquidiano (CSF). As técnicas comuns de aquisição de imagens tridimensionais incluem a técnica de gradiente-eco rápido preparado por magnetização (MPRAGE) e a técnica de aquisição de gradientes-ecos refocalizados em um estado de equilíbrio com dissipação de coerência transversal (3D-SPGR).[13] Imagem por tensores de difusão também tem sido utilizada na avaliação de anormalidades na epilepsia.[17;18] Quando as alterações detectadas pela MR correspondem aos achados clínicos e do EEG, a confidência na localização do foco convulsivo é aumentada, a probabilidade de o paciente ser um candidato para tratamento cirúrgico é maior[14] e os resultados são melhorados.

As alterações em um paciente cuja imagem por MR seja normal na inspeção visual podem, ocasionalmente, ser detectadas por métodos quantitativos e analíticos, como as medidas dos volumes hipocampais ou os tempos de relaxamento T_2.[19] A Figura 34.1 exibe a MRI de um paciente com epilepsia refratária focal. Imagens

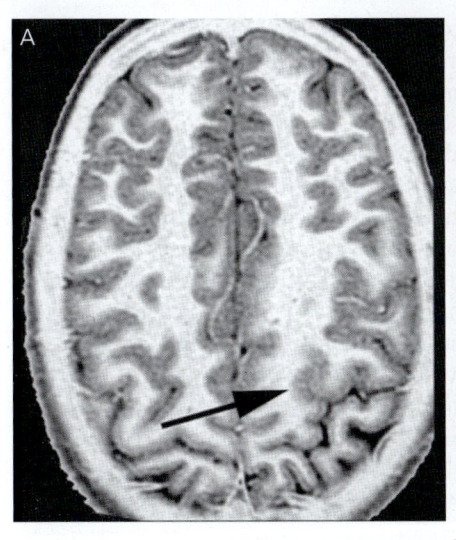

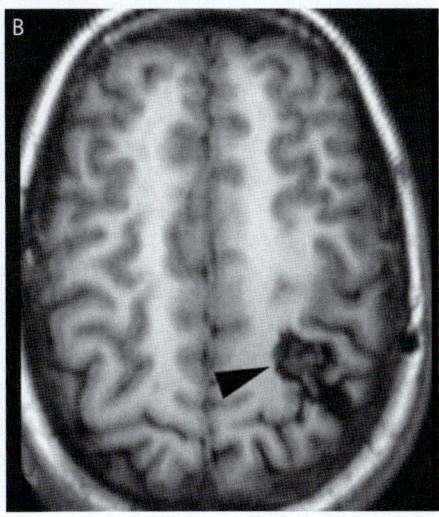

Fig. 34.1 Displasia cortical focal sutil. Este homem de 30 anos de idade apresentava epilepsia focal, consistindo apenas de convulsões parciais complexas. (A) Na MRI com intensidade de campo de 3T, o sutil espessamento cortical e a interface obscurecida podem ser observados no giro pós-central (seta), o qual é sugestivo de uma displasia cortical focal. Outras investigações localizaram o foco convulsivo na mesma área. O paciente foi submetido a uma cirurgia ressectiva sob anestesia local para minimizar o risco de comprometimento funcional causado pela excisão. (B) O déficit anatômico pós-operatório é indicado pela ponta da seta. O paciente permaneceu livre de convulsões após a cirurgia.

ponderadas em T_1 de alta resolução demonstram uma pequena lesão com interface GM-WM obscurecida. O exame histopatológico do tecido ressecado confirmou a sugestão radiológica de displasia cortical focal. Além de encontrar a causa provável das convulsões, definindo a lesão epileptogênica, a MR também está sendo utilizada para monitorar e entender o processo da doença e avaliar as consequências das convulsões, como por exemplo, dano ou reorganização cerebral associado à convulsão,[20] e para prognosticar o resultado pós-operatório.[21] Estas aplicações adicionais geralmente envolvem técnicas de MR atualmente utilizadas predominantemente na pesquisa.

Epilepsia do lobo temporal na MR convencional

Pacientes com epilepsia do lobo temporal (TLE) apresentam um padrão clínico bem definido e, quando refratária à medicação, uma alteração estrutural focal pode geralmente ser detectada. A patologia mais comum é a esclerose hipocampal, com achados de MR[22] e aspectos histológicos característicos.[23] A lobectomia temporal é o tratamento de escolha, conferindo uma vida livre de convulsões para muitos destes pacientes.[24] A homogeneidade e a disponibilidade de tecido cerebral ressecado tem resultado em um grande número de estudos nesta população de pacientes. A avaliação histopatológica do hipocampo esclerótico excisado revela um padrão típico com perda de neurônios nas áreas CA1 e CA3, e aumento no número de células gliais.[23] Na RM estrutural, o hipocampo afetado tipicamente exibe volume reduzido, sinal aumentado das imagens ponderadas em T_2 e desarranjo da arquitetura interna.[15] A Figura 34.2 demonstra um típico exemplo de esclerose hipocampal unilateral.[25] A perda do volume e o aumento do sinal podem ser quantificados por técnicas volumétricas e por meio da relaxometria T_2, respectivamente. Muitos estudos relataram volumes hipocampais reduzidos[26] e valores aumentados da relaxometria T_2.[15, 27] Estas técnicas têm sido amplamente utilizadas em pesquisas e foi demonstrado que os volumes e o sinal estão inversamente correlacionados.[28] Embora seja bem estabelecido que o volume reduzido reflete a perda de células neuronais, o *background* patogênico de aumento do sinal é menos claro. Um estudo realizado pelo nosso grupo demonstrou uma correlação entre a relaxometria T_2 e a contagem de células gliais no hipocampo,[25] confirmando as implicações teóricas de que o sinal elevado pode refletir um aumento na contagem das células gliais.

Investigação dos distúrbios convulsivos com a MRS

A espectroscopia por ressonância magnética (MRS) é uma técnica não invasiva utilizada para investigar metabólitos cerebrais, que podem estar anormais em pacientes com epilepsia. A informação bioquímica disponível pela MRS complementa a informação estrutural detalhada fornecida pela MR convencional.

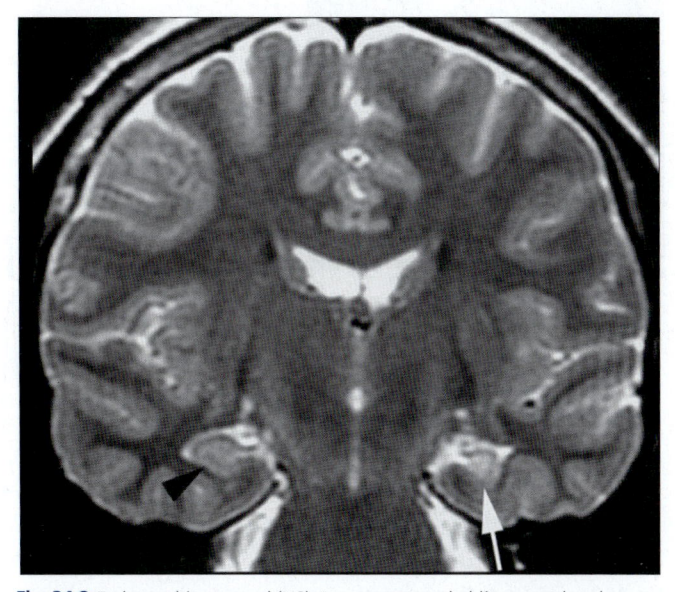

Fig. 34.2 Esclerose hipocampal (HS). Imagem coronal oblíqua ponderada em T_2 com intensidade de campo de 3T. A fatia exibida está no nível do hipocampo. Esta paciente é uma mulher de 24 anos de idade, com um histórico de convulsões febris prolongadas na infância. A sua epilepsia começou aos 10 anos de idade como convulsões parciais complexas com automatismo oral e infrequente generalização. Há aspectos típicos de HS do lado esquerdo (seta branca). Note o volume hipocampal esquerdo reduzido, comparado com o hipocampo contralateral normal (ponta da seta preta), o desarranjo da arquitetura interna e o aumento do sinal destas imagens ponderadas em T_2. (Figura proveniente do Briellman *et al.* 2002.[25])

O valor da MRS reside no seu papel como um meio de diagnóstico da lesão epileptogênica, podendo ajudar a definir a extensão de uma ressecção cirúrgica e prognosticar o resultado pós-operatório.[29,30] A técnica pode fornecer conhecimentos sobre os mecanismos de início e término de convulsão e sobre a farmacodinâmica das drogas antiepilépticas (AEDs); consequentemente, pode possivelmente ajudar a determinar as drogas que os pacientes são capazes de tolerar. Com sua ampla aplicação, a MRS tem sido utilizada no contexto clínico para resolver o enigma da localização do foco convulsivo em pacientes sem anormalidades óbvias na MR (epilepsia "MR-negativa"). Desde o início da década de 1980, a MRS desenvolveu um papel importante na pesquisa do processo básico do distúrbio epiléptico.

Os primeiros estudos utilizando a MRS de fósforo (^{31}P) para estudar o estado epilético no modelo de coelho foram realizados na década de 1980 por Prichard et al. em Yale;[31,32] estes estudos demonstraram alterações no metabolismo dos fosfatos de alta energia e no pH. Posteriormente, foi demonstrado que o lactato (Lac) estava elevado por um período prolongado após convulsões breves,[33,34] e a MRS de carbono-13 (^{13}C) documentou que esta elevação foi o resultado do *turnover* contínuo do *pool* de Lac.[35] Em 1986, um estudo com a ^{31}P-MRS em infantes[36] demonstrou que a razão fosfocreatina (PCr)/fosfato inorgânico (Pi) encontrava-se reduzida no foco convulsivo durante as convulsões e retornava ao normal após o término da convulsão. Foram relatados níveis elevados de Lac em uma região de encefalite crônica em um paciente com encefalite de Rasmussen com o uso da MRS de prótons.[37] O primeiro grande estudo com MRS de prótons na TLE foi relatado por Connelly et al. em 1994.[38] A Figura 34.3 mostra uma investigação por MRS em uma paciente que teve uma convulsão de origem no lobo frontal aproximadamente 2 dias antes da espectroscopia. Um pico de Lac foi evidente com frequência de ressonância

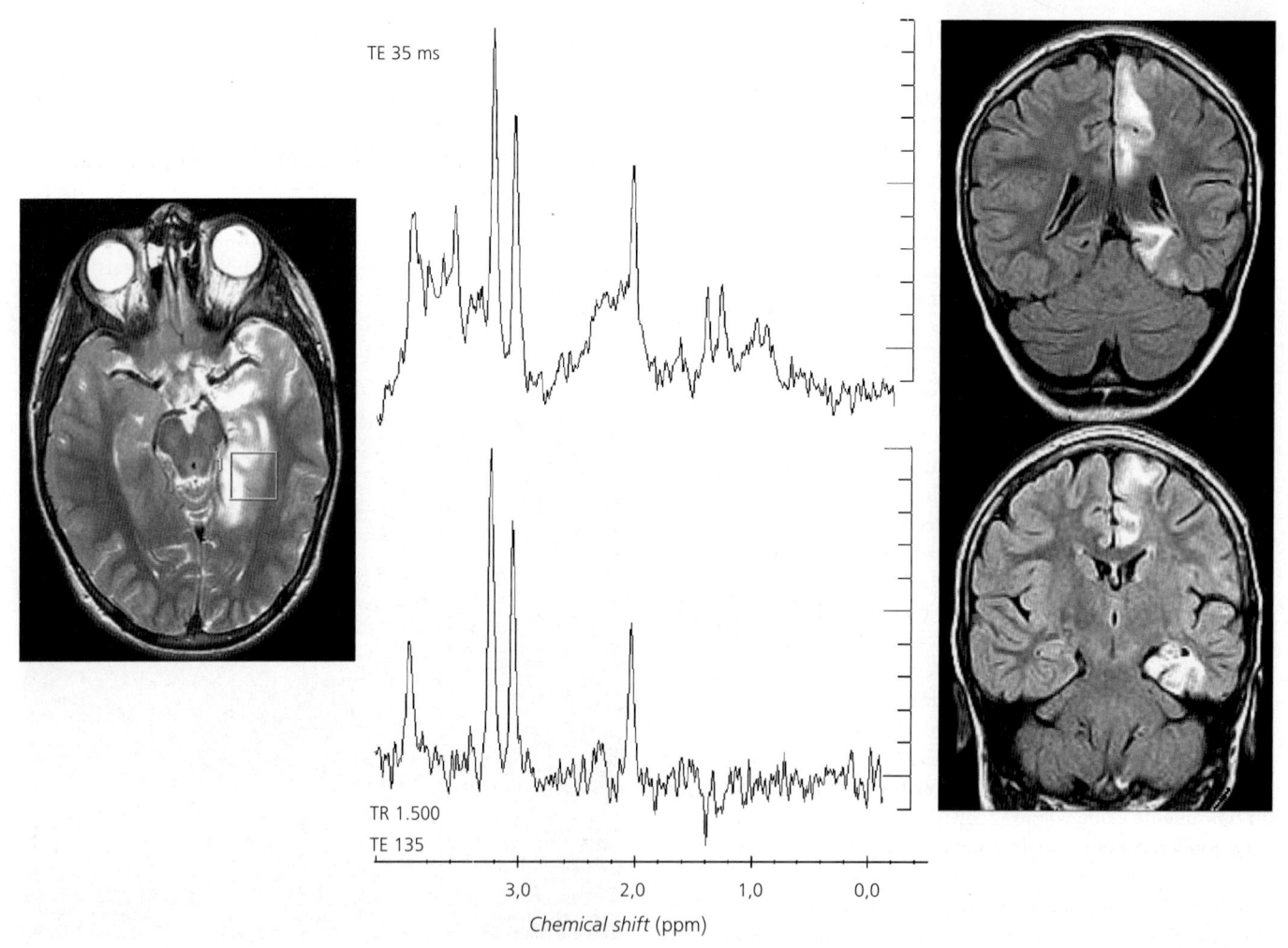

Fig. 34.3 Encefalite de Rasmussen afetando o hemisfério esquerdo, particularmente as estruturas temporais mesiais e frontais mesiais. A garota era saudável até os 6 anos de idade, quando repentinamente desenvolveu epilepsia com frequentes convulsões focais. Dois dias antes da MR ela teve um episódio de epilepsia parcial contínua, ou seja, um estado epiléptico focal contínuo por várias horas. A investigação por MR demonstrada inclui uma MRS com *voxel* único com TE longo (espectro inferior) e TE curto (espectro superior). Na figura do lado esquerdo, pode-se observar a localização do *voxel* (quadrado) na imagem axial ponderada em T_2. Note o sinal aumentado da imagem em T_2 nas estruturas temporais mesiais, observado no corte axial e nos dois cortes coronais (direita). Os dois cortes coronais também demonstram envolvimento da área frontal mesial esquerda. Um exame por MRS de prótons das lesões de alta intensidade observadas nas imagens ponderadas em T_2 exibe redução dos níveis de N-acetilaspartato, aumento dos níveis de mio-inositol e a presença de lactato, junto com um sinal possivelmente elevado de lipídeos móveis a 1,0 ppm. Os dois espectros foram documentados com sequência PRESS e uma relação TE/TR de 30/1.500 ms (superior) e 135/1.500 ms (inferior). O sinal invertido a 1,3 ppm no TE longo confirma a presença de lactato. (Espectros fornecidos por M. Kean, Royal Children's Hospital, Melbourn).

em 1,3 ppm em ambos os lobos frontais. Muitos estudos subsequentes demonstraram alterações metabólicas associadas à epilepsia, possivelmente relacionadas com a propagação da convulsão. Estes estudos incluíram estudos de próton, fósforo e núcleo carbônico.

Epilepsia e MRS de prótons

A ERM de prótons fornece informação sobre diversos metabólitos cerebrais (Capítulo 1). Os metabólitos de maior interesse para a investigação da epilepsia são o N-acetilaspartato (NAA), os metabólitos contendo colina (Cho), creatina (Cr), PCr e Lac, todos sendo mensuráveis usando aquisições de imagens com tempos de eco (TE) curto e longo. Os espectros adquiridos com um TE curto fornecem informações sobre estes metabólitos e também sobre o mio-inositol (mI), glutamato (Glu), glutamina (Gln), aspartato, alanina e vários outros metabólitos,[39] alguns dos quais necessitam de técnicas de edição espectral para a detecção (ex., GABA, glutationa). O pico de NAA, em que também se inclui um sinal de glutamato N-acetil-aspartil-glutamato (NAAG), é comumente considerado como sendo específico aos neurônios[40] e é o metabólito mais frequentemente identificado nas alterações metabólicas relacionadas com epilepsia. Em estudos por MRS, o NAA é reconhecido como um marcador da função ou viabilidade neuronal, pois é sintetizado e armazenado nos neurônios. Após o Glu, é o segundo aminoácido mais concentrado no cérebro, alcançando concentrações locais de 10 mmol/l.[41] Foi sugerido que a concentração de NAA reflete a função mitocondrial.[42] Após sua liberação dos neurônios, o NAA é absorvido e hidrolisado pelos oligodendrócitos[43,44] para agir como uma fonte de grupos acetil em vários processos metabólicos, variando desde a participação na síntese de mielina no cérebro em desenvolvimento[45] até o reparo de lipídeos/síntese de ácidos graxos,[46] regulação osmótica,[47] e ação anti-inflamatória.[48]

A quelação do cálcio foi indicada como um possível mecanismo[48] da ação anti-inflamatória do NAA, com muitos processos celulares cálcio-dependentes potencialmente afetados pelas alterações na concentração de NAA. Esta ação generalizada é consistente com as observações de NAA reduzido em muitas doenças neurológicas, incluindo a epilepsia. Concentrações reduzidas de NAA não necessariamente equivalem à perda de neurônios, em razão da habilidade de recuperação dos níveis teciduais de NAA após o tratamento da epilepsia[50,51]. Alterações metabólicas da síntese de NAA indicam que a sobrevivência neuronal e alguma mielinização é possível, ainda que com severa deficiência cognitiva, na ausência de síntese de NAA,[52,53] enquanto elevadas concentrações de NAA na deficiência da enzima aspartoacilase nos oligodendrócitos (doença de Canavan) resulta em desmielinização e é fatal.[54]

Foi sugerido que os metabólitos Cr e Cho estão concentrados nas células gliais.[40] Aumento nos níveis de Cho sugere gliose e elevado *turnover* das membranas celulares.[39] O *mio*-inositol (mI) é um suposto marcador de gliose e um osmólito orgânico[55,56] envolvido no controle do volume celular.[57] Estudos em animais identificaram a rápida redução nos níveis de mI como um mecanismo de regulação do volume cerebral após a hiponatremia; estes níveis lentamente retornam ao normal na normalização do ambiente osmótico.[58] A Figura 34.4 demonstra um exemplo extremo de redução de NAA e aumento de Cr e Cho. Esta jovem possuía um tumor disembrioplásico.

Técnicas de edição espectral[59] permitem a diferenciação dos metabólitos com sinais que coressonam com outros metabólitos, como GABA e glutationa. Visto que as concentrações de GABA foram implicadas no controle da epilepsia, a concentração tecidual deste metabólito é de interesse particularmente na compreensão (dos mecanismos de ação dos medicamentos que aumentam o conteúdo tecidual de GABA.[60]

A MRS de prótons é de particular importância em pacientes com tumores cerebrais, nos quais podem apresentar convulsões. A característica elevação na concentração de Cho torna a MRS uma valiosa ferramenta para o diagnóstico de tumores e para a diferenciação entre os tumores e outras lesões.[61] Há também consideráveis evidências demonstrando que os tipos tumorais podem ser diferenciados pelo perfil metabólico.[62] A Figura 34.5 demonstra o perfil estrutural e metabólico de uma garota com epilepsia focal de início recente.[63] A grande lesão exibiu níveis normais de Cho, sugerindo a presença de um tumor de crescimento lento ou de uma lesão benigna.

Epilepsia do lobo temporal e MRS de prótons

A epilepsia de lobo temporal é a epilepsia focal mais comum e, em alguns casos, a MRS pode contribuir com uma eficaz lateralização do foco epileptogênico. Em geral, uma redução na concentração de NAA é indicativo de tecido anormal, embora isto não seja consistente para todas as regiões teciduais. Alterações detectadas pela MRS na lateralização foram descritas na TLE em 1994[38]; estas alterações foram replicadas em adultos[64-66] e crianças.[67,68] As alterações tipicamente consistem de uma redução no sinal de NAA e um aumento nos sinais de Cho e mI, sugerindo a presença de gliose.[65] Estes achados na MRS são consistentes com as características histopatológicas de redução da contagem de células neuronais e o aumento no número de células gliais. Foi relatado um aumento no nível de mI como consequência da indução do sistema de cotransporte de Na^+/mio-inositol após a atividade convulsiva[55] associada à proliferação glial no foco epileptogênico. A Figura 34.5 exibe o registro dos espectros do lobo temporal em um paciente com ganglioglioma no lado esquerdo.[63,69] A concentração de mI estava elevada e a de NAA reduzida no *voxel* revestindo sua lesão epileptogênica.

A espectroscopia por ressonância magnética pode ser útil na identificação do foco convulsivo em pacientes com epilepsia focal refratária sem anormalidades óbvias na MR, visto que alguns estudos relataram anormalidades metabólicas na MRS em tais pacientes.[70,72] Foi demonstrado uma redução da intensidade de sinal do NAA e aumento do Cho, lateralizado para o foco epileptogênico, similar às alterações observadas em pacientes com esclerose hipocampal. Em uma comparação entre pacientes MRI-positivos e MRI-negativos com TLE, a MRS demonstrou lateralizar o foco epileptogênico com base na concentração de NAA.[73] O perfil metabólico dos sujeitos MRI-negativos foi distinto dos sujeitos RM-positivos, demonstrando uma redução pequena, porém significante, na concentração de NAA. Nem a Glx (Glu + Gln) nem o mI demonstraram perfis diferenciados.

Em um estudo recente, Simister *et al.*[74] compararam as relações metabólicas obtidas a partir de imagens pós-ictais e interictais.

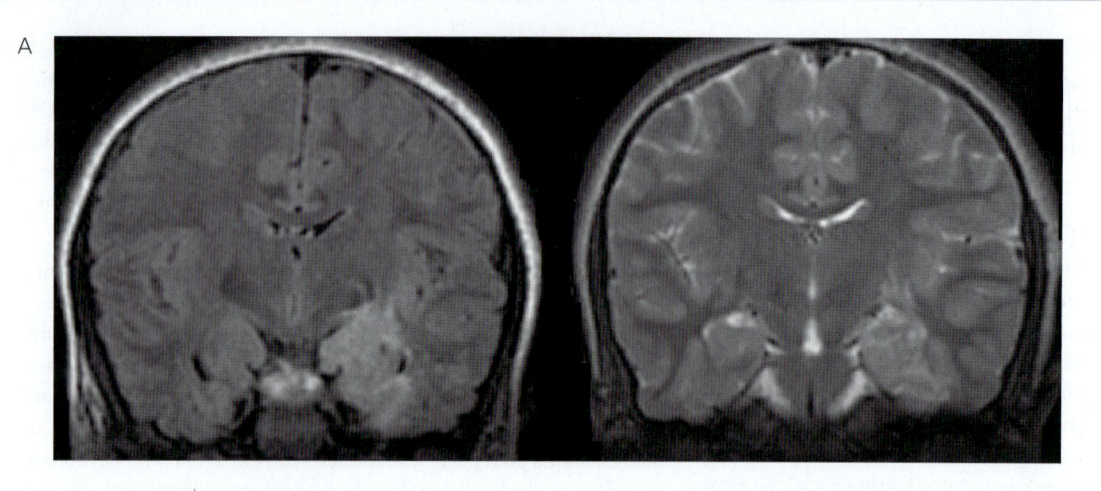

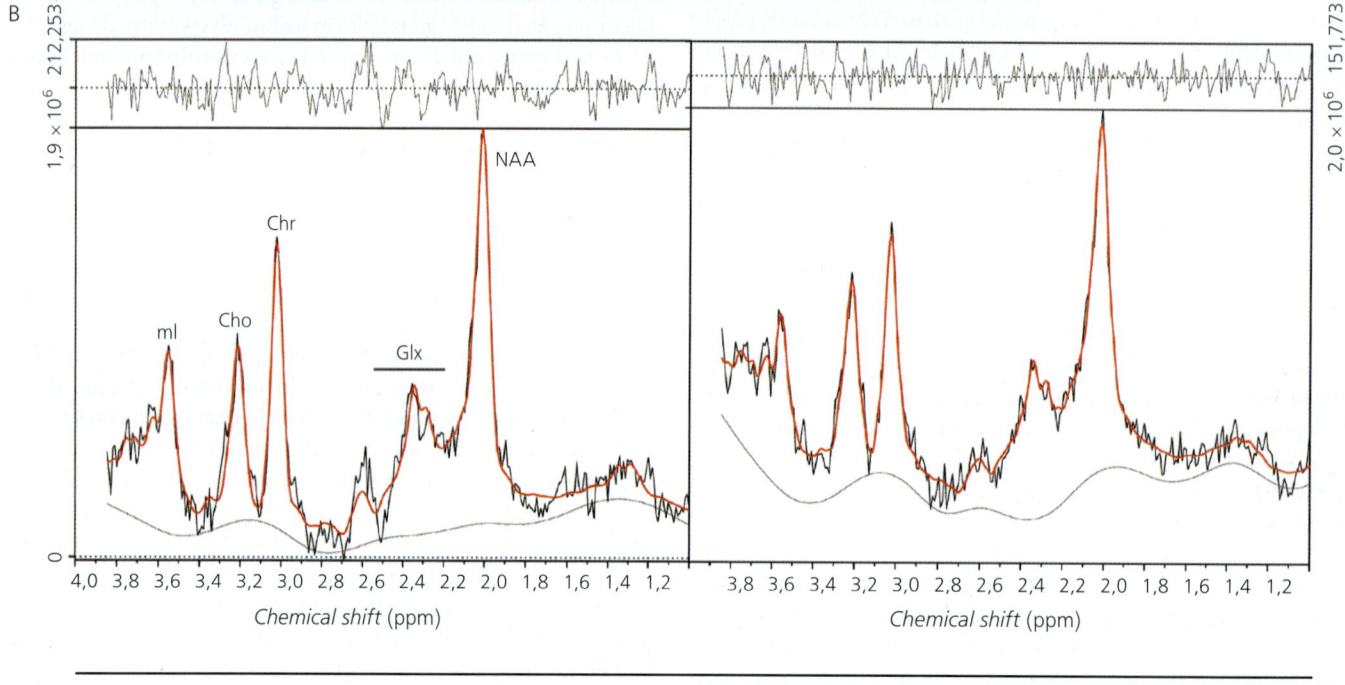

	ml	Cho	Cr	NAA	Glx
Direito	3,1	0,8	3,1	4,4	7,7
Esquerdo	3,2	0,7	3,4	5,1	6,0
Controle	3,3 (0,3)	1,5 (0,1)	5,0 (0,6)	7,5 (0,6)	8,2 (1,2)

Fig. 34.4 Uma garota de 9 anos de idade cuja epilepsia iniciou-se aos 5 anos de idade com convulsões parciais complexas, ocorrendo em grupos. A função neuropsicológica era provavelmente normal. (A) A investigação por MR foi realizada para avaliar o perfil metabólico da lesão e para examinar a integridade metabólica do hemisfério contralateral. Estes dados foram analisados pelo modelo de combinação linear (LCModel). Os espectros foram adquiridos de quatro *voxels* únicos (TE/TR, 30/3.000 ms; tamanho do *voxel* de 2 cm × 2 cm × 2 cm), compreendendo o lobo temporal bilateral (demonstrado na figura) e lobo frontal bilateral. (B) A qualidade do ajuste do LCModel é demonstrada pela representação residual sobre cada espectro. As concentrações metabólicas são fornecidas em uma tabela abaixo dos espectros. Os metabólitos são expressos em unidades institucionais, aproximando em milimoles por litro. Os valores do controle têm base em uma série de 20 voluntários saudáveis, com valores e desvios-padrões (em parênteses) fornecidos. Os valores do paciente fora da faixa dos controles normais (± 2 SD da média dos valores controles) são destacados em vermelho. O *voxel* do lobo temporal esquerdo incluiu partes da lesão (para posicionamento do voxel, ver Figura 34.5). Os espectros do lobo temporal exibiram redução bilateral de N-acetilaspartato (NAA). Isto sugere que a epilepsia refratária também está associada à integridade neuronal defectiva no hemisfério não afetado pela lesão. Os níveis de colina (Cho) e creatina (Cr) também estão abaixo do normal, bilateralmente. A colina não estava elevada na lesão, consistente com um tumor não agressivo. Os espectros do lobo frontal foram normais. Glx, glutamato + glutamina; ml, *mio*-inositol.

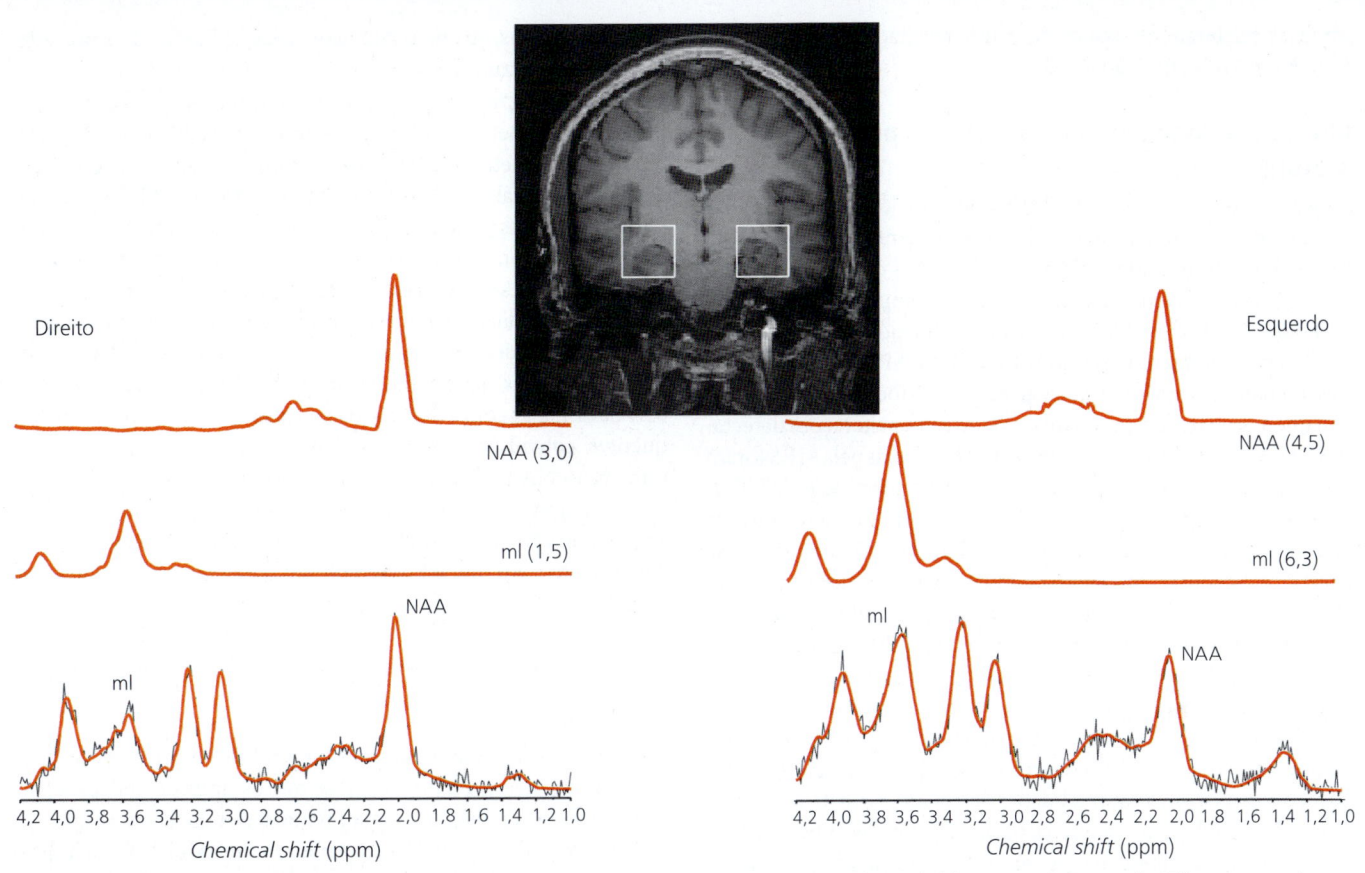

Fig. 34.5 Ganglioglioma. MRS de prótons de um paciente com ganglioglioma temporal esquerdo e epilepsia do lobo temporal. Foram adquiridos espectros de *voxel* único do lobo temporal. Uma imagem coronal ponderada em T_1 (topo da figura) demonstra a lesão na região do hipocampo esquerdo e o posicionamento dos *voxels* no lobo temporal. Os dados da MRS foram analisados pelo LCModel. A parte inferior desta figura exibe os espectros ajustados dos lados esquerdo e direito e, acima, como inserção, os componentes ajustados atribuídos ao N-acetilaspartato (NAA) (topo) e ao mio-inositol (mI) (meio). A tabela na Figura 34.4 fornece os valores controles. As curvas metabólicas individuais demonstram o nível elevado de mI e reduzido de NAA no lado esquerdo, quando comparado com o lado direito, no qual as concentrações dos metabólitos estão normais. As concentrações de cada metabólito são fornecidas entre parênteses. Estes achados sugerem uma contagem de células neuronais ou integridade reduzida e proliferação de células gliais. Os espectros são adquiridos utilizando uma sequência PRESS com parâmetros TE/TR, 30/3.000 ms; 2.048 pontos de dados por uma largura espectral de 5.000 Hz de um *voxel* de 2 cm × 2 cm × 2 cm. Note que o pico no espectro *in vivo* é rotulado de NA, pois inclui uma pequena contribuição do N-acetil-aspartil-glutamato (NAAG), enquanto a curva individual do metabólito acima do espectro é para NAA. (Figura proveniente de Briellmann et al. 2003.[63])

Eles descobriram que a relação de Cr a um TE de 144 ms/TE de 30 ms e a razão Glx/Cr eram maiores e Cho era mais baixa na imagem pós-ictal, referente à imagem interictal. A maior proporção de Cr nos dois valores de TE provavelmente reflete a distribuição relativa de PCr/Cr no tecido, visto que a PCr possui um tempo de relaxamento T_2 mais curto.[75]

No entanto, a especificidade das alterações metabólicas foi questionada. As alterações metabólicas foram encontradas não só nos focos convulsivos, como também em áreas distantes do foco,[65] como o lobo temporal contralateral,[51] indicando os efeitos disseminativos das convulsões. Mais recentemente, diferenças regionais na concentração hipocampal de NAA foram correlacionadas com a distribuição neuronal regional mensurada histologicamente.[76] A concentração de NAA não estava associada a uma redução de 70% na densidade neuronal no subcampo CA1, enquanto as concentrações de NAA inferiores às concentrações esperadas foram observadas no subcampo CA3 do hipocampo excisado. Estas variações na concentração de NAA foram atribuídas à disfunção mitocondrial.[76] Em contraste, outros observaram uma boa correlação entre o NAA e a densidade neuronal nos subcampos hipocampais CA1, CA3 e CA4.[56] É necessária adicional caracterização das alterações específicas que ocorrem nos focos epileptogênicos para maximizar as informações obtidas pela MRS.

Alterações contralaterais na MRS

Na MRS, foram encontradas alterações bilaterais no lobo temporal em até 50% dos pacientes com TLE.[70,77] A significância das alterações bilaterais é pouco compreendida, parcialmente pela rara disponibilidade de amostras patológicas do lobo temporal contralateral ao foco epiléptico. No entanto, estudos de autopsia sugerem uma alta prevalência de anormalidade hipocampal bilateral na TLE. [78,79] Isto é consistente com os estudos por MRI quantitativa, em que relatam a frequente ocorrência de alterações bilaterais.[80,81] Foi demonstrado que as alterações bilaterais na concentração de NAA medida por MRS são reversíveis com o tempo, sugestivo de disfunção neuronal transitória.[51] A presença de alterações metabólicas bilaterais foi associada a um resultado pós-operatório desfavorável da convulsão.[29,82]

Alterações disseminadas detectadas pela MRS de prótons

Enquanto a presença de alterações bilaterais do lobo temporal pode ser consistente com a presença de focos bilaterais independentes, também há a possibilidade de que as alterações contralaterais possam refletir anormalidades causadas pela disseminação da atividade epiléptica. Na TLE severa, anormalidades funcionais além do foco convulsivo foram registradas pela PET[83] e SPECT[84]. Alterações metabólicas em lobos que não abrigam o foco epiléptico sugerem que a propagação da convulsão pode causar alterações detectáveis pela MRS. Alterações disseminadas detectadas pela MRS foram encontradas em diversos estudos de concentrações de mI na TLE com esclerose hipocampal[64,66,69,85-87] e na TLE leve,[69] em que pode refletir uma alteração de curta duração após uma atividade epiléptica recente ou um efeito cumulativo de convulsões crônicas (Fig. 34.6). Um estudo demonstrou uma concentração reduzida de NAA no lobo frontal na TLE severa refratária.[30] Alterações talâmicas também foram descritas na TLE, ipsolateral ao foco epiléptico e consistente com a participação na rede temporal medial/epiléptica límbica.[88] Quando comparadas com as alterações volumétricas, nas quais também ocorrem nos lobos cerebrais distantes do foco convulsivo, as anormalidades detectadas na MRS não foram associadas aos déficits volumétricos na GM e na WM frontal.[87] Isto sugere que as alterações disseminadas detectadas pela MRS na TLE podem possuir uma origem diferente das alterações volumétricas disseminadas, ou que as alterações metabólicas podem preceder as alterações estruturais.

A MRS de prótons provou ser uma técnica sensível para detectar patologias metabólicas em pacientes com TLE; no entanto, ainda precisa ser determinado se esta informação adicional contribui ao controle geral dos pacientes. Por sua alta sensibilidade, alterações metabólicas podem ser detectadas em outras regiões cerebrais que não a do foco convulsivo, dificultando a descoberta das anormalidades que estão ligadas às causas ou consequências das convulsões. Alguns indícios podem ser obtidos de um grande estudo realizado em 82 pacientes com TLE refratária. As razões NAA/Cr nos lobos temporais ipsolateral e contralateral foram negativamente correlacionadas com a duração da epilepsia.[89] Pacientes com frequentes convulsões tônico-clônicas generalizadas apresentaram uma razão NAA/Cr mais baixa do que os pacientes com ausência ou raros episódios convulsivos tônico-clônicos generalizados. Isto sugere que convulsões contínuas podem induzir a um dano neuronal adicional, em que irá progredir em paralelo com a duração da epilepsia.

Outros tipos de epilepsia parcial e MRS de prótons

Ao contrário dos numerosos estudos por MRS de prótons da TLE, há somente alguns relatos sobre os outros tipos de epilepsia parcial.[90,91] Estes estudos sugerem que o potencial para a lateralização correta do foco epiléptico é menor que na TLE. Uma função para o circuito talâmico na epilepsia idiopática é apoiado por observações de concentrações alteradas de NAA no tálamo.[92,94] Em um estudo comparando a proporção de coincidência entre o foco epiléptico e a redução da razão NAA/Cr, a lateralização correta estava presente em 19 dos 21 pacientes com TLE, mas apenas em 4 dos 7 estudados com epilepsia do lobo frontal.[91] Em um estudo de 20 pacientes com epilepsia de origem frontal ou central/pós-central, foi observado que a redução na concentração de NAA é maior no foco epiléptico, sugerindo que as alterações detectadas pela MRS na epilepsia extratemporal podem não ser suficientemente localizadas para especificar o foco convulsivo.[90] A epilepsia mioclônica juvenil exibe uma concentração reduzida de NAA em alguns estudos,[95] porém não em outros.[96] A capacidade de detectar diferenças no último estudo[95] pode ser decorrente do uso de sequências de pulso mais específicas (PRESS *versus* STEAM) ou porque as concentrações, não as razões, metabólicas foram determinadas. A Figura 34.7 exibe espectros do lobo frontal de um paciente com displasia focal cortical, em que a direção das alterações detectadas pela MRS sugeriu a presença de uma patologia no lado esquerdo.

Em outras epilepsias parciais que não a TLE, o foco epiléptico é geralmente neocortical. Ao contrário, em pacientes com hamartoma hipotalâmico, a convulsão inicia-se na lesão subcortical.[97,98] Pacientes com hamartoma hipotalâmico geralmente possuem frequentes convulsões gelásticas, nas quais iniciam bem cedo na vida; estes pacientes podem exibir comprometimento cognitivo e transtornos comportamentais. A Figura 34.8 demonstra um espetro de MRS registrado de uma hamartoma hipotalâmico, documentando uma concentração reduzida de NAA e elevada de mI, quando comparado com o tecido talâmico saudável.

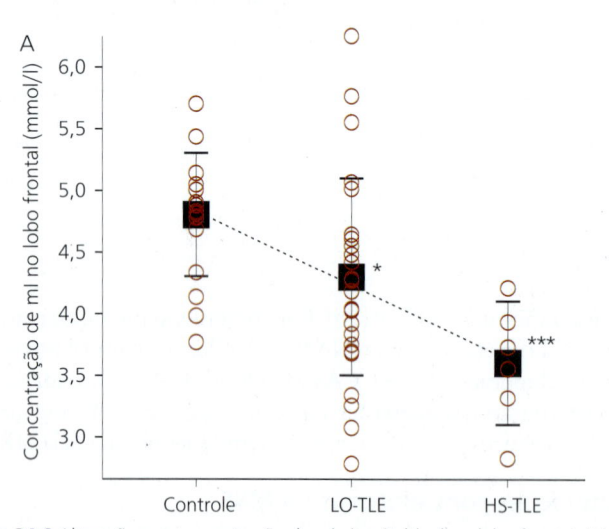

Fig. 34.6 Alterações na concentração de mio-inositol (mI) no lobo frontal. (A) Uma comparação da concentração de mI no lobo frontal entre o grupo-controle, o grupo de epilepsia do lobo temporal de início tardio (LD-TLE) (nenhuma anormalidade na MRI) e o grupo de TLE com esclerose hipocampal. O desvio médio (quadrado sólido) e padrão (barras de erro) são demonstrados para cada grupo (comparado aos controles): *$P < 0,05$; ***$P < 0,001$). (B) Espectros do lobo frontal direito (lado esquerdo: a-c) e lobo temporal direito (lado direito: d-f). Observe as maiores qualidades espectrais do lobo frontal. São demonstrados os espectros do grupo-controle (a,d), do grupo de epilepsia de início tardio (b,e) e do grupo HS (c, f). O componente mI do espectro ajustado-LCModel está inserido. A linha pontilhada representa o sinal de mI em cada espectro. Observe a concentração reduzida de NAA na HS associada ao lobo temporal (f) e a concentração reduzida de mI da HS associada ao lobo frontal (c). (Fonte: Wellard *et al.* 2003, com permissão.[69])

Capítulo 34 ■ Espectroscopia por ressonância magnética em distúrbios convulsivos

B

a

b

c

d

e

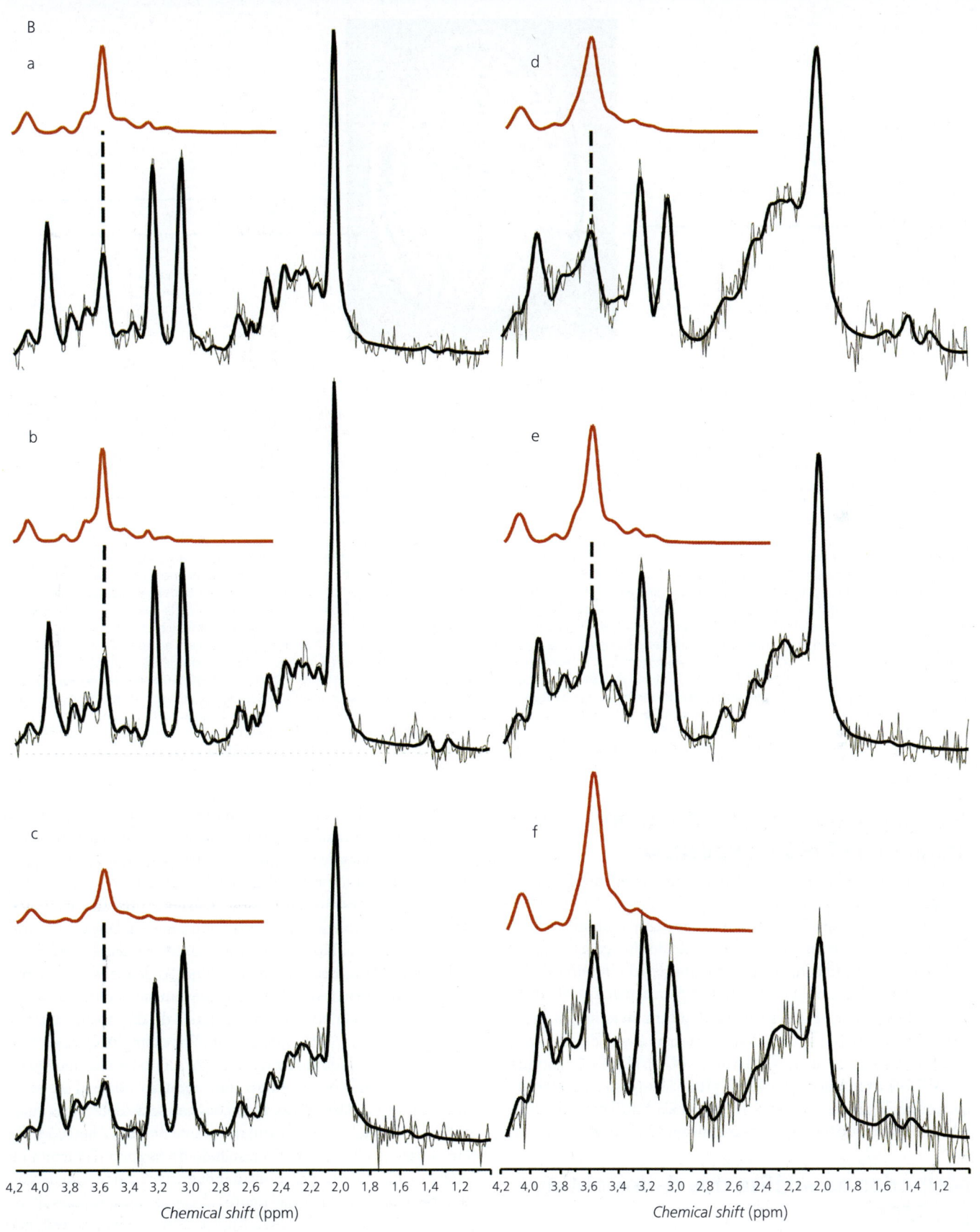

f

4,2 4,0 3,8 3,6 3,4 3,2 3,0 2,8 2,6 2,4 2,2 2,0 1,8 1,6 1,4 1,2
Chemical shift (ppm)

4,2 4,0 3,8 3,6 3,4 3,2 3,0 2,8 2,6 2,4 2,2 2,0 1,8 1,6 1,4 1,2
Chemical shift (ppm)

Fig. 34.6 *(Cont.)*

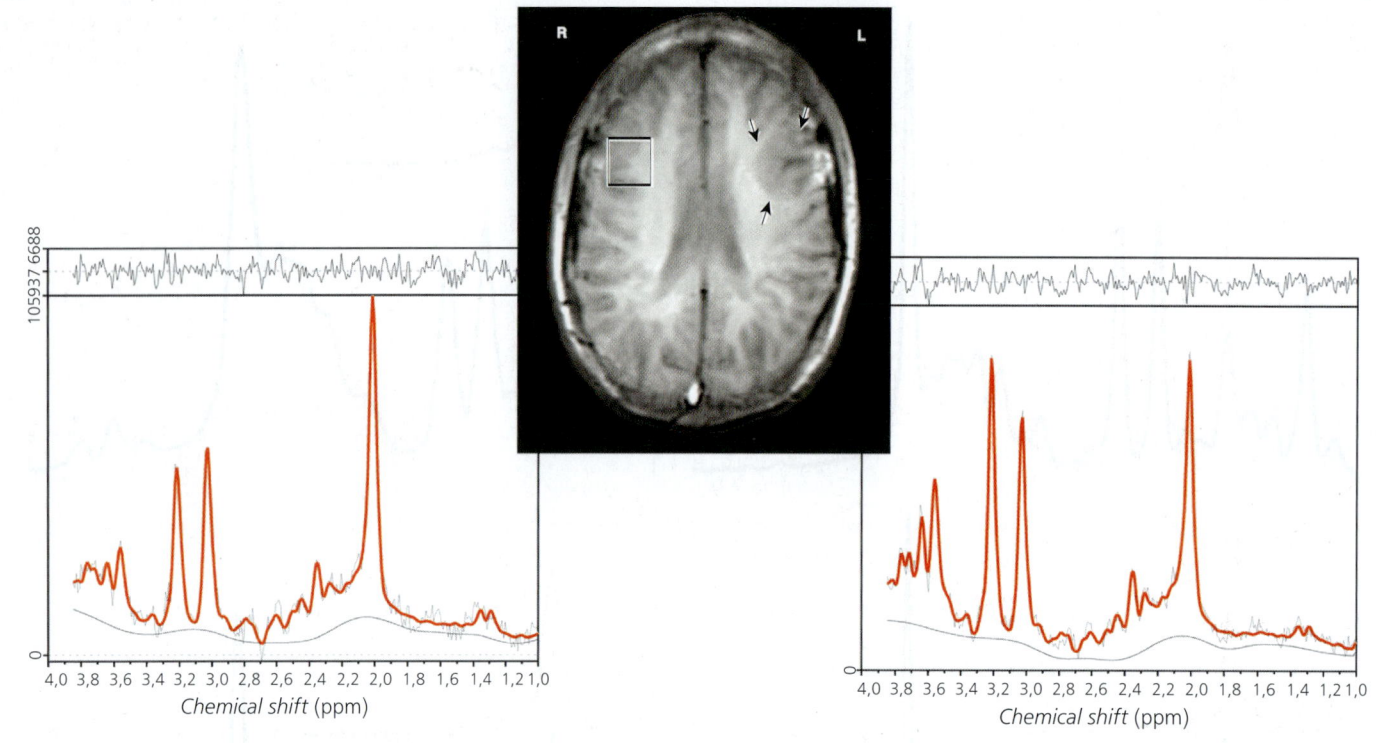

Fig. 34.7 Displasia cortical focal. A figura exibe a investigação por MR de uma jovem com epilepsia. Ela apresentava convulsões parciais complexas, nas quais começaram aos 7 anos de idade. Suas convulsões envolviam movimentos bizarros, sendo algumas vezes muito curtas, porém outras vezes prolongadas durando por várias horas. Ela foi inicialmente diagnosticada como tendo ataques não epilépticos. Uma investigação por MR aos 29 anos de idade demonstrou uma lesão indistinta entre a substância cinzenta e branca no lobo frontal esquerdo. Visto que esta lesão envolvia o giro frontal inferior, foi realizada uma extensa avaliação de linguagem pré-cirúrgica, incluindo uma fMRI da área cerebral da linguagem. A lesão foi removida sob anestesia local e a paciente exibiu excelente resultado pós-operatório, com ausência de convulsões e completa recuperação das dificuldades inicias de linguagem. A MRI foi realizada em um aparelho de ressonância magnética GE 3T Horizon LX (Milwaukee, USA). A imagem axial ponderada em T_1 exibe a posição do *voxel* (quadrado preto) no hemisfério direito. A área do córtex displásico é realçada com setas. Espectros bilaterais de *voxel* único foram adquiridos usando uma sequência PRESS (TE/TR, 30/3.000 ms, tamanho do *voxel* de 2 cm × 2 cm × 2 cm). Os dados gerados pela MRS foram analisados com o LCModel. A figura exibe espectros frontais bilaterais, cobrindo a área da lesão no lado esquerdo, e uma área anatômica congruente na direita. Relativo aos controles, a região displásica no lobo frontal esquerdo demonstrou uma concentração significantemente reduzida de NAA (30%) e elevada de Cho (35%) e ml (50%). Isto sugere contagens reduzidas de células neuronais ou integridade neuronal comprometida na região do foco epileptogênico. A razão Cho/Cr elevada indica a presença de proliferação glial neste local. Ver a tabela na Figura 34.4.

MRS de *voxel* único e estudo por imagem na MRS na epilepsia

Vários protocolos diferentes de MRS foram desenvolvidos para a avaliação de pacientes com epilepsia de lobo temporal ou extratemporal. Geralmente, estes protocolos se encaixam na classificação de MRS de *voxel* único ou técnicas de estudo por imagem com MRS (também conhecido como estudo por imagem do *chemical shift* ou deslocamento químico) (ver Capítulo 1 para detalhes).[99,100]

A MRS tem sido cada vez mais utilizada na investigação da epilepsia.[29,90,101,102] Um estudo relatou ausência de diferenças significantes entre as razões hipocampais NAA/(Cho + Cr) obtidas por MRS de *voxel* único e por MRSI [103] Além disso, foram relatadas anormalidades evidentes detectadas pela MRSI em regiões cerebrais distantes do foco epiléptico clinicamente identificado.[101]

Melhorias na análise dos dados obtidos por MRS

Métodos para a análise e quantificação dos dados obtidos por MRS são apresentados em detalhes no Capítulo 2. Uma revisão abrangente das técnicas disponíveis e seus relativos méritos e desvantagens também foi apresentada por Barker e Lin.[104] Em pacientes com epilepsia, geralmente são observadas concentrações reduzidas de NAA e elevadas de Cr e Cho; os resultados são frequentemente apresentados como razões NAA/Cho e NAA/Cho + Cr.[38,105] Visto que as razões são adimensionais, elas são utilizadas para comparar os resultados entre os centros, sem a necessidade de uma medida de referência. No entanto, estas razões somente permitem a avaliação de alterações em uma combinação de metabólitos e não fornecem informações sobre as alterações em metabólitos únicos. O uso de razões pode obscurecer a acurácia do diagnóstico quando múltiplos processos estão interagindo. Por exemplo, Qi *et al.*[106] observaram uma redução na razão NAA/Cr no hipocampo ipsolateral ao foco epiléptico porém uma redução bilateral na razão NAA/Cho + Cr. Além disso, alterações não serão detectadas quando todos os metabólitos mudam na mesma direção. Alterações disseminadas em Cho, como um resultado do *turnover* da membrana celular ou hiperplasia glial, podem influenciar a percepção de uma alteração mais local na função neuronal, como indicado pelas alterações na concentração de NAA. Muitos estudos clínicos relatando achados da MRS na epilepsia são pequenos e estatisticamente inconsistentes. Uma abordagem capaz de obter uma compreensão adicional é o uso da metanálise. Em um estudo deste tipo, Willmann *et al.*[107] examinaram o valor pré-operatório da MRS na identificação do foco epiléptico para a cirurgia epiléptica. Em 22 estudos, publicados entre 1992 e 2003, foi descoberto que havia um valor preditivo positivo de 82% em pacientes com uma anormalidade ipsilateral, com uma taxa de probabilidade de 4,89 para uma melhor chance de um resultado livre de convulsões relativo a pacientes exibindo uma anormalidade bilateral. Estes estudos concluíram que o valor da MRS nos pacientes MRI-negativos era ambíguo.

Houve um avanço com o desenvolvimento de um software que possibilitava a deconvolução espectral, fornecendo informações sobre a concentração individual dos metabólitos. Dos diversos softwares utilizados para análise espectral,[108-110] o LCModel, desenvolvido por Provencher,[109] é de uso geral para a MRS de prótons e tem sido utilizado para a análise por ^{13}C-MRS.[111] Este software possibilita a estimativa operador-independente das concentrações absolutas de metabólitos pela comparação entre os dados obtidos em amostras *in vivo* e um conjunto de espectros de referência preparados a partir de soluções químicas de concentração conhecida. A rotina de ajuste utiliza a complexidade dos espectros individuais dos metabólitos para ajudar na identificação de sinais metabólicos individuais.[109] Um maior número de estudos maximiza a informação obtida pelos espectros ao relatar as concentrações absolutas dos metabólitos.[96] Os espectros obtidos pela ^{31}P-MRS são analisados com maior frequência por outros métodos, como o software jMRUI,[110] devido à adequabilidade do modelo paramétrico utilizado para estimular os espectros registrados.

Outras melhorias na análise de dados obtidos pela ERM ocorreram com o uso de métodos capazes de diferenciar a concentração de metabólitos entre a GM e a WM[112] e pela correção da falta de homogeneidade do campo magnético nas regiões examinadas pela MRSI[113] Estimativas das concentrações metabólicas na GM e WM cortical pura podem ser feitas após a segmentação de tecidos cerebrais e regressão com os volumes fracionários de GM, WM e líquor no voxel avaliado,[113] embora Schubert *et al.*[114] tenham observado um aumento na incerteza após a realização de tal correção.

Uso da ^{31}P-MRS na epilepsia

O emprego da ^{31}P-MRS possibilita a avaliação do estado energético do cérebro através do fornecimento da mensuração de nucleosídeos trifosfato (predominantemente adenosina trifosfato [ATP]), PCr, fosfomonoésteres, fosfodiésteres e Pi no tecido cerebral.[115] A informação sobre os níveis metabolitos de fosfatos de alta energia deriva da ATP e da PCr. Tipicamente, a relação PCr/ATP é citada como um indicador do estado de energia tecidual. Enquanto a ATP cerebral é reduzida apenas sob severas condições metabólicas, alterações na PCr foram observadas com a ^{31}P-MRS após a atividade neuronal.[116] O pico do fosfomonoéster consiste predominantemente de fosfoetanolamina e fosfocolina (precursores das membranas celulares[117]). A ressonância de PDE inclui glicerofosfocolina, glicerofosfoetanolamina e fosfolipídeos moveis. Os dois primeiros representam os produtos da síntese e degradação (turnover) das membranas celulares[117], porém a maioria do sinal (80%) provavelmente se origina dos fosfolipídeos intracelulares. Além disso, o deslocamento químico do Pi fornece uma excelente medida do pH intracelular.[118] Alterações nas concentrações relativas de fosfomonoéster e fosfodiéster foram associadas ao turnover das membranas celulares.[119]

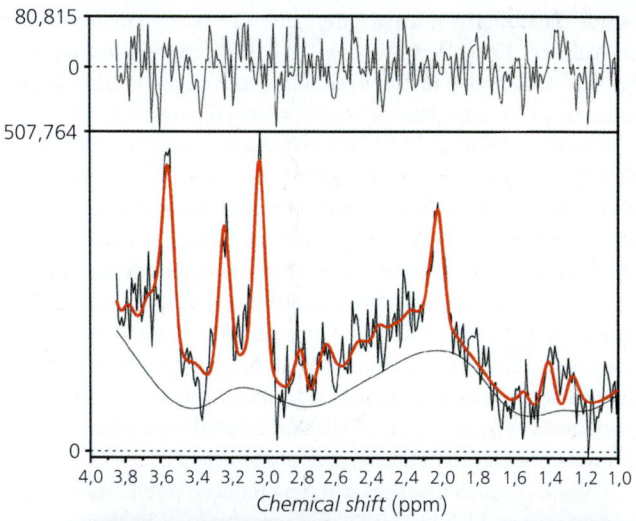

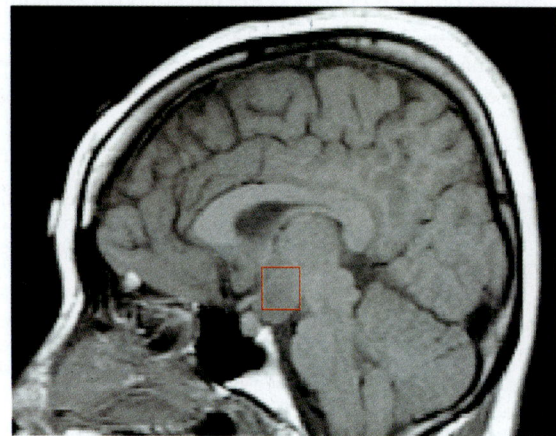

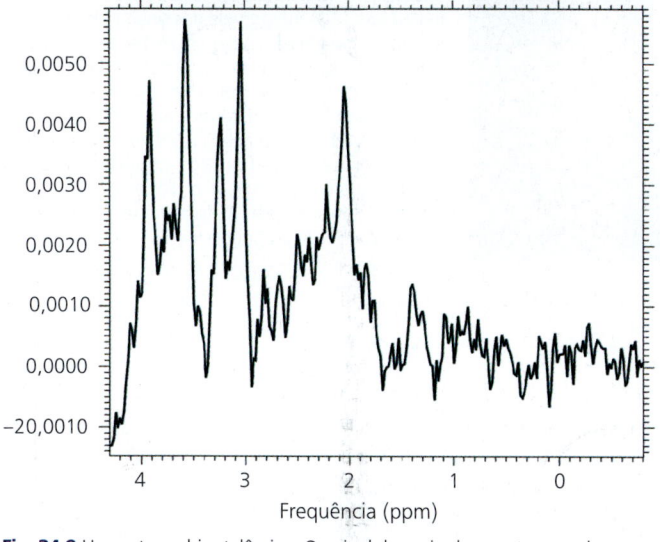

Fig. 34.8 Hamartoma hipotalâmico. O painel do meio demonstra uma imagem sagital ponderada em T_1. O hamartoma hipotalâmico está localizado no interior do quadrado, em que indica a posição do voxel na MRS. A MRS foi registrada a uma intensidade de campo de 1,5 T. O espectro ajustado é exibido no painel superior (usando o LCModel). Este espectro exibe uma significante redução na concentração de N-acetilaspartato e aumento de *mio*-inositol, quando comparado aos espectros registrados a partir do tálamo em indivíduos saudáveis. O painel inferior demonstra o mesmo espectro como apresentado pelo *software* de *scanner* do fabricante. (Espectro fornecido por M. Kean, Royal Children's Hospital, Melbourne).

Os fosfoésteres são de grande interesse, pois representam os precursores da síntese e da degradação dos produtos da membrana. É possível aumentar a sensibilidade e intensificar a diferenciação dos fosfoésteres usando uma técnica conhecida como desacoplamento de prótons, em que requer um segundo canal transmissor de radiofrequência, em que é utilizado simultaneamente com a detecção do sinal de ^{31}P. Para alguns compostos, o desacoplamento pode aumentar em mais de 50% o sinal de ^{31}P, como também melhorar consideravelmente a resolução do espectro das regiões de fosfoéster. Um exemplo de um espectro de ^{31}P em um voluntário é demonstrado na Figura 34.9.

Epilepsia do lobo temporal e ^{31}P-MRS

Os primeiros indícios da utilidade do ^{31}P na epilepsia ainda necessitam evoluir para o uso universal. Nos estudos por ^{31}P-MRS de pacientes com epilepsia, podem-se esperar alterações da PCr após a atividade neuronal.[116] Durante e logo após uma convulsão, alterações no pH intracelular e nos fosfatos de alta energia podem ser encontradas.[32] De maneira interessante, foi relatada a alteração destes metabólitos em pacientes que são relativamente livres de convulsões.[120] Além disso, a ^{31}P-MRS fornece informações sobre fosfodiésteres e fosfomonoésteres móveis associados às membranas[121] e tem demonstrado potencial para a lateralização da disfunção metabólica.[120] Foi observada uma redução na relação PCr/Pi em 65-75% dos pacientes com TLE.[120] Esta redução pode estar relacionada com o momento das mensurações com relação à atividade convulsiva recente. Foi relatadas uma alteração do pH intracelular e concentração de fósforo no período pós-ictal. Um importante aspecto dos achados relatados até hoje é que as alterações estão presentes em regiões que são normais quando analisadas por outras técnicas, incluindo a MRI. No entanto, estas alterações podem ser marcadores únicos do estágio precoce dos processos pelos quais os neurônios normais são recrutados permanentemente por uma população neuronal epileptogênica (Fig. 34.9).

Vários grupos investigaram uma redução potencial no pH em pacientes com TLE.[122,123] Em um estudo,[123] houve significantes diferenças entre pacientes e controles na razão PCr/Pi. No entanto, não foram encontradas diferenças significantes entre pacientes e controles com relação ao pH. Em contraste, outros estudos

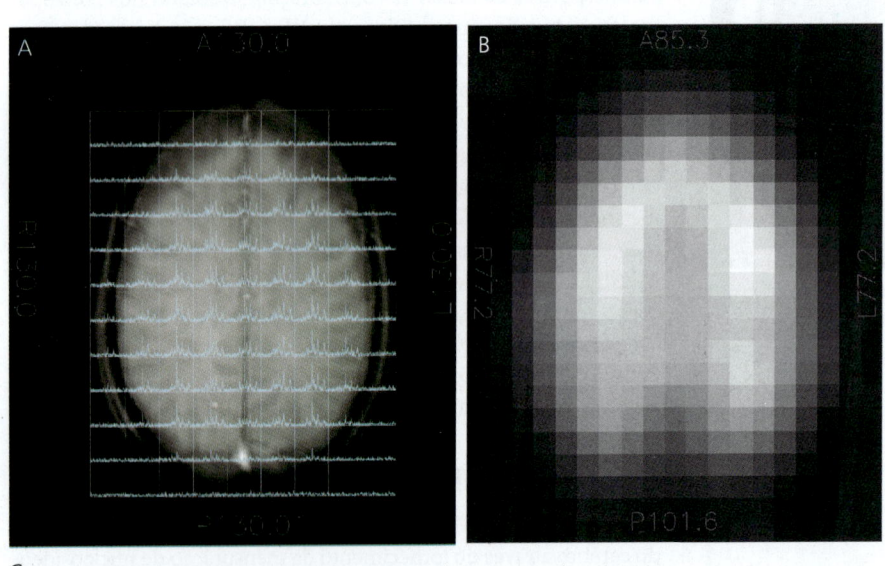

Fig. 34.9 Espectroscopia por MR com fósforo-31. (A) A imagem registrada do *chemical shift* de ^{31}P de um voluntário normal com intensidade de campo de 3T, usando um ângulo de inclinação de 60°, TR de 1,1 s, 14 NEX, campo de visão (FOV) de 26 cm, 10 passos de codificação de fase, espessura de corte de 3 cm e NEX de 18, resultou em um *voxel* de tamanho nominal de 20 cm^3. O tempo total de aquisição foi de 33 min. Os dados espectrais são sobrepostos a uma imagem de MRS de prótons para fornecer informações anatômicas sobre as posições dos *voxels* individuais. (B) A intensidade dos sinais individuais pode ser utilizada para gerar um mapa metabólico, como demonstrado para a fosfocreatina (PCr) nesta figura. Os dados foram preenchidos com zeros até 16.316 pontos antes da transformação de Fourier. (C) Espectro médio obtido pela ^{31}P-MRS da região demonstrada em (A) e (B). Picos, rotulados da direita para a esquerda: grupo β-, α- e γ-fosfato do ATP (1, 2, 3, respectivamente), PCr (4), fosfodiéster (5), fosfato inorgânico (6) e fosfomonoéster (7).

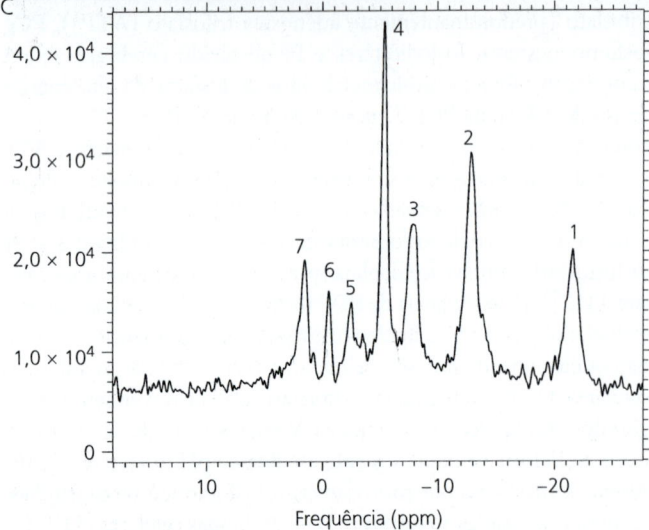

constataram uma elevação do pH, assim como das concentrações de Pi, e redução de fosfomonoésteres no lobo temporal ipsolateral.[122,124,125] Reduções das relações ATP/Pi e PCr/Pi no lobo temporal foram preditivas para o lado do foco convulsivo em mais de 70% dos pacientes estudados,[120] com bioenergética comprometida com base na relação PCr/ATP no tálamo ipsolateral, estriado e amídala, regiões essas associadas à propagação das convulsões. Em geral, os resultados destes estudos são controversos, embora algumas alterações metabólicas detectadas com a ^{31}P-MRS aparentemente estejam de fato presentes no lobo temporal epileptogênico. Variações entre os estudos podem ser devidas a uma diferença no momento da análise por MRS com relação às convulsões. Embora não utilizada extensivamente, a demonstração limitada dos aspectos de lateralização na ^{31}P-MRS indica que uma aplicação cautelosa é capaz de contribuir com a identificação do foco epiléptico. Aparentemente, a principal limitação é a determinação dos parâmetros de medida mais apropriados.

Algumas das limitações da ^{31}P-MRS também devem ser identificadas; por sua menor frequência de ressonância e concentrações relativamente baixas dos compostos contendo ^{31}P, as relações sinal-ruído (SNR) são baixas na ^{31}P-MRS, sendo necessário o uso de *voxels* de tamanho grande (tipicamente 30 cm^3 ou maior). Portanto, a técnica é relativamente insensível e não pode ser prontamente utilizada para estudar focos convulsivos ou lesões focais pequenas. Esta técnica também não está comumente disponível, devido à necessidade de um *hardware* especial (bobinas específicas de ^{31}P e um sistema transmissor e receptor com ampla faixa de frequências).

Outros núcleos de MRS na epilepsia

Também há outros núcleos que podem ser examinados pela MRS *in vivo*, e alguns destes núcleos podem ser de possível interesse para o estudo de distúrbios convulsivos. Estes núcleos incluem ^{13}C, sódio (^{23}Na) e fluorina (^{19}F). Análises com o ^{13}C podem revelar informações sobre as concentrações relativas de metabólitos, como a glutamina, GABA e glutamato, em que não são prontamente diferenciados na MRS de prótons. Ao considerar a aplicação da MRS multinuclear no estudo da epilepsia, a necessidade de *hardware* adicional não encontrado em tomógrafos clínicos padrões representa uma desvantagem no cenário clínico geral. Além disso, o uso desta técnica é limitado pela baixa abundância natural do isótopo ^{13}C MR-sensível (1%) e pelo custo dos substratos enriquecidos. Há poucos relatos da aplicação da ^{13}C-MRS no estudo de epilepsia. [126,127] Apesar disto, a técnica demonstra uma grande promessa no aumento da compreensão dos processos metabólicos envolvidos na epilepsia. A baixa abundância natural do ^{13}C pode ser utilizada para vantagem se enriquecido pelo uso de metabólitos exógenos. O trajeto metabólico dos substratos marcados com ^{13}C pode ser seguido para determinar seu fluxo nas vias metabólicas, com a manifestação de metabólitos marcados com enzimas nos espectros sequenciais. Por exemplo, a administração de glicose e acetato marcados com ^{13}C pode ser utilizada para estudar o ciclo do ácido tricarboxílico e o ciclo Gln-Glu.[126,128] O fluxo de metabólitos em tais estudos também pode ser utilizado para determinar a cinética das vias metabólicas.[129,130] Os dados obtidos pela técnica de *próton-detected* ^{13}C-edited spectroscopy[131] demonstraram que as taxas de oxidação da glicose refletem com maior precisão a atividade neuronal durante as convulsões do que a utilização de glicose total. A ^{13}C-MRS *in vitro* já foi utilizada para demonstrar o ciclo Gln-Glu reduzido no tecido cirurgicamente excisado do hipocampo epileptogênico[132] e intraoperatoriamente no hipocampo esclerótico.[133] Esta técnica também tem sido utilizada para examinar outras vias metabólicas em animais,[131,133] e é provável que tais estudos sejam eventualmente estendidos para humanos.

Estudos incluindo outros núcleos são raros. Há relato somente de um estudo da epilepsia com ^{23}Na.[134] O potencial desta técnica foi demonstrado por Wang *et al.*,[136] nos quais observaram significantes aumentos na concentração de sódio no córtex piriforme (90%), na amídala (68%), hipocampo (18%) e caudado-putâmen (12%) de ratos, após as convulsões induzidas por cainato. Esta área ainda precisa ser completamente examinada, pelo tempo de relaxamento muito rápido do ^{23}Na, resultando na necessidade de métodos de aquisição rápida, como a projeção de imagem distorcida.[137] Um exemplo de uma imagem da ^{23}Na-MRS é exibida na Figura 34.10.

O núcleo ^{19}F não está naturalmente presente *in vivo* e ainda não foi utilizado para o estudo da epilepsia em humanos. No entanto, há estudos utilizando MRS deste núcleo em modelos animais de epilepsia[138,139] e em outras doenças para examinar a distribuição de cálcio com o marcador [^{19}F]-1,2-bis(*o*-aminofenoxi)etano-*N,N,N',N'*-ácido tetravacético (BAPTA), como também o destino dos compostos marcados com ^{19}F.[140] O ^{19}F é um núcleo relativamente fácil para estudar, pois é 100% naturalmente abundante e apresenta boa sensibilidade à ressonância magnética.

Assim como a ^{31}P-MRS, a aplicação clínica destes outros núcleos é limitada pelas suas baixas sensibilidades nos sistemas biológicos e pela necessidade de *hardware* especial. Além disso, para o ^{13}C ou outros estudos usando substratos marcados exogenamente, o custo dos compostos marcados pode ser proibitivamente alto, e longos tempos de aquisição de imagem são necessários. Estas limitações serão superadas com o desenvolvimento de tomógrafos que operem em campos magnéticos mais altos.

MRS de alto campo e futuras tendências

O futuro depende do desenvolvimento de novos, e mais rápidos, protocolos de aquisição da MRSI[141,142], assim como no refinamento das técnicas existentes. Isto permitirá o uso de técnicas que de outra forma iriam necessitar de tempos de aquisição maiores do que praticáveis nos estudos humanos. Isto inclui técnicas como a edição espectral de ressonâncias J-acopladas, analisadas com técnicas de subtração como as utilizadas para GABA[60,143] e sequências que inerentemente detectam apenas sinais fracos, como aqueles detectados por múltiplas técnicas quânticas.

A presença de mutações específicas afetando os canais iônicos em diversas epilepsias hereditárias sugere que as alterações no metabolismo cerebral são responsáveis pela geração da convulsão. Estas alterações podem ser detectadas por MRS. Por exemplo, é possível detectar níveis elevados de GABA após a administração de vigabatrina,[60,144] uma droga utilizada para prevenir convulsões que aumentam as concentrações intracerebrais de GABA. Somente alguns estudos examinaram as alterações da MRS na epilepsia idiopática.[92-94,96,145,146] Apesar destas epilepsias apresentarem

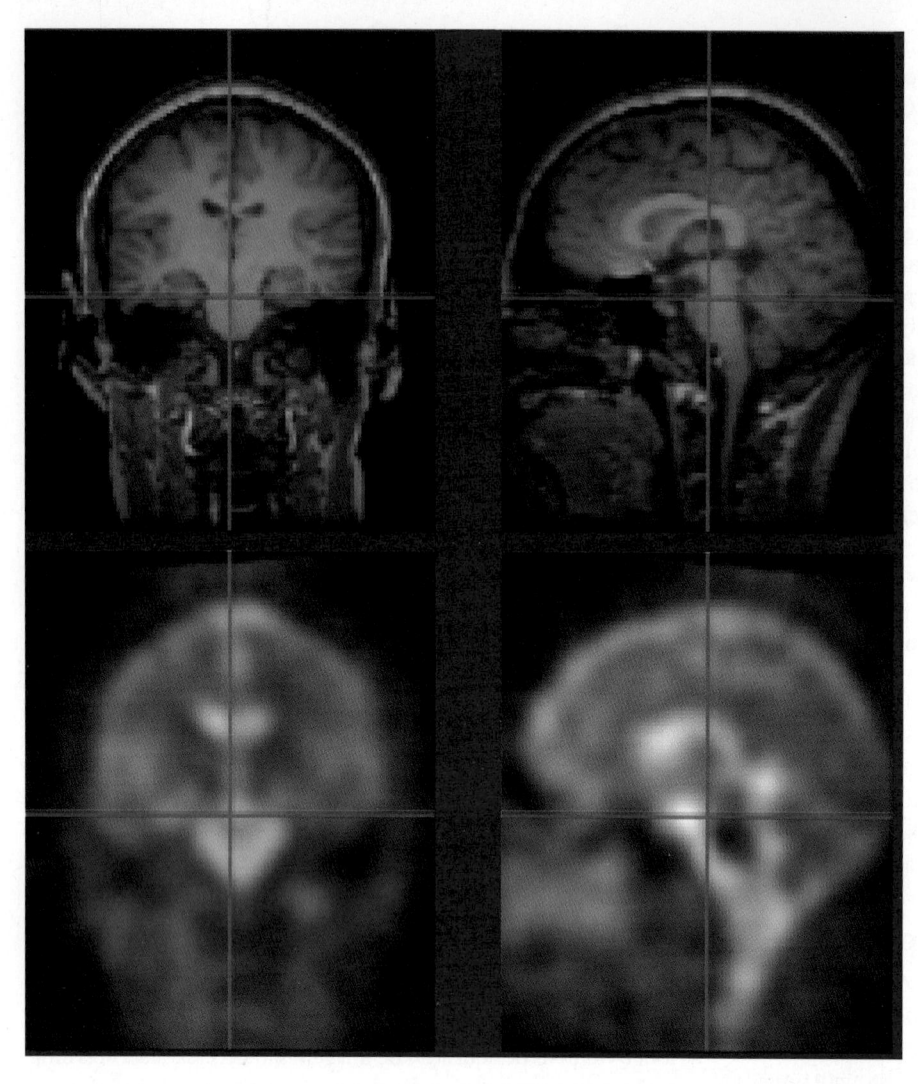

Fig. 34.10 Um exemplo de uma ^{23}N-MRSI adquirida de um voluntário saudável com campo magnético de intensidade 3T, usando TR/TE = 100/0,169 ms e seis médias espectrais para cada uma das 984 projeções (cada uma feita de 1.374 pontos), 32 us/pt, 22 anéis, porcentagem de torção de 60%, gradiente máximo de 0,04. A espessura de corte interpolada foi de 3,75 mm, com resolução isotrópica de 3,75 mm. O tempo total de aquisição de imagens foi de 25,4 min. A figura demonstra o mapa estatístico paramétrico do volume ^{23}Na (painel inferior) e correspondente aquisição pela MRSI de prótons (painel superior) do mesmo sujeito (sequência de ecos de gradientes refocalizados de alta resolução ponderada em T_1, TE/TR = 2,7/13,8 ms; ângulo de inclinação 20° TI 500 ms; tamanho do voxel de 0,48 × 0,48 m × 2 mm, tamanho da matriz de 512 × 256 × 90). Tais imagens adquiridas pela ^{23}Na-MRS apresentam o potencial de exibir distribuição alterada de sódio relacionada com a redistribuição de sódio associada à epilepsia. (Os autores agradecem Dr. F. Boada pelo acesso à sequência TPI).

neuroimagens normais, um estudo relatou uma redução nos níveis frontais de NAA em pacientes com epilepsia mioclônica juvenil[96] e três estudos descreveram alterações talâmicas na epilepsia idiopática,[92-94] sugerindo a presença de alterações neuronais nestes pacientes.

Intensidades de campo magnético de até 7T estão mais acessíveis e oferecem maiores SNR, como também uma maior resolução espacial. Isto vem a um custo de maiores erros de registro de deslocamento químico, limitações da força magnética B_1 e outros problemas técnicos, como falta de homogeneidade dos campos B_0 e B_1.[147] Bobinas de sinergia também oferecem um aumento de várias vezes na SNR ou SNR maiores do que a disponível com uma bobina de quadratura,[147,148] embora necessite de um *software* capaz de combinar os dados contidos nos arranjos. Tais aumentos na SNR concedem tempos mais curtos de aquisição ou maior resolução. Uma maior resolução é vantajosa ao investigar alterações na GM ou WM, ou ao investigar pequenas lesões, nas quais apareceriam normais em razão do efeito de volume parcial. Estas técnicas irão aumentar a viabilidade dos estudos por MRS envolvendo outros núcleos que não o ^{1}H.

Diversos estudos relataram alterações da MRS na epilepsia, quando avaliada a um campo magnético muito alto. Ao utilizar uma intensidade de campo magnético de 4,1 T, foi demonstrada uma redução na razão NAA/Cho em pacientes com epilepsia causada por malformações do desenvolvimento cortical.[149] A probabilidade de uma detecção bem-sucedida da lesão com a MRS irá normalmente reduzir conforme o tamanho da lesão diminui, em virtude dos efeitos de volume parcial do tecido circundante normal que será incluído no *voxel* de interesse. Maiores intensidades de campo magnético possibilitam a mensuração a partir de *voxels* menores e reduz este efeito de volume parcial. As alterações reduzidas na concentração de NAA observadas por Doelken *et al.*[73] na TLE MRI-negativa pode ser uma consequência deste efeito. Futuros desenvolvimentos na MRS podem permitir a técnica de se beneficiar permitir a investigação da formação da convulsão, correlacionando o metabolismo com as descargas interictais.[150,151] A técnica também pode ser útil no monitoramento da progressão da lesão neuronal causada pela atividade convulsiva contínua.[89] Também há a possibilidade de que a MRS irá ajudar a avaliar a terapia anticonvulsiva *in vivo*.[152]

Conclusões

Não há dúvidas de que a ^{1}H e a ^{31}P-MRS detectam relevantes alterações metabólicas em pacientes com TLE. Diversos estudos confirmaram redução nos níveis de NAA e na razão PCr/Pi.[112] Em 1999, Kuzniechy[82] concluiu em sua revisão que a MRS de prótons, com *voxel* único ou com descolamento químico (*chemical shift*), lateraliza a TLE em 65-96% dos pacientes, com observação de alterações bilaterais em 35-45% dos pacientes, enquanto a ^{31}P-MRS exibe uma lateralização da razão PCr/Pi em 65-75% daqueles com TLE. Há indícios de que estas alterações sejam reversíveis com tratamento da convulsão. Melhorias na tecnologia de MRS, como a habilidade de calcular concentrações absolutas, de justificar diferenças entre a GM e WM e de alcançar uma melhor resolução espectral pelo uso de uma maior intensidade de campo magnético, irão permitir o uso mais extensivo desta técnica MR em pacientes com epilepsia.

Agradecimentos

Nós gostaríamos de reconhecidamente agradecer a Dra. Regula Briellmann pela sua contribuição a uma prévia versão deste capítulo.

Referências

1. Berkovic SF, Howell Ra, Hay DA, Hopper JL. Epilepsies in twins: genetics of the major epilepsy syndromes. *Ann Neurol* 1998; **43**: 435–445.
2. Roll P, Szepetowski P. Epilepsy and ionic channels. *Epilep Dis* 2002; **4**: 165–172.
3. Scheffer IE, Bhatia KP, Lopes-Cendes I et al. Autosomal dominant frontal epilepsy misdiagnosed as sleep disorder. *Lancet* 1994; **343**: 515–517.
4. Steinlein OK, Mulley JC, Propping P et al. A missense mutation in the neuronal nicotinic acetylcholine receptor α_4 subunit is associated with autosomal dominant nocturnal frontal lobe epilepsy. *Nat Genet* 1995; **11**: 201–203.
5. Biervert C, Schroeder BC, Kubisch C et al. A potassium channel mutation in neonatal human epilepsy. *Science* 1998; **279**: 403–406.
6. Scheffer IE, Berkovic SF. Generalized epilepsy with febrile seizures plus: a genetic disorder with heterogeneous clinical phenotypes. *Brain* 1997; **120**: 479–490.
7. Wallace RH, Wang DW, Singh R et al. Febrile seizures and generalized epilepsy associated with a mutation in the Na$^+$-channel B1 subunit gene SCN1B. *Nat Genet* 1998; **19**: 366–370.
8. Wallace RH, Marini C, Petrou S et al. Mutant GABA$_A$ receptor γ_2-subunit in childhood absence epilepsy and febrile seizures. *Nat Genet* 2001; **28**: 49–52.
9. Engel JJ. *Seizures and Epilepsy*. Philadelphia, PA: Davis, 1989.
10. Lerman P. Benign childhood epilepsy with centro temporal spikes. *Epilepsy: A Comprehensive Textbook*. Philadelphia, PA: Lippincott-Raven, 1997, p. 2307–2314.
11. Berkovic SF, McIntosh A, Howell RA et al. Familial temporal lobe epilepsy: a common disorder identified in twins. *Ann Neurol* 1996; **40**: 227–235.
12. Rayboud C, Guye M, Mancini J, Girard N. Neuroimaging of epilepsy in children. *Magn Reson Imaging Clin N Am* 2001; **9**: 121–147.
13. Ruggieri PM, Najm IM. MR imaging in epilepsy. *Neurol Clin* 2001; **19**: 477–489.
14. Wright NB. Imaging in epilepsy: a pediatric perspective. *Br J Radiol* 2001; **74**: 575–589.
15. Jackson GD, Berkovic SF, Duncan JS, Connelly A. Optimizing the diagnosis of hippocampal sclerosis using magnetic resonance imaging. *AJNR Am J Neuroradiol* 1993; **14**: 753–762.
16. Bradley WG, Shey RB. MR imaging evaluation of seizures. *Radiology* 2000; **214**: 651–656.
17. Briellmann RS, Mitchell LA, Waites AB et al. Correlation between language organization and diffusion tensor abnormalities in refractory partial epilepsy. *Epilepsia* 2003; **44**: 1541–1545.
18. Luat AF, Chugani HT. Molecular and diffusion tensor imaging of epileptic networks. *Epilepsia* 2008; **49**(Suppl 3): 15–22.
19. Bernasconi A, Bernasconi N, Caramanos Z et al. T_2 relaxometry can lateralize mesial temporal lobe epilepsy in patients with normal MRI. *Neuroimage* 2000; **12**: 739–746.
20. Powell HW, Parker GJ, Alexander DC et al. Hemispheric asymmetries in language-related pathways: a combined functional MRI and tractography study. *Neuroimage* 2006; **32**: 388–399.
21. Berkovic SF, McIntosh AM, Kalnins RM et al. Preoperative MRI predicts outcome of temporal lobectomy: an actuarial analysis. *Neurology* 1995; **45**: 1358–1363.
22. Jackson GD, Berkovic SF, Tress BM et al. Hippocampal sclerosis can be reliably detected by magnetic resonance imaging. *Neurology* 1990; **40**: 1869–1875.
23. Graham D, Lantos P. (eds.) *Greenfield's Neuropathology*, 6th edn. London: Arnold, 1997.
24. Engel JJ. Outcome with respect to seizures. In *Surgical Treatment of the Epilepsies*, ed. Engel JJ. New York: Raven Press, 1987, p. 553–571.
25. Briellmann RS, Kalnins RM, Berkovic SF, Jackson GD. Hippocampal pathology in refractory TLE: T_2-weighted signal change reflects dentate gliosis. *Neurology* 2002; **58**: 265–271.
26. Jack CR. MRI-based hippocampal volume measurements in epilepsy. *Epilepsia* 1994; **35**(Suppl 6): S21–S29.
27. Briellmann RS, Jackson GD, Mitchell LA et al. Occurrence of hippocampal sclerosis: is one hemisphere or gender more vulnerable? *Epilepsia* 1999; **40**: 1816–1820.
28. Kälviôinen R, Partanen K, Aeikiä M et al. MRI-based hippocampal volumetry and T_2 relaxometry: correlation to verbal memory performance in newly diagnosed epilepsy patients with left-sided temporal lobe focus. *Neurology* 1997; **48**: 286–287.
29. Eberhardt KE, Stefan H, Buchfelder M et al. The significance of bilateral CSI changes for the postoperative outcome in temporal lobe epilepsy. *J Comput Assist Tomogr* 2000; **24**: 919–926.

30. Suhy J, Laxer KD, Capizzano AA et al. H MRSI predicts surgical outcome in MRInegative temporal lobe epilepsy. *Neurology* 2002; **58**: 821–823.

31. Prichard JW, Alger JR, Behar KL, Petroff OA, Shulman RG. Cerebral metabolic studies in vivo by ^{31}P NMR. *Proc Natl Acad Sci USA* 1983; **80**(9): 2748–2751.

32. Petroff OA, Prichard JW, Behar KL, Alger JR, Shulman RG. In vivo phosphorus nuclear magnetic resonance spectroscopy in status epilepticus. *Ann Neurol* 1984; **16**: 169–177.

33. Prichard JW, Petroff OA, Ogino T, Shulman RG. Cerebral lactate elevation by electroshock: a ^{1}H magnetic resonance. *Ann N Y Acad Sci* 1987; **508**: 54–63.

34. Young RS, Chen B, Petroff OA et al. The effect of diazepam on neonatal seizure: in vivo ^{31}P and ^{1}H NMR study. *Pediatr Res* 1989; **25**: 27–31.

35. Petroff OA, Novotny EJ, Avison M et al. Cerebral lactate turnover after electroshock: in vivo measurements by ^{1}H/13C magnetic resonance spectroscopy. *J Cereb Blood Flow Metab* 1992; **12**: 1022–1029.

36. Younkin DP, Delivoria- Papadopoulos M, Maris J et al. Cerebral metabolic effects of neonatal seizures measured with in vivo ^{31}P NMR spectroscopy. *Ann Neurol* 1986; **20**: 513–519.

37. Matthews PM, Andermann F, Arnold DL. A proton magnetic resonance spectroscopy study of focal epilepsy in humans. *Neurology* 1990; **40**: 985–989.

38. Connelly A, Jackson GD, Duncan JS, King MD, Gadian DG. Magnetic resonance spectroscopy in temporal lobe epilepsy. *Neurology* 1994; **44**: 1411–1417.

39. Danielsen ER, Ross B. The clinical significance of metabolites. In *Magnetic Resonance Spectroscopy of Neurological Diseases*, eds. Danielsen ER, Ross B. New York: Marcel Dekker, 1999, p. 23–42.

40. Urenjak J, Williams SR, Gadian DG, Noble M. Proton nuclear magnetic resonance spectroscopy unambiguously identifies different neural cell types. *J Neurosci* 1993; **13**: 981–989.

41. Petroff OA, Errante LD, Kim JH, Spencer DD. N-Acetylaspartate, total creatine, and myo-inositol in the epileptogenic human hippocampus. *Neurology* 2003; **60**: 1646–1651.

42. Clark JB. N-Acetyl aspartate: a marker for neuronal loss or mitochondrial dysfunction. *Dev Neurosci* 1998; **20**: 271–276.

43. Baslow MH, Suckow RF, Sapirstein V, Hungund BL. Expression of aspartoacylase activity in cultured rat macroglial cells is limited to oligodendrocytes. *J Mol Neurosci* 1999; **13**: 47–53.

44. Baslow MH. NAcetylaspartate in the vertebrate brain: metabolism and function. *Neurochem Res* 2003; **28**: 941–953.

45. Tallan HH. Studies on the distribution of N-acetyl-$_L$-aspartic acid in brain. *J Biol Chem* 1957; **224**: 41–45.

46. D'Adamo AF, Jr., Gidez LI, Yatsu FM. Acetyl transport mechanisms. Involvement of N-acetyl aspartic acid in de novo fatty acid biosynthesis in the developing rat brain. *Exp Brain Res* 1968; **5**: 267–273.

47. Sager TN, Fink-Jensen A, Hansen AJ. Transient elevation of interstitial N-acetylaspartate in reversible global brain ischemia. *J Neurochem* 1997; **68**(2): 675–682.

48. Rael LT, Thomas GW, Bar-Or R, Craun ML, Bar-Or D. An antiinflammatory role for N-acetyl aspartate in stimulated human astroglial cells. *Biochem Biophys Res Commun* 2004; **319**: 847–853.

49. Baslow MH. Evidence supporting a role for Nacetyl-$_L$-aspartate as a molecular water pump in myelinated neurons in the central nervous system. *An analytical review. Neurochem Int* 2002; **40**: 295–300.

50. Serles W, Li LM, Cendes F et al. Time course of postoperative NAA recovery in patients with intractable temporal lobe epilepsy. *Neurology* 1999; **52**(Suppl 2): A18–A19.

51. Serles W, Li LM, Antel SB et al. Time course of postoperative recovery of Nacetyl- aspartate in temporal lobe epilepsy. *Epilepsia* 2001; **42**: 190–197.

52. Martin E, Capone A, Schneider J, Hennig J, Thiel T. Absence of Nacetylaspartate in the human brain: impact on neurospectroscopy? *Ann Neurol* 2001; **49:** 518–521.

53. Boltshauser E, Schmitt B, Wevers RA et al. Follow-up of a child with hypoacetylaspartia. *Neuropediatrics* 2004; **35**: 255–258.

54. Baslow MH, Resni TR. Canavan disease. Analysis of the nature of the metabolic lesions responsible for development of the observed clinical symptoms. *J Mol Neurosci* 1997; **9**: 109–125.

55. Nonaka M, Kohmura E, Yamashita T et al. Kainic acid-induced seizure upregulates Na(+)/myoinositol cotransporter mRNA in rat brain. *Brain Res Mol Brain Res* 1999; **70**: 179–186.

56. Hammen T, Hildebrandt M, Stadlbauer A et al. Noninvasive detection of hippocampal sclerosis: correlation between metabolite alterations detected by (1)H-MRS and neuropathology. *NMR Biomed* 2008; **21**: 545–552.

57. Gullans SR, Verbalis JG. Control of brain volume during hyperosmolar and hypoosmolar conditions. *Annu Rev Med* 1993; **44**: 289–301.

58. Brand A, Leibfritz D, Richter-Landsberg C. Oxidative stress-induced metabolic alterations in rat brain astrocytes studied by multinuclear NMR spectroscopy. *J Neurosci Res* 1999; **58**: 576–585.

59. Hetherington HP, Pan JW, Chu WJ, Mason GF, Newcomer BR. Biological and clinical MRS at ultra-high field. *NMR Biomed* 1997; **10**: 360–371.

60. Weber OM, Verhagen A, Duc CO et al. Effects of vigabatrin intake on brain GABA activity as monitored by spectrally edited magnetic resonance spectroscopy and positron emission tomography. *Magn Reson Imaging* 1999; **17**: 417–425.

61. Burtscher IM, Holtas S. Proton magnetic resonance spectroscopy in brain tumours: clinical applications. *Neuroradiology* 2001; **43**: 345–352.

62. Moller-Hartmann W, Herminghaus S, Krings T. Clinical application of proton magnetic resonance spectroscopy in the diagnosis of intracranial mass lesions. *Neuroradiology* 2002; **44**: 371–381.

63. Briellmann RS, Pell GS, Wellard RM et al. MR imaging of epilepsy: state of the art at 1.5 T and potential of 3 T. *Epilep Dis* 2003; **5**: 3–20.

64. Cendes F, Caramanos Z, Andermann F. Proton magnetic resonance spectroscopic imaging and magnetic resonance imaging volumetry in the lateralization of temporal lobe epilepsy: a series of 100 patients. *Ann Neurol* 1997; **42**: 737–746.

65. Najm IM, Wang Y, Shedid D et al. MRS metabolic markers of seizures and seizure-induced neuronal damage. *Epilepsia* 1998; **39**: 244–250.

66. Meiners LC, van der Grond J, van Rijen PC et al. Proton magnetic resonance spectroscopy of temporal lobe white matter in patients with histologically proven hippocampal sclerosis. *J Magn Res Imaging* 2000; **11**: 25–31.

67. Cross JH, Connelly A, Jackson GD. Proton magnetic resonance spectroscopy in children with temporal lobe epilepsy. *Ann Neurol* 1996; **39**: 107–113.

68. Holopainen IE, Valtonen ME, Komu ME et al. Proton spectroscopy in children with epilepsy and febrile convulsions. *Pediatr Neurol* 1998; **19**: 93–99.

69. Wellard RM, Briellmann RS, Prichard JW, Syngeniotis A, Jackson GD. myo-Inositol abnormalities in temporal lobe epilepsy. *Epilepsia* 2003; **44**: 815–821.

70. Connelly A, van Paesschen W, Proter DA et al. Proton magnetic resonance spectroscopy in MRInegative temporal lobe epilepsy. *Neurology* 1998; **51**: 61–66.

71. Woermann FG, McLean MA, Bartlett PA et al. Short echo time single-voxel ^{1}H magnetic resonance spectroscopy in magentic resonance imaging-negative temporal lobe epilepsy: different biochemical profile compared with hippocampal sclerosis. *Ann Neurol* 1999; **45**: 369–376.

72. Li LM, Dubeau F, Andermann F, Arnold DL. Proton magnetic resonance spectroscopic imaging studies in patients with newly diagnosed partial epilepsy. *Epilepsia* 2000; **41**: 825–831.

73. Doelken MT, Stefan H, Pauli E et al. (1)H-MRS profile in MRI positive- versus MRI negative patients with temporal lobe epilepsy. *Seizure* 2008; **17**: 490–497.

74. Simister RJ, McLean MA, Salmenpera TM, Barker GJ, Duncan JS. The effect of epileptic seizures on proton MRS visible neurochemical concentrations. *Epilepsy Res* 2008; **81**: 36–43.

75. Ke Y, Cohen BM, Lowen S et al. Biexponential transverse relaxation (T(2)) of the proton MRS creatine resonance in human brain. *Magn Reson Med* 2002; **47**: 232–238.

76. Vielhaber S, Niessen HG, Debska-Vielhaber G et al. Subfield-specific loss of hippocampal N-acetyl aspartate in temporal lobe epilepsy. *Epilepsia* 2008; **49**: 40–50.

77. Ende GR, Laxer KD, Knowlton RC et al. Temporal lobe epilepsy: bilateral hippocampal metabolite changes revealed at proton MR spectroscopic imaging. *Radiology* 1997; **202**: 809–817.

78. Margerison JH, Corsellis JAN. Epilepsy and the temporal lobes. *Brain* 1966; **89**: 499–530.

79. Babb TL. Bilateral pathological damage in temporal lobe epilepsy. *Can J Neurol Sci* 1991; **18**: 645–648.

80. Barr WB, Ashtari M, Schaul N. Bilateral reductions in hippocampal volume in adults with epilepsy and a history of febrile seizures. *J Neurol Neurosurg Psychiatry* 1997; **63**: 461–467.

81. Quigg M, Beitram EH, Jackson T, Laws E. Volumetric magnetic resonance imaging evidence of bilateral hippocampal atrophy in mesial temporal lobe epilepsy. *Epilepsia* 1997; **38**: 588–594.

82. Kuzniecky R, Hugg J, Hetherington H et al. Predictive value of ^{1}H MRSI for outcome in temporal lobectomy. *Neurology* 1999; **53**: 694–698.

83. Arnold S, Schlaug G, Niemann H et al. Topography of interictal glucose hypometabolism in unilateral mesiotemporal epilepsy. *Neurology* 1996; **46**: 1422–1430.

84. Rabinowicz AL, Salas E, Beserra F, Leiguarda RC, Vazquez SE. Changes in regional cerebral blood flow beyond the temporal lobe in unilateral temporal lobe epilepsy. *Epilepsia* 1997; **38**: 1011–1014.

85. Kuzniecky R, Hugg JW, Hetherington H. Relative utility of ^{1}H spectroscopic imaging and hippocampal volumetry in the lateralization of mesial temporal lobe epilepsy. *Neurology* 1998; **51**: 66–71.

86. Miller SP, Li LM, Cendes F et al. Medial temporal lobe neuronal damage in temporal and extratemporal lesional epilepsy. *Neurology* 2000; **54**: 1465–1470.

87. Mueller SG, Suhy J, Laxer KD et al. Reduced extrahippocampal NAA in mesial temporal lobe epilepsy. *Epilepsia* 2002; **43**: 1210–1216.

88. Fojtikova D, Brazdil M, Skoch A et al. Magnetic resonance spectroscopy of the thalamus in patients with mesial temporal lobe epilepsy and hippocampal sclerosis. *Epileptic Disord* 2007; **9**(Suppl 1): S59–S67.

89. Bernasconi A, Tasch E, Cendes F, Li LM, Arnold DL. Proton magnetic resonance spectroscopic imaging suggests progressive neuronal damage in human temporal lobe epilepsy. *Prog Brain Res* 2002; **135**: 297–304.

90. Stanley JA, Cendes F, Dubeau F, Andermann F, Arnold DL. Proton magnetic resonance spectroscopic imaging in patients with extratemporal epilepsy. *Epilepsia* 1998; **39**: 267–273.

91. Kikuchi S, Kubota F, Akata T et al. A study of the relationship between the seizure focus and ^{1}H-MRS in temporal lobe epilepsy and frontal lobe epilepsy. *Psychiatry Clin Neurosci* 2000; **54**: 455–459.

92. Dickson JM, Wilkinson ID, Howell SJ, Griffiths PD, Grunewald RA. Idiopathic generalised epilepsy: a pilot study of memory and neuronal dysfunction in the temporal lobes, assessed by magnetic resonance spectroscopy. *J Neurol Neurosurg Psychiatry* 2006; **77**: 834–840.

93. Fojtikova D, Brazdil M, Horky J et al. Magnetic resonance spectroscopy of the thalamus in patients with typical absence epilepsy. *Seizure* 2006; **15**: 533–540.

94. Helms G, Ciumas C, Kyaga S, Savic I. Increased thalamus levels of glutamate and glutamine (Glx) in patients with idiopathic generalised epilepsy. *J Neurol Neurosurg Psychiatry* 2006; **77**: 489–494.

95. Haki C, Gumustas OG, Bora I, Gumustas AU, Parlak M. Proton magnetic resonance spectroscopy study of bilateral thalamus in juvenile myoclonic epilepsy. *Seizure* 2007; **16**: 287–295.

96. Savic I, Lekvall A, Greitz D, Helms G. MR spectroscopy shows reduced frontal lobe concentrations of N-acetyl aspartate in

patients with juvenile myoclonic epilepsy. *Epilepsia* 2000; **41**: 290–296.

97. Berkovic SF, Andermann F, Melanson D et al. Hypothalamic hamartomas and ictal laughter: evolution of a characteristic epileptic syndrome and diagnostic value of magnetic resonance imaging. *Ann Neurol* 1988; **23**: 429–439.

98. Cascino GD, Andermann F, Berkovic SF et al. Gelastic seizures and hypothalamic hamartomas: evaluation of patients undergoing chronic intracranial EEG monitoring and outcome of surgical treatment. *Neurology* 1993; **43**: 747–750.

99. de Graaf R (ed.). In *Vivo NMR Spectroscopy*. New York: John Wiley, 1998.

100. Pauli E, Eberhardt WE, Schafer I et al. Chemical shift imaging spectroscopy and memory function in temporal lobe epilepsy. *Epilepsia* 2000; **41**: 282–289.

101. Capizzano AA, Vermathen P, Laxer KD et al. Multisection proton MR spectroscopy for mesial temporal lobe epilepsy. *AJNR Am J Neuroradiol* 2002; **23**: 1359–1368.

102. Pan JW, Kim JA, Cohen-Gadol A et al. Regional energetic dysfunction in hippocampal epilepsy. *Acta Neurol Scand* 2005; **111**: 218–224.

103. Hsu Y, Schuff N, Du A-T et al. Comparison of automated and manual MRI volumetry of hippocampus in normal aging and dementia. *J Magn Res Imaging* 2002; **16**: 305–310.

104. Barker PB, Lin DDM. In vivo proton MR spectroscopy of the human brain. *Prog Nucl Magn Reson Spectrosc* 2006; **49**: 99–128.

105. Cross JH, Jackson GD, Neville BGR et al. Early detection of abnormalities in partial epilepsy using magnetic resonance. *Arch Dis Child* 1993; **69**: 104–109.

106. Qi J, Wang D, Wu F, Xu Q. MRI and ^{1}H-MRS detects volumetric and metabolic abnormalities of hippocampal sclerosis in temporal lobe epilepsy. *J Nanjing Med Uni* 2007; **21**: 5.

107. Willmann O, Wennberg R, May T, Woermann FG, Pohlmann-Eden B. The role of ^{1}H magnetic resonance spectroscopy in preoperative evaluation for epilepsy surgery. A metaanalysis. *Epilepsy Res* 2006; **71**: 149–158.

108. Maudsley AA, Lin E, Weiner MW. Spectroscopic imaging display and analysis. *Magn Reson Imaging* 1992; **10**: 471–485.

109. Provencher SW. Estimation of metabolite concentrations from localized in vivo proton NMR spectra. *Magn Reson Med* 1993; **30**: 672–679.

110. Naressi A, Couturier C, Castang I, de Beer R, Graveron-Demilly D. Javabased graphical user interface for MRUI, a software package for quantitation of in vivo/medical magnetic resonance spectroscopy signals. *Comput Biol Med* 2001; **31**: 269–286.

111. Deelchand DK, Ugurbil K, Henry PG. Investigating brain metabolism at high fields using localized ^{13}C NMR spectroscopy without ^{1}H decoupling. *Magn Reson Med* 2006; **55**: 279–286.

112. Hetherington HP, Pan JW, Spencer DD. ^{1}H and ^{31}P spectroscopy and bioenergetics in the lateralization of seizures in temporal lobe epilepsy. *J Magn Reson Imaging* 2002; **16**: 477–483.

113. McLean MA, Woermann FG, Barker GJ, Duncan JS. Quantitative analysis of short echo time ^{1}H-MRSI of cerebral gray and white matter. *Magn Reson Med* 2000; **44**: 401–411.

114. Schubert F, Gallinat J, Seifert F, Rinneberg H. Glutamate concentrations in human brain using single voxel proton magnetic resonance spectroscopy at 3 tesla. *Neuroimage* 2004; **21**: 1762–1771.

115. Buchli R, Duc CO, Martin E, Boesiger P. Assessment of absolute metabolite concentrations in human tissue by ^{31}P MRS in vivo. Part I: Cerebrum, cerebellum, cerebral gray and white matter. *Magn Reson Med* 1994; **32**: 447–452.

116. Sappey-Marinier D, Calabrese G, Fein G et al. Effect of photic stimulation on human visual cortex lactate and phosphates using ^{1}H and ^{31}P magnetic resonance spectroscopy. *J Cereb Blood Flow Metab* 1992; **12**: 584–592.

117. Bretscher MS. Asymmetrical lipid bilayer structure for biological membranes. *Nat New Biol* 1972; **236**: 11–12.

118. Gadian DG, Radda GK, Dawson MJ, Wilke DR. pH Measurements of Cardiac and Skeletal Muscle Using ^{31}P NMR. New York: Liss, 1982.

119. Bluml S, Tan J, Harris K et al. Quantitative protondecoupled ^{31}P MRS of the schizophrenic brain in vivo. *J Comput Assist Tomogr* 1999; **23**: 272–275.

120. Chu WJ, Hetherington HP, Kuzniecky RI et al. Lateralization of human temporal lobe epilepsy by ^{31}P NMR spectroscopic imaging at 4.1 T. *Neurology* 1998; **51**: 472–479.

121. Gadian DG. *NMR and its Application to Living Systems*, 2nd edn. New York: Oxford University Press, 1995.

122. Hugg JW, Matson GB, Twieg DB et al. Phosphorus-31 MR spectroscopic imaging (MRSI) of normal and pathological human brains. *Mag Res Imaging* 1992; **10**: 227–243.

123. Kuzniecky R, Elgavish GA, Hetherington HP, Evanochko WT, Pohost GM. In vivo ^{31}P nuclear magnetic resonance spectroscopy of human temporal lobe epilepsy. *Neurology* 1992; **42**: 1586–1590.

124. Laxer KD, Hubesch B, Sappey-Marinier D, Weiner MW. Increased pH and inorganic phosphate in temporal seizure foci demonstrated by [^{31}P] MRS. *Epilepsia* 1992; **33**: 618–623.

125. van der Grond J, Gerson JR, Laxer KD et al. Regional distribution of interictal ^{31}P metabolic changes in patients with temporal lobe epilepsy. *Epilepsia* 1998; **39**: 527–536.

126. Bluml S, Moreno-Torres A, Shic F, Nguy CH, Ross BD. Tricarboxylic acid cycle of glia in the in vivo human brain. *NMR Biomed* 2002; **15**: 1–5.

127. Ross B, Lin A, Harris K, Bhattacharya P, Schweinsburg B. Clinical experience with 13C MRS in vivo. *NMR Biomed* 2003; **16**: 358–369.

128. Bluml S, Moreno A, Hwang JH. 1-(13)C glucose magnetic resonance spectroscopy of pediatric and adult brain disorders. *NMR Biomed* 2001; **14**: 19–32.

129. Shen J, Petersen KF, Behar KL. Determination of the rate of the glutamate/glutamine cycle in the human brain by in vivo 13C NMR. *Proc Natl Acad Sci USA* 1999; **96**: 8235–8240.

130. Shen J. In vivo carbon-13 magnetization transfer effect. Detection of aspartate aminotransferase reaction. *Magn Reson Med* 2005; **54**: 1321–1326.

131. Patel AB, de Graaf RA, Mason GF et al. Glutamatergic neurotransmission and neuronal glucose oxidation are coupled during intense neuronal activation. *J Cereb Blood Flow Metab* 2004; **24**: 972–985.

132. Petroff OA, Errante LD, Rothman DL, Kim JH, Spencer DD. Glutamate– glutamine cycling in the epileptic human hippocampus. *Epilepsia* 2002; **43**: 703–710.

133. Pan JW, Williamson A, Cavus I et al. Neurometabolism in human epilepsy. *Epilepsia* 2008; **49**(Suppl 3): 31–41.

134. Patel AB, Rothman DL, Cline GW. Glutamine is the major precursor for GABA synthesis in rat neocortex in vivo following acute GABA-transaminase inhibition. *Brain Res.* 2001; **919**: 207–220.

135. Schnall MD, Yoshizaki K, Chance B, Leigh JS, Jr. Triple nuclear NMR studies of cerebral metabolism during generalized seizure. *Magn Reson Med* 1988; **6**: 15–23.

136. Wang Y, Majors A, Najm I et al. Postictal alteration of sodium content and apparent diffusion coefficient in epileptic rat brain induced by kainic acid. *Epilepsia* 1996; **37**: 1000–1006.

137. Boada FE, Shen GX, Chang SY, Thulborn KR. Spectrally weighted twisted projection imaging: reducing T_2 signal attenuation effects in fast three-dimensional sodium imaging. *Magn Reson Med* 1997; **38**: 1022–1028.

138. Eleff SM, Schnall MD, Ligetti L et al. Concurrent measurements of cerebral blood flow, sodium, lactate, and high-energy phosphate metabolism using ^{19}F, ^{23}Na, ^{1}H, and ^{31}P nuclear magnetic resonance spectroscopy. *Magn Reson Med* 1988; **7**: 412–424.

139. Bachelard H, Morris P, Taylor A, Thatcher N. High-field MRS studies in brain slices. *Magn Reson Imaging* 1995; **13**: 1223–1226.

140. Strauss WL, Layton ME, Hayes CE, Dager SR. ^{19}F magnetic resonance spectroscopy investigation in vivo of acute and steadystate brain fluvoxamine levels in obsessivecompulsive disorder. *Am J Psychiatry* 1997; **154**: 516–522.

141. Dreher W, Leibfritz D. Fast proton spectroscopic imaging with high signalto- noise ratio: spectroscopic RARE. *Magn Reson Med* 2002; **47**: 523–528.

142. Li BS, Regal J, Gonen O. SNR versus resolution in 3D ^{1}H MRS of the human brain at high magnetic fields. *Magn Reson Med* 2001; **46**: 1049–1053.

143. Behar KL, Rothman DL, Spencer DD, Petroff OAC. Analysis of macromolecule resonances in ^{1}H NMR spectra of human brain. *Magn Reson Med* 1994; **32**: 294–302.

144. Petroff OAC, Rothman DL, Behar KL, Mattson RH. Initial observations on effect of vigabatrin on in vivo ^{1}H spectroscopic measurement of γ- aminobutyric acid, glutamate, and glutamine in human brain. *Epilepsia* 1995; **36**: 457–464.

145. Cendes F, Stanley JA, Dubeau F, Andermann F, Arnold DL. Proton magnetic resonance spectroscopic imaging for discrimination of absence and complex partial seizures. *Ann Neurol* 1997; **41**: 74–81.

146. Hill RA, Chiappa KH, Huang-Hellinger F, Jenkins BG. Hemodynamic and metabolic aspects of photosensitive epilepsy revealed by functional magnetic resonance imaging and magnetic resonance spectroscopy. *Epilepsia* 1999; **40**: 912–920.

147. Li Y, Osorio JA, Ozturk-Isik E et al. Considerations in applying 3D PRESS H-1 brain MRSI with an eightchannel phased-array coil at 3 T. *Magn Reson Imaging* 2006; **24**: 1295–1302.

148. Xu D, Chen AP, Cunningham C et al. Spectroscopic imaging of the brain with phased-array coils at 3.0 T. *Magn Reson Imaging* 2006; **24**: 69–74.

149. Kuzniecky R, Hetherington H, Pan J. Proton spectroscopic imaging at 4.1 tesla in patients with malformations of cortical development and epilepsy. *Neurology* 1997; **48**: 1018–1024.

150. Maton B, Gilliam F, Sawrie S et al. Correlation of scalp EEG and ^{1}H-MRS metabolic abnormalities in temporal lobe epilepsy. *Epilepsia* 2001; **42**: 417–422.

151. Park SA, Kim GS, Lee SK et al. Interictal epileptiform discharges relate to ^{1}HMRS- detected metabolic abnormalities in mesial temporal lobe epilepsy. *Epilepsia* 2002; **43**: 1385–1389.

152. Braun J, Seyfert S, Bernarding J et al. Volume-selective proton MR spectroscopy for in-vitro quantification of anticonvulsants. *Neuroradiology* 2001; **43**: 211–217.

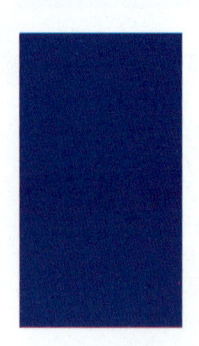

Estudo de caso 34.1
Encefalite de Rasmussen – MRSI

P. B. Barker ▪ S. Breiter
Johns Hopkins University School of Medicine, Baltimore, EUA

Histórico
Uma garota de 3 anos de idade com um histórico de 6 meses de crise convulsiva focal esquerda.

Técnica
MRI convencional e MRSI tridimensional (TE, 280 ms).

Achados de imagem
A MRI ponderada em T_2 exibiu uma hemiatrofia direita e a MRSI exibiu um aumento hemisférico em Cho (particularmente na WM frontal direita) e uma redução na concentração de NAA.

Discussão
A encefalite de Rasmussen é uma doença progressiva infantil de etiologia desconhecida, com convulsões intratáveis, hemiparesia progressiva e retardo mental. Geralmente, o único método eficaz de controle convulsivo é a hemisferectomia.[1] Análise com MRSI geralmente sugere envolvimento hemisférico com baixa concentração de NAA (disfunção ou perda neuronal) e alta concentração de Cho (supostamente em virtude de proliferação microglial).[2]

Pontos-chave
- A encefalite de Rasmussen exibe baixa concentração de NAA e alta concentração de Cho.
- Os padrões de envolvimento podem ser hemisféricos ou, predominantemente, do lobo insular/frontal.
- Lactato pode estar presente durante as convulsões.

Referências
1. Kossoff EH, Vining EP, Pillas DJ et al. Hemispherectomy for intractable unihemispheric epilepsy etiology vs outcome. Neurology 2003; **61**: 887–890.
2. Matthews PM, Andermann F, Arnold DL. A proton magnetic resonance spectroscopy study of focal epilepsy in humans. Neurology 1990; **40**: 985–989.

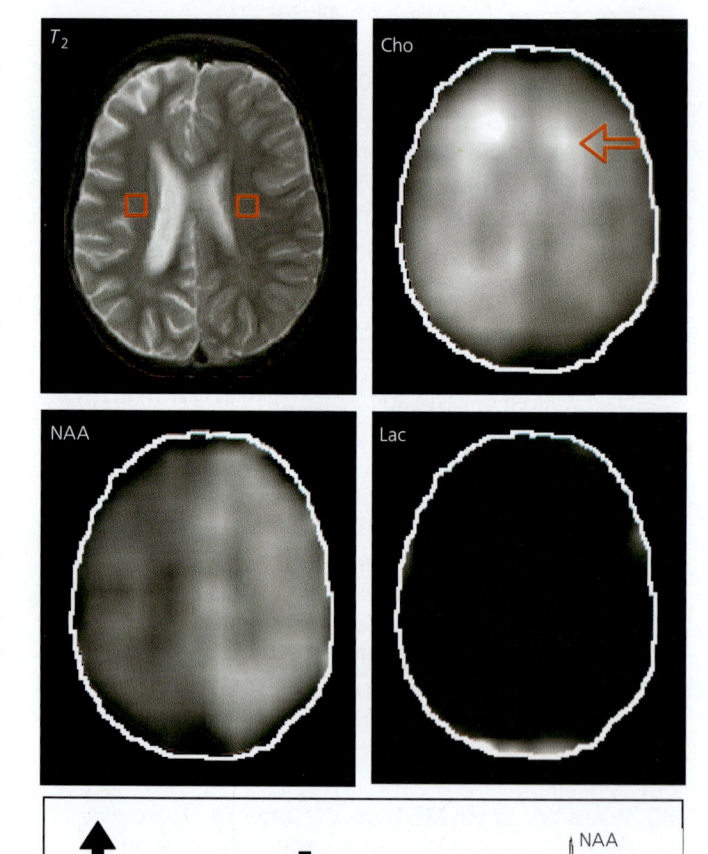

Fig. 34.C1.1

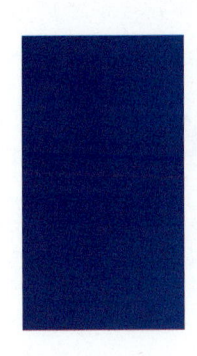

Estudo de caso 34.2
Epilepsia do lobo temporal – MRSI

P. B. Barker
Johns Hopkins University School of Medicine, Baltimore, EUA

Histórico
Uma mulher de 22 anos de idade apresentou crises convulsivas focais esquerdas e alterações no EEG esfenoidal direito.

Técnica
MRI convencional e MRSI tridimensional (TE, 280 ms).

Achados de imagem
A MR convencional, incluindo imagens axiais e coroais pesadas em T_1 e T_2, estava normal, sem assimetria hipocampal ou alteração de sinal. A MRSI exibiu um sinal elevado de Cho no lobo temporal mesial direito (seta), assim como uma concentração ligeiramente reduzida de NAA.

Discussão
A paciente foi submetida a uma lobectomia temporal anterior direita e, desde então, é livre de convulsões. Este caso ilustra um exemplo no qual a MRI era normal e a MRSI fornece informações sobre a lateralização.[1] O caso é incomum, visto que o achado espectroscópico mais comum na esclerose temporal mesial é a concentração reduzida de NAA, e não a concentração elevada de Cho.[2]

Pontos-chave
- A MRSI pode fornecer informações sobre a lateralização na epilepsia do lobo temporal, mesmo quando a MRI é normal
- As alterações metabólicas nos focos epileptogênicos são geralmente de NAA reduzido ou Lac elevado (ictal).

Referências
1. Connelly A, van Paesschen W, Porter DA et al. Proton magnetic resonance spectroscopy in MRI-negative temporal lobe epilepsy. *Neurology* 1998; **51**: 61–66.
2. Cendes F, Caramanos Z, Andermann F, Dubeau F, Arnold DL. Proton magnetic resonance spectroscopic imaging and magnetic resonance imaging volumetry in the lateralization of temporal lobe epilepsy: a series of 100 patients. *Ann Neurol* 1997; **42**: 737–746.

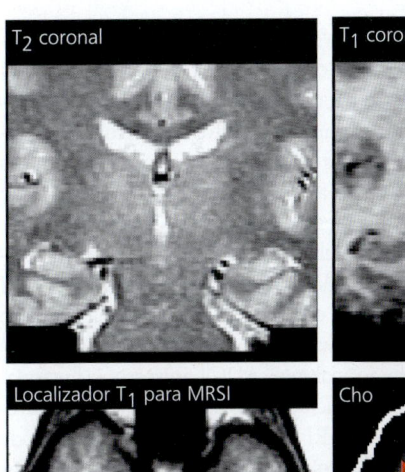

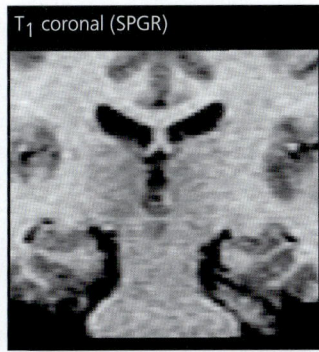

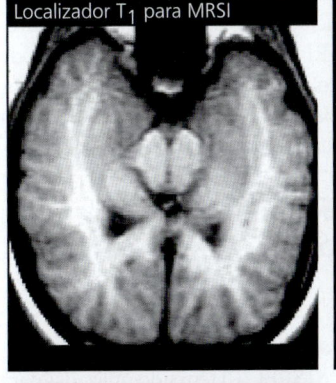

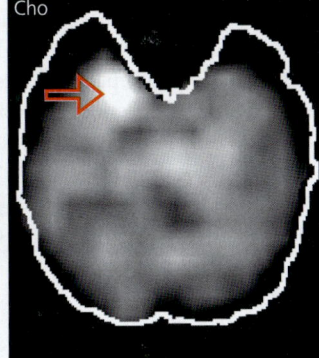

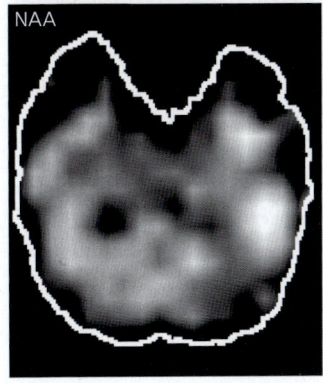

Fig. 34.C2.1

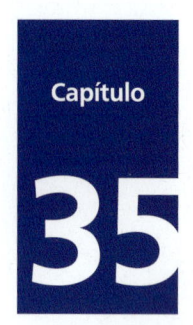

Capítulo 35
MR de difusão e perfusão nos distúrbios convulsivos

Konstantinos Arfanakis ■ Bruce P. Hermann

Introdução

A imagem por MR anatômica, convencional, tem sido amplamente utilizada para a detecção de alterações do volume do tecido cerebral causadas por convulsões crônicas e para o diagnóstico de lesões cerebrais causadas pela atividade convulsiva. No entanto, as convulsões geralmente não estão associadas a lesões ou alterações visíveis do volume na MRI convencional. Em contraste, as sequências de difusão e perfusão pela MRI são sensíveis às alterações fisiológicas que ocorrem no cérebro na fase ictal, pós-ictal e interictal. Este capítulo fornece uma discussão a fundo da aplicação das sequências de difusão e perfusão pela MRI nos distúrbios convulsivos. Serão descritas as alterações na perfusão (fluxo sanguíneo cerebral [CBF]), volume sanguíneo cerebral [CBV]) e difusão (coeficiente de difusão aparente [ADC], anisotropia fracionada [FA]) que ocorrem nas regiões ictogênicas ou globalmente no cérebro, e a difusão e perfusão pela MRI são avaliadas como métodos de localização do foco epileptogênico. Finalmente, são examinados os mecanismos que podem ser responsáveis pelas alterações que ocorrem na perfusão e na difusão do tecido cerebral nos distúrbios convulsivos.

Estudo da perfusão pela MRI nos distúrbios convulsivos

Técnicas

A tomografia por emissão de pósitrons (PET) e a tomografia computadorizada por emissão de fóton único (SPECT) têm sido utilizadas para identificar alterações focais no CBF regional em pacientes com epilepsia.[1,2] No entanto, a baixa resolução espacial e temporal da PET e SPECT e a radiação ionizante emitida pelos traçadores de medicina nuclear são preocupantes. O desenvolvimento de técnicas de perfusão por MR ofereceu uma maior resolução espacial e temporal sem o uso de radiação ionizante.[3,4] O estudo da perfusão pela MRI tem sido aplicado em vários estudos de isquemia cerebral,[5] tumores cerebrais,[6] e de mapeamento cerebral funcional.[7] As técnicas têm base em traçadores exógenos e endógenos. Nos métodos fundamentados em um traçador exógeno, um agente paramagnético, como o ácido gadolínio-dietilenotriaminopentacético (Gd-DTPA), é injetado, e a resultante redução e a subsequente restauração do sinal da MR são utilizadas para estimar a perfusão.[8,9] Nos métodos que utilizam traçadores endógenos, os *spins* da água arterial são marcados de modo não invasivo com pulsos de radiofrequência, e o acúmulo regional de marcador é medido pela comparação com uma imagem adquirida sem marcação (marcação de *spins* arteriais, [ASL]).[10]

Estudo da perfusão pela MRI no período ictal e pós-ictal

O estudo da perfusão pela MR também tem sido aplicado nos distúrbios convulsivos. Foi demonstrada uma hiperperfusão durante o período ictal (Fig. 35.1).[11] Em um estudo anterior, em que uma técnica de marcação de *spin* arterial foi utilizada, o estudo da perfusão pela MRI ictal demonstrou perfusão cerebral elevada no lobo frontal esquerdo de um paciente diagnosticado com displasia, hemiparesia espástica à direita e hemianopsia homônima direita.[12] O eletroencefalograma (EEG) de superfície foi caracterizado por alterações difusas na região frontotemporal esquerda. Em outro caso, utilizando a técnica de MRI pós-contraste, foi demonstrado um CBF elevado na região têmporo-parietal direita de um paciente durante as convulsões.[13] O EEG exibiu descarga epiléptica na região temporal direita, e a SPECT também demonstrou intensa hiperperfusão da área têmporo-parieto-occipital direita. Com o uso da perfusão pela MRI pós-contraste, foi detectado aumento do CBV relativo na região adjacente às lesões aparentes em imagens ponderadas em T_2 em um paciente em crise (imagem ictal) com epilepsia clônica unilateral.[14] Em um paciente com início agudo de confusão e hemiparesia no lado esquerdo, o estudo da perfusão pela MRI com contraste demonstrou uma elevação ictal de CBV e CBF no hemisfério direito.[15] No mesmo paciente, o EEG revelou atividade focal "lenta" no hemisfério direito. O estudo da perfusão pela MRI com contraste em um sujeito em crise (ictal) com parafasia e hemiparesia no lado direito demonstrou uma elevação do CBV no córtex têmporo-parietal direito.[16] A mesma região foi identificada pelo EEG como a fonte das descargas epilépticas. A MRI ictal exibiu regiões cerebrais com hiperperfusão em oito pacientes com estado epilético afásico e hiperintensidades nas imagens ponderadas em difusão (DWI; ver abaixo) em cinco dos pacientes (Fig. 35.2).[17] Estas regiões coincidiram com o foco epileptogênico definido pelo EEG. Achados similares também foram obtidos em convulsões induzidas experimentalmente. Em um modelo de roedor de estado epiléptico induzido por pilocarpina, o CBV estava aumentado em certas regiões cerebrais após um estado epiléptico de 4 h de duração.[18] Com base nos estudos mencionados acima, assim como na pesquisa por PET e SPECT,[1,2] a atividade epiléptica pode induzir a ocorrência de uma perfusão elevada na fase ictal. Através do estudo da perfusão pela MRI, constatou-se que as áreas com perfusão elevada apresentavam uma concordância razoavelmente boa com as regiões supostamente epileptogênicas, calcado nos sintomas clínicos e outros exames clínicos (EEG, PET, SPECT). Embora estes resultados sejam promissores para o uso do estudo da perfusão pela MRI na fase ictal para a identificação do foco epileptogênico, deve-se levar em conta que, na prática, é uma técnica extremamente desafiante. Provavelmente, somente é possível realizar a MRI ictal em pacientes que estejam em estado epiléptico ou em pacientes que sofram de convulsões frequentemente e, mesmo nestes casos, há preocupações sobre a movimentação da cabeça e possíveis questões de segurança.

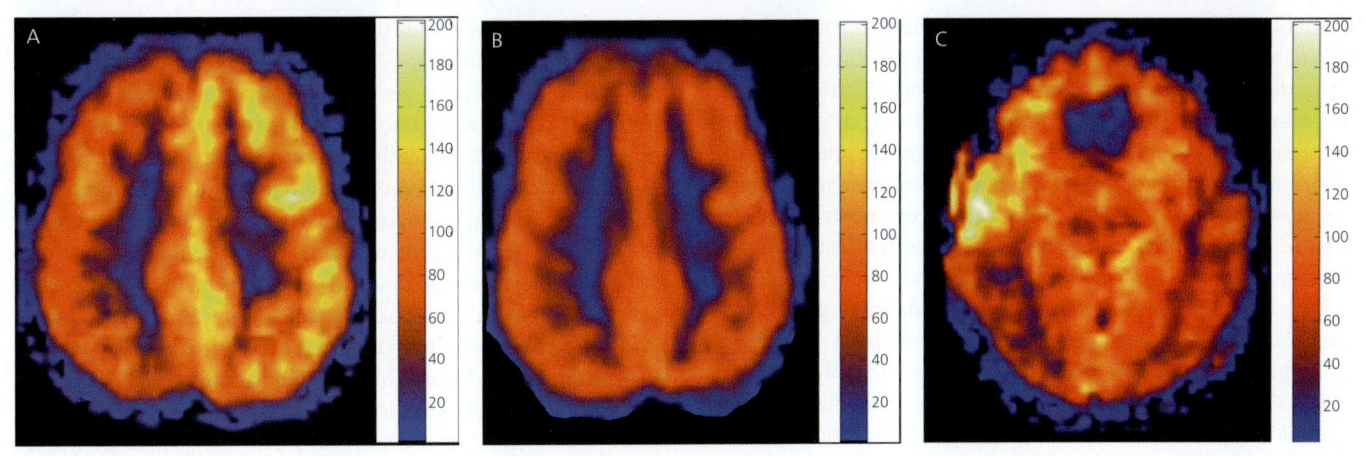

Fig. 35.1 Evento ictal. (A) Imagem axial gerada de um estudo da perfusão pela MRI com PASL em um paciente que sofreu um evento ictal antes da aquisição de imagem. Hiperperfusão é observada em todo o córtex cerebral esquerdo. (B) A imagem subsequente exibe a resolução da hiperperfusão. (C) A imagem axial exibe a hiperperfusão do lobo temporal direito de outro paciente, o qual sofreu um único evento ictal pouco antes da aquisição da imagem. (Imagens cortesia de J. M. Pollock).

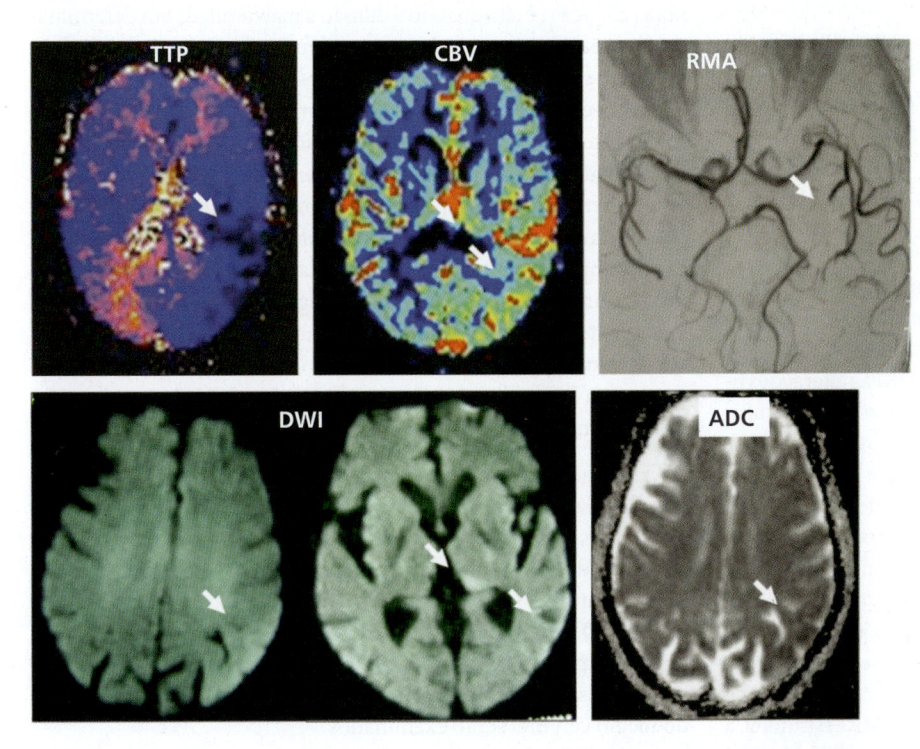

Fig. 35.2 MRI ictal obtida em um paciente com epilepsia parcial complexa. O eletroencefalograma exibiu um padrão convulsivo contínuo com início na região temporal posterior esquerda. Nos mapas de tempo ao pico (TTP) e do volume sanguíneo cerebral (CBV), pode-se observar hiperperfusão da região têmporo-parietal esquerda e do núcleo pulvinar talâmico ipsolateral. As áreas de hiperperfusão correspondem às regiões de intensidade de sinal elevado na DWI, e ADC reduzido, indicando a presença de edema citotóxico. A angiografia por ressonância magnética exibe realce da artéria cerebral média esquerda. (Imagens cortesia de M. Toledo.)

Após o término da descarga neuronal ictal, alguns estudos detectaram uma hipoperfusão pós-ictal no lado ictogênico,[19] e outros hiperperfusão pós-ictal (Fig. 35.1).[19,20] Hiperperfusão na fase pós-ictal supostamente reflete aumento do metabolismo para restaurar o estado interictal da excitabilidade neuronal.[19]

Estudo da perfusão pela MRI no período interictal

No período interictal, diversos estudos da perfusão pela MRI detectaram hiperperfusão. Um estudo utilizando a perfusão pela MRI interictal contínua com ASL em 12 pacientes com epilepsia do lobo temporal (TLE) e 12 controles normais revelou um CBF global significantemente reduzido nos pacientes, quando comparado com os controles.[21] Além disso, embora tenha sido demonstrado que o CBF no lobo temporal mesial era assimétrico nos controles normais, com o lado esquerdo sendo dominante (CBF 5% mais alto), esta assimetria foi mais pronunciada nos pacientes com TLE. O CBF do lobo temporal mesial ipsolateral estava significantemente reduzido, quando comparado com o CBF do lobo temporal mesial contralateral (ipsolateral sendo o lado do foco epileptogênico clinicamente diagnosticado). A assimetria no CBF do lobo temporal mesial, mensurada pela técnica de perfusão pela RM, correlacionou-se com uma assimetria no metabolismo nas mesmas regiões ($r = 0{,}79$; $P = 0{,}004$) mensurada pela técnica de PET com fluoro-2-deoxiglicose-^{18}F (FDG), uma assimetria no volume hipocampal ($r = 0{,}61$; $P = 0{,}05$) e lateralidade clínica ($r = 0{,}81$; $P = 0{,}001$). Adicionalmente, em 11 dos 12 pacientes, o lado convulsivo clinicamente diagnosticado coincidiu com o lado caracterizado pelo lobo temporal mesial com CBF mais baixo. Em um diferente estudo, realizado em nove pacientes com TLE interictal, utilizando o estudo da perfusão pela MRI com contraste, o rCBV hipocampal estava reduzido no lado epileptogênico.[14] O volume e o metabolismo hipocampal, mensurados pela PET, também estavam reduzidos no mesmo lado. Em um estudo introduzindo um novo método de MRI-ASL para a análise das perfusões em áreas de alta suscetibilidade magnética, foi demonstrada uma hipoperfusão interictal na TLE.[22] Os lobos temporais com perfusão reduzida na imagem por MR também foram caracterizados pela perfusão reduzida na PET. Em um trabalho discutindo a localização dos focos epileptogênicos na epilepsia resistente a drogas, as lesões suspeitas de serem epileptogênicas na SPECT demonstraram leve hipoperfusão interictal no estudo da perfusão pela MRI com contraste.[23]

Em resumo, a hipoperfusão interictal foi demonstrada em diversos estudos da perfusão pela MRI, assim como pela PET e SPECT. Além disso, foi constatado que as áreas com hipoperfusão na MRI apresentavam uma concordância razoavelmente boa com as regiões consideradas epileptogênicas, com base nos sintomas clínicos e outros exames clínicos (EEG, PET, SPECT). No entanto, alguns estudos por MRI e SPECT também relataram pacientes com hiperperfusão interictal e hipermetabolismo.[19,24]

Sumário no estudo da perfusão pela MRI nos distúrbios convulsivos

Na maioria dos estudos resumidos acima, a hiperperfusão ictal e hipoperfusão pós-ictal e interictal foram detectadas mesmo em pacientes sem lesões aparentes na MRI convencional. Isto demonstra a sensibilidade das técnicas de perfusão pela MRI às alterações fisiológicas que ocorrem no tecido cerebral nos distúrbios convulsivos. Além disso, o estudo da perfusão pela MRI possui vantagens significativas sobre as estratégias convencionais para a mensuração da perfusão cerebral, como a SPECT e a PET. O estudo da perfusão pela MRI é caracterizado pela superior resolução espacial e temporal, quando comparada com a SPECT e PET. Adicionalmente, visto que técnicas como a ASL são não invasivas e utilizam traçadores endógenos com uma meia-vida muito curta (*spins* marcados), as mesmas podem ser repetidas múltiplas vezes durante o desenvolvimento e a expressão de uma convulsão.[25] Finalmente, o estudo da perfusão pela MRI pode ser facilmente combinado à MRI estrutural, à difusão pela MRI (ver abaixo) e espectroscopia por MRI (MRS), obtendo-se, desse modo, importantes informações complementares sobre o tecido cerebral nos distúrbios convulsivos.

Estudo da perfusão pela MRI nos distúrbios convulsivos

Técnicas

O estudo da perfusão pela MRI é um método não invasivo que investiga *in vivo* as propriedades de difusão das moléculas de água em tecidos. Uma implementação deste método, a DWI, envolve a aquisição de sinais ponderados em difusão em três direções ortogonais (x, y, z).[26] A informação sobre a difusão nos três eixos é então combinada para estimar o ADC, em que é proporcional à difusividade média. Uma implementação mais recente do estudo da perfusão pela MRI é a imagem por tensores de difusão (DTI).[27] Ao contrário da DWI, em que três imagens ponderadas em difusão são utilizadas para calcular o ADC, a DTI requer mensurações da difusão em pelo menos seis pontos não colineares, como também caracteriza o transporte difusivo da água por um tensor de difusão eficaz. O tensor de difusão é uma matriz simétrica 3×3 de grande importância, pois não apenas permite estimar o ADC como também contém informações estruturais úteis sobre o tecido. Os autovetores do tensor de difusão definem um sistema de coordenadas, em que um eixo corresponde à direção de difusão primária (direção da maior difusão) do tecido e os outros dois são perpendiculares à direção da difusão primária e um ao outro. Os autovalores do tensor são as difusividades ao longo dos eixos definidos pelos autovetores correspondentes. Além disso, o tensor de difusão pode derivar das quantidades escalares rotacionalmente invariantes que descrevem as propriedades intrínsecas de difusão do tecido. Os mais utilizados são o traço do tensor, que mede a difusividade média e é igual ao triplo do ADC, e a FA, que caracteriza a anisotropia da estrutura dos feixes de fibra.[27] A FA é alta quando a difusão é mais limitada em determinadas direções do que em outras (ex., a difusão é mais limitada nas direções perpendiculares aos axônios da substância branca (WM) do que paralelo a eles, pelo seu efeito das membranas axonais, mielina, microtúbulos etc.).[28] Em contraste, se a difusão ocorre quase igualmente em qualquer direção no espaço tridimensional, então o valor da FA tende a ser 0. Além disso, a direção primária da difusão representada pelo eigenvetor primário do tensor de difusão coincide com a orientação das fibras. Esta informação é utilizada na tractografia de fibras para produzir mapas das vias da WM. A imagem ponderada em difusão é equivalente à DTI quando todos os elementos fora da diagonal do tensor de difusão são iguais a 0. No entanto, isto nem sempre é valido e, portanto, a FA e a direção primária da difusão não podem ser corretamente estimadas pela DWI.

Alterações na microestrutura do tecido (ex., inchaço axonal, desmielinização, dano axonal, morte celular etc.) podem ser visualizadas pelas alterações na FA ou traço e a DTI tem sido aplicada em várias condições patológicas, como a isquemia cerebral,[29] esclerose múltipla,[30] lesão traumática do cérebro,[31] e esquizofrenia.[32] O estudo da perfusão pela MRI (DWI ou DTI) também tem sido aplicada em estudos de distúrbios convulsivos. Nas próximas seções, os efeitos das convulsões nas propriedades de difusão do tecido cerebral serão examinados.

Estudo da perfusão pela MRI nas convulsões experimentalmente induzidas

Diversos modelos diferentes de convulsão têm sido utilizados para estudar os efeitos da atividade convulsiva sobre as propriedades de difusão do tecido cerebral. Embora haja diferenças entre os estudos com relação ao momento em que ocorrem as alterações na difusão, a maioria dos estudos da perfusão pela MRI em convulsões experimentalmente induzidas demonstra uma redução do ADC logo após o início das convulsões, seguido por, em alguns casos, uma regressão do ADC aos valores normais ou maiores que o normal. Em um estudo, foi observado um aumento inicial do ADC na fase aguda do estado epiléptico.

Convulsões induzidas por bicuculina

Uma investigação por DWI em ratos durante o estado epilético induzido pela administração de bicuculina demonstrou uma redução contínua do ADC, iniciando imediatamente após o início da crise convulsiva.[33] A máxima redução do ADC foi de 18%, ocorrendo 40 minutos após a indução do estado epiléptico.

Convulsões induzidas por ácido caínico

Nos estudos por DWI, em ratos exibindo convulsões parciais complexas prolongadas causadas pela administração sistêmica de ácido caínico, houve uma redução de 54% do ADC no córtex e de 36% na amídala 24 horas após a injeção do ácido caínico.[34,36] Os valores do ADC nas mesmas regiões retornaram ao normal 9 dias após a indução das convulsões.[34] Em um modelo de roedor da TLE, em que o ácido caínico foi injetado no hipocampo posterior esquerdo, o ADC do hipocampo ipsolateral estava elevado 14 dias após o início da convulsão.[37] Em um modelo canino da epilepsia parcial complexa, em que o ácido caínico foi injetado na amídala, o ADC da amídala foi reduzido 3-6 horas após a injeção, tornando-se superior ao normal 12-24 horas após a administração do ácido caínico.[38]

Convulsões induzidas por fluorotil

Em outro modelo de epilepsia, em que as convulsões foram induzidas em ratos pela administração de fluorotil, a redução do ADC iniciou logo após a exposição ao fluorotil.[39] Houve uma boa correlação entre a magnitude da redução do ADC e a duração da exposição ao fluorotil. Quando pentobarbital foi injetado em alguns dos ratos, a fim de cessar a atividade convulsiva, o ADC começou a aumentar, retornando aos valores normais.

Convulsões induzidas por pilocarpina

Em um modelo de roedor do estado epiléptico induzido por pilocarpina, os valores do ADC foram reduzidos em 48% no córtex, 33% na amídala e 37% no córtex retrosplenial 12 horas após o início da convulsão.[40] Às 24 horas, houve um ligeiro aumento dos valores do ADC no córtex e na amídala, porém estes valores permaneceram bem abaixo do normal, enquanto o ADC hipocampal estava 19% superior aos valores normais. Outro estudo sobre o estado epilético induzido por pilocarpina exibiu um comportamento similar do ADC ao longo do tempo, demonstrando que o comportamento temporal do ADC estava correlacionado com a fração do volume do espaço extracelular, enquanto a tortuosidade permaneceu relativamente constante.[41] A interpretação destes achados pelos autores foi de que as alterações no ADC ao longo do tempo foram propulsionadas pelas mudanças na fração do volume do espaço extracelular. Um estudo único da fase precoce do estado epiléptico induzido por pilocarpina relatou um aumento transitório no ADC 3 minutos após o início do estado epiléptico, e anterior à subsequente redução no valor do ADC medido pela maioria dos estudos.[42] Nas convulsões induzidas por pilocarpina, a redução máxima do ADC apresentou uma boa correlação com a perda de células neuronais.[43] O tratamento anticonvulsivo com diazepam limitou as alterações no ADC e a associada perda de células neuronais.[42]

Convulsões induzidas por soman

Em um experimento por DWI em convulsões induzidas por soman em ratos, o valor do ADC reduziu significantemente nas primeiras 12 horas após o tratamento com soman, com uma redução de 33% no hipocampo, 31% no tálamo e 20% no córtex retrosplenial.[44,45] Às 24 horas, os valores do ADC tinham retornado ao normal e, 7 dias após, houve novamente um declínio nos valores do ADC.

Convulsões induzidas por choque elétrico

Em todos os estudos acima descritos do estudo da perfusão pela MRI em convulsões experimentalmente induzidas, não é possível separar os efeitos das drogas convulsivas sobre as propriedades de difusão do tecido cerebral daqueles da atividade convulsiva. Com esta finalidade em mente, um modelo de choque elétrico também foi utilizado em ratos para estimular a atividade convulsiva.[46] Após uma única série de choques de 0,1 s de duração, consistindo de 10 pulsos de 150 V, os valores do ADC foram reduzidos nas regiões afetadas pelo choque. A redução média máxima para todos os ratos foi de 4%. Aproximadamente 3,15 minutos após o choque, os valores do ADC retornaram aos valores de pré-choque. Houve uma redução do ADC maior que 4%, e sobre uma região mais ampla, com a utilização de choques de maior tempo de duração.

Resumo dos resultados experimentais

Os estudos por estudo da perfusão pela MRI em convulsões experimentalmente induzidas discutidas acima não podem ser facilmente comparados, pois foram utilizados diferentes mecanismos em diferentes modelos para a indução das convulsões. Além disso, como previamente mencionado, a maioria dos estudos utilizaram drogas anticonvulsivantes, possibilitando separar os efeitos das drogas dos efeitos das convulsões sobre as propriedades de difusão do tecido cerebral. No entanto, quase todos destes estudos demonstraram uma redução dos valores de ADC pouco depois do início das convulsões e, em alguns casos, um retorno ao normal, ou superior ao normal, dos valores. Apenas um estudo em convulsões experimentalmente induzidas obteve, além do comportamento acima, um aumento no ADC na fase aguda do estado epiléptico.[42]

Estudo da perfusão pela MRI ictal e pós-ictal em humanos

A maioria dos estudos da perfusão pela MRI dos efeitos dos distúrbios convulsivos sobre as propriedades de difusão do tecido cerebral humano obteve uma redução no ADC no período ictal ou logo após o início da convulsão, com subsequente retorno ao normal, ou mais alto que o normal, dos valores ADC.

Em um estudo por DWI, imediatamente após uma convulsão generalizada, os valores do ADC na substância branca (WM) e na substância cinzenta (GM) frontal direita foram abaixo do normal.[47] Esta alteração no ADC correspondeu à hiperperfusão nas mesmas regiões, mensurada por SPECT. Também foi observada, em 10 pacientes com epilepsia parcial complexa, uma estreita correlação espacial entre a redução do ADC e a hiperperfusão mensurada pela MRI.[11] Os resultados obtidos pelo EEG e SPECT comprovaram que os achados do estudo da perfusão pela MRI e difusão identificaram regiões com atividade epiléptica prolongada. Em pacientes com TLE clinicamente intratável, os valores do ADC estavam reduzidos em várias regiões cerebrais após a injeção do flumazenil, que é conhecido por induzir convulsões.[48] Além disso, Calistri et al.[49] relataram a resolução, após alguns dias, do ADC reduzido e da hiperperfusão observada ictalmente em um único sujeito. Em um estudo em que a imagem de pacientes com TLE foi adquirida na primeira hora após as convulsões, o ADC estava reduzido na região do foco epileptogênico.[50] Exames de seguimento, realizados 17 horas após em um dos pacientes e 3 meses após em outro, demonstraram uma clara tendência à normalização dos valores de ADC no primeiro paciente e valores normais do ADC no segundo. De modo similar, em um grupo de pacientes diagnosticados com convulsões tônico-clônicas generalizadas ou estado epiléptico, os valores ictais de ADC estavam reduzidos em diferentes regiões da WM e GM.[51] Estudos evolutivos com DWI, após o alcance adequado do controle convulsivo pela administração de drogas antiepilépticas (entre 9 dias e 18 meses após o início da convulsão), demonstraram uma tendência para a recuperação dos valores de ADC em alguns pacientes e completa resolução das alterações do ADC em outros. Em outro experimento realizado em três pacientes durante o estado epiléptico, a DWI demonstrou hipointensidade cortical giriforme nos mapas de ADC.[52] As alterações no ADC ocorreram em todo o hemisfério afetado pelas convulsões, como identificado pelo EEG. Os estudos de seguimento por DWI demonstraram a resolução das hipointensidades do ADC vários meses após e, em um dos pacientes, duas pequenas lesões hiperintensas tinham surgido no hemisfério afetado. Durante os exames de seguimento, estudos por MRI convencionais também demonstraram atrofia cerebral no hemisfério afetado. Finalmente, em um exame por DWI de um paciente durante o estado epiléptico, foi demonstrada hipointensidade nos mapas de ADC, primariamente nos lobos occipitais.[53] A DWI de seguimento aos 5 meses demonstrou valores de ADC superiores ao normal nas mesmas regiões, acompanhado por atrofia cortical e dilatação ventricular.

Todos os estudos em humanos mencionados acima obtiveram uma redução do ADC no período ictal ou logo após o início da convulsão. No entanto, algumas investigações também relataram um aumento transitório no ADC na fase aguda, logo após o início das convulsões. Em pacientes com convulsões únicas, Salmenpera et al.[54] detectaram regiões com ADC elevado e regiões com ADC reduzido em 5 a 132 minutos após o início da convulsão. No acompanhamento destes pacientes, todos os valores ADC retornaram aos níveis interictais. Hufnagel et al.[55] obtiveram um aumento e uma redução do ADC em diferentes regiões cerebrais de pacientes com convulsões únicas, entre 2 e 210 minutos após o início da convulsão. Finalmente, em um estudo com DWI durante o estado epiléptico, o ADC estava reduzido no lado epileptogênico do córtex motor em 27%, porém elevado na WM subcortical em 31%.[56] Todas as alterações da DWI foram resolvidas após a cessação do estado epiléptico.

Estudo da perfusão pela MRI interictal em humanos

A maioria dos estudos por perfusão pela MRI dos efeitos dos distúrbios convulsivos sobre as propriedades de difusão do tecido cerebral humano obtiveram valores elevados de ADC e reduzidos de FA no período interictal. Em um estudo por DWI interictal em um grupo de pacientes com esclerose hipocampal, os hipocampos escleróticos apresentaram valores mais elevados de ADC e uma menor anisotropia de difusão do que os hipocampos de pacientes com imagens normais e os hipocampos dos controles.[57] Houve uma correlação positiva entre o tempo de relaxamento T_2 hipocampal e o ADC ($r = 0,76; P < 0,001$) e uma correlação negativa entre o volume hipocampal e o ADC ($r = 20,61; P < 0,001$), demonstrando que o ADC era um indicador razoavelmente bom dos hipocampos escleróticos. Um aumento similar nos valores de ADC, e correlação negativa entre os valores de ADC e o volume do hipocampo ipsolateral e amídala também foram detectados pela DWI no período interictal em pacientes de TLE.[58] Uma valor de ADC significantemente elevado no período interictal também foi demonstrado em pacientes com epilepsia focal intratável e convulsões crônicas.[59,60] Em outros estudos por DWI interictal na TLE, em pacientes com ou sem esclerose hipocampal, os valores de ADC estavam significantemente mais altos e os valores FA significantemente mais baixos no hipocampo do lado epileptogênico, quando comparados com o lado não epileptogênico em controles normais.[54,61-66] Adicionalmente, os valores elevados de ADC no período interictal do hipocampo ipsolateral ao foco convulsivo estavam, em algumas investigações, correlacionados com a duração da doença.[67] Finalmente, em vários testes neuropsicológicos, valores elevados de ADC e reduzidos de FA na fase interictal nos lobos temporal/frontal ipsolaterais ao foco epileptogênico estavam negativa e positivamente correlacionados com a *performance*, respectivamente.[68,69]

Localização do tecido cerebral epileptogênico pela DWI ou DTI

Thivard et al.[70] e Chandra et al.[71] demonstraram que as alterações do ADC apresentavam uma maior correlação espacial com os achados do EEG que as anormalidades da FA nas epilepsias (Fig. 35.3). Eles também demonstraram que a especificidade da DTI era maior na epilepsia extratemporal que na TLE. Gonçalves et al.[58] concluíram que, em pacientes com TLE, os valores do ADC hipocampal apresentam uma especificidade ótima para hipocampos lesionados, podendo ser utilizados para a localização do foco epileptogênico.

No entanto, em muitos casos, a localização exata do foco convulsivo pelo estudo da perfusão pela MRI pode não ser possível, visto que as alterações nas características de difusão geralmente não são espacialmente limitadas à região epileptogênica. Por exemplo, a DTI interictal em pacientes com epilepsia e malformações do desenvolvimento cortical ou lesões exibiu um ADC elevado e reduzida anisotropia de difusão não apenas nas regiões com malformações do desenvolvimento cortical como também em outras regiões cerebrais.[72,73] Além disso, um estudo com DTI no período interictal, realizado em pacientes com TLE, demonstrou significante redução na anisotropia de difusão das estruturas da SB que não faziam parte dos lobos temporais.[74] Achados similares foram obtidos em outros estudos, em que as alterações da difusão não foram restritas ao tecido cerebral epileptogênico.[58,75-78] Em uma investigação piloto, a lateralização correta do foco convulsivo foi obtida por meio do ADC elevado em 60% dos pacientes, e por meio da hipoperfusão em 100% dos pacientes.[79]

A detecção de alterações na difusão em regiões não epileptogênicas é de significado incerto para o controle das convulsões, visto que foi demonstrado que pacientes com esclerose temporal mesial

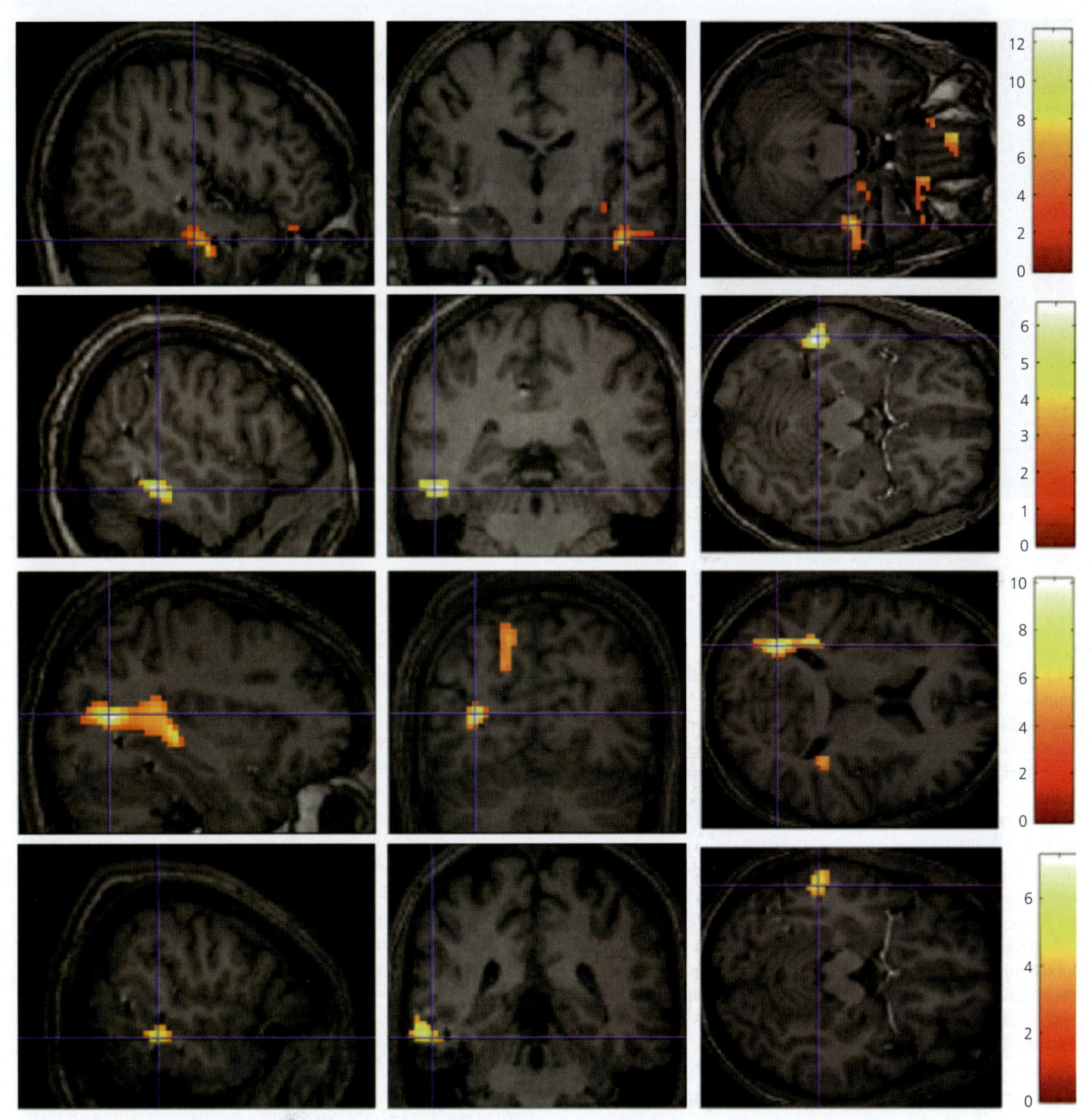

Fig. 35.3 Mapas paramétricos estatísticos do ADC elevado em pacientes individuais, comparados a 40 voluntários saudáveis ($P < 0,001$ corrigido para extensão do *cluster*). Cada fileira de imagens corresponde a um paciente diferente. (Imagens cortesia de L. Thivard.)

unilateral e anormalidades DTI bilaterais eram livres de convulsão após a ressecção temporal anterior, embora as anormalidades na DTI não tenham sido resolvidas no tecido cerebral restante.[80] Similarmente, pacientes com TLE e excelente resultado cirúrgico foram caracterizados pela FA reduzida no hipocampo contralateral ao lobo temporal epileptogênico.[66] Em um estudo realizado em pacientes com TLE medial e esclerose hipocampal, o ADC no hipocampo não esclerótico de 14 dos 24 pacientes retornou a valores próximos ao normal após a cirurgia.[81] No entanto, tais alterações não necessariamente significam melhoras detectáveis na condição clínica dos pacientes.

Tractografia da substância branca nos distúrbios convulsivos

Tractografia e DTI têm sido utilizadas para enfocar a investigação das alterações microestruturais interictais em vias selecionadas da WM. A tractografia foi aplicada em controles normais e em pacientes com

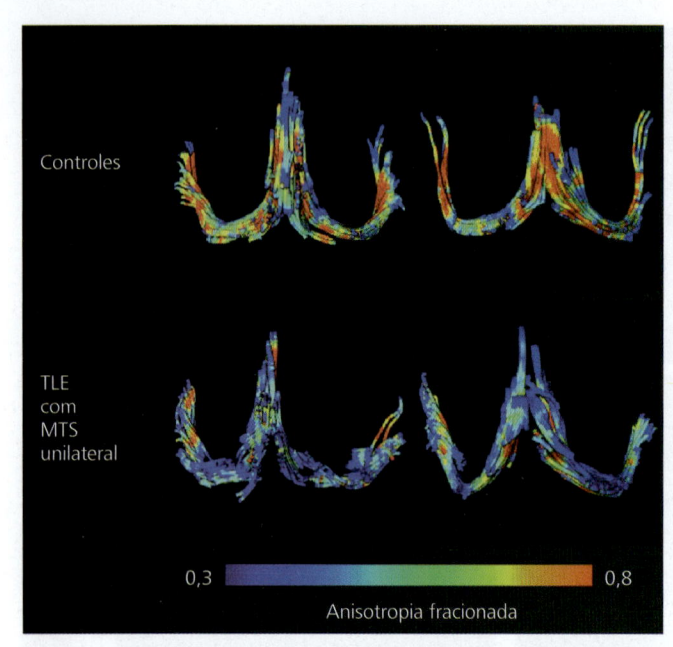

Fig. 35.4 Mapas do fórnix de dois controles saudáveis e dois pacientes com esclerose temporal mesial esquerda. As cores ao longo de cada trato representam o valor da anisotropia fracionada (FA) em cada *voxel*. FA reduzida é visível no fórnix dos pacientes, quando comparado ao fórnix dos controles saudáveis. (Imagens cortesia de L. Concha).

TLE e esclerose temporal mesial unilateral para delinear o fórnix e o cíngulo.[82] As medidas nos tratos selecionados revelaram uma redução bilateral da anisotropia de difusão no fórnix e no cíngulo, e uma difusividade média aumentada no cíngulo de pacientes com TLE (Fig. 35.4). A tractografia e a DTI também foram aplicadas em controles normais e em pacientes com TLE causada pela esclerose hipocampal direita, a fim de mapear bilateralmente o fascículo uncinado.[83] Foi relatado que a anisotropia de difusão no fascículo uncinado direito dos controles foi mais alta do que no esquerdo e que esta assimetria foi perdida nos pacientes com esclerose hipocampal direita. Além disso, a tractografia em pacientes com TLE esquerda demonstrou uma redução significativa do volume e da FA nos tratos do lobo temporal medial esquerdo, quando comparado aos mesmos tratos no lobo temporal medial direito.[84] Adicionalmente, a FA destes tratos, bilateralmente, estava correlacionada com a memória verbal e não verbal em pacientes com TLE esquerda.

Sumário do estudo da perfusão pela MRI nos distúrbios convulsivos

Diversos estudos em convulsões experimentalmente induzidas, assim como estudos em sujeitos humanos, demonstraram uma redução inicial do ADC durante, ou imediatamente após, as convulsões. Esta redução foi mantida por minutos, horas ou dias, dependendo do estudo. Alguns pesquisadores também relataram um retorno do ADC ao normal, ou mesmo para valores mais altos que o normal, durante o estágio interictal. Adicionalmente, os estudos por DTI na fase interictal demonstraram regiões com anisotropia de difusão reduzida. Uma pequena divergência dos achados acima foi observada em algumas investigações, em que um aumento transiente no ADC foi detectado na fase aguda do início das convulsões.

Outro achado importante de muitos dos estudos da perfusão pela MRI listados acima é que as alterações na difusão foram detectadas em regiões que se mostraram normais na MRI convencional, porém foram identificadas pela avaliação clínica e pelo EEG como ictogênicas. No entanto, as alterações na difusão também são frequentes no tecido cerebral não ictogênico que não exercem um papel importante no controle convulsivo e, portanto, limitam a utilidade da imagem de difusão na localização do foco epileptogênico. O estudo da perfusão pela MRI parece ser mais apropriado para esta finalidade.

Outras limitações do estudo da perfusão pela MRI também devem ser reconhecidas. Por exemplo, o estudo da perfusão pela MRI é geralmente realizado usando imagens ecoplanares que são sensíveis aos artefatos de suscetibilidade magnética, em que comumente surgem nos lobos temporais. Ao avaliar especificamente a difusão em pacientes com suspeita de TLE, é recomendável escolher sequências de pulso que possuam sensibilidade reduzida aos efeitos de suscetibilidade, como a Turboprop-DTI,[85,86] *line-scan* DTI,[87] ou DTI com modo de aquisição por meio de ecos estimulados (STEAM).[88] Além disso, deve-se reconhecer que alterações na DWI, no ADC ou nos valores da FA podem ser pequenas, dificultando o diagnóstico em casos individuais.

Mecanismos responsáveis pelas alterações na difusão pela MRI e perfusão pela MRI nos distúrbios convulsivos

A maioria dos estudos com perfusão pela MRI nos distúrbios convulsivos relatou hiperperfusão ictal e hipoperfusão pós-ictal e interictal no foco epileptogênico. Hiperperfusão ictal pode ser causada por uma perda transiente da função autorreguladora na vasculatura adjacente, ou pela liberação de neuroestimuladores excitatórios, como o glutamato, em regiões de aumento das taxas de disparo neuronal.[89] Após o término da descarga neuronal ictal, o tecido ictogênico é hipoperfundido, como observado em muitos estudos.

Embora as alterações da difusão secundárias à atividade convulsiva possam ser similares àquelas que ocorrem após a isquemia cerebral, estas alterações não podem ser atribuídas à isquemia, pois foi demonstrado que o CBF aumenta durante e logo após as convulsões. Foram propostos vários mecanismos para explicar a redução do ADC após a atividade convulsiva. Durante as convulsões, há aumento dos níveis de glicose, do metabolismo do oxigênio e do fluxo sanguíneo.[41,51] No entanto, o aumento relativo no metabolismo após o início da convulsão pode persistir por mais tempo do que o fluxo sanguíneo elevado,[90] ou o aumento no fluxo sanguíneo pode não ser suficiente.[51] Isto faz com que o metabolismo anaeróbio assuma o controle, resultando em excesso na produção de ácido lático e redução em fosfocreatina.[41] Além disso, pelo metabolismo elevado durante as convulsões, há aumento de gasto energético. Isto, por sua vez, causa insuficiência energética da bomba de Na^+/K^+-ATPase [91], como também aumento da permeabilidade da membrana,[92] resultando em aumento do potássio extracelular e aumento da captação de cálcio e sódio intracelularmente.[50] Este evento é seguido pelo aumento do influxo de água do espaço extracelular para o espaço intracelular e, consequentemente, edema citotóxico,[93] que resulta em uma redução do ADC.[94] Foi relatada uma redução de 30% do espaço extracelular no estado epiléptico.[41,95] O acúmulo intracelular de cálcio pode causar morte celular pela ativação das enzimas cálcio-dependentes, tais como as proteases e fosfolipases, podendo resultar em ruptura da membrana celular [51,96,97] Outro mecanismo que pode contribuir com o dano celular na região do foco convulsivo pode ser a liberação excessiva de aminoácidos excitatórios, tais como o glutamato, resultando em neurotoxicidade mediada principalmente pelo aumento do influxo de cálcio.[50,98,99] Além disso, a morte de células neuronais, que pode começar tão cedo quanto 3 horas após o início das convulsões, resulta em proliferação macrofágica e astrocitária e hipertrofia, que também podem contribuir para a mobilidade reduzida de água e ADC reduzido.[40]

Após a morte celular e a eliminação das células mortas, o espaço extracelular aumentado pode causar um aumento do ADC. Estudos combinando a DWI, análise histológica e MRS em distúrbios convulsivos detectaram uma correlação entre o ADC interictal aumentado, N-acetilaspartato reduzido, aumento da perda neuronal e gliose.[36,67] Em outro estudo, o tecido cerebral epileptogênico com ADC elevado foi ressecado e a histologia revelou uma grande gliose difusa.[100] Portanto, morte das células neuronais e gliose podem eventualmente induzir um aumento do espaço extracelular, fornecendo um ambiente menos restritivo para a difusão das moléculas de água e causando um aumento no ADC. O mesmo processo também pode induzir uma redução na anisotropia de difusão na WM por meio da restrição reduzida nas direções perpendiculares aos axônios.

Finalmente, alguns estudos da perfusão pela MRI de distúrbios convulsivos em animais e humanos revelaram um aumento transitório do ADC na fase aguda após o início das convulsões, ou até mesmo um aumento no ADC na fase ictal sem uma redução subsequente.[54-56] Um deslocamento de água para o espaço intracelular decorrente de edema vasogênico é supostamente o responsável por este aumento no ADC.[95] Em geral, considera-se que exista uma relação complexa entre os edemas citotóxico e vasogênico nos distúrbios convulsivos.

Referências

1. Franck G, Sadzot B, Salman E et al. Regional cerebral blood flow and metabolic rates in human focal epilepsy and status epilepticus. *Adv Neurol* 1986; **44**: 935–948.
2. van Paesschen W, Dupont P, Sunaert S et al. The use of SPECT and PET in routine clinical practice in epilepsy. *Curr Opin Neurol* 2007; **20**: 194–202.
3. Rosen BR, Belliveau JW, Vevea JM et al. Perfusion imaging with NMR contrast agents. *Magn Reson Med* 1990; **14**: 249–265.
4. Detre JA, Leigh JS, Williams DS et al. Perfusion imaging. *Magn Reson Med* 1992; **23**: 37–45.
5. Chalela JA, Alsop DC, Gonzalez-Atavales JB et al. Magnetic resonance perfusion imaging in acute ischemic stroke using continuous arterial spin labeling. *Stroke* 2000; **31**: 680–687.
6. Cha S, Knopp EA, Johnson G et al. Intracranial mass lesions: dynamic contrast-enhanced susceptibility-weighted echo-planar perfusion MR imaging. *Radiology* 2002; **223**: 11–29.
7. Silva AC, Kim SG. Perfusionbased functional magnetic resonance imaging. *Concept Magn Reson A* 2003; **16**: 16–27.
8. Østergaard L, Sorensen AG, Kwong KK et al. High resolution measurement of cerebral blood flow using intravascular tracer bolus passages. Part II: experimental comparison and preliminary results. *Magn Reson Med* 1996; **36**: 726–736.
9. Østergaard L, Weisskoff RM, Chesler DA et al. High resolution measurement of cerebral blood flow using intravascular tracer bolus passages. Part I: mathematical approach and statistical analysis. *Magn Reson Med* 1996; **36**: 715–725.
10. Barbier EL, Lamalle L, Decorps M. Methodology of brain perfusion imaging. *J Magn Reson Imaging* 2001; **13**: 496–520.
11. Szabo K, Poepel A, Pohlmann-Eden B et al. Diffusion-weighted and perfusion MRI demonstrates parenchymal changes in complex partial status epilepticus. *Brain* 2005; **128**: 1369–1376.
12. Fish DR, Brooks DJ, Young IR et al. Use of magnetic resonance imaging to identify changes in cerebral blood flow in epilepsia partialis continua. *Magn Reson Med* 1988; **8**: 238–240.
13. Warach S, Levin JM, Schomer DL et al. Hyperperfusion of ictal seizure focus demonstrated by MR perfusion imaging. *AJNR Am J Neuroradiol* 1994; **15**: 965–968.
14. Wu RH, Bruening R, Noachtar S et al. MR measurement of regional relative cerebral blood volume in epilepsy. *J Magn Reson Imaging* 1999; **9**: 435–440.
15. El-Koussy M, Mathis J, Lovblad KO et al. Focal status epilepticus: follow-up by perfusion- and diffusion MRI. *Eur Radiol* 2002; **12**: 568–574.
16. Flacke S, Wullner U, Keller E et al. Reversible changes in echo planar perfusion- and diffusion-weighted MRI in status epilepticus. *Neuroradiology* 2000; **42**: 92–95.
17. Toledo M, Munuera J, Sueiras M et al. MRI findings in aphasic status epilepticus. *Epilepsia* 2008; **49**: 1465–1469.
18. Fabene PF, Marzola P, Sbarbati A et al. Magnetic resonance imaging of changes elicited by status epilepticus in the rat brain: diffusion-weighted and T_2-weighted images, regional blood volume maps, and direct correlation with tissue and cell damage. *Neuroimage* 2003; **18**: 375–389.
19. Leonhardt G, de Greiff A, Weber J et al. Brain perfusion following single seizures. *Epilepsia* 2005; **46**: 1943–1949.
20. Pollock JM, Deibler AR, West TG et al. Arterial spinlabeled magnetic resonance imaging in hyperperfused seizure focus: a case report. *J Comput Assist Tomogr* 2008; **32**: 291–292.
21. Wolf RL, Alsop DC, Levy-Reis I et al. Detection of mesial temporal lobe hypoperfusion in patients with temporal lobe epilepsy by use of arterial spin labeled perfusion MR imaging. *AJNR Am J Neuroradiol* 2001; **22**: 1334–1341.
22. Liu HL, Kochunov P, Hou J et al. Perfusion-weighted imaging of interictal hypoperfusion in temporal lobe epilepsy using FAIRHASTE: comparison with H(2)(15)O PET measurements. *Magn Reson Med* 2001; **45**: 431–435.
23. Heiniger P, el-Koussy M, Schindler K et al. Diffusion and perfusion MRI for the localisation of epileptogenic foci in drug-resistant epilepsy. *Neuroradiology* 2002; **44:** 475–480.

24. Duncan R. Epilepsy, cerebral blood flow, and cerebral metabolic rate. *Cerebrovasc Brain Metab Rev* 1992; **4**: 105–121.
25. Deibler AR, Pollock JM, Kraft RA et al. Arterial spinlabeling in routine clinical practice, Part 2: hypoperfusion patterns. *AJNR Am J Neuroradiol* 2008; **29**: 1235–1241.
26. Le Bihan D. Diffusion NMR imaging. *Magn Reson Q* 1991; **7**: 1–30.
27. Basser PJ, Pierpaoli C. Microstructural and physiological features of tissues elucidated by quantitative diffusion-tensor MRI. *J Magn Reson B* 1996; **111**: 209–219.
28. Le Bihan D, Mangin JF, Poupon C et al. Diffusion tensor imaging: concepts and applications. *J Magn Reson Imaging* 2001; **13**: 534–546.
29. Sotak CH. The role of diffusion tensor imaging in the evaluation of ischemic brain injury: a review. *NMR Biomed* 2002; **15**: 561–569.
30. Rovaris M, Gass A, Bammer R et al. Diffusion MRI in multiple sclerosis. *Neurology* 2005; **65**: 1526–1532.
31. Arfanakis K, Haughton VM, Carew JD et al. Diffusion tensor MR imaging in diffuse axonal injury. *AJNR Am J Neuroradiol* 2002; **23**: 794–802.
32. Kubicki M, McCarley R, Westin CF et al. A review of diffusion tensor imaging studies in schizophrenia. *J Psychiatr Res* 2007; **41**: 15–30.
33. Zhong J, Petroff OA, Prichard JW et al. Changes in water diffusion and relaxation properties of rat cerebrum during status epilepticus. *Magn Reson Med* 1993; **30**: 241–246.
34. Righini A, Pierpaoli C, Alger JR et al. Brain parenchyma apparent diffusion coefficient alterations associated with experimental complex partial status epilepticus. *Magn Reson Imaging* 1994; **12**: 865–871.
35. Nakasu Y, Nakasu S, Kizuki H et al. Changes in water diffusion of rat limbic system during status epilepticus elicited by kainate. *Psychiatry Clin Neurosci* 1995; **49**: S228–S230.
36. Ebisu T, Rooney WD, Graham SH et al. MR spectroscopic imaging and diffusion-weighted MRI for early detection of kainate-induced status epilepticus in the rat. *Magn Reson Med* 1996; **36**: 821–828.
37. Tokumitsu T, Mancuso A, Weinstein PR et al. Metabolic and pathological effects of temporal lobe epilepsy in rat brain detected by proton spectroscopy and imaging. *Brain Res* 1997; **744**: 57–67.
38. Hasegawa D, Orima H, Fujita M et al. Diffusionweighted imaging in kainic acid-induced complex partial status epilepticus in dogs. *Brain Res* 2003; **983**: 115–127.
39. Zhong J, Petroff OA, Prichard JW et al. Barbiturate-reversible reduction of water diffusion coefficient in flurothylinduced status epilepticus in rats. *Magn Reson Med* 1995; **33**: 253–256.
40. Wall CJ, Kendall EJ, Obenaus A. Rapid alterations in diffusion-weighted images with anatomic correlates in a rodent model of status epilepticus. *AJNR Am J Neuroradiol* 2000; **21**: 1841–1852.
41. Slais K, Vorisek I, Zoremba N et al. Brain metabolism and diffusion in the rat cerebral cortex during pilocarpine-induced status epilepticus. *Exp Neurol* 2008; **209**: 145–154.
42. Engelhorn T, Weise J, Hammen T et al. Early diffusion-weighted MRI predicts regional neuronal damage in generalized status epilepticus in rats treated with diazepam. *Neurosci Lett* 2007; **417**: 275–280.
43. Engelhorn T, Hufnagel A, Weise J et al. Monitoring of acute generalized status epilepticus using multilocal diffusion MR imaging: early prediction of regional neuronal damage. *AJNR Am J Neuroradiol* 2007; **28**: 321–327.
44. Bhagat YA, Obenaus A, Hamilton MG et al. Neuroprotection from soman-induced seizures in the rodent: evaluation with diffusion- and T_2-weighted magnetic resonance imaging. *Neurotoxicology* 2005; **26**: 1001–1013.
45. Bhagat YA, Obenaus A, Hamilton MG et al. Magnetic resonance imaging predicts neuropathology from soman-mediated seizures in the rodent. *Neuroreport* 2001; **12**: 1481–1487.
46. Zhong J, Petroff OA, Pleban LA et al. Reversible, reproducible reduction of brain water apparent diffusion coefficient by cortical electroshocks. *Magn Reson Med* 1997; **37**: 1–6.
47. Sagiuchi T, Ishii K, Asano Y et al. Transient seizure activity demonstrated by Tc-99 m HMPAO SPECT and diffusion-weighted MR imaging. *Ann Nucl Med* 2001; **15**: 267–270.
48. Konermann S, Marks S, Ludwig T et al. Presurgical evaluation of epilepsy by brain diffusion: MR-detected effects of flumazenil on the epileptogenic focus. *Epilepsia* 2003; **44**: 399–407.
49. Calistri V, Caramia F, Bianco F et al. Visualization of evolving status epilepticus with diffusion and perfusion MR imaging. *AJNR Am J Neuroradiol* 2003; **24**: 671–673.
50. Diehl B, Najm I, Ruggieri P et al. Postictal diffusionweighted imaging for the localization of focal epileptic areas in temporal lobe epilepsy. *Epilepsia* 2001; **42**: 21–28.
51. Kim JA, Chung JI, Yoon PH et al. Transient MR signal changes in patients with generalized tonicoclonic seizure or status epilepticus: periictal diffusion-weighted imaging. *AJNR Am J Neuroradiol* 2001; **22**: 1149–1160.
52. Lansberg MG, O'Brien MW, Norbash AM et al. MRI abnormalities associated with partial status epilepticus. *Neurology* 1999; **52**: 1021–1027.
53. Chu K, Kang DW, Kim JY et al. Diffusion-weighted magnetic resonance imaging in nonconvulsive status epilepticus. *Arch Neurol* 2001; **58**: 993–998.
54. Salmenpera TM, Simister RJ, Bartlett P et al. Highresolution diffusion tensor imaging of the hippocampus in temporal lobe epilepsy. *Epilepsy Res* 2006; **71**: 102–106.
55. Hufnagel A, Weber J, Marks S et al. Brain diffusion after single seizures. *Epilepsia* 2003; **44**: 54–63.
56. Wieshmann UC, Symms MR, Shorvon SD. Diffusion changes in status epilepticus. *Lancet* 1997; **350**: 493–494.
57. Wieshmann UC, Clark CA, Symms MR et al. Water diffusion in the human hippocampus in epilepsy. *Magn Reson Imaging* 1999; **17**: 29–36.
58. Gonçalves Pereira PM, Oliveira E, Rosado P. Apparent diffusion coefficient mapping of the hippocampus and the amygdala in pharmacoresistant temporal lobe epilepsy. *AJNR Am J Neuroradiol* 2006; **27**: 671–683.

59. Diehl B, Symms MR, Boulby PA et al. Postictal diffusion tensor imaging. *Epilepsy Res* 2005; **65**: 137–146.
60. Rugg-Gunn FJ, Eriksson SH, Symms MR et al. Diffusion tensor imaging in refractory epilepsy. *Lancet* 2002; **359**: 1748–1751.
61. Hugg JW, Butterworth EJ, Kuzniecky RI. Diffusion mapping applied to mesial temporal lobe epilepsy: preliminary observations. *Neurology* 1999; **53**: 173–176.
62. Kantarci K, Shin C, Britton JW et al. Comparative diagnostic utility of ^{1}H MRS and DWI in evaluation of temporal lobe epilepsy. *Neurology* 2002; **58**: 1745–1753.
63. Leonhardt G, de Greiff A, Marks S et al. Brain diffusion during hyperventilation: diffusionweighted MR-monitoring in patients with temporal lobe epilepsy and in healthy volunteers. *Epilepsy Res* 2002; **51**: 269–278.
64. Assaf BA, Mohamed FB, Abou-Khaled KJ et al. Diffusion tensor imaging of the hippocampal formation in temporal lobe epilepsy. *AJNR Am J Neuroradiol* 2003; **24**: 1857–1862.
65. Londoño A, Castillo M, Lee YZ et al. Apparent diffusion coefficient measurements in the hippocampi in patients with temporal lobe seizures. *AJNR Am J Neuroradiol* 2003; **24**: 1582–1586.
66. Kimiwada T, Juhász C, Makki M et al. Hippocampal and thalamic diffusion abnormalities in children with temporal lobe epilepsy. *Epilepsia* 2006; **47**: 167–175.
67. Düzel E, Kaufmann J, Guderian S et al. Measures of hippocampal volumes, diffusion and ^{1}H MRS metabolic abnormalities in temporal lobe epilepsy provide partially complementary information. *Eur J Neurol* 2004; **11**: 195–205.
68. Flügel D, Cercignani M, Symms MR et al. Diffusion tensor imaging findings and their correlation with neuropsychological deficits in patients with temporal lobe epilepsy and interictal psychosis. *Epilepsia* 2006; **47**: 941–944.
69. Lui YW, Nusbaum AO, Barr WB et al. Correlation of apparent diffusion coefficient with neuropsychological testing in temporal lobe epilepsy. *AJNR Am J Neuroradiol* 2005; **26**: 1832–1839.
70. Thivard L, Adam C, Hasboun D et al. Interictal diffusion MRI in partial epilepsies explored with intracerebral electrodes. *Brain* 2006; **129**: 375–385.
71. Chandra PS, Salamon N, Huang J et al. FDG-PET/MRI coregistration and diffusion-tensor imaging distinguish epileptogenic tubers and cortex in patients with tuberous sclerosis complex: a preliminary report. *Epilepsia* 2006; **47**: 1543–1549.
72. Eriksson SH, Rugg-Gunn FJ, Symms MR et al. Diffusion tensor imaging in patients with epilepsy and malformations of cortical development. *Brain* 2001; **124**: 617–626.
73. Rugg-Gunn FJ, Eriksson SH, Symms MR et al. Diffusion tensor imaging of cryptogenic and acquired partial epilepsies. *Brain* 2001; **124**: 627–636.
74. Arfanakis K, Hermann BP, Rogers BP et al. Diffusion tensor MRI in temporal lobe epilepsy. *Magn Reson Imaging* 2002; **20**: 511–519.
75. Thivard L, Lehéricy S, Krainik A et al. Diffusion tensor imaging in medial temporal lobe epilepsy with hippocampal sclerosis. *Neuroimage* 2005; **28**: 682–690.
76. Gross DW, Concha L, Beaulieu C. Extratemporal white matter abnormalities in mesial temporal lobe epilepsy demonstrated with diffusion tensor imaging. *Epilepsia* 2006; **47**: 1360–1363.
77. Guye M, Ranjeva JP, Bartolomei F et al. What is the significance of interictal water diffusion changes in frontal lobe epilepsies? *Neuroimage* 2007; **35**: 28–37.
78. Salmenpera TM, Symms MR, Boulby PA et al. Postictal diffusion weighted imaging. *Epilepsy Res* 2006; **70**: 133–143.
79. O'Brien TJ, David EP, Kilpatrick CJ et al. Contrastenhanced perfusion and diffusion MRI accurately lateralize temporal lobe epilepsy: a pilot study. *J Clin Neurosci* 2007; **14**: 841–849.
80. Concha L, Beaulieu C, Wheatley BM et al. Bilateral white matter diffusion changes persist after epilepsy surgery. *Epilepsia* 2007; **48**: 931–940.
81. Thivard L, Tanguy ML, Adam C et al. Postoperative recovery of hippocampal contralateral diffusivity in medial temporal lobe epilepsy. *Epilepsia* 2007; **48**: 599–604.
82. Concha L, Beaulieu C, Gross DW. Bilateral limbic diffusion abnormalities in unilateral temporal lobe epilepsy. *Ann Neurol* 2005; **57**: 188–196.
83. Rodrigo S, Oppenheim C, Chassoux F et al. Uncinate fasciculus fiber tracking in mesial temporal lobe epilepsy. Initial findings. *Eur Radiol* 2007; **17**: 1663–1668.
84. Yogarajah M, Powell HW, Parker GJ et al. Tractography of the parahippocampal gyrus and material specific memory impairment in unilateral temporal lobe epilepsy. *Neuroimage* 2008; **40**: 1755–1764.
85. Pipe JG, Zwart N. Turboprop: Improved PROPELLER imaging. *Magn Reson Med* 2006; **55**: 380–385.
86. Arfanakis K, Gui M, Tamhane AA et al. Investigating the medial temporal lobe in Alzheimer's disease and mild cognitive impairment, with turboprop diffusion tensor imaging, MRI-volumetry, and T_2- relaxometry. *Brain Imaging Behav* 2007; **1**: 11–21.
87. Maier SE, Gudbjartsson H, Patz S et al. Line scan diffusion imaging: characterization in healthy subjects and stroke patients. *Am J Roentgenol* 1998; **171**: 85–93.
88. Koch MA, Glauche V, Finsterbusch J et al. Distortion-free diffusion tensor imaging of cranial nerves and of inferior temporal and orbitofrontal white matter. *Neuroimage* 2002; **17**: 497–506.
89. Lee SK, Lee SY, YunCH et al. Ictal SPECT in neocortical epilepsies: clinical usefulness and factors affecting the pattern of hyperperfusion. *Neuroradiology* 2006; **48**: 678–684.
90. Men S, Lee DH, Barron JR et al. Selective neuronal necrosis associated with status epilepticus: MR findings. *AJNR Am J Neuroradiol* 2000; **21**: 1837–1840.
91. Wang Y, Majors A, Najm I et al. Postictal alteration of sodium content and apparent diffusion coefficient in epileptic rat brain induced by kainic acid. *Epilepsia* 1996; **37**: 1000–1006.
92. McNamara JO. Cellular and molecular basis of epilepsy. *J Neurosci* 1994; **14**: 3413–3425.
93. Schaefer PW, Buonanno FS, Gonzalez RG et al. Diffusion-weighted imaging discriminates between cytotoxic

and vasogenic edema in a patient with eclampsia. *Stroke* 1997; **28**: 1082–1085.

94. Sevick RJ, Kanda F, Mintorovitch J *et al.* Cytotoxic brain edema: assessment with diffusionweighted MR imaging. *Radiology* 1992; **185**: 687–690.

95. Lux HD, Heinemann U, Dietzel I. Ionic changes and alterations in the size of the extracellular space during epileptic activity. *Adv Neurol* 1986; **44**: 619–639.

96. Wasterlain CG, Fujikawa DG, Penix L *et al.* Pathophysiological mechanisms of brain damage from status epilepticus. *Epilepsia* 1993; **34**(Suppl 1): S37–S53.

97. Helpern JA, Huang N. Diffusion-weighted imaging in epilepsy. *Magn Reson Imaging* 1995; **13**: 1227–1231.

98. Olney JW. Excitatory transmitters and epilepsyrelated brain damage. *Int Rev Neurobiol* 1985; **27**: 337–362.

99. Choi DW, Koh JY, Peters S. Pharmacology of glutamate neurotoxicity in cortical cell culture: attenuation by NMDA antagonists. *J Neurosci* 1988; **8**: 185–196.

100. Eidt S, Kendall EJ, Obenaus A. Neuronal and glial cell populations in the piriform cortex distinguished by using an approximation of q-space imaging after status epilepticus. *AJNR Am J Neuroradiol* 2004; **25**: 1225–1233.

Estudo de caso 35.1
Identificação pela DWI das alterações associadas à convulsão

K. Szabo ■ A. Achim Gass

Departamento de Neurologia, Universitätsklinikum Mannheim e University of Heidelberg, Mannheim, Alemanha

Histórico

Uma mulher de 76 anos de idade foi internada na unidade neurointensiva por causa de um início agudo de afasia sensorial, em que ela se recuperou em 1 dia. No dia 3, ela desenvolveu uma confusão repentina, com desorientação, ações estereotipadas repetitivas (ex., procurando por sua bolsa) e amnésia. Uma MRI foi solicitada presumindo um resultado de infarto hemisférico esquerdo recorrente.

Técnica

Foi realizada uma MRI com protocolo de infarto agudo, incluindo DWI, angiografia por MR em TOF e imagem de perfusão, assim como sequências transversais ponderadas em difusão alinhadas com a formação hipocampal.

Achados de imagem

Na MRI realizada 72 horas após o início dos sintomas iniciais, uma patologia vascular da artéria cerebral média (MCA) esquerda e uma lesão isquêmica aguda no território da MCA esquerda foram observadas (setas vermelhas). Adicionalmente, foi observada uma alteração do sinal hiperintenso na DWI no hipocampo esquerdo, associada a sinais de hiperperfusão nos mapas de tempo-ao-pico (TTP) na região da artéria cerebral posterior (PCA) na imagem de perfusão e na angiografia por MR (setas amarelas).

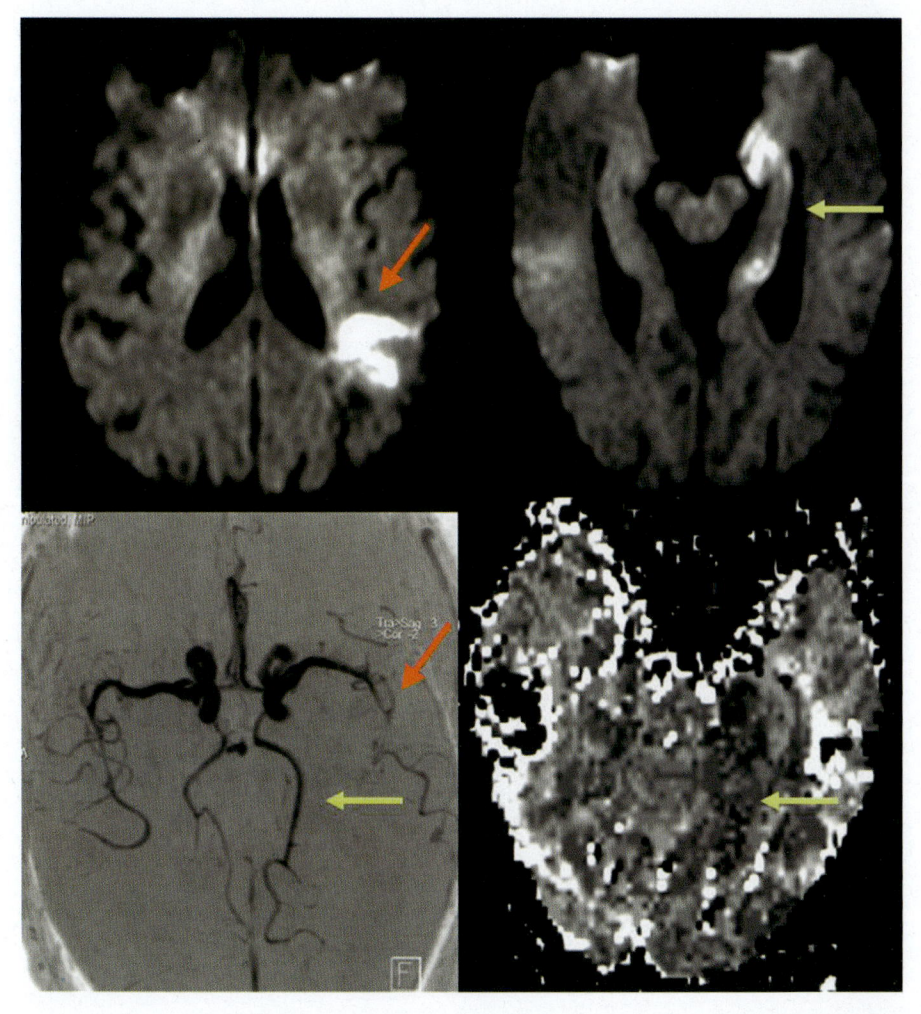

Fig. 35.C1.1

Discussão

A região da ACP demonstrou uma hiperperfusão focal, indicando que a atividade ictal, e não a isquemia, era responsável pelas alterações morfológicas no hipocampo. Um EEG realizado imediatamente após a imagem confirmou uma epilepsia parcial complexa com ondas rítmicas agudas no lobo temporal esquerdo. A paciente foi tratada com um benzodiazepínico, após o qual os sintomas de confusão se resolveram gradualmente. Desde então, ela tem sido repetitivamente hospitalizada com epilepsia sintomática, porém não sofreu mais infartos. Esta é uma constelação desafiadora de achados, porém com um exame clínico minucioso e experiência com o fenômeno ictal na MRI é possível diferenciar entre lesões isquêmicas e lesões metabólicas/ictais.

Ponto-chave

- Mudança no sinal hiperintenso na DWI restrito ao hipocampo, acompanhado por sinais de hiperperfusão, podem fornecer uma pista do diagnóstico da patologia ictal subjacente de síndromes confunsionais prolongadas, especialmente em idosos ou em pacientes com outras patologias primárias do CNS.

Referência

1. Szabo K, Poepel A, Pohlmann-Eden B *et al.* Diffusion- and perfusion-weighted MRI demonstrates parenchymal changes in complex partial status epilepticus. Brain 2005; **128**: 1369–1376.

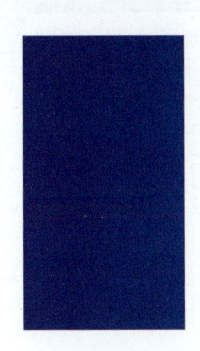

Estudo de caso 35.2
Identificação do foco epilético pela DTI

J. S. Duncan
Institute of Neurology UCL and National Hospital for Neurology and Neurosurgery, Londres, Reino Unido

Histórico
Uma mulher de 30 anos de idade tinha um histórico de 20 anos de epilepsia refratária do lobo frontal.

Técnica
Cálculo da difusividade média a partir da DTI, e comparação fundamentada no *voxel* da imagem com 30 controles normais, usando mapas paramétricos estatísticos (SPM).

Achados de imagem
Há uma área de aumento da difusividade média no lobo frontal direito. A MRI convencional (topo) não mostra alteração. A MRI pós-ressecção é demonstrada abaixo.

Discussão
A aquisição de imagem com DTI e a análise da difusividade média com SPM revelou uma anormalidade focal, em que não estava evidente na MRI convencional, e apresentou um alvo para o registro do EEG intracerebral que demonstrou o sítio do início da convulsão no giro orbitofrontal, o qual, por sua vez, exibiu difusividade aumentada. Esta área foi ressecada com um bom resultado.[1]

Ponto-chave
- Técnicas de MRI avançadas são capazes de demonstrar anormalidades que sustentam a epilepsia focal refratária e que não são evidentes na MRI convencional, assim como de identificar um alvo para o tratamento cirúrgico.

Referência
1. Rugg-Gunn FJ, Eriksson SH, Symms MR *et al.* Diffusion tensor imaging in refractory epilepsy: localization of focus and histopathological confirmation following resective surgery. *Lancet* 2002; **359**: 1748–1751.

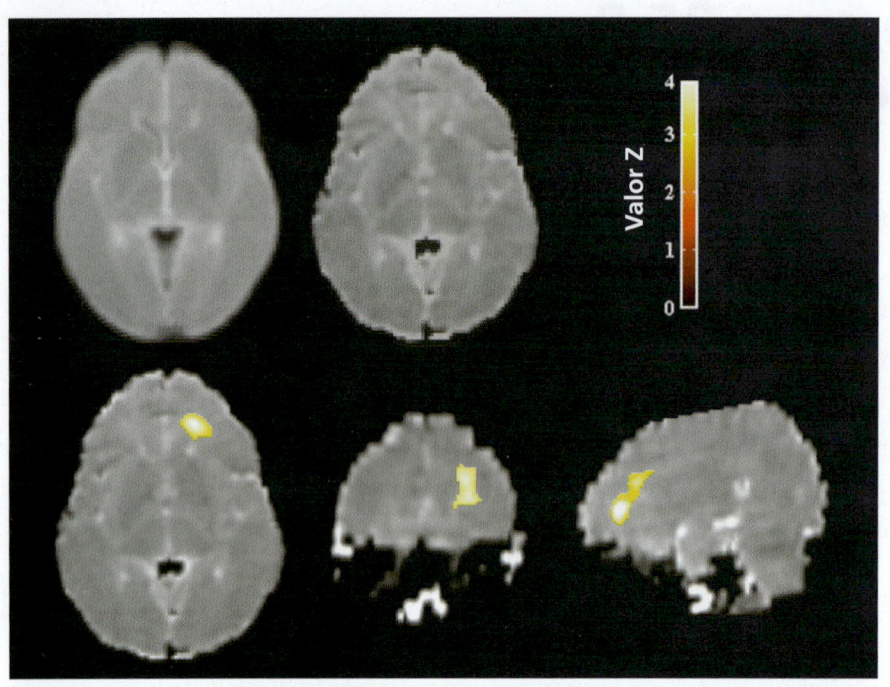

Fig. 35.C2.1

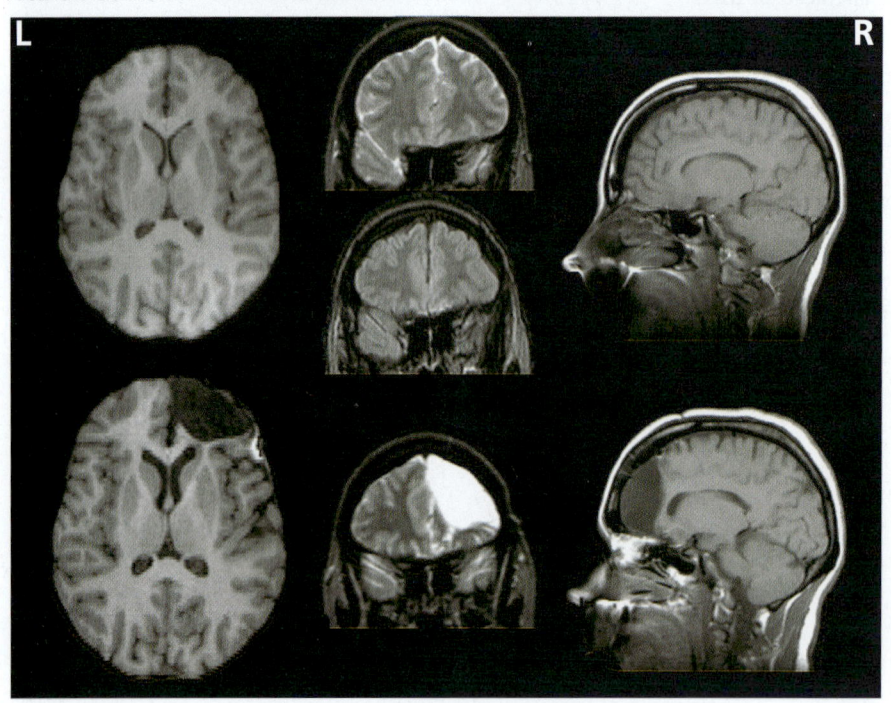

Área focal de difusividade média aumentada

Imagem superior: MRI convencional pré-operatória sem alterações.
Imagem inferior: MRI pós-ressecção.

Seção 6 — Doenças psiquiátricas e neurodegenerativas

Capítulo 36
Doença psiquiátrica e neurodegenerativa – visão geral

Adam D. Waldman

Introdução

O advento das técnicas de neuroimagem, as quais renderam não só informações estruturais como também fisiológicas, são de particular interesse nas investigações científicas e clínicas dos distúrbios neurodegenerativos e psiquiátricos. Estes distúrbios são grupos de condições em que quaisquer alterações estruturais que sejam evidentes nas sequências de imagens anatômicas geralmente estão pouco correlacionadas com as categorias de diagnóstico clínico, fisiopatologia subjacente e severidade da doença.

As sequências ponderadas em T_1 e T_2, em que a maioria das neuroimagens clínicas de rotina dependem, são frequentemente insensíveis aos processos patológicos subjacentes nestas doenças. Atrofia focal ou global por perda neuronal associada também é frequentemente sutil ou ausente, particularmente no curso inicial da doença. Como resultado, as imagens cerebrais clínicas com técnicas-padrão são frequentemente normais ou inespecificamente anormais.

Neste contexto, a imagem fisiológica possui duas finalidades. A primeira é clínica: fornecer informação diagnóstica que acrescente aquela obtida pelo exame clínico, pelos testes laboratoriais e pelas imagens estruturais convencionais do cérebro. O objetivo aqui é aumentar a sensibilidade e/ou especificidade do exame por imagens como um todo, como também aumentar a confidência diagnóstica, que irá consequentemente guiar o controle clínico. Neste contexto, a técnica deve fornecer um marcador substituto da doença que seja de valor preditivo no diagnóstico ou no prognóstico do paciente. Na prática, isto requer a manifestação de uma imagem característica ou, no caso de técnicas quantitativas, suficiente separação entre os parâmetros medidos a fim de permitir que um indivíduo sendo examinado seja colocado confidentemente em um grupo diagnóstico ou prognóstico. A fim de ter um amplo impacto clínico, a técnica deve melhorar a especificidade, a sensibilidade, a segurança ou o custo-eficácia na obtenção de um diagnóstico.

Outra aplicação é o fornecimento de marcadores substitutos do progresso da doença e resposta terapêutica. Visto que isto envolve medidas longitudinais, a estabilidade da técnica e a variação fisiológica normal em comparação com a magnitude das alterações biológicas sendo examinadas são questões-chave. Também vale a pena comentar que diferenças estatisticamente significantes entre os grupos clínicos, mesmo quando houver sobreposição entre eles, podem ser valiosas na avaliação da terapia, visto que uma resposta terapêutica é frequentemente refletida apenas na análise de grupo.

A segunda principal finalidade é científica, visando uma melhor compreensão das alterações patológicas no cérebro, a distribuição destas alterações e como elas se manifestam na forma de doença clínica. Embora as demandas estatísticas, em termos de separação de grupos, possam ser menores, uma interpretação mais rigorosa dos parâmetros fisiológicos mensurados, em termos do processo da doença subjacente, é necessária.

Detalhes da aplicação das técnicas fisiológicas são descritos nos Capítulos 37-41 e não serão repetidos aqui.

A competência deste capítulo é um resumo de algumas questões gerais relacionadas com a aplicação das técnicas de difusão, perfusão e espectroscopia por MR (MRS) na doença neurodegenerativa e psiquiátrica, e o impacto clínico destas técnicas no contexto de outros testes disponíveis. Tópicos ou assuntos emergentes selecionados, nos quais não possuam um número suficiente de trabalhos publicados para justificar um capítulo separado, também são discutidos aqui.

Questões na neurodegeneração e psiquiatria

Estudos das doenças neurodegenerativas e psiquiátricas apresentam desafios particulares, nos quais são dignos de uma breve menção.

Fatores do paciente e validação diagnóstica

A validação do diagnóstico representa uma dificuldade constante no estudo de pacientes com doenças psiquiátricas e neurodegenerativas. Na maioria das condições psiquiátricas, o diagnóstico baseia-se em uma constelação de aspectos clínicos, não existindo testes laboratoriais como uma referência-padrão. Além disso, os critérios diagnósticos e a maneira em que são aplicados, podem diferir entre os diferentes países (ver Capítulo 37).

Nas doenças neurodegenerativas orgânicas, o diagnóstico definitivo se baseia nas alterações histopatológicas características que ocorrem no parênquima cerebral; no entanto, a morbidade e a mortalidade associadas à biópsia cerebral são raramente justificadas nesta população clínica. Portanto, qualquer exame patológico é realizado na autopsia, que, para doenças crônicas, pode demorar anos; consequentemente, a interpretação pode ser confundida pelo processo normal de envelhecimento e outra patologia intercorrente. Mudanças nas atitudes públicas, prática clínica e, em alguns países, leis que governam os exames e o descarte de tecido humano, também significam que a autopsia e o uso de amostras patológicas na pesquisa será cada vez menos realizado.

A situação é mais fácil nas condições relativamente raras, em que um gene específico tenha sido identificado como uma causa, embora se deva ter em mente que a expressão fenotípica da alteração genética subjacente pode ser altamente variável.

Também é de valia, levando em conta as dificuldades diagnósticas resumidas acima e a importância de estudar grupos patológicos puros. É arriscado (embora tentador, particularmente nos distúrbios raros, em que o número de sujeitos é limitado ou onde o recrutamento é difícil por outras razões) agrupar pacientes com patologias heterogêneas para obter poder estatístico para a análise de dados; nestas circunstâncias, há um grande debate para a realização de estudos multicêntricos usando critérios diagnósticos e protocolos de imagem consistentes.

Muitas condições neurodegenerativas são doenças de idosos. É importante diferenciar as alterações nos parâmetros de imagem fisiológica causadas pela patologia de interesse daqueles relacionados com o processo normal de envelhecimento, comorbidade e medicação intercorrente, que são muito mais comuns em pessoas mais velhas.

Problemas técnicos e práticos

Além das considerações e limitações técnicas comuns à aplicação da MR fisiológica, e que são discutidas na Seção 1, há diversas considerações particularmente relevantes para o estudo da doença neurodegenerativa e psiquiátrica.

O tempo total de exame deve ser mantido a um mínimo (de modo ideal, menor que 45 min), e um grande esforço deve ser feito para garantir que os sujeitos, que são geralmente idosos, estejam o mais confortável possível no magneto. Cifose degenerativa do pescoço pode apresentar um problema particular com o posicionamento no interior da bobina de cabeça.

Pela natureza das doenças neurodegenerativas e psiquiátricas, os pacientes podem estar confusos ou agitados, executando movimentos involuntários; segurança no aparelho e problemas com a movimentação do paciente, portanto, representam questões significativas.

Pacientes idosos frequentemente possuem doença vascular, que pode afetar o débito cardíaco e os períodos de trânsito; isto irá influenciar o processamento dos parâmetros tanto para perfusão com uso de *bolus* como para a perfusão com marcação de spins arteriais (ASL).

MRI fisiológica nas demências comuns

A doença de Alzheimer (AD) é a principal causa de demência nos países desenvolvidos. A crescente incidência de AD, conforme as populações envelhecem, e o advento de tratamentos específicos incentivaram o desenvolvimento de testes confiáveis e acessíveis para o diagnóstico precoce e para o monitoramento da evolução da doença. Geralmente, o diagnóstico da AD apóia-se principalmente nos critérios clínicos, com uma margem de erro de 10-20%, mesmo para pacientes que satisfaçam os critérios diagnósticos do *National Institute of Neurological and Communicative Disorders and Stroke-Alzheimer's Disease and Related Disorders Association* (NINCDS-ADRDA).[1] Há também um crescente reconhecimento dos fatores de risco comuns para AD e demências vasculares, assim como da possível contribuição de ambas as patologias ao declínio cognitivo em um indivíduo. Tanto a AD quanto as demências degenerativas primárias, como a degeneração frontotemporal (FTD), podem apresentar-se atipicamente. Consequentemente, pode haver uma considerável superposição entre os aspectos clínicos e de imagem nestas condições.

Espectroscopia por ressonância magnética

Embora as primeiras alterações patológicas na AD possam ocorrer nas formações hipocampais, esta doença é mais bem diagnosticada pela MRS da região cingulada posterior, a partir em que espectros de alta qualidade, quantificáveis e reprodutíveis a um tempo de eco (TE) curto podem ser adquiridos a partir de um *voxel* predominantemente cortical. Aparentemente, é uma região em que ocorre uma alteração patológica progressiva durante todo o curso da AD,[2] sendo também, portanto, um alvo adequado para estudos longitudinais. As alterações metabólicas características são de concentração reduzida de N-acetilaspartato (NAA) e elevada de mio-inositol (mI), quando comparado com indivíduos normais. Além disso, na maioria dos estudos, a razão NAA/mI exibe boa especificidade e sensibilidade para a diferenciação entre os pacientes com AD e os sujeitos normais ou aqueles com demência vascular. Ao passo que as alterações metabólicas que ocorrem nas demências degenerativas primárias, como a AD e FTD, afetam predominantemente as estruturas corticais, aquelas na demência vascular refletem principalmente uma lesão na substância branca (WM). Embora similares alterações qualitativas de metabólitos tenham sido relatadas na FTD e na AD, foi proposto que suas distribuições anatômicas (predominantemente anterior na FTD e mais posterior na AD) possam ser diagnosticamente discriminantes.

As alterações metabólicas (particularmente mI elevado) também são detectáveis em pacientes com leve comprometimento cognitivo, que estão em grande risco de evoluir para AD. As relações quantitativas observadas entre as razões dos metabólitos e os índices do comprometimento cognitivo também suportam a observação de que o primeiro reflete uma patologia que causa comprometimento cognitivo e evolui como parte do processo da doença.

Imagens ponderadas em difusão

Até agora, embora as imagens ponderadas em difusão (DWI) tenham demonstrado pequenos aumentos regionais no coeficiente de difusão aparente (ADC) e índices reduzidos de anisotropia (Cap. 38) em sujeitos com AD, estes dados não são suficientemente robustos para serem utilizados diagnosticamente.

Foi sugerido que processos de difusão mais lentos, detectados com valores b superiores ($b = 2.000$-3.000) àqueles tipicamente utilizados na DWI de rotina ($b = 1.000$), podem ser mais sensíveis aos processos patológicos da AD na WM.[3] A tractografia de fibras ainda necessita ser avaliada em um contexto clínico.

Imagens de perfusão

A mensuração do fluxo sanguíneo regional com a MR ponderada em perfusão em suscetibilidade dinâmica ainda não foi amplamente aplicada para o estudo da demência, porém concede informações similares àquelas obtidas pela técnica de tomografia computadorizada por emissão de fóton único (SPECT) com hexametilpropileneamina oxima (HMPAO), que é utilizada com mais frequência. Comparações preliminares sugerem que a técnica de MR é tão específica e pelo menos tão sensível quanto.[4] Também apresenta um menor custo, não possui radiação ionizante e pode ser realizada simultaneamente à imagem estrutural de alta resolução e à MRS. Recentemente, perfusão mensurada pela ASL demonstrou diferenças na perfusão regional entre a AD e a FTD.[5]

Outras técnicas, abordagens multimodais e questões econômicas

Vários outros métodos de MRI têm sido aplicados no estudo da AD. Estes métodos incluem a MRI volumétrica, que mede a atrofia como um marcador substituto da perda neuronal com base em medidas focais do volume hipocampal ou globais do volume cerebral do registro de imagens seriadas.[6] Outros métodos podem ser considerados "patologicamente sensíveis" e refletem alterações na ultraestrutura do tecido, como as técnicas de transferência de magnetização (MT), nas quais são sensíveis à água ligada a macromoléculas.[7] Ambas as abordagens demonstraram potencial diagnóstico na demência.

Um estudo multimodal examinando a sensibilidade e especificidade da MRS, as medidas do ADC e a volumetria hipocampal em MRI, em pacientes com AD, com leve comprometimento cognitivo e em controles normais, concluiu que as medidas combinadas forneceram a maior acurácia diagnóstica.[8] Os parâmetros mais discriminantes, no entanto, variaram com a severidade da doença, sugerindo que os protocolos das técnicas de imagem deveriam ser adaptados aos detalhes clínicos do indivíduo sob investigação.

A questão de como a MR e outros métodos de neuroimagem (particularmente a SPECT e a tomografia de emissão de pósitrons [PET]) contribuem para o controle também tem sido abordada em diversas revisões (ex., Kantarci e Jack[9] e O'Brien[10]). Evidências demonstram que a MRS, a volumetria hipocampal, a SPECT-HMPAO e a PET com [^{18}F]-fluorodeoxiglicose (FDG) possuem precisão similar à avaliação clínica na diferenciação entre indivíduos com AD estabelecida e sujeitos idosos normais, porém acrescentaram valor em diferenciar a AD de outras demências, além de poder ajudar na identificação de indivíduos em risco de evoluir para demência e fornecer marcadores substitutos da doença e resposta terapêutica.

O custo-eficácia da neuroimagem fisiológica e funcional no controle da demência é uma questão importante no sistema de gestão de saúde ou em sistemas com recursos limitados, particularmente do modo que a população em risco cresce por meio das mudanças demográficas. Um estudo fundamentado nos modelos de decisão e comparando os exames clínicos padrões com os custos adicionais da perfusão pela MRI e PET contra o custo por ano de vida ganho, ajustado pela qualidade (QUALY), revelou custos por QUALY altamente variáveis, porém espetacularmente alto, com a adição das técnicas de imagem (variando entre $24.000 e $8 milhões). A conclusão foi que a adição de neuroimagem funcional aos regimes diagnósticos usuais nas clínicas de AD claramente não é eficaz em termos de custos, dada a eficácia limitada dos tratamentos atualmente disponíveis.[11]

No entanto, o advento de terapias específicas modificadoras da doença para a AD está mudando dramaticamente este balanço custo-benefício, estimulando o uso de imagens patologicamente sensíveis tanto para o diagnóstico quanto para ser marcador substituto da resposta para ensaios clínicos.

O desenvolvimento de uma técnica utilizando a PET e um ligante sensível ao amiloide cerebral, como o composto B de Pittsburgh e outros compostos estilbenos (revisado por Henriksen et al.[12]), permite a detecção in vivo das placas amiloides em sujeitos com AD e em alguns com leve comprometimento cognitivo. No entanto, um aumento da captação também pode ser observado no idoso cognitivamente normal e, assim como nos estudos patológicos de placas amiloides, a captação de traçador não se correlaciona com a severidade clínica naqueles com AD estabelecida. Estes ligantes podem, portanto, ser considerados como bons marcadores da patologia da AD, mas não da doença, limitando, desse modo, seu uso no monitoramento da eficácia do tratamento. Talvez outros alvos, como os oligômeros amiloides, elementos da via da proteína tau que induzem a formação de emaranhados neurofibrilares ou componentes inflamatórios putativos, possam fornecer melhores marcadores da severidade da doença.

As técnicas de PET apresentam uma maior especificidade e sensibilidade molecular que os métodos atuais de MRI, porém são de alto custo e, no caso de compostos com base no ^{11}C, com uso limitado nos centros com instalações com cíclotron. São improváveis de serem amplamente disponíveis para a polução em risco de demência. Estas técnicas podem, no entanto, fornecer uma referência patológica in vivo para um grupo de sujeitos em que o diagnóstico definitivo seja difícil de obter de outra maneira, e contra o qual as técnicas de MRI mais acessíveis possam ser validadas. Por exemplo, a deposição de ferro no cérebro (discutido no Capítulo 41) é um provável marcador substituto da carga amiloide.

Vários ensaios clínicos de possíveis agentes modificadores da doença estão sendo realizados neste momento. As técnicas mais adequadas para a seleção e a avaliação de pacientes de tais tratamentos emergentes ainda necessitam ser estabelecidas.

Os métodos de análise volumétrica quantitativa são populares, visto que são longitudinalmente estáveis e relativamente fáceis de comparar entre os centros, porém ainda não é claro se estes métodos serão sensíveis e específicos aos efeitos terapêuticos clinicamente significativos ou se os fluxos de fluidos associados à reação com anticorpo e outras terapias imunomediadas irão controlar a alteração no volume cerebral.

É provável que a combinação da imagem com biomarcadores no líquor ou séricos será útil para o diagnóstico e a avaliação terapêutica,[13] e projetos para iniciativas multicêntricas[14] têm sido publicados.

Imagem fisiológica das doenças causadas por príons

A neuroimagem exerce um papel importante no diagnóstico das doenças causadas por príons, as quais são distúrbios neurodegenerativos progressivos e fatais causados por isômeros anormais das proteínas encontradas no cérebro (PrP). As doenças causadas por príons incluem a doença de Creutzfeldt-Jakob esporádica (sCJD), as formas familiares com mutações genéticas como a doença de Gerstmann-Straussler-Scheinker (GSS), a variante da doença de Creutzfeldt-Jakob (vCJD) e doença iatrogênica derivada do aloenxerto ou instrumentais cirúrgicos contaminados.

A típica alteração de imagem é a de hiperintensidade das estruturas da substância cinzenta (GM) em sequências ponderadas em T_2. Os padrões de imagem na sCJD são irregulares e variam desde um sinal isolado anormal nos núcleos caudados até o envolvimento difuso talâmico, cortical e dos núcleos da base.[15] Um padrão característico da hiperintensidade pulvinar bilateral, "o sinal pulvinar", tem sido descrito em um grande número de pacientes com um diagnóstico de possível vCJD.[16] A sensibilidade destes sinais é incerta na fase inicial da doença.

Estudo da sCJD sugere que, nestas doenças, a DWI oferece uma maior sensibilidade na detecção de alterações na GM; uma alteração marcante de sinal foi detectada na ausência de alterações nas imagens ponderadas em T_2 e densidade de prótons.[17,18] Os poucos dados publicados sobre a DWI na vCJD sugerem que esta técnica também aumenta a sensibilidade às anormalidades pulvinares, porém que as características de difusão podem mudar durante o curso da doença; o ADC pode ser mais baixo ou mais alto que o normal.[19-21] A sensibilidade da DWI na doença familiar não é conhecida.

Foram publicados vários estudos de MRS em doenças causadas por príons, a maioria sendo relatos de casos isolados de sCJD e doença familiar usando técnicas com TE longo. O achado mais consistente foi da redução intensa, porém inespecífica, na concentração de NAA nas várias regiões do cérebro (ex.,[22]). Subsequentes medidas com TE curto do tálamo em pacientes com vCJD (todos anormais nas imagens ponderadas em T_2) demonstraram um aumento intenso na concentração de mI e concentrações muito baixas de NAA.[23,24] A magnitude das anormalidades sugere que as mesmas podem ser detectadas na fase inicial da doença, antes que anormalidades na imagem estrutural estejam presentes e, portanto, seriam diagnosticamente úteis. Estas alterações foram atribuídas à depleção neuronal severa e intensa gliose, as quais são aspectos patológicos desta região cerebral na vCJD. Estas são similares, porém mais extremas do que, àquelas observadas na AD. Uma concentração elevada de mI, porém sem perda significativa de NAA, também foi descrita em carreadores pré-sintomáticos da mutação do gene P102L, que carregam um risco de desenvolver GSS,[25] e achados espectroscópicos consistentes com gliose talâmica foram documentados no estágio final da insônia fatal.[26]

Alterações metabólicas associadas a doenças conformacionais podem, portanto, ser consideradas como marcadores substitutos que refletem as vias comuns finais da perda neuronal e gliose.

Não estamos a par de qualquer trabalho publicado em perfusão pela MR na doença causada por príons; há alguns relatos de estudos de perfusão com radionuclídeo,[27,28] porém sem o desenvolvimento de um padrão característico de perfusão anormal.

MRI fisiológico na neurodegeneração (distúrbios do movimento)

Não surgiu nenhum papel para a MRS na investigação clínica dos distúrbios degenerativos do movimento. Até hoje, os achados no mais comum destes tipos de distúrbios, a doença de Parkinson idiopática, são inconsistentes, e aqueles em outras síndromes parkinsonianas, particularmente a atrofia multisistêmica e a paralisia supranuclear progressiva, não são suficientemente específicos ou discriminantes para serem úteis diagnosticamente.

Nestes distúrbios, o número limitado de estudos por difusão demonstra um ADC elevado nos núcleos da base dos sujeitos com atrofia multisistêmica ou paralisia supranuclear progressiva, com alta sensibilidade e especificidade para diferenciá-los dos indivíduos com doença de Parkinson idiopática ou dos sujeitos controles (ex.,[29]).

A utilização de radionuclídeos na obtenção de imagens por SPECT e PET permite uma avaliação mais funcional da função colinérgica e dopaminérgica local usando ligantes específicos. O método de captação do transportador de dopamina (DAT) pela SPECT é o mais comumente utilizado em um ambiente clínico; baixa captação de dopamina no estriado parece ser um marcador diagnóstico útil para a doença de Parkinson idiopática (que pode ser diferenciada da paralisia supranuclear progressiva, mas não da atrofia multisistêmica, MSA,[30]). Diversos outros marcadores metabólicos e ligantes são utilizados na SPECT e PET, refletindo diferentes aspectos da função neuronal, são utilizados na pesquisa e podem fornecer biomarcadores da progressão da doença e da resposta terapêutica.[31,32]

MRI fisiológico na psiquiatria

Uma função clínica para a MRI fisiológica na doença psiquiátrica ainda necessita ser estabelecida; até o momento, nem a MRS nem a difusão/perfusão pela MRI provou ter valor diagnóstico ou prognóstico para indivíduos com condições psiquiátricas comuns. No entanto, os achados da MRS de prótons e ^{31}P-MRS e imagens de difusão em doenças como a esquizofrenia fornecem uma compreensão importante sobre a correlação anatômica e fisiopatológica do que uma vez já foi considerado ser "psicose funcional". Estas técnicas podem ser utilizadas para testar os modelos conceituais da doença psiquiátrica, em tentativas de revelar os possíveis alvos terapêuticos, como também para fornecer marcadores substitutos da resposta ao tratamento com novas drogas ou drogas estabelecidas.

Conclusões

As técnicas de imagem fisiológica fornecem informações complementares relevantes para a investigação das doenças neurodegenerativas e psiquiátricas. A espectroscopia por ressonância magnética fornece marcadores bioquímicos da integridade e saúde neuronal local e das populações de células gliais, nas estruturas conhecidas por auxiliar funções importantes, como por exemplo a função executiva e de memória ou o controle dos processos motores. Estes marcadores oferecem índices potencialmente sensíveis capazes de refletir o dano celular antes que o mesmo seja aparente, mesmo que apenas como uma perda de volume sutil.

As imagens por DWI e por tensor de difusão concedem informações sobre a ultraestrutura, a partir da qual a conectividade e os circuitos neurais entre diferentes regiões cerebrais relevantes podem ser deduzidos por tractografia de fibras. A integridade destes circuitos e conexões é necessária para uma função cognitiva, de memória e executiva normal, como também para o controle motor. Estes circuitos podem ser rompidos diretamente, como por exemplo na lesão isquêmica ou outro dano em regiões relevantes da WM, ou podem sofrer alteração secundária à perda da função nas regiões que eles conectam. No caso de algumas condições psiquiátricas, eles podem desenvolver-se anormalmente.

Neste grupo de doenças, o estudo da perfusão seja talvez de interesse primário menor, embora a crescente sobreposição entre os fatores de risco vasculares e a AD, e alterações reconhecidas no fluxo sanguíneo regional, sugiram que o estudo da perfusão possa ter um adicional papel na imagem da demência.

Referências

1. McKhann G, Drachman D, Folstein M et al. Clinical diagnosis of Alzheimer's disease: report of the NINCDS–ADRDA Work Group under the auspices of Department of Health and Human Services Task Force on Alzheimer's Disease. *Neurology* 1984; **34**: 939–944.

2. Scahill RI, Schott JM, Stevens JM, Rossor MN, Fox NC. Mapping the evolution of regional atrophy in Alzheimer's disease: unbiased analysis of fluid-registered serial MRI. *Proc Natl Acad Sci USA* 2002; **99**: 4703–4707.

3. Yoshiura T, Mihara F, Tanaka A et al. High b value diffusion-weighted imaging is more sensitive to white matter degeneration in Alzheimer's disease. *Neuroimage* 2003; **20**: 413–419.

4. Harris GJ, Lewis RF, Satlin A et al. Dynamic susceptibility contrast MR imaging of regional cerebral blood volume in Alzheimer disease: a promising alternative to nuclear medicine. *AJNR Am J Neuroradiol* 1998; **19**: 1727–1732.

5. Du AT, Jahng GH, Hayasaka S et al. Hypoperfusion in frontotemporal dementia and Alzheimer disease by arterial spin labeling MRI. *Neurology* 2006; **67**: 1215–1220.

6. Fox NC, Freeborough PA. Brain atrophy progression measured from registered serial MRI: validation and application to Alzheimer's disease. *J Magn Reson Imaging* 1997; **7**: 1069–1075.

7. van der Flier WM, van den Heuvel DM, Weverling-Rijnsburger AW et al. Magnetization transfer imaging in normal aging, mild cognitive impairment, and Alzheimer's disease. *Ann Neurol* 2002; **52**: 62–67.

8. Kantarci K, Xu Y, Shiung MM et al. Comparative diagnostic utility of different MR modalities in mild cognitive impairment and Alzheimer's disease. *Dement Geriatr Cogn Disord* 2002; **14**: 198–207.

9. Kantarci K, Jack CR, Jr. Neuroimaging in Alzheimer disease: an evidence-based review. *Neuroimaging Clin N Am* 2003; **13**: 197–209.

10. O'Brien JT. Role of imaging techniques in the diagnosis of dementia. *Br J Radiol* 2007; **80**(Special Issue): S71–S77.

11. McMahon PM, Araki SS, Neumann PJ, Harris GJ, Gazelle GS. Costeffectiveness of functional imaging tests in the diagnosis of Alzheimer disease. *Radiology* 2000; **217**: 58–68.

12. Henriksen G, Yousefi BH, Drzezga A, Wester HJ. Development and evaluation of compounds for imaging of amyloid plaque by means of positron emission tomography *Eur J Nucl Med Mol Imaging* 2008; **35**(Suppl 1): S75–S81.

13. de Leon MJ, Mosconi L, Blennow K et al. Imaging and CSF studies in the preclinical diagnosis of Alzheimer's disease. *Ann N Y Acad Sci* 2007; **1097**: 114–145.

14. Jack CR, Jr., BernsteinMA, FoxNC et al. TheAlzheimer's Disease Neuroimaging Initiative (ADNI): MRI methods *J Magn Reson Imaging* 2008; **27**: 685–691.

15. Collie DA, Sellar RJ, Zeidler M et al. MRI of Creutzfeldt– Jakob disease: imaging features and recommended MRI protocol *Clin Rad* 2001; **56**: 726–739.

16. Zeidler M, Sellar RJ, Collie DA et al. The pulvinar sign on magnetic resonance imaging in variant Creutzfeldt–Jakob disease. *Lancet* 2000; **355**: 1412–1418.

17. Bahn MM, Parchi P. Abnormal diffusionweighted magnetic resonance images in Creutzfeldt–Jakob disease. *Arch Neurol* 1999; **56**: 577–583.

18. Demaerel P, Heiner L, Robberecht W, Sciot R, Wilms G. Diffusionweighted MRI in sporadic Creutzfeldt–Jakob disease. *Neurology* 1999; **52**: 205–208.

19. Oppenheim C, Brandel J-P, Hauw J-J, Deslys JP, Fontaine B. MRI and the second French case of vCJD. *Lancet* 2000; **15**: 356: 253–254.

20. Matoba M, Tonami H, Miyaji H, Yokota H, Yamamoto I. Creutzfeldt– Jakob disease: serial changes on diffusion-weighted MRI. *J Comput Assist Tomogr* 2001; **25**: 274–277.

21. Waldman AD, Jarman P, Merry RTG. Rapid echoplanar imaging in variant Creutzfeldt–Jakob disease: where speed is of the essence. *Neuroradiology* 2003; **45**: 528–531.

22. Graham GD, Petroff OAC, Blamire AM et al. Proton magnetic resonance spectroscopy in Creutzfeldt– Jakob disease. *Neurology* 1993; **43**: 2065–2068.

23. Cordery R, MacManus D, Collinge J, Rossor M, Waldman A. Short TE proton spectroscopy in variant and familial Creutzfeld–Jakob disease. *Proc Int Soc Mag Res Med* 2003; **11**: 438.

24. Galanaud D, Dormont D, Grabli D et al. MR spectroscopic pulvinar sign in a case of variant Creutzfeldt– Jakob disease. *J Neuroradiol* 2002; **29**: 285–287.

25. Waldman AD, Cordery RJ, MacManus DG et al. Regional brain metabolite abnormalities in inherited prion disease and asymptomatic gene carriers demonstrated in vivo by quantitative proton magnetic resonance spectroscopy. *Neuroradiology* 2006; **48**: 428–433.

26. Haïk S, Galanaud D, Linguraru MG et al. In vivo detection of thalamic gliosis: a pathoradiologic demonstration in familial fatal insomnia. *Arch Neurol* 2008; **65**: 545–9.

27. Miller DA, Vitti RA, Maslack MM. The role of 99 m-Tc HMPAO SPECT in the diagnosis of Creutzfeldt– Jakob disease. *AJNR Am J Neuroradiol* 1998; **19**: 454–455.

28. Arata H, Takashima H, Hirano R et al. Early clinical signs and imaging findings in Gerstmann–Sträussler– Scheinker syndrome (Pro102Leu). *Neurology* 2006; **66**: 1672–1678.

29. Seppi K, Schocke MF, Esterhammer R et al. Diffusion-weighted imaging discriminates progressive supranuclear palsy from PD, but not from the Parkinson variant of multiple system atrophy. *Neurology* 2003; **60**: 922–927.

30. Antonini A, Benti R, De Notaris R et al. ^{123}I-Ioflupane/SPECT binding to striatal dopamine transporter (DAT) uptake in patients with Parkinson's disease, multiple system atrophy, and progressive supranuclear palsy. *Neurol Sci* 2003; **24**: 149–150.

31. Brooks DJ, Frey KA, Marek KL et al. Assessment of neuroimaging techniques as biomarkers of the progression of Parkinson's disease. *Exp Neurol* 2003; **184**(Suppl 1): S68–S79.

32. Brooks DJ. The role of structural and functional imaging in parkinsonian states with a description of PET technology. *Semin Neurol* 2008; **28**: 435–445.

Capítulo 37

Espectroscopia por ressonância magnética na psiquiatria

John D. Port ▪ Basant K. Puri

Introdução

A espectroscopia por ressonância magnética (MRS) é uma grande promessa para o diagnóstico e o controle da doença psiquiátrica. A técnica está disponível para o uso em humanos desde 1973, porém naquela época era limitada aos principais centros médicos onde eram realizadas sequências espectroscópicas experimentais e havia pessoal de apoio especializado, restringindo a acessibilidade clínica a pesquisadores em vez de clínicos. A chegada do *software* comercial de espectroscopia clínica, aprovado pelo *US Food and Drug Administration* em 1995, tornou acessível a MRS clínica, proliferando o número de estudos psiquiátricos por MRS.

O crescente interesse na MRS psiquiátrica resulta da baixa sensibilidade e especificidade demonstrada na maioria dos estudos de imagem estrutural para detecção de doença psiquiátrica (ex.,[1]). Até agora, há poucos marcadores anatômicos da doença psiquiátrica que podem ser considerados "confiáveis". Este achado apresenta uma boa correlação com a impressão clínica de que doenças psiquiátricas são primariamente funcionais, causadas por desequilíbrios químicos ou diferenças estruturais microscópicas que não são detectáveis com a atual tecnologia. Embora exames clínicos por MR de pacientes psiquiátricos sejam ocasionalmente realizados, a indicação clínica é geralmente para excluir quaisquer causas orgânicas para as anomalias comportamentais dos pacientes, em vez de fazer um diagnóstico de uma determinada doença psiquiátrica.

Há uma clara necessidade para técnicas de imagens que possam determinar com confiança e de forma reprodutível marcadores da doença psiquiátrica. Embora a MRS demonstre potencial como tal, a literatura em MRS psiquiátrica contém muitos estudos de qualidade marginal, com falhas significativas de planejamento e outras falhas técnicas. A literatura é discrepante e, portanto, poucos estudos são sensíveis à metanálise (ex.,[2]). O valor geral da literatura existente em MRS psiquiátrica é, portanto, limitado.

Diversos problemas precisam ser considerados ao revisar um artigo descrevendo a MRS na psiquiatria, a fim de garantir a validade de seus achados; com estas considerações em mente, um grande subgrupo da literatura em MRS psiquiátrica será revisado, com ênfase nos melhores estudos realizados até agora.

Problemas na MRS psiquiátrica

Seleção dos sujeitos

Clareza do diagnóstico

MRS espacialmente seletiva está disponível como uma ferramenta de pesquisa desde meados da década de 1980. Naquela época, os distúrbios psiquiátricos eram classificados utilizando o *Manual Diagnóstico e Estatístico dos Transtornos Mentais* (DSM), 3ª ed.[3] O DSM-III alterou o modo de pensar da comunidade psiquiátrica; foi nesta versão que uma análise multieixo da doença psiquiátrica foi desenvolvida. Desde 1980, três outras versões foram publicadas, cada uma com critérios ligeiramente diferentes para o diagnóstico e classificação da doença psiquiátrica (Tabela 37.1). Estas alterações complicam as comparações entre a literatura passada e presente, visto que não é garantido que os grupos de coortes experimentais realmente representem a mesma doença psiquiátrica.

Diversos estudos combinaram pacientes com diferentes diagnósticos psiquiátricos em um único grupo experimental. Algumas destas combinações fazem sentido para o estudo de particulares sintomas, como a combinação de pacientes com depressão maior e daqueles com transtorno bipolar em um grupo a fim de estudar as alterações no estado depressivo *versus* eutímico.[5,6] No entanto, algumas combinações não têm nenhuma base lógica aparente, como por exemplo a combinação de pacientes com depressão maior e pacientes com transtorno obsessivo-compulsivo (OCD).[7] De modo ideal, estudos de coorte devem consistir de pacientes com uma única e bem definida doença psiquiátrica, a fim de detectar alterações na MRS específicas ao diagnóstico em particular.

Tamanho da amostra

Muitos dos estudos psiquiátricos por MRS realizados até hoje avaliaram somente números limitados de pacientes psiquiátricos; como tal, os resultados são estudos pilotos com pouco poder estatístico. Visto que a magnitude das diferenças metabólicas detectadas pela MRS entre os pacientes psiquiátricos e os controles é atualmente desconhecida, um método aceitável de alcançar uma estimativa do tamanho da amostra para um estudo é o de usar o tamanho do efeito calculado pela metodologia de Cohen.[8] Especificamente, a fim de detectar um tamanho de efeito "grande" (0,8) para uma comparação de dois grupos independentes (assumindo uma distribuição Gaussian para as mensurações), para um poder de 80% a um nível α de 0,05, um estudo deve ter pelo menos 26 sujeitos em cada grupo (ou seja, um total de 52 sujeitos). Para detectar um tamanho de efeito "médio" (0,5), o estudo deve possuir no mínimo 64 sujeitos em cada grupo (total de 128 sujeitos). Se um estudo caso-controle é elaborado com um grupo-controle pareado (ex., controles pareados por gênero e idade), os números são um pouco melhores: um estudo deve possuir no mínimo 15 sujeitos em cada grupo (total de 30 sujeitos) para detectar um tamanho de efeito "grande" e 34 em cada grupo (total de 68 sujeitos) para detectar um tamanho de efeito "médio". Portanto, assumindo que a MRS é uma técnica poderosa e irá demonstrar grandes diferenças nas concentrações metabólicas ou relações entre os pacientes e

Tabela 37.1 Resumo selecionado do sistema de classificação do Manual Diagnóstico e Estatístico dos Transtornos Mentais, revisão de texto 4ª ed

Categoria	Distúrbio
Transtornos da infância	Transtorno de déficit de atenção e transtornos disruptivos do comportamento (déficit de atenção/hiperatividade, conduta, transtorno opositivo desafiador)
	Distúrbios de aprendizagem (matemática, leitura, expressão escrita)
	Transtorno opositivo desafiador
	Transtornos pervasivos do desenvolvimento (autismo, síndrome de Asperger, síndrome de Rett, transtorno desintegrativo da infância)
Transtornos cognitivos	Transtornos amnésticos
	Transtornos delirantes
	Demência (doença de Alzheimer, doença de Creutzfeldt-Jakob, doença de Pick, doença de Huntington, doença de Parkinson, doença vascular)
Transtornos relacionados com o uso de substâncias	Transtornos relacionados com o uso de álcool, anfetamina, cafeína, maconha, cocaína, alucinógeno, inalante, nicotina, opioide e sedativos
Transtornos psicóticos	Transtorno psicótico breve
	Transtorno delusional
	Transtorno esquizoafetivo
	Transtorno esquizofreniforme
	Esquizofrenia (catatônica, desorganizada, paranoide, residual, indiferenciada)
	Transtorno psicótico compartilhado
Transtornos do humor	Transtornos bipolares (bipolar I, bipolar II, ciclotimia)
	Transtornos depressivos (transtorno distímico, transtorno depressivo maior)
Transtornos de ansiedade	Transtorno de estresse agudo
	Agorafobia sem transtorno do pânico
	Transtorno de ansiedade generalizada
	Transtorno obsessivo compulsivo
	Transtorno do pânico (com ou sem agorafobia)
	Transtorno de estresse pós-traumático
	Fobia social
Transtornos alimentares	Anorexia nervosa
	Bulimia nervosa

Fonte: American Psychiatric Association 2000.[4].

controles (ou seja, um grande tamanho de feito), um estudo comparando dois grupos de pacientes independentes deveriam possuir pelo menos 26 pacientes psiquiátricos e 26 controles; para o mesmo estudo, conduzido em um cenário pareado, pelo menos 15 pacientes e 15 controles seriam necessários para ter um poder de pelo menos 80%.

Pareamento por idade e gênero

É bem estabelecido que as concentrações cerebrais de metabólitos mudam consideravelmente no cérebro em desenvolvimento, alcançando os padrões adultos normais aproximadamente aos 2 ½ anos de idade.[9,10] Também é bem aceito que estas concentrações de metabólitos lentamente variam com o aumento da idade.[11,13] Um recente estudo descobriu diferenças na taxa da colina (Cho) reduzida entre homens e mulheres idosas, indicando que também pode haver diferenças nas concentrações metabólicas entre os dois gêneros.[14] Enquanto concentrações metabólicas normais para uma determinada idade e gênero ainda precisam ser determinadas, ao escolher um delineamento do tipo caso-controle pareado, tais diferenças nas concentrações são automaticamente levadas em consideração. Se um estudo não utiliza este tipo de delineamento, e a variação de idade dos grupos é grande, diferenças na concentração metabólica entre os grupos podem ser ocultadas por variações relacionadas com a idade.

Medicamentos

Outra grande questão na seleção de sujeitos é o problema das medicações de pacientes. Em muitos dos estudos revisados, os grupos de sujeitos psiquiátricos estavam tomando uma grande variedade de medicamentos em muitas dosagens diferentes. Embora os efeitos a curto prazo de alguns destes medicamentos tenham sido determinados (ex., os inibidores seletivos da recaptura de serotonina utilizados para o bloqueio na depressão da recaptura da serotonina, aumentando, consequentemente, as concentrações de serotonina na sinapse), os mecanismos de ação a longo prazo sobre os sintomas psiquiátricos permanecem obscuros. Embora muitas destas drogas apresentem efeitos colaterais que ocorrem quase que imediatamente (logo que os níveis sanguíneos atingem os níveis terapêuticos), alívio dos sintomas psiquiátricos geralmente ocorre 1-2 semanas após.

Os efeitos destes medicamentos sobre os espectros por MR são desconhecidos. Se os sujeitos em um estudo de coorte estão tomando diferentes doses de diferentes medicamentos, há o potencial de "diluir" quaisquer efeitos reais da MRS, reduzindo, deste modo, a sensibilidade para detectar diferenças entre pacientes e controles.

Em um mundo ideal, os pacientes estariam livres de medicamentos. Há várias situações clínicas em que isto ocorre, incluindo novo diagnóstico da enfermidade psiquiátrica em um paciente sem experiência terapêutica prévia, ou quando um paciente deixa de tomar medicamentos por conta própria. Infelizmente, estes pacientes sem experiência terapêutica prévia são raros, mesmo nos grandes centros clínicos psiquiátricos, e o recrutamento destes pacientes é particularmente difícil em razão da presença de sintomas psiquiátricos agudos.

Além disso, é eticamente difícil parar as medicações de um paciente para um estudo, especialmente se o paciente está obtendo algum benefício desta droga: há sempre o potencial para o paciente querer ferir a si próprio ou a outros. Vários investigadores incorporaram com sucesso "períodos de *washout* da droga" em seus estudos, supervisionando pacientes durante o período de *washout* para garantir a segurança dos mesmos. Infelizmente, estes períodos de *washout* são muitas vezes o tempo suficiente para eliminar a droga do organismo (ex., três a quatro meia-vidas séricas); alterações putativas na função neuronal podem não ter revertido completamente quando a MRS é realizada. Períodos de *washout* ótimos ainda necessitam ser estabelecidos.

Abuso de drogas

Infelizmente, pacientes psiquiátricos geralmente se automedicam com uma variedade de substâncias ilegais, incluindo opiáceos, alucinógenos, canabinoides e álcool. Embora muitos estudos psiquiátricos por MRS tentem controlar o abuso destas substâncias, um significante número não consegue. Visto que os efeitos agudos e crônicos de muitas destas substâncias na espectroscopia por MR são desconhecidos, a preocupação é novamente de que tais drogas iriam diluir quaisquer efeitos reais da MRS e, portanto, reduzir a sensibilidade para a detecção das diferenças entre os pacientes e controles.

Elaboração do estudo

Posicionamento do *voxel*

Visto que o local anatômico exato das pressupostas anormalidades bioquímicas é desconhecido na doença psiquiátrica, o local "ótimo" para o posicionamento do *voxel* na MRS torna-se um problema. Geralmente, os *voxels* são posicionados em regiões do cérebro supostamente envolvidas em uma determinada doença psiquiátrica, como determinado por outras modalidades de imagens, como a tomografia de emissão de pósitrons (PET) ou a tomografia computadorizada por emissão de fóton único (SPECT). No entanto, existe a possibilidade de que as anormalidades estejam localizadas em uma região cerebral não amostrada pelo *voxel* na MRS e, consequentemente, a alteração poderia não ser detectada. Muitos estudos tentam analisar vários locais (de dois a quatro) no cérebro de um determinado sujeito, porém na verdade é apenas uma pequena porcentagem do volume cerebral total. Estudos mais recentes utilizam a técnica de imagem de MRS (MRSI) para analisar dúzias de *voxels* de uma vez, reduzindo, consequentemente, este potencial para erros de amostragem (Fig. 37.1).

Outro problema com a localização do *voxel* está relacionado com a semântica. Como exemplo, Ebert et al.[15] posicionaram *voxels* "no giro cingulado anterior direito e esquerdo..., estriado direito e na parte occipital direita dos lobos parietais." Infelizmente, esta descrição é ambígua; da descrição parece que quatro *voxels* são colocados, quando na verdade somente um único *voxel* foi posicionado sobre ambos os giros cingulados. Além disso, o local exato do *voxel* no lobo parietal não é claro. A falta de uma descrição anatômica mais específica impossibilita as comparações com outros estudos, visto que não há como ter certeza de que as mesmas regiões foram analisadas. Uma única imagem indicando os locais do *voxel* é indispensável para prevenir tal confusão.

Sobre o tema da semântica, geralmente as descrições do *voxel* não correspondem exatamente com as regiões retratadas. Por exemplo, o córtex pré-frontal é uma região grande, porém específica, do cérebro humano definida como as áreas de Brodmann (BA) 9-12, localizadas logo rostralmente ao córtex pré-motor (BA 6 e 8).[16] Infelizmente, a área cerebral popular, conhecida como córtex pré-frontal dorsolateral (DLPFC) é definida apenas vagamente como a porção lateral do BA 9 unida ao BA 46. Foram realizados diversos estudos por MRS desta área,[6,17] nos quais os *voxels* foram supostamente colocados no DLPFC. No entanto, isto é extremamente difícil a partir de uma perspectiva técnica. Por exemplo, assim como grande parte do córtex, o DLPFC está localizado perifericamente próximo ao crânio e ao escalpo. Os *voxels* colocados muito próximos ao crânio ou ao escalpo resultam em artefatos de suscetibilidade e contaminação lipídica, podendo resultar na obtenção de espectros inúteis. Consequentemente, qualquer *voxel* envolvendo o DLPFC é geralmente colocado um pouco mais profundo na substância cerebral. Além disso, a maioria dos *voxels* na MRS são geralmente cúbicos ou retangulares, enquanto que o DLPFC é delgado e linear. Na realidade, portanto, os *voxels* DLPFC somente analisam uma pequena fração do DLPFC, com uma maior fração da substância branca (WM) subcortical adjacente. Adicionalmente, o DLPFC compreende uma grande região do córtex; outros estudos podem analisar diferentes porções do DLPFC, dificultando as comparações.

Muitas publicações de MRS psiquiátrica não demonstram exemplos de espectros. A qualidade espectral e, portanto, a confiabilidade das medidas metabólicas derivadas dos espectros, podem ser altamente variáveis. Isto é particularmente problemático para regiões cerebrais próximas às interfaces teciduais (como o córtex temporal anterior, frontopolar e orbitofrontal ou tronco encefálico). É difícil confiar nos achados da MRS quando os espectros não podem ser explicitamente visualizados (ex., um estudo do córtex orbitofrontal realizado por Kinney et al.[18]).

Sequência de pulsos na MRS

Detalhes específicos das sequências de pulsos na MRS são detalhados no Capítulo 1. Muitos dos estudos psiquiátricos mais antigos por MRS utilizaram as primeiras técnicas de localização, como *depth resolved surface coil spectroscopy* (DRESS) ou *image selective in vivo spectroscopy* (ISIS). Embora eficazes, estas técnicas sofrem do efeito de artefatos de ressonância, que causam contaminação assimétrica pelos tecidos localizados fora do volume de interesse.[19] Visto que a maioria dos recentes estudos por MRS utilizam técnicas como a *point resolved spectroscopy* (PRESS) e *stimulated echo acquisition mode* (STEAM) (ou suas variantes), estes artefatos não representam mais um problema. No entanto, alguns cuidados são necessários ao comparar dados destes estudos mais antigos com estudos mais recentes, visto que pode haver diferenças decorrentes dos aspectos técnicos da aquisição de imagem por MRS.

Correção do volume tecidual

A maioria das técnicas de MRS utiliza *voxels* cúbicos ou retangulares, que geralmente não correspondem às formas arredondadas das regiões cerebrais analisadas. Como tal, um determinado *voxel* geralmente analisa uma combinação liquor, substância cinzenta (GM) e WM. Visto que o liquor não possui metabólitos mensuráveis pela MRS de prótons, a presença de uma grande fração de liquor no interior do *voxel* irá causar uma alteração artefatual, reduzindo as concentrações de metabólitos naquele *voxel*. Além disso, as concentrações de metabólitos diferem na GM e WM.[20,21] Embora isto represente um menor problema quando as relações entre os metabólitos são utilizadas para o estudo comparativo entre os metabólitos, este problema poderia potencialmente mascarar importantes diferenças entre os pacientes e controles quando as concentrações absolutas de metabólitos são desejadas. Foram desenvolvidas novas técnicas de pós-produção utilizando imagens anatômicas para levar estes componentes teciduais em consideração.[21] Também é possível incorporar os dados da composição tecidual do *voxel* na análise estatística[5] ou corrigir as concentrações metabólicas.[22-24] Além disso, nos estudos por MRSI, é possível deslocar a grade de aquisição para melhor preencher um *voxel* com a região cerebral desejada.

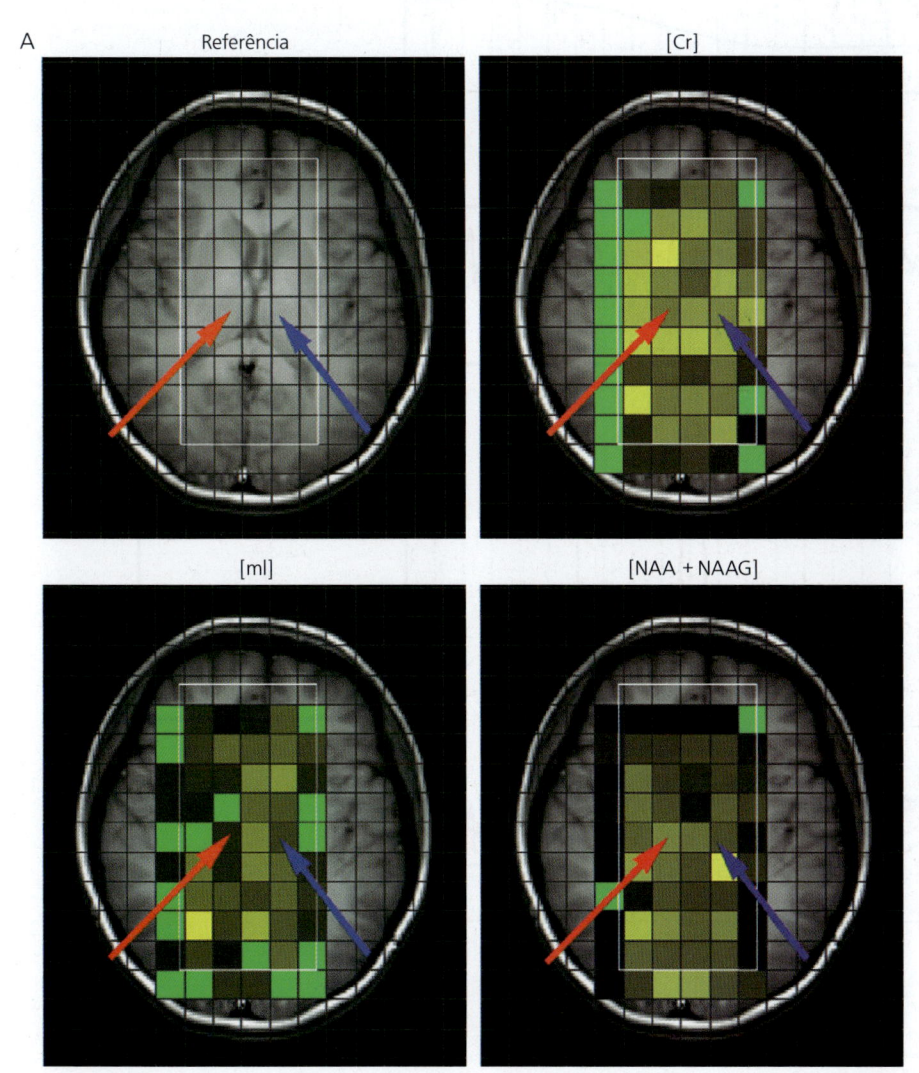

Fig. 37.1 Exemplo de análise por MRSI, com dados adquiridos a partir de um tomógrafo de MRSI de 3T. (A) A imagem de referência (imagem superior esquerda) exibe um corte referência pesado em T1, sobreposto com a localização do *voxel* (retângulo branco) e a grade de codificação de fase (linhas cinzas). Níveis quantitativos de creatinina (Cr), mio-inositol (ml) e N-acetilaspartato (NAA) mais N-acetil-aspartil-glutamato (NAAG) (imagem superior direita, inferior esquerda e inferior direita, respectivamente), como determinado pela combinação linear (LCModel), também são demonstrados. Nestes mapas metabólicos, os valores são linearmente escalados de modo que os *voxels* amarelos possuem a máxima concentração de um determinado metabólito, com as sombras mais escuras representando as concentrações menores. Os *voxels* verdes possuem os limites de Cramer-Rou maiores que 19% e são considerados "não confiáveis" pelos critérios do LCmodel. Dois *voxels* foram selecionados: a seta azul aponta para um *voxel* contendo predominantemente o tálamo esquerdo, enquanto a seta vermelha aponta para um *voxel* contendo predominantemente o tálamo direito. Os espectros obtidos pelo LCmodel de cada um destes *voxels* são apresentados em (B) e (C), respectivamente. Observar os valores quantitativos para cada metabólito, demonstrado na tabela (direita superior). Tais dados quantitativos podem ser utilizados para comparações estatísticas, de preferência após a correção do volume tecidual para compensar a presença de fluido cerebroespinal (CSF) no *voxel*. *(Continua.)*

B   Tálamo esquerdo (seta azul)   TR/TE = 1.500/30; TG = 115; R1 = 11; R2 = 29; Volume de interesse (VOI) = 2,03 ml; Curva de calibração = 1,00
Dados de: Mayo Clinic, Rochester, Minnesota

LCmodel (Version 5.2-2) Direitos autorais: S. W. Provencher.   Ref.: Magn Reson Med   30: 672–679 (1993).   Quarta 14 de Maio 01:17:32 2003

Concentração	SD (%)	/Cr	Metabólito
0,000	999	0,000	Ala
0,075	228	0,107	Asp
0,697	11	1,000	Cr
0,787	33	1,129	GABA
0,341	57	0,489	Gln
0,323	59	0,463	Glu
0,000	999	0,000	GPC
0,186	10	0,267	PC
0,077	84	0,110	Lac
0,557	11	0,799	ml
0,818	13	1,174	NAA
0,290	37	0,417	NAAG
0,000	999	0,000	Scyllo
0,000	999	0,000	Tau
1,108	6	1,591	NAA + NAAG
0,663	34	0,952	Glu + Gln

Diagnóstico
1 info   MYBASI   8
1 info   FINOUT   9

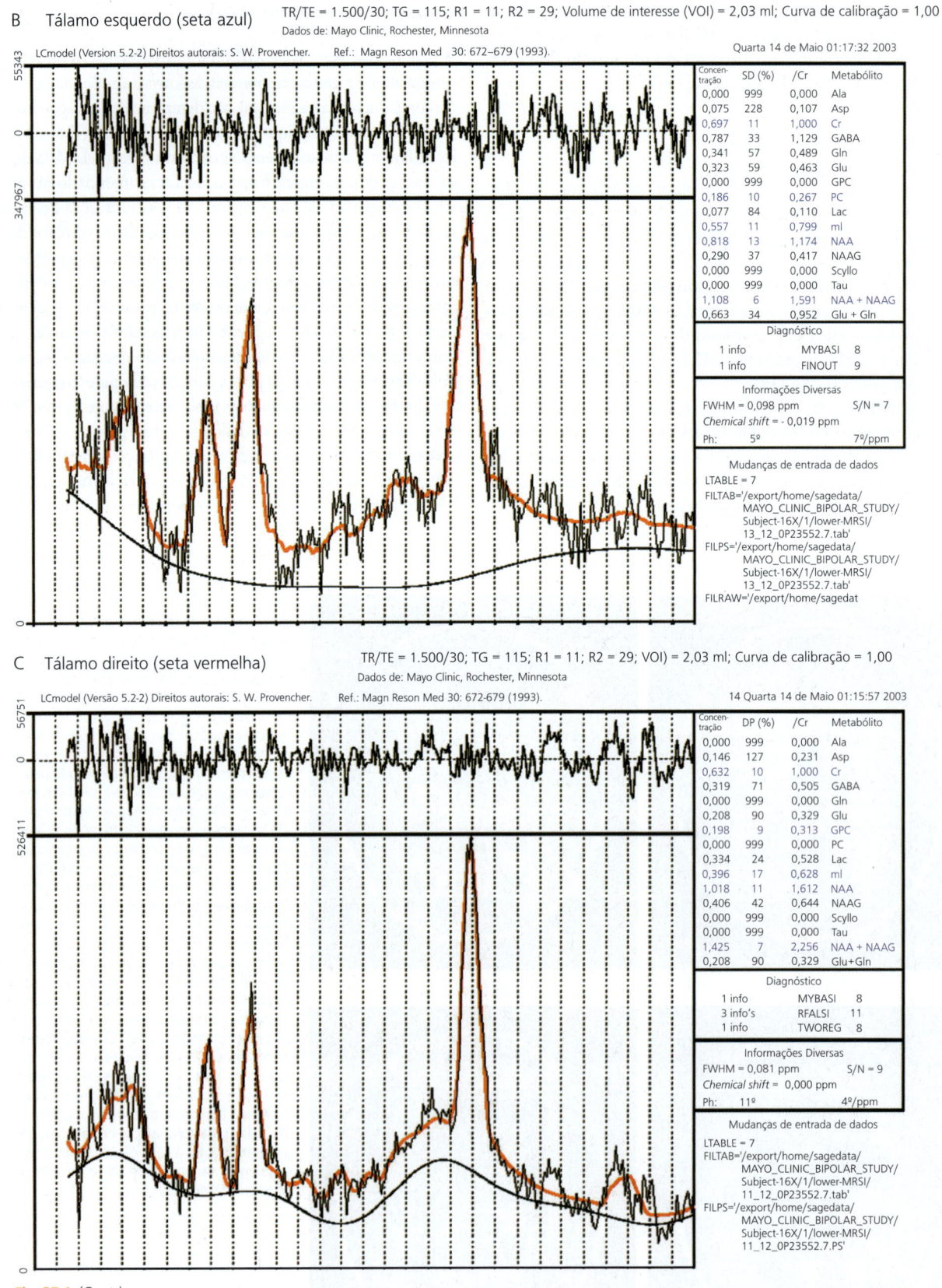

Informações Diversas
FWHM = 0,098 ppm   S/N = 7
Chemical shift = - 0,019 ppm
Ph: 5º   7º/ppm

Mudanças de entrada de dados
LTABLE = 7
FILTAB='/export/home/sagedata/
   MAYO_CLINIC_BIPOLAR_STUDY/
   Subject-16X/1/lower-MRSI/
   13_12_0P23552.7.tab'
FILPS='/export/home/sagedata/
   MAYO_CLINIC_BIPOLAR_STUDY/
   Subject-16X/1/lower-MRSI/
   13_12_0P23552.7.tab'
FILRAW='/export/home/sagedat

C   Tálamo direito (seta vermelha)   TR/TE = 1.500/30; TG = 115; R1 = 11; R2 = 29; VOI) = 2,03 ml; Curva de calibração = 1,00
Dados de: Mayo Clinic, Rochester, Minnesota

LCmodel (Versão 5.2-2) Direitos autorais: S. W. Provencher.   Ref.: Magn Reson Med 30: 672-679 (1993).   14 Quarta 14 de Maio 01:15:57 2003

Concentração	DP (%)	/Cr	Metabólito
0,000	999	0,000	Ala
0,146	127	0,231	Asp
0,632	10	1,000	Cr
0,319	71	0,505	GABA
0,000	999	0,000	Gln
0,208	90	0,329	Glu
0,198	9	0,313	GPC
0,000	999	0,000	PC
0,334	24	0,528	Lac
0,396	17	0,628	ml
1,018	11	1,612	NAA
0,406	42	0,644	NAAG
0,000	999	0,000	Scyllo
0,000	999	0,000	Tau
1,425	7	2,256	NAA + NAAG
0,208	90	0,329	Glu+Gln

Diagnóstico
1 info   MYBASI   8
3 info's RFALSI   11
1 info   TWOREG   8

Informações Diversas
FWHM = 0,081 ppm   S/N = 9
Chemical shift = 0,000 ppm
Ph: 11º   4º/ppm

Mudanças de entrada de dados
LTABLE = 7
FILTAB='/export/home/sagedata/
   MAYO_CLINIC_BIPOLAR_STUDY/
   Subject-16X/1/lower-MRSI/
   11_12_0P23552.7.tab'
FILPS='/export/home/sagedata/
   MAYO_CLINIC_BIPOLAR_STUDY/
   Subject-16X/1/lower-MRSI/
   11_12_0P23552.7.PS'

Fig. 37.1 *(Cont.)*

Quantificação na MRS

Os detalhes da análise por MRS já foram apresentados no Capítulo 2 e não serão revisados aqui. No entanto, é preciso estar familiarizado com as diferentes técnicas de análise e suas limitações conforme os estudos psiquiátricos por MRS são revisados. Especificamente, muitas pesquisas iniciais da MRS em populações psiquiátricas utilizaram alturas de pico simples para a análise dos dados obtidos por MRS. Atualmente, pelo menos na MRS de prótons, uma análise pelo método de ajuste de curvas deve ser realizada, e os estudos que não utilizam estas técnicas devem ser examinados com ceticismo. A sensibilidade e especificidade da análise que depende inteiramente das relações entre os metabólitos são vulneráveis a alterações nos metabólitos utilizados como referência, comumente a creatina (Cr). Diferenças na quantificação podem explicar, em parte, as discrepâncias entre os diferentes estudos da mesma região cerebral.

Revisão dos estudos por MRS em populações psiquiátricas

Com estas questões em mente, uma revisão crítica da literatura demonstra que desde o início da década de 1980 tem havido diversos estudos excelentes em MRS realizados nos grupos psiquiátricos. Tais estudos foram realizados para muitos dos diagnósticos listados no DSM-IV-TR (Tabela 37.1) e versões passadas do DSM. É impossível cobrir toda a literatura associada a estes diagnósticos dentro dos limites deste breve capítulo. Portanto, o restante deste capítulo irá primariamente se concentrar nas seguintes principais áreas diagnósticas: transtornos afetivos, incluindo o transtorno depressivo maior e o transtorno bipolar, transtornos de ansiedade, incluindo OCD, transtorno do pânico e transtorno de estresse pós-traumático (PTSD), transtornos relacionados com o uso de substâncias, incluindo abuso de álcool, e esquizofrenia e encefalomielite miálgica. Serão apresentados somente os artigos publicados em revistas já avaliadas; resumos publicados, mesmo sendo valiosos, não fornecem informações suficientes sobre os métodos e resultados para serem avaliados criticamente.

Transtornos afetivos

Depressão maior

A depressão maior está entre as doenças psiquiátricas mais comuns. Mais de 8 milhões de pessoas nos EUA sofrem um episódio de depressão maior a cada ano, com uma prevalência geral da doença de 16% da população geral.[51,52] No geral, os pacientes sofrem transtornos do sono, do humor, do apetite e cognitivo, com sintomas específicos incluindo sentimentos de culpa, desesperança, impotência e desespero. A doença apresenta um risco considerável de mortalidade; uma fração desventurada de pessoas com depressão maior morre a cada ano por suicídio.

Tabela 37.2 Estudos em depressão maior

Referência	Modelo do estudo	Sujeitos	Região estudada	Núcleo	Tamanho do *voxel* (mL)	Qualidade da informação[a]	Achados significativos
Sharma et al., 1992[25]	Caso-controle	1S 9N	Núcleo caudado esquerdo	^{1}H STEAM	16	+Loc +Spectra	Nenhum: número muito pequeno, descritivo
Charles et al., 1994[26]	Caso-controle	7S 10N	Núcleos da base e tálamo	^{1}H STEAM	27	+Spectra +NoMeds +AgeM	Cho/Cr na MD > normais; Cho/Cr na MD pós–rx < pré-rx; NAA/Cho MD pós-rx > pré–rx
Renshaw et al., 1997[27]	Pré/pós-rx	41S 22N	Estriado esquerdo	^{1}H STEAM	8	+Loc +Spectra +NoMeds	Cho/Cr na MD < normais
Frey et al., 1998[6]	Caso-controle	22S 22N	Ambos DLPFC	^{1}H STEAM	12	+Loc +Spectra	mI/Cr frontal R em depressivos tratados (MD + BP) < normais; mI/Cr frontal L em tratados (MD + BP) < não tratados (MD + BP)
Hamakawa et al., 1998[28]	Caso-controle	22S 20N	Núcleos da base esquerda	^{1}H STEAM	27	+Loc +Spectra	Cho/NAA na MD > normais
Sanacora et al., 1999[29]	Caso-controle	14S 18N	Córtex occipital médio	^{1}H ISIS-DANTE	13,5	+Spectra +NoMeds +Quant	[GABA] na MD < normais
Sonawalla et al., 1999[30]	Pré/pós-rx	15S	Estriado esquerdo	^{1}H STEAM	8	+NoMeds	Cho/Cr nos respondedores verdadeiros MD > pré-rx; Cho/Cr no placebo e MD não respondedores < pré-rx
Auer et al., 2000[5]	Caso-controle	19S 18N	Córtex cingulado anterior WM parietal	^{1}H PRESS	6,8-12	+Loc +Spectra +AgeM +Quant +VTS	[Glx] depressivo (MD + BP) < normais

(Continua)

Tabela 37.2 (Cont.)

Referência	Modelo do estudo	Sujeitos	Região estudada	Núcleo	Tamanho do voxel (mL)	Qualidade da informação[a]	Achados significativos
Ende et al., 2000[31]	Pré/pós-rx	17S 30N	Ambos os hipocampos	^{1}H PRESS-MRSI	2.4	+Loc +Spectra +Quant	[Cho] pré-rx MD < normais; [Cho] após cinco ou mais TEC MD > pré-rx MD
Steingard et al., 2000[32]	Caso-controle	17S 28N	Córtex orbitofrontal	^{1}H STEAM	3,4	+Loc +Spectra +VTS	Cho/Cr e Cho/NAA na MD > normais;
Murata et al., 2001[33]	Estudo transversal	47S	WM frontal esquerda	^{1}H PRESS	8	Nenhum	NAA/Cr na MD de início tardio > MD de início precoce
Kusumakar et al., 2001[34]	Caso-controle	11S 11N	Ambas as amídalas	^{1}H MRSI	–	+Spectra +AgeM +SexM	Cho/Cr na Amídala E Cho/Cr na MD < normais
Kato et al., 1992[35]	Caso-controle	12S 10N	Lobos frontais	^{31}P DRESS	–	+Spectra	Variabilidade do pH na MD > BP
Moore et al., 1997[36]	Caso-controle	35S 18N	Ambos os núcleos da base	^{31}P ISIS	45	+NoMeds	β-NTP na MD < normais
Volz et al., 1998[37]	Caso-controle	14S 8N	Lobos frontais	^{31}P ISIS	39	+Loc +Spectra +AgeM	PME na MD > normais; β-NTP na MD < normais
Renshaw et al., 2001[38]	Pré/pós-rx	12S 17N	Estriado esquerdo; ambos os núcleos da base	^{1}H STEAM; PISIS	8 (H); 45(P)	+Spectra +No Meds	β-NTP na MD < normais; β-NTP/metabólitos respondedores do sexo feminino na MD < não respondedores na MD
Riedl et al., 1997[39]	Estudo transversal	12S	Cérebro total	^{7}Li FID	–	+Loc +Spectra	Boa correlação entre dose diária de Li, Li plasmático e Li cerebral em pacientes a longo prazo
Renshaw et al., 1992[7]	Estudo transversal	3S	Cérebro total	^{19}F FID	–	Nenhum	[fluoxetina + norfluoxetina] (MD + OCD) no cérebro 2,6 vezes maior do que no plasma
Kumar et al., 2002[40]	Caso-controle	20S 18N	WM dorsolateral L e GM cingulado ant.	^{1}H PRESS	8	+Loc +NoMeds +Spectra +AgeM +SexM +Quant +VTS +TVC	MI/Cr e Cho/Cr na WM na MD > normais
Sanacora et al., 2004[41]	Caso-controle	44S 38N	Córtex occipital	^{1}H ISIS	13,5	+NoMeds +Spectra +Quant +VTS	GABA na MD < normais; Glu na MD > normais
Coupland et al., 2005[42]	Caso-controle	13S 13N	Cingulado ant e PFC	^{1}H PRESS; STEAM	3	+Loc +NoMeds +Spectra +AgeM +SexM +Quant +VTS	MI na MD < normais
Rosenberg et al., 2005[43]	Caso-controle adolescentes	14S 14N	Cingulado ant.	^{1}H PRESS	3	+Loc +NoMeds +Spectra +AgeM +SexM +Quant +VTS	Glu na MD < normais

Tabela 37.2 *(Cont.)*

Referência	Modelo do estudo	Sujeitos	Região estudada	Núcleo	Tamanho do voxel (mL)	Qualidade da informação[a]	Achados significativos
Sanacora et al., 2006[44]	Pré/pós-rx	8S	Occipital	^{1}H ISIS	–	+NoMeds +Spectra +Quant	Nenhuma alteração após CBT
Gonul et al., 2006[45]	Caso-controle e pré/pós-rx	20S 18N	Frontal medial esquerdo	^{1}H PRESS	18	+Loc +NoMeds +Spectra +AgeM +SexM +Quant	NAA/Cr MD pós-rx > pré-rx
Luborzewski et al., 2007[46]	Pré/pós-rx	17S	Pré-frontal	^{1}H PRESS	18	+Loc +Spectra +Quant	Glu no LDLPFC E de respondedores à rTMS < não respondedores
Hasler et al., 2007[47]	Caso-controle	20S 20N	Pré-frontal	^{1}H PRESS	18	+Loc +Spectra +NoMeds +AgeM +SexM +Quant +VTS	Glx e GABA na MD < normais
Gabbay et al., 2007[48]	Caso-controle (adolescentes)	14S 10N	Caudado, putâmen e tálamo	^{1}H PRESS	0,75	+Loc +Spectra +AgeM +SexM +Quant +VTS +VTC	Cho + Cr na MD > normais no caudado esquerdo
Iosifescu et al., 2008[49]	Caso-controle e pré/pós-rx	19S 9N	Frontal e parietal	^{31}P SSSS	–	+Loc +Spectra +AgeM +SexM +Quant +VTS	[Mg^{2+}] na MD > normais; NTP elevado, PCr reduzido em respondedores ao rx com aumento T3
Block et al., 2008[50]	Caso-controle e pré/pós-rx	18S 10N	Hipocampo	^{1}H PRESS	6	+Loc +Spectra +NoMeds +AgeM +SexM +Quant	Glx/Cr na MD < normais; Gln/Cr na MD < normais; rx se correlaciona com NAA, Cho

Coluna do sujeito: S, número dos sujeitos estudados com a doença psiquiátrica especificada; N, número das pessoas normais estudadas.
Coluna das regiões estudadas: DLPFC, córtex pré-frontal dorsolateral; WM, substância branca; GM, substância cinzenta; PFC, córtex pré-frontal; ant., anterior.
Coluna do núcleo: STEAM, *stimulated echo acquisition mode*; PRESS, *point resolved spectroscopy*; MRSI, imagens de MRS; FID *free induction delay*, decaimento de indução livre; H, próton; P, fósforo; F, flúorina; SSSS, *standard slice-selective sequence*; ISIS, *image selective in vivo spectroscopy*; DANTE, *delays alternating with nutations for tailored excitation*; DRESS, *depth-resolved surface coil spectroscopy*; MPCSI, imagem multiplanar do *chemical shift*.
Coluna da qualidade de informações (quanto mais qualificadores, melhor o estudo): +Loc, o local do *voxel* é exibido em uma imagem; +Spectra, um espectro representativo é exibido; +NoMeds, os sujeitos não possuem experiência terapêutica prévia ou passaram por um período de *washout* da droga; +AgeM, pacientes são pareados por idade com os controles; +SexM, os pacientes são pareados por gênero com os controles; +Quant, uma análise quantitativa pelo método de ajuste de curvas foi realizado; +VTS, segmentação do tecido do *voxel* realizada; +TVC, correção do volume tecidual realizada (corrige os valores metabólicos, com base na composição da GM e WM no *voxel*).
Coluna dos achados significativos: R, direito; LI; L, esquerdo; terapia; [x], concentração de um determinado metabólito; MD, depressão maior; BP, transtorno bipolar; NAA, N-acetilaspartato; Cho, colina; Cr, creatina; MI, *mio*-inositol; GABA, γ-aminobutírico; Glu, glutamato; PME, fosfomonoésteres; PCr, fosfocreatina; gln, glutamina; Glx, glutamina e glutamato; rTMS, estimulação magnética transcraniana repetitiva; CBT, terapia cognitiva comportamental; ECT, terapia eletroconvulsiva; Li, lítio; T3, triiodotironina; NTP, nucleotídeo trifosfato.

Desde meados da década de 1990, diversos estudos por MRS examinaram várias regiões cerebrais supostamente envolvidas na depressão, ou seja, os núcleos da base e várias áreas corticais (Tabela 37.2). Em diversas das regiões cerebrais estudadas, os níveis de Co estão anormais, estando elevados ou reduzidos, dependendo do estudo. Além disso, estes níveis de Co tendem a retornar ao normal após tratamento.

Estudos preliminares com ^{31}P também constataram que os níveis de β-nucleosídeo trifosfato (NTP) estão reduzidos em pacientes deprimidos, quando comparados com os controles. Estes dados sugerem que, em pacientes com depressão, os processos energéticos celulares estão reduzidos e a reciclagem de membrana aumentada. Após ser demonstrado que os hormônios tireóideos aumentam o metabolismo bioenergético do cérebro, Iosifescu et al.[49]

avaliaram se as alterações na bioenergética cerebral medida com ^{31}P-MRS se correlacionavam com o resultado do tratamento durante o aumento dos inibidores seletivos da recaptura de serotonina com tri-iodotironina. Eles constataram que o NTP total aumentou significativamente em pacientes deprimidos respondendo a tal aumento, comparado aos pacientes não respondedores ao tratamento. Os níveis de fosfocreatina (PCr), que funciona como um tampão do ATP, foram reduzidos no tratamento de respondedores, comparados com os não respondedores. Este é o primeiro estudo a relatar alterações diferenciais no metabolismo bioenergético cerebral entre os respondedores e os não respondedores ao tratamento na depressão maior. Este também é o primeiro estudo a sugerir que os níveis basais de PCr poderiam ser um indicador do resultado do tratamento na depressão.

O estudo com MRS de prótons 3T realizado por Block et al.[50] é particularmente interessante perante à evidência de que os processos neurotróficos hipocampais ocorrem na depressão maior. Block et al.[50] encontraram evidências de uma redução de glutamina (Gln) no hipocampo de pacientes com depressão maior, fornecendo a primeira evidência dos efeitos neurorestauradores no hipocampo pelo tratamento farmacológico com antidepressivos, expresso pela correlação no aumento do N-acetilaspartato (NAA) e a Cho com a resposta ao tratamento.

Há crescentes evidências de que a administração de estimulação magnética transcraniana repetitiva (rTMS) ao DLPFC esquerdo pode possuir um papel terapêutico na depressão maior; Luborzewski et al.[46] relataram que, comparados com os não respondedores, os respondedores a 10 dias de rTMS de alta frequência do DLPFC esquerdo apresentaram menores concentrações basais de glutamato (Glu) no DLPFC; estas concentrações aumentaram após uma rTMS bem-sucedida. De modo correspondente, além de uma correlação entre a melhora clínica e um aumento na concentração de Glu, foi observada uma interação entre as alterações na concentração de Glu e a intensidade do estímulo. Seus resultados indicam que as alterações metabólicas, estado-dependentes, no DLPFC esquerdo, no transtorno da depressão maior, podem envolver o sistema Glu e podem ser revertidas pela rTMS de maneira dose-dependente.

Transtorno bipolar

Estima-se uma prevalência ao longo da vida da doença bipolar de 1,5% da população americana ou, aproximadamente, de 3 milhões de pessoas.[51,52] Os pacientes bipolares apresentam morbidade e mortalidade consideráveis e, no geral, a doença impõe um problema de saúde pública significativo. Pacientes bipolares apresentam um maior risco de morte por suicídio.[53,54] O diagnóstico da doença bipolar pode ser clinicamente difícil de estabelecer; pelo menos dois episódios são necessários para confirmar o diagnóstico e episódios individuais podem muitas vezes ser clinicamente ambíguos.

Foram realizados muitos estudos por MRS do transtorno bipolar desde meados da década de 1990, dos quais uma amostra representativa é descrita na Tabela 37.3. Estes estudos descobriram alterações metabólicas localizadas nos lobos frontais, lobos temporais, núcleos da base, tálamo e córtex cingulado anterior. Especificamente, Kato, Deicken e seus grupos descobriram níveis anormais de fosfomonoesterase (PME) nos lobos frontais e temporais de pacientes bipolares, quando comparados com os controles normais, e vários investigadores descobriram níveis anormais de Cho/Cr nos núcleos da base e córtex cingulado anterior de pacientes bipolares, quando comparados com os controles normais. Estes resultados sugerem que os pacientes bipolares possuem um metabolismo anormal da membrana fosfolipídica. Outros estudos demonstraram níveis reduzidos de PCr e Cr nos lobos frontais, apoiando a hipótese da redução do metabolismo energético nos lobos frontais.

Infelizmente, a maioria destes estudos sofre de questões confusas descritas acima; os resultados dos estudos são complicados pelo diagnóstico variável (bipolar tipo I ou II e óxido nítrico sintase) e estados do paciente (maníaco, eutímico, depressivo), medicações e tamanhos de amostras relativamente pequenos. Apesar destas limitações, Yildiz et al.[2] foram capazes de realizar uma metanálise dos primeiros oito estudos por ^{31}P MRS na Tabela 37.3, concluindo que os níveis de PME em pacientes bipolares eutímicos são significantemente menores do que em pacientes normais; os níveis de PME em pacientes bipolares depressivos são significantemente maiores do que em pacientes bipolares eutímicos, apoiando a ideia de metabolismo anormal da membrana fosfolipídica na doença bipolar.

Lítio é um medicamento eficaz para a doença bipolar. Infelizmente, o tratamento com lítio apresenta uma janela terapêutica estreita, sendo necessário um monitoramento terapêutico a fim de prevenir os efeitos colaterais durante o tratamento. Além disso, alguns pacientes não experimentam alívio dos sintomas, apesar dos níveis séricos terapêuticos. Vários estudos utilizaram a ^{7}Li-MR para comparar a concentração cerebral de lítio em pacientes bipolares com as medidas de Li em outras áreas, como o soro, os eritrócitos, leucócitos, líquor e músculo; estes estudos são descritos em uma recente revisão realizada por Soares et al.,[80] junto com outro estudo realizado por Moore et al.[81] Dois dos estudos mencionados na Tabela 37.3 correlacionaram as concentrações de lítio no cérebro com os sintomas e efeitos colaterais. Estes estudos, relativamente pequenos, demonstram relações pequenas, porém significantes, entre a concentração cerebral de lítio, os efeitos colaterais e a resposta ao tratamento. Claramente, é necessária a realização de mais estudos para determinar o valor da ^{7}Li-MRS.

O lítio possui muitos efeitos colaterais, porém é considerado agir no cérebro primariamente bloqueando a enzima inositol-monofosfatase. Esta enzima é responsável pela síntese do *mio*-inositol (mI), um importante precursor no sistema do segundo mensageiro intracelular fosfatidilinositol. Como tal, os pacientes tomando lítio apresentam níveis reduzidos de mI; esta teoria é conhecida como a hipótese de depleção do inositol e é sutilmente descrita em outra parte.[82-84] Os estudos realizados por Moore et al.[59] e Davanzo et al.[63] revelaram evidências preliminares apoiando esta hipótese; ambos constataram uma redução de mI/Cr ou [mI] em pacientes bipolares após o início da terapia com lítio.

Port et al.[79] utilizaram as imagens de MRSI de prótons para avaliar as alterações de NAA no cérebro em pacientes livres de medicamentos com transtorno bipolar e em sujeitos saudáveis com idade e gênero pareados. Eles combinaram a técnica de MRSI em um aparelho de MRI 3T de alto campo com um *software* de quantificação de metabólitos e um método de correção do liquor a fim de comparar as concentrações dos metabólicos, em vez de suas relações. Os pacientes bipolares apresentaram uma redução significan-

Tabela 37.3 Estudos bipolares

Referência	Modelo do estudo	Sujeitos	Região estudada	Núcleo	Tamanho do voxel (mL)	Qualidade da informação[a]	Achados significativos
Sharma et al., 1992[25]	Caso-controle	4S 9N	Cabeça do núcleo caudado esquerdo	¹H STEAM	16	+Loc +Spectra	Nenhum: número muito pequeno; TREND: NAA/Cr no BP sob lítio > normais; tendência: Cho/Cr e mI/Cr no BP > normais
Stoll et al., 1992[55]	Caso-controle	7S 6N	Lobos parietais	¹H STEAM	27	+Spectra +SexM	Nenhum; nenhuma diferença significativa na Cho entre BP e normais
Kato et al., 1996b[56]	Caso-controle	19S 19N	Núcleos da base esquerda	¹H STEAM	27	+Loc +Spectra +AgeM	Cho/Cr no BP > normais
Hamakawa et al., 1998[28]	Caso-controle	18S 20N	Núcleos da base esquerda	¹H STEAM	27	+Loc +Spectra +Quant	[Cho] no BP > normais; Cho/Cr e Cho/NAA no BP > normais
Ohara et al., 1998[57]	Caso-controle	10S 10N	Ambos os núcleos lentiformes	¹H PRESS	8	+Loc +Spectra	NAA/Cr R no BP > BP L
Hamakawa et al., 1999[58]	Caso-controle	23S 20N	Córtex frontal medial	¹H STEAM	16	+Loc +Spectra +Quant	[Cr] L no BP depressivo < BP eutímico; [Cr] R no BP no sexo masculino > BP no sexo feminino
Moore et al., 1999[59]	Pré/pós-rx	12S	Frontal R, temporal L, occipital C, parietal L	¹H STEAM	8	+Loc +Spectra +Quant +VTS	[mI] frontal D no pós-rx precoce e pós-rx tardio < pré-rx
Castillo et al., 2000[60]	Caso-controle	10S 10N	Frontal, bilateral e temporal	¹H PRESS	8 ou 27	+Loc +Spectra +NoMeds	Glx/Cr temporal e frontal no BP > normais; + lipídeos nos lobos frontais do BP
Moore et al., 2000[61]	Pré/pós-rx	12S 9N	Frontal R, temporal L, occipital C, parietal L	¹H STEAM	8cc	+Loc +Spectra +Quant +VTS	[NAA] pós-rx na região resumida > pré-rx
Moore et al., 2000[62]	Pré/pós-rx	9S 14N	Córtex cingulado anterior	¹H STEAM-MRSI	2	+Loc +Spectra +VTS	Cho/Cr R no BP > normais; Cho/Cr R no BP sem antidepressivos > BP em indivíduos sob antidepressivos e normais
Winsberg et al., 2000[17]	Caso-controle	20S 20N	Ambos DLPFC	¹H PRESS	8	+Loc +Spectra +NoMeds +AgeM +SexM +VTS	NAA/Cr R e E no BP < normais
Davanzo et al., 2001[63]	Pré/pós-rx	11S 11N	Córtex cingulado anterior	¹H PRESS	8	+Loc +Spectra +AgeM +SexM +Quant	mI/Cr no BP pós-Li < pré-Li
Deicken et al., 2001[22]	Caso-controle	15S 15N	Ambos os tálamos	¹H MM1-MRSI	1,5	+Loc +Spectra +SexM +Quant +VTS +TVC	[NAA] e [Cr] R e L no BP > normais; [NAA] L no BP e normais > [NAA] R no BP e normais

(Continua)

Tabela 37.3 *(Cont.)*

Referência	Modelo do estudo	Sujeitos	Região estudada	Núcleo	Tamanho do *voxel* (mL)	Qualidade da informação	Achados significativos
Frye et al., 2007[75]	Caso-controle e pré/pós-rx	23S 12N	Córtex cingulado anterior e córtex pré-frontal medial	^{1}H PRESS	27	+Loc +Spectra +AgeM +SexM +Quant +VTS +VTC	Glu + Cr no BP depressivo > normais; Gln reduzido após tratamento com lamotrigina
Olvera et al., 2008[76]	Caso-controle	35S 36N	L DLPFC	^{1}H PRESS	6	+Loc +Spectra +AgeM +SexM +Quant	NAA no BP pediátrico < normais
Colla et al., 2008[77]	Caso-controle	21S 19N	Hipocampo	^{1}H PRESS	12	+Loc +Spectra +AgeM +SexM +Quant	Glu L no BP-1 > normais; Glu, NAA inversamente correlacionados com cortisol salivar diurno
Öngur et al., 2008[78]	Caso-controle	15S 21N	Córtex cingulado anterior e córtex parietal occipital	^{1}H PRESS	8	+Loc +Spectra +AgeM +SexM +Quant +VTS +TC	Glu no BP maníaco > normais
Port et al., 2008[79]	Caso-controle	21S 21N	Núcleos caudados bilaterais, núcleos lentiformes, tálamos, córtex cingulado ant, SB frontal, SB parietal, SB occipital	Cortes ^{2}H MRSI	2,02	+Loc +Spectra +AgeM +SexM +NoMeds +Quant +VTS +TC	BP *versus* normais: ↓NAA em ambos os núcleos caudados e no núcleo lentiforme L, ↓Cho, Cr no núcleo do caudado R, ↑ml no núcleo do caudado L, ↓ Glu, Gln no núcleo lentiforme
Kato et al., 1991[64]	Caso-controle	9S 9N	Lobos frontais	^{31}P DRESS	–	+Spectra	PME no BP maníaco > BP eutímico e normais
Kato et al., 1992[35]	Caso-controle	10S 10N	Lobos frontais	^{31}P DRESS	–	+Spectra	PME e pH no BP depressivo > BP eutímico; PME no BP eutímico < normais e MD eutímica; PCr no BP depressivo severo < BP depressivo leve
Kato et al., 1993[65]	Pré/pós-rx	17S 17N	Lobos frontais	^{31}P DRESS	–	+Loc +Spectra +AgeM +SexM	PME no BP maníaco > BP eutímico; PME no BP eutímico < normais; pH no BP eutímico < normais e BP maníaco
Kato et al., 1994[66]	Caso-controle	40S 60N	Lobos frontais	^{31}P DRESS	–	+Loc +Spectra	pH no BP < normais; PME no BP-1 de pacientes do sexo feminino < normais
Kato et al., 1994[67]	Caso-controle	29S 59N	Lobos frontais	^{31}P DRESS	–	+Loc +Spectra	PCr em todos os estados do BP-II < normais; PME no BP-II depressivo hipomaníaco > normais; PME no BP-I eutímico < BP-I depressivo e normais; pH no BP-I eutímico < normais

Tabela 37.3 (Cont.)

Referência	Modelo do estudo	Sujeitos	Região estudada	Núcleo	Tamanho do voxel (mL)	Qualidade da informação	Achados significativos
Kato et al., 1995[68]	Caso-controle	25S 21N	Lobos frontais	^{31}P fase codificado	–	+Loc +Spectra	PCr L no BP depressivo < normais; PCr R no BP maníaco e eutímico < normais; PME L no BP depressivo > normais; PCr R no BP eutímico < normais
Deicken et al., 1995[69]	Caso-controle	12S 14N	Ambos os lobos temporais mediais	^{31}P SE-MRSI	25	+Loc +NoMeds	PME R e L no BP < normais
Deicken et al., 1995[70]	Caso-controle	12S 16N	Ambos os lobos frontais anteriores	^{31}P SE-MRSI	25	+Loc +NoMeds +SexM	PME R e L no BP < normais; PDE R e L no BP > normais; PCr R no BP > PCr L no BP
Kato et al., 1998[71]	Caso-controle	7S 60N	Lobos frontais	^{31}P DRESS	–	+Spectra +NoMeds	pH BP < normais
Kato et al., 1994[72]	Pré/pós-rx	14S	Lobos frontais	^{7}Li-DIL	–	Nenhum	Significante correlação entre melhora na pontuação das manias e concentração de Li no cérebro
Kato et al., 1996[73]	Estudo transversal	17S	Lobos frontais	Li DRESS	–	Nenhum	Com tremor nas mãos > sem tremor nas mãos [74]

BP, bipolar (tipo I e III); C, centro; PDE, fosfodiesterase; SE, spin-eco; para outras abreviações ver Tabela 37.2.

te nas concentrações de NAA no núcleo caudado e no núcleo lentiforme esquerdo. No núcleo caudado direito, as concentrações de Cho e Cr também estavam significantemente reduzidas em pacientes bipolares. Significantemente, uma concentração elevada de mI foi encontrada no núcleo caudado esquerdo nos sujeitos bipolares. Pacientes bipolares exibiram concentrações significantemente reduzidas de glutamato + glutamina (Glx) na WM bilateralmente e no núcleo lentiforme direito. Não foram encontradas diferenças nos outros metabólitos examinados.

Estes achados preliminares sugerem densidade ou viabilidade neuronal reduzida nos núcleos da base e alterações neurometabólicas nos lobos frontais de sujeitos com transtorno bipolar.

Transtorno afetivo geral

Ocasionalmente, estudos são realizados em pacientes com "transtorno afetivo", combinando coortes de pacientes unipolares e bipolares a fim de aumentar o tamanho amostral do estudo. Esta técnica, ao mesmo tempo em que potencialmente reduz o poder do estudo para detectar diferenças entre pacientes normais e controles, pode resultar em resultados interessantes com relação ao traço versus estado da doença. Especificamente, pode-se procurar por um marcador de imagem do "estado" depressivo combinando grupos de pacientes com diferentes "traços", como transtorno bipolar ou depressão maior, ambos que apresentam depressão como um sintoma. Um excelente estudo realizado por Auer et al.[5] constatou a redução na concentração de Glx em pacientes deprimidos com diagnóstico unipolar ou bipolar, sugerindo que o Glx pode servir como um marcador do estado depressivo. Este estudo é notável pela técnica meticulosa utilizada, incluindo a quantificação de metabólitos e segmentação de tecidos, duas técnicas que possivelmente aumentam o poder do estudo o suficiente para detectar diferenças entre pacientes e controles.

Transtornos de ansiedade

Transtornos de ansiedade são comuns, com 15% da população americana afetada por um transtorno de ansiedade durante suas vidas.[51] O DSM-IV-TR demonstra muitos subtipos de transtorno de ansiedade (Tabela 37.1); no entanto, muitos possuem critérios de diagnóstico específicos que permitem uma classificação adequada. Diversos transtornos de ansiedade foram relativamente bem estudados; estes são resumidos a seguir.

Tabela 37.4 Estudos sobre transtorno do pânico

Referência	Modelo do estudo	Sujeitos	Região estudada	Núcleo	Tamanho do voxel (mL)	Qualidade da informação	Achados significativos
Dager et al., 1994[85]	Caso-controle	8S 8N	Córtex insular esquerdo	^{1}H PRESS	27	+Loc +Spectra	Aumento de Lac/NAA no PD durante infusão de Lac > normais e não respondedores medicados com Lac
Dager et al., 1995[86]	Caso-controle	7S 7N	Córtex insular esquerdo	^{1}H PRESS	27	+Loc +Spectra +NoMeds	Aumento de Lac/NAA durante hiperventilação no PD > normais
Dager et al., 1997[87]	Caso-controle	13S 10N	Córtex insular esquerdo	^{1}H PRESS	27	+Loc +Spectra +NoMeds	Aumento de Lac/NAA no PD durante infusão de Lac > normais
Dager et al., 1999[88]	Caso-controle	15S 10N	Corte no nível dos ventrículos laterais	^{1}H PEPSI MRSI	1	+Loc +Spectra +NoMeds	Aumento global de Lac/NAA no PD > normais; não aumento de Lac/NAA na lateralização ou regiões focais
Goddard et al., 2001[89]	Caso-controle	14S 14N	Córtex occipital bilateral	^{1}H ISIS DANTE	13,5	+Spectra +NoMeds +AgeM +SexM	[GABA] no PD < normais
Layton et al., 2001[90]	Pré/pós-rx	6S	Corte no nível dos ventrículos laterais	^{1}H PEPSI MRSI	1	+NoMeds	Lac/NAA no PD aumenta igualmente durante a infusão de Lac com/sem gabapentina; menos sintomas com rx
Massana et al., 2002[91]	Caso-controle	11S 11N	PFC medial amídala direta/hipocampo	^{1}H PRESS	8 (amídala), 12 (PFC)	+Loc +Spectra +NoMeds +AgeM +SexM	[Cr] hipocampal e na amídala R no PD < normais
Shiori et al., 1996[92]	Caso-controle	18S 18N	Lobos frontais Hemisférios	^{31}P DRESS, 1D-MRSI	–	+Loc +Spectra +AgeM +SexM	PCr L no PD > pânico D
Ham et al., 2007[93]	Caso-controle	22S 25N	Córtex cingulado anterior e núcleos da base	^{1}H PRESS	3,375	+Loc +Spectra +AgeM +SexM +Quant +VTS	GABA no PD < normais; Lac e Cho elevados no córtex cingulado anterior no PD

PD, transtorno do pânico; Lac, lactato; 1D, unidimensional; para outras abreviações ver Tabela 37.2.

Transtorno do pânico

O transtorno do pânico afeta 1 em 75 pessoas em algum momento de suas vidas. Geralmente aparece na adolescência ou no início da vida adulta e é caracterizado por ataques de pânico: ondas repentinas de medo avassalador que ocorrem sem aviso ou uma causa óbvia. O medo é desproporcional à situação atual (muitas vezes sem conexão alguma) e passa em alguns minutos. Os pacientes experienciam sintomas de "lutar ou correr", incluindo batimento cardíaco acelerado, dificuldade em respirar, tontura, tremor e náusea.

Uma amostra representativa dos estudos por MRS do transtorno do pânico é exibida na Tabela 37.4. Sabe-se por muitos anos que os ataques de pânico podem ser provocados pela infusão endovenosa de lactato (Lac).[94] Pacientes com transtorno do pânico parecem produzir excesso de lactato sanguíneo (Lac), sugerindo que alguma anormalidade metabólica ou fisiológica subjacente pode ser a causa desta condição. Dager et al. aproveitaram este fato para induzir ataques de pânico em pacientes com o transtorno do pânico e em controles usando hiperventilação e injeções de Lac.[85-88] Eles descobriram que a razão NAA/Lac aumentou mais nos pacientes com transtorno do pânico do que nos controles, confirmando a hipótese acima. No entanto, pacientes tratados sofreram as mesmas alterações na razão NAA/Lac, sem sofrer nenhum sintoma. Como tal, a razão

NAA/Lac representa um marcador de traço da doença confiável, em vez de um marcador do estado da doença e pode ser útil para o diagnóstico do transtorno do pânico.

Embora interessante, este trabalho não foi particularmente produtivo para determinar os mecanismos subjacentes do transtorno do pânico. Goddard et al.[89] realizaram um excelente estudo demonstrando níveis reduzidos do ácido γ-aminobutírico (GABA) no córtex occipital de pacientes com transtorno do pânico, comparado aos controles. De modo similar, Ham et al.[93] relataram níveis de GABA reduzidos no córtex cingulado anterior e nos núcleos da base de pacientes com transtorno do pânico, comparado aos controles. Estes achados são potencialmente empolgantes, visto que os tratamentos para o transtorno do pânico geralmente envolvem benzodiazepínicos, que interagem com o sistema GABA. Muito trabalho interessante ainda precisa ser realizado monitorando a resposta à terapia.

Transtorno obsessivo-compulsivo

O transtorno obsessivo-compulsivo é caracterizado por pensamentos, ideias ou imagens intrusas indesejadas, as quais são angustias (obsessões) e anseios de realizar comportamentos ou ações mentais ritualísticas (compulsões) para reduzir esta angústia. A prevalência ao longo da vida deste transtorno de ansiedade é estimada ser 2-3% mundialmente.[95] Este transtorno está associado ao prejuízo no funcionamento ocupacional, acadêmico e social[96], podendo algumas vezes envolver autolesão, como danos à pele em razão de lavagem excessiva das mãos. Embora os sintomas tendam a aumentar e reduzir de modo imprevisível durante o curso do transtorno, os sintomas do OCD raramente regridem espontaneamente.

Diversos estudos por MRS foram realizados em grupos de OCD e uma amostra representativa é fornecida na Tabela 37.5. Um achado emocionante e potencialmente importante foi inicialmente observado por Moore et al.[98] e posteriormente analisado por Bolton et al.[102] em dois excelentes estudos de pacientes com OCD. Estes estudos realizaram MRS seriada no núcleo caudado esquerdo antes e após o tratamento com paroxetina, constatando uma queda dramática nas concentrações de Glx durante o tratamento. Bolton et al.[102] posteriormente demonstraram que a concentração de Glx permaneceu baixa após a descontinuação do medicamento. A conclusão é que há uma disfunção reversível mediada pelo glutamato no núcleo caudado no OCD, que potencialmente pode ser utilizada para diagnosticar o OCD e monitorar os tratamentos.

Dois estudos relataram uma redução unilateral em NAA no estriado de adultos com OCD,[15,97] e outros dois relataram aumento bilateral de Cho no tálamo medial[103,109] no OCD pediátrico. Em outro estudo de OCD pediátrico, Resenberg et al.[101] relataram redução dos níveis elevados de Glx no caudado esquerdo após uma farmacoterapia bem-sucedida. Comparada com sujeitos controles não afetados pelo transtorno, foi relatada uma concentração elevada de NAA no córtex pré-frontal dorsolateral direito (mas não no esquerdo)[110] e redução no nível de Glx no cingulado anterior no OCD pediátrico.[111]

A metodologia em um estudo de OCD realizado por Fitzgerald et al.[100] é digna de menção. Este estudo foi metodologicamente examinado por meio de uma perspectiva de seleção de paciente, aquisição de MRS e quantificação. No entanto, os resultados foram expressos como relações não estandardizadas (ex., NAA/(Cho + Cr) e NAA/Cho); algumas destas relações mostraram-se estatisticamente significantes e uma longa discussão de suas significâncias foi apresentada. A interpretação destas relações é, na melhor das hipóteses, difícil; ficamos com a sensação de que os autores tentaram diversas combinações diferentes de relações em uma tentativa de encontrar um resultado estatisticamente significante para colocar em suas publicações. O único item estatisticamente significante é muito pouco mencionado na discussão: a razão NAA/Cr elevada no tálamo lateral esquerdo no OCD, quando comparada com os controles. Na defesa do autor, eles subsequentemente realizaram uma análise quantitativa dos mesmos dados[103] usando uma técnica estandardizada estabelecida e constataram que os níveis de Cho estavam elevados no tálamo medial de pacientes com OCD, quando comparados com os controles. Este exemplo demonstra como as diferentes técnicas de análise geram diferentes achados "significantes".

Whiteside et al.[105] estudaram a extensão pela qual as irregularidades neuroquímicas estão relacionadas com o estado de ansiedade. Pacientes com OCD apresentaram níveis elevados de Glx e NAA, relativo à Cr na WM orbitofrontal direita, e reduzidos de mI/Cr no núcleo caudado bilateralmente. Uma análise correlacional indicou que a razão Glx/Cr na WM orbitofrontal estava relacionada aos sintomas do OCD, enquanto que a razão mI/Cr no núcleo caudado estava relacionada ao traço e/ou estado de ansiedade. Uma nova análise das diferenças significantes entre os grupos nos sintomas do estado de ansiedade suprimiu três das quatro diferenças entre grupos.

Transtorno de estresse pós-traumático

O transtorno de estresse pós-traumático desenvolve-se após um evento assustador ou traumático, muitas vezes potencialmente fatais. Estes eventos podem ser bem diversos, incluindo experiências de combate (explosão de bombas), abuso infantil, estupro, desastres naturais e acidentes. Pacientes com PTSD tipicamente apresentam fortes sentimentos de horror, impotência ou medo após o evento, revivendo repetitivamente o evento na forma de *flashbacks* ou pesadelos. Geralmente, os *flashbacks* são provocados por particulares eventos, com os pacientes muitas vezes evitando estas situações, ocasionalmente com comportamento restritivo. Outros sintomas incluem problemas do sono, depressão, entorpecimento emocional (anedonia) e abuso de substâncias (automedicação).

A Tabela 37.6 exibe vários estudos importantes por MRS realizados em pacientes com PTSD. A tendência geral é que os níveis de NAA estejam reduzidos em várias regiões do cérebro no PTSD, quando comparados com os controles normais. De acordo com seus prévios estudos por MRSI dos veteranos do Vietnã com PTSD,[23] Schuff et al.[117] relataram uma razão NAA/Cr reduzida na região hipocampal na ausência de uma redução significante do volume hipocampal em veteranos. Os níveis de NAA parecem ser um marcador mais sensível do que o volume cerebral para a anormalidade neuronal no PTSD.

Transtornos relacionados com o uso de substâncias

Os transtornos relacionados com o uso de substâncias são as doenças psiquiátricas mais prevalentes, com quase 27% da população dos

Tabela 37.5 Estudos sobre transtorno obsessivo-compulsivo

Referência	Modelo do estudo	Sujeitos	Região estudada	Núcleo	Tamanho do voxel (mL)	Qualidade da informação	Achados significativos
Ebert et al., 1997[15]	Caso-controle	12S 6N	Estriado direito cingulado anterior	^{1}H PRESS	2	Nenhum	NAA/Cr no estriado R no OCD < normais
Bartha et al., 1998[97]	Caso-controle	13S 13N	Estriado esquerdo	^{1}H STEAM	4,5	+Loc +Spectra +NoMeds +AgeM +SexM +Quant	[NAA[no OCD < normais
Moore et al., 1998[98]	Pré/pós-rx	1S	Caudado esquerdo	^{1}H PRESS	0,7	+Loc +Spectra +NoMeds +Quant	[Glx] pré-rx no OCD > [Glx] durante rx no OCD
Ohara et al., 1999[99]	Caso-controle	12S 12N	Ambos os núcleos lentiformes	^{1}H PRESS	8	+Loc +Spectra +AgeM +SexM	Nenhum: nenhuma diferença encontrada entre os pacientes e controles
Fitzgerald et al., 2000[100]	Caso-controle	11S 11N	Ambos os tálamos	^{1}H MPCSI/MRSI	0,8	+Loc +Spectra +NoMeds +AgeM +SexM +Quant	NAA/Cr no tálamo lateral L no OCD > normais, outras razões não padronizadas significativas
Rosenberg et al., 2000[101]	Pré/pós-rx	11S 11N	Caudado esquerdo	^{1}H PRESS	0,7	+Loc +Spectra +NoMeds +AgeM +SexM +Quant	[Glx] pré-rx no OCD > normais; [Glx] reduzida a normal pós-rx
Bolton et al., 2001[102]	Pré/pós-rx	1S	Caudado esquerdo	^{1}H PRESS	0,7	+Loc +Spectra +NoMeds +Quant	[Glx] pré-rx no OCD > [Glx] durante rx = [Glx] pós-rx
Rosenberg et al., 2001[103]	Caso-controle	11S 11N	Ambos os tálamos	^{1}H MPCSI/MRSI	0,8	+Loc +Spectra +NoMeds +AgeM +SexM +Quant	Reanálise de Fitzgerald et al., 2000 [100]: [Cho] no tálamo medial R e L no OCD > normais
Renshaw et al., 1992[7]	Estudo transversal	3S	Cérebro total	^{19}FFID	–	Nenhum	[fluoxetina ou norfluoxetina] (MD + OCD) no cérebro 2,6 vezes a do plasma
Strauss et al., 1997[104]	Pré/pós-rx	7S	Cérebro total	^{19}FFID	–	+Spectra +NoMeds	Alcançou estado de equilíbrio dos níveis de fluvoxamina no cérebro em 30 dias; concentração no cérebro 24 vezes maior que no plasma.
Whiteside et al., 2006[105]	Caso-controle	15S 15N	Núcleo caudado e WM orbitofrontal	^{1}H PROBE-P	4	+Loc +AgeM +SexM +Quant	WM orbitofrontal R: Glx/Cr no OCD > normais; núcleo caudado bilateral: mI/Cr no OCD < normais; Glx/Cr na WM orbitofrontal R relacionado com os sintomas do OCD; mI/Cr no núcleo caudado relacionado com o traço e/ou estado de ansiedade

Tabela 37.5 *(Cont.)*

Referência	Modelo do estudo	Sujeitos	Região estudada	Núcleo	Tamanho do voxel (mL)	Qualidade da informação	Achados significativos
Jang et al., 2006[106]	Pré/pós-rx	13S 13N	Córtex pré-frontal, córtex parietal, cingulado ant., cingulado post., SB frontal, SB parietal	¹H PRESS MRSI	1,1	+Loc +Spectra +NoMeds +AgeM +SexM +Quant	NAA no OCD < normais; [NAA] pré-rx nos normais < [NAA] pós-rx com citalopram no OCD
Yücel et al., 2008[107]	Caso-controle	20S 26N	Córtex cingulado anterior	¹H PRESS	6,5	+Loc +Spectra +AgeM +SexM +Quant +VTS +TVC	Glx no OCD de pacientes do sexo feminino < normais do sexo feminino: Glx no OCD de pacientes do sexo feminino correlacionado com a severidade dos sintomas; mI no cingulado anterior R (mulheres e homens) no OCD > normais
Starck et al., 2008[108]	Caso-controle	9S 16N	Córtex cingulado anterior, caudado D e córtex occipital	¹H PRESS	1,5-4	+Loc +Spectra +AgeM +SexM +Quant	Correlação positiva entre a severidade dos sintomas e níveis de Cr, Glx, Glu, Cho no caudado R e mI occipital; correlação negativa com Glx occipital

MPCSI, imagem multiplanar do *chemical shift*; para outras abreviações ver Tabela 37.2

Estados Unidos sofrendo de abuso de substâncias, com ou sem dependência, ao longo de suas vidas. No entanto, tais transtornos são geralmente difíceis de estudar em sua forma pura; as pessoas que possuem transtornos relacionados com o uso de substâncias também possuem outra doença psiquiátrica comórbida.[51] Dos transtornos relacionados com o uso de substâncias, o alcoolismo tem sido a doença mais estudada por MRS; a literatura atual é discutida abaixo.

Abuso/dependência de álcool

A prevalência ao longo da vida de dependência alcoólica é de 14,1%, perdendo apenas para a depressão maior em termos de expansão na população geral.[51] Pelo grande número de pessoas sofrendo de dependência alcoólica, foi possível encontrar grandes grupos de sujeitos dependentes do álcool que não possuem outra doença psiquiátrica comórbida. Portanto, as amostras de pacientes são relativamente puras em termos de diagnóstico, visto que a definição de dependência alcoólica permaneceu relativamente estável ao longo das versões do DSM.

Os primeiro estudos de dependência alcoólica focaram-se primariamente em medir as concentrações de etanol no cérebro. O etanol possui um pico único dominante a 1,2 ppm, conforme detectado pela MRS de prótons. Portanto, utilizando métodos com substituição por *phantom* para "calibração", os níveis cerebrais de etanol podem, na teoria, ser mensurados e comparados.[118-120] Chiu et al.[121] utilizaram estes métodos para descobrir que as relações entre o etanol no cérebro e o etanol sanguíneo são significantemente maiores em consumidores pesados de bebida alcoólica, sugerindo que o uso de etanol a longo prazo altera as membranas celulares nos tecidos cerebrais. Embora interessante, estes estudos não serão mais considerados aqui.

Estudos de dependência alcoólica com MRS durante o final da década de 1990 e início do século XXI concentraram-se nas alterações metabólicas que ocorrem nos cérebros de alcoólicos recentemente abstinentes (RAA) (Tabela 37.7). Imagens anatômicas por RM demonstraram reduções no volume cerebral em indivíduos dependentes do álcool, mais pronunciado no *vermis* cerebelar, porém também na quantidade total da GM e WM (para um resumo, consultar Schweinsburg et al.[127]). Portanto, estas têm sido as áreas mais estudadas com as técnicas de MRS. Em geral, estes estudos revelaram concentração reduzida de NAA no cerebelo de alcoólicos recentemente abstinentes, quando comparada aos sujeitos normais, e estes baixos níveis de NAA quase retornaram aos níveis normais conforme o aumento período de abstinência. A maioria dos estudos relatou níveis cerebrais reduzidos de NAA[123, 127,129,131,136-139] e outros não encontraram diferenças.[128, 130,140,141] Dois estudos realizados por Schweinsburg[126,127] revelaram níveis elevados de mI em alcoólicos recentemente abstinentes; estes dados deveriam ser replicados por outros. Estudos com MRS de fósforo sugeriram anormalidades nas membranas em alcoólicos.[132-134] Um estudo preliminar empolgante mediu os níveis de GABA nos cérebros de alcoólicos;[124] mais trabalho medindo neurotransmissores, como GABA e Gluirá ajudar a confirmar este achado. Os efeitos da abstinência sobre a recuperação do cérebro foram estudados por Bartsch et al.,[135] nos quais descobriram que, em um curto período de sobriedade, os níveis de Cho cerebelar e de NAA frontomesial estavam significantemente eleva-

Tabela 37.6 Estudos sobre transtorno do estresse pós-traumático (PTSD)

Referência	Modelo do estudo	Sujeitos	Região estudada	Núcleo	Tamanho do voxel (mL)	Qualidade da informação	Achados significativos
Freeman et al., 1998[112]	Caso-controle	21S 8N	Ambos os hipocampos	¹H STEAM	12	+Loc +SexM +Spectra	NAA/Cr R no PTSD < PTSD L; NAA/Cr R e Cho/Cr L no PTSD < normais
De Bellis et al., 2000[113]	Caso-controle	11S 11N	Cingulado anterior	¹H STEAM	3	+AgeM +SexM +Quant	NAA/Cr no PTSD < normais
De Bellis et al., 2001[114]	Pré/pós-rx	1S	Cingulado anterior	¹H STEAM	3	+NoMeds +Quant	NAA/Cr pós-rx no PTSD > pré-rx
Schuff et al., 2001[23]	Caso-controle	18S 19N	Ambos os hipocampos	¹H PRESS, MRSI	1,1	+Loc +Spectra +SexM +Quant +VTS +TVC	[NAA] no PTSD < normais; [Cr] no hipocampo R no PTSD < normais; volumes hipocampais no PTSD iguais aos normais
Villarreal et al., 2002[24]	Caso-controle	8S 5N	Ambos os hipocampos WM	¹H PRESS, STEAM	9,3	+Loc +Spectra +AgeM +SexM +Quant +VTS +TVC	Nenhum: limitado em virtude da pequena amostra occipital Tendência: [NAA] hipocampo L no PTSD < normais
Brown et al., 2003[115]	Caso-controle	9S 12N	Lobos temporais mediais	¹H STEAM	12	+SexM +AgeM	NAA/Cr no PTSD < normais no lobo temporal medial L; ambos os lobos: NAA/Cr positivamente correlacionado com a classificação dos sintomas
Ham et al., 2007[116]	Caso-controle	26S 25N	Ambos os hipocampos e cingulado anterior	¹H PRESS	3,375	+Loc +SexM +AgeM +Quant +VTS +VTC	[NAA] no PTSD < normais em ambos os hipocampos e no cingulado anterior; [NAA] em ambos os hipocampos e cingulado anterior negativamente correlacionada com a classificação dos sintomas
Schuff et al., 2008[117]	Caso-controle	55S 49N	Ambos os hipocampos	¹H PRESS MRSI	1,1	+Loc +Spectra +AgeM +SexM +Quant +VTS +VTC	[NAA] no PTSD < normais em ambos os hipocampos e no cingulado anterior R

Para abreviações ver Tabela 37.2.

---

dos; o ganho global de volume cerebral correspondeu a quase 2% na média (espacialmente significante ao redor do *vermis* superior, borda perimesencefálica, periventricular e frontal) e se correlacionou positivamente com as porcentagens de aumento de Co cerebelar e frontomesial.

Esquizofrenia

A esquizofrenia é talvez uma das doenças psiquiátricas mais perturbadoras, afetando aproximadamente 1% da população geral.[142] É composta de um grupo heterogêneo de doenças, diagnosticadas de acordo com a presença ou a ausência de sintomas positivos (alucinações, ilusão, transtorno do pensamento) e sintomas negativos (embotamento afetivo, isolamento social, apatia). A esquizofrenia apresenta um início insidioso na adolescência ou início da vida adulta e geralmente evolui para uma doença mental crônica terrivelmente incapacitante. Pacientes anteriormente bem-sucedidos geralmente perdem seus empregos, amigos, companheiros e casas e muitos acabam vivendo nas ruas ou em abrigos.

Desde 1990, houve mais de 100 estudos por MRS de pacientes esquizofrênicos.[143] Pelas limitações deste breve capítulo, seria impossível cobrir todos estes estudos com o nível de detalhes aci-

Tabela 37.7 Estudos sobre abuso de álcool

Referência	Modelo do estudo	Sujeitos	Região estudada	Núcleo	Tamanho do voxel (mL)	Qualidade da informação	Achados significativos
Martin et al., 1995[122]	Pré/pós-rx	10S 9N	Vermis cerebelar	¹H PRESS	8	+Loc +Spectra	Cho/NAA no vermis nos pacientes com abstinência > antes da abstinência
Jagannathan et al., 1996[123]	Caso-controle	10S 27N	Cerebelo Tálamo lobofrontal	¹H STEAM	8	+Spectra	NAA/Cr e NAA/Cho em todas as áreas nos alcoólicos < normais
Behar et al., 1999[124]	Caso-controle	S10 N10	Lobo occipital	¹H ISIS	13,5	–	GABA/Cr nos alcoólicos > normais
Seitz et al., 1999[125]	Caso-controle	11S 10N	Vermis cerebelar	¹H STEAM	8	+Spectra	NAA/Cr e Cho/Cr no vermis de RAA < normais
Schweinburg et al., 2000[126]	Caso-controle	9S 5N	Tálamo R	¹H PRESS, STEAM	3,4	+Loc	[mI] no tálamo de RAA > alcoólicos abstinentes a longo prazo e normais
			Cingulado ant.		8	+Spectra	[mI] no cingulado ant. de RAA > normais
			Centro ant.		8	+SexM +Quant +TVC +VTS	
Schweinburg et al., 2001[127]	Caso-controle	37S 15N	WM frontal R	¹H PRESS	8	+Loc	[mI] na WM frontal + parietal de RAA > normais
			WM parietal R			+Spectra +Quant +TVC	[NAA] na WM frontal de RAA < normais; [NAA] na WM frontal+parietal de RAA < normais
O'Neill et al., 2001[128]	Caso-controle	8S 121"N"	Vários locais da GM, WM	¹H PRESS, MRSI	0,96	+Quant +VTS +VTC	Nenhum: nenhuma diferença significativa nos valores metabólicos entre as regiões
Bendszus et al., 2001[129]	Caso-controle	17S 12N	GM frontal, cerebelo L	¹H PRESS	8	+Loc +Spectra +Quant	NAA/Cr na GM frontal e cerebelo nos RAA em fase inicial < normais; NAA/Cr na GM frontal e cerebelo nos RAA de fase tardia > RAA inicial; Cho/Cr no cerebelo no RAA inicial < normais; Cho/Cr no cerebelo de RAA tardio > RAA inicial
Parks et al., 2002[130]	Pré/pós-rx	31S 12N	WM frontal R, vermis cerebelar	¹H PRESS	8	+Loc +Spectra +Quant +VTS +TVC	[NAA] e [Cho] no cerebelo de RAA inicial < normais; [NAA] no cerebelo no RAA tardio > RAA inicial
Schweinsburg et al., 2003[131]	Caso-controle	25S 25N	Cingulado anterior, WM frontal R	¹H PRESS	8	+Loc +Spectra +Quant +TVC	[NAA] na WM frontal de alcoólicos M + F < normais M + F; [NAA] na WM frontal de alcoólicos F < alcoólicos M; [NAA] no córtex cingulado ant. de alcoólicos F < normais F

(Continua)

Tabela 37.7 (Cont.)

Referência	Modelo do estudo	Sujeitos	Região estudada	Núcleo	Tamanho do voxel (mL)	Qualidade da informação	Achados significativos
Meyerhoff et al., 1995[132]	Caso-controle	92S 8N	"WM", "GM"	^{31}P ISIS	100	+Loc	[PDE] e [PCr] na WM de alcoólicos HIV-negativos < normais
					90	+Spectra +Quant	
Estilaei et al., 2001[133]	Caso-controle	13S 17N	Centro semioval	^{31}P ISIS	168	+Loc +Spectra +Quant	**Amplo componente integral** nos consumidores pesados de bebidas alcoólicas < não consumidores/consumidores leves
Estilaei et al., 2001[134]	Caso-controle	36S 14N	Centro semioval	^{31}P ISIS	168	+Loc +Spectra +Quant	Nenhuma diferença significativa no Amplo componente integral entre consumidores leves/não consumidores e alcoólicos abstinentes
Bartsch et al., 2007[135]	Pré/pós-rx	24S 10N	Lobos frontais mesiais e cerebelo L	^{1}H PRESS	8	+Loc +Spectra +AgeM +SexM +Quant +VTS +TVC	[NAA] frontomesial e [Cho] cerebelar elevadas pós-detox

Detox, desintoxicação; RAA, alcoólicos recentemente abstinentes; M, masculino; F, feminino; para outras abreviações ver Tabelas 37.2 e 37.3.

ma. No entanto, outros realizaram revisões extensas sobre o assunto; artigos selecionados de revisão de esquizofrenia estão listados na Tabela 37.8, escolhidos para enfatizar aspectos desta doença complexa.

Deste conjunto de estudos surgiram diversos achados consistentes. MRS com fósforo 31 repetitivamente revelou níveis reduzidos de PME e aumentados de fosfodiésteres (PDE) nos lobos frontais de esquizofrênicos, quando comparados com pacientes normais.[146] Parece que os níveis elevados de PDE são encontrados somente nas fases iniciais da esquizofrenia, e não em casos crônicos.[153,154] Isto sugere que pacientes com esquizofrenia possuem um metabolismo fosfolipídico anormal na membrana do lobo frontal, com síntese reduzida e degradação elevada dos fosfolipídeos que compões a membrana neuronal. No entanto, não foram

Tabela 37.8 Esquizofrenia: artigos recentes de revisão selecionados

Referência	Ênfase
Soares e Innis, 199 [144]	Teorias e evidências em neurotransmissores
Curtis et al., 2000 [145]	Comparação entre esquizofrenia e BP
Keshavan et al., 2000 [146]	Questões metodológicas e achados por ^{1}H, ^{31}P MRS
Laruelle et al., 2000 [147]	Teorias e evidências em neurotransmissores
Stanley et al., 2000 [148]	Questões metodológicas e achados por ^{1}H, ^{31}P MRS
Vance et al., 2000 [149]	Revisão geral em MRS de H, P, F
Krystal et al., 2001 [1]	Genética, neuropatologia e neurotransmissores
Kasai et al., 2002 [142]	Visão geral excelente da esquizofrenia
Lyo e Renshaw, 2002 [143]	Conecta a ^{1}H e ^{31}P MRS com teorias sobre a patogênese
Stanley, 2002 [150]	^{1}H e ^{31}P MRS na esquizofrenia de primeiro episódio em pacientes sem experiência terapêutica prévia
Abbott e Bustillo, 2006 [151]	Revisão dos achados por ^{1}H, ^{31}P MRS
Gur et al., 2007 [152]	Visão geral excelente das diferentes técnicas de imagem cerebral aplicadas na esquizofrenia

encontradas diferenças nos fosfolipídeos de movimento restrito da membrana celular do cérebro, indexado pela quantificação do amplo sinal de ressonância subjacente na ^{31}P-MRS, entre pacientes com esquizofrenia e controles pareados por idade e gênero.[155]

MRS de prótons também revelou consistentemente níveis reduzidos de NAA nos lobos frontais e temporais de esquizofrênicos.[146] Estes dois achados suportam a hipótese de poda sináptica da esquizofrenia, em que afirma que há uma "poda excedente" das sinapses no lobo frontal no período infantil tardio e na adolescência em esquizofrênicos.[156-158] Esta poda sináptica eventualmente lesiona o cérebro suficientemente para a ocorrência de sintomas esquizofrênicos.

Infelizmente, grande parte da literatura de MRS em esquizofrenia sofre de falhas descritas previamente neste capítulo. Os resultados dos estudos são complicados pela heterogeneidade do diagnóstico; até recentemente, muitos dos subtipos esquizofrênicos (ex., catatônico, desorganizado, paranoide, residual, indiferenciado) não eram definidos, eram ignorados ou eram simplesmente combinados em um único grupo de pacientes. Medicações distintas representam os menores dos problemas, com muitos dos estudos avaliando esquizofrênicos sem experiência terapêutica prévia e no primeiro episódio.[150] Os tamanhos amostrais foram melhores que os estudos de outras enfermidades psiquiátricas. Os estudos por MRS "de primeira geração" da esquizofrenia[146] têm sido úteis, porém mais pesquisa deve ser feita a fim de criar marcadores de MRS confiáveis da esquizofrenia.

A ^{31}P-MRS em pacientes com esquizofrenia que tenham severa ou violentamente infringido a lei (homicídio ou lesão corporal grave) exibiu alterações nos níveis de NTP, em que pode indicar metabolismo cerebral elevado neste grupo de pacientes.[159,160] De modo interessante, houve uma forte correlação negativa entre o sinal de transdução do ácido aracdônico e a concentração metabólica de fosfato inorgânico neste grupo de pacientes,[161] que pode estar relacionado com as alterações fosfolipídicas na membrana celular do cérebro. No entanto, assim como no estudo mencionado acima na esquizofrenia não forênsica, não foi encontrada nenhuma diferença nos fosfolipídeos de movimento restrito da membrana celular do cérebro, indexado pela quantificação do amplo sinal de ressonância subjacente na ^{31}P-MRS, entre pacientes forênsicos com esquizofrenia que tenham séria ou violentamente infringido a lei e os controles pareados.[162]

Encefalomielite miálgica

A encefalomielite miálgica, que também é conhecida como síndrome de fatiga crônica e pode afligir ao redor de 8 milhões de pessoas nos EUA e ao redor de 240.000 no Reino Unido, é de etiologia desconhecida. Embora os psiquiatras geralmente tendam a cuidar de pacientes com encefalomielite miálgica, estes pacientes podem ser encontrados em consultórios de especialistas em neurologia, doenças infecciosas ou reumatologia, dependendo da prática clínica local.

Um estudo cerebral sistemático com MRS de prótons da encefalomielite miálgica realizado por Puri et al.[163] relatou níveis elevados de Cho em pacientes, comparado com os controles pareados; este achado que foi essencialmente replicado por Chaudhuri et al.[164] e é consistente com os casos clínicos de três crianças relatados por Tomoda et al.[165] Foi sugerido que este achado pode ser consistente com a presença de uma etiologia viral para encefalomielite miálgica; a inibição viral da etapa enzimática, catalisada pela enzima delta-6-desaturase na biossíntese de ácidos graxos poli-insaturados de cadeia longa, pode resultar na incorporação reduzida do ácido araquidônico e ácido docosa-hexaenoico na posição Sn2 dos fosfolipídeos da membrana celular cerebral, resultando, por sua vez, em um aumento na concentração de Cho livre (colina sendo um possível grupo polar destas moléculas).[166]

É necessária a realização de estudos de grande porte, porém estes resultados convergentes preliminares demonstram o poder da MRS no esclarecimento dos possíveis mecanismos etiológicos das doenças atualmente tratadas por psiquiatras.

Conclusões e futuras direções

Nenhum capítulo em espectroscopia estaria completo sem um breve comentário sobre as futuras direções recomendadas para a MRS na doença psiquiátrica.

Primeiramente, é importante que futuros estudos psiquiátricos por MRS se dediquem a todos os problemas técnicos resumidos acima. O mais importante destes problemas é a seleção de um grupo de sujeitos "puros"; critérios de inclusão e exclusão devem ser cautelosamente escolhidos para assegurar que apenas os pacientes com um determinado diagnóstico serão estudados, a fim de prevenir "diluição" dos achados. De maneira ideal, os sujeitos não devem possuir experiência terapêutica prévia (ex., novo diagnóstico) ou passar por um período de *washout* da droga antes de ser estudado. Um delineamento de caso-controle com pareamento por idade e gênero é útil, visto que um menor número de sujeitos é necessário para alcançar significância estatística. No entanto, um estudo deve possuir o maior número possível de sujeitos (pelas limitações orçamentárias e de tempo) para aumentar a probabilidade de descoberta de achados estatisticamente significantes. Finalmente, de um ponto de vista técnico, a análise quantitativa deveria ser realizada usando qualquer número de programas automatizados ou semiautomatizados de ajuste de curvas (resumido no Capítulo 2). Exemplos de bons estudos responsáveis por muitos destes problemas incluem: Auer et al.,[5] Rosenberg et al.,[101] Deicken et al.[22] e Villarreal et al.[24]

Futuros estudos psiquiátricos por MRS devem aproveitar os novos métodos experimentais de MRS que são relevantes à enfermidade e ao tratamento psiquiátrico. Alguns estudos pioneiros tentaram examinar o GABA, o maior neurotransmissor inibitório no cérebro.[89,124,167] Para uma excelente revisão do estado da arte da concentração de GABA por MRS, ver Sanacora et al.[168] Além disso, o Glu é o principal neurotransmissor excitatório presente no cérebro. Utilizando técnicas com tempo de eco curto, particularmente a 3T ou acima, é altamente possível medir os níveis de Glx. Visto que há muitas informações disponíveis sobre estes sistemas neurotransmissores, a detecção de alterações nos níveis de GABA ou Glu pela MRS em pacientes psiquiátricos são úteis para compreender os efeitos bioquímicos subjacentes, como também para determinar os tratamentos ótimos. Talvez um dia sejamos capazes de obter dados por MRS sobre outros neurotransmissores importantes, como a dopamina, a serotonina e a acetilcolina; por enquanto, a concentração extremamente baixa destes neurotransmissores no cérebro limitam estes estudos à PET.

Novos estudos psiquiátricos por MRS estão aproveitando as novas tecnologias, como os aparelhos de MRI que operam a intensidades de campo magnético de no mínimo 3T. Embora os artefatos de suscetibilidade são consideravelmente aumentados nos altos campos, um *shim* de alta ordem pode ajudar a suavizar os campos magnéticos para obter dados espectroscópicos confiáveis. Visto que a relação sinal-ruído é aumentada em campos magnéticos mais altos, o tempo de aquisição de imagens pode ser reduzido, ou *voxels* podem ser menores ou mais *voxels* podem ser obtidos utilizando as técnicas de MRSI (Capítulo 1). A melhora no sinal proporcionado em campos mais altos também fornece possibilidades para técnicas mais sofisticadas de edição espectral, que irá possibilitar a mensuração de alguns dos neurotransmissores clinicamente relevantes descritos acima. A técnica de MRSI também é valiosa, visto que diversas regiões cerebrais diferentes podem ser estudadas simultaneamente em um único corte bem posicionado. Isto é útil pois ainda não sabemos onde as anormalidades bioquímicas estão localizadas nas várias doenças psiquiátricas. Pioneiros, como Deicken *et al.*[22] ajudaram a definir o padrão de excelência no delineamento do estudo por MRSI.

Magnetos de campo muito alto também induziram o desenvolvimento de novas técnicas psiquiátricas de imagem. Por exemplo, a pesquisa animal sugere uma distribuição heterogênea de lítio no parênquima cerebral.[169] De maneira ideal, visto que o lítio possui um pico único, deveria ser possível realizar estudos por imagem com lítio, assim como tem sido realizado com o sódio. No entanto, tais técnicas são dificultadas pela baixa relação sinal-ruído, em virtude de pequenas concentrações de lítio no cérebro. Magnetos de campos mais altos podem ser capazes de aumentar a relação sinal-ruído de modo que imagens com lítio possam ser obtidas. Soares *et al.* já realizaram a MRS por lítio a 3T;[80] a imagem do lítio é a mais lógica e excitante próxima etapa.

As técnicas modernas de espectroscopia têm sido utilizadas apenas por 15-20 anos, e estão clinicamente disponíveis somente há pouco mais de 10 anos. A MRS psiquiátrica ainda está em sua infância.

Referências

1. Krystal JH, D'Souza DC, Sanacora G, Goddard AW, Charney DS. Current perspectives on the pathophysiology of schizophrenia, depression, and anxiety disorders. *Med Clin N Am* 2001; **85**: 559–577.

2. Yildiz A, Sachs GS, Dorer DJ, Renshaw PF. [31]P Nuclear magnetic resonance spectroscopy findings in bipolar illness: a metaanalysis. *Psychiatry Res* 2001; **106**: 181–191.

3. American Psychiatric Association. *Diagnostic and Statistical Manual of Mental Disorders*, 3rd edn. 1980. Washington DC: American Psychiatric Association,

4. American Psychiatric Association. *Diagnostic and Statistical Manual of Mental Disorders* 4th edn text revision. Washington. DC: American Psychiatric Association, 2000.

5. Auer DP, Putz B, Kraft E *et al.* Reduced glutamate in the anterior cingulate cortex in depression: an in vivo proton magnetic resonance spectroscopy study. *Biol Psychiatry* 2000; **47**: 305–313.

6. Frey R, Metzler D, Fischer P *et al.* myo-Inositol in depressive and healthy subjects determined by frontal [1]H-magnetic resonance spectroscopy at 1.5 tesla. *J Psychiatr Res* 1998; **32**: 411–420.

7. Renshaw PF, Guimaraes AR, Fava M *et al.* Accumulation of fluoxetine and norfluoxetine in human brain during therapeutic administration. *Am J Psychiatry* 1992; **149**: 1592–1594.

8. Cohen J. *Statistical Power Analysis for the Behavioral Sciences*. New York: Academic Press, 1977.

9. Kreis R, Ernst T, Ross BD. Development of the human brain: in vivo quantification of metabolite and water content with proton magnetic resonance spectroscopy. *Magn Reson Med* 1993; **30**: 424–437.

10. van der Knaap MS, van der Grond J, van Rijen PC *et al.* Age-dependent changes in localized proton and phosphorus MR spectroscopy of the brain. *Radiology* 1990; **176**: 509–515.

11. Ross B, Bluml S. Magnetic resonance spectroscopy of the human brain. *Anat Rec* 2001; **265**: 54–84.

12. Fukuzako H, Hashiguchi T, Sakamoto Y *et al.* Metabolite changes with age measured by proton magnetic resonance spectroscopy in normal subjects. *Psychiatr Clin Neurosci* 1997; **51**: 261–263.

13. Charles HC, Lazeyras F, Krishnan KR *et al.* Proton spectroscopy of human brain: effects of age and sex. Prog Neuropsychopharmacol Biol Psychiatry 1994; **18**: 995–1004.

14. Sijens PE, Heijer Td T, Origgi D *et al.* Brain changes with aging: MR spectroscopy at supraventricular plane shows differences between women and men. *Radiology* 2003; **226**: 889–896.

15. Ebert D, Speck O, Konig A *et al.* [1]H-magnetic resonance spectroscopy in obsessivecompulsive disorder: evidence for neuronal loss in the cingulate gyrus and the right striatum. *Psychiatry Res* 1997; **74**: 173–176.

16. Brodmann K. *Vergleichende Lokalisationslehre der Grosshirnrinde in ihren Prinzipien dargestellt auf Grund des Zellenbaues*, Leipzig: JA Barth, 1909.

17. Winsberg ME, Sachs N, Tate DL *et al.* Decreased dorsolateral prefrontal N-acetylaspartate in bipolar disorder. *Biol Psychiatry* 2000; **47**: 475–481.

18. Kinney DK, Steingard RJ, Renshaw PF, Yurgelun-Todd DA. Perinatal complications and abnormal proton metabolite concentrations in frontal cortex of adolescents seen on magnetic resonance spectroscopy. *Neuropsychiatr Neuropsychol Behav Neurol* 2000; **13**: 8–12.

19. Bottomley PA. The trouble with spectroscopy papers. *Radiology* 1991; **181**: 344–350.

20. Pfefferbaum A, Adalsteinsson E, Spielman D, Sullivan EV, Lim KO. In vivo brain concentrations of N-acetyl compounds, creatine, and choline in Alzheimer disease. *Arch Gen Psychiatry* 1999; **56**: 185–192.

21. McLean MA, Woermann FG, Barker GJ, Duncan JS. Quantitative analysis of short echo time (1)H-MRSI of cerebral gray and white matter. *Magn Reson Med* 2000; **44**: 401–411.

22. Deicken RF, Eliaz Y, Feiwell R, Schuff N. Increased thalamic N-acetylaspartate in male patients with familial bipolar I disorder. *Psychiatry Res* 2001; **106**: 35–45.

23. Schuff N, Neylan TC, Lenoci MA et al. Decreased hippocampal Nacetylaspartate in the absence of atrophy in posttraumatic stress disorder. *Biol Psychiatry* 2001; **50**: 952–959.

24. Villarreal G, Petropoulos H, Hamilton DA et al. Proton magnetic resonance spectroscopy of the hippocampus and occipital white matter in PTSD: preliminary results. *Can J Psychiatry* 2002; **47**: 666–670.

25. Sharma R, Venkatasubramanian PN, Barany M, Davis JM. Proton magnetic resonance spectroscopy of the brain in schizophrenic and affective patients. *Schizophr Res* 1992; **8**: 43–49.

26. Charles HC, Lazeyras F, Krishnan KR et al. Brain choline in depression: in vivo detection of potential pharmacodynamic effects of antidepressant therapy using hydrogen localized spectroscopy. *Prog Neuropsychopharmacol Biol Psychiatry* 1994; **18**: 1121–1127.

27. Renshaw PF, Lafer B, Babb SM et al. Basal ganglia choline levels in depression and response to fluoxetine treatment: an in vivo proton magnetic resonance spectroscopy study. *Biol Psychiatry* 1997; **41**: 837–843.

28. Hamakawa H, Kato T, Murashita J, Kato N. Quantitative proton magnetic resonance spectroscopy of the basal ganglia in patients with affective disorders. *Eur Arch Psychiatr Clin Neurosci* 1998; **248**: 53–58.

29. Sanacora G, Mason GF, Rothman DL et al. Reduced cortical gammaaminobutyric acid levels in depressed patients determined by proton magnetic resonance spectroscopy. *Arch Gen Psychiatry* 1999; **56**: 1043–1047.

30. Sonawalla SB, Renshaw PF, Moore CM et al. Compounds containing cytosolic choline in the basal ganglia: a potential biological marker of true drug response to fluoxetine. *Am J Psychiatry* 1999; **156**: 1638–1640.

31. Ende G, Braus DF, Walter S, Weber-Fahr W, Henn FA. The hippocampus in patients treated with electroconvulsive therapy: a proton magnetic resonance spectroscopic imaging study. *Arch Gen Psychiatry* 2000; **57**: 937–943.

32. Steingard RJ, Yurgelun-Todd DA, Hennen J et al. Increased orbitofrontal cortex levels of choline in depressed adolescents as detected by in vivo proton magnetic resonance spectroscopy. *Biol Psychiatry* 2000; **48**: 1053–1061.

33. Murata T, Kimura H, Omori M et al. MRI white matter hyperintensities, (1)H-MR spectroscopy and cognitive function in geriatric depression: a comparison of early- and late-onset cases. *Int J Geriatr Psychiatry* 2001; **16**: 1129–1135.

34. Kusumakar V, MacMaster FP, Gates L, Sparkes SJ, Khan SC. Left medial temporal cytosolic choline in early onset depression. *Can J Psychiatry* 2001; **46**: 959–964.

35. Kato T, Takahashi S, Shioiri T, Inubushi T. Brain phosphorous metabolism in depressive disorders detected by phosphorus-31 magnetic resonance spectroscopy. *J Affect Disord* 1992; **26**: 223–230.

36. Moore CM, Christensen JD, Lafer B, FavaM, Renshaw PF. Lower levels of nucleoside triphosphate in the basal ganglia of depressed subjects: a phosphorous-31 magnetic resonance spectroscopy study. *Am J Psychiatry* 1997; **154**: 116–118.

37. Volz HP, Rzanny R, Riehemann S et al. ^{31}P Magnetic resonance spectroscopy in the frontal lobe of major depressed patients. *Eur Arch Psychiatr Clin Neurosci* 1998; **248**: 289–295.

38. Renshaw PF, Parow AM, Hirashima F et al. Multinuclear magnetic resonance spectroscopy studies of brain purines in major depression. *Am J Psychiatry* 2001; **158**: 2048–2055.

39. Riedl U, Barocka A, Kolem H et al. Duration of lithium treatment and brain lithium concentration in patients with unipolar and schizoaffective disorder: a study with magnetic resonance spectroscopy. *Biol Psychiatry* 1997; **41**: 844–850.

40. Kumar A, Thomas A, Lavretsky H et al. Frontal white matter biochemical abnormalities in late-life major depression detected with proton magnetic resonance spectroscopy. *Am J Psychiatry* 2002; **159**: 630–636.

41. Sanacora G, Gueorguieva R, Epperson CN et al. Subtypespecific alterations of gamma-aminobutyric acid and glutamate in patients with major depression *Arch Gen Psychiatry* 2004; **61**: 705–713.

42. Coupland NJ, Ogilvie CJ, Hegadoren KM, Decreased prefrontal myo-inositol in major depressive disorder. *Biol Psychiatry* 2005; **57**: 1526–1534.

43. Rosenberg DR, Macmaster FP, Mirza Y et al. Reduced anterior cingulate glutamate in pediatric major depression: a magnetic resonance spectroscopy study. *Biol Psychiatry* 2005; **58**: 700–704.

44. Sanacora G, Fenton LR, Fasula MK et al. Cortical gamma-aminobutyric acid concentrations in depressed patients receiving cognitive behavioral therapy. *Biol Psychiatry* 2006; **59**: 284–286.

45. Gonul AS, Kitis O, Ozan E et al. The effect of antidepressant treatment on N-acetyl aspartate levels of medial frontal cortex in drug-free depressed patients. *Prog Neuropsychopharmacol Biol Psychiatry* 2006; **30**: 120–125.

46. Luborzewski A, Schubert F, Seifert F et al. Metabolic alterations in the dorsolateral prefrontal cortex after treatment with highfrequency repetitive transcranial magnetic stimulation in patients with unipolar major depression. *J Psychiatr Res* 2007; **41**: 606–615.

47. Hasler G, van der Veen JW, Tumonis T et al. Reduced prefrontal glutamate/glutamine and gammaaminobutyric acid levels in major depression determined using proton magnetic resonance spectroscopy. *Arch Gen Psychiatry* 2007; **64**: 193–200.

48. Gabbay V, Hess DA, Liu S et al. Lateralized caudate metabolic abnormalities in adolescent major depressive

disorder: a proton MR spectroscopy study. *Am J Psychiatry* 2007; **164**: 1881–1889.

49. Iosifescu DV, Bolo NR, Nierenberg AA *et al.* Brain bioenergetics and response to triiodothyronine augmentation in major depressive disorder. *Biol Psychiatry* 2008; **63**: 1127–1134.

50. Block W, Träber F, von Widdern O *et al.* Proton MR spectroscopy of the hippocampus at 3 T in patients with unipolar major depressive disorder: correlates and predictors of treatment response. *Int J Neuropsychopharmacol* 2008; **10**: 1–8.

51. Kessler RC, McGonagle KA, Zhao S *et al.* Lifetime and 12-month prevalence of DSM-III-R psychiatric disorders in the United States. Results from the National comorbidity survey. *Arch Gen Psychiatry* 1994; **51**: 8–19.

52. Kessler RC, Rubinow DR, Holmes C, Abelson JM, Zhao S. The epidemiology of DSM-III-R bipolar I disorder in a general population survey. *Psychol Med* 1997; **27**: 1079–1089.

53. Michels R, Marzuk PM. Progress in psychiatry (1). *New Engl J Med* 1993; **329**: 552–560.

54. Michels R, Marzuk PM. Progress in psychiatry (2). *New Engl J Med* 1993; **329**: 628–638.

55. Stoll AL, Renshaw PF, Sachs GS *et al.* The human brain resonance of cholinecontaining compounds is similar in patients receiving lithium treatment and controls: an in vivo proton magnetic resonance spectroscopy study. *Biol Psychiatry* 1992; **32**: 944–949.

56. Kato T, Hamakawa H, Shioiri T *et al.* Cholinecontaining compounds detected by proton magnetic resonance spectroscopy in the basal ganglia in bipolar disorder. *J Psychiatr Neurosci* 1996; **21**: 248–254.

57. Ohara K, Isoda H, Suzuki Y *et al.* Proton magnetic resonance spectroscopy of the lenticular nuclei in bipolar I affective disorder. *Psychiatry Res* 1998; **84**: 55–60.

58. Hamakawa H, Kato T, Shioiri T, Inubushi T, Kato N. Quantitative proton magnetic resonance spectroscopy of the bilateral frontal lobes in patients with bipolar disorder. *Psychol Med* 1999; **29**: 639–644.

59. Moore GJ, Bebchuk JM, Parrish JK *et al.* Temporal dissociation between lithium-induced changes in frontal lobe myo-inositol and clinical response in manicdepressive illness. *Am J Psychiatry* 1999; **156**: 1902–1908.

60. Castillo M, Kwock L, Courvoisie H, Hooper SR. Proton MR spectroscopy in children with bipolar affective disorder: preliminary observations. *AJNR Am J Neuroradiol* 2000; **21**: 832–838.

61. Moore GJ, Bebchuk JM, Hasanat K *et al.* Lithium increases N-acetyl-aspartate in the human brain: in vivo evidence in support of bcl-2's neurotrophic effects? *Biol Psychiatry* 2000; **48**: 1–8.

62. Moore CM, Breeze JL, Gruber SA *et al.* Choline, myo-inositol and mood in bipolar disorder: a proton magnetic resonance spectroscopic imaging study of the anterior cingulate cortex. *Bipolar Disord* 2000; **2**: 207–216.

63. Davanzo P, Thomas MA, Yue K *et al.* Decreased anterior cingulate myoinositol/creatine spectroscopy resonance with lithium treatment in children with bipolar disorder. *Neuropsychopharmacology* 2001; **24**: 359–369.

64. Kato T, Shioiri T, Takahashi S, Inubushi T. Measurement of brain phosphoinositide metabolism in bipolar patients using in vivo ^{31}PMRS. *J Affect Disord* 1991; **22**: 185–190.

65. Kato T, Takahashi S, Shioiri T, Inubushi T. Alterations in brain phosphorus metabolism in bipolar disorder detected by in vivo ^{31}P and ^{7}Li magnetic resonance spectroscopy. *J Affect Disord* 1993; **27**: 53–59.

66. Kato T, Shioiri T, Murashita J *et al.* Phosphorus-31 magnetic resonance spectroscopy and ventricular enlargement in bipolar disorder. *Psychiatry Res* 1994; **55**: 41–50.

67. Kato T, Takahashi S, Shioiri T *et al.* Reduction of brain phosphocreatine in bipolar II disorder detected by phosphorus-31 magnetic resonance spectroscopy. *J Affect Disord* 1994; **31**: 125–133.

68. Kato T, Shioiri T, Murashita J *et al.* Lateralized abnormality of high energy phosphate metabolism in the frontal lobes of patients with bipolar disorder detected by phase-encoded ^{31}P-MRS. *Psychol Med* 1995; **25**: 557–566.

69. Deicken RF, Weiner MW, Fein G. Decreased temporal lobe phosphomonoesters in bipolar disorder. *J Affect Disord* 1995; **33**: 195–199.

70. Deicken RF, Fein G, Weiner MW. Abnormal frontal lobe phosphorous metabolism in bipolar disorder. *Am J Psychiatry* 1995; **152**: 915–918.

71. Kato T, Murashita J, Kamiya A *et al.* Decreased brain intracellular pH measured by ^{31}P-MRS in bipolar disorder: a confirmation in drug-free patients and correlation with white matter hyperintensity. *Eur Arch Psychiatr Clin Neurosci* 1998; **248**: 301–306.

72. Kato T, Inubushi T, Takahashi S. Relationship of lithium concentrations in the brain measured by lithium-7 magnetic resonance spectroscopy to treatment response in mania. *J Clin Psychopharmacol* 1994; **14**: 330–335.

73. Kato T, Fujii K, Shioiri T, Inubushi T, Takahashi S. Lithium side effects in relation to brain lithium concentration measured by lithium-7 magnetic resonance spectroscopy. *Prog Neuropsychopharmacol Biol Psychiatry* 1996; **20**: 87–97.

74. Sun Z, Wang F, Cui L *et al.* Abnormal anterior cingulum in patients with schizophrenia: a diffusion tensor imaging study. *Neuroreport* 2003; **14**: 1833–1836.

75. Frye MA, Watzl J, Banakar S *et al.* Increased anterior cingulate/medial prefrontal cortical glutamate and creatine in bipolar depression. *Neuropsychopharmacology* 2007; **32**: 2490–2499.

76. Olvera RL, Caetano SC, Fonseca M *et al.* A ^{1}H magnetic resonance spectroscopy study in adults with obsessive compulsive disorder: relationship between metabolite concentrations and symptom severity. *J Neural Transm* 2008; **115**: 1051–1062.

77. Colla M, Schubert F, Bubner M *et al.* Glutamate as a spectroscopic marker of hippocampal structural plasticity is elevated in longterm euthymic bipolar patients on chronic

77. lithium therapy and correlates inversely with diurnal cortisol. *Mol Psychiatry* 2008; Epub before print doi: 10.1038/mp.2008.26.

78. Öngür D, Jensen JE, Prescot AP et al. Abnormal glutamatergic neurotransmission and neuronal-glial interactions in acute mania. *Biol Psychiatry* 2008; **64**: 718–726.

79. Port JD, Unal SS, Mrazek DA, Marcus SM. Metabolic alterations in medication-free patients with bipolar disorder: a 3 T CSF-corrected magnetic resonance spectroscopic imaging study. *Psychiatry Res* 2008; **162**: 113–121.

80. Soares JC, Boada F, Spencer S et al. Brain lithium concentrations in bipolar disorder patients: preliminary (7)Li magnetic resonance studies at 3 T. *Biol Psychiatry* 2001; **49**: 437–443.

81. Moore CM, Demopulos CM, Henry ME et al. Brain-to-serum lithium ratio and age: an in vivo magnetic resonance spectroscopy study. *Am J Psychiatry* 2002; **159**: 1240–1242.

82. Atack JR, Broughton HB, Pollack SJ. Inositol monophosphatase: a putative target for ^{1}Li in the treatment of bipolar disorder. *Trend Neurosci* 1995; **18**: 343–349.

83. Belmaker RH, Bersudsky Y, Agam G, Levine J, Kofman O. How does lithium work on manic depression? Clinical and psychological correlates of the inositol theory. *Annu Rev Med* 1996; **47**: 47–56.

84. Soares JC, Mallinger AG. Intracellular phosphatidylinositol pathway abnormalities in bipolar disorder patients. *Psychopharmacol Bull* 1997; **33**: 685–691.

85. Dager SR, Marro KI, Richards TL, Metzger GD. Preliminary application of magnetic resonance spectroscopy to investigate lactate-induced panic. *Am J Psychiatry* 1994; **151**: 57–63.

86. Dager SR, Strauss WL, Marro KI et al. Proton magnetic resonance spectroscopy investigation of hyperventilation in subjects with panic disorder and comparison subjects. *Am J Psychiatry* 1995; **152**: 666–672.

87. Dager SR, Richards T, Strauss W, Artru A. Singlevoxel ^{1}H-MRS investigation of brain metabolic changes during lactate-induced panic. *Psychiatry Res* 1997; **76**: 89–99.

88. Dager SR, Friedman SD, Heide A et al. Twodimensional proton echoplanar spectroscopic imaging of brain metabolic changes during lactateinduced panic. *Arch Gen Psychiatry* 1999; **56**: 70–77.

89. Goddard AW, Mason GF, Almai A et al. Reductions in occipital cortex GABA levels in panic disorder detected with ^{1}H-magnetic resonance spectroscopy. *Arch Gen Psychiatry* 2001; **58**: 556–561.

90. Layton ME, Friedman SD, Dager SR. Brain metabolic changes during lactateinduced panic: effects of gabapentin treatment. *Depress Anxiety* 2001; **14**: 251–254.

91. Massana G, Gasto C, Junque C et al. Reduced levels of creatine in the right medial temporal lobe region of panic disorder patients detected with (1)H magnetic resonance spectroscopy. *Neuroimage* 2002; **16**: 836–842.

92. Shioiri T, Kato T, Murashita J et al. Highenergy phosphate metabolism in the frontal lobes of patients with panic disorder detected by phaseencoded ^{31}P-MRS. *Biol Psychiatry* 1996; **40**: 785–793.

93. Ham BJ, Sung Y, Kim N et al. Decreased GABA levels in anterior cingulate and basal ganglia in medicated subjects with panic disorder: a proton magnetic resonance spectroscopy (^{1}H-MRS) study. *Prog Neuropsychopharmacol Biol Psychiatry* 2007; **31**: 403–411.

94. Pitts Jr FN, McClure JN, Jr. Lactate metabolism in anxiety neurosis. *New Engl J Med* 1967; **277**: 1329–1336.

95. Weissman MM, Bland RC, Canino GJ, Cross National Collaborative Group. The cross national epidemiology of obsessive compulsive disorder. *J Clin Psychiatry* 1994; **55**(Suppl): 5–10.

96. Koran LM, Thienemann ML, Davenport R. Quality of life for patients with obsessive-compulsive disorder. *Am J Psychiatry* 1996; **153**: 783–788.

97. Bartha R, Stein MB, Williamson PC et al. A short echo ^{1}H spectroscopy and volumetric MRI study of the corpus striatum in patients with obsessivecompulsive disorder and comparison subjects. *Am J Psychiatry* 1998; **155**: 1584–1591.

98. Moore GJ, MacMaster FP, Stewart C, Rosenberg DR. Case study: caudate glutamatergic changes with paroxetine therapy for pediatric obsessivecompulsive disorder. *J Am Acad Child Adolesc Psychiatry* 1998; **37**: 663–667.

99. Ohara K, Isoda H, Suzuki Y et al. Proton magnetic resonance spectroscopy of lenticular nuclei in obsessive-compulsive disorder. *Psychiatry Res* 1999; **92**: 83–91.

100. Fitzgerald KD, Moore GJ, Paulson LA, Proton spectroscopic imaging of the thalamus in treatmentnaive pediatric obsessivecompulsive disorder. *Biol Psychiatry* 2000; **47**: 174–182.

101. Rosenberg DR, MacMaster FP, Keshavan MS et al. Decrease in caudate glutamatergic concentrations in pediatric obsessivecompulsive disorder patients taking paroxetine. *J Am Acad Child Adolesc Psychiatry* 2000; **39**: 1096–1103.

102. Bolton J, Moore GJ, MacMillan S, Stewart CM, Rosenberg DR. Case study: caudate glutamatergic changes with paroxetine persist after medication discontinuation in pediatric OCD. *J Am Acad Child Adolesc Psychiatry* 2001; **40**: 903–906.

103. Rosenberg DR, Amponsah A, Sullivan A, MacMillan S, Moore GJ. Increased medial thalamic choline in pediatric obsessivecompulsive disorder as detected by quantitative in vivo spectroscopic imaging. *J Child Neurol* 2001; **16**: 636–641.

104. Strauss WL, Layton ME, Hayes CE, Dager SR. ^{19}F Magnetic resonance spectroscopy investigation in vivo of acute and steadystate brain fluvoxamine levels in obsessivecompulsive disorder. *Am J Psychiatry* 1997; **154**: 516–522.

105. Whiteside SP, Port JD, Deacon BJ, Abramowitz JS. A magnetic resonance spectroscopy investigation of obsessive-compulsive disorder and anxiety. *Psychiatry Res* 2006; **146**: 137–147.

106. Jang JH, Kwon JS, Jang DP et al. A proton MRSI study of brain N-acetylaspartate level after 12 weeks of citalopram treatment in drug-naive patients with obsessive-compulsive disorder. Am J Psychiatry 2006; **163**: 1202–1207.

107. Yücel M, Wood SJ, Wellard RM et al. Anterior cingulate glutamate– glutamine levels predict symptom severity in women with obsessivecompulsive disorder. Aust N Z J Psychiatry 2008; **42**: 467–477.

108. Starck G, Ljungberg M, Nilsson M et al. A ^{1}H magnetic resonance spectroscopy study in adults with obsessive compulsive disorder: relationship between metabolite concentrations and symptom severity. J Neur Transmis 2008; **115**: 1051–1562

109. Smith EA, Russell A, Lorch E et al. Increased medial thalamic choline found in pediatric patients with obsessive–compulsive disorder versus major depression or healthy control subjects: a magnetic resonance spectroscopy study. Biol Psychiatry 2003; **54**: 1399–1405.

110. Russell A, Cortese B, Lorch E et al. Localized functional neurochemical marker abnormalities in dorsolateral prefrontal cortex in pediatric obsessive–compulsive disorder. J Child Adolesc Psychopharmacology 2003; **13**(Suppl 1): S31–S38.

111. Rosenberg DR, Mirza Y, Russell A et al. Reduced anterior cingulate glutamatergic concentrations in childhood OCD and major depression versus healthy controls, J Am Acad Child Adolesc Psychiatry 2004; **43**: 1146–1153.

112. Freeman TW, Cardwell D, Karson CN, Komoroski RA. In vivo proton magnetic resonance spectroscopy of the medial temporal lobes of subjects with combat-related posttraumatic stress disorder. Magn Reson Med 1998; **40**: 66–71.

113. De Bellis MD, Keshavan MS, Spencer S, Hall J. N-Acetylaspartate concentration in the anterior cingulate of maltreated children and adolescents with PTSD. Am J Psychiatry 2000; **157**: 1175–1177.

114. De Bellis MD, Keshavan MS, Harenski KA. Anterior cingulate N-acetylaspartate/creatine ratios during clonidine treatment in a maltreated child with posttraumatic stress disorder. J Child Adolesc Psychopharmacol 2001; **11**: 311–316.

115. Brown S, Freeman T, Kimbrell T, Cardwell D, Komoroski R. In vivo proton magnetic resonance spectroscopy of the medial temporal lobes of former prisoners of war with and without posttraumatic stress disorder. J Neuropsychiatry Clin Neurosci 2003; **15**: 367–370.

116. Ham BJ, Chey J, Yoon SJ et al. Decreased N-acetyl-aspartate levels in anterior cingulate and hippocampus in subjects with post-traumatic stress disorder: a proton magnetic resonance spectroscopy study. Eur J Neurosci 2007; **25**: 324–329.

117. Schuff N, Neylan TC, Fox- Bosetti S et al. Abnormal N-acetylaspartate in hippocampus and anterior cingulate in posttraumatic stress disorder. Psychiatry Res 2008; **162**: 147–157.

118. Hanstock CC, Rothman DL, Shulman RG et al. Measurement of ethanol in the human brain using NMR spectroscopy. J Stud Alcohol 1990; **51**: 104–107.

119. Mendelson JH, Woods BT, Chiu TM et al. In vivo proton magnetic resonance spectroscopy of alcohol in human brain. Alcohol 1990; **7**: 443–447.

120. Spielman DM, Glover GH, Macovski A, Pfefferbaum A. Magnetic resonance spectroscopic imaging of ethanol in the human brain: a feasibility study. Alcohol Clin Exp Res 1993; **17**: 1072–1077.

121. Chiu TM, Mendelson JH, Woods BT, In vivo proton magnetic resonance spectroscopy detection of human alcohol tolerance. Magn Reson Med 1994; **32**: 511–516.

122. Martin PR, Gibbs SJ, Nimmerrichter AA et al. Brain proton magnetic resonance spectroscopy studies in recently abstinent alcoholics. Alcohol Clin Exp Res 1995; **19**: 1078–1082.

123. Jagannathan NR, Desai NG, Raghunathan P. Brain metabolite changes in alcoholism: an in vivo proton magnetic resonance spectroscopy (MRS) study. Magn Reson Imaging 1996; **14**: 553–557.

124. Behar KL, Rothman DL, Petersen KF et al. Preliminary evidence of low cortical GABA levels in localized ^{1}H-MR spectra of alcohol-dependent and hepatic encephalopathy patients. Am J Psychiatry 1999; **156**: 952–954.

125. Seitz D, Widmann U, Seeger U et al. Localized proton magnetic resonance spectroscopy of the cerebellum in detoxifying alcoholics. Alcohol Clin Exp Res 1999; **23**: 158–163.

126. Schweinsburg BC, Taylor MJ, Videen JS et al. Elevated myo-inositol in gray matter of recently detoxified but not longterm abstinent alcoholics: a preliminary MR spectroscopy study. Alcohol Clin Exp Res 2000; **24**: 699–705.

127. Schweinsburg BC, Taylor MJ, Alhassoon OM et al. Chemical pathology in brain white matter of recently detoxified alcoholics: a ^{1}H magnetic resonance spectroscopy investigation of alcohol-associated frontal lobe injury. Alcohol Clin Exp Res 2001; **25**: 924–934.

128. O'Neill J, Cardenas VA, Meyerhoff DJ. Effects of abstinence on the brain: quantitative magnetic resonance imaging and magnetic resonance spectroscopic imaging in chronic alcohol abuse. Alcohol Clin Exp Res 2001; **25**: 1673–1682.

129. Bendszus M, Weijers HG, Wiesbeck G et al. Sequential MR imaging and proton MR spectroscopy in patients who underwent recent detoxification for chronic alcoholism: correlation with clinical and neuropsychological data. AJNR Am J Neuroradiol 2001; **22**: 1926–1932.

130. Parks MH, Dawant BM, Riddle WR et al. Longitudinal brain metabolic characterization of chronic alcoholics with proton magnetic resonance spectroscopy. Alcohol Clin Exp Res 2002; **26**: 1368–1380.

131. Schweinsburg BC, Alhassoon OM, Taylor MJ et al. Effects of alcoholism and gender on brain metabolism. Am J Psychiatry 2003; **160**: 1180–1183.

132. Meyerhoff DJ, MacKay S, Sappey-Marinier D et al. Effects of chronic alcohol abuse and HIV infection on brain phosphorus metabolites. Alcohol Clin Exp Res 1995; **19**: 685–692.

133. Estilaei MR, Matson GB, Payne GS et al. Effects of chronic alcohol consumption on the broad phospholipid signal in human brain: an in vivo ^{31}P MRS study. *Alcohol Clin Exp Res* 2001; **25**: 89–97.

134. Estilaei MR, Matson GB, Payne GS et al. Effects of abstinence from alcohol on the broad phospholipid signal in human brain: an in vivo ^{31}P magnetic resonance spectroscopy study. *Alcohol Clin Exp Res* 2001; **25**: 1213–1220.

135. Bartsch AJ, Homola G, Biller A et al. Manifestations of early brain recovery associated with abstinence fromalcoholism. *Brain* 2007; **130**: 36–47.

136. Bloomer CW, Langleben DD, Meyerhoff DJ. Magnetic resonance detects brainstem changes in chronic, active heavy drinkers. *Psychiatry Res* 2004; **132**: 209–218.

137. Durazzo TC, Gazdzinski S, Banys P, Meyerhoff DJ. Cigarette smoking exacerbates chronic alcohol-induced brain damage. A preliminary metabolite imaging study. *Alcohol Clin Exp Res* 2004; **28**:1849–1860.

138. Meyerhoff DJ, Blumenfeld R, Truran D et al. Effects of heavy drinking, binge drinking, and family history of alcoholism on regional brain metabolites. *Alcohol Clin Exp Res* 2004; **28**:650–661.

139. Viola A, Nicoli F, Denis B et al. High cerebral scylloinositol: a new marker of brain metabolism disturbances induced by chronic alcoholism. *MAGMA* 2004; **17**: 47–61.

140. Ende G, Welzel H, Walter S et al. Monitoring the effects of chronic alcohol consumption and abstinence on brain metabolism: a longitudinal proton magnetic resonance spectroscopy study. *Biol Psychiatry* 2005; **58**: 974–980.

141. Mason GF, Petrakis IL, de Graaf RA et al. Cortical gamma-aminobutyric acid levels and the recovery from ethanol dependence: preliminary evidence of modification by cigarette smoking. *Biol Psychiatry* 2006; **59**:85–93.

142. Kasai K, Iwanami A, Yamasue H et al. Neuroanatomy and neurophysiology in schizophrenia. *Neurosci Res* 2002; **43**: 93–110.

143. Lyoo IK, Renshaw PF. Magnetic resonance spectroscopy: current and future applications in psychiatric research. *Biol Psychiatry* 2002; **51**: 195–207.

144. Soares JC, Innis RB. Neurochemical brain imaging investigations of schizophrenia. *Biol Psychiatry* 1999; **46**: 600–615.

145. Curtis VA, van Os J, Murray RM. The Kraepelinian dichotomy: evidence from developmental and neuroimaging studies. *J Neuropsychiatr Clin Neurosci* 2000; **12**: 398–405.

146. Keshavan MS, Stanley JA, Pettegrew JW. Magnetic resonance spectroscopy in schizophrenia: methodological issues and findings: Part II. *Biol Psychiatry* 2000; **48**: 369–380.

147. Laruelle M. The role of endogenous sensitization in the pathophysiology of schizophrenia: implications from recent brain imaging studies. *Brain Res Rev* 2000; **31**: 371–384.

148. Stanley JA, Pettegrew JW, Keshavan MS. Magnetic resonance spectroscopy in schizophrenia: methodological issues and findings: Part I. *Biol Psychiatry* 2000; **48**: 357–368.

149. Vance AL, Velakoulis D, Maruff P et al. Magnetic resonance spectroscopy and schizophrenia: what have we learnt? *Aust NZ J Psychiatry* 2000; **34**: 14–25.

150. Stanley JA. In vivo magnetic resonance spectroscopy and its application to neuropsychiatric disorders [comment]. *Can J Psychiatry* 2002; **47**: 315–326.

151. Abbott C, Bustillo J. What have we learned from proton magnetic resonance spectroscopy about schizophrenia? A critical update. *Curr Opin Psychiatry* 2006; **19**: 135–139.

152. Gur RE, Keshavan MS, Lawrie SM. Deconstructing psychosis with human brain imaging. *Schizophr Bull* 2007; **33**: 921–931.

153. Stanley JA, Williamson PC, Drost DJ et al. An in vivo study of the prefrontal cortex of schizophrenic patients at different stages of illness via phosphorus magnetic resonance spectroscopy. *Arch Gen Psychiatry* 1995; **52**: 399–406.

154. Stanley JA, Williamson PC, Drost DJ et al. Membrane phospholipid metabolism and schizophrenia: an in vivo ^{31}P-MR spectroscopy study. *Schizophr Res* 1994; **13**: 209–215.

155. Puri BK, Counsell SJ, Hamilton G. Brain cell membrane motionrestricted phospholipids: A cerebral 31-phosphorus magnetic resonance spectroscopy study of patients with schizophrenia. *Prostaglandins Leukot Essent Fatty Acids* 2008; **79**: 233–235.

156. Feinberg I. Schizophrenia: caused by a fault in programmed synaptic elimination during adolescence? *J Psychiatr Res* 1982; **17**: 319–334.

157. Feinberg I. Cortical pruning and the development of schizophrenia. *Schizophr Bull* 1990; **16**: 567–570.

158. Pettegrew JW, Keshavan MS, Minshew NJ. ^{31}P nuclear magnetic resonance spectroscopy: neurodevelopment and schizophrenia. *Schizophr Bull* 1993; **19**: 35–53.

159. Puri BK, Counsell SJ, Hamilton G et al. Cerebral metabolism in male patients with schizophrenia who have seriously and dangerously violently offended: a ^{31}P magnetic resonance spectroscopy study. *Prostaglandins Leukot Essent Fatty Acids* 2004; **70**: 409–411.

160. Treasaden IH, Puri BK. Cerebral spectroscopic and oxidative stress studies in patients with schizophrenia who have dangerously violently offended. *BMC Psychiatry* 2008; **8** (Suppl 1): S7.

161. Puri BK, Richardson AJ, Counsell SJ et al. Negative correlation between cerebral inorganic phosphate and the volumetric niacin response in male patients with schizophrenia who have seriously and dangerously violently offended: a (31)P magnetic resonance spectroscopy study. *Prostaglandins Leukot Essent Fatty Acids* 2007; **77**: 97–99.

162. Puri BK, Counsell SJ, Hamilton G, Bustos MG, Treasaden IH. Brain cell membrane motion-restricted phospholipids in patients with schizophrenia who have seriously and dangerously violently offended. 2008; *Prog Neuropsychopharmacol Biol Psychiatry* **32**: 751–754.

163. Puri BK, Counsell SJ, Zaman R et al. Relative increase in choline in the occipital cortex in chronic fatigue syndrome. *Acta Psychiatr Scand* 2002; **106**: 224–226.

164. Chaudhuri A, Condon BR, Gow JW, Brennan D, Hadley DM. Proton magnetic resonance spectroscopy of basal ganglia in chronic fatigue syndrome. *Neuroreport* 2003; **14**: 225–228.

165. Tomoda A, Miike T, Yamada E et al. Chronic fatigue syndrome in childhood. *Brain Dev* 2000; **22**: 60–64.

166. Puri BK. Long-chain polyunsaturated fatty acids and the pathophysiology of myalgic encephalomyelitis (chronic fatigue syndrome). *J Clin Pathol* 2007; **60**: 122–124.

167. Sanacora G, Rothman DL, Krystal JH. Applications of magnetic resonance spectroscopy to psychiatry. *Neuroscientist* 1999; **5**: 192–196.

168. Sanacora G, Mason GF, Krystal JH. Impairment of GABAergic transmission in depression: new insights from neuroimaging studies. *Crit Rev Neurobiol* 2000; **14**: 23–45.

169. Soares JC, Boada F, Keshavan MS. Brain lithium measurements with (7)Li magnetic resonance spectroscopy (MRS): a literature review. *Eur Neuropsychopharmacol* 2000; **10**: 151–158.

Capítulo 38

Imagem de difusão por MR na neuropsiquiatria e envelhecimento

Adolf Pfefferbaum ▪ Edith V. Sullivan

Introdução

O desenvolvimento de modalidades especializadas de neuroimagem tem possibilitado o reconhecimento dos mecanismos cerebrais subjacentes ao funcionamento cognitivo, motor e outros funcionamentos comportamentais complexos como sistemas e circuitos, em vez de estruturas ou locais simples. Esta mudança na identificação dos mecanismos deve-se aos estudos por MR funcional (fMRI), os quais confirmam que múltiplas regiões cerebrais estão envolvidas na execução de até mesmo tarefas aparentemente simples. Embora seja incontestável que uma lesão única e focal possa prejudicar uma função complexa, como a leitura de palavras, um conceito de sistema de funcionamento cerebral apresenta um recurso lógico para a compreensão das bases neurais das características altamente variáveis e amplamente complexas das condições neuropsiquiátricas, e pode servir para explicar os padrões de degradação funcional observados no envelhecimento normal. Há crescente reconhecimento da relevância dos elementos conectores dos circuitos cerebrais e a possibilidade de que o rompimento destas conexões possa ser tão eficaz quanto as lesões localizadas nos núcleos da base na produção de comprometimento funcional. O sistema neural de Zeitgeist incentivou o rápido desenvolvimento da imagem de difusão por MR como um método *in vivo* e não invasivo para a caracterização da integridade da microestrutura das fibras da substância branca (WM) no cérebro.

Este capítulo fornece uma revisão dos achados da imagem de difusão no envelhecimento normal e uma amostragem das doenças neuropsiquiátricas, e contribui para uma lista crescente de tais visões gerais.[1-8] Para fornecer um contexto, a estrutura física da WM é revisada e, em seguida, os princípios da imagem de difusão são brevemente resumidos, com o objetivo de ilustrar como esta modalidade de imagem é adequada para visualizar e quantificar rompimentos na microestrutura da WM que ocorrem com o envelhecimento e na presença de doença. Descrições mais detalhadas da análise e da metodologia de difusão são encontradas nos Capítulos 4-6.

Estrutura da substância branca

O principal componente da WM do cérebro é o axônio, a extensão alongada do corpo neuronal até o corpo celular em um circuito neural (revisado por Waxman *et al.*[1]). Os axônios podem apresentar vários centímetros de comprimento e possuem um calibre amplamente variável (0,2-20 µm), porém podem reduzir significantemente e podem ser desmielinizados. A bainha de mielina, que é formada principalmente pelos oligodendrócitos, é comum nos axônios do sistema nervoso central (CNS) maiores que 0,2 mm, acrescentando medida ao diâmetro do axônio, exceto nos espaçamentos isentos de mielina denominados nódulos de Ranvier. O axônio possui axoplasma e organelas, incluindo neurofilamentos, mitocôndria e microtúbulos, que compõem o citoesqueleto do axônio. Com o trauma físico, o citoesqueleto, incluindo a orientação linear dos neurofilamentos, pode ser perturbado.[2]

A morfologia macroscópica dos axônios assemelha-se a uma fiação elétrica disposta em feixes, percorrendo entre alvos. As configurações axonais básicas incluem fascículos, comissuras e fibras. O líquido extracelular nos espaços entre as fibras fornece um dos principais veículos de movimento molecular nas imagens obtidas dos volumes da WM. Em geral, a macro e a microestrutura físicas da WM são lineares, e desvios da linearidade podem indicar anormalidades.

Medidas obtidas com a imagem por tensores de difusão

A MRI estrutural do cérebro mapeia os prótons, primariamente da água e das contribuições da gordura, com contraste tecidual possivelmente em virtude das diferenças fundamentais no conteúdo de água nos tecidos primários do cérebro (a WM consiste em cerca de 70% de água, a GM, de 80%, e o liquor, de 99%), diferenças no grau de ligação da água e diferenças no ambiente local. As moléculas de água no cérebro estão em constante movimento browniano, e embora o movimento destes prótons afete a imagem estrutural convencional, a imagem ponderada em difusão (DWI) e a imagem por tensores de difusão (DTI) possibilitam a quantificação deste movimento microscópico *no interior* de cada *voxel* (Capítulos 4 e 5).

Em regiões com pouca ou nenhuma restrição imposta pelas barreiras físicas, como o liquor nos ventrículos, o movimento da água é aleatório em todas as direções e isotrópico. Ao contrário do liquor, o trajeto de uma molécula de água em uma fibra da WM é restringido pelas barreiras físicas, como as bainhas envolvendo o axônio, causando um maior movimento ao longo do eixo da fibra, e não através da fibra; a difusividade é, portanto, anisotrópica (Fig. 38.1); a difusão linear ao longo do eixo de uma fibra é maior do que a difusão radial através da fibra (Capítulos 4 e 5).[3] Dentre as aplicações produtivas da imagem de difusão destaca-se o exame da integridade da WM.[4,5] Ruptura da microestrutura da WM detectável com imagem de difusão pode refletir ruptura da mielina, da estrutura citoesquelética e densidade do axônio.[4,6,7]

A aplicação de gradientes magnéticos adicionais durante a aquisição de imagens possibilita a detecção do movimento de difusão microscópico da água. Partículas difundindo-se livremente irão se mover mais durante o período de aquisição de imagem do que aquelas com restrições físicas. A fim de caracterizar completamente a orientação do movimento de difusão no espaço tridimensional, observações são feitas aplicando os gradientes de difusão em no mínimo seis orientações não colineares. Para cada *voxel*, a quantidade de difusão é quantificada calculando a razão dos sinais sem e com os gradientes de difusão para cada uma das seis ou mais direções do gradiente, resultando em pelo menos seis DWI diferentes, cada uma consistin-

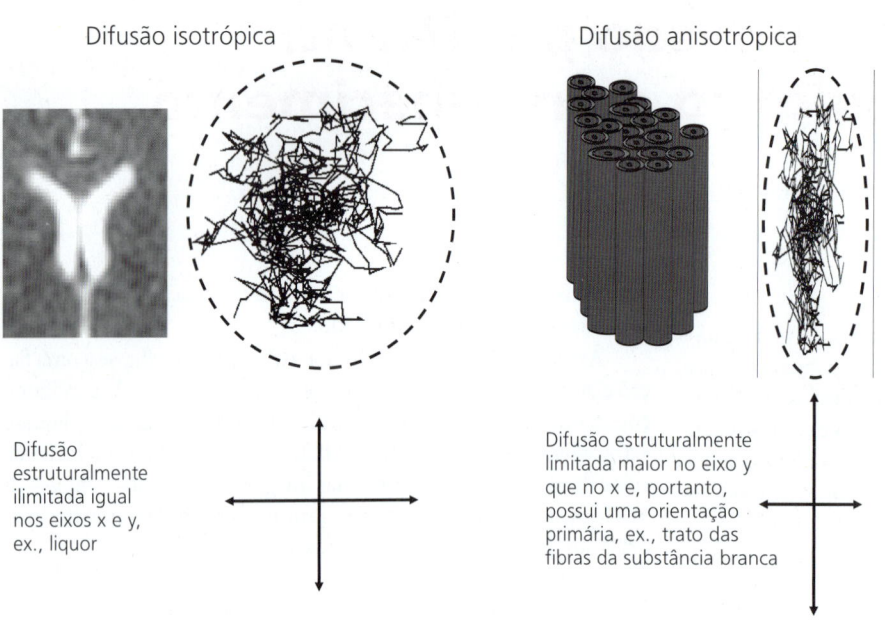

Fig. 38.1 Representação esquemática do movimento browniano isotrópico e anisotrópico.

Difusão isotrópica

Difusão estruturalmente ilimitada igual nos eixos x e y, ex., liquor

Difusão anisotrópica

Difusão estruturalmente limitada maior no eixo y que no x e, portanto, possui uma orientação primária, ex., trato das fibras da substância branca

do de uma redução do sinal por causa do movimento dos prótons na orientação daquele gradiente em particular. A técnica completa é denominada DTI, pois o tensor, uma descrição matemática de um elipsoide tridimensional, que descreve a magnitude e a orientação da difusão, é computado. O tensor fornece três autovalores, cada um com três vetores orientacionais (autovetores), descrevendo a difusão elipsoide. A média dos autovalores, ou traço, reflete a magnitude da difusão. A amplitude pela qual um eigenvalor domina os outros dois determina o grau de anisotropia em um *voxel*.

Foram propostas várias medidas descrevendo a razão dos autovalores, entre as quais a anisotropia fracionada (FA)[8] é a mais comumente utilizada. O valor da FA varia em magnitude em diferentes estruturas cerebrais e tipos de tecidos. Por exemplo, a FA do sistema ventricular, em que é composto principalmente por liquor, é quase 0, enquanto a FA do corpo caloso, em que fibras estão organizadas de modo regular e paralelo, pode-se aproximar a 80-90%; ou seja, um cilindro fino e infinitamente longo. Uma FA mais baixa do que esperada em uma região completamente preenchida por WM pode indicar perda de integridade da WM. No entanto, a FA é relativamente sensível à falta de homogeneidade das fibras entrelaçadas em um *voxel*[9,10] e ao volume parcial.[11] Consequentemente, se os *voxels* completamente preenchidos por WM estão em uma região onde múltiplas fibras da WM cruzam em diferentes direções, como adjacente ao corpo caloso, a FA estará reduzida, não necessariamente pela integridade reduzida da fibra, mas sim pela ausência de uma única orientação em um *voxel*.[9,10]

O tensor de difusão contém informação sobre a orientação espacial dos feixes de fibras nervosas, e os autovetores do tensor podem ser utilizados para definir a orientação de tais feixes. Embora a conectividade e coerência entre diferentes regiões cerebrais nos mapas de vetores sejam facilmente perceptíveis na inspeção visual, estes mapas são difíceis de quantificar, pois não existe um método único para o cálculo da média dos vetores. Foram propostos vários "mapas de conectividade" para a análise quantitativa da conectividade estrutural da WM, incluindo o índice de entrelaçamento,[8] os mapas de "produto interno",[12] os trajetos dos feixes de fibras[13-15] e os mapas do grau de "alinhamento" entre os vetores vizinhos, em uma análise *voxel* a *voxel*, resultando em uma medida da coerência *intervoxel*.[16,17] Diversas abordagens foram realizadas para identificar regiões de interesse (ROI) na análise da DTI, incluindo a identificação das regiões nos próprios mapas da FA ou uma comparação *voxel* a *voxel* com mapas paramétricos estatísticos (SPM) calculados em cérebros normalizados a um tamanho ou mapa comum. Uma das abordagens mais desejadas é a tractografia com avaliação quantitativa dos tensores de difusão[18,19] para analisar os feixes de fibras, comissuras e fascículos. As medidas de FA, a difusividade média, longitudinal e transversa (ou radial) e o número e a extensão das fibras identificadas derivam da DTI (ex., Sullivan *et al.*[20] e Chanraud *et al.*[21]).

As seções seguintes revisam achados publicados sobre imagem de difusão no envelhecimento normal e em distúrbios neuropsiquiátricos selecionados, incluindo a doença de Alzheimer (AD), esquizofrenia, alcoolismo, vírus da imunodeficiência humana (HIV) e a síndrome da imunodeficiência adquirida (AIDS) e depressão.

Envelhecimento normal do adulto

Após os anos de desenvolvimento, o cérebro adulto normal continua a sofrer consideráveis mudanças morfológicas à medida que envelhece.[22] Estudos transversais e longitudinais usando MRI convencional fornecem evidências consistentes de aumentos de volume sistemáticos relacionados com a idade nos espaços preenchidos por liquor, incluindo os sulcos, as fissuras e os ventrículos, que ocorrem à custa da GM cortical com pouca alteração de volume na WM;[23-27] no entanto, uma minoria de estudos relatou o padrão oposto, com maior declínio do volume da WM associado à idade do que na SC.[28,29] Quando a área ou volume regional da GM exibe perda relacionada com a idade, esta é tipicamente pequena, estimada ser de 2% por década em um estudo neuropatológico[30] e 1% por ano no corpo caloso de homens idosos examinados longitudinalmente com MRI.[31] Todavia, esta diminuição do volume pode acelerar em uma idade muita avançada.[32,33] Além disso, a presença e a extensão de hiperintensidades da WM (atribuível ao aumento do acúmulo de fluido intersticial) aumentam na idade avançada e estão associadas ao declínio funcional.[34-36]

Estudos *post-mortem* revelam degradação da microestrutura da WM[37] e incluem evidências de declínio no número de fibras mielinizadas do giro pré-central e corpo caloso. Pequenas fibras conectivas do corpo caloso anterior são especialmente vulneráveis no envelhecimento e a ruptura destas fibras pode contribuir com a redução associada à idade dos processos cognitivos que dependem do funcionamento dos circuitos corticais pré-frontais.[38,39] Degradação da mielina e microtúbulos, e até mesmo perda de axônios, também acompanham o envelhecimento normal.[40,41] Embora estes defeitos na microestrutura da WM não sejam detectados com a MRI convencional, eles estão ao alcance da quantificação por DTI.

Achados obtidos em estudos por DTI do envelhecimento

Estudos transversais examinando os efeitos da idade sobre a anisotropia, geralmente expressa como FA, revelaram reduções associadas à idade da FA na WM em homens e mulheres saudáveis[11,16,27,42-45] (contudo, ver Chepuri *et al.*[46]), mesmo naqueles indivíduos em que as reduções no volume não foram detectadas. Utilizando um método de imagem pós-aquisição para reduzir a distorção espacial resultante de imagens de difusão adquiridas com a imagem ecoplanar (Fig. 38.2), Pfefferbaum *et al.*[16] identificaram regiões para a quantificação por DTI em imagens segmentadas de alta resolução.

Com o uso desta abordagem, as medidas obtidas pela DTI exibiram uma grande variabilidade regional, em média de 43% para FA e 16% para difusividade, além de efeitos do envelhecimento em indivíduos entre 23 e 85 anos de idade. Correlações significantemente negativas foram observadas entre a idade avançada e a FA no joelho e no esplênio do corpo caloso[11] e WM frontal bilateral e parietal pericalosa,[47] com correlações positivas entre a idade mais avançada e a difusividade no joelho, no esplênio e no centro da WM[11] (Figs. 38.3 e 38.4). As correlações entre a variação regional e a idade foram relatadas como equivalentes em homens e mulheres,[27,48] embora a variação regional nos efeitos da idade possa ser diferente em homens e mulheres, como relatado por Hsu *et al.*,[49] que demonstraram um declínio na FA do braço anterior da cápsula interna maior em homens que em mulheres, enquanto as mulheres tiveram um maior declínio na FA da WM do lobo temporal direito.

O aumento associado à idade na difusividade complementa o declínio associado à idade na FA. Na idade adulta, a redução da FA é normalmente linear, porém o aumento na difusividade pode ser linear ou quadrático, indicando um processo acelerado na idade mais avançada.[50] Uma análise de imagens de difusão coletadas em um cenário clínico, porém interpretadas como normais, indicou uma relação quadrática entre o coeficiente de difusão aparente (ADC) e a idade em que acelerou dos 60 anos de idade em diante.[51] Outro estudo, em que os tipos de tecidos foram segmentados e mensurados separadamente, relatou ausência de aumento do ADC com a idade.[52] Estudos mensurando a difusividade em ROIs seletivos, em geral, revelam uma maior difusividade média (MD) ou ADC em adultos mais velhos do que em adultos mais jovens, especialmente nas regiões anteriores da WM, quando comparadas com as regiões posteriores da WM.[53] Todavia, um padrão suspeito surgiu com o uso de uma abordagem otimizada fundamentada em *voxel*: a FA declinou com a idade nas regiões da WM sem fronteira com o líquor, enquanto o ADC aumentou com a

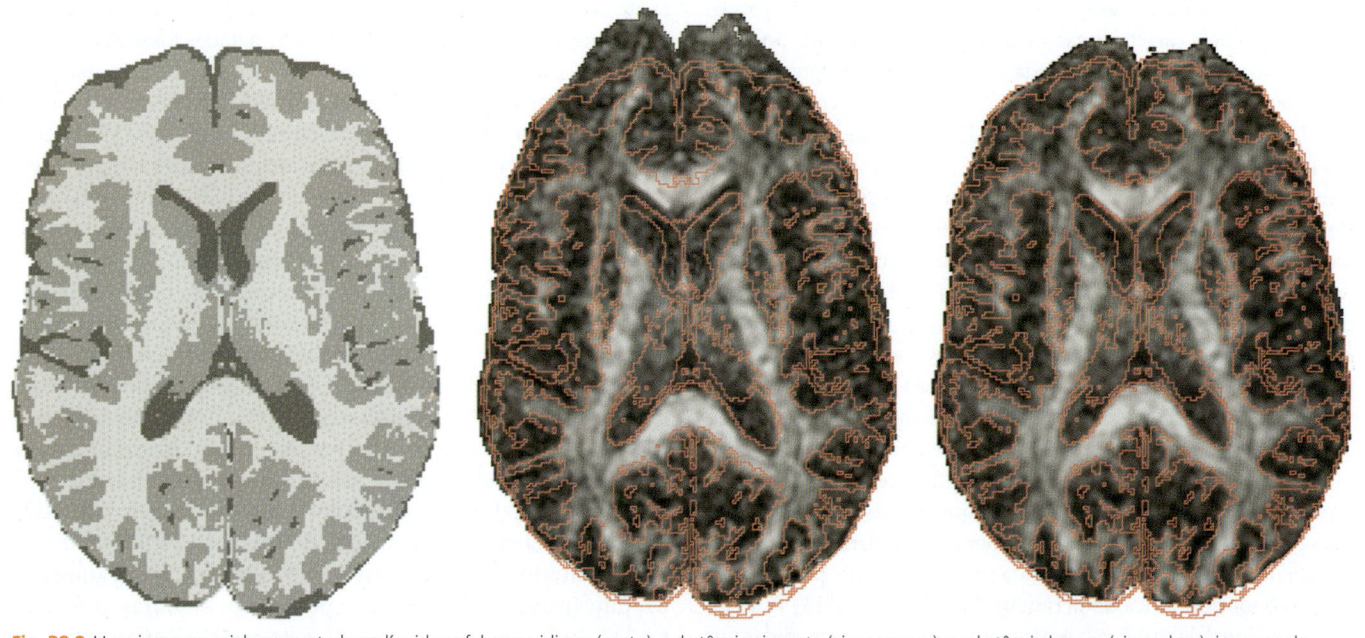

Fig. 38.2 Uma imagem axial segmentada no líquido cefalorraquidiano (preto), substância cinzenta (cinza-escuro) e substância branca (cinza-claro), imagem da anisotropia fracionada (FA) no mesmo nível com barreiras de segmentação sobrepostas em vermelho, e a mesma imagem de FA após o arqueamento espacial.[16]

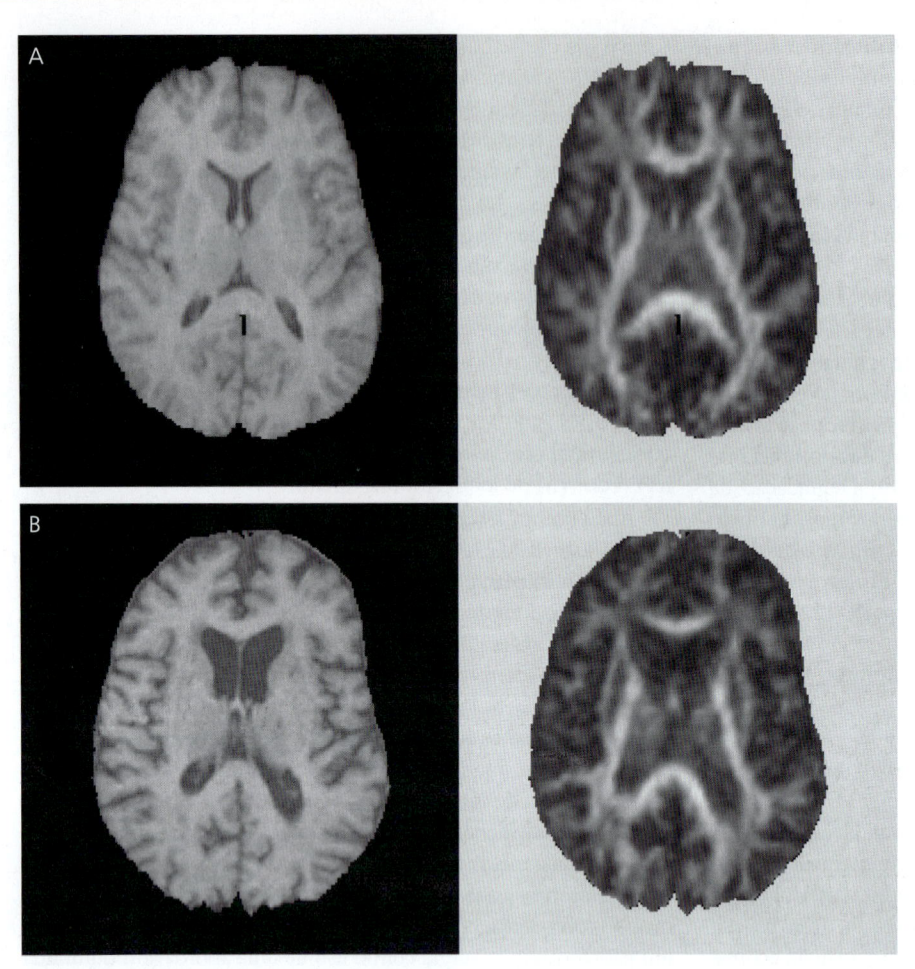

Fig. 38.3 Imagens axiais (imagem ecogradiente à esquerda e anisotropia fracionada na direita) no nível dos ventrículos laterais em um voluntário jovem (A, 31 anos) e um idoso saudável (B, 71 anos).

idade em regiões adjacentes aos ventrículos laterais, levantando a possibilidade de que a caracterização métrica pela DTI da idade pode ser influenciada pela expansão associada à idade dos espaços preenchidos por liquor.[54]

Uma abordagem comum realizada nos estudos iniciais por DTI visou a padronização da disposição e o tamanho da ROI para minimizar os efeitos de volume parcial em consequência do tecido vizinho ou do liquor sobrepondo círculos ou elipses de um determinado tamanho sobre cada região-alvo do cérebro. Um destes estudos examinou 30 homens e 20 mulheres entre 21 e 69 anos de idade, usando sete ROI da WM e GM para medir os efeitos regionais da idade sobre o ADC e a FA.[55] As únicas correlações significantes foram entre a idade avançada e o maior ADC na WM frontal e no núcleo lentiforme, e entre a idade e a menor FA no joelho do corpo caloso. O joelho foi a única região a exibir uma relação complementar entre o ADC e a FA; o volume parcial decorrente do liquor ventricular adjacente pode ter contribuído para este efeito. Esta possibilidade foi testada diretamente pela manipulação sistemática do tamanho da ROI definida anatomicamente por erosão e dilatação morfométrica do perímetro de uma região.[11] A inclusão intencional de *voxels* não posicionados na WM nas medidas por DTI regional do ADC (ou traço) resultou em um aumento significante no traço da difusão, além de uma redução ainda maior na FA conforme a região foi dilatada. Também afetadas foram as correlações entre cada medida obtida por DTI e a idade, de tal forma que a dilatação morfológica resultou em correlações progressivamente mais baixas entre o traço da difusão ou a FA e a idade na WM e correlações mais altas na GM. Este experimento enfatiza a importância da segmentação precisa entre o fluido e o tecido e entre a GM e a WM, e de como os efeitos de volume parcial podem resultar em correlações falsamente altas ou baixas com a idade.

Após o enfoque no corpo caloso pelos estudos iniciais, o maior e mais denso sistema da WM no cérebro, estudos posteriores exploraram a integridade microestrutural dos sistemas de fibras de associação (ex., fibras U, fascículos longitudinais) e de projeção (ex., corticoespinal), assim como dos sistemas comissurais (ex., corpo caloso). Um padrão comum identificado em diversos estudos de envelhecimento normal, quer os dados obtidos pela DTI fossem analisados com abordagens de ROI [11,27,44,53] ou fundamentadas em *voxel*,[49,56,57] é a distribuição anterior do declínio associado à idade da FA ou aumento na difusividade relativamente poupando as fibras posteriores.[11,16,27,43,44,53,56,58-67] Este padrão foi confirmado em um modelo de envelhecimento utilizando macacos.[68]

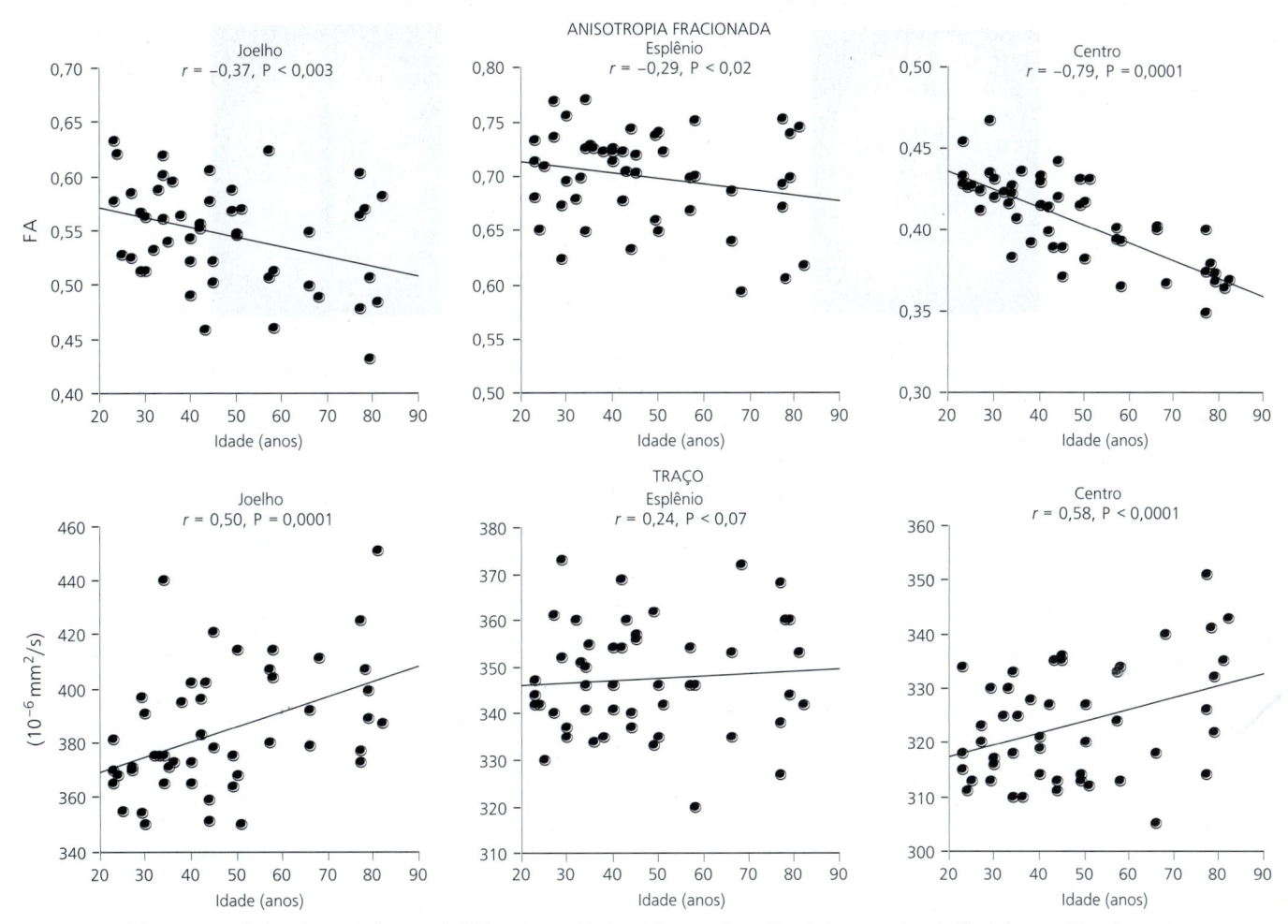

Fig. 38.4 Medidas transversais da anisotropia fracionada (FA) e traço na idade adulta em três regiões de interesse da substância branca: FA reduz e o traço aumenta com o avanço da idade. (Fonte: Pfefferbaum e Sullivan 2003.[11])

Avaliação quantitativa por tractografia

Uma das aplicações mais atraentes da DTI é a tractografia, e o modelo visual dos sistemas de fibras pode ser quantificado com a mensuração da coerência *voxel* a *voxel*. Análogo ao acompanhamento da trajetória linear do eixo longitudinal dos blocos em um percurso, a coerência *intervoxel* requer que os autovetores adjacentes não variem por mais do que um critério e que a FA *intravoxel* alcance um valor mínimo. Uma vantagem da avaliação quantitativa por tractografia sobre as técnicas de ROI e fundamentadas em voxel é a habilidade de mensurar as propriedades de difusão de um feixe de fibras individual ao longo de sua total extensão. Diversos métodos estão atualmente disponíveis para a identificação de fibras (ex.,[18,19,69]), e suas aplicações em estudos de envelhecimento normal recentemente foram publicadas.

O estudo inicial de envelhecimento examinou seis sistemas de fibras do corpo caloso em dez adultos jovens (22 a 37 anos de idade) e dez idosos (65 a 79 anos de idade) e revelou um padrão anterior para posterior de ruptura da integridade da fibra. Em particular, o idoso apresentou menor FA e maior difusividade que o grupo jovem nos setores anteriores, porém não nos setores posteriores do corpo caloso.[20] A avaliação da difusividade longitudinal e radial indicou que ambos os componentes eram significantemente maiores no grupo de idosos que no grupo jovem nos setores pré-frontal e pré-motor (ou seja, o mais anterior), porém que a difusividade radial era ainda maior que a difusividade axial, causando degradação mielínica. Um subsequente estudo por tractografia confirmou o gradiente anterior-posterior em um grupo de 120 homens e mulheres saudáveis, abrangendo a idade adulta de 20 a 81 anos, e revelou uma função acelerada na idade mais avançada de difusividade crescente no joelho, porém não no esplênio do corpo caloso.[50] Uma posterior análise destes dados obtidos pela DTI examinou bilateralmente as fibras de associação e de projeção assim como a total extensão do corpo caloso, segmentado em seis setores guiados anatomicamente.[70] Como o bem estabelecido gradiente anterior-posterior evidente nos feixes de fibras comissurais e de associação, ocorreu um gradiente superior-inferior. Destaca-se a preservação dos pontocerebelares e do hemisfério cerebelar. Este padrão expandido de envelhecimento também foi observado em outros estudos de grupos[72] ou indivíduos[71] jovens a idosos saudáveis.

A relação entre o comprimento da conexão, definido como "o feixe mais longo identificado passando através de dois alvos", e o grau de conectividade, que foi considerada "a razão entre a conexão

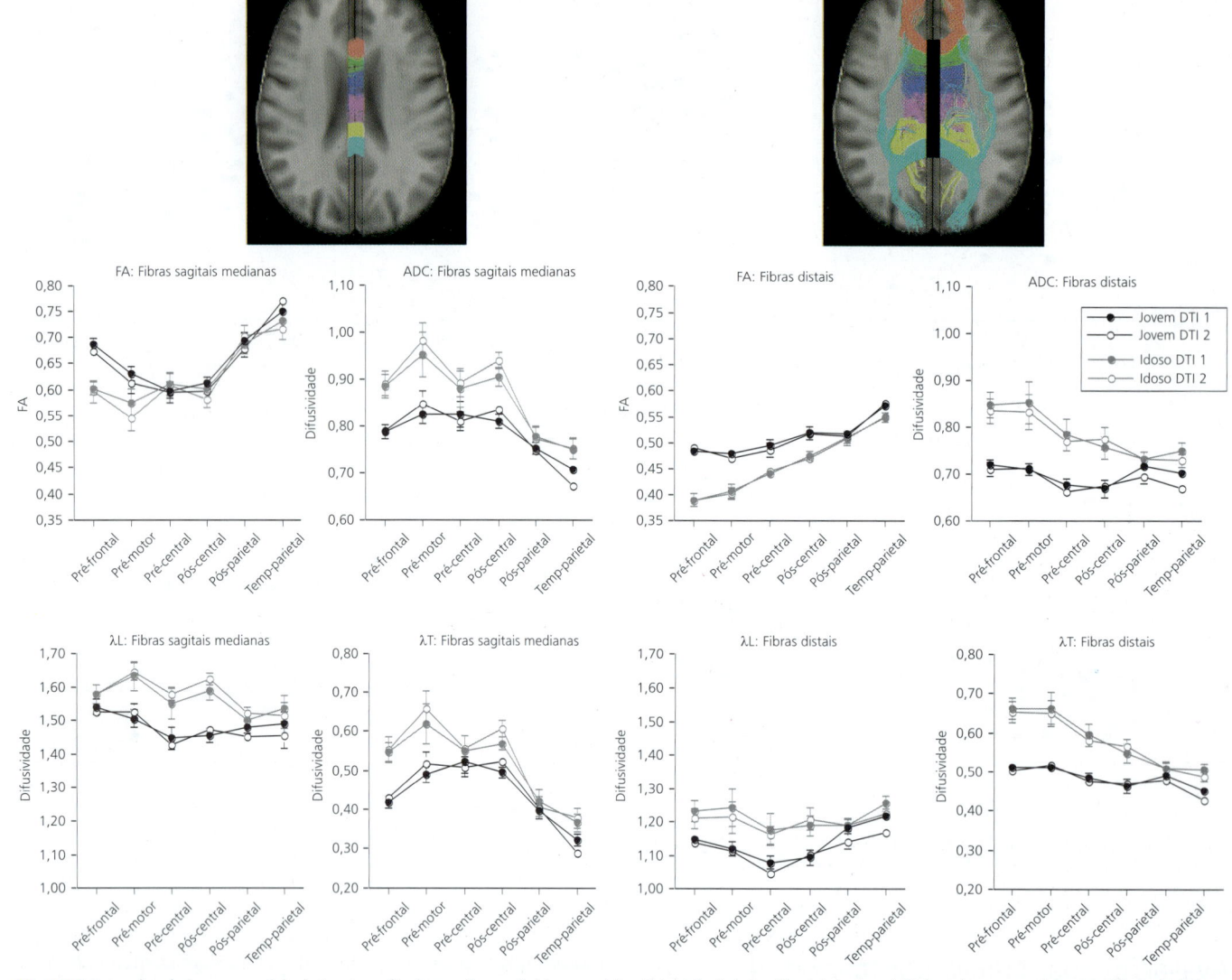

Fig. 38.5 Exemplos de imagens axiais da tractografia da porção medial (esquerda) e distal (direita) das fibras inter-hemisféricas do corpo caloso e gráficos de linhas dos valores quantitativos (média ± SE) dos dados adquiridos na linha de base e aproximadamente 2 anos mais tarde.[74]

inter-hemisférica e os neurônios de projeção córtico-corticais totais", foi examinada em 22 homens saudáveis entre 20 e 45 anos de idade.[73] Esta nova abordagem revelou que a conexão mais longa predizia uma menor conectividade, confirmando a hipótese dos autores de que "as redes corticais são otimizadas para reduzir os atrasos de condução e perdas celulares", resultando em uma maior conectividade cerebral local.

Estudos longitudinais são especialmente desejáveis em estudos de envelhecimento, porém somente agora estão surgindo no campo da DTI. Um pequeno estudo prospectivo de envelhecimento normal acompanhou oito indivíduos jovens e oito idosos durante um período de 2 anos.[74] Nenhuma evidência de alteração foi observada em nenhum dos seis setores do corpo caloso examinado; em vez disso, a análise foi altamente confiável em todo o intervalo. Para testar o local de um feixe de fibra em que o envelhecimento causou mais danos, as fibras comissurais foram divididas em partes sagitais medianas e distais, nas quais se prolongavam para os hemisférios laterais (Fig. 38.5). Nestes grupos de fibras, a FA (menor na idade mais avançada) e a difusividade (maior na idade mais avançada) apresentaram um maior gradiente anterior-posterior, em que se estendeu mais posteriormente nas fibras distais do que nas centrais. Decomposição da difusividade demonstrou aumentos na difusividade longitudinal e transversa, um padrão também observado em outros estudos de envelhecimento.[71,72] Isto foi proposto como "definindo a condição ontológica normal e não uma condição patológica, em que pode ser indicada por baixa FA e baixa difusividade".

Herdabilidade da anisotropia

A macroestrutura[75,76] e a microestrutura[77] do corpo caloso são genicamente regulados, mesmo na idade avançada. Em um estudo comparando a herdabilidade da FA regional no corpo caloso entre gêmeos monozigóticos e gêmeos dizigóticos, a proporção

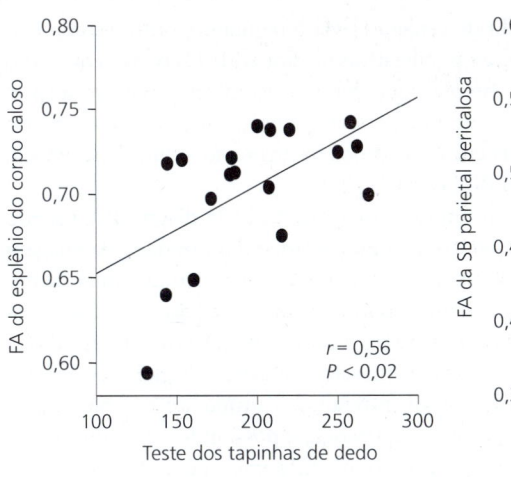

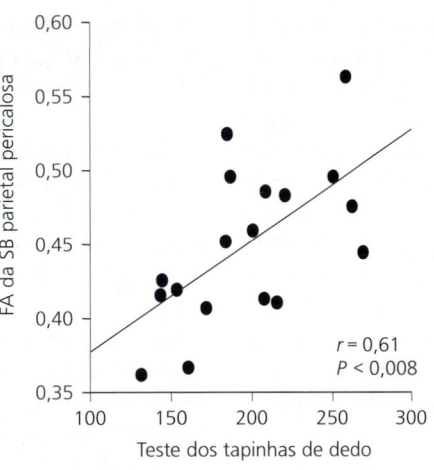

Fig. 38.6 Relação entre a anisotropia fracionada (FA) pericalosa e calosa posterior e um teste de transferência inter-hemisférica de tocar a ponta dos dígitos alternadamente. FA de valores mais altos está associada a um melhor desempenho. (Fonte: Sullivan et al. 2001.[27])

relativa da contribuição genética para ambiental na variação da FA diferiu regionalmente, sendo de 5:1 na área sagital mediana total do corpo caloso, 3:1 no esplênio e 1:1 no joelho do corpo caloso. Este padrão de herdabilidade sugeriu que as extensões anteriores sofrem maior influência ambiental que as extensões posteriores do corpo caloso. Este achado complementa uma observação feita em um estudo desenvolvimentista transversal, demonstrando que o ADC declina rapidamente durante os primeiros 6 meses de vida na WM frontal, porém não na WM occipital, causando mielinização mais precoce das fibras occipitais do que nas fibras frontais.[78]

Correlação entre a DTI e o comportamento

Foram observadas diversas relações entre a função e a estrutura do cérebro em indivíduos normais nas medidas obtidas por DTI. Usando o teste dos tapinhas de dedo, um teste da transferência inter-hemisférica de informação, Sullivan et al.[27] observaram uma relação entre a FA do esplênio e a WM parietal pericalosa e o teste dos tapinhas de dedo, que foi seletiva para a condição alternada, porém não para as condições unimanuais (Fig. 38.6). Estes controles saudáveis também exibiram relações mais generalizadas entre a FA em várias regiões cerebrais e testes quantitativos do balanço. Além disso, O'Sullivan et al.[44] relataram que um menor escore no teste de mudança de atenção (teste de trilhas B–A) estava associado a uma maior difusividade em uma região cerebral anterior e que menores escores na fluência verbal estavam associados a uma menor FA em uma amostra central da WM, embora a seletividade destas relações não tenha sido testada. Outro estudo revelou que uma FA baixa na WM frontal estava correlacionada com baixos escores em testes de funções executivas avaliadas por meio de tarefas de discriminação visual, empregando o paradigma *oddball*.[61] Recentemente, Grieve et al.[64] demonstraram que uma FA baixa em três regiões separadas – WM frontal, temporal e parietal – correlacionou-se com um tempo mais rápido de execução dos testes de labirinto em um grupo de 87 voluntários saudáveis entre 20 e 73 anos de idade; a precisão do teste de mudança de atenção estava associada à FA das regiões frontais e occipitais. A FA do cérebro total e a difusividade média correlacionaram-se com o desempenho da memória de trabalho.[79,80] Correlatos funcionais da tractografia regional estão em desenvolvimento. Correlações entre a quantificação por tractografia e o teste palavra-cor de Stroop foram observadas em nosso estudo inicial.[20] Usando uma ampla gama de testes neuropsicológicos, que foram reduzidos a três fatores principais, Zahr et al.[72] observaram que o fator Resolução de Problemas estava correlacionado com a FA nos tratos comissurais; o fator Memória de Trabalho estava correlacionado à região inferior do giro cingulado e o fórnix; e o fator Motor estava correlacionado com um grupo difuso de sistemas de fibras, provavelmente refletindo os múltiplos locais cerebrais necessários para executar as tarefas, que incluem velocidade, destreza e tempo de reação de escolha.

Confiabilidade das medidas obtidas por DTI

Estudos de mulheres e homens adultos, normais e saudáveis documentam alterações padronizadas relacionadas com a idade detectadas por DTI na WM, que são necessárias para interpretar os dados obtidos por DTI de indivíduos com distúrbios neuropsiquiátricos e outras condições afetando o cérebro. Estes padrões também requerem o estabelecimento de confiabilidade de medição, sendo também essencial para estudos longitudinais e multicêntricos. Um estudo por imagens com cinco adultos normais, cada um examinado cinco vezes, resultou em uma variação entre os participantes de 5% e uma média de variação de 2,3% ($\pm$1,2 SD) no ADC.[81] Em outro estudo, a confiabilidade das medidas de FA global e regional e traço foi estimada em dez adultos jovens saudáveis, cujas imagens foram obtidas três vezes em dois diferentes *scanners* de 1,5 T produzidos pelo mesmo fabricante.[82] Quando a confiabilidade foi medida *voxel* a *voxel* ou corte a corte, os valores de FA e traço obtidos no mesmo *scanner* foram equivalentes e significantemente mais altos do que os obtidos em outros *scanners*. Para a análise regional do corpo caloso, os coeficientes de variação da anisotropia e difusividade entre as diferentes imagens obtidas no mesmo *scanner* foram mais baixos (0,3%) do que as obtidas entre os diferentes scanners (4,5% para FA e 7,5% para traço).

Precauções

Uma suposição comum é de que a idade e a doença resultam em redução na anisotropia e aumento na difusibilidade; no entanto, a eliminação seletiva das fibras da WM com uma orientação uniforme a partir de uma amostra de tecido de fibras entrelaçadas pode resultar em aumento da anisotropia e difusividade aumentada ou reduzida.[10] Portanto, conhecimento da arquitetura regional subjacente pode orientar a interpretação.[9,10,83] A anisotropia fracionada varia amplamente em diferentes regiões e estruturas da WM; por exemplo, quando efeitos de volume parcial são controlados, a FA é de aproximadamente 0,70 no esplênio, 0,60 no joelho e 0,40 no centro semioval.[11] Outras possíveis influências sobre as medidas obtidas por DTI incluem o aumento do liquor intersticial na WM propriamente dita (ex., leucoaraiose) e os efeitos de volume parcial em virtude da inclusão de GM e/ou liquor na amostra de WM. Consequentemente, é útil avaliar os valores da anisotropia regional no contexto de valores publicados a partir de estudos rigorosamente controlados para anatomia regional e efeitos de volume parcial.

Doença de Alzheimer

A doença de Alzheimer é um distúrbio neurodegenerativo progressivo que ocorre em 10% dos indivíduos acima de 65 anos e em aproximadamente 50% dos indivíduos acima de 85 anos de idade. Esta doença inicialmente afeta as estruturas mediais do lobo temporal, particularmente o hipocampo e o córtex entorrinal (estudos *in vivo*:[84-87], com posterior envolvimento de neocórtex temporal e parietal (estudos *post-mortem*:[37,88,89]). O perfil clássico dos déficits neuropsicológicos segue este padrão, com déficits mais precoces e limitantes na habilidade de formar novas memórias e possíveis déficits adicionais nas habilidades visual-espacial e de linguagem.[90] É atualmente reconhecido que a perda de volume no corpo caloso[91] e WM central[32] pode acompanhar a proeminente perda de GM, sugerindo a ocorrência de degeneração walleriana e regressão dos processos axonais com morte neuronal. Nos estágios mais iniciais da doença, esta degeneração da WM pode ser detectada pela DTI, porém não com as técnicas de imagem convencionais.

Foi demonstrado que as métricas de difusão são sensíveis à severidade da AD. Um estudo revelou uma redução gradativa na anisotropia regional associada à classificação de pacientes AD como "possível" e "provável". No grupo "possível" da AD, a anisotropia no tronco temporal, mas não no hipocampo, foi significantemente mais baixa (aproximadamente 0,4) do que em controles (média, 0,6) e a anisotropia do grupo "provável" da AD foi ainda mais baixa (média, 0,2).[92] Na presença de difusividade normal, a anisotropia reduzida no grupo de pacientes com AD foi interpretada como um indicador de gliose ou acúmulo de material de inclusão celular, como emaranhados e placas. Outro estudo observou uma anisotropia mais baixa na WM posterior e maior difusividade no hipocampo de pacientes com AD que em controles.[93] O efeito da AD persistiu após a covariância das medidas globais de atrofia e hiperintensidades da WM, embora as medidas obtidas por DTI não se tenham correlacionado com a gravidade da demência. A Figura 38.7 apresenta um exemplo de uma mulher com AD de início precoce comparada com uma mulher saudável da mesma idade.

Foi observado que a difusividade paralela (mas não radial) orientacionalmente específica às fibras do corpo caloso, que são organizadas linearmente, é maior em pacientes com AD do que nos controles pareados por idade. Estas diferenças entre os grupos estavam presentes no joelho e no esplênio, porém não no corpo caloso, e, nestes pacientes com AD, os escores no miniexame do estado mental (MMSE) correlacionaram-se significantemente com as medidas obtidas pela DTI do esplênio.[94] No entanto, outro estudo não detectou alterações significativas na difusividade em pacientes com AD nas regiões cerebrais que exibiram significantes déficits de perfusão nas regiões temporo parietal e sensório-motor e no hipocampo; as diferenças entre os grupos na atrofia foi controlada usando um tamanho do ROI comum.[95]

Foi realizado um teste da especificidade diagnóstica usando imagem de difusão, comparando as medidas obtidas pela imagem por tensores de difusão em pacientes da mesma idade com diferentes demências. Foi demonstrado que pacientes com demência vascular do tipo Binswanger e pacientes com AD e hiperintensidades periventriculares possuem uma alta e difusividade global equivalentemente anormal na WM; entretanto, os grupos apresentaram diferenças regionais, com o grupo vascular possuindo maior difusividade na WM anterior, e o grupo com AD apresentando maior difusividade na WM posterior.[96] Outro estudo observou a sensibilidade superior da DWI sobre a técnica convencional de imagens ponderadas em T_2 na detecção de WM anormal em pacientes com demência vascular, quando comparados com os controles saudáveis, e observou uma difusão anormalmente alta em regiões da WM que se estendem além daquelas identificadas com as técnicas convencionais de imagem.[97]

Diferenças regionais na difusividade e anisotropia foram mensuradas em pacientes com declínio cognitivo leve (MCI, que é considerado ser um precursor da AD clinicamente detectável), quando comparados com os grupos de pacientes AD e grupos-controle.[98] Tanto os grupos com MCI quanto os grupos com AD apresentaram uma maior difusividade global que os controles, enquanto que somente os pacientes com AD exibiram significantes alterações na difusão e anisotropia nas regiões temporal e parietal. Os autores interpretaram estes resultados como refletindo um espaço extracelular aumentado decorrente perda axonal e mielínica.[99]

Um estudo com base na análise do histograma da distribuição da difusividade com base em *voxel* observou significantes alterações associadas à AD na forma de menores picos e maior difusão na GM do lobo temporal, mas não do lobo parietal, com os valores dos picos se correlacionando com os escores do MMSE. Em ambas as regiões examinadas, a difusividade na WM foi maior em pacientes com AD do que nos controles.[100] Um subsequente estudo por DTI[101] comparou a WM regional usando difusividade, FA e coerência *intervoxel* nos sujeitos com AD e nos controles normais. O grupo de AD exibiu maior difusividade e menor FA no corpo caloso e WM dos lobos frontal, temporal e parietal que os controles, porém não exibiu diferenças estatisticamente significantes na WM do lobo occipital, cápsula interna ou regiões pericalosas. A ausência de diferenças entre os grupos na coerência sugere que a alteração na WM representa um transtorno local e não uma desconexão propriamente dita.

O índice de entrelaçamento, uma medida da coerência orientacional *intervoxel*, também foi utilizado para avaliar a integridade da WM e, assim como a anisotropia, tipicamente reduz em condições afetando a microestrutura da WM. Relativo aos controles, o índice de entrelaçamento dos pacientes com AD foi significantemente mais baixo no esplênio do corpo caloso, no fascículo longitudinal superior e no cíngulo esquerdo.[102] Ao contrário, os grupos de AD e os grupos-controle não diferiram nas medidas de difusão no trato piramidal, fornecendo evidência para seletividade das alterações regionais identificadas. Além disso, o índice de entrelaça-

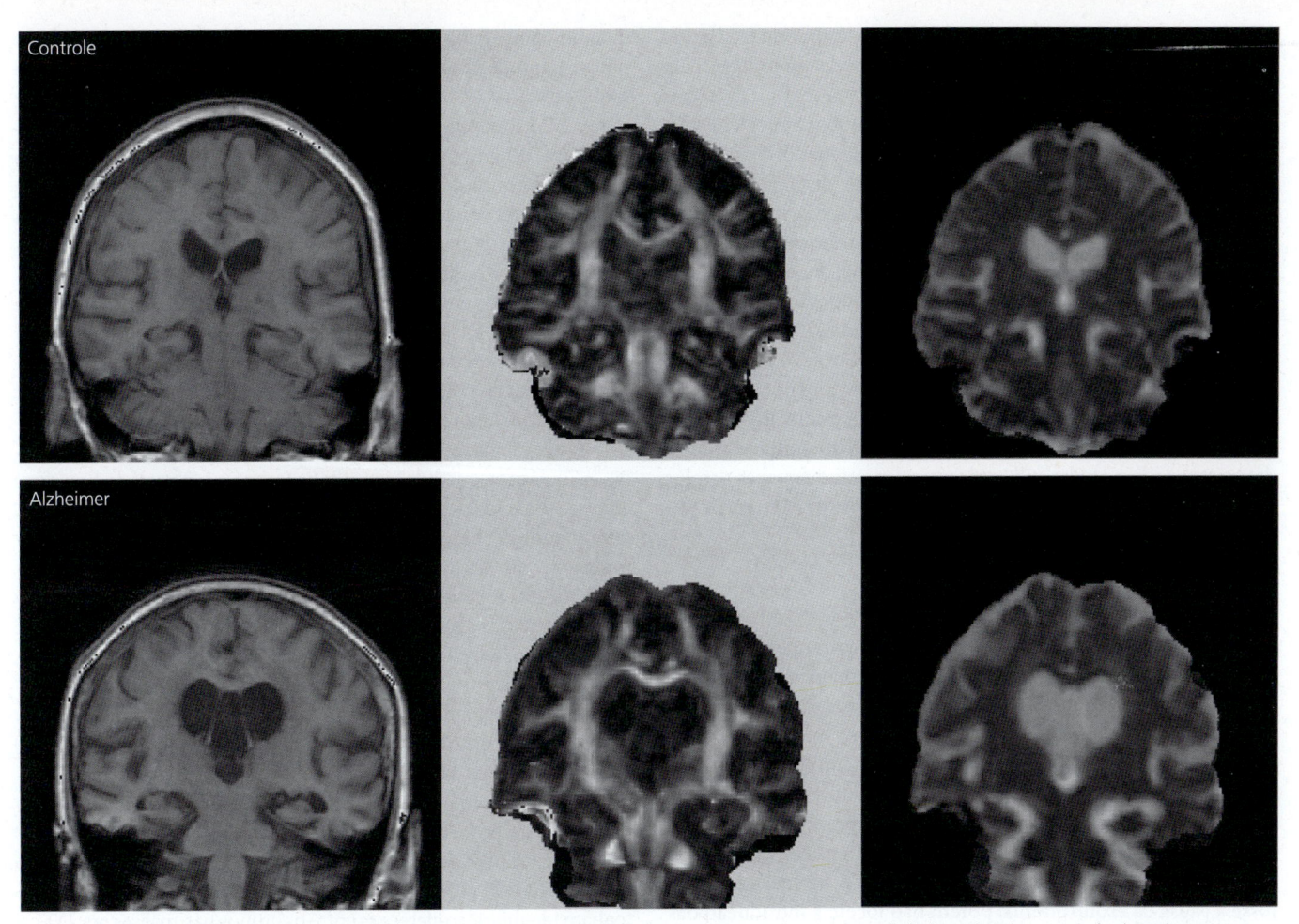

Fig. 38.7 Imagens coronais (imagem em gradiente-eco na esquerda, anisotropia fracionada no meio e traço na direita) no nível dos ventrículos laterais e hipocampo em uma mulher saudável de 74 anos de idade e uma mulher de 74 anos de idade com provável doença de Alzheimer.

mento do esplênio foi funcionalmente relevante, pois se correlacionou de forma significante com os escores do MMSE.

O primeiro estudo da AD por DTI realizado em um sistema 3T examinou a FA em nove regiões da WM.[103] Controle e pacientes com AD exibiram similar variabilidade na FA em todas as regiões, com a FA sendo mais alta na cápsula interna e mais baixa na WM lobar. Relativo aos controles pareados em idade, o grupo com AD apresentou uma FA significativamente mais baixa na WM temporal, cingulado posterior e corpo caloso posterior. Este padrão de anomalia é compatível com os padrões de degeneração regional da GM tipicamente observados na AD, podendo ser indicativo de perda axonal secundária à morte neuronal; este padrão é geralmente replicado em estudos posteriores (ver abaixo).[104] O fascículo uncinado, o trato que conecta os lobos temporal anterior e frontal, que são potencialmente afetados pela AD, foi quantificado usando um modelo de trato "voxelizado" para analisar o centro de um trato; isto demonstrou que os pacientes com AD possuem uma FA mais baixa, porém nenhuma diferença na difusividade, quando comparados com os controles.[105]

Um possível mecanismo do dano na WM detectável com a DTI na AD é a hiperexpressão do precursor da proteína beta-amiloide controlada pelo promotor do fator de crescimento derivado de plaquetas, o qual tem sido estudado em modelos experimentais de camundongos transgênicos (PDAPP). Um estudo comparativo *in vivo* por DTI com controles jovens *versus* controles idosos *versus* camundongos PDAPP revelou uma interação das métricas de DTI. Os grupos jovens não diferiram um do outro, enquanto os camundongos PDAPP demonstraram um efeito da idade desproporcionalmente maior na FA e na difusividade que os camundongos-controle mais velhos em todas as regiões examinadas (comissura anterior, pedúnculo cerebral, cápsula externa do corpo caloso, fórnix, e nervo e trato ópticos).[106] Outro estudo *in vivo* usando um diferente modelo experimental de camundongo transgênico com a deposição das placas de beta-amiloide comum na AD também demonstrou alterações associadas à idade, principalmente na difusividade longitudinal em camundongos transgênicos, quando comparados aos camundongos-controle.[107] Evidências adicionais do envolvimento seletivo da WM em uma forma genética de AD derivam de um estudo por DTI de indivíduos em risco de serem portadores da mutação causando AD familiar.[108] Portadores pré-clínicos da mutação apresentaram uma FA craniana total menor que os não portadores, com a baixa FA sendo notável no fórnix, vias perforantes e regiões orbitofrontais; a condição microestrutural do fórnix foi um melhor indicador do estado de mutação que o tamanho transversal, apoiando a FA do fórnix como um biomarcador para a detecção precoce da AD.

Todos estes estudos, em conjunto, fornecem suporte para a utilidade da difusão por MR na detecção *in vivo* dos distúrbios regionais da microestrutura da WM, eventualmente para permitir a detecção precoce da AD e para indicar possíveis mecanismos patológicos subjacentes ao distúrbio. Análises simultâneas de diferentes métricas de difusão e anisotropia apresentam o potencial de distinguir entre os diferentes tipos de dano microestrutural na AD. Por exemplo, perturbação do sistema microtubular e mielinização devem resultar em redução da anisotropia e aumento da difusividade, enquanto, em uma reação gliótica incluindo oligodendrócitos após a morte celular, a difusividade e anisotropia podem estar reduzidas. É especialmente importante considerar as diferenças entre os controles e os pacientes usando o registro de imagens ao estudar grupos com notável alteração microestrutural, particularmente quando uma coleção de mapas do cérebro total é utilizada na análise. Aperfeiçoamento das rotinas de registro podem ajudar a identificar verdadeiras diferenças patológicas características da AD, e também a combinar os dados provenientes de múltiplas modalidades.[109,110]

Esquizofrenia

A esquizofrenia é um distúrbio debilitante, ocorrendo em aproximadamente 1% da população, com maior frequência em homens que em mulheres. Embora a apresentação inicial da esquizofrenia possa ter início tardio, a forma mais comum se manifesta entre o final da adolescência e a 4ª década de vida. Os sintomas se apresentam clinicamente como alucinações, retraimento social e incapacidade cognitiva, geralmente em indivíduos que previamente tiveram um desempenho adequado ou até mesmo bom na escola e na vida em geral. Há muito tempo suspeitava-se que a anomalia cerebral fosse a causa da esquizofrenia, porém não foi até a introdução das técnicas de imagem cerebral *in vivo* que a dismorfologia cerebral discreta, porém significante, foi sistematicamente identificada. Além da ampliação dos terceiros ventrículos e ventrículos laterais, visíveis pela tomografia computadorizada (CT),[111-113] (revisões: [114-116]), a MRI quantitativa revelou déficits de volume em uma ampla área da GM cortical,[117] sendo mais proeminente nos córtices pré-frontal e temporal anterior.[118-120] A seletividade dos déficits de volume na GM frontal, relativos aos volumes da GM posterior ou da WM frontal, foi recentemente confirmada no estudo neuropatológico.[121] Embora os déficits de volume na WM tenham sido raramente relatados com métodos *in vivo*,[122-124] estudos *postmortem* forneceram evidências de mielinização tardia na WM frontal[125,126] e deslocamento dos neurônios intersticiais da WM nas regiões pré-frontal e temporal.[127] A espectroscopia por ressonância magnética (MRSI) *in vivo* identificou baixos níveis de N-acetilaspartato na WM de pacientes com esquizofrenia,[128] sugerindo comprometimento da integridade do tecido, apesar do volume normal, e conectividade neuronal desordenada[129]; estes achados criaram condições para que diversas investigações fossem conduzidas desde o final da década de 1990 com a DTI.

Buchsbaum *et al.*[130] publicaram a primeira aplicação da DTI no estudo da esquizofrenia. Esta análise foi baseada em uma análise SPM[131] e indicou uma anisotropia excepcionalmente baixa nos tratos pré-frontais da WM, especialmente do hemisfério direito.

Um número crescente de estudos por DTI relatou déficits difusos ou regionais na FA em grupos de pacientes esquizofrênicos, quando comparados com os controles. Lim *et al.*[132] observaram uma magnitude de efeito de 1,5 SD (desvio-padrão), em que o grupo esquizofrênico apresentava uma FA excepcionalmente baixa por toda a WM com relação aos controles, apesar da ausência de diferenças entre os grupos no volume da WM. Um estudo evolutivo demonstrou que a anormalidade da FA não estava relacionada com o prolongamento do tempo de relaxamento T_2; esta correlação teria sido indicativa da grande presença de água intersticial nos esquizofrênicos.[133] A FA difusa e excepcionalmente baixa na WM foi novamente observada em um grupo misto de pacientes esquizofrênicos e esquizoafetivos, quando comparados com controles pareados por idade.[134] Outros estudos investigaram a integridade microestrutural regional do corpo caloso e relatou maior difusividade e menor FA no esplênio, porém não no joelho do corpo caloso.[59,135]

A relevância funcional das medidas de difusão na sintomatologia psiquiátrica, medida quantitativamente, foi apoiada por duas análises separadas de homens esquizofrênicos. No primeiro estudo, uma menor FA foi um significante indicador de alta impulsividade motora, e um traço alto foi um indicador de maior agressividade.[136] No segundo estudo, a FA baixa estava associada a sintomas negativos mais severos.[137] O fato de estas mensurações clínicas estarem relacionadas com amostras da WM inferior, e não superior, demonstra a seletividade destas relações e sugere que a ruptura ou anormalidades das vias envolvendo os limites inferiores dos lobos frontais contribui para estes sintomas. De modo similar, baixa FA nas regiões inferiores da WM estava presente nos pacientes esquizofrênicos com potenciais evocados visuais anormais, sugestivo de déficits no processamento visual primário.[138]

Nem todos os estudos de esquizofrenia observaram alterações na WM com a DTI.[139,140] Embora Kubicki *et al.*[141] também não tenham identificado diferenças entre os grupos nas análises por DTI, a tractografia revelou que os esquizofrênicos não exibiam a assimetria detectada no grupo-controle normal, em que a FA do hemisfério esquerdo era maior que a FA do hemisfério direito no fascículo uncinado, um trato da WM que conecta os córtices frontal e temporal anterior. Em outro estudo, o exame de pacientes com primeiro episódio de esquizofrenia não revelou diferenças entre os grupos nas medidas obtidas por DTI; no entanto, no grupo de pacientes, uma FA regionalmente mais baixa estava relacionada com um pior desempenho das tarefas cognitivas (teste das trilhas, teste de classificação de cartas de Wisconsin e fluência verbal) conhecidas por depender do funcionamento do lobo frontal.[142] Ruptura destas conexões frontais e temporais pode contribuir para o aparecimento de distúrbios cognitivos na memória e pensamento organizado, característicos da esquizofrenia.[143]

Uma revisão dos escores de estudos mais recentes é dificultada pelas diferenças de aquisição e análise, incluindo os diferentes protocolos empregados de aquisição (ex., linha de varredura *versus* eco planar) e a abordagem de análise (ex., se os dados foram segmentados pelo tipo de tecido antes de computar as métricas de DTI ou auxiliados pelos mapas de cores de difusão; abordagens por ROI *versus* abordagens fundamentadas em *voxel versus* tractografia). Uma falta de reconhecimento das possíveis diferenças na interpretação das métricas da DTI em descrever a anisotropia e difusividade na WM e na GM é aparente em alguns estudos usando análise fundamentada em *voxel* (para diferenças na difusividade em tipo de tecido, ver Capítulo 4). Um teste direto com filtro de 0 a 16 mm na análise morfométrica fundamentada em *voxel* dos dados da DTI coletados de 14 pacientes esquizofrênicos e 14 controles demonstrou que resultados substancialmente diferentes surgiram dependendo do tamanho do filtro aplicado.[144] Adicional variação é atribuível ao tipo e à idade do paciente estudado: primeiro episódio/nunca medicado, cronicamente tratado, início precoce, início tardio. Estas diferenças fundamentais nos parâmetros tornam o estudo especialmente desafiante para resumir, sintetizar ou até mesmo agregar à literatura existente.[145,146] Portanto, as características básicas de uma amostra de estudos publicados desde 2005 foi resumida na Tabela 38.1 e organizada pela abordagem de análise: ROI, fundamentada em *voxel* e tractografia quantitativa. Os trabalhos mais antigos são incluídos no texto destes estudos e outros por meio de revisões.[145-149]. Ao todo, este corpo de literatura fornece evidências de alteração da microestrutura regional da WM, algumas alterações presente no início da doença[150-152] e algumas possivelmente decorrentes da idade[153] e da duração da

Tabela 38.1 Resumo dos estudos de imagem por tensores de difusão na esquizofrenia desde 2005

Referência do método	Tipo de esquizofrenia	Pacientes	Controles	Região cerebral anormal
Região de interesse				
1	1º episódio e crônica	40 & 40	39 & 40	1º episódio: ILF (tendência); crônica: fórceps, ILF, joelho, SPLN
2	Crônica (paranoide)	24	24	Baixo vol e FA, alta MD no CC total
3	Rx nativo	21	18	Baixa FA bilateral, porém não do ADC no braço ant da IC
4	Início em idade jovem	15	15	Baixo vol FX, porém sem alteração da FA ou ADC
5	Crônica	42	24	CBs ant + post
6	Crônica	40	42	WM temporal media L e R
7	Crônica	44	43	Baixa FA no FX
8	Crônica	30	30	Nenhuma anormalidade observada
9	Crônica	42	42	Baixa FA difusa na WM, incl UF, cing
10	Crônica	68	64	Alto ADC na WM frontal, temporal, occipital
11	Crônica	21	21	Baixa FA no pedúnculo cerebelar superior
12	Crônica	24	31	Baixa FA e alta MD no FX
13	Crônica	17	21	Baixa FA nas radiações ópticas, parietal inf, fusiforme, não no córtex estriado
14	Prognóstico bom v. ruim	104	41	Baixa FA na WM temporoparietal e pré-frontal; ~baixo vol regional da GM
15	Crônica	21	26	Baixa FA: FX, CC, CB, fascic arc L, fascic fronto-occipital, RIC
16	1º episódio	20	29	Nenhuma anormalidade observada
17	Crônica	14	14	Baixa coerência *intervoxel* na amídala
18	Paranoide	15	15	Baixa coerência *intervoxel* no córtex entorrinal
19	Crônica	67	70	Alto ADC nas sub-regiões do CC
20	Crônica	6	6	Baixa FA e alta difusividade transversal na WM front, relativa à par
Análise baseada em *voxel*				
21	Crônica	14 M	14 M	Baixa FA, alta MD radial, mas não longitudinal, na EC, IC e tálamo
22	Crônica	25	25	Baixa FA nas regiões difusas da WM
23	1º episódio, nunca Rx	25	26	Fascic fronto-occipital L, ILF L, SPLN, IC post R
24	Crônica	13 Rx-livre, agudo	14 sob risperidona ou ziprasidona	
25	Início precoce	19	20	Baixa FA parietal assoc córtex, pedúnculo CB mediano L
26	Início recente	12	17	Baixa FA no SLF
27	Início precoce	25	25	Anormalidades da WM nos tratos sensório-motor, pré-motor e piramidal
28	Crônica	15 aluc, 15 sem aluc	22	Baixa FA no SLF L
29	Crônica	17	19	Baixa FA na WM R sob agenesia do CC, FEF, córtex parietal post
30	Início precoce	14 + 1 SZ afetiva	15	Baixa FA na WM hipocampal

(Continua)

Tabela 38.1 *(Cont.)*

Referência do método	Tipo de esquizofrenia	Pacientes	Controles	Região cerebral anormal
31	Crônica	18	18	Baixa FA no lobo temporal medial R
32	Crônica	25	0	–
33	Crônica	12	12	Alta MD no giro frontal mediano; tálamo
34	Crônica	19	21	Córtex frontotemporal bilateral
35	Alto risco	15	25	Alto ADC nos giros para-hipocampal L, lingual, frontal mediano & sup; nenhuma diferença ventral
36	Crônica	64	55	Baixa FA na WM frontal & LF e CC
37	1º episódio	12	12	14 aglomerados regionais de valores de coerência *intervoxel*
38	Início precoce	26	34	Baixa FA no cingulado ant
39	1º episódio	10	13	Baixa FA na IC L & WM dos giros frontal mediano & temporal post
Tractografia com avaliação quantitativa				
40	Crônica	27 (23-56 anos)	34 (23-56 anos)	Declínio associado à idade no CB & UF, não no fascic fronto-occipital inf
41	Crônica	31	65	Baixa FA, alta MD no FX
42	Paranóide	17	14	Baixa FA no FX
16	1º episódio	19	23	Baixa FA no UF L
43	Crônica	45	45	SLF bilateral distinto da SZ de controles
44	Crônica	25	28	Baixa FA no CB L e R, porém não no UF
45	Início precoce	23	44	Baixa FA e alta difusividade radial no ILF E e R
46	Crônica	33	40	Baixa FA bilateral no SLF e joelho
47	Crônica	103	41	Tratos mais curtos no braço anterior da IC
48	Crônica	14 (23-50 anos)	14 (19-57 anos)	SLF esquerdo especialmente em pacientes mais jovens
49	Psicose de início bem tardio	14	15	Nenhuma anormalidade na FA ou MD nos tratos frontais

~Correlacionado com; incl, incluso; FA, anisotropia fracionada; ADC, coeficiente de difusão aparente; MD, difusividade média; vol, volume; L, esquerdo; R, direito; assoc, associado; ant, anterior; post, posterior; inf, inferior; sup, superior; SZ, esquizofrenia; GM, substância cinzenta; WM substância branca; ABC, núcleo accumbens; arc, arqueado; CB, feixe cingulado; CC, corpo caloso; cing, cingulado; EC, cápsula externa; fascic, fascículo; FEF, campo frontal dos olhos; FX, fórnix; IC, cápsula interna; ICV, volume intracraniano; ILF, fascículo longitudinal inferior; par, parietal; SLF, fascículo longitudinal superior; SPLN, esplênio; UF, fascículo uncinado; Rx, medicação.

1. Friedman JI, Tang C, Carpenter D, et al. Diffusion tensor imaging findings in first-episode and chronic schizophrenia patients. *Am J Psychiatry* 2008; **165**: 1024–1032.
2. Rotarska-Jagiela A, Schonmeyer R, Oertel V, et al. The corpus callosum in schizophrenia: volume and connectivity changes affect specific regions. *Neuroimage* 2008; **39**: 1522–1532.
3. Zou LQ, Xie JX, Yuan HS, et al. Diffusion tensor imaging study of the anterior limb of internal capsules in neuroleptic-naive schizophrenia. *Acad Radiol* 2008; **15**: 285–289.
4. Kendi M, Kendi AT, Lehericy S, et al. Structural and diffusion tensor imaging of the fornix in childhood- and adolescent-onset schizophrenia. *J Am Acad Child Adoles Psychiatry* 2008; **47**: 826–832.
5. Fujiwara H, Namiki C, Hirao K, et al. Anterior and posterior cingulum abnormalities and their association with psychopathology in schizophrenia: a diffusion tensor imaging study. *Schizophr Res* 2007; **95**: 215–222.
6. Tang CY, Friedman J, Shungu D, et al. Correlations between diffusion tensor imaging (DTI) and magnetic resonance spectroscopy (1H MRS) in schizophrenic patients and normal controls. *BMC Psychiatry* 2007;**7**:25.
7. Nestor PG, Kubicki M, Kuroki N, et al. Episodic memory and neuroimaging of hippocampus and fornix in chronic schizophrenia. *Psychiatry Res* 2007; **155**: 21–28.
8. Nestor PG, Kubicki M, Spencer KM, et al. Attentional networks and cingulum bundle in chronic schizophrenia. *Schizophr Res* 2007; **90**: 308–315.
9. Mori T, Ohnishi H, Hashimoto R, et al. Progressive changes of white matter integrity in schizophrenia revealed by diffusion tensor imaging. *Psychiatry Res* 2007; **154**: 133–145.
10. Andreone N, Tansella M, Cerini R, et al. Cortical white-matter microstructure in schizophrenia. Diffusion imaging study. *Br J Psychiatry* 2007; **191**: 113–119.
11. Okugawa G, Nobuhara K, Minami T, et al. Neural disorganization in the superior cerebellar peduncle and cognitive abnormality in patients with schizophrenia: a diffusion tensor imaging study. *Prog Neuropsychopharmacol Biol Psychiatry* 2006; **30**: 1408–1412.
12. Kuroki N, Kubicki M, Nestor PG, et al. Fornix integrity and hippocampal volume in male schizophrenic patients. *Biol Psychiatry* 2006; **60**: 22–31.
13. Butler PD, Hoptman MJ, Nierenberg J, et al. Visual white matter integrity in schizophrenia. *Am J Psychiatry* 2006; **163**: 2011–2013.
14. Mitelman SA, Newmark RE, Torosjan Y, et al. White matter fractional anisotropy and outcome in schizophrenia. *Schizophr Res* 2006; **87**: 138–159.
15. Kubicki M, Park H, Westin CF, et al. DTI and MTR abnormalities in schizophrenia: analysis of white matter integrity. *Neuroimage* 2005; **26**: 1109–1118.
16. Price G, Bagary MS, Cercignani M, Altmann DR, Ron MA. The corpus callosum in first episode schizophrenia: a diffusion tensor imaging study. *J Neurol Neurosurg Psychiatry* 2005; **76**: 585–587.
17. Kalus P, Slotboom J, Gallinat J, et al. The amygdala in schizophrenia: a trimodal magnetic resonance imaging study. *Neurosci Lett* 2005; **375**: 151–156.

18. Kalus P, Slotboom J, Gallinat J, et al. New evidence for involvement of the entorhinal region in schizophrenia: a combined MRI volumetric and DTI study. *Neuroimage* 2005; **24**: 1122-1129.
19. Brambilla P, Cerini R, Gasparini A, et al. Investigation of corpus callosum in schizophrenia with diffusion imaging. *Schizophr Res* 2005; **79**: 201-210.
20. Kitamura H, Matsuzawa H, Shioiri T, et al. Diffusion tensor analysis in chronic schizophrenia. A preliminary study on a high-field (3.0 T) system. *Eur Arch Psychiatry Clin Neurosci* 2005;**255**:313-318.
21. Seal ML, Yucel M, Fornito A, et al. Abnormal white matter microstructure in schizophrenia: a voxelwise analysis of axial and radial diffusivity. *Schizophr Res* 2008; **101**: 106-110.
22. Skelly LR, Calhoun V, Meda SA, et al. Diffusion tensor imaging in schizophrenia: relationship to symptoms. *Schizophr Res* 2008; **98**: 157-162.
23. Cheung V, Cheung C, McAlonan GM, et al. A diffusion tensor imaging study of structural dysconnectivity in never-medicated, first-episode schizophrenia. *Psychol Med* 2008; **38**: 877-885.
24. Garver DL, Holcomb JA, Christensen JD. Compromised myelin integrity during psychosis with repair during remission in drug-responding schizophrenia. *Int J Neuropsychopharmacol* 2008; **11**: 49-61.
25. Kyriakopoulos M, Vyas NS, Barker GJ, Chitnis XA, Frangou S. A diffusion tensor imaging study of white matter in early-onset schizophrenia. *Biol Psychiatry* 2008; **63**: 519-523.
26. Karlsgodt KH, van Erp TG, Poldrack RA, et al. Diffusion tensor imaging of the superior longitudinal fasciculus and working memory in recent-onset schizophrenia. *Biol Psychiatry* 2008; **63**: 512-518.
27. Douaud G, Smith S, Jenkinson M, et al. Anatomically related grey and white matter abnormalities in adolescent-onset schizophrenia. *Brain* 2007; **130**: 2375-2386.
28. Seok JH, Park HJ, Chun JW, et al. White matter abnormalities associated with auditory hallucinations in schizophrenia: a combined study of voxel-based analyses of diffusion tensor imaging and structural magnetic resonance imaging. *Psychiatry Res* 2007; **156**: 93-104.
29. Manoach DS, Ketwaroo GA, Polli FE, et al. Reduced microstructural integrity of the white matter underlying anterior cingulate cortex is associated with increased saccadic latency in schizophrenia. *Neuroimage* 2007; **37**: 599-610.
30. White T, Kendi AT, Lehericy S, et al. Disruption of hippocampal connectivity in children and adolescents with schizophrenia: a voxel-based diffusion tensor imaging study. *Schizophr Res* 2007; **90**: 302-307.
31. Schlosser RG, Nenadic I, Wagner G, et al.White matter abnormalities and brain activation in schizophrenia: a combined DTI and fMRI study. *Schizophr Res* 2007; **89**: 1-11.
32. Lim KO, Ardekani BA, Nierenberg J, et al. Voxelwise correlational analyses of white matter integrity in multiple cognitive domains in schizophrenia. *The Am J Psychiatry* 2006; **163**: 2008-2010.
33. Rose SE, Chalk JB, Janke AL, et al. Evidence of altered prefrontal-thalamic circuitry in schizophrenia: an optimized diffusion MRI study. *Neuroimage* 2006; **32**: 16-22.
34. Shin YW, Kwon JS, Ha TH, et al. Increased water diffusivity in the frontal and temporal cortices of schizophrenic patients. *Neuroimage* 2006; **30**: 1285-1291.
35. DeLisi LE, Szulc KU, Bertisch H, et al. Early detection of schizophrenia by diffusion weighted imaging. *Psychiatry Res* 2006; **148**: 61-66.
36. Buchsbaum MS, Friedman J, Buchsbaum BR, et al. Diffusion tensor imaging in schizophrenia. *Biol Psychiatry* 2006; **60**: 1181-1187.
37. Federspiel A, Begre S, Kiefer C, et al. Alterations of white matter connectivity in first episode schizophrenia. *Neurobiol Dis* 2006; **22**: 702-709.
38. Kumra S, Ashtari M, Cervellione KL, et al. White matter abnormalities in early-onset schizophrenia: a voxel-based diffusion tensor imaging study. *J Am Acad Child Adoles Psychiatry* 2005; **44**: 934-941.
39. Szeszko PR, Ardekani BA, Ashtari M, et al. White matter abnormalities in first-episode schizophrenia or schizoaffective disorder: a diffusion tensor imaging study. *Am J Psychiatry* 2005; **162**: 602-605.
40. Rosenberger G, Kubicki M, Nestor PG, et al. Age-related deficits in fronto-temporal connections in schizophrenia: a diffusion tensor imaging study. *Schizophr Res* 2008; **102**: 181-188.
41. Takei K, Yamasue H, Abe O, et al. Disrupted integrity of the fornix is associated with impaired memory organization in schizophrenia. *Schizophr Res* 2008; **103**: 52-61.
42. Zhou Y, Shu N, Liu Y, et al. Altered resting-state functional connectivity and anatomical connectivity of hippocampus in schizophrenia. *Schizophr Res* 2008; **100**: 120-132.
43. Caprihan A, Pearlson GD, Calhoun VD. Application of principal component analysis to distinguish patients with schizophrenia from healthy controls based on fractional anisotropy measurements. *Neuroimage* 2008; **42**: 675-682.
44. Nestor PG, Kubicki M, Niznikiewicz M, et al. Neuropsychological disturbance in schizophrenia: a diffusion tensor imaging study. *Neuropsycholog* 2008; **22**: 246-254.
45. Ashtari M, Cottone J, Ardekani BA, et al. Disruption of white matter integrity in the inferior longitudinal fasciculus in adolescents with schizophrenia as revealed by fiber tractography. *Arch Gen Psychiatry* 2007; **64**:1270-1280.
46. Shergill SS, Kanaan RA, Chitnis XA, et al. A diffusion tensor imaging study of fasciculi in schizophrenia. *Am J Psychiatry* 2007; **164**: 467-473.
47. Buchsbaum MS, Schoenknecht P, Torosjan Y, et al. Diffusion tensor imaging of frontal lobe white matter tracts in schizophrenia. *Ann Gen Psychiatry* 2006;**5**:19.
48. Jones DK, Catani M, Pierpaoli C, et al. Age effects on diffusion tensor magnetic resonance imaging tractography measures of frontal cortex connections in schizophrenia. *Hum Brain Mapp* 2006; **27**: 230-238.
49. Jones DK, Catani M, Pierpaoli C, et al. A diffusion tensor magnetic resonance imaging study of frontal cortex connections in very-late-onset schizophrenia-like psychosis. *Am J Geriatr Psychiatry* 2005; **13**: 1092-1099.

doença.[154] Um dos achados mais consistentes é a de baixa FA nas WM frontal e temporal.[147] Não se sabe se a medicação promove degradação ou resolução dos constituintes da WM, embora um estudo tenha sugerido que a condição da integridade da WM pode ser preditiva da resposta à medicação.[155]

O excesso de estudos de DTI focalizando nas alterações da esquizofrenia na WM curiosamente contrasta com os estudos iniciais por MRI desta doença, indicando déficit de volume seletivo da GM cortical e também de algumas estruturas subcorticais e núcleos. A recente ênfase na integridade microestrutural da WM abre novas possibilidades para a exploração de mecanismos da ruptura dos processamentos cognitivo, emocional, sensorial e motor[156-158] e controle e base genética para esta ruptura.[159] Os mecanismos neurais das alucinações auditivas, um sintoma-chave e debilitante da esquizofrenia, são refletidos em vários estudos que demonstram uma relação entre este sintoma e a degradação do fascículo longitudinal superior, especialmente no hemisfério esquerdo, local este que conecta os centros de linguagem às porções anteriores e posteriores do córtex.[160,161]

Alcoolismo

O consumo crônico de álcool é um problema universal com enormes custos sociais e econômicos e é claramente reconhecido pela Organização Mundial da Saúde; está crescendo entre os jovens e possui uma prevalência excepcionalmente alta entre os índios nos países desenvolvidos. As sequelas cognitivas, motoras, sociais e comportamentais variam de leve a devastadora, porém, com a sobriedade prolongada, certos domínios de disfunção podem melhorar ou se resolver.[162-164] Estudos neuropatológicos de pacientes com alcoolismo crônico indicam que a WM é especialmente afetada,[165-168] independente do sexo.[169] Alterações identificadas na WM na autopsia incluem redução do volume, desmielinização, perda de fibras mielinizadas e perda axonal, que pode ocorrer em virtude da perda neuronal regional.[170-173] O corpo caloso também é afetado,[174,175], especialmente em alcoólatras com deficiências nutricionais. Nas formas mais extremas, estas condições da WM podem ser fatais e estão associadas à doença de Marchiafava-Bignami e mielinólise pontina central.[176,177]

Estudos macroscópicos da estrutura cerebral utilizando MRI em homens alcoólatras são consistentes com os estudos por autopsia com relação à redução do volume da WM nos hemisférios cerebrais,[170-180] incluindo o corpo caloso.[181,182] Os efeitos do álcool sobre os cérebros de mulheres são controversos. Uma série de estudos quantitativos[180] fornece evidências de um déficit significante no volume da WM de maior proporção em mulheres alcoólatras que em homens alcoólatras, com similares diferenças gênero-dependentes observadas em áreas transversais do corpo caloso.[183] Outro estudo observou déficits no volume da WM, estimados a partir de uma grande amostra do centro semioval em homens alcoólatras, porém não em mulheres, mesmo quando subgrupos de homens e mulheres alcoólatras foram pareados por idade e consumo de álcool durante a vida.[184] Apesar destas diferenças, o alcoolismo crônico resulta em comprometimento das funções cognitivas e motoras em homens e mulheres e é indicativo de disfunção cerebral. Surpreendentemente, apenas alguns estudos realizados em alcoólatras crônicos detectaram com sucesso relações seletivas entre a estrutura e a função cerebral na MRI estrutural convencional, apesar da consistência pela qual as alterações na função e na estrutura cerebral são observadas. Foi demonstrado que as medidas obtidas pela DTI são mais sensíveis do que pelas técnicas convencionais de imagem na detecção de tecido lesionado.

Os estudos com grupos geralmente incluem indivíduos com anos de dependência alcoólica, porém somente após estes indivíduos estarem sóbrios por um período de semanas a meses. No primeiro estudo por DTI de alcoólicos abstinentes,[47] 12 homens alcoólatras apresentaram uma menor FA no corpo caloso e no centro semioval que os 15 controles pareados por idade e gênero (Fig. 38.8).[185] Uma correlação significante entre a FA no joelho do corpo caloso e a duração da sobriedade sugeriu o consumo crônico de álcool como o mecanismo do déficit da FA. Embora uma análise mais macroestrutural com base na difusão orientacional *intervoxel a intervoxel*[16] tenha resultado em 1 SD mais baixo nos alcoólatras do que nos controles, a diferença geral entre os grupos não foi estatisticamente significante. Estes índices da microestrutura regional da WM demonstraram possuir um valor funcional, pois o desempenho da memória de trabalho se correlacionou seletivamente à anisotropia *intravoxel* (FA) no esplênio, enquanto os escores da atenção se correlacionaram seletivamente à coerência (C) *intervoxel* no joelho do corpo caloso.

O segundo estudo examinou 12 mulheres alcoólatras para testar se as alterações na WM, que não foram evidentes na MRI convencional, poderiam ser detectadas com a DTI.[186] Relativo a 18 controles pareados por idade e gênero, as mulheres alcoólatras apresentaram uma menor FA e coerência *intervoxel* no joelho do corpo caloso e

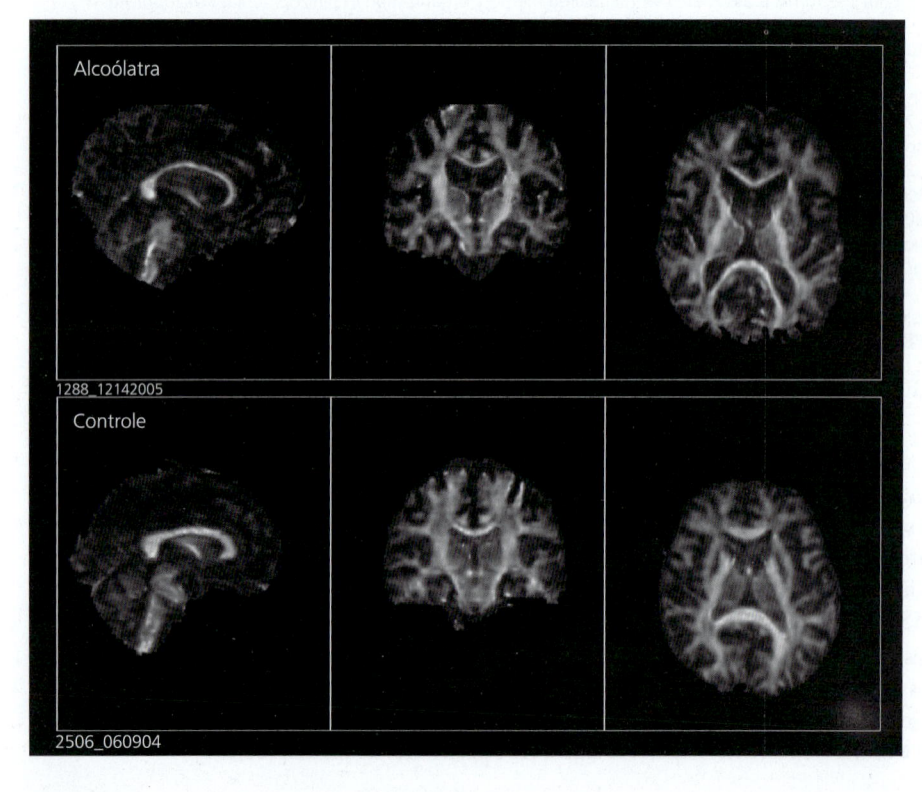

Fig. 38.8 Exemplos de imagens de anisotropia fracionada (FA) de um homem alcoólatra e um controle pareado por idade. Observar a banda fina da FA no corpo caloso do alcoólatra relativo ao controle (imagens sagitais).[185]

no centro semioval, apesar da ausência de diferenças entre os grupos nas áreas sagitais medianas regionais do corpo caloso. A extensão da alteração nas mulheres foi similar àquela previamente relatada em homens alcoólatras. Erosão morfométrica da ROI para minimizar os possíveis efeitos de volume parcial resultou na mesma alteração associada ao alcoolismo. Uma menor FA no joelho do corpo caloso estava associada a um maior consumo de álcool durante a vida, mesmo após o controle para idade, sugerindo novamente o álcool como o mecanismo de alterações microestruturais da WM.

Estudos de maior escala compararam 40 homens alcoólatras, 17 mulheres alcoólatras, 32 homens-controle e 42 mulheres-controle, representando uma boa parte da faixa de idade adulta (27 a 75 anos). Uma análise reformatou os dados obtidos por DTI em cortes de 1 mm de espessura ao longo de todo o perfil sagital da WM segmentada. Baixa FA e alta difusividade indicaram comprometimento microestrutural em quase toda a extensão da linha média e do corpo caloso parasagital em homens e mulheres, embora déficits na FA tenham sido exibidos em um maior número de cortes nos homens alcoólatras.[187] Uma subsequente análise revelou uma interação idade-alcoolismo, em que alcoólatras mais velhos apresentavam uma difusividade no joelho e no esplênio do corpo caloso maior que o esperado para suas idades.[188] Nos alcoólatras, maior difusividade no joelho do corpo caloso foi seletivamente preditivo do desempenho da memória de trabalho, enquanto maior difusividade no esplênio do corpo caloso foi seletivamente preditiva do desempenho em uma tarefa de raciocínio espacial. Em contraste a estas relações seletivas, um pior desempenho em um teste de marcha e balanço correlacionou-se com uma maior difusividade em todas as regiões mensuradas do corpo caloso.

A tractografia com avaliação quantitativa dos tensores de difusão também foi utilizada em estudos de alcoolismo crônico. Um estudo revelou um déficit da FA no joelho do corpo caloso de aproximadamente 1 SD e no esplênio de aproximadamente 0,5 SD em um grupo de 87 alcoólatras, quando comparado com 88 controles.[50] Uma pesquisa de múltiplos sistemas de fibras supratentoriais e infratentoriais destes grupos indicou maiores efeitos anteriores do que posteriores em homens alcoólatras, especialmente na difusividade, com mulheres alcoólatras exibindo maior evidência de degradação da WM nos sistemas de fibras posteriores; os efeitos da DTI também se correlacionaram com um comprometimento no desempenho acelerado e na estabilidade postural.[189] Outro estudo relatou 18% a menos de fibras por volume entre o mesencéfalo e a ponte de alcoólatras em recuperação; o número de fibras correlacionou-se com o desempenho no teste de trilhas B, um teste de rastreamento visual, memória de trabalho e flexibilidade cognitiva.[21]

Os estudos de casos se concentraram em pacientes com complicações médicas associadas ao alcoolismo. Por exemplo, a encefalopatia alcoólica de Wernicke, que resulta da deficiência de tiamina, é marcada por sinais neurológicos de oftalmoplegia, marcha atáxica e estado mental alterado e é caracterizada por lesões dos corpos mamilares. Se não tratada, esta condição pode ser a precursora da amnésia global potencialmente permanente (síndrome de Korsakoff).[177,190,191] Bergui et al.[192] utilizaram técnicas de imagem convencionais e DWI em um alcoólatra de 31 anos de idade com encefalopatia de Wernicke. Na admissão hospitalar, as imagens ponderadas em T_2 e o ADC revelaram um sinal de alta intensidade específico ao tecido nos corpos mamilares, que se resolveu após 2 semanas de tratamento com tiamina. Os autores concluíram que a alta difusão era indicativa de edema extracelular e não de dano celular, o qual não teria se resolvido no exame de controle. Doherty et al.[193] relataram dois casos de encefalopatia de Wernicke, uma resultando do abuso de álcool e a outra da anorexia. O ADC estava baixo no alcoólatra, equiparando-se, portanto, ao padrão observado na fase crônica do acidente vascular encefálico isquêmico. O anoréxico não exibiu evidências de alterações nos parâmetros de imagem de difusão, sendo observado somente um "efeito T_2" shine-through (ou seja, aumento no T_2 na ROI), sugestivo de injúria remota. Concordando com este resultado, um estudo de um homem de 71 anos de idade apresentando um histórico de 2 semanas de transtornos comportamentais, compatíveis com a encefalopatia de Wernicke, e uma hiperintensidade de sinal na DWI no mesencéfalo e regiões talâmicas mediais menos visíveis com a imagem ponderada em T_2 ou em imagens FLAIR.[194] Um terceiro estudo indicou que, embora a DWI tenha sido útil em visualmente identificar alterações nos sinais talâmicos em um alcoólatra com encefalopatia de Wernicke, os valores do ADC eram normais.[195] Finalmente, um paciente com dependência de substância não alcoólica apresentou sintomas da encefalopatia de Wernicke. Imagens seriadas revelaram um sinal de hiperintensidade com a DWI e FLAIR no estudo inicial, com normalização da intensidade do sinal, especialmente na DWI, após o tratamento com tiamina.[196] Discrepâncias entre estes estudos podem refletir diferenças no estágio de recuperação da encefalopatia de Wernicke, o estágio da doença em que a DWI foi adquirida ou decorrente de diferenças etiológicas.

Um estudo de caso de uma mulher alcoólatra com a doença de Marchiafava-Bignami relatou baixa difusão em regiões do corpo caloso, com a observação de um sinal de alta intensidade em imagens ponderadas em T_1 e T_2.[197] Os autores observaram que este padrão é diferente de outras condições desmielinizantes, como esclerose múltipla, porém pode ser um precursor da desmielinização.

Outra aplicação envolve crianças e adultos que tenham sido altamente expostos ao álcool durante o desenvolvimento fetal. Distúrbios do espectro alcoólico fetal são conhecidos por afetar o desenvolvimento do corpo caloso[198] e, portanto, também são acessíveis para o estudo por DTI. Tais estudos estão emergindo e têm revelado evidências de comprometimento microestrutural regional persistente do corpo caloso na adolescência[199,200] e no início da vida adulta,[201] que provavelmente contribuem para um processamento cognitivo e sensorial debilitado, necessitando de integração inter-hemisférica da informação captada.

Considerando a consistência dos relatos neuropatológicos da degradação seletiva da WM no alcoolismo,[202] a DTI oferece uma imagem segura e especialmente relevante para os estudos longitudinais. Um exame repetido serviria para rastrear a condição da microestrutura da WM durante o curso do alcoolismo e, possivelmente, para detectar marcadores neuropatológicos de condições graves porém potencialmente reversíveis, como a encefalopatia de Wernicke ou a mielinólise pontina central, em um estágio pré-sintomático. Pelo exame de combinação e interação da FA, difusividade e coerência *intervoxel*, os estudos por DTI do alcoolismo crônico possibilitaram a identificação do estado da mielina central e da organização axonal e forneceram evidências demonstrando que a coerência orientacional (quer *intravoxel* ou *intervoxel*) "é atribuível, pelo menos parcialmente, ao acúmulo de fluidos intracelular e extracelular em excesso, como o que ocorre no envelhecimento, e que a influência diferencial destes compartimentos líquidos pode variar entre as regiões cerebrais" (Pfefferbaum e Sullivan, p. 423.[203]).

Infecção pelo vírus da imunodeficiência humana

Foi estimado que mais de 42 milhões de crianças e adultos viviam com o HIV no final de 2002,[204] com 5 milhões novas infecções ocorrendo durante aquele ano. O vírus possui uma forte preferência pelo cérebro,[205] com mais de 90% dos indivíduos com AIDS manifestando lesões no CNS.[206] Os estágios iniciais da infecção pelo HIV são assintomáticos, porém o diagnóstico clínico da AIDS está associado a diversos processos que afetam o cérebro. Dentre estes estão os linfomas e infecções oportunistas, que geralmente se manifestam como lesões expansivas bem definidas na neuroimagem.[207,208] No entanto, as sequelas da infecção cerebral direta pelo HIV que precedem a forma mais severa de encefalopatia de células gigantes são mais difíceis de detectar e quantificar. Embora as técnicas tradicionais de imagem por MR em densidade de prótons e as imagens ponderadas em T_2 não relatem consistentemente anomalias nos indivíduos assintomáticos infectados pelo HIV, tais anomalias podem ser detectadas[209] e quantificadas com algoritmos de segmentação.[210] A WM frontal e os núcleos da base são particularmente afetados, e exibem redução do volume tecidual.[210,211] Evidências obtidas por estudos utilizando a técnica com realce pelo meio de contraste sugerem uma gênese cerebrovascular relacionada com o aumento de permeabilidade da barreira hematoencefálica, para neuropatologia nos núcleos de base.[212,213] Nos pacientes sintomáticos, foram relatadas alterações como o aumento ventricular, a atrofia global e a perda de volume do caudado e da WM frontal.[214-217] Degeneração cerebelar[218] (no entanto, ver Sclar et al.[219]) e mielinólise pontina central também foram relatadas.[220]

Chang e Ernest[221] publicaram a aplicação inicial da DTI para estudar a infecção pelo HIV e relataram que a DTI foi capaz de detectar toxoplasmose e leucoencefalopatia multifocal progressiva. Após este estudo, Ulug et al.[222] relataram alteração do ADC e da FA na WM periventricular de aparência normal e no corpo caloso de sujeitos infectados pelo HIV, com parâmetros de difusão correlacionando-se com os sinais da severidade da doença, como a contagem de células CD4 e a carga viral. Estudos utilizando a DTI[223-226] identificaram alterações microestruturais no tecido de aparência normal na MRI convencional. Em um estudo,[226] pacientes infectados pelo HIV com cargas virais de RNA variando de indetectável a 400 cópias/mL exibiram redução na anisotropia da WM e aumento na difusividade média da água em amostras do esplênio e do joelho do corpo caloso e da WM subcortical parietal e frontal; estas medidas obtidas por DTI estão associadas à carga viral. Outro estudo[225] identificou uma FA excepcionalmente baixa nos lobos frontais da SB de seis pacientes infectados pelo HIV, quando comparados com nove controles. Além disso, uma FA excepcionalmente alta estava presente na cápsula interna, possivelmente refletindo a ruptura ou a deleção de fibras entrelaçadas seletivas. Em contraste, não foram detectadas diferenças nestas regiões entre os grupos com a MD (difunibilidade média), técnica de MRI em densidade de prótons, com tempos de relaxamento em T_2 ou ponderada em T_2. Estes estudos forneceram evidências que sustentam a hipótese de que a inflamação afetando as fibras da WM e seus constituintes do citoesqueleto é pelo menos um mecanismo pelo qual a infecção pelo HIV afeta o cérebro.

Estudos por DTI podem fornecer uma indicação precoce do potencial de um paciente HIV-positivo desenvolver demência como resultado de sua doença[227]: alterações na FA, porém não na difusividade, foram observadas no joelho, mas não no esplênio, de 60 indivíduos infectados pelo HIV com AIDS ou comprometimento cognitivo.[228] Em outro estudo, a FA craniana total foi preditiva de déficit psicomotor.[229] Um estudo posterior realizado por este grupo[230] demonstrou que as alterações na FA e na MD no esplênio eram indicativas de velocidade motora e que a FA no joelho e na WM frontal era indicativa do desempenho nas tarefas de memória visual e visuais-construtivas. Análise adicional revelou correlações nas direções esperadas entre a FA ou MD nas estruturas subcorticais seletivas e WM e medidas dos componentes de memória, habilidades visuais-espaciais e comprometimento cognitivo geral.[231]

Estudos por DTI também podem ser úteis para identificar interações com comorbidades comuns, particularmente a leucoencefalopatia multifocal progressiva[232] e distúrbios do consumo de álcool,[223] e para detectar e rastrear o reparo com tratamento farmacológico positivo. Um estudo quantitativo por tractografia examinou a FA e a MD nas fibras do joelho e do esplênio do corpo caloso em 74 homens e mulheres infectados pelo HIV, 52 dos quais apresentavam distúrbios do consumo de álcool e 42 não tinham um histórico alcoólico. Comparado com os 88 controles, o grupo infectado por HIV sem alcoolismo apresentou menor FA e maior MD, porém as diferenças não foram significantes em nenhuma das regiões do corpo caloso (Fig. 38.9). No entanto, duas concomitan-

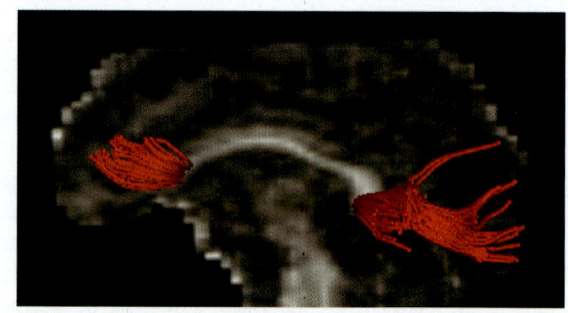

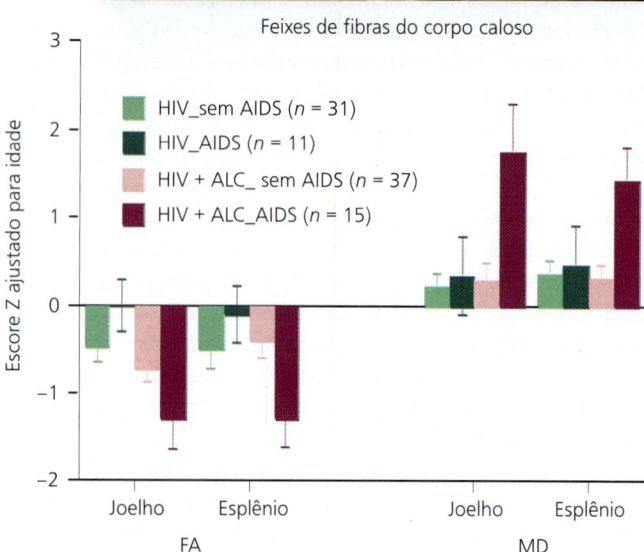

Fig. 38.9 Resultados quantitativos do *fiber-tracking*. Anisotropia fracionada [FA] e difusividade média [MD] em indivíduos infectados pelo HIV com ou sem comorbidade com alcoolismo e com ou sem AIDS.[50]

tes da infecção pelo HIV mostraram ser significantes modificadores da integridade do corpo caloso: infecção pelo HIV e dependência comórbida de álcool resultou em valores da FA e da MD de 0,65 SD e 1,2 SD dos valores dos controles, e um evento definidor da AIDS ocorrendo com o alcoolismo produziu alterações com SD de 1,5 a 2 nos setores anterior e posterior do corpo caloso. Se os valores de grupo estavam anormais ou não ou se a infecção pelo HIV estava acompanhada ou não por alcoolismo, um controle motor debilitado (testado com a inserção de pinos em um tabuleiro, destreza manual fina e tempo de reação) correlacionou-se com o grau de degradação das fibras do corpo caloso.[50] Por causa da alta prevalência de distúrbios do consumo de álcool em indivíduos infectados pelo HIV,[234-238] o alcoolismo deveria ser considerado um problema crítico e fonte de neuropatologia comórbida na infecção pelo HIV.

A MRI fisiológica nas doenças cerebrais associadas ao HIV é tratada com mais detalhes no Capítulo 32.

Depressão

A imagem por tensores de difusão tem sido aplicada em diversos estudos sobre depressão, com todos, exceto um, concentrando-se na depressão de início tardio. O primeiro estudo[239] examinou potenciais diferenças entre os controles e os pacientes geriátricos deprimidos pela detecção por MR de sinais de hiperintensidades na microestrutura da WM, nos quais ocorrem a uma frequência maior que o normal na depressão de início tardio.[240,241] Quando comparado com a WM normal, a DTI revelou um ADC e menor FA na WM marcada por hiperintensidades, porém os grupos-controle e de pacientes deprimidos não diferiram um do outro em nenhuma medida obtida pela DTI. A depressão de início tardio também foi associada a uma baixa FA na WM frontal e temporal, porém não no corpo caloso, sugestivo de seletividade da alteração frontotemporal; no entanto, os valores da FA não se correlacionaram com as variáveis clínicas que medem a severidade dos sintomas depressivos.[242] Dois outros estudos utilizaram as medidas da FA regional como indicadores da resposta farmacológica em pacientes mais velhos com depressão.[243,244] Pacientes deprimidos com alta FA na região da WM superior ao plano da comissura anterior e da comissura posterior (AC-PC) apresentaram um menor tempo para a remissão dos sintomas depressivos que aqueles com baixa FA nesta região da WM. As taxas de remissão não estavam relacionadas com a FA na WM inferior ao plano AC-PC.[243] O estudo realizado na China[244] relatou que os pacientes deprimidos que falharam em responder aos inibidores seletivos da recaptação da serotonina apresentaram uma FA na WM frontal menor que os bons respondedores e os controles. Foi realizada uma abordagem utilizando ROI para examinar a WM pré-frontal em adultos jovens no primeiro episódio de transtorno depressivo maior;[245] FA excepcionalmente baixa foi observada na WM pré-frontal, porém não se correlacionou com as medidas da gravidade da doença. Consequentemente, os dados obtidos pela DTI na depressão ainda não sugerem a habilidade de detectar qualquer patologia causal definitiva.

Conclusões

Este crescente conjunto de pesquisas confirma a utilidade da imagem de difusão na detecção de padrões da integridade microestrutural regional da WM no envelhecimento normal e nas condições neuropsiquiátricas nas quais são discretas a nível macroestrutural. O sucesso da imagem de difusão em detectar as alterações na microestrutura do cérebro e em diferenciar clinicamente distúrbios similares sugere que esta técnica apresenta um papel em outras condições neuropsiquiátricas, como o transtorno obsessivo-compulsivo, e as síndromes do desenvolvimento, como o autismo. Aperfeiçoamento das técnicas de tractografia pode possibilitar o monitoramento do reaparecimento das fibras da WM após um trauma ou doença e também testar modelos de recuperação da WM, como a possibilidade de que o crescimento da WM seja facilitado em orientações paralelas, porém inibido em orientações não paralelas.[246] Finalmente, a combinação da tractografia por DTI com a fMRI pode ajudar a diferenciar áreas cerebrais ativadas que formam importantes circuitos funcionais daquelas coincidentemente ativadas durante a realização de tarefas.[247]

Agradecimento

Este projeto foi financiado pelo US National Institute on Alcohol Abuse and Alcoholism (AA005965, AA010723, AA012888, AA0173479, AA017168) e o National Institute on Aging (AG017919). Os autores desejam agradecer Margaret J. Rosenbloom pela inestimável assistência na preparação do manuscrito.

Referências

1. Waxman SG, Kocsis JD, Stys PK. *The Axon: Structure, Function and Pathophysiology.* New York: Oxford University Press, 1995.

2. Arfanakis K, Haughton VM, Carew JD et al. Diffusion tensor MR imaging in diffuse axonal injury. *AJNR Am J Neuroradiol* 2002; **23**: 794–802.

3. Song SK, Sun SW, Ramsbottom MJ et al. Dysmyelination revealed through MRI as increased radial (but unchanged axial) diffusion of water. *Neuroimage* 2002; **17**(3): 1429–1436.

4. Basser PJ. Inferring microstructural features and the physiological state of tissues from diffusionweighted images. *NMR Biomed* 1995; **8**: 333–344.

5. Moseley ME, Mintorovitch J, Cohen Y et al. Early detection of ischemic injury: comparison of spectroscopy, diffusion-, T_2-, and magnetic susceptibility-weighted MRI in cats. *Acta Neurochir Suppl* 1990; **51**: 207–209.

6. Spielman D, Butts K, de Crespigny A, Moseley M. Diffusion-weighted imaging of clinical stroke. *Int J Neuroradiol* 1996; **1**: 44–55.

7. Basser PJ, Pierpaoli C. Microstructural and physiological features of tissues elucidated by quantitative diffusion tensor MRI. *J Magn Reson B* 1996; **111**: 209–219.

8. Pierpaoli C, Basser PJ. Towards a quantitative assessment of diffusion anisotropy. *Magn Reson Med* 1996; **36**: 893–906.

9. Virta A, Barnett A, Pierpaoli C. Visualizing and characterizing white matter fiber structure and architecture in the human pyramidal tract using diffusion tensor MR. *Magn Reson Imaging* 1999; **17**: 1121–1133.

10. Pierpaoli C, Barnett A, Pajevic S et al. Water diffusion changes in Wallerian degeneration and their dependence on

white matter architecture. *Neuroimage* 2001; **13**: 1174–1185.

11. Pfefferbaum A, Sullivan EV. Increased brain white matter diffusivity in normal adult aging: relationship to anisotropy and partial voluming. *Magn Reson Med* 2003; **49**: 953–961.

12. Tang CY, Lu D, Wei TC et al. Image processing techniques for the eigenvectors of the diffusion tensor. In *Proceedings of the 5th Annual Meeting of the International Society for Magnetic Resonance in Medicine*, 1997, p. 2054.

13. Basser PJ, Pierpaoli C. A simplified method to measure the diffusion tensor from seven MR images. *Magn Reson Med* 1998; **39**: 928–934.

14. Mori S, Kaufmann WE, Davatzikos C et al. Imaging cortical association tracts in the human brain using diffusion-tensor-based axonal tracking. *Magn Reson Med* 2002; **47**: 215–223.

15. Masutani Y, Aoki S, Abe O, Hayashi N, Otomo K. MR diffusion tensor imaging: recent advance and new techniques for diffusion tensor visualization. *Eur J Radiol* 2003; **46**: 53–66.

16. Pfefferbaum A, Sullivan EV, Hedehus M et al. Agerelated decline in brain white matter anisotropy measured with spatially corrected echoplanar diffusion tensor imaging. *Magn Reson Med* 2000; **44**: 259–268.

17. Jones D, Simmons A, Williams S, Horsfield M. Non-invasive assessment of axonal fiber connectivity in the human brain via diffusion tensor MRI. *Magn Reson Med* 1999; **42**: 37–41.

18. Gerig G, Corouge I, Vachet C, Krishnan KR, MacFall JR. Quantitative analysis of diffusion properties of white matter fiber tracts: a validation study. In *The Proceedings of the 13th AnnualMeeting of the International Society for Magnetic Resonance in Medicine*, Miami, 2005, Abst 1337.

19. Le Bihan D. The "wet mind": water and functional neuroimaging. *Phys Med Biol* 2007; **52**: R57–R90.

20. Sullivan EV, Adalsteinsson E, Pfefferbaum A. Selective age-related degradation of anterior callosal fiber bundles quantified in vivo with fiber tracking. Cereb Cortex. 2006; **16**: 1030–1039.

21. Chanraud S, Reynaud M, Wessa M et al. Diffusion tensor tractography in mesencephalic bundles: relation to mental flexibility in detoxified alcoholdependent subject. *Neuropsychopharmacology* 2009; **34**: 1223–1232.

22. Sullivan EV, Pfefferbaum A. Neuroradiological characterization of normal adult aging. *Br J Radiol* 2007; **60**: S99–S108.

23. Pfefferbaum A, Mathalon DH, Sullivan EV et al. A quantitative magnetic resonance imaging study of changes in brain morphology from infancy to late adulthood. *Arch Neurol* 1994; **51**: 874–887.

24. Blatter DD, Bigler ED, Gale SD et al. Quantitative volumetric analysis of brain MRI: normative database spanning five decades of life. *AJNR Am J Neuroradiol* 1995; **16**: 241–245.

25. Raz N, Gunning FM, Head D et al. Selective aging of the human cerebral cortex observed in vivo: differential vulnerability of the prefrontal gray matter. *Cereb Cortex* 1997; **7**: 268–282.

26. Sullivan EV, Rosenbloom MJ, Serventi KL, Pfefferbaum A. Effects of age and sex on volumes of the thalamus, pons, and cortex. *Neurobiol Aging* **25**: 185–192.

27. Sullivan EV, Adalsteinsson E, Hedehus M et al. Equivalent disruption of regional white matter microstructure in aging healthy men and women. *Neuroreport* 2001; **12**(22): 99–104.

28. Jernigan TL, Archibald SL, Fennema-Notestine C et al. Effects of age on tissues and regions of the cerebrum and cerebellum. *Neurobiol Aging* 2001; **22**: 581–594.

29. Guttmann CRG, Jolesz FA, Kikinis R et al. White matter changes with normal aging. *Neurology* 1998; **50**: 972–978.

30. Miller AKH, Alston RL, Corsellis JAN. Variations with age in the volumes of grey and white matter in the cerebral hemispheres of man: measurements with an image analyzer. *Neuropathol Appl Neurobiol* 1980; **6**: 119–132.

31. Sullivan EV, Pfefferbaum A, Adalsteinsson E, Swan GE, Carmelli D. Differential rates of regional change in callosal and ventricular size: a 4-year longitudinal MRI study of elderly men. *Cereb Cortex* 2002; **12**: 438–445.

32. Salat DH, Kaye JA, Janowsky JS. Prefrontal gray and white matter volumes in healthy aging and Alzheimer disease. *Arch Neurol* 1999; **56**: 338–344.

33. Raz N, Lindenberger U, Rodrigue KM et al. Regional brain changes in aging healthy adults: general trends, individual differences, and modifiers. *Cereb Cortex* 2005; **15**: 1676–1689.

34. Malloy P, Correia S, Stebbins G, Laidlaw DH. Neuroimaging of white matter in aging and dementia. *Clin Neuropsychologist* 2007; **21**: 73–109.

35. Fazekas F, Kleinert R, Offenbacher H et al. Pathologic correlates of incidental MRI white matter signal hyperintensities. *Neurology* 1993; **43**: 1683–1689.

36. Cahn DA, Malloy PF, Salloway S et al. Subcortical hyperintensities on MRI and activities of daily living in geriatric depression. *J Neuropsychiatry Clin Neurosci* 1996; **8**: 404–411.

37. Kemper TL. Neuroanatomical and neuropathological changes during aging and dementia. In *Clinical Neurology of Aging*, 2nd edn, eds. Albert ML, Knoefel JE. New York: Oxford University Press, 1994, p. 3–67.

38. Craik FIM, Morris LW, Morris RG, Loewen ER. Relations between source amnesia and frontal lobe functioning in older adults. *Psychol Aging* 1990; **5**: 148–151.

39. Raz N. Aging of the brain and its impact on cognitive performance: integration of structural and functional findings. In *Handbook of Aging and Cognition II*, eds. Craik FIM, Salthouse TA. Mahwah, NJ: Erlbaum, 1999, p. 1–90.

40. Meier-Ruge W, Ulrich J, Bruhlmann M, Meier E. Age-related white matter atrophy in the human brain. *Ann N Y Acad Sci* 1992; **673**: 260–269.

41. Aboitiz F, Rodriguez E, Olivares R, Zaidel E. Agerelated changes in fibre composition of the human corpus callosum: sex differences. *Neuroreport* 1996; **7**: 1761–1764.

42. Chun T, Filippi CG, Zimmerman RD, Ulug AM. Diffusion changes in the aging human brain. *AJNR Am J Neuroradiol* 2000; **21**: 1078–1083.

43. Nusbaum AO, Tang CY, Buchsbaum MS, Wei TC, Atlas SW. Regional and global changes in cerebral diffusion with normal aging. *AJNR Am J Neuroradiol* 2001; **22**: 136–142.

44. O'Sullivan M, Jones D, Summers P et al. Evidence for cortical "disconnection" as a mechanism of agerelated cognitive decline. *Neurology* 2001; **57**: 632–638.

45. Stebbins G, Carrillo MD, Medina D et al. Frontal white matter integrity in aging and its relation to reasoning performance: a diffusion tensor imaging study (abs 456.3). *Soc Neurosci Abstr.* 2001; **27**: 1204.

46. Chepuri NB, Yen YF, Burdette JH et al. Diffusion anisotropy in the corpus callosum. *AJNR Am J Neuroradiol* 2002; **23**: 803–808.

47. Pfefferbaum A, Sullivan EV, Hedehus M et al. In vivo detection and functional correlates of white matter microstructural disruption in chronic alcoholism. *Alcoholism: Clin Exp Res* 2000; **24**: 1214–1221.

48. Ota M, Obata T, Akine Y et al. Age-related degeneration of corpus callosum measured with diffusion tensor imaging. *Neuroimage* 2006; **31**: 1445–1452.

49. Hsu JL, Leemans A, Bai CH et al. Gender differences and age-related white matter changes of the human brain: a diffusion tensor imaging study. *Neuroimage* 2008; **39**: 566–577.

50. Pfefferbaum A, Rosenbloom MJ, Adalsteinsson E, Sullivan EV. Diffusion tensor imaging with quantitative fiber tracking in HIV infection and alcoholism comorbidity: Synergistic white matter damage. *Brain* 2007; **130**: 48–64.

51. Engelter ST, Provenzale JM, Petrella JR, DeLong DM, MacFall JR. The effect of aging on the apparent diffusion coefficient of normal-appearing white matter. *Am J Roentgenol* 2000; **175**: 425–430.

52. Helenius J, Soinne L, Perkio J et al. Diffusion-weighted MR imaging in normal human brains in various age groups. *AJNR Am J Neuroradiol* 2002; **23**: 194–199.

53. Pfefferbaum A, Adalsteinsson E, Sullivan EV. Frontal circuitry degradation marks healthy adult aging: evidence from diffusion tensor imaging. *Neuroimage* 2005; **26**: 891–899.

54. Camara E, Bodammer N, Rodriguez-Fornells A, Tempelmann C. Age-related water diffusion changes in human brain: a voxel-based approach. *Neuroimage* 2007; **34**: 1588–1599.

55. Abe O, Aoki S, Hayashi N et al. Normal aging in the central nervous system: quantitative MR diffusion-tensor analysis. *Neurobiol Aging* 2002; **23**: 433–441.

56. Salat DH, Tuch DS, Hevelone ND et al. Agerelated changes in prefrontal white matter measured by diffusion tensor imaging. *Ann N Y Acad Sci* 2005; **1064**: 37–49.

57. Ardekani S, Kumar A, Bartzokis G, Sinha U. Exploratory voxel-based analysis of diffusion indices and hemispheric asymmetry in normal aging. *Magn Reson Imaging* 2007; **25**: 154–167.

58. Head D, Buckner RL, Shimony JS et al. Differential vulnerability of anterior white matter in nondemented aging with minimal acceleration in dementia of the Alzheimer type: evidence from diffusion tensor imaging. *Cereb Cortex* 2004; **14**: 410–423.

59. Foong J, Maier M, Clark C et al. Neuropathological abnormalities of the corpus callosum in schizophrenia: a diffusion tensor imaging study. *J Neurol Neurosurg Psychiatry* 2000; **68**: 242–244.

60. Bhagat YA, Beaulieu C. Diffusion anisotropy in subcortical white matter and cortical gray matter: changes with aging and the role of CSF-suppression. *J Magn Reson Imaging* 2004; **20**: 216–227.

61. Madden DJ, Whiting WL, Huettel SA et al. Diffusion tensor imaging of adult age differences in cerebral white matter: relation to response time. *Neuroimage* 2004; **21**: 1174–1181.

62. Takahashi T, Murata T, Omori M et al. Quantitative evaluation of age-related white matter microstructural changes on MRI by multifractal analysis. *J Neurol Sci* 2004; **225**: 33–37.

63. Ardekani S, Kumar A, Bartzokis G, Sinha U. Exploratory voxel-based analysis of diffusion indices and hemispheric asymmetry in normal aging. *Magn Reson Imaging* 2007; **25**: 154–167.

64. Grieve SM, Williams LM, Paul RH, Clark CR, Gordon E. Cognitive aging, executive function, and fractional anisotropy: a diffusion tensor MR imaging study. *AJNR Am J Neuroradiol* 2007; **28**: 226–235.

65. Bucur B, Madden DJ, Spaniol J et al. Age-related slowing of memory retrieval: contributions of perceptual speed and cerebral white matter integrity. *Neurobiol Aging* 2008; **29**: 1070–1079.

66. Madden DJ, Spaniol J, Whiting WL et al. Adult age differences in the functional neuroanatomy of visual attention: a combined fMRI and DTI study. *Neurobiol Aging* 2007; **28**: 459–476.

67. Yoon B, Shim YS, Lee KS, Shon YM, Yang DW. Region-specific changes of cerebral white matter during normal aging: a diffusiontensor analysis. *Arch Gerontol Geriatr* 2008; **47**: 129–138.

68. Makris N, Papadimitrioua GM, van der Kouwe A et al. Frontal connections and cognitive changes in normal aging rhesus monkeys: A DTI study. *Neurobiol Aging* 2007; **28**: 1556–1567.

69. Mori S, Wakana S, Nagae- Poetscher LM, van Zijl PMC. An *Atlas of Human White Matter*. Amsterdam: Elsevier, 2005.

70. Sullivan EV, Rohlfing T, Pfefferbaum A. Quantitative fiber tracking of lateral and interhemispheric white matter systems in normal aging: relations to timed performance. *Neurobiol Aging* 2008; Epub ahead of print PMID 18495300.

71. Stadlbauer A, Salomonowitz E, Strunk G, Hammen T, Ganslandt O. Age-related degradation in the central nervous system: assessment with diffusion-tensor imaging and quantitative fiber tracking. *Radiology* 2008; **247**: 179–188.

72. Zahr NM, Rohlfing T, Pfefferbaum A, Sullivan EV. Problem solving, working memory, and motor correlates of association and commissural fiber bundles in normal aging:

a quantitative fiber tracking study. *Neuroimage* 2009; **44**: 1050–1062.

73. Lewis JD, Theilmann RJ, Sereno MI, Townsend J. The relation between connection length and degree of connectivity in young adults: a DTI analysis. *Cereb Cortex* 2009; **19**: 554–562.

74. Sullivan EV, Rohlfing T, Pfefferbaum A. Longitudinal study of callosal microstructure in the normal adult aging brain using quantitative DTI fiber tracking. *Dev Neuropsychol* 2009; in press.

75. Pfefferbaum A, Sullivan EV, Swan GE, Carmelli D. Brain structure in men remains highly heritable in the seventh and eighth decades of life. *Neurobiol Aging* 2000; **21**: 63–74.

76. Pfefferbaum A, Sullivan EV, Carmelli D. Morphological changes in aging brain structures are differentially affected by time-linked environmental influences despite strong genetic stability. *Neurobiol Aging* 2004; **25**: 175–183.

77. Pfefferbaum A, Sullivan EV, CarmelliD.Genetic regulation of regional microstructure of the corpus callosumin late life. *Neuroreport* 2001; **12**: 1677–1681.

78. Nomura Y, Sakuma H, Takeda K et al. Diffusional anisotropy of the human brain assessed with diffusion-weighted MR: relation with normal brain devlopment and aging. *AJNR Am J Neuroradiol* 1994; **15**: 231–238.

79. Charlton RA, Barrick TR, McIntyre DJ et al. White matter damage on diffusion tensor imaging correlates with age-related cognitive decline. *Neurology* 2006; **66**: 217–222.

80. Charlton R, Landau S, Schiavone F et al. A structural equation modeling investigation of age-related variance in executive function and DTI measured white matter damage. *Neurobiol Aging* 2008; **29**: 1547–1555.

81. Naganawa S, Sato K, Katagiri T, Mimura T, Ishigaki T. Regional ADC values of the normal brain: differences due to age, gender, and laterality. *Eur Radiol* 2003; **13**: 6–11.

82. Pfefferbaum A, Adalsteinsson E, Sullivan EV. Replicability of diffusion tensor imaging measurements of fractional anisotropy and trace in brain. *J Magn Reson Imaging* 2003; **18**: 427–433.

83. Shimony JS, McKinstry RC, Akbudak E et al. Quantitative diffusiontensor anisotropy brain MR imaging: normative human data and anatomic analysis. *Radiology* 1999; **212**: 770–784.

84. Jack C, Petersen R, Xu Y et al. Rate of medial temporal-lobe atrophy in typical aging and Alzheimer's disease. *Neurology* 1998; **51**: 993–999.

85. Jack CR, Jr., Dickson DW, Parisi JE et al. Antemortem MRI findings correlate with hippocampal neuropathology in typical aging and dementia. *Neurology* 2002; **58**: 750–757.

86. Killiany RJ, Gomez-Isla T, Moss M et al. Use of structural magnetic resonance imaging to predict who will get Alzheimer's disease. *Ann Neurol* 2000; **47**: 430–439.

87. Laakso MP, Soininen H, Partanen K et al. Volumes of hippocampus, amygdala and frontal lobes in the MRI-based diagnosis of early Alzheimer's disease: correlation with memory functions. *J Neural Transm* 1995; **9**: 73–86.

88. Braak H, Braak E. Morphological criteria for the recognition of Alzheimer's disease and the distribution pattern of cortical changes related to this disorder. *Neurobiol Aging* 1994; **15**: 355–356.

89. Brun A. Regional rather than global pathology decides symptoms in senile dementia of Alzheimer's type. *Neurobiol Aging* 1994; **15**: 367–368.

90. Cummings JL. Cognitive and behavioral heterogeneity in Alzheimer's disease: seeking the neurobiological basis. *Neurobiol Aging* 2000; **21**: 845–861.

91. Teipel SJ, Bayer W, Alexander GE et al. Progression of corpus callosum atrophy in Alzheimer disease. *Arch Neurol* 2002; **59**: 243–248.

92. Hanyu H, Sakurai H, Iwamoto T et al. Diffusionweighted MR imaging of the hippocampus and temporal white matter in Alzheimer's disease. *J Neurol Sci* 1998; **156**: 195–200.

93. Sandson TA, Felician O, Edelman RR, Warach S. Diffusion-weighted magnetic resonance imaging in Alzheimer's disease. *Dement Geriatr Cogn Disord* 1999; **10**: 166–171.

94. Hanyu H, Asano T, Sakurai H et al. Diffusion-weighted and magnetization transfer imaging of the corpus callosum in Alzheimer's disease. *J Neurol Sci* 1999; **167**: 37–44.

95. Bozzao A, Floris R, Baviera ME, Apruzzese A, Simonetti G. Diffusion and perfusion MR imaging in cases of Alzheimer's disease: correlations with cortical atrophy and lesion load. *AJNR Am J Neuroradiol* 2001; **22**: 1030–1036.

96. Hanyu H, Asano T, Sakurai H et al. Magnetization transfer ratio in cerebral white matter lesions of Binswanger's disease. *J Neurol Sci* 1999; **166**: 85–90.

97. Assaf Y, Mayzel-Oreg O, Gigi A et al. High b value qspace-analyzed diffusion MRI in vascular dementia: a preliminary study. *J Neurol Sci* 2002; **203–204**: 235–239.

98. Kantarci K, Jack CR, Jr., Xu YC et al. Mild cognitive impairment and Alzheimer disease: regional diffusivity of water. *Radiology* 2001; **219**: 101–107.

99. Schwartz RB. Apparent diffusion coefficient mapping in patients with Alzheimer disease or mild cognitive impairment and in normally aging control subjects: present and future. *Radiology* 2001; **219**: 8–9.

100. Bozzali M, Franceschi M, Falini A et al. Quantification of tissue damage in AD using diffusion tensor and magnetization transfer MRI. *Neurology* 2001; **57**: 1135–1137.

101. Bozzali M, Falini A, Franceschi M et al. White matter damage in Alzheimer's disease assessed in vivo using diffusion tensor magnetic resonance imaging. *J Neurol Neurosurg Psychiatry* 2002; **72**: 742–746.

102. Rose SE, Chen F, Chalk JB et al. Loss of connectivity in Alzheimer's disease: an evaluation of white matter tract integrity with colour coded MR diffusion tensor imaging. *J Neurol Neurosurg Psychiatry* 2000; **69**: 528–530.

103. Takahashi S, Yonezawa H, Takahashi J et al. Selective reduction of diffusion anisotropy in white matter of Alzheimer disease brains measured by 3.0 T magnetic resonance imaging. *Neurosci Lett* 2002; **332**: 45–48.

104. Duan JH, Wang HQ, Xu J et al. White matter damage f patients with Alzheimer's disease correlated with the decreased cognitive function. *Surg Radiol Anat* 2006; **28**: 150–156.

105. Yasmin H, Nakata Y, Aoki S et al. Diffusion abnormalities of the uncinate fasciculus in Alzheimer's disease: diffusion tensor tractspecific analysis using a new method to measure the core of the tract. *Neuroradiology* 2008; **50**: 293–299.

106. Song SK, Kim JH, Lin SJ, Brendza RP, Holtzman DM. Diffusion tensor imaging detects agedependent white matter changes in a transgenic mouse model with amyloid deposition. *Neurobiol Dis* 2004; **15**: 640–647.

107. Sun SW, Song SK, Harms MP et al. Detection of agedependent brain injury in a mouse model of brain amyloidosis associated with Alzheimer's disease using magnetic resonance diffusion tensor imaging. *Exp Neurol* 2005; **191**: 77–85.

108. Ringman JM, O'Neill J, Geschwind D et al. Diffusion tensor imaging in preclinical and presymptomatic carriers of familial Alzheimer's disease mutations. *Brain* 2007; **130**: 1767–1776.

109. Studholme C. Incorporating DTI data as a constraint in deformation tensor morphometry between T_1 MR images. *Inf Process Med Imaging* 2007; **20**: 223–232.

110. Rohlfing T, Zahr NM, Sullivan EV, Pfefferbaum A. The SRI24 multi-channel brain atlas: construction and applications. In *Medical Imaging 2008: Image Processing, Proceedings of SPIE*, 2008, 6914:EID691409.

111. Vita A, Sacchetti E, Valvassori G, Cazzullo CL. Brain morphology in schizophrenia: a 2- to 5- year CT scan follow-up study. *Acta Psychiatr Scand* 1988; **78**: 618–621.

112. Pfefferbaum A, Zipursky RB, Lim KO et al. Computed tomographic evidence for generalized sulcal and ventricular enlargement in schizophrenia. *Arch Gen Psychiatry* 1988; **45**: 633–640.

113. Illowsky B, Juliano DM, Bigelow LB, Weinberger DR. Stability of CT scan findings in schizophrenia: results of an 8 year followup study. *J Neurol Neurosurg Psychiatry* 1988; **51**: 209–213.

114. Shenton M, Dickey C, Frumin M, McCarley R. A review of MRI findings in schizophrenia. *Schizophr Res* 2001; **49**: 1–52.

115. Pearlson G, Marsh L. Structural brain imaging in schizophrenia: a selective review. *Biol Psychiatry* 1999; **46**: 627–649.

116. Marsh L, Lauriello J, Sullivan EV, Pfefferbaum A. Neuroimaging in neuropsychiatric disorders. In *Neuroimaging II: Clinical Applications*, ed. Bigler E. New York: Plenum Press, 1996, p. 73–125.

117. Zipursky RB, Lim KO, Sullivan EV, Brown BW, Pfefferbaum A. Widespread cerebral gray matter volume deficits in schizophrenia. *Arch Gen Psychiatry* 1992; **49**: 195–205.

118. Kubicki M, Shenton ME, Salisbury DF et al. Voxelbased morphometric analysis of gray matter in first episode schizophrenia. *Neuroimage* 2002; **17**: 1711–1719.

119. Sullivan EV, Lim KO, Mathalon DH et al. A profile of cortical dysmorphology characteristic of schizophrenia. *Cereb Cortex* 1998; **8**: 117–124.

120. Bartzokis G, Nuechterlein KH, Lu PH et al. Dysregulated brain development in adult men with schizophrenia: a magnetic resonance imaging study. *Biol Psychiatry* 2003; **53**: 412–421.

121. Selemon LD, Kleinman JE, Herman MM, Goldman- Rakic PS. Smaller frontal gray matter volume in postmortem schizophrenic brains. *Am J Psychiatry* 2002; **159**: 1983–1991.

122. Wolkin A, Rusinek H, Vaid G et al. Structural magnetic resonance image averaging in schizophrenia. *Am J Psychiatry* 1998; **155**: 1064–1073.

123. Buchanan RW, Vladar K, Barta PE, Pearlson GD. Structural evaluation of the prefrontal cortex in schizophrenia. *Am J Psychiatry* 1998; **155**: 1049–1055.

124. Breier A, Buchanan RW, Elkashef A et al. Brain morphology and schizophrenia: a magnetic resonance imaging study of limbic, prefrontal cortex, and caudate structures. *Arch Gen Psychiatry* 1992; **49**: 921–926.

125. Benes FM, Turtle M, Khan Y, Farol P. Myelination of a key relay zone in the hippocampal formation occurs in the human brain during childhood, adolescence, and adulthood. *Arch Gen Psychiatry* 1994; **51**: 477–484.

126. Benes FM. What an archaeological dig can tell us about macro- and microcircuitry in brains of schizophrenia subjects. *Schizophr Bull* 1997; **23**: 503–507.

127. Akbarian S, Kim JJ, Potkin SG, Hetrick WP, Bunney WE, Jones EG. Maldistribution of interstitial neurons in prefrontal white matter of the brains of schizophrenic patients. *Arch Gen Psychiatry* 1996; **53**: 425–436.

128. Lim KO, Adalsteinson E, Spielman D et al. Proton magnetic resonance spectroscopic imaging of cortical gray and white matter in schizophrenia. *Arch Gen Psychiatry* 1998; **55**: 346–352.

129. McGuire PK, Frith CD. Disordered functional connectivity in schizophrenia. *Psychol Med* 1996; **26**: 663–667.

130. Buchsbaum MS, Tang CY, Peled S et al. MRI white matter diffusion anisotropy and PET metabolic rate in schizophrenia. *Neuroreport* 1998; **9**: 425–430.

131. Friston KJ, Holmes AP, Worsley J-P et al. Statistical parametric maps in functional imaging: a general linear approach. *Hum Brain Mapp* 1995; **2**: 189–210.

132. Lim KO, Hedehus M, Moseley M et al. Compromised white matter tract integrity in schizophrenia inferred from diffusion tensor imaging. *Arch Gen Psychiatry* 1999; **56**: 367–374.

133. Pfefferbaum A, Sullivan EV, Hedehus M, Moseley M, Lim KO. Brain gray and white matter transverse relaxation time in schizophrenia. *Schizophr Res* 1999; **91**: 93–100.

134. Nierenberg J, Hoptman MJ, Choi SJ et al. Abnormal white matter integrity in schizophrenia and schizoaffective disorder revealed by diffusion tensor imaging *Schizophr Res* 2003; **60**: 203S.

135. Agartz I, Andersson JL, Skare S. Abnormal brain white matter in schizophrenia: a diffusion tensor imaging study. *Neuroreport* 2001; **12**: 2251–2254.

136. Hoptman MJ, Volavka J, Johnson G et al. Frontal white matter microstructure, aggression, and impulsivity in men with schizophrenia: a preliminary study. *Biol Psychiatry* 2002; **52**: 9–14.

137. Wolkin A, Choi SJ, Szilagyi S et al. Inferior frontal white matter anisotropy and negative symptoms of schizophrenia: a diffusion tensor imaging study. *Am J Psychiatry* 2003; **160**: 572–574.

138. Butler PD, Lim KO, Nierenberg J et al. Primary visual dysfunction in schizophrenia: relationship to white matter integrity inferred from diffusion tensor imaging *Schizophr Res* 2003; **60**: 190S.

139. Foong J, Symms MR, Barker GJ et al. Investigating regional white matter in schizophrenia using diffusion tensor imaging. *Neuroreport* 2002; **13**: 333–336.

140. Steel R, Bastin M, McConnell S et al. Diffusion tensor imaging (DTI) and proton magnetic resonance spectroscopy (^{1}H MRS) in schizophrenic subjects and normal controls. *Psychiatry Res* 2001; **106**: 161–170.

141. Kubicki M, Westin CF, Maier SE et al. Uncinate fasciculus findings in schizophrenia: a magnetic resonance diffusion tensor imaging study. *Am J Psychiatry* 2002; **159**: 813–820.

142. Carbon M, Bates J, Bilder RM, Lim KO. Microstructural white matter changes as correlates of impaired performance in first episode schizophrenia. *Schizophr Res* 2003; **60**: 191S.

143. Ford JM, Mathalon DH, Whitfield S, Faustman WO, Roth WT. Reduced communication between frontal and temporal lobes during talking in schizophrenia. *Biol Psychiatry* 2002; **21**: 485–492.

144. Jones DK, Symms MR, Cercignani M, Howard RJ. The effect of filter size on VBM analyses of DT-MRI data. *Neuroimage* 2005; **26**: 546–554.

145. Kubicki M, McCarley R, Westin CF et al. A review of diffusion tensor imaging studies in schizophrenia. *J Psychiatry Res* 2007; **41**: 15–30.

146. Kanaan RA, Kim JS, Kaufmann WE et al. Diffusion tensor imaging in schizophrenia. *Biol Psychiatry* 2005; **58**: 921–929.

147. Kyriakopoulos M, Bargiotas T, Barker GJ, Frangou S. Diffusion tensor imaging in schizophrenia. *Eur Psychiatry* 2008; **23**: 255–273.

148. Assaf Y, Pasternak O. Diffusion tensor imaging (DTI)-based white matter mapping in brain research: a review. *J Mol Neurosci* 2008; **34**: 51–61.

149. Lim KO, Helpern JA. Neuropsychiatric applications of DTI: a review. *NMR Biomed* 2002; **15**: 587–593.

150. Cheung V, Cheung C, McAlonan GM et al. A diffusion tensor imaging study of structural dysconnectivity in nevermedicated, first-episode schizophrenia. *Psychol Med* 2008; **38**: 877–885.

151. Friedman JI, Tang C, Carpenter D et al. Diffusion tensor imaging findings in first-episode and chronic schizophrenia patients. *Am J Psychiatry* 2008; **165**: 1024–1032.

152. Price G, Cercignani M, Parker GJ et al. White matter tracts in firstepisode psychosis: a DTI tractography study of the uncinate fasciculus. *NeuroImage* 2008; **39**: 949–955.

153. Rosenberger G, Kubicki M, Nestor PG et al. Agerelated deficits in frontotemporal connections in schizophrenia: A diffusion tensor imaging study. *Schizophr Res* 2008; **102**: 181–188.

154. Mori T, Ohnishi T, Hashimoto R et al. Progressive changes of white matter integrity in schizophrenia revealed by diffusion tensor imaging. *Psychiatry Res* 2007; **154**: 133–145.

155. Garver DL, Holcomb JA, Christensen JD. Compromised myelin integrity during psychosis with repair during remission in drug-responding schizophrenia. *Int J Neuropsychopharmacol* 2008; **11**: 49–61.

156. Takei K, Yamasue H, Abe O et al. Disrupted integrity of the fornix is associated with impaired memory organization in schizophrenia. *Schizophr Res* 2008; **103**: 52–61.

157. Manoach DS, Ketwaroo GA, Polli FE et al. Reduced microstructural integrity of the white matter underlying anterior cingulate cortex is associated with increased saccadic latency in schizophrenia. *Neuroimage* 2007; **37**: 599–610.

158. Ford JM, Roach BJ, Faustman WO, Mathalon DH. Out-of-synch and outof- sorts: dysfunction of motor-sensory communication in schizophrenia. *Biol Psychiatry* 2008; **63**: 736–743.

159. Winterer G, Konrad A, Vucurevic G et al. Association of 5 Œ end neuregulin-1 (NRG1) gene variation with subcortical medial frontal microstructure in humans. *Neuroimage* 2008; **40**: 712–718.

160. Seok JH, Park HJ, Chun JW et al. White matter abnormalities associated with auditory hallucinations in schizophrenia: a combined study of voxel-based analyses of diffusion tensor imaging and structural magnetic resonance imaging. *Psychiatr Res* 2007; **156**: 93–104.

161. Shergill SS, Kanaan RA, Chitnis XA et al. A diffusion tensor imaging study of fasciculi in schizophrenia. *Am J Psychiatry* 2007; **164**: 467–473.

162. Sullivan EV, Rosenbloom MJ, Lim KO, Pfefferbaum A. Longitudinal changes in cognition, gait, and balance in abstinent and relapsed alcoholic men: relationships to changes in brain structure. *Neuropsychology* 2000; **14**: 178–188.

163. Rourke SB, Grant I. The interactive effects of age and length of abstinence on the recovery of neuropsychological functioning in chronic male alcoholics: a 2-year follow-up study. *J Int Neuropsychol Soc* 1999; **5**: 234–246.

164. Brandt J, Butters N, Ryan C, Bayog R. Cognitive loss and recovery in long-term alcohol abusers. *Arch Gen Psychiatry* 1983; **40**: 435–442.

165. Harper C. The neuropathology of alcoholspecific brain damage, or does alcohol damage the brain? *Neuropathol Exp Neurol* 1998; **57**: 101–110.

166. Badsberg-Jensen G, Pakkenberg B. Do alcoholics drink their neurons away? *Lancet* 1993; **342**: 1201–1204.

167. De la Monte SM. Disproportionate atrophy of cerebral white matter in chronic alcoholics. *Arch Neurol* 1988; **45**: 990–992.

168. Harper CG, Kril JJ, Holloway RL. Brain shrinkage in chronic alcoholics: a pathological study. *Br Med J* 1985; **290**: 501–504.

169. Harper CG, Smith NA, Kril JJ. The effects of alcohol on the female brain: a neuropathological study *Alcohol Alcohol* 1990; **25**: 445–448.

170. Harper C, Kril JJ. Patterns of neuronal loss in the cerebral cortex in chronic alcoholic patients. *J Neurolog Sci* 1989; **92**: 81–89.

171. Harper CG, Kril JJ, Daly JM. Are we drinking our neurones away? *Br Med J* 1987; **294**: 534–536.

172. Kril JJ, Halliday GM, Svoboda MD, Cartwright H. The cerebral cortex is damaged in chronic alcoholics. *Neuroscience* 1997; **79**: 983–998.

173. Alling C, Bostrom K. Demyelination of the mamillary bodies in alcoholism. A combined morphological and biochemical study. *Acta Neuropathol* (Berl) 1980; **50**: 77–80.

174. Tarnowska-Dziduszko E, Bertrand E, Szpak G. Morphological changes in the corpus callosum in chronic alcoholism. *Folia Neuropathol* 1995; **33**: 25–29.

175. Harper CG, Kril JJ. Corpus callosal thickness in alcoholics. *Br J Addict* 1988; **83**: 577–580.

176. Charness ME. Brain lesions in alcoholics. *Alcohol Clin Exp Res* 1993; **17**: 2–11.

177. Victor M, Adams RD, Collins GH. *The Wernicke– Korsakoff Syndrome and Related Neurologic Disorders Due to Alcoholism and Malnutrition*, 2nd edn. Philadelphia, PA: Davis, 1989.

178. Pfefferbaum A, Sullivan EV, Mathalon DH, Lim KO. Frontal lobe volume loss observed with magnetic resonance imaging in older chronic alcoholics. *Alcohol Clin Exp Res* 1997; **21**: 521–529.

179. Pfefferbaum A, Lim KO, Zipursky RB *et al.* Brain gray and white matter volume loss accelerates with aging in chronic alcoholics: a quantitative MRI study. *Alcohol Clin Exp Res* 1992; **16**: 1078–1089.

180. Hommer DW, Momenan R, Kaiser E, Rawlings RR. Evidence for a genderrelated effect of alcoholism on brain volumes. *Am J Psychiatry* 2001; **158**: 198–204.

181. Pfefferbaum A, Lim KO, Desmond JE, Sullivan EV. Thinning of the corpus callosum in older alcoholic men: a magnetic resonance imaging study. *Alcohol Clin Exp Res* 1996; **20**: 752–757.

182. Estruch R, Nicolas JM, Salamero M *et al.* Atrophy of the corpus callosum in chronic alcoholism. *J Neurol Sci* 1997; **146**: 145–151.

183. Hommer D, Momenan R, Rawlings R *et al.* Decreased corpus callosum size among alcoholic women. *Arch Neurol* 1996; **53**: 359–363.

184. Pfefferbaum A, Rosenbloom MJ, Deshmukh A, Sullivan EV. Sex differences in the effects of alcohol on brain structure. *Am J Psychiatry* 2001; **158**: 188–197.

185. Rosenbloom MJ, Pfefferbaum A. In vivo magnetic resonance brain imaging of neurodegeneration and recovery in alcoholism. *Alcohol Res Health* 2008; **31**: 362–376.

186. Pfefferbaum A, Sullivan EV. Microstructural but not macrostructural disruption of white matter in women with chronic alcoholism. *Neuroimage* 2002; **15**: 708–718.

187. Pfefferbaum A, Adalsteinsson E, Sullivan EV. Supratentorial profile of white matter microstructural integrity in recovering alcoholic men and women. *Biol Psychiatry.* 2006; **59**: 364–372.

188. Pfefferbaum A, Adalsteinsson E, Sullivan EV. Dysmorphology and microstructural degradation of the corpus callosum: interaction of age and alcoholism. *Neurobiol Aging* 2006; **27**: 994–1009.

189. Pfefferbaum A, Rosenbloom MJ, Rohlfing T, Sullivan EV. Degradation of association and projection white matter systems in alcoholism detected with quantitative fiber tracking. *Biol Psychiatry* 2009; **65**: 680–690.

190. Sheedy D, Lara A, Garrick T, Harper C. Size of mamillary bodies in health and disease: useful measurements in neuroradiological diagnosis of Wernicke's encephalopathy. *Alcohol Clin Exp Res* 1999; **23**: 1624–1628.

191. Caine D, Halliday GM, Kril JJ, Harper CG. Operational criteria for the classification of chronic alcoholics: identification of Wernicke's encephalopathy. *J Neurol Neurosurg Psychiatry* 1997; **62**: 51–60.

192. Bergui M, Bradac GB, Zhong JJ, Barbero PA, Durelli L. Diffusionweighted MR in reversible Wernicke encephalopathy. *Neuroradiology* 2001; **43**: 969–972.

193. Doherty MJ, Watson NF, Uchino K, Hallam DK, Cramer SC. Diffusion abnormalities in patients with Wernicke encephalopathy. *Neurology* 2002; **58**: 655–657.

194. Kashihara K, Irisawa M. Diffusion weighted magnetic resonance imaging in a case of acute Wernicke's encephalopathy. *J Neurol Neurosurg Psychiatry* 2002; **73**: 181.

195. Ducreux D, Petit-Lacour MC, Benoudiba F, Castelain V, Marsot-Dupuch K. Diffusion-weighted imaging in a case of Wernicke encephalopathy. *J Neuroradiol* 2002; **29**: 39–42.

196. Niclot P, Guichard JP, Djomby R *et al.* Transient decrease of water diffusion in Wernicke's encephalopathy. *Neuroradiology* 2002; **44**: 305–307.

197. Inagaki T, Saito K. A case of Marchiafava–Bignami disease demonstrated by MR diffusion-weighted image. *No To Shinkei* 2000; **52**: 633–637.

198. Riley EP, Mattson SN, Sowell ER *et al.* Abnormalities of the corpus callosum in children prenatally exposed to alcohol. *Alcohol Clin Exp Res* 1995; **19**: 1198–1202.

199. Wozniak JR, Mueller BA, Chang PN *et al.* Diffusion tensor imaging in children with fetal alcohol spectrum disorders. *Alcohol Clin Exp Res* 2006; **30**: 1799–1806.

200. Fryer SL, Schweinsburg BC, Bjorkquist OA *et al.* Characterization of white matter microstructure in fetal alcohol spectrum disorders. *Alcohol: Clin Exp Res* 2009; **33**: 514–521.

201. Ma X, Coles CD, Lynch ME *et al.* Evaluation of corpus callosum anisotropy in young adults with fetal alcohol

syndrome according to diffusion tensor imaging. *Alcohol Clin Exp Res* 2005; **29**: 1214–1222.

202. Harper CG, Kril JJ. Neuropathology of alcoholism. *Alcohol Alcohol* 1990; **25**: 207–216.

203. Pfefferbaum A, Sullivan EV. Disruption of brain white matter microstructure by excessive intracellular and extracellular fluid in alcoholism: evidence from diffusion tensor imaging. *Neuropsychopharmacology* 2005; **30**: 423–432.

204. UNAIDS. *AIDS Epidemic Update December 2002*. Geneva: UNAIDS, 2002.

205. Masliah E, DeTeresa RM, Mallory ME, Hansen LA. Changes in pathological findings at autopsy in AIDS cases for the last 15 years. *AIDS* 2000; **14**: 69–74.

206. Trillo-Pazos G, Everall IP. From human immunodeficiency virus (HIV) infection of the brain to dementia. *Genitourin Med* 1997; **73**: 343–347.

207. Ruiz A, Post JD, Ganz WI, Georgiou M. Nuclear medicine applications to the neuroimaging of AIDS. A neuroradiologist's perspective. *Neuroimaging Clin N Am* 1997; **7**: 499–511.

208. Post MJ, Berger JR, Duncan R et al. Asymptomatic and neurologically symptomatic HIV-seropositive subjects: results of long-term MR imaging and clinical followup. *Radiology* 1993; **188**: 727–733.

209. Manji H, Connolly S, McAllister R et al. Serial MRI of the brain in asymptomatic patients infected with HIV: results from the UCMSM/Medical Research Council neurology cohort. *J Neurol Neurosurg Psychiatry* 1994; **57**: 144–149.

210. Jernigan TL, Archibald S, Hesselink JR et al. Magnetic resonance imaging morphometric analysis of cerebral volume loss in human immunodeficiency virus infection. *Arch Neurol* 1993; **50**: 250–255.

211. Aylward EH, Henderer JD, McArthur JC et al. Reduced basal ganglia volume in HIV-1- associated dementia: results from quantitative neuroimaging. *Neurology* 1993; **43**: 2099–2104.

212. Berger JR, Nath A, Greenberg RN et al. Cerebrovascular changes in the basal ganglia with HIV dementia. *Neurology* 2000; **54**: 921–926.

213. Sacktor NC, Bacellar H, Hoover DR et al. Psychomotor slowing in HIV infection: a predictor of dementia, AIDS and death. *J Neurovirol* 1996; **2**: 404–410.

214. Symonds LL, Archibald SL, Grant I, Zisook S, Jernigan TL. Does an increase in sulcal or ventricular fluid predict where brain tissue is lost? *J Neuroimaging* 1999; **9**: 201–209.

215. Stout J, Ellis R, Jernigan T et al. Progressive cerebral volume loss in human immunodeficiency virus infection: a longitudinal volumetric magnetic resonance imaging study. *Arch Neurol* 1998; **55**: 161–168.

216. Di Sclafani V, Mackay RD, Meyerhoff DJ et al. Brain atrophy in HIV infection is more strongly associated with CDC clinical stage than with cognitive impairment. *J Int Neuropsychol Soc* 1997; **3**: 276–287.

217. Aylward EH, Brettschneider PD, McArthur JC et al. Magnetic resonance imaging measurement of gray matter volume reductions in HIV dementia. *Am J Psychiatry* 1995; **152**: 987–994.

218. Tagliati M, Simpson D, Morgello S et al. Cerebellar degeneration associated with human immunodeficiency virus infection. *Neurology* 1998; **50**: 244–251.

219. Sclar G, Kennedy CA, Hill JM, McCormack MK. Cerebellar degeneration associated with HIV infection. *Neurology* 2000; **54**: 1012–1013.

220. Miller RF, Harrison MJ, Hall-Craggs MA, Scaravilli F. Central pontine myelinolysis in AIDS. *Acta Neuropathol (Berlin)* 1998; **96**: 537–540.

221. Chang L, Ernst T. MR spectroscopy and diffusion-weighted MR imaging in focal brain lesions in AIDS. *Neuroimaging Clin N Am* 1997; **7**: 409–426.

222. Ulug AM, Filippi CG, Ruyan E, Ferrando SJ, van Gorp W. Utility of DWI, tensor imaging, and MR spectroscopy in HIV patients with normal brain MR scans. In *Proceedings of the 8th Annual Meeting of the International Society for Magnetic Resonance in Medicine*, Denver, 2000, p. 1200.

223. Stebbins GT, Smith CA, Bartt RE et al. HIVassociated alterations in normal-appearing white matter: a voxel-wise diffusion tensor imaging study. *J Acquir Immune Defic Syndr* 2007; **46**: 564–573.

224. Schaefer PW, Gonzalez RG, Hunter G et al. Diagnostic value of apparent diffusion coefficient hyperintensity in selected patients with acute neurologic deficits. *J Neuroimaging* 2001; **11**: 369–380.

225. Pomara N, Crandall DT, Choi SJ, Johnson G, Lim KO. White matter abnormalities in HIV-1 infection: a diffusion tensor imaging study. *Psychiatry Res* 2001; **106**: 15–24.

226. Filippi CG, Ulug AM, Ryan E, Ferrando SJ, van Gorp W. Diffusion tensor imaging of patients with HIV and normal-appearing white matter on MR images of the brain. *AJNR Am J Neuroradiol* 2001; **22**: 277–283.

227. Berger JR, Avison MJ. Diffusion tensor imaging in HIV infection: what is it telling us? *AJNR Am J Neuroradiol* 2001; **22**: 237–238.

228. Thurnher MM, Castillo M, Stadler A et al. Diffusiontensor MR imaging of the brain in human immunodeficiency viruspositive patients. *AJNR Am J Neuroradiol* 2005; **26**: 2275–2281.

229. Ragin AB, Storey P, Cohen BA, Edelman RR, Epstein LG. Disease burden in HIVassociated cognitive impairment: a study of whole-brain imaging measures. *Neurology* 2004; **63**: 2293–2297.

230. Wu Y, Storey P, Cohen BA et al. Diffusion alterations in corpus callosum of patients with HIV. *AJNR Am J Neuroradiol* 2006; **27**: 656–660.

231. Ragin AB, Wu Y, Storey P et al. Diffusion tensor imaging of subcortical brain injury in patients infected with human immunodeficiency virus. *J Neurovirol* 2005; **11**: 292–298.

232. Paul RH, Laidlaw DH, Tate DF et al. Neuropsychological and neuroimaging outcome of HIV-associated progressive multifocal leukoencephalopathy in the era of antiretroviral therapy. *J Integrat Neurosci* 2007; **6**: 191–203.

233. Pfefferbaum A, Rosenbloom MJ, Sullivan EV. Alcoholism and AIDS: magnetic resonance imaging approaches for detecting interactive neuropathology. *Alcohol: Clin Exp Res* 2002; **26**: 1031–1046.

234. Samet JH, Horton NJ, Traphagen ET, Lyon SM, Freedberg KA. Alcohol consumption and HIV disease progression: are they related? *Alcohol Clin Exp Res* 2003; **27**: 862-827.
235. Samet JH, Horton NJ, Meli S, Freedberg KA, Palepu A. Alcohol consumption and antiretroviral adherence among HIV-infected persons with alcohol problems. *Alcohol Clin Exp Res* 2004; **28**: 572-577.
236. Samet JH, Phillips SJ, Horton NJ, Traphagen ET, Freedberg KA. Detecting alcohol problems in HIVinfected patients: use of the CAGE questionnaire. *AIDS Res Hum Retroviruses* 2004; **20**: 151-155.
237. Cook RL, Sereika SM, Hunt SC et al. Problem drinking and medication adherence among persons with HIV infection. *J Gen Intern Med* 2001; **16**: 83-88.
238. Petry NM. Alcohol use in HIV patients: what we don't know may hurt us. *Int J STD AIDS* 1999; **10**: 561-570.
239. Taylor WD, Payne ME, Krishnan KR et al. Evidence of white matter tract disruption in MRI hyperintensities. *Biol Psychiatry* 2001; **50**: 179-183.
240. Kramer-Ginsberg E, Greenwald BS, Krishnan KR et al. Neuropsychological functioning and MRI signal hyperintensities in geriatric depression. *Am J Psychiatry* 1999; **156**: 438-444.
241. O'Brien J, Perry R, Barber R, Gholkar A, Thomas A. The association between white matter lesions on magnetic resonance imaging and noncognitive symptoms. *Ann N Y Acad Sci* 2000; **903**: 482-489.
242. Yang Q, Huang X, Hong N, Yu X. White matter microstructural abnormalities in late-life depression. *Int Psychogeriatr* 2007; **19**: 757-766.
243. Alexopoulos GS, Kiosses DN, Choi SJ, Murphy CF, Lim KO. Frontal white matter microstructure and treatment response of late-life depression: a preliminary study. *Am J Psychiatry* 2002; **159**: 1929-1932.
244. Xia J, Lei Y, Xu HJ et al. [Preliminary study of diffusion tensor imaging in treatment response assessment of major depression]. Nan fang yi ke da xue xue bao [*J Southern Med Uni*] 2007; **27**: 1905-1907.
245. Li L, Ma N, Li Z et al. Prefrontal white matter abnormalities in young adult with major depressive disorder: a diffusion tensor imaging study. *Brain Res* 2007; **1168**: 124-128.
246. Pettigrew DB, Crutcher KA. Myelin contributes to the parallel orientation of axonal growth on white matter in vitro. *BioMed Cent Neurosci* 2001; **2**: 9-20.
247. Molko N, Cohen L, Mangin JF et al. Visualizing the neural bases of a disconnection syndrome with diffusion tensor imaging. *J Cogn Neurosci* 2002; **14**: 629-636.

Capítulo 39
Espectroscopia de prótons por MR no envelhecimento e na demência

Kejal Kantarci ■ Clifford R. Jack, Jr.

Introdução

As técnicas de neuroimagem podem ter um papel importante na avaliação clínica da demência para o diagnóstico precoce, o diagnóstico diferencial e o monitoramento da atividade da doença. Este capítulo tem como objetivo revisar a literatura sobre espectroscopia de prótons por MR (MRS) no envelhecimento e na demência, a fim de demonstrar as possíveis aplicações clínicas da técnica.

Envelhecimento normal

As alterações associadas à idade nas medidas obtidas pela MRS de prótons dos metabólitos N-acetilaspartato (NAA), colina (Cho), creatina (Cr) e mio-inositol (mI) foram investigadas por vários grupos, com resultados contraditórios. Há relatos demonstrando que as concentrações dos metabólitos são estáveis durante o processo de envelhecimento;[1] um estudo demonstrou uma redução de NAA, Cho e Cr na substância cinzenta,[2] e outros um aumento nos níveis de Cho e Cr na substância cinzenta e na substância branca com o envelhecimento.[3-7] Como um todo, a maioria dos estudos concorda que a Cho e a Cr aumentam com a idade e a maioria dos estudos concorda que os níveis de NAA são estáveis durante o processo de envelhecimento (Tabela 39.1).

O NAA no cérebro está primariamente localizado nos corpos neuronais, axônios e dendritos; consequentemente, o NAA é um marcador sensível para a densidade neuronal. Alicerçado na correlação entre a produção mitocondrial de ATP e os níveis de NAA, a produção de NAA no neurônio supostamente ocorre na mitocôndria.[8,9] Níveis reduzidos de NAA, no entanto, podem normalizar após a recuperação de um trauma cranioencefálico,[10] cirurgia de revascularização miocárdica,[11] cessação de convulsões após cirurgia de epilepsia,[12] e nas primeiras 6 semanas de tratamento com inibidores da colinesterase na doença de Alzheimer (AD).[13,14] A normalização dos níveis de NAA após terapia nos distúrbios neurológicos sugere que o NAA também é um marcador da integridade neuronal e, possivelmente, da função mitocondrial neuronal.

A contagem de neurônios utilizando métodos estereológicos indica que o número de neurônios permanece estável durante toda a vida.[15] Portanto, não se espera uma alteração nos níveis de NAA no processo normal de envelhecimento, a menos que haja um distúrbio funcional dos neurônios. O potencial do NAA como um marcador da função neuronal no envelhecimento foi investigado por meio de associações entre as medidas neuropsicológicas da função cognitiva e os níveis regionais de NAA nos cérebros dos idosos. Embora o nível de NAA na substância branca frontal tenha se correlacionado com as mensurações da habilidade executiva/atencional, não se correlacionou com as medidas de memória ou fluência verbal no idoso cognitivamente normal.

Além disso, esta correlação funcional específica entre a habilidade executiva/atencional e os níveis de NAA foi observada na substância branca frontal, mas não na região occipitoparietal, de acordo com as noções prevalescentes da especialização anatômica funcional.[16] Em outro estudo, a razão NAA/Cr no hipocampo foi associada à função de memória verbal nos adultos mais velhos sem demência.[17] O entendimento das variações regionais nos níveis de NAA, além do desempenho em domínios cognitivos específicos, pode ajudar na seleção estratégica das regiões cerebrais a serem estudadas por MRS em pessoas com disfunção cognitiva ou demência.

Demência

Demência é um diagnóstico clínico definido como uma síndrome adquirida do declínio no desempenho da memória e outras funções cognitivas que afetam o cotidiano de um paciente alerta.[18] A demência causada por distúrbios neurológicos que podem ser precisamente diagnosticados por avaliação clínica, testes laboratoriais e imagens anatômicas, como tumores, hematoma subdural ou deficiência de vitamina B_{12}, não serão considerados nesta seção. O foco desta seção será o uso de MRS de prótons em síndromes de demência comum, as quais representam um diagnóstico diferencial clinicamente desafiante. As causas patológicas mais prevalentes de demência nas séries de autopsia são a AD, a demência com corpúsculos de Lewy (DLB) e a demência vascular.[19,20] Diferentes substratos patológicos da demência geralmente coexistem, criando um grupo heterogêneo de síndromes clínicas de demência designado demência mista, as formas mais comuns incluindo patologia cerebrovascular, doença com corpúsculos de Lewy e AD.[20,21] Critérios operacionais foram gerados para estes subtipos patológicos de demência a fim de definir as síndromes clínicas associadas. As séries de autopsia, no entanto, indicam que a precisão do diagnóstico diferencial *antemortem* destes transtornos demenciais por meio dos critérios clínicos atuais não é o mais adequado. Isto incentiva a identificação de marcadores de neuroimagem específicos para as várias patologias demenciais a fim de auxiliar no diagnóstico clínico.

Doença de Alzheimer

Na espectroscopia de prótons por MR de pacientes com AD, o nível do metabólito NAA está consistentemente mais baixo, enquanto o mI está mais alto, do que os níveis encontrados em idosos cognitivamente normais.[5,22-30] Há relatos contraditórios com relação aos níveis de Cho. Alguns estudos identificaram níveis elevados de Cho[5,25,31] em pessoas com AD, e alguns não.[13, 28,32-34] Embora um estudo tenha constatado níveis elevados de Cr na AD,[22,35] muitos demonstraram que o pico deste

Tabela 39.1 Achados por MRS de prótons no envelhecimento normal

Estudo	Faixa de idade (anos)	Substância cinzenta				Substância branca			
		NAA	Cr	Cho	MI	NAA	Cr	Cho	MI
Charles et al. 1994[2]	21-75	↓[a]	↓[a]	↓[a]	NS	Estável	Estável	Estável	NS
Chang et al. 1996[3]	19-78	Estável	↑	↑	↑	Estável	Estável	Estável	Estável
Pfefferbaum et al. 1999[5]	Jovem versus velho	Estável	↑	↑	NS	Estável	Estável	↑	NS
Saunders et al. 1999[1]	24-89	Estável	Estável	Estável	Estável	Estável	Estável	Estável	Estável
Leary et al. 2000[4]	22-62	NS	NS	NS	NS	Estável	↑	↑	Estável
Schuff et al. 2001[6]	56-89	↑	↑	Estável	NS	Estável	Estável	Estável	NS
Cahrlton et al. 2007[7]	50-90	NS	NS	NS	NS	Estável	↑	Estável	Estável

NS, não estudado; NAA, *N*-acetilaspartato; Cr, creatina; Cho, colina; mI, *mio*-inositol; ↑, aumenta com a idade; ↓, reduz com a idade.
[a]Corpo estriado

metabólito é estável na AD, quando comparado com controles pareados por idade,[27,20,30,32-34,36,37] tornando o pico de Cr uma referência interna confiável.

Na AD, o nível do NAA encontra-se reduzido na substância branca e na substância cinzenta cortical. A redução regional no NAA cortical está em concordância com o envolvimento neuropatológico regional na AD. A patologia neurofibrilar da AD com lesão neuronal associada apresenta um envolvimento mais precoce e mais profundo das áreas límbicas corticais do que do córtex sensório-motor primário e do córtex visual, que estão envolvidos com a patologia somente nos estágios finais da doença.[38] Em concordância com esses fatos, as razões NAA/Cr em pessoas com AD leve a moderada são mais baixas do que o normal na região paralímbica cortical: os giros cingulados posteriores. No entanto, análises da razão NAA/Cr do lobo occipital medial, incluindo o córtex visual primário, não diferem do normal em pacientes que se encontram nos estágios leve ou moderado da doença neurodegenerativa (Fig. 39.1).[39] Além disso, em pacientes com AD, as razões NAA/mI estavam mais reduzidas na substância cinzenta do lobo parietal do que na substância cinzenta do lobo frontal, concordando com a distribuição regional da patologia neurofibrilar na AD.[37] Pelo fato de o NAA estar localizada nos corpos neuronais, axônios e dendritos, a redução dos níveis de NAA em pacientes com AD significaria uma perda dos componentes neuronais ou de distúrbio funcional dos neurônios, ou de ambos. A maior quantidade de colina no cérebro encontra-se nos fosfolipídeos de membrana ligados à colina. O pico de Cho nos espectros da MR de prótons do cérebro é supostamente composto de glicerofosfocolina citosólica e de fosfocolina, que são produtos da degradação da fosfatidilcolina encontrada nas membranas celulares e nos precursores da síntese de colina e acetilcolina. A quantidade de acetilcolina e colina livre no tecido cerebral é muito baixa e, portanto, não contribui ao sinal obtido na NMR.[40] Uma possível explicação para a elevação dos níveis de colina na AD é a síntese e a degradação *(turnover)* das membranas celulares durante a neurodegeneração. Também foi postulado que a elevação do pico de Cho é a consequência do catabolismo da fosfatidilcolina, a fim de fornecer colina livre para a produção cronicamente deficiente de acetilcolina na AD.[41,42] Como há redução dos níveis de Cho/Cr com o uso de agonistas colinérgicos na AD,[43,44] isto sugere que o declínio na atividade da colina acetiltransferase pode ser o fator responsável pela elevação da Cho.[45]

A maior parte do mI no cérebro está presente nas células gliais[46], e níveis elevados de mI correlacionam-se com a proliferação glial na desmielinização inflamatória do CNS.[47] É possível que a elevação dos níveis de mI esteja associada à gliose na AD.[48] O metabólito mI possui um tempo de relaxamento transverso mais curto do que outros metabólitos proeminentes no cérebro humano, como NAA, Cr e Cho. Por esta razão, a quantificação do pico de mI requer o uso de tempos de eco (TE) curtos, aproximadamente dentro de uma faixa de 30 a 35 ms. O emprego de um TE curto na MRS de prótons apresenta desafios técnicos, como supressão de água, contribuição ao sinal proveniente da gordura subcutânea e distorções geradas pelas correntes parasitas, todos os quais reduzem a reprodutibilidade teste-reteste das mensurações dos metabólitos.[49] Outro desafio com o uso de MRS de prótons com TE curto na AD é a obtenção de mensurações reprodutíveis do lobo temporal anteromedial, uma região reconhecidamente afetada pela patologia da AD mais cedo e mais severamente do que qualquer outra região no cérebro. O lobo temporal ântero-medial encontra-se próximo da interface tecido-ar perto do osso petroso. Em razão da diferença na suscetibilidade entre o ar e o tecido, é difícil estabelecer a supressão de água e um campo magnético homogêneo no interior do *voxel* na MRS de prótons. A aquisição de imagens nesta região crítica pela MRS de *voxel* único beneficiaria de melhorias nos algorítimos de *shimming*. Uma das desvantagens da MRS de voxel único é que o tamanho do *voxel* geralmente utilizado (8 cm^3) para a obtenção de uma razão sinal-ruído (SNR) adequada é maior do que o volume das estruturas límbicas do lobo temporal anteromedial, causando um efeito de volume parcial do tecido vizinho e reduzindo a especificidade anatômica das mensurações. A MRS a um campo magnético alto, como 3T, possibilita uma SNR comparável com os *voxels* menores.

Os níveis obtidos pela MRS das razões NAA/Cr e mI/Cr correlacionam-se com a gravidade da demência e as medidas neu-

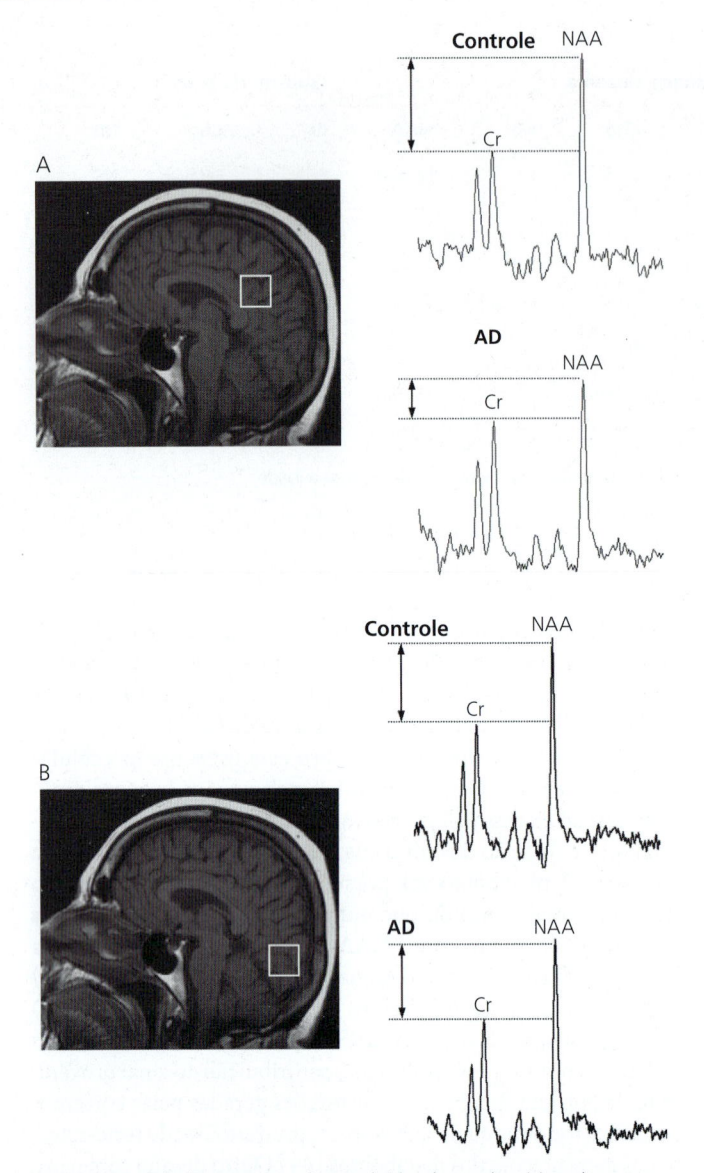

Fig. 39.1 Exemplo dos espectros de MR obtidos do *voxel* posicionado no cingulado posterior (A) e no córtex occipital medial (B) com TE de 135 ms em um sujeito controle (figura superior) e um paciente com provável doença de Alzheimer (AD) (figura inferior). A relação entre o *N*-acetilaspartato e a creatina (NAA/Cr) obtida do *voxel* no cingulado posterior é mais baixa no paciente com AD, quando comparado ao sujeito controle. A razão NAA/Cr obtida do *voxel* no córtex occipital medial no paciente com provável AD é similar a do sujeito controle. (Fonte: Kantarci *et al.* 2000, com permissão.[39])

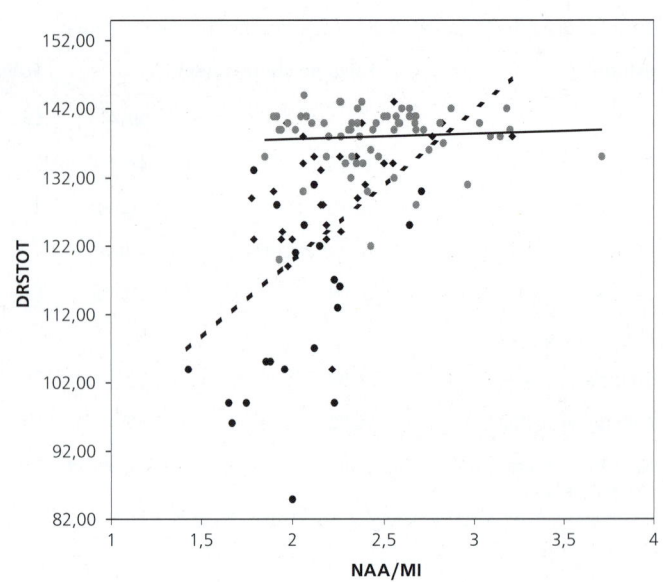

Fig. 39.2 Gráfico dos escores totais da Escala de Avaliação de Demência, *Demented Rating Total Scores* (DRSTOT) e razão entre o *N*-acetilaspartato e o mio-inositol (NAA/mI) em 67 idosos cognitivamente normais (●) e linha de regressão sólida, 18 pacientes com comprometimento cognitivo leve (MCI; ♦), e 33 pacientes com doença de Alzheimer (AD; ●). A linha de regressão pontilhada representa pacientes com comprometimento cognitivo (MCI e AD). Há uma associação significativa entre a NAA/mI e a DRSTOT em pacientes com comprometimento cognitivo (p < 0,01). Nenhuma associação está presente no idoso cognitivamente normal (p > 0,05). (Fonte: Kantarci *et al.* 2002, com permissão.[54])

ropsicológicas da função cognitiva de pacientes com AD (Fig. 39.2).[22,23,28,50-54] Dependendo no domínio cognitivo sendo estudado, há uma associação região-específica entre o desempenho neuropsicológico e as alterações nos níveis de metabólitos na MRS. Por exemplo, as alterações nos níveis metabólicos em pacientes com AD correlacionam-se com a perda de memória verbal no lobo temporal medial esquerdo, e correlacionam-se com o comprometimento da linguagem e habilidades visuais-construtivas no córtex temporoparietal esquerdo.[55] A associação entre as medidas por MRS e o desempenho neuropsicológico sugere que a MRS pode ser um marcador sensível da progressão da doença clínica na AD.

Ensaios clínicos recentes de terapias modificadoras da doença e avanços no conhecimento da biologia molecular da AD, oferecem uma possível realização de intervenções terapêuticas úteis em um futuro próximo.[56] As terapias modificadoras de doença na AD são mais benéficas antes da ocorrência do dano irreversível, caracterizado pela perda de neurônios, que ocorre anterior à demência.[57] Por esta razão, métodos aperfeiçoados para o diagnóstico precoce tornaram-se imperativos. Um marcador de neuroimagem ideal é aquele capaz de realizar o seguinte: detectar precocemente e de maneira precisa a patologia neurodegenerativa, refletir o estágio patológico entre todo o espectro de severidade, prognosticar quando um indivíduo com patologia precoce se tornará demenciado e monitorar o efeito de uma intervenção terapêutica sobre a patologia neurodegenerativa.

Foi estabelecida a síndrome do comprometimento cognitivo leve (MCI) amnéstico a fim de identificar indivíduos que clinicamente apresentam a AD prodrômica.[58] Pacientes com MCI amnéstico apresentam comprometimento da memória, porém não satisfazem os critérios clínicos de demência; no entanto, muitos deles apresentam patologia precoce da DA. Por esta razão, o CDL amnéstico é um grupo clínico importante para as intervenções terapêuticas precoces e também para a identificação por técnicas de imagem da AD precoce (Fig. 39.3). A razão mI/Cr está elevada nos lobos parietais de pacientes com MCI amnéstico,[39,59] AD muito leve,[22] e na fase pré-demência da síndrome de Down,[30,60] enquanto os níveis da NAA/Cr estão ligeiramente reduzidos ou normais, quando comparados com controles idosos. Por comparação, os níveis de NAA ou de NAA/Cr estão significativamente reduzidos no hipocampo de pacientes

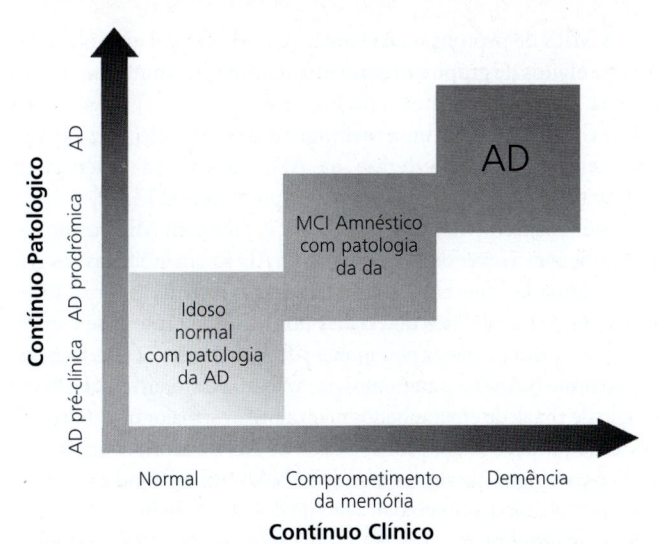

Fig. 39.3 Correlação clínico-patológica durante o progresso da doença de Alzheimer (AD). Indivíduos idosos que se encontram nos estágios iniciais da evolução patológica da AD geralmente apresentam uma cognição normal. A memória é o primeiro domínio cognitivo a ser afetado com a evolução da patologia neurodegenerativa. Pessoas com comprometimento cognitivo leve (MCI) amnéstico que posteriormente desenvolvem AD se encontram neste estágio intermediário com envolvimento patológico, com a presença de sintomas prodrômicos de comprometimento de memória. O diagnóstico da AD é estabelecido quando um determinado limiar patológico é alcançado e o indivíduo satisfaz os critérios clínicos para demência. A evolução clínica e patológica da AD é contínua, e os achados patológicos no idoso cognitivamente normais; pessoas com MCI e aqueles com AD geralmente se sobrepõem.

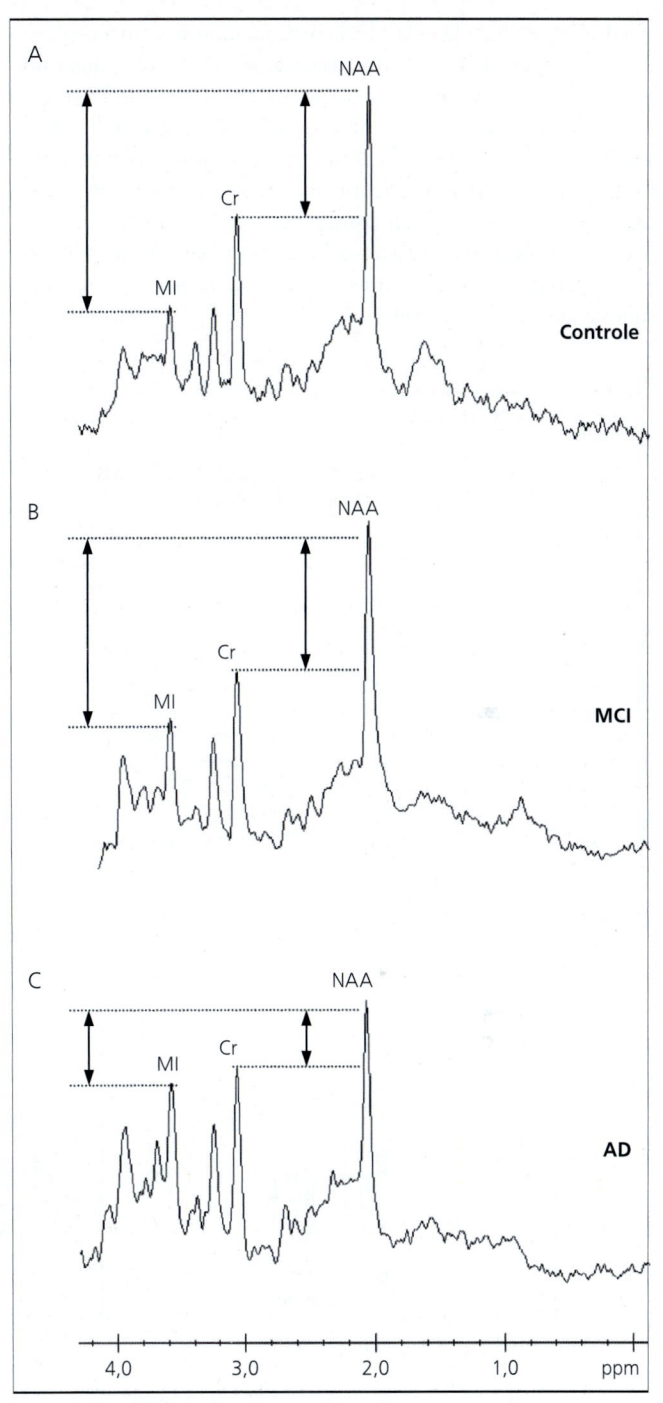

Fig. 39.4 Exemplos de espectros obtidos com TE de 30 ms do volume de interesse no cingulado posterior em um sujeito controle (A), em um paciente com comprometimento cognitivo leve (MCI) (B) e em um paciente com a doença de Alzheimer (AD) (C). A razão entre N-acetilaspartato e creatina (NAA/Cr) é mais baixa no paciente com AD do que no paciente com MCI ou no sujeito controle. As razões entre o mio-inositol e a creatina (MI/Cr) são mais altas em pacientes com MCI e AD do que no sujeito controle. A razão MI/Cr também é mais alta no paciente com AD do que no paciente com MCI. (Fonte: Kantarci et al. 2000, com permissão.[39])

com MCI amnéstico.[34,55,61,62] A elevação regional dos níveis de mI/Cr na AD prodrômica sugere que a MRS pode ser sensível às alterações bioquímicas que ocorrem durante a evolução patológica da AD, antes que haja uma perda significativa da integridade neuronal naquela região. Também sugere que diferentes regiões e metabólitos podem ser úteis para predizer e monitorar diferentes estágios patológicos durante o curso da AD. Portanto, as razões mI/Cr e NAA/Cr podem ser úteis para prognosticar a AD prodrômica em pessoas com MCI, como também para monitorar pacientes com DA prodrômica (Fig. 39.4). Por exemplo, a razão NAA/Cr estava mais baixa na linha de base em pacientes com MCI amnéstico que posteriormente progrediram para AD do que naqueles que permaneceram estáveis durante o acompanhamento longitudinal.[63-65]

Foram investigados por MRS os indicadores da AD pré-clínica em um grupo de idosos cognitivamente normais, com a elevação da razão Cho/Cr na substância branca sendo o único indicador da evolução da demência, sugerindo que a elevação da razão Cho/Cr pode ser um marcador pré-clínico para a AD no idoso.[66] Na AD familiar, entretanto, os portadores pré-sintomáticos de mutações afetando os genes das proteínas precursoras de amiloide presenilina 1 ou 2 apresentaram uma razão NAA/Cr reduzida e mI/Cr elevada, e a magnitude das alterações metabólicas estavam associadas à proximidade da idade esperada no início da AD.[67]

O declínio nas mensurações seriadas da razão NAA/Cr correlaciona-se com o declínio cognitivo e a evolução da demência em pacientes com AD clinicamente estabelecida[40,68,69] e em modelos de camundongo transgênicos da AD.[70] Nós investigamos a alteração longitudinal nos níveis de metabólitos em pessoas com MCI amnéstico e identificamos um declínio na razão NAA/Cr nos giros cingulados posteriores de pessoas com MCI igual ao declínio observado em pacientes com AD.[69] A alteração nas razões de metabólitos detectada pela MRS correlacionou-se com a evolução clínica tanto quanto com a razão da expansão ventricular, sugerindo que as mensurações longitudinais de metabólitos por MRS podem ser marcadores úteis para a evolução da AD. A razão Cho/Cr declinou em pacientes com MCI amnéstico que permaneceram como CDL amnéstico durante o acompanhamento, quando comparado com os pacientes com MCI amnéstico que progrediram para AD; este declínio pode estar relacionado com um mecanismo colinérgico compensatório em pacientes com CDL amnéstico que não evoluíram para AD (Tabela 39.2).

Tabela 39.2 Taxa anual de alteração nas mensurações seriadas de metabólitos por MRS em idosos cognitivamente normais, pacientes com MCI e AD

	Idoso normal	MCI estável	MCI conversor	AD
Número	85	31	18	60
Razões (% média [SD])				
NAA/Cr	0,5 (43)	−1,1 (5,5)	−2,0(7,3)^a	−1,8(7,0)^a
Cho/Cr	2,6(8,0)	−3,7(10,6)^b	2,8(10,7)	1,2(9,8)
mI/Cr	1,9(8,0)	0,0(10,2)	2,6(8,7)	0,8(7,7)

AD, doença de Alzheimer; MCI, comprometimento cognitivo leve; NAA, N-acetilaspartato; Cr, creatina; Cho, colina; mI, mio-inositol.
^{a}A alteração nas razões metabólicas são estatisticamente e significativamente diferentes do normal (testes-T $P \leq 0,005$).
^{b}A alteração nas razões metabólicas são estatisticamente e significativamente diferentes do normal e MCI conversor (testes-T $P < 0,005$).
Fonte: Kantarci et al. 2007.[69]

A MRS de prótons na AD precoce pode ser útil em aplicações em que efeitos de grupo são desejados, como no monitoramento da eficácia das terapias nos ensaios com drogas.[71] As razões NAA/Cr podem exibir uma melhora modesta a curto prazo após o tratamento com colinesterase na AD, mesmo na ausência de melhora clínica, comparado com o grupo placebo.[13,14]

Até recentemente, as investigações *in vivo* com MRS como um marcador para a severidade e evolução da AD foram limitadas aos grupos confirmados clinicamente. Em um estudo recente, as alteração *ante-mortem* de metabólitos detectadas por MRS de prótons se correlacionaram com a patologia *post-mortem* de Alzheimer.[72] Reduções *in vivo* na razão NAA/Cr e aumentos na razão mI/Cr foram associadas ao estágio de Braak de emaranhados neurofibrilares, maior quantidade de placas neuríticas e maior probabilidade de AD de acordo com o diagnóstico patológico na autopsia. A razão NAA/mI foi o indicador mais forte da probabilidade patológica de AD do estágio de Braak de emaranhados neurofibrilares (Fig. 39.5). A validação da MRS de prótons com a neuropatologia, junto com prévios estudos longitudinais por MRS em AD, sugere que esta técnica poderia fornecer um biomarcador para a evolução da doença nos ensaios clínicos.

Demência vascular

A doença cerebrovascular é outra patologia comum observada em pacientes com demência na autopsia. No entanto, na maioria dos casos, a patologia vascular coexiste com a patologia da AD, e a patologia vascular pura é relativamente incomum.[19] Lesões vasculares são mais comuns em pacientes com demência do que no idoso normal. O desafio em um paciente com o diagnóstico clínico de AD

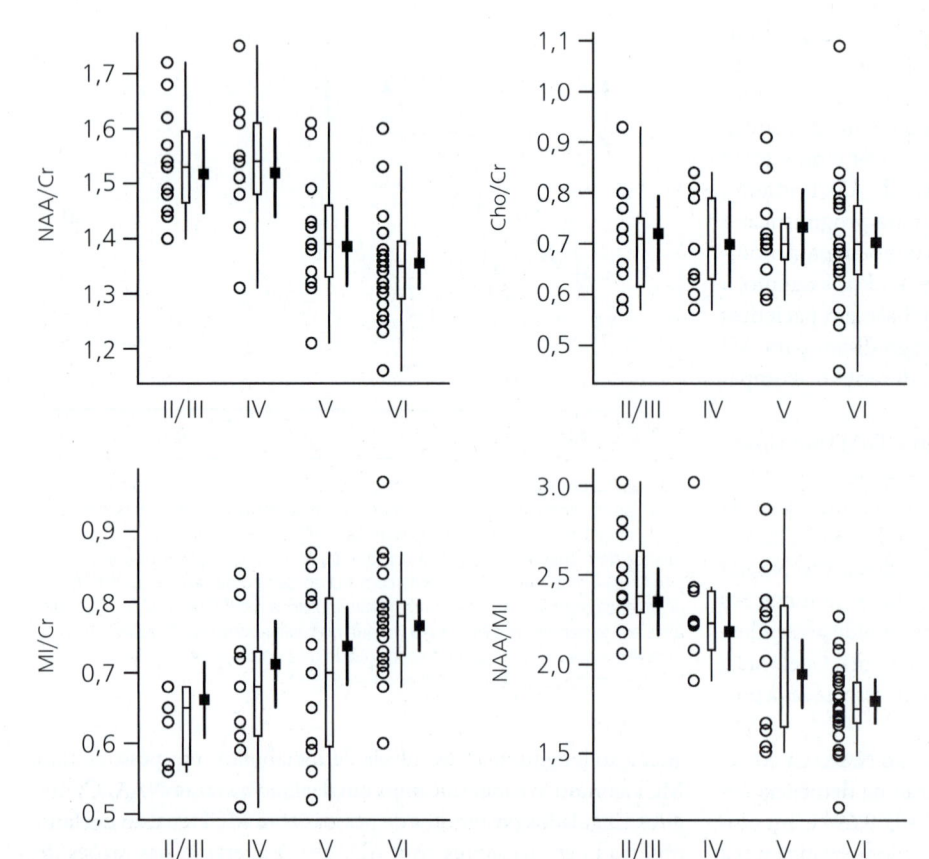

Fig. 39.5 Estadiamento patológico de Braak de emaranhados neurofibrilares por MRS de prótons. Para cada diagnóstico patológico, o gráfico exibe valores individuais, um diagrama esquemático da distribuição e a média estimada, e um intervalo de confiança (CI) de 95% para a média. A média e o CI derivam dos modelos de ANCOVA e são ajustados por idade e tempo, desde o MRS até a morte. Há uma redução nas razões *ante mortem* de NAA/Cr e elevação das razões MI/Cr com o aumento da patologia neurofibrilar na autópsia. As razões MI/Cr dos sujeitos com o estágio II/III de Braak foi mais alta do que nos sujeitos com o estágio IV de Baak; as razões NAA/Cr destes indivíduos foram similares, sugerindo que a razão MI/Cr pode ser mais sensível para as alterações patológicas precoces do que a NAA/Cr. Abreviações iguais às da Figura 39.4. (Fonte: Kantarci et al. 2008, com permissão.[72])

Tabela 39.3 Mensuração de metabólitos pela ERM nas demências comuns

	Idoso normal	AD	FTD	DLB	VaD
Número	206	95	41	20	8
Razões (% média [SD])					
NAA/Cr	1,53 ± 0,13	1,42 ± 0,12[a]	1,43 ± 0,15[a]	1,53 ± 0,13	1,43 ± 0,13[a]
Cho/Cr	0,66 ± 0,08	0,69 ± 0,08[a]	0,70 ± 0,08[a]	0,73 ± 0,10[a]	0,69 ± 0,11
mI/Cr	0,65 ± 0,08	0,73 ± 0,11[a]	0,76 ± 0,09[a]	0,69 ± 0,11	0,64 ± 0,08

AD, doença de Alzheimer; VaD, demência vascular; DLB, demência com corpúsculos de Lewy; FTD, demência frontotemporal; NAA, N-acetilaspartato; Cr, creatina; Cho, colina; mI, *mio*-inositol.
[a]As razões de metabólitos são estatística e significantemente diferentes do normal (testes-t $P < 0,05$).
Fonte: Kantarci *et al.* 2004.[31]

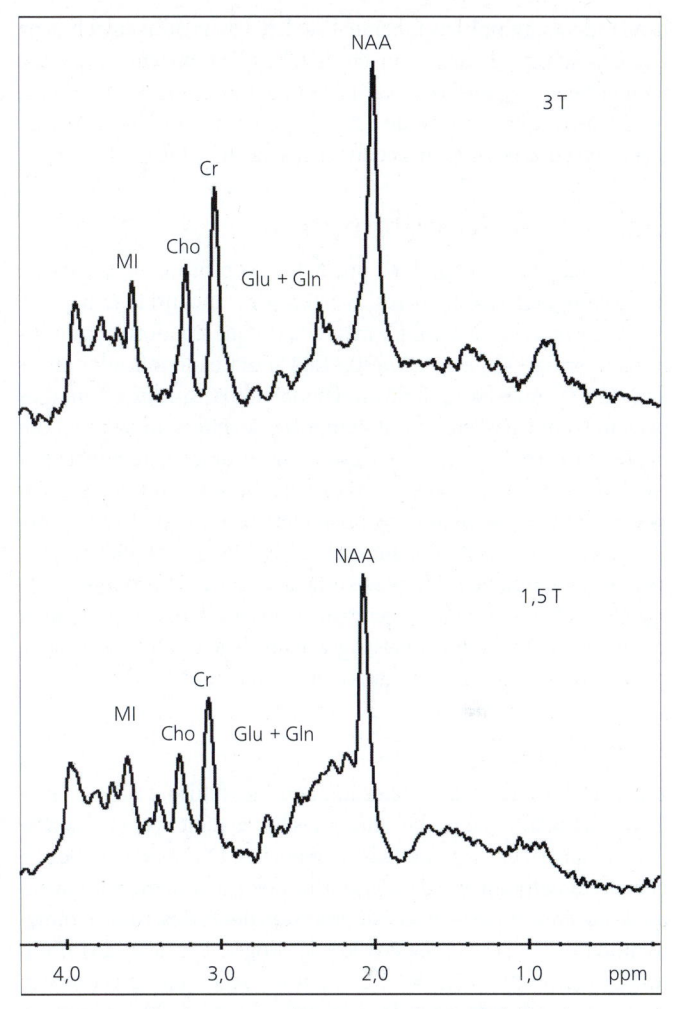

Fig. 39.6 Exemplos de espectros de MR com TE de 30 ms obtidos de um *voxel* cingulado posterior a 3T (figura superior) e 1,5T (figura inferior). Os picos de ressonância de glutamato (Glu) e glutamina (Gln) são mais bem resolvidos a 3T do que a 1,5T.
Abreviações iguais às da Figura 39.4. (Fonte: Kantarci *et al.* 2003, com permissão.[84])

e doença cerebrovascular é o de identificar o grau em que cada uma das duas patologias está contribuindo para a demência, de modo que terapias apropriadas possam ser planejadas. Estudos por ERM de prótons indicam que os níveis de NAA e NAA/Cr estão reduzidos em pacientes com demência vascular. A razão NAA/Cr é mais baixa na substância branca em pacientes com demência vascular do que em pacientes com AD, refletindo o dano isquêmico da substância branca na demência vascular com respeito à patologia degenerativa cortical na AD.[41,73] Além disso, os níveis de NAA sofrem subsequente redução em pacientes com acidente vascular encefálico que tenham comprometimento cognitivo, quando comparados com aqueles que são cognitivamente normais nas regiões normais do infarto, sugerindo que a razão NAA/Cr é um marcador para a disfunção neuronal.[74] Em comparação, as razões corticais mI/Cr são normais em pacientes com demência vascular (Tabela 39.3). [31,75] Pelo fato de a razão mI/Cr ser elevada em pacientes com AD, esta razão pode ajudar a identificar a presença de AD em um paciente com demência com doença cerebrovascular coexistente. É necessária a confirmação patológica para esclarecer o papel da mI/Cr no diagnóstico diferencial da demência vascular, demência mista (demência vascular e AD) e AD (Tabela 39.3).

Demências com corpúsculos de Lewy (*Lewy bodies*)

A presença de corpúeculos de Lewy na substância *nigra* é a característica patológica da doença de Parkinson. Embora os corpúsculos de Lewy (DCL) corticais possam ocasionalmente ser detectados na doença de Parkinson, os corpúsculos de Lewy corticais presentes na demência são reconhecidos como uma doença neurodegenerativa distinta com critérios clínicos estabelecidos.[76] Corpúsculos de Lewy são comumente encontrados em pessoas com demência, embora geralmente sejam acompanhados pela patologia da AD.[77] A patologia do corpo de Lewy por si só é menos comum do que o tipo misto (AD e corpúsculos de Lewy).[78] Em nossa série de ERM, pacientes clinicamente identificados como tendo DLB apresentam, em média, níveis normais de NAA/Cr, enquanto pacientes com AD possuem níveis mais baixos que o normal de NAA/Cr nos giros cingulados posteriores (Tabela 39.3).[31] Pacientes com DLB apresentam preservação do número de neurônios na autopsia.[78] Do mesmo modo, níveis normais de NAA/Cr sugerem integridade dos neurônios nos giros cingulados posteriores e podem ser úteis para diferenciar pacientes com DLB daqueles com outras síndromes demenciais. Entretanto, a razão NAA/Cr na substância branca estava significantemente reduzida em pacientes com DLB, quando comparados ao grupo-controle.[79] É possível que a razão NAA/Cr esteja reduzida em outras regiões corticais nas pessoas com DLB, porém estes ainda não foram estudados com MRS de prótons.

As razões de Cho/Cr estão elevadas em pacientes com DLB e AD. Elevação da Cho na DLB e na AD pode ocorrer como consequência do aumento na renovação em razão da progressão ascendente do neurópilo. Pelo fato de que o número de neurônios não está reduzido na DLB, uma explicação mais plausível para a Cho elevada é o declínio da atividade da colina acetiltransferase, que pode ser responsável por esta alteração na AD e na DLB. A atividade da colina acetiltransferase, a enzima responsável pela síntese de acetilcolina a partir da colina livre, é reduzida durante o curso da DLB de maneira mais precoce e mais severa do que na AD.[80] Além disso, alguns pacientes com DLB que são tratados com inibidores da colinesterase exibem uma grande melhora cognitiva,[81] revelando a significância funcional da deficiência de acetilcolina na DLB. O achado de que os níveis de Cho/Cr reduzem com o uso terapêutico de agonistas colinérgicos na AD,[43,44] levanta a possibilidade de que os níveis de Cho/Cr podem ser um biomarcador da eficácia dos tratamentos colinérgicos na AD e DLB.

Demência frontotemporal

As alterações de metabólitos por MRS de prótons na demência frontotemporal são similares às alterações encontradas na AD: NAA/Cr mais baixa e mI/Cr mais alta do que no idoso cognitivamente normal (Tabela 39.3).[30,31,82] Foram identificados níveis de NAA/Cr mais baixos e de mI/Cr mais altos no córtex frontal de pacientes com demência frontotemporal, quando comparados com pacientes com AD, sugerindo que as mensurações regionais por MRS podem ajudar a diferenciar os distúrbios neurodegenerativos que exibem envolvimento regionalmente específico.[36,83] Deve ser observado, no entanto, que embora as diferenças regionais possam ser proeminentes durante os estágios iniciais do processo patológico nas doenças neurodegenerativas, estas diferenças podem ser perdidas à medida que a patologia neurodegenerativa se estende pelo córtex cerebral nos estágios mais avançados.[31,82]

Conclusões

Dados atuais sustentam o conceito de que, no futuro, a MRS de prótons pode-se tornar um adjuvante na avaliação clínica para o diagnóstico diferencial das enfermidades demenciais. O valor desta abordagem no monitoramento da atividade da doença na demência encontra-se nas áreas onde os efeitos de grupo são desejados, como o monitoramento da eficácia nos ensaios de drogas. Elevação dos níveis mI/Cr nas pessoas com MCI amnéstico e AD muito precoce sem uma redução do marcador da viabilidade neuronal NAA/Cr sugere que a técnica de MRS de prótons também pode ser valiosa no monitoramento dos estágios iniciais de evolução da doença para terapias preventivas. Aparelhos com campos magnéticos maiores estão atualmente sendo integrados na prática clínica, com os magnetos de 1,5 T sendo substituídos pelo 3T como o atual sistema de neuroimagem padrão na maioria dos centros acadêmicos. Uma maior SNR em um campo de força maior potencialmente aumenta a precisão diagnóstica e a reprodutibilidade teste-reteste do MRS. Uma melhor resolução espectral iria possibilitar uma quantificação mais precisa dos metabólitos, como glutamina e glutamato, que podem fornecer informação diagnóstica adicional na demência (Fig. 39.6). Atualmente, a espectroscopia por ressonância magnética é um instrumento de pesquisa promissor no envelhecimento e demência. No entanto, o potencial da aplicação clínica da MRS no envelhecimento e demência está crescendo com os avanços técnicos na área.

Referências

1. Saunders DE, Howe FA, van den Boogaart A, Griffiths JR, Brown MM. Aging of the adult human brain: in vivo quantitation of metabolite content with proton magnetic resonance spectroscopy. *J Magn Reson Imaging* 1999; **9**: 711–716.

2. Charles HC, Lazeyras F, Krishnan KR et al. Proton spectroscopy of human brain: effects of age and sex. *Prog Neuropsychopharmacol Biol Psychiatry* 1994; **18**: 995–1004.

3. Chang L, Ernst T, Poland RE, Jenden DJ. In vivo proton magnetic resonance spectroscopy of the normal aging human brain. *Life Sci* 1996; **58**: 2049–2056.

4. Leary SM, Brex PA, MacManus DG et al. A (1)H magnetic resonance spectroscopy study of aging in parietal white matter: implications for trials in multiple sclerosis. *Magn Reson Imaging* 2000; **18**: 455–459.

5. Pfefferbaum A, Adalsteinsson E, Spielman D, Sullivan EV, Lim KO. In vivo spectroscopic quantification of the N-acetyl moiety, creatine, and choline from large volumes of brain gray and white matter: effects of normal aging. *Magn Reson Med* 1999; **41**: 276–284.

6. Schuff N, Ezekiel F, Gamst AC et al. Region and tissue differences of metabolites in normally aged brain using multislice ^{1}H magnetic resonance spectroscopic imaging. *Magn Reson Med* 2001; **45**: 899–907.

7. Charlton RA, McIntyre DJ, Howe FA, Morris RG, Markus HS. The relationship between white matter brain metabolites and cognition in normal aging: the GENIE study. *Brain Res* 2007; **1164**: 108–116.

8. Bates TE, Strangward M, Keelan J et al. Inhibition of N-acetylaspartate production: implications for ^{1}H MRS studies in vivo. *Neuroreport* 1996; **7**: 1397–1400.

9. Benarroch EE. N-Acetylaspartate and N-acetylaspartylglutamate: neurobiology and clinical significance. *Neurology* 2008; **70**: 1353–1357.

10. Brooks WM, Stidley CA, Petropoulos H et al. Metabolic and cognitive response to human traumatic brain injury: a quantitative proton magnetic resonance study. *J Neurotrauma* 2000; **17**: 629–640.

11. Bendszus M, Reents W, Franke D et al. Brain damage after coronary artery bypass grafting. *Arch Neurol* 2002; **59**: 1090–1095.

12. Hugg JW, Kuzniecky RI, Gilliam FG et al. Normalization of contralateral metabolic function following temporal lobectomy demonstrated by ^{1}H magnetic resonance spectroscopic imaging. *Ann Neurol* 1996; **40**: 236–239.

13. Krishnan KR, Charles HC, Doraiswamy PM et al. Randomized, placebocontrolled trial of the effects of donepezil on neuronal markers and hippocampal volumes in Alzheimer's disease. *Am J Psychiatry* 2003; **160**: 2003–2011.

14. Modrego PJ. Predictors of conversion to dementia of probable Alzheimer type in patients with mild cognitive impairment. *Curr Alzheimer Res* 2006; **3**: 161–170.

15. Long JM, Mouton PR, Jucker M, Ingram DK. What counts in brain aging? Design-based stereological analysis of cell number. *J Gerontol A Biol Sci Med Sci* 1999; **54**: B407–B417.

16. Valenzuela MJ, Sachdev PS, Wen W et al. Dual voxel proton magnetic resonance spectroscopy in the healthy elderly: subcortical–frontal axonal N-acetylaspartate levels are correlated with fluid cognitive abilities independent of structural brain changes. *Neuroimage* 2000; **12**: 747–756.

17. Zimmerman ME, Pan JW, Hetherington HP et al. Hippocampal neurochemistry, neuromorphometry, and verbal memory in nondemented older adults. *Neurology* 2008; **70**: 1594–1600.

18. Americal Psychiatric Association. *Diagnostic and Statistical Manual of Mental Disorders*, 3rd edn, revised. Washington, DC: American Psychiatric Press, 1987.

19. Holmes C, Cairns N, Lantos P, Mann A. Validity of current clinical criteria for Alzheimer's disease, vascular dementia and dementia with Lewy bodies. *Br J Psychiatry* 1999; **174**: 45–50.

20. Schneider JA, Arvanitakis Z, Bang W, Bennett DA. Mixed brain pathologies account for most dementia cases in community-dwelling older persons. *Neurology* 2007; **69**: 2197–2204.

21. Massoud F, Devi G, Stern Y et al. A clinicopathological comparison of communitybased and clinic-based cohorts of patients with dementia. *Arch Neurol* 1999; **56**: 1368–1373.

22. Huang W, Alexander GE, Chang L et al. Brain metabolite concentration and dementia severity in Alzheimer's disease: a (1)H MRS study. *Neurology* 2001; **57**: 626–632.

23. Jessen F, Block W, Traber F et al. Proton MR spectroscopy detects a relative decrease of N-acetylaspartate in the medial temporal lobe of patients with AD. *Neurology* 2000; **55**: 684–688.

24. Klunk WE, Panchalingam K, McClure RJ, Stanley JA, Pettegrew JW. Metabolic alterations in postmortem Alzheimer's disease brain are exaggerated by Apo-E4. *Neurobiol Aging* 1998; **19**: 511–515.

25. Meyerhoff DJ, MacKay S, Constans JM et al. Axonal injury and membrane alterations in Alzheimer's disease suggested by in vivo proton magnetic resonance spectroscopic imaging. *Ann Neurol* 1994; **36**: 40–47.

26. Miller BL, Moats RA, Shonk T et al. Alzheimer disease: depiction of increased cerebral myoinositol with proton MR spectroscopy. *Radiology* 1993; **187**: 433–437.

27. Mohanakrishnan P, Fowler AH, Vonsattel JP et al. Regional metabolic alterations in Alzheimer's disease: an in vitro ^{1}H NMR study of the hippocampus and cerebellum. *J Gerontol Biol Sci Med Sci* 1997; **52**: B111–B117.

28. Rose SE, de Zubicaray GI, Wang D et al. A ^{1}H MRS study of probable Alzheimer's disease and normal aging: implications for longitudinal monitoring of dementia progression. *Magn Reson Imaging* 1999; **17**: 291–299.

29. Schuff N, Capizzano AA, Du AT et al. Selective reduction of N-acetylaspartate in medial temporal and parietal lobes in AD. *Neurology* 2002; **58**: 928–935.

30. Moats RA, Watson L, Shonk T et al. Added value of automated clinical proton MR spectroscopy of the brain. *J Comput Assist Tomogr* 1995; **19**: 480–491.

31. Kantarci K, Petersen RC, Boeve BF et al. ^{1}HMR spectroscopy in common dementias. *Neurology* 2004; **63**: 1393–1398.

32. Moats RA, Ernst T, Shonk TK, Ross BD. Abnormal cerebral metabolite concentrations in patients with probable Alzheimer disease. *Magn Reson Med* 1994; **32**: 110–115.

33. Parnetti L, Tarducci R, Presciutti O et al. Proton magnetic resonance spectroscopy can differentiate Alzheimer's disease from normal aging. *Mech Ageing Devel* 1997; **97**: 9–14.

34. Schuff N, Amend D, Ezekiel F et al. Changes of hippocampal N-acetyl aspartate and volume in Alzheimer's disease. A proton MR spectroscopic imaging and MRI study. *Neurology* 1997; **49**: 1513–1521.

35. Petrovitch H, White LR, Ross GW et al. Accuracy of clinical criteria for AD in the Honolulu–Asia Aging Study, a population-based study. *Neurology* 2001; **57**: 226–234.

36. Ernst T, Chang L, Melchor R, Mehringer CM. Frontotemporal dementia and early Alzheimer disease: differentiation with frontal lobe H–1 MR spectroscopy. *Radiology* 1997; **203**: 829–836.

37. Zhu X, Schuff N, Kornak J et al. Effects of Alzheimer disease on fronto-parietal brain N-acetyl aspartate and myo-inositol using magnetic resonance spectroscopic imaging. *Alzheimer Dis Assoc Disord* 2006; **20**: 77–85.

38. Braak H, Braak E. Neuropathological stageing of Alzheimer-related changes. *Acta Neuropathol* 1991; **82**: 239–259.

39. Kantarci K, Jack CR, Jr., Xu YC et al. Regional metabolic patterns in mild cognitive impairment and Alzheimer's disease: A ^{1}H MRS study. *Neurology* 2000; **55**: 210–217.

40. Adalsteinsson E, Sullivan EV, Kleinhans N, Spielman DM, Pfefferbaum A. Longitudinal decline of the neuronal marker N-acetyl aspartate in Alzheimer's disease. *Lancet* 2000; **355**: 1696–1697.

41. MacKay S, Ezekiel F, Di Sclafani V et al. Alzheimer disease and subcortical ischemic vascular dementia: evaluation by combining MR imaging segmentation and H-1 MR spectroscopic imaging. *Radiology* 1996; **198**: 537–545.

42. Wurtman RJ BJ, Marie JC. Autocannibalism of cholinecontaining membrane phospholipids in the pathogenesis of Alzheimer's disease. *Neurochem Int* 1985 (7): 369–372.

43. Bartha R, Smith M, Rupsingh R et al. High field (1)H MRS of the hippocampus after donepezil treatment in Alzheimer disease. *Prog Neuropsychopharmacol Biol Psychiatry* 2008; **32**: 786–793.

44. Satlin A, Bodick N, Offen WW, Renshaw PF. Brain proton magnetic resonance spectroscopy (^{1}H-MRS) in Alzheimer's disease: changes after treatment with xanomeline, an M_1 selective cholinergic agonist. *Am J Psychiatry* 1997; **154**: 1459–1461.

45. Frederick BB, Satlin A, Yurgelun-Todd DA, Renshaw PF. In vivo proton magnetic resonance spectroscopy of Alzheimer's disease in the parietal and temporal lobes. *Biol Psychiatry* 1997; **42**: 147–150.

46. Glanville NT, Byers DM, Cook HW, Spence MW, Palmer FB. Differences in the metabolism of inositol and phosphoinositides by cultured cells of neuronal and glial origin. *Biochim Biophys Acta* 1989; **1004**: 169–179.

47. Bitsch A, Bruhn H, Vougioukas V et al. Inflammatory CNS demyelination: histopathologic correlation with in vivo quantitative proton MR spectroscopy. *AJNR Am J Neuroradiol* 1999; **20**: 1619–1627.

48. Ross BD, Bluml S, Cowan R et al. In vivo MR spectroscopy of human dementia. *Neuroimaging Clin N Am* 1998; **8**: 809–822.

49. Soher BJ, Vermathen P, Schuff N et al. Short TE in vivo (1)H MR spectroscopic imaging at 1.5 T: acquisition and automated spectral analysis. *Magn Reson Imaging* 2000; **18**: 1159–1165.

50. Doraiswamy PM, Charles HC, Krishnan KR. Prediction of cognitive decline in early Alzheimer's disease. *Lancet* 1998; **352**: 1678.

51. Kantarci K, Xu Y, Shiung MM et al. Comparative diagnostic utility of different MR modalities in mild cognitive impairment and Alzheimer's disease. *Dement Geriatr Cogn Discord* 2002; **14**: 198–207.

52. Kwo-On-Yuen PF, Newmark RD, Budinger TF et al. Brain N-acetyl-$_L$-aspartic acid in Alzheimer's disease: a proton magnetic resonance spectroscopy study. *Brain Res* 1994; **667**: 167–174.

53. Schuff N, Amend DL, Meyerhoff DJ et al. Alzheimer disease: quantitative H-1 MR spectroscopic imaging of frontoparietal brain. *Radiology* 1998; **207**: 91–102.

54. Kantarci K, Smith GE, Ivnik RJ et al. [1]H magnetic resonance spectroscopy, cognitive function, and apolipoprotein E genotype in normal aging, mild cognitive impairment and Alzheimer's disease. *J Int Neuropsychol Soc* 2002; **8**: 934–942.

55. Chantal S, Braun CM, Bouchard RW, Labelle M, Boulanger Y. Similar ^{1}H magnetic resonance spectroscopic metabolic pattern in the medial temporal lobes of patients with mild cognitive impairment and Alzheimer disease. *Brain Res* 2004; **1003**: 26–35.

56. Schenk D, Barbour R, Dunn W et al. Immunization with amyloid-beta attenuates Alzheimer-disease-like pathology in the PDAPP mouse. *Nature* 1999; **400**: 173–177.

57. Kordower JH, Chu Y, Stebbins GT et al. Loss and atrophy of layer II entorhinal cortex neurons in elderly people with mild cognitive impairment. *Ann Neurol* 2001; **49**: 202–213.

58. Jack CR, Jr., Shiung MM, Gunter JL et al. Comparison of different MRI brain atrophy rate measures with clinical disease progression in AD. *Neurology* 2004; **62**: 591–600.

59. Catani M, Cherubini A, Howard R et al. (1)H-MR spectroscopy differentiates mild cognitive impairment from normal brain aging. *Neuroreport* 2001; **12**: 2315–2317.

60. Huang W, Alexander GE, Daly EM et al. High brain myo-inositol levels in the predementia phase of Alzheimer's disease in adults with Down's syndrome: a ^{1}H MRS study. *Am J Psychiatry* 1999; **156**: 1879–1886.

61. Ackl N, Ising M, Schreiber YA et al. Hippocampal metabolic abnormalities in mild cognitive impairment and Alzheimer's disease. *Neurosci Lett* 2005; **384**: 23–28.

62. Franczak M, Prost RW, Antuono PG et al. Proton magnetic resonance spectroscopy of the hippocampus in patients with mild cognitive impairment: a pilot study. *J Comput Assist Tomogr* 2007; **31**: 666–670.

63. Chao LL, Schuff N, Kramer JH et al. Reduced medial temporal lobe N-acetylaspartate in cognitively impaired but nondemented patients. *Neurology* 2005; **64**: 282–289.

64. Metastasio A, Rinaldi P, Tarducci R et al. Conversion of MCI to dementia: role of proton magnetic resonance spectroscopy. *Neurobiol Aging* 2006; **27**: 926–932.

65. Fernandez A, Garcia-Segura JM, Ortiz T et al. Proton magnetic resonance spectroscopy and magnetoencephalographic estimation of delta dipole density: a combination of techniques that may contribute to the diagnosis of Alzheimer's disease. *Dement Geriatr Cogn Disord* 2005; **20**: 169–177.

66. den Heijer T, Sijens PE, Prins ND et al. MR spectroscopy of brain white matter in the prediction of dementia. *Neurology* 2006; 66: 540–544.

67. Godbolt AK, Waldman AD, MacManus DG et al. MRS shows abnormalities before symptoms in familial Alzheimer disease. *Neurology* 2006; **66**: 718–722.

68. Jessen F, Block W, Traber F et al. Decrease of N-acetylaspartate in the MTL correlates with cognitive decline of AD patients. *Neurology* 2001; **57**: 930–932.

69. Kantarci K, Weigand SD, Petersen RC et al. Longitudinal (1)H MRS changes in mild cognitive impairment and Alzheimer's disease. *Neurobiol Aging* 2007; **28**: 1330–1339.

70. Marjanska M, Curran GL, Wengenack TM et al. Monitoring disease progression in transgenic mouse models of Alzheimer's disease with proton magnetic resonance spectroscopy. *Proc Natl Acad Sci USA* 2005; **102**: 11906–11910.

71. Jessen F, Traeber F, Freymann K et al. Treatment monitoring and response prediction with proton MR spectroscopy in AD. *Neurology* 2006; **67**: 528–530.

72. Kantarci K, Knopman DS, Dickson DW et al. Alzheimer disease: postmortem neuropathologic correlates of antemortem [1]HMR spectroscopy metabolite measurements. *Radiology* 2008; **248**: 210–220.

73. Kattapong VJ, Brooks WM, Wesley MH, Kodituwakku PW, Rosenberg GA. Proton magnetic resonance spectroscopy of vascular and Alzheimer-type dementia. *Arch Neurol* 1996; **53**: 678–680.

74. Bennett DA, Schneider JA, Bienias JL, Evans DA, Wilson RS. Mild cognitive impairment is related to Alzheimer disease pathology and cerebral infarctions. *Neurology* 2005; **64**: 834–841.

75. Waldman AD, Rai GS, McConnell JR, Chaudry M, Grant D. Clinical brain proton magnetic resonance spectroscopy for management of Alzheimer's and sub-cortical ischemic vascular dementia in older people. *Arch Gerontol Geriatr* 2002; **35**: 137–142.

76. McKeith IG, Dickson DW, Lowe J et al. Diagnosis and management of dementia with Lewy bodies: third report of the DLB Consortium. *Neurology* 2005; **65**: 1863–1872.

77. Hamilton RL. Lewy bodies in Alzheimer's disease: a neuropathological review of 145 cases using alpha-synuclein immunohistochemistry. *Brain Pathol* 2000; **10**: 378–384.

78. Gomez-Isla T, Growdon WB, McNamara M et al. Clinicopathologic correlates in temporal cortex in dementia with Lewy bodies. *Neurology* 1999; **53**: 2003–2009.

79. Molina JA, Garcia-Segura JM, Benito-Leon J et al. Proton magnetic resonance spectroscopy in dementia with Lewy bodies. *Eur Neurol* 2002; **48**: 158–163.

80. Tiraboschi P, Hansen LA, Alford M et al. Early and widespread cholinergic losses differentiate dementia with Lewy bodies from Alzheimer disease. *Arch Gen Psychiatry* 2002; **59**: 946–951.

81. McKeith IG, Ballard CG, Perry RH et al. Prospective validation of consensus criteria for the diagnosis of dementia with Lewy bodies. *Neurology* 2000; **54**: 1050–1058.

82. Garrard P, Schott JM, MacManus DG et al. Posterior cingulate neurometabolite profiles and clinical phenotype in frontotemporal dementia. *Cogn Behav Neurol* 2006; **19**: 185–189.

83. Mihara M, Hattori N, Abe K, Sakoda S, Sawada T. Magnetic resonance spectroscopic study of Alzheimer's disease and frontotemporal dementia/Pick complex. *Neuroreport* 2006; **17**: 413–416.

84. Kantarci K, Reynolds G, Petersen RC et al. Proton MR spectroscopy in mild cognitive impairment and Alzheimer disease: comparison of 1.5 and 3 T. *AJNR Am J Neuroradiol* 2003; **24**: 843–849.

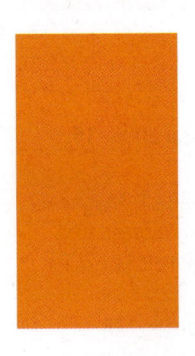

Estudo de caso 39.1
Doença de Alzheimer *versus* demência com corpúsculos de Lewy – características da espectroscopia por MR

K. Kantarci ■ C. R. Jack, Jr.
Mayo Clinic, Rochester, EUA

Histórico
Avaliação de pacientes com AD e DLB (Demência com Corpúsculos de Lewy). Uma razão NAA/mI caracteriza a AD e uma razão Cho/Cr caracteriza a DLB.

Técnica
MRS de prótons de *voxel* único do giro cingulado posterior e *precuneus* (aquisição de imagens utilizando a sequência PRESS com TE de 30 ms).

Achados de imagem
Todos os espectros são escalados até o pico de Cr, indicado pela linha laranja: o pico de Cho está elevado no paciente com DLB, porém as intensidades do pico de NAA e mI se encontram em uma magnitude similar, quando comparadas com o controle cognitivamente normal. O paciente com AD apresenta um pico de NAA mais baixo e um pico de mI mais alto do que o paciente com DCL e o controle cognitivamente normal.

Pontos-chave
- A AD é caracteriza por níveis reduzidos de NAA e elevados de mI nas regiões límbicas e paralímbicas corticais, como o hipocampo e o giro cingulado posterior.
- A DLB é caracterizada por níveis de NAA e mI normais, porém elevados de Cho regiões límbicas e paralímbicas corticais.
- Pacientes com DLC e adicional AD podem apresentar níveis reduzidos de NAA e elevados de mI, além de níveis elevados de Cho.

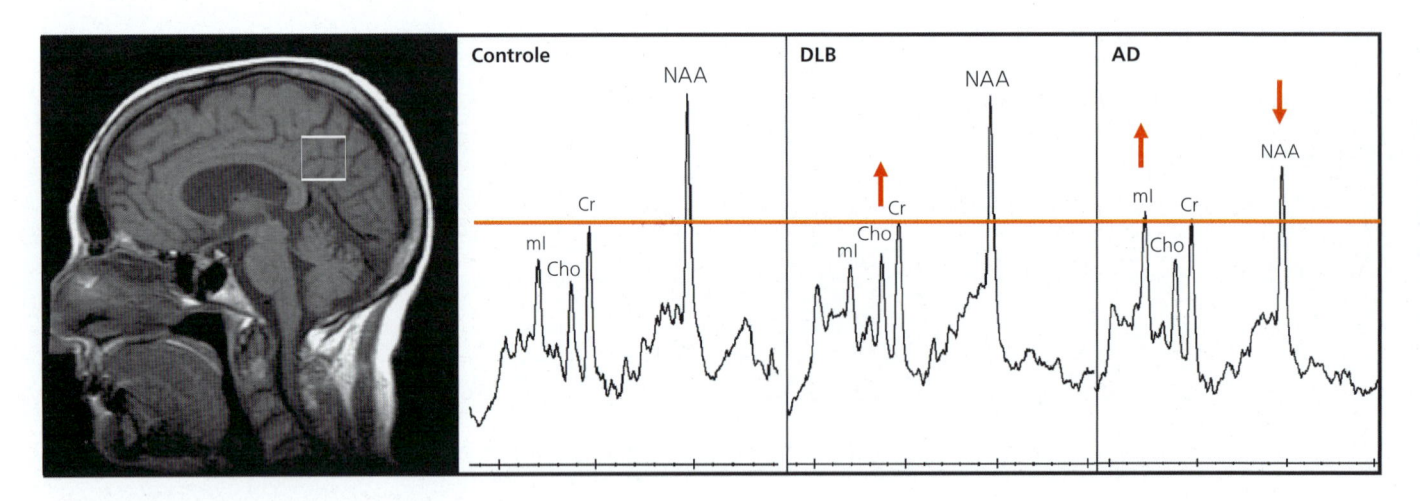

Fig. 39.C1.1

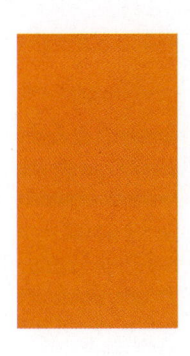

Estudo de caso 39.2
Investigação da doença de Alzheimer com espectroscopia por MR

A. D. Waldman

Imperial College, Londres, Reino Unido

Histórico

Níveis elevados de mI e reduzidos de NAA são achados característicos na doença de Alzheimer (AD).

Técnica

MRS de *voxel* único com TE curto (30 ms) do giro cingulado posterior (PRESS).

Comentários

- O *voxel* posicionado no giro cingulado posterior possibilita a obtenção de espectros reprodutíveis e quantificáveis, predominantemente do córtex de uma região afetada, durante toda a evolução da doença.
- As razões mI/NAA ou os gráficos dos níveis de NAA *versus* os níveis de mI otimizam a separação dos grupos para a discriminação diagnóstica; a sobreposição varia entre as séries: 70-90% de sensibilidade e 75-95% de especificidade.
- Padrões de referência local são essenciais para o uso diagnóstico.
- As razões entre o processamento *offline* quantitativo e o processamento automatizado de dados obtidos pela MRS fornecem uma discriminação similar.
- Alterações espectroscópicas na AD ocorrem predominantemente na substância cinzenta, enquanto na demência vascular ocorrem principalmente na substância branca.

Pontos-chave

- A MRS diferencia a AD dos sujeitos normais e da demência vascular e pode ser utilizada diagnosticamente
- mI e NAA são os discriminantes metabólicos.

Referências

1. Kantarci K, Jack CR, Jr., Xu YC et al. Regional metabolic patterns in mild cognitive impairment and Alzheimer's disease, a ^{1}H MRS study. *Neurology* 2000; **55**: 210–217.
2. Shonk TK, Moats RA, Gifford P et al. Probable Alzheimer disease: diagnosis with proton MR spectroscopy. *Radiology* 1995; **195**: 65–72.

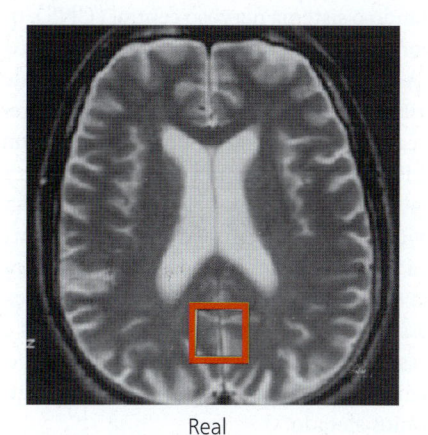

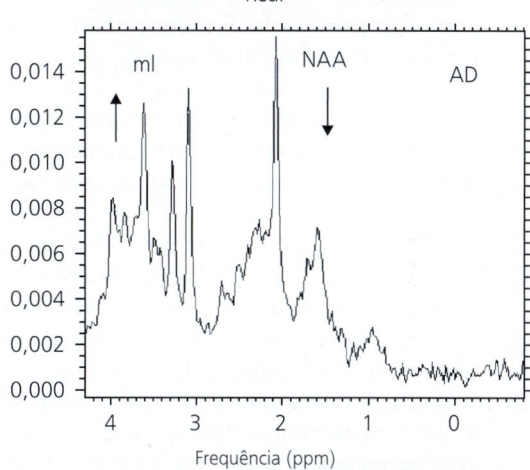

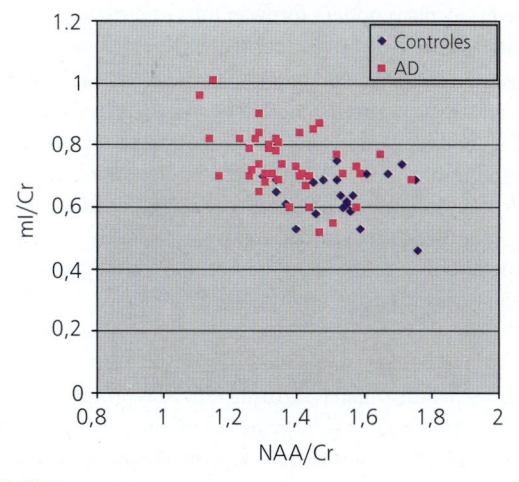

Fig. 39.C2.1

Capítulo 40

MR fisiológica nas doenças neurodegenerativas

W. R. Wayne Martin

Introdução

As doenças neurodegenerativas incluem um amplo grupo de distúrbios afetando o sistema nervoso central (CNS), que são caracterizados por morte ou disfunção gradualmente progressiva dos neurônios. A etiologia de muitos destes distúrbios é desconhecida, embora vários fatores genéticos, assim como fatores ambientais não identificados, possam exercer um papel em alguns destes distúrbios. Muitos dos mecanismos celulares básicos responsáveis pela perda neuronal na doença neurodegenerativa são desconhecidos. Há evidências de que alguns distúrbios possam estar relacionados com a ativação inadequada das vias apoptóticas envolvidas no processo de morte celular programada. A doença neurodegenerativa possui uma ampla gama de manifestações clínicas, uma vez que os aspectos mais salientes de uma doença em particular estão intimamente relacionados com as funções do grupo específico de neurônios afetado.

Geralmente, o diagnóstico de uma doença neurodegenerativa baseia-se na presença de uma síndrome neurológica característica e a principal função das técnicas de neuroimagem de rotina, incluindo a MRI convencional, tem sido o de excluir outros distúrbios que possam ser uma fonte de confusão diagnóstica. Entretanto, o contínuo desenvolvimento de novas técnicas de aquisição de imagens do CNS tem gerado significantes avanços em nosso entendimento sobre as alterações na função e na estrutura cerebral associadas à doença neurodegenerativa. Uma ferramenta não invasiva com o potencial de monitorar a evolução da doença desde um estágio muito precoce propiciaria um profundo impacto no controle destes distúrbios debilitantes. Tais técnicas podem fornecer uma melhor compreensão dos mecanismos subjacentes à perda neuronal inexorável que caracteriza os distúrbios neurodegenerativos. Além disso, ao proporcionar um método objetivo para monitorar a evolução da doença, estas técnicas podem fornecer uma importante ferramenta para avaliar a eficácia de novas abordagens terapêuticas.

Este capítulo irá revisar a aplicação das técnicas de MR fisiológica nas doenças neurodegenerativas associadas ao sistema motor, isto é, doença de Parkinson (PD) e doenças relacionadas, doença de Huntington (HD) e a esclerose lateral amiotrófica (ALS; doença do neurônio motor). Outras condições, como as demências neurodegenerativas, são abordadas nos Capítulos 39 e 41, e os distúrbios metabólicos primariamente observados na população pediátrica são revisados nos Capítulos 46, 52 e 53.

Parkinsonismo

As síndromes parkinsonianas são caracterizadas primariamente por lentidão dos movimentos (bradicinesia), tremor de repouso e rigidez. Embora a PD idiopática seja a causa mais comum do parkinsonismo, outros distúrbios neurodegenerativos podem ser difíceis de diferenciar da PD, particularmente no início do curso clínico. Até 25% dos pacientes diagnosticados com PD podem possuir outro diagnóstico neuropatológico na autopsia.[1] A precisão do diagnóstico aumenta com um serviço especializado em distúrbios do movimento e com a aplicação rigorosa dos critérios clínicos, porém, mesmo neste cenário, o diagnóstico preciso de outra causa que a PD é alcançado somente após uma média de 5,4 anos do início dos sintomas.[2] Diversos estudos por MR tentaram diferenciar as várias causas degenerativas de parkinsonismo a fim de melhorar a precisão diagnóstica.

Difusão por MR

A MRI estrutural convencional do cérebro mapeia a distribuição de prótons, primariamente na água e gordura. O contraste entre os diferentes tipos de tecidos resulta das diferenças no conteúdo de água entre as regiões cerebrais, diferenças no grau de ligação da água e diferenças no ambiente local. A difusão por MRI leva em consideração o fato adicional de que as moléculas de água estão em constante movimento, possibilitando a quantificação destes movimentos microscópicos que ocorrem no interior de cada *voxel*. Na substância branca normal, o movimento molecular é reprimido pelas barreiras físicas, como as bainhas envolvendo o axônio, causando um maior movimento ao longo do eixo mais longo dos axônios. Anisotropia se refere ao grau de dependência direcional da difusão em um *voxel* de interesse (Capítulos 4 e 5). Portanto, um *voxel* em um trato principal da substância branca terá um alto grau de anisotropia; ou seja, terá um valor de anisotropia fracionada (FA) próximo de 1.

Na PD propriamente dita, as imagens ponderadas em difusão (DWI) não renderam grandes informações, embora estudos tenham sugerido que a FA pode estar reduzida entre a *substância nigra* e o estriado, talvez por perda dos neurônios nigrais e projeções nigroestriadas.[3] Um estudo caso-controlado de grande escala de 73 pacientes com PD e 73 controles pareados por gênero e sexo demonstrou que os valores FA na *substância nigra* eram mais baixos na PD do que nos controles e se correlaciona inversamente com a severidade clínica da PD.[4] A mensuração da FA com a imagem por tensores de difusão (DTI) também sugeriu a presença de alterações no cingulado posterior em pacientes PD com demência.[5] No entanto, há dados insuficientes para recomendar a implementação de rotina destas mensurações no controle dos pacientes. Será importante confirmar estas observações com adicionais estudos longitudinais para avaliar a utilidade clínica destas técnicas na PD.

Um recente estudo realizado por Kendi *et al.*[6] forneceu evidências de que o processo neurodegenerativo na PD pode estender-se além dos núcleos da base. Estes autores utilizaram uma análise fundamentada em *voxel* dos dados obtidos por DTI para de-

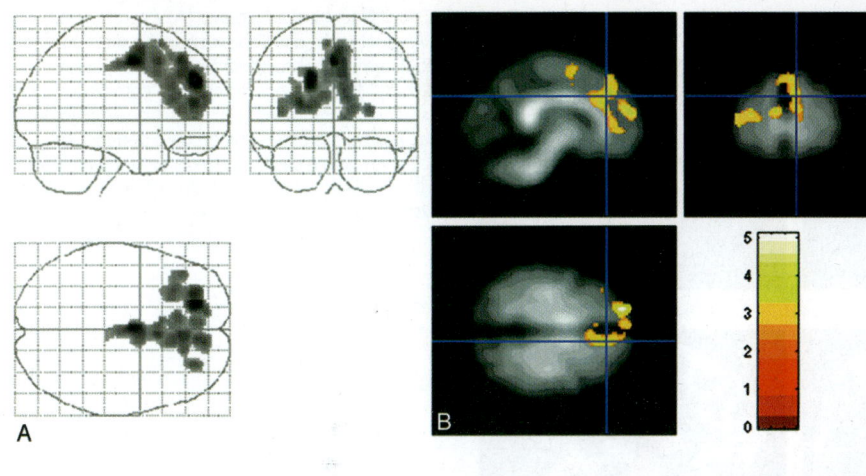

Fig. 40.1 Doença de Parkinson. (A) Aglomerados significantes de anisotropia fracionada (FA) reduzida em pacientes com a doença de Parkinson, quando comparados com os sujeitos controle, conforme observado na imagem lateral direita (figura esquerda superior), frontal (figura direita superior) e superior (figura esquerda inferior). (B) O mapa estatístico está sobreposto à imagem normalizada da FA. A barra de cores indica a escala z. Os aglomerados foram considerados significantes quando $P < 0,05$, corrigido para múltiplas comparações. (Com permissão de Kendi et al. 2008.[6])

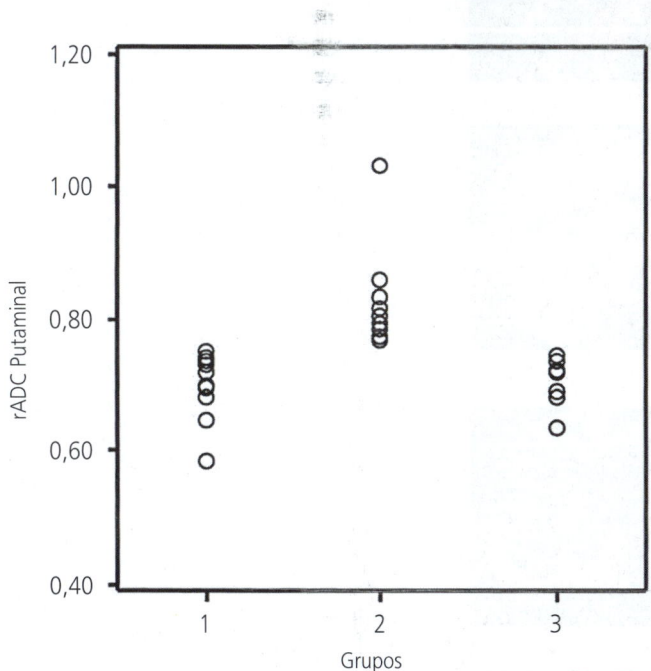

Fig. 40.2 Gráfico de dispersão dos valores regionais putaminais do ADC (rADC) de pacientes com a doença de Parkinson (grupo 1), pacientes com o subtipo parkinsoniano de atrofia de múltiplos sistemas (grupo 2) e controles (grupo 3). (Com permissão de Schocke et al. 2002.[7])

monstrar as alterações na área motora suplementar, área motora pré-suplementar e na área cingulada anterior em pacientes sem demência com PD (Fig. 40.1). De modo interessante, estas alterações na FA ocorreram na ausência de perda de volume do tecido detectável, como evidenciado pela ausência de significante alteração com a morfometria fundamentada em *voxel*, sugerindo que as duas técnicas fornecem informações complementares.

Há evidências de que a DWI pode ser útil na diferenciação entre a PD e outras causas neurodegenerativas maiores do parkinsonismo, isto é, o subtipo parkinsoniano de atrofia de múltiplos sistemas (MSA-P) e paralisa supranuclear progressiva (PSP). A atrofia de múltiplos sistemas tipicamente se manifesta na forma de combinações variadas de parkinsonismo, disfunção autonômica, ataxia cerebelar e sinais piramidais. Embora possa haver uma resposta sintomática à levodopa no estágio inicial da doença, esta resposta tipicamente declina em alguns anos, evoluindo para uma forma de parkinsonismo não responsiva à levodopa. A paralisia supranuclear progressiva tipicamente se manifesta na forma de uma síndrome acinético-rígida simétrica com proeminente envolvimento axial, ocorrendo postura distônica e instabilidade precoce do olhar. Geralmente, observa-se uma alteração supranuclear do olhar, afetando particularmente os movimentos verticais dos olhos, embora os aspectos oculares possam desenvolver-se como um traço tardio da doença, ou podem até mesmo estar ausentes. Embora possa haver indícios clínicos que sugiram a presença de MSA ou PSP, o diagnóstico muitas vezes pode ser desafiante e confirmado apenas por autopsia.

Diversos estudos sugeriram que a DWI é capaz de fornecer informações que possibilitam a diferenciação entre a MSA-P e a PD. Foram relatadas alterações na difusão, incluindo um aumento no coeficiente de difusão aparente (ADC) e alterações no tensor de difusão no putâmen, caudado e *pallidum*; estas alterações se correlacionaram com a severidade da doença e aparentemente estão presentes nos estágios inicias da MSA-P (Fig. 40-2).[7-9] Alterações similares foram relatadas em pacientes com PSP, indicando que esta modalidade de imagem é de valor limitado na diferenciação entre MSA-P e PSP.[10]

A técnica de difusão com tractografia utiliza informações obtidas por DTI sobre a orientação das fibras para visualizar os principais feixes de fibras axonais. Ito et al.[11] recentemente relataram evidências de alterações precoces na MSA, sugerindo que baixos valores de FA na ponte indicam alta especificidade na diferenciação entre a MSA-P e a PD, e demonstrando a potencial utilidade da tractografia em diferenciar os pacientes com MSA daqueles com DP e dos controles normais (Fig. 40.3). Em um estudo piloto utilizando a tractografia em quatro pacientes com MSA e três com PSP, Nilsson et al.[12] relataram uma ampla atrofia do pedúnculo cerebelar médio na MSA, porém degeneração seletiva do pedúnculo cerebelar superior em pacientes com PSP. Se estas observações forem confirmadas, a tractografia pode fornecer uma nova ferramenta diagnóstica importante nesta população de pacientes.

Imagem por transferência de magnetização

A imagem por transferência de magnetização (MT) baseia-se em interações entre os prótons móveis de água livre e os prótons forte-

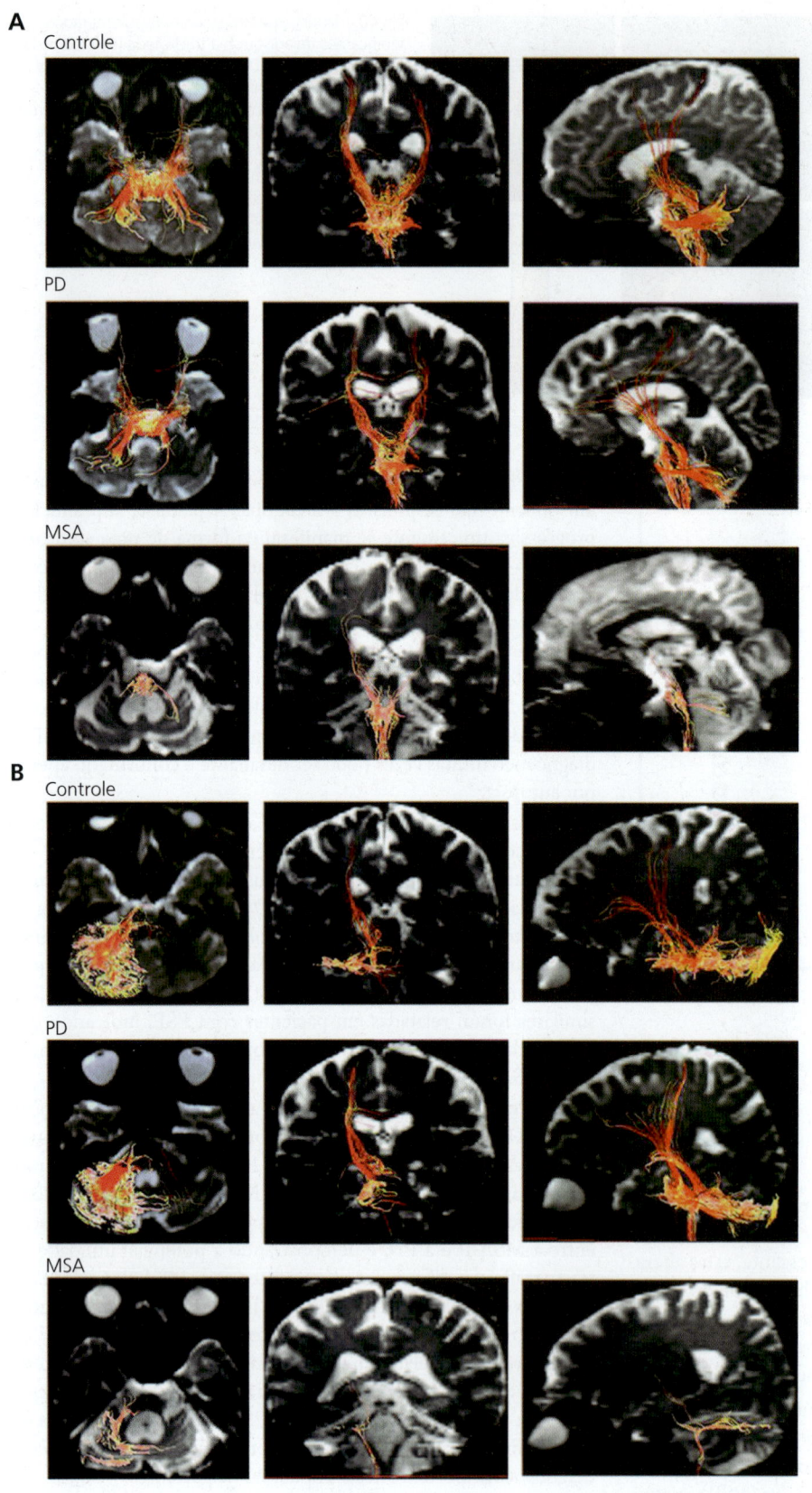

Fig. 40.3 Tractografia na ponte (A) e cerebelo (B). (A) A visualização das fibras na ponte e das fibras no trato piramidal é obscura na atrofia de múltiplos sistemas (MSA), quando comparada com os controles e a doença de Parkinson (PD). (B) A visualização das fibras transversas prosseguindo via o pedúnculo cerebelar médio e das fibras se conectando ao lobo frontal é indistinta na MSA. (Com permissão de Ito *et al.* 2007.[11])

mente ligados em estruturas como a mielina. A quantidade de MT correlaciona-se com o grau de mielinização e densidade axonal e pode ser quantificada pelo cálculo da razão de MT (MTR). Alterações nesta razão são evidentes nos núcleos da base de pacientes com PD (doença de Parkinson), MSA e PSP. A distribuição das alterações equipara-se à patologia subjacente destes distúrbios, com uma redução significativa na MTR nigral em pacientes de todos os grupos, redução da MTR, particularmente evidente no putâmen em pacientes com MAS e redução da MTR palidal observada predominantemente em pacientes com PSP.[13]

Espectroscopia por ressonância magnética

A espectroscopia por ressonância magnética (MRS) baseia-se no comportamento dos núcleos específicos contidos em um campo magnético e no princípio geral de que a frequência ressonante de um núcleo depende de seu ambiente químico imediato. A maioria dos ensaios clínicos estudou o comportamento dos núcleos nativos, como o hidrogênio. Com a MRS, os principais compostos contendo hidrogênio podem ser quantificados de maneira não invasiva. Estes compostos incluem N-acetilaspartato (NAA), um marcador neuronal putativo, a creatina (Cr) total, e os compostos contendo colina (Cho), além do lactato, um marcador do metabolismo anaeróbio e o mio-inositol (mI), um marcador glial putativo (Capítulo 1). A maioria dos estudos por MRS da doença neurodegenerativa utilizou técnicas de *voxel* único, em que os dados espectroscópicos são adquiridos a partir de um único volume de interesse pré-definido, tipicamente contendo uma combinação de substância cinzenta, substância branca e líquor. No entanto, a imagem espectroscópica *multivoxel* está cada vez mais sendo utilizada para obter espectros individuais de múltiplos *voxels* anatomicamente localizados durante a mesma sequência de imagens.

A principal patologia subjacente à PD idiopática é uma perda de neurônios dopaminérgicos na *substância nigra*. Se o NAA é um válido marcador da integridade neuronal funcional, então poderia ser previsto um conteúdo reduzido de NAA na *substância nigra* em pacientes com PD. Contudo, esta é uma estrutura desafiante para estudar com a MRS, por seu pequeno tamanho e seu alto conteúdo em ferro. Alterações nigrais reproduzíveis na PD ainda não foram demonstradas pela MRS.

Em contraste à aparente carência de alterações na PD, parece haver uma redução significante na concentração de NAA nos núcleos da base na MSA. Uma significante redução na razão NAA/Cr foi relatada no núcleo lentiforme, particularmente em pacientes com MSA-P, sugerindo que a medida espectroscópica dos níveis de NAA pode ser clinicamente útil na diferenciação entre a MSA-P e a PD.[14] Embora Frederico *et al.*[15] tenham demonstrado similares alterações na MSA, outros utilizaram quantificação absoluta das concentrações de metabólitos e sugeriram que os níveis de NAA estão inalterados na MRA.[16] Em contraste, Watanabe *et al.*[17] utilizaram a MRS de alto campo (3 T) e observaram uma significante redução na razão NAA/Cr na base pontina e no putâmen em pacientes com MSA, correspondendo ao conhecido envolvimento neuronal difuso neste distúrbio; estes autores também sugeriram que estas medidas podem ser de valor diagnóstico no estágio inicial da doença (Fig. 40.4). É importante mencionar que estes estudos foram realizados em pequenos números de pacientes e utilizaram diferentes métodos de aquisição espectroscópica e análise.

Há um reconhecimento crescente de que a PD é um distúrbio multissistêmico com disfunção neuronal não restrito às vias dopaminérgicas ou aos núcleos da base. Consistente com esta afirmação, uma redução na razão NAA/Cr foi relatada no córtex motor,[18] no córtex temporoparietal,[19] e no córtex cingulado posterior.[20] Nos pacientes PD sem demência, o grau de redução no córtex temporoparietal supostamente se correlaciona com as medidas do declínio cognitivo global.[19] Entretanto, há controvérsia com relação à presença de alterações nos níveis de NAA em pacientes PD não dementes. Em contraste aos relatos acima, Griffith *et al.*[21] recentemente relataram uma razão NAA/Cr normal em pacientes PD sem demência, porém uma significante redução da razão NAA/Cr no cingulado posterior em pacientes com demência estudados por MRS de alto campo (3 T). Estudos adicionais são necessários em grandes grupos de pacientes usando metodologia clínica e MR cuidadosamente padronizados para resolver estes problemas.

Embora talvez de menor utilidade clínica imediata, resultados interessantes foram relatados com a aplicação de MRS com tempo de eco curto (5 ms) e alto campo (4 T) em estudos do mesencéfalo na PD, com a aquisição de dados espectroscópicos a partir de volumes de 2,2 mL centralizados na *substância nigra*.[22] Estes investigadores rela-

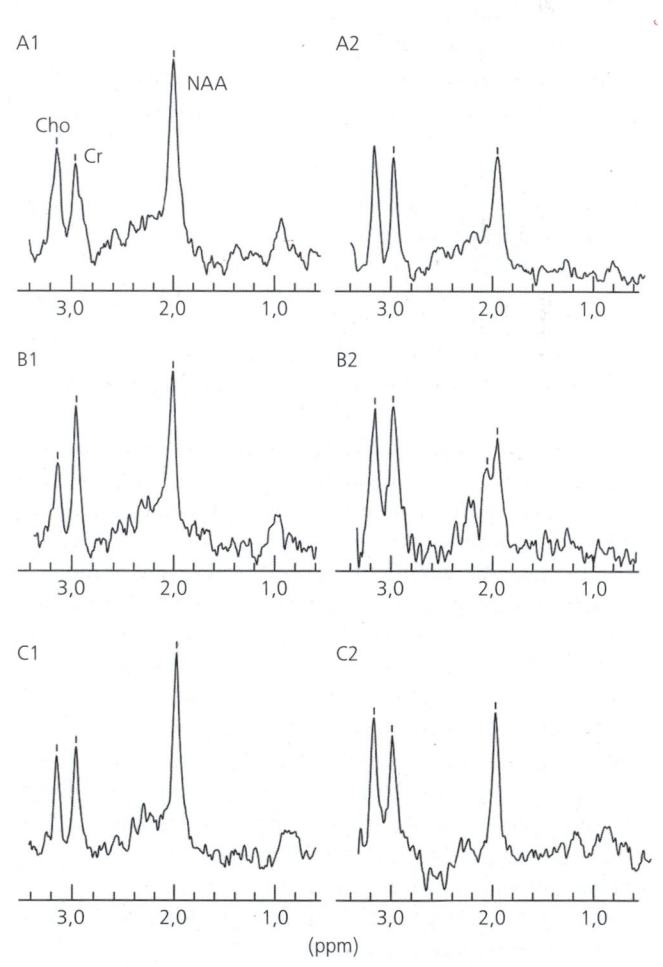

Fig. 40.4 Espectros representativos obtidos pela MRS de prótons dos controles (1) e de pacientes com atrofia de múltiplos sistemas (MSA) (2). Os espectros são provenientes da base pontina (A), putâmen (B) e substância branca cerebral (C). NAA, *N*-acetiltransferase; Cho, colina; Cr, creatina. (Com permissão de Watanabe *et al.* 2004.[17])

taram uma razão entre o ácido γ-aminobutírico e o glutamato quatro vezes maior na *substância nigra* que no córtex cerebral, confirmando a neuroquímica estabelecida. Estas observações preliminares, em conjunto com a atual proliferação dos sistemas de MR de alto campo, expandiram os horizontes com relação ao tipo de informação neurobiológica que pode ser obtida de modo não invasivo com a MRS e que pode ser aplicada aos estudos de doença neurodegenerativa.

Há diversos fatores importantes que podem contribuir para a variabilidade dos resultados que foram relatados nestes estudos por MRS. Um grande problema é a metodologia utilizada para quantificar as concentrações de metabólitos.[23] A abordagem-padrão utilizada por muitos investigadores tem sido a de expressar os dados na forma de uma razão entre o metabólito de interesse e um metabólito endógeno (como Cr), em que supostamente permanece constante. A precisão destes métodos tem base na razão, portanto, está diretamente relacionada com a suposição de que o padrão endógeno escolhido é de fato constante em uma determinada situação patológica. A maioria dos estudos relatou apenas um pequeno número de pacientes, geralmente com menos de dez sujeitos em cada grupo. Os grupos de pacientes variaram um pouco entre os estudos, com alguns pacientes apresentando PD em estágio inicial não tratada, e outros possuindo doença mais avançada necessitando de tratamento. A variabilidade na técnica de MR propriamente dita, como, por exemplo, na escolha do tempo de eco, pode induzir a resultados heterogêneos. Por último, o alto conteúdo de ferro nos núcleos da base possui um impacto significante sobre a habilidade de obter espectros de alta resolução reprodutíveis a partir deste volume de tecido, podendo ter impacto sobre a precisão dos resultados quantitativos extraídos dos espectros obtidos destas regiões.

Doença de Huntington

A doença de Huntington é um distúrbio neurodegenerativo autossômico dominante, caracterizado por movimentos involuntários anormais (tipicamente coreia e distonia), alterações comportamentais e comprometimento cognitivo. O início dos sintomas clínicos geralmente ocorre no adulto de idade mediana, embora o início na infância e na idade avançada não seja infrequente. O distúrbio é inexoravelmente progressivo, tipicamente resultando em morte aproximadamente 15-20 anos após o início dos sintomas. O marco neuropatológico é uma atrofia macroscópica do caudado e do putâmen, acompanhada por intensa perda dos neurônios espinhosos médios do estriado e relativa preservação dos grandes neurônios estriados. O distúrbio é causado pela expansão da repetição de trinucleotídeos (CAG) polimórficos no éxon 1 do gene que codifica a proteína huntingtina. Embora a natureza do defeito genético seja bem estabelecida, os mecanismos que associam esta alteração à perda neuronal seletiva subjacente aos aspectos clínicos da HD são pouco compreendidos. Há algumas evidências, com base primariamente em modelos animais da doença, de um mecanismo excitotóxico e de comprometimento do metabolismo enérgico por disfunção mitocondrial.

A MRI convencional é capaz de revelar a atrofia da cabeça do caudado em pacientes com HD, dependendo da severidade da doença, porém este é um achado não diferencial. Com a evolução da doença, a atrofia do caudado piora e uma atrofia cortical mais difusa pode tornar-se evidente. A morfometria com base em *voxel* demonstrou redução do volume da substância branca do estriado, amídala, ínsula, mesencéfalo dorsal e sulco intraparietal nos indivíduos positivos para o gene e assintomáticos.[24] Rosas et al.[25] utilizaram uma nova técnica de reconstrução da superfície para medir a espessura cortical na HD, relatando evidências de degeneração, primariamente no córtex sensório-motor primário e no córtex de associação de alta ordem. Neste estudo, o adelgaçamento cortical foi mais proeminente no estágio inicial da doença, progredindo para as regiões mais anteriores com a evolução da doença.

Difusão por MR

Medidas da difusividade regional obtidas pela DWI foram exploradas em pacientes HD sintomáticos. Seppi et al.[26] relataram aumento da difusividade no putâmen e do caudado, correlacionando este achado com o comprometimento funcional global, o comprimento das repetições CAG e o grau de atrofia do caudado (Fig. 40.5).

Embora a HD seja geralmente reconhecida como sendo caracterizada pela presença de movimentos involuntários anormais secundários à patologia estriatal, é bem estabelecida a presença de outras alterações neurológicas presumivelmente não relacionadas com o envolvimento estriatal. Rosas et al.[27] relataram a aplicação da DTI em pacientes sintomáticos com HD e nos indivíduos assintomáticos positivos para o gene para examinar a natureza regional das alterações na substância branca no estágio inicial da HD (Fig. 40.6). Foram encontradas alterações na substância branca no corpo caloso, na cápsula interna e nas substâncias brancas frontal e subcortical, sustentando a hipótese de envolvimento seletivo dos tratos piramidais na HD. Alterações similares também estavam presente nos indivíduos pré-sintomáticos. Havia uma relação significativa entre as medidas obtidas por DTI e o desempenho no teste cognitivo. Este trabalho fornece evidências das degenerações piramidal e extrapiramidal que acompanham o adelgaçamento cortical das regiões sensório-motoras na HD. Quer as alterações na substância branca reflitam uma degeneração primária, como a desmielinização, ou ocorram secundariamente à degeneração da substância cinzenta cortical permanece a ser determinado.

Espectroscopia por ressonância magnética

A produção normal de energia no cérebro é derivada do metabolismo oxidativo da glicose no ciclo do ácido tricarboxílico e, posteriormente, da cadeia transportadora de elétrons. Um defeito em qualquer um destes processos resultará na redução do metabolismo do piruvato nestas vias e aumento da produção de lactato. Concentrações regionais de lactato no cérebro podem ser facilmente avaliadas pela MRS. Esta metodologia demonstrou aumento occipital dos níveis de lactato na HD, consistente com a presença de função mitocondrial anormal produzindo comprometimento do metabolismo energético, possivelmente anterior ao início da sintomatologia clínica.[28,29] Em um estudo subsequente, o tratamento oral com a coenzima Q10, um cofator essencial da cadeia transportadora de elétrons, resultou em reduções significantes nas concentrações corticais de lactato em 18 pacientes com a HD; estas reduções foram revertidas após a retirada do tratamento.[30] Concentrações aumentadas de lactato também foram demonstradas no córtex frontal, incluindo em alguns portadores assintomáticos do gene.[31] Foi

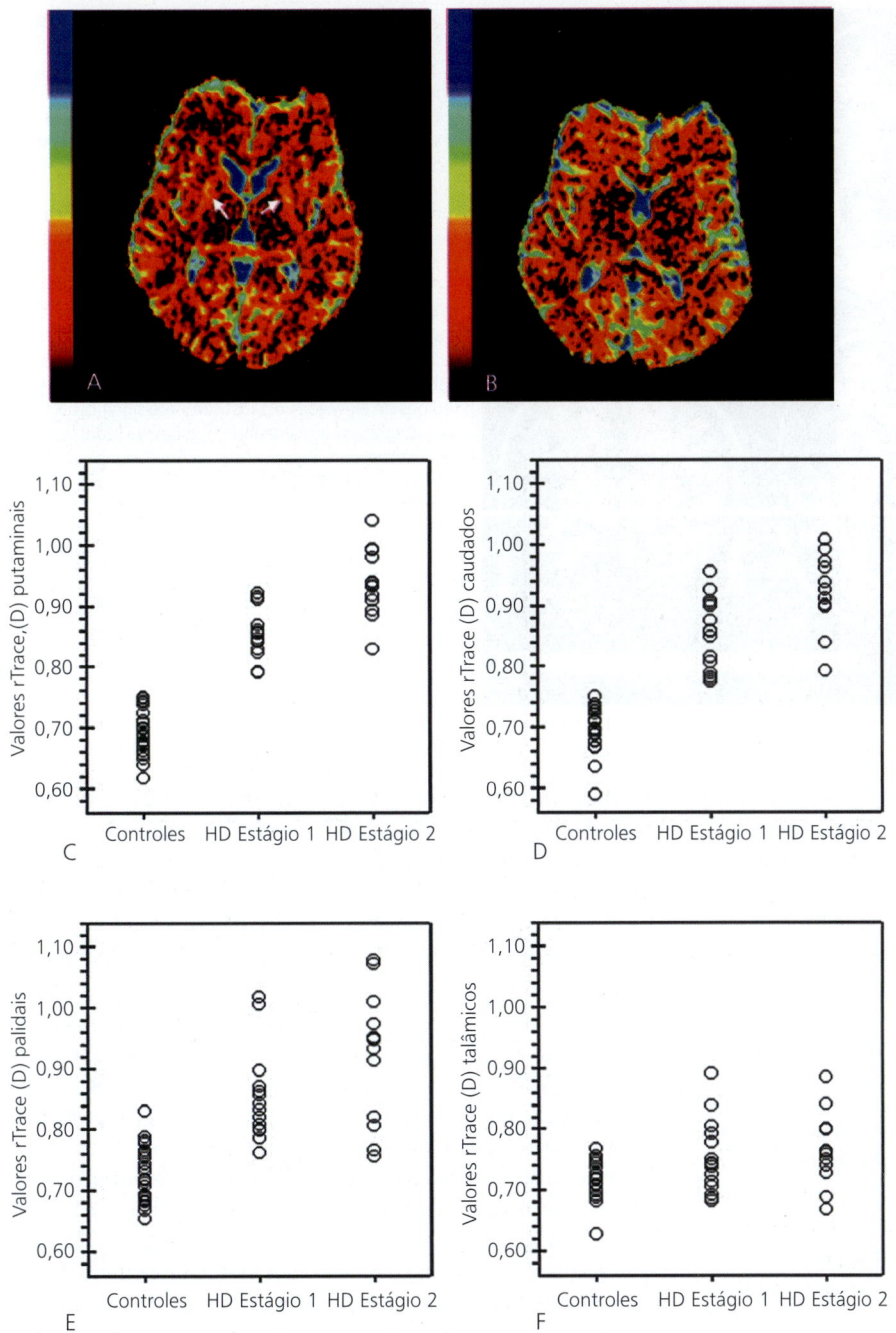

Fig. 40.5 Mapas do traço (D) axial no nível do estriado médio em um paciente com a doença de Huntington (HD) (A) e um controle saudável (B), assim como gráficos de dispersão dos valores (10^{-3} mm^2/s) do *rTrace* (D) putaminal (C), caudado (D), palidal (E) e talâmico (F) obtidos de controles e pacientes com o estágio 1 e 2 da HD. As cores azul, verde, amarelo e preto representam valores descendentes do traço (D) nos mapas de traço (D) axial (A, B). Observar as múltiplas áreas parcialmente confluentes de valores de traço (D) elevados (pontos amarelos) disseminadas na região estriatal do paciente HD (A; setas), quando comparadas com o controle saudável (B) que não apresenta valores elevados do traço (D) no estriado. (Com permissão de Seppi et al. 2006.[26])

relatado um metabolismo oxidativo mitocondrial comprometido, determinado pela ^{31}P-MRS, no músculo esquelético de pacientes HD, fornecendo adicional suporte para a hipótese de que a disfunção mitocondrial está envolvida na patogênese da doença.[32]

No entanto, existem dados contraditórios. Hoang et al.[33] relataram resultados obtidos por MRS de 15 pacientes com HD estudados por MRS, com dados adquiridos dos volumes localizados no putâmen, substância branca occipital e substância branca parietal posterior, assim como pela ^{31}P-ERM e ^{13}P-ERM com desacoplamento de prótons das regiões parietais. Este estudo falhou em demonstrar alterações significantes nos pacientes com HD. O metabolismo energético estava normal em todas as regiões cerebrais mensuradas por MRS, sem aumento nos níveis de lactato cerebral ou redução na fosfocreatina e ATP, sugerindo que prévios relatos de aumento nos níveis de lactato na HD foram explicados pela inclusão do liquor ventricular contendo lactato no volume de interesse. Recentemente, Martin et al.[34] relataram resultados de estudos por MRS 3T na HD, segmentando os *voxels* em substância branca, substância cinzenta e liquor, extrapolando o conteúdo regional de lactato a um *voxel* hipotético contendo 100% de cérebro para controlar as diferenças no conteúdo de lactato no liquor. As razões lactato/Cr e lactato/NAA estavam significantemente aumentadas nos *voxels* parieto-occipital e cerebelar na HD. Após os resultados da razão lactato/NAA no grupo com excesso de lactato em um *voxel* teórico 100% preenchido por cérebro, houve uma tendência a uma maior razão no grupo HD que no grupo-controle. Estes

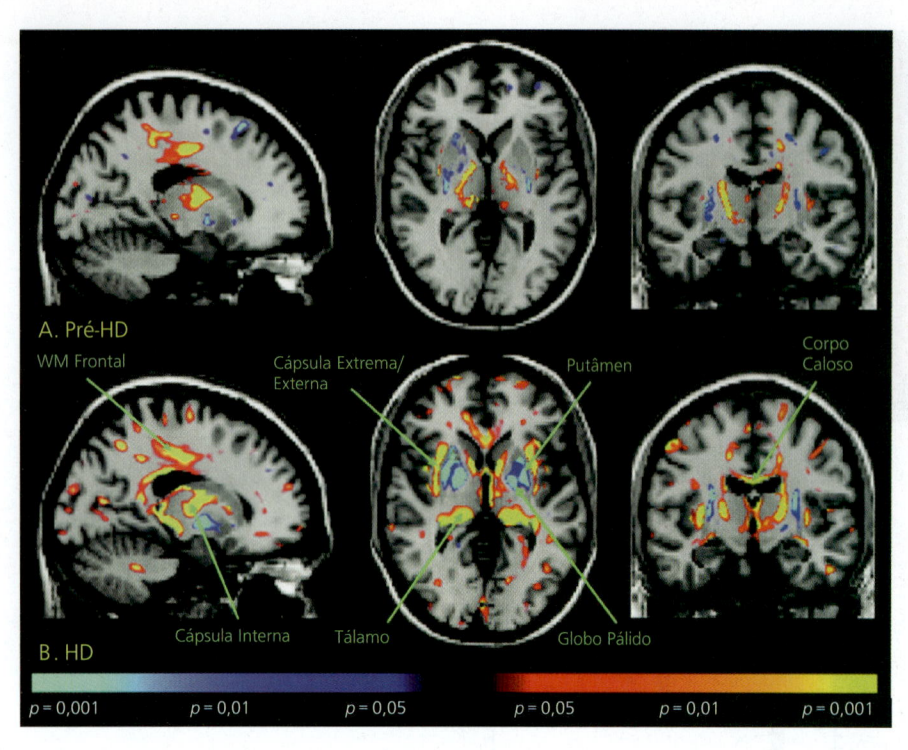

Fig. 40.6 Mapas estatísticos da anisotropia fracionada (FA) obtida em imagens por tensores de difusão. A análise exploratória craniana total demonstrou significantes reduções da FA na cápsula interna, substância branca subcortical frontal e porções do tálamo, e aumentos da FA no putâmen no grupo de indivíduos pré-sintomáticos portadores da mutação genética que causa a doença de Huntington (pré-HD; A). No grupo de estágio inicial da doença de Huntington (HD; B), foram observadas elevações significativas no putâmen e globo pálido; reduções na FA incluíram a cápsula interna, corpo caloso, cápsula extrema/externa, pedúnculos cerebrais, mesencéfalo e a substância branca subjacente às regiões cerebrais, incluindo o córtex sensório-motor, as áreas frontais, parietais e parieto-occipitais. As áreas azuis exibem regiões de elevações estatisticamente significantes na FA; as áreas amarelas exibem regiões de reduções estatisticamente significantes na FA. (Com permissão de Rosas et al. 2006.[27])

resultados sugerem um aumento regionalmente inespecífico no conteúdo de lactato cerebral na HD declarada, embora a possibilidade de uma contribuição do liquor a este aumento não pudesse ser descartado. Independente se o aumento de lactato está no liquor ou no cérebro, qualquer aumento sustenta a possibilidade de função mitocondrial comprometida resultando em metabolismo energético cerebral anormal na HD.

Esclerose lateral amiotrófica

A esclerose lateral amiotrófica é um distúrbio neurodegenerativo crônico, caracterizado primariamente por uma degeneração seletiva afetando o sistema motor. Clinicamente, os pacientes apresentam uma combinação de sinais derivados do comprometimento do neurônio motor superior e neurônio motor inferior. A ALS é geralmente manifestada na 6ª década de vida; esta doença é inexoravelmente progressiva, resultando em morte geralmente em 3-5 anos do início.

Uma das principais alterações patológicas na ALS é a degeneração do trato corticoespinal que se estende a partir do giro pré-central e através da cápsula interna, pedúnculos cerebrais, mesencéfalo e medula espinal. Foram descritas áreas hiperintensas no braço posterior da cápsula interna nas imagens por MR convencional ponderadas em T_2, possivelmente refletindo, embora estas alterações sejam inespecíficas, desmielinização e degeneração das fibras no trato corticoespinal na ALS.[35]

Difusão por MR

O subtipo clínico da ALS depende se os neurônios motores superiores ou inferiores são afetados em conjunto (como é geralmente observado na ALS) ou isoladamente (esclerose lateral primária com o envolvimento apenas do neurônio motor superior e atrofia muscular progressiva com envolvimento restrito aos neurônios motores inferiores). Envolvimento dos neurônios motores inferiores geralmente pode ser confirmado por testes neurofisiológicos clínicos; ainda não existe uma técnica objetiva e confiável para confirmar o envolvimento dos neurônios motores superiores na prática clínica de rotina.

A degeneração do trato corticoespinal na ALS provavelmente resulta em um rompimento dos obstáculos à difusão livre, que pode ser refletido pela anisotropia fracionada reduzida. Foi relatada uma significante redução na FA no pedúnculo cerebral em pacientes com ALS, com uma relação inversa entre a FA e a severidade do envolvimento dos neurônios motores superiores.[26] Cosottini et al.[37] forneceram informações adicionais, afirmando que alterações na ALS são observadas mais frequentemente com a DTI do que nas imagens convencionais de inversão-recuperação com supressão de liquor (FLAIR). Seus dados sugerem que as alterações na via corticoespinal podem ser específicas ao envolvimento dos neurônios motores superiores, estando ausentes em pacientes com o subtipo da doença atrofia muscular progressiva. A sensibilidade da DTI no estágio inicial da ALS foi estudada por Sach et al.[38], que observaram evidências de envolvimento dos neurônios motores superiores em pacientes com um diagnóstico presuntivo de ALS, antes que os sintomas clínicos de lesão no trato corticoespinal se tornassem aparentes.

A DTI com alta resolução angular confere uma melhor resolução nas áreas de fibras entrelaçadas, além de melhorar a razão sinal-ruído dos índices de DTI.[39] Graham et al.[40] relataram que esta técnica é sensível à patologia nos neurônios motores superiores na ALS, porém carecem da especificidade necessária de um marcador diagnóstico. Estes investigadores argumentam que parte da atração da DTI é que os índices de anisotropia são rotacionalmente invariantes. Estes índices são insensíveis à orientação do sujeito no *scanner*, à orientação dos gradientes de difusão e aos sistemas laboratoriais de coordenadas. Portanto, desde que o mesmo esquema de aquisição de imagens seja sempre utilizado, as medidas quantitativas da anisotropia obtidas de diferentes pacientes em diferentes momentos e de diferentes *scanners* deveriam ser diretamente comparáveis. Consequentemente, estas medidas podem ser apropriadas para monitorar a progressão do envolvimento dos neurônios motores superiores ao longo do tempo.[40]

Vários pesquisadores investigaram o padrão da alteração relacionada com a doença que ocorre nas vias corticoespinais na ALS. Sage et al.[41] relataram alterações nos parâmetros de difusão por todo o cérebro, incluindo os lobos frontais, parietais e temporais de pacientes com ALS. Assim como relatado em prévios estudos, a gravidade da doença estava inversamente correlacionada com a FA. No exame de seguimento, ocorreu um adicional declínio da FA, não apenas no trato corticoespinal como também na substância branca total. Com a tractografia, foi evidente que a parte pré-central do trato corticoespinal estava particularmente prejudicada.[41] O padrão de envolvimento do trato cerebroespinal ao longo de seu trajeto intracraniano foi posteriormente explorado por Wong et al.[42] Estes investigadores observaram aumento da FA e progressiva redução do ADC desde a *corona radiata* até o pedúnculo cerebral na ALS e nos sujeitos controle. Em pacientes com ALS, a FA estava mais reduzida no pedúnculo cerebral contralateral ao lado do corpo exibindo os sinais mais severos de comprometimento dos neurônios motores superiores. A FA da cápsula interna correlacionou-se positivamente com a duração dos sintomas, enquanto o ADC do pedúnculo cerebral se correlacionou positivamente com a escala de Ashworth para espasticidade. Estas observações levaram à conclusão de que havia uma dependência espacial dos parâmetros de difusão ao longo do trato corticoespinal nos indivíduos saudáveis e que a degeneração intracraniana do trato corticoespinal na ALS foi mais intensa nas regiões rostrais e caudais. Uma observação interessante foi que as alterações na difusão não se correlacionaram com a severidade da doença, conforme indicado pela escala funcional de avaliação da ALS. Os investigadores sugerem que este achado não é inesperado, visto que muitas das funções pesquisadas com esta escala de incapacidade são dependentes da força muscular, um aspecto que é fortemente dependente da integridade dos neurônios motores inferiores, enquanto a difusão por MRI é uma medida da integridade dos neurônios motores superiores.[42]

Muitos estudos evidenciam que a patologia da ALS não é limitada aos neurônios motores. Alguns pacientes com a ALS típica também desenvolvem demência, geralmente com disfunção frontotemporal proeminente.[43] Não é claro se esta combinação de características típicas da ALS com a demência deveria ser considerada como uma síndrome separada ou como parte do contínuo da ALS clássica. O conceito de envolvimento multisistêmico é abordado acima, no trabalho relatado por Sage et al.[41] Um estudo comparando as imagens ponderadas em T_2 na ALS com ou sem demência demonstrou atrofia frontotemporal bilateral em todos os pacientes com demência, embora deva ser mencionado que havia apenas três indivíduos no grupo de pacientes com demência e 21 pacientes no grupo sem demência.[44]

Imagem por transferência de magnetização

Foram descritas alterações quantitativas na MTR na ALS.[45,46] Entretanto, as mensurações quantitativas por MTR requerem um pós-processamento das imagens mais extenso do que a derivação das MTRs, podendo dificultar sua utilização na prática clínica. Uma recente publicação descreve a avaliação qualitativa da intensidade de sinal na via corticoespinal, com uma sequência de pulso *spin-echo* ponderada em T_1, projetada para a aquisição de imagens de contraste por MT (Fig. 40.7).[47] Os autores descreveram hipointensidade ao longo do trato corticoespinal e nas regiões subcorticais dos giros pré-centrais nos sujeitos controle e hiperintensidade na ALS. Embora estes autores tenham sugerido que a sensibilidade e precisão desta técnica em demonstrar as alterações corticoespinais na ELA justifiquem sua inclusão nas investigações de pacientes com sinais piramidais e de fraqueza, é necessária a realização de mais estudos para confirmar sua sensibilidade e especificidade, particularmente em pacientes com o estágio inicial da doença.

Espectroscopia por ressonância magnética

O valor do NAA como um marcador neuronal foi explorado com os estudos por MRS na ALS. Uma razão NAA/Cr reduzida corresponde à anatomia dos tratos corticoespinais com alterações no córtex motor primário; uma menor redução é observada no córtex sensorial primário e na área pré-motora.[48-51] Foi demonstrado que uma razão NAA/Cr reduzida no córtex motor [52] e no mesencéfalo[53] está altamente associada à presença de sinais de acometimento do neurônio motor superior.

Um estudo transversal, exibindo uma razão NAA/(Cr + Cho) reduzida no córtex motor, demonstrou a importância de uma metodologia quantitativa por MRS reprodutível e as dificuldades associadas à interpretação das medidas da razão.[54] Os autores sugeriram que esta redução na razão NAA/(Cr + Cho) resultou não apenas dos níveis diminuídos de NAA, como também de aumentos nos níveis de Cr e Cho, postulando que as alterações nos níveis de Cr e Cho eram secundárias à gliose e aos fosfolipídeos liberados pela ruptura das membranas neuronais. Não houve uma alteração consistente nas razões de metabólitos em estudos longitudinais, embora tenha ocorrido uma progressiva redução associada ao progresso da doença em cada um destes metabólitos no córtex motor.

Um recente estudo utilizou uma sequência de pulso especialmente adaptada e MRS de alto campo (3 T) para avaliar o marcador glial putativo mI no córtex motor de pacientes com um diagnóstico clínico de ALS.[55] Os investigadores hipotetizaram que as medidas combinadas da função neuronal e glial (refletidas pelas concentrações de NAA e mI, respectivamente) podem aumentar a habilidade da MRS em distinguir pacientes com ALS dos sujeitos controle. As ressonâncias do mI tendem a coalescer a 1,5 T, pois as mesmas se originam de um sistema *spin* complexo e fortemente acoplado, além de se sobreporem, em diferentes graus, às ressonâncias de glutamato, glutamina, glicina e taurina. A 3 T, o mI é mais bem resolvido como um tripleto, com sobreposição ligeiramente menor com outros metabólitos. Este estudo forneceu evidências de que a razão NAA/mI é uma medida sensível da neuropatologia no córtex motor de pacientes com ALS. Uma abordagem refinada para a análise dos dados obtidos por MRS utiliza a técnica de difusão com tractografia para identificar o trato corticoespinal.[56] Estes resultados podem então ser utilizados para a delimitação das regiões de interesse para a análise dos dados obtidos pelas imagens espectroscópicas, aumentando, consequentemente, a especificidade regional dos resultados relatados.

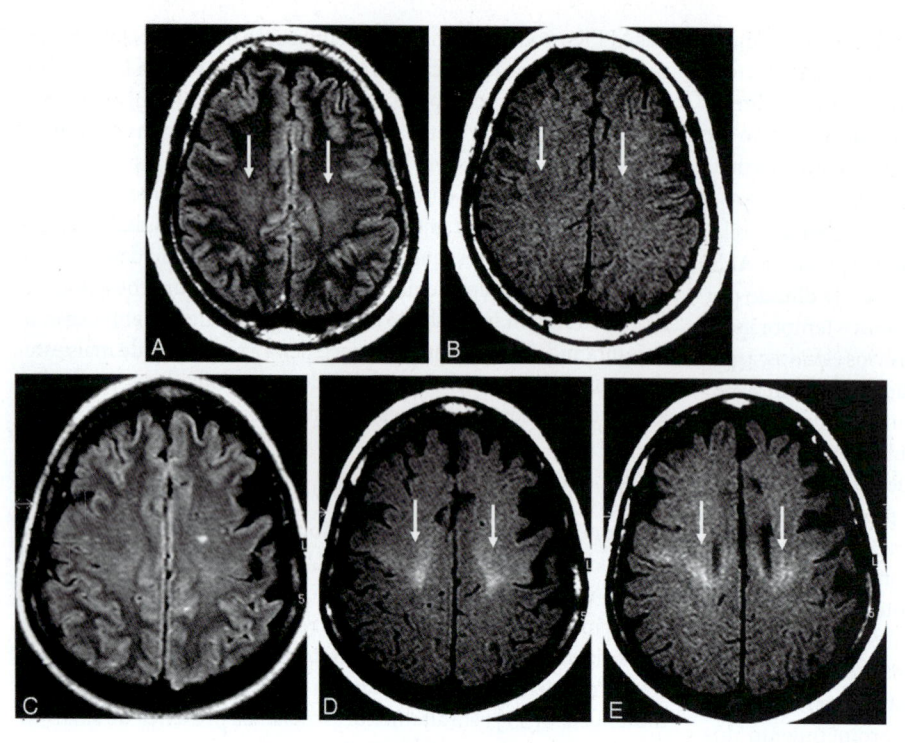

Fig. 40.7 Imagens do trato corticoespinal (CST) no centro semioval. (A, B) Sujeito controle com hiperintensidade na imagem de FLAIR (A, setas) e hipointensidade na sequência *spin-echo* ponderada em T_1 com contraste por transferência de magnetização (SE MTC) (B, setas) na região do CST. (C-E) Paciente com esclerose lateral amiotrófica comprovada. (C) A imagem de FLAIR é comum. (D, E) Hiperintensidade patológica pode ser observada nas regiões do centro semioval, regiões periventriculares em imagens SE MTC ponderadas em T_1 (setas). (Com permissão de Rocha et al. 2005.[47])

Suporte adicional ao valor das imagens espectroscópicas na ALS é fornecido por um recente estudo realizado por Mitsumoto et al.[57]. Estes investigadores prospectivamente avaliaram o valor de potenciais biomarcadores, por imagem espectroscópica e DTI, em 64 pacientes com ALS e 29 controles. A concentração de NAA estava intensamente reduzida na ALS, apresentando uma boa correlação com os marcadores clínicos da severidade da doença, incluindo a velocidade dos tapinhas de dedo, a força de preensão e a força de pinça, porém uma menor correlação com a escala de avaliação funcional da ALS. No entanto, houve pouca sensibilidade às mudanças sequenciais, sem uma alteração significante na concentração de NAA ou nos parâmetros de difusão ao longo do tempo. Os parâmetros de difusão do braço posterior da cápsula interna não diferenciaram os pacientes com ALS dos controles; este estudou não abordou a potencial utilidade destes parâmetros medidos em outras partes das vias corticoespinais.

Conclusões

O estudo de distúrbios neurodegenerativos pela MR fisiológica é um campo de atuação desafiante. Estes distúrbios são caracterizados primariamente por disfunção progressiva e/ou degeneração de grupos limitados de neurônios, dos quais a avaliação com MR funcional não é uma tarefa fácil. Entretanto, houve avanços significantes com o desenvolvimento de novas técnicas, como difusão por MR e espectroscopia. Neste campo de rápida evolução, não admira que a maioria dos estudos tenha envolvido um número relativamente pequeno de pacientes, estudados com uma ampla gama de técnicas. Embora muitas destas técnicas sejam promissoras como ferramentas para elucidar opções diagnósticas e para acompanhar a evolução dos distúrbios, nos quais são frequentemente progressivos, ainda é necessário muito estudo antes que estas técnicas possam ser recomendadas como parte do controle clínico de rotina. Estamos no aguardo de estudos longitudinais meticulosos em grupos de pacientes clinicamente caracterizados utilizando os métodos avançados de MR, nos quais podem potencialmente ser implementados nos centros de diagnóstico por imagem para avaliar a sensibilidade e a especificidade destas técnicas. Finalmente, um grande avanço pode ser alcançado com a implementação generalizada destas metodologias, porém somente após uma ampla avaliação destas técnicas.

Referências

1. Hughes AJ, Daniel SE, Kilford L, Lees AJ. Accuracy of clinical diagnosis of idiopathic Parkinson's disease: a clinico-pathological study of 100 cases. *J Neurol Neurosurg Psychiatr* 1992; **55**: 181–184.
2. Hughes AJ, Daniel SE, Ben-Shlomo Y, Lees AJ. The accuracy of diagnosis of parkinsonian syndromes in a specialist movement disorder service. *Brain* 2002; **125**: 861–870.
3. Yoshikawa K, Nakata Y, Yamada K, Nakagawa M. Early pathological changes in the parkinsonian brain demonstrated by diffusion tensor MRI. *J Neurol Neurosurg Psychiatry* 2004; **75**: 481–484.
4. Chan L-L, Rumpel H, Yap K et al. Case control study of diffusion tensor imaging in Parkinson's disease. *J Neurol Neurosurg Psychiatry* 2007; **78**: 1383–1386.
5. Matsui H, Nishinaka K, Oda M et al. Dementia in Parkinson's disease: diffusion tensor imaging. *Acta Neurol Scand* 2007; **116**: 177–181.
6. Kendi ATK, Lehericy S, Luciana M, Ugurbil K, Tuite P. Altered diffusion in the frontal lobe in Parkinson disease. *AJNR Am J Neuroradiol* 2008; **29**: 501–505.

7. Schocke MF, Seppi K, Esterhammer R et al. Diffusion-weighted MRI differentiates the Parkinson variant of multiple system atrophy from PD. Neurology 2002; **58**: 575–580.

8. Schocke MF, Seppi K, Esterhammer R et al. Trace of diffusion tensor differentiates the Parkinson variant of multiple system atrophy and Parkinson's disease. Neuroimage 2004; **21**: 1443–1451.

9. Seppi K, Schocke MF, Donnemiller E et al. Comparison of diffusionweighted imaging and [(123)I]IBZM-SPECT for the differentiation of patients with the Parkinson variant of multiple system atrophy from those with Parkinson's disease. Mov Disord 2004; **19**: 1438–1445.

10. Seppi K, Schocke MF, Esterhammer R et al. Diffusion-weighted imaging discriminates progressive supranuclear palsy from PD, but not from the Parkinson variant of multiple system atrophy. Neurology 2003; **60**: 922–927.

11. Ito M, Watanabe H, Kawai Y et al. Usefulness of combined fractional anisotropy and apparent diffusion coefficient values for detection of involvement in multiple system atrophy. J Neurol Neurosurg Psychiatry 2007; **78**: 722–728.

12. Nilsson C, Bloch KM, Brockstedt S et al. Tracking the neurodegeneration of parkinsonian disorders: a pilot study. Neuroradiology 2007; **49**: 111–119.

13. Eckert T, Sailer M, Kaufmann J et al. Differentiation of idiopathic Parkinson's disease, multiple system atrophy, progressive supranuclear palsy, and healthy controls using magnetization transfer imaging. Neuroimage 2004; **21**: 229–235.

14. Davie CA, Wenning GK, Barker GJ et al. Differentiation of multiple system atrophy from idiopathic Parkinson's disease using proton magnetic resonance spectroscopy. Ann Neurol **37**: 204–210, 1995.

15. Federico F, Simone IL, Lucivero V et al. Proton magnetic resonance spectroscopy in Parkinson's disease and atypical parkinsonian disorders. Mov Disord 1997; **12**: 903–909.

16. Clarke CE, Lowry M. Basal ganglia metabolite concentrations in idiopathic Parkinson's disease and multiple system atrophy measured by proton magnetic resonance spectroscopy. Eur J Neurol 2000; **7**: 661–665.

17. Watanabe H, Fukatsu H, Katsun M et al. Multiple regional ^{1}H-MR spectroscopy in multiple system atrophy: NAA/Cr reduction in pontine base as a valuable diagnostic marker. J Neurol Neurosurg Psychiatry 2004; **75**: 103–109.

18. Lucetti C, del Dotto P, Gambaccini G et al. Proton magnetic resonance spectroscopy (^{1}H-MRS) of motor cortex and basal ganglia in de novo Parkinson's disease patients. Neurol Sci 2001; **22**: 69–70.

19. Hu MTM, Taylor-Robinson SD, Chaudhuri KR et al. Evidence for cortical dysfunction in clinically non-demented patients with Parkinson's disease: a proton MR spectroscopy study. J Neurol Neurosurg Psychiatry 1999; **67**: 20–26.

20. Camicioli RM, Korzan JR, Foster SL et al. Posterior cingulate metabolic changes occur in Parkinson's disease patients without dementia. Neurosci Lett 2004; **354**: 177–180.

21. Griffith HR, den Hollander JA, Okonkwo OC et al. Brain N-acetylaspartate is reduced in Parkinson disease with dementia. Alzheimer Dis Assoc Disord 2008; **22**: 54–60.

22. Oz G, Terpstra M, Tkac I et al. Proton MRS of the unilateral substantia nigra in the human brain at 4 tesla: detection of high GABA concentrations. Magn Reson Med 2006; **55**: 296–301.

23. Tofts PS, Wray S. A critical assessment of methods of measuring metabolite concentrations by NMR spectroscopy. NMR Biomed 1988; **1**: 1–10.

24. Thieben MJ, Duggins AJ, Good CD et al. The distribution of structural neuropathology in preclinical Huntington's disease. Brain 2002; **125**: 1815–1828.

25. Rosas HD, Liu AK, Hersch S et al. Regional and progressive thinning of the cortical ribbon in Huntington's disease. Neurology 2002; **58**: 695–701.

26. Seppi K, Schocke MFH, Mair KJ et al. Diffusion-weighted imaging in Huntington's disease. Mov Disord 2006; **21**: 1043–1047.

27. Rosas HD, Tuch DS, Hevelone ND et al. Diffusion tensor imaging in presymptomatic and early Huntington's disease: selective white matter pathology and its relationship to clinical measures. Mov Disord 2006; **21**: 1317–1325.

28. Jenkins BG, Koroshetz, WJ, Beal MF, Rosen, BR. Evidence for impairment of energy metabolism in vivo in Huntington's disease using localized ^{1}H NMR spectroscopy. Neurology 1993; **43**: 2689–2695.

29. Jenkins BG, Rosas HD, Chen YC et al. ^{1}H NMR spectroscopy studies of Huntington's disease: correlations with CAG repeat numbers. Neurology 1998; **50**: 1357–1365.

30. Koroshetz WJ, Jenkins BG, Rosen BR, Beal MF. Energy metabolism defects in Huntington's disease and effects of coenzyme Q10. Ann Neurol 1997; **41**: 160–165.

31. Harms L, Meierkord H, Timm G, Pfeiffer L, Ludolph AC. Decreased N-acetylaspartate/choline ratio and increased lactate in the frontal lobe of patients with Huntington's disease: a proton magnetic resonance spectroscopy study. J Neurol Neurosurg Psychiatr 1997; **62**: 27–30.

32. Lodi R, Schapira AH, Manners D et al. Abnormal in vivo skeletal muscle energy metabolism in Huntington's disease and dentatorubropallidoluysian atrophy. Ann Neurol 2000; **48**: 72–76.

33. Hoang TQ, Bluml S, Dubowitz DJ et al. Quantitative protondecoupled ^{31}P MRS and ^{1}H MRS in the evaluation of Huntington's and Parkinson's diseases. Neurology 1998; **50**: 1033–1040.

34. Martin WRW, Wieler M, Hanstock C. Is brain lactate increased in Huntington's disease. J Neurol Sci 2007; **263**: 70–74.

35. Goodin DS, Rowley HA, Olney RK. Magnetic resonance imaging in amyotrophic lateral sclerosis. Ann Neurol 1988; **23**: 418–420.

36. Hong YH, Lee KW, Sung JJ, Chang KH, Song IC. Diffusion tensor MRI as a diagnostic tool of upper motor neuron involvement in amyotrophic lateral sclerosis. J Neurol Sci 2004; **227**: 73–78.

37. Cosottini M, Giannelli M, Siciliano G et al. Diffusiontensor MR imaging of corticospinal tract in amyotrophic lateral sclerosis

and progressive muscular atrophy. *Radiology* 2005; **237**: 258–264.

38. Sach M, Winkler G, Glauche V et al. Diffusion tensor MRI of early upper motor neuron involvement in amyotrophic lateral sclerosis. *Brain* 2004; **127**: 340–350.

39. Papadakis NG, Xing D, Huang CL, Hall LD, Carpenter TA. A comparative study of acquisition schemes for diffusion tensor imaging using MRI. *J Magn Reson* 1999; **137**: 67–68.

40. Graham JM, Papadakis N, Evans J et al. Diffusion tensor imaging for the assessment of upper motor neuron integrity in ALS. *Neurology* 2004; **63**: 2111–2119.

41. Sage CA, Peeters RR, Gorner A, Rbberecht W, Sunaert S. Quantitative diffusion tensor imaging in amyotrophic lateral sclerosis. *Neuroimage* 2007; **34**: 486–499.

42. Wong JCT, Concha L, Beaulieu C et al. Spatial profiling of the corticospinal tract in amyotrophic lateral sclerosis using diffusion tensor imaging. *J Neuroimaging* 2007; **17**: 234–240.

43. Phukan J, Pender NP, Hardiman O. Cognitive impairment in amyotrophic lateral sclerosis. *Lancet Neurol* 2007; **6**: 994–1003.

44. Mori H, Yagishita A, Takeda T, Mizutani T. Symmetric temporal abnormalities on MR imaging in amyotrophic lateral sclerosis with dementia. *AJNR Am J Neuroradiol* 2007; **28**: 1511–1516.

45. Kato Y, Matsumura K, Kinosoda Y et al. Detection of pyramidal tract lesions in amyotrophic lateral sclerosis with magnetization-transfer measurements. *AJNR Am J Neuroradiol* 1997; **18**: 1541–1547.

46. Tanabe JL, Wermathen M, Miller R et al. Reduced MTR in the corticospinal tract and normal T_2 in amyotrophic lateral sclerosis. *Magn Reson Imaging* 1998; **16**: 1163–1168.

47. da Rocha AJ, Oliveira AS, Fonseca RB et al. Detection of corticospinal tract compromise in amyotrophic lateral sclerosis with brain MR imaging: relevance of the T_1-weighted spin-echo magnetization transfer contrast sequence. *AJNR Am J Neuroradiol* 2004; **25**: 1509–1515.

48. Pioro EP, Antel JP, Cashman NR, Arnold DL. Detection of cortical neuron loss in motor neuron disease by proton magnetic resonance spectroscopic imaging in vivo. *Neurology* 1994; **44**: 1933–1938.

49. Kalra S, Cashman NR, Caramanos Z, Genge A, Arnold DL. Gabapentin therapy for amyotrophic lateral sclerosis: lack of improvement in neuronal integrity shown by MR spectroscopy. *AJNR Am J Neuroradiol* 2003; **24**: 476–480.

50. Kalra S, Genge A, Arnold D. A prospective, randomized, placebo controlled evaluation of corticoneuronal response to intrathecal BDNF therapy in ALS using magnetic resonance spectroscopy: feasibility and results. *Amyotroph Lateral Scler Other Motor Neuron Disord* 2003; **4**: 22–26.

51. Abe K, Takanashi M, Watanabe Y. Decrease in N-acetylaspartate/creatine ratio in the motor area and the frontal lobe in amyotrophic lateral sclerosis. *Neuroradiol* 2001; **43**: 537–541.

52. Kaufmann P, Pullman SL, Shungu DC et al. Objective tests for upper motor neuron involvement in amyotrophic lateral sclerosis (ALS). *Neurology* 2004; **62**: 1753–1757.

53. Cwik VA, Hanstock CC, Allen PS, Martin WRW. Estimation of brainstem neuronal loss in amyotrophic lateral sclerosis with in vivo proton magnetic resonance spectroscopy. *Neurology* 1998; **50**: 72–77.

54. Suhy J, Miller RG, Rule R et al. Early detection and longitudinal changes in amyotrophic lateral sclerosis by ^{1}H-MRSI. *Neurology* 2002; **58**: 773–779.

55. Kalra S, Hanstock CC, Martin WRW et al. Detection of cerebral degeneration in amyotrophic lateral sclerosis using high-field magnetic resonance spectroscopy. *Arch Neurol* 2006; **63**: 1144–1148.

56. Wang S, Poptani H, Woo JH et al. Amyotrophic lateral sclerosis: diffusiontensor and chemical shift MR imaging at 3.0 T. *Radiology* 2006; **239**: 831–838.

57. Mitsumoto H, Ulug AM, Pullman SL et al. Quantitative objective markers for upper and ower motor neuron dysfunction in ALS. *Neurology* 2007; **68**: 1402–1410.

Estudo de caso 40.1
Estudo da esclerose lateral primária pela DTI

A. M. Ulug ▪ M. F. Beal ▪ R. D. Zimmerman
Weill Medical College of Cornell University, Nova York, EUA

Histórico
Uma mulher de 76 anos de idade apresentou sinais de fraqueza leve em braço e perna esquerdos, hiperreflexia e sinal de Babinski bilateral.

Técnica
DTI e MRI convencional.

Achados de imagem
As imagens por MR convencional estavam normais. A DWI e o mapa de ADC não apresentaram nenhuma alteração. O mapa de FA exibe intensa hipointensidade no braço posterior da cápsula interna (PLIC) direita, que contém o trato corticoespinal. Quando comparado com os normais, a anisotropia do PLIC estava bilateralmente reduzida. A redução foi mais proeminente no PLIC direito do que o PLIC esquerdo, concordando com os sintomas de déficit motor das extremidades esquerdas.

Discussão
Neste caso, as técnicas convencionais de imagem estavam completamente normais e não exibiram qualquer evidência de doença nos neurônios motores superiores. A avaliação quantitativa por difusão marcou a patologia no PLIC direito, concordando com os sintomas clínicos.

Pontos-chave
- A MRI convencional é normal na esclerose lateral primária.
- A DTI exibe danos nos neurônios motores superiores.

Referências
1. Ulug AM, Grunewald T, Lin MT *et al.* Diffusion tensor imaging in the diagnosis of primary lateral sclerosis. *J Magn Reson Imaging* 2004; **19**: 34–39.

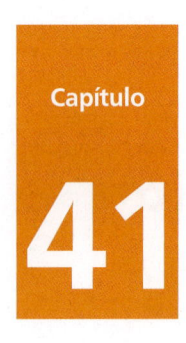

Capítulo 41
Quantificação do ferro por técnicas de imagem nos distúrbios neurodegenerativos

Prashanthi Vemuri ▪ Clifford R. Jack, Jr.

Introdução

O ferro exerce uma importante função no metabolismo neuronal normal. No entanto, o excesso de ferro é considerado prejudicial por desempenhar um papel fundamental no estresse oxidativo. Na literatura, é bem estabelecida a ocorrência de depósitos anormais de ferro não heme (em diferentes formas) nos distúrbios neurodegenerativos, incluindo na doença de Alzheimer (AD), doença de Huntington (HD), doença de Parkinson (PD), esclerose múltipla e neurodegeneração por acúmulo cerebral de ferro (NBIA, do inglês *neurodegenerative brain iron accumulation*). Isto sugere que o estresse oxidativo resultante do desequilíbrio na regulação do ferro pode contribuir para a cascata patológica nestas doenças. O metabolismo de ferro no cérebro e seu potencial papel nos vários distúrbios neurodegenerativos foram discutidos em detalhes em Moos e Morgan[1] e Berg e Youdim.[2] A quantificação de ferro por técnicas de imagem irá desempenhar um importante papel na compreensão dos mecanismos e pode ser útil para o diagnóstico precoce dos distúrbios neurodegenerativos. Este capítulo possui dois objetivos: apresentar os princípios básicos da detecção do sinal de ferro usando imagem por ressonância magnética (MRI) e o de examinar o potencial das técnicas de MRI para a obtenção de imagens de depósitos anormais de ferro nos vários distúrbios neurodegenerativos.

Sinal de ferro na MRI

A técnica de MRI utiliza a ressonância magnética de núcleos atômicos e, pela abundância de prótons no corpo humano (primariamente no conteúdo de água no tecido), os equipamentos de MRI utilizam o sinal dos prótons para a obtenção de imagens. O contraste nas imagens por MR origina-se principalmente das diferenças na densidade de prótons, relaxamento longitudinal (T_1) e relaxamento transversal (T_2) de prótons em diferentes tecidos. Além disso, em sequências, como as sequências gradiente-eco, em que há um pulso de radiofrequência de 180° para reorientar o decaimento que resulta da inomogeneidade do campo magnético, a amplitude do gradiente-eco conduz uma ponderação $1/T_2^*$, em que $1/T_2^* = 1/T_2 + 1/T_2'$ e em que T_2' é a contribuição reversível resultante da inomogeneidade do campo magnético. Visto que a MRI detecta alterações nos sinais eletromagnéticos, alterações nas imonogeneidades do campo magnético local, causadas pela presença de ferro, alteram o contraste do sinal nas imagens. A presença de ferro está essencialmente associada à redução do tempo de relaxamento T_1, T_2 e T_2^*. Alguns trabalhos recentes utilizaram adicionais técnicas de contraste de MRI, como análise de imagens de tensores de difusão (DTI) e constantes do espectro de relaxamento rotacional, longitudinal ($T_1\rho$) e transversal ($T_2\rho$), para quantificar o conteúdo local de ferro. Como resultado da disponibilidade destes contrastes e a sensibilidade do sinal de MR ao ferro, a técnica de MRI foi recentemente considerada como uma técnica não invasiva poderosa na obtenção de imagens do ferro cerebral. Esta seção avalia as várias técnicas com base em MR disponíveis para a quantificação de ferro no cérebro.

Imagens de magnitude e de fase

Imagens de magnitude

A presença de ferro está associada à redução de relaxamento T_1, T_2 e T_2^*, resultando em hipointensidade das sequências de MRI ponderadas em T_2 e hiperintensidade das sequências ponderadas em T_1. A sensibilidade de T_1 ao ferro é relativamente baixa, declinando em campos magnéticos de maior intensidade, ao passo que há uma dependência linear do T_2 com relação à intensidade do campo.[3] Por esta razão, as sequências de pulso ponderadas em T_2 e T_2^* são utilizadas para visualizar o conteúdo de ferro. Na prática clínica, o T_2^* é utilizado com maior frequência porque T_2' é sensível às inomogeneidades do campo magnético local. Haacke *et al.*[4] fornece uma excelente revisão do efeito do conteúdo de ferro na MRI por contraste de fase.

Imagens de fase

O acúmulo de fase em uma imagem por MR é proporcional ao campo magnético produzido no tecido, que poderia ser diferenciado na presença de substâncias diamagnéticas ou paramagnéticas, como o ferro no tecido. No entanto, a fase é muito sensível às diferenças na suscetibilidade entre as interfaces ar-tecido e às inomogeneidades do campo de fundo. Consequentemente, há a necessidade de remoção dos componentes de baixa frequência espacial usando filtros de alta passagem, possibilitando a utilização das imagens filtradas para observar o conteúdo de ferro cerebral normal *versus* anormal.[5-7]

Combinação de imagens de magnitude e de fase

As imagens por contraste de fase são combinadas às imagens de magnitude para realçar o contraste entre os tecidos com diferentes suscetibilidades. As imagens de magnitude realçadas por contraste de fase são frequentemente designadas de imagens ponderadas em suscetibilidade magnética (SWI) ou imagens ponderadas em fase.[8,9] Um exemplo de uma hemorragia em uma imagem de magnitude, imagem de fase filtrada e sua combinação formando as imagens SWI é demonstrado na Figura 41.1.[10]

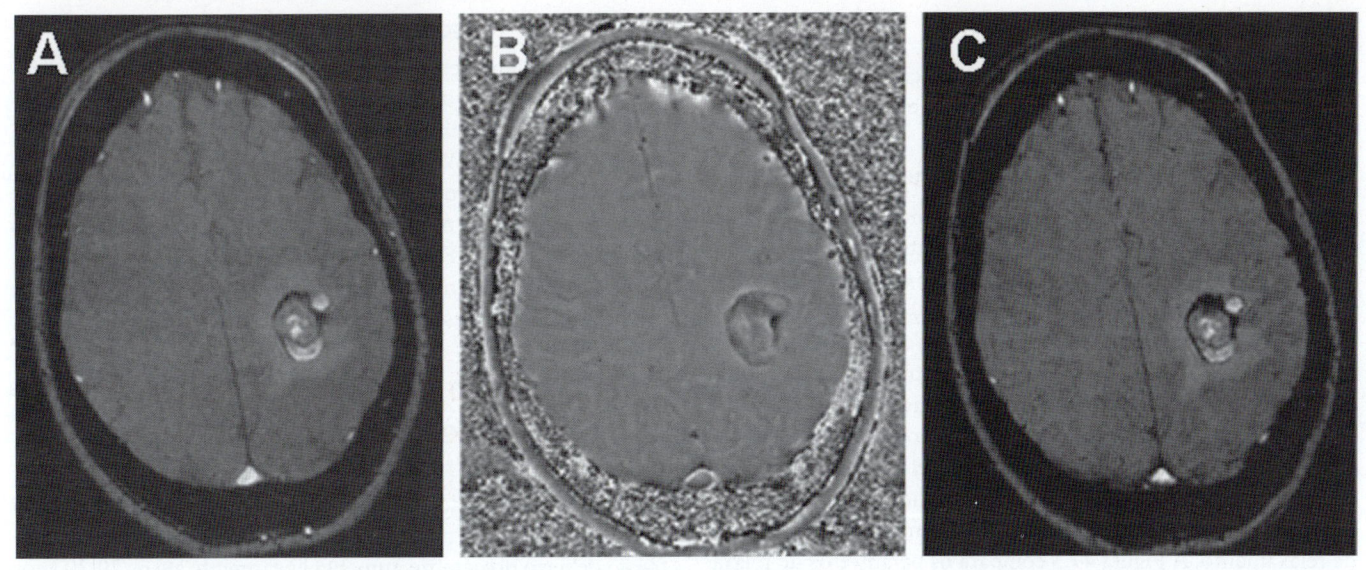

Fig. 41.1 Hemorragia. Imagem de magnitude (A), imagem de fase filtrada (B) e uma combinação de (A) e (B) para formar a imagem SWI (C). A perda de sinal na margem escura ao redor do hematoma é acentuada na imagem SWI, quando comparada com a imagem de magnitude não filtrada. (Reproduzida com permissão de Sehgal et al. 2005.[10])

Parâmetros de relaxamento

Relaxometria

Na MRI, a relaxometria refere-se à mensuração das taxas de relaxamento, que são recíprocas aos parâmetros de relaxamento $R_1 = 1/T_1$, $R_2 = 1/T_2$, $R_2^* = 1/T_2^*$, $R_2' = R_2^* - R_2$. Estudos iniciais demonstraram alterações em T_1 e T_2 resultantes da presença de ferro.[11-13] Sequências de imagens tipicamente coletadas usando múltiplos tempos de repetição podem ser utilizadas para a estimativa do R_1 e imagens coletadas usando múltiplos tempos de eco em sequências de pulsos *spin-echo* e gradiente-eco podem ser utilizadas para estimar o R_2 e R_2^*, respectivamente.[14,15] O parâmetro R_2' resulta da inomogeneidade local do campo magnético e, portanto, apresenta uma maior especificidade associada ao ferro. Um gráfico construído por Gelman et al.,[16] validando este conceito, é exibido na Figura 41.2.

Aumento do R_2 campo-dependente

As mensurações do T_2 não são apenas afetadas pelo conteúdo de ferro, mas também pela densidade do tecido e conteúdo local de água. Este fato é importante na mensuração dos parâmetros de relaxamento na população idosa, visto que poderia haver um viés intrínseco nas mensurações em resultado da atrofia e alterações relacionadas com a idade.[17] Para superar este problema, Bartzokis et al.[18] propuseram mensurar os efeitos campo-dependentes da ferritina sobre o T_2 medindo o R_2 no mesmo sujeito em dois *scanners* com campos de diferentes intensidades e, então, estimando a diferença (alto campo menos baixo campo magnético). Este método é denominado aumento do R_2 campo-dependente (FDRI do inglês *field-dependent R_2 increase*). Este conceito foi validado com *phantoms* de ferritina, demonstrando que o ferro na ferritina contribui

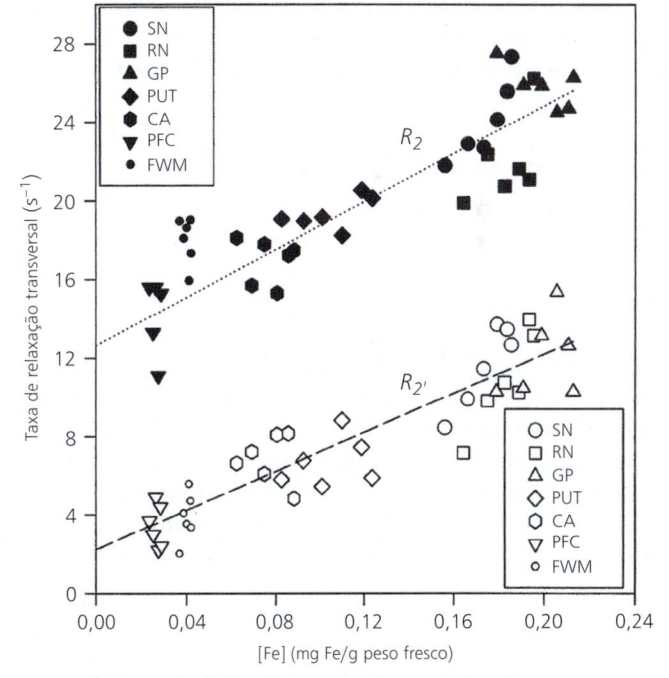

Fig. 41.2 Relaxometria. Gráfico das taxas de relaxamento R_2 e R_2' versus as concentrações estimadas de ferro não heme [Fe] na *substância nigra* (SN), núcleo vermelho (RN), globo pálido (GP), putâmen (PUT), núcleo caudado (CA), córtex pré-frontal (PFC) e WM frontal (FWM). Os valores do [Fe] foram obtidos da literatura. As linhas de regressão para as seis regiões da substância cinzenta (ou seja, não incluindo a FWM) são ilustradas pela linha pontilhada (para R_2) e a linha tracejada (para R_2'). (Reproduzida com permissão de Gelman et al. 1999.[16])

significante e especificamente ao FDRI, visto que o ferro elimina contribuições ao R_2 que são independentes da intensidade do campo magnético.[18]

Adicionais contrastes de MRI

Nesta parte são consideradas algumas sequências de pulso adicionais que exibem sensibilidade à concentração de ferro.

Parâmetros do espectro de relaxamento rotacional

Recentemente, houve uma emersão dos parâmetros $T_1\rho$ e $T_2\rho$, nos quais são mensurados com pulsos adiabáticos. A $T_2\rho$ transversal é sensível à difusão e troca de prótons em ambientes com diferentes susceptibilidades magnéticas, sendo, consequentemente, mais sensível ao ferro do que as mensurações convencionais de T_2. Em comparação, a $T_1\rho$ mede a interação entre a água e a proteína e, portanto, alterações nas estruturas macromoleculares, como por exemplo, a perda neuronal, podem influenciar o sinal $T_1\rho$.[19] Um recente estudo realizado por Micheali et al.[19] demonstrou que a $T_2\rho$ e $T_1\rho$ possuem uma maior sensibilidade ao ferro e perda neuronal, respectivamente, do que os parâmetros convencionais de relaxamento. A Figura 41.3 compara os parâmetros de relaxamento na *substância nigra* entre pacientes com a doença de Parkinson e sujeitos controle, em que a deposição elevada de ferro na PD exibe a maior sensibilidade dos parâmetros do espectro de relaxamento rotacional. Uma vantagem da $T_1\rho$ e da $T_2\rho$ sobre o T_2 é a baixa sensibilidade aos gradientes de suscetibilidade estática, que ocorrem em uma homogeneidade do campo magnético (*shimming*) inadequada, especialmente a campos magnéticos mais intensos. A sensibilidade dos parâmetros do espectro de relaxamento rotacional ao ferro, usando a quantificação de ferro *postmortem*, e seu desempenho em comparação ao T_2^*, ainda precisam ser validados.

Correção do campo magnético

O campo magnético total suportado por uma molécula de água individual é a soma do campo magnético B_0 uniforme e um componente tempo-dependente gerado pelas inomogeneidades do campo magnético (que a molécula sofre). Visto que as inomogeneidades possuem dependência temporal por difusão da água, a correção do campo magnético (MFC) utiliza sequências spin-echo assimétricas obtidas por um tempo de aquisição fixo, porém com uma gama de deslocamentos para o pulso de refocalização de 180°, a fim de obter a correlação entre o campo magnético suportado por uma molécula de água ao longo do tempo e o campo de fundo uniforme. Esta técnica foi desenvolvida por Jensen et al.[20] e foi demonstrada apresentar uma boa correlação com a concentração de ferro no cérebro.

Imagem por tensores de difusão

A imagem por tensores de difusão é sensível às propriedades intrínsecas da difusão da água, fornecendo informações sobre a microestrutura do tecido. Motivado pela conspicuidade da hipointensidade do globo pálido na DWI, um recente estudo realizado por Pfefferbaum et al.[21] comparou as métricas da DWI com as do FDRI. Eles constataram que as métricas da DTI se correlacionaram com as medidas obtidas pelo FDRI e, de fato, havia um efeito do ferro sobre o sinal da DTI. No entanto, o verdadeiro efeito do ferro sobre as métricas da DTI necessita ser investigado e validado.

Quantificação do ferro por técnicas de imagem na neurodegeneração

Hallgren e Sourander [22] foram os primeiros a estudar sistematicamente o efeito da idade sobre o ferro não heme no cérebro humano usando tecido obtido por autopsia. Eles descobriram que a concentração de ferro no cérebro aumenta linearmente até os 20-30 anos de idade e depois se estabilizam em um platô. Drayer et al.[13] validaram o estudo de Hallgren e Sourander usando MRI e estabeleceram que o aumento na concentração cerebral de ferro corresponde à redução da relaxamento T_2. Ambos os estudos constataram que há uma maior concentração de ferro nas estruturas extrapiramidais. Desde a realização destes estudos, houve diversos outros que estudaram a deposição de ferro com a idade usando a MRI.[3,17,23,24] A ordenação da deposição de ferro nas diferentes regiões e correspondentes R_2 e R_2' podem ser observados na Figura 41.2.

Níveis anormais de ferro não heme ocorrem na maioria dos distúrbios neurodegenerativos, tornando a detecção *in vivo* dos níveis de ferro potencialmente importante. A quantificação de ferro por técnicas de imagem pode desempenhar um papel-chave na compreensão da função do ferro na neurodegeneração, assim como ajudar no diagnóstico precoce e no monitoramento da evolução da doença. As várias anomalias associadas ao ferro observadas nos distúrbios de movimento e demências neurodegenerativas, e uma pesquisa dos métodos de MRI aplicados para a sua detecção, são discutidos nesta seção.

Reservas anormais de ferro nos distúrbios de movimento e demências

Síndromes parkinsonianas

As síndromes parkinsonianas associadas ao acúmulo cerebral de ferro incluem a PD, a doença difusa do corpúsculo de Lewy, o tipo par-

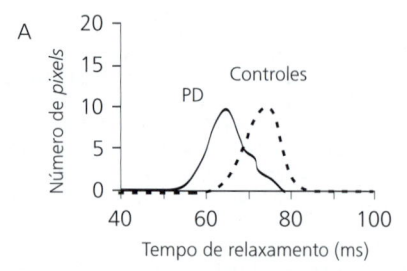

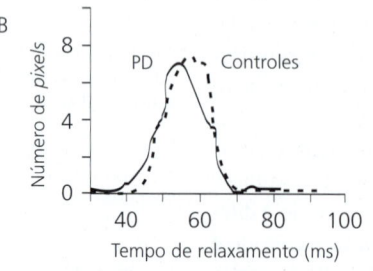

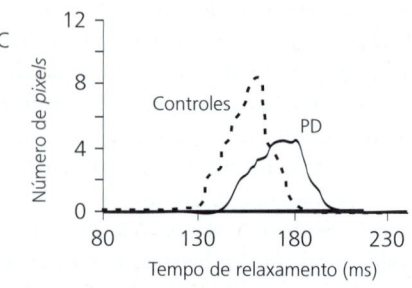

Fig. 41.3 Avaliação do ferro e perda neuronal. Comparação entre os relaxogramas $T_2\rho$ (A), T_2 (B) e $T_1\rho$ (C) na *substância nigra* de pacientes com a doença de Parkinson (PD) e em controles. As regiões de interesse são obtidas de oito controles saudáveis e oito pacientes com PD. (Reproduzido com permissão de Michaeli et al. 2007.[19])

kinsoniano de atrofia de múltiplos sistemas, paralisia supranuclear progressiva e degeneração corticobasal.[25] Estas síndromes em geral são clinicamente manifestadas na forma de bradicinesia, rigidez, instabilidade postural e tremores e estão tipicamente associadas à degeneração da *substância nigra* e gânglios basais. Estudos de autopsia demonstram evidências de deposição de ferro elevada na *substância nigra* de sujeitos com síndromes parkinsonianas.[26,27] Uma discussão detalhada do metabolismo de ferro nas síndromes parkinsonianas pode ser encontrada em Berg e Hochstrasser.[25] Esta seção apresenta alguns destes estudos que mensuraram a deposição de ferro nas síndromes parkinsonianas pela MRI.

Um estudo inicial com MRI encontrou um aumento anormal nas concentrações de ferro (ou seja, tempos de relaxamento T_2 reduzidos) no putâmen, e aumentos menos proeminentes no núcleo caudado e *substância nigra* lateral em pacientes com síndromes parkinsonianas.[28] Em outro estudo, quando comparado a controles saudáveis, foi constatado que pacientes com atrofia de múltiplos sistemas e PD apresentam encurtamento de T_1 e T_2 no globo pálido e alterações no putâmen sugestivos de acúmulo de ferro.[29] Também foram encontrados níveis elevados de ferritina nos gânglios basais, mensurados pelo FDRI na PD.[30] Um recente estudo constatou que o R_2^* nos cérebros de pacientes com PD de início precoce estava elevado na *substância nigra* lateral e que havia uma significante correlação entre a escala motora lateralizada do lado mais clinicamente afetado e os valores de R_2^* da *substância nigra* lateral do lado oposto, indicando uma possível correlação entre a severidade da doença e o grau de deposição de ferro na *substância nigra*.[31] Foi demonstrado que os valores de $T_2\rho$ são significantemente diferentes na *substância nigra* entre os controles e os pacientes com PD.[19]

Neurodegeneração com acúmulo cerebral de ferro (NBIA)

Antigamente conhecida como síndrome de Hallervorden-Spatz, a NBIA é um grupo heterogêneo de distúrbios neurodegenerativos, caracterizada por deposição de ferro nos núcleos da base. Recentemente, descobriu-se que a maioria dos indivíduos com NBIA possui um gene defectivo *(PANK2)* codificando a pantotenato quinase 2. *PANK2* é observado em todos os casos clássicos e em 1/3 dos casos atípicos de NBIA.[32] Em todos os pacientes com mutações no gene *PANK2*, há um padrão central distinto de hiperintensidade circundando o globo pálido hipointenso nas imagens ponderadas em T_2, tipicamente denominadas de "sinal do olho de tigre". A Figura 41.4 exibe os aspectos da MRI de um paciente com NBIA e mutações no *PANK2*; conforme o grau de ponderação T_2 aumenta, há uma crescente hipointensidade em T_2 na periferia em razão dos efeitos de suscetibilidade magnética de excesso de ferro.[33] Em outro estudo, a deposição de ferro no globo pálido foi mais bem demonstrada pela SWI do que com as técnicas convencionais de imagem.[34]

Doença de Huntington

A doença de Huntington é um distúrbio neurodegenerativo hereditário autossômico dominante, caracterizado pelo declínio gradual das funções motoras, psiquiátricas e cognitivas. O marco patológico da HD é a perda neuronal, que se inicia no estriado, disseminando-se para outras regiões do córtex cerebral. Há indícios de que o gene responsável pelas alterações na proteína huntingtina exerça um papel na homeostase do ferro.[35] Dados iniciais demonstram que a degrada-

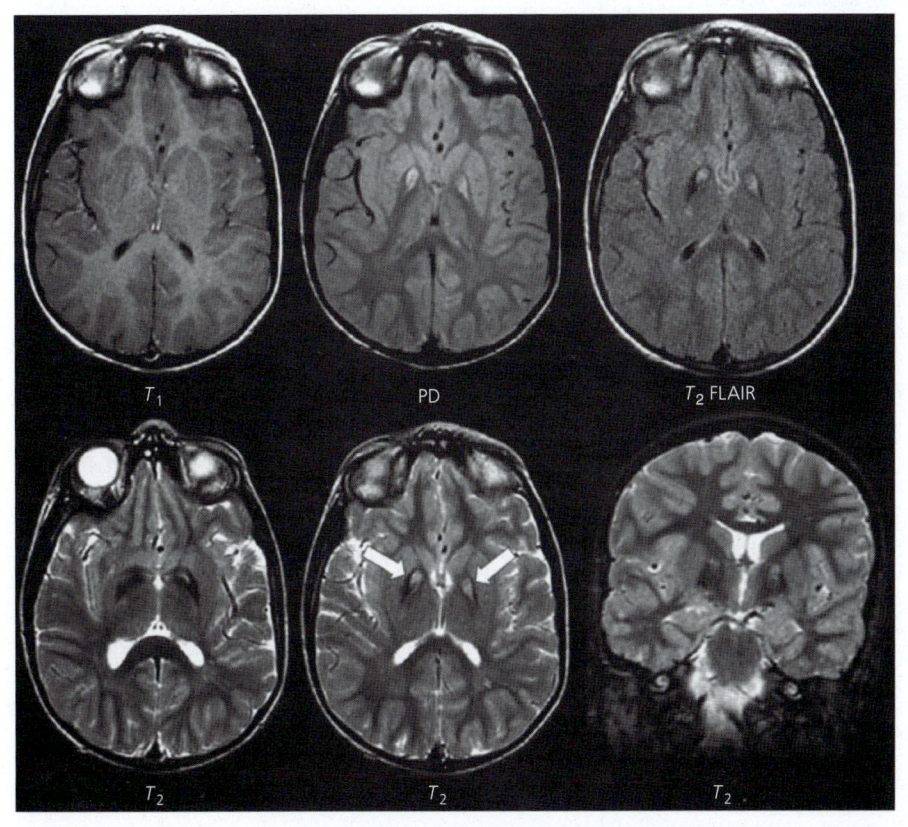

Figura 41.4 Sinal do olho de tigre (setas). Um garoto de 10 anos de idade com a mutação no gene *PANK2* exibe aspectos MR característicos de neurodegeneração com acúmulo cerebral de ferro. As imagens ponderadas em T_1 parecem normais, porém um sinal de alta intensidade pode ser observado no globo pálido na imagem de densidade de prótons (PD), FLAIR ponderado em T_2 e imagens ponderadas em T_2 nos plano axial e coronal. (Reproduzida com permissão de Hayflick *et al.* 2006.[33])

ção da mielina e as alterações na distribuição de ferritina são indicadores precoces da toxicidade regional da HD.[36,37] Utilizando medidas do FDRI fundamentadas na MRI, Bartzokis et al.[38] demonstrou que há um aumento nos níveis de ferro nas três estruturas dos núcleos de base (caudado, putâmen e globo pálido). Vymazal et al.[39] demonstraram que o tempo de relaxamento T_2 é encurtado no paleoestriado em pacientes com HD, quando comparado com os sujeitos controle, sugerindo um aumento do ferro ligado à ferritina.

Doença de Alzheimer

A doença de Alzheimer é patologicamente caracterizada pela presença de emaranhados neurofibrilares e placas neuríticas compostas de fibrilas β-amiloides. Outras alterações patológicas associadas à AD são a perda neuronal, axonal e sináptica, gliose e desarborização dendrítica. Supostamente, o ferro promove a agregação do β-amiloide, assim como forma um componente integral das placas neuríticas.[40,41] Esta seção expõe alguns dados da literatura sobre a obtenção de imagens de reservas de ferro na AD, e a próxima seção trata das imagens microscópicas obtidas por MR de placas individuais e carga amiloide na AD.

Um estudo mais antigo da quantificação do ferro por MRI na AD demonstrou que houve um significante aumento dos níveis de ferro na forma de ferritina (mensurados pelo FDRI) no caudado e no putâmen, com uma tendência de aumento no globo pálido e nenhuma alteração nos níveis de ferritina na substância branca.[42] Um grupo de idosos com comprometimento cognitivo leve a moderado, quando comparados com um grupo de controles saudáveis, exibiu valores de R_2 significantemente maiores no córtex temporal direito e mais baixos na cápsula interna esquerda.[43] House et al.[44] comparou os valores de R_2 e as concentrações cerebrais de ferro (mensuradas por espectroscopia de absorção atômica) em 14 regiões da substância cinzenta e da substância branca na autopsia de indivíduos com e sem AD. Houve uma significante correlação entre o R_2 e as concentrações de ferro no cérebro, assim como aumento de ferro nas regiões da substância cinzenta na AD (Fig. 41.5).

Imagem de depósitos de amiloide na doença de Alzheimer

Um dos aspectos mais importantes na AD é a presença de placas neuríticas compostas de fibrilas β-amiloides, as quais contêm ferro. Utilizando uma MRI de alto campo e alta resolução, é possível visualizar placas neuríticas como regiões hipointensas em uma imagem ponderada em T_2 ou T_2^* pela presença de ferro. Em modelos de camundongo transgênico, foi demonstrado que placas individuais podem ser visualizadas pela técnica de MRI a uma intensidade de alto campo [45-47], assim como uma direta associação entre a carga amiloide e as medidas de T_2.[48] A Figura 41.6 demonstra a correlação de três vias entre as manchas escuras em uma avaliação in vivo e ex vivo por MRI ponderada em T_2 e uma avaliação ex vivo das placas β-amiloides positivas para tioflavina-S.[45] Até o momento, a técnica de MRI a resoluções microscópicas não foi aplicada em estudos humanos em razão dos longos tempos de varredura necessários para a análise de placas individuais. No entanto, esta evidência inicial demonstra que a MRI pode ser muito útil para a visualização não invasiva das placas individuais e para testar terapias de redução de amiloide.

Imagem de micro-hemorragias na demência

Micro-hemorragias são depósitos de hemossiderina e são tipicamente causados pela deposição cerebrovascular de amiloide, sendo conhecido como angiopatia amiloide cerebral. Outros fatores de risco incluem a idade, hiperintensidades na substância branca, saúde cardiovascular e diabetes.[49] Há uma alta prevalência de micro-hemorragias em sujeitos com demência e comprometimento cognitivo leve, sugerindo que fatores vasculares estão intimamente relacionados com doenças neurodegenerativas.[50,51] Portanto, a imagem de micro-hemorragias poderia aumentar a compreensão da demência. As micro-hemorragias podem ser detectadas como lesões hipointensas nas imagens de magnitude por MR ponderadas em T_2^* pelas alterações ferro-induzidas na suscetibilidade. A Figura 41.7 exibe micro-hemorragias em quatro pacientes típicos em uma clínica de memória.[52]

Imagens da deposição de ferro na esclerose múltipla

A esclerose múltipla é patologicamente caracterizada por áreas focais de inflamação associada à mielina, assim como por perda neuronal e axonal. Os traços característicos observados na MRI são o de múltiplos focos anormais de aumento de intensidade do sinal nas regiões da substância branca em imagens ponderadas em T_2. Drayer et al.[53] descreveram a redução de intensidade do sinal, mais evidente no putâmen e no tálamo, em imagens por MR ponderadas em T_2. Estudos posteriores demonstraram que a hipointensidade de sinal em imagens por MR ponderadas em T_2 está relacionada com a duração da doença, evolução clínica e o nível de incapacidade neurológica.[54,55] Também foi demonstrado estar relacionada com a severidade das placas na substância branca e de ser preditiva de atro-

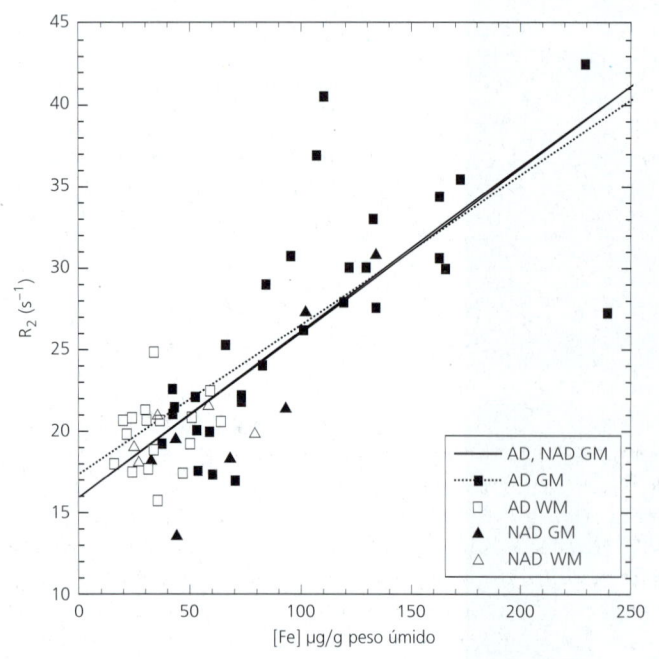

Fig. 41.5 Valores de relaxamento R_2 versus concentrações de ferro em indivíduos com doença de Alzheimer (AD) e sem DA (NAD). Linhas separadas de regressão linear são exibidas para AD e NAD em amostras da substância cinzenta (GM) (linha sólida) e AD em amostras da AD (linha tracejada). (reproduzido com permissão de House et al. 2007.[44])

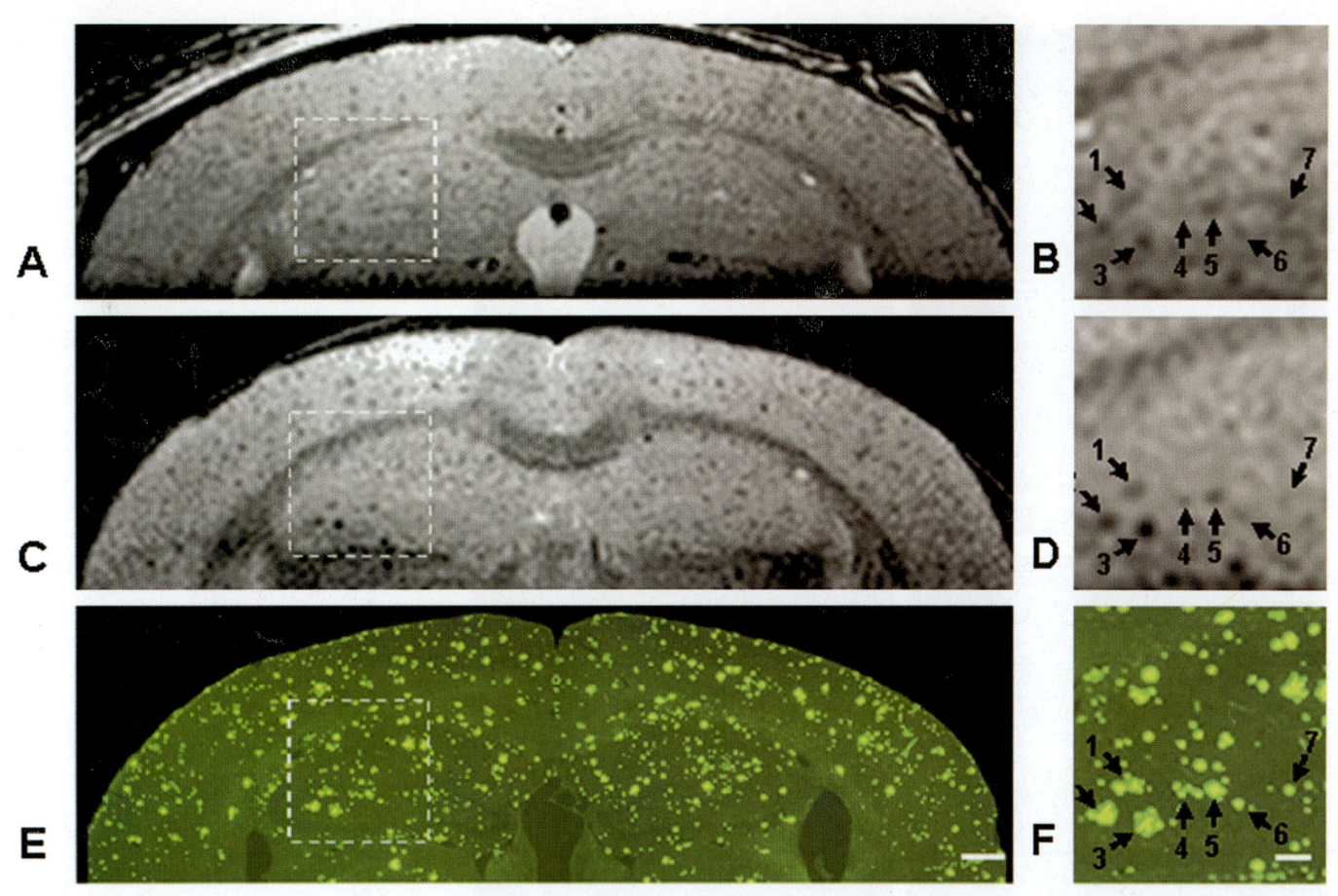

Fig. 41.6 Correlação de três vias em um camundongo transgênico de 26 meses de idade com doença de Alzheimer. O campo de visão total (A, C, E) e uma área subamostrada magnificada, centrada no hipocampo da imagem fonte (B, D, F), são demonstrados. As setas numeradas apontam para posições coordenadas idênticas no espaço comum dos três volumes espacialmente registrados (*in vivo, ex vivo*, histológico) usando um sistema de cursor acoplado. As barras de escala são de 500 µm (E) e 200 µm (F). (Reproduzida com permissão de Jack *et al.* 2004.[45])

fia cerebral longitudinal.[56,57] Em um recente estudo realizado por Ge *et al.*[58], mensurações quantitativas do conteúdo de ferro usando MFC demonstrou acúmulo aumentado de ferro na substância cinzenta profunda em pacientes com múltiplas esclerose.[58] A Figura 41.8 demonstra a associação do comprometimento cognitivo com a hipointensidade subcortical em T_2.[59] Embora não tenha sido patologicamente confirmado, acredita-se que o sinal hipointenso em imagens ponderadas em T_2 reflita a elevada deposição de ferro na esclerose múltipla e esteja relacionado com a evolução da doença.

Conclusões

O ferro desempenha um papel chave no metabolismo neuronal. Foram encontradas deposições anormais de ferro em diferentes formas em vários distúrbios degenerativos. No momento, não é totalmente compreendido se a deposição anormal de ferro é a causa primária ou um efeito da neurodegeneração. Pelos recentes avanços tecnológicos na MRI, este é um excelente momento para a quantificação do ferro utilizando a MRI. Esta técnica desempenhará um importante papel no entendimento dos mecanismos envolvidos nos diferentes distúrbios neurodegenerativos e no diagnóstico clínico de pacientes com diagnósticos incertos. Além disso, esta técnica também pode ser útil para o monitoramento em longo prazo das doenças, assim como para testar a eficácia dos terapêuticos.

Há diversos problemas técnicos que afetam sua utilidade:

- Além do ferro não heme, outros metais essenciais estão presentes no cérebro, como o cobre e o manganês, assim como o ferro heme. Estes metais também são magnéticos, podendo afetar o contraste da imagem por MR e as medidas de ferro.
- Não há um claro limite entre as concentrações cerebrais de ferro no estágio inicial da neurodegeneração e o envelhecimento normal, em razão da ampla sobreposição das distribuições; este problema pode ser resolvido com o desenvolvimento de medidas calcadas em MRI que sejam extremamente sensíveis ao ferro e pelo ajuste das medidas para variáveis de confusão.
- Há incerteza no diagnóstico clínico e prognóstico dos distúrbios neurodegenerativos *ante mortem*; portanto, validação precisa dos métodos de quantificação de ferro com base em MR requer validação por autopsia.

Estes problemas técnicos ilustram a importância da validação cruzada nas técnicas de imagem do ferro, usando sujeitos controles e cérebros patologicamente confirmados com neurodegeneração.

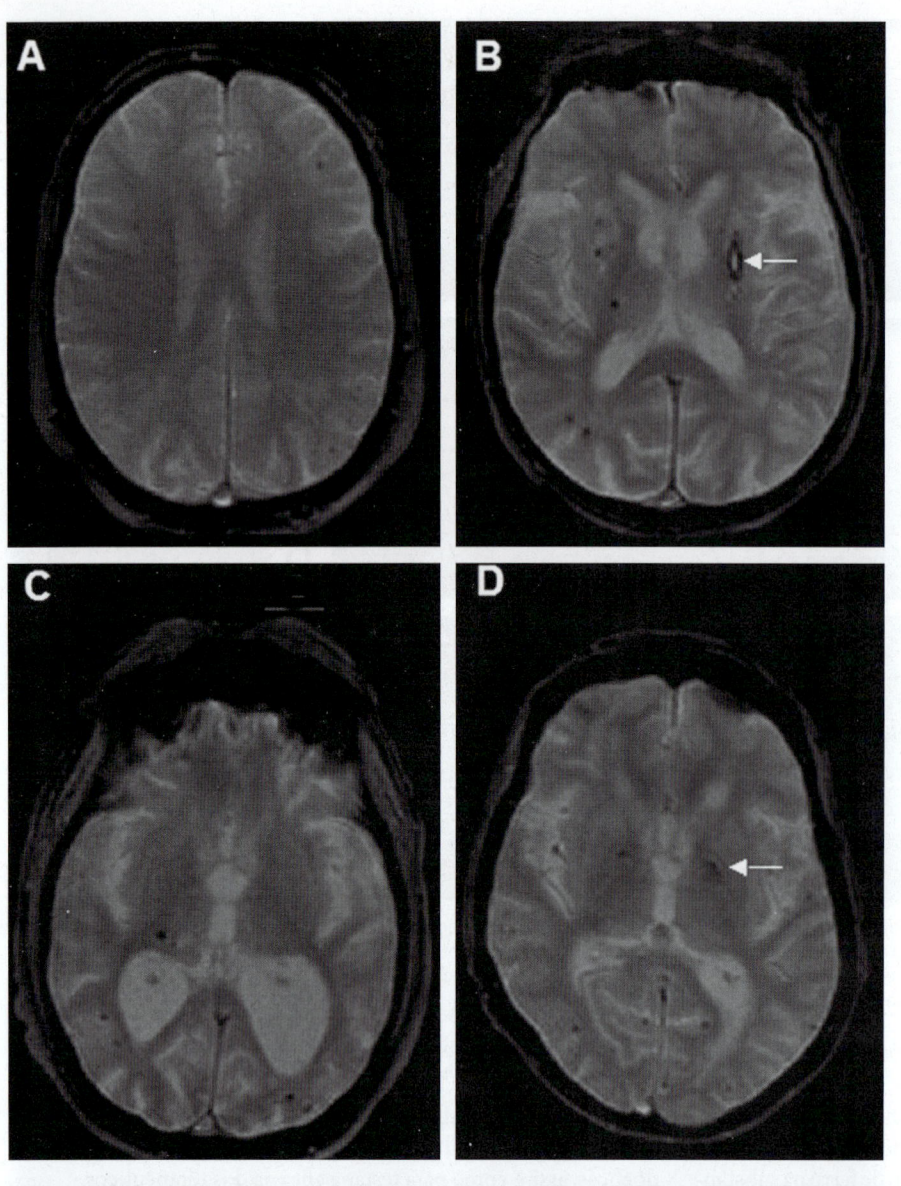

Fig. 41.7 Imagens obtidas pela MRI axial ponderada em T_2^* de micro-hemorragias na demência. (A) A imagem de um paciente com diagnóstico de queixas subjetivas de dificuldades com a memória exibe micro-hemorragias (MBs) corticais/subcorticais. (B) A imagem de um paciente com diagnóstico de demência vascular exibe MBs nos núcleos da base e tálamo, MBs corticais/subcorticais e uma pequena hemorragia intracerebral do putâmen esquerdo (seta). (C) Em um paciente com o diagnóstico de doença de Alzheimer, a imagem exibe MBs no tálamo e MBs corticais/subcorticais. (D) Em outro paciente com um diagnóstico de doença de Alzheimer, a imagem exibe MBs corticais/subcorticais e calcificações bilaterais nos núcleos da base (seta). (Reproduzida com permissão de Cordonnier et al. 2006.[52])

Fig. 41.8 Imagens adquiridas pela MRI axial ponderada em T_2 de um sujeito controle saudável e duas pacientes pareados por idade com esclerose múltipla (todas mulheres). Dados clínicos estão listados abaixo de cada imagem (idade, medida neuropsicológica composta [NCS], escala expandida do estado de incapacidade [EDSS], duração da doença), seguidos pelas intensidades normalizadas em T_2 nas regiões de interesse. As medidas em T_2 são mais baixas, consistentes com o maior conteúdo de ferro, nas pacientes com esclerose múltipla, quando comparadas com os controles. (Reproduzida com permissão de Brass et al. 2006.[59])

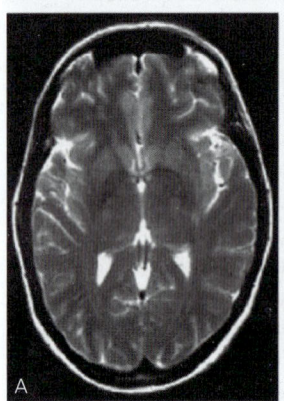

Idade 42: saudável
NCS 9,03
Tálamo (intensidade) 0,42
Putâmen 0,43
Globo Pálido 0,33
Caudado 0,53

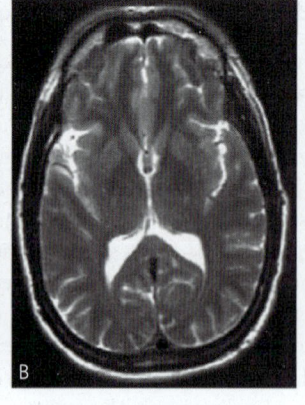

Idade 42: esclerose múltipla
EDSS 2,5
NCS 5,99
Duração da doença 8 anos
Tálamo 0,37
Putâmen 0,40
Globo Pálido 0,32
Caudado 0,46

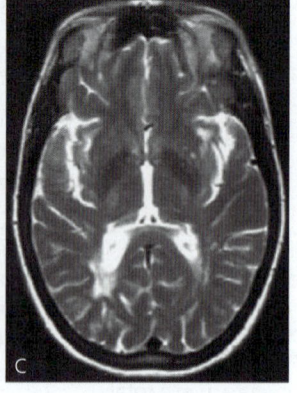

Idade 43: esclerose múltipla
EDSS 6,5
NCS 3,75
Duração da doença 7 anos
Tálamo 0,31
Putâmen 0,31
Globo Pálido 0,24
Caudado 0,36

Referências

1. Moos T, Morgan EH. The metabolism of neuronal iron and its pathogenic role in neurological disease: review. *Ann N Y Acad Sci* 2004; **1012**: 14-26.

2. Berg D, Youdim MB. Role of iron in neurodegenerative disorders. *Top Magn Reson Imaging* 2006; **17**: 5-17.

3. Vymazal J, Brooks RA, Baumgarner C et al. The relation between brain iron and NMR relaxation times: an in vitro study. *Magn Reson Med* 1996; **35**: 56-61.

4. Haacke EM, Cheng NY, House MJ et al. Imaging iron stores in the brain using magnetic resonance imaging. *Magn Reson Imaging* 2005; **23**: 1-25.

5. Haacke EM, Ayaz M, Khan A et al. Establishing a baseline phase behavior in magnetic resonance imaging to determine normal vs. abnormal iron content in the brain. *J Magn Reson Imaging* 2007; **26**: 256-264.

6. Duyn JH, van Gelderen P, Li TQ et al. High-field MRI of brain cortical substructure based on signal phase. *Proc Natl Acad Sci USA* 2007; **104**: 11796-11801.

7. Ogg RJ, Langston JW, Haacke EM, Steen RG, Taylor JS. The correlation between phase shifts in gradient-echo MR images and regional brain iron concentration. *Magn Reson Imaging* 1999; **17**: 1141-1148.

8. Abduljalil AM, Schmalbrock P, Novak V, Chakeres DW. Enhanced gray and white matter contrast of phase susceptibility-weighted images in ultra-high-field magnetic resonance imaging. *J Magn Reson Imaging* 2003; **18**: 284-290.

9. Haacke EM, Xu Y, Cheng YC, Reichenbach JR. Susceptibility weighted imaging (SWI). *Magn Reson Med* 2004; **52**: 612-618.

10. Sehgal V, Delproposto Z, Haacke EM et al. Clinical applications of neuroimaging with susceptibility-weighted imaging. *J Magn Reson Imaging* 2005; **22**: 439-450.

11. Stark DD, Moseley ME, Bacon BR et al. Magnetic resonance imaging and spectroscopy of hepatic iron overload. *Radiology* 1985; **154**: 137-142.

12. Runge VM, Clanton JA, Smith FW et al. Nuclear magnetic resonance of iron and copper disease states. *Am J Roentgenol* 1983; **141**: 943-948.

13. Drayer B, Burger P, Darwin R et al. MRI of brain iron. *Am J Roentgenol* 1986; **147**: 103-110.

14. Breger RK, Rimm AA, Fischer ME, Papke RA, Haughton VM. T_1 and T_2 measurements on a 1.5-T commercial MR imager. *Radiology* 1989; **171**: 273-276.

15. Ordidge RJ, Gorell JM, Deniau JC, Knight RA, Helpern JA. Assessment of relative brain iron concentrations using T_2-weighted and T_2*- weighted MRI at 3 Tesla. *Magn Reson Med* 1994; **32**: 335-341.

16. Gelman N, Gorell JM, Barker PB et al. MR imaging of human brain at 3.0 T: preliminary report on transverse relaxation rates and relation to estimated iron content. *Radiology* 1999; **210**: 759-767.

17. Bartzokis G, Beckson M, Hance DB et al. MR evaluation of age-related increase of brain iron in young adult and older normal males. *Magn Reson Imaging* 1997; **15**: 29-35.

18. Bartzokis G, Aravagiri M, Oldendorf WH, Mintz J, Marder SR. Field dependent transverse relaxation rate increase may be a specific measure of tissue iron stores. *Magn Reson Med* 1993; **29**: 459-464.

19. Michaeli S, Oz G, Sorce DJ et al. Assessment of brain iron and neuronal integrity in patients with Parkinson's disease using novel MRI contrasts. *Mov Disord* 2007; **22**: 334-340.

20. Jensen JH, Chandra R, Ramani A et al. Magnetic field correlation imaging. *Magn Reson Med* 2006; **55**: 1350-1361.

21. Pfefferbaum A, Adaisteinsson E, Rohlfing T, Sullivan EV. Diffusion tensor imaging of deep gray matter brain structures: effects of age and iron concentration. *Neurobiol Aging* 2008; Epub ahead of print, PMID 18513834.

22. Hallgren B, Sourander P. The effect of age on the non-haemin iron in the human brain. *J Neurochem* 1958; **3**: 41-51.

23. Aoki S, Okada Y, Nishimura K et al. Normal deposition of brain iron in childhood and adolescence: MR imaging at 1.5 T. *Radiology* 1989; **172**: 381-385.

24. Xu X, Wang Q, Zhang M. Age, gender, and hemispheric differences in iron deposition in the human brain: an in vivo MRI study. *Neuroimage* 2008; **40**: 35-42.

25. Berg D, Hochstrasser H. Iron metabolism in parkinsonian syndromes. *Mov Disord* 2006; **21**: 1299-1310.

26. Dexter DT, Wells FR, Agid F et al. Increased nigral iron content in postmortem parkinsonian brain. *Lancet* 1987; **2**: 1219-1220.

27. Sofic E, Riederer P, Heinsen H et al. Increased iron (III) and total iron content in post mortem substantia nigra of parkinsonian brain. *J Neural Transm* 1988; **74**: 199-205.

28. Drayer BP, Olanow W, Burger P et al. Parkinsonplus syndrome: diagnosis using high field MR imaging of brain iron. *Radiology* 1986; **159**: 493-498.

29. Vymazal J, Righini A, Brooks RA et al. T_1 and T_2 in the brain of healthy subjects, patients with Parkinson disease, and patients with multiple system atrophy: relation to iron content. *Radiology* 1999; **211**: 489-495.

30. Bartzokis G, Tishler TA, Shin IS, Lu PH, Cummings JL. Brain ferritin iron as a risk factor for age at onset in neurodegenerative diseases. *Ann N Y Acad Sci* 2004; **1012**: 224-236.

31. Martin WR, Wieler M, Gee M. Midbrain iron content in early Parkinson disease: a potential biomarker of disease status. *Neurology* 2008; **70**: 1411-1417.

32. Hayflick SJ, Westaway SK, Levinson B et al. Genetic, clinical, and radiographic delineation of Hallervorden-Spatz syndrome. *N Engl J Med* 2003; **348**: 33-40.

33. Hayflick SJ, Hartman M, Coryell J, Gitschier J, Rowley H. Brain MRI in neurodegeneration with brain iron accumulation with and without PANK2 mutations. *AJNR Am J Neuroradiol* 2006; **27**: 1230-1233.

34. Vinod Desai S, Bindu PS, Ravishankar S, Jayakumar PN, Pal PK. Relaxation and susceptibility MRI characteristics in Hallervorden-Spatz syndrome. *J Magn Reson Imaging* 2007; **25**: 715-720.

35. Whitnall M, Richardson DR. Iron: a new target for pharmacological intervention in neurodegenerative diseases. *Semin Pediatr Neurol* 2006; **13**: 186–197.
36. Bartzokis G, Lu PH, Tishler TA et al. Myelin breakdown and iron changes in Huntington's disease: pathogenesis and treatment implications. *Neurochem Res* 2007; **32**: 1655–1664.
37. Gil JM, Rego AC. Mechanisms of neurodegeneration in Huntington's disease. *Eur J Neurosci* 2008; **27**: 2803–2820.
38. Bartzokis G, Cummings J, Perlman S, Hance DB, Mintz J. Increased basal ganglia iron levels in Huntington disease. *Arch Neurol* 1999; **56**: 569–574.
39. Vymazal J, Klempir J, Jech R et al. MR relaxometry in Huntington's disease: correlation between imaging, genetic and clinical parameters. *J Neurol Sci* 2007; **263**: 20–25.
40. Mantyh PW, Ghilardi JR, Rogers S et al. Aluminum, iron, and zinc ions promote aggregation of physiological concentrations of betaamyloid peptide. *J Neurochem* 1993; **61**: 1171–1174.
41. Smith MA, Harris PL, Sayre LM, Perry G. Iron accumulation in Alzheimer disease is a source of redox-generated free radicals. *Proc Natl Acad Sci USA* 1997; **94**: 9866–9868.
42. Bartzokis G, Sultzer D, Cummings J et al. In vivo evaluation of brain iron in Alzheimer disease using magnetic resonance imaging. *Arch Gen Psychiatry* 2000; **57**: 47–53.
43. House MJ, St. Pierre TG, Foster JK, Martins RN, Clarnette R. Quantitative MR imaging R2 relaxometry in elderly participants reporting memory loss. *AJNR Am J Neuroradiol* 2006; **27**: 430–439.
44. House MJ, St. Pierre TG, Kowdley KV et al. Correlation of proton transverse relaxation rates (R_2) with iron concentrations in postmortem brain tissue from Alzheimer's disease patients. *Magn Reson Med* 2007; **57**: 172–180.
45. Jack CR, Jr., Garwood M, Wengenack TM et al. In vivo visualization of Alzheimer's amyloid plaques by magnetic resonance imaging in transgenic mice without a contrast agent. *Magn Reson Med* 2004; **52**: 1263–12671.
46. Vanhoutte G, Dewachter I, Borghgraef P, van Leuven F, van der Linden A. Noninvasive in vivo MRI detection of neuritic plaques associated with iron in APP[V717I] transgenic mice, a model for Alzheimer's disease. *Magn Reson Med* 2005; **53**: 607–613.
47. Wadghiri YZ, Sigurdsson EM, Sadowski M et al. Detection of Alzheimer's amyloid in transgenic mice using magnetic resonance microimaging. *Magn Reson Med* 2003; **50**: 293–302.
48. El Tayara Nel T, Volk A, Dhenain M, Delatour B. Transverse relaxation time reflects brain amyloidosis in young APP/PS1 transgenic mice. *Magn Reson Med* 2007; **58**: 179–184.
49. Vernooij MW, van der Lugt A, Ikram MA et al. Prevalence and risk factors of cerebral microbleeds: the Rotterdam Scan Study. *Neurology* 2008; **70**: 1208–1214.
50. Schneider JA. Brain microbleeds and cognitive function. *Stroke* 2007; **38**: 1730–1731.
51. O'Rourke MF. Brain microbleeds, amyloid plaques, intellectual deterioration, and arterial stiffness. *Hypertension* 2008; **51**: e20; author reply e21.
52. Cordonnier C, van der Flier WM, Sluimer JD, Leys D, Barkhof F, Scheltens P. Prevalence and severity of microbleeds in a memory clinic setting. *Neurology* 2006; **66**: 1356–1360.
53. Drayer B, Burger P, Hurwitz B, Dawson D, Cain J. Reduced signal intensity on MR images of thalamus and putamen in multiple sclerosis: increased iron content? *Am J Roentgenol* 1987; **149**: 357–363.
54. Bakshi R, Shaikh ZA, Janardhan V. MRI T_2 shortening ("black T_2") in multiple sclerosis: frequency, location, and clinical correlation. *Neuroreport* 2000; **11**: 15–21.
55. Zhang Y, Zabad RK, Wei X et al. Deep grey matter "black T_2" on 3 tesla magnetic resonance imaging correlates with disability in multiple sclerosis. *Mult Scler* 2007; **13**: 880–883.
56. Bermel RA, Puli SR, Rudick RA et al. Prediction of longitudinal brain atrophy in multiple sclerosis by gray matter magnetic resonance imaging T_2 hypointensity. *Arch Neurol* 2005; **62**: 1371–1376.
57. Bakshi R, Dmochowski J, Shaikh ZA, Jacobs L. Gray matter T_2 hypointensity is related to plaques and atrophy in the brains of multiple sclerosis patients. *J Neurol Sci* 2001; **185**: 19–26.
58. Ge Y, Jensen JH, Lu H et al. Quantitative assessment of iron accumulation in the deep gray matter of multiple sclerosis by magnetic field correlation imaging. *AJNR Am J Neuroradiol* 2007; **28**: 1639–1644.
59. Brass SD, Benedict RH, Weinstock-Guttman B, Munschauer F, Bakshi R. Cognitive impairment is associated with subcortical magnetic resonance imaging grey matter T_2 hypointensity in multiple sclerosis. *Mult Scler* 2006; **12**: 437–444.

Estudo de caso 41.1
Neurodegeneração com acúmulo cerebral de ferro

Histórico
Um homem de 31 anos de idade com um histórico vitalício de incapacidade leve de aprendizado foi avaliado para um histórico de 14 anos de ataxia e um histórico de 4 anos de declínio cognitivo; ele morreu aos 38 anos de idade.

Técnica
MRI coronal ponderada em T_2 no *ante mortem* aos 31 anos de idade e MRI em gradiente-eco de alta resolução ponderada em T_1 na autopsia.

Imagens e achados genéticos
As imagens por MR ponderadas em T_2 no *ante mortem* e as ponderadas em T_1 na autopsia exibiram o sinal de olho de tigre em consequência da deposição de ferro (imagem *ante mortem* cortesia de Bradley Boeve). Os testes genéticos para mutação no gene *PANK2* e para mutação na proteína de cadeia leve da ferritina observada na neuroferritinopatia foram negativos.[1]

Discussão
Em todos os pacientes com NBIA e mutações no gene *PANK2*, houve um padrão específico de hiperintensidade central no globo pálido com hipointensidade circundante nas imagens ponderadas em T_2. Este padrão resulta da deposição de ferro e é denominada de "sinal de olho de tigre". Este sinal é tipicamente observado em pacientes desprovidos de mutações no gene *PANK2*.[2]

Pontos-chave
- As imagens por MR ajudaram no diagnóstico clínico do paciente em razão da presença de NBIA, na ausência de mutações no gene *PANK2*.

Referências
1. Kumar N, Boes CJ, Babovic-Vuksanovic D, Boeve BF. The "eye-of-the-tiger" sign is not pathognomonic of the PANK2 mutation. *Arch Neurol* 2006; **63**: 292–293.

2. Hayflick SJ, Hartman M, Coryell J, Gitschier J, Rowley H. Brain MRI in neurodegeneration with brain iron accumulation with and without PANK2 mutations. *AJNR Am J Neuroradiol* 2006; **27**: 1230–1233.

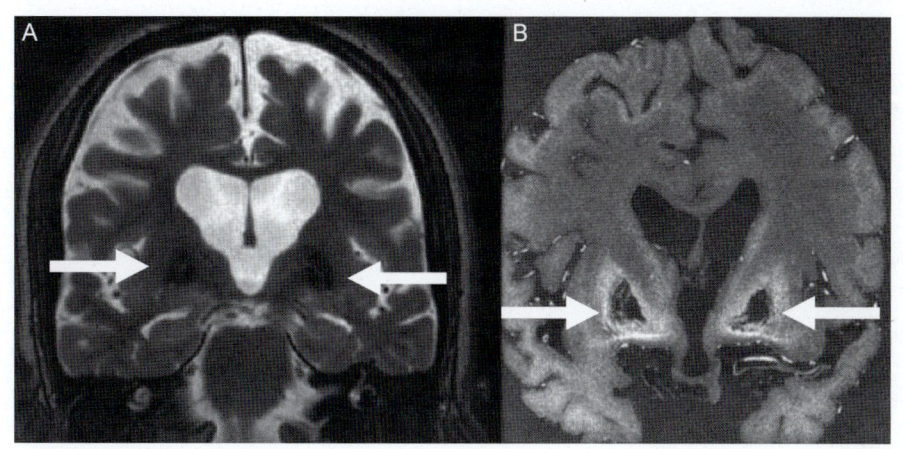

Fig. 41.8 Imagens adquiridas pela MRI axial ponderada em T_2 de um sujeito controle saudável e duas pacientes pareados por idade com esclerose múltipla (todas mulheres). Dados clínicos estão listados abaixo de cada imagem (idade, medida neuropsicológica composta [NCS], escala expandida do estado de incapacidade [EDSS], duração da doença), seguidos pelas intensidades normalizadas em T_2 nas regiões de interesse. As medidas em T_2 são mais baixas, consistentes com o maior conteúdo de ferro, nas pacientes com esclerose múltipla, quando comparadas com os controles. (Reproduzida com permissão de Brass *et al.* 2006.[59])

Seção 7 — Trauma
Capítulo 42

Papel potencial da MRS (espectroscopia por ressonância magnética), DWI (geração de imagem ponderada em difusão), DTI (geração de imagem por tensores de difusão) e estudo por imagem ponderada em perfusão (PWI) na lesão cerebral traumática – visão geral

Gerard Riedy

A lesão cerebral traumática (TBI ou traumatismo cranioencefálico) é uma causa de incapacitação que acomete frequentemente adultos jovens no mundo inteiro. Por exemplo, nos EUA, 1,4 milhões de pessoas são lesionadas todo ano e cerca de 5,3 milhões de indivíduos sofrem atualmente de déficits neurocognitivos de longo prazo induzidos pelo TBI. Destas novas lesões, aproximadamente 80% apresentam estado normal na tomografia computadorizada (CT) e nas imagens de ressonância magnética (MRI) do cérebro de rotina.[1] A atual falta de achados definitivos de imagem por uso de técnicas convencionais de neuroimagem faz com que a determinação, a avaliação e a categorização objetivas da TBI sejam repletas de dificuldades e provoquem disparidade entre os recursos subjetivos disponíveis e os resultados clínicos.

O diagnóstico atual do TBI é feito com base em avaliações subjetivas disponibilizadas pela história clínica e testes neuropsicológicos, com a classificação de gravidade fundamentada na escala de coma de Glasgow, na perda de consciência e na amnésia pós-traumática. A resposta à terapia ou à intervenção é também calcada nesses recursos clínicos subjetivos. Avaliações objetivas iniciais, no entanto, que podem determinar não apenas a presença de TBI leve, mas também, com maior precisão, a classificação de gravidade da lesão, são recomendadas. Dentro do arsenal de imagens médicas atuais, a capacidade multimodal da MRI faz dela a mais provável e promissora candidata a atingir as metas de neuroimagem objetivas.

A lesão cerebral traumática, com suas diversas caracterizações clínicas, consiste em um grupo heterogêneo de lesões de acidentes traumáticos graves, resultando em lesões hemorrágicas evidentes e contusões (edemas) no interior do cérebro, até traumas menos graves, que resultam em síndromes concussivas mais leves e que normalmente demonstram características normais e estudos de neuroimagem de rotina. Com base em estudos populacionais e questionários hospitalares, estima-se que aproximadamente 80% das TBI poderiam ser classificadas como leve. Atualmente, o indicador clínico clássico para TBI leve é assentado em um histórico de traumatismo craniano acompanhado de perda de consciência de curto prazo, ou seja,

menos de 20 minutos. No entanto os indivíduos com traumatismo craniano desconhecem frequentemente a perda de consciência, mas ainda são capazes de apresentar a sintomatologia clínica de TBI leve. Os efeitos neurocognitivos e comportamentais de TBI são também bastante variáveis, podendo incluir distúrbios de ansiedade, depressão, sintomas pós-concussão (p. ex., dores de cabeça, fadiga, dificuldades para dormir, tontura, irritabilidade, alterações do humor), agitação, problemas de memória, déficits de atenção/concentração, e diminuição da função executiva. Com a grande variedade de sintomas, assim como de problemas na determinação e na categorização clínica da TBI, a meta da neuroimagem objetiva de TBI parece ser elevada; porém, pode ser dividida em duas:

- Determinar objetivamente a presença ou ausência de TBI, especialmente no caso de lesões leves.
- Quantificar e confirmar a sintomatologia clínica (talvez, até mesmo predizer complexos sintomáticos específicos) de modo que a resposta à intervenção clínica possa ser efetivamente acompanhada e avaliada.

Em suma, o reconhecimento crescente de aumento na prevalência de TBI, especialmente TBI leve, requer o desenvolvimento de novas técnicas de imagem, além dos métodos de imagem de rotina, com o fito de realizar a avaliação e o tratamento apropriados desses pacientes.

Mecanismos de lesão cerebral traumática

A lesão cerebral ocorre de muitas formas, desde traumas penetrantes ou contusões focais até lesão axonal difusa. O mecanismo da TBI pode ser pensado como tendo dois componentes: a lesão primária inicial, para que somente a prevenção poderia servir como intervenção, e as alterações secundárias, que ocorrem após a lesão primária, com relação às quais a intervenção médica pode ser útil. O resultado final comum destas lesões cerebrais é a perda de neurônios e/ou disfunção neuronal, levando a um déficit funcional de graus variados. A intervenção terciária consiste, seja no quadro crônico, seja no longo prazo, nas várias formas de reabilitação do paciente. Produtos sanguíneos extensivos e lesão mecânica direta na estrutura celular do cérebro a partir de trauma penetrante são imediatos. Efeitos secundários incluem o desenvolvimento de edema e o inchaço cerebral, o que resulta em herniação e áreas secundárias de infarto.

As contusões cerebrais focais podem ser hemorrágicas ou não hemorrágicas. Essas estão geralmente localizadas nas regiões do cérebro adjacentes às superfícies ósseas rugosas. Os locais mais comuns para essas contusões estão nos lobos frontais inferiores e nos lobos temporais anteriores, bilateralmente; no entanto, eles não estão limitados a essas regiões. As contusões cerebrais focais também podem ter os efeitos secundários do edema, herniação potencial, morte celular e infarto.

A lesão axonal por cisalhamento (ou lesão axonal difusa) está classicamente associada a forças de rotação que ocorrem no cérebro em determinadas configurações de trauma. Acredita-se que o diferencial de densidade e viscosidade entre as regiões de substância cinzenta e substância branca de agrupamentos axonais compactados como o corpo caloso, resulta em diferentes taxas de aceleração e desaceleração e leva ao alongamento e/ou cisalhamento dos axônios de substância branca.[2] Esta lesão por cisalhamento pode estar associada a micro-hemorragia ocasionada a partir de um rasgo associado nas estruturas vasculares adjacentes, o que pode ser detectado com imagens gradiente-eco ponderadas em T_2^* (GRE) ou imagens ponderadas em suscetibilidade magnética (SWI).[3] No entanto, a lesão axonal por cisalhamento nem sempre apresenta micro-hemorragia associada. As hiperintensidades em T_2 nos locais característicos da substância branca de lesão por cisalhamento, como um corpo caloso, cápsula interna, substância branca subcortical, tronco cerebral, pode também ser indicativo de lesão axonal em uma configuração clínica de trauma.

Em pacientes com TBI leve e estudos de neuroimagem normais, considera-se que essas mesmas áreas são suscetíveis a TBI, ainda que esteja abaixo do nível de detecção de neuroimagem de rotina. Em pacientes com TBI moderada e grave, estudos avançados de imagem usando a imagem do tensor de difusão (DTI) mostram um aumento da anisotropia fracionada no corpo caloso, nas camadas de substância branca bifrontais, assim como nas camadas de substância branca bitemporais.[4] Defende-se teoricamente que essas áreas suscetíveis do cérebro são, de fato, danificadas em uma TBI leve, mas abaixo de um nível em que pode ser detectada nos estudos de neuroimagem de rotina. Estudos iniciais têm demonstrado, com técnicas avançadas, como a DTI em TBI leve, algumas mudanças na DTI nesses tratos característicos da substância branca.[5]

Embora inicialmente se pensasse que o dano da lesão axonal por cisalhamento ocorresse imediatamente, no momento do evento traumático, estudos em animais têm indicado que a grande maioria dos axônios não são imediatamente interrompidos durante um incidente traumático, mas se degradam dentro de um período de semanas subsequentes ao trauma.[6] Isso permite aos médicos expectarem que a patologia associada à lesão axonal por cisalhamento, e os déficits neurocognitivos resultantes, possam ser limitados pela intervenção adequada e oportuna. Além disso, para pacientes com TBI, mas fora desse quadro subagudo, exames de reabilitação de longo-prazo após o acidente vascular cerebral indicam várias técnicas voltadas à recuperação da função cerebral perdida durante os eventos patológicos agudos.[7,8]

Ferramentas de diagnóstico

As ferramentas de diagnóstico de neuroimagem podem ser divididas em técnicas que avaliam primariamente a estrutura ou que avaliam a função (Tabela 42.1). A avaliação estrutural inclui a tomografia computadorizada de rotina (CT) e a MRI, juntamente com a avaliação microestrutural das fibras axonais com DTI e ponderação de suscetibilidade para determinar a introdução traumática de produtos sanguíneos com geração de imagem por SWI ou GRE. A avaliação funcional inclui tanto métodos funcionais clássicos, como a ressonância magnética funcional (fMRI) e a correspondente geração de imagem de tomografia por emissão de pósitrons (PET), juntamente com técnicas de análise de fluxo sanguíneo de MR por perfusão e CT por emissão de fóton único (SPECT). A avaliação metabólica por técnicas de espectroscopia por MR (MRS) e análise de utilização de glicose com fluordeoxiglicose [^{18}F] (FDG), assim como PET, também devem ser levados em consideração como instrumentos funcionais de avaliação.

Todas essas técnicas de neuroimagem têm sido empregadas para avaliar a TBI, com variados graus de sucesso. Os capítulos seguintes vão concentrar-se em uma análise mais aprofundada do tra-

Tabela 42.1 Técnicas de neuroimagem para lesão cerebral traumática (TBI)

Técnica	Aplicação para/Avaliação de TBI
Estrutural	
CT	Produtos sanguíneos: intra-axial, extra-axial, fratura craniana, edema, herniação
MRI convencional	Produtos sanguíneos, edema, herniação, lesão axonal em geral, estrutura e volume cerebral
SWI/GRE	Micrahemorragia por lesão de cisalhamento
DTI	Avaliação ultraestrutural da lesão por cisalhamento na substância branca com base na difusão de propriedades da água
Funcional	
fMRI	Imagem indireta de ativação neuronal com variedade de capacidades funcionais (memória, verbal, motor, percepção)
Perfusão por MR	Perfusão de tecido cerebral quantitativa
MRS	Mudanças metabólicas e químicas no cérebro
FDG-PET	Mudanças metabólicas e no metabolismo da glicose, capacidade relacionadas com PET
SPECT: perfusão	Perfusão de tecido cerebral qualitativa

Ver texto para as abreviações.

balho promissor na área de MRI. Estudos com PET e SPECT demonstraram diminuição da atividade metabólica e do fluxo sanguíneo nos lobos frontal e temporal de pacientes com TCE.[9,10] Outros métodos de diagnóstico além da radiologia se têm mostrado promissores na avaliação da TCE. Os dois mais comuns são as variações de eletroencefalografia (EEG) e a magnetoencefalografia (MEG). Essas técnicas mapeiam a atividade elétrica cerebral com eletrodos de superfície. Com base nas alterações da atividade elétrica básica do cérebro, o EEG, o EEG quantitativo e as variações de potenciais evocados, têm sido relatados a fim de serem úteis no diagnóstico e na avaliação da gravidade da TCE.[11.12] Esses estudos revelam uma tendência geral para uma mudança no espectro de potência do EEG, no caso de frequências mais baixas na TCE. A capacidade de mapear a atividade cortical é fornecida pelo MEG e esta abordagem tem demonstrado diminuição na atividade em regiões focais do dano cortical de TCE. Em última análise, a avaliação da TCE pode empregar uma combinação de técnicas de diagnóstico para determinar a gravidade inicial da TBI e para auxiliar na predição dos resultados clínicos.

Os capítulos nesta seção descrevem em mais detalhes as técnicas individuais de MR disponíveis para estudo da TCE. Essas modalidades de MR não só possuem potencial para o diagnóstico inicial e orientação de intervenção aguda em pacientes com TCE, mas também podem ser úteis para a avaliação das alterações das terapias de reabilitação para minimizar os déficits neurocognitivos de longo prazo sofridos por pacientes com lesão cerebral traumática.

Referências

1. Belanger HG, Vanderploeg RD, Curtiss G, Warden DL. Recent neuroimaging techniques in mild traumatic brain injury. *J Neuropsychiatry Clin Neurosci* 2007; **19**: 5–20.
2. Gentry, LR. Head trauma. In editor. *Magnetic Resonance Imaging of the Brain and Spine* 3rd edn, ed. Atlas S London: Lippincott, Williams, Wilkins, 2001, p. 1069–1075.
3. Sehgal V, Delproposto Z, Haacke EM *et al*. Clinical applications of neuroimaging with susceptibility-weighted imaging. *J Magn Reson Imaging* 2005; **22**: 439–450.
4. Wilde EA, Chu Z, Bigler ED *et al*. Diffusion tensor imaging in the corpus callosum in children after moderate to severe traumatic brain injury. *J Neurotrauma* 2006; **23**: 1412–1426.
5. Rutgers DR, Toulgoat F, Cazejust J *et al*. White matter abnormalities in mild traumatic brain injury: a diffusion tensor imaging study. *AJNR Am J Neuroradiol* 2008; **29**: 514–519.
6. Büki A, Povlishock JT. All roads lead to disconnection? Traumatic axonal injury revisited. *Acta Neurochir (Wien)* 2006; **148**: 181–193.
7. Pitts DG, O'Brien SP. Splinting the hand to enhance motor control and brain plasticity. *Top Stroke* Rehabil 2008; **15**: 456–467.
8. Eliassen JC, Boespflug EL, Lamy M *et al*. Brainmapping techniques for evaluating poststroke recovery and rehabilitation: a review. *Top Stroke* Rehabil 2008; **15**: 427–450.
9. Kato T, Nakayama N, Yasokawa Y *et al*. Statistical image analysis of cerebral glucose metabolism in patients with cognitive impairment following diffuse traumatic brain injury. *J Neurotrauma* 2007; **24**: 919–926.
10. Pavel D, Jobe T, Devore-Best S *et al*. Viewing the functional consequences of traumatic brain injury by using brain SPECT. *Brain Cogn* 2006; **60**: 211–213.
11. Lew HL, Poole JH, Castaneda A, Salerno RM, Gray M Prognostic value of evoked and event-related potentials in moderate to severe brain injury. *J Head Trauma Rehabil* 2006; 21: 350–360.
12. Lewine JD, Davis JT, Sloan JH, Kodituwakku PW, Orrison WW, Jr. Neuromagnetic assessment of pathophysiologic brain activity induced by minor head trauma. *AJNR Am J Neuroradiol* 1999; **20**: 857–866.

Capítulo 43
Espectroscopia por ressonância magnética em lesão cerebral traumática

William M. Brooks ▪ Barbara A. Holshouser

Introdução

A lesão cerebral traumática (TBI), que afeta aproximadamente 1,5 milhão de pessoas nos EUA anualmente, é a principal causa de morte em pacientes com idade inferior a 45 anos, e apresenta uma taxa de mortalidade anual de pelo menos 20 por 100.000.[1-3] O impacto a longo prazo de TBI é extremo e até mesmo pacientes com lesão cerebral leve ou moderada sofrem efeitos persistentes, incluindo função cognitiva prejudicada e aumento dos custos médicos e sociais.[4]

Métodos confiáveis para a avaliação da gravidade da lesão, bem como para a predição do resultado do paciente logo após a lesão, poderiam melhorar a assistência clínica geral e a avaliação das intervenções farmacêuticas. A gravidade da lesão é normalmente medida utilizando a escala de coma de Glasgow (GCS) ou a duração da amnésia pós-traumática (PTA).[5,6] O resultado é avaliado a partir da escala de resultados de Glasgow (GOS) ou da escala de avaliação de incapacidade (DRS).[7,8] A recuperação cognitiva, que é avaliada por instrumentos com maior resolução, como testes neuropsicológicos ou de inteligência, também é utilizada para quantificar os efeitos da TBI. A avaliação clínica existente oferece algum prognóstico do resultado geral, mas é insuficiente para prognosticar o funcionamento cognitivo individual.

Estudos histológicos revelam danos axonais difusos extensivos associados a TBI.[9,10] Além disso, embora anormalidades focais da substância branca relacionadas com a lesão por cisalhamento sejam normalmente vistas na geração de imagem por ressonância magnética (MRI), a coloração de anticorpos mostra insultos axonais espalhados por todo o cérebro. A lesão axonal difusa após TBI é influenciada pela gravidade da lesão e pode ser o componente principal da lesão relacionado com as alterações comportamentais. De acordo com isso, uma avaliação da gravidade da lesão cerebral, com base na extensão do dano axonal, pode ser útil para predizer a recuperação comportamental e cognitiva em sobreviventes de TBI.

Embora a tomografia computadorizada (CT) e a MRI forneçam informações anatômicas essenciais para a assistência clínica aguda, como sobre cisalhamento, hemorragia e edema, as medições quantitativas sobre a gravidade da lesão, no que diz respeito aos efeitos, são apenas relatadas a cada semana.[11,12] A atrofia medida com MRI e CT está correlacionada com o *status* cognitivo de longo prazo, [11,13] mas sendo a atrofia um processo lento, ela é limitada como indicador clínico. Por conseguinte, embora as modalidades convencionais de neuroimagem anatômicas sejam úteis no tratamento clínico agudo, assim como para quantificar a lesão cerebral global, eles não ajudam a predizer o resultado cognitivo.

A espectroscopia por ressonância magnética (MRS) oferece uma análise da situação metabólica celular após TBI. Após TBI, uma cascata metabólica é desencadeada, resultando em depressão metabólica generalizada, o que tem sido relatado em estudos com animais e pacientes humanos.[14,15] A capacidade da MRS em quantificar metabólitos neuronais e gliais a torna útil para estudos repetidos em sobreviventes de lesões. No entanto, a MRS só tem sido utilizada de forma limitada no estudo de TBI, sendo a interpretação dos estudos existentes dificultada pela diversidade de condições de aquisição, como a idade dos pacientes, a gravidade da lesão, o tempo entre a lesão e o exame de MRS, as avaliações dos resultados utilizadas para documentar a recuperação, a localização do tecido recolhido em cada paciente, a técnica de aquisição empregada e a abordagem de análise utilizada.

A transladação para a prática clínica e para a reabilitação é ainda mais complicada, sobretudo pelo pequeno número de casos na maioria dos estudos, especialmente na fase aguda. A maioria dos estudos concentrou-se em tecidos que aparecem como normais na MRI, evitando os efeitos focais da contusão, os hematomas e as lesões por cisalhamento evidentes. Assim, os dados espectroscópicos atuais fornecem informações sobre a lesão celular, que é frequentemente vista na histologia, mas raramente é observada por exames radiológicos convencionais. Conforme detalhado abaixo, as observações a partir de MRS encaixam-se em três categorias: (a) observações de lactato elevado na fase pós-lesão aguda, sugerindo lesão hipóxica; (b) evidência de diminuição de N-acetil aspartato (NAA), sugerindo a perda ou disfunção neuronal; elevação de colina (Cho) e mio-inositol (mI), sugerindo inflamação; alterações de glutamato (Glu) e glutamina (Gln), sugerindo excitotoxicidade, que estão relacionados com a gravidade da lesão; e (c) prognóstico do resultado comportamental.

Lactato

A MRS de prótons oferece uma abordagem única e não invasiva para a detecção de Lac, indicando hipoxia/isquemia ou metabolismo mitocondrial danificado. Estudos com microdiálise mostram que o aumento de lactato (~ 2 mmol/L), até 2 dias após a lesão, está associado a resultado insatisfatório.[16] Coincidentemente, isso está logo acima do limiar de sensibilidade para detectar lactato por MRS *in vivo* (~ 0,5-1,0 mmol/L). De acordo com isso, o aparecimento de lactato nos espectros de tecidos que aparecem radiologicamente normais deve ser visto geralmente como indicador de prognóstico desfavorável. Por exemplo, em Holshouser *et al.*[17], constatou-se aumento de lactato em 8 das 24 crianças com TBI, das quais três morreram e quatro ficaram com incapacidades graves. Em outros estudos, o lactato visível por MRS também foi associado a morte [18] ou incapacidades persistentes.[19,20] Em Ashwal et al.[21], constatou-se que a maioria dos lactentes e crianças com resultados funcionais e cognitivos insatisfatórios apresentavam lactato visível por MRS. Posteriormente, em Brenner et al.[22], constatou-se lactato na maioria dos pacientes que estavam abaixo da média no quociente de inteligência (IQ) e que tiveram desempenho neuropsicológico medido aproximadamente 4 anos após a lesão. Outro estudo com recém-nascidos constatou que lactato detectável em vários locais do cérebro foi associado a maior probabilidade de internação na unidade de terapia intensiva pediátrica, bem como com resultados neurológicos insatisfatórios.[23] Dois adultos com lactato elevado detectado por MRS morreram logo após a lesão.[18]

Elevações nos picos de lipídeos/macromolécula, sugerindo lesão neuronal, também foram observadas em algumas crianças com resultados positivos de lactato.[17,19,20,24]

O lactato é normalmente detectado nos focos de lesão após TBI, mas os resultados podem diferir daqueles em pacientes com elevação difusa de lactato.[18,25,26] O exemplo mais marcante é um paciente com aumento drástico de lactato na contusão,[18] mas não no hemisfério contralateral, e que teve uma boa recuperação. Portanto, a elevação de lactato focal não tem sido claramente associada a maus resultados.

N-acetil aspartato

A maioria dos estudos de NAA investiga radiologicamente os tecidos aparentemente normais. A redução de NAA (ou NAA/Cr, NAA/Cho) pode ser percebida logo após a lesão[17,19,20,24,27] e possivelmente em torno de 8 h após a TBI,[18] indicando perda neuronal ou depressão metabólica.

Alterações subagudas (~ 2 semanas a 2 meses) subsequentes ao trauma são também caracterizadas por acentuada perda de NAA ou NAA/Cr da substância branca. Especificamente, diminuições acentuadas têm sido demonstradas no corpo caloso,[28,29] no lobo frontal,[28,30-32] no lobo parietal,[17,20,24,33-36] e no mesencéfalo.[37] Diversos estudos de *voxels* de substância cinzenta posterior revelaram redução de NAA, começando a partir de 6 dias após TBI.[17,20,24,25,33-35] As alterações nas substâncias cinzenta e branca na espectroscopia típica estão ilustradas na Figura 43.1.

Utilizando imagens espectroscópicas, os metabólitos, de diferentes locais em todo o cérebro, podem ser quantificados. A variabilidade anatômica dos níveis de metabólitos na TBI é ilustrada na Figura 43.2. Neste estudo, na sequência de um impacto frontal esquerdo, a substância branca revelou uma redução substancial de NAA, tanto do lado da lesão primária quanto no hemisfério contralateral, indicando a natureza difusa da anormalidade metabólica observada após TBI.

Estudos de MRS longitudinais também confirmam que as alterações no metabolismo do cérebro evoluem ao longo de semanas, e até mesmo ao longo de meses e anos, após a lesão. O NAA da substância branca pode cair entre 6 semanas e 3 meses, embora se possa restaurar em 6 meses após a lesão.[33,35] Como ilustrado na Figura 43.3, as alterações metabólitas continuam ao longo de um período considerável. Estudos transversais de longo prazo indicam que os níveis de NAA continuam a se recuperar, sugerindo recuperação neuronal prolongada.[29,38] No entanto, há relatos conflitantes. Em Garnett et al.[31], descobriu-se que o NAA/Cr da substância

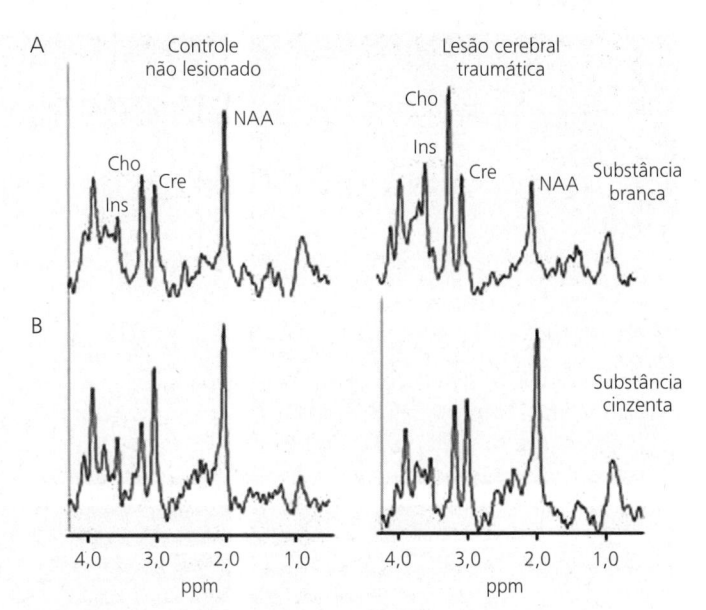

Fig. 43.1 Lesão cerebral traumática. TE curto (20 ms) dados de imagem espectroscópica obtida em 3T. (A) Espectros da substância branca representativos de um dos indivíduos do grupo de controle não lesionado e de um sobrevivente de lesão cerebral traumática grave, 3 meses antes do estudo por MRS. Note o N-acetil aspartato (NAA) dramaticamente baixo e a colina (Cho) e o *mio*-inositol (Ins) altos subsequentemente à lesão. (B) O espectro da substância cinzenta indica que a colina está mais alta que o normal, porém o NAA não mostra mudança substancial.

branca frontal caiu após 12 dias, e por mais 6 meses após TBI. Esses resultados conflitantes podem derivar de vários fatores, como localização diferencial e tipo de amostra de tecido, bem como do tempo pós-lesão de cada estudo. Um estudo relatando as concentrações de NAA em função do tempo desde a lesão sugere que o NAA continua a diminuir aproximadamente 1 mês após TBI.[39] De acordo com isso, as concentrações de NAA podem ainda ter diminuído desde o momento do exame inicial feito por Garnett et al.[31] A possibilidade de recuperação de NAA subsequente à lesão é apoiada por estudos-modelo em animais, que constataram quedas precoces de NAA seguidas por uma recuperação em 6 dias.[40,41] Portanto, o tempo dos exames pode ser um fator importante no estudo e na utilização da MRS no tratamento clínico da TBI.

Um estudo recente comparou valores de NAA na proximidade de tecidos contundidos com os de tecidos da substância branca não contundidos nos lobos frontal e temporal, anatomicamente combinados. Taxas de NAA/Cr medidas dentro de 1 semana da lesão em regiões próximas aos tecidos contundidos foram menores que aquelas dos tecidos não contundidos, que permaneceram dentro da normalidade. Ao longo dos meses seguintes, o NAA/Cr retornou aos valores normais.[42]

Uma área de interesse específico é o estudo de TBI leve (GCS, 13-15). Embora cerca de 80% de todas as TBI sejam classificadas como leve, os correlatos fisiológicos e metabólicos não são bem compreendidos. Várias pesquisas têm quantificado neuroquímicos em grandes porções do cérebro. Um estudo utilizando MRS de todo o cérebro constatou NAA 12% menor em 20 sobreviventes que nos controles não lesionados.[43] Outra utilização de aquisição *multivoxel* por todo o cérebro encontrou indícios de redução de NAA/Cr e NAA/Cho em 14 sobreviventes de TBI leve.[44] NAA alterado afe-

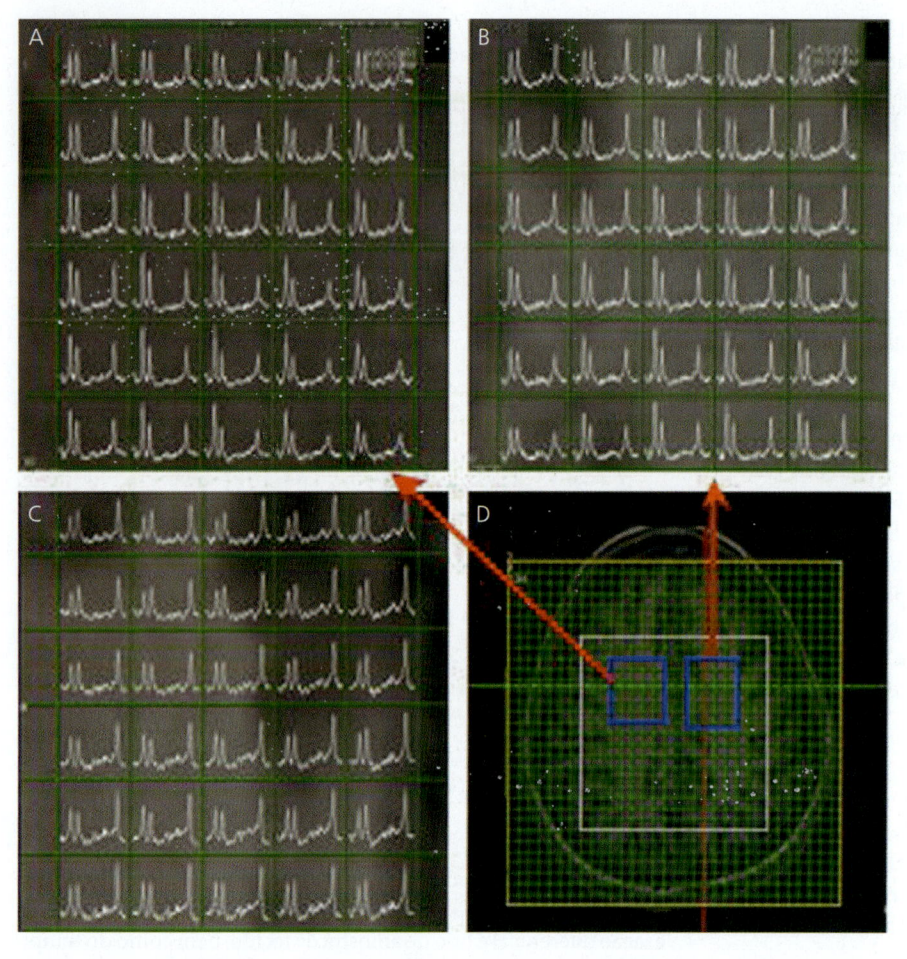

Fig. 43.2 Dados de imagem espectroscópica obtidos em 3T de um sobrevivente de grave lesão cerebral traumática ocorrida 3 meses antes do exame. (A) Uma seleção dos espectros a partir do lado do impacto primário. Muitos espectros revelam diminuição substancial do N-acetil-aspartato e colina elevada. (B) Uma seleção de espectros do hemisfério contralateral homólogo, onde um perfil espectroscópico similar indica lesão difundida por todo o lobo frontal. (C) Espectros de um controle pareado por idade não lesionado a partir de uma região cerebral similar. (D) Uma imagem axial ponderada em T1 com localização indicada dos espectros selecionados.

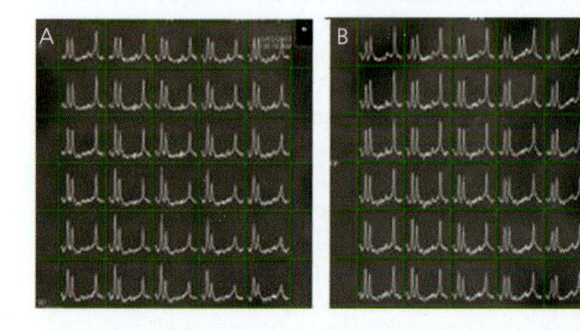

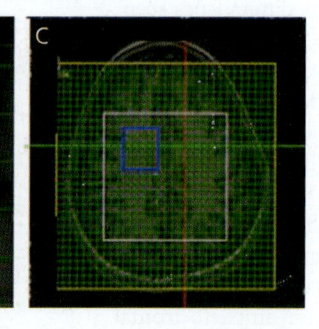

Fig.43.3 Dados de imagem espectroscópica obtidos em 3T do mesmo sobrevivente da grave lesão cerebral traumática apresentada na Figura 43.2. (A) Uma seleção de espectros a partir do lado do impacto primário, obtida 3 meses após a lesão. (B) Espectros da mesma região cerebral obtidos em um estudo subsequente, 6 meses após a lesão. Embora os espectros não tenham retornado aos padrões normais, uma recuperação considerável do N-acetil-aspartato, bem como uma diminuição da colina, podem ser observadas. (C) Uma imagem axial ponderada em T1 com a localização indicada dos espectros.

tou quase toda a substância branca. Da mesma forma, não foram encontradas diferenças significativas nas concentrações de NAA no tálamo bilateral subsequentemente a uma TBI leve.[45]

Apesar das evidências consideráveis de quedas reversíveis de NAA após TBI, a interpretação destas observações é menos clara, principalmente porque o papel (ou os papéis) do NAA no cérebro não tem sido claramente estabelecido. Vários mecanismos podem causar alterações nas concentrações de NAA na TBI. NAA reduzido pode refletir morte neuronal, e seria consistente com perda neuronal pós-TBI. No entanto, a morte neuronal não consegue explicar a diminuição reversível no NAA. N-acetil acetato desempenha um papel na síntese da mielina no desenvolvimento do cérebro[46] e tem sido implicado na reparação de lipídeos após TBI.[28,47] Estudos que mostram diminuição de NAA em mitocôndria após o bloqueio da fosforilação oxidativa sugerem que as alterações reversíveis no NAA podem refletir disfunção mitocondrial, seguida de recuperação.[48] De fato, as concentrações de NAA estão correlacionadas com a taxa metabólica determinada através de tomografia por emissão de pósitrons (PET), sugerindo que o NAA indica o número neuronal e a atividade metabólica.[15] Este mecanismo é apoiado posteriormente por estudos de PET que mostram que o metabolismo da glicose reduziu 1 mês após TBI, seguindo-se a isso um aumento gradual no metabolismo da glicose durante 6 meses após a lesão.[49,50] Portanto, alterações no NAA podem refletir contribuições da morte neuronal, da reparação da membrana ou da disfunção metabólica reversível neuronal.

Colina e *mio*-inositol

Os resultados obtidos pela Cho são mais variáveis. Vários estudos relatam Cho maior ou Cho/Cr,[17,20,24,30-33,35,37,38], embora outros não.[28] As concentrações de mI foram maiores no mesencéfalo[31,37] e em locais posteriores.[33,36] Alguns estudos encontraram mI elevado em pacientes individuais (p. ex., Ross *et al.*[20]). Espectros de um paciente que sofreu uma lesão grave da cabeça mostram Cho e mI substancialmente elevados (Fig. 43.1).

Os resultados acerca da Cho também variam de acordo com os indicadores de tempo analisados após TBI. Embora um estudo não tenha constatado nenhuma elevação significante na Cho/Cr em 1 semana após TBI, [42] outro pequeno estudo constatou resultados diferentes.[27] Em torno de um mês após TBI, as medidas de Cho passam a ser consistentemente elevadas,[33,42] apresentado evidências de um retorno ao normal nos pacientes a partir dos 6 meses. Curiosamente, os pacientes individuais com os piores resultados demonstraram Cho elevada persistente entre os 3 e 6 meses, muitas vezes maior que em 1,5 mês após a lesão, sugerindo processos inflamatórios contínuos.[33] Outro estudo em série constatou Cho persistentemente elevada 9 meses após TBI.[20] Este estudo também constatou elevação estável de três dos quatro principais metabólitos, uma categoria denominada "hiperosmolar" e sugeriu que isso afeta 30-40% das crianças com traumatismo craniano.[51] No entanto, um estudo de quatro pacientes inicialmente analisados durante o coma, mas que, eventualmente, foram reexaminados após a recuperação da consciência,[32] constatou que Cho/Cr, inicialmente elevada, apresentou queda em três pacientes. Estes resultados, um tanto inconsistentes, podem ser explicados pelos indicadores de tempo precisos escolhidos para a amostragem. É possível que os sinais de Cho aumentem gradualmente nas semanas após a lesão, talvez refletindo uma crescente resposta inflamatória, de modo que os indicadores de tempo iniciais precedem os níveis máximos de Cho. A Figura 43.3 ilustra os níveis de resolução da Cho observados em um paciente estudado em 3 meses e outra vez em 6 meses após a lesão.

A interpretação de Cho e mI alterados é também um desafio na TBI. O pico de Cho é elevado após a ruptura do tecido ou inflamação.[52] Elevação de mI, um osmólito glial, sugere proliferação glial.[53] No entanto, na hipernatremia crônica, mI, glicerofosfocolina e betaínas (dois componentes de osmólito do pico de Cho) são elevados.[54] Por conseguinte, se a TBI foi associada a necrose ou processos inflamatórios, a elevação de Cho e mI pode ser proeminente. Nos caso de os estudos de MRI ponderada em difusão indicarem edema celular após TBI,[55] mI e Cho elevados podem, em parte, ser resultado de edema. Finalmente, o componente de membrana fosfatidilinositol, que corressoa com mI no espectro de MRI, pode ser liberado durante o dano à membrana induzido por trauma, elevando o pico de mI.[56] Assim, uma vez que vários processos patológicos podem estar presentes na TBI, os resultados de Cho e mI devem ser interpretados com cautela.

Glutamato e glutamina

O glutamato é um neurotransmissor que está envolvido nos mecanismos de TBI e pode ser identificado no espectro de prótons por MR do cérebro normal de tempo de eco curto. No entanto, em razão de sua estrutura química semelhante ao Gln, as ressonâncias geralmente se sobrepõem, gerando quantificação ambígua. Em função disso, muitos estudos relatam as ressonâncias somadas de Glu + Gln, denominada Glx.

Um estudo constatou Glx elevado em pacientes adultos com resultados insatisfatórios a longo prazo, assim como o Glx foi maior nos pacientes escaneados mais cedo após a lesão.[57] Em crianças lesionadas, em aproximadamente 1 semana após a lesão, em Ashwal *et al.*[58], constatou-se Glx elevado, comparado com controles pareados por idade.

Gravidade da lesão, do resultado e da função cognitiva

O uso da MRS pode fornecer uma ferramenta sensível para caracterizar lesão e prever o resultado comportamental. Um estudo com imagens com 19 pacientes com lesões na cabeça entre 3 e 38 dias de TBI relatou que NAA/Cr em geral, diminuiu e Cho/Cr aumentou de acordo com a gravidade da lesão avaliada por GCS e PTA.[30] Além disso, pacientes com lesões mais graves demonstraram reduções de NAA/Cr, tanto no esplênio quanto na substância branca no lobo, sugerindo lesão neuronal generalizada, ao passo que os pacientes com TBI leve demonstraram principalmente resultados no corpo caloso.[28] Outros estudos mostraram que as concentrações de NAA, medidas dentro do período de 2 meses após a lesão, foram correlacionadas com a função cognitiva geral, como mostrado na Figura 43.4.[34] Juntos, esses estudos sugerem que a as medições de MRS da lesão celular refletem a gravidade individual da lesão e podem ser usadas para aumentar os índices clínicos comuns a fim de caracterizar a gravidade da lesão.

Concentrações neurometabólitas obtidas logo após a lesão também podem ser úteis para prever o resultado individual. Embora a duração ideal de uma lesão para a avaliação espectroscópica permaneça incerta, vários estudos têm demonstrado que NAA, NAA/Cr ou NAA/Cho mais baixos, em tecidos aparentemente normais, associa-se a má recuperação. NAA/Cho no córtex frontal discriminou pacientes que se recuperaram do coma daqueles que permaneceram

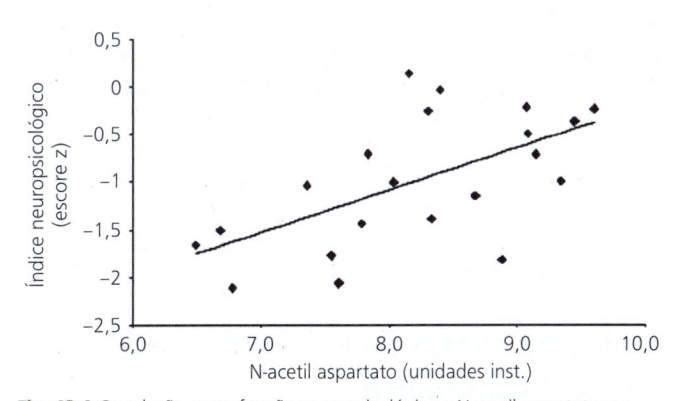

Fig. 43.4 Correlação entre função neuropsicológica e N-acetil-aspartato em sobreviventes de lesão cerebral traumática. N-acetil-aspartato foi medido em 21 sobreviventes de lesões, de leve a grave, que foram testados por uma bateria de exames neuropsicológicos que avaliaram a orientação, o humor, a memória, a linguagem e a atenção de cada um, mais as capacidades executivo-frontais, intelectuais e sensório-motoras. Os resultados dos testes foram convertidos ao escore z e equiparados para criar o índice neuropsicológico.

em estado vegetativo persistente ou morreram.[32] Similarmente valores de NAA/Cr talâmicos discriminaram pacientes com TBI que permaneceram em estado vegetativo persistente daqueles que recuperaram a consciência, embora ambos os grupos fossem significativamente menores que os de controle.[59] Alguns estudos prognosticaram os resultados da análise espectroscópica da substância cinza posterior,[17,24,35], enquanto outros demonstraram clara discriminação de grupos de *voxels* de substância branca localizados no lobo frontal.[32] Em Yoon *et al.*[36], documentou-se relações entre NAA da substância branca e recuperação das medidas de competências vitais. Vários estudos têm focado na previsão do funcionamento comportamental avaliado em alta resolução por testes neuropsicológicos após TBI. N-acetil aspartato medido dentro do período de 2 meses após a lesão, e em indicadores de tempo subsequentes, foi fortemente correlacionado com a função neuropsicológica global, medida 6 meses após a lesão.[33-35] Estes resultados sugerem a lesão metabólica ou celular como base, detectável por MRS, para a disfunção cognitiva observada após TBI.

Embora esses estudos sugiram que a MRS pode prever a recuperação individual, a localização anatômica ideal para o estudo não é conhecida. No entanto, as técnicas de geração de imagem por MRS, para examinar uma grande variedade de *voxels* em todo o cérebro, estão simultaneamente disponíveis comercialmente. Um estudo coletou dados de imagem tanto de um único *voxel* quanto espectroscópicos em 20 crianças, com cerca de 2 anos, após terem sofrido TBI de leve a grave.[60] Resultados semelhantes foram encontrados para cada uma das técnicas. Em geral, NAA/Cr e NAA/Cho foram correlacionadas, cada uma, com IQ e com um índice de funcionamento neuropsicológico obtido pelo resultado da média individual dos testes cognitivos selecionados. Em contrapartida, Cho/Cr de qualquer uma das regiões selecionadas não foi associada ao estado cognitivo.

Espectroscopia por ressonância magnética de fósforo-31

Cada vez menos estudos clínicos de ^{31}P-MRS têm sido realizados.[61-63] Dois estudos constataram substância branca alcalótica que retornou aos valores normais em 3 semanas após TBI.[62,63] O pH do tecido de substância cinza não se apresentou estatisticamente diferente do normal inicialmente, mas, 6-18 meses mais tarde, o pH cerebral acidótico e anormalidades metabólitas relacionadas com o hemisfério de maior espasticidade associada foram constatados.[61] Dada a falta de *hardware* de ^{31}P-MRS disponível de maneira abrangente e sua relativa insensibilidade (que requerem grandes dimensões de *voxel* em função das taxas de sinal-ruído intrinsicamente mais baixas), a aplicação clínica desta técnica para avaliar TBI parece improvável.

Aplicação clínica de MRS em lesão cerebral traumática

Como mencionado acima, a presença de lactato visível por MRS em tecido aparentemente normal radiologicamente logo após TBI é um indicador de um pior resultado clínico, apesar de o lactato no tecido anormal (lesões) parecer ser menos prognosticador de um mau resultado. Os resultados até agora indicam que alterações no cérebro persistem por muito tempo após a lesão aguda. Os tratamentos dirigidos a este leque estendido de oportunidades podem ser úteis em alguns pacientes com processos de lesão persistentes (isto é, como indicado por Cho persistentemente elevada).

A espectroscopia por ressonância magnética pode ser aplicável no tratamento por meio do mapeamento dos padrões de lesão neuronal, enquanto os pacientes ainda estão nos estágios iniciais da recuperação. Combinando as informações anatômicas com um mapa neuroquímico celular com base na MRI, pode-se aumentar o monitoramento da recuperação durante o tratamento e, finalmente, orientar as estratégias terapêuticas.

Quantificação de substâncias neuroquímicas com MRS oferece uma abordagem não invasiva para se avaliar a lesão celular cerebral e sua resposta. A associação desses marcadores com a recuperação e os resultados sugere que eles estão ligados, direta ou indiretamente, com os mecanismos celulares subjacentes à lesão cerebral e oferecem um grande potencial para a assistência clínica. No entanto, um trabalho considerável é ainda requerido antes que a MRS possa ser usada como uma modalidade clínica de rotina. O tempo ideal para os estudos após a lesão precisa ser determinado. O valor da MRS de um único *voxel*, em comparação com as abordagens de MRS com fins prognósticos, está ainda por ser determinado. Essas questões só podem ser abordadas por meio de estudos longitudinais, que são capazes de registrar um grande número de pacientes e comparar os diferentes aspectos técnicos, bem como levar em consideração fatores clínicos.

Referências

1. Kraus JF, McArthur DL, Silberman TA. Epidemiology of mild brain injury. *Semin Neurol* 1994; **14**: 1–7.

2. Rice D, MacKenzie E. *Cost of Injury in the United States*. San Francisco: Institute for Health and Aging, University of California, 1989.

3. Sosin DM, Sacks JJ, Smith SM. Head-injury associated deaths in the United States from 1979 to 1986. *JAMA* 1989; **262**: 2251–2255.

4. Gualtieri CT. The problem of mild brain injury. *Neuropsychiatr Neuropsychol Behav Neurol* 1995; **8**: 127–136.

5. Teasdale G, Jennett B. Assessment of coma and impaired consciousness. *Lancet* 1974; **2**: 81–84.

6. Russell WR. Cerebral involvement in head injury. *Brain* 1932; **55**: 549–603.

7. Jennett B, Bond M. Assessment of outcome after severe brain damage: a practical scale. *Lancet* 1975; **1**: 480–484.

8. Clifton GL, Hayes RL, Levin HS, Michel ME, Choi SC. Outcome measures for clinical-trials involving traumatically brain-injured patients: report of a conference. *Neurosurgery* 1992; **31**: 975–978.

9. Graham DI, Gentleman SM, Lynch A, Roberts GW. Distribution of β-amyloid protein in the brain following severe head injury. *Neuropathol Appl Neurobiol* 1995; **21**: 27–34.

10. Povlishock JT, Christman CW. The pathobiology of traumatically induced axonal injury in animals and humans: a review of current thoughts. *J Neurotrauma* 1995; **12**: 555–564.

11. Bigler ED. Neuroimaging and traumatic brain injury. In *Neuroimaging, Vol. II: Clinical applications*, ed. Bigler P. New York: Plenum Press, 1996, p. 261–278.

12. Levin HS, Williams DH, Eisenberg HM, High, WM, Jr., Guinto FC, Jr. Serial MRI and neurobehavioural findings after mild to moderate closed head injury. *J Neurol Neurosurg Psychiatry* 1992; **55**: 255–262.

13. Blatter DD, Bigler ED et al. MR-based brain and cerebrospinal fluid measurement after traumatic brain injury: correlation with neuropsychological outcome *AJNR Am J Neuroradiol* 1997; **18**: 1–10.

14. Dail WG, Feeney DM, Murray HM, Linn RT, Boyeson MG. Responses to cortical injury 2: widespread depression of the activity of an enzyme in cortex remote from a focal injury. *Brain Res* 1981; **211**: 79–89.

15. O'Neill J, Eberling JL, Schuff N et al. Method to correlate ^{1}H MRSI and 18FDG-PET. *Magn Reson Med* 2000; **43**: 244–250.

16. Goodman JC, Valadka AB, Gopinath SP, Uzura M, Robertson CS. Extracellular lactate and glucose alterations in the brain after head injury measured by microdialysis. *Crit Care Med* 1999; **27**: 1965–1973.

17. Holshouser BA, Ashwal S, Luh GY et al. Proton MR spectroscopy after acute nervous system injury: outcome prediction in neonates, infants, and children. *Radiology* 1997; **202**: 487–496.

18. Condon B, Oluoch-Olunya, D, Hadley, D, Teasdale, F, Wagstaff, A. Early ^{1}H magnetic resonance spectroscopy of acute head injury: Four cases. *J Neurotrauma* 1998; **15**: 563–571.

19. Haseler LJ, Arcinue E, Danielsen ER, Bluml S, Ross BD. Evidence from proton magnetic-resonance spectroscopy for a metabolic cascade of neuronal damage in shaken baby syndrome. *Pediatrics* 1997; **99**: 4–14.

20. Ross BD, Ernst T, Kreis R et al. ^{1}H MRS in acute traumatic brain injury, *J Magn Reson Imaging* 1998; **8**: 829–840.

21. Ashwal S, Holshouser BA, Shu SK et al. Predictive value of proton magnetic resonance spectorscopy in pediatric closed head injury. *Pediatr Neurol* 2000; **23**: 114–125.

22. Brenner T, Freier MC, Holshouser BA, Burley T, Ashwal S. Predicting neuropsychological outcome after traumatic brain injury in children. *Pediatr Neurol* 2003; **28**: 104–114.

23. Makoroff KL, Cecil KM, Care M, Ball WS, Jr. Elevated lactate as an early marker of brain injury in inflicted traumatic brain injury. *Pediatr Radiol* 2005; **35**: 668–676.

24. Holshouser BA, Ashwal S, Shu S, Hinshaw DB. Proton MR spectroscopy in children with acute brain injury: comparisons of short and long echo time acquisitions. *J Magn Reson Imaging* 2000; **11**: 9–19.

25. Felber SR, Ettl AR, Birbarner GG, Luz G, Aichner FT. MR imaging and proton spectroscopy of the brain in posttraumatic cortical blindness. *J Magn Reson Imaging* 1993; **3**: 921–924.

26. Sutton LN, Wang Z, Duhaime AC et al. Tissue lactate in pediatric head trauma: a clinical study using ^{1}H NMR spectroscopy. *Pediatr Neurosurg* 1995; **22**: 81–87.

27. Marino S, Zei E, Battaglini M et al. Acute metabolic brain changes following traumatic brain injury and their relevance to clinical severity and outcome. *J Neurol Neurosurg Psychiatry* 2007; **78**: 501–507.

28. Cecil KM, Hills EC, Sandel E et al. Proton magneticresonance spectroscopy for detection of axonal injury in the splenium of the corpuscallosum of brain-injured patients. *J Neurosurg* 1998; **88**: 795–801.

29. Sinson G, Bagley LJ, Cecil KM et al. Magnetization transfer imaging and proton MR spectroscopy in the evaluation of axonal injury: correlation with clinical outcome after traumatic brain injury. *AJNR Am J Neuroradiol* 2001; **1**: 143–151.

30. Garnett MR, Blamire AM, Rajagopalan B, Styles P, Cadoux-Hudson TAD. Evidence for cellular damage in normal-appearing white matter correlates with injury severity in patients following traumatic brain injury: a magnetic resonance study. *Brain* 2000; **123**: 1403–1409.

31. Garnett MR, Blamire AM, Corkill RG et al. Early proton magnetic resonance spectroscopy in normalappearing brain correlates with outcome in patients following traumatic brain injury. *Brain* 2000; **123**: 2046–2054.

32. Ricci R, Barbarella G, Musi P et al. Localised proton MR spectroscopy of brain metabolism in vegetative patients. *Neuroradiology* 1997; **39**: 313–319.

33. Brooks WM, Stidley CA, Petropoulos H et al. Metabolic and cognitive response to human traumatic brain injury: a quantitative proton magnetic resonance study. *J Neurotrauma* 2000; **17**: 629–640.

34. Friedman SD, Brooks WM, Jung RE, Hart BL, Yeo RA. Proton MR spectroscopic findings correspond to neuropsychological function in traumatic brain injury. *AJNR Am J Neuroradiol* 1998; **19**: 1879–1885.

35. Friedman SD, Brooks WM, Jung RE et al. Quantitative ^{1}H-MRS predicts outcome following traumatic brain injury. *Neurology* 1999; **52**: 1384–1391.

36. Yoon SJ, Lee JH, Kim ST, Chun MH. Evaluation of traumatic brain injured patients in correlation with functional status in rehabilitation medicine by localized ^{1}HMR spectroscopy. *Clin Rehab* 2005; **19**: 209–215.

37. Zampolini M, Tarducci R, Gobbi G et al. Localized in vivo ^{1}H-MRS of traumatic brain injury. *Eur J Neurol* 1997; **4**: 246–254.

38. Brief E, Vernon-Wilkinson R, MacKay AL et al. ^{1}H MRS, MRI and neuropsychological testing of patients with traumatic brain injury at long elapsed time since injury. In *Proceedings of the 8th Annual Meeting of the International Society of Magnetic Resonance in Medicine*, Denver, 2000, p. 1138.

39. Macmillan CSA, Wild JM, Wardlaw JM et al. Traumatic brain injury and subarachnoid hemorrhage: in vivo occult pathology demonstrated by magnetic resonance spectroscopy may not be "ischaemic." A primary study and review of the literature. *Acta Neurochir* 2002; **144**: 853–862.

40. Gasparovic C, Arfai N, Smid N, Feeney DM. Decrease and recovery of Nacetylaspartate/creatine in rat brain remote from focal Injury. *J Neurotrauma* 2000; **18**: 241–246.

41. Schuhmann MU, Stiller D, Skardelly M et al. Metabolic changes in the vicinity of brain contusion: a proton magnetic resonance spectroscopy and histology study. *J Neurotrauma* 2003; **20**: 725–743.

42. Nakabayashi M, Suzaki S, Tomita H. Neural injury and recovery near cortical contusions: a clinical magnetic resonance spectroscopy study. *J Neurosurg* 2007; **106**: 370–377.
43. Cohen BA, Inglese M, Rusinek H et al. Proton MR spectroscopy and MRIvolumetry in mild traumatic brain injury. *AJNR Am J Neuroradiol* 2007; **28**: 907–913.
44. Govindaraju V, Gauger GE, Manley GT et al. Volumetric proton spectroscopic imaging of mild traumatic brain injury. *AJNR Am J Neuroradiol* 2004; **25**: 730–737.
45. Kirov I, Fleysher L, Babb JS et al. Characterizing "mild" in traumatic brain injury with proton MR spectroscopy in the thalamus: initial findings. *Brain Injury* 2007; **21**: 1147–1154.
46. D'Adamo AF, Jr., Yatsu FM. Acetate metabolism in the nervous system N-acetyl-Iaspartic acid and the biosynthesis of brain lipids. *J Neurochem* 1966; **13**: 961–965.
47. Smith DH, Cecil KM, Meaney DF et al. Magnetic resonance spectroscopy of diffuse brain trauma in the pig. *J Neurotrauma* 1998; **15**: 665–674.
48. Bates TE, Strangward M, Keelan J et al. Inhibition of N-acetylaspartate production: implications for ^{1}H-MRS studies in vivo. *Neuroreport* 1996; **7**: 1397–1400.
49. Bergsneider M, Hovda DA, Lee SM et al., Dissociation of cerebral glucose metabolism and level of consciousness during the period of metabolic depression following human traumatic brain injury. *J Neurotrauma* 2000; **17**: 389–401.
50. Bergsneider M, Hovda DA, McArthur DL et al. Metabolic recovery following human traumatic brain injury based on FDG-PET: time course and relationship to neurological disability. *J Head Trauma Rehabil* 2001; **16**: 135–148.
51. Lee JH, Arcinue E, Ross BD. Brief report: organic osmolytes in the brain of an infant with hypernatremia, *N Engl J Med* 1994; **331**: 439–442.
52. Saey-Marinier D, Calabrese G, Hetherington HP et al. Proton MRS of human brain: applications to normal white matter, chronic infarction, and MRI white matter signal hyperintensities. *Magn Reson Med* 1992; **26**: 313–327.
53. Brand A, Richter-Landsberg C, Leibfritz D. Multinuclear NMR studies on the energy metabolism of glial and neuronal cells. *Dev Neurosci* 1993; **15**: 289–298.
54. Lien YH, Shapiro JI, Chan L. Effects of hypernatremia on organic brain osmolites. *J Clin Invest* 1990; **85**: 427–1435.
55. Barzo P, Marmarou A, Fatouros P, Hayasaki K, Corwin F. Contribution of vasogenic and cellular edema to traumatic brain swelling measured by diffusionweighted imaging. *J Neurosurg* 1997; **87**: 900–907.
56. Ross BD, Bluml S, Cowan R et al. In vivo MR spectroscopy of human dementia. *Neuroimaging Clin N Am* 1998; **8**: 809–822.
57. Shutter L, Tong KA, Holshouser BA. Proton MRS in acute traumatic brain injury: role for glutamate/glutamine and choline for outcome prediction. *J Neurotrauma* 2004; **21**: 1693–1705.
58. Ashwal S, Holshouser B, Tong K et al. Proton MR spectroscopy detected glutamate/glutamine is increased in children with traumatic brain injury. *J Neurotrauma* 2004; **21**: 1539–1552.
59. Uzan M, Albayram S, Dashti SGR et al. Thalamic proton magnetic resonance spectroscopy in vegetative state induced by traumatic brain injury. *J Neurol Neurosurg Psychiatry* 2003; **74**: 33–38.
60. Babikian T, Freier MC, Ashwal S et al. MR spectroscopy: predicting long-term neuropsychological outcome following pediatric TBI. *J Magn Reson Imaging* 2006; **24**: 801–811.
61. Cadoux-Hudson TAD, Wade D, Taylor DJ et al. Persistant metabolic sequelae of severe head injury in humans in vivo. *Acta Neurochir (Wien)* 1990; **104**: 1–7.
62. Garnett MR, Corkill RG, Cadoux-Hudson TAD et al. Altered metabolite profile in normal appearing brain following acute brain injury: a phosphorous MRS study. In *Proceedings of the 8th Annual Meeting of the International Society for Magnetic Resonance in Medicine*, Denver, 2000, p. 1139.
63. Rango M, Lenkinski RE, Alves WM, Gennarelli TA. Brain pH in head injury: an image-guided ^{31}P magnetic resonance study. *Ann Neurol* 1990; **28**: 661–667.

Estudo de caso 43.1
MRSI bidimensional em lesão cerebral traumática grave com resultado insatisfatório

W. M. Brooks ▪ B. A. Holshouser
Hoglund Brain Imaging Center e Loma Linda University, Loma Linda, EUA

História

Um homem de 19 anos, ejetado de um veículo terrestre, foi atendido com GCS (escala do coma de Glasgow) de grau 3. O veículo tombou em cima da cabeça e do tronco do paciente, resultando em lesões sem corte na cabeça e no tronco, com múltiplas áreas de hemorragia subdural e subaracnoide no lado direito nos lobos frontal, parietal, no putâmen, assim como fraturas múltiplas faciais e de costelas. O paciente permaneceu em coma por 4 meses. O histórico médico prévio era normal.

Técnica

A MRSI bidimensional foi obtida em uma placa de 10 mm de espessura no nível do corpo caloso (A) em 1,5 T, usando uma sequência PRESS (TR/TE = 3.000/144 ms).

Achados de imagem

A imagem ponderada em T_2 usada para o posicionamento do *voxel* de interesse mostrou múltiplas áreas de contusão hemorrágica (A). Espectros selecionados (B-D) mostraram uma diminuição significativa de NAA. Espectros em áreas de contusão também mostraram pequenos picos de lactato (duplo invertido em 1,33 ppm).

Discussão

Em 1 ano após a lesão, o paciente teve déficits neurológicos graves (GOS = 3). Ele está confinado a uma cadeira de rodas, pode mover todas as extremidades, mas é incapaz de se comunicar verbalmente. A ERM mostrou uma diminuição difusa de NAA em todos os *voxels* amostrados, incluindo os não contundidos, o cérebro "aparentemente normal" (B), consistente com perda ou disfunção neuronal difusa. Além disso, vários *voxels* próximos das áreas de contusão (C, D) apresentaram pequenos picos de lactato, indicativos de glicólise anaeróbia e correlacionados com resultados insatisfatórios a longo prazo.

Pontos-chave

- MRSI mostrou que os metabólitos cerebrais estavam gravemente anormais, mesmo em áreas do cérebro que pareciam "normais" nas imagens de MRSI convencional, revelando melhor a extensão global da lesão.
- A presença de lactato no cérebro após lesão foi mostrada a fim de estabelecer correlação com um resultado insatisfatório.

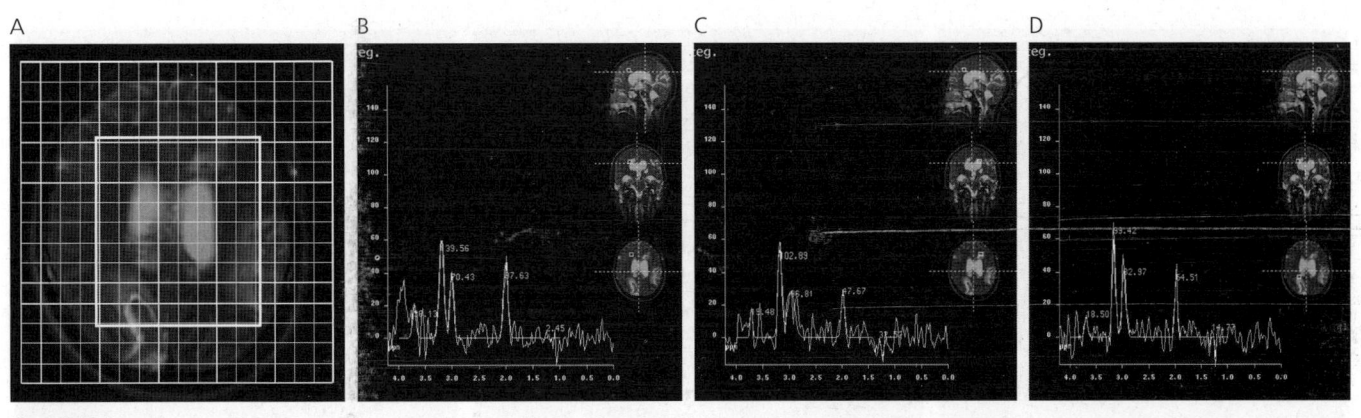

Fig. 43.C1.1

Estudo de caso 43.2
MRSI bidimensional em lesão cerebral traumática grave com resultado satisfatório

W. M. Brooks ▪ B. A. Holshouser
Hoglund Brain Imaging Center e Loma Linda University, Loma Linda, EUA

História
Um pedestre de 18 anos de idade atropelado por um veículo automotor foi atendido com GCS de grau 4. A ressonância mostrou múltiplas áreas de lesão axonal difusa, contusões hemorrágicas e hemorragia subdural.

Técnica
A MRSI bidimensional foi obtida em uma placa de 10 mm de espessura no nível do corpo caloso em 1,5 T (TR/TE = 3.000/144 ms), 3 dias após a lesão e repetida 7 meses após a lesão.

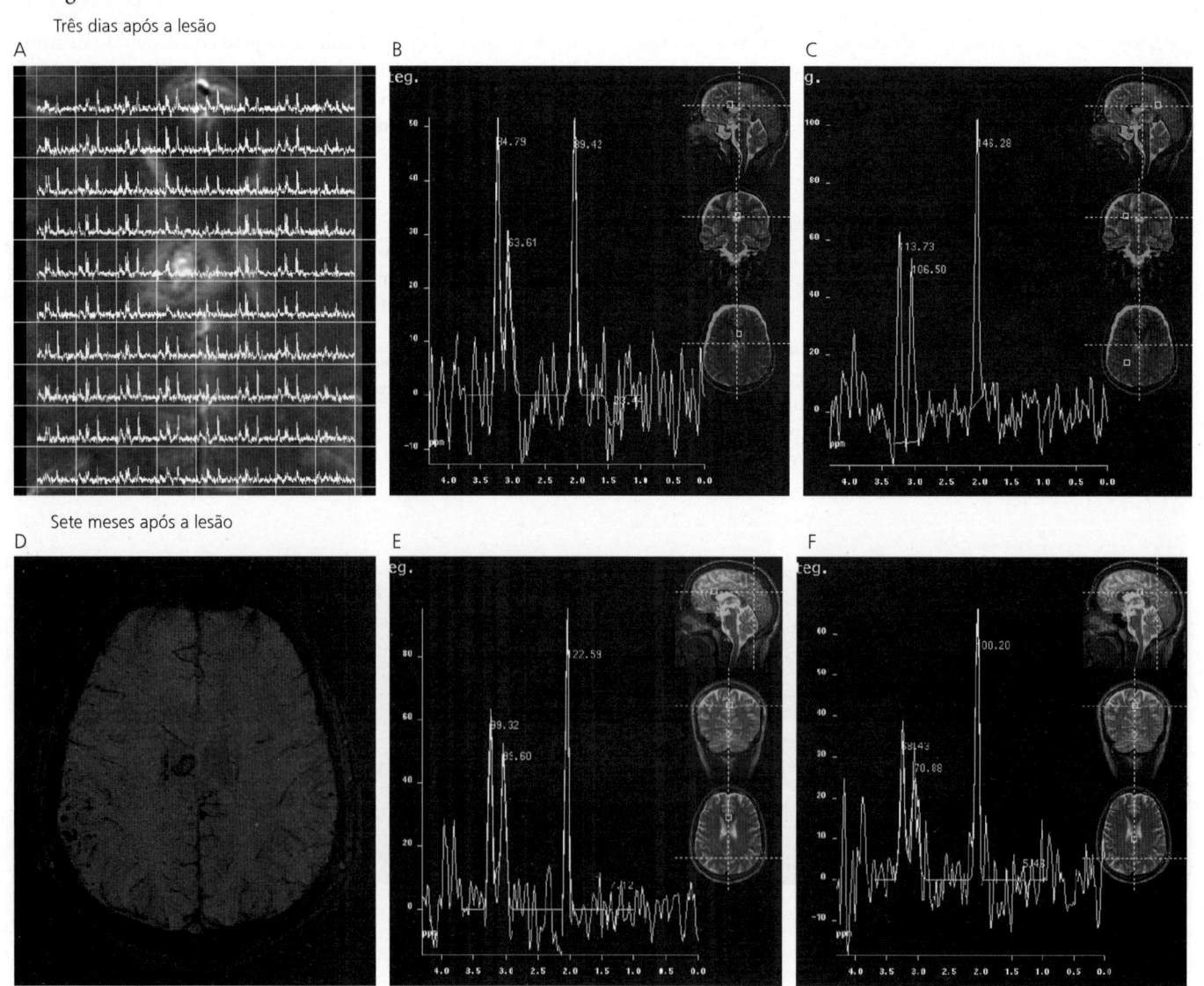

Fig. 43.C2.1

Achados de imagem

Três dias após a lesão, uma imagem ponderada em T_2, usada para o posicionamento do *voxel* de interesse, mostrou uma lesão hemorrágica no corpo caloso médio (A). Espectros selecionados mostraram diminuição de NAA e aumento da Co no corpo caloso anterior (B), médio e posterior. As áreas de substância branca circundantes, como a substância branca parietal direita, foram menos afetadas (C). Um estudo de acompanhamento realizado 7 meses após a lesão mostrou hemorragia residual no corpo caloso médio em uma imagem ponderada na suscetibilidade (D). Espectros selecionados da MRSI mostraram recuperação de NAA nos corpos calosos anterior e posterior (E, F).

Discussão

Um exame neurológico 1 ano depois mostrou que o paciente teve uma boa recuperação (GOS de 5). Apesar de déficits proprioceptivos e integração sensorial insatisfatória terem persistido (isto é, ele permanecia incapaz de manter o equilíbrio quando sua visão era obstruída), ele foi capaz de retornar ao trabalho.

Pontos-chave

- MRSI inicial mostrando alterações metabólitas em áreas próximas das lesões hemorrágicas, mas espectros relativamente normais em torno do cérebro, sugere uma lesão global menos grave.
- MRSI de acompanhamento das mesmas áreas do cérebro mostra recuperação de NAA e corresponde à recuperação neurológica.

Estudo de caso 43.3
MRI de alto campo magnético e MRSI tridimensional em lesão cerebral traumática pediátrica

W. M. Brooks ▪ B. A. Holshouser
Hoglund Brain Imaging Center e Loma Linda University, Loma Linda, EUA

História

Um menino de 5 anos de idade, que era um dos passageiros sem cinto, em um acidente de veículo automotor, foi admitido com de grau 4. CT inicial mostrou hematoma frontal somado a fraturas facial, orbital e mandibular.

Técnica

MRI com intensidade de campo alta (3T) e MRSI tridimensional (placas múltiplas de 10 mm de espessura em TR/TE = 1.700/144 ms).

A SWI

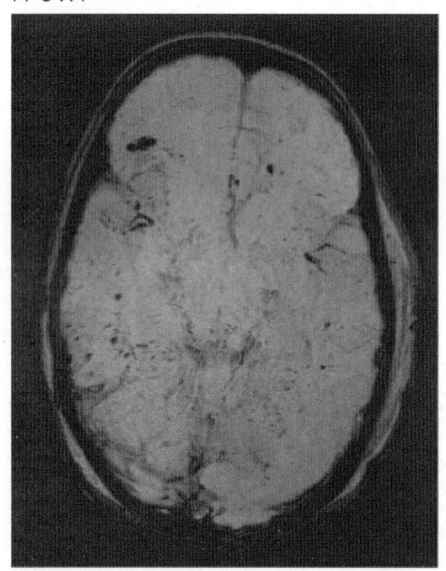

B Substância branca frontal esquerda

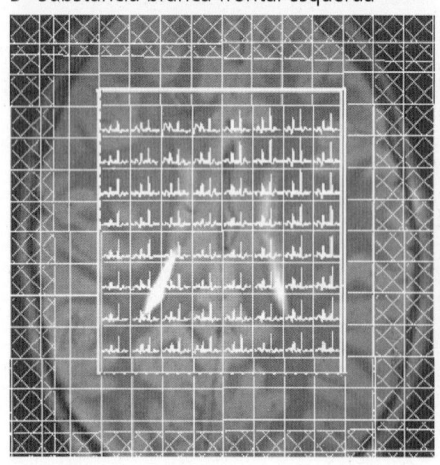

Fig. 43.C3.1 *(Continua.)*

C Núcleos da base esquerdos

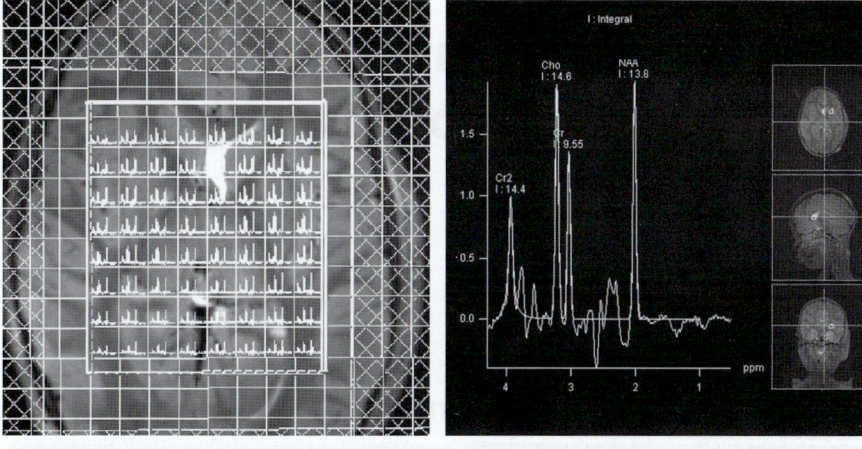

D Núcleos da base direitos

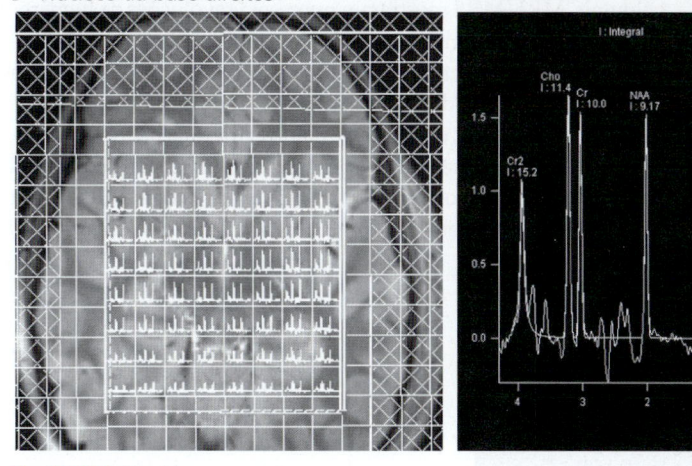

Fig. 43.C3.1 *(Cont.)*

Resultados de imagem

MRI ponderada na suscetibilidade (A) mostrou inúmeras hemorragias intraparenquimais pontuais espalhadas pelos hemisférios cerebral e cerebelar. Áreas de restrição de comprimento e difusão T_2 foram vistas nos lobos bifrontal, biparietal e temporal, assim como no tálamo. MRSI mostrou diminuição normal (B) ou leve nos níveis de NAA e aumento de Cho (substância branca frontal direita) no nível superior do cérebro e do corpo caloso; no entanto, níveis mais inferiores através dos núcleos da base e do tálamo mostraram uma diminuição acentuada difusa de NAA e aumento de Cho (C, D). Lactato foi observado na ínsula direita e nos núcleos da base.

Discussão

Uma MRSI foi obtida para o prognóstico 6 dias após a lesão. A acentuada diminuição de NAA indicando perda ou disfunção neuronal e presença de lactato nas estruturas subcorticais foram preditivas de prognóstico insatisfatório.

Ponto-chave

- Uma vez sendo a TBI uma lesão difusa, a MRSI tridimensional, através de múltiplos níveis do cérebro, é útil para determinar a extensão total da lesão cerebral.

Estudo de caso 43.4
MRI de alto campo magnético e MRSI tridimensional em adulto vítima de assalto

W. M. Brooks ▪ B. A. Holshouser
Hoglund Brain Imaging Center e Loma Linda University, Loma Linda, EUA

História

Uma vítima de assalto de 54 anos, masculino, admitido com GCS inicial de grau 13. CT inicial mostrou fraturas epidurais posteriores bilaterais e hematomas associados, assim como hemorragia intracraniana frontal.

Técnica

MRI em 3T e MRSI tridimensional (placas múltiplas de 10 mm de espessura em TR/TE = 1.700/144 ms).

Achados de imagem

16 dias após a lesão, e após craniotomia e evacuação de hematomas epidurais, MRI/MRS mostraram numerosas evoluções de hematomas parenquimais, sendo a maior no lobo frontal esquerdo supraorbital, estendendo-se até os núcleos da base (A). Havia hemorragia persistente em camadas ao longo do tentório e na fissura inter-hemisférica posterior, e coleção de fluido extra-axial no frontal direito (B). Perda de metabólitos na área da contusão no lobo frontal esquerdo e nos núcleos da base podiam ser vistos com MRSI (área circulada em B). Isso em parte pode refletir a distorção espectral dos

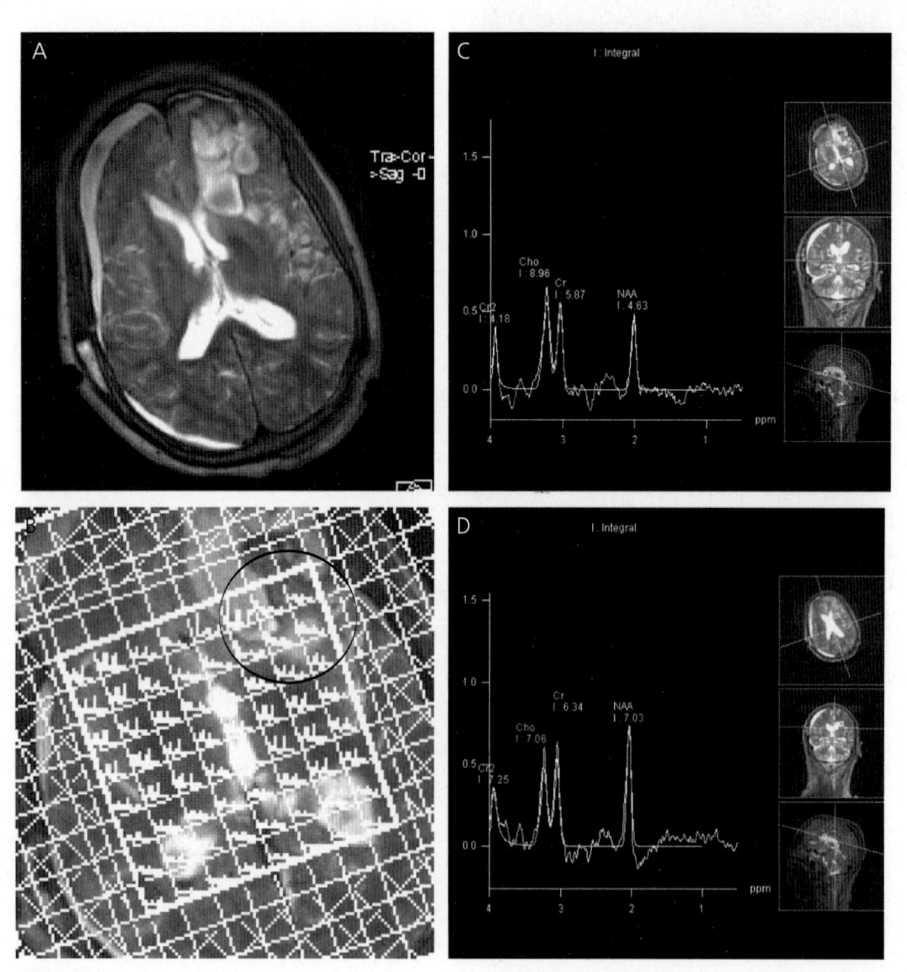

Fig. 43.C4.1

efeitos da suscetibilidade causados pelos produtos sanguíneos. As áreas circundantes do frontal esquerdo e temporal mostraram redução acentuada de NAA (C). Espectros dos níveis superiores, do corpo caloso e do entorno do cérebro, mostraram diminuição de normal a leve no NAA (D).

Discussão

A MRSI foi realizada para determinar a extensão da lesão e o prognóstico após a cirurgia. A acentuada diminuição de NAA representa perda ou disfunção neuronal envolvendo principalmente as regiões dos núcleos da base, frontal esquerdo e temporal na área da contusão, e isso sugere que o paciente pode ter a longo prazo déficits neurológicos. As demais áreas do cérebro com alterações metabólicas normais ou leves sugerem potencial de recuperação. Seis meses após a lesão, o paciente está em tratamento prolongado. Sua fala e processos motores estão intactos. Ele está alerta e acordado, mas, por vezes, confuso.

Pontos-chave

- Produtos sanguíneos paramagnéticos de grandes contusões hemorrágicas podem causar distorção espectral
- Espectros de áreas vizinhas a contusão também mostram uma acentuada diminuição de NAA, ilustrando a extensão da lesão no entorno do cérebro
- Sendo a TBI uma lesão difusa, a MRSI tridimensional por meio de múltiplos níveis do cérebro é útil para determinar a extensão total da lesão cerebral.

Capítulo 44

Imagens ponderadas em difusão e perfusão pela MR no traumatismo craniano

Virginia Newcombe ▪ David Menon

Fisiopatologia básica

Foi indicado alhures ao leitor uma discussão detalhada sobre as características patológicas da lesão cerebral traumática aguda ou traumatismo cranioencefálico TBI, também conhecida como lesão axonal difusa.[1] No entanto, é importante reconhecer que a gravidade e o tipo de impacto influenciarão substancialmente as lesões estruturais que se seguem (Fig. 44.1). As forças de aceleração-desaceleração, que decorrem do impacto durante as quedas e acidentes automobilísticos podem produzir disfunção axonal e lesões, contusões cerebrais e hematomas extra-axiais e intra-axiais. A geração de tais lesões macroscópicas está associada a alterações microscópicas e ultramicroscópicas, incluindo edema citotóxico isquêmico, inchaço e disfunção de astrócitos, ativação microglial, assim como recrutamento e rompimento da barreira hematoencefálica. Os processos fisiopatológicos subjacentes a essas mudanças têm sido amplamente discutidos em outras publicações [2] e não serão abordados aqui em detalhes.

Essas consequências variadas são refletidas por alterações sequenciais na fisiologia cerebrovascular. É considerado que o fluxo sanguíneo cerebral (CBF) mostre um comportamento trifásico (Fig. 44.2),[3] e estas respostas hemodinâmicas variáveis com o tempo também definem a contribuição vascular para a elevação da pressão intracraniana no tempo. Imediatamente após o trauma craniano, não há ingurgitamento vascular, e, apesar de um vazamento de barreira hematoencefálica transitório ter sido relatado na primeira hora após o impacto em modelos animais, não existem dados relativos a isso em seres humanos. Além das lesões expansivas, a elevação da pressão intracraniana durante esta fase é considerada como sendo consequência de edema citotóxico. Aumentos no CBF e do volume sanguíneo cerebral (CBV), a partir do segundo dia pós-lesão em diante, faz do ingurgitamento vascular um importante contribuinte para a hipertensão intracraniana.

Após à disfunção transitória inicial, a barreira hematoencefálica parece tornar-se vazante novamente entre o segundo e o quinto dia após o trauma, e o edema vasogênico, por sua vez, contribui mais para o inchaço do cérebro. A água cerebral aumenta na primeira hora após a lesão e permanece elevada por até duas semanas (Fig. 44.2). Este excesso de água cerebral se redistribui em graus diferentes entre os compartimentos intra e extracelulares. Em um quadro de acidente vascular encefálico isquêmico, o edema intracelular inicial é normalmente referido como "citotóxico" e, muitas vezes, atribuído à isquemia (neuronal). A situação no traumatismo craniano é mais complexa. Inchaço celular pode envolver astrócitos e ser a consequência de recaptação de glutamato, em vez de uma consequência direta de isquemia. Alternativamente, o edema extracelular

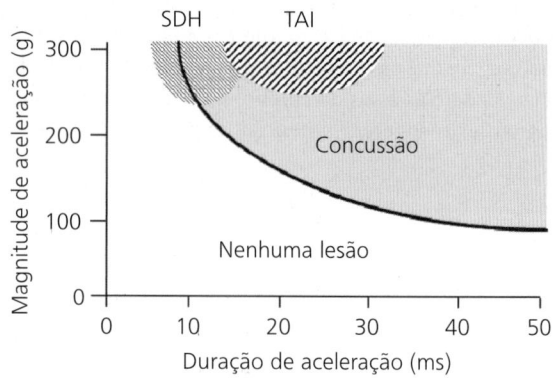

Fig. 44.1 Biomecânica da lesão na cabeça. Representação diagramática da duração e intensidade da aceleração-desaceleração insulta sobre o tipo de lesão produzida. SDH, hemorragia subdural; TAI, lesão axonal traumática (difusa). (Extraída de Bullock, 2005.[2])

que se acumula após o trauma cerebral pode ser rico em proteínas e restringir a difusão da água extracelular,[2] dotando-o com atributos que resultam em aparências na MR que são convencionalmente associadas com edema intracelular. Finalmente, inchaço celular e edema extracelular podem resultar em lesões microvasculares e colapso, [4,5] assim como ser a causa, em vez de consequência, de isquemia (Fig. 44.3).

A melhor técnica estabelecida para a imagem de CBF é o uso da tomografia computadorizada (CT) por xenônio estável, que mostra hipoperfusão regional no trauma craniano. A interpretação destes resultados é confundida pelo fato de que o metabolismo é independentemente deprimido no traumtismo craniano, e diminuição do CBF pode representar adequadamente hipoperfusão conjugada, em vez de isquemia (Fig. 44.4). Imagens concordantes tanto do fluxo quanto do metabolismo podem resolver este problema, mas esta abordagem requer tomografia por emissão de pósitrons, ^{15}O (PET) (Fig. 44.5), que não está amplamente disponível.

Estudo por imagens na lesão cerebral traumática

Modalidades de imagens convencionais

A ressonância magnética é claramente superior à CT convencional com relação ao estudo por imagens no TBI: contusões e hematomas são facilmente visualizados, e a lesão axonal traumática é melhor delineada (Fig. 44.6). No entanto, a lesão axonal traumática permanece largamente subestimada por sequências convencionais de MRI, quando à sua aparência depende não somente da sequência

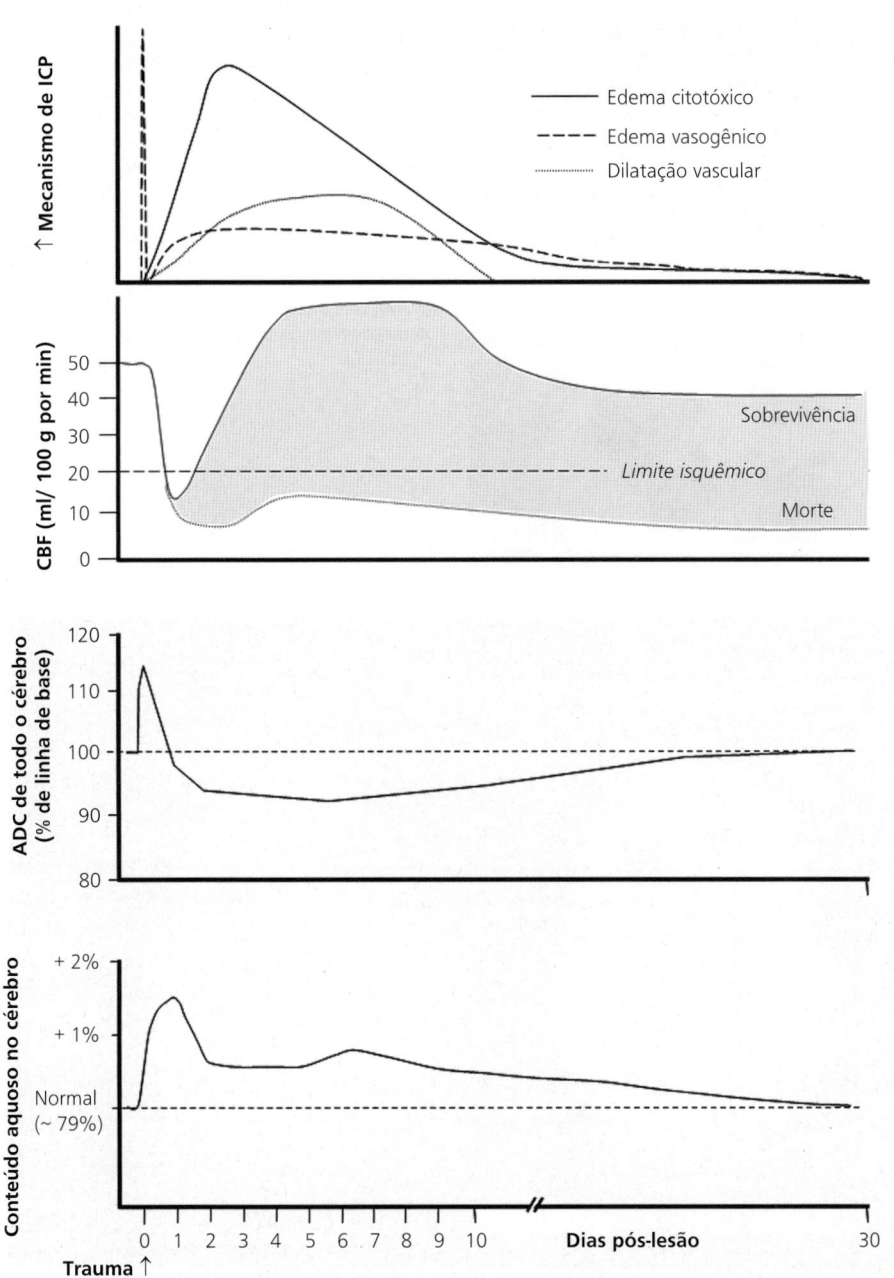

Fig. 44.2 Fisiopatologia da água no cérebro e fluxo sanguíneo cerebral (CBF). Representação diagramática das alterações na água cerebral, no ADC, e CBF, e processos fisiológicos associados responsáveis pela hipertensão intracraniana em vários pontos após lesão na cabeça. Os padrões temporais dos vários processos representados estão fundamentados em um consenso entre a literatura clínica e a experimental, citada neste capítulo. ICP, pressão intracraniana.

empregada, mas de muitos outros fatores, que incluem a gravidade da lesão e o tempo de lesão, assim como da presença de edema ou lesões hemorrágicas com seus subsequentes produtos da decomposição, que levam a efeitos de suscetibilidade. Estas conclusões, muitas vezes, se correlacionam pobremente com o resultado funcional.[6] Assim, enquanto as sequências convencionais são muito mais sensíveis que a CT na detecção de lesão axonal traumática, elas ainda são insuficientes na quantificação da carga global da doença. Muitos pacientes, particularmente no final suave do espectro, não apresentam nenhuma anormalidade visível na CT ou MRI convencional e, mesmo assim, sofrem sequelas neurocognitivas significantes após o TBI.

Imagens ponderadas em difusão

A microestrutura de tecidos, incluindo organelas, membranas e propriedades organizacionais dos tecidos, pode influenciar a difusão da água. A imagem do tensor de difusão (DTI) promete fornecer uma visão mais abrangente nas mudanças fisiopatológicas após TBI, em especial na substância branca. A grande variedade de técnicas, muitas vezes utilizadas em pequenos números, períodos, demografia dos pacientes e gravidade das lesões, torna difícil as comparações de diferentes estudos utilizando DTI. Diferenças nas localizações da região de interesse (ROI) e nos métodos para determiná-las, na metodologia de análise e testes neuropsicológicos, compõem estas

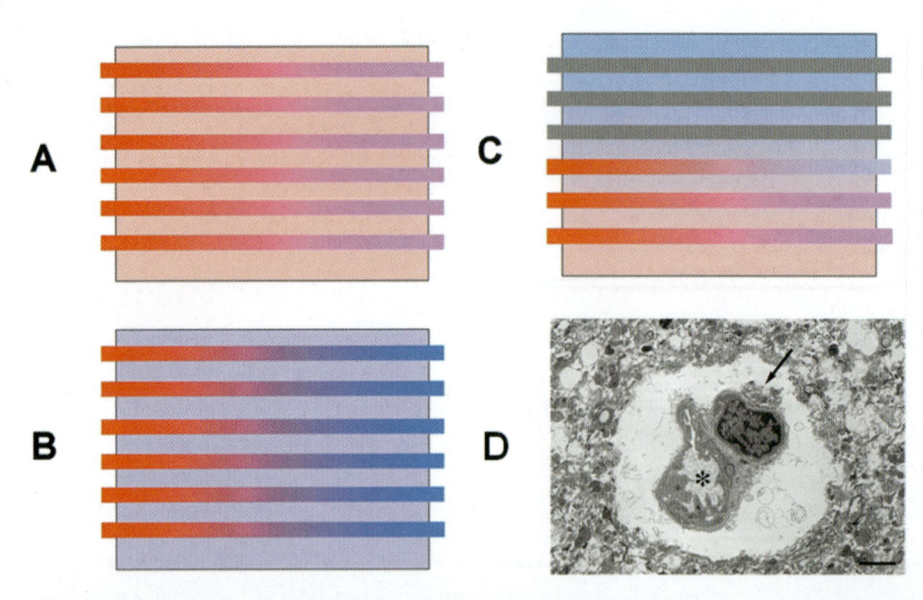

Fig. 44.3 Isquemia macrovascular e microvascular. Convencionalmente, reduções na perfusão cerebral resultam de reduções na pressão da perfusão cerebral ou obstrução dos vasos de condutância aproximados. Isso resulta em isquemia relativamente uniforme no território do vaso envolvido, e maior extração de oxigênio (B) em comparação com a configuração normal (A). No entanto, lesão microvascular associada a trauma na cabeça pode causar inchaço astrocítico, edema perivascular, inchaço endotelial e colapso microvascular (D). Isso resulta em hipoxia tecidual com padrões heterogêneos de isquemia e extração de oxigênio (C).

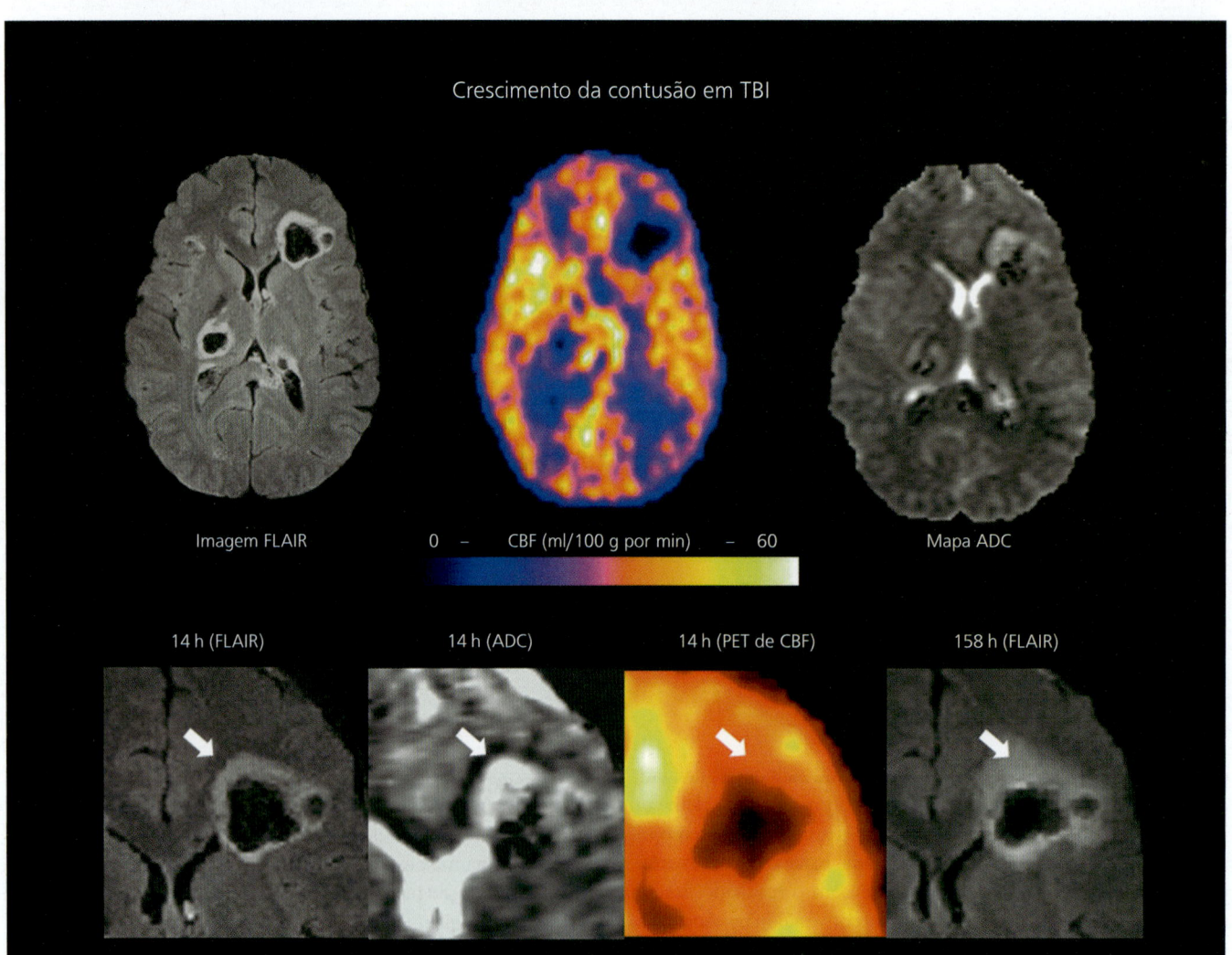

Fig. 44.4 Heterogeneidade na fisiopatologia cerebral após uma lesão traumática na cabeça (TBI). O painel superior mostra mapas de FLAIR, PET do fluxo sanguíneo cerebral regional (rCBF) e do ADC obtidos 14 h após TBI. O painel inferior mostra um detalhe dessas imagens, e uma imagem de acompanhamento 158 h (6,5 dias) após TBI. A lesão por cisalhamento nos núcleos da base esquerda mostra regiões de rCBF aumentado e diminuído. Há uma redução no rCBF em torno da contusão frontal direita, que é periférica a zona pericontusional do edema vasogênico e associada a uma redução no ADC, característica de edema citotóxico. As imagens inferiores (FLAIR, mapa do ADC e PET de CBF em 14 h, com FLAIR em 6,5 dias) ilustram como a borda do edema vasogênico estende-se, de modo a incluir a borda do edema citotóxico visto no ponto de tempo inicial.

Fig. 44.5 Paradigmas conceituais em isquemia cerebral. Convencionalmente, a hipoperfusão é considerada como representando isquemia e hiperperfusão representando hiperemia. Entretanto, essas definições não são mais válidas quando ocorrem mudanças independentes na taxa metabólica cerebral (MET), como foram mostradas em lesão na cabeça. Nessas configurações, isquemia só pode ser definida documentando um aumento na fração de extração de oxigênio (OEF), ou mostrando que a redução do fluxo sanguíneo cerebral (CBF) produz edema citotóxico.

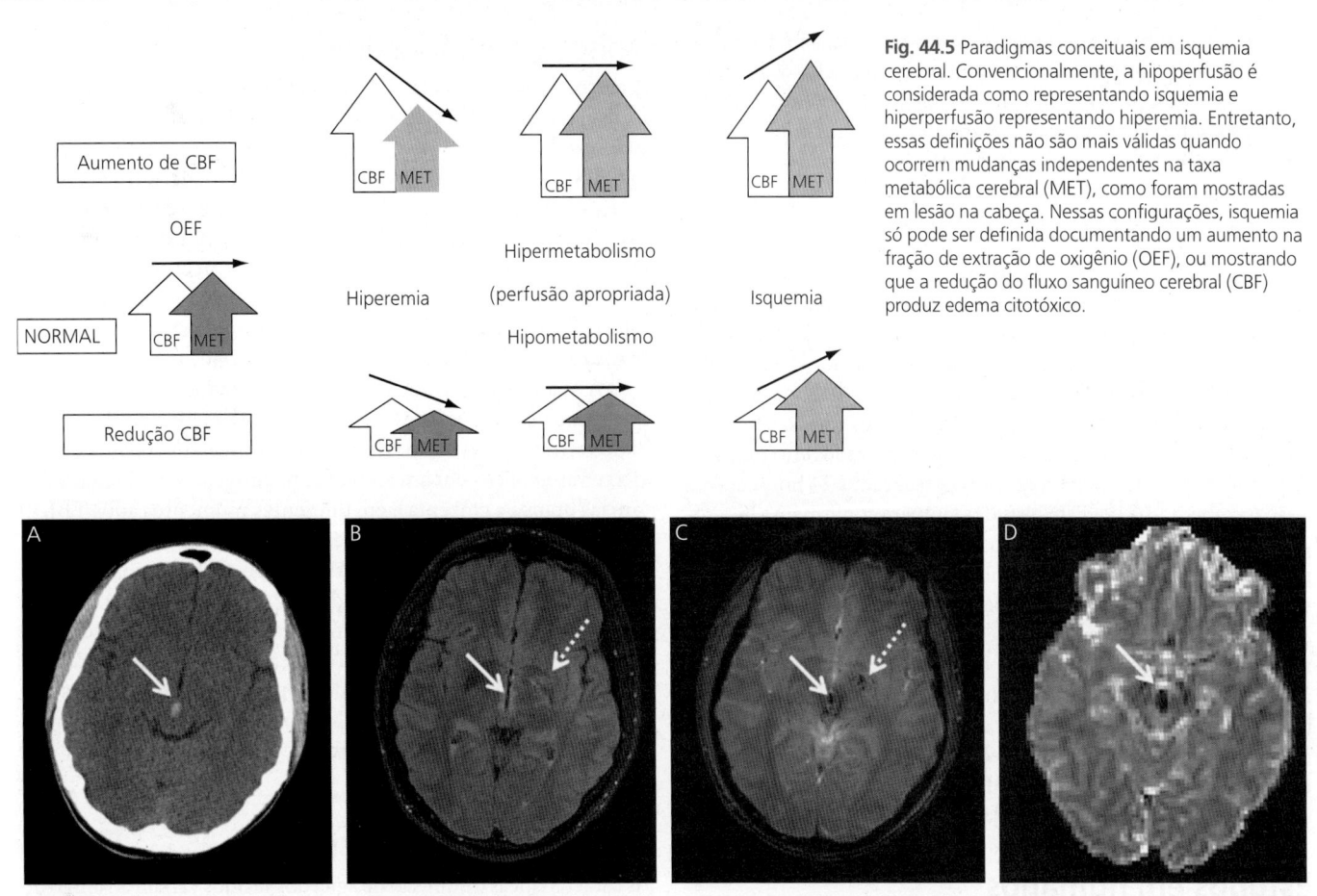

Fig. 44.6 Mudanças dentro de 24 h após lesão cerebral traumática em um homem de 18 anos envolvido em um acidente com veículo motorizado. A geração de imagens é feita com CT (A), FLAIR (B), gradiente-eco (C) e mapa de ADC (D). A CT mostra atenuação alta consistente com hemorragia aguda no terceiro ventrículo (seta branca totalmente preenchida). Hemorragia focal pode ser vista na região média no GE e mapa ADC adequada a uma lesão tipo Duret (seta branca sólida).Hemorragias menores podem ser vistas no globo pálido esquerdo (seta branca tracejada). Encontra-se perda de sinal na área de hemorragia no mapa de ADC.

dificuldades. Além disso, o sangue e seus produtos de decomposição também podem causar queda de sinal secundário aos efeitos de susceptibilidade magnética, tornando a quantificação nestas áreas imprecisa.

Insights a partir de modelos experimentais

Os dados experimentais fornecem importantes *insights* para auxiliar a interpretação das imagens clínicas em humanos, permitindo uma melhor documentação das mudanças temporais e correlações com a histologia. No entanto, os resultados de imagem diferem dependendo do tipo de modelo utilizado e da gravidade da lesão. Ademais, levando-se em consideração que não há disponível nenhum modelo animal que caracterize com precisão o espectro da patologia visto em humanos, existem limitações para os paralelos que podem ser delineados.

Imagens ponderadas em difusão

Alguns estudos mostram um aumento transitório no coeficiente de difusão aparente (ADC) imediatamente após a lesão, o que pode refletir a abertura antecipada da barreira hematoencefálica. No entanto, a maioria dos estudos realizados uma hora ou mais após o impacto, encontraram uma diminuição precoce no ADC[7], com aumento dos níveis para normal ou supranormal nos primeiros dias ou semanas.[8-11] A anisotropia diminui e permanece diminuída com quatro semanas, com um aumento na difusividade radial e um aumento da difusividade axial para níveis supranormal no último indicador de tempo.[11] Um recente modelo com ratos sugere que a perda axonal histologicamente detectada correlaciona-se com anisotropia reduzida.[12] Em consonância com o importante papel da isquemia, os ratos que sofreram tanto trauma quanto hipoxia mostram um aumento na magnitude do edema, evidenciada pelo aumento dos ADCs no hipocampo e córtex, quando comparado somente com o trauma.[9]

Ambos os aumentos precoces do ADC, e as subsequentes diminuições do ADC, ocorrem diante um quadro de aumento do teor de água do cérebro, que só pode ser pequeno (com aumento de 79 a 81%), mas está claramente associado ao rompimento da fisiologia normal e resultados de imagem característicos.[7] A detecção e os padrões temporais das fases de ADC altas e baixas também é crucialmente dependente do modelo preciso usado, a gravidade da contusão e os indicadores de tempo nos quais a geração de imagem foi realizada.[8] Por conseguinte, as partidas deste padrão têm sido relatadas em estudos utilizando metodologia um pouco diferente.[10,13] As reduções no ADC, que são geralmente interpretadas como significando edema citotóxico isquêmico, não se limitam aos modelos de contusão. Outros estudos, em modelos de hematoma subdural experimental, mostram reduções nos valores do ADC em córtex subjacente cerca de 1h após a lesão, que se torna mais extensiva ao longo das 2h seguintes.[14]

Imagens ponderadas em perfusão

As imagens ponderadas em perfusão em modelos experimentais de lesão craniana têm empregado tanto agentes de contraste de suscetibilidade[13,15] quanto a técnica de *arterial spin labeling* (ASL).[16] Em resumo, estes estudos mostram reduções significativas com relação ao CBF e CBV. Significativamente, PWI inicial (imagem ponderada em perfusão entre 1 h e 3 h após a lesão) mostrou déficits de perfusão muito mais graves e generalizados em comparação com estudos de imagem que foram realizados 24 horas após a lesão na cabeça.[16,17] Estes estudos também confirmam a heterogeneidade de perfusão no cérebro lesionado, ambos nos indicadores de tempo iniciais e finais, e demonstrou hipoperfusão pericontusional [13,16], gravidade com que se correlaciona as reduções no ADC regional.[17] No entanto, a extensão da lesão histológica subsequente é melhor refletida pela extensão da alteração do ADC, mais do que pelo déficit de perfusão, que é tipicamente muito maior.[13] É importante ressaltar que a heterogeneidade nos valores T_1 é observada em todo o cérebro lesionado[16], o que resulta em imprecisões acentuadas no CBF calculado com técnicas de ASL, se os valores de T_1 normais são usados.

Estudos em humanos

Lesão aguda no crânio

Os primeiros estudos em seres humanos concentraram-se na detecção de lesões por imagens ponderadas em difusão (DWI), descrevendo sua localização[18-20] e, em alguns casos, quantificando o ADC.[21] Estes dados confirmam maior sensibilidade do DWI com relação às sequências de MR convencionais para a detecção da lesão axonal difusa, e o número e o padrão das lesões podem ser de valor prognóstico.[20,21] No entanto, a carga global da patologia ainda é muito subestimada por inspeção visual da imagem, uma vez que a avaliação quantitativa de ADC apresenta anormalidades nas áreas visualmente normais, um resultado concordante com anormalidades de perfusão generalizadas vistas inicialmente em TBI grave.[22] Estes dados sublinham as armadilhas do uso de tecido cerebral "estruturalmente normal" como um sujeito-"controle" interno.

Lesões focais

O tecido pericontusional é um local de grandes mudanças fisiológicas após ferimento na cabeça. A heterogeneidade destas lesões é melhor exibida nos mapas de ADC, onde, muitas vezes, um foco hipointenso pode ser visto correspondendo a uma área do hematoma, com uma região perilesional hiperintensa circundante de provável edema vasogênico (Fig. 44.4).[23-25] Inicialmente (no prazo de 72 h), uma borda hipointensa pode ser encontrada adjacente ao edema vasogênico, que pode representar uma área de risco e um alvo para a terapia.[23,24]

Anisotropia fracionada

A anisotropia fracionada (FA) tem sido encontrada diminuída de forma aguda após TBI em regiões que vão da substância branca de todo cérebro[26] até ROIs muito menores em espectros graves e mais leves.[26-31] Poucos desses estudos têm caracterizado as mudanças de FA analisando autovalores particulares na fase aguda, mas essa análise pode fornecer importantes *insights* mecanicistas. Por exemplo, a constatação de que a diminuição precoce da FA resulta de um aumento da difusividade radial, com nenhuma mudança na difusividade axial, [26] é consistente com edema da substância branca em vez do truncamento axonal (Fig. 44.7).

A quantificação do ADC produz resultados mais variáveis do que a análise dos valores de FA, provavelmente desde que os dados se refiram a uma combinação de processos (edema citotóxico e vasogênico) em um ambiente heterogêneo (incluindo substâncias branca e cinzenta), em diferentes momentos após TBI. O edema vasogênico é, muitas vezes, descrito como causa de um aumento no ADC e redução do DWI, e edema citotóxico, o inverso. No entanto, como os *voxels* medem tipicamente 2 mm^3 ou mais, os efeitos de volume parcial representam uma considerável consternação, uma vez que a resposta do ADC nas substâncias branca e cinzenta varia: a TBI aguda resulta em aumento de ADC na substância branca e redução do ADC na substância cinzenta, tanto nas ROIS mais discretas[32] quanto em todo cérebro em seus segmentos.[33]

Mudanças longitudinais

As características de difusão de água dos tecidos variam ao longo do tempo, e relatos de caso de imagens seriadas de TBI são consistentes com essa evolução.[30] Embora a escassez de estudos sistemáticos torne difícil fazer inferências concretas, especialmente porque a FA e os demais parâmetros variam com a idade[34], um estudo amplo com 23 pacientes demonstrou reduções na FA da substância branca em 5-11 semanas, em ROIs que incluíam o corpo caloso posterior.[35] Em exames posteriores (9-15 meses), a FA voltou aos valores de controle na perna posterior da cápsula interna e do centro semioval, mas diminuiu ainda mais no corpo caloso posterior.[26] O valor do ADC aumentou universalmente entre os dois indicadores de tempo. Uma avaliação dos valores particulares mostrou que a diminuição da FA foi uma consequência do aumento dos valores particulares radiais. Estes resultados são consistentes com a hipótese de que a FA diminuiu como resultado de edema logo após a lesão. Uma resolução inicial de edema leva a uma "pseudo-normalização" da FA; no entanto, reduções subsequentes da FA, na fase crônica em algumas regiões, foram atribuídas à desmielinização e gliose.[26]

Alguns dos relatos de caso longitudinais levantam a possibilidade intrigante de o DTI ser capaz de detectar plasticidade neuronal.[36,37] Estes relatos de casos documentam aparente melhora funcional associada ao aumento da FA na geração apropriada de imagem. No entanto, a complexidade das mudanças microestruturais e as consternações causadas pelas fibras cruzadas nos algoritmos do processamento de dados torna difícil de interpretar estes resultados com confiança. Outros estudos envolvendo mais pontos de tempo precisam ser realizados para ver se realmente o DTI pode ser usado para monitorar a plasticidade. Embora esses dois relatos de caso focassem em pacientes em indicadores de tempos finais, é

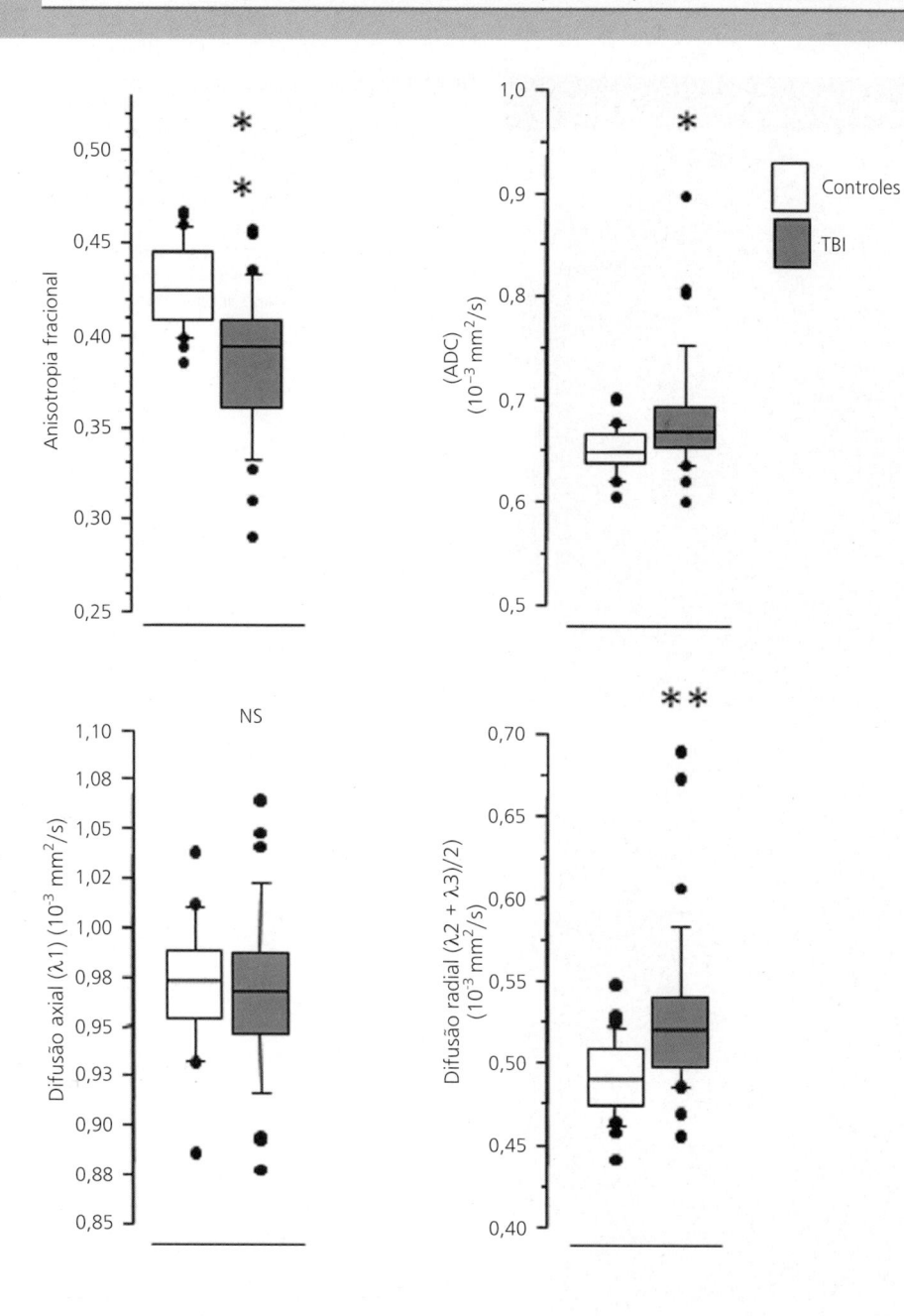

Fig. 44.7 A análise de DTI da região de interesse da substância branca de todo o cérebro em pacientes com lesão cerebral traumática aguda (TBI) *versus* controles. Anisotropia fracional (FA) é significativamente menor no paciente com TBI aguda, com um aumento concomitante na difusividade radial consistente com o edema. As linhas centrais nas caixas denotam os valores medianos, as margens superiores e inferiores de 75º e 25º percentil, as barras de erro de 90º e 10º percentil e os círculos fechados dados fora desse percentil. *P < 0,05; *P < 0,001; NS, não significante. (*De Newcombe et al.* 2007.[26])

importante reconhecer que alterações iniciais no DTI podem ser simplesmente a consequência da resolução do edema (Fig. 44.8).

Alterações crônicas do DWI

Estudos recentes mostram consistentemente reduções de FA em áreas clássicas afetadas pela lesão axonal traumática, por todo espectro de gravidade da lesão. Estas regiões incluem a substância branca subcortical nas regiões frontal e temporal, esplênio do corpo caloso, perna posterior da cápsula interna e pedúnculos cerebrais.[35,38-41] Uma diminuição na FA também tem sido percebida em outras regiões, incluindo a substância branca aparentemente normal de todo o cérebro,[42] cíngulo,[40] e fórnix.[43] A detecção destas alterações é de interesse especial em coortes de pacientes com neurotrauma leve e nenhuma anomalia detectada no CT, nos quais o DTI pode fornecer o único meio disponível para documentar o substrato anatômico para os déficits neuropsicológicos posteriores após TBI. Múltiplos mecanismos podem sublinhar essas alterações tardias, incluindo desmielinização, desconexão axonal, astrogliose e danos ao citoesqueleto intracelular e neurofilamentos.[44]

Alterações na tractografia

Embora as análises de ROI padrão avaliem a integridade estrutural em locais específicos, a tractografia é requerida para responder questões sobre conectividade interregional. Apesar dos diversos problemas metodológicos (resolução de fibras de direções múltiplas, ter-

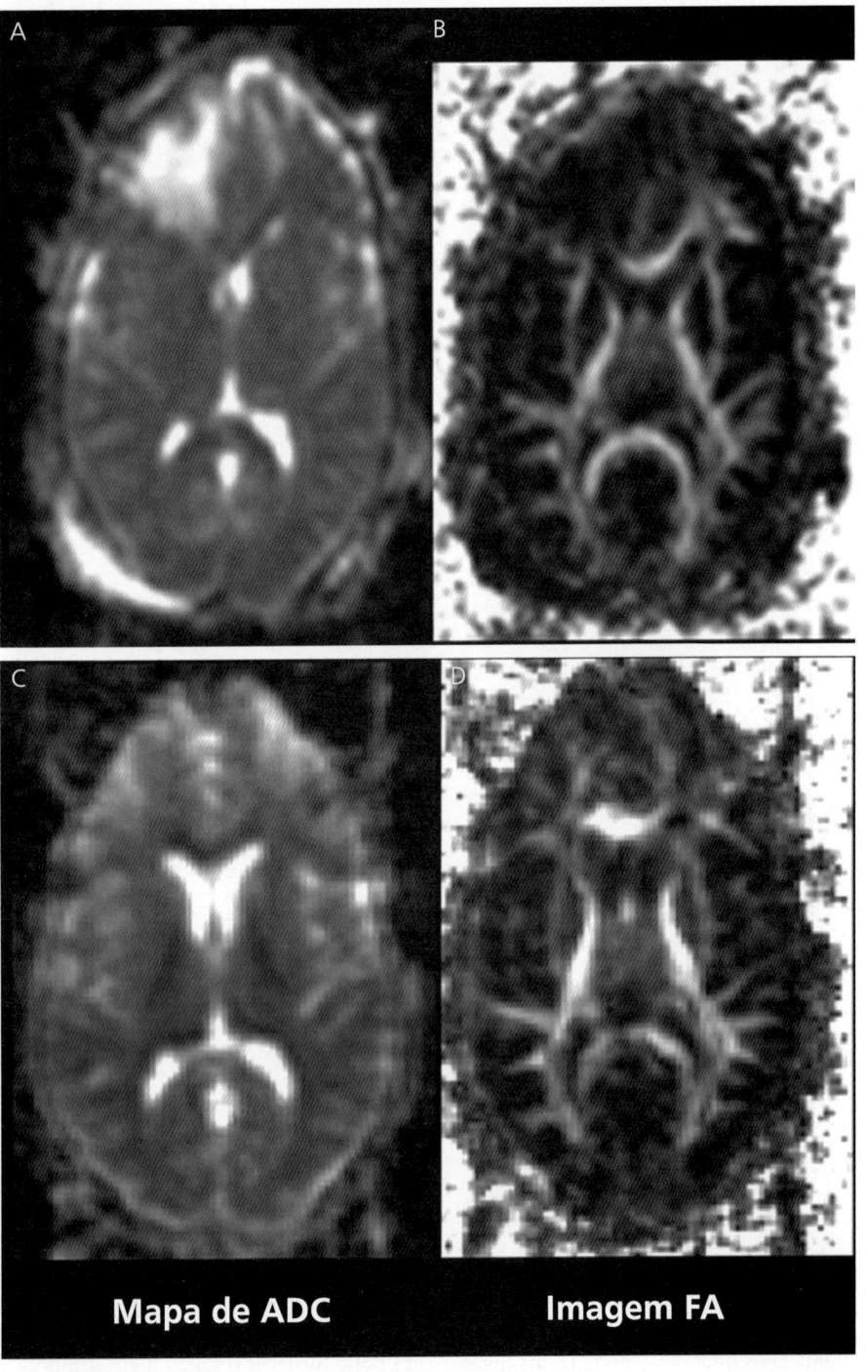

Fig. 44.8 Resolução de edema agudo como visto através de DTI. Os mapas de ADC (A, C) e os mapas de anisotropia fracional (FA) (B,D) foram obtidos no período de 24 h a partir da lesão (A, B) e 1 ano depois (C, D). A perda de anisotropia de substância branca na região frontal direita é evidente e coincide com a lesão hiperintensa no mapa de ADC (consistente com edema vasogênico). Tanto edema quanto a redução na FA têm sido amplamente resolvidos em torno de 1 ano após a lesão.

Mapa de ADC   Imagem FA

minação precoce, padrões anômalos), a técnica pode fornecer *insights* importantes.

Os poucos estudos utilizando tractografia na TBI até agora têm utilizado frequentemente números pequenos e focado no trato corticoespinal ou corpo caloso, ou ainda em monitoramento de lesões (Figs. 44.9 e 44.10). Estes tendem a mostrar tratos esparsos ou tratos com terminação qualitativamente precoce de fibras quando visualmente comparada com os controles. Em uma série de casos, aproximadamente 20% dos tratos apresentaram descontinui-dade visual na tractografia.[40] Alguns poucos estudos têm tentado quantificar esses danos e mostraram que a integridade do trato em regiões-chave pode estar diretamente correlacionada com o resultado clínico.[45,46]

Previsão do resultado

O aumento da sensibilidade da DTI sugere que ela possa fornecer informações úteis sobre a gravidade da lesão e sobre o prognóstico. A FA no esplênio[28] e no ADC na substância branca aparentemente

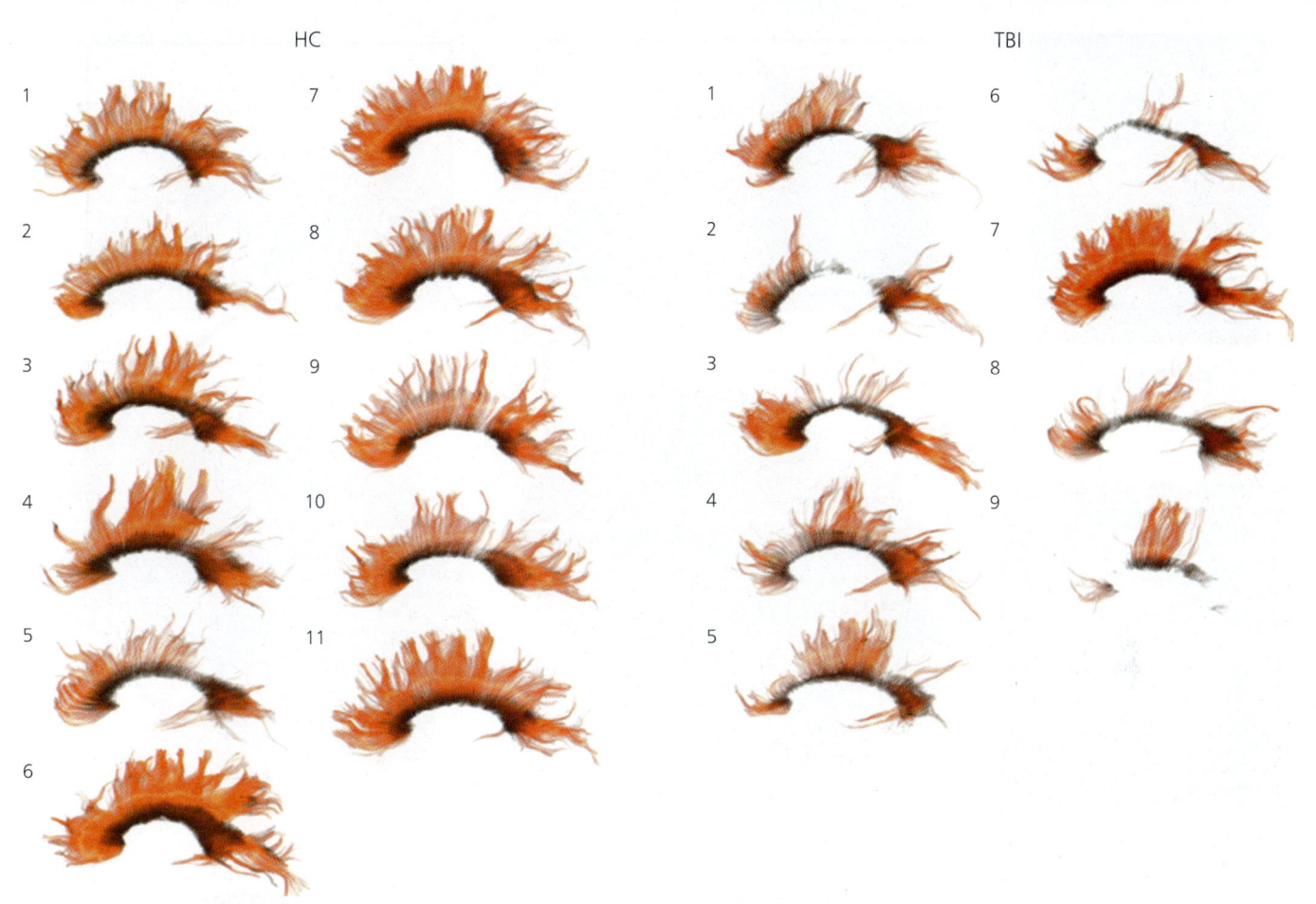

Fig. 44.9 Reconstrução tridimensional do corpo caloso em nove pacientes com lesão cerebral traumática (TBI) e onze controles saudáveis (C). Qualitativamente, as fibras dos pacientes parecem terminar precocemente e possuem volumes menores. (Reproduzida de Xu *et al.* 2007[41]).

normal[47] estão correlacionadas com a gravidade da lesão definida pela Escala de Coma de Glasgow (GCS). Além disso, a extensão regional de redução de FA parece estar correlacionada com a gravidade da lesão (com base na GCS) e com o resultado (mortalidade e permanência prolongada na terapia intensiva e no hospital).[29] A distribuição da lesão e os valores de ADC em escaneamentos agudos têm sido mostrados como correlacionados com a duração do coma.[21] Em outro estudo, a FA no pedúnculo cerebral em escaneamentos subagudos (5 a 11 semanas) está correlacionada com 1 ano de Escala de Resultados de Glasgow (GOS) e previu resultado dicotômico com uma precisão de 76%.[35] Mais pesquisas são necessárias antes que a técnica possa ser definitivamente utilizada para propósitos de prognóstico.

Correlatos funcionais e neuropsicológicos

Déficits na velocidade de processamento, memória e funções executivas, bem como problemas psicossociais, incluindo as alterações emocionais e de personalidade, são comuns após TBI, mas se relacionam pouco com a patologia estrutural focal. A perda de integridade da substância branca pode ser responsável por algumas, senão todas, essas morbidades inexplicáveis, mas os estudos que tentam investigar essas relações têm tido sucesso variável. Alterações na FA focal nas regiões-alvo não conseguiram prever déficits neuropsicológicos específicos em alguns estudos[29], mas conseguiram em outros.[31] No entanto, estudos têm demonstrado relações entre os índices globais de desempenho cognitivo e FA em regiões que oferecem uma incidência global de lesão axonal traumática (esplênio do corpo caloso), ou entre o desempenho cognitivo em testes específicos e medidas dirigidas por dados mais globais de anormalidades da substância branca.[26,29,31,38] Estes dados sugerem que a lesão axonal traumática, como definida pela DTI, pode muito bem ser responsável por déficits cognitivos pós-TBI, mas eles também sugerem que a base conceitual atualmente utilizada para definição de locais de lesões potenciais pode ser imprecisa ou incompleta. Novos estudos poderão ajudar a perceber o potencial que a DTI tem para fornecer importantes esclarecimentos sobre a base estrutural de morbidade após TBI.

Situações específicas

Além dos estudos já descritos, há três situações principais em que a DTI tem sido utilizada: lesão acidental e não acidental em crianças e no boxe. Como os mecanismos, a fisiopatologia e, assim sendo, os resultados de imagem podem ser diferentes; eles são discutidos separadamente.

FLAIR

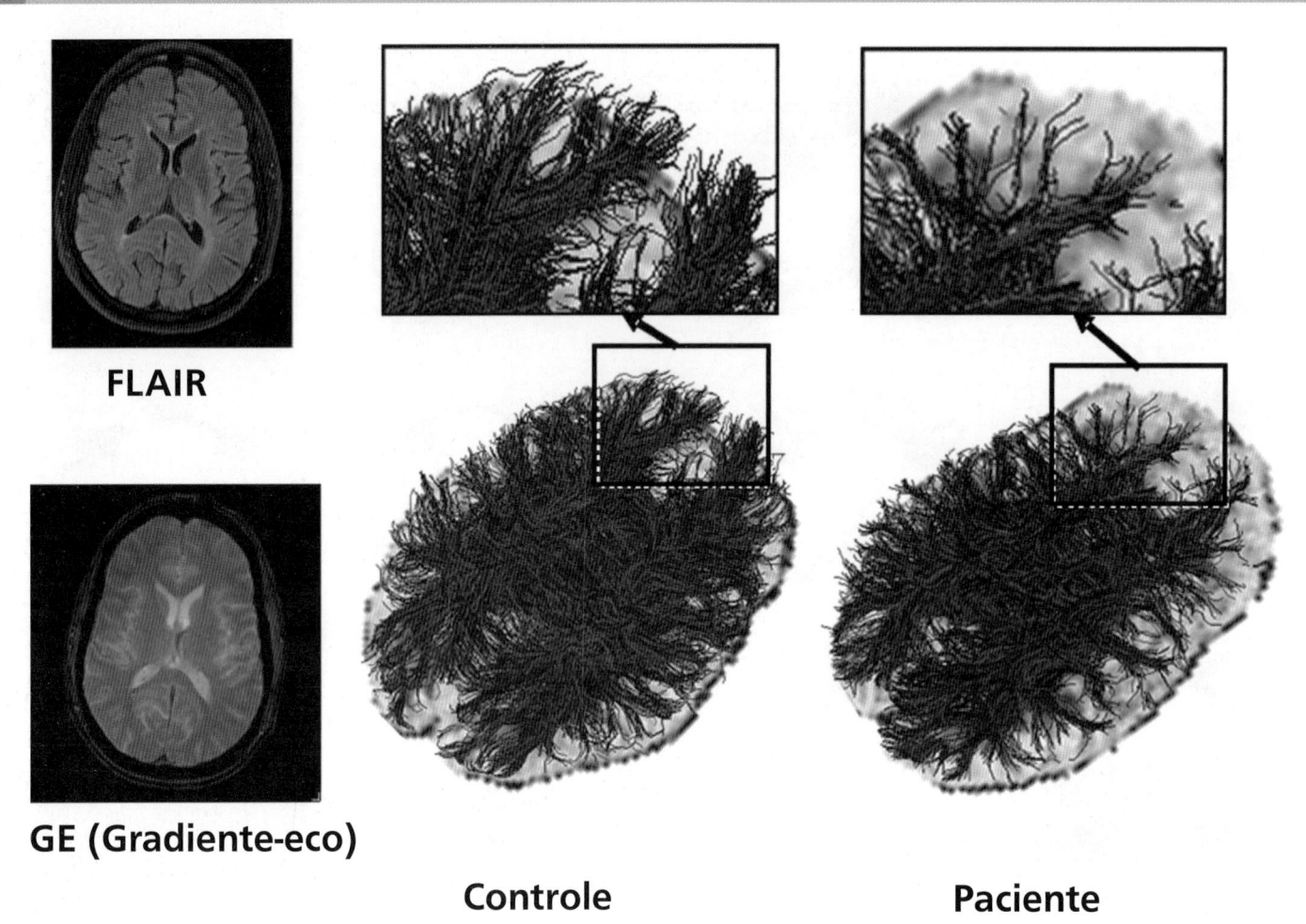

GE (Gradiente-eco)

Controle   **Paciente**

Fig. 44.10 Substância branca visualizada usando tractografia *streamline* em paciente masculino de 38 anos de idade 15 meses após um acidente de trânsito (direita) em que ele sofreu lesão axional difusa, em comparação com um controle de paciente masculino saudável de 36 anos de idade (esquerda). Para uma melhor visualização, somente padrões maiores que 3 cm são mostrados. Tratos de substância branca parecem diminuir acentuadamente, de maneira global, na lesão cerebral traumática, em comparação com o controle, especialmente na região frontal (ver detalhe ampliado).

Crianças e adolescentes (traumatismo acidental)

As alterações encontradas na DTI como as idades do cérebro têm sido amplamente descritas em outras pesquisas.[34] No entanto, convém notar que, enquanto a FA aumenta em diferentes taxas ao longo do cérebro das crianças, assim como ocorre a mielinização e o cérebro amadurece, é relativamente estável em adultos até a vida tardia. Além disso, os cérebros das crianças podem reagir potencialmente à lesão com mais plasticidade.

Assim como nos adultos, reduções de anisotropia têm sido notadas ocorrendo tanto no início, logo após TBI (dentro de 30 dias),[48] quanto persistindo por, pelo menos, 12 meses após a lesão.[46,49,50] Em contraste, um estudo com adolescentes em um prazo de 7 dias após a lesão observou um aumento na FA e diminuição no ADC no corpo caloso.[51] A FA, no caso, estava correlacionada com distúrbios emocionais e com a gravidade dos sintomas pós-concussionais.

Trauma não acidental em crianças

Há evidências emergentes de que a DWI pode ser uma técnica útil na avaliação de lesão não acidental em crianças. Duas publicações compararam a DWI com a MRI convencional em um total de 46 pacientes com suspeita de lesão na cabeça não acidental.[52,53] Lesões definidas pela DWI eram mais extensivas do que aquelas demonstradas pela MRI convencional, e a DWI demonstrou, também, detectar anormalidades muito mais cedo do que nas sequências convencionais.[54] Embora estes resultados sugiram que a DWI pode ser mais sensível na detecção destas lesões, mais estudos são necessários antes que o seu papel possa ser claramente definido para esse grupo.

Um maior número de lesões em uma distribuição de lesão hipóxico-isquêmica foi encontrado com DWI em TBI não acidental do que em acidental em crianças.[55] A presença destas anormalidades constitui um apoio importante para isquemia e cisalhamento axonal como sendo mecanismos fisiopatológicos consideráveis do quadro; essa informação pode ser importante na identificação de alvos terapêuticos e na melhora da assistência clínica.

Boxe

Boxeadores estão expostos a forças repetitivas contra a cabeça, que podem causar danos cumulativos. Consistente com as outras formas de TBI já discutidas, há alguns indícios de que a MRI é melhor que a CT na detecção de anomalias, que podem incluir atrofia cerebral, dilatação ventricular (tanto focal quanto generalizada), *cavum do septum pellucidum* (muitas vezes fenestrado), e siderose superficial (revisado por Mosley.[56]) No entanto, um estudo mais recente até sugeriu, mas não encontrou, um número significativamente elevado de hemorragias detectadas usando sequências convencionais.[57] Os autores atribuíram aos números baixos a falta de significância, em comparação com o tamanho do efeito.

Usando DWI, alterações difusas têm sido descritas nos cérebros dos boxeadores, com ROIs no cérebro inteiro mostrando ADC significativamente aumentado, em comparação com os controles.[58] Um estudo posterior dos mesmos autores, implementando uma abordagem menor de ROI, descobriu que os boxeadores com MRIs convencionais normais tiveram um aumento no ADC e diminuição de FA no corpo caloso e na perna posterior da cápsula interna, com uma correspondente diminuição qualitativa em tratos de fibras no corpo caloso.[59] Essa predileção do corpo caloso em sustentar danos é consistente com a biomecânica esperada pelos golpes repetitivos na cabeça. Embora estes estudos tenham levantado possibilidades intrigantes de uma compreensão mais completa e detecção precoce de danos sofridos em esportes de contato, deve-se notar que esses estudos geraram imagens de populações de boxe heterogêneas, sem controlar a experiência prévia de prática de boxe ou o tempo das lutas ao exame.

Conclusões

Os estudos discutidos neste capítulo ilustram como a DWI (e, em menor medida, com as atuais limitações tecnológicas, o estudo por imagem ponderada em perfusão) pode fornecer importantes esclarecimentos fisiopatológicos, bem como informações de diagnóstico no TBI. Mais estudos são necessários para permitir que a DTI se transponha efetivamente do domínio da pesquisa para a área clínica. Estudos longitudinais podem ser particularmente úteis na definição das características fisiopatológicas e nos resultados das lesões. Correlações com outras modalidades de imagem, incluindo o PET, bem como com as avaliações funcionais e neuropsicológicas também serão importantes para permitir que as alterações de difusividade identificadas sejam totalmente interpretadas.

Referências

1. Saatman KE, Duhaime AC, Bullock R et al. Classification of traumatic brain injury for targeted therapies. *J Neurotrauma* 2008; **25**: 719–738.
2. Blumbergs PC, Reilly PL, Vink R. *Trauma*, Ch. 11. London: Hodder Arnold, 2008.
3. Bullock R. Injury and cell function. In *Head Injury*, 2nd edn, eds. Reilly PL, Bullock R, Hodder Arnold, 2005, p. 121–141.
4. Bullock R, Maxwell WL, Graham DI, Teasdale GM, Adams JH. Glial swelling following human cerebral contusion: an ultrastructural study. *J Neurol Neurosurg Psychiatry* 1991; **54**: 427–434.
5. Vaz R, Sarmento A, Borges N, Cruz C, Azevedo T. Experimental traumatic cerebral contusion: morphological study of brain microvessels and characterization of the oedema. *Acta Neurochir (Wien)* 1998; **140**: 76–81.
6. Yanagawa Y, Tsushima Y, Tokumaru A et al. A quantitative analysis of head injury using T_2^*-weighted gradient-echo imaging. *J Trauma* 2000; **49**: 272–277.
7. Barzo P, Marmarou A, Fatouros P, Hayasaki K, Corwin F. Contribution of vasogenic and cellular edema to traumatic brain swelling measured by diffusionweighted imaging. *J Neurosurg* 1997; **87**: 900–907.
8. Obenaus A, Robbins M, Blanco G et al. Multi-modal magnetic resonance imaging alterations in two rat models of mild neurotrauma. *J Neurotrauma* 2007; **24**: 1147–1160.
9. van Putten HP, Bouwhuis MG, Muizelaar JP, Lyeth BG, Berman RF. Diffusionweighted imaging of edema following traumatic brain injury in rats: effects of secondary hypoxia. *J Neurotrauma* 2005; **22**: 857–872.
10. Albensi BC, Knoblach SM, Chew BG et al. Diffusion and high resolution MRI of traumatic brain injury in rats; time course and correlation with histology. *Exp Neurol* 2000; **162**: 61–72.
11. Mac Donald CL, Dikranian K, Bayly P, Holtzman D, Brody D. Diffusion tensor imaging reliably detects experimental traumatic axonal injury and indicates approximate time of injury. *J Neurosci* 2007; **27**: 11869–11876.
12. MacDonald CL, Dikranian K, Song SK et al. Detection of traumatic axonal injury with diffusion tensor imaging in a mouse model of traumatic brain injury. *Exp Neurol* 2007; **205**: 116–131.
13. Assaf Y, Holokovsky A, Berman E et al. Diffusion and perfusion magnetic resonance imaging following closed head injury in rats. *J Neurotrauma* 1999; **16**: 1165–1176.
14. Tsuchida E, Alessandri B, Corwin F, Fatouros P, Bullock R. Detection of ultraearly brain damage after acute subdural hematoma in the rat by magnetic resonance imaging. *J Neurotrauma* 1999; **16**: 595–602.
15. Schneider G, Fries P, Wagner-Jochem D et al. Pathophysiological changes after traumatic brain injury: comparison of two experimental animal models by means of MRI. *MAGMA* 2002; **14**: 233–241.
16. Hendrich KS, Kochanek PM, Williams DS et al. Early perfusion after controlled cortical impact in rats: quantification by arterial spin-labeled MRI and the influence of spin-lattice relaxation time heterogeneity. *Magn Reson Med* 1999; **42**: 673–681.
17. Pasco A, Lemaire L, Franconi F et al. Perfusional deficit and the dynamics of cerebral edemas in experimental traumatic brain injury using perfusion and diffusionweighted magnetic resonance imaging. *J Neurotrauma* 2007; **24**: 1321–1330.
18. Hergan K, Schaefer PW, Sorensen AG, Gonzalez RG, Huisman TA. Diffusionweighted MRI in diffuse axonal injury of the brain. *Eur Radiol* 2002; **12**: 2536–2541.
19. Liu AY, Maldjian JA, Bagley LJ, Sinson GP, Grossman RI. Traumatic brain injury: diffusion-weighted MR imaging findings. *AJNR Am J Neuroradiol* 1999; **20**: 1636–1641.
20. Schaefer PW, Huisman TA, Sorensen AG, Gonzalez RG, Schwamm LH. Diffusionweighted MR imaging in closed head injury: high correlation with initial Glasgow Coma Scale score and score on modified Rankin scale at discharge. *Radiology* 2004; **233**: 58–66.

21. Zheng WB, Liu GR, Li LP, Wu RH. Prediction of recovery from a posttraumatic coma state by diffusion-weighted imaging (DWI) in patients with diffuse axonal injury. *Neuroradiology* 2007; **49**: 271–279.

22. Coles JP, Fryer TD, Smielewski P et al. Incidence and mechanisms of cerebral ischemia in early clinical head injury. *J Cereb Blood Flow Metab* 2004; **24**: 202–211.

23. Pasco A, Ter Minassian A, Chapon C et al. Dynamics of cerebral edema and the apparent diffusion coefficient of water changes in patients with severe traumatic brain injury. A prospective MRI study. *Eur Radiol* 2006; **16**: 1501–1508.

24. Jones DK, Dardis R, Ervine M et al. Cluster analysis of diffusion tensor magnetic resonance images in human head injury. *Neurosurgery* 2000; **47**: 306–313; discussion 313–314.

25. Maeda T, Katayama Y, Kawamata T, Koyama S, Sasaki J. Ultra-early study of edema formation in cerebral contusion using diffusion MRI and ADC mapping. *Acta Neurochir Suppl* 2003: **86**: 329–331.

26. Newcombe VF, Williams GB, Nortje J et al. Analysis of acute traumatic axonal injury using diffusion tensor imaging. *Br J Neurosurg* 2007; **21**: 340–348.

27. Inglese M, Makani S, Johnson G et al. Diffuse axonal injury in mild traumatic brain injury: a diffusion tensor imaging study. *J Neurosurg* 2005; **103**: 298–303.

28. Huisman TA, Schwamm LH, Schaefer PW et al. Diffusion tensor imaging as potential biomarker of white matter injury in diffuse axonal injury. *AJNR Am J Neuroradiol* 2004; **25**: 370–376.

29. Ptak T, Sheridan RL, Rhea JT et al. Cerebral fractional anisotropy score in trauma patients: a new indicator of white matter injury after trauma. *Am J Roentgenol* 2003; **181**: 1401–1407.

30. Arfanakis K, Haughton VM, Carew JD et al. Diffusion tensor MR imaging in diffuse axonal injury. *AJNR Am J Neuroradiol* 2002; **23**: 794–802.

31. Miles L, Grossman RI, Johnson G et al. Short-term DTI predictors of cognitive dysfunction in mild traumatic brain injury. *Brain Inj* 2008; **22**: 115–122.

32. Hou DJ, Tong KA, Ashwal S et al. Diffusion-weighted magnetic resonance imaging improves outcome prediction in adult traumatic brain injury. *J Neurotrauma* 2007; **24**: 1558–1569.

33. Newcombe VFJ, Williams GB, Nortje J et al. Concordant biology underlies discordant imaging findings; diffusivity behaves differently in grey and white matter post acute neurotrauma. *Acta Neurochir (Wien) Suppl* 2008; **102**: 247–251.

34. Lebel C, Walker L, Leemans A, Phillips L, Beaulieu C. Microstructural maturation of the human brain from childhood to adulthood. *Neuroimage* 2008; **40**: 1044–1055.

35. Sidaros A, Engberg AW, Sidaros K et al. Diffusion tensor imaging during recovery from severe traumatic brain injury and relation to clinical outcome: a longitudinal study. *Brain* 2008; **131**: 559–572.

36. Voss HU, Uluc AM, Dyke JP et al. Possible axonal regrowth in late recovery from the minimally conscious state. *J Clin Invest* 2006; **116**: 2005–2011.

37. Han BS, Kim SH, Kim OL et al. Recovery of corticospinal tract with diffuse axonal injury: a diffusion tensor image study. *NeuroRehabilitation* 2007; **22**: 151–5.

38. Kraus MF, Susmaras T, Caughlin BP et al. White matter integrity and cognition in chronic traumatic brain injury: a diffusion tensor imaging study. *Brain* 2007; **130**: 2508–2519.

39. Niogi SN, Mukherjee P, Ghajar J et al. Extent of microstructural white matter injury in postconcussive syndrome correlates with impaired cognitive reaction time: a 3 T diffusion tensor imaging study of mild traumatic brain injury. *AJNR Am J Neuroradiol* 2008; **29**: 967.

40. Rutgers DR, Toulgoat F, Cazejust J et al. White matter abnormalities in mild traumatic brain injury: a diffusion tensor imaging study. *AJNR Am J Neuroradiol* 2008; **29**: 514–519.

41. Xu J, Rasmussen IA, Lagopoulos J, Haberg A. Diffuse axonal injury in severe traumatic brain injury visualized using highresolution diffusion tensor imaging. *J Neurotrauma* 2007; **24**: 753–765.

42. Benson RR, Meda SA, Vasudevan S et al. Global white matter analysis of diffusion tensor images is predictive of injury severity in traumatic brain injury. *J Neurotrauma* 2007; **24**: 446–459.

43. Nakayama N, Okumura A, Shinoda J et al. Evidence for white matter disruption in traumatic brain injury without macroscopic lesions. *J Neurol Neurosurg Psychiatry* 2006; **77**: 850–855.

44. Buki A, Povlishock JT. All roads lead to disconnection? Traumatic axonal injury revisited. *Acta Neurochir (Wien)* 2006; **148**: 181–193; discussion 193–194.

45. Wang JY, Bakhadirov K, Devous MD et al. Diffusion tensor tractography of traumatic diffuse axonal injury. *Arch Neurol* 2008; **65**: 619–626.

46. Wilde EA, Chu Z, Bigler ED et al. Diffusion tensor imaging in the corpus callosum in children after moderate to severe traumatic brain injury. *J Neurotrauma* 2006; **23**: 1412–1426.

47. Goetz P, Blamire A, Rajagopalan B et al. Increase in apparent diffusion coefficient in normal appearing white matter following human traumatic brain injury correlates with injury severity. *J Neurotrauma* 2004; **21**: 645–654.

48. Akpinar E, Koroglu M, Ptak T. Diffusion tensor MR imaging in pediatric head trauma. *J Comput Assist Tomogr* 2007; **31**: 657–661.

49. Ewing-Cobbs L, Hasan KM, Prasad MR, Kramer L, Bachevalier J. Corpus callosumdiffusion anisotropy correlates with neuropsychological outcomes in twins disconcordant for traumatic brain injury. *AJNR Am J Neuroradiol* 2006; **27**: 879–881.

50. Yuan W, Holland SK, Schmithorst VJ et al. Diffusion tensor MR imaging reveals persistent white matter alteration after traumatic brain injury experienced during early childhood. *AJNR Am J Neuroradiol* 2007; **28**: 1919–1925.

51. Wilde EA, McCauley SR, Hunter JV *et al.* Diffusion tensor imaging of acute mild traumatic brain injury in adolescents. *Neurology* 2008; **70**: 948–955.
52. Suh DY, Davis PC, Hopkins KL, Fajman NN, Mapstone TB. Nonaccidental pediatric head injury: diffusionweighted imaging findings. *Neurosurgery* 2001; **49**: 309–318; discussion 318–320.
53. Biousse V, Suh DY, Newman NJ *et al.* Diffusion-weighted magnetic resonance imaging in shaken baby syndrome. *Am J Ophthalmol* 2002; **133**: 249–255.
54. Dan B, Damry N, Fonteyne C *et al.* Repeated diffusionweighted magnetic resonance imaging in infantile non-haemorrhagic, non-accidental brain injury. *DevMed ChildNeurol* 2008; **50**: 78–80.
55. Ichord RN, Naim M, Pollock AN *et al.* Hypoxic–ischemic injury complicates inflicted and accidental traumatic brain injury in young children: the role of diffusion-weighted imaging. *J Neurotrauma* 2007; **24**: 106–118.
56. Moseley IF. The neuroimaging evidence for chronic brain damage due to boxing. *Neuroradiology* 2000; **42**: 1–8.
57. Hahnel S, Stippich C, Weber I *et al.* Prevalence of cerebral microhemorrhages in amateur boxers as detected by 3 T MR imaging. *AJNR Am J Neuroradiol* 2008; **29**: 388–391.
58. Zhang L, Ravdin LD, Relkin N *et al.* Increased diffusion in the brain of professional boxers: a preclinical sign of traumatic brain injury? *AJNR Am J Neuroradiol* 2003; **24**: 52–57.
59. Zhang L, Heier LA, Zimmerman RD, Jordan B, Ulug AM. Diffusion anisotropy changes in the brains of professional boxers. *AJNR Am J Neuroradiol* 2006; **27**: 2000–2004.

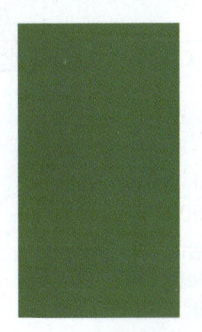

Estudo de caso 44.1
Dissecção traumática da artéria carótida

V. Newcombe ▪ D. Menon
Addenbrooke's Hospital, Cambridge, Reino Unido

Histórico
Uma mulher de 50 anos de idade envolvida em um acidente de trânsito rodoviário (motorista) com GCS (*Glasgow*) inicial de grau 11 (E4, V3, M4), que degradou a 6 (E2, V1, M3) antes da intubação, quando admitida na emergência.

Técnica
MR convencional, CT, DTI e MRS.

Achados de imagem
A CT inicial mostrou hemorragia subdural aguda frontal direita de 8 mm (SDH) com pequeno efeito de massa e sem desvio da linha média. Na MRI com 24 horas, a SDH fina pode ser vista sem nenhuma lesão parenquimatosa. O alto sinal na artéria carótida interna direita foi consistente com a dissecção (seta branca em FLAIR) e trombose secundária à fratura da base do crânio. No mapa de ADC, a hipointensidade estava presente na área temporoparietal direita, consistente com edema e isquemia. O mapa de lactato da MRSI,

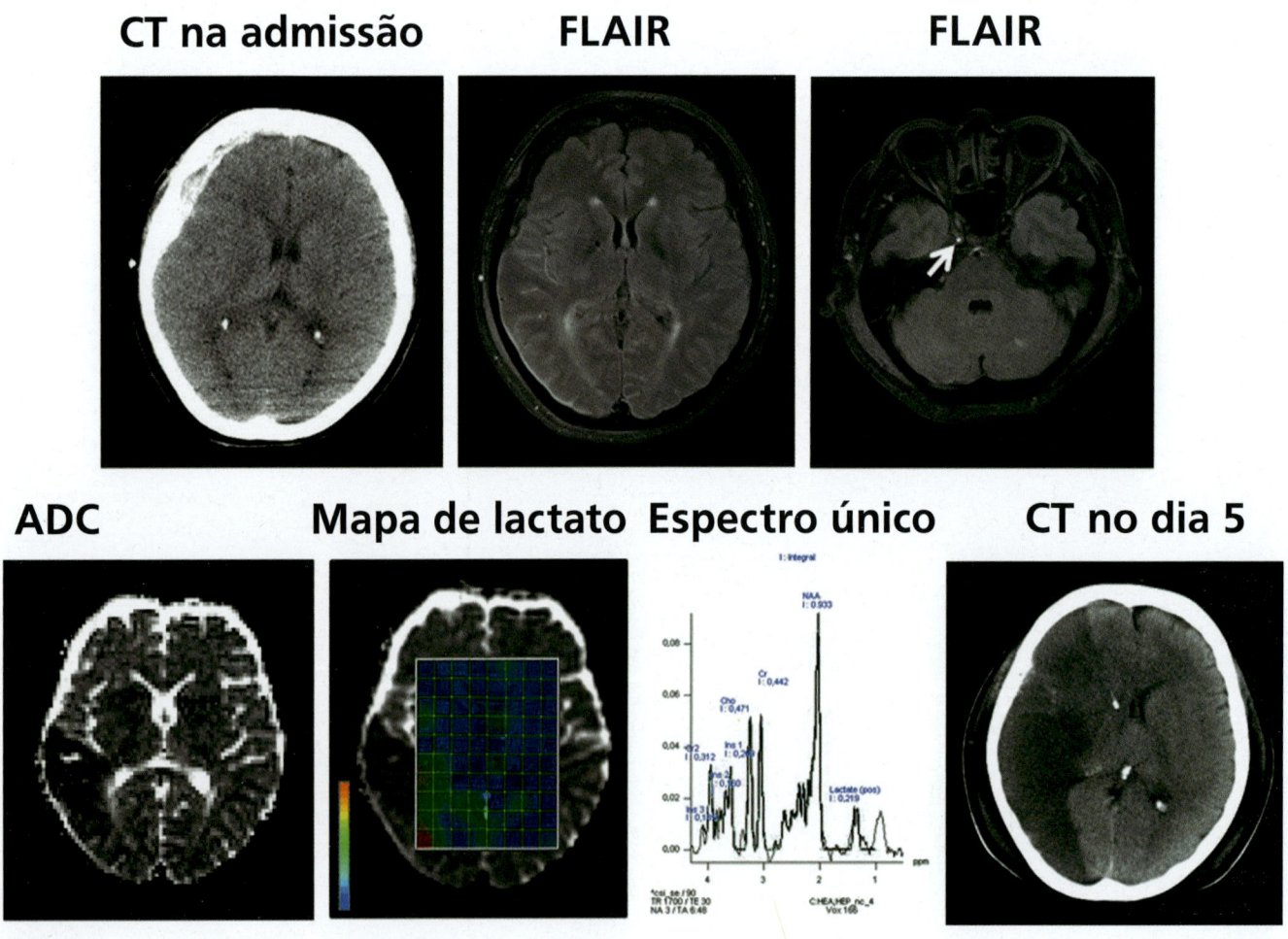

Fig. 44.C1.1

superposto ao mapa de ADC, exibiu aumento de lactato (ver espectros da amostra das regiões de controle lesionadas e contralaterais, mostrando lactato de alta intensidade duplicado na área isquêmica). Por volta do dia 5, o infarto hemisférico extensivo do lado direito ficou evidente na imagem de CT de acompanhamento.

Discussão

Foi ministrado ao paciente, inicialmente, tratamento com aspirina, mas não foi dada terapia formal de anticoagulação no contexto das lesões subdurais agudas e extensivas extracranianas, que incluíam lacerações renais. Um infarto temporoparietal extensivo direito se desenvolveu até envolver a maior parte do hemisfério direito por volta do dia 5. O tratamento foi suspenso por causa da deterioração neurológica. A dissecção traumática da carótida foi documentada na necropsia. O uso de MRI e angiografia por MR podem auxiliar na detecção de lesões ocultas.

Pontos-chave

- DWI e MRS podem mostrar alterações isquêmicas antes da CT ou sequências de MR convencional, incluindo FLAIR.
- A angiografia por MR pode ser usada para detectar lesão arterial.

Referência

1. Hughes KM, Collier B, Greene KA, Kurek S. Traumatic carotid artery dissection: a significant incidental finding. *Am Surgeon* 2000; **66**: 1023–1027.

Estudo de caso 44.2
Alterações seriadas na lesão axonal traumática

V. Newcombe ▪ D. Menon
Addenbrooke's Hospital, Cambridge, Reino Unido

Histórico
Um GCS (Glasgow) de um homem de 21 anos de idade envolvido em um acidente de trânsito rodoviário (motorista) de grau 5 (El, V1, M3) após reanimação. Ele sofreu lesões extracranianas múltiplas incluindo afundamento de tórax do lado direito, pneumotórax hipertensivo e fratura/deslocamento no quadril direito.

Técnica
DTI e MRI convencional.

Achados de imagem
A MR convencional mostrou hemorragias petequiais bifrontais e uma lesão posterior no corpo caloso consistente com lesão axonal traumática, vista quase que exclusivamente pela imagem gradiente-eco ponderada em T_2^*. O artefato era secundário aos grampos na região de um defeito de craniectomia localizado no lado esquerdo (a cirurgia foi realizada para a drenagem de um hematoma subdural agudo). Tanto a diminuição de FA quanto o aumento do ADC foram observados em ROIs localizadas na substância branca estru-

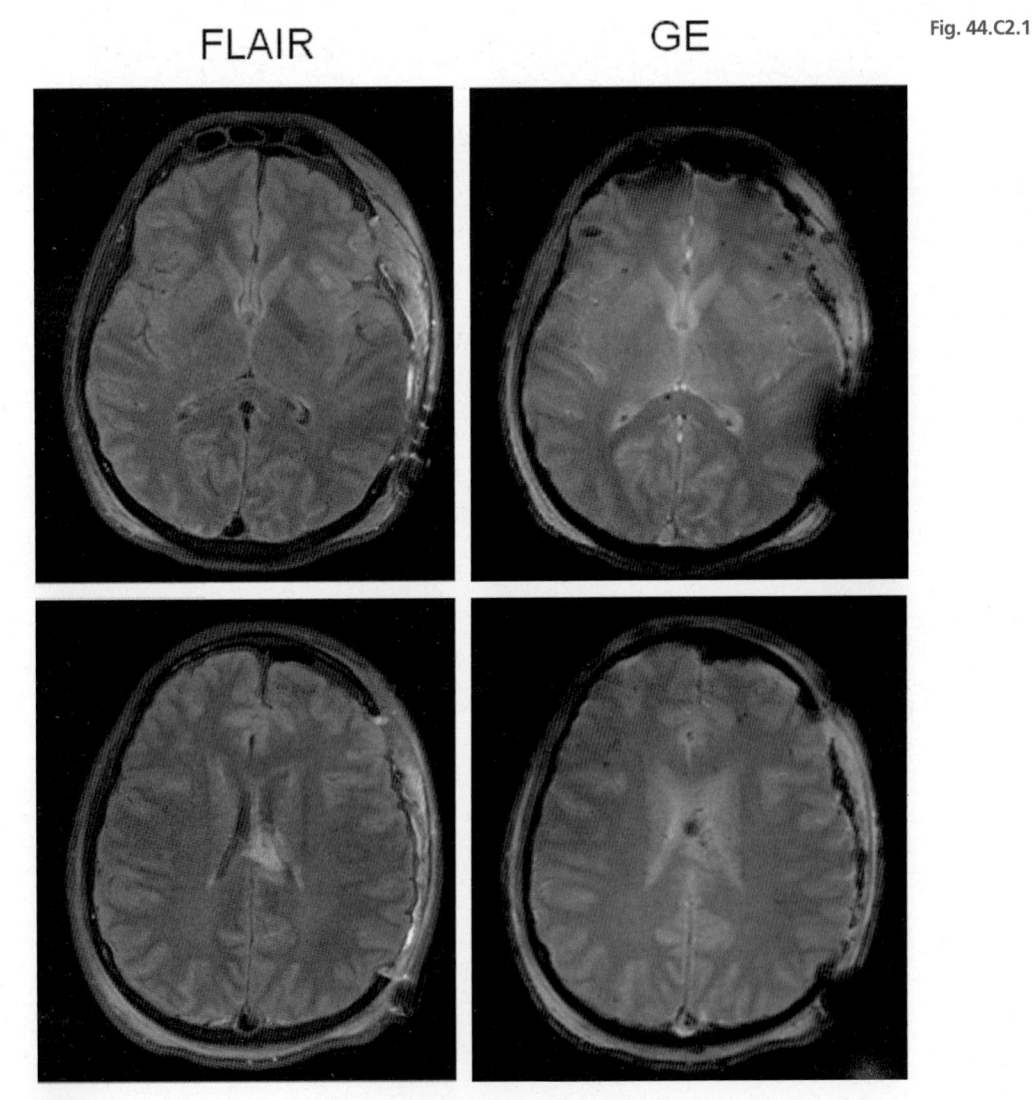

Fig. 44.C2.1

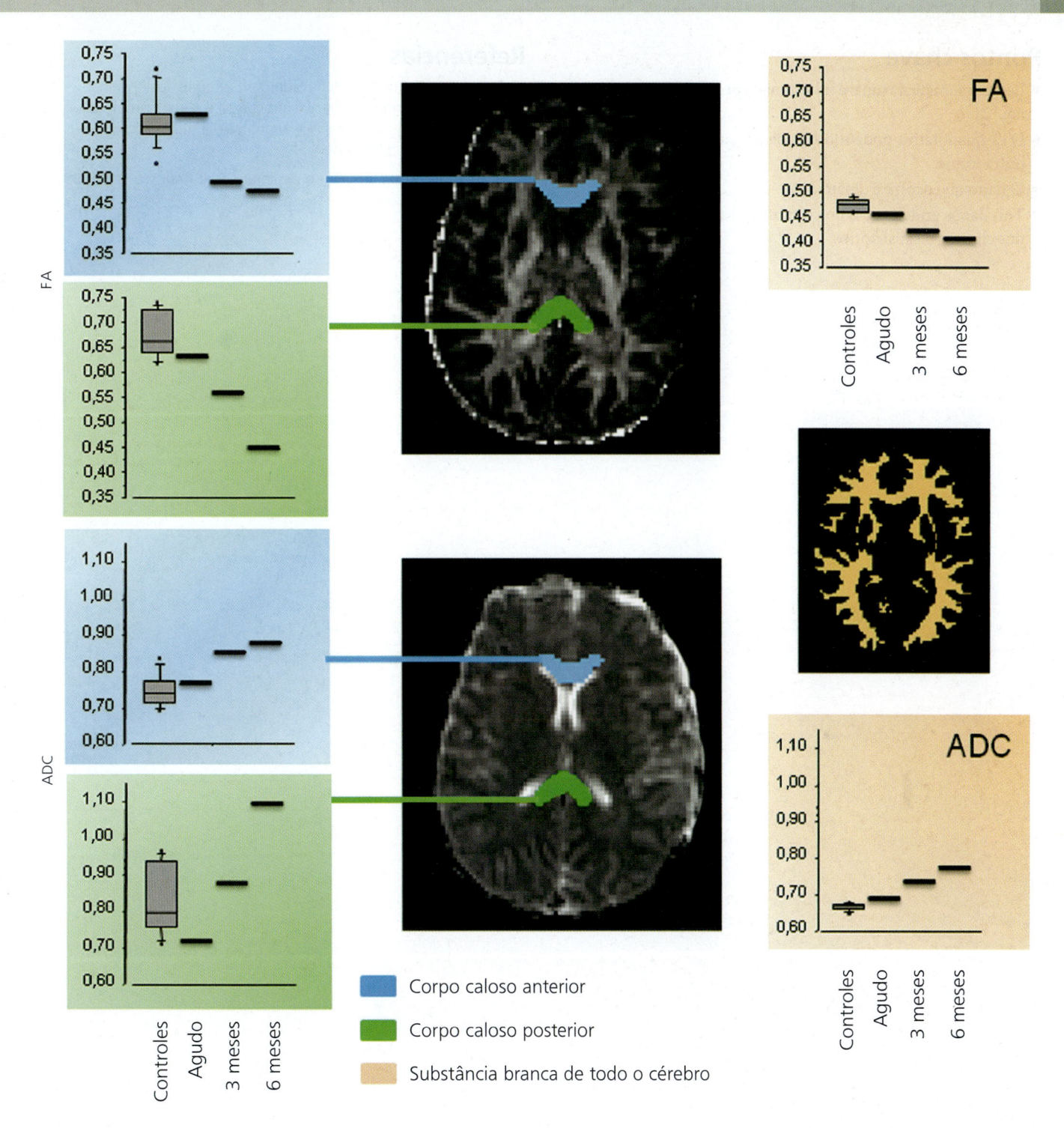

Fig. 44.C2.2

turalmente normal, no corpo caloso anterior e no corpo caloso posterior. Mudanças semelhantes também foram observadas em uma ROI, que incluía a substância branca de todo o cérebro. Observe a grande variabilidade entre os valores de controle.

Discussão

A lesão axonal traumática é uma patologia significativa na TBI, mas é mal quantificada pela MR convencional e por inspeção visual de imagens de DWI. No entanto, DTI é uma técnica quantitativa que pode ajudar a detectar esses danos em áreas que podem, de outra forma, parecer normais em outras sequências de MR, ou na inspeção visual de imagens de DWI ou mapas de ADC. As alterações evoluem com o tempo, com reduções posteriores na FA e aumentos no ADC, quando repetidas gerações de imagens são realizadas 3 e 6 meses após TBI.[1] O paciente em questão apresentou deficiência grave 6 meses após a lesão (GOS, 3).

Pontos-chave

- Lesão traumática axonal é subestimada pela CT e MR convencional.[2]
- DTI quantitativa pode mostrar danos sutis não observáveis de outra forma.
- O dano que ocorre é dinâmico.
- Tais danos podem ser o único substrato anatômico para resultados clínicos insatisfatórios.

Referências

1. Sidaros A, Engberg AW, Sidaros K *et al*. Diffusion tensor imaging during recovery from severe traumatic brain injury and relation to clinical outcome: a longitudinal study. *Brain* 2008; **131**: 559–572.
2. Coles JP. Imaging after brain injury. *Br J Anaesth* 2007; **99**: 49–60.

Estudo de caso 44.3
Estudos por imagem na lesão axonal traumática pediátrica

K. Tong ▪ S. Ashwal ▪ E. M. Haacke
University School of Medicine, Loma Linda, EUA

Histórico
Um menino de 9 anos atingido por um carro teve um GCS (*Glasgow*) inicial de grau 3. Mais tarde, foi declarada morte cerebral, e o suporte vital foi retirado.

Técnica
MRI convencional, CT, DWI e imagens ponderadas em suscetibilidade (SWI).

Achados de imagem
A CT mostrou apagamento sulcal difuso. Lesões hiperintensas espalhadas podiam ser vistas em FLAIR e DWI. Numerosas pequenas hemorragias eram mais bem vistas por SWI do que por meio da imagem gradiente-eco convencional correspondente.

Discussão
A lesão axonal traumática ou difusa é uma forma significativa, embora insuficientemente detectada, de TBI. Pequenas hemorragias na junção da substância cinzenta e branca ou em regiões profundas do cérebro são indicadores indiretos de lesão axonal. O estudo por imagem ponderada em suscetibilidade é uma técnica altamente modificada de MR gradiente-eco[1] que identifica seis vezes mais lesões e duas vezes mais o volume das hemorragias do que as imagens gradiente-eco GE convencionais.[2]

Pontos-chave
- A lesão axonal traumática é subestimada pela CT ou MRI convencional.
- SWI é altamente sensível para hemorragias pequenas, indicativas de lesão axonal traumática.

Referências
1. Reichenbach JR, Venkatesan R, Schillinger DJ, Kido DK, Haacke EM. Small vessels in the human brain: MR venography with deoxyhemoglobin as an intrinsic contrast agent. *Radiology* 1997; **204**: 272–277.
2. Tong K, Ashwal S, Holshouser B *et al*. Improved detection of hemorrhagic shearing lesions in children with post-traumatic diffuse axonal injury: initial results. *Radiology* 2003; **227**: 332–339.

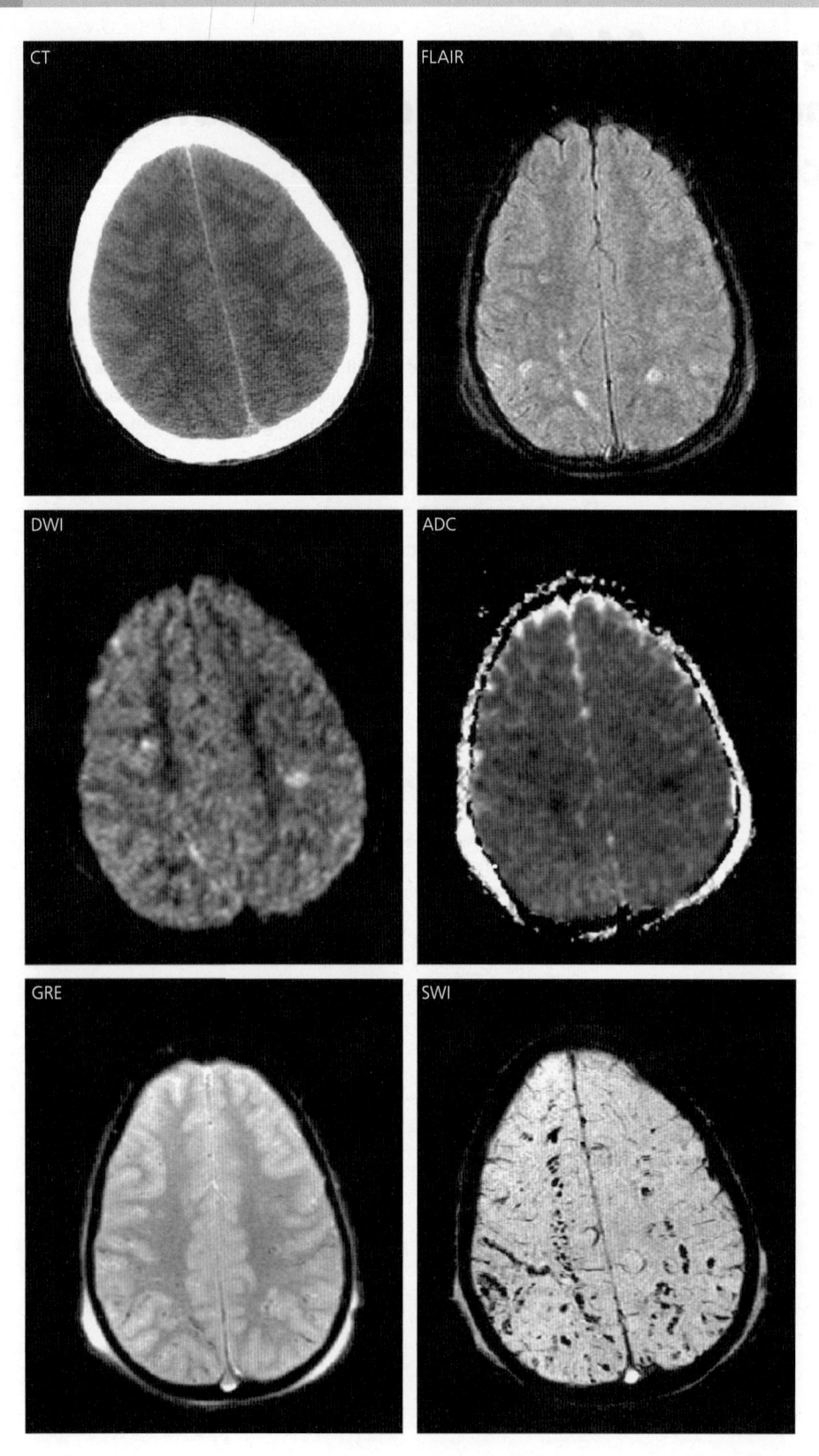

Fig. 44.C3.1

Estudo de caso 44.4
Dano cerebral oculto em um boxeador profissional

L. Zhang ▪ R. D. Zimmerman ▪ A. M. Ulug
Weill Medical College of Cornell University, New York, EUA

Histórico
Um boxeador profissional de 36 anos de idade não apresentava histórico de disfunção neurológica ou deficiências cognitivas.

Técnica
MRI convencional e por difusão.

Achados de imagem
Exame de rotina normal através de FLAIR e DWI, ponderado em T_1 e ponderado em T_2.

Resultados quantitativos de difusão
Parâmetros de difusão medidos em todo o cérebro estavam elevados no paciente, em comparação com parâmetros normais.

Discussão
A demência pugilística é normalmente relatada em boxeadores aposentados.[1] MRI de rotina, incluindo DWI, neste caso, eram normais, porém, o aumento da difusão em todo o cérebro indica danos cerebrais microestruturais invisíveis à MRI de rotina.[2] O aumento da difusão também foi relatado em pacientes com demência,[3] e, portanto, o aumento da difusão cerebral constante pode representar um sinal pré-clínico de declínio cognitivo.

Pontos-chave
- MR convencional é normal.
- DWI quantitativa pode sugerir lesão microestrutural no cérebro do paciente que é invisível para a MRI de rotina.

Referências
1. Jordan BD. 2000. Chronic traumatic injury associated with boxing. *Semin Neurol* **20**: 179-185.
2. Zhang LJ, Ravdin LD, Relkin N, Zimmerman RD, Jordan B, Lathan WE, Ulug AM. 2003. Increased diffusion in the brain of professional boxers: A preclinical sign of traumatic brain injury. *Am I Neuroradial* **24**: 52-57.
3. Ulug AM, Relkin N, Zimmerman RD. 2001. Diagnosis of normal pressure hydrocephalus using diffusion imaging. In *Proceedings of the 30th Annual Meeting of the American Aging Association*. Madison, WA: American Aging Association, p. 72.

Fig. 44.C4.1

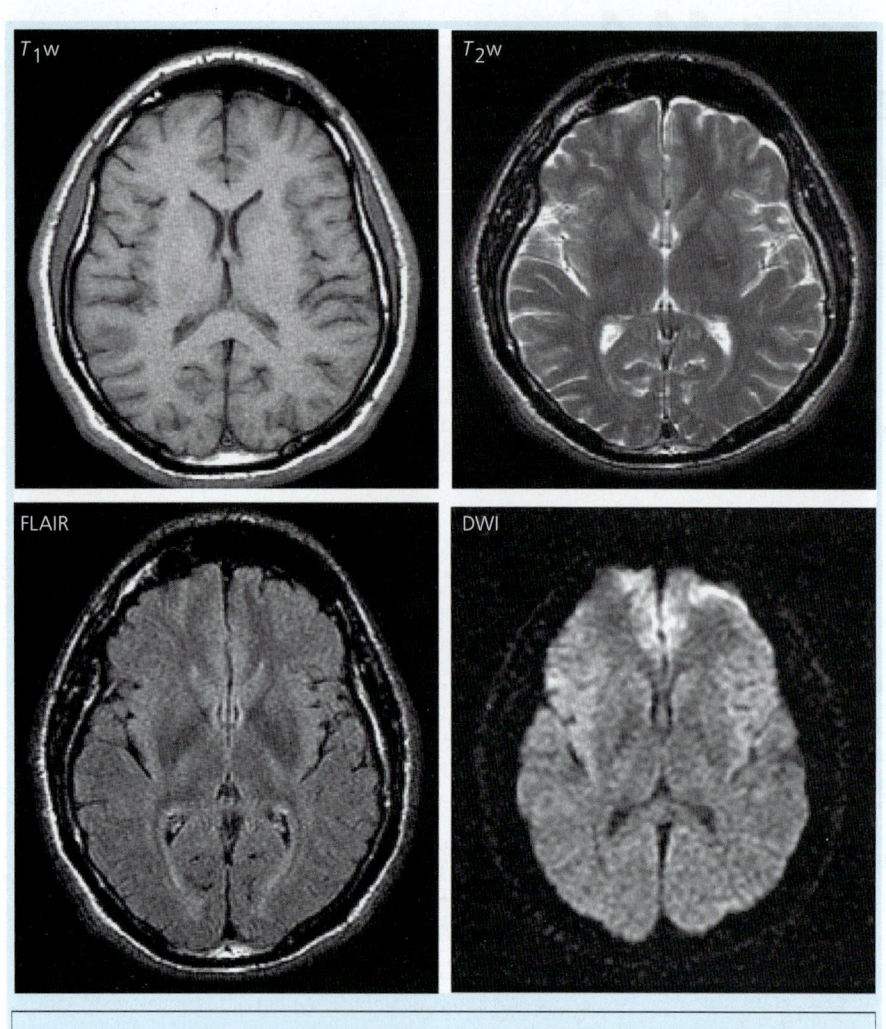

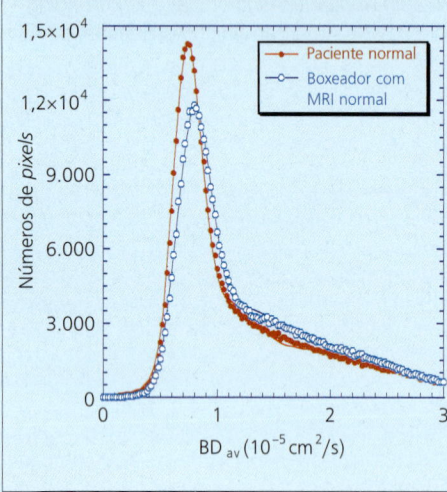

*T*₁w | *T*₂w
FLAIR | DWI

Os pontos de dados de todo o cérebro de um controle normal e de um boxeador com MRI normal são normalizados e adequados a uma função gaussiana tripla (Zhang et al. 2003).[2] A constante de difusão média do tecido cerebral (BD_{av}) está representada pelo pico. A curva do boxeador move-se para direita em comparação com a curva do paciente normal.

Capítulo 45
Estudo por imagem ponderada em suscetibilidade na lesão cerebral traumática

Zhifeng Kou ▪ Randall R. Benson ▪ E. Mark Haacke

Introdução

A lesão cerebral traumática ou traumatismo cranioencefálico (TBI) é um dos maiores problemas de saúde pública do mundo todo. Ela foi descrita como "uma epidemia silenciosa"[1] e até 1,5 milhão de pessoas sofrem de TBI nos USA a cada ano,[2,3] atribuída, em grande parte, a acidentes de veículos automotores, agressões e quedas. Embora a mortalidade tenha diminuído ao longo dos anos devido a melhorias nos projetos de segurança automotiva e de tratamentos mais precisos do trauma, 80.000 pessoas, anualmente, incorrem em incapacidade de longo prazo após TBI, enquanto mais de 5,3 milhões de americanos vivem com deficiência de longo prazo como resultado de TBI. Em 1995, o total de custos diretos e indiretos para o tratamento de TBI nos USA foram estimados, por meio do *US Centers for Disease Control and Prevention*, em 56 bilhões de dólares/ano.[4]

Melhoria na detecção de TBI e previsão de resultado clínico melhoraiam tanto a assistência aos pacientes com quadro agudo quanto aos de longo prazo. As medidas clínicas, como a Escala de Coma de Glasgow (GCS),[5] têm-se mostrado indicadores inconsistentes na previsão dos resultados neurológicos e funcionais.

Apesar de a neuroimagem vir sendo utilizada tradicionalmente para a triagem de pacientes na sala de emergência, a geração de imagem clínica padrão continua a subdiagnosticar as lesões. A tomografia computadorizada (CT) pode detectar grandes hemorragias ou outras lesões que requerem intervenção cirúrgica,[6] mas não é sensível a outras lesões primárias e secundárias, algumas das quais podendo ser detectadas com MRI convencional.[7]

A Lesão axonal difusa (DAI), também chamada de lesão axonal traumática, ocorre tanto em TBI de impacto direto quanto de impacto indireto e é responsável pela maior parte das incapacitações de longo prazo e dos déficits funcionais nos pacientes.[8] Mesmo TBI leve está associada à lesão axonal significativa.[9]

A neuroimagem convencional é insensível à DAI. Uma varredura de CT próxima da normalidade em um paciente comatoso após o trauma é um resultado comum na DAI severa.[10] Do mesmo modo, a MRI convencional não é confiável se correlacionada com medidas clínicas como o GCS.

A sobrevivência inicial é determinada pela emergência aguda e cuidado assistencial intensivo do paciente. Os estágios subagudos e crônicos de recuperação ocorrem, sendo o sucesso, nesse caso, menos previsível do que na fase aguda. Resultados de imagens convencionais acrescentam muito pouco às medidas clínicas sem geração de imagem no prognóstico de resultados neurocognitivos de longo prazo.[11] A dificuldade na aferição de resultados de longo prazo decorre da sensibilidade limitada dos métodos atuais para detecção das consequências fisiopatológicas de TBI e as propriedades complexas e dinâmicas do cérebro humano, o que significa que duas pessoas diferentes com a mesma lesão estrutural podem ter déficits não equivalentes, particularmente se o tempo após a lesão aumenta. A localização anatômica das lesões estruturais é menos preditiva da disfunção do que do rompimento da rede funcional, que ocorre quando as fibras da substância branca (WM) são danificadas pelas mesmas forças mecânicas que causam hemorragia à microvasculatura. Técnicas como imagem ponderada em difusão permitem medir a integridade axonal, enquanto a MRI funcional (fMRI) pode observar circuitos ativados e conectividade de base. O estudo por imagem ponderada em suscetibilidade (SWI) é sensível a micro-hemorragias, em especial aquelas na WM, que são indicadoras de lesão axonal traumática induzida por estiramento.

Marcadores radiológicos de lesão axonal difusa

Estudos de necropsia têm demonstrado um padrão de lesão característica de dano aos axônios em tratos importantes da WM em DAI; com o aumento da gravidade da lesão, a localização hemorrágica tende a se espalhar a partir da superfície do cérebro (hemisfério cerebral e WM subcortical) até um nível mais profundo do cérebro (corpo caloso e cerebelo), e ainda mais profundo até o quadrante dorsolateral do tronco cerebral.[12] Em um nível microscópico, as bolas de retração axonal no final de axônios rompidos são marcadores característicos de lesão axonal. A impregnação padrão pela prata e pela proteína precursora amiloide-β demonstrou bolas infladas de retração axonal por volta de 2-4 h após a lesão.[13] Nos últimos anos, a proteína precursora amiloide-β tem sido aceita como uma técnica de imunocoloração padrão para diagnosticar DAI em nível microscópico, uma vez que não colore estruturalmente o "*background*" dos axônios não envolvidos.[14] No nível macroscópico, tanto hemorragias quanto lesões por cisalhamento não hemorrágicas são encontradas na maioria dos tratos de WM, incluindo WM frontal, corpo caloso, cápsula interna, a parte superior do tronco cerebral e a substância cinzenta (GM)/WM e fronteiras cerebelares. Lesões hemorrágicas focais, na maioria dos tratos de SB, estão geralmente associadas a dano axonal difuso microscópico;[12,15] portanto, lesões hemorrágicas se tornam um marcador macroscópico e radiológico para DAI.[16] Dados patológicos mostram micro-hemorragias nos limites de GM-WM no corpo caloso, cápsula interna e tronco cerebral,[17] embora a imagem radiológica seja significativamente menos sensível do que a análise microscópica para a detecção destes.[18]

A interação das forças de aceleração e as propriedades biomecânicas do cérebro e estruturas de suporte (ou seja, crânio e pescoço) ajudam a explicar a localização não aleatória dessas lesões. Lesão axonal difusa e micro-hemorragias tendem a ocorrer na fronteira entre GM e WM, e no corpo caloso, cápsula interna e tronco cerebral.[17] Em decorrência das diferenças de propriedades materiais, a GM e a WM apresentarão diferentes deformações com relação às mesmas forças de aceleração. Isso resulta em cisalhamento e sangramento subsequente em suas fronteiras.[19] Além disso, a estrutura anisotrópica dos axônios faz com que os tratos de WM sejam mais suscetíveis a lesões por cisalhamento do que por força de tensão,[20] o que se acredita ser a base do padrão de lesões observadas na WM. O movimento rotacional do cérebro, nos planos sagital e coronal faz com que o corpo caloso, o maior conjunto de fibras de WM no cérebro, se choque contra a foice cerebral e o tentório cerebral, resultando em hemorragias.[13]

Em comparação com DAI, as contusões focais resultam do impacto direto do tecido cerebral contra a estrutura de apoio intracraniana (dura-máter, osso). Contusões podem ser localizadas imediatamente abaixo do crânio afetado (golpe) ou no lado oposto (contragolpe), como resultado do movimento para trás do cérebro. Forças rotacionais também fazem com que o córtex temporal e frontal basal colidam ou deslizem através do assoalho interno rígido do crânio, a asa do esfenoide e os cumes pétreos, levando à contusão hemorrágica.

Capacidade e interpretação de imagens com SWI

O tamanho das micro-hemorragias que ocorrem no cérebro após trauma estão frequentemente abaixo do limiar da sensibilidade com relação à MRI convencional. Como resultado, o tecido cerebral hemorrágico geralmente aparece normal.[21,22]

As imagens ponderadas em suscetibilidade têm o potencial de melhorar a detecção de lesões micro-hemorrágicas traumáticas que são invisíveis ou imperceptíveis na MRI convencional, para estratificar a gravidade da lesão clínica e prever resultados neurocognitivos de longo prazo.

Geralmente, quatro tipos de imagens de SWI são atualmente usados em pacotes comerciais: imagem de magnitude, imagem de fase, imagem processada em SWI e projeções de intensidade mínima, incorporando magnitude e informação de fase entre várias lâminas para visualizar melhor a contiguidade das veias e identificar hemorragias (Fig. 45.1).[23,24] O Capítulo 10 apresenta mais detalhes técnicos sobre SWI. Nas imagens de SWI, lesões hemorrágicas são definidas como focos predominantemente hipointensos que não são compatíveis com os vasos, ossos, ou áreas de perda de sinal. Lesões por cisalhamento serão definidas como focos hiperintensos (ver Figuras 45.5 e 45.6 abaixo), próximos aos limites do tecido.

Evolução temporal da hemorragia

A aparência do sangue na MRI altera-se com o tempo, uma vez que a estrutura química da hemoglobina também se altera.[25] Durante as primeiras horas após hemorragia intracraniana (estado hiperagudo), a oxi-hemoglobina causa sinal hiperintenso em imagens ponderadas em T_2 e hipointenso nas imagens ponderadas em T_1. A SWI aparecerá isointenso no núcleo, mas com um aro hipointenso, refletindo desoxi-hemoglobina na periferia. Dentro de 8-72 h após a hemorragia intracraniana (fase aguda), a deoxigenação resulta no aumento da desoxi-hemoglobina, que aparece hipointensa nas três modalidades. Após 10 a 14 dias, os glóbulos vermelhos contêm meta-hemoglobina intracelular, que é a forma oxidada da hemoglobina, ocorrendo quando o ferro heme é convertido de Fe^{2+} para Fe^{3+}, que é incapaz de fazer ligação de oxigênio. Esse sangue subagudo precoce aparece brilhante nas imagens ponderada em T_1 e escuro tanto nas imagens ponderadas em T_2 quanto nas SWI, uma vez que a meta-hemoglobina é paramagnética e tem um efeito T_1 reduzido.[25]

Após a lise de glóbulos vermelhos (período subagudo tardio), ocorre meta-hemoglobina extracelular, que aparece brilhante nas imagens ponderadas em T_1 e em T_2, e isointensa em SWI, em decorrência de efeitos de diluição do plasma extracelular que se mistu-

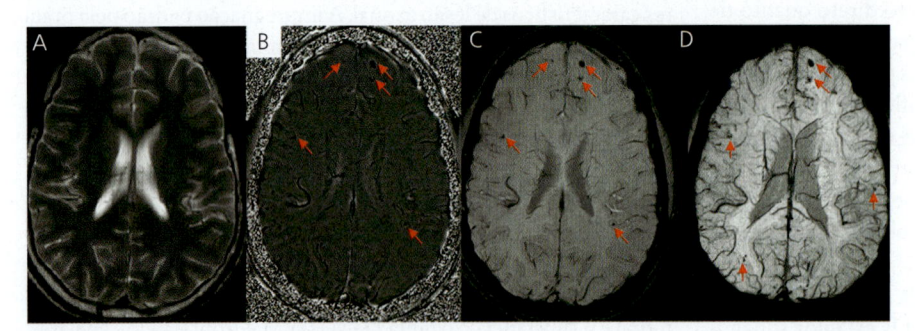

Fig. 45.1 Comparação de imagens ponderadas em T_2 (A), de fase filtrada em SWI (B), de magnitude processada (C) e mIP (D) de um paciente com lesão cerebral traumática; imagens adquiridas em um sistema 3T Siemens TRIO. O paciente é um pedestre masculino jovem, que sofreu lesão em um acidente com veículo automotor, com uma entrada na emergência com grau 6 na Escala de Coma de Glasgow. As setas vermelhas indicam múltiplas possíveis micro-hemorragias, que são invisíveis tanto em imagens ponderadas em T_1 quanto em imagens ponderadas em T_2 (algumas não estão rotuladas). Todos os dados de SWI demonstram claramente possíveis múltiplas micro-hemorragias no cérebro. (Parâmetros de aquisição de SWI: TR/TE, 29/20 ms; FA, 15°; BW, 120 Hz/*pixel*, bobina *phased-array* de oito canais com um fator de geração de imagem paralela de dois; *field of view* (FOV), 256 × 256 mm; espessura do corte, 2 mm; matriz de aquisição, 512 × 416 × 64; resolução espacial, 0,5 × 0,5 × 2 mm. Os parâmetros de aquisição da imagem ponderada em T_2: FSE T_2 com TR/TE, 5.000/113 ms; FOV, 256 × 256 mm; espessura do corte, 2 mm; matriz de aquisição, 320 × 320. mIP, projeção de intensidade mínima.

ra com meta-hemoglobina, liberando meta-hemoglobina extracelular.[25] Assim que o sistema reticuloendotelial começa a responder à hemorragia, a hemossiderina paramagnética, a forma cristalina de armazenamento de ferro heme, começa a acumular-se em macrófagos e astrócitos e retorna um baixo sinal nas sequências sensíveis à suscetibilidade, como sequências gradiente-eco ponderadas em T_2^* e SWI.[26] A presença de macrófagos é considerada uma resposta de reparação à lesão cerebral.[27] Modelos animais de TCE têm demonstrado a presença de macrófagos perilesionais e um grau de acúmulo de macrófagos que se correlaciona com a gravidade da lesão.[28,29] Hemossiderina pode ser observada histologicamente mesmo sem hemorragias identificáveis,[30] e a presença de hemossiderina tem sido sugerida como um biomarcador de lesão parenquimatosa.[31,32] No entanto, depósitos de hemossiderina associados a micro-hemorragias são, às vezes, muito pequenos para serem detectados nas imagens por MR *spin*-eco,[33], mas são muitas vezes detectáveis apenas meses após a lesão com MR gradiente-eco.[34,35] No entanto, SWI é ainda mais sensível à deposição de hemossiderina e é superior à MR convencional para a detecção de microssangramentos no cérebro após trauma.[1,22]

Verificação dos produtos sanguíneos

Resultados em experimentos com ratos, utilizando o modelo Marmarou,[36] obtidos por SWI, demonstraram supostos focos de hemorragia no corpo caloso, hipocampo, espaço intraventricular e no córtex diretamente subjacente a um local de impacto.[37] Até o momento, poucos estudos têm relatado a confirmação de que as perdas de sinal observadas nos dados de SWI são efetivamente produtos sanguíneos. Usando um modelo de hemorragia intracerebral aguda em ratos, Belayev *et al.*[38] demonstrou que o volume da lesão por SWI foi altamente correlacionado ao volume histológico ($P < 0,001$), mas superestimou o volume do hematoma histológico em aproximadamente cinco vezes. Ao utilizar a coloração azul da Prússia, ficou confirmada a tese de que estas lesões hemorrágicas são produtos de ferro que se desenvolveram a partir do sangue hemorrágico após a lesão.

A Figura 45.2 é uma amostra de validação histológica do produto sanguíneo de SWI em um cérebro de rato colhido 4 h após TBI. Em comparação com o sinal normal nas imagens ponderadas em T_2, sinais hipointensos indicando possíveis hemorragias foram observados em imagens de SWI. Estes sinais hipointensos foram confirmados como Fe^{3+} a partir de sangue extravasado no parênquima cerebral. A coloração azul da prússia foi realizada para visua-

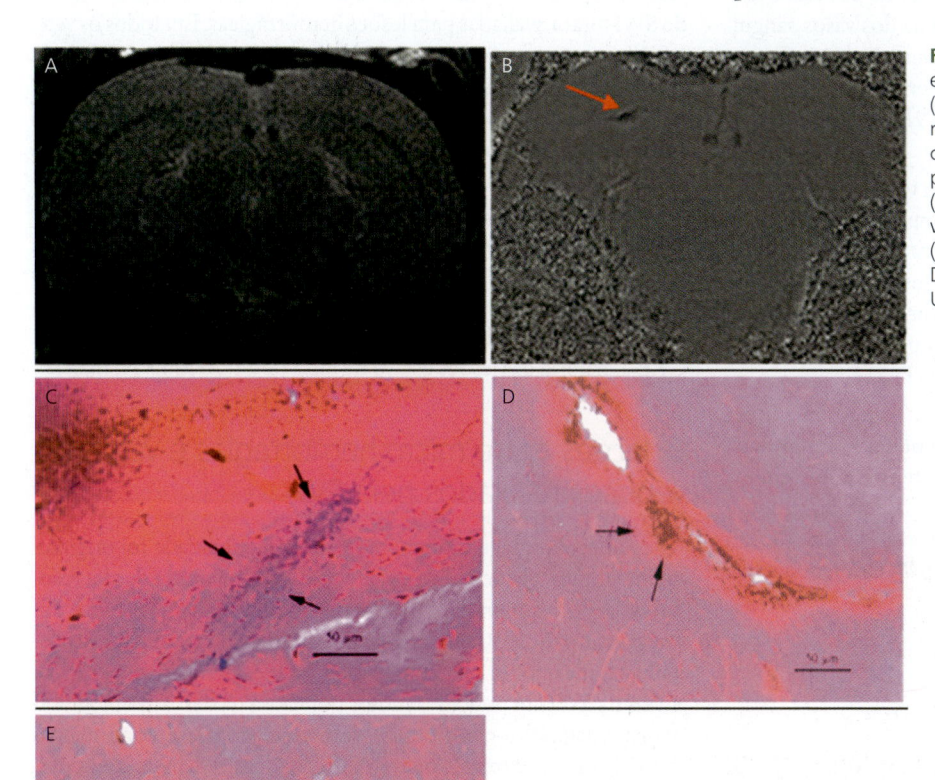

Fig. 45.2 Verificação do produto sanguíneo de SWI em um modelo animal experimental 4 h após lesão. (A) A imagem ponderada em T_2. (B) A imagem SWI no mesmo local. A seta indica hemorragia no corpo caloso. (C) Coloração azul da prússia que indica a presença de Fe 3+ no corpo caloso. (D) Extravasamentos do eritrócito próximo à parede do vaso. (E) Dano à parede do vaso sanguíneo. (×40) (Cortesia de J. M Cavanaugh, S. Kallakuri, e N. Zakaria, Departamento de Engenharia Biomédica, Wayne State University, Detroit, MI, USA.)

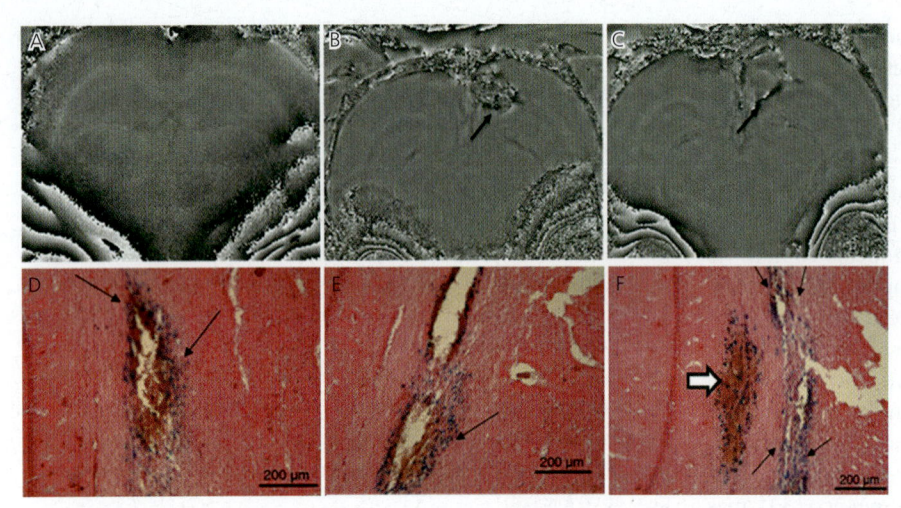

Fig. 45.3 (A) Imagem ponderada em suscetibilidade (SWI) de um cérebro de rato antes do trauma. (B) A imagem SWI do cérebro de rato 4 h após o trauma, com uma seta indicando hemorragia suspeita. (C) A imagem de SWI do cérebro do mesmo rato quatro dias após o trauma, com uma seta indicando hemorragia suspeita. (D-F) Coloração azul da prússia da seção correspondente na imagem SWI confirma a presença de extravasamento perivascular tingido (seta branca e setas pretas) aproximadamente no mesmo local tal qual identificado pela SWI. (Cortesia de J. M. Cavanaugh, Kallakuri S., N. e Zakaria, Departamento de Engenharia Biomédica, Wayne State University, Detroit, MI, EUA.)

lizar microscopicamente Fe^{3+}, assim como produtos azuis brilhantes.[26,39-42] A coloração azul da prússia é um teste histoquímico sensível que demonstra grânulos individuais de ferro nas células sanguíneas. Ele revelou a presença de produtos de ferro que sofreram coloração no corpo caloso (Fig. 45.2B, C) e hipocampo (não mostrado aqui), quer em associação a, quer distante dos vasos sanguíneos. Além disso, a integridade interrompida dos vasos sanguíneos foi indicada pelo aparecimento de uma camada de células endoteliais rompidas (Fig. 45.2D) e acúmulo de eritrócitos extravasados perto da parede venosa externa (Fig. 45.2E) em algumas regiões do corpo caloso.

A Figura 45.3 demonstrou transformação temporal de sangue detectado pela SWI no corpo caloso até 4 dias após TBI. No dia 4, o cérebro foi retirado, e a coloração azul da prússia revelou a presença de produtos de ferro marcados no corpo caloso (Fig. 45.3D-F), aproximadamente na mesma região, conforme indicado na imagem de SWI (Fig. 45.3C). Essas análises histológicas confirmaram a hemorragia no corpo caloso detectada pela SWI.

A Figura 45.4 apresenta um cérebro de rato 4h após morte em função de trauma no cérebro, utilizando o modelo Marmarou. A SWI demonstra mais lesões hemorrágicas extensivas no sistema ventricular, que é subjacente ao local do impacto, e no hipocampo do que as observadas nas imagens ponderadas em T_1 ou T_2. Em complemento a SWI, a imagem ponderada em T_2 também detecta edema em torno dos sistemas ventriculares.

Melhorando a detecção de micro-hemorragias através de SWI

Clinicamente, as sequências de MRI gradiente-eco (GRE) e FLAIR são muito sensíveis aos resultados sutis vistos em pacientes com hemorragias petequiais e lesões por cisalhamento de DAI.[43] Um estudo utilizando MRI convencional sugeriu que a presença de hemorragia na DAI é preditiva de mau prognóstico.[44] No entanto, SWI demonstrou uma maior capacidade de detectar lesões hemorrágicas após trauma em dois aspectos: identificação de micro-hemorragias que estão sob o limiar de detecção da MRI convencional, incluindo GRE, e revelação das relações espaciais entre micro-hemorragias e o sistema de neurovasculatura.

Sensibilidade a lesões hemorrágicas

Recentemente, Tong et al.[21,22] relataram que SWI é 3 até 6 vezes mais sensível a lesões hemorrágicas do que GRE no trauma pediátrico. Isto foi fundamentado em uma pequena série retrospectiva com sete crianças e adolescentes com TBI. GRE convencional e imagens de SWI foram avaliadas para lesões hemorrágicas. Em todos os sete, a SWI apresentou maior número de hemorragias do que GRE; na maioria dos casos, as menores hemorragias ficaram visíveis apenas por SWI. Essas lesões que ficaram visíveis na GRE eram muitas vezes mais hipointensas, portanto, mais facilmente detectadas, na sequência de SWI. Isso era particularmente verdadeiro para as lesões posteriores (Figs. 45.5 e 45.6). O número médio de lesões para todos os pacientes foi significativamente maior na SWI do que na GRE ($P = 0{,}004$), e o volume médio de hemorragia para todos os pacientes também foi maior na SWI do que na GRE ($P = 0{,}014$). Na SWI, a maioria das lesões tinha menos que 10 mm^2, enquanto na GRE a maioria das lesões estava na faixa de 11-20 mm^2 ou mais.

Relações entre micro-hemorragias e vasos venosos revelados pela SWI

O estudo por imagem ponderada em suscetibilidade foi originalmente desenvolvido como uma técnica de venografia de alta resolução. A desoxi-hemoglobina paramagnética nas veias fornece um mecanismo de contraste endógeno, permitindo a visualização detalhada, mesmo de pequenos vasos. Lesões hemorrágicas são visíveis na SWI em poucos minutos por causa da desoxi-hemoglobina paramagnética nos glóbulos vermelhos, mas elas continuam a ser visíveis após a transformação do ferro heme em meta-hemoglobina e hemossiderina. A geração de imagens simultâneas de lesões hemorrágicas e veias oferece uma oportunidade para investigar suas relações e identificar as características dos vasos que os tornam vulneráveis sob a tensão causada por cisalhamento (p. ex., calibre, localização, pontos de ramificação) e entender melhor a relação entre as forças biomecânicas incidentes e as tolerâncias características do cérebro a essas forças prejudiciais. Quatro subtipos de micro-hemorragia foram identificados na TBI: perivascular, junção GM-WM, ponto de ramificação ou bifurcação e periventricular.

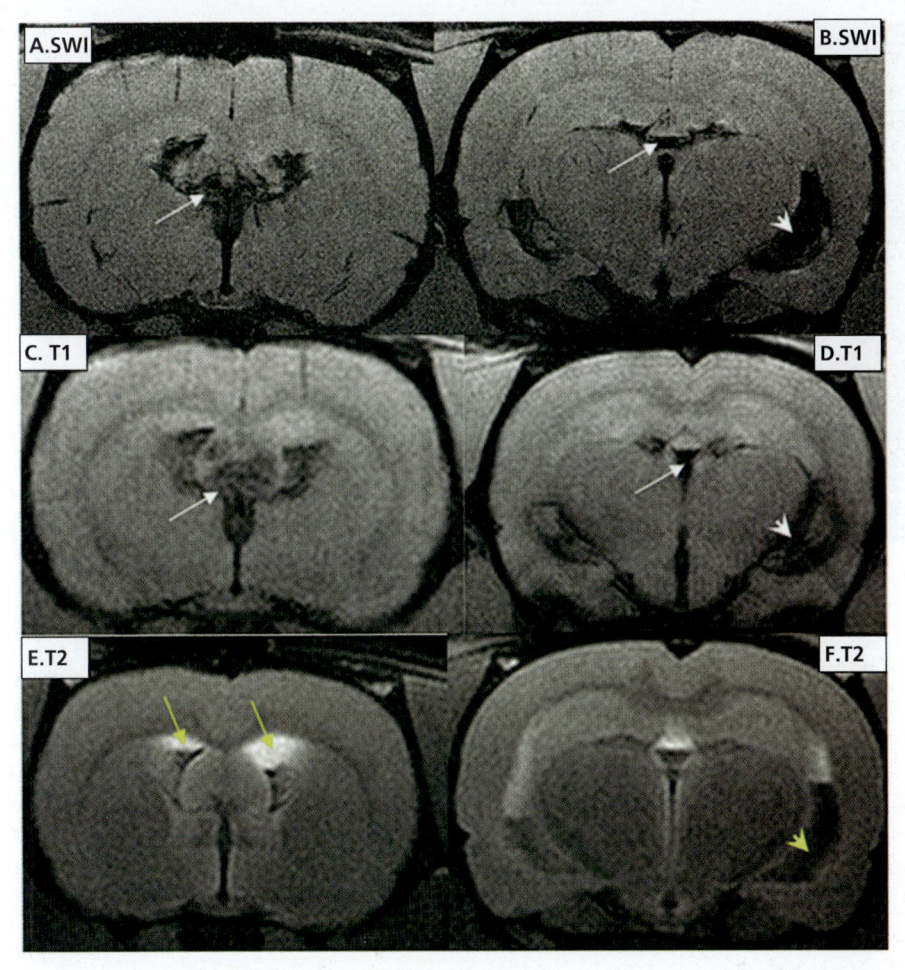

Fig. 45.4 O produto sanguíneo extensivo de um cérebro de rato 4 h após morte com lesão induzida por meio do modelo de Marmarou. (A, B) Essas imagens de SWI estão em diferentes localizações coronais. (C, D) As imagens correspondentes ponderadas em T_1. (E, F) As imagens correspondentes ponderadas em T_2. Hemorragias extensivas nos sistemas ventriculares diretamente subjacentes ao local de impacto (setas brancas) e no hipocampo (ponta de seta branca) podem ser vistas através de SWI. Em comparação, as hemorragias do sistema ventricular em imagens ponderadas em T_1 são menos notáveis do que nas imagens de SWI (seta branca em C e D). Em complemento às imagens SWI e ponderadas em T_1, as imagens ponderadas em T_2 identificam edema nos sistemas ventriculares (setas amarelas) e cápsula externa.

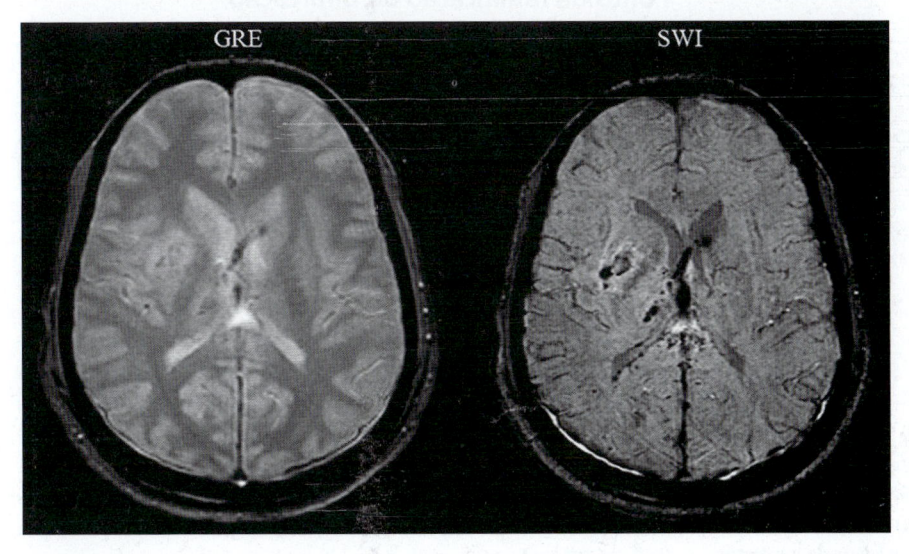

Fig. 45.5 Imagens GRE transversa (esquerda) e de SWI (direita) adquiridas em um paciente com trauma. As lesões foram muito mais bem visualizadas através de SWI. Além disso, hemorragias periventriculares e lesões no esplênio do corpo caloso foram somente detectadas através de SWI. (Cortesia de Karen A. Tong, Loma Linda University Medicine Center.)

Dano perivascular

Hemorragias perivasculares estão localizadas ao longo das veias e resultam provavelmente de tensão que induz ruptura direta das paredes dos vasos finos e rompimento da barreira hematoencefálica. Necropsias em seres humanos demonstraram sangue perivascular.[13] A Figura 45.7 mostra um exemplo deste tipo de lesão hemorrágica nas imagens por SWI (ponta de seta amarela). Esse tipo de hemorragia pode ser observado no modelo animal de controle de impacto cortical de TBI, diretamente abaixo da área de impacto.[19] Um estudo sobre este modelo em ratos demonstrou que uma cascata de eventos vasculares ocorre logo após o trauma,

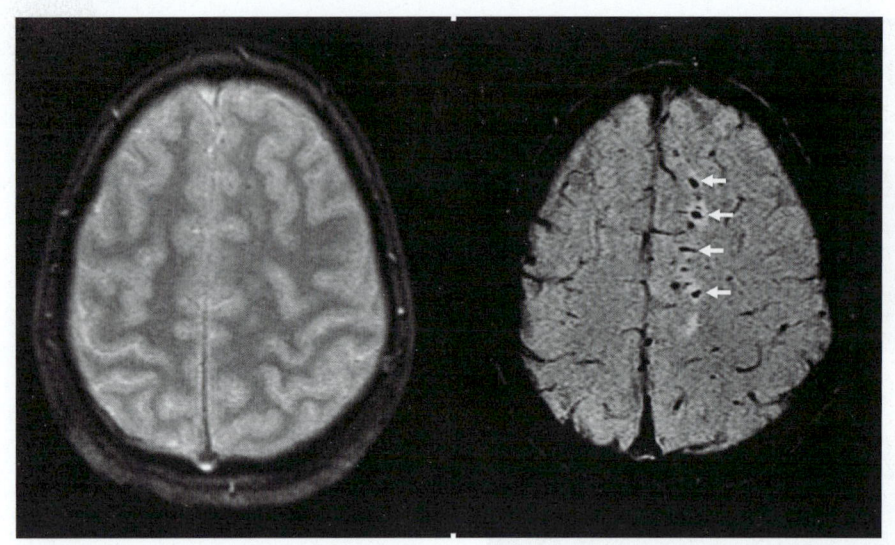

Fig. 45.6 Imagens GRE transversa (esquerda) e SWI (direita) obtidas em um menino de 11 anos que foi ferido em um acidente com veículo automotor. Pequenas lesões de cisalhamento hemorrágicas, como as normalmente vistas na junção subcortical da substância branca e cinza, muitas vezes são vistas apenas nas imagens de SWI (setas brancas). As hemorragias são mostradas como hipointensidades e o edema como hiperintensidades causadas por cisalhamento. (Cortesia de Karen A. Tong[21])

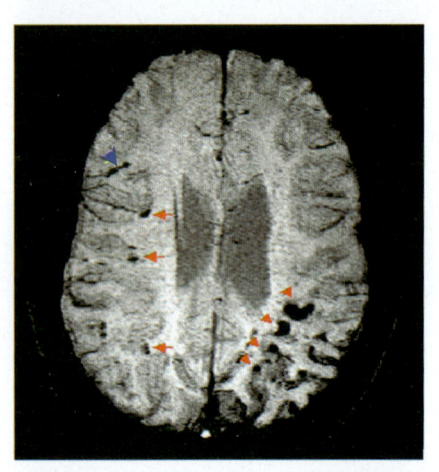

Fig. 45.7 Hemorragias na junção da substância cinzenta-branca. Esta imagem de SWI é de uma mulher de 27 anos, 30 meses após uma grave lesão cerebral traumática ocorrida ao cair 15 degraus de uma escada. No momento da admissão, a pontuação na Escala de Coma de Glasgow foi de 3 e a CT mostrou hemorragia subaracnoide. Suas queixas no momento da varredura incluíam problemas de memória e equilíbrio. Esta imagem mostra dois tipos de micro-hemorragia traumática, que estão descritos no texto:
(a) micro-hemorragias na junção da substância cinzenta cortical e branca subcortical (setas vermelhas) e (b) uma hemorragia perivascular (ponta de seta azul).

incluindo a ruptura direta das paredes dos vasos para formar sangramentos perivasculares e a infiltração de glóbulos vermelhos através da barreira hematoencefálica,[19] apesar de as junções estreitas interendoteliais permanecerem intactas em alguns casos de lesão vascular difusa.[13,45] Os glóbulos vermelhos passam através das células endoteliais no tecido do cérebro e formam microsangramentos petequiais,[19] um fenômeno chamado *diapedesis*. Há evidências de abertura transitória breve da barreira hematoencefálica após lesão traumática do cérebro.[46-48] Essas descobertas apoiam a hipótese de que a membrana da célula endotelial por si só é diretamente alterada por lesão cerebral traumática.[49]

Junção de substância cinzenta e branca

Micro-hemorragias ocorrem frequentemente na fronteira entre a GM e a WM cortical. As propriedades físicas diferentes da GM e WM podem resultar em deformação diferenciada sob a mesma força acelerativa/desacelerativa, resultando em tensão de pico do tecido cerebral na interface entre os dois tipos. Além disso, mudanças na drenagem venosa entre WM e GM podem também explicar a vulnerabilidade à tensão causada por cisalhamento. A Figura 45.7 mostra muitos exemplos de hemorragias na junção WM-GM (setas vermelhas) em um paciente que foi empurrado escada abaixo.

Ponto de ramificação ou bifurcação

Bifurcações de vasos também são vulneráveis à tensão causada por cisalhamento em traumas. Ruptura aneurismática de artérias cerebrais ocorre quase sempre em uma bifurcação. Experimentos biomecânicos em artérias também sugerem que o ponto de ramificação é mais suscetível à ruptura do que outras áreas do mesmo vaso.[50] Apesar de vasos arteriais parecerem ser mais resistentes ao trauma, SWI demonstra a vulnerabilidade dos pontos de ramificação no sistema venoso; o que pode estar relacionado com paredes mais finas de vasos que são mais suscetíveis à ruptura direta.[19]

Dois padrões típicos de hemorragias de bifurcação, que tendem a ser pequenas e esféricas, têm sido observados. Vistas em duas dimensões, estas hemorragias parecem situar-se no término de um vaso que está no plano do corte examinado (Fig. 45.8). Isto pode dar a aparência de "uma bola em cima de um mastro" em vasos mais alongados e mais retificados ou uma aparência de "girino" nos vasos mais curtos e tortuosos. Na verdade, a micro-hemorragia em forma de "girino" poderia ser atribuída ao fato de que a barreira hematoencefálica vaza no local de uma ramificação venosa pial para as vênulas; consequentemente, os glóbulos vermelhos vazados se acumulariam na área de ramificação venular. Histologicamente, as hemorragias podem ser perivasculares ou no neurópilo, e estão associadas a dano axonal difuso.[13] O cisalhamento traumático focal ou o dilaceramento dos vasos sanguíneos afetados levam ao sangramento no espaço perivascular e/ou no parênquima neural.[13]

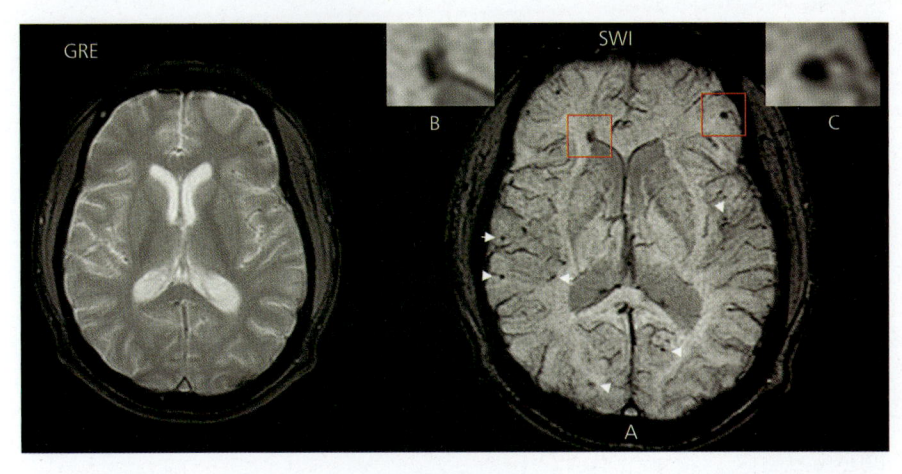

Fig. 45.8 Micro-hemorragias associadas diretamente a vasos. Essas imagens de GRE (esquerda) e SWI (direita) foram adquiridas de um paciente com lesão cerebral traumática causada por acidente com veículo automotor. Os seguintes pontos de discussão estão associados a dados da SWI. A imagem demonstra algumas micro-hemorragias traumáticas (setas brancas) juntamente com vasos venosos. A caixa vermelha esquerda e o suplemento B demonstram hemorragia de bifurcação na veia septal. A caixa vermelha direita sobre a superfície do cérebro e o suplemento C demonstram uma hemorragia venosa cortical, onde se considera que um pequeno vaso sulcal sangra na área de ramificação. Comparativamente, essas anormalidades sinalizadas pela SWI não são mostradas pela imagem de GRE convencional.

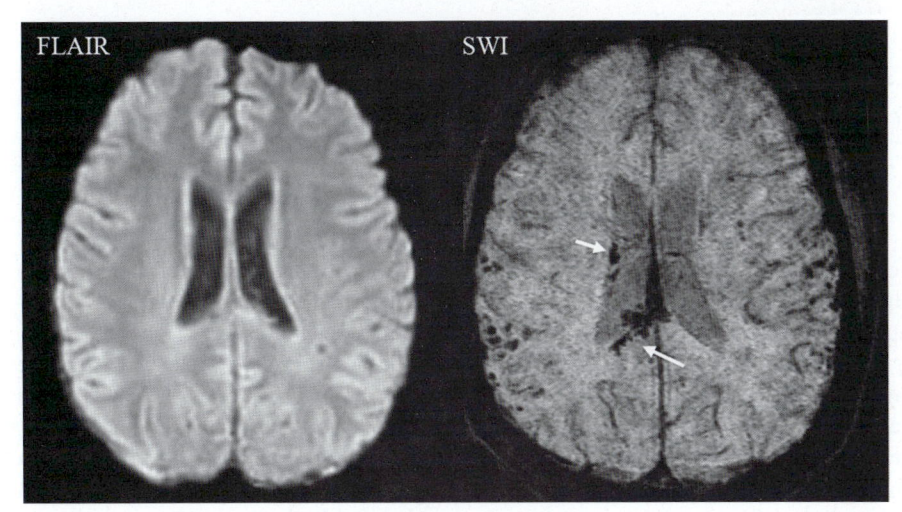

Fig. 45.9 Hemorragias periventriculares e do esplênio em um homem de 18 anos de idade 11 meses após acidente de motocicleta (grau 3 na Escala de Coma de Glasgow; 44 dias de amnésia pós-traumática). A imagem de FLAIR à esquerda não revela hemorragias, enquanto a imagem de SWI (projeção de intensidade mínima sobre quatro cortes) revela diversas pequenas micro-hemorragias típicas no córtex e na substância branca subcortical. Ademais, dois outros subtipos de hemorragias traumáticas características estão indicados por setas brancas: corpo caloso posterior, ao longo do ventrículo, e periventricular, ao longo do aspecto lateral do ventrículo.

Dano periventricular

Micro-hemorragias e algumas macro-hemorragias ocorrem na interface entre o tecido subependimal e a GM profunda, apenas na parte externa. As veias tendem a se situar nesse espaço potencial alimentadas por pequenos vasos que correm radialmente e drenam a WM e GM profunda. Estas hemorragias periventriculares podem ser outro tipo de ramificação ou hemorragia de bifurcação (Fig. 45.9).

Avaliação da gravidade e do resultado da lesão

Estratificação da gravidade da lesão utilizando SWI

Índices clínicos da gravidade da lesão, como a GCS (Glasgow) e duração da amnésia pós-traumática, têm estabelecido, se limitado, capacidade prognóstica. Esses indicadores clínicos podem ser confundidos por fatores de comorbidade, como hipoxia, hipotensão, intoxicação ou afasia.

Alguns estudos têm tentado relacionar a carga da hemorragia traumática com a gravidade da lesão utilizando GRE ou SWI.

Scheid et al.[51] estudaram 66 pacientes na fase crônica após TBI usando um magneto 3T com uma sequência GRE ponderada em T_2^* e encontraram carga de lesão hemorrágica correlacionada com a gravidade da lesão indexada pela GCS, mas não o resultado de longo prazo, medido pela GOS. Em contraste, nem a carga de lesão derivada de T_1 nem a derivada de T_2 foi correlacionada com a gravidade da lesão ou qualquer resultado.

Um estudo de 16 pacientes com TBI (dados não publicados) tentou determinar se a carga de lesão de SWI estava associada com a gravidade da lesão, indexada pela amnésia pós-traumática, que também foi descoberta como sendo um bom indicador de resultado funcional de 1 ano.[52] Os pacientes com TBI não penetrante foram recrutados em um ambiente hospitalar e ambulatorial urbano. O exame foi realizado entre 3 dias e 15 anos após a lesão. Um método semiautomático de quantificação da lesão foi empregado, e remontou à criação de um mapa de probabilidade de lesão, que foi baseado em constantes lesões hemorrágicas aparentemente hipointensas na SWI. Cada imagem de SWI dos pacientes foi realinhada espacialmente em um gabarito de SWI, que, em si, era a média de 14 imagens de controle saudáveis. Transformado em um quadro de referência uniforme, imagens dos pacientes poderiam ser comparadas estatisticamente, voxel a voxel, com imagens de

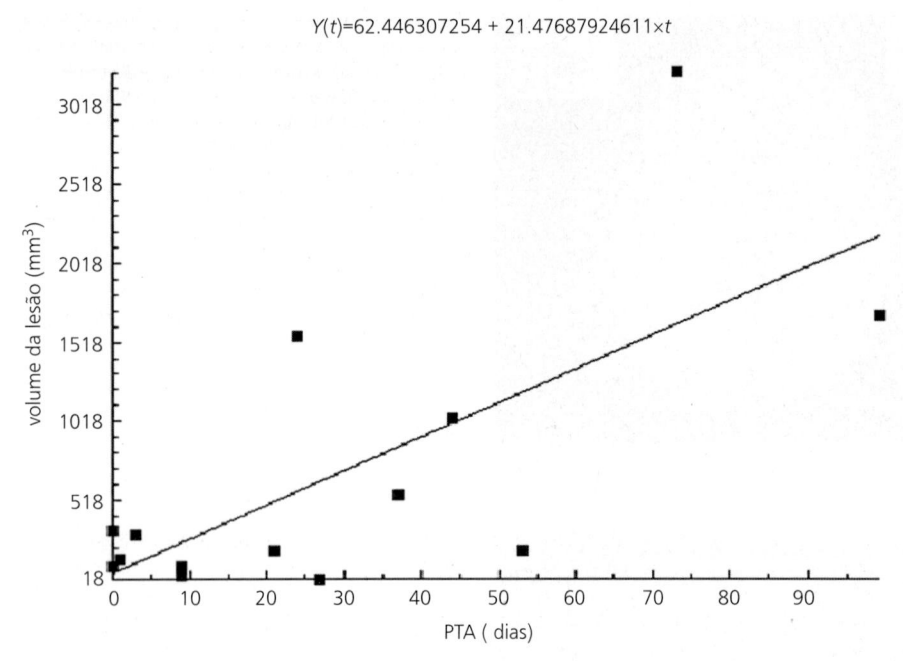

Fig. 45.10 Relações entre volume da lesão em SWI e duração da amnésia pós-traumática (PTA).

$Y(t) = 62.446307254 + 21.47687924611 \times t$

controle. Outras fontes de hipointensidade, não relacionadas com lesões, como líquido cefalorraquidiano, incompatibilidade da superfície do cérebro e inomogeneidades de campo, foram mascarados usando imagens convencionais em T_1, T_2 e FLAIR, que não revelaram a grande maioria das micro-hemorragias. Finalmente, a edição manual de imagens em MRIcro foi executada para remover os vasos sanguíneos usando imagens de venogramas (projeção de intensidade mínima por SWI sobre quatro lâminas) e artefatos remanescentes a partir de imagens SWI. Mapas estatísticos finais dos pacientes foram levados ao limiar ≥ 1 escore-Z para extrair *voxels* capazes de representar micro-hemorragia ou produtos de ferro residuais de uma hemorragia remota. O número total de *voxels* associados à micro-hemorragia e a duração da amnésia pós-traumática foram correlatos em todos os 16 pacientes, revelando uma associação significativa (Spearman r = 0,54), apesar de uma amostra tão heterogênea de pacientes (Fig. 45.10). Estes dados, juntamente com os de Scheid et al.[51], sugerem que a geração de imagem quantitativa de micro-hemorragias como um indicador substituto de lesão cerebral pode estratificar a gravidade da lesão. Babikian et al.[53] também demonstraram utilidade prognóstica para a quantificação da lesão SWI regional no que diz respeito ao resultado neuropsicológico entre 6 meses a um ano (veja abaixo).

Prognóstico de resultados de longo prazo através de SWI

A MRI convencional não parece estar relacionada com a gravidade da lesão medida pela GCS ou resultado de longo prazo, medido pela GOS, ou avaliação neuropsicológica. Ao melhorar a detecção de micro-hemorragias traumáticas utilizando geração de imagem ponderada em T_2^* através de GRE, Scheid et al.[51,54] encontraram correlação com a gravidade da lesão medida por GCS, mas não resultado de longo prazo. Eles avaliaram 18 pacientes com DAI pura, mas não encontraram correlações com medidas neuropsicológicas. Os autores concluíram que o GRE em T_2^* é bom para o diagnóstico inicial, mas não para o prognóstico de longo prazo, e eles sugeriram o uso de outras sequências, como SWI, as imagens do tensor de difusão ou espectroscopia por MR, para a previsão de resultados de longo prazo.

As imagens ponderadas em suscetibilidade é promissora em prever resultados de longo prazo. Sigmund et al.[55] avaliou 40 crianças e adolescentes (idade média de 12 anos; 7 escaneados ± 4 dias após lesão), com DAI presumível. O número e o volume de lesões hemorrágicas foram correlacionados com resultados neurológicos de longo prazo avaliados utilizando os graus da Escala de *Categoria de Performance Cerebral Pediátrica (PCPCs*, um sistema de pontuação de 6 pontos, modificado a partir da pontuação de GOS, que quantifica a disfunção neurológica global e déficit cognitivo). Eles descobriram que crianças com menor pontuação na GCS (≤ 8, n = 30) ou coma prolongado (> 4 dias, n = 20) apresentavam maior número e volume total de lesões hemorrágicas. Eles também descobriram que as crianças com resultados normais ou incapacidade neurológica leve (n = 30) em 6-12 meses após a lesão apresentavam menos lesões hemorrágicas e uma diminuição da carga total da lesão em comparação com aqueles que eram moderadamente ou gravemente incapacitados. Mais de 90% dos pacientes apresentaram lesões na GM parieto-temporo-occipital, na WM parieto-temporo-occipitais e WM frontal. Regiões cerebrais mais profundas (tálamo, tronco cerebral, cerebelo e gânglios basais) foram menos acometidos (< 65% dos pacientes). Doze pacientes (30%) tinham lesões em todas as nove regiões do cérebro examinadas e cinco deles (42%) apresentaram resultados insatisfatórios. Quatorze pacientes apresentavam lesões em seis ou menos regiões e todos tiveram bons resultados entre 6 a 12 meses. Somente os pacientes com envolvimento de sete ou mais regiões tiveram maus resultados.

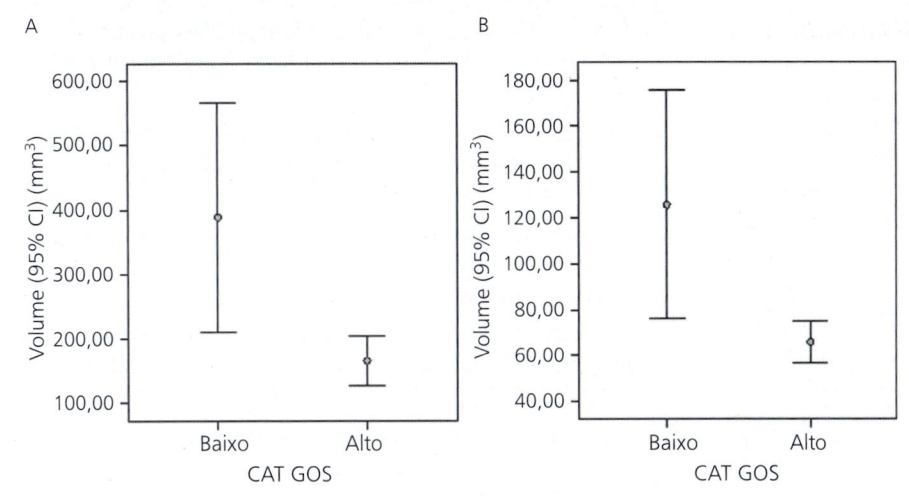

Fig. 45.11 Relação entre a profundidade da lesão e o prognóstico. (A) As lesões detectadas por SWI na zona profunda (núcleos da base, tálamo, cápsula interna, corpo caloso) foram significativamente maiores (P = 0,016) no grupo de pior (baixa) evolução. (B) As lesões detectadas por SWI na zona da fossa posterior (tronco cerebral e cerebelo) foram significativamente maiores (P = 0,02) no grupo de pior (baixa) evolução. CAT GOS, a Escala de Resultado de Glasgow (*Glasgow Outcome Score*) categorizada. (Cortesia de Karen A. Tong, Loma Linda University Medical Center).

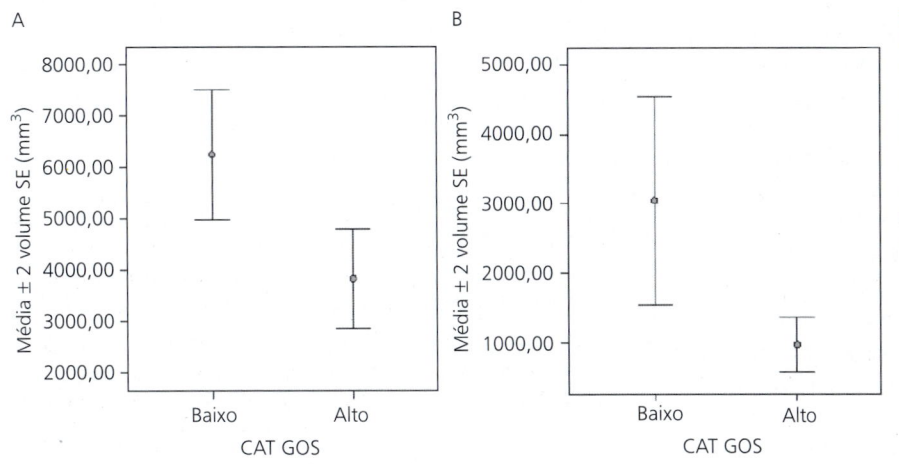

Fig. 45.12 Profundidade da lesão e prognóstico. (A) As lesões detectadas por FLAIR na zona superficial (córtex hemisférico e substância branca subcortical) foram significativamente maiores (P = 0,002) no grupo de pior (baixa) evolução. (B) As lesões detectadas por FLAIR na zona da fossa posterior (tronco cerebral e cerebelo) foram significativamente maiores (P = 0,012) no grupo de pior (baixa) evolução. GOS, Escala de Resultado de Glasgow. (Cortesia de Karen A. Tong, Loma Linda University Medical Center.)

Profundidade do modelo de lesão e resultado funcional

Em 1974, Ommaya e Gennarelli[56] propuseram que existe uma correlação direta entre a profundidade das lesões e a gravidade da TBI. Esta hipótese chegou a ser conhecida como a profundidade do modelo de lesão ou teoria centrípeta. A base experimental para o seu modelo foi descoberta em estudos laboratoriais de animais, mas tem sido apoiada mais recentemente por geração de imagem com CT e MRI em pacientes. Nem todos os estudos de imagem têm apoiado essa relação, no entanto Bhatoe[57] e Grados *et al.*[58], por exemplo, têm relatado vários pacientes com lesões de tronco cerebral que experienciaram um curso relativamente benigno. No entanto, em um estudo de adultos com TBI, Chastain *et al.*[59] avaliaram 39 adultos com TBI após análise regional de lesões parenquimatosas. As lesões foram avaliadas nas seguintes regiões: GM/WM frontal, GM/WM parietal, GM/WM temporal, GM/WM occipital, núcleos da base, tálamo, corpo caloso, tronco cerebral e cerebelo. Estas nove regiões foram distribuídas em três zonas principais classificadas pela profundidade: (a) a superficial (GM cortical e WM subcortical), (b) profunda (núcleos da base, tálamo e corpo caloso), e (c) fossa posterior (tronco cerebral e cerebelo). Nem a CT nem a MRI ponderada em T_2 foram úteis na diferenciação entre evoluções boas e ruins, medidos pela GOS em 6 a 12 meses. No entanto, as lesões pela SWI em regiões profundas da WM foram significativamente mais frequentes em pacientes com evoluções insatisfatórias (Fig. 45.11A). Lesões em regiões superficiais identificadas por FLAIR também foram significativamente maiores em pacientes com evoluções insatisfatórias (Fig. 45.12A). Além disso, lesões na fossa posterior identificadas por SWI ou FLAIR foram mais frequentes em pacientes com evoluções insatisfatórias (Figs. 45.11 e 45.12). Estes dados em conjunto sugerem que as imagens gradiente-eco, sob a forma de SWI, que é extremamente sensível a pequenas alterações em T_2^* associada à hemorragia, são capazes de detectar micro-hemorragias associadas a DAI e podem ajudar a estratificar o grau de lesão cerebral e a previsão de resultado.

Conclusões e direções futuras

O estudo por imagens dos efeitos da suscetibilidade magnética no cérebro continua a se desenvolver e parece ter aplicabilidade clínica onde os produtos de ferro ou de sangue são patologicamente importantes.[23] As imagens ponderadas em suscetibilidade são 3 a 6 vezes mais sensíveis aos produtos sanguíneos do que a sequência padrão clínica GRE T_2^*, dependendo da intensidade do campo, das técnicas de reconstrução e do tempo de eco usados, e é particularmente adequada para investigar TBI em que pequenas hemorragias são um indicador indireto de lesão axonal e ruptura vascular. A capacidade de detectar lesões hemorrágicas na TBI tem contribuído para a melhora da estratificação das lesões e previsão de resultados funcionais em 6 a 12 meses.

Embora a melhora da sensibilidade nas lesões hemorrágicas sugira que SWI é uma sequência clinicamente útil, que pode ser implementada em protocolos clínicos de TBI para o diagnóstico de DAI, estudos em curso e futuros, que utilizam SWI na TBI, podem focar mais na avaliação da eficácia da terapia para TBI. Não se sabe se micro-hemorragias refletem apenas a lesão primária ocorrida no momento do trauma ou, em alguns casos, se também indicam os mecanismos secundários da lesão. Supunha-se até muito recentemente que a lesão axonal ocorria imediatamente a partir de forças de cisalhamento e estiramento, mas agora é entendido que a lesão axonal é a culminação de mecanismos de lesão primária e secundária, esta última ocorrendo no decorrer de horas a semanas, o que dá origem a novas oportunidades terapêuticas.[60,61] Efeitos locais em torno do tecido neural a partir da herniação, da inflamação e do estresse oxidativo induzido por heme podem-se somar aos efeitos da lesão axonal.[62]

Micro-hemorragias podem ser vistas como indicadores de tensão que ultrapassa o limite elástico da parede do vaso. Como tal, elas são biomarcadores duplamente, tanto com relação ao dano ao tecido quanto das forças causais exercidas sobre o tecido. Este último tem implicações para informar e melhorar os modelos de resposta do cérebro às forças lineares e angulares, onde o objetivo é melhorar o *design* do equipamento de proteção, a fim de reduzir ou eliminar a lesão. As imagens ponderadas em suscetibilidade podem fornecer informações complementares a outras técnicas de MRI, como difusão, MRS, perfusão e geração de imagem dependente do nível de oxigênio no sangue (BOLD), que têm demonstrado potencial para identificar as consequências do trauma ao cérebro.

Referências

1. Goldstein M. Traumatic brain injury: a silent epidemic. *Ann Neurol* 1990; **27**: 327.

2. Centers for Disease Control and Prevention. *Traumatic Brain Injury in the United States: A Report to Congress*. Atlanta, GA: Centers for Disease Control and Prevention, National Center for Injury Prevention and Control, 1999.

3. Sosin DM, Sniezek JE, Thurman DJ. Incidence of mild and moderate brain injury in the United States, 1991. *Brain Injury* 1996; **10**: 47–54.

4. Adekoya N, Thurman DJ, White DD, Webb KW. Surveillance for traumatic brain injury deaths: United States, 1989–1998. *MMWR Surveill Summ* 2002; **51**: 1–14.

5. Teasdale G, Jennett B. Assessment of coma and impaired consciousness: a practical scale. *Lancet* 1974; **2**: 81–84.

6. Stiell IG, Wells GA, Vandemheen K *et al*. The Canadian CT head rule for patients with minor head injury. *Lancet* 2001; **357**: 1391–1396.

7. Teasdale E, Hadley DM. Imaging the injury. In *Head Injury*, eds. Reilly P, Bullock R. London: Chapman & Hall, 1997, p. 167–207.

8. Gennarelli TA, Thibault LE, Graham DI. Diffuse axonal injury: an important form of traumatic brain damage. *Neuroscientist* 1998; **4**: 202–215.

9. Smith DH. "Mild traumatic brain injury" is an oxymoron. In *The 26th Annual National Neurotrauma Symposium* Orlando, 2008.

10. Harris JH, Harris WH. *The Radiology of Emergency Medicine*, 4th edn. Philadelphia, PA: Lippincott, Williams & Wilkins, 2000, p. 1–49.

11. Bigler ED. Neuroimaging correlates of functional outcome In *Brain Injury Medicine: Principles and Practice*, eds. Zasler ND, Katz DI, Zafonte RD. New York: Demos: 2007, p. 201–224.

12. Adams JH, Doyle D, Ford I *et al*. Diffuse axonal injury in head injury: definition, diagnosis and grading. *Histopathology* 1989; **15**: 49–59.

13. Blumbergs PC. Pathology In *Head Injury*, eds. Reilly P, Bullock R. London: Chapman & Hall, 1997, p. 39–70.

14. Smith DH, Meaney DF, Shull WH. Diffuse axonal injury in head trauma. *J Head Trauma Rehabil* 2003; **18**: 307–316.

15. Adams JH, Graham DI, Murray LS, Scott G. Diffuse axonal injury due to nonmissile head injury in humans: an analysis of 45 cases. *Ann Neurol* 1982; **12**: 557–563.

16. Grossman RI, Yousem DM. *Neuroradiology*. London: Mosby, 2003.

17. Meythaler JM, Peduzzi JD, Eleftheriou E, Novack TA. Current concepts: diffuse axonal injury-associated traumatic brain injury. *Arch Phys Med Rehabil* 2001; **82**: 1461–1471.

18. Sadrzadeh SM, Saffari Y. Iron and brain disorders. *Am J Clin Pathol* 2004; **121**(Suppl): S64–S70.

19. Dietrich WD. Early microvasculature and neuronal consequences of traumatic brain injury: a light and electron microscopic study in rats. *J Neurotrauma* 1994; **11**: 289–301.

20. Benson RR, Meda SA, Vasudevan S *et al*. Global white matter analysis of diffusion tensor images is predictive of injury severity in TBI. *J Neurotrauma* 2007; **24**: 446–459.

21. Tong KA, Ashwal S, Holshouser BA *et al*. Hemorrhagic shearing lesions in children and adolescents with posttraumatic diffuse axonal injury: improved detection and initial results. *Radiology* 2003; **27**: 332–339.

22. Tong KA, Ashwal S, Holshouser BA *et al*. Diffuse axonal injury in children: clinical correlation with hemorrhagic lesions. *Ann Neurol* 2004; **56**: 36–50.

23. Haacke EM, Xu Y, Cheng YC, Reichenbach JR. Susceptibility weighted imaging (SWI). *Magn Reson Med* 2004; **52**: 612–618.

24. Sehgal V, Delproposto Z, Haacke EM et al., Clinical applications of neuroimaging with susceptibility-weighted imaging. J Magn Reson Imaging 2005; **22**: 439–450.

25. Barkley JM, Morales D, Hayman LA, Diaz-Marchan PJ. Static neuroimaging in the evaluation of TBI. In *Brain Injury Medicine: Principles and Practice*, eds. Zasler ND, Katz DI, Zafonte RD. New York: Demos, 2007, p. 129–148.

26. Thulborn KR, Sorensen AG, Kowall NW et al. The role of ferritin and hemosiderin in the MR appearance of cerebral hemorrhage: a histopathologic biochemical study in rats. AJNR Am J Neuroradiol 1990; **11**: 291–297.

27. Silver J, Miller JH. Regeneration beyond the glial scar. Neuroscience 2004; **5**: 146–156.

28. Schwab JM, Seid K, Schluesener HJ. Traumatic brain injury induces prolonged accumulation of cyclooxygenase-1 expressing microglia/brain macrophages in rats. J Neurotrauma 2001; **18**: 881–890.

29. Vela JM, Yanez A, Gonzalez B, Castellano B. Time course of proliferation and elimination of microglia/macrophages in different neurodegenerative conditions. J Neurotrauma 2002; **19**: 1503–1520.

30. Adelson PD, Jenkins LW, Hamilton RL et al. Histopathologic response of the immature rat to diffuse traumatic brain injury. J Neurotrauma 2001; **18**: 967–977.

31. Oehmichen M, Walter T, Meissner C, Friedrich HJ. Time course of cortical hemorrhages after closed traumatic brain injury: statistical analysis of posttraumatic histomorphological alternations. J Neurotrauma 2003; **20**: 87–103.

32. Raghupathi R, Margulies SS. Traumatic axonal injury after closed head injury in the neonatal pig. J Neurotrauma 2002; **19**: 843–853.

33. Wardlaw JM, Statham PE. How often is haemosiderin not visible on routine MRI following traumatic intracerebral haemorrhage? Neuroradiology 2000; **42**: 81–84.

34. Johnston KC, Marx WF, Jr. Microhemorrhages on gradient echo MRI. Neurology 2003; **60**: 518.

35. Ripoll MA, Siosteen B, Hartman M, Raininko R. MR detectability and appearance of small experimental intracranial hematomas at 1.5 T and 0.5 T. A 6–7 month follow-up study. Acta Radio 2003; **44**: 199–205.

36. Marmarou A, Foda MA, van den Brink W et al. A new model of diffuse brain injury in rats. Part I: pathophysiology and biomechanics. J Neurosurg 1994; **80**: 291–300.

37. Shen Y, Kou Z, Kreipke C et al. In vivo measurement of tissue damage, oxygen saturation changes and blood flow changes after experimental traumatic brain injury in rats using susceptibility weighted imaging (SWI). Magn Reson Imaging 2007; **25**: 219–227.

38. Belayev L, Obenaus A, Zhao W et al. Experimental intracerebral hematoma in the rat: characterization by sequential magnetic resonance imaging, behavior, and histology: effect of albumin therapy. Brain Res 2007; **1157**: 146–155.

39. Nakamura T, Keep RF. Deferoxamine-induced attenuation of brain edema and neurological deficits in a rat model of intracerebral hemorrhage. Neurosurg Focus 2003; **15**: ECP4.

40. Atlas SW, Thulborn KR. MR detection of hyperacute parenchymal hemorrhage of the brain. AJNR Am J Neuroradiol 1998; **19**: 1471–1477.

41. Thulborn KR, Sorensen AG, Kowell NW et al. The role of ferritin and hemosiderin in the MR appearance of cerebral hemorrhage: a histopathologic biochemical study in rats. AJNR Am J Neuroradiol 1990; **11**: 291–297.

42. Nakamura T, Keep RF. Deferoxamine-induced attenuation of brain edema and neurological deficits in a rat model of intracerebral hemorrhage. Neurosurg Focus 2003; **15**: ECP4.

43. Hammoud DA, Wasserman BA. Diffuse axonal injuries: pathophysiology and imaging. Neuroimaging Clin N Am 2002; **12**: 205–216.

44. Paterakis K, Karantanas AH, Komnos A, Volikas Z. Outcome of patients with diffuse axonal injury: the significance and prognostic value of MRI in the acute phase. J Trauma 2000; **49**: 1071–1075.

45. Bullock R, Maxwell WL, Graham DI et al. Glial swelling following human cerebral contusion: an ultrastructural study. J Neurol Neurosurg Psychiatry 1991; **54**: 427–434.

46. Rinder L, Olsson Y. Studies on vascular permeability changes in experimental brain concussion: duration of altered permeability. Acta Neuropathol (Berlin) 1968; **11**: 201–209.

47. Povlishock JT, Kontos HA, Rosenblum WI et al. A scanning electron microscope analysis of the intraparenchymal brain vasculature following experimental hypertension. Acta Neuropathol (Berlin) 1980; **51**: 203–212.

48. Povlishock JT, Kontos HA. The pathophysiology of pial and intraparenchymal vascular dysfunction. In *Head Injury, Basic and Clinical Aspects*, eds. Grossman RG, Gildenberg PL. New York: Raven Press, 1982, p. 15–30.

49. Maxwell WL, Irvine A, Adams JH et al. Response of cerebral microvasculature to brain injury. J Pathol 1988; **155**: 327–335.

50. Monson K, Barbaro N, Manley G. Cerebrovascular injury in head trauma: susceptibility of branch points. J Neurotrauma 2008; **25**: 864.

51. Scheid R, Preul C, Gruber O, Wiggins C, von Cramon DY. Diffuse axonal injury associated with chronic traumatic brain injury: evidence from T_2*-weighted gradient-echo imaging at 3T. AJNR Am J Neuroradiology 2003; **24**: 1049–1056.

52. Zafonte, RD, Mann NR, Millis SR et al. Posttraumatic amnesia: its relation to functional outcome. Arch Phys Med Rehabil 1997; **78**: 1103–1106.

53. Babikian T, Freier MC, Tong KA et al. Susceptibility weighted imaging: neuropsychologic outcome and pediatric head injury. Pediatr Neurol 2005; **33**: 184–194.

54. Scheid R, Walther K, Guthke T, Preul C, von Cramon Y. Cognitive sequelae of diffuse axonal injury. Arch Neurol 2006; **63**: 418–424.

55. Sigmund GA, Tong KA, Nickerson JP et al. Multimodality comparison of neuroimaging in pediatric traumatic brain injury. Pediatr Neurol 2007; **36**: 217–226.

56. Ommaya AK, Gennarelli TA. Cerebral concussion and traumatic unconsciousness. Correlation of experimental and clinical observations of blunt head injuries. *Brain* 1974; **97**: 633–654.

57. Bhatoe, HS. Primary brainstem injury: benign course and improved survival. *Acta Neurochir* 1999; **141**: 515–519.

58. Grados MA, Slomine BS, Gerring JP *et al.* Depth of lesion model in children and adolescents with moderate to severe traumatic brain injury: use of SPGR MRI to predict severity and outcome. *J Neurol Neurosurg Psychiatry* 2001; **70**: 350–358.

59. Chastain C, Oyoyo U, Joo E *et al.* Predicting outcomes of adult traumatic brain injury by imaging modality and brain region. *J Invest Med* 2006; **54**: S142.

60. Povlishock JT, Kontos HA. Continuing axonal and vascular change following experimental brain trauma. *Cent Nerv Syst Trauma* 1985; **2**: 285–297.

61. Povlishock JT, Christman CW. The pathobiology of traumatically induced axonal injury in animals and humans: a review of current thoughts. *J Neurotrauma* 1995; **12**: 555–564.

62. Wagener FA, Volk HD, Willis D *et al.* Different faces of the heme–heme oxygenase system in inflammation. *Pharmacol Rev* 2003; **55**: 551–571. biomarker for DAI diagnosis.

Estudo de caso 45.1
Lesão axonal difusa

Z. Kou ▪ R. R. Benson ▪ E. M. Haacke
Wayne State University, Detroit, EUA

Histórico
Um homem de 28 anos ferido em um acidente com veículo automotor capotado após colisão, de grau 3 na GCS (*Glasgow*) no local e 7 na entrada da emergência, foi hospitalizado por sete dias, seguido por 13 dias de recuperação antes de receber alta.

Técnica
Um estudo de CT foi realizado no departamento de emergência, seguido por um estudo de MRI 7 dias após a lesão, tanto com MRI convencional quanto com SWI.

Achados de imagem
No dia da lesão, a CT mostrou evidência de pequenas hemorragias subaracnoides bilaterais, maior à esquerda do que à direita e hemorragia no sulco central. A MRI convencional realizada 7 dias após a lesão não apresentou hemorragia intracraniana. No entanto, a SWI demostrou micro-hemorragias nos núcleos da base direito e hipocampo (setas tracejadas), bem como na junção de GM-WM no lóbulo parieto-occipital esquerdo (setas contínuas). As micro-hemorragias petequiais no lóbulo parieto-occipital esquerdo podem ser vistas com forma de "girino", em conexão com pequenas veias (setas contínuas), como discutido neste capítulo.

Discussão
Lesão axonal difusa é uma "patologia clandestina" da lesão cerebral. Até 50% da DAI pode ser oculta à MRI convencional. O sistema neurovascular é suscetível à lesão por cisalhamento junto com danos no trato de WM durante eventos traumáticos.[1] As hemorragias podem ser perivasculares ou no neurópilo e estão associadas com DAI[2] Uma vez que SWI é até três vezes mais sensível a micro-hemorragias do que sequência gradiente-eco ponderada em T_2^* convencional,[3] ela tem-se tornado mais amplamente aceita como um padrão clínico para detecção de hemorragia no trauma.

Pontos-chave
- DAI pode parecer normal na MRI convencional
- Micro-hemorragias identificadas por SWI poderiam servir como um biomarcador para o diagnóstico de DAI.

Referências
1. Dietrich WD. Early microvasculature and neuronal consequences of traumatic brain injury: a light and electron microscopic study in rats. *J Neurotrauma* 1994; **11**: 289–301.
2. Blumbergs PC. Pathology. In *Head Injury,* eds. Reilly P, Bullock R. London: Chapman & Hill, 1997, p. 39–70.
3. Tong KA, Ashwal S, Holshouser BA *et al.* Diffuse axonal injury in children: clinical correlation with hemorrhagic lesions. *Ann Neurol* 2004; **56**: 36–50.

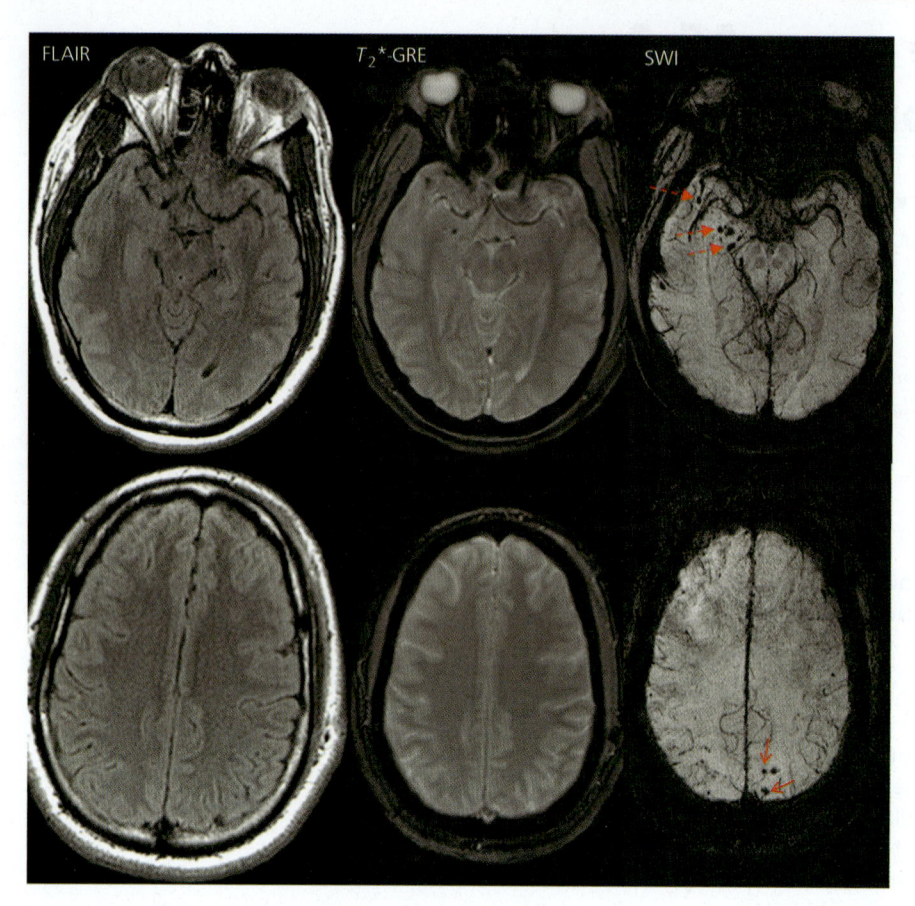

Fig. 45. C1.1

Seção 8 Pediatria

Capítulo 46

MR fisiológica do cérebro pediátrico – visão geral

Pek Lan Khong ▪ Xavier Golay ▪ Elias R. Melhem

Introdução

A ressonância magnética (MRI) tem realizado importantes contribuições para o estudo do cérebro no desenvolvimento pediátrico. Além de informações morfológicas, metodologias avançadas de ressonância magnética estão sendo aplicadas para interrogar a química, a fisiologia e a microestrutura do cérebro de forma não invasiva. Em geral, a aplicação de tais metodologias de MR avançadas na população pediátrica, incluindo a espectroscopia (MRS), bem como geração de imagem por perfusão e por tensor de difusão (DTI), tem o potencial para fornecer mais informações em profundidade na prática diária de radiologia pediátrica. Em um mundo ideal, deveria ser possível aplicar todas essas técnicas em conjunto, de modo a se poder diferenciar de forma mais adequada as diversas patologias. No entanto, apesar das vantagens óbvias de uma combinação de tais técnicas, a maioria desses procedimentos é atualmente aplicada separadamente. A principal razão para essa separação vem desde os tempos da aquisição prolongada que era associada a cada uma dessas técnicas. Além disso, a maioria desses métodos apresenta natureza muito sensível ao movimento e pode ser um desafio aplicar a populações de pacientes complicados, como as crianças não sedadas com deficiência ou atraso no desenvolvimento.

Recentemente, no entanto, a incorporação de métodos rápidos de codificação-espacial, como os fornecidos pela geração de imagem paralela,[1,2] tem feito o uso padrão da MRI avançada para a avaliação do cérebro pediátrico mais viável e tem permitido a implementação de rotina do estudo por imagem morfológica tridimensional de alta resolução espacial, isotrópica. Além disso, a maior disponibilidade de aparelhos de MR de alto campo (> 3T) e bobinas receptoras *phased-array* projetadas para imagem cerebral têm permitido o *trade-off* da razão sinal-ruído (SNR) alta da imagem para acelerar o tempo de aquisição. Finalmente, novos desenvolvimentos têm surgido, permitindo que pacientes não cooperativos sejam examinados usando técnicas não sensíveis ao movimento, como a PROPELLER (linhas paralelas sobrepostas periodicamente rotacionadas com reconstrução avançada).[3] Estas melhorias devem permitir estudos fisiológicos abrangentes de MR a serem realizados em crianças no futuro, com tempos de exame clinicamente aceitáveis.

Espectroscopia por ressonância magnética

Antecedentes

Um perfil bioquímico característico do cérebro pediátrico *in vivo* pode ser obtido de forma não invasiva usando MRS. Conforme descrito no Capítulo 1, por meio de uma análise cuidadosa dos espectros, informações podem ser obtidas sobre a viabilidade neuronal, integridade da membrana celular ou bioenergética celular.[4,5]

Diversos metabólitos cerebrais podem ser separados com base em diferenças na frequência de ressonância utilizando MRS (Fig. 46.1).[6] Entre os metabólitos que são identificados por MRS de próton e normalmente utilizados na avaliação clínica de cérebro pediátrico estão incluídos os seguintes:

- N-acetil aspartato (NAA), que compõe a maioria das ressonâncias em 2.02 ppm; é sintetizado quase que exclusivamente nas mitocôndrias dos neurônios e, portanto, é um marcador de densidade neuronal e funcional.
- Creatina e fosfato de creatina (Cr), com ressonâncias em 3.02 ppm, estão envolvidos na regulação da energética celular. Em geral, Cr é usado como referência interna, contra o qual outros metabólitos são comparados. Exceções a essa regra são as condições que afetam a energética celular, como isquemia e necrose, bem como condições raras, como síndromes de deficiência de creatina.[4]
- Compostos contendo Colina (Cho) incluem fosfocolina e glicerofosfocolina, com ressonâncias em 3.21 ppm e são marcadores bioquímicos da membrana. Este é um marcador sensível, mas não muito específico; Cho pode ser elevada em uma infinidade de condições que causam a decomposição da mielina ou proliferação celular.
- mio-Inositol (mI), com ressonância em 3.5 ppm, está envolvido na regulação do teor de sódio intracelular e ativação glial. Novamente, não é um metabólito muito específico, que aumenta em regiões de gliose e ativação de astrócitos.
- Glutamato (Glu) e glutamina (Gln) (referidas conjuntamente como Glx), com ressonâncias em 2.2-2.6 e 3.6-3.8 ppm, são marcadores que foram reportados como aumentados na encefalopatia hipóxico-isquêmica e hepática.
- Lactato (Lac), com um duplo pico em 1.3 ppm, é um marcador do metabolismo anaeróbico, que pode ser elevado em condições que causam hipoxia cerebral e necrose. Lactato foi estudado em crianças com acidente vascular cerebral, tumores cerebrais e encefalopatias mitocondriais.

É importante observar, neste ponto, que a aparência de um MRS de próton vai depender da escolha de tempo de eco (TE) e que somente quatro metabólitos (Cho, Cr, NAA e Lac) podem ser vistos claramente e quantificados com TEs longos (136 ou 272 ms).

A MRS de próton *in vivo* pode ser realizada e analisada utilizando uma variedade de métodos,[7] sendo que a descrição disso está além do escopo deste capítulo (ver Capítulos 1 e 2). Basta dizer que existem várias técnicas de localização robustas voxel único, multivoxel ou estudo por imagem da alteração química – *chemical shift*),

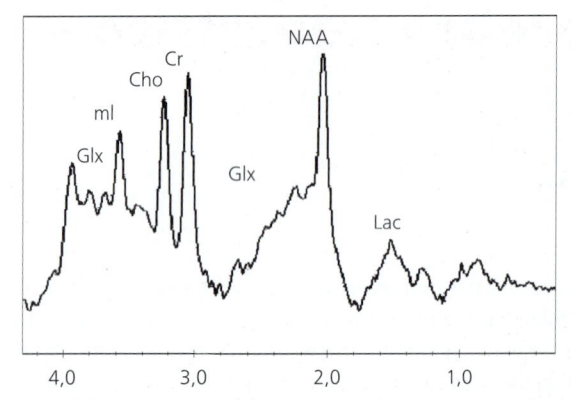

Fig. 46.1 Espectro (TR/TE: 2.000/35 ms) de MR de prótons com tempo de eco (TE) curto normal obtido de um *voxel* único no lobo frontal esquerdo de um menino de 9 anos de idade, Glx, glutamato + glutamina; mI, *mio*-inositol; Cho, colina; Cr, creatina; NAA, N-acetil aspartato; Lac, lactato.

com uma vasta gama de parâmetros de aquisição (TE curto, médio ou longo) e pacotes de análise semiquantitativa que se tornam cada vez mais disponíveis em aparelhos clínicos de MR. Do ponto de vista prático, nós encorajamos os radiologistas a adotar um método de MRS de próton em sua prática clínica, a fim de aprimorar a familiaridade e otimizar a utilidade. Se MRS por voxel único for escolhida, então a localização se torna problemática quando se investiga doenças neurológicas que não têm nenhuma anormalidade aparente em MR convencional. Uma abordagem deste problema na população pediátrica consiste na inspeção de rotina dos núcleos da base e da substância branca (WM) do lobo frontal, usando dois voxels separados. Outra abordagem envolve a inspeção das regiões do cérebro que são frequentemente afetadas com base na fisiopatologia de uma doença em particular. Obviamente, isso se torna um problema menor quando MRS multivoxel e técnicas de imagem de alteração química (do inglês *chemical shift*) são implementadas. Além disso, os radiologistas que interpretam MRS de prótons na faixa etária pediátrica devem ser conscientes dos efeitos dos medicamentos, como o glicol de propileno, normalmente usado para sedar as crianças durante a MRI, e das alterações no desenvolvimento normal do cérebro que afetam os metabólitos cerebrais. A evolução considerável em metabólitos cerebrais ocorre normalmente durante os primeiros três anos de vida, o que tem sido atribuído à arborização dendrítica, poda axonal e mielinização. Quantitativamente, há uma redução gradual nas concentrações de mI e Cho, e um aumento proporcional nas concentrações de NAA e Cr durante esse período de tempo.[8] Em termos qualitativos, há uma mudança crítica na aparência do espectro metabólico no primeiro mês de vida, durante o qual NAA substitui mI e Cho como o pico dominante (ver Capítulos 47 e 51). Finalmente, os radiologistas em atividade devem estar cientes das variações nos níveis de metabólitos do cérebro que existem entre as diferentes regiões do cérebro, em contraste particularmente com a substância cinzenta (GM) e WM.[9]

Aplicações

Há uma infinidade de relatórios publicados sobre o uso da MRS na avaliação de doenças neurológicas e neurocirúrgicas que afetam o cérebro pediátrico. Essa visão geral será limitada às categorias principais de doença em que a MRS mostra maior promessa. Especificamente, o papel da MRS na avaliação de neoplasias cerebrais, lesão hipóxica-isquêmica do cérebro e os erros inatos do metabolismo serão discutidos. Estes e outros temas são discutidos em detalhe nos capítulos seguintes desta seção.

Neoplasias cerebrais

A espectroscopia por ressonância magnética de neoplasias cerebrais pediátricas tem sido usada para indicar o grau de malignidade, para diferenciar as neoplasias daquilo que as mimetiza, para prever a resposta à terapia, bem como para avaliar os efeitos prejudiciais das terapias oncológicas sobre o cérebro em desenvolvimento (Capítulo 50).[10-12]

Espectros de MR típicos de uma neoplasia cerebral primária demonstrarão Cho elevado e picos reduzidos de NAA. Esperanças iniciais de que a presença de um pico de Lac, que reflete o metabolismo anaeróbico, significaria comportamento maligno (Fig. 46.2), não se materializam na população pediátrica. Vários relatos de astrocitoma pilocítico juvenil (grau I da Organização Mundial de Saúde), neoplasias pediátricas comuns de baixo grau, apresentando pico de Lac elevado (Fig. 46.3) e um relatório por Sutton et al.[13] mostrando Lac elevado em todos os gliomas pediátricos estudados, independentemente de grau, diminuíram o entusiasmo com relação à MRS como uma ferramenta para a atribuição de grau do tumor. Tanto quanto sabemos, não há nenhum marcador único ou uma combinação de marcadores metabólicos com base em MRS de prótons capazes de diferenciar confiavelmente neoplasias cerebrais pediátricas primárias benignas das malignas. Assim, os resultados da MRS não devem ser utilizados isoladamente para classificar os tumores, uma vez que pode haver considerável sobreposição entre os graus e os tipos de tumores.

Nas imagens de MRI convencional, é, muitas vezes, difícil distinguir entre as neoplasias sem realce e lesões cerebrais displásicas/hamartomatosas. Além disso, em ambos os tipos de anormalidade, pode haver Cho elevada e NAA reduzido, tornando difícil a distinção na MRS.[14] Pesquisadores têm sugerido que mI que for encontrado muito mais elevado na lesão displásica do que em gliomas de baixo grau pode ajudar a diferenciar as duas entidades.[15] Infelizmente, em nossas mãos, mI não tem sido útil nessa diferenciação, especialmente porque temos experimentado algumas neoplasias gliais bem documentadas com níveis acentuadamente elevados de mI (Fig. 46.4). No entanto, a MRS também pode ajudar a excluir ou confirmar a possibilidade de neoplasia em anormalidades cerebrais que são não específicas na MRI convencional (Figs. 46.5 e 46.6). É particularmente útil na diferenciação entre neoplasia recorrente e necrose por radiação.[16] Na necrose por radiação, a MRS geralmente demonstra redução global de todos os metabólitos cerebrais, exceto Lac e lipídeos (Fig. 46.7).

hipoxia-isquemia

Em neonatos, a lesão cerebral hipóxico-isquêmica aguda pode ser de difícil identificação na MRIconvencional por causa da falta de mielinização e aumento do teor de água no cérebro. Além disso, verificou-se que as imagens ponderadas em difusão (DWI) podem apresentar falso negativo nas primeiras 24 h após o insulto.[17] Vários relatos indicaram que Lac e Glx elevados em MRS de prótons podem ser marcadores precoces de lesão aguda, especialmente na região dos núcleos da base e tálamos,[18] e a razão Lac/Cr total superior a 1, dentro das primeiras 18 h de vida foi descoberta como

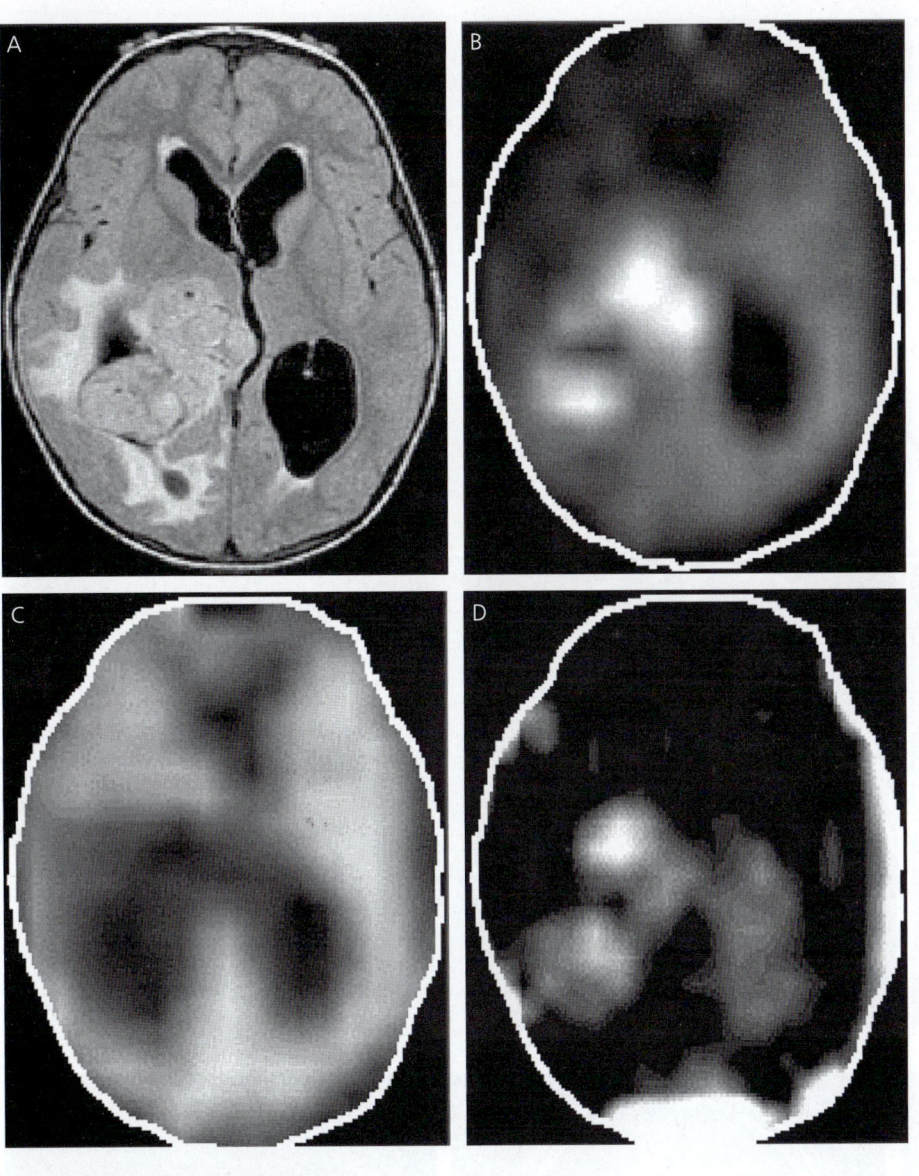

Fig. 46.2 Um menino de 5 anos de idade com carcinoma de plexo coroide no ventrículo lateral direito. (A) FLAIR axial (TR/TE/TI: 8.800/140/2.200 ms) demonstra uma massa levemente hipertensa no trígono do ventrículo lateral direito com hidrocefalia e edema periventricular. (B-D) Mapas metabólitos de Cho (B) correspondentes. NAA (C) e Lac (D) obtidos por MRS de prótons multislice (TR/TE: 2.300/280 ms) demonstram Cho e Lac de intensidade elevada e ausência de NAA na massa, assim como Lac elevado no líquido cefalorraquidiano. Abreviações como na Figura 46.1.

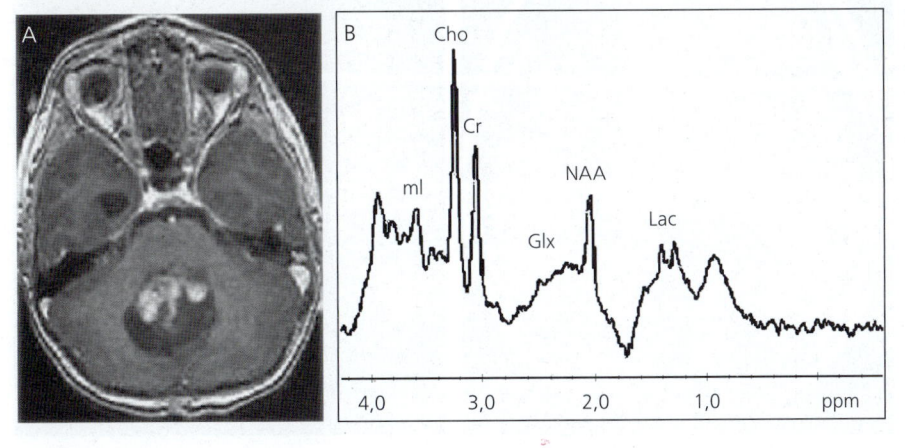

Fig. 46.3 Uma menina de 7 anos de idade com astrocitoma pilocítico na linha média cerebelar. (A) Imagem ponderada em T_1(TR/TE: 550/10 ms) com contraste axial demonstra uma massa com realce heterogêneo surgindo do vermis cerebelar comprimindo o quarto ventrículo. (B) MRS de prótons com TE curto (TR/TE: 2.000/35 ms) obtido com voxel único colocado no componente sólido da massa demonstra Cho e Lac levados, assim como NAA reduzido. Abreviações como na Figura 46.1.

sendo um marcador de comprometimento do desenvolvimento neurológico em 1 ano de idade.[19] Lac persistentemente elevado nos primeiros dias de vida prenuncia um mau resultado neurológico. Normalmente, NAA se apresenta normal em lesão hipóxico-isquêmica aguda, mas pode diminuir após aproximadamente 48h a partir da ocorrência da lesão e, se reduzido, é um indicador de mau prognóstico. Estas observações, se apoiadas por mais estudos longitudinais incorporando as imagens de acompanhamento evolu-

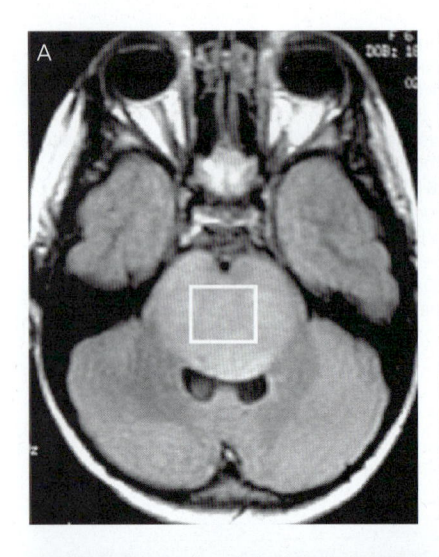

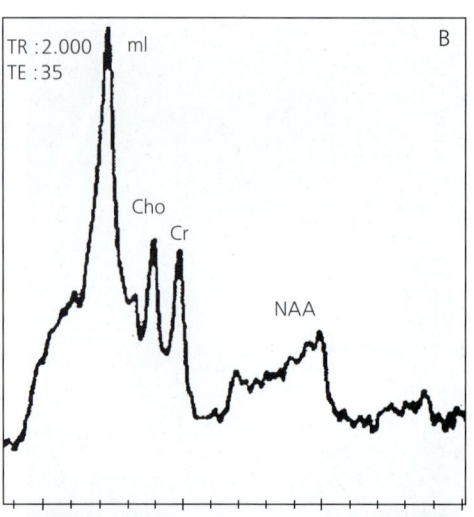

Fig. 46.4 Um menino de 9 anos com astrocitoma fibrilar no tronco encefálico. (A) FLAIR rápido axial (TR/TE/TI: 8.800/140/2.200 ms) demonstra uma massa hiperintensa alargando a ponte e abaulando o quarto ventrículo e cisterna pré-pontina. (B) MRS de prótons com TE curto (TR/TE: 2.000/35 ms), obtido a partir de um único voxel colocado na massa demonstra elevação discreta da Cho e acentuada diminuição de NAA. Curiosamente, no entanto, mL é o metabólito mais marcadamente elevado na massa e é o pico dominante no espectro. Abreviações como na Figura 46.1.

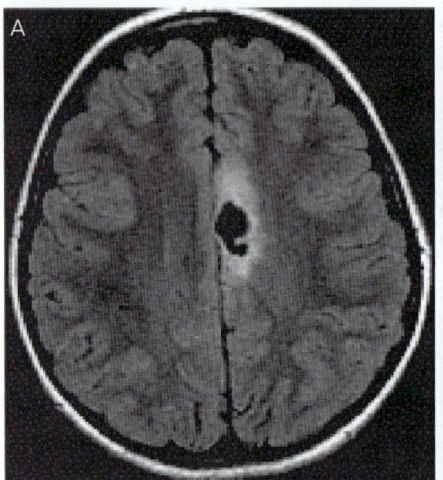

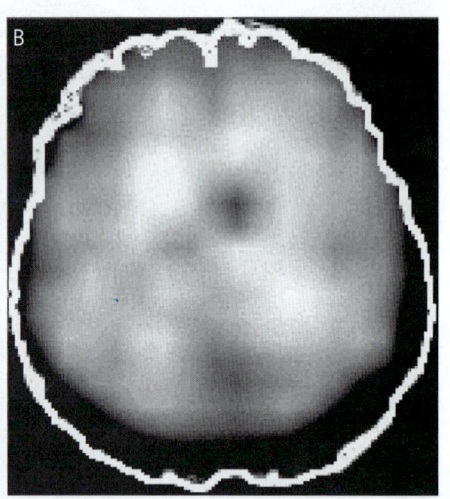

Fig. 46.5 Um menino de 12 anos de idade, com ataques súbitos e uma lesão indeterminada na região medial do lobo frontal esquerdo em MRI. (A) FLAIR rápido axial (TR/TE/TI:8.800/140/2.200 ms) demonstra uma lesão mal definida com hipointensidade central, semelhante à do liquor, com hiperintensidade circundante e sem efeito de massa significativo ou realce (não mostrado). (B) Mapa metabólito correspondente da colina (Cho), obtido a partir de MRS de prótons multislice (TR/TE: 2.300/280 ms), demonstra Cho reduzida na lesão, fazendo com que neoplasia seja extremamente improvável. Não houve mudança na aparência da lesão no acompanhamento dois anos mais tarde (não mostrado).

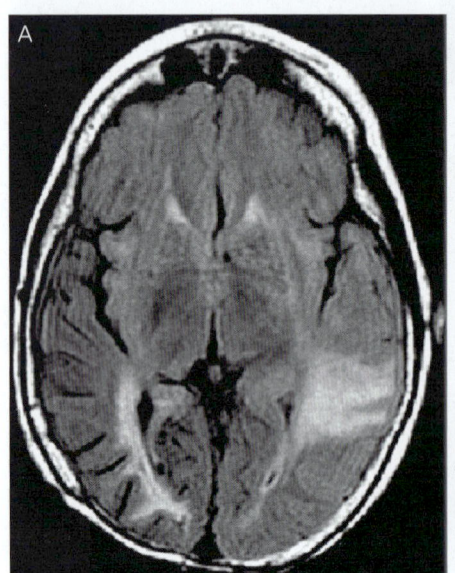

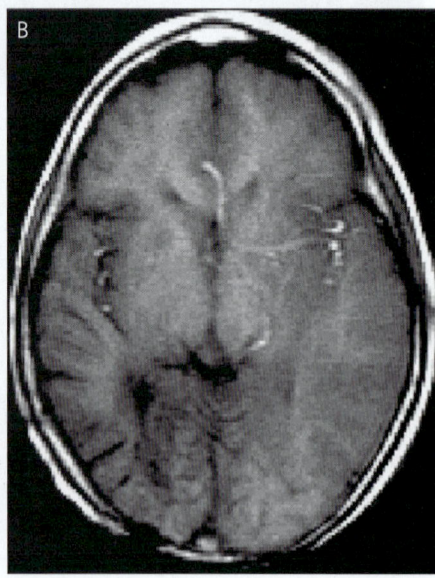

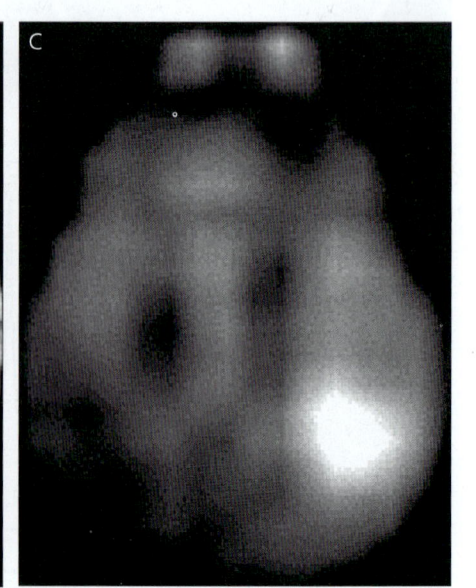

Fig. 46.6 Um rapaz de 19 anos de idade com histórico de meduloblastoma da fossa posterior curado com ressecção total e radiação cranioespinal 12 anos antes dessas imagens. Recentemente, o rapaz apresentou mudanças de comportamento e fraqueza progressiva no braço direito e perna. (A) FLAIR axial rápido (TR/TE/TI:8.800/140/2.200 ms) demonstra hiperintensidade na substância branca do lobo frontoparietal esquerdo, com efeito de massa leve associado. Além disso, há encefalomalacia no lobo occipital direito da ressecção de um meningioma dois anos antes desta apresentação. (B) Imagem axial ponderada em T_1 (TR/TE:550/10 ms) com contraste não demonstra qualquer realce correspondente. (C) Mapa de metabólito de colina (Cho) correspondente obtido a partir de ERM de prótons miltislice (TR/TE:2.300/280 ms) demonstra elevação marcante de Cho na lesão. Na biopsia aberta, um glioblastoma foi diagnosticado.

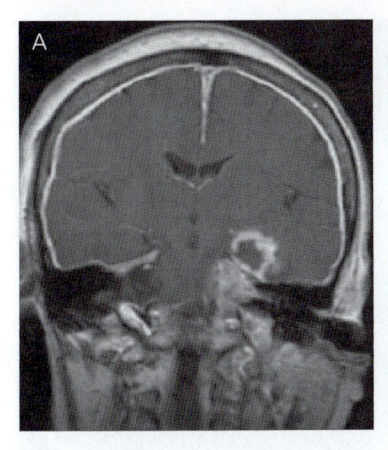

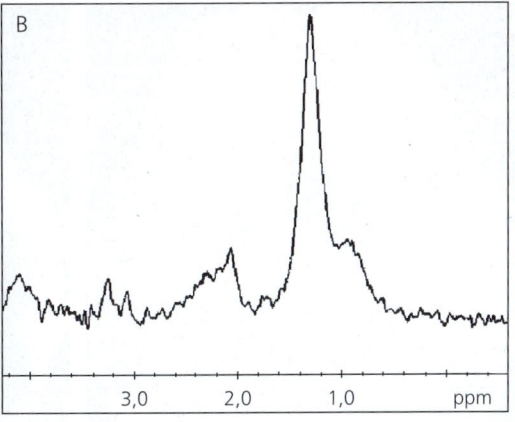

Fig. 46.7 Uma mulher de 24 anos com massa do ápice petroso tratada com terapia de radiação 2 anos antes desta apresentação. Recentemente, ela apresentou crises convulsivas intratáveis. (A) Imagem coronal ponderada em T_1 (TR/TE: 550/10 ms) com contraste demonstra uma massa com realce anelar no lobo temporal médio esquerdo, preocupante em relação a representar extensão neoplásica intracraniana ou necrose cerebral induzida por radiação. (B) MRS de prótons com TE curto (TR/TE; 2000/35 ms) obtida com um único voxel que inclui a parte com realce da massa, sugerindo fortemente necrose de radiação, com redução notável de todos os metabólitos do cérebro e elevação de lactato e lipídeos.

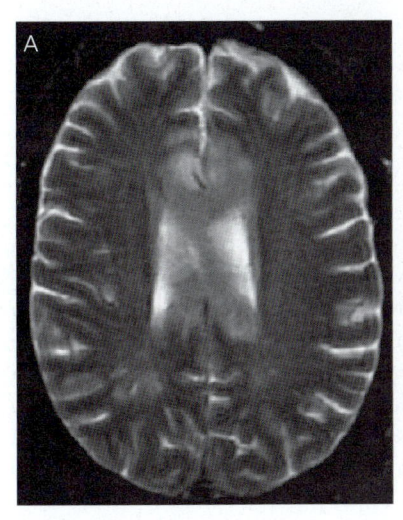

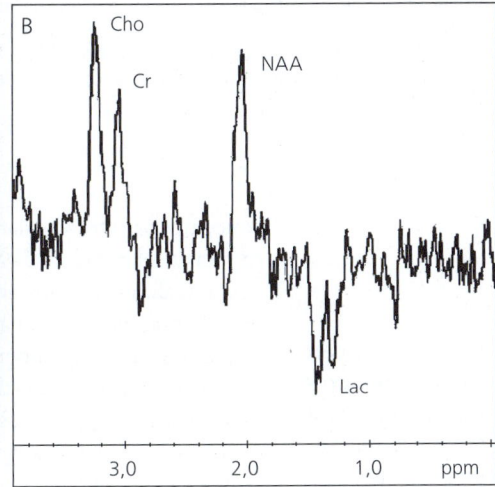

Fig. 46.8 Um homem de 25 anos de idade que apresentou início de dor de cabeça aguda e desorientação. MRI e MRS foram obtidas 4 dias após os sintomas. (A) A imagem rápida axial ponderada em T_2 (TR/TE: 4.500/80 ms) demonstra inchaço e hiperintensidade-T_2 difusa limitadas ao corpo caloso. (B) MRS de prótons de TE intermediário (TR/TE: 2.000/140 ms) obtida a partir de um único voxel colocado no corpo caloso demonstra elevação discreta de Cho, redução discreta de NAA e elevação de Lac, consistente com infarto subagudo. Isto foi confirmado na MRI de acompanhamento. Abreviações como na Figura 46.1.

tivo e avaliação neurológica, poderão colocar MRS à frente dos métodos de diagnóstico destinados a orientar e justificar intervenções agudas exigidas para a limitação da extensão da lesão cerebral neonatal (Capítulo 54).

Em crianças com infarto cerebral semelhantes aos de adultos, a MRS mostra tipicamente Lac elevado em função do metabolismo anaeróbico, e níveis normais de NAA, Cho e Cr durante a fase aguda (primeiras 72 h). Na fase subaguda, NAA declina como resultado de morte neuronal; Cho se eleva, Lac permanece elevado por até três semanas após o insulto (Fig. 46.8). No estágio crônico do infarto cerebral, todos os seus metabólitos diminuem, incluindo Lac.[20]

Erros inatos do metabolismo

Ampla experiência com a MRS em doenças metabólicas do cérebro, desde o início dos anos 1990, levou a um grande número de publicações que documentam as anomalias espectrais dessas doenças.[21] Estas são analisadas em detalhe no Capítulo 53. Mais uma vez, na sua aplicação atual, MRS de prótons tende a ser bastante sensível, mas não específica para uma determinada doença metabólica. Em outras palavras, na maioria dos casos, a MRS não pode fornecer um perfil metabólico distinto, característico de uma doença metabólica específica. Isto tem sido atribuído à complexidade e sobreposição nas vias metabólicas do cérebro. Exemplos representativos dessa complexidade são um grande número de doenças metabólicas que resultam em glicólise anaeróbica e acidose láctica. Desvios inatos que perturbam o funcionamento do tricarboxílico e seu ciclo,[22] fosforilação oxidativa, ou cadeia transportadora de eléctrons, podem conduzir a Lac elevado no cérebro e no líquido cefalorraquidiano (CSF) (Fig. 46.9). Ainda assim, a MRS tem o potencial para determinar a extensão e a gravidade da desordem metabólica, prevendo as regiões do cérebro sob risco de dano irreversível e monitorando os efeitos da terapia nestas doenças metabólicas.

Entre as exceções da falta de perfil distinto de MRS na doença metabólica está a doença de Canavan, que tem elevação característica de NAA na MRS, resultante de um desvio no metabolismo de NAA, em decorrência da deficiência de aspartoacilase,[23] e fenilcetonúria, um distúrbio do metabolismo da fenilalanina, que tem elevação característica de fenilalanina na MRS.[24] O papel da MRS na doença metabólica é posteriormente discutido no Capítulo 53.

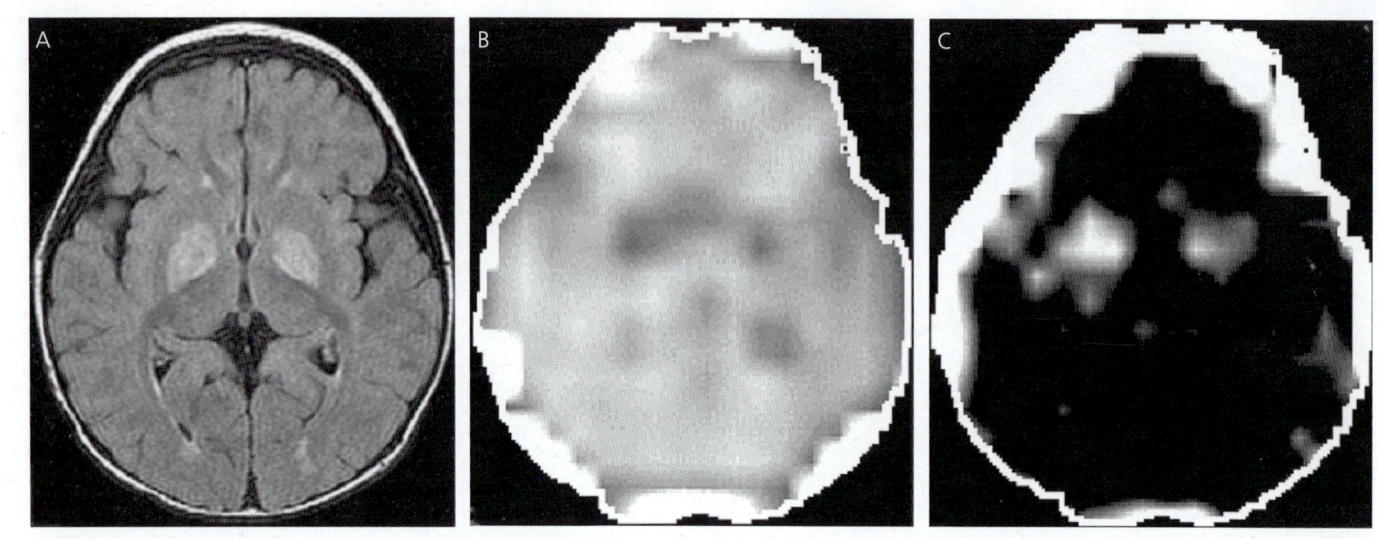

Fig. 46.9 Uma menina de 16 meses de idade com acidemia metilmalônica conhecida apresentou início agudo de letargia, vômitos e tremores no braço. (A) FLAIR rápido axial (TR/TE/TI: 8.800/140/2.200 ms), realizado seis dias após a apresentação demonstra hiperintensidade bilateral e inchaço limitado aos globos pálidos. (B, C) Mapa metabólito de NAA correspondente (B) e Lac (C) obtidos a partir de MRS de prótons multislice (TR/TE: 2.300/280 ms) demonstram diminuição simétrica de NAA e aumento de Lac, típicos de doenças metabólicas que perturbam o metabolismo aeróbico do cérebro. Abreviações como na Figura 46.1.

Estudo da perfusão pela MRI

Antecedentes

Perfusão cerebral refere-se ao fornecimento de oxigênio e nutrientes para determinado tecido e remoção de resíduos metabólicos. Medição da perfusão cerebral baseia-se na medição da concentração de um traçador no cérebro em um ponto específico no tempo.[24-27] Duas diferentes categorias de traçadores têm sido utilizadas até agora. Primeiro há os traçadores difusíveis livres, capazes de deixar o compartimento intravascular e cambiar livremente com o tecido circundante: como o gás xenônio na tomografia computadorizada (CT),[28] ou radionuclídeos utilizados para tomografia computadorizada por emissão de fóton único (SPECT),[29] ou tomografia por emissão de pósitrons (PET).[30-32] A outra categoria é composta por moléculas de alto peso molecular capazes de serem mantidas no interior da vasculatura, e estas são, portanto, conhecidas como agentes intravasculares ou não difusíveis. Elas têm sido usadas para a perfusão por CT, bem como MRI.[33] Em crianças, o estudo por imagem da perfusão baseada em MRI oferece diversas vantagens sobre outras modalidades, como maior segurança (sem radiação ionizante), melhor resolução temporal e espacial e menor custo. Tal como acontece com outros métodos, duas categorias gerais de traçadores têm sido utilizadas para geração de imagem por perfusão em MR: agentes exógenos não difusíveis, como material de contraste paramagnético com base em lantanídeos,[33] e agentes endógenos difusíveis, tal como os átomos de hidrogênio magneticamente rotulados no sangue,[34,35] também conhecido como *arterial spin labeling* (ASL). Esses são abordados em detalhes nos Capítulos 7-9.

Métodos de traçadores exógenos não difusíveis de MR são fundamentados na suposição de que o traçador permanece no compartimento intravascular, e que existe uma relação linear entre a concentração intravascular do agente de suscetibilidade e mudança na taxa de relaxamento da MR. Mais comumente, a geração de imagem é realizada dinamicamente durante uma injeção intravenosa em *bolus* de um agente paramagnético usando uma sequência de imagens ecoplanar ponderada em T_2^* ultrarrápida[36] De forma menos comum, a geração de imagem por perfusão é feita em estado estacionário (imagem após uma infusão constante ter atingido uma concentração de equilíbrio do traçador no sangue) ou usando as sequências ponderadas em T_1.[37]

Com base no teorema de volume central e no princípio da cinética do traçador, os parâmetros de perfusão, como o volume sanguíneo cerebral (CBV), o fluxo sanguíneo cerebral (CBF) e a média do tempo de trânsito do traçador através do cérebro podem ser calculados. No entanto, esses parâmetros são influenciados pela quantidade de traçadores injetados e sua taxa de injeção, as propriedades paramagnéticas do marcador e as propriedades de hemodinâmica do sistema vascular do paciente, incluindo o volume vascular total e débito cardíaco.[37] A fim de facilitar as comparações destes parâmetros ao longo do tempo e entre diferentes pacientes, valores relativos são gerados usando o padrão interno de referência a partir do cérebro aparentemente normal. Naturalmente, esta abordagem semiquantitativa pode ser aplicável a doenças que resultam em alterações locais na perfusão cerebral. Nas doenças onde as alterações podem ser mais difusas (como a doença falciforme), o uso de um padrão interno de referência pode levar a estimativas erradas dos parâmetros de perfusão, daí a necessidade de abordagens quantitativas. Tal tentativa de quantificação absoluta dos parâmetros de perfusão baseia-se na medida exata da função de entrada arterial, que só pode ser determinada usando métodos dinâmicos (Capítulo 7).[38] Ultimamente, muitas melhorias têm permitido aumentar a precisão desse método, com potencial para uma real avaliação quantitativa da perfusão cerebral.[39]

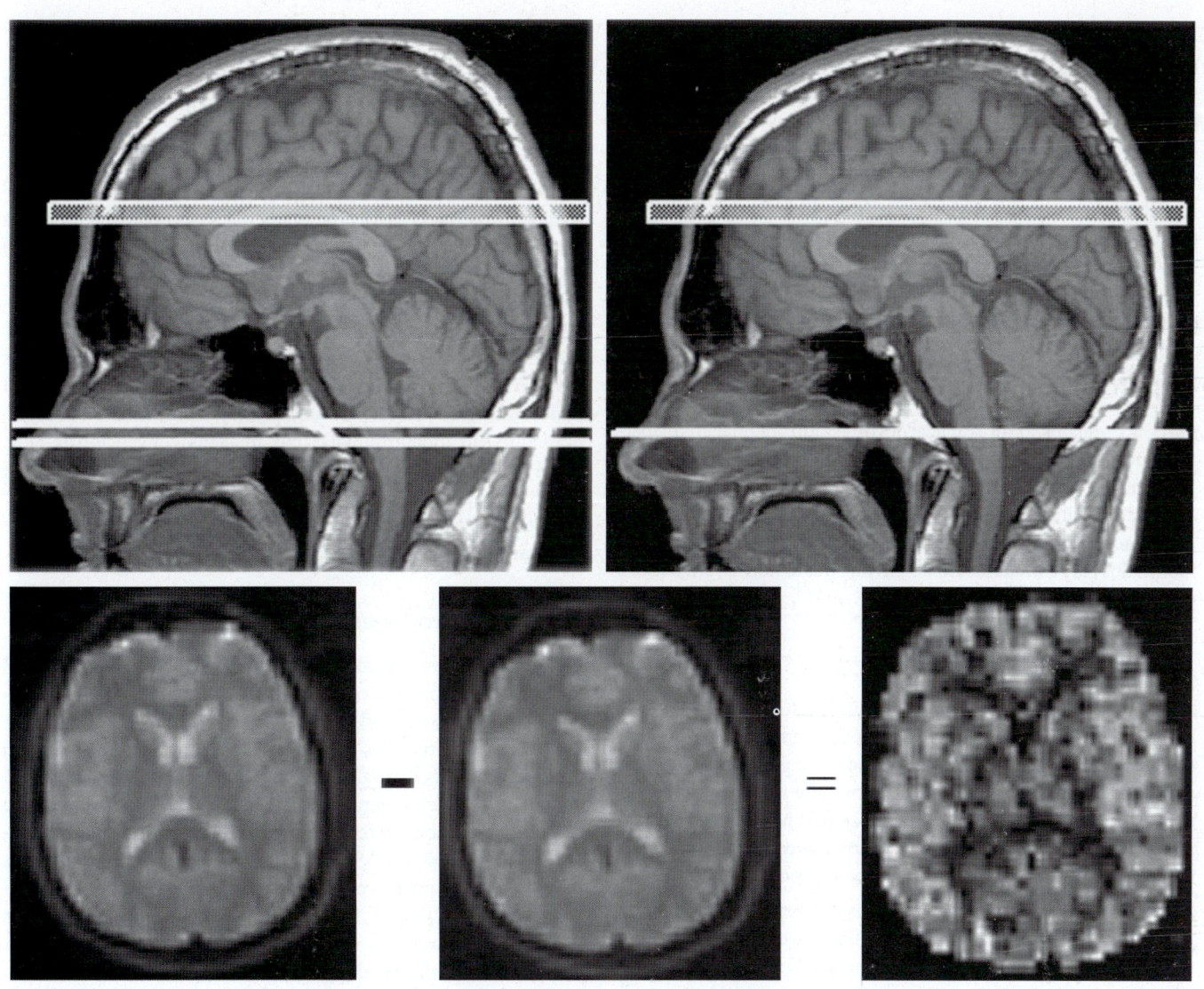

Fig. 46.10 Esquema geral utilizado em CASL. Duas imagens consecutivas são adquiridas, a primeira como um controle, e a segunda, como rotulagem; a subtração de duas imagens proporciona um contraste sensível à perfusão cerebral. Nesta implementação particular,[45], os cuidados devem ser tomados para evitar artefatos de transferência de magnetização na imagem final ponderada em perfusão.

Métodos de traçadores endógenos difusíveis livres são baseados na suposição de que o traçador pode mover-se livremente a partir do compartimento intravascular para o compartimento extravascular. O traçador endógeno consiste de água no sangue arterial magneticamente rotulado ("*tagged*") e não requer a injeção intravenosa de agentes exógenos. O contraste neste tipo de geração de imagem por perfusão, ASL, é fundamentado no sinal obtido pelo fluxo de prótons de água arterial marcados ou rotulados em um plano ou volume de imagens e sua troca com os prótons não rotulados no parênquima cerebral.[34] O influxo de prótons de água arterial pode ser rotulado ou pela aplicação contínua de um pulso de radiofrequência em um plano no nível da junção medular cervical[40,41] ou por rotulagem espacial de uma grande fatia,[42-44], ambos próximos ao plano ou volume de imagem de interesse (Fig. 46.10).[45] Alternativamente, a medição da CBF pode ser obtida a partir da diferença entre as sequências de inversão-recuperação seletivas e não seletivas.[46,47] Normalmente, isso é seguido pela geração de imagem do cérebro a jusante do nível da rotulação do *spin*. Uma imagem de controle, sem rotulação do spin também é obtida, e a diferença entre o sinal calculado entre a imagem rotulada e a de controle permite a medição da CBF (para uma revisão de todos os métodos disponíveis, consulte Capítulo 8 e Barbier *et al.*, [48] Golay *et al.*,[49]).

Os métodos ASL sofrem de vários artefatos em potencial, resultando em superestimativa de perfusão cerebral. Entre estes, efeitos de transferência de magnetização (MT) afetarão a magnetização no plano ou volume da geração de imagem da região de interesse através do pulso de radiofrequência fora da rotulação da ressonância, que irá saturar seletivamente o pico de frequência de ampla ressonância dos prótons ligados macromolecularmente no cérebro.

Várias estratégias têm sido desenvolvidas para compensar ou eliminar o problema de MT nos métodos ASL pulsados.[43,50] e contínuos (CASL).[45] Outra fonte de imprecisão está relacionada com a variabilidade da perda de rotulação de *spin* em decorrência da remissão T_1 dos prótons de água arterial que ocorre entre o tempo de rotulação e o tempo de geração de imagem.

Recentemente, a bem-sucedida fusão de métodos ASL com geração de imagem eco planar de disparo único, tornando-os mais eficientes, tem gerado um grande interesse na aplicação desses métodos totalmente não invasivos para a geração de imagem da perfusão cerebral na população pediátrica.

Aplicações

Há poucos relatos sobre as aplicações do estudo por imagens de perfusão por MR utilizando traçadores endógenos ou exógenos na avaliação de crianças com acidente vascular cerebral, neoplasias e doenças neurodegenerativas.[51] No entanto, como a perfusão ASL pela MR é não invasiva, os dados publicados foram recentemente disponibilizados para a avaliação do desenvolvimento normal em bebês e crianças.[52,53]

Acidente vascular encefálico

A maioria das aplicações de geração de imagens de perfusão por MR ocorre no caso do acidente vascular encefálico em adultos e tem sido utilizada para a avaliação do desencontro (do inglês *mismatch*) difusão-perfusão no tecido cerebral com risco de isquemia. Recentemente, no entanto, o estudo da perfusão pela MR tem sido usado para gerar parâmetros de perfusão em crianças com anemia falciforme, que estão sob risco de acidente vascular encefálico.[51,54]

Na coorte de pacientes pediátricos que tiveram arteriopatias, incluindo a doença de moyamoya, verificou-se que a ASL apresentou defeitos de perfusão que emparelharam a localização do infarto e igualaram ou excederam o tamanho do infarto em todos os pacientes que tiveram infarto agudo ou crônico. Nos pacientes que apresentavam estenoses arteriais, sem infarto, o estudo da perfusão demonstrou déficits latentes no território arterial.[55]

Em um estudo com 48 pacientes com doença falciforme, a anormalidade perfusional, medida utilizando a perfusão pela MRI dinâmica após uma injeção em *bolus* intravenosa de um agente paramagnético, foi maior que a área de infarto em nove pacientes e foi vista em uma distribuição arterial sem infarto em mais nove.[56]

Em outro estudo com 14 crianças neurologicamente assintomáticas com doença falciforme (HbSS) e controles pareados em sete anos de idades, o CBF, medido através da perfusão pela MRI baseada em CASL, foi maior nos pacientes do que nos controles em todos os territórios das artérias cerebrais (Fig. 46.11). Quatro pacientes tiveram o CBF diminuído significativamente no hemisfério direito em comparação com o esquerdo (Fig. 46.12). Finalmente, uma observação importante neste relatório foi que os três pacientes com anormalidades de perfusão cerebral (redução de CBF de base) não apresentaram anormalidades demonstráveis na MRI convencional.[54] A última observação destaca o valor de técnicas avançadas de imagens baseadas na MR, como marcadores pré-clínicos de isquemia cerebral (Capítulos 48 e 51).

Neoplasias cerebrais

Outra aplicação importante da perfusão pela MRI está na avaliação das neoplasias cerebrais. Especificamente, as medições do CBV e da permeabilidade vascular estão sendo usados para avaliar o grau de neovascularização em tumores, que se correlacionam com o grau do tumor e a histologia de malignidade.[57] Foi constatado que a análise da perfusão pela MRI ponderada em suscetibilidade dinâmica através da medição do CBV relativo se correlaciona com o grau do glioma[58] e que o CBV relativo pode ser usado para prever o tempo de progressão em pacientes com gliomas de graduação alta e baixa, independente dos resultados patológicos.[59] Além disso, estas medidas podem ajudar a controlar o efeito de agentes terapêuticos que são dirigidos a angiogênese do tumor. A perfusão pela MRI pode também contribuir para uma melhor definição das lesões cerebrais que são indeterminadas nas imagens convencionais (Fig. 46.13)[57] e diferenciar neoplasia recorrente de necrose de radiação.[37] Em geral, nas regiões da necrose de radiação, CBV é menor do que a GM, enquanto que nas regiões de neoplasia recorrente de alto grau, o CBV é igual ou superior à GM.

Doenças neurodegenerativas

Uma aplicação recente do estudo de imagem da perfusão pela MR foi realizada em meninas com síndrome de Rett, uma doença neurodegenerativa caracterizada por deficiência cognitiva profunda, disfunção de comunicação, movimentos estereotipados, e falha do crescimento generalizada. Além das reduções globais, tanto na GM quanto na WM demonstradas pelas análises de MRI anatômicas do cérebro, a redução preferencial no CBF com relação aos lobos frontais é evidenciada pela ASL.[60] Esta vulnerabilidade seletiva dos lobos frontais, o que foi corroborada pela MRSI por fluordesoxiglicose [^{18}F] (FDG) e PET, fornece esclarecimento considerável com relação aos mecanismos subjacentes às características clínicas da doença. Não há dúvida de que, no futuro, perfusão pela MR, em combinação com outras ferramentas de imagem avançadas, desempenhará um papel importante em melhorar a nossa compreensão da fisiopatologia e do diagnóstico pré-clínico de muitas doenças neurodegenerativas que afetam crianças.

Estudo por imagem de difusão

Background

O fenômeno de difusão pode ser definido como o movimento translacional aleatório (movimento browniano) de moléculas na substância. A difusão depende do tipo de molécula e seu ambiente, e é normalmente descrita por um coeficiente conhecido como o coeficiente de difusão.[61] A geração de imagem ponderada em difusão permite a medição *in vivo* do coeficiente de difusão de água livre no cérebro humano e, igualmente importante, permite a geração de mapas cerebrais do coeficiente de difusão que ajudam a localizar distúrbios em regiões específicas do cérebro. No cérebro, a difusão de água livre é influenciada por vários fatores, incluindo a estrutura celular, a mielina, e a circulação do sangue nas redes de capilares. Portanto, o que pode ser medido no voxel da imagem, geralmente na ordem de milímetros em dimensão, é um coeficiente de difusão

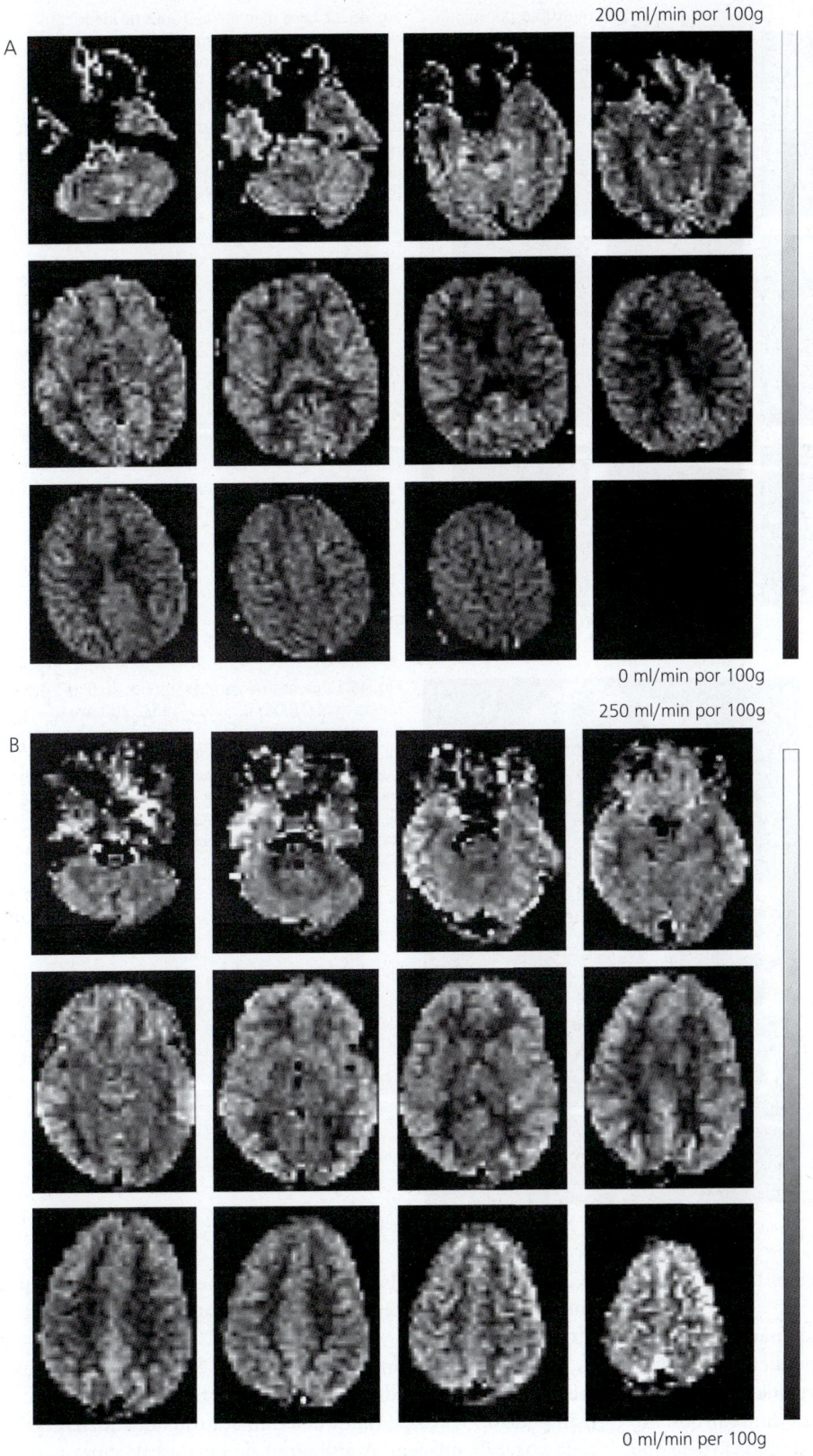

Fig. 46.11 Os mapas de fluxo sanguíneo cerebral (CBF) de todo o cérebro gerados usando geração de imagens de perfusão por MR baseada em CASL (TR/TE 5 5.000/36 ms) em uma voluntária do sexo feminino de 8 anos de idade (A) e uma menina de 8 anos de idade com doença falciforme (B). Note a substância cinzenta significativamente mais brilhante (CBF mais elevado) na paciente com doença falciforme.

255 ml/100 g por min

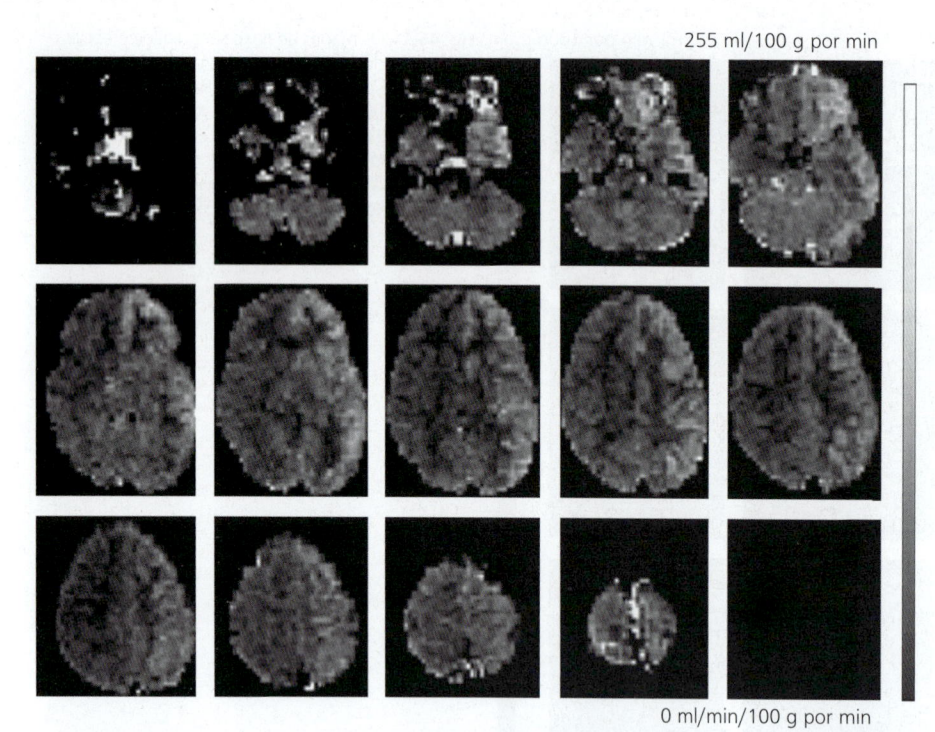

0 ml/min/100 g por min

Fig. 46.12 Uma menina de 9 anos de idade com doença falciforme, mas sem histórico de acidente vascular encefálico e sem anormalidades na MRI convencional, angiografia por MR, ou Doppler transcraniano. Mapas de fluxo sanguíneo cerebral (CBF) de todo o cérebro usando imagens de perfusão por MR baseada em CASL (TR/TE E 5 5.000/36 ms) demonstra mais de 30% de diminuição do CBF em todo o hemisfério cerebral direito.

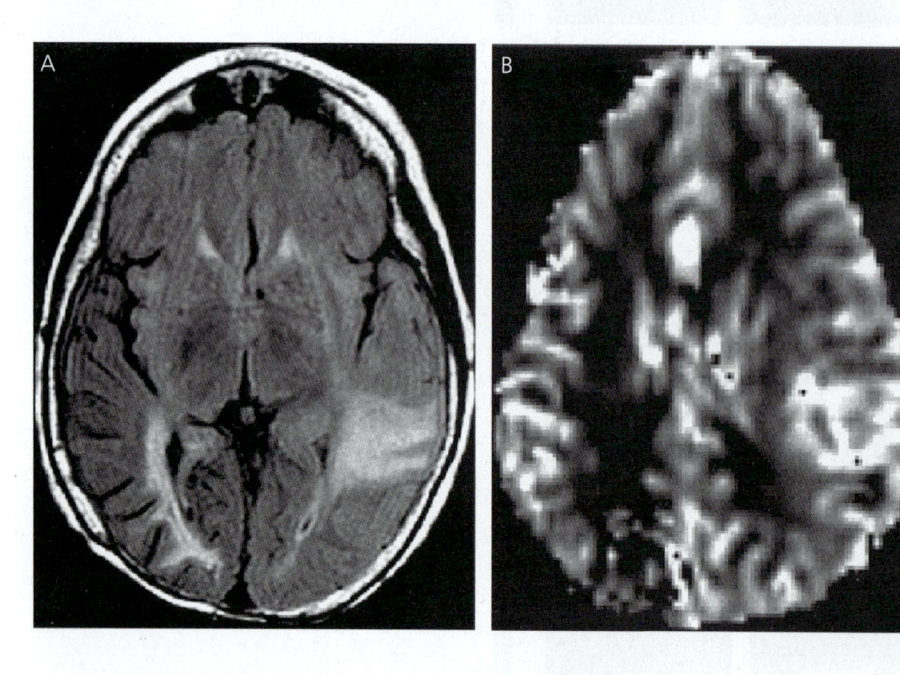

Fig. 46.13 O mesmo paciente na Fig. 46.6. (A) FLAIR rápido axial (TR/TE/TI: 8.800/140/2.200 ms) demonstra hiperintensidade na substância branca do lobo frontoparietal esquerdo, com efeito de massa leve associado. (B) Há aumento correspondente no volume sanguíneo cerebral (CBV) na lesão no mapa de CBV regional axial sugestivo de neoplasia maligna. Na biopsia aberta, um glioblastoma foi diagnosticado.

aparente (ADC), que representa o efeito desses fatores sobre a difusão de água livre *in vivo*.

Os princípios da geração de imagem por difusão são descritos em detalhes nos Capítulos 4-6. As imagens ponderadas em difusão do cérebro requerem a aplicação de fortes gradientes magnéticos sensíveis à difusão. O grau de ponderação de difusão é descrito pelo chamado valor-*b*, um parâmetro que é determinado pelo tipo de esquema de gradiente implementado. Para o esquema spin-eco de Stejskal-Tanner (Fig. 46.14), um par pulsado de gradientes aproximadamente retangulares em torno do pulso de radiofrequência 180° que é mais normalmente aplicado em aparelhos clínicos de MR, o valor-*b* é determinado pela duração (d) e força (G) dos gradientes pulsados sensibilizados e o intervalo de tempo entre os dois gradientes pulsados (Δ) de acordo com: valor-*b* = $g^2 G^2 d^2 (\Delta - d/3)$.[62]

A obtenção de imagens ponderadas em difusão com pelo menos dois valores-*b* diferentes (geralmente 20 e 1000 s/mm²), mantendo o TE fixo, permite a determinação do valor de ADC para cada voxel da imagem. A atribuição de uma escala cinza para o intervalo de valores de ADC nos diferentes *voxels* constitui um mapa de ADC. O mapa de ADC fornece contraste com base nas diferenças na difusividade da água no tecido biológico não contaminado pelas diferenças nos tempos de relaxamento T_2 (T_2 shine-through).[62]

Curiosamente, os valores de ADC na WM variam de acordo com a direção dos gradientes sensíveis à difusão.[63-65] Esta observação pode ser explicada pelo fato de que a difusão de moléculas de água na WM não é a mesma em todas as direções de um espaço tridimensional (isto é, a difusão é anisotrópica). Anisotropia de difusão é predominantemente causada pela orientação de tratos de fibras na WM e é influenciada por suas características micro e macroestruturais. Das características microestruturais, a organização intra-axonal parece ser a de maior influência na anisotropia de difusão. Outras incluem a densidade de fibra e o agrupamento de células neurogliais, grau de mielinização e o diâmetro da fibra individual. Em uma escala macroscópica, a variabilidade na orientação de todos os tratos de SB dentro de um voxel na imagem influencia o grau de anisotropia atribuído a esse voxel.[66,67]

Em uma primeira aproximação, pode-se atribuir um tensor de difusão para descrever a anisotropia de difusão na WM pela caracterização da superfície de um elipsoide, que representa a raiz quadrada da média de deslocamento difusivo de água livre no espaço. Para caracterizar o elipsoide de difusão, os gradientes sensíveis à difusão são aplicados em, pelo menos, seis direções não colineares (p. ex., xx, yy, zz, xy xz e yz).[66] Isto é seguido por qualquer tipo de leitura de imagem rápida[68] ou não sensível ao movimento[69] a fim de obter o que é conhecido como DTI. Além de oferecer várias medidas importantes de anisotropia de difusão, como anisotropia fracionada (FA), anisotropia relativa e razão de volume, DTI é o único método que permite mapear *in vivo* tratos de SB responsáveis pela conectividade do cérebro (Fig. 46.15).[70-72]

Aplicações

Existem aplicações bem estabelecidas de DWI e aplicações emergentes de DTI, na avaliação do cérebro pediátrico. Isso inclui a avaliação do desenvolvimento normal do cérebro, o acompanhamento de maturação em bebês prematuros nascidos com baixo peso, lesão hipóxico-isquêmica, neoplasias, infecções, leucomalacia periventricular e paralisia cerebral, malformações congênitas e doenças de WM incluindo leucodistrofias e lesão de WM induzida por tratamento. Tudo isso é também discutido mais adiante nos capítulos seguintes desta seção.

Desenvolvimento do cérebro

Após o nascimento, as medidas do ADC e anisotropia na WM mudam de forma compatível com o processo previsto de mielinização.[73,74] Especificamente, os valores do ADC diminuem, ao passo que as medidas de anisotropia aumentam exponencialmente durante os primeiros dois anos em um padrão semelhante, porém precedendo a aparição de mielina nas fibras de WM. Além disso, essas mudanças se estendem ao longo da infância, adolescência e em jovens adultos, ainda que em uma taxa mais lenta.[75,76] Foi constatado que o aumento da FA é impulsionado pela redução na difusividade radial, com nenhuma mudança, ou uma redução mínima, na difusividade axial.[75,77,78] Essas mudanças são consideradas associadas aos processos pré-mielinização, como alterações na membrana axonal e aumento do diâmetro axonal e mielinização. Consequentemente, DWI e DTI podem vir a ser ferramentas mais precisas para estudar o desenvolvimento do cérebro do que a MRI convencional.

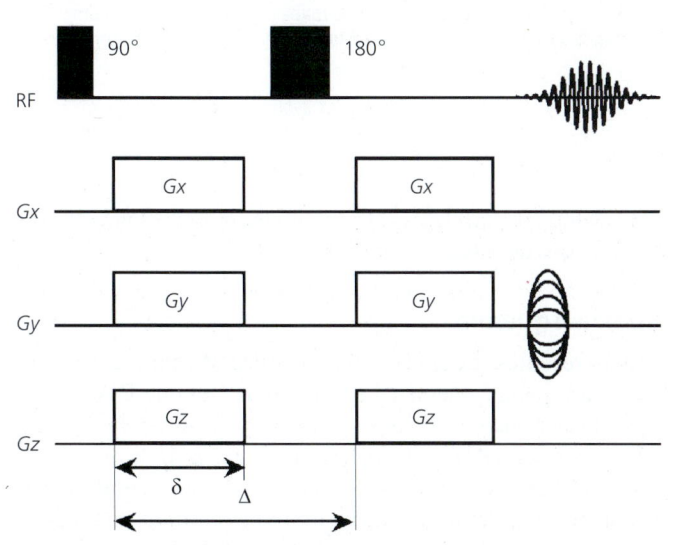

Fig. 46.14 O diagrama mostra o esquema gradiente bipolar pulsado de Stejskal-Tanner. Este esquema é normalmente implementado em aparelhos de MR clínicos para a sensibilização de difusão. O grau de sensibilização de difusão (valor-b) é determinado pela duração (d) e pela força (altura) da sensibilização dos gradientes pulsados (G), e o intervalo de tempo entre os dois gradientes pulsados (Δ).

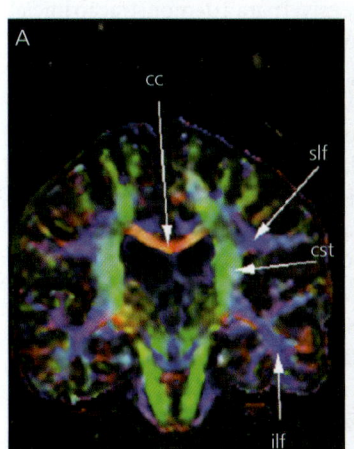

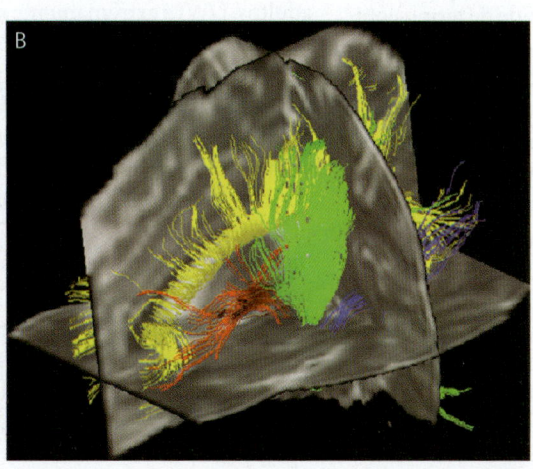

Fig. 46.15 Mapas das fibras da substância branca codificadas por cor (A) e tratos de fibra tridimensionais (B) são gerados com base na Anisotropia Fracionada (FA) e mapas de vetores. São mostrados o corpo caloso (cc), fascículo longitudinal superior (slf), fascículo longitudinal inferior (ilf) e o trato corticoespinal (cst).

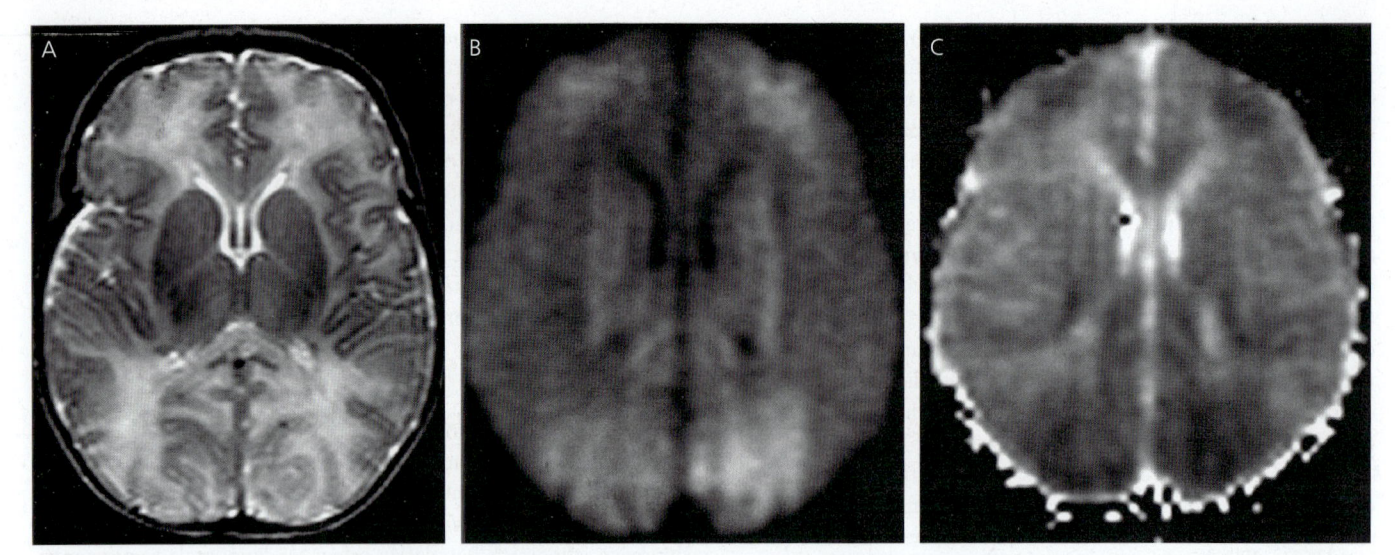

Fig. 46.16 Neonato nascido a termo com encefalopatia hipóxico-isquêmica. (A) Imagem ponderada em T_2 (TR/TE: 4.500/120 ms) rápida axial demonstra perda sutil de faixa de substância cinzenta nos lobos frontal e parietal. (B, C) Mapa de DWI correspondente (b = 1.000s/mm²) (B) e mapa de ADC (C) mostram uma diminuição proeminente na difusão nos lobos frontal e parietal envolvendo a substância branca e cinzenta compatível com infartos de distribuição em zona fronteiriça nos neonatos nascidos a termo.

Bebês prematuros nascidos com baixo peso

Bebês prematuros nascidos com baixo peso correm o risco de lesão cerebral, especialmente na WM. A avaliação de neuroimagem é importante por causa do aumento da sobrevivência desses bebês jovens através das melhorias no atendimento neonatal. No entanto, os sobreviventes continuam com risco de deficiências de desenvolvimento neurológico. Uma ferramenta de imagem precisa é necessária para detectar anormalidades sutis, assim como para o prognóstico.

Estudos de bebês prematuros, ou nascidos com idade de termo equivalente, têm demonstrado consistentemente FA reduzida nas regiões de WM difusas, em comparação com crianças nascidas a termo,[79] e estas áreas de lesão na WM não apresentam o aumento esperado de FA, o que normalmente acontece a termo,[80] sugerindo que a lesão de WM cerebral perinatal tem efeitos deletérios sobre o desenvolvimento posterior dos tratos de fibras na WM cerebral.[81] Um estudo recente usando estatísticas espaciais baseadas nos tratos de bebês pré-termo examinados na idade de termo equivalente descobriu regiões dentro do *centrum semiovale*, WM frontal, e genu do corpo caloso apresentando FA significativamente menor em comparação com os controles dos nascidos a termo.[82] Uma análise mais aprofundada daqueles nascidos muito prematuramente (≤ 28 semanas) encontrou reduções adicionais nas regiões mais generalizadas, incluindo a perna posterior da cápsula interna, cápsula externa, corpo caloso e regiões maiores no *centrum semiovale* e WM frontal. Além disso, estudos têm mostrado correlações com resultados neurológicos aos 18-24 meses[83,84] e 4 anos.[85] Os estudos mostraram também que a FA permanece anormal em vários locais da WM na adolescência, sugerindo que o dano é persistente e detectável a longo prazo.[86,87] Diminuição de FA foi descoberta como estando associada ao aumento da difusividade radial, o que pode implicar redução de mielinização.[88] Diversos estudos têm encontrado correlações estrutura-função com habilidades motoras, visuais, de leitura e cognitivas.[88-91].

hipoxia-isquemia

Estudos recentes que examinam o papel da DWI em encefalopatia hipóxico-isquêmica neonatal a termo mostram que DWI é mais capaz de demonstrar e definir a extensão da lesão cerebral do que MRI convencional (Fig. 46.16). As implicações desta descoberta são que DWI pode ser a técnica a ser escolhida para definir os critérios de entrada de diagnóstico para futuros estudos clínicos de encefalopatia neonatal, e para determinar resultados neurológicos a longo prazo.[17] Infelizmente, a capacidade de DWI para demonstrar de forma confiável os efeitos da encefalopatia hipóxico-isquêmica no cérebro dentro de 24 h após insulto permanece questionável.[92] Isto é especialmente verdadeiro quando a lesão cerebral é limitada aos núcleos profundos de GM, onde A MRSI pode ser mais sensível. No entanto, semelhante à experiência com adultos, DWI é extremamente sensível para a demonstração inicial de infartos cerebrais tromboembólicos hiperagudos em recém-nascidos e crianças jovens (Fig. 46.17). Avaliação do tempo e da gravidade usando DTI é limitada pelos padrões de evolução da lesão, com pseudonormalização ocorrendo em em algumas áreas, enquanto as áreas da difusividade anormal se desenvolvem em outras.[93] Esta armadilha pode ser potencialmente considerada pela avaliação de FA e difusividades direcionais, que foram descobertas como permanecendo anormais quando os valores de ADC pseudonormalizam.[94,95]

Por último, em nossa experiência limitada, a DWI tem-se mostrado útil na diferenciação de lesão cerebral irreversível com relação ao edema secundário reversível no infarto venoso no recém-nascido (Fig. 46.18). Esta observação, no entanto, merece mais investigação.[96]

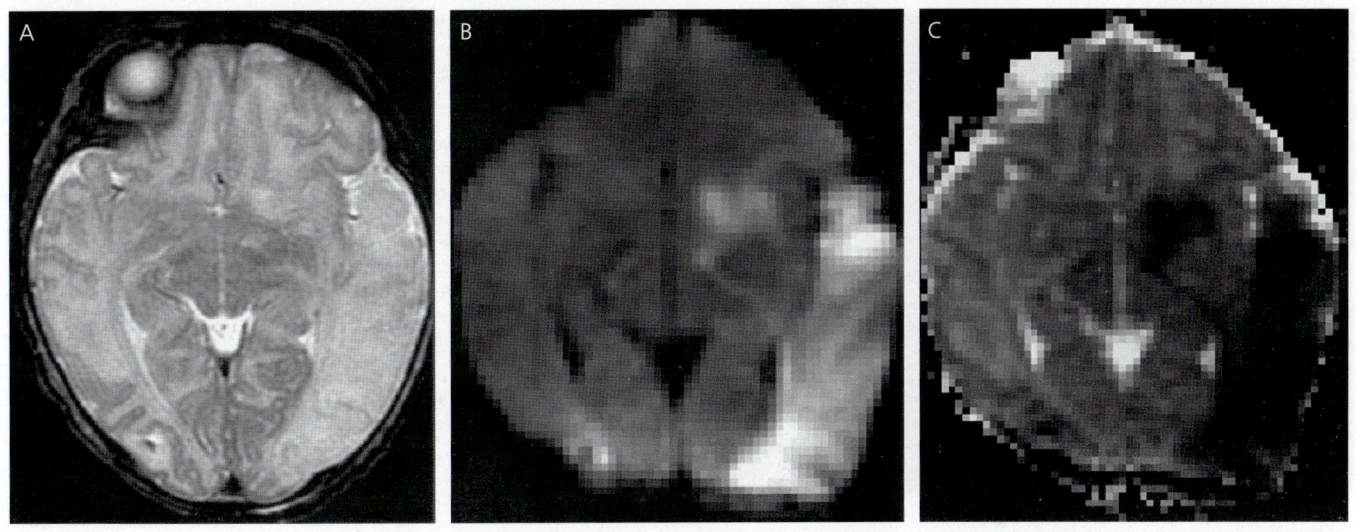

Fig. 46.17 Neonato nascido a termo 8 h após um infarto territorial na artéria cerebral média esquerda (MCA). (A) As imagens ponderadas em T_2 (TR/TE: 4.500/120 ms) rápida axial demonstram hiperintensidade nos núcleos da base esquerdo e hemisfério cerebral com perda na faixa de substância cinzenta. (B, C) Mapa do DWI axial correspondente (b = 1.000s/mm^2) (B) e de ADC (C) mostram diminuição de difusão proeminente nos núcleos da base esquerdo e hemisfério cerebral, confirmando infarto.

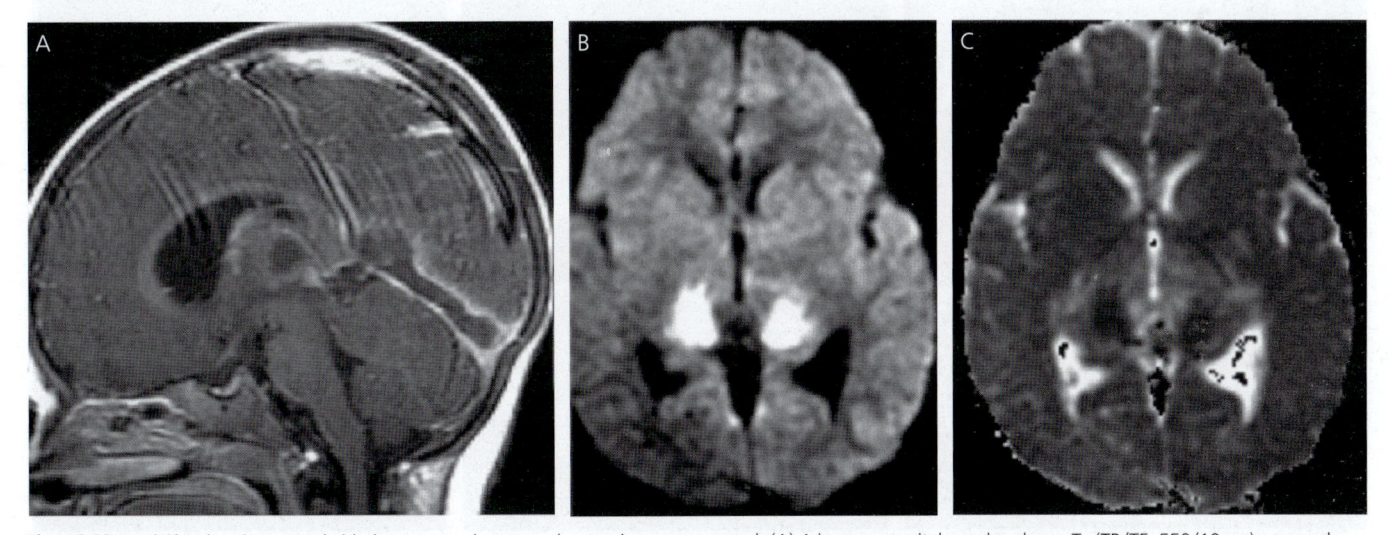

Fig. 46.18 Um bêbe de seis meses de idade com trombose aguda no seio venoso central. (A) A imagem sagital ponderada em T_1 (TR/TE: 550/10 ms) com realce pelo contraste demonstra preenchimento agudo do trombo e alargamento da veia de Galeno e do seio reto. Há também lesão hipointensa bem definida no tálamo. (B, C) Na DWI (b = 1.000s/mm^2) (B) e mapa de ADC (C), há diminuição proeminente da difusão tanto no tálamo circundado por difusão aumentada, que se estende até as cápsulas internas e núcleos da base, consistente com "infarto venoso". Na MRI de acompanhamento (não mostrada), a lesão cerebral é limitada somente a regiões de difusão diminuída.

Paralisia cerebral

A paralisia cerebral se manifesta de forma heterogênea e pode ser classificada em espástica, discinética e atáxica. A relação entre lesões cerebrais e o tipo de deficiência ainda não é totalmente compreendida, e o resultado é variável. A base patológica para a paralisia cerebral, e normalmente associada à disfunção cognitiva, pode ser sutil e limitada a rupturas na integridade da WM. Estudos recentes descobriram que a DTI, usando mapas de FA codificados por cores, é capaz de identificar e caracterizar lesão em tratos específicos de SB, e a lesão do trato era variável de acordo com os padrões de lesão frequentemente na parte retrolenticular da cápsula interna, radiação talâmica posterior, corona radiata superior e fibras comissurais (esplênio do corpo caloso e tapete) (Fig. 46.19). Isso pode potencialmente levar a melhorias na classificação clínica e no tratamento.[97]

Neoplasias cerebrais

Geração de imagens com DWI pode ser útil na separação de sólidos de porções císticas ou necróticas das neoplasias cerebrais (Fig. 46.20). Normalmente, nas porções císticas ou necróticas, os valores de ADC são extremamente elevados e se aproximam do liquor.[98] Outra aplicação importante de DWI está na diferenciação epidermóides intracranianos dos cistos aracnoides, o que pode ser isointenso ao liquor na MRI convencional (ver também o estudo de caso

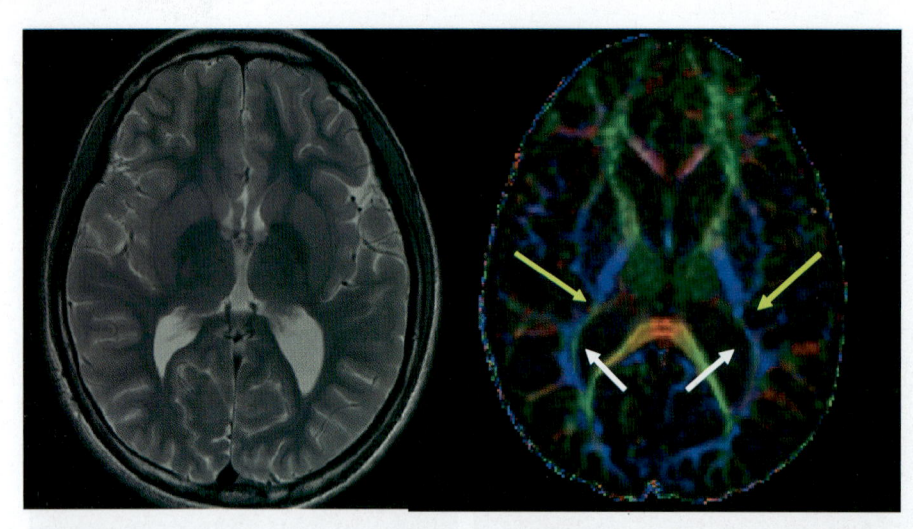

Fig. 46.19 Imagens de MR, ponderada em T₂ axial (A) e de DTI codificada por cor (B) de uma criança com paralisia cerebral espástica obtidas no nível dos núcleos da base. (A) A imagem ponderada em T₂ mostra dilatação leve do aspecto posterior dos ventrículos laterais, associada à perda de substância branca. (B) A DTI codificada por cor mostra informações adicionais da anatomia do trato de susbstância branca através da identificação dos tratos separados e fornecendo detalhes sobre o tamanho dos tratos. A cápsula interna retrolenticular e a radiação talâmica posterior (setas amarelas) estão atenuadas e o *tapetum* (setas brancas) não é visualizado em ambos os lados.

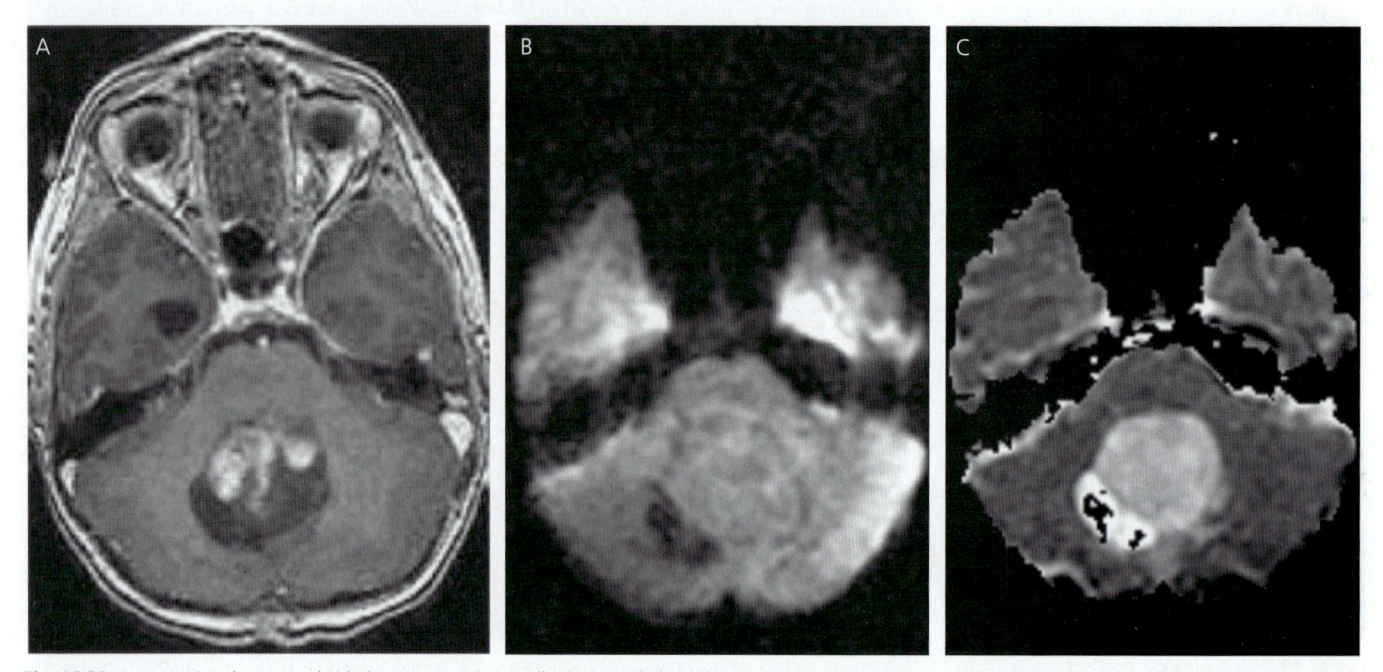

Fig. 46.20 Uma menina de 9 anos de idade com astrocitoma pilocítico cerebelar. (A) A imagem axial ponderada em T₁ (TR/TE: 550/10 ms) com contraste demonstra massa com realce heterogêneo originária do vermis cerebelar e comprimindo o quarto ventrículo. É difícil decidir com base nestas imagens se o componente sem realce da massa é sólido ou cístico. (B, C) Na DWI (b = 1.000s/mm²) (B) e no mapa de ADC, o sólido (aumento leve na difusão) está claramente separado do componente cístico (marcadamente sem realce na difusão) na porção posterior direita da massa.

23.3).[99] Normalmente, os valores de ADC dos epidermoides são ligeiramente reduzidos em comparação com o parênquima cerebral (Fig. 46.21), enquanto os valores de ADC dos cistos aracnoides se aproximam daqueles do CSF. Finalmente, com base na observação recente de uma forte correlação negativa entre a razão nuclear-citoplásmica do tumor e ADC, a DWI pode adicionar especificidade histológica à MRI convencional.[100] Isso foi mais bem demonstrado pelos baixos valores de ADC no tumor neuroectodérmico primitivo e linfoma primário do CNS em comparação com outras neoplasias cerebrais (Figs. 46.22 e 46.23). No planejamento pré-operatório, existem evidências emergentes de que a tractografia por DWI pode ser útil em distinguir tratos de WM que tenham sido infiltrados por tumor dos tratos que foram deslocados, mas não infiltrados.[70] Além disso, a neuronavegação integrada à tractografia pode ser útil para demonstrar as relações espaciais entre as lesões e os principais tratos da WM, como os tratos corticoespinais.

Infecções cerebrais e abscessos

Crianças apresentam risco de desenvolver abscessos cerebrais secundários à meningite infecciosa, extensão direta de infecções envolvendo os seios paranasais e o aparelho do ouvido médio/mastoide, ou disseminação hematogênica de infecção, particularmente em crianças com malformação arteriovenosa pulmonar ou malformações cardíacas congênitas. A difusão é muito específica no diagnóstico de abscessos cerebrais piogênicos e na diferenciação deles com relação a outras massas avançadas com centros necróticos. Ao

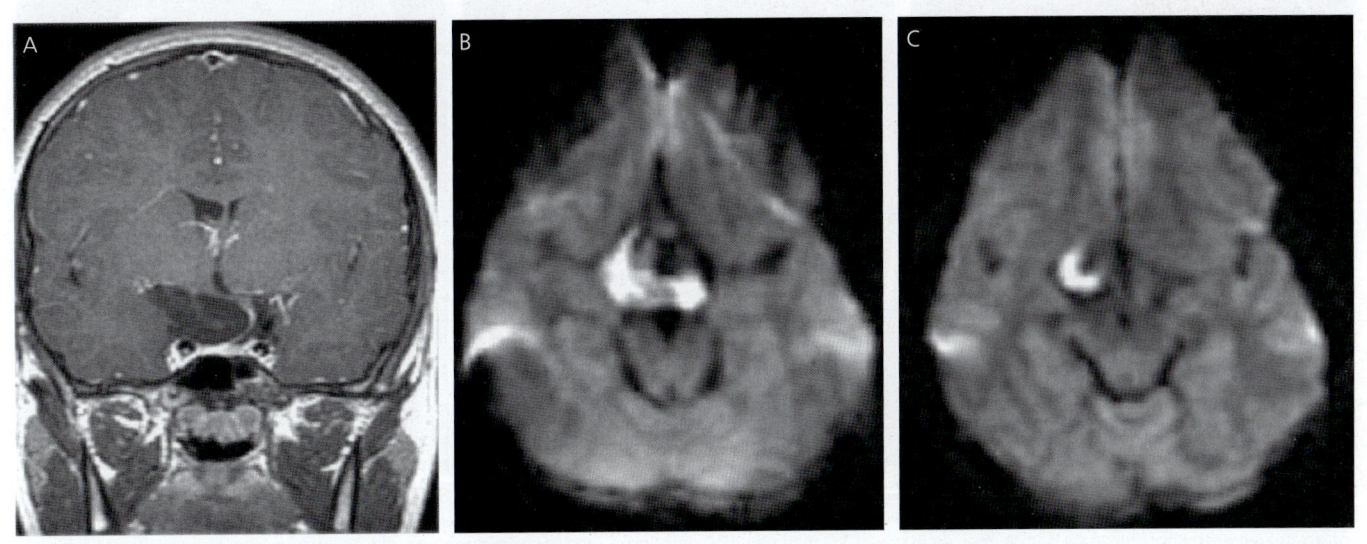

Fig. 46.21 Um rapaz de 17 anos de idade com epidermoide recorrente na cisterna suprasselar direita. (A) A imagem ponderada em T_1 com contraste (TR/TE: 550/10 ms) demonstra uma massa hipointensa sem realce na cisterna suprasselar direita, deslocando a haste hipofisária. A questão neste caso era se a massa era cisto aracnoide pós-operatório ou epidermoide recorrente. (B, C) Na DTI (b = 1.000 s/mm²), uma massa hiperintensa é vista como sendo fortemente sugestiva de epidermoide recorrente.

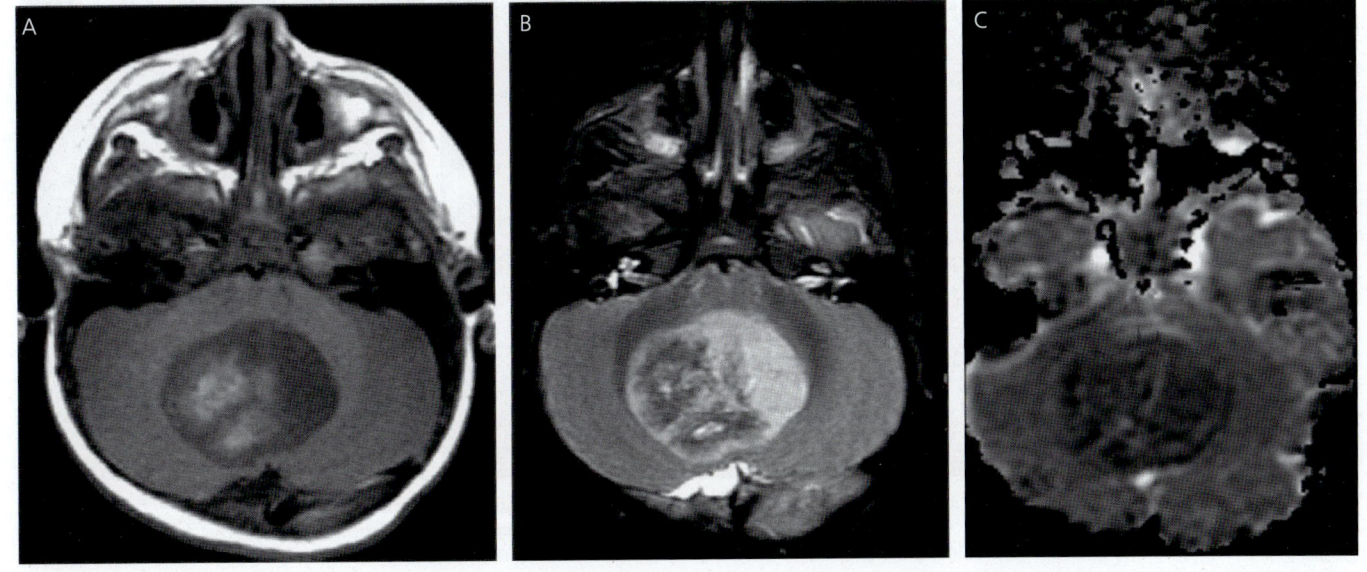

Fig. 46.22 Um menino de 5 anos de idade com meduloblastoma. (A, B) A imagem axial ponderada em T_1 (TR/TE: 550/10 ms) (A) e a imagem axial rápida ponderada em T_2 (TR/TE: 4.500/80 ms) (B) demonstram uma massa hemorrágica com intensidade heterogênea de sinal originando-se do vermis cerebelar e comprimindo o quarto ventrículo. (C) O mapa de ADC demonstra uma diminuição leve na difusão em comparação com o parênquima de um cérebro normal com porções não hemorrágicas de massa, o que é atribuído à alta celularidade e razão nuclear-citoplásmica.

contrário de neoplasias, a porção necrótica dos abscessos piogênicos apresenta valores de ADC muito baixos, que tem sido atribuído ao efeito restritivo do pus sobre a difusividade das moléculas de água livre (Fig. 46.24).[101]

Malformações congênitas do cérebro

A geração de imagens do tensor de difusão é capaz de caracterizar conexões de WM e fornecer resultados adicionais para MRI convencional. Sua utilidade tem sido relatada em anomalias no corpo caloso, holoprosencefalia, displasia cortical, esquizencefalia, heterotopia em banda.[102-105] Em anomalias no corpo caloso, a tractografia por DT é capaz de descrever conexões de fibra hemisférica aberrantes.[106] Mapas do trato de WM do tronco cerebral demonstraram ausência dos tratos corticoespinhais no holoprosencefalia alobar (Fig. 46.25), corroborando o que foi documentado previamente em séries de necropsias feitas por neuropatologistas. Além disso, a DWI pode fornecer uma compreensão dos mecanismos patogênicos de doenças congênitas.

Erros inatos do metabolismo

As crianças com desvios inatos específicos do metabolismo que atingem o cérebro e sua WM têm sido avaliadas por DWI. O aumento da ADC e a redução do FA foram descobertos na substância branca apa-

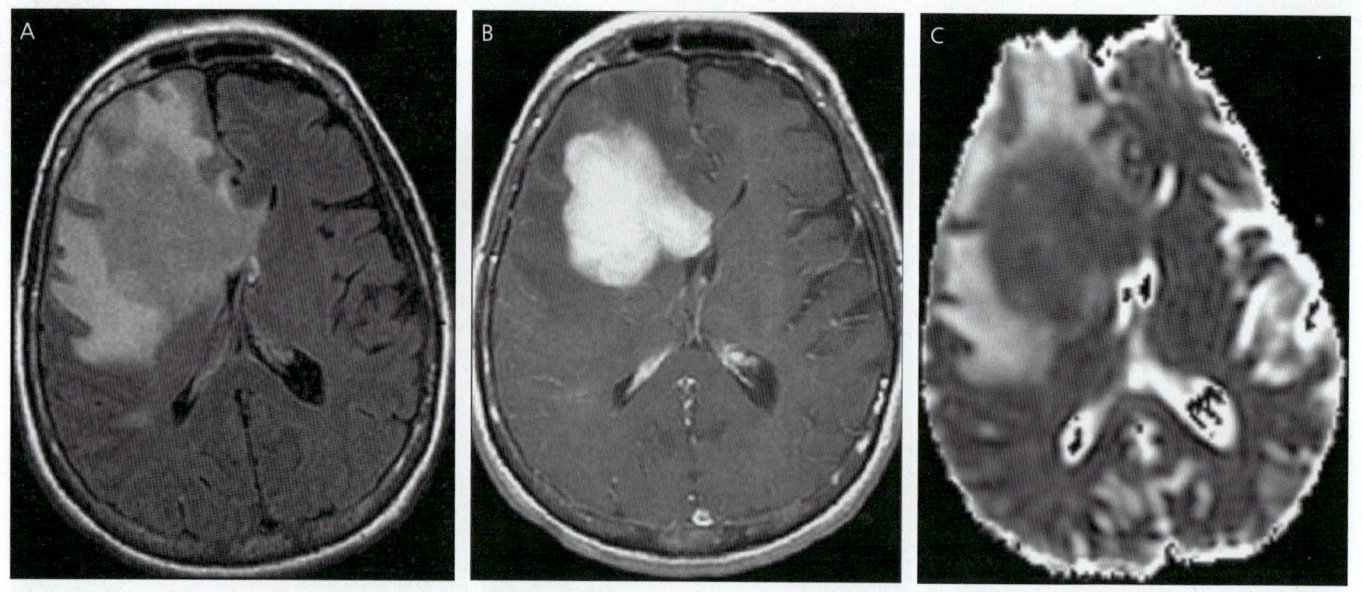

Fig. 46.23 Uma mulher de 24 anos de idade com linfoma primário no CNS. (A) FLAIR axial rápido (TR/TE/TI: 8.800/140/2.200 ms) demonstra uma massa levemente hiperintensa no lobo frontal direito e corpo caloso, com edema vasogênico circundante. (B) A imagem axial ponderada em T_1 (TR/TE: 550/10 ms) com constraste demonstra notável realce homogêneo da massa. (C) O mapa de ADC demonstra uma leve diminuição na difusão em comparação com o parênquima do cérebro normal na massa, o que é atribuído à alta celularidade e razão nuclear-citoplásmica.

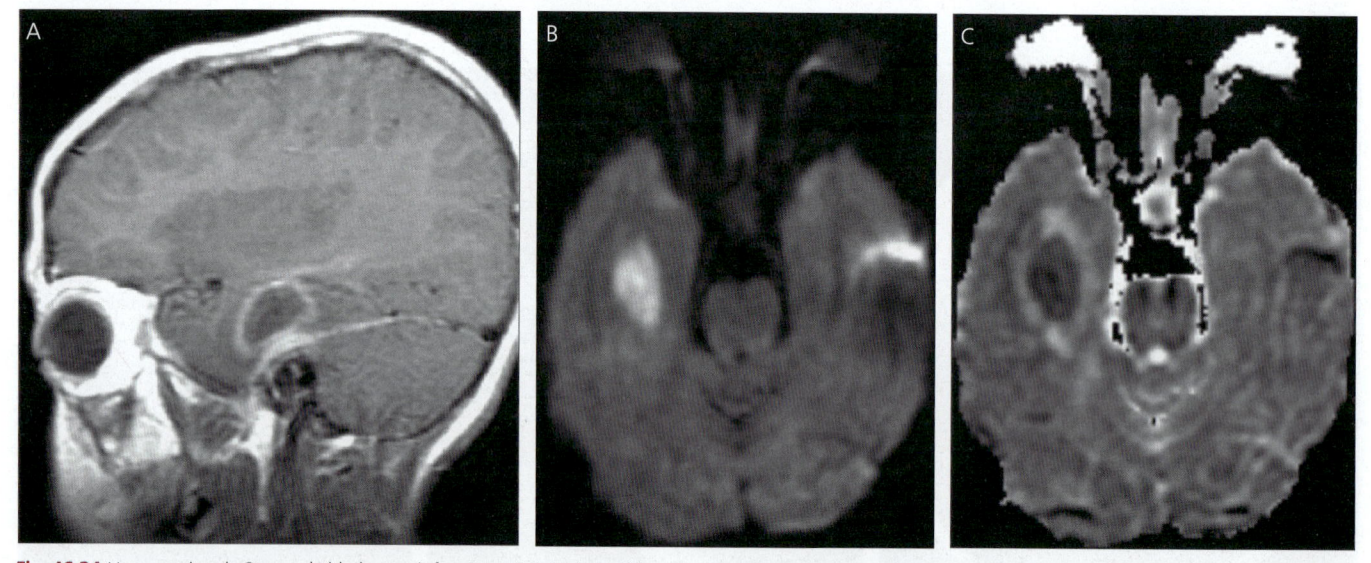

Fig. 46.24 Uma menina de 8 anos de idade com infecções crônicas de ouvido apresentando dores de cabeça. (A) A imagem ponderada em T_1 (TR/TE:550/10 ms) sagital com contraste demonstra massa com realce anelar no lobo temporal direito, assim como realce dural espesso subjacente à massa. (B, C) A DWI axial (b = 1.000 s/mm²) (B) e o mapa de ADC (C) mostram difusão diminuída no centro necrótico da massa, fortemente sugestivo de pus em um abcesso cerebral.

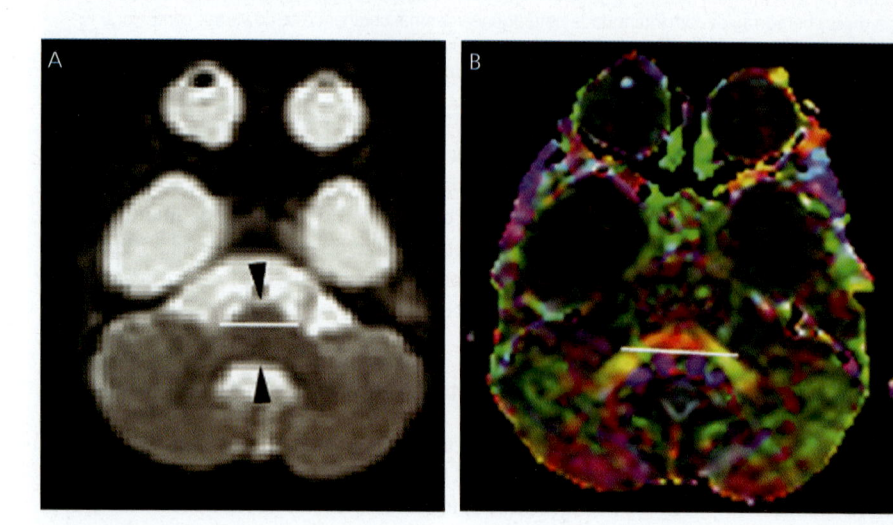

Fig. 46.25 Uma menina de 8 meses de idade com holoprosencefalia alobar. Imagem axial rápida da substância branca ponderada em T_2 (TR/TE: 5.000/92 ms) (A) e mapa colorido da SB axial corrrespondente (B) gerados usando DTI no nível da ponte (pontas de seta). No mapa colorido, o trato corticopontoespinal não pode ser identificado na base da ponte (anterior à linha branca sólida), apesar da configuração aparentemente normal da ponte na imagem ponderada em T_2.

rentemente normal da adrenoleucodistrofia ligada ao cromossomo X, doença de Krabbe e fenilcetonúria. Em adrenoleucodistrofia ligada ao cromossomo X, uma desordem peroxissomal caracterizada por desmielinização rápida da WM cerebral, a DWI pode definir melhor o grau de envolvimento da WM, prever a atividade e a progressão da doença, e categorizar a WM afetada baseada em zonas histopatológicas bem definidas (Fig. 46.26). Os resultados preliminares demonstram que a WM afetada pode ser dividida em três zonas distintas com base em diferenças nos valores de difusão, o que pode refletir graus variantes de perda axonal e de mielina (Tabela 46.1).[107,108] Além disso, observações iniciais sugerem que a presença de valores reduzidos de ADC no momento que ocorre a lesão de WM prenuncia rápida progressão do processo da doença durante um período curto de tempo.

Na doença de Krabbe, uma desordem lisossomal que afeta o sistema nervoso central e periférico, DWI tem sido relatada para fornecer uma medida quantitativa da WM anormal, que pode ser usada como um marcador para monitorar a resposta ao tratamento.[109] DWI tem também sido usada para demonstrar a anormalidade de WM melhor do que a MRI convencional ponderada em T_2.

Lesão da substância branca induzida por tratamento em sobreviventes de câncer na infância

Lesão da substância branca induzida por tratamento após irradiação em todo o cérebro, com ou sem resultados da quimioterapia na deterioração da função cognitiva, afeta severamente a qualidade de vida do paciente e tem um impacto crescente por causa da melhora da sobrevivência a longo prazo naqueles com câncer infantil. A utilidade clínica da DWI como um marcador não invasivo para a neurotoxicidade induzida pelo tratamento tem sido avaliada em sobreviventes de leucemia linfoblástica aguda e meduloblastoma na infância, assim como as técnicas de MRI convencionais, incluindo a geração de imagem ponderada em T_2, são conhecidas por seus benefícios limitados. Comparada com indivíduos de controle pareados por idade, a diminuição de FA foi encontrada na substância branca e as diferenças de FA na substância branca média foram associadas a fatores de risco de neurotoxicidade conhecidos: idade na irradiação e dose de radiação.[110] Posteriormente, verificou-se que a FA da substância branca média se correlaciona significativamente com a pontuação no quociente de inteligência após o ajuste para os efeitos da idade no tratamento, a dose de irradiação e intervalo de tempo do tratamento.[111] Em outro estudo de coorte semelhante, regiões específicas da substância branca (ou seja, esplênio e a estrutura do corpo caloso) se correlacionam com a velocidade de processamento, assim como o fascículo fronto-occipital inferior direito, com a velocidade motor.[112] Estes resultados sugerem que a FA da substância branca pode ser um biomarcador clinicamente útil para a neurotoxicidade induzida pelo tratamento de sobreviventes de câncer infantil. O reconhecimento precoce e a avaliação precisa permitiriam medidas defensivas, como a intervenção neuropsicológica e a modificação do regime medicamentoso, que devem ser tomadas o quanto antes e com maior chance de sucesso.

Tabela 46.1 Coeficientes de difusão aparente (ADCi) e anisotropia fracional (FA) na substância branca aparentemente normal e três zonas histológicas bem definidas em 11 meninos com adrenoleucodistrofia cerebral associada ao cromossomo X

Zonas histológicas	ADCi médio (10^{-3} mm²/s [SD])	FA média (SD)
Substância branca aparentemente normal	0,66 (0,12)	0,52 (0,16)
Área A	0,84 (0,16)	0,31 (0,12)
Área B	1,36 (0,19)	0,22 (0,07)
Área C	1,73 (0,15)	0,13 (0,05)

SD = Desvio padrão.
Fonte: Ito et al., 2001.[107]

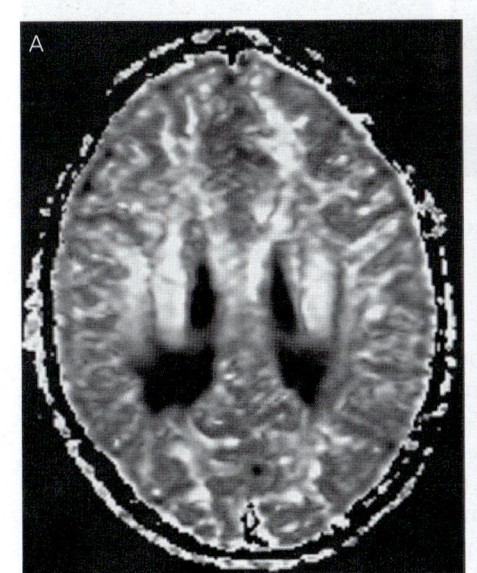

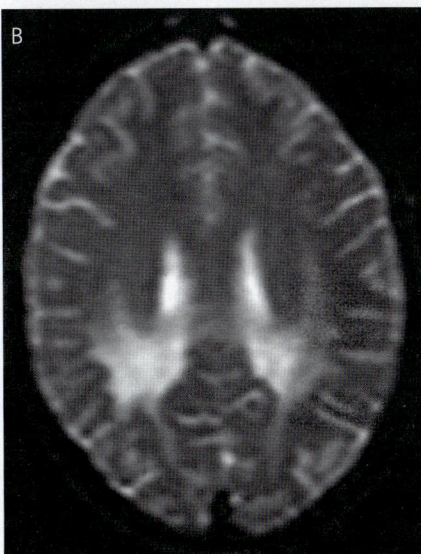

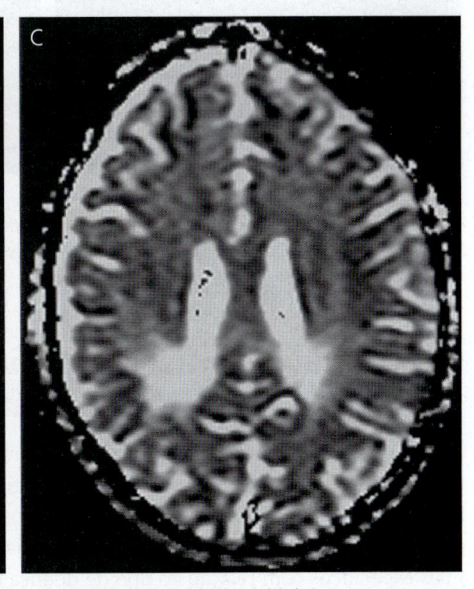

Fig. 46.26 Um menino de 13 anos de idade com adrenoleucodistrofia associada ao cromossomo X. Mapa de anisotropia fracional (FA) axial (A), imagem ponderada em T_2 rápida (B), e mapas de ADC isotrópicos (C) no nível dos ventrículos laterais mostram redução de FA, hiperintensidade T_2, assim como aumento do ADC na substância branca profunda dos lobos parieto-occipital e corpo caloso. Note o diferencial na redução de FA e o aumento do ADC entre as zonas centrais e periféricas da anormalidade da substância branca.

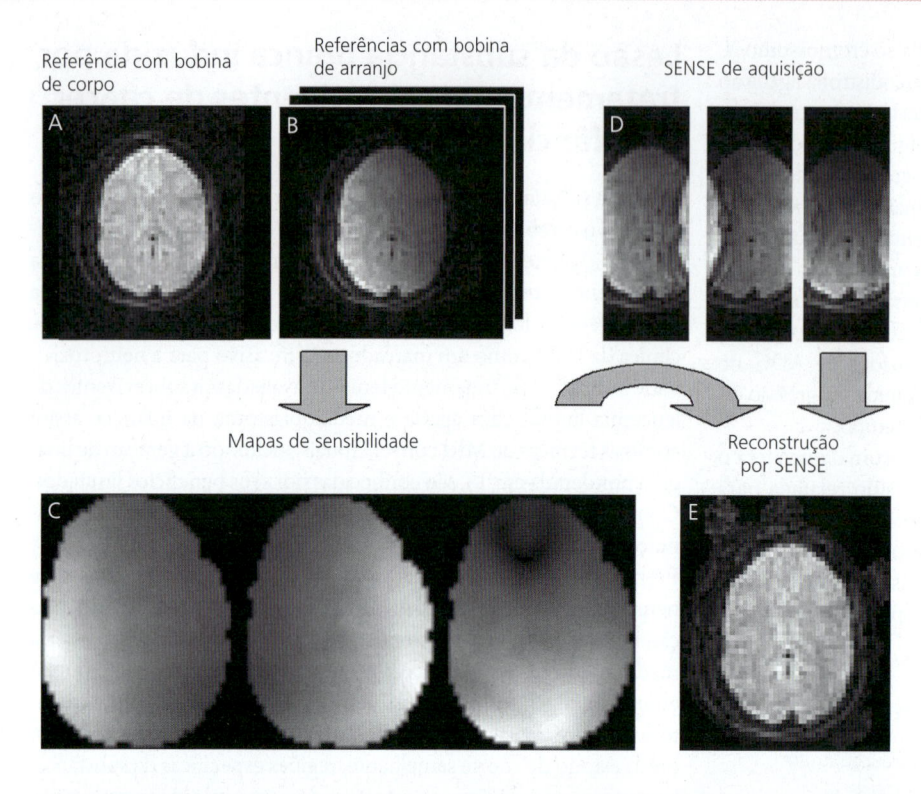

Fig. 46.27 Representação esquemática da reconstrução codificada sensivelmente na imagem domínio (SENSE). (A) Imagem de referência adquirida com bobina de corpo. (B) Imagens de referência do *field of view* pleno adquiridas com cada elemento de arranjo. (C) Mapas de sensibilidade, obtidos de (A) e (B). (D) Representação por soma de quadrados convencional de dados de SENSE de bobina múltipla. (E) Os mesmos dados como em (D) após reconstrução por SENSE usando os mapas de sensibilidade.

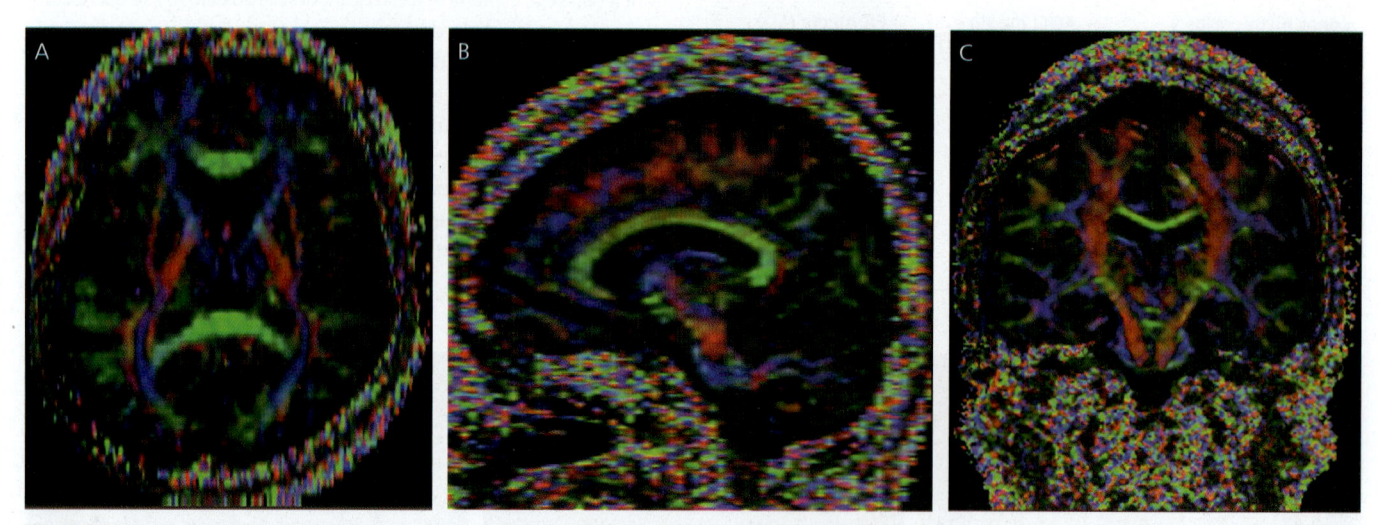

Fig. 46.28 Mapas coloridos de substância branca de um voluntário gerados em planos axial (A), sagital (B) e coronal (C) usando uma sequência de DTI de alta resolução (matriz 256 × 256) mostrando tratos projetados superior-inferior em vermelho, tratos anterior-posterior em azul, e tratos esquerdo-direito em verde. Implementando um fator de redução de SENSE de 2, essa sequência de DTI de todo o cérebro demandou 12 minutos em lugar dos típicos 30 minutos de aquisição.

Codificação espacial rápida para geração de imagem do cérebro pediátrico

É claro que a ressonância magnética tornou-se uma janela interessante através da qual se espreita a anatomia, fisiologia e química do cérebro vivo. A MR fisiológica clínica permite que os radiologistas sejam mais sensíveis em detectar e definir a extensão da doença e que sejam mais específicos com relação ao tipo de doença que afeta o cérebro pediátrico. É tentador aplicar o máximo possível muitas dessas técnicas ao mesmo tempo, na esperança de dar uma resposta mais precisa para o problema clínico em questão. No entanto, o custo dessa abordagem mais abrangente é o número grande de varreduras, o que é particularmente problemático na população pediátrica, onde permanecer parado por longos períodos não é uma situação realista e onde a sedação prolongada acarreta riscos. Métodos que reduzam o tempo de aquisição de cada uma destas técnicas avançadas de MR ou que sejam imunes a artefatos relacionados com movimento aumentam a sua aplicabilidade na prática clínica de rotina.

Desde o início da MR clínica, melhorias constantes de *hardware*, incluindo o desempenho do gradiente do campo magnético ou força de campo maior nos aparelhos clínicos, permitiram aquisições progressivamente mais rápidas, que facilitaram aplicações de rotina em crianças. No entanto, e especialmente nos últimos anos, os limites para a melhoria da geração de imagem baseada na codificação espacial gradiente estão desaparecendo em decorrência das limitações fisiológicas, como a estimulação neuromuscular de comutação rápida de gradientes de codificação. Quanto maior a força de campo, apesar de sistemas 3.0 T terem-se tornado agora o padrão para os desenvolvimentos de ponta de cada fabricante, altos níveis de deposição de energia dos trens de pulso de radiofrequência densa podem reduzir as vantagens desses sistemas em populações pediátricas. Uma possível solução para atenuar os problemas de deposição de alta energia, mantendo a vantagem de alto SNR fornecido por sistemas 3.0 T vem do recente desenvolvimento rápido das técnicas de imagem paralelas, originalmente propostas por Sodickson e Pruessmann, cerca de 10 anos atrás.[1,2]

Como se tornou familiar ao leitor, a geração de imagem em paralelo explora informações relacionadas com as sensibilidades espaciais distintas dos elementos de arranjo da bobina; um grande número de bobinas de superfície, cada uma independentemente e simultaneamente gerando imagens em um determinado volume, nega potencialmente a necessidade de etapas de codificação gradiente demoradas.[113] Na prática, a codificação espacial híbrida, baseada no uso combinado da sensibilidade de receptores múltiplos, juntamente com a codificação gradiente, reduz o tempo de exame, exigindo menos passos de codificação fásica, enquanto mantém seus valores máximos. Desde a primeira edição deste livro, os fatores de redução de diversas ordens de magnitude têm sido apresentados usando geração de imagem paralela, dependendo da aplicação.[114]

Essa abordagem leva a uma redução no tempo de imagens, do SNR, e do *field new*, FOV enquanto preserva a resolução espacial. [1] Redução do FOV normalmente leva a uma imagem com artefatos de *aliasing* forte; no entanto usando mapas de sensibilidade espacial de cada bobina de superfície, esse efeito de aliasing é desfeito e uma imagem com FOV completo é reconstruída (Fig. 46.27).

A implementação bem-sucedida de codificação de sensibilidade para MR global do cérebro pediátrico requer três coisas: (a) bobinas de superfície múltiplas especialmente concebidas operando em uma configuração ordenada em fase, a fim de maximizar o sinal e minimizar a interação construtiva de ruído proveniente dos elementos da bobina; (b) *software* de reconstrução de imagem paralela que opera tanto no domínio da frequência (aquisição simultânea de harmônicos espaciais [SMASH]) precedendo a transformação discreta de Fourier[2] ou no domínio da imagem (codificação sensível [SENSE]), em seguida a transformação tridimensional de Fourier;[1] e (c) incorporando esquemas de codificação de sensibilidade em sequências de MR funcionais e morfológicas. Várias empresas fabricantes de dispositivos de MR agora produzem bobinas ordenadas em fase, destinadas ao cérebro, coluna e pescoço para a geração de imagem paralela e os principais vendedores de aparelhos incorporaram todos um método de imagem paralela ou outra abordagem como em suas últimas plataformas de imagem, estendendo-as até MRSI paralela.[115] Exemplos desse tipo de uso de DTI podem ser encontrados na Figura 46.28.

Finalmente, todos os fabricantes passaram a oferecer recentemente uma versão do método PROPELLER de J. Pipe,[69] que é uma sequência muito boa para reduzir artefatos de movimento nas populações de pacientes difíceis, como crianças não sedadas.[116]

Referências

1. Pruessmann KP, Weiger M, Scheidegger MB *et al*. SENSE: sensitivity encoding for fast MRI. *Magn Reson Med* 1999; **42**: 952–962.
2. Sodickson DK, Manning WJ. Simultaneous acquisition of spatial harmonics (SMASH): fast imaging with radiofrequency coil arrays. *Magn Reson Med* 1997; **38**: 591–603.
3. Pipe JG. Motion correction with PROPELLER MRI: application to head motion and free-breathing cardiac imaging. *Magn Reson Med* 1999; **42**: 963–969.
4. Cecil KM, Degrauw TJ, Salomons GS *et al*. Magnetic resonance spectroscopy in a 9-day-old heterozygous female child with creatine transporter deficiency. *J Comput Assist Tomogr* 2003; **27**: 44–47.
5. Cecil KM, Jones BV. Magnetic resonance spectroscopy of the pediatric brain. *Top Magn Reson Imaging* 2001; **12**: 435–452.
6. Miller BL. A review of chemical issues in ^{1}H NMR spectroscopy: N-acetyll- aspartate, creatine and choline. *NMR Biomed* 1991; **4**: 47–52.
7. Salibi NM, Brown MA. *Clinical MR Spectroscopy: First Principles*. New York: Wiley-Liss, 1998.
8. Kreis R, Ernst T, Ross BD. Development of the human brain: in vivo quantification of metabolite and water content with proton magnetic resonance spectroscopy. *Magn Reson Med* 1993; **30**: 424–437.
9. Pouwels PJ, FrahmJ. Regional metabolite concentrations in human brain as determined by quantitative localized proton MRS. *Magn Reson Med* 1998; **39**: 53–60.
10. Tzika AA, Astrakas LG, Zarifi MK *et al*. Spectroscopic and perfusion magnetic resonance imaging predictors of progression in pediatric brain tumors. *Cancer* 2004; **100**: 1246–1256.
11. Tzika AA, Zarifi MK, Goumnerova L *et al*. Neuroimaging in pediatric brain tumors: Gd-DTPAenhanced, hemodynamic, and diffusion MR imaging compared with MR spectroscopic imaging. *AJNR Am J Neuroradiol* 2002; **23**: 322–333.
12. Waldrop SM, Davis PC, Padgett CA *et al*. Treatment of brain tumors in children is associated with abnormal MR spectroscopic ratios in brain tissue remote from the tumor site. *AJNR Am J Neuroradiol* 1998; **19**: 963–970.
13. Sutton LN, Wehrli SL, Gennarelli L *et al*. High resolution ^{1}H-magnetic resonance spectroscopy of pediatrie posterior fossa tumors in vitro. *J Neurosurg* 1994; **81**: 443–448.
14. Li LM, Cendes F, Bastos AC *et al*. Neuronal metabolic dysfunction in patients with cortical developmental malformations: a proton magnetic resonance spectroscopic imaging study. *Neurology* 1998; **50**: 755–759.
15. Aasly J, Silfvenius H, Aas TC *et al*. Proton magnetic resonance spectroscopy of brain biopsies from patients with intractable epilepsy. *Epilepsy Res* 1999; **35**: 211–217.
16. Rabinov JD, Lee PL, Barker FG *et al*. In vivo 3-T MR spectroscopy in the distinction of recurrent glioma versus radiation effects: initial experience. *Radiology* 2002; **225**: 871–879.

17. McKinstry RC, Miller JH, Snyder AZ et al. A prospective, longitudinal diffusion tensor imaging study of brain injury in newborns. *Neurology* 2002; **59**: 824–833.

18. Pu Y, Li QF, Zeng CM et al. Increased detectability of alpha brain glutamate/glutamine in neonatal hypoxic-ischemic encephalopathy. *AJNR Am J Neuroradiol* 2000; **21**: 203–212.

19. Hanrahan JD, Cox IJ, Azzopardi D et al. Relation between proton magnetic resonance spectroscopy within 18 hours of birth asphyxia and neurodevelopment at 1 year of age. *Dev Med Child Neurol* 1999; **41**: 76–82.

20. Graham GD, Blamire AM, Rothman DL et al. Early temporal variation of cerebral metabolites after human stroke. A proton magnetic resonance spectroscopy study. *Stroke* 1993; **24**: 1891–1896.

21. Hunter JV, Wang ZJ. MR spectroscopy in pediatric neuroradiology. *Magn Reson Imaging Clin N Am* 2001; **9**: 165–889, ix.

22. Trinh BC, Melhem ER, Barker PB. Multi-slice proton MR spectroscopy and diffusion-weighted imaging in methylmalonic acidemia: report of two cases and review of the literature. *AJNR Am J Neuroradiol* 2001; **22**: 831–833.

23. Grodd W, Krageloh-Mann I, Petersen D et al. In vivo assessment of N-acetylaspartate in brain in spongy degeneration (Canavan's disease) by proton spectroscopy. *Lancet* 1990; **336**: 437–438.

24. Novotny EJ, Jr., Avison MJ, Herschkowitz N et al. In vivo measurement of phenylalanine in human brain by proton nuclear magnetic resonance spectroscopy. *Pediatr Res* 1995; **37**: 244–249.

25. Grubb RL, Jr., Raichle ME, Higgins CS et al. Measurement of regional cerebral blood volume by emission tomography. *Ann Neurol* 1978; **4**: 322–328.

26. Meier P, Zierler KL. On the theory of the indicatordilution method for measurement of blood flow and volume. *J Appl Physiol* 1954; **6**: 731–744.

27. Zierler KL. Equations for measuring blood flow by external monitoring of radioisotopes. *Circ Res* 1965; **16**: 309–321.

28. Axel L. Cerebral blood flow determination by rapid-sequence computed tomography: theoretical analysis. *Radiology* 1980; **137**: 679–686.

29. Osborne D, Jaszczak R, Coleman RE et al. Single photon emission computed tomography in the canine lung. *J Comput Assist Tomogr* 1981; **5**: 684–689.

30. Go KG, Lammertsma AA, Paans AM et al. Extraction of water labeled with oxygen 15 during single-capillary transit. Influence of blood pressure, osmolarity, and blood–brain barrier damage. *Arch Neurol* 1981; **38**: 581–584.

31. Raichle ME, Martin WR, Herscovitch P et al. Brain blood flow measured with intravenous H2(15)O. II. Implementation and validation. *J Nucl Med* 1983; **24**: 790–798.

32. Rhodes CG, Lenzi GL, Frackowiak RS et al. Measurement of CBF and CMRO2 using the continuous inhalation of $C^{15}O_2$ and ^{15}O. Experimental validation using CO_2 reactivity in the anaesthetised dog. *J Neurol Sci* 1981; **50**: 381–389.

33. Villringer A, Rosen BR, Belliveau JW et al. Dynamic imaging with lanthanide chelates in normal brain: contrast due to magnetic susceptibility effects. *Magn Reson Med* 1988; **6**: 164–174.

34. Williams DS, Detre JA, Leigh JS et al. Magnetic resonance imaging of perfusion using spin inversion of arterial water. *Proc Natl Acad Sci USA* 1992; **89**: 212–216.

35. Zhang W, Williams DS, Koretsky AP. Measurement of rat brain perfusion by NMR using spin labeling of arterial water: in vivo determination of the degree of spin labeling. *Magn Reson Med* 1993; **29**: 416–421.

36. Belliveau JW, Cohen MS, Weisskoff RM et al. Functional studies of the human brain using highspeed magnetic resonance imaging. *J Neuroimaging* 1991; **1**: 36–41.

37. Wong JC, Provenzale JM, Petrella JR. Perfusion MR imaging of brain neoplasms. *AJR Am J Roentgenol* 2000; **174**: 1147–1157.

38. Østergaard L, Sorensen AG, Kwong KK et al. High resolution measurement of cerebral blood flow using intravascular tracer bolus passages. Part II: experimental comparison and preliminary results. *Magn Reson Med* 1996; **36**: 726–736.

39. Vonken EP, van Osch MJ, Bakker CJ et al. Simultaneous quantitative cerebral perfusion and Gd-DTPA extravasation measurement with dual-echo dynamic susceptibility contrast MRI. *Magn Reson Med* 2000; **43**: 820–827.

40. Alsop DC, Detre JA. Reduced transit-time sensitivity in noninvasive magnetic resonance imaging of human cerebral blood flow. *J Cereb Blood Flow Metab* 1996; **16**: 1236–1249.

41. Detre JA, Zhang W, Roberts DA et al. Tissue specific perfusion imaging using arterial spin labeling. *NMR Biomed* 1994; **7**: 75–82.

42. Edelman RR, Siewert B, Darby DG et al. Qualitative mapping of cerebral blood flow and functional localization with echo-planar MR imaging and signal targeting with alternating radio frequency. *Radiology* 1994; **192**: 513–520.

43. Golay X, Stuber M, Pruessmann KP et al. Transfer insensitive labeling technique (TILT): application to multislice functional perfusion imaging. *J Magn Reson Imaging* 1999; **9**: 454–461.

44. Wong EC, Buxton RB, Frank LR. Implementation of quantitative perfusion imaging techniques for functional brain mapping using pulsed arterial spin labeling. *NMR Biomed* 1997; **10**: 237–249.

45. Alsop DC, Detre JA. Multisection cerebral blood flow MR imaging with continuous arterial spin labeling. *Radiology* 1998; **208**: 410–416.

46. Kim SG. Quantification of relative cerebral blood flow change by flow-sensitive alternating inversion recovery (FAIR) technique: application to functional mapping. *Magn Reson Med* 1995; **34**: 293–301.

47. Kwong KK, Chesler DA, Weisskoff RM et al. MR perfusion studies with T_1-weighted echo planar imaging. *Magn Reson Med* 1995; **34**: 878–887.

48. Barbier EL, Lamalle L, Decorps M. Methodology of brain perfusion imaging. *J Magn Reson Imaging* 2001; **13**: 496–520.

49. Golay X, Hendrikse J, Lim TC. Perfusion imaging using arterial spin labeling. *Top Magn Reson Imaging* 2004; **15**: 10–27.

50. Jahng GH, Zhu XP, Matson GB et al. Improved perfusion-weighted MRI by a novel double inversion with proximal labeling of both tagged and control acquisitions. Magn Reson Med 2003; **49**: 307–314.

51. Ball WS, Jr., Holland SK. Perfusion imaging in the pediatric patient. Magn Reson Imaging Clin N Am 2001; **9**: 207–230, ix.

52. Biagi L, Abbruzzese A, Bianchi MC et al. Age dependence of cerebral perfusion assessed by magnetic resonance continuous arterial spin labeling. J Magn Reson Imaging 2007; **25**: 696–702.

53. Wang Z, Fernandez-Seara M, Alsop DC et al. Assessment of functional development in normal infant brain using arterial spin labeled perfusion MRI. Neuroimage 2008; **39**: 973–978.

54. Oguz KK, Golay X, Pizzini FB et al. Sickle cell disease: continuous arterial spin-labeling perfusion MR imaging in children. Radiology 2003; **227**: 567–574.

55. Shellhaas RA, Smith SE, O'Tool E, Licht DJ, Ichord RN. Mimics of childhood stroke; characteristics of a prospective cohort. Pediatrics 2006; **118**: 704–709.

56. Kirkham FJ, Calamante F, Bynevelt M et al. Perfusion magnetic resonance abnormalities in patients with sickle cell disease. Ann Neurol 2001; **49**: 477–485.

57. Cha S, Knopp EA, Johnson G et al. Intracranial mass lesions: dynamic contrast-enhanced susceptibility-weighted echo-planar perfusion MR imaging. Radiology 2002; **223**: 11–29.

58. Young R, Babb J, Law M et al. Comparison of region-of-interest analysis with three different histogram analysis methods in the determination of perfusion metrics in patients with brain gliomas. J Magn Reson Imaging 2007; **26**: 1053–1063.

59. Law M, Young RJ, Babb JS et al. Gliomas: predicting time to progression or survival with cerebral blood volume measurements at dynamic susceptibility-weighted contrast-enhanced perfusion MR imaging. Radiology 2008; **247**: 490–498.

60. Naidu S, Kaufmann WE, Abrams MT et al. Neuroimaging studies in Rett syndrome. Brain Dev 2001; **23**(Suppl 1): S62–S71.

61. Le BD, Breton E, Lallemand D et al. MR imaging of intravoxel incoherent motions: application to diffusion and perfusion in neurologic disorders. Radiology 1986; **161**: 401–407.

62. Melhem ER, Mori S, Mukundan G et al. Diffusion tensor MR imaging of the brain and white matter tractography. Am J Roentgenol 2002; **178**: 3–16.

63. Moseley ME, Cohen Y, Kucharczyk J et al. Diffusion-weighted MR imaging of anisotropic water diffusion in cat central nervous system. Radiology 1990; **176**: 439–445.

64. Chenevert TL, Brunberg JA, Pipe JG. Anisotropic diffusion in human white matter: demonstration with MR techniques in vivo. Radiology 1990; **177**: 401–405.

65. Doran M, Hajnal JV, van Bruggen N et al. Normal and abnormal white matter tracts shown by MR imaging using directional diffusion weighted sequences. J Comput Assist Tomogr 1990; **14**: 865–873.

66. Basser PJ, Mattiello J, LeBihan D. Estimation of the effective self-diffusion tensor from the NMR spin echo. J Magn Reson B 1994; **103**: 247–254.

67. Basser PJ, Mattiello J, LeBihan D. MR diffusion tensor spectroscopy and imaging. Biophys J 1994; **66**: 259–267.

68. Jaermann T, Crelier G, Pruessmann KP et al. SENSE DTI at 3 T. Magn Reson Med 2004; **51**: 230–236.

69. Pipe JG, Farthing VG, Forbes KP. Multishot diffusion-weighted FSE using PROPELLER MRI. Magn Reson Med 2002; **47**: 42–52.

70. Mori S, Frederiksen K, van Zijl PC et al. Brain white matter anatomy of tumor patients evaluated with diffusion tensor imaging. Ann Neurol 2002; **51**: 377–380.

71. Stieltjes B, Kaufmann WE, van Zijl PC et al. Diffusion tensor imaging and axonal tracking in the human brainstem. Neuroimage 2001; **14**: 723–735.

72. Conturo TE, Lori NF, Cull TS et al. Tracking neuronal fiber pathways in the living human brain. Proc Natl Acad Sci USA 1999; **96**: 10422–10427.

73. Mukherjee P, Miller JH, Shimony JS et al. Normal brain maturation during childhood: developmental trends characterized with diffusion-tensor MR imaging. Radiology 2001; **221**: 349–358.

74. Mukherjee P, Miller JH, Shimony JS et al. Diffusion tensor MR imaging of gray and white matter development during normal human brain maturation. AJNR Am J Neuroradiol 2002; **23**: 1445–1456.

75. Qiu D, Tan LH, Zhou K et al. Diffusion tensor imaging of normal white matter maturation from late childhood to young adulthood: voxel-wise evaluation of mean diffusivity, fractional anisotropy, radial and axial diffusivities, and correlation with reading development. Neuroimage 2008; **41**: 223–232.

76. Lebel C, Walker L, Leemans A et al. Microstructural maturation of the human brain from childhood to adulthood. Neuroimage 2008; **40**: 1044–1055.

77. Giorgio A, Watkins KE, Douaud G et al. Changes in white matter microstructure during adolescence. Neuroimage 2008; **39**: 52–61.

78. Bonekamp D, Nagae LM, Degaonkar M et al. Diffusion tensor imaging in children and adolescents: reproducibility, hemispheric, and age-related differences. Neuroimage 2007; **34**: 733–742.

79. Hüppi PS, Maier SE, Peled S et al. Microstructural development of human newborn cerebral white matter assessed in vivo by diffusion tensor magnetic resonance imaging. Pediatr Res 1998; **44**: 584–590.

80. Miller SP, Vigneron DB, Henry RG et al. Serial quantitative diffusion tensor MRI of the premature brain: development in newborns with and without injury. J Magn Reson Imaging 2002; **16**: 621–632.

81. Hüppi PS, Murphy B, Maier SE et al. Microstructural brain development after perinatal cerebral white matter injury assessed by diffusion tensor magnetic resonance imaging. Pediatrics 2001; **107**: 455–460.

82. Anjari M, Srinivasan L, Allsop JM et al. Diffusion tensor imaging with tractbased spatial statistics reveals local white

matter abnormalities in preterm infants. *Neuroimage* 2007; **35**: 1021–1027.

83. Arzoumanian Y, Mirmiran M, Barnes PD et al. Diffusion tensor brain imaging findings at term-equivalent age may predict neurologic abnormalities in low birth weight preterm infants. *AJNR Am J Neuroradiol* 2003; **24**: 1646–1653.

84. Drobyshevsky A, Bregman J, Storey P et al. Serial diffusion tensor imaging detects white matter changes that correlate with motor outcome in premature infants. *Dev Neurosci* 2007; **29**: 289–301.

85. Rose J, Mirmiran M, Butler EE et al. Neonatal microstructural development of the internal capsule on diffusion tensor imaging correlates with severity of gait and motor deficits. *Dev Med Child Neurol* 2007; **49**: 745–750.

86. Vangberg TR, Skranes J, Dale AM et al. Changes in white matter diffusion anisotropy in adolescents born prematurely. *Neuroimage* 2006; **32**: 1538–1548.

87. Nagy Z, Westerberg H, Skare S et al. Preterm children have disturbances of white matter at 11 years of age as shown by diffusion tensor imaging. *Pediatr Res* 2003; **54**: 672–679.

88. Constable RT, Ment LR, Vohr BR et al. Prematurely born children demonstrate white matter microstructural differences at 12 years of age, relative to term control subjects: an investigation of group and gender effects. *Pediatrics* 2008; **121**: 306–316.

89. Bassi L, Ricci D, Volzone A et al. Probabilistic diffusion tractography of the optic radiations and visual function in preterm infants at term equivalent age. *Brain* 2008; **131**: 573–582.

90. Skranes J, Vangberg TR, Kulseng S et al. Clinical findings and white matter abnormalities seen on diffusion tensor imaging in adolescents with very low birth weight. *Brain* 2007; **130**: 654–666.

91. Yung A, Poon G, Qiu DQ et al. White matter volume and anisotropy in preterm children: a pilot study of neurocognitive correlates. *Pediatr Res* 2007; **61**: 732–736.

92. Melhem ER. Time-course of apparent diffusion coefficient in neonatal brain injury: the first piece of the puzzle. *Neurology* 2002; **59**: 798–799.

93. Barkovich AJ, Miller SP, Bartha A et al. MR imaging, MR spectroscopy, and diffusion tensor imaging of sequential studies in neonates with encephalopathy. *AJNR Am J Neuroradiol* 2006; **27**: 533–547.

94. Ward P, Counsell S, Allsop J et al. Reduced fractional anisotropy on diffusion tensor magnetic resonance imaging after hypoxic-ischemic encephalopathy. *Pediatrics* 2006; **117**: e619–e630.

95. van Pul C, Buijs J, Janssen MJ et al. Selecting the best index for following the temporal evolution of apparent diffusion coefficient and diffusion anisotropy after hypoxicischemic white matter injury in neonates. *AJNR Am J Neuroradiol* 2005; **26**: 469–481.

96. Bernstein R, Albers GW. Potential utility of diffusionweighted imaging in venous infarction. *Arch Neurol* 2001; **58**: 1538–1539.

97. Nagae LM, Hoon AH, Jr., Stashinko E et al. Diffusion tensor imaging in children with periventricular leukomalacia: variability of injuries to white matter tracts. *AJNR Am J Neuroradiol* 2007; **28**: 1213–1222.

98. Le BD, Douek P, Argyropoulou M et al. Diffusion and perfusion magnetic resonance imaging in brain tumors. *Top Magn Reson Imaging* 1993; **5**: 25–31.

99. Tsuruda JS, Chew WM, Moseley ME et al. Diffusionweighted MR imaging of the brain: value of differentiating between extraaxial cysts and epidermoid tumors. *AJNR Am J Neuroradiol* 1990; **11**: 925–931.

100. Guo AC, Cummings TJ, Dash RC et al. Lymphomas and high-grade astrocytomas: comparison of water diffusibility and histologic characteristics. *Radiology* 2002; **224**: 177–183.

101. Desprechins B, Stadnik T, Koerts G et al. Use of diffusion-weighted MR imaging in differential diagnosis between intracerebral necrotic tumors and cerebral abscesses. *AJNR Am J Neuroradiol* 1999; **20**: 1252–1257.

102. Albayram S, Melhem ER, Mori S et al. Holoprosencephaly in children: diffusion tensor MR imaging of white matter tracts of the brainstem: initial experience. *Radiology* 2002; **223**: 645–651.

103. Lee SK, Kim DI, Kim J et al. Diffusion-tensor MR imaging and fiber tractography: a new method of describing aberrant fiber connections in developmental CNS anomalies. *Radiographics* 2005; **25**: 53–65.

104. Rollins N. Semilobar holoprosencephaly seen with diffusion tensor imaging and fiber tracking. *AJNR Am J Neuroradiol* 2005; **26**: 2148–2152.

105. Rollins N, Reyes T, Chia J. Diffusion tensor imaging in lissencephaly. *AJNR Am J Neuroradiol* 2005; **26**: 1583–1586.

106. Lee SK, Mori S, KimDJ et al. Diffusion tensor MR imaging visualizes the altered hemispheric fiber connection in callosal dysgenesis. *AJNR Am J Neuroradiol* 2004; **25**: 25–28.

107. Ito R, Melhem ER, Mori S et al. Diffusion tensor brain MR imaging in X-linked cerebral adrenoleukodystrophy. *Neurology* 2001; **56**: 544–547.

108. Eichler FS, Barker PB, Cox C et al. Proton MR spectroscopic imaging predicts lesion progression on MRI in X-linked adrenoleukodystrophy. *Neurology* 2002; **58**: 901–907.

109. Guo AC, Petrella JR, Kurtzberg J et al. Evaluation of white matter anisotropy in Krabbe disease with diffusion tensor MR imaging: initial experience. *Radiology* 2001; **218**: 809–815.

110. Khong PL, Leung LHT, Chan GCF et al. White matter anisotropy in childhood medulloblastoma survivors: association with neurotoxicity risk factors. *Radiology* 2005; **236**: 647–652.

111. Khong PL, Leung LHT, Fung ASM et al. White matter anisotropy in posttreatment childhood cancer survivors: preliminary evidence of association with neurocognitive function. *J Clin Oncol* 2006; **24**: 884–890.

112. Aukema EJ, Caan MW, Oudhuis N et al. White matter fractional anisotropy correlates with speed of processing and motor speed in young childhood cancer survivors. *Int J Radiation Oncol Biol Phys* 2009; **74**: 837–843.

113. Hutchinson M, Raff U. Fast MRI data acquisition using multiple detectors. *Magn Reson Med* 1988; **6**: 87–91.

114. Mistretta CA, Wieben O, Velikina J et al. Highly constrained backprojection for time-resolved MRI. *Magn Reson Med* 2006; **55**: 30–40.
115. Dydak U, Weiger M, Pruessmann KP et al. Sensitivity-encoded spectroscopic imaging. *Magn Reson Med* 2001; **46**: 713–722.
116. Forbes KP, Pipe JG, Karis JP et al. Brain imaging in the unsedated pediatric patient: comparison of periodically rotated overlapping parallel lines with enhanced reconstruction and singleshot fast spin-echo sequences. *AJNR Am J Neuroradiol* 2003; **24**: 794–798.

Capítulo 47

Imagens fisiológicas do desenvolvimento normal e retardo de desenvolvimento pela MRI

A. James Barkovich ▪ Pratik Mukherjee ▪ Daniel B. Vigneron

Introdução

As imagens são um instrumento crucial na avaliação de recém-nascidos e bebês com anormalidades neurológicas: o recém-nascido encefalopático, a criança epiléptica e o bebê com retardo de desenvolvimento.[1-5] A ultrassonografia transfontanela era o instrumento não invasivo de obtenção de imagens, usado para avaliar o recém-nascido, e foi extremamente bem-sucedida, proporcionando uma nova janela para a avaliação dos processos patológicos nos recém-nascidos pré-termo e a termo. O ultrassom foi valioso na determinação de hemorragia intracraniana em recém-nascidos prematuros,[6] porém teve menos êxito na determinação de lesão parenquimatosa não hemorrágica tanto nos bebês a termo como nos bebês pré-termo,[3,7-9] e de pouco uso após o fechamento das fontanelas. Portanto, a tomografia computadorizada (CT) e a ressonância nuclear magnética (MRI) têm sido investigadas como instrumentos de obtenção de imagens de doença neurológica em bebês. Há algum sucesso com a MRI nesse sentido,[8,10-13] e ela demonstrou ser claramente superior à sonografia e à CT na determinação do retardo de desenvolvimento causado por distúrbios estruturais e metabólicos.[14,15] Muitas crianças com distúrbios neurodesenvolvimentares, contudo, apresentam imagens anatômicas normais. A capacidade para determinar os parâmetros fisiológicos e bioquímicos com o uso de ressonância nuclear magnética, em particular a aquisição de imagens com tensor de difusão (DTI) e com espectroscopia (MRS) de prótons, ampliou consideravelmente o uso potencial da ressonância magnética na avaliação de recém-nascidos e bebês com comprometimento neurológico. Este capítulo discute os processos normais de desenvolvimento do cérebro, avaliados por essas novas técnicas, e, em seguida, discute a aplicação inicial dessas técnicas na avaliação de recém-nascidos com comprometimentos neurológico e de desenvolvimento.

Aspectos técnicos da MRI do recém-nascido/bebê

Transporte, sedação e aspectos técnicos

Obviamente, nenhuma técnica é útil se o paciente não puder ser transportado para a suíte de MR para obtenção de imagens com segurança e alta qualidade. O transporte e a sedação de recém-nascidos para MR são críticos na obtenção de imagens de alta qualidade e com segurança, mas isto está além do âmbito deste capítulo. Isso é discutido em todos os principais livros-textos pediátricos sobre imagens e os leitores devem estar completamente familiarizados com as técnicas de sedação e monitorização durante a rotina de RM neonatal e infantil, antes de usar as técnicas discutidas neste capítulo. Embora a MR possa, algumas vezes, ser realizada em bebês prematuros sem sedação, é quase impossível obter dados por imagens de alta qualidade em recém-nascidos a termo e bebês sem sedação.

Outra dificuldade nas imagens de recém-nascidos, particularmente os prematuros, é obter uma adequada relação sinal:ruído (SNR). Os recém-nascidos têm cabeças muito pequenas; portanto, é crítico obter secções finas de imagens e pequenos *voxels* de espectroscopia. Os cérebros não mielinizados dos recém-nascidos, contudo, têm elevada concentração de água, resultando em uma resolução de contraste muito pobre e em um sinal relativamente pequeno. As bobinas de crânio disponíveis comercialmente são fabricadas para cabeças de adultos e, em vista da grande diferença de tamanho e de concentração de água, não são ideais para aquisição de imagens de cabeças de recém-nascidos. Portanto, recomenda-se que, se possível, as bobinas de crânio pediátricas, que se encontram comercialmente disponíveis por meio de muitos fabricantes, sejam usadas. As bobinas específicas podem aumentar a SNR em 200-300%, resultando em melhora acentuada no tamanho do voxel (menor), sinal para ruído (mais alto), tempo de aquisição da imagem (menor) ou todos esses.

Espectroscopia por ressonância magnética

O uso de MRS oferece um método não invasivo de detecção de um número de metabólitos celulares importantes e se tornou uma pesquisa valiosa e uma ferramenta clínica para monitorizar o metabolismo normal e anormal no cérebro pediátrico.[16-20] Tanto a MRS ^{31}P como a de prótons são aplicadas em estudos pediátricos, sendo a maioria deles sobre MRS de prótons em decorrência de sua maior sensibilidade inerente. Estudos sobre MRS com fósforo podem monitorizar os principais metabólitos, adenosina trifosfato (ATP), fosfocreatina e fosfato inorgânico no cérebro pediátrico e detectar alterações bioenergéticas significativas após lesão cerebral hipóxico-isquêmica.[21-23] Embora seja de grande interesse biológico, a aplicabilidade clínica da MRS com fósforo é severamente limitada em decorrência de sua baixa sensibilidade inerente além de limitada disponibilidade em *scanners* clínicos de MR.

A MRS de prótons pode ser realizada rotineiramente na maioria dos *scanners* clínicos e é usada em uma ampla gama de aplicações; [16-20,24] as técnicas são discutidas no Capítulo 1.

Aquisição de imagens com tensor de difusão

As imagens com tensor de difusão são uma elaboração das imagens ponderadas em difusão (DWI) que permitem a caracterização quantitativa da distribuição espacial tridimensional da difusão da água em cada *voxel* de MR, cujos aspectos teóricos e técnicos são discutidos nos Capítulos 4 e 5.

Imagens fisiológicas de maturação cerebral normal

MRS de prótons

Os espectros de ressonância magnética neonatal são surpreendentemente diferentes daqueles do cérebro adulto. A ressonância com N-acetil aspartato (NAA) é bem menor do que a ressonância para compostos que contêm colina (Cho) no cérebro do recém-nascido, já é tipicamente o dobro do Cho no cérebro adulto. As concentrações e proporções dos metabólitos nos bebês se alteram de forma não linear com a idade, e a maioria das alterações rápidas ocorre entre prematuros e recém-nascidos a termo.[25-28] Estudos sobre MRS de *voxel* único (p. ex., córtex occipital, substância branca [WM] parieto-occipital e dos tálamos) com tamanhos de voxel tipicamente de 8 cm^3.[25-28] Adquirindo-se espectros sem supressão de água e com mensuração dos tempos de relaxamento para cada ressonância, pode ser calculada a quantificação absoluta de cada metabólito relativa à água, produzindo estimativas de concentração.[26,27] Esses estudos mostraram que a concentração de Co era significativamente maior, por meio de um fator de dois comparado aos valores adultos. Esses estudos mostraram que as concentrações do NAA era significativamente inferior em recém-nascidos do que em bebês mais velhos e aumentavam rapidamente entre 30 e 40 semanas de idade gestacional. Um estudo quantitativo sobre MRS demonstrou que, embora alguns compostos (como NAA) fossem significativamente inferiores e alguns (como Cho) fossem maiores em prematuros (32 semanas de idade gestacional) do que nos bebês a termo, o conteúdo de metabólito cerebral total não era significativamente diferente (vide Capítulo 52).[27]

Esses estudos sobre MRS de *voxel* único produziram dados quantitativos importantes, mas se limitaram à avaliação da variação anatômica em níveis de metabólitos. Isso foi consequência tanto da cobertura espacial limitada de dois ou três *voxels* como da resolução espacial grosseira de 5-8 cm^3. Para lidar com isso, aplicou-se a aquisição de imagens MRS tridimensionais (MRSI) para detectar a distribuição espacial dos compostos detectáveis em MRS nos bebês prematuros e a termo.[29] Os objetivos eram testar a viabilidade de se obter tais imagens em recém-nascidos, para avaliar as variações espaciais dos níveis de metabólitos, e para determinar as diferenças dependentes da idade nos dados de MRSI. O número de *voxels* espectrais (cada qual com cerca de 1 cm^3) obtido em cada exame variou de 68 a 130 em bebês prematuros e de 73 a 204 nos bebês a termo. Esse estudo demonstrou a viabilidade de se detectar as distribuições tridimensionais de ressonâncias com Cho, creatina (Cr) e NAA no cérebro do recém-nascido bem como diferenças espectrais significativas ($P = 0,05$) foram detectadas entre as localizações anatômicas e entre os grupos de prematuros e a termo. Em prematuros (idade gestacional de 30-34 semanas), regiões que amadurecem mais cedo, como o tálamo, mostraram os níveis mais altos de NAA, enquanto a WM frontal de maturação mais tardia mostrou aumento maior de NAA em bebês prematuros e a termo, compatível com a rápida maturação durante esse período (Fig. 47.2). Esse estudo mostrou que a MRSI pode detectar a "maturação metabólica" nos níveis de metabólitos celulares e, portanto, pode ser um importante instrumento na avaliação tanto de desenvolvimento normal como anormal do cérebro pediátrico. As diferenças significativas na distribuição dos metabólitos e proporções de área de pico em bebês prematuros e a termo (Fig. 47.2) mostram que os metabólitos variam tanto com a topologia quanto com a maturação do cérebro.[29] Esse estudo também indica a necessidade de determinar os valores normativos topológicos e compatíveis com a idade, antes de se tentar avaliar anormalidades metabólicas em recém-nascidos por meio de MRS.

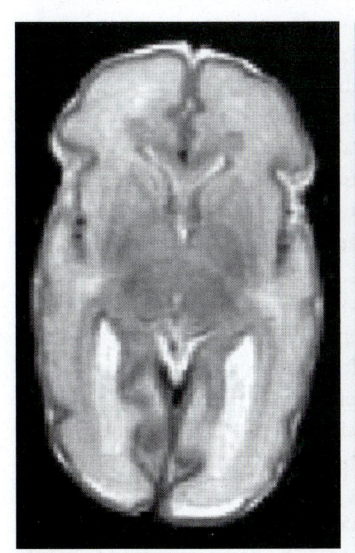

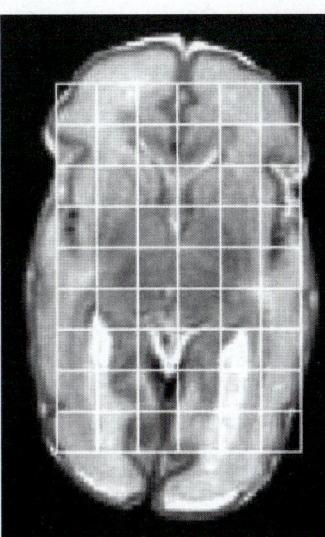

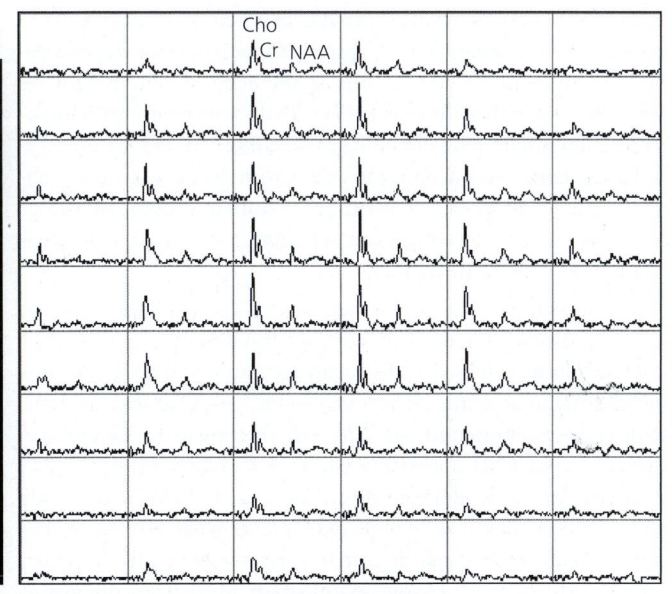

Fig. 47.1 Imagens e série espectral do cérebro de um recém-nascido prematuro com 30 semanas pós-concepção com resultado normal. Note a acentuada variação nos níveis de metabólitos com a localização no cérebro. Os dados de MRSI tridimensional foram adquiridos em 17 minutos com resolução espacial de 1 cm^3. (Reimpressa de Vigneron *et al.*, 2001).[29]

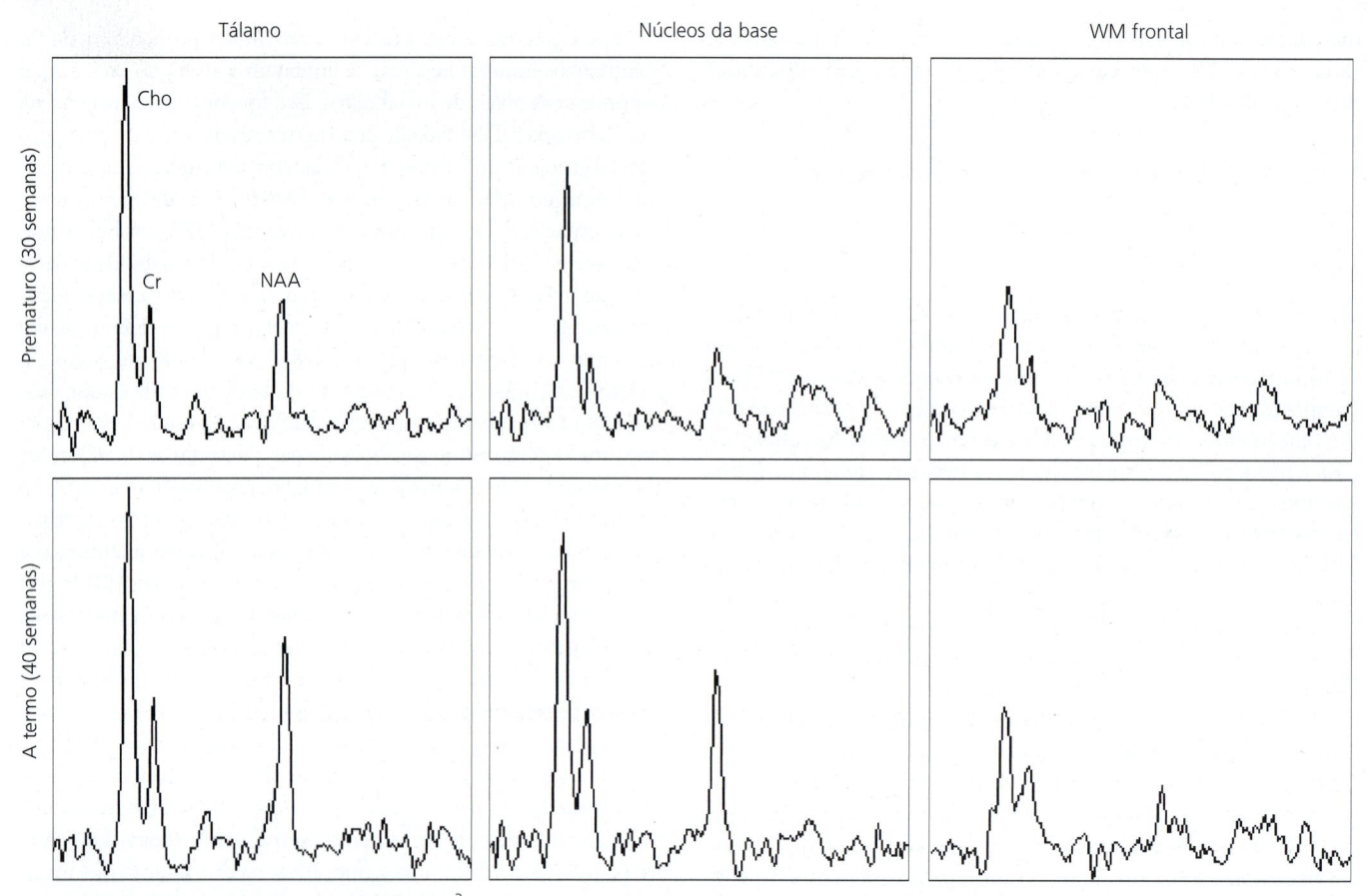

Fig. 47.2 Espectros representativos de *voxels* de 1 cm³ de três regiões no cérebro de um prematuro (idade pós-gestacional de 30 semanas) e de um recém-nascido termo (idade pós-gestacional de 40 semanas). Note níveis relativamente elevados de *N*-acetil de asparto no tálamo e especialmente nos núcleos da base do bebê a termo. Note ainda um padrão de metabólito semelhante na substância branca frontal entre o recém-nascido prematuro e a termo, compatível com maturação posterior dessa região. Cho, colina; Cr, creatina. (Reimpressa de Vigneron *et al.*, 2001.)[29]

Imagens com tensor de difusão

As imagens por ressonância nuclear magnética se tornaram um importante instrumento clínico para a avaliação da maturação cerebral em crianças. Acredita-se que as alterações de intensidade de sinal em imagens ponderadas em T_1 e T_2 durante o desenvolvimento cerebral resultem de diminuições do conteúdo de água no cérebro e aumentos na concentração de macromoléculas, como a mielina.[11] Esses processos de maturação também causam alterações na difusão da água cerebral, as quais podem ser analisadas quantitativamente por MRI de difusão.

Um estudo inicial sobre a maturação do cérebro humano com DWI, mensurado em duas direções, relatou diminuição do coeficiente de difusão cerebral (ADC) aparente e aumento de anisotropia de SB durante os primeiros 6 meses de vida.[30] O desenvolvimento de anisotropia em tratos da WM precede o início da mielinização detectado por MRI ponderada em T_1 e T_2 e por histologia.[31] Essa fase inicial de elevação da anisotropia de WM é conhecida como "pré-mielinização" e pode refletir fatores não estruturais, como a atividade do canal de íons no desenvolvimento do axolema.[32] Morris *et al.*,[33] que examinaram 30 crianças com idades de 1 dia a 17 anos usando DWI adquirida em três direções ortogonais, detectaram diminuição de ADC cerebral e aumento de aniso-

tropia de WM durante os 3 primeiros anos de vida. Esses estudos prévios com DWI foram limitados por números relativamente pequenos de sujeitos e pelo pequeno número de direções de codificação da difusão. As mensurações de anisotropia nesses estudos subestimaram a verdadeira anisotropia de difusão, uma vez que a maior parte das informações sobre anisotropia situam-se em elementos não diagonais (*off-diagonal*) do tensor de difusão, aos quais a codificação da difusão ortogonal em três ou menos direções não é sensível.[34] Além disso, é necessária a computação do tensor de difusão total, que requer, pelo menos, seis direções de codificação de difusão, para gerar medidas rotacionalmente invariáveis de anisotropia.

Mais recentemente, estudos sobre imagens com tensor de difusão (DTI) de recém-nascidos prematuros,[35,36] durante a 1ª década de vida,[37-39] assim como de crianças mais velhas e adolescentes[40,41] confirmaram que o coeficiente de difusão (ADC) diminui com a idade tanto na substância cinzenta (GM) como na WM (Fig. 47.3), e que a anisotropia rotacionalmente invariável aumenta com a idade, em especial na WM (Figs. 47.4 e 47.5). Em recém-nascidos prematuros e a termo, o ADC é maior na WM do que na GM.[35,36] Essa diferença entre WM e GM no ADC desaparece gradualmente durante o primeiro ano de vida, e o ADC permanece relativamente uniforme ao longo do parênquima cerebral na vida adulta.[37] De-

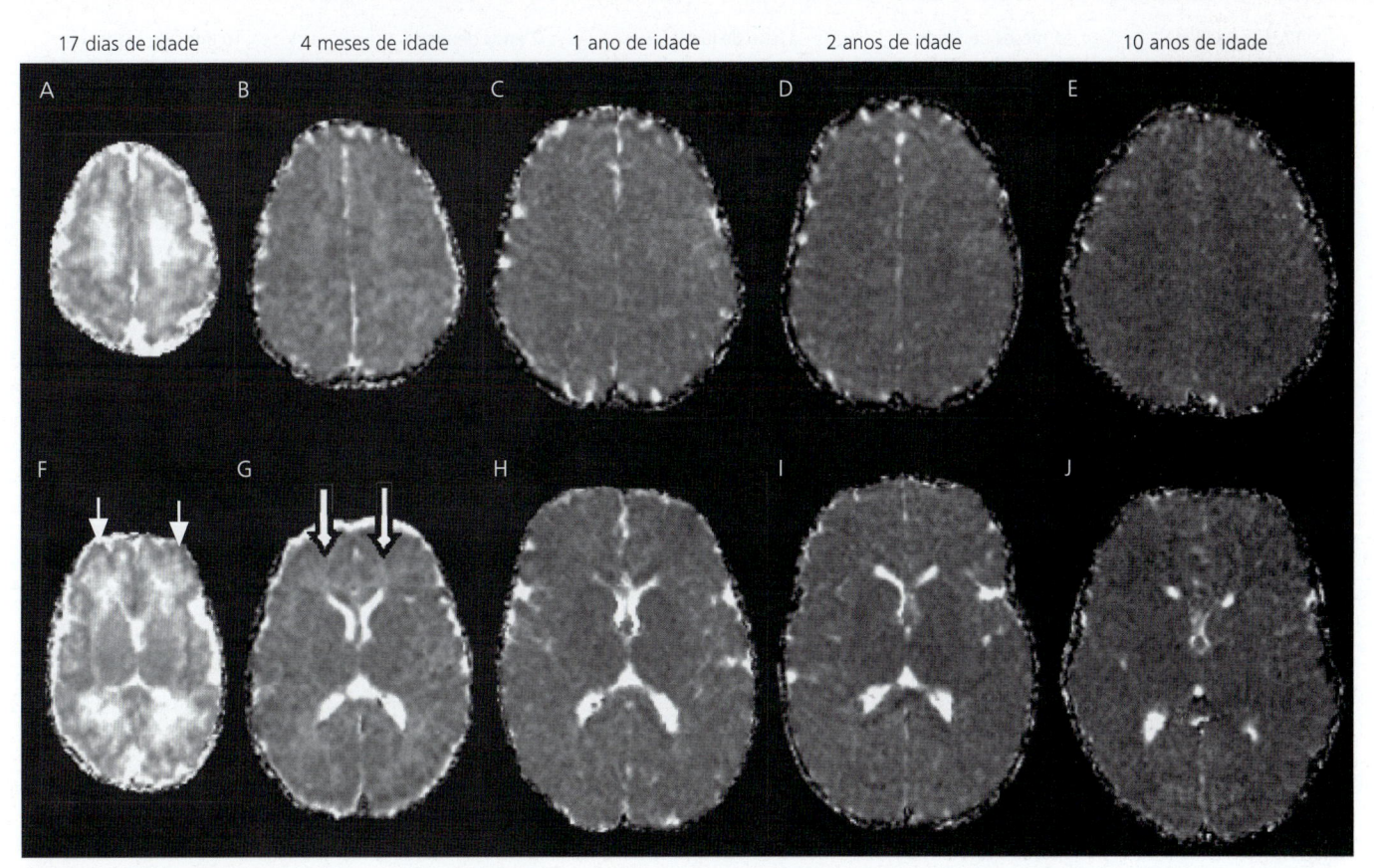

Fig. 47.3 A diminuição do ADC durante a 1ª década de vida, ilustrada em cinco crianças com secções transversais ao nível da coroa radiada acima dos corpos dos ventrículos laterais (A-E) e ao nível dos núcleos da base (F-J). Todas as imagens são exibidas na mesma escala, e com idêntica janela e ajustes de nível para permitir a comparação direta de tamanho e intensidade de imagem entre os sujeitos. O ADC foi computado a partir de uma sequência com tensor de difusão *single shot* ecoplanar. O aumento do ADC denota maior magnitude espacialmente invariável de difusão de água. Os maiores valores de ADC da substância branca relativos à substância cinzenta (F; setas) são surpreendentes no recém-nascido de 17 dias, mas essa diferenciação da substância cinzenta-banca é muito menos evidente no sujeito de 4 meses (G, setas abertas) e não é evidente nos sujeitos com idades de 1 ano e acima. (Essas imagens foram reproduzidas com permissão de Mukherjee *et al.*, 2001).[37]

ve-se notar que todos esses estudos sobre DWI e DTI de desenvolvimento cerebral foram realizados em valores b de 1.000 s/mm² ou menos, e que os parâmetros de difusão podem-se alterar com valores b que excedam muito 1.000 s/mm².[43]

Um estudo sobre DTI com 153 crianças, com idades de 1 dia a 12 anos, demonstrou que as alterações no ADC e a anisotropia se estende bem além dos 3 primeiros anos de vida, até em regiões que amadurecem rapidamente, como os núcleos profundos da GM e os tratos centrais de WM da cápsula interna e corpo caloso.[37] Alterações dependentes da idade do ADC nessas regiões centrais de GM e WM mostram um período de tempo bioexponencial, que consiste em um componente inicial rápido e grande, durante os 2 primeiros anos de vida e, em seguida, em um componente predominante menor e mais lento. O período de tempo de maturação do ADC é estreitamente paralelo às alterações no conteúdo hídrico do cérebro com a idade, embora a queda de 46% do ADC entre o nascimento a termo e a vida adulta[37] seja uma diminuição muito maior que 12% no conteúdo hídrico do cérebro durante esse intervalo.[44] Portanto, a redução do ADC dependente da idade reflete mais do que apenas a perda de água. Outros fatores de desenvolvimento que podem influenciar o ADC incluem o aumento da ligação da água às macromoléculas, como a mielina, reduzindo o conteúdo de água livre e a formação de novas barreiras estruturais à difusão de água, como neurite em brotamento que formam sinapses na GM e mielinização progressiva na WM.

Mukherjee *et al.*[37] demonstraram que o aumento da anisotropia nos tratos centrais de SB também seguiu o mesmo tempo de evolução bioexponencial, como a da diminuição do ADC (Fig. 47.5). Esse período de tempo está em paralelo com o do conteúdo de colesterol no cérebro,[44] um marcador natural da mielinização. Entretanto, a correlação não equivale necessariamente à causalidade, e os processos biofísicos responsáveis pelo aumento do desenvolvimento na anisotropia da WM ainda não estão claramente estabelecidos. A comparação com crianças mais velhas, na faixa etária de 10 anos, com adultos demonstrou que a anisotropia da WM do lobo frontal continua a aumentar após a primeira década da vida.[40] Um estudo sobre DTI com 66 crianças até os 6 anos de idade demonstrou evidência de maturação mais lenta da WM, comparada aos tratos centrais de WM.[39] Nenhuma análise quantitativa do período de tempo das alterações da anisotropia foi realizada nesse estudo para avaliar até que ponto elas se conformavam bem ao modelo bioexponencial. Assumindo-se que o aumento da anisotropia maturacional na WM periférica também seja bioexponencial, pode-se levantar a hipótese de que o componente lento seja relati-

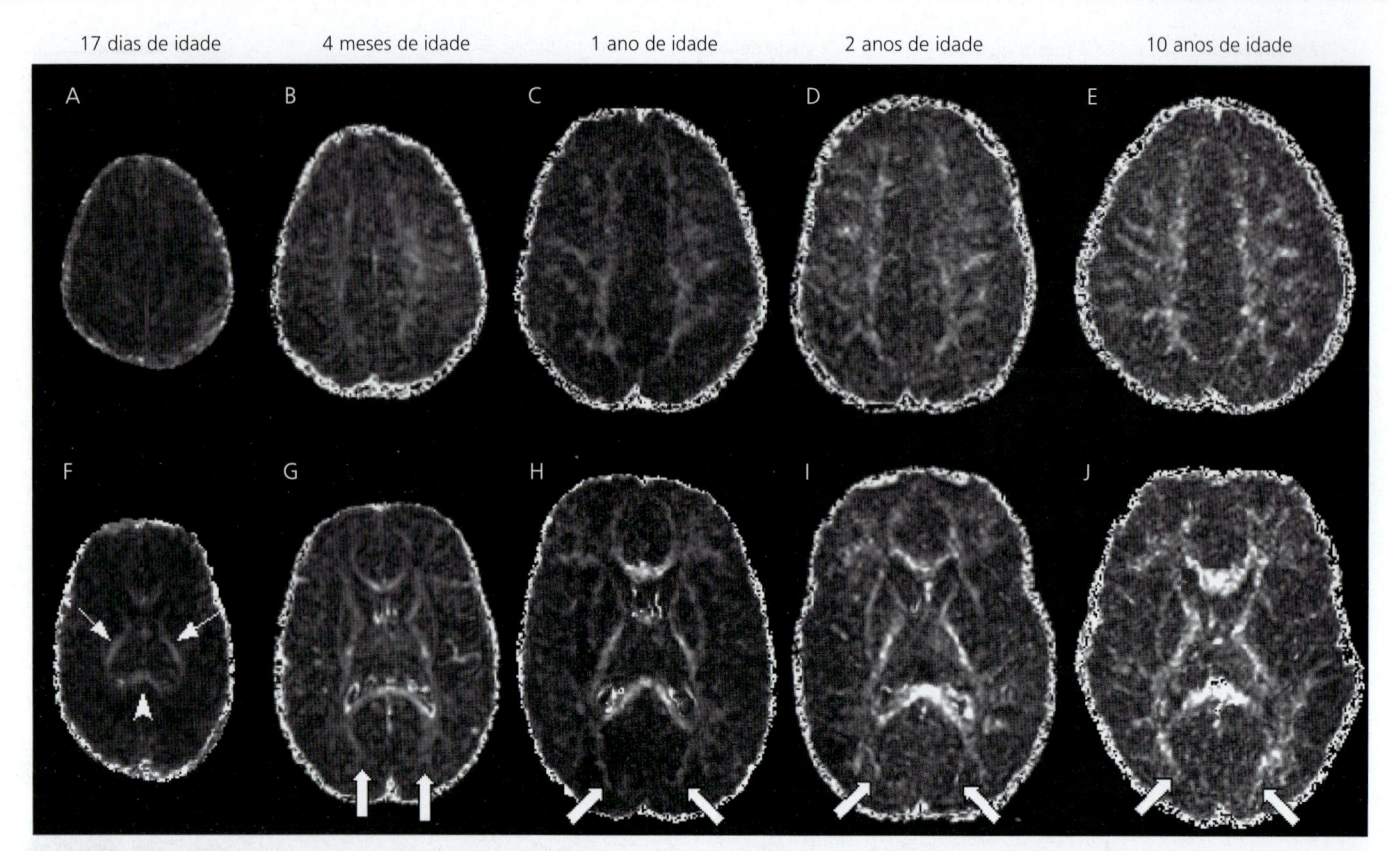

Fig. 47.4 O crescimento da anisotropia de difusão durante a 1ª década de vida, quantificado pela mensuração rotacionalmente invariável A_s e ilustrado nas mesmas cinco crianças da Figura 47.3, com secções transversais ao nível da coroa radiada acima dos corpos dos ventrículos laterais (A-E) ao nível dos núcleos de base (F-J). Todas as imagens são exibidas na mesma escala e com idêntica janela e ajustes de nível, para permitir a comparação de tamanho de intensidade de imagem entre os sujeitos. Essas imagens de anisotropia foram calculadas a partir da mesma sequência com tensor de difusão das imagens de ADC da Figura 47.3, e são corregistradas com as imagens de ADC em níveis anatômicos idênticos. A única anisotropia visível no bebê de 17 dias está na cápsula interna, especialmente em sua perna posterior (F; setas) e no corpo caloso, especialmente no esplênio (F; ponta de seta). No bebê de 4 meses, podem ser identificados tratos de substância branca mais periférica, como as radiações ópticas (G; setas). A crescente anisotropia nas radiações ópticas com a idade (G; setas) reflete a contínua maturação da substância branca. (Essas imagens foram reproduzidas com permissão de Mukherjee et al., 2001.)[37]

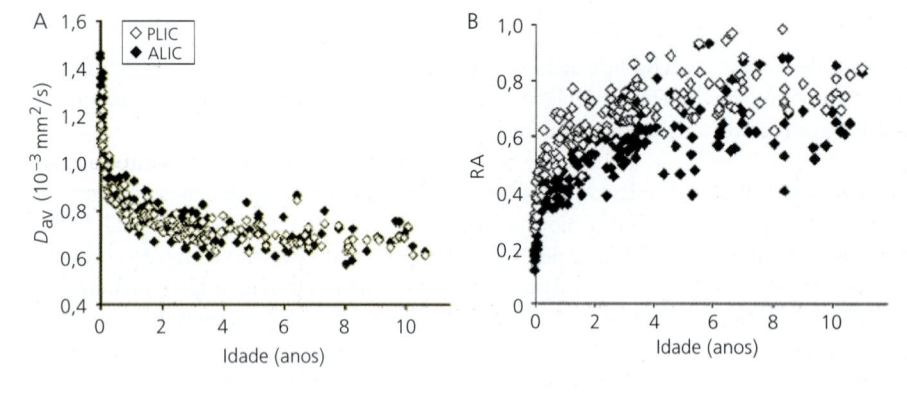

Fig. 47.5 Gráficos de ADC (D_{av}) e anisotropia relativa (RA) *versus* idade para os braços anteriores da cápsula interna (ALIC) e pernas posteriores (PLIC) em 166 sujeitos que variam de 26 semanas de idade gestacional estimada a 12 anos de idade pós-natal. O ponto zero da abscissa é 40 semanas de idade gestacional. (Os dados são incluídos de Neil et al., 1998 [36] e Mukherjee et al., 2001).[37] (A) Os valores para ADC são um pouco maiores na ALIC que na PLIC no início da vida, mas, com alguns meses de idade, os valores tornam-se idênticos. (B) Os valores de RA, por comparação, tendem a ser mais elevados na PLIC do que na ALIC ao longo da vida, embora essa diferença de anisotropia se torne menor com o avançar da idade. Essas diferenças de ADC e RA no início da vida indicam maturação precoce da PLIC, comparada com a ALIC. (Figura reproduzida com permissão de Neil et al., 2002).[42]

vamente mais forte e o componente rápido seja relativamente mais fraco do que nos tratos centrais de WM. Alternativamente, as constantes de tempo de um ou mais componentes bioexponenciais podem ser mais longas na WM periférica do que na WM central. Testes experimentais de um desses modelos quantitativos diferentes teriam implicações para os processos biológicos subjacentes que causam aumentos de desenvolvimento na anisotropia da WM.

As alterações nos três eigenvalores do tensor de difusão durante o desenvolvimento cerebral também foram caracterizadas em estudo sobre DTI com 167 sujeitos variando de idade gestacional de 31 semanas até a idade pós-gestacional de 12 anos.[38] O eigenvalor máximo $\lambda_{máx}$, correspondente à magnitude na direção da maior difusão, é maior na WM do que na GM ao longo de todo o desenvolvimento cerebral. Em contrapartida, eigenvalores intermediários e mínimos, λ_{int} e $\lambda_{mín}$, respectivamente, são maiores na WM do que na GM durante o período neonatal, mas se tornam menores na WM do que na GM com a progressiva mielinização. Isso reflete a redução preferencial da difusão em direções ortogonais à orientação da fibra nos tratos de WM em desenvolvimento. No desenvolvimento inicial da WM, como na perna posterior da cápsula interna, que está parcialmente mielinizada a termo, λ_{int} e $\lambda_{mín}$ já são menores do que nos núcleos profundos circundantes de GM.

Uma abordagem de DTI é usada para delinear a conectividade não invasiva da WM entre as regiões arbitrárias do cérebro adulto,[45,46] uma técnica conhecida como rastreamento de fibra com tensor de difusão (DT) ou tratografia com DT. Esse método confia de forma repetitiva em seguir o eigenvetor primário do tensor de difusão em cada *voxel*, que é a direção de máxima difusividade que se presume seja tangencial à orientação do trato das fibras naquela localização. Os tratos de substância branca, como o corpo caloso e a cápsula interna contêm muitos trajetos axonais funcionalmente distintos, que podem ser dissociados com a tratografia com DT. Portanto, essa técnica tem um grande potencial para examinar a maturação de trajetos funcionalmente específicos da WM no cérebro em desenvolvimento. Entretanto, existem desafios técnicos à sua aplicação no cérebro pediátrico, incluindo o tamanho menor dos trajetos da WM e sua menor anisotropia comparado ao cérebro adulto.[42]

Além de elucidar a maturação da WM, a anisotropia da difusão também pode ser usada para avaliar o desenvolvimento do córtex cerebral humano em recém-nascidos prematuros. Em um estudo com bebês pré-termo de idade gestacional de 26-41 semanas, McKinstry *et al.*[47] mostraram que o córtex cerebral possui anisotropia detectável (Fig. 47.6) que diminui gradualmente com a maturação, alcançando níveis de ruído em aproximadamente 36 semanas. A orientação do eigenvetor máximo, que corresponde à direção da maior difusão, era consistentemente radial à superfície da pia do córtex. Presume-se que essa difusividade radial seja causada por organização paralela coerente das fibras radiais da glia e dendritos apicais dos neurônios migrantes durante a fase inicial do desenvolvimento cortical. Excrescências dos dendritos basais, assim como a inervação da placa cortical pelos axônios talamocorticais e corticocorticais, podem ser responsáveis pela ruptura dessa arquitetura paralela coerente eliminando eventualmente a anisotropia da difusão. Essa hipótese é amparada pelos dados de Mukerjee *et al.*[48] que mostram que a perda da anisotropia cortical pré-termo é primariamente o resultado da diminuição do eigenvalor máximo $\lambda_{máx}$ com pequena alteração maturacional nos dois eigenvalores menores, λ_{int} e $\lambda_{mín}$. Esse padrão de alteração de eigenvalor é o oposto daquele observado na WM durante o desenvolvimento pós-termo, em que o aumento da anisotropia resulta de reduções em λ_{int} e $\lambda_{mín}$, com alteração relativamente pequena em $\lambda_{máx}$.[38] Além disso, o DTI também pode revelar o desenvolvimento específico da região do córtex cerebral, com diminuições mais precoces da anisotropia no córtex cerebral sensoriomotor do que no córtex de associação do lobo frontal ou lobo parietal.[49] Esse desenvolvimento cortical heterocrônico é compatível com um estudo com microscopia eletrônica mostrando a sinaptogênese mais precoce em uma região sensorial primária, como o córtex auditivo, do que na região de associação como o córtex pré-frontal (Cap. 49).[50]

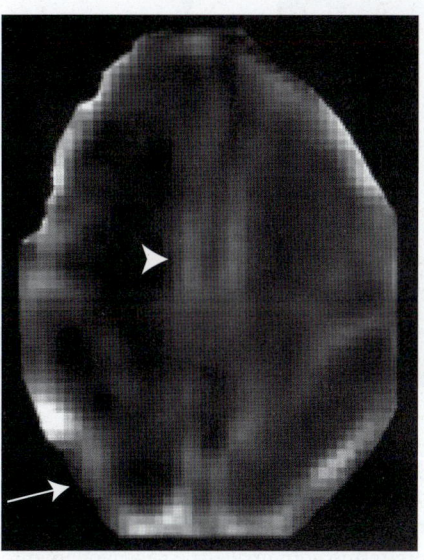

Fig. 47.6 Anisotropia de difusão do córtex cerebral em desenvolvimento ilustrada em um recém-nascido prematuro com 30 semanas de idade gestacional. A imagem da anisotropia fracional (FA) axial acima do nível dos ventrículos laterais revelam elevada anisotropia em toda a placa cortical, incluindo o lobo parietal (seta) e a região inter-hemisférica (ponta de seta). Note também a ausência praticamente total de anisotropia na substância branca imatura nesse estágio inicial de desenvolvimento.

Avaliação da lesão cerebral neonatal

A espectroscopia de prótons demonstra significativo potencial para a detecção precoce da lesão cerebral em recém-nascidos encefalopáticos.[51-56] No bebê a termo normal, o lactato (Lac) não é visto no parênquima (embora possa estar presente no líquido cefalorraquidiano de recém-nascidos normais).[57,58] O lactato é visto no cérebro dentro de horas após a lesão, provavelmente em decorrência de comprometimento mitocondrial e subsequente glicólise anaeróbica no parênquima cerebral. A concentração de NAA, que aumenta à medida que os neurônios amadurecem e diminui com a lesão neuronal, esta reduzida dentro de alguns dias de qualquer lesão;[59] o grau de redução de NAA parece correlacionar-se bem com o resultado neurodesenvolvimentar.[55,59] Alguns pesquisadores referem também um aumento de glutamina (Gln)/glutamato (Glu).[60] Nos *voxels* bitalâmicos, elevados picos de Lac (proporções de Lac/NAA acima de 0,5, proporções de Lac/Cr acima de 1, e Lac/Cho elevado) estão associados a resultado neurológico comprometido na idade de 12 meses.[52,54,56,61] Lac elevado e NAA reduzido também podem ser observados na infecção neonatal, como nas encefalites virais e meningites complicadas, embora não esteja estabelecida a frequência desses achados.

Não foram realizados grandes estudos examinando a associação de MRS de prótons ao resultado neurodesenvolvimentar em recém-nascidos pré-termo, provavelmente pela dificuldade em determinar as concentrações normais de metabólito ou as proporções de metabólitos em todas as diferentes regiões do cérebro durante o

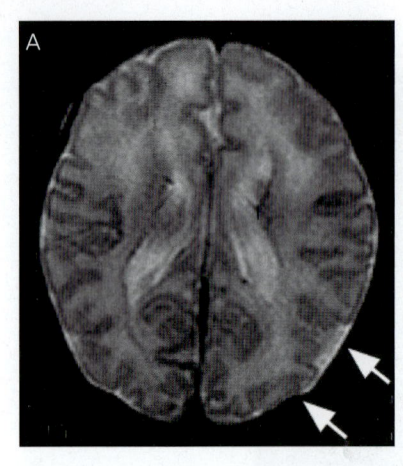

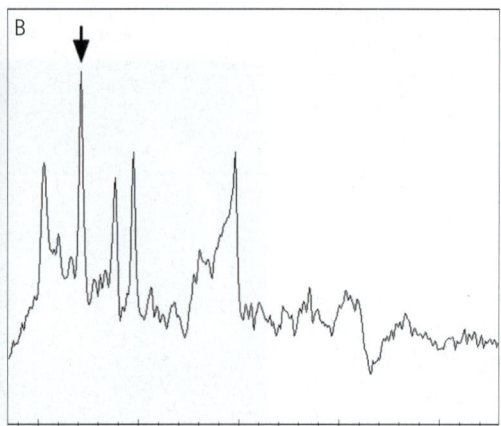

Fig. 47.7 Hiperglicemia não cetótica. (A) A imagem ponderada em T_2 mostra anomalia giral sutil no lobo parietal esquerdo (setas). (B) A MRS de prótons mostra um grande pico de glicina (seta) em 3,55 ppm.

desenvolvimento. Nossos estudos preliminares indicam que os valores de NAA são menores e os de Lac, maiores em recém-nascidos pré-termo com outra evidência de lesão cerebral diferentemente dos recém-nascidos pré-termo com imagens e desenvolvimento normais.

O papel clínico principal do DWI é, tradicionalmente, a avaliação da isquemia aguda. Embora a ressonância nuclear magnética anatômica seja geralmente normal no primeiro dia ou dois dias após a lesão,[62] a DWI comprovou sua utilidade na determinação da lesão cerebral perinatal aguda, que se caracteriza pelo ADC reduzido. [10,56,63-65] Um estudo sobre DTI indicou que a produção diagnóstica máxima para a detecção de ADC reduzido na lesão cerebral perinatal ocorre em 2-3 dias após a agressão.[66] Entretanto, a DTI também pode ter potencial para avaliação das formas mais crônicas de lesão cerebral ou outras anormalidades que resultam em retardo de desenvolvimento. A mensuração dos parâmetros da DTI escalares rotacionalmente invariáveis, como ADC, anisotropia e os três eigenvalores, pode fornecer úteis referências normativas clinicamente quantitativas da maturação cerebral para a avaliação do retardo de desenvolvimento.[37,67] As vantagens do ADC para essa finalidade são a insensibilidade ao ruído e a relativa uniformidade em todo o parênquima cerebral após o primeiro ano de vida. As mensurações de anisotropia e eigenvalor sofrem viés mais acentuado do ruído e, portanto, requerem aquisições mais longas com SNR mais alta. Além disso, uma vez que a anisotropia e os eigenvalores são heterogêneos em todo o cérebro, o posicionamento da região de interesse reprodutível é muito importante para a acurada quantificação entre os sujeitos. Entretanto, a anisotropia e os três eigenvalores podem ser mais sensíveis do que o ADC para o processo de desenvolvimento de WM, especialmente para a avaliação de alterações maturacionais mais sutis que ocorrem em crianças mais velhas e adolescentes.[40]

Avaliação do bebê com retardo do desenvolvimento

Espectroscopia de próton

Além de sua utilidade na avaliação dos recém-nascidos encefalopáticos,[54,55] a MRS de prótons é útil na avaliação por MR de crianças com retardo de desenvolvimento resultante tanto de erros inatos como de erros de metabolismo[68] bem como a lesão cerebral de outras causas.[69]

Intuitivamente, a expectativa seria de que a MRS fosse mais útil no diagnóstico de erros inatos de metabolismo e, de fato, são vistas anormalidades na MRS em muitos erros inatos de metabolismo, muitas vezes antes que a MRI se torne anormal. Espectros anormais são observados na adrenoleucodistrofia ligada ao X[70,71], fenilcetonúria,[72], doença da urina em xarope de bordo (*maple syrup*),[73] hiperglicemia não cetótica (Fig. 47.7)[74] e síndrome de Sjögren-Larsson,[75] entre muitas outras. As doenças da substância branca e os erros inatos de metabolismo também são discutidos nos Capítulos 52 e 53. Talvez os distúrbios, nos quais a MRS seja mais útil, porém, sejam os distúrbios de deficiência de Cr.

A fosfocreatina é uma reserva essencial de energia para a função cerebral normal. A creatina é sintetizada por via endógena a partir da arginina pela ação das enzimas L-arginina:glicina amidinotransferase (AGAT) e guanidinoacetato metiltransferase (GAMT) e é, então, ativamente transportada para dentro do cérebro. A creatina é excretada na urina e, para a manutenção do *pool* corporal de Cr, a perda diária desta deve ser balanceada por sua síntese endógena e sua ingestão dietética.[76] Pacientes com deficiência de Cr apresentam retardo de desenvolvimento, seguido de regressão, hipotonia muscular, anormalidades do movimento piramidal e epilepsia intratável.[76-79] Esses sintomas podem ser, em parte ou completamente, revertidos por suplementação de Cr na dieta, assim é crucial fazer o diagnóstico dos pacientes afetados. A MRS de prótons ajuda a identificar três distúrbios que resultam na redução de Cr no cérebro: deficiência de GAMT, deficiência de AGAT e deficiência de proteína transportadora de Cr.[80-83] Todos esses distúrbios podem ser diagnosticados pela ausência ou acentuada redução do pico normal de Cr na MRS de prótons (Fig. 47.8). Os pacientes com deficiências de AGAT e GAMT respondem bem à suplementação dietética de monoidrato de Cr. [84] Erros inatos de metabolismo, associados à doença da WM e suas imagens com MRS são também adicionalmente considerados no Capítulo 53.

A MRS de prótons também pode ser reveladora em crianças com causas menos específicas de retardo de desenvolvimento. Filippi *et al.*[69] realizaram a MRS de voxel único em uma série de crianças com retardo de desenvolvimento com MRI anatômica normal. Eles encontraram redução de NAA/Cr e aumento das proporções de Co/Cr comparados com os controles normais de mesma idade. Os

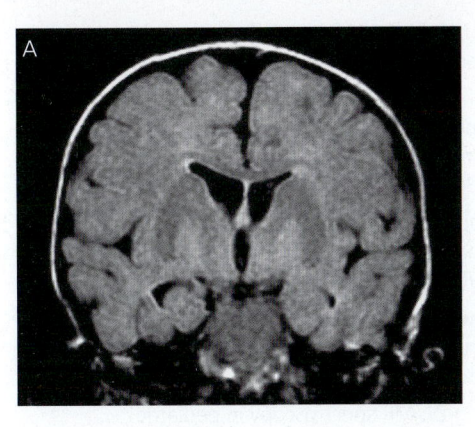

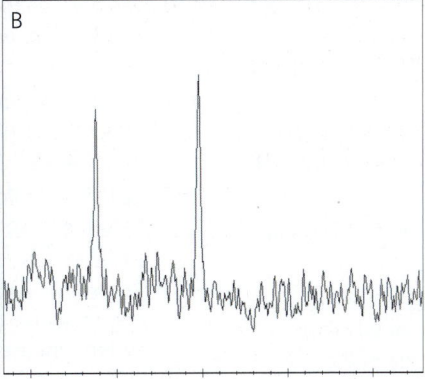

Fig. 47.8 Deficiência de guanidinoacetato metiltransferase. (A) Imagem FLAIR coronal mostra aumento da intensidade de sinal nos globos pálidos bilaterais. (B) MRS de prótons mostra ausência do pico normal de creatina em 3,0 ppm.

achados sugerem deficiência, lesão ou imaturidade neuronal ou axonal de base em crianças com retardo de desenvolvimento.

Imagens ponderadas em difusão

Embora não haja estudos definitivos com DTI sobre retardo de desenvolvimento, existem resultados iniciais promissores em recém-nascidos prematuros com lesão de WM. Hüppi et al.[85] encontraram anisotropia reduzida em tratos centrais lesados de WM em 10 bebês prematuros, que foram estudados em idade equivalente ao termo, comparados com 10 bebês pré-termo pareados sem lesão. Não houve significativa diferença no ADC entre os dois grupos, indicando que a anisotropia era mais sensível que o ADC na detecção de lesão de WM. Empregando estudos de DTI em série em 23 recém-nascidos prematuros, estudados logo após o nascimento e novamente na idade equivalente ao termo, Miller et al.[86] descobriram desenvolvimento anormal em regiões mais amplas de WM central e periférica em pacientes com evidência de lesão de WM na MR convencional. Anisotropia da WM nestes sujeitos com lesão não aumentou entre os dois estudos seriados mais do que nos sujeitos sem lesão da WM, e até diminuiu na WM frontal. Nos sujeitos com maior grau de lesão de WM, o ADC não diminuiu ao longo de duas aquisições seriais de imagens tanto quanto nos pacientes não lesados e, em alguns casos, mostraram aumentos. Porém, os resultados de ADC não diferiram entre o grupo com lesão mínima e o grupo sem lesão. Em concordância com os resultados de Hüppi et al.[85] isso demonstrou que a anisotropia é a mensuração mais sensível de lesão de WM.

Evidência mais sugestiva da utilidade de DTI na avaliação do retardo de desenvolvimento foi apresentada por Klingberg et al.,[87] que mostraram que a anisotropia de WM na região temporoparietal do hemisfério esquerdo correlacionava-se significativamente com a capacidade de leitura em um grupo de maus leitores e em um grupo de controles com capacidade normal de leitura. A tratografia com tensor de difusão também se mostrou útil para a avaliação de retardo motor. Berman et al.[88] usaram tratografia com DT para delinear os tratos corticoespinais em sujeitos com hemiplegia congênita e demonstraram reduzida anisotropia no trato corticoespinal afetado, comparada com o contralateral. Um estudo de tratografia com MR de Hoon et al.[89] em dois meninos de 6 anos de idade com tetraparesia espástica após nascimento prematuro revelou diminuição da conectividade do córtex somatossensorial por meio de trajetos através da cápsula interna e do corpo caloso. Isso sugere que as projeções da WM para o do córtex somatossensorial podem ter papel importante na fisiopatologia da leucomalacia periventricular. O tensor de difusão com tratografia tem potencial para produzir uma nova janela no âmbito de todas as formas de retardo de desenvolvimento, incluindo retardo motor, retardo visual, retardo da fala, distúrbios de leitura e outras formas de retardo cognitivo.

Estudo por Imagens da perfusão

As imagens de perfusão são principalmente úteis no estabelecimento do comprometimento neurológico ou retardo global de desenvolvimento no quadro de vasculopatia de base, como aquelas associadas à doença falciforme, doença moyamoya ou neurofibromatose tipo I. Nessas situações, estudos de perfusão podem ajudar a avaliar a necessidade de procedimentos de revascularização.[90,91] Como os dados de perfusão adquiridos por meio de rotulagem do *spin* arterial são potencialmente quantificáveis e podem ser realizados sem o uso de contraste intravenoso, podem ter alguma vantagem sobre as técnicas de infusão com *bolus*.

Conclusões

O uso de técnicas fisiológicas de MR na avaliação de recém-nascidos e bebês ainda se encontra nos estágios iniciais, mas parece ser muito promissor. Os usos provavelmente incluirão a avaliação da lesão cerebral em bebês pré-termo, avaliação da lesão ou malformação cerebral em bebês encefalopáticos a termo, avaliação de bebês com retardo de desenvolvimento e avaliação de bebês com vasculopatia. O grande desafio do momento é o estabelecimento de variações dos valores normais para as diferentes regiões do cérebro em diferentes idades, para que se possa identificar aquelas crianças com anormalidades leves a moderadas, além das crianças com afecção grave. As imagens em potências de campo elevadas e outros avanços técnicos para melhorar a SNR permitirão a detecção de metabólitos que possuem baixas concentrações naturais no cérebro. Uma SNR melhor também permitirá o rastreamento de fascículos axonais menores, podendo permitir a identificação de trajetos omitidos ou aberrantes de SB em crianças com problemas específicos de desenvolvimento.

Referências

1. Kuzniecky R, Jackson G. *Magnetic Resonance in Epilepsy*. New York: Raven Press, 1995.

2. Barkovich AJ. The encephalopathic neonate: choosing the proper imaging technique. *AJNR Am J Neuroradiol* 1997; **18**: 1816–1820.

3. Volpe JJ. *Neurology of the Newborn*, 4th edn. Philadelphia, PA: Saunders, 2000.

4. Shevell M, Ashwal S, Donley D et al. Practice parameter: evaluation of the child with global developmental delay: report of the Quality Standards Subcommittee of the American Academy of *Neurology* and The Practice Committee of the Child *Neurology* Society. *Neurology* 2003; **60**: 367–380.

5. Ment LR, Bada HS, Barnes P et al. Practice parameter: neuroimaging of the neonate: report of the Quality Standards Subcommittee of the American Academy of *Neurology* and the Practice Committee of the Child Neurology Society. *Neurology* 2002; **58**: 1726–1738.

6. Papile LA, Burstein J, Burstein R, Koffer H. Incidence and evolution of subependymal and intraventricular hemorrhage: a study of infants with birth weights less than 1500 gm. *J Pediatr* 1978; **92**: 529–534.

7. Grant EG, Schellinger D, Richardson JD, Coffey ML, Smirniotopoulous JG. Echogenic periventricular halo: normal sonographic finding or neonatal cerebral hemorrhage? *AJNR Am J Neuroradiol* 1983; **4**: 43–46.

8. Schouman-Clays E, Henry- Feugeas M-C, Roset F et al. Periventricular leukomalacia: correlation between MR imaging and autopsy findings during the first 2 months of life. *Radiology* 1993; **189**: 59–64.

9. Rutherford MA, Pennock JM, Dubowitz LMS. Cranial ultrasound and magnetic resonance imaging in hypoxic–ischemic encephalopathy: a comparison with outcome. *Dev Med Child Neurol* 1994; **36**: 813–825.

10. Inder T, Hüppi P, Zientara G et al. Early detection of periventricular leukomalacia by diffusion-weighted magnetic resonance imaging techniques. *J Pediatr* 1999; **134**: 631–634.

11. Barkovich AJ, Hajnal BL, Vigneron D et al. Prediction of neuromotor outcome in perinatal asphyxia: evaluation of MR scoring systems. *AJNR Am J Neuroradiol* 1998; **19**: 143–150.

12. Rutherford M, Pennock J, Schwieso JE, Cowan FM, Dubowitz LM. Hypoxic– ischemic encephalopathy: early magnetic resonance imaging findings and their evolution. *Neuropediatrics* 1995; **26**: 183–191.

13. Rutherford M, Pennock J, Schwieso J et al. Hypoxic ischaemic encephalopathy: early and late magnetic resonance findings in relation to outcome. *Arch Dis Child* 1996; **75**: 145–151.

14. Raymond AA, Fish DR, Sisodiya SM et al. Abnormalities of gyration, heterotopias, tuberous sclerosis, focal cortical dysplasia, microdysgenesis, dysembryoplastic neuroepithelial tumor and dysgenesis of the archicortex in epilepsy: clinical, EEG and neuroimaging features in 100 adult patients. *Brain* 1995; **118**: 629–660.

15. van der Knaap MS, Valk J. *Magnetic Resonance of Myelin, Myelination, and Myelin Disorders*, 2nd edn. Berlin: Springer, 1995.

16. Wang ZJ, Zimmerman RA. Proton MR spectroscopy of pediatric brain metabolic disorders. *Neuroimaging Clin N Am* 1998; **8**: 781–807.

17. Scarabino T, Popolizio T, Bertolino A, Salvolini U. Proton magnetic resonance spectroscopy of the brain in pediatric patients. *Eur J Radiol* 1999; **30**: 142–153.

18. Shevell MI, Ashwal S, Novotny E. Proton magnetic resonance spectroscopy: clinical applications in children with nervous system diseases. *Semin Pediatr Neurol* 1999; **6**: 68–77.

19. Hunter JV, Wang ZJ. MR spectroscopy in pediatric neuroradiology. *Magn Reson Imaging Clin N Am* 2001; **9**: 165–89, ix.

20. Cecil KM, Jones BV. Magnetic resonance spectroscopy of the pediatric brain. Top *Magn Reson Imaging* 2001; **12**: 435–452.

21. Azzopardi D, Wyatt JS, Cady EB et al. Prognosis of newborn infants with hypoxic–ischemic brain injury assessed by phosphorus magnetic resonance spectroscopy. *Pediatr Res* 1989; **25**: 445–451.

22. Laptook AR, Corbett RJ, Uauy R et al. Use of ^{31}P magnetic resonance spectroscopy to characterize evolving brain damage after perinatal asphyxia. *Neurology* 1989; **39**: 709–712.

23. Peden CJ, Cowan FM, Bryant DJ et al. Proton MR spectroscopy of the brain in infants. *J Comput Assist Tomogr* 1990; **14**: 886–894.

24. Hüppi PS, Inder TE. Magnetic resonance techniques in the evaluation of the perinatal brain: recent advances and future directions. *Semin Neonatol* 2001; **6**: 195–210.

25. Hüppi PS, Posse S, Lazeyras F et al. Magnetic resonance in preterm and term newborns: ^{1}H-spectroscopy in developing human brain. *Pediatr Res* 1991; **30**: 574–578.

26. Kreis R, Ernst T, Ross BD. Development of the human brain: in vivo quantification of metabolite and water content with proton magnetic resonance spectroscopy. *Magn Reson Med* 1993; **30**: 424–437.

27. Kreis R, Hofmann L, Kuhlmann B. Brain metabolite composition during early human brain development as measured by quantitative in vivo ^{1}H magnetic resonance spectroscopy. *Magn Reson Med* 2002; **48**: 949–958.

28. Hüppi PS. MR imaging and spectroscopy of brain development. *Magn Reson Imaging Clin N Am* 2001; **9**: 1–17, vii.

29. Vigneron DB, Barkovich AJ, Noworolski SM et al. Threedimensional proton MR spectroscopic imaging of premature and term neonates. *AJNR Am J Neuroradiol* 2001; **22**: 1424–1433.

30. Nomura Y, Sakuma H, Takeda K et al. Diffusional anisotropy of the human brain assessed with diffusion-weighted MR: relation with normal brain development and aging. *AJNR Am J Neuroradiol* 1994; **15**: 231–238.

31. Wimberger DM, Roberts TP, Barkovich AJ et al. Identification of "premyelination" by diffusion-weighted MRI. *J Comput Assist Tomogr* 1995; **19**: 28–33.

32. Prayer D, Barkovich AJ, Kirschner DA et al. Visualization of nonstructural changes in early white matter development on diffusion weighted MR images: evidence supporting premyelination anisotropy. *AJNR Am J Neuroradiol* 2001; **22**: 1572–1576.

33. Morriss M, Zimmerman R, Bilaniuk L, Hunter J, Haselgrove J. Changes in brain water during childhood. *Neuroradiology* 1999; **41**: 929–934.

34. Shimony JS, McKinstry RC, Akbudak E et al. Quantitative diffusiontensor anisotropy brain MR imaging: normative human data and anatomic analysis. *Radiology* 1999; **212**: 770–784.

35. Hüppi P, Maier S, Peled S et al. Microstructural development of human newborn cerebral white matter assessed in vivo by diffusion tensor magnetic resonance imaging. *Pediatr Res* 1998; **44**: 584–590.

36. Neil JJ, Shiran SI, McKinstry RC et al. Normal brain in human newborns: apparent diffusion coefficient and diffusion anisotropy measured by using diffusion tensor MR imaging. *Radiology* 1998; **209**: 57–66.

37. Mukherjee P, Miller JH, Shimony JS et al. Normal brain maturation during childhood: developmental trends characterized with diffusion-tensor MR imaging. *Radiology* 2001; **221**: 349–358.

38. Mukherjee P, Miller JH, Shimony JS et al. Diffusiontensor MR imaging of gray and white matter development during normal human brain maturation. *AJNR Am J Neuroradiol* 2002; **23**: 1445–1456.

39. McGraw P, Liang L, Provanzale JM. Evaluation of normal age-related changes in anisotropy during infancy and childhood as shown by diffusion tensor imaging. *Am J Roentgenol* 2002; **179**: 1515–1522.

40. Klingberg TC, Vaidya J, Gabrieli JDE, Moseley ME, Hedehus M. Myelination and organization of the frontal white matter in children: a diffusion tensor MRI study. *Neuroreport* 1999; **10**: 2817–2821.

41. Schmithorst VJ, Wilke M, Dardzinski BJ, Holland SK. Correlation of white matter diffusivity and anisotropy with age during childhood and adolescence: a crosssectional diffusion tensor MR imaging study. *Radiology* 2002; **222**: 212–218.

42. Neil JJ, Miller JH, Mukherjee P, Hüppi P. Diffusion tensor imaging of normal and injured developing human brain: a technical review. *NMR Biomed* 2002; **15**: 543–552.

43. Mulkern RV, Vajapeyam S, Robertson RL et al. Biexponential apparent diffusion coefficient parametrization in adult vs newborn brain. *Magn Reson Imaging* 2001; **19**: 659–668.

44. Dobbing J, Sands J. Quantitative growth and development of human brain. *Arch Dis Child* 1973; **48**: 757–767.

45. Mori S, Crain BJ, Chacko VP, van Zijl PCM. Three dimensional tracking of axonal projections in the brain by magnetic resonance imaging. *Ann Neurol* 1999; **45**: 265–269.

46. Conturo TE, Lori NF, Cull TS et al. Tracking neuronal fiber pathways in the living human brain. *Proc Natl Acad Sci USA* 1999; **96**: 10422–10427.

47. McKinstry RC, Mathur A, Miller JH et al. Radial organization of developing preterm human cerebral cortex revealed by noninvasive water diffusion anisotropy MRI. *Cerebral Cortex* 2002; **12**: 1237–1243.

48. Mukherjee P, Gill KRS, Veeraraghavan S et al. Anisotropy loss during development of cerebral cortex in premature newborns is due to decreasing water diffusion perpendicular (but not parallel) to the cortical surface. In *Proceedings of the 11th Annual Meeting of the International Society for Magnetic Resonance in Medicine*, Toronto, 2003, abst 540.

49. Mukherjee P, Gill KRS, Veeraraghavan S et al. Region-specific maturation of cerebral cortex in premature newborns demonstrated with high-resolution diffusion tensor imaging. In *Proceedings of the 11th Annual Meeting of the International Society for Magnetic Resonance in Medicine*, Toronto, 2003, abst 2094.

50. Huttenlocher PR, Dabholkar AS. Regional differences in synaptogenesis in human cerebral cortex. *J Comp Neurol* 1997; **387**: 167–178.

51. Leth H, Toft PB, Peitersen B, Lou HC, Henriksen O. Use of brain lactate levels to predict outcome after perinatal asphyxia. *Acta Paediatr* 1996; **85**: 859–864.

52. Penrice J, Cady EB, Lorek A et al. Proton magnetic resonance spectroscopy of the brain in normal preterm and term infants and early changes after perinatal hypoxia–ischemia. *Pediatr Res* 1996; **40**: 6–14.

53. Hanrahan JD, Azzopardi D, Cowan FM et al. Persistent increases in cerebral lactate concentration after birth asphyxia. *Pediatr Res* 1998; **44**: 304–311.

54. Hanrahan JD, Cox IJ, Azzopardi D et al. Relation between proton magnetic resonance spectroscopy within 18 hours of birth asphyxia and neurodevelopment at 1 year of age. *Dev Med Child Neurol* 1999; **41**: 76–82.

55. Barkovich AJ, Baranski K, Vigneron D et al. Proton MR spectroscopy in the evaluation of asphyxiated term neonates. *AJNR Am J Neuroradiol* 1999; **20**: 1399–1405.

56. Barkovich AJ, Westmark KD, Bedi HS et al. Proton spectroscopy and diffusion imaging on the first day of life after perinatal asphyxia: preliminary report. *AJNR Am J Neuroradiol* 2001; **22**: 1786–1794.

57. Fernandez F, Verdu A, Quero J et al. Cerebrospinal fluid lactate levels in term infants with perinatal hypoxia. *Pediatr Neurol* 1986; **2**: 39–42.

58. McGuinness GA, Weisz SC, Bell WE. CSF lactate levels in neonates. Effects of asphyxia, gestational age, and postnatal age. *Am J Dis Child* 1983; **137**: 48–50.

59. Groenendaal F, Veenhoven EH, van der Grond J et al. Cerebral lactate and Nacetyl- aspartate/choline ratios in asphyxiated fullterm neonates demonstrated in-vivo using proton magnetic resonance spectroscopy. *Pediatr Res* 1994; **35**: 148–151.

60. Pu Y, Li Q-F, Zeng C-M et al. Increased detectability of alpha brain glutamate/glutamine in neonatal hypoxic–ischemic encephalpathy. *AJNR Am J Neuroradiol* 2000; **21**: 203–212.

61. Amess PN, Penrice J, Wylezinska M et al. Early brain proton magnetic resonance spectroscopy and neonatal neurology related to neurodevelopmental outcome at 1 year in term infants after presumed hypoxic–ischaemic brain injury. *Dev Med Child Neurol* 1999; **41**: 436–445.

62. Barkovich AJ, Westmark KD, Ferriero D, Sola A, Partridge C. Perinatal asphyxia: MR findings in the first 10 days. *AJNR Am J Neuroradiol* 1995; **16**: 427–438.

63. Robertson R, Ben-Sira L, Barnes P et al. MR line scan diffusion weighted imaging of term neonates with perinatal brain ischemia. *AJNR Am J Neuroradiol* 1999; **20**: 1658–1670.

64. Soul JS, Robertson RL, Tzika AA, du Plessis AJ, Volpe JJ. Time course of changes in diffusion-weighted magnetic resonance imaging in a case of neonatal encephalopathy with defined onset and duration of hypoxic–ischemic insult. *Pediatrics* 2001; **108**: 1211–1214.

65. Wolf RL, Zimmerman RA, Clancy R, Haselgrove JH. Quantitative apparent diffusion coefficient measurements in term neonates for early detection of hypoxic–ischemic brain injury: initial experience. *Radiology* 2001; **218**: 825–833.

66. McKinstry RC, Miller JH, Snyder AZ et al. A prospective, longitudinal diffusion tensor imaging study of brain injury in newborns. *Neurology* 2002; **59**: 824–833.

67. Barkovich AJ. Concepts of myelin and myelination in neuroradiology. *AJNR Am J Neuroradiol* 2000; **21**: 1099–1109.

68. Grodd W, Krageloh-Mann I, Klose U, Sauter R. Metabolic and destructive brain disorders in children: findings with localized proton MR spectroscopy. *Radiology* 1991; **181**: 173–181.

69. Filippi CG, Ulug AM, Deck MDF, Zimmerman RD, Heier LA. Developmental delay in children: assessment with proton MR spectroscopy. *AJNR Am J Neuroradiol* 2002; **23**: 882–888.

70. Bruhn H, Kruse B, Korenke GC et al. Proton NMR spectroscopy of cerebral metabolic alterations in infantile peroxisomal disorders. *J Comput Assist Tomogr* 1992; **16**: 335–344.

71. Tzika A, Ball W, Jr., Vigneron D et al. Childhood adrenoleukodystrophy: assessment with proton MR spectroscopy. *Radiology* 1993; **189**: 467–480.

72. Pietz J, Kreis R, Schmidt H et al. Phenylketonuria: findings at MR imaging and localized in vivo H-1 MR spectroscopy of the brain in patients with early treatment. *Radiology* 1996; **201**: 413–420.

73. Felber SR, Sperl W, Chemelli A, Murr C, Wendel U. Maple syrup urine disease: metabolic decompensation monitored by proton magnetic resonance imaging and spectroscopy. *Ann Neurol* 1993; **33**: 396–401.

74. Viola A, Chabrol B, Nicoli F et al. Magnetic resonance spectroscopy study of glycine pathways in nonketotic hyperglycinemia. *Pediatr Res* 2002; **52**: 292–300.

75. Mano T, Ono J, Kaminga T et al. Proton MR spectroscopy of Sjögren–Larsson's syndrome. *AJNR Am J Neuroradiol* 1999; **20**: 1671–1673.

76. van der Knaap MS, Verhoeven NM, MaaswinkeMooij P et al. Mental retardation and behavioral problems as presenting signs of a creatine synthesis defect. *Ann Neurol* 2000; **47**: 540–543.

77. Stöckler S, Hanefeld F, Frahm J. Creatine replacement in guanidinoacetate methyltransferase deficiency, a novel inborn error of metabolism. *Lancet* 1996; **348**: 789–790.

78. Schulze A, Hess T, Wevers R et al. Creatine deficiency syndrome caused by guanidinoacetate methyltransferase deficiency: diagnostic tools for a new inborn error of metabolism. *J Pediatr* 1997; **131**: 616–631.

79. Ganesan V, Johnson A, Connelly A, Eckhardt S, Surtees RA. Guanidinoacetate methyltransferase deficiency: new clinical features. *Pediatr Neurol* 1997; **17**: 155–157.

80. Bianchi MC, Tosetti M, Fornai F et al. Reversible brain creatine deficiency in two sisters with normal blood creatine level. *Ann Neurol* 2000; **47**: 511–513.

81. deGrauw TJ, Salomons GS, Cecil KM et al. Congenital creatine transporter deficiency. *Neuropediatrics* 2002; **33**: 232–238.

82. Item CB, Stockler-Ipsiroglu S, Stromberger C et al. Arginine:glycine amidinotransferase deficiency: the third inborn error of creatine metabolism in humans. *Am J Hum Genet* 2001; **69**: 1127–1133.

83. Salomons GS, van Dooren SJ, Verhoeven NM et al. Xlinked creatine-transporter gene (SLC6A8) defect: a new creatine-deficiency syndrome. *Am J Hum Genet* 2001; **68**: 1497–1500.

84. Kahler SG, Fahey MC. Metabolic disorders and mental retardation. *Am J Med Genet* 2003; **117C**: 31–41.

85. Hüppi PS, Murphy B, Maier SE et al. Microstructural brain development after perinatal cerebral white matter injury assessed by diffusion tensor magnetic resonance imaging. *Pediatrics* 2001; **107**: 455–460.

86. Miller SP, Vigneron DB, Henry RG et al. Serial quantitative diffusion tensor MRI of the premature brain: development in newborns with and without injury. *J Magn Reson Imaging* 2002; **16**: 621–632.

87. Klingberg TC, Hedehus M, Temple E et al. Microstructure of temporoparietal white matter as a basis for reading ability: evidence from diffusion tensor magnetic resonance imaging. *Neuron* 2000; **25**: 493–500.

88. Berman JI, Glenn OA, Vigneron DB, Barkovich AJ, Henry RG. Towards quantitative DTI tractography evaluating congenital hemiplegia in corticospinal tracts. In *Proceedings of the 10th Annual Meeting of the International Society for Mag Reson Med*, Honolulu, 2002, p. 1124.

89. Hoon Jr AH, Lawrie WT, Melham ER et al. Diffusion tensor imaging of periventricular leukomalacia shows affected sensory cortex white matter pathways. *Neurology* 2002; **59**: 752–756.

90. Calamante F, Ganesan V, Kirkham FJ et al. MR perfusion imaging in Moyamoya syndrome: potential implications for clinical evaluation of occlusive cerebrovascular disease. *Stroke* 2001; **32**: 2810–2816.

91. Kirkham FJ, Calamante F, Bynevelt M et al. Perfusion magnetic resonance abnormalities in patients with sickle cell disease. *Ann Neurol* 2001; **49**: 477–485.

Capítulo 48
Espectroscopia por ressonância nuclear magnética na lesão cerebral hipóxica

Brian Ross ■ Thao Tran ■ Alexander Lin

Introdução

A encefalopatia hipóxica ou hipóxico-isquêmica é o resultado da privação prolongada de oxigênio no sistema nervoso central (CNS). A fisiopatologia é razoavelmente bem compreendida, a partir de estudos extensos em animais experimentais.[1-3] Em um nível crítico reduzido de fluxo sanguíneo (ou liberação de oxigênio), o traço de eletroencefalografia (EEG) se torna lento, o potássio aumenta e ocorre depleção de ATP e fosfocreatina (PCr). Esses efeitos, em grande parte, são reversíveis; mas se a privação de oxigênio for prolongada, o aumento do cálcio intracelular e da acidose induz a sinais histológicos de necrose, o que se torna aparente em um período bem posterior (24-48 h). Os ácidos graxos livres aparecem quando as fosfolipases são ativadas; o edema celular ocorre como parte do edema citotóxico (hipóxico). Acredita-se que os neurotransmissores excitatórios, glutamato e aspartato, liberados das células isquêmicas e o lactato produzido pela glicólise, quando o metabolismo oxidativo é inibido por hipoxia, contribuam para a citotoxicidade.

Clinicamente, a encefalopatia hipóxica é encontrada em duas situações bastante distintas: asfixia neonatal ou perinatal, que é leve, moderada ou grave e associada a sequelas neurológicas a longo prazo, incluindo diplegia espástica e retardo mental, e em crianças e adultos como um dos acidentes cerebrais mais frequentes e desastrosos vistos em departamentos hospitalares de pronto-socorro.

Hipoxia neonatal

Muitos outros fatores, além da hipoxia, estão envolvidos no resultado de gravidez, e, por isso, a interpretação de exames de espectroscopia por ressonância magnética (MRS) pode ser complexa. Apesar disso, é claro, pelo que sabemos da patogênese de encefalopatia hipóxica, que a MRS tem potencial para esclarecer a etiologia em um determinado bebê.

Encefalopatia hipóxico-isquêmica

Muitas condições médicas podem precipitar a encefalopatia hipóxico-isquêmica, incluindo a parada cardíaca, sufocamento (decorrente de afogamento, aspiração de alimento), envenenamento por dióxido de carbono, trauma ou outras condições neurológicas, que interrompem a respiração, e anestesia geral com gás, que é deficiente em oxigênio. Entre as questões mais importantes estão o diagnóstico, particularmente o de síndrome da morte cerebral, e o prognóstico. Embora vários modelos "logísticos" estejam em uso corrente nos hospitais, está claro que a MRS pode contribuir para acrescentar medidas objetivas de um perfil de cérebro hipóxico e, o que é mais significativo, pela determinação direta de lesão neuronal e sobrevivência em base regional. Com métodos melhores de neuroproteção, estes objetivos quantitativos poderiam produzir muitas medidas necessárias de resultados na avaliação da eficácia clínica.

Cascata hipoxia-isquemia visualizada com MRS

A lesão hipóxica é bem adequada para ser estudada por MRS com prótons e pode ser facilmente incluída na rotina dos exames cerebrais pediátricos com MR, produzindo informações diagnósticas e prognósticas complementares. O uso de difusão e perfusão pela MRI é descrito no Capítulo 49.

Perda de N-acetil aspartato (NAA), aparecimento de lactato, aumento de glutamato + glutamina (Glx) e finalmente perda de creatina (Cr) são logicamente previstos pela cascata hipoxia-isquemia ilustrada na Figura 48.1. O aumento lipídico é uma frequente associação na MRS do cérebro hipóxico. A distinção entre encefalopatia hipóxica grave com mau prognóstico e o prognóstico de "total recuperação" geralmente é feito com base no excesso de lactato, diminuição de NAA e perda de Cr (Fig. 48.2). A sensibilidade da MRS para detectar a lesão aguda hipóxico-isquêmica parece superior à do ultrassom, tomografia computadorizada (CT) ou imagens de MR convencional (MRI), mas pode ser comparável à da difusão pela MRI, dependendo do tamanho e gravidade da lesão. Uma dificuldade na interpretação da MRS neonatal é a necessidade de conhecimento das alterações normais relacionadas com a idade no metabolismo cerebral (tanto para bebês a termo como prematuros), e que o sinal do xenobiótico propandiol (um agente de liberação de droga para o fenobarbital, geralmente administrado para inibir atividade convulsiva) não deve ser confundido com o do lactato. O propandiol ocorre como um duplo pico (*doublet*) em 1,1 ppm, enquanto o lactato ressoa (também como um *doublet*) em 1,3 ppm.

Em adultos com encefalopatia hipóxica, como no cérebro neonatal, o aumento de Glx, lipídeo e lactato e a diminuição de NAA e Cr são os prováveis achados (Fig. 48.3). Nesse grupo de pacientes, a MRS parece altamente sensível à severa agressão hipóxica global e demonstrou produzir informações diagnósticas após um quase-afogamento.[4]

Essa revisão abrange três aspectos dos quase 30 anos de grande esforço no estudo de lesão hipóxico-isquêmica por MRS.

1. O que a MRS nos ensinou sobre a biopatologia da hipoxia-isquemia-hipercapnia no cérebro humano?

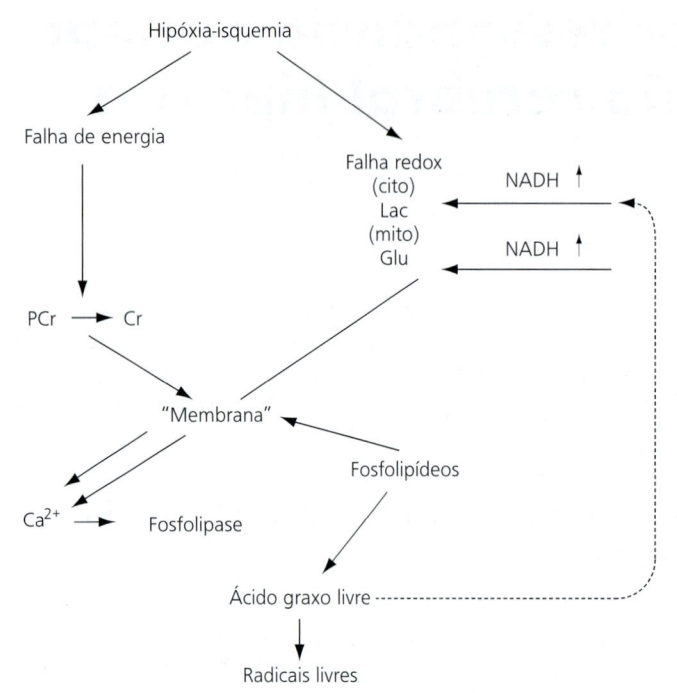

Fig. 48.1 Cascata metabólica na lesão cerebral hipóxica. Com base em estudos experimentais anteriores e experiência com MRS *in vivo* de encefalopatia hipóxica humana, uma série de prováveis eventos é retratada. A MRS com prótons é diretamente capaz de relatar vários aspectos dessa cascata, incluindo lactato (Lac), glutamato (Glu) (veja Figura 48.5), destruição da membrana lipídica, estado energético e lesão neuronal tardia (visto com o aumento de *N*-acetil aspartato).

2. Qual é o valor diagnóstico da MRS na encefalopatia hipóxico-isquêmica?
3. Qual é a evidência da eficácia da MRS no tratamento de pacientes em coma de provável origem hipóxica?

Biopatologia da hipoxia-isquemia humana

Nos anos 1960, Lowry *et al.*[5] e também outros usaram a então nova técnica de "congelamento rápido" para reavaliar as predições de Pasteur e Warburg sobre o metabolismo hipóxico. No cérebro todo, descobriu-se que o reduzido metabolismo da energia (baixo ATP, aumento da ADP, PCr reduzida, Cr aumentada) e glicólise acelerada (aumento do lactato, diminuição do piruvato, aumento de hidroxibutirato, diminuição de acetoacetato, aumento de glutamato, diminuição de oxoglutarato) encaixavam-se muito bem ao equilíbrio dos "estados redox", um conceito introduzido por Bucher e Krebs, e meticulosamente documentado por Miller *et al.*[6] *In vivo*, a MRS ^{31}P pareceu favorecer essa interpretação, com reduções na ATP e PCR, assim como em Ph (acreditava-se que refletia no aumento do lactato). Com o advento de técnica mais sensível de MRS de prótons (uma relação de sinal:ruído aproximadamente 15 vezes maior que na MRS ^{31}P, com uma gama maior de metabólitos estudados, seletividade espacial quase 100 vezes melhor e fácil aplicação), a predição bioquímica de lactato aumentado foi confirmada (Fig. 48.2). Os dados de MRS com prótons registraram a perda de NAA, que estava associada à lesão/perda de neurônios demonstrado por estudos histológicos em animais.

Contudo, estudos de MRS com humanos também divergem, sob certos aspectos, dos estudos com animais e da evidência clássica da necropsia humana, proporcionado uma visão diferente da lesão cerebral hipóxica.

Novas descobertas sobre a lesão cerebral hipóxica humana

A hipoxia humana raramente é simples: em geral, esforços extenuantes são feitos para restaurar o fluxo sanguíneo e o oxigênio para o cérebro em quase todos os casos, e a lesão hipóxica contínua, completa, raramente é vista na prática clínica no momento da obtenção de imagem MRS. Em casos de grave lesão hipóxica, ATP e PCr estão ausentes; o pH intracelular, conforme ensaio feito a partir da alteração química do enorme aumento de fosfato inorgânico, é fortemente ácido, e o lactato está muito aumentado. Este é o quadro total da MRS da morte cerebral e é visto também em muitos estudos com MRS de morte cerebral isquêmica local relatada para acidente vascular cerebral (oclusão arterial irreversível).

Um padrão muito mais familiar de lesão cerebral hipóxica humana talvez seja descrita com mais precisão como "lesão hipóxica secundária".[4,7] Nesta, ATP, PCr, fosfato inorgânico e pH intracelular com frequência estão normais de modo que, ao contrário das expectativas baseadas em modelos animais de hipoxia permanente, o metabolismo da energia parece estar "normal" quando avaliado dentro de 24-48 horas após a hipoxia e a reperfusão.[8] Entretanto, o espectro de próton tipicamente mostrará excesso de lipídeos (Fig. 48.4) não previsto por bioquímica clássica, mas facilmente apreciado na MRS como uma liberação de triglicerídios dos *pools* lipídicos de macromoléculas invisíveis da membrana e da mielina, excesso de lactato e de glutamina (em vez do acúmulo previsto de glutamato; Figuras 48.5 e 48.6). Os metabólitos neuronal e axonal NAA, ausentes na glia madura, estão reduzidos. Como atualmente estão se tornando comuns as altas potências de campo magnético no ambiente clínico (p. ex., 3T ou acima), a melhor discriminação de glutamato e glutamina permitirá que a "excitotoxicidade do glutamato" seja estudada em mais detalhes no cérebro humano hipóxico.[9]

Exemplos de estudos clínicos com MRS de pacientes com encefalopatia hipóxico-isquêmica são apresentados a seguir.

1. Para facilitar a interpretação da MRS de prótons na encefalopatia hipóxica, é importante que sejam usadas técnicas padronizadas de MRS. Dois casos são apresentados na Figura 48.7. Em cada caso, a MRS foi realizada a pedido do neonatologista, depois que uma opinião neurológica sugeriu grave lesão cerebral hipóxica com mau prognóstico. O mesmo local cerebral (na área da linha divisória de substância cinzenta no giro cingulado posterior) e mesmo método de MRS com prótons (espectroscopia utilizando a sequência PRESS [*point resolved*]), método de tempo de eco (TE); 35 ms; tamanho de *voxel* 8 cm^3) foram selecionados para cada bebê. O paciente 1 estava comatoso quando examinado no dia 1, mas o resultado neurológico foi excelente e a criança estava alerta quando examinada novamente no dia 4. O paciente 2 foi examinado em coma no dia 5 e novamente no dia 35. A presença de lipídeos e lactato, assim como NAA/Cr mais baixa do que

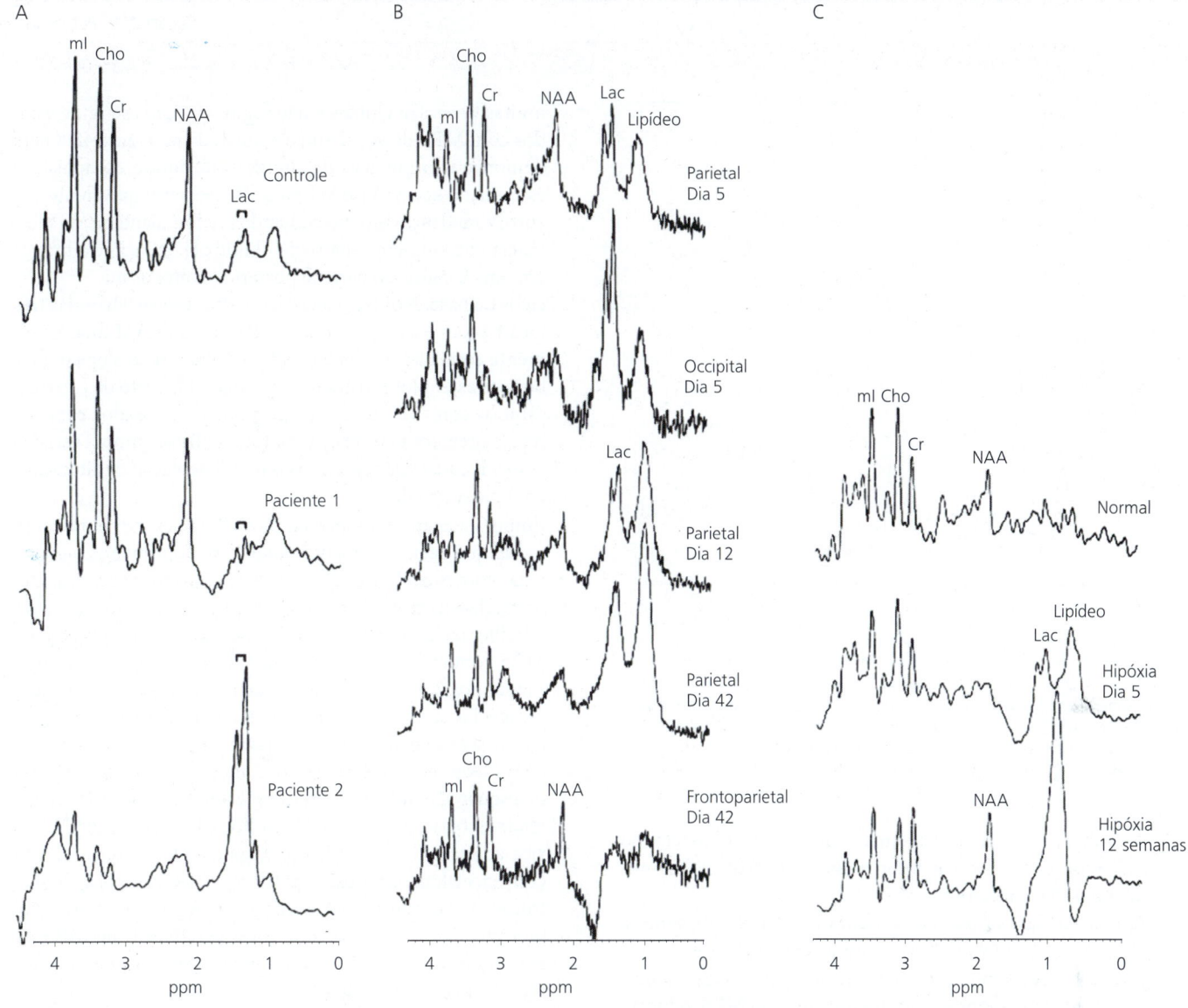

Fig. 48.2 (A) Bom prognóstico após hipoxia (paciente 1) comparado com a grave encefalopatia hipóxica com prognóstico muito ruim (paciente 2). (B) A heterogeneidade anatômica do dano hipóxico e progressão do dano bioquímico com o tempo. (C) Encefalopatia hipóxica na prematuridade. Espectros de MRS de prótons ilustrando a recuperação paradoxal de metabólitos cerebrais após grave encefalopatia paradoxal em um bebê de 31 semanas de idade (o normal é 34-35 semanas), Cho, compostos contendo colina; NAA, N-acetil aspartato, mL, mio-inositol; Cr, creatina; Lac, lactato.

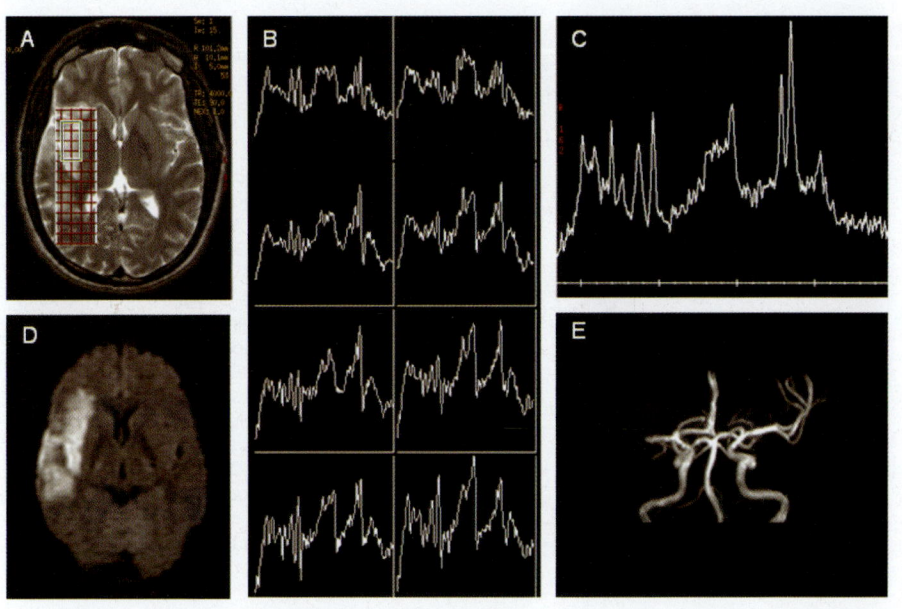

Fig. 48.3 Demonstração da importância de combinar imagens padrão com técnicas, como DWI e angiorressonância magnética com MRS de prótons. Neste caso, a presença de lactato correlaciona-se ao achado de angiorressonância magnética de acidente vascular cerebral. (A) Lesão visualizada com imagens de MRSI. (B) Espectros da região selecionada do *voxel* em (A). (C) Espectro somado da região selecionada do *voxel* em (A). DWI da lesão. (E) Reconstrução tridimensional da angiorressonância magnética.

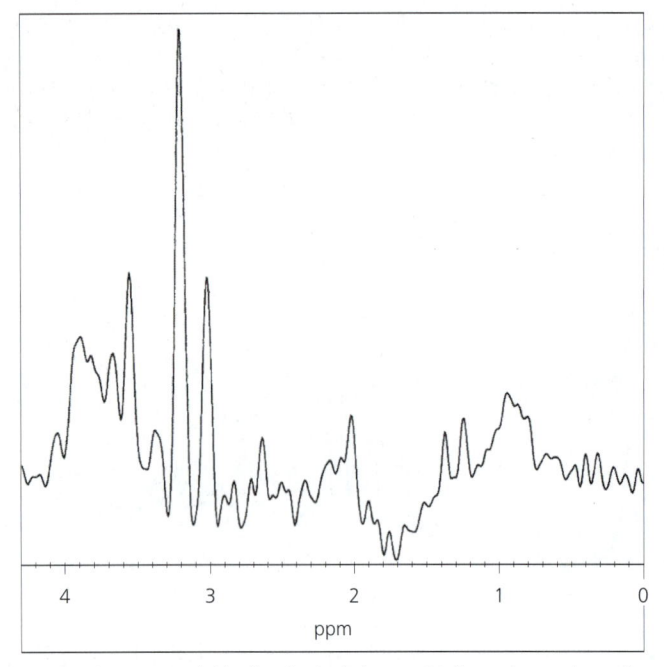

Fig. 48.4 O espectro obtido da substância branca 14 dias após parada cardíaca em um asmático de 17 anos. Há um lactato notável e perda quase completa de NAA, compatível com encefalopatia hipóxica. A Cho/Cr e mL/Cr elevados provavelmente representam gliose, que se desenvolve somente após uma semana ou mais. Abreviações como na Figura 48.2

muitas vezes são globais e não regionais. Uma série de estudos com MRS de voxel único é ilustrada na Figura 48.8 para demonstrar o impacto da alteração do modo de aquisição estimulada eco (STEAM) para PRESS em equivalente TE curto e mudança de *voxels* contendo predominantemente substância cinzenta em uma região limítrofe, substância branca em uma localização parietal posterior, sobre os núcleos de base. Nos três casos ilustrados, os espectros das três localizações e a utilização de PRESS ou STEAM foram realmente confiáveis na detecção do resultado neurológico. Embora os exemplos mostrados aqui são o TE curto de (35 ms), estudos com TE curto e longo podem ser usados para detectar alterações nos principais metabólitos, embora estudos com TE curto sejam preferíveis para a detecção de alterações em lipídeos e Glx.

3. Embora a aparência espectral normal do cérebro humano se modifique acentuadamente durante os 2 primeiros anos de vida (com baixo NAA e alta Cho e *mio*-inositol ao nascimento, particularmente em bebês pré-termo), a idade não parece ser um diferenciador importante, quando se trata da aplicação de MRS com prótons ao diagnóstico de encefalopatia hipóxica. Acima dos 2 anos de idade, as alterações espectrais normais associadas ao desenvolvimento cerebral são mais sutis e um exame sistemático do efeito de quase-afogamento em crianças com idades entre 18 meses e 12 anos[4,11] não mostraram quaisquer alterações espectrais específicas relacionadas com a idade associadas à hipoxia. Os padrões da lesão cerebral hipóxica adulta estão ilustrados na Figura 48.9 em um paciente com encefalopatia hipóxica global com MRI normal após obstrução da via aérea (mau resultado neurológico, o paciente morreu). Note a semelhança entre os critérios de MRS de mau resultado neurológico no primeiro paciente adulto e nos recém-nascidos precedentes.

o normal para a idade, diferenciaram esses dois espectros o suficiente para produzir informações prognósticas no primeiro exame com MRS.

2. Apesar da clara ênfase na literatura pediátrica[10] sobre a elevada suscetibilidade das estruturas dos núcleos da base à privação de oxigênio, esta não tem sido a nossa experiência ou a da maioria dos observadores que utilizam MRS. A localização anatômica é menos crítica do que a adesão ao método padronizado de MRS, uma vez que as alterações metabólicas

A contribuição dos estudos com MRS da lesão cerebral hipóxica pode ser resumida como segue:

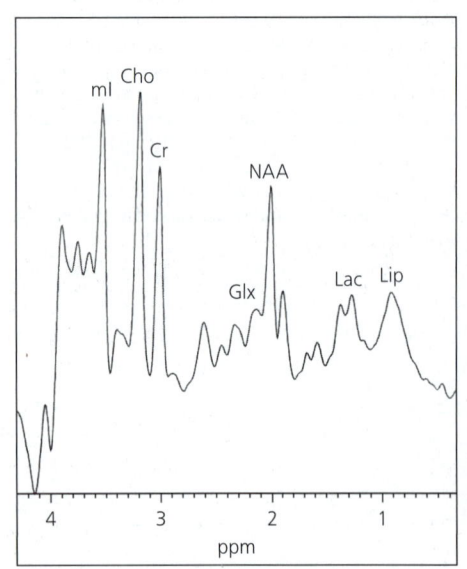

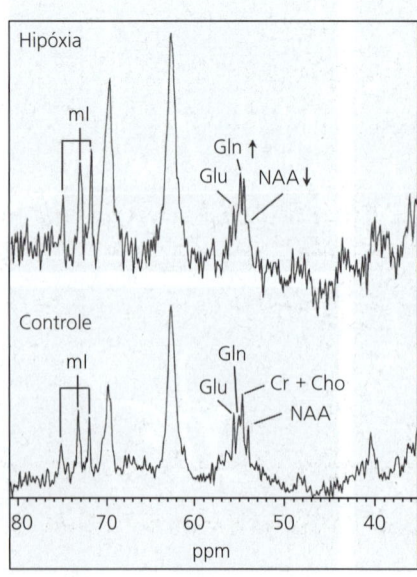

Fig. 48.5 Evidência de formação de glutamina (Gln) na encefalopatia hipóxica humana. MRS com prótons representativa (STEAM TE 30 ms, esquerda) e espectros de abundância natural de ^{13}C (à direita) são de um bebê do sexo feminino de 1 mês de idade (idade gestacional de 41 semanas), que sofreu lesão cerebral hipóxica moderada necessitando de terapia com oxigenador de membrana extracorpórea. A MRS com prótons ilustra um pequeno excesso de lipídeos, pequeno excesso de lactato, redução de 20% de NAA/Cr por idade e excesso de Glx-α e Glx-βγ. Note que Cho/Cr e mL/Cr, embora aparentemente elevados, estão normais para as idades gestacional e pós-natal, respectivamente. Dados normativos disponíveis para STEAM (TE 30 ms) não são aplicáveis a PRESS (TE 35 ms). Os espectros de ^{13}C são do paciente (no alto, à direita) e de um controle normal de mesma idade (embaixo, à direita). A ressonância para Glx, que tem resolução precária na MRS com prótons, agora tem resolução em duas ressonâncias (glutamato [Glu] e glutamina [Gln]). A concentração de Gln está claramente elevada, enquanto a Glu não está. Outras abreviações como na Figura 48.2.

1. Espectros anóxicos agudos "puros" confirmam a clássica teoria bioquímica, mas têm uma relevância relativamente pequena para o diagnóstico de lesão cerebral hipóxica humana, uma vez que a maioria dos pacientes foram, em parte, ou completamente ressuscitados no momento da obtenção de imagem com MRS.
2. A ciclagem de substrato neuronal-glial é ativa no cérebro humano hipóxico. É previsto que seja a glutamina (e não o glutamato) a amina que se acumula em excesso durante a hipoxia cerebral. No cérebro íntegro, a toxicidade por glutamato é, em grande parte, neutralizada pela glutamina sintetase (Fig. 48.6). O excesso de glutamina é um achado diagnóstico útil, mas ao contrário do lactato, parece não ter valor preditivo em crianças em recuperação de dano cerebral hipóxico.[4] Métodos melhores de identificação de glutamato e glutamina com MRS 3T podem refinar o valor prognóstico desses metabólitos.
3. O lactato é um confiável marcador de lesão cerebral ativa e hipóxica anterior; porém, há ocasiões em que o lactato está ausente em consequência de reperfusão e o *timing* de MRS relativos à agressão hipóxica. Da mesma forma, acredita-se que o lactato esteja presente no cérebro em "recuperação" mesmo quando o fluxo e a oxigenação estão normais,[12] talvez como resultado da migração de leucócitos.
4. Ácidos graxos de cadeia curta e/ou triglicerídeos e outras macromoléculas observadas por MRS produzem evidência confirmadora, ainda que incompleta, de que uma cascata de eventos relacionados com a membrana, incluindo liberação de íon cálcio e radicais livres, ative a fosfolipase e contribua para a lesão neuroquímica irreversível.[13]
5. A lesão neuronal é de fato a consequência mais importante, a longo prazo, da lesão hipóxico-isquêmica no cérebro em todas as idades, desde recém-nascidos, em crianças pequenas e adolescentes até idosos, e contém um alto valor preditivo do resultado neurológico em 1 ano após a lesão.
6. A resposta metabólica dos núcleos de base e hipocampo à hipoxia é semelhante à de outras regiões do cérebro, assim a MRS diagnóstica pode ser realizada em localizações tecnicamente "mais

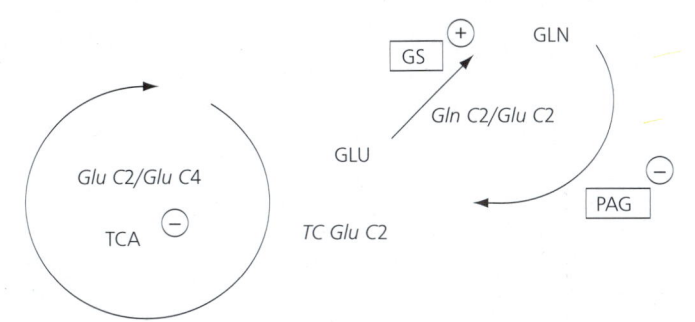

Fig. 48.6 Mecanismo de formação da glutamina durante lesão hipóxica. Conforme ilustrado na Figura 48.5, o glutamato é rapidamente convertido em glutamina no cérebro humano *in vivo*. O diagrama mostra a provável conversão da enzima em glutamina induzida por hiperexcitação. A glutamina sintetase (GS) está localizada exclusivamente nos astrócitos, que também têm transportadores ativos para remover glutamato do espaço sináptico. PAG, fenilacetilglicina; TCA, ciclo do ácido tricarboxílico; C2, C4, compostos de carbono 2 e 4, respectivamente.

Paciente 1: Bom resultado neurológico

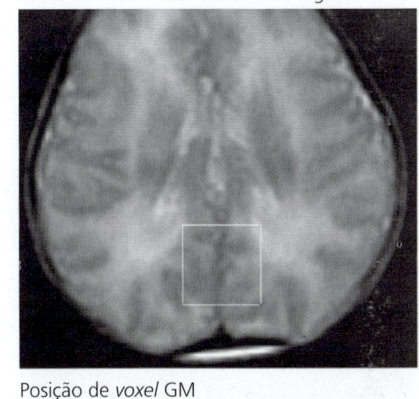

Posição de *voxel* GM

PRESS GM

Paciente 2: Resultado neurológico precário

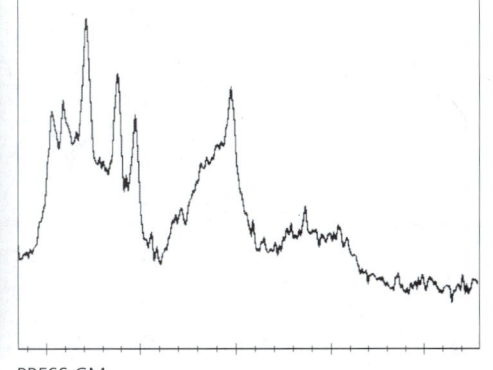

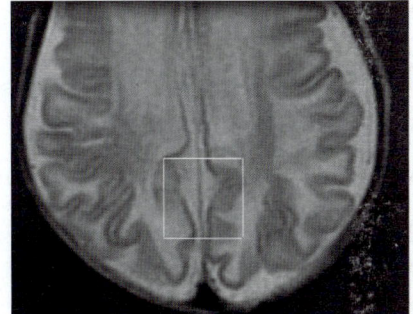

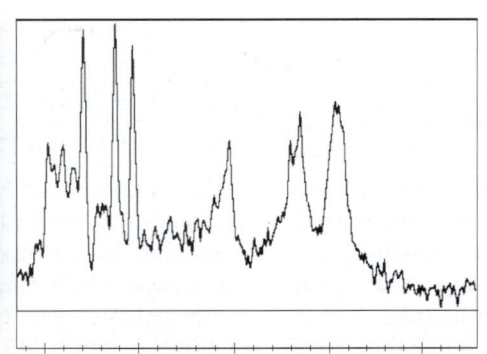

Posição de *voxel* GM

PRESS GM

Fig. 48.7 Valor preditivo da MRS com prótons na encefalopatia hipóxica. Dois estudos pareados são apresentados, em cada caso, a MRS foi realizada a pedido do neonatologista após uma opinião neurológica ter sugerido grave lesão cerebral hipóxica com um prognóstico muito reservado: Paciente 1, em que o resultado neurológico foi excelente, era um bebê comatoso examinado no dia 1 e novamente no dia 4 (não mostrado), Paciente 2, em que o resultado neurológico foi insatisfatório, foi examinado em coma no dia 5 e novamente no dia 35 (não mostrado).

Paciente 6: PRESS vs. STEAM

Posição de *voxel* WM — PRESS WM — STEAM WM

Paciente 7: PRESS vs. STEAM

Posição de *voxel* WM — PRESS WM — STEAM WM

Paciente 8: GM vs. WM vs. BG

Posição de *voxel* GM e WM — PRESS GM — PRESS WM

Posição de *voxel* BG — PRESS BG

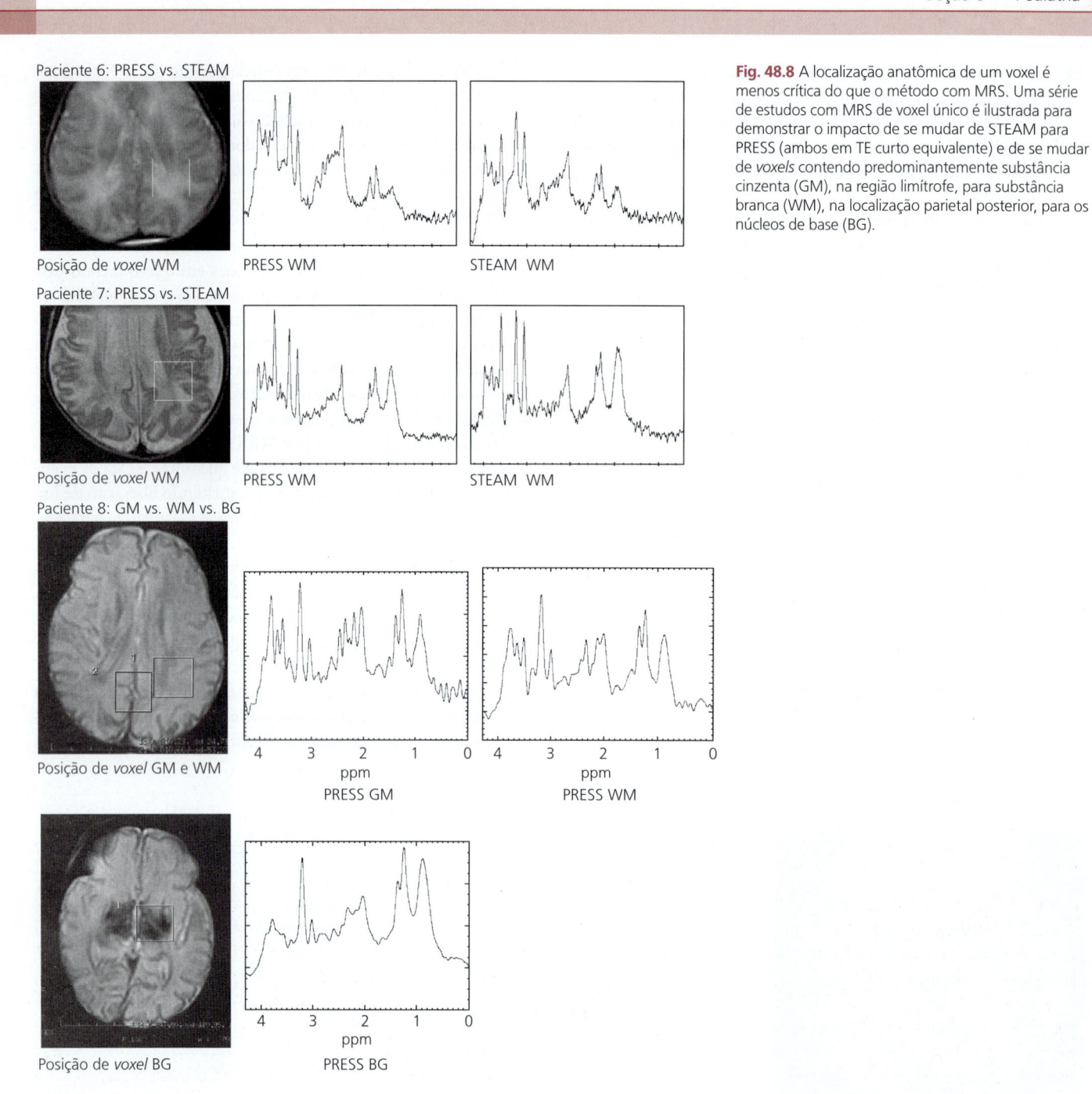

Fig. 48.8 A localização anatômica de um voxel é menos crítica do que o método com MRS. Uma série de estudos com MRS de voxel único é ilustrada para demonstrar o impacto de se mudar de STEAM para PRESS (ambos em TE curto equivalente) e de se mudar de *voxels* contendo predominantemente substância cinzenta (GM), na região limítrofe, para substância branca (WM), na localização parietal posterior, para os núcleos de base (BG).

fáceis", como a substância cinzenta do giro cingulado posterior e substância branca parietal posterior (ambas localizadas em regiões cerebrais limítrofes clássicas). Isso é verdadeiro para a lesão global hipóxico-isquêmica, mas pode não ser verdadeira para lesões que envolvem determinados territórios vasculares, como ocorreria, por exemplo, no acidente vascular cerebral pré- ou perinatal. Os protocolos de imagens espectroscópicas que cobrem múltiplas regiões de uma só vez (MRS; incluindo núcleos de base) são recomendados ao se lidar com possíveis lesões cerebrais focais (Fig. 48.10).

Qual é o valor diagnóstico de MRS na lesão cerebral hipóxica?

Embora a MRS com ^{31}P, ^{13}C, ^{23}Na e prótons tenha, como todos, um importante papel na elucidação da fisiopatologia metabólica associada à lesão cerebral hipóxica humana, em termos diagnósticos, somente a MRS com prótons teve um impacto, seja por razões logísticas (fácil de usar) ou por seu conteúdo de informações. Desde os primeiros relatos de TE longo,[14] TE curto[15] ou MRS[16] até o momento mais de 137 estudos originais e revisões formam

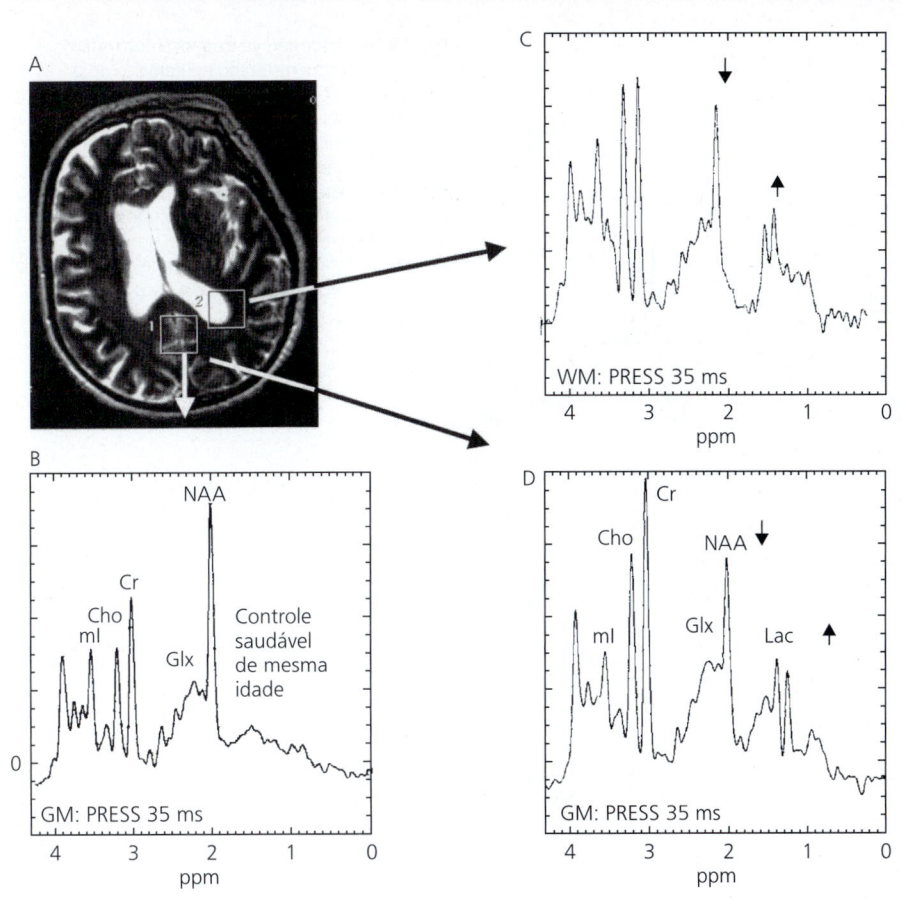

Fig. 48.9 Encefalopatia hipóxica global com MRI normal após obstrução de via aérea (resultado neurológico ruim, o paciente morreu). (A) Imagem ponderada em T2. (B) Espectro PRESS de substância branca. (C) Espectro PRESS de substância cinzenta. (D) Espectro PRESS de controle proveniente de um controle normal por idade, para comparação. Abreviações como na Figura 48.2.

publicados sobre a MRS de prótons sobre a lesão cerebral hipóxica. Em todos os sujeitos para que os critérios de inclusão podem ser avaliados como atendendo aos critérios para lesão hipóxico-isquêmica (afogamento, parada cardíaca etc.) o grupo de dados médios mostrou reduzido NAA (acima de 20%) e excesso de lactato (acima de 100%). Desses 137 estudos, 20 deles abrangendo 459 pacientes, encontraram correlação entre a MRS realizada precocemente (1-20 dias após o nascimento) e o resultado neurológico ou neurodesenvolvimentar em até 1 ano (Tabela 48.1).

Esses dados são muito promissores para a capacidade da MRS de prótons detectar lesão hipóxico-isquêmica e fazer o prognóstico.

Eficácia da MRS na avaliação de lesão cerebral hipóxico-isquêmica

O valor final de qualquer técnica diagnóstica (para que sua realização seja considerada vantajosa sob os critérios de medicina com base em evidências) é que o resultado do paciente deverá ser melhor em pacientes submetidos a esse procedimento, comparados com aqueles que não o são. Bem poucos estudos com imagens de qualquer tipo (incluindo MRS) são destinados a investigar como o tratamento do paciente é modificado em consequência do procedimento diagnóstico, e como é efetuado o eventual resultado clínico. Por outro lado, a acurácia do diagnóstico geralmente é comparada contra as técnicas diagnósticas existentes, com a suposição subjacente de que um teste diagnóstico mais preciso ou um teste diagnóstico equivalente realizado de forma não invasiva e/ou com mais facilidade, deverá eventualmente substituir ou complementar o teste existente.

Apesar dos muitos estudos publicados de MRS em lesão hipóxica, somente um envolve o uso de MRS com prótons para influenciar o tratamento do paciente.[36] Nesse estudo, realizado com a aprovação do comitê de ética hospitalar local, o suporte com ventilador era interrompido, se achados de MRS com próton, neurológica clínica e EEG contribuíssem para a previsão de resultado vegetativo, em consequência de suporte vital contínuo após quase-afogamento. Provar a eficácia também é difícil quando, como na lesão hipóxico-isquêmica, não existem tratamentos atualmente aceitos a não ser medidas de suporte. Entretanto, outros exemplos relevantes à medicina com base em evidência são os de Ashwal et al.[37] e Kadri et al.[38], que descrevem mensurações de resultados com os valores preditivos positivo e negativo, que podem ser comparados com aqueles das tecnologias competidoras. Fatores com probabilidade de causar impacto sobre o prognóstico incluem a idade do paciente; exame neurológico clínico; ultrassom a beira do leito para detecção de hemorragia intracerebral; espectroscopia infravermelha para ensaio do estado redox; CT para detecção de hemor-

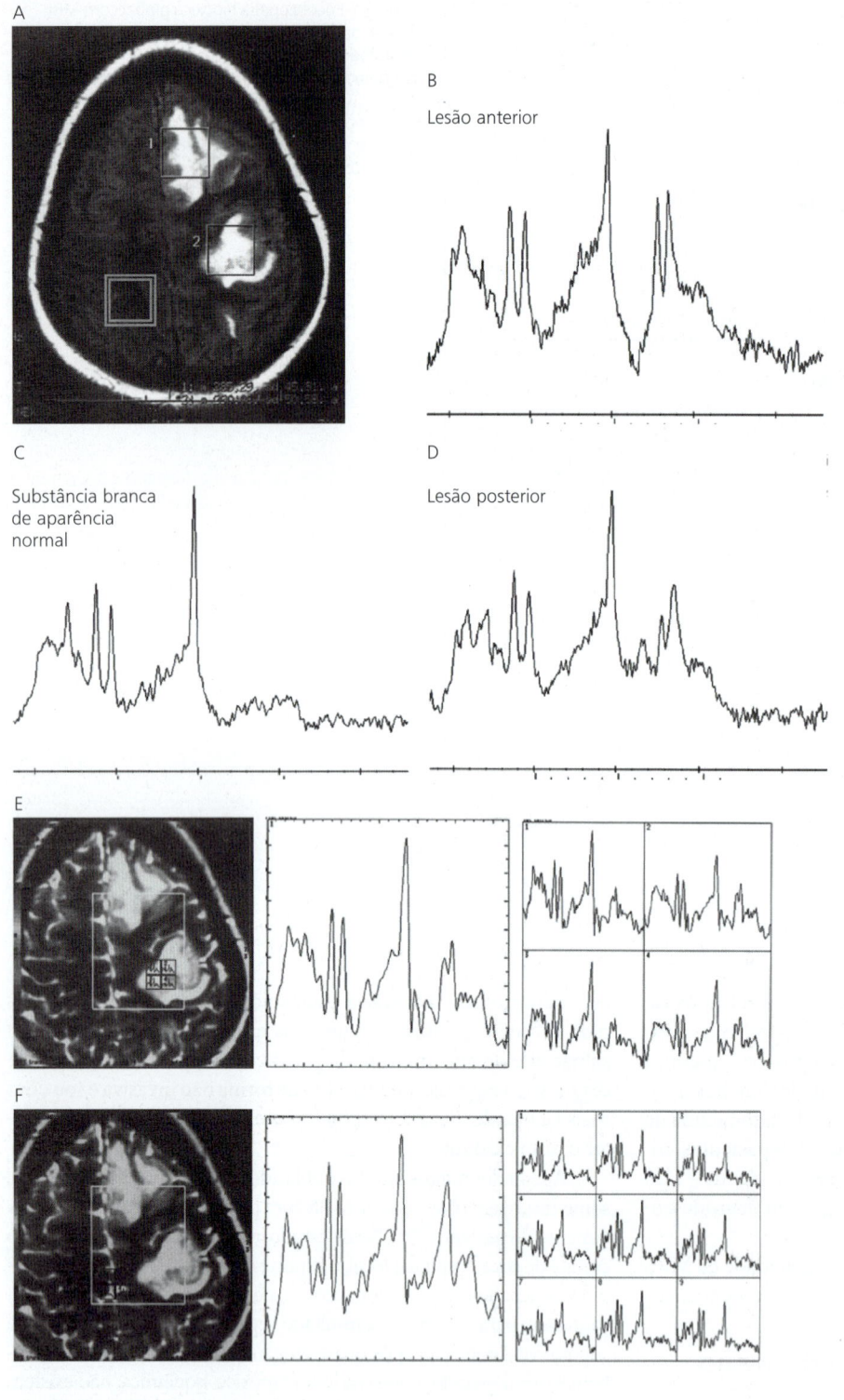

Fig. 48.10 Congestão venosa focal com lesão neurológica (bom resultado neurológico após tratamento). (A) MRI FLAIR com localizações de voxel indicadas pelas regiões de interesse. (B) *Voxel* anterior mostra N-acetil aspartato (NAA) normal, mas evidência de lactato. (C) Espectro de substância branca de aparência normal. (D) *Voxel* posterior na lesão mostra NAA normal, mas lactato elevado. (E, F) A MRSI demonstra aumento significativo de lactato na região hipertensa (E) onde a região medial no tecido de aparência normal não contém lactato (F).

Tabela 48.1 Sensibilidade e valor preditivo da MRS em encefalopatia hipóxico-isquêmica

Estudo	Número	Achado principal	Medida de resultado	Intervalo
Cappellini M et al. 2002[17]	20	NAA/Cr+Lac/Cr	Neurologia	6 meses
Robertson NJ et al. 2002[18]	59	Lac/Cr+pH	Neurologia	12 meses
Malik GK et al. 2002[19]	16	αGlx > MRI; Lac	Neurologia	2 meses
Maneru C et al. 2001[20]	18	NAA/Cho	Neurologia	12 meses
Cady EB, 2001[21]	?	NAA; Lac; ATP	Escala de Sarnat	12 meses
Groenendaal F et al. 2001[9]	26	NAA	Escala de Sarnat	3 meses
Roelants-van Rijn et al. 2001[22]	21	NAA; LAC	Clínico	?
Pu Y et al. 2000[23]	40	αGlx	Escala de Sarnat	?
Cady EB et al. 1997[24]	31	Lac/Cho; NAA	Clínico	12 meses
Amess PN et al. 1999[25]	28	Lac/NAA (93% específico; 92% PPV)	Neurológico	12 meses
Chateil JF et al. 1999[26]	30	NAA/Cho; Lac	Neurológico	?
Dubowitz DJ et al. 1998[27]	22	MRI vs. NAA/Cr	Neurologia	3 anos
Hanrahan JD et al. 1998[28]	24	Lac	Clínico	12 meses
Falini A et al. 1998[29]	1	NAA	Neurológico	?
Groenendaal F et al. 1997[30]	19	NAA/Cho	Neurológico	12 meses
Suzuki S et al. 1996[31]	8	NAA/Cr; Cho/Cr	Neurológico	?
Penrice J et al. 1996[32]	19	Lac/NAA	Neurológico	1 ano
Groenendaal F et al. 1996[33]	32	NAA/Cr;Lac	Escala de Sarnat	?
Felber SR et al. 1993[34]	79	NAA/Lac	(abults)	?
Peden CJ et al. 1993[35]	11	NAA/Cho	Neurológico	1 ano
	459			2-36 meses

NAA, N-acetil aspartato; Cr, creatina; Lac, lactato; Glx, glutamate + glutamina; Cho, compostos contendo colina; PPV, valor preditivo positivo. *Fonte: PubMed*, junho 2003.

ragia, atrofia cortical e dilatação ventricular e, então, particularmente a comparação com as técnicas convencionais e avançada de MRS para comparar a previsão de resultado. Verificou-se que somente dois relatórios publicados atendem a esses estritos requisitos,[39,40] assim, mais dados serão necessários antes que a MRS passe a ser amplamente adotada na clínica para avaliação de lesão cerebral hipóxico-isquêmica.

Referências

1. Heiss WD. Flow thresholds of functional and morphological damage of brain tissue. *Stroke* 1983; **14**: 329–331.
2. Siesjo BK. Historical overview. Calcium, ischemia, and death of brain cells. *Ann N Y Acad Sci* 1988; **522**: 638–661.
3. Hossman K-A. Pathophysiology of cerebral infarction. In *Handbook of Clinical Neurology, Vol. 53: Vascular Disease Pt I*, ed. Vinken PJ. Amsterdam: Elsevier, 1988, p. 27–46.
4. Kreis R, Arcinue E, Ernst T et al. Hypoxic encephalopathy after near-drowning studied by quantitative ^{1}H-magnetic resonance spectroscopy. *J Clin Invest* 1996; **97**: 1142–1154.
5. Duffy TE, Nelson SR, Lowry OH. Cerebral carbohydrate metabolism during acute hypoxia and recovery. *J Neurochem* 1972; **19**: 959–977.
6. Miller AL, Hawkins RA, Veech RL. The mitochondrial redox state of rat brain. *J Neurochem* 1973; **20**: 1393–1400.
7. Cady EB, Lorek A, Penrice J et al. Brain-metabolite transverse relaxation times in magnetic resonance spectroscopy increase as adenosine triphosphate depletes during secondary energy failure following acute hypoxia-ischaemia in the newborn piglet. *Neurosci Lett* 1994; **182**: 201–204.
8. Bluml S, Moreno A, Hwang JH, Ross BD. 1-(13)C glucose magnetic resonance spectroscopy of pediatric and adult brain disorders. *NMR Biomed* 2001; **14**: 19–32.
9. Groenendaal F, Roelants-van Rijn AM, van der Grond J, Toet MC, de Vries LS. Glutamate in cerebral tissue of asphyxiated neonates during the first week of life demonstrated in vivo using proton magnetic resonance spectroscopy. *Biol Neonate* 2001; **79**: 254–257.
10. Volpe JJ. Hypoxic–ischemic encephalopathy: clinical aspects, Ch. 9 in *Neurology of the Newborn*, 3rd edn. Philadelphia, PA: Saunders, p. 314–369.
11. Dubowitz DJ, Bluml S, Arcinue E, Dietrich RB. MR of hypoxic encephalopathy in children after near drowning: correlation with quantitative proton MR spectroscopy and clinical outcome. *AJNR Am J Neuroradiol* 1998; **19**: 1617–1627.
12. Rothman DL, Howseman AM, Graham GD et al. Localized proton NMR observation of [3–^{13}C]lactate in stroke after [1–^{13}C]glucose infusion. *Magn Reson Med* 1991; **21**: 302–307.
13. Haseler LJ, Arcinue E, Danielsen ER, Bluml S, Ross BD. Evidence from proton magnetic resonance spectroscopy for a metabolic cascade of neuronal damage in shaken baby syndrome. *Pediatrics* 1997; **99**: 4–14.

14. Grodd W, Krageloh-Mann I, Klose U, Sauter R. Metabolic and destructive brain disorders in children: findings with localized proton MR spectroscopy. *Radiology* 1991; **181**: 173–181.

15. Kreis R, Ernst T, Arcinue E, Lieberman R, Ross BD. Myoinositol in short TE ^{1}HMRS: a new indicator of neonatal brain development and pathology. In *Proceedings of the 2nd Annual Meeting of the International Society for Magnetic Resonance in Medicine*, San Francisco, 1991, p. 1007.

16. Peden CJ, Cowan FM, Bryant DJ et al. Proton spectroscopy of the brain in infants. *J Comput Assisted Tomogr* 1990; **14**: 886–894.

17. Cappellini M, Rapisardi G, Cioni ML, Fonda C. Acute hypoxic encephalopathy in the full-term newborn: correlation between magnetic resonance spectroscopy and neurological evaluation at short and long term. *Radiol Med (Torino)* 2002; **104**: 332–340.

18. Robertson NJ, Cowan FM, Cox IJ, Edwards AD. Brain alkaline intracellular pH after neonatal encephalopathy. *Ann Neurol* 2002; **52**: 732–742.

19. Malik GK, Pandey M, Kumar R et al. MR imaging and in vivo proton spectroscopy of the brain in neonates with hypoxic ischemic encephalopathy. *Eur J Radiol* 2002; **43**: 6–13.

20. Maneru C, Junque C, Bargallo N et al. (1)H-MR spectroscopy is sensitive to subtle effects of perinatal asphyxia. *Neurology* 2001; **57**: 1115–1118.

21. Cady EB. Magnetic resonance spectroscopy in neonatal hypoxic-ischaemic insults. *Childs Nerv Syst* 2001; **17**: 145–149.

22. Roelants-van Rijn AM, van der Grond J, de Vries LS, Groenendaal F. Value of (1) H-MRS using different echo times in neonates with cerebral hypoxia–ischaemia. *Pediatr Res* 2001; **49**: 356–362.

23. Pu Y, Li QF, Zeng CM et al. Increased detectability of alpha brain glutamate/glutamine in neonatal hypoxic–ischemic encephalopathy. *AJNR Am J Neuroradiol* 2000; **21**: 203–212.

24. Cady EB, Amess P, Penrice J et al. Early cerebralmetabolite quantification in perinatal hypoxic–ischaemic encephalopathy by proton and phosphorus magnetic resonance spectroscopy. *Magn Reson Imaging* 1997; **15**: 605–611.

25. Amess PN, Penrice J, Wylezinska M et al. Early brain proton magnetic resonance spectroscopy and neonatal neurology related to neurodevelopmental outcome at 1 year in term infants after presumed hypoxic-ischaemic brain injury. *Dev Med Child Neurol* 1999; **41**: 436–445.

26. Chateil JF, Quesson B, Brun M et al. Localised proton magnetic resonance spectroscopy of the brain after perinatal hypoxia: a preliminary report. *Pediatr Radiol* 1999; **29**: 199–205.

27. Dubowitz DJ, Bluml S, Arcinue E, Dietrich RB. MR of hypoxic encephalopathy in children after near drowning: correlation with quantitative proton MR spectroscopy and clinical outcome. *AMJR AM J Neuroradiol* 1998; **19**: 1617–1627.

28. Hanrahan JD, Cox IJ, Edwards AD et al. Persistent increases in cerebral lactate concentration after birth asphyxia. *Pediatr Res* 1998; **44**: 304–311.

29. Falini A, Barkovich AJ, Calabrese G et al. Progressive brain failure after diffuse hypoxic ischemic brain injury: a serialMRand proton MR spectroscopic study. *AJNR Am J Neuroradiol* 1998; **19**: 648–652.

30. Groenendaal F, van der Grond J, Eken P et al. Early cerebral proton MRS and neurodevelopmental outcome in infants with cystic leukomalacia. *Dev Med Child Neurol* 1997; **39**: 373–379.

31. Suzuki S, Ichijo M, Fujii H, Ikeda K, Hitosugi M. Cerebral metabolic disturbance in hypoxic encephalopathy: evaluation with H-1 MR spectroscopy. *Rinsho Shinkeigaku* 1996; **36**: 844–849.

32. Penrice J, Cady EB, Lorek A et al. Proton magnetic resonance spectroscopy of the brain in normal preterm and term infants, and early changes after perinatal hypoxia-ischemia. *Pediatr Res* 1996; **40**: 6–14.

33. Groenendaal F, van der Grond J, van Haastert IC et al. Findings in cerebral proton spin resonance spectroscopy in newborn infants with asphyxia, and psychomotor development. *Ned Tijdschr Geneeskd* 1996; **140**: 255–259.

34. Felber SR. [1]H magnetic resonance spectroscopy in intracranial tumors and cerebral ischemia. *Radiologe* 1993; **33**: 626–632.

35. Peden CJ, Rutherford MA, Sargentoni J et al. Proton spectroscopy of the neonatal brain following hypoxic–ischaemic injury. *Dev Med Child Neurol* 1993; **35**: 502–510.

36. Peden CJ, Cowan FM, Bryant DJ et al. Proton MR spectroscopy of the brain in infants. *J Comput Assist Tomogr* 1990; **14**: 886–894.

37. Ashwal S, Holshouser BA, Shu SK et al. Predictive value of proton magnetic resonance spectroscopy in pediatric closed head injury. *Pediatr Neurol* 2000; **23**: 114–125.

38. Kadri M, Shu S, Holshouser B et al. Proton magnetic resonance spectroscopy improves outcome prediction in perinatal CNS insults. *J Perinatol* 2003; **23**: 181–185.

39. Kreis R, Arcinue E, Ernst T et al. Hypoxic encephalopathy after near-drowning studied by quantitative [1]H-magnetic resonance spectroscopy. *J Clin Invest* 1996; **97**: 1142–1154.

40. Ashwal S, Holshouser BA, Shu SK et al. Predictive value of proton magnetic resonance spectroscopy in pediatric closed head injury. *Pediatr Neurol* 2000; **23**: 114–125.

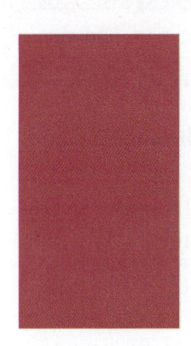

Estudo de caso 48.1
Síndrome de Reye – Imagens por MRSI

P. B. Barker ▪ D. Hearshen ▪ S. Patel

Johns Hopkins University, Baltimore e Henri Ford Hospital, Detroit, EUA

Histórico
Menina de 3 anos de idade, comatosa, apresentava um fígado aumentado de volume, 1 semana depois da administração de aspirina para uma infecção viral.

Técnica
MRI convencional e imagens por MRSI em multislice (TE, 280 ms).

Achados de imagem
A MRI (não mostrada) exibiu edema cerebral, herniação e ausência de *flow voids* nos principais vasos intracranianos. As imagens por MRSI com TE longo mostraram ausência total de NAA e aumento de lactato, compatível com grave lesão neuronal isquêmica. Colina e Cr não mostraram alteração. A paciente morreu alguns dias depois.

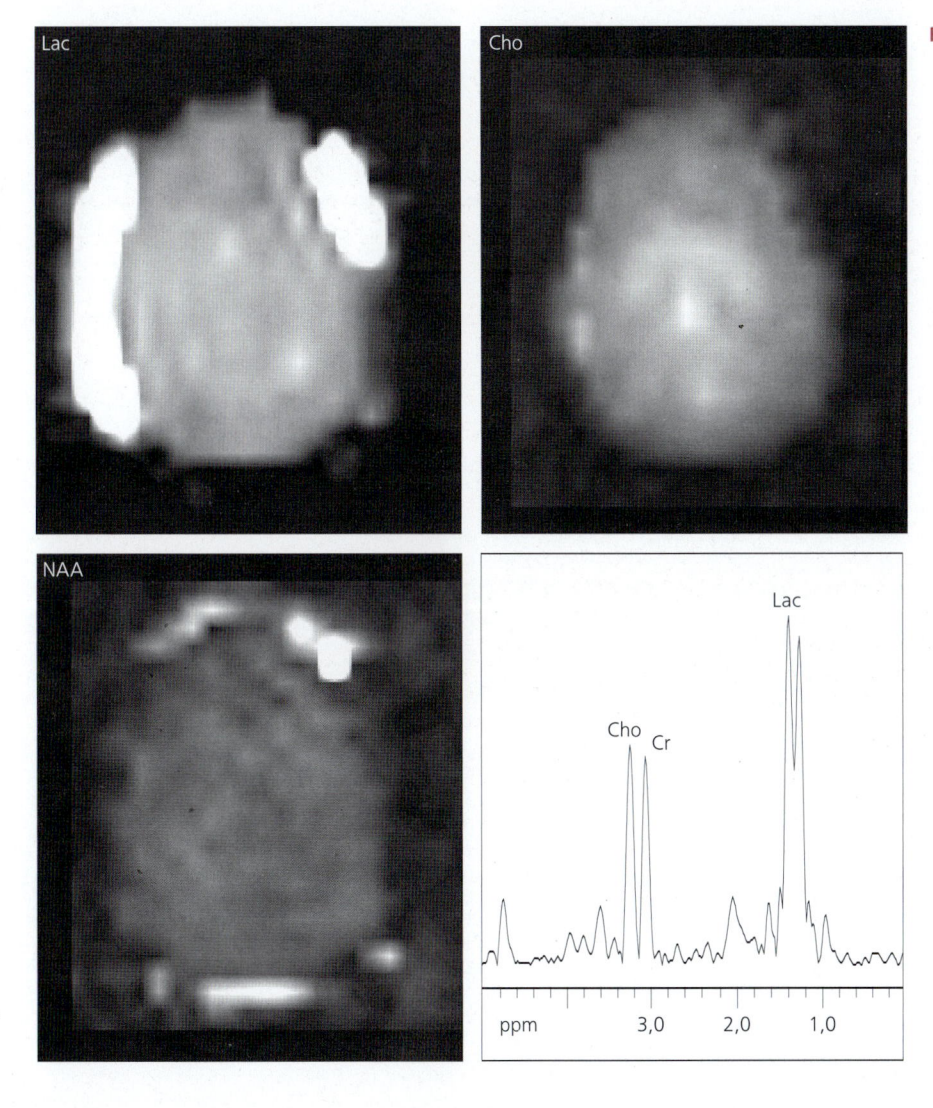

Fig. 48.C1.1

Discussão

A síndrome de Reye (RS) é uma encefalopatia aguda e degeneração gordurosa do fígado em crianças. Inicialmente, ocorre vômito profuso, acompanhado de um grau variável de comprometimento neurológico, que vai de irritabilidade à coma e morte. Se reconhecida no início, pode ser tratada com sucesso. Espectros cerebrais na fase aguda são semelhantes àquelas dos pacientes adultos com encefalopatia hepática,[1] com elevada Gln (decorrente do aumento dos níveis de amônia sanguínea) e diminuição de Cho.[2] O caso aqui apresentado mostra os estágios da doença, 7 dias após o início dos sintomas, com edema cerebral, um aumento grande e global em Lac e praticamente NAA ausente. Essas alterações são compatíveis com a morte cerebral.

Pontos-chave

- RS é reversível quando diagnosticado precocemente.
- RS precoce mostra elevada Gln e diminuída Cho em MRS com TE curto.
- O último caso de RS mostrado aqui é compatível com morte cerebral, com ausência de NAA e Lac por todo o cérebro.

Referências

1. Kreis R, Farrow N, Ross BD. 1990. Diagnosis of hepatic encephalopathy by proton magnetic resonance spectroscopy. *Lancet* 1990; **336**: 635–636.
2. Kreis R, Pfenninger J, Herschkowitz N, Boesch C. In vivo proton magnetic resonance spectroscopy in a case of Reye's syndrome. *Intens Care Med* 1995; **21**: 266–269.
3. Ernst T, Ross BD, Flores R. Cerebral MRS in an infant with suspected Reye's syndrome. *Lancet* 1992; **340**: 486.

Capítulo 49

Papel das imagens cerebrais ponderadas em difusão e perfusão em neonatologia

Mary A. Rutherford ▪ Serena J. Counsell

Introdução

O estudo por imagem pela MRI do cérebro neonatal é um campo relativamente novo, mas existem muitas novas publicações que ilustram seu papel na definição das malformações, estabelecendo padrões de lesão perinatal e predizendo o resultado.[1-7]

Informações detalhadas sobre o padrão de lesões após lesão cerebral perinatal podem ser obtidas com MRI,[1,2,6,8] e ela é um excelente preditor de resultados em bebês com encefalopatia hipóxico-isquêmica (EHI).[4,7-11] MRI convencional também é usada para estudar o acidente vascular perinatal; hemiplegia posterior desenvolve-se se houver envolvimento de três lugares; substância branca (WM) hemisférica, núcleos da base e tálamo (BGT) e braço posterior da cápsula interna (PLIC).[8] Em bebês pré-termos com lesões focais unilaterais, o desenvolvimento de hemiplegia é relacionado com a intensidade de sinal de MR dentro da PLIC ipsolateral em idade equivalente a termo.[12] As sequências de imagens ponderadas de difusão (DWI) também podem ajudar na predição do resultado pela detecção de intensidades de sinal anormal nos tratos corticoespinais que precedem o desenvolvimento da degeneração Walleriana.[12] Embora as imagens ponderadas de perfusão (PWI) podem ter muitas aplicações em estudos do cérebro imaturo, há bem poucos estudos publicados usando PWI em neonatos com técnicas com contraste[13-16] ou rotulagem do *spin* arterial (ASL).[17]

Questões práticas

A aquisição bem-sucedida de imagens do cérebro neonatal requer a cuidadosa preparação do bebê e conhecimento do cérebro em desenvolvimento normal.[18] Essas questões não são insuperáveis, mas requerem a estreita cooperação entre radiologista, técnico e neonatologista.

Os recém-nascidos não são cooperativos. Uma imagem bem-sucedida depende do bebê parado. Com essa finalidade, pode-se obter com sucesso imagens de recém-nascidos durante o sono natural, após a alimentação ou sob leve sedação, por exemplo, com hidrato de cloral. Todos os recém-nascidos, sedados ou não, devem ser monitorizados durante a varredura com oximetria de pulso compatível com a MR e eletrocardiograma. Um pediatra qualificado deve estar dando assistência durante todo o procedimento de varredura.

O excesso de ruído, particularmente nas sequências rápidas, pode despertar o bebê adormecido ou até prejudicar o sistema auditivo em desenvolvimento e a proteção para ouvido deve ser usada. Nós usamos massa de molde dentário como tampões de orelha individualizados e capas protetoras para as orelhas. Os bebês podem-se mover até quando dormem: bolsas de ar ou espuma moldadas colocadas confortavelmente ao redor da cabeça do bebê manterão a um mínimo esses movimentos.

Nessa população, todas as checagens de metal usuais precisam ser realizadas com particular atenção às agulhas intravenosas do couro cabeludo, agulhas longas, eletrodos de eletroencefalograma, *shunts* intraventriculares e fechos metálicos nas roupas do bebê.

Os recém-nascidos são pequenos; o recém-nascido médio pesa aproximadamente 3,5 kg. A melhor proporção sinal para ruído (SNR) será obtido com o uso da menor bobina possível. Na ausência de uma bobina pediátrica apropriada, uma bobina de joelho adulto é bem adequada; entretanto, estes podem não ser grandes o suficiente para acomodar uma sonda endotraqueal em bebês que estão ventilados.

As sequências para MRI precisarão ser ajustadas para a obtenção de imagens cerebrais neonatais. O cérebro neonatal possui alto conteúdo hídrico, e os contrastes de intensidade de sinal teciduais são muito diferentes daqueles para o cérebro adulto maduro (Fig. 49.1). O cérebro neonatal é em grande parte não mielinizado (Fig. 49.1), mas atinge níveis quase adultos de mielinização por volta do segundo ano. As patologias do cérebro imaturo também diferem. Anormalidades, muitas vezes, são simétricas e podem ser confundidas com aparências normais pelo observador inexperiente. Além disso, a evolução da patologia perinatal ocorre no *background* de um cérebro que está em rápido desenvolvimento tanto em termos de tamanho real como de suas propriedades teciduais.

Imagens ponderadas em difusão

Cérebro neonatal normal

As técnicas ponderadas em difusão são usadas para estudar o cérebro neonatal normal.[11,13,18-20] Os valores do coeficiente (ADC) de difusão aparente são mais altos que no cérebro mais maduro e há variação regional: os valores ADC são menores na substância cinzenta (GM) do que substância branca (WM) mielinizada e maiores na SB não mielinizada. Os valores representativos de ADC para o cérebro normal a termo são mostrados na Tabela 49.1 Esses valores-controle comparam-se favoravelmente àqueles de outros estudos.[13,19] Todos esses estudos obtiveram DWI de 1,5 T com dois valores b (0 e 1.000 mm^2). No estudo de Forbes *et al.*[19], com 40 crianças desde o nascimento até 1 ano, 14 bebês nasceram a termo, mas foram obtidas imagens de todos por razões clínicas e, portanto, não eram verdadeiros controles. Seus valores de ADC para a WM frontal subcortical eram ligeiramente maiores do que

que os valores na Tabela 49.1 (mediana 1,88 comparada com 1,6 × 10^{-3} mm^2/s), mas os valores de ADC eram comparáveis ao PLIC (mediana 1,09 comparada com 1,0 × 10^{-3} mm^2/s). Forbes et al.[19] também notaram um aumento nos valores de ADC dentro da SB anterior comparada com WM posterior. O ADC mediano em controles era de 1,6 × 10^{-3} mm^2/s para WM anterior (Tabela 49.1), que não foi significativamente diferente de 1,55 × 10^{-3} mm^2/s para WM posterior. A variação em regiões de interesse, mensuradas dentro da WM, explica algumas diferenças entre esses estudos. Tanner et al. [13] mensuraram os valores de ADC em 10 recém-nascidos a termo neurologicamente normais, com menos de 43 dias de idade, e seus valores para WM anterior foram comparáveis àqueles da Tabela 49.1 (1,62 comparado com 1,6 × 10^{-3} mm^2/s). No estudo de Bartha et al.[18] de 18 recém-nascidos com imagens normais usando imagens (DTI) com tensor de difusão com seis direções com valores b de 0 e 700 mm^2/s, houve um valor de ADC médio entre os recém-nascidos de 1,19 × 10^{-3} mm^2/s para os núcleos da base, 0,98 × 10^{-3} mm^2/s para os tálamos e 1,46 × 10^{-3} mm^2/s e 1,48 × 10^{-3} mm^2/s para a WM posterior e frontal, respectivamente. Todos os recém-nascidos tiveram resultado normal a curto prazo aos 14 meses de idade, mas foram recrutados após complicações perinatais. Winter et al.,[21] como parte de um estudo de recém-nascidos com HIE, estudaram 30 controles normais, recém-nascidos sem sinais neurológicos e obtiveram valores de ADC muito semelhantes.

Os valores de ADC alcançam níveis adultos aproximadamente aos 2 anos, embora pequenas diminuições ainda possam ser encontradas até o início da vida adulta.

Existem poucos estudos com DTI para o cérebro a termo normal. Entretanto, a anisotropia dos tratos de WM foi identificada antes da mielinização.[2,22-24] Mensurações de anisotropia regional são menores que no cérebro adulto na WM e na GM central.[24-26]

O principal papel clínico da DWI na medicina neonatal é estabelecer a presença de lesão hipóxico-isquêmica.

Lesões hipóxico-isquêmicas no bebê a termo

Após a agressão hipóxico-isquêmica neonatal, as anormalidades detectadas com a MRI convencional podem levar vários dias para evoluir, período em que pode ser obtido o máximo benefício das estratégias neuroprotetoras, como a hipotermia, para modificar a lesão cerebral, e quando precisam ser tomadas importantes decisões clínicas. A confirmação muito precoce do local e da gravidade da lesão tecidual permitirá direcionar as intervenções terapêuticas apropriadas de maneira bem mais específica do que é atualmente disponível. Além disso, até as anormalidades estabelecidas podem não ser evidentes ao radiologista inexperiente. Portanto, um método adicional e mais objetivo de avaliação da integridade tecidual logo após a lesão, como é o caso de DWI, é muito útil.

Recém-nascidos com lesão neonatal hipóxico-isquêmica muitas vezes apresentam convulsões. O padrão das lesões sustentadas depende da natureza da lesão, e isso pode se refletir na história clínica e nos achados. Esses bebês que apresentam convulsões, mas têm escores de Apgar normais geralmente mostram lesões de WM, como acidente vascular cerebral neonatal ou infarto parassagital. As lesões de WM podem, ocasionalmente, ser hemorrágicas.[3] Bebês com escores de Apgar diminuídos tem a necessidade de ressuscita-

Tabela 49.1. Coeficiente de difusão aparente (ADC) em diferentes regiões cerebrais em todos os bebês

Região	ADC média ($\times 10^{-3}$ mm^2/s) [variação]	
	Controles	Todos pacientes
Tálamos	1 (1-1,15)	1 (0,5-1,4)
Núcleos ventrolaterais dos tálamos	0,88 (0,76-0,95)	0,85 (0,39-1,2)
Núcleos lentiformes	1,1 (1-1,3)	1,05 (0,5-1,65)
Braço posterior da cápsula interna	1 (0,83-1,2)	0,9 (0,48-1,5)
Substância branca		
Centro semioval	1,5 (1,3-1,7)	1,43 (0,5-2,0)
Anterior	1,6 (1,5-1,7)	1,5 (0,6-1,95)
Posterior	1,55 (1,35-1,85)	1,5 (0,5-1,9)
Hemisférios cerebelares	1,1 (1-1,25)	1 (0,8-1,3)
Vermis	0,97 (0,8-1,2)	0,98 (0,7-1,2)
Tronco cerebral	0,98 (0,86-1,1)	0,92 (0,5-1,25)

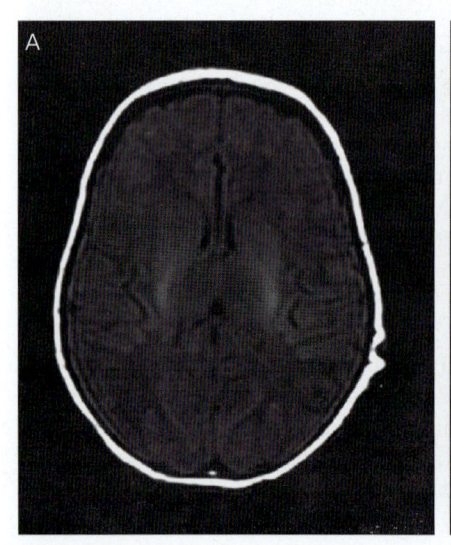

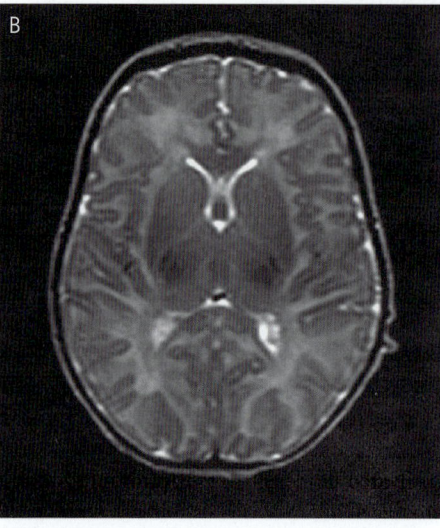

Fig. 49.1 Aparência normal do cérebro neonatal a termo em sequência ponderada em T_1 (spin-eco; TR/TE, 500/15 ms) (A) e sequência ponderada em T_2 (spin-eco rápida; TR/TE, 4.200/210 ms) (B).

ção, no momento do parto, apresentam convulsões, como parte de uma encefalopatia mais generalizada. Os bebês com tal HIE geralmente têm lesões bilaterais de lesões BGT com ou sem infarto de WM.

Acidente vascular cerebral perinatal

As imagens ponderadas de difusão são usadas para avaliar lesão tecidual em recém-nascidos com acidente vascular cerebral perinatal.[27,28] As anormalidades são mais óbvias 1-4 dias após o parto, com a DWI, em um momento em que as imagens convencionais podem não ser tão anormais (Fig. 49.1). Os valores de ADC podem diminuir para aproximadamente 30% do normal. A intensidade anormal do sinal se reduz gradualmente no final da primeira semana, quando as imagens convencionais parecem-se tornar mais anormais. A evolução da anormalidade de difusão no acidente vascular cerebral perinatal é compatível e parece semelhante àquela vista em adultos.[29] Sugere-se que os valores de ADC possam pseudonormalizar-se mais rapidamente do que no paciente adulto.[30] Entretanto, como a etiologia do acidente vascular cerebral neonatal é pouco conhecida e as convulsões podem não se tornar clinicamente evidentes até 48 h, é difícil estabelecer o tempo de início do infarto. É possível que a DWI superestime o tamanho do infarto perinatal (Fig. 49.3), mas isso é difícil de provar em vista de um cérebro em crescimento e desenvolvimento. O registro de imagens adquiridas em série demonstrou excessivo crescimento em e ao redor das áreas de infarto após o acidente vascular cerebral perinatal,[31,32] mas o hemisfério infartado é sempre menor e mostra menos mielina nas imagens de acompanhamento (Estudo de caso 49.1).

Em nossa experiência, o acidente vascular cerebral perinatal só resulta em hemiplegia se houver envolvimento de três locais: hemisfério, BGT e PLIC.[9] Esse estudo usou somente MRI convencional e não se sabe se essa regra se aplica a anormalidades detectáveis com DWI. Além disso, a DWI pode mostrar alterações nos tratos corticoespinais inferiores no acidente vascular cerebral agudo que precede os achados convencionais de degeneração Walleriana (Fig. 49.4).[33,34] Isso está associado ao desenvolvimento de hemiplegia.[34]

A combinação de DTI e imagens funcionais mostra-se promissora para a compreensão dos resultados surpreendentemente bons após acidente vascular cerebral perinatal.[35,36]

Encefalopatia hipóxico-isquêmica

Em bebês com agressão hipóxico-isquêmica global, o local de lesão mais frequente é a GM central. Lesões BGT bilaterais estão fortemente associadas ao desenvolvimento de comprometimento motor enquanto a extensão das lesões está estreitamente relacionada com a gravidade desse comprometimento.[6] O infarto grave de WM leva a comprometimento cognitivo, mas a um comprometimento motor menos grave.[4,37] Existem relativamente poucos estudos que utilizam DWI em bebês com HIE e estes apresentaram resultados conflitantes.[38-44] Anormalidades visuais óbvias, após infarto

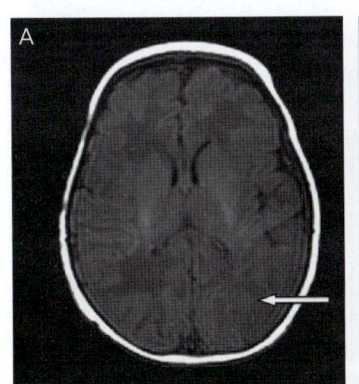

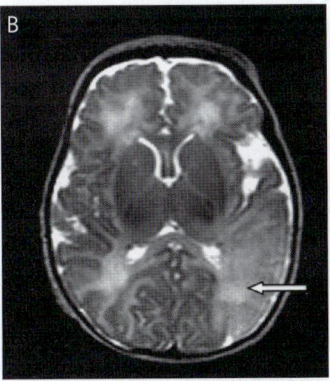

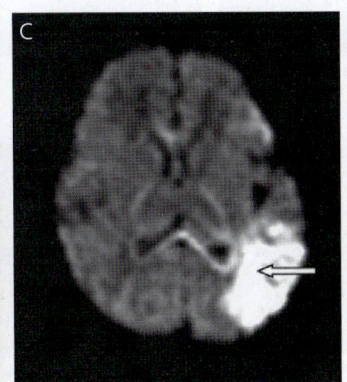

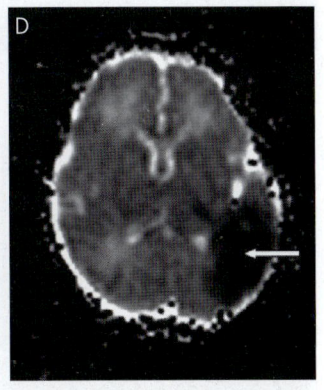

Fig. 49.2 Um bebê com 5 dias de idade com infarto da artéria cerebral média esquerda (setas). As anormalidades são bem sutis nas imagens ponderadas em T_1 (epin-eco; TR/TE, 15/500 ms) (A), imagens mais óbvias ponderadas em T_2 (spin-eco rápida; TR/TE, 4.200/210 ms) (B) porém mais evidentes em DWI (C) e traçado de mapa de ADC (D).

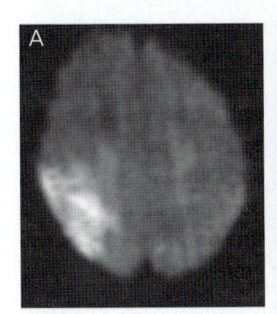

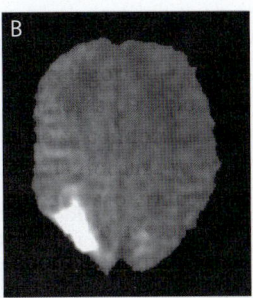

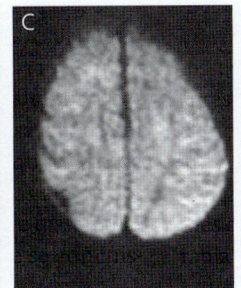

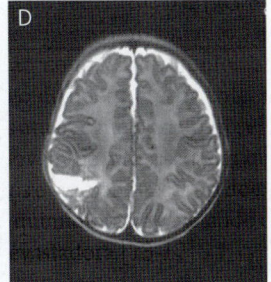

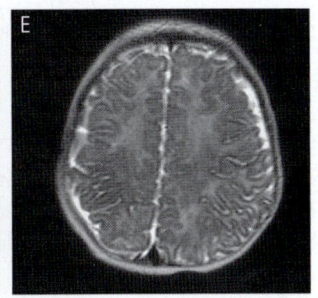

Fig. 49.3 Um bebê com infarto da artéria cerebral média direita. (A-C) DWI aos 2 dias de idade (A), 4 dias (B) e 6 semanas (C). (D) Obtenção de imagens ponderadas em T_2 com 6 semanas. Mostra um pequeno infarto posterior, que parece ser muito menor do que a anormalidade original de difusão. (E) Aos 6 meses, tudo permanece em um hemisfério menor com alguma perda de substância branca e assimetria dos sulcos corticais.

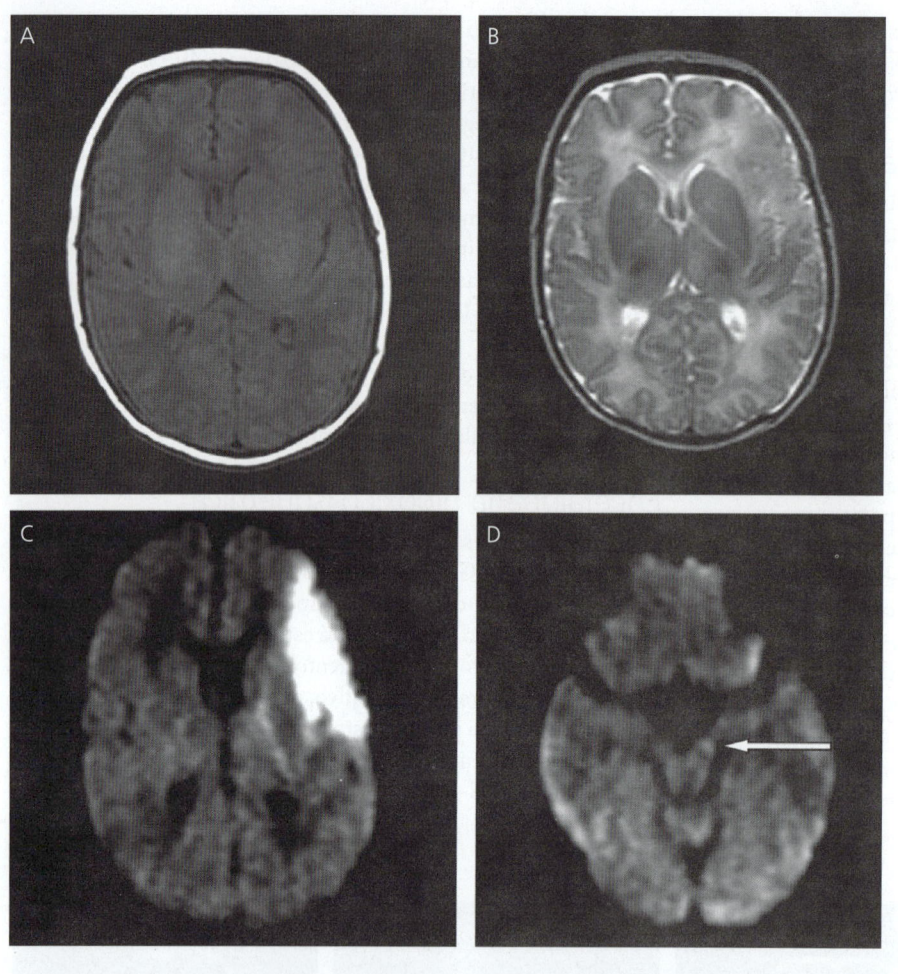

Fig. 49.4 Degeneração walleriana (fase aguda). Após infarto da artéria cerebral média em um bebê de 6 anos de idade. (A, B) Imagem ponderada em T_1 (spin-eco, TR/TE, 500/15 ms, 500/15 ms) (A) e imagem ponderada em T_2 (spin-eco rápida; TR/TE, 4.200/210 ms) (B). (C) Na DWI há uma intensidade de sinal anormal dentro da cápsula interna esquerda. (D) Há uma intensidade de sinal adicional anormal no crus esquerdo (seta).

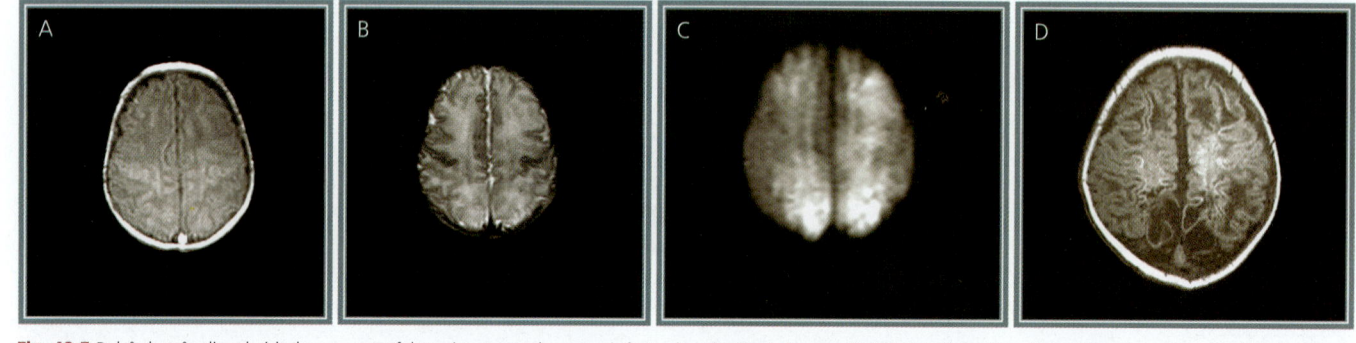

Fig. 49.5 Bebê de três dias de idade com encefalopatia neonatal e grave infarto de substância branca (WM). As alterações são sutis em imagens ponderadas em T_1 (spin-eco; TR/TE, 500/15 ms) (A), porém mais óbvias nas imagens ponderadas em T_2 (spin-eco rápida; TR/TE, 4.200;210 ms) (B), com alguma perda de diferenciação entre substância cinzenta/branca. (C) Na DWI, há acentuada intensidade de sinal elevada anormal ao longo dos hemisférios. (D) Isto é compatível com infarto, o que é evidente em imagens ponderadas em T_1 (spin-eco; TR/TE, 500/15 ms) em 3 semanas.

de WM bilateral, podem ser demonstradas por DWI (Fig. 49.5) em HIE, mas se os BGT também forem afetados (Fig. 49.6). Nesses bebês, a dica pode ser encontrada pela observação da aparência normal do cerebelo (Fig. 49.7),[45] e a mensuração correta dos valores de ADC detectará a presença de tecido isquêmico. As aparências em DWI, na presença de lesões isoladas, mas significativas clinicamente, de BGT podem ser anormais (Fig. 4.8).

Estudamos a relação entre a DWI contemporânea e a MRI convencional em 63 recém-nascidos com HIE e comparamos os resultados com os daqueles bebês-controle a termo durante o período neonatal. As imagens ponderadas em difusão foram adquiridas com o uso de imagens ecoplanares single-shot em múltiplos níveis. Quinze cortes de 5 mm de espessura foram obtidas (tempo de repetição [TR] 6.000 ms, tempo eco [TE] 110 ms, campo de visão [FOV]

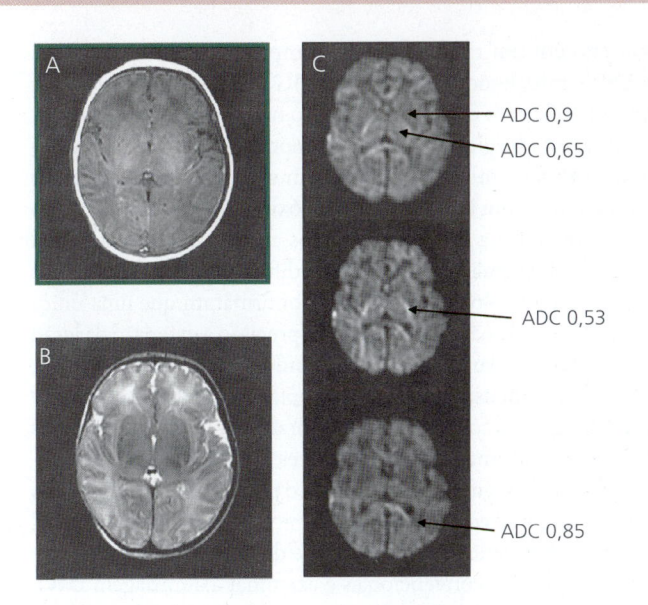

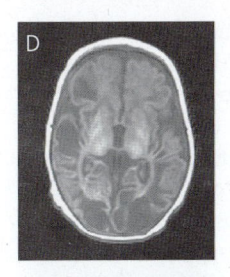

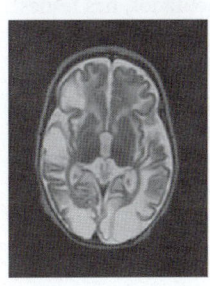

Fig. 49.6 Obtenção de imagens em série em um recém-nascido com lesão hipóxico-isquêmica perinatal global. (A) Imagem ponderada em T_1 (*spin*-eco; TR/TE, 500/15 ms). (B) Imagem ponderada em T_2 (*spin*-eco rápida; TR/TE, 4.200/210 ms). (C) Na DWI, não há intensidade de sinal focal elevada aos 2 dias de idade, apesar dos reduzidos valores de ADC (variação, 0,53-0,9) e subsequente desarranjo tecidual aos 15 dias de idade (D).

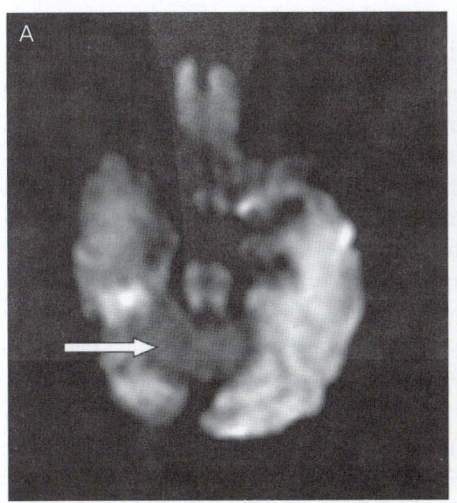

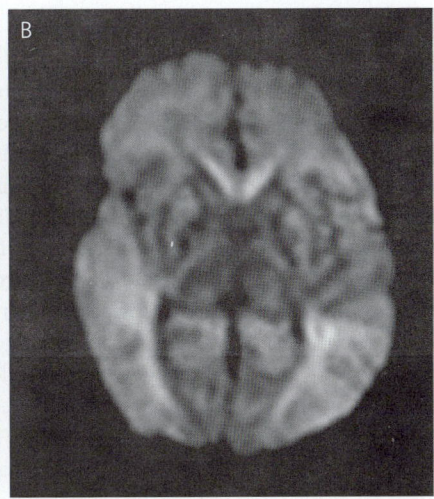

Fig. 49.7 Um bebê com isquemia disseminada, no qual a DWI mostra o cérebro branco com reduzidos valores de ADC acentuadamente disseminados $< 1 \times 10^{-3}$ mm²/s e um cerebelo normal (seta).

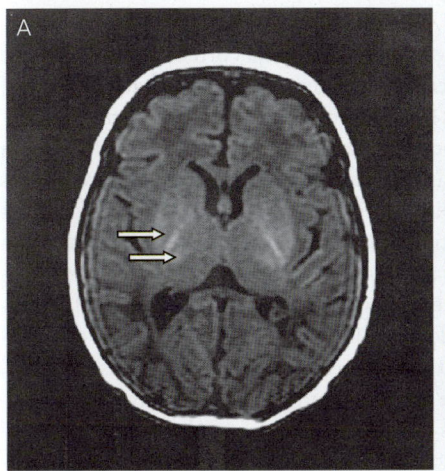

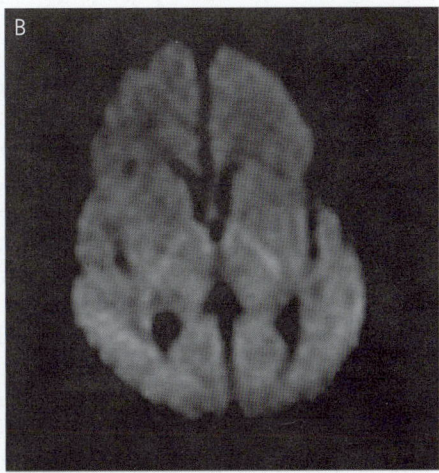

Fig. 49.8 Lesões leves nos núcleos da base e tálamos (BGT) com focos de maior intensidade de sinal em imagens iniciais ponderadas em T1 (*spin*-eco; TR/TE 500/15 ms) (A; setas). (B) Não existem áreas correspondentes de alto sinal na imagem DWI. Os valores de ADC podem estar dentro da variação normal nas lesões leves a moderadas, mesmo quando as imagens são obtidas precocemente. Essas lesões NBT geralmente estão associadas a comprometimento motor.

24 cm com valores b de 0 e 1.000 s/mm^2) em três direções ortogonais. Em bebês com HIE, os valores de ADC foram significativamente reduzidos na primeira semana após grave lesão à WM ($P <$ 0,0001) ou BGT ($P <$ 0,0001), mas os valores estavam normalizados no fim da primeira semana e depois aumentados durante a segunda semana (Figs. 49.9 e 49.10). A evolução dos valores de ADC com confirmação de pseudonormalização após aproximadamente 1 semana tem sido relatada por outros grupos;[21] os valores de ADC estavam normais ou moderados, ou aumentados, nas lesões moderadas de BGT e WM, quando comparados aos controles. Valores inferiores a $1,1 \times 10^{-3}$ mm^2/s sempre foram associados ao infarto de WM, enquanto os valores inferiores a $0,8 \times 10^{-3}$ mm^2/s eram associados a infarto talâmico. Imagens ponderadas em difusão não foram úteis na confirmação da presença de lesões moderadas de WM ou BGT. Anormalidades moderadas de WM estão associadas a um resultado relativamente bom, com desenvolvimento motor normal, porém um risco maior de comprometimento cognitivo.[37] Entretanto, lesões moderadas de BGT estão geralmente associadas a significativo comprometimento motor na forma de paralisia cerebral tetraplégica e, portanto, é importante ser capaz de diagnosticar corretamente sua presença. Em estudo recente avaliando recém-nascidos com lesão cerebral hipóxico-isquêmica com o uso de DTI sequencial e espectroscopia, os autores documentaram a evolução de anormalidades iniciais de difusão dentro dos núcleos de base e tálamos.[46] Os resultados confirmaram que uma única DWI precoce pode não identificar com precisão a extensão da lesão núcleos da base e talâmicas.[47] Utilizando-se uma sequência DTI, Ward et al.[48] mensuraram a anisotropia fracional (FA) em série em recém-nascidos com HIE e descobriram que, embora os valores de ADC pseudonormalizaram, os valores de FA continuaram a diminuir durante a segunda semana após o parto em recém-nascidos com lesões de núcleos da base e talâmicas. Portanto, é essencial considerar o momento da lesão, a idade do recém-nascido, as aparências das imagens convencionais e examinar a abordagem DWI, além de mensurar o ADC e a FA. Essa abordagem combinada melhorará as capacidades da DWI precoce para identificar corretamente o tecido isquêmico e, portanto, predizer o resultado.

Lesão cerebral pré-termo

Existem relativamente poucos estudos sobre a patologia cerebral pré-termo em razão de dificuldades no transporte seguro e na obtenção de imagens de recém-nascidos pequenos e, muitas vezes, doentes.[49-51] As imagens ponderadas em difusão são usadas para identificar áreas de difusão restrita em bebês com leucomalacia periventricular antes da formação de cisto [49,51,52] e podem mostrar áreas de difusão restrita adjacentes a lesões císticas estabelecidas na leucomalacia periventricular (Fig. 49.11). Essa abordagem também é usada para identificar WM anormal em áreas distantes das lesões císticas, sendo os valores de ADC, nessas áreas, maiores que no tecido normal.[53]

Embora a DWI proporcione mais benefício clínico pela identificação de áreas de isquemia, ela também pode ser usada para caracterizar o desenvolvimento cerebral no bebê pré-termo sem lesões. O significado clínico das lesões pré-termo, como leucomalacia periventricular e infarto venoso hemorrágico, pode ser totalmente apreciado: a anterior dando origem a uma diplegia espástica e o último à hemiplegia naqueles pacientes nos quais o infarto envolve os tratos corticoespinais.

Embora a obtenção de imagens seja correlacionada para que esses comprometimentos motores sejam reconhecidos,[54,55] ainda não há imagens que se correlacionem para os distúrbios neurocognitivos e neurocomportamentais que se desenvolvem com frequência em crianças nascidas pré-termo. Entretanto, as técnicas de MRI podem permitir-nos detectar anormalidades responsáveis por esses comprometimentos não motores. No bebê pré-termo, a obtenção de imagens a termo pode mostrar um T_1 longo e um T_2 longo dentro da WM em imagens convencionais, a chamada excessiva intensidade alta de sinal difuso (DEHSI) na ausência de quaisquer lesões.[56] Relata-se que o bebê pré-termo sem lesões focais, em que a obtenção de imagens ocorre em idade equivalente ao termo, apresenta valores de ADC mais altos na WM do que nos controles nascidos a termo.[22,57] Os pré-termos em idade equivalen-

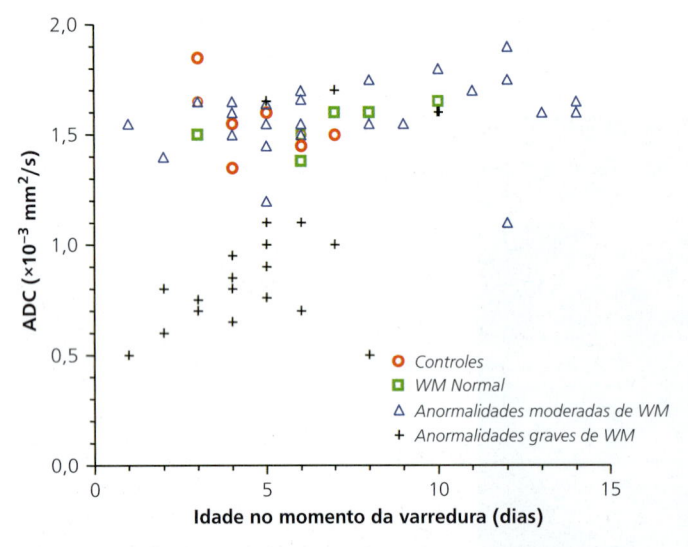

Fig. 49.9 Os valores de coeficiente de difusão aparente para matéria branca (WM) em crianças com encefalopatia hipóxico-isquêmica e controles.

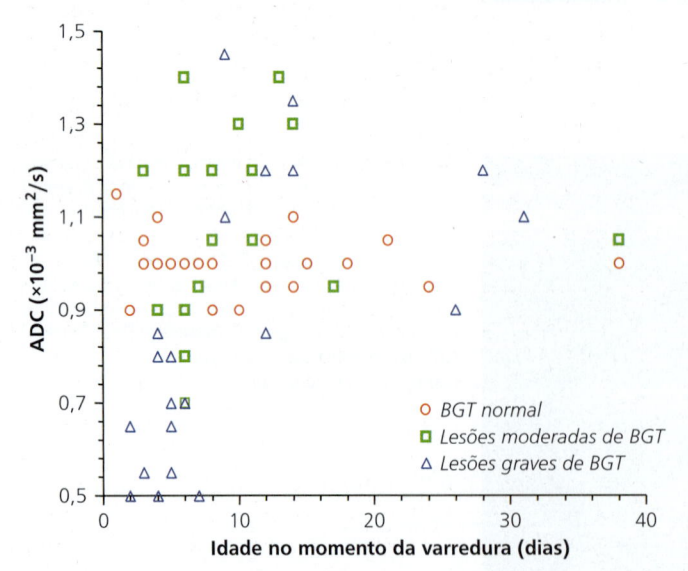

Fig. 49.10 ADC talâmica versus idade na varredura em bebês com encefalopatia hipóxico-isquêmica e controles. BGT, núcleos da base e tálamos.

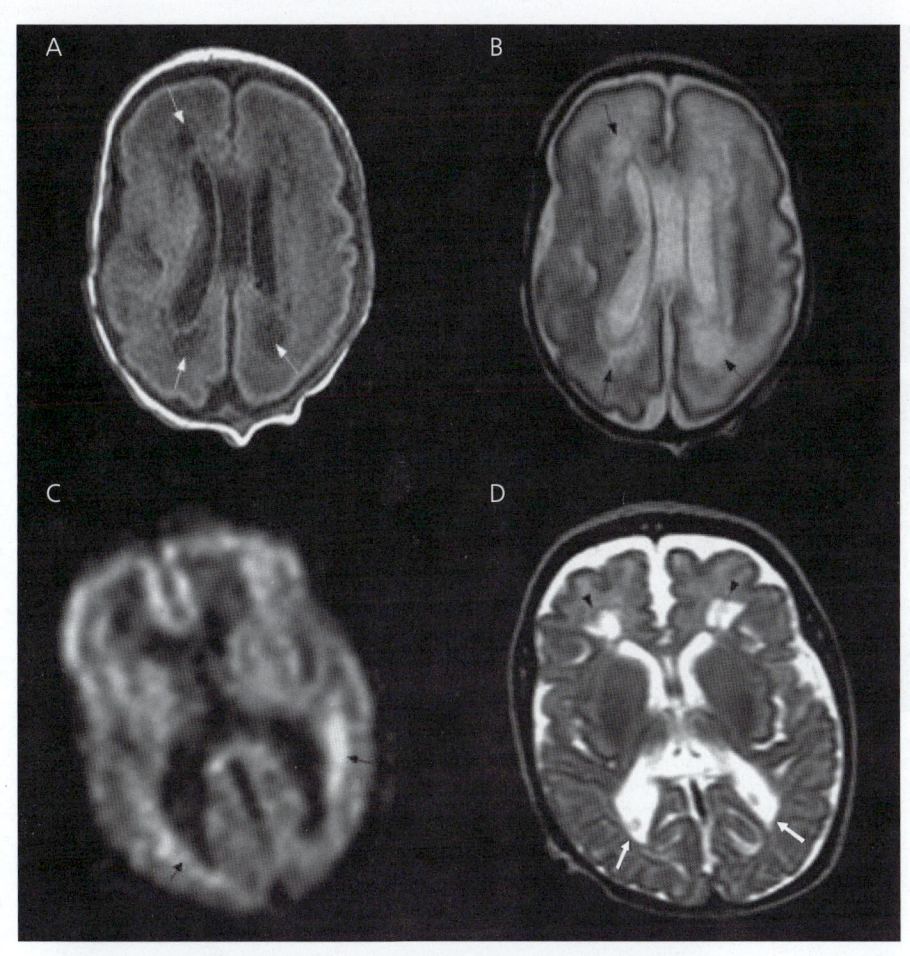

Fig. 49.11 Bebê pré-termo com leucomalacia periventricular cística do qual se obtiveram imagens com 33 semanas com ponderação em T_1 (spin-eco; TR/T, 500/15 ms) (A), sequências ponderadas em T_2 (spin-eco rápida; TR/TE, 4.200/210 ms) (B) e sequências DWI (C). (A, B) Existem cistos óbvios (setas) nas imagens convencionais. (C) Em DWI, existem áreas adicionais de intensidade de alto sinal (setas) adjacentes aos ventrículos, o que é compatível com o tecido isquêmico pré-cístico. (D) A obtenção de imagens ponderadas em T_2 a termo mostra mais dilatação ventricular e perda de substância branca (setas) na região das anormalidades DWI anteriores.

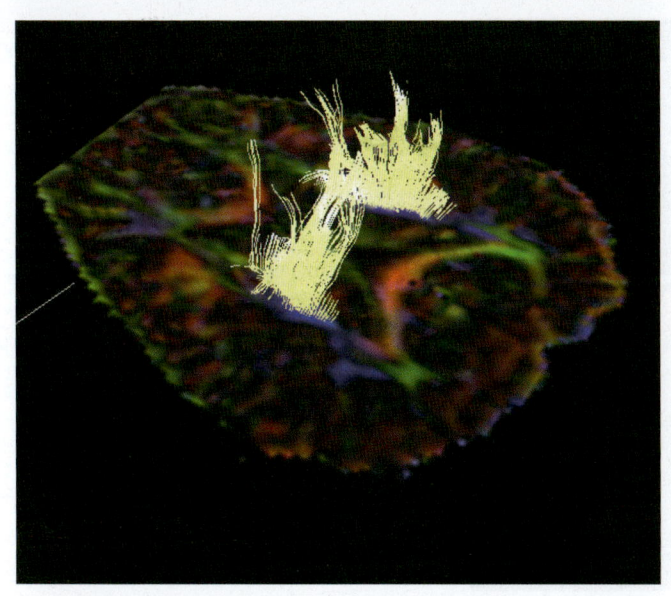

Fig. 49.12 Um bebê nascido pré-termo e do qual se obtiveram imagens aos 2 anos de idade por DTI em 3 T. A tratografia de substância branca mostra orientação da fibra no braço posterior da cápsula interna.

te, com DEHSI, apresentam valores elevados de ADC, comparados com os controles nascidos a termo, mas os pré-termos, sem DEHSI, tiveram valores comparáveis aos dos controles.[22,53]

Isso sugere que há um subgrupo de bebês pré-termo que mostra desenvolvimento anormal de WM até quando não há patologia, como leucomalacia periventricular cística. De fato, um estudo recente, que avalia o resultado neurodesenvolvimentar inicial, e DWI em idade equivalente a termo demonstraram que os valores maiores de ADC na WM estavam associados a escores de avaliação neurodesenvolvimentar precários aos 2 anos de idade.[58] Mais estudos a longo prazo são necessários para determinar o significado clínico desse desenvolvimento anormal.

Em um estudo usando DTI, Dudink et al.[59] demonstraram que os valores de FA na WM de bebês pré-termos aumentam com o avançar da idade gestacional. Estudos usando DTI do cérebro muito imaturo demonstraram maior anisotropia regional no córtex em desenvolvimento compatível com a simples organização irradiante das fibras.[43] Como no cérebro adulto, a DTI pode ser usada para mapear os tratos de WM no cérebro imaturo e ter muitas aplicações úteis para se compreender o desenvolvimento normal ou a resposta do cérebro à lesão (Fig. 49.12).[60-62]

Recentemente, abordagens baseadas em *voxels* são usadas para avaliar a WM no cérebro pré-termo. Estatísticas espaciais baseadas nos tratos,[63] um método automático, independente do observador para avaliar FA nos principais tratos de WM, delineou uma série de regiões no cérebro pré-termo em que a anisotropia é menor do que em bebês nascidos a termo, incluindo a WM frontal, centro semioval, braço posterior da cápsula interna e corpo caloso (Fig. 49.13).[64] Este estudo sugere que anormalidades disseminadas

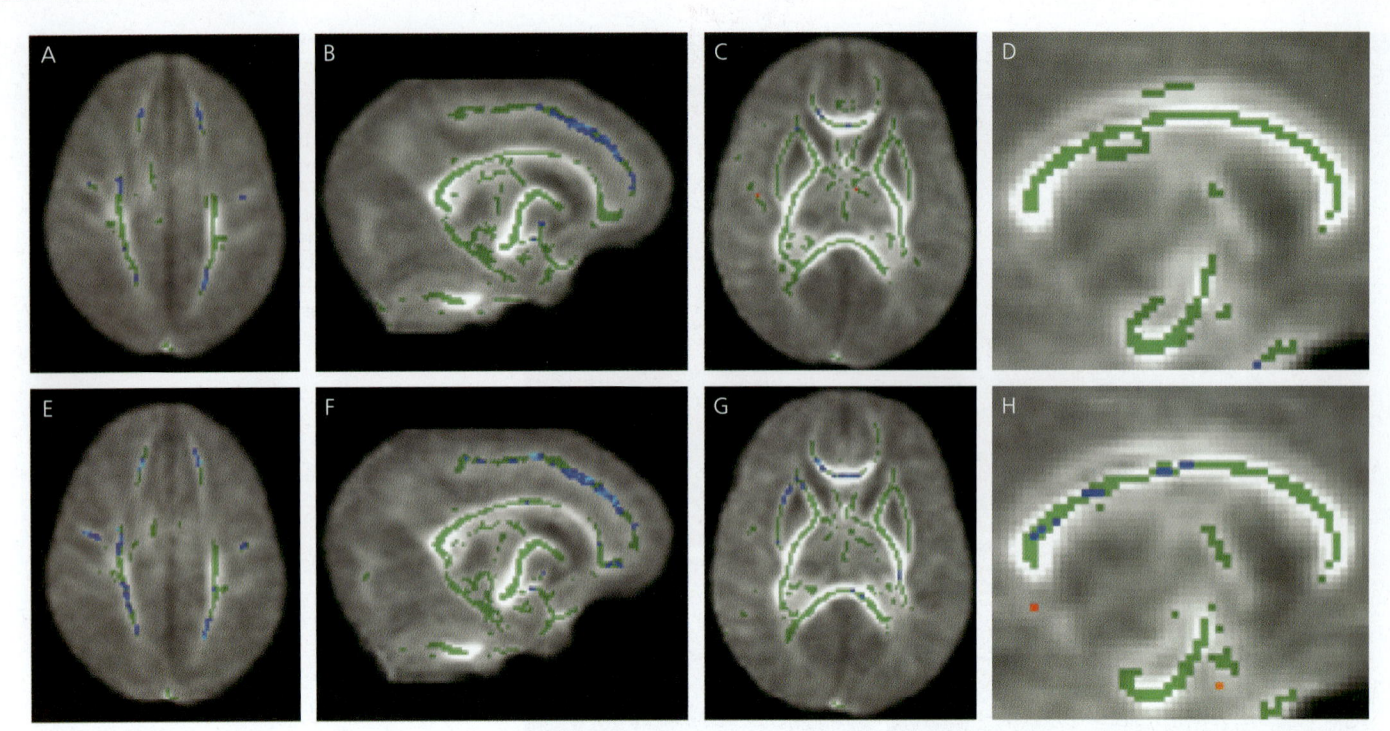

Fig. 49.13 O efeito do nascimento pré-termo na anisotropia fracional (FA) em idade equivalente ao termo. O esqueleto FA médio está sobreposto no mapa de FA média. As regiões do esqueleto de FA média em verde representam áreas nas quais não há significativas diferenças nos valores FA em bebês pré-termo, nos quais se obtiveram imagens pré-termo comparados com os controles nascidos a termo. As áreas em azul são regiões nas quais a FA foi significativamente menor no grupo pré-termo (A-D) e podem ser observadas no centro semioval (A), substância branca frontal (B) e o *genu* do corpo caloso (C). Esses bebês nascidos com 28 semanas de idade gestacional (E-H) apresentaram regiões maiores de FA reduzida dentro do centro semioval (E), substância branca frontal (F) e *genu* do corpo caloso (G) e mostraram reduções adicionais na FA no aspecto posterior do braço posterior da cápsula interna (G) e cápsula externa (H). (Reimpressa de M Anjari, L Srinivasan, JM Allsop, JV Hajnal, MA Rutherford, AD Edwards, SJ Counsell. Diffusion tensor imaging with tract-based spatial statistics reveals local white matter abnormalities in preterm infants. *NeuroImage* 2007; **35**: 1021-7 com permissão de Elsevier.[64])

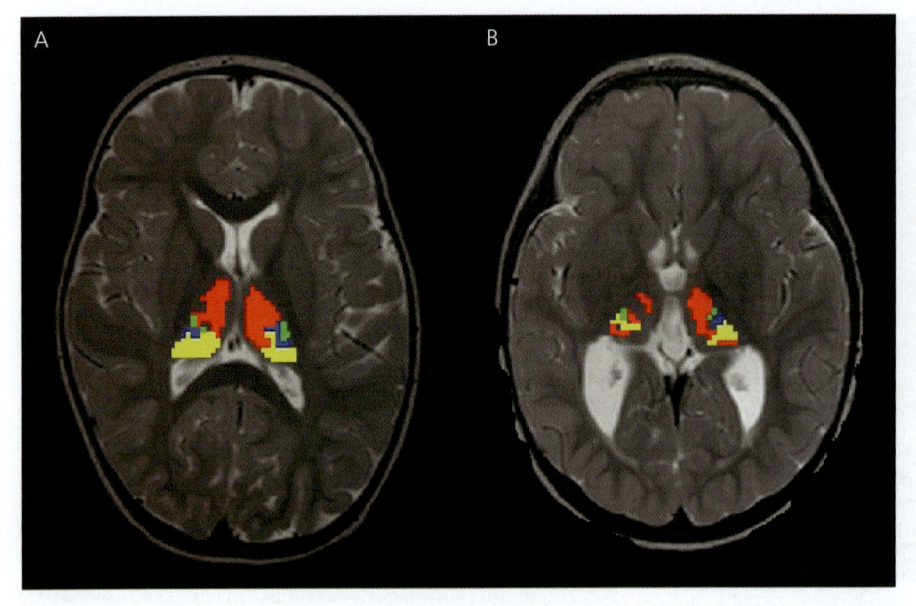

Fig. 49.14 Projeções talamocorticais mostradas em imagens nativas dos bebês ponderadas em T_2 em um bebê com imagens normais (A) e em um bebê com cisto porencefálico (B). Conexões vermelhas do córtex frontal/temporal; conexões amarelas do córtex parietal/occipital; conexões verdes do córtex motor; conexões azuis do córtex somatossensorial. (Reimpressa de SJ Counsell, LE Dyet, DJ Larkman, RG Nunes, JP Boardman, JM Allson, JA Fitzpatrick, L Srinivasan, FM Cowan, JV Hajnal, MA Rutherford, AD Edwards. Thalamo-cortical connectivity in children born preterm mapped using probabilistic magnetic resonance tractography. *NeuroImage* 2007; **34**: 896: 904, com permissão de Elsevier.[69])

de WM estão presentes no cérebro de bebês pré-termo, até na ausência de lesões focais importantes.

Agora é possível avaliar a conectividade no cérebro pré-termo usando tratografia com tensor de difusão. Estudos de tratografia demonstram envolvimento dos trajetos sensórios e motores, corpo caloso, braço posterior da cápsula interna e fascículo longitudinal superior [65-69] e conexões interrompidas entre o tálamo e o córtex (Fig. 49.14)[69] em crianças e adolescentes com leucomalacia periventricular e infarto parenquimal hemorrágico. Além de avaliar a ruptura dos tratos de SB em bebês com lesões, a tratografia permite a avaliação da associação entre estrutura e função cerebral em desenvolvimento, e estudos recentes examinando a visão demonstram que a anisotropia nas radiações ópticas relaciona-se aos escores da função visual em bebês nascidos pré-termo (Fig. 49.15) [70,71] e em bebês a termo saudáveis.[72]

Malformações congênitas

Além de identificar áreas de isquemia aguda no cérebro imaturo, a DWI tem alguns papéis clínicos adicionais. Em bebês com agenesia do corpo caloso, a DWI pode ser usada para identificar tratos anormais que correm mediais aos ventrículos laterais, dando-lhes sua forma característica, os chamados feixes de Probst (Fig. 49.16). Em bebês com síndrome de Joubert, a DTI do tronco cerebral é usada para demonstrar ausência de decussação dos tratos piramidais e pedículos cerebelares superiores.[73] Na síndrome da hipoventilação central congênita, estudos com DTI revelaram FA anormal em múltiplos locais dentro do cerebelo e do tronco cerebral.[74]

Distúrbios metabólicos

A RM convencional é capaz de identificar as malformações cerebrais que podem acompanhar alguns distúrbios metabólicos, como agenesia do corpo caloso na hiperglicemia não cetótica ou defeitos de migração cortical nos distúrbios perioxissomais, como a síndrome de Zellweger. A WM nesses bebês pode ter um T_1 e um T_2 longos, e isso pode refletir-se em aumento nos valores de ADC. Ocasionalmente, os resultados de DWI são mais esclarecedores e mostram anormalidades mais distintas. Estas podem ser reversíveis com o tratamento e podem ser potencialmente usadas para monitorizar a terapia. Uma combinação de edema vasogênico e citotóxico é referida em um bebê com doença de Menke, um distúrbio hereditário do metabolismo de cobre.[24]

Em bebês com doença da urina em xarope de bordo (*maple syrup urine disease*), a DWI é patognomônica resultando em um "mapa" de áreas em ativa mielinização (Fig. 49.17).[75] Existem também relatos de DWI anormal na hiperglicinemia não cetótica.[76,77] Este é um importante achado, uma vez que as áreas de anormalidade (p. ex., pedúnculos cerebrais, cápsula interna) podem simular aquelas encontradas na HIE mais direta e, portanto, o diagnóstico de hiperglicinemia não cetótica pode ser omitido. Isso enfatiza mais a necessidade de se investigar completamente qualquer bebê que apresente convulsões neonatais, não somente com uma história e um exame cuidadosos, mas também com pesquisas metabólicas assim como neuroimagens. As últimas devem ser realizadas onde for possível a MRI e incluem a DWI.

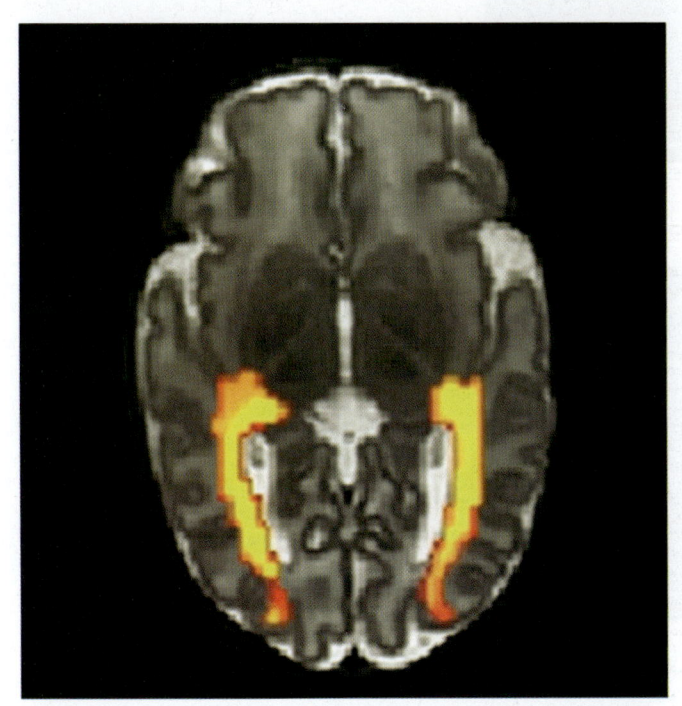

Fig. 49.15 Tractografia probabilística das radiações ópticas em um bebê que nasceu com 26 semanas de idade gestacional e do qual se obtiveram imagens com 40 semanas de idade pós-menstrual e foram demonstradas nas imagens nativas do bebê ponderadas em T_2. (De L. Bassi, D Ricci, A Volzone, JM Allsop, L Srinivasan, A Pai, C Ribes, LA Ramenghi, E Merucri, F Mosca, AD Edwards, FM Cowan, MA Rutherford, SJ Counsesl. Probabilistic diffusion tractography of the optic radiations and visual function in preterm infants at term equivalent age. Brain 2008; **131**: 573-582. Com permissão de Oxford University Press.[70]

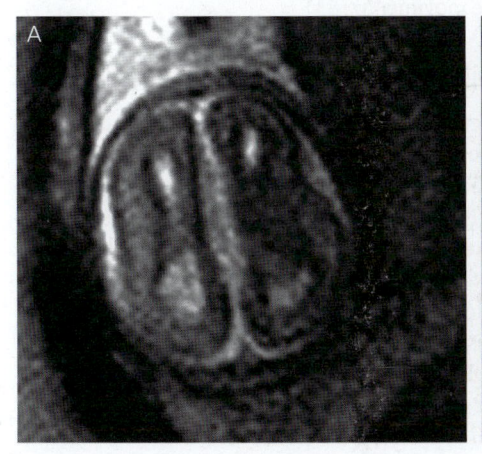

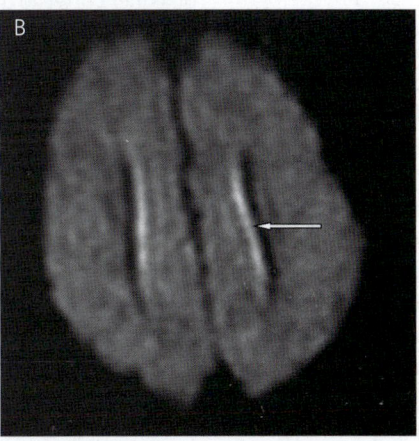

Fig. 49.16 Bebê com agenesia do corpo caloso. (A) Sequência ponderada em T_2 EXPRESS (*spin*-eco turbo single-shot metade Fourier) em plano transverso. Não há fibras calosas que atravessam a linha média e orientação anormal para os ventrículos. (B) Imagem ponderada em difusão a termo mostrando tratos de substância branca correndo paralelo e medial aos ventrículos laterais (seta). Estes são conhecidos como feixes de Probst.

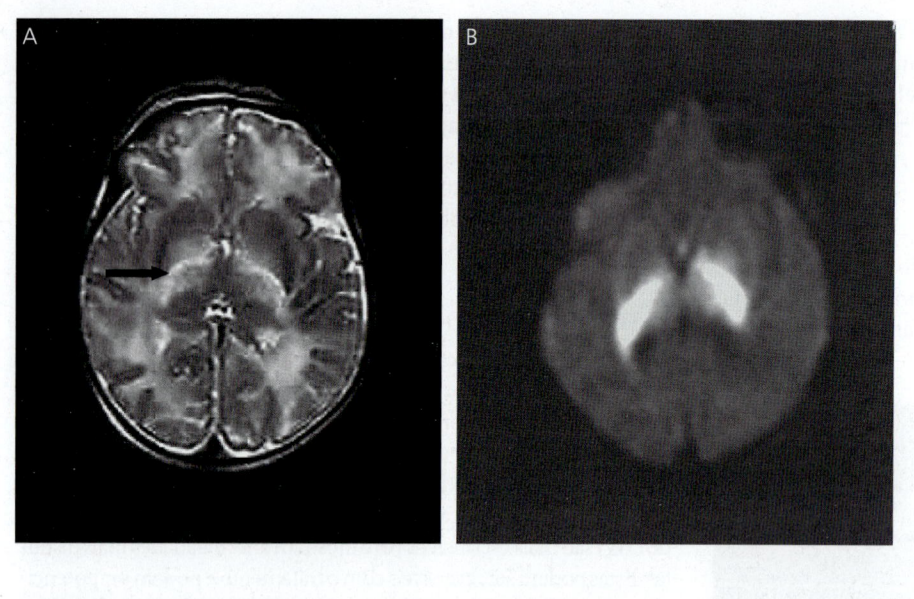

Fig. 49.17 Doença da urina em xarope de bordo. Um recém-nascido a termo apresentou convulsões no quinto dia após um parto sem intercorrências. (A) A sequência ponderada em T_2 (spin-eco rápida; TR/TE, 4.200/210 ms) mostra alta intensidade de sinal anormal em todo o braço posterior da cápsula interna (seta). Não há baixa intensidade de sinal proveniente da mielina. (B) Existe óbvia intensidade de sinal alta em DWI. Isto seria compatível com edema citotóxico, embora estas alterações tenham se mostrado reversíveis. Foram observadas alterações semelhantes ao longo de todas as áreas mielinizantes iniciais no cérebro.

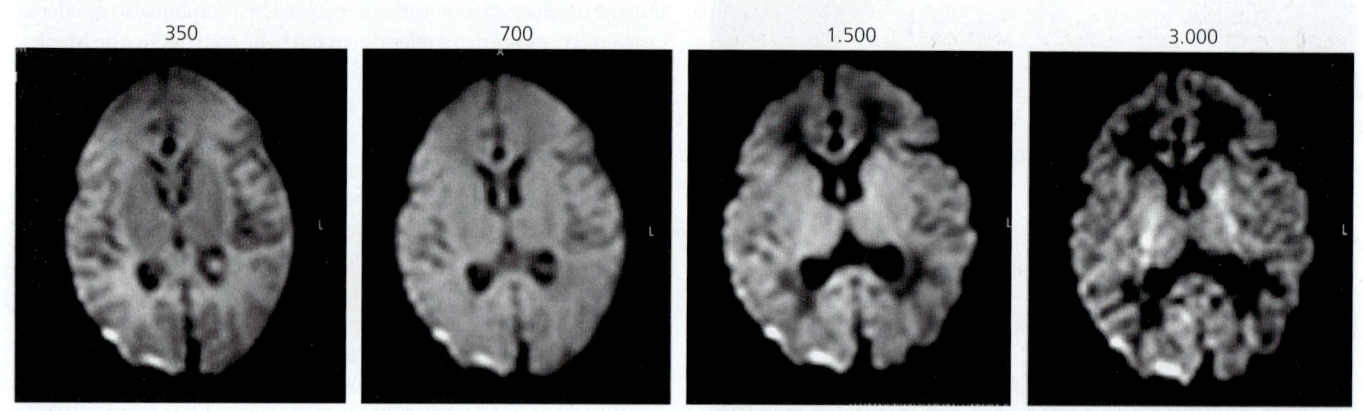

Fig. 49.18 Imagens de um cérebro normal de um recém-nascido a termo obtidas por DTI em 3 T. EPI single-shot (TR/TE, 2.500/100 ms), espessura de corte de 4 mm, médias de sinal 2-8. Há variação na intensidade de sinal tecidual com o aumento do valor b (variação, 350-3.000 mm²/s).

Futuros desenvolvimentos e aplicações em DWI

DWI fetal

Existem atualmente vários estudos que usaram a DWI para avaliar o cérebro do bebê pré-termo em idade equivalente ao termo.[78] Esta delineia as diferenças no desenvolvimento *ex utero* do cérebro imaturo. Nesses estudos, bebês nascidos a termo atuaram como controles. Isso não é ideal para acompanhar os processos de desenvolvimento entre 23 e 40 semanas. O controle ideal seria estudar o cérebro em desenvolvimento no útero com MRI fetal. A MRI fetal é usada principalmente para confirmar ou detectar anormalidades suspeitadas no ultrassom antenatal. Entre os relatórios iniciais com o uso de DWI está um estudo do cérebro fetal normal [79] e o de um feto anormal.[80] A DWI fetal é desafiadora por causa dos efeitos do movimento fetal, em alguns centros, a DWI bem-sucedida do feto só é obtida na presença de sedação materna. Não é um instrumento promissor para avaliar a alteração isquêmica inicial no cérebro fetal, seja em associação com uma possível lesão (p. ex., trauma materno) ou com gravidezes de alto risco, nas quais a isquemia pode ocorrer como complicação (p. ex., gêmeos monocoriônicos).[81] Uma abordagem recente usou aquisições dinâmicas com DTI em 16 direções, produzindo alto sinal para ruído, mapas de ADC de alta resolução e mapas de FA aceitáveis.[82] Um estudo recente produziu dados de DTI em 18 direções para o feto de 18 a 37 semanas de gestação, mas não foi usada qualquer correção de movimento.[83]

Obtenção de imagens em 3 T

A obtenção de imagens 3 T abre possibilidades para melhorar a SNR em imagens neonatais. Pode ser usada para abreviar os tempos de exame. A realização de DWI em 3 T permite SNR suficiente para aumentar os valores b para mais de 1.000 mm²/s. A experiência inicial demonstrou que o cérebro imaturo apresenta acentuadas alterações na intensidade de sinal do tecido normal com crescentes valores b (Fig. 49.18). Além disso, conforme é relatado na literatura sobre adultos, a clara visualização da lesão pode melhorar com valores b mais altos (Fig. 49.19).[25,84,85] Outros aperfeiçoamentos também podem ocorrer com o uso de imagens codificadoras de sensibilidade (SENSE).[86]

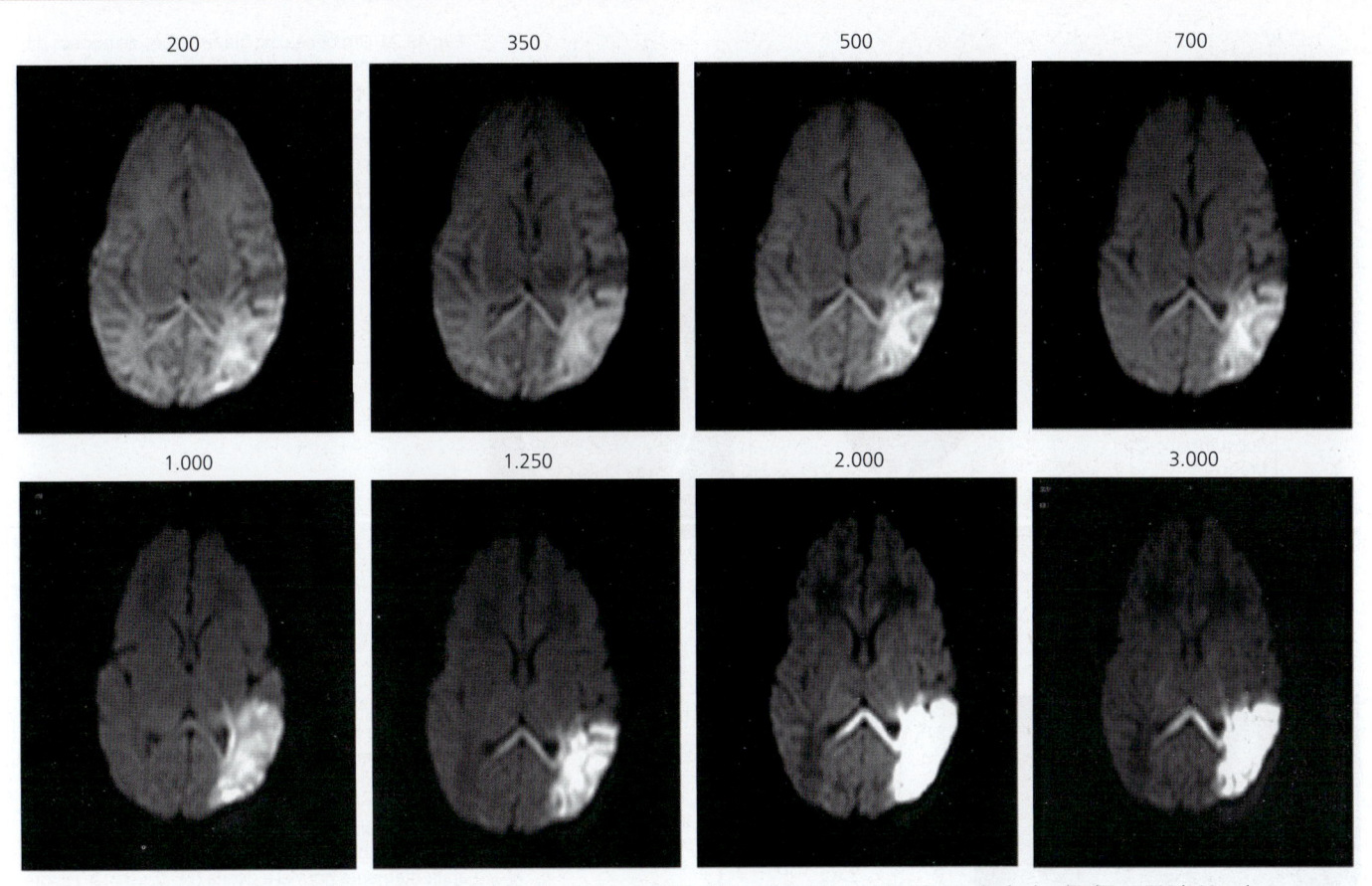

Fig. 49.19 Um bebê com 5 dias, nascido a termo, com infarto de artéria cerebral média. As imagens são 3T DTI: EPI *single-shot* (TR/TE, 2.500/100 ms), espessura de corte de 4 mm, sinal médio 2-8. O infarto é mostrado em diferentes valores *b* (variação 300-3.000 mm^2/s). A visibilidade da lesão aumenta com o aumento dos valores *b*. A hiperintensidade também é vista no esplênio do corpo caloso, que pode refletir degeneração walleriana aguda, diásquise ou edema. No acompanhamento com MRI, o corpo caloso estava normal.

Imagens ponderadas em perfusão

A obtenção de imagens ponderadas em perfusão é usada no acidente vascular cerebral adulto, geralmente em combinação com DWI para avaliar a viabilidade do tecido. A maioria dos estudos usa técnica de intensificação com contraste. No momento, métodos sem contraste, como a ASL, continuam problemáticos em decorrência da precária SNR. Isso é provavelmente um problema ainda maior em estudos com cérebro neonatal, embora em imagens obtidas com *scanner* 3 T os resultados possam ser melhores.[17]

Existem bem poucos estudos usando PWI para estudar o cérebro neonatal.[87] As principais dificuldades nesses estudos são o artefato de movimento, dificuldades na obtenção de dados do cérebro normal e problemas com a quantificação.

Realizamos PWI utilizando o gradiente-eco de imagens eco-planares ponderadas em T_2 (5 mm de espessura; intervalo de 2,5 mm; TR de 1.000 ms; TE de 37,3 ms; FOV de 24 cm). O gadopentato de dimeglumina gadolínico (0,2 mL/kg) era injetado manualmente por meio de um acesso intravenoso disponível na região inferior do braço ou do pé 15 s depois de se iniciar a sequência, permitindo alcançar uma linha basal consistente. Não usamos uma bomba injetora em nossos estudos e não administramos uma pequena pré-dose de contraste para evitar efeitos em T_1 causados por extravasamento

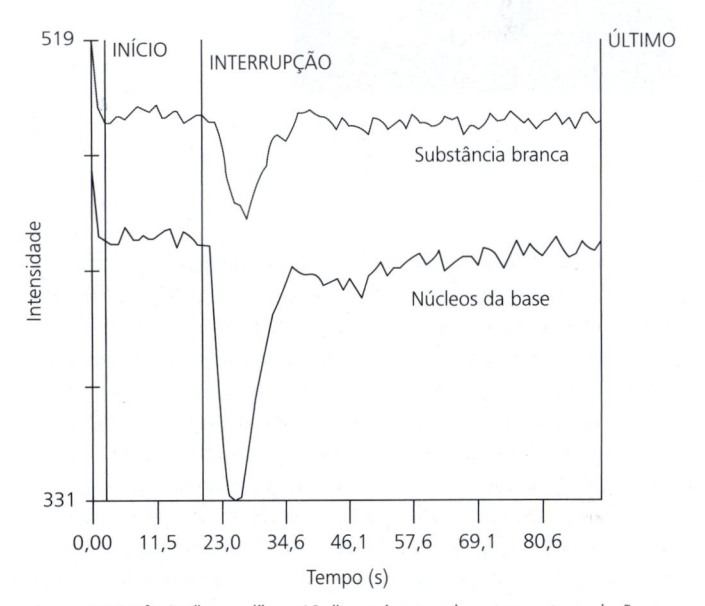

Fig. 49.20 Perfusão "normal" em 10 dias após o nascimento mostra variação regional na intensidade do sinal com o tempo após a administração de contraste.

da barreira hematoencefálica (Fig. 49.18). Coletamos 10 seções através do cérebro; 75-80 cortes foram adquiridos por seção.

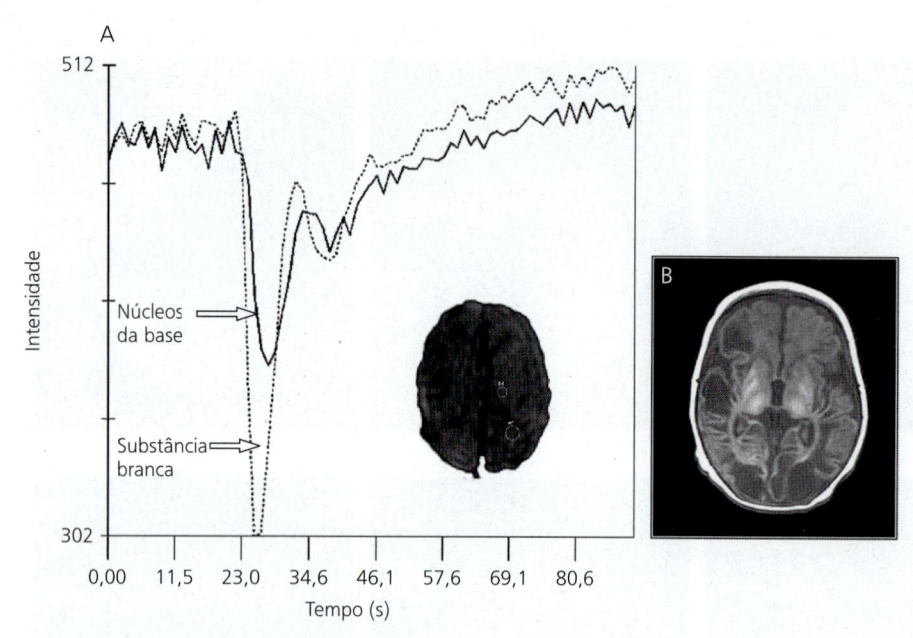

Fig. 49.21 Um bebê com graves lesões de núcleos da base e tálamos e de substância branca (WM) aos 5 dias de idade. (A) Hiperperfusão da substância branca com valores de ADC < 1×10^{-3} mm^2/s. (Há excesso de limite [*overshoot*] da linha basal após o pico compatível com ruptura da barreira hematoencefálica). (B) Dez dias depois, há um extenso infarto de WM.

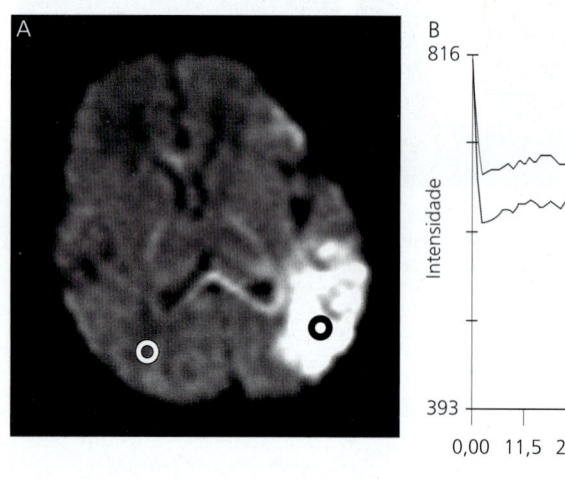

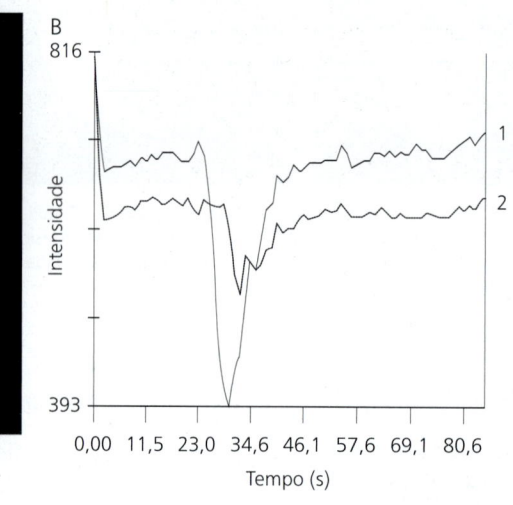

Fig. 49.22 (A) Imagem ponderada em perfusão, em um bebê de 5 dias com infarto da artéria cerebral média esquerda, observado em DWI. O valor de ADC no centro do infarto foi reduzido para $0,56 \times 10^{-3}$ mm2/s, menos de 50% do normal. (B) É de interesse que haja maior perfusão através do centro do infarto (1) do que através da substância branca aparentemente normal à direita (2).

A perfusão do cérebro neonatal mostra variação regional (Fig. 49.20). Os recém-nascidos com extenso infarto de WM mostraram tanto a sub como a superperfusão (Fig. 49.21). Em varreduras subagudas, realizadas por volta de 5 dias, isso não parece se relacionar ao tempo da lesão, mas naqueles com WM gravemente subperfundida, a tendência é apresentar severo edema cerebral; isso pode resultar em subperfusão secundária decorrente de impedância do fluxo sanguíneo. Também demonstraram acentuado aumento do fluxo sanguíneo em áreas de infarto focal que demonstrou marcada redução nos valores de ADC (Fig. 49.22). Entretanto, é provável que, se forem realizados estudos de perfusão 1 dia após a lesão, a hipoperfusão seria detectada no início do infarto. Assim como em adultos, são possíveis as mensurações semiquantitativas do tempo médio de trânsito, fluxo sanguíneo cerebral e volume de sangue cerebral, utilizando um fator de entrada (*input*) arterial colocado na artéria cerebral média (Capítulo 4). Em recém-nascidos, também pode ser útil o uso de *software* para checar e/ou corrigir: movimento de cabeça durante a varredura com perfusão. Uma vantagem dos estudos neonatais é que a patologia geralmente não é causada por doença vascular, de modo que uma função de entrada arterial mais confiável talvez seja obtida. Resultados preliminares demonstraram variação regional no tempo médio de trânsito. Naqueles bebês com imagens normais, o tempo médio de trânsito foi quase o dobro na WM (13,5 s) comparado com BGT (5,7 s). Mais recentemente, Wintermark *et al.*[15,16] usaram uma técnica com contraste para demonstrar hiperperfusão persistente em regiões cerebrais anormais em recém-nascidos com grave lesão cerebral global após HIE (encefalopatia hipoxico-isquêmica).

Foram feitas tentativas de estudar a perfusão em recém-nascidos não sedados com técnica mais desafiadora de ASL.[17] Os autores aproveitaram o aumento da SNR oferecida pelas imagens em 3 T. Um terço de sua série de dados foi excluído em decorrência do artefato de movimento, apesar dos programas de correção de movimento, ressaltando um importante problema na aquisição da imagem neonatal. As patologias e a resposta do cérebro imaturo são muito diferentes daquelas no adulto, e a PWI é uma técnica viável para melhor compreensão desses processos. Outras descobertas serão feitas, comparando-se os resultados da PWI com aqueles da RM convencional e DWI.

Agradecimentos

Queremos agradecer a todos os funcionários da Robert Steiner Unit, Hammersmith Hospital. Em particular, Joanna Allsop, David Lark, Yuji Shen, Jo Hajnal, Mustafi Arigari, Phillip Ward, Laura Bassi, Jeroen Dudink, Latha Srinivasan, David Edwards e Frances Cowan. Também agradecemos à Medical Research Council, Academia of Medical Sciences, Health Foundation, Action for Medical Research e Philips Medical Systems por seu apoio.

Referências

1. Barkovich AJ. MR and CT evaluation of profound neonatal and infantile asphyxia AJNR Am J Neuroradiol 1992; **13**: 959–972.
2. Kuenzle C, Baenziger O, Martin E et al. Prognostic value of early MR imaging in term infants with severe perinatal asphyxia. Neuropediatrics 1994; **25**: 191–200.
3. Mercuri E, Cowan F, Rutherford M et al. Ischaemic and haemorrhagic brain lesions in newborns with seizures and normal Apgar scores. Arch Dis Child Fetal Neonatal Ed 1995; **73**: 67–74.
4. Mercuri E, Ricci D, Cowan F et al. Head growth in infants with hypoxic–ischaemic encephalopathy: correlation with neonatal magnetic resonance imaging. Pediatrics 2000; **106**: 235–243.
5. Mercuri E, Rutherford M, Barnett A et al. MRI lesions and infants with neonatal encephalopathy. Is the Apgar score predictive? Neuropediatrics 2002; **33**: 150–156.
6. Rutherford MA, Pennock JM, Schwieso JE, Cowan FM, Dubowitz LMS. Hypoxic– ischaemic encephalopathy: early and late MRI findings and clinical outcome. Arch Dis Child 1996; **75**: 145–151.
7. Rutherford MA, Pennock JM, Counsell SJ et al. Abnormal magnetic resonance signal in the internal capsule predicts poor neurodevelopmental outcome in infants with hypoxic–ischemic encephalopathy. Pediatrics 1998; **102**: 323–328.
8. Rutherford MA (ed.) MRI of the Neonatal Brain. New York: Saunders, 2002.
9. Mercuri E, Rutherford M, Cowan F et al. Early prognostic indicators of outcome in infants with neonatal cerebral infarction: A clinical EEG and MRI study. Paediatrics 1999; **103**: 39–46.
10. Liauw L, van der Grond J, van den Berg-Huysmans AA et al. Hypoxic–ischemic encephalopathy: diagnostic value of conventional MR imaging pulse sequences in term-born neonates. Radiology 2008; **247**(1): 204–212.
11. Boichot C, Walker PM, Durand C et al. Termneonate prognoses after perinatal asphyxia: contributions of MR imaging, MR spectroscopy, relaxation times, and apparent diffusion coefficients. Radiology 2006; **239**(3): 839–848.
12. De Vries LS, Groenendaal F, van Haastert IC et al. Asymmetrical myelination of the posterior limb of the internal capsule in infants with periventricular haemorrhagic infarction: an early predictor of hemiplegia. Neuropediatrics 1999; **30**: 314–319.
13. Tanner SF, Ramenghi LA, Ridgway JP et al. Quantitative comparison of intrabrain diffusion in adults and preterm and term neonates and infants. Am J Roentgenol 2000; **174**: 1643–1649.
14. Rutherford M, Srinivasan L, Dyet L et al. Magnetic resonance imaging in perinatal brain injury: clinical presentation, lesions and outcome. Pediatr Radiol 2006; **36**(7): 582–592.
15. Wintermark P, Moessinger AC, Gudinchet F, Meuli R. Temporal evolution of MR perfusion in neonatal hypoxic-ischemic encephalopathy. J Magn Reson Imaging 2008; **27**: 1229–1234.
16. Wintermark P, Moessinger AC, Gudinchet F, Meuli R. Perfusion–weighted magnetic resonance imaging patterns of hypoxic– ischemic encephalopathy in term neonates. J Magn Reson Imaging 2008; **28**: 1019–1025.
17. Miranda MJ, Olofsson K, Sidaros K. Noninvasive measurements of regional cerebral perfusion in preterm and termneonates by magnetic resonance arterial spin labelling. Pediatr Res 2006; **60**: 359–363.
18. Bartha AI, Yap KR, Miller SP et al. The normal neonatal brain: MR imaging, diffusion tensor imaging, and 3D MR spectroscopy in healthy term neonates. AJNR Am J Neuroradiol 2007; **28**: 1015–1021.
19. Forbes KP, Pipe JG, Bird CR. Changes in brain water diffusion during the 1st year of life. Radiology 2002; **222**: 405–409.
20. Miller JH, McKinstry RC, Philip JV, Mukherjee P, Neil JJ. Diffusion-tensor MR imaging of normal brain maturation: a guide to structural development and myelination. Am J Roentgenol 2003; **180**: 851–859.
21. Winter JD, Lee DS, Hung RM et al. Apparent diffusion coefficient pseudonormalization time in neonatal hypoxic-ischemic encephalopathy. Pediatr Neurol 2007; **37**: 255–262.
22. Hüppi PS, Maier SE, Peled S et al. Microstructural development of human newborn cerebral white matter assessed in vivo by diffusion tensor magnetic resonance imaging. Pediatr Res 1998; **44**: 584–590.
23. Mukherjee P, Miller JH, Shimony JS et al. Diffusiontensor MR imaging of gray and white matter development during normal human brain maturation. AJNR Am J Neuroradiol 2002; **23**: 1445–1456.
24. Barnerias C, Boddaert N, Pascale G et al. Unusual magnetic resonance imaging features in Menkes disease. Brain Dev 2008; **30**: 489–492.
25. DeLano MC, Cao Y. High b-value diffusion imaging. Neuroimag Clin N Am 2002; **12**: 21–34.
26. Provenzale JM, Liang L, DeLong D, White LE. Diffusion tensor imaging assessment of brain white matter maturation during the first postnatal year. Am J Roentgenol 2007; **189**: 476–486.
27. Krishnamoorthy KS, Soman TB, Takeoka M, Schaefer PW. Diffusion-weighted imaging in neonatal cerebral infarction: clinical utility and follow-up. J Child Neurol 2000; **15**: 592–602.

28. Cowan FM, Pennock JM, Hanrahan JD, Manji KP, Edwards AD. Early detection of cerebral infarction and hypoxic–ischemic encephalopathy in neonates using diffusion-weighted magnetic resonance imaging. *Neuropediatrics* 1994; **25**: 172–175.

29. Fiesbach JB, Jansen O, Schellinger PD et al. Serial analysis of the apparent diffusion coefficient time course in human stroke. *Neuroradiology* 2002; **44**: 294–298.

30. Mader I, Schoning M, Klose U, Kuker W. Neonatal cerebral infarction diagnosed by diffusion-weighted MRI: pseudonormalization occurs early. *Stroke* 2002; **33**: 1142–1145.

31. Rutherford MA, Pennock JM, Cowan FM et al. Does the brain regenerate after perinatal infarction? *Eur J Paediatr Neurol* 1997; **1**: 13–17.

32. Rutherford MA, Pennock JM, Cowan FM et al. Detection of subtle changes in the brains of infants and children via subvoxel registration and subtraction of serial MR images. *AJNR Am J Neuroradiol* 1997; **18**: 829–835.

33. Kirton A, Shroff M, Visvanathan T, de Veber G. Quantified corticospinal tract diffusion restriction predicts neonatal stroke outcome *Stroke* 2007; **38**: 974–980.

34. De Vries LS, van der Grond J, van Haastert IC, Groenendaal F. Prediction of outcome in new-born infants with arterial ischaemic stroke using diffusion-weighted magnetic resonance imaging. *Neuropediatrics* 2005; **36**: 12–20.

35. Seghier ML, Lazeyras F, Zimine S et al. Combination of event-related fMRI and diffusion tensor imaging in an infant with perinatal stroke. *Neuroimage* 2004; **21**: 463–472.

36. Seghier ML, Lazeyras F, Zimine S et al. Visual recovery after perinatal stroke evidenced by functional and diffusion MRI: case report. *BMC Neurol* 2005; **26**: 5–17.

37. Cowan F, Dubowitz L, Mercuri E, Counsell S, Rutherford M. White matter injury can lead to cognitive without major motor deficits in following perinatal asphyxia and early encephalopathy. *Dev Med Child Neurol Suppl* 2003; **93**: 14.

38. Forbes KP, Pipe JG, Bird R. Neonatal hypoxic–ischemic encephalopathy: detection with diffusion-weighted MR imaging. *AJNR Am J Neuroradiol* 2000; **21**: 1490–1496.

39. Barkovich AJ, Westmark KD, Bedi HS et al. Proton spectroscopy and diffusion imaging on the first day of life after perinatal asphyxia: preliminary report. *AJNR Am J Neuroradiol* 2001; **22**: 1786–1794.

40. Zarifi MK, Astrakas LG, Poussaint TY et al. Prediction of adverse outcome with cerebral lactate level and apparent diffusion coefficient in infants with perinatal asphyxia. *Radiology* 2002; **225**: 859–870.

41. Wolf RL, Zimmerman RA, Clancy R, Haselgrove JH. Quantitative apparent diffusion coefficient measurements in term neonates for early detection of hypoxic–ischemic brain injury: initial experience. *Radiology* 2001; **218**: 825–833.

42. Takeoka M, Soman TB, Yoshii A et al. Diffusionweighted images in neonatal cerebral hypoxic–ischemic injury. *Pediatr Neurol* 2002; **26**: 274–281.

43. McKinstry RC, Miller JH, Snyder AZ et al. A prospective, longitudinal diffusion tensor imaging study of brain injury in newborns. *Neurology* 2002; **59**: 824–833.

44. Vermeulen RJ, van Schie PE, Hendrikx L et al. Diffusion-weighted and conventional MR imaging in neonatal hypoxic ischemia: two-year followup study. *Radiology* 2008; **249**: 631–639.

45. Vermeulen RJ, Fetter WP, Hendrikx L et al. Diffusionweighted MRI in severe neonatal hypoxic–ischaemia: the white cerebrum. *Neuropediatrics* 2003; **34**: 72–76.

46. L'Abee C, de Vries LS, van der Grond J, Groenendaal F. Early diffusion-weighted MRI and ^{1}H-magnetic resonance spectroscopy in asphyxiated full-term neonates. *Biol Neonate* 2005; **88**: 306–312.

47. Barkovich AJ, Miller SP, Bartha A et al. MR imaging, MR spectroscopy, and diffusion tensor imaging of sequential studies in neonates with encephalopathy. *AJNR Am J Neuroradiol* 2006; **27**: 533–547.

48. Ward P, Counsell S, Allsop J et al. Reduced fractional anisotropy on diffusion tensor magnetic resonance imaging after hypoxicischemic encephalopathy. *Pediatrics* 2006; **117**: e619–e630.

49. Roelants-van Rijn AM, Nikkels PG, Groenendaal F et al. Neonatal diffusionweighted MR imaging: relation with histopathology or follow-up MR examination. *Neuropediatrics* 2001; **32**: 286–294.

50. Miller SP, Vigneron DB, Henry RG et al. Serial quantitative diffusion tensor MRI of the premature brain: development in newborns with and without injury. *J Magn Reson Imaging* 2002; **16**: 621–632.

51. Inder T, Hüppi PS, Zientara GP et al. Early detection of periventricular leukomalacia by diffusion-weighted magnetic resonance imaging techniques. *J Pediatr* 2000; **136**: 421.

52. Nagae LM, Hoon AH Jr., Stashinko E et al. Diffusion tensor imaging in children with periventricular leukomalacia: variability of injuries to white matter tracts. *AJNR Am J Neuroradiol* 2007; **28**: 1213–1222.

53. Counsell SJ, Allsop JM, Harrison MC et al. Diffusion-weighted imaging of the brain in preterm infants with focal and diffuse white matter abnormality. *Pediatrics* 2003; **112**: 1–7.

54. Rose J, Mirmiran M, Butler EE et al. Neonatal microstructural development of the internal capsule on diffusion tensor imaging correlates with severity of gait and motor deficits. *Dev Med Child Neurol* 2007; **49**: 745–750.

55. Drobyshevsky A, Bregman J, Storey P et al. Serial diffusion tensor imaging detects white matter changes that correlate with motor outcome in premature infants. *Dev Neurosci* 2007; **29**: 289–301.

56. Maalouf EF, Duggan PJ, Rutherford MA et al. Magnetic resonance imaging of the brain in a cohort of extremely preterm infants. *J Pediatr* 1999; **135**: 351–357.

57. Righini A, Bianchini E, Parazzini C et al. Apparent diffusion coefficient determination in normal fetal brain: a prenatal MR imaging study. *AJNR Am J Neuroradiol* 2003; **24**: 799–804.

58. Krishnan ML, Dyet LE, Boardman JP et al. Relationship between white matter apparent diffusion coefficients in preterm infants at term-equivalent age and developmental outcome at 2 years. *Pediatrics* 2007; **120**: e604–e609.

59. Dudink J, Lequin M, van Pul C et al. Fractional anisotropy in white matter tracts of very-low-birthweight infants. *Pediatr Radiol* 2007; **37**: 1216-1223.
60. Hüppi PS, Murphy B, Maier SE et al. Microstructural brain development after perinatal cerebral white matter injury assessed by diffusion tensor magnetic resonance imaging. *Pediatrics* 2001; **107**: 455-460.
61. Bammer R, Acar B, Moseley ME. In vivo MR tractography using diffusion imaging. *Eur J Radiol* 2003; **45**: 223-234.
62. Zhai G, Lin W, Wilber KP, Gerig G, Gilmore JH. Comparisons of regional white matter diffusion in healthy neonates and adults performed with a 3.0-T head-only MR imaging unit. *Radiology* 2003; **229**: 673-681.
63. Smith SM, Jenkinson M, Johansen-Berg H et al. Tract-based spatial statistics: voxelwise analysis of multisubject diffusion data. *Neuroimage* 2006; **31**: 1487-1505.
64. Anjari M, Srinivasan L, Allsop JM et al. Diffusion tensor imaging with tractbased spatial statistics reveals local white matter abnormalities in preterm infants. *Neuroimage* 2007; **35**: 1021-1027.
65. Hoon AH, Jr., LawrieWTJr., Melhem ER et al. Diffusion tensor imaging of periventricular leukomalacia shows affected sensory cortex white matter pathways. *Neurology* 2002; **59**: 752-756.
66. Thomas B, Eyssen M, Peeters R et al. Quantitative diffusion tensor imaging in cerebral palsy due to periventricular white injury. *Brain* 2005; **128**: 2562-2577.
67. Fan GG, Yu B, Quan SM, Sun BH, Guo QY. Potential of diffusion tensor MRI in the assessment of periventricular leukomalacia. *Clin Radiol* 2006; **61**: 358-364.
68. Staudt M, Braun C, Gerloff C et al. Developing somatosensory projections bypass periventricular brain lesions. *Neurology* 2006; **67**: 522-525.
69. Counsell SJ, Dyet LE, Larkman DJ et al. Thalamocortical connectivity in children born preterm mapped using probabilistic magnetic resonance tractography. *Neuroimage* 2007; **34**: 896-904.
70. Bassi L, Ricci D, Volzone A et al. Probabilistic diffusion tractography of the optic radiations and visual function in preterm infants at term equivalent age. *Brain* 2008; **131**: 573-582.
71. Berman JI, Glass HC, Miller SP et al. Quantitative fiber tracking analysis of the optic radiation correlated with visual performance in premature newborns. *AJNR Am J Neuroradiol* 2009; **30**: 120-124.
72. Dubois J, Dehaene-Lambertz G, Soarès C et al. Microstructural correlates of infant functional development: example of the visual pathways. *J Neurosci* 2008; **28**: 1943-1948.
73. Poretti A, Boltshauser E, Loenneker T et al. Diffusion tensor imaging in Joubert syndrome. *AJNR Am J Neuroradiol* 2007; **28**: 1929-1933.
74. Kumar R, Macey PM, Woo MA, Alger JR, Harper RM. Diffusion tensor imaging demonstrates brainstem and cerebellar abnormalities in congenital central hypoventilation syndrome. *Pediatr Res* 2008; **64**: 275-280.
75. Cavalleri F, Berardi A, Burlina AB, Ferrari F, Mavilla L. Diffusionweighted MRI of maple syrup urine disease encephalopathy. *Neuroradiology* 2002; **44**: 499-502.
76. Khong PL, Lam BC, Chung BH, Wong KY, Ooi GC. Diffusion-weighted MR imaging in neonatal nonketotic hyperglycinemia. *AJNR Am J Neuroradiol* 2003; **24**: 1181-1183.
77. Shan DK, Tingay DG, Fink AM, Hunt RW, Dargaville PA. Magnetic resonance imaging in neonatal nonketotic hyperglycinemia. *Pediatr Neurol* 2005; **33**: 50-52.
78. Yung A, Poon G, Qiu DQ et al. White matter volume and anisotropy in preterm children: a pilot study of neurocognitive correlates. *Pediatr Res* 2007; **61**: 732-736.
79. Baldoli C, Righini A, Parazzini C, Scotti G, Triulzi F. Demonstration of acute ischemic lesions in the fetal brain by diffusion magnetic resonance imaging. *Ann Neurol* 2002; **52**: 243-246.
80. Righini A, Salmona S, Bianchini E et al. Prenatal magnetic resonance imaging evaluation of ischemic brain lesions in the survivors of monochorionic twin pregnancies: report of 3 cases. *J Comput Assist Tomogr* 2004; **28**: 87-92.
81. McKinstry RC, Mathur A, Miller JH et al. Radial organization of developing preterm human cerebral cortex revealed by noninvasive water diffusion anisotropy MRI. *Cereb Cortex* 2002; **12**: 1237-1243.
82. Jiang S, Xue H, Counsell S et al. In-utero three dimension high resolution fetal brain diffusion tensor imaging. *Comput Comput Assist Interv* 2007; **10**(Pt 1): 18-26.
83. Kasprian G, Brugger PC, Weber M et al. In utero tractography of fetal white matter development. *Neuroimage* 2008; **43**: 213-224.
84. Burdette JH, Elster AD. Diffusion-weighted imaging of cerebral infarctions: are higher B values better? *J Comput Assist Tomogr* 2002; **26**: 622-627.
85. Dudink J, Larkman DJ, Kapellou O et al. High b-value diffusion tensor imaging of the neonatal brain at 3 T. *AJNR Am J Neuroradiol* 2008; **29**: 1966-1972. [Epub ahead of print]
86. Jaermann T, Crelier G, Pruessmann KP et al. SENSE-DTI at 3 T. *Magn Reson Med* 2004; **51**: 230-236.
87. Tanner SF, Cornette L, Ramenghi LA et al. Cerebral perfusion in infants and neonates: preliminary results obtained using dynamic susceptibility contrast enhanced magnetic resonance imaging. *Arch Dis Child Fetal Neonat* 2003; **88**: 525-530.

Estudo de caso 49.1
Lesão perinatal por asfixia

R. L. Wolf ■ R. A. Zimmerman
University of Pennsylvania Medical Center e Children's Hospital of Philadelphia, Filadélfia, EUA

Histórico
Bebê do sexo masculino, com 1 dia de idade, teve atividade convulsiva, escores de Apgar 0/0/1.

Técnica
MRI convencional e DWI com mapa de ADC.

Achados de imagem
A imagem *spin*-eco turbo ponderada em T_2 parecia quase normal, com exceção de sutil aumento da intensidade no tálamo ventrolateral (veja a imagem ponderada em T_2 normal na parte inferior da série para comparação). A imagem *spin*-eco ponderada em T_1 está normal. DWI ($b = 1.000$ s/mm^2) e o mapa de ADC mostram claramente a difusão anormal (diminuída) no tálamo ventrolateral e braço posterior da cápsula interna.

Discussão
A lesão perinatal por asfixia (ou lesão hipóxico-isquêmica) pode ser difícil de detectar em imagens convencionais no quadro agudo/subagudo em decorrência do alto conteúdo hídrico do cérebro neonatal e mielinização incompleta. Nesse caso, a lesão é representada com mais clareza em DWI/mapa de ADC.

Pontos-chave
- Imagens convencionais são limitadas à detecção precoce de lesão hipóxico-isquêmica subaguda perinatal.
- DWI e mapas ADC podem melhorar a visibilidade da lesão hipóxico-isquêmica aguda/subaguda.

Referências
1. Cowan FM, Pennock JM, Hanrahan JD, Manji KP, Edwards AD. Early detection of cerebral infarction and hypoxic–ischemic encephalopathy in neonates using diffusion-weighted imagnetic resonance imaging. *Neuropediatrics* 1994; **25**: 172–175.
2. Wolf RL, Zimmerman RA, Clancy R, Haselgrove JH. Quantitative ADC measurements in term neonates for early detection of hypoxic–ischemic brain injury: initial experience. *Radiology* 2001; **218**: 825–833.

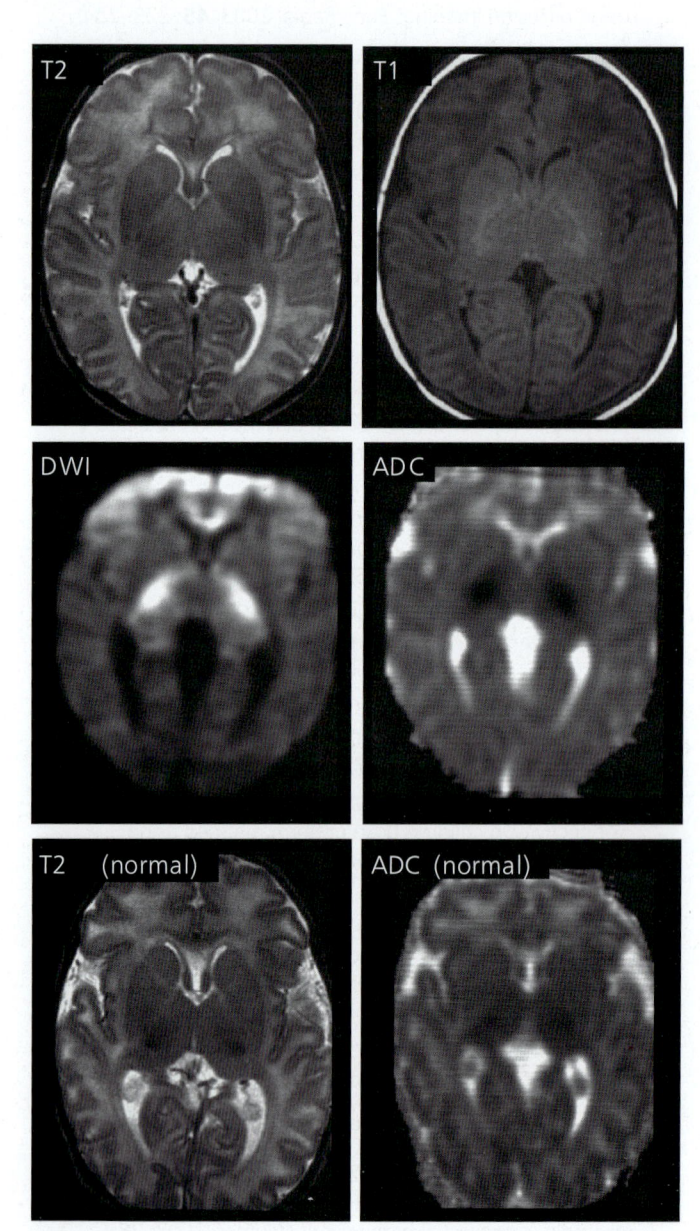

Fig. 49.C1.1

Capítulo 50

MR fisiológica de tumores cerebrais pediátricos

Stefan Blüml ▪ Ashok Panigraphy

Introdução

Os tumores cerebrais da infância são a segunda malignidade mais frequente da infância, com exceção apenas da leucemia, e a forma mais comum de tumor sólido. Existem aproximadamente 2.500 novos diagnósticos ao ano nos USA, e a incidência de tumores cerebrais aumentou ligeiramente ao longo das décadas possivelmente como resultado de melhores imagens diagnósticas. Os tumores cerebrais compreendem 20-25% de todas as malignidades que ocorrem em crianças com menos de 15 anos de idade e 10% dos tumores que ocorrem em indivíduos com idades entre 15 e 19 anos. Os tumores cerebrais são a principal causa de morte por câncer em oncologia pediátrica. Além disso, seja por causa dos efeitos do tumor ou por causa do tratamento exigido para seu controle, os sobreviventes de tumores cerebrais da infância, muitas vezes, têm graves sequelas neurológicas, neurocognitivas e psicossociais. Entre aqueles com tumores cerebrais, aproximadamente 35% têm menos de 5 anos de idade e 75% têm menos de 10 anos. O tipo de tumor, a incidência geral dos tumores cerebrais e os riscos de um prognóstico ruim se modificam com a idade. Crianças pequenas estão em risco maior, uma vez que os tumores tendem a ter um comportamento mais maligno nesse grupo etário. Os tumores cerebrais da infância revelam uma alta heterogeneidade patológica. Ao passo que a maioria dos tumores nos adultos são gliomas (~70% astrocitomas e glioblastoma), uma significativa porção dos tumores cerebrais pediátricos é de tumores neuroectodérmicos primitivos, como meduloblastoma, astrocitomas pilocíticos, ependimomas e outros (Tabelas 50.1 e 50.2). Além disso, o comportamento dos tumores cerebrais pediátricos varia desde o crescimento relativamente indolente até o crescimento rápido e a tendência a se disseminar. Os fatores de risco genéticos para tumores cerebrais incluem neurofibromatoses tipos 1 e 2 (astrocitoma pilocítico, gliomas de baixo grau, ependimoma), síndrome de Turcot (meduloblastoma e gliomas de alto grau), síndrome de Li-Fraumeni, síndrome de Gorlin e síndrome de von Hippel (hemangioblastoma). O único fator de risco ambiental confirmado é a exposição anterior à radiação ionizante.

Os principais obstáculos para o tratamento e a pesquisa clínica é a diversidade biológica e fisiológica dos tumores, o pequeno número de pacientes em cada categoria decorrente da incidência relativamente baixa desses tumores (~ 9 por 100.000 nos USA [3]) e as dificuldades gerais de se conduzir a pesquisa clínica em crianças. A pesquisa básica atual focaliza-se na identificação de alvos moleculares específicos que são críticos para as alterações celulares resultando em crescimento descontrolado e disseminação, afastando-se assim da abordagem tradicional de se administrar agentes citotóxicos a uma dose máxima tolerada. Outra estratégia atual é utilizar agentes que causem impacto ao ambiente dos tumores, como as drogas antiangiogênicas, que provavelmente são efetivas para os tumores com maior angiogênese. Entretanto, aproveitar os numerosos alvos novos em potencial continua a ser um desafio em decorrência das pequenas populações de pacientes, pelas questões sobre dosagem e quais alvos escolher, como conseguir agentes que cruzem a barreira hematoencefálica e como monitorizar/mensurar a resposta.[4] Um grande desafio para a comunidade da MR é demonstrar que a MR fisiológica é um instrumento essencial para superar esses gargalos (más condições) em neuro-oncologia pediátrica e contribuir para melhorar ativamente o tratamento do paciente.

Prognósticos

O resultado e a sobrevida a longo prazo dependem principalmente da disponibilidade de um tratamento efetivo. Gliomas de tronco cerebral intrínsecos difusos (DIBSG; também denominados gliomas pontinos) muitas vezes são lesões de baixo grau à apresentação, [5-10] mas são inoperáveis em decorrência de sua localização e são altamente resistentes à radiação ou quimioterapia. Eles têm o pior prognóstico de todos os tumores em neuro-oncologia pediátrica. A mortalidade é praticamente 100%, e mais de 50% dos pacientes morrem dentro de 12 meses após o diagnóstico inicial. Não tem havido melhora na sobrevida, no caso desses tumores, durante várias décadas. Por outro lado, os germinomas, de rápido crescimento e rapidamente fatais se não tratados, podem ser tratados com sucesso por radioterapia apenas. De fato, no caso desses tumores específicos, a sobrevida a longo prazo é tão alta que os efeitos colaterais a longo prazo da radioterapia estão tornando-se uma crescente preocupação – considerando-se que a radiação ionizante é o único fator de risco ambiental estabelecido para o glioma em adultos.[11,12] Além disso, o meduloblastoma cerebelar altamente agressivo de grau IV tem agora índices de sobrevida em 5 anos que excedem 60%. Isso pode ser atribuído às técnicas cirúrgicas aperfeiçoadas e melhora da habilidade para acessar a doença inicial e residual com imagens clínicas; em conjunto, isso resulta em maior incidência de ressecção completa do tumor e detecção precoce e tratamento agressivo de doença recorrente. O principal objetivo dos estudos clínicos atuais é melhorar os resultados e a qualidade de vida para o grupo jovem de alto risco, em que os tumores tendem a ser mais malignos e a disseminação da doença é mais frequente, usando regimes de quimioterapia e evitando ou minimizando o uso de radioterapia devastadora.[13-17]

Tabela 50.1 Grau da Organização Mundial da Saúde (WHO) e incidência relativa aproximada dos principais tumores mais comuns; entre os mais de 100 subtipos de tumores cerebrais pediátricos, meduloblastoma, astrocitomas pilocíticos e ependimomas constituem mais de 80%; a incidência dos tumores individuais altera-se com a idade

Diagnóstico	Grau WHO	Localização	Frequência relativa%
Meduloblastoma	IV	Fossa posterior	≈ 20
Astrocitoma pilocítico	I	Fossa posterior, região hipotalâmica/terceiro ventrículo, nervo óptico e região do quiasma	≈ 20
Astrocitoma		Em qualquer parte do cérebro	≈ 20–25
Astrocitoma de baixo grau	II		
Astrocitoma anaplásico	III		
Glioblastoma	IV		
Tumores ependimais		Principalmente na fossa posterior	≈ 10–15
Ependimoma	II		
Ependimoma anaplásico	III		
Tumores do plexo coroide		Principalmente intraventricular, crescendo para fora do tecido do plexo coroide	≈ 3
Papiloma	I		
Carcinoma	III		
Tumores de células germinativas		Regiões pineal e suprasselar, também núcleos da base	≈ 3
Germinomas puros			
Tumores mistos de células germinativas			
Craniofaringioma	I	Região selar, não um tumor cerebral primário	≈ 4
Outros: tumores gliais neuronais e neuronais-gliais mistos etc.			≈ 5–10

Tabela 50.2 Características da MR fisiológica de tumores cerebrais pediátricos[a]

Tipo de tumor	Características metabólicas-chave	Aparência na MRI, realce, difusão e propriedades de perfusão
Tumores embrionários		Lesões celulares sólidas ou císticas com comprometimento da barreira hematoencefálica; geralmente com realce; restrição da difusão (baixo ADC); geralmente bem perfundido (alto rCBV)
Meduloblastoma (MB)	Taurina elevada, depleção de NAA, tCho geralmente proeminente, lipídeos proeminentes na maioria dos casos	
MB desmoblástico	Semelhante ao MB clássico, mas a taurina nem sempre é observada	
Tumor neuroectodérmico primitivo supratentorial	Semelhante ao MB clássico	
Tumor teratoide/rabdoide atípico	Co não está proeminente no MB clássico na maioria dos casos, a taurina não é observada, os lipídeos altamente variáveis	
Astrocitoma pilocítico	Geralmente baixas concentrações, Cr particularmente baixa, sem evidência de taurina, baixo mI, sinal residual em 2 ppm (compatível com NAA), alto NAA/Cr, alta tCho/Cr. Sem importantes diferenças entre as lesões de fossa posterior e lesões em outra parte no cérebro. Ausência de taurina, baixa Cr, baixa tCho separa o astrocitoma pilocítico de fossa posterior do MB	Com frequentes lesões císticas brilhantes em T_2 na MRI em decorrência da baixa celularidade, que se realçam após a administração de contraste. Difusão relativa irrestrita (alto ADC) e perfusão próxima daquela do tecido normal. O alto ADC distingue entre astrocitoma da fossa pilocítica e MB
Astrocitoma	Sem evidência de taurina, tCho em elevação e Cr/tCho diminuindo com o aumento do grau, contudo há significativa sobreposição. Lipídeos baixos nos glioblastomas de graus II, III, mas, muitas vezes, observados no glioblastoma de grau IV; mI é menos proeminente no glioblastoma	Lesões de graus II, III na maioria não se realçam; lesões de grau mais alto têm probabilidade de difusão reduzida e maior perfusão, maior probabilidade de componentes císticos/necróticos e realce no glioblastoma. rCBV mais alto e ADC mais baixo nas lesões de alto grau; contudo, há significativa variação dentro dos tumores de mesmo grau e até dentro dos mesmos tumores
Graus II, III		
Glioblastoma (grau IV)		

Tabela 50.2 *(Cont.)*

Tipo de tumor	Características metabólicas-chave	Aparência na MRI, realce, difusão e propriedades de perfusão
Glioma de tronco cerebral intrínseco difuso[b]	tCho baixa, mI alto, citrato alto à apresentação; tCho e lipídeos aumentam com o tempo, e o citrato diminui. Alterações compatíveis com degeneração maligna	Geralmente não realça, difusão irrestrita (alto ADC), baixa perfusão (baixo rCBV) à apresentação; pode ou não ser observado realce ao acompanhamento evolutivo. A difusão geralmente diminui, e a perfusão aumenta com o tempo
Ependimoma	Alto mI, sem NAA residual ou NAA mínimo; os lipídeos são variáveis e observados com mais frequência no astrocitoma; o mI é possivelmente mais alto que no grau II	Geralmente são lesões heterogêneas que realçam; as partes sólidas são isointensas ao tecido normal na MRI ponderada em T_1 e T_2. ADC médio entre meduloblastoma (baixo) e astrocitoma pilocítico (alto) e rCBV variável
Regular (grau II)		
Anaplásico (III)		
Tumores do plexo coroide		Papiloma e carcinoma do plexo coroide realçam avidamente, distinguem-se pelo grau de edema parenquimal vasogênico circundante; rCBV elevado, mas significativo, extravasamento de agente de contraste durante a fase de *bolus*. Níveis leves a moderados de restrição de difusão e celularidade
Papiloma	Níveis de mI surpreendentes, Cr depletados, tCho moderados	
Carcinoma	Prontamente distinguíveis do papiloma por Cho alta, mI moderado, Cr depletada	
Tumores de células germinativas		Lesões heterogêneas, frequentemente, calcificadas (melhor detectadas com CT), algumas hemorrágicas; baixo sinal de MRI ponderada em T_2 e ADC em decorrência de hipercelularidade. Germinomas puros tendem a realçar de forma mais difusa, enquanto o realce dos tumores mistos de células germinativas é heterogêneo. Valores intermediários a altos de rCBV
Germinoma puro	Taurina presente (não tão alta quanto no MB), lipídeos altos, colina moderada; MRS de germinomas puros fora da área pineal com frequência são de baixa qualidade	
Tumores mistos de células germinativas	Espectros de baixa qualidade em linhas amplas	
Craniofaringioma	Metabólitos depletados nas lesões císticas com exceção de proeminente lactato; tCho e mI facilmente detectáveis nas lesões sólidas em crescimento	Massas císticas lobuladas com múltiplas calcificações (bem visualizadas na CT). Calcificação pontilhada ou confluente. Alargamento selar e erosões selares podem estar associadas. A parede do cisto tende a realçar na MRI ponderada em T_1 no pós-contraste. Pequena fração do tumor pode crescer mais solidamente

NAA, *N*-acetil-aspartato; tCho, colina total contendo compostos; mI, *mio*-inositol; Cr, creatina; ADC, coeficiente aparente de difusão; CT, tomografia computadorizada; rCBV, volume sanguíneo cerebral relativo.

[a]Existem mais de 100 subtipos de tumores cerebrais pediátricos. Muitos desses tumores são encontrados raramente e, portanto, não têm sido estudados com imagens avançadas de MR *in vivo* ou espectroscopia. Portanto, somente a observação nos tipos mais frequentes de tumor pode ser apresentada. Apesar disso, estima-se que a lista abranja mais de 90% dos tumores cerebrais pediátricos encontrados tipicamente. Um quadro mais completo dos tumores cerebrais pediátricos pode ser encontrado nas páginas do *site* da World Health Organization (http://www.who.int/en/; http://brainlife/who/2007_classification.html) e US National Institutes of Health (http:/WWW.nlm.nih.gov/medlineplus/childbraintumos.html) e *links* dentro delas e em livros-texto em geral, como o de Gupta *et al*.[2]
[b]Geralmente não passam por biopsia, mas acredita-se que seja principalmente astrocitoma de baixo grau à apresentação.

Aplicações de MR fisiológica em tumores cerebrais pediátricos

As imagens anatômicas de MR padrão pré e pós-contraste são o método de escolha para determinar o tamanho do tumor, o local e o estado da barreira hematoencefálica. Essa informação muitas vezes é suficiente para diagnosticar o tipo de tumor e tomar as decisões de tratamento imediato.[2,18] A MRI anatômica é também essencial para avaliar o impacto da terapia pela determinação da integralidade da ressecção, monitorando o tamanho das lesões e, detecção da doença recorrente. A MR fisiológica pode acrescentar à MR convencional em:

- Precisão dos diagnósticos iniciais.
- Avaliação do risco inicial.
- Avaliação da eficácia da terapia.

Precisão dos diagnósticos

Lesões da fossa posterior

Aproximadamente 60% de todos os tumores pediátricos surgem da fossa posterior. Na maioria dos casos, esses tumores são meduloblastomas de grau IV, astrocitomas pilocíticos de grau I ou (com menos frequência) ependimomas de grau II ou III. Embora a tendência dos meduloblastomas seja ter uma baixa intensidade de sinal em imagens ponderadas em T_2, indicando um tumor hipercelular, há casos em que os ependimomas podem apresentar características semelhantes às de outros tipos de tumor. É mais comum que os ependimomas envolvam o assoalho do quarto ventrículo e se estendam para dentro do forame de Luchka. Entretanto, um grande meduloblastoma pode mostrar padrão de crescimento semelhante. Ocasionalmente, um meduloblastoma cístico/necrótico pode ter características de imagens que se sobrepõem às dos astrocitomas pilocíticos de fossa posterior (Fig. 50.1).

A espectroscopia de prótons por ressonância nuclear magnética (MRS) e imagens em sequências ponderadas em difusão (DWI) parecem ser particularmente úteis para o diagnóstico. A taurina (Tau) tem sido consistentemente observada por vários grupos no meduloblastoma[19-22] e é um importante diferencial entre o meduloblastoma e outros tumores da fossa posterior. Um possível obstáculo é que, nessa instituição, temos observado que as concentrações de Tau são menores no meduloblastoma desmoplásico/nodular (uma variante do meduloblastoma; Figura 50.2). Meduloblastomas também têm níveis mais elevados de colina (Cho) que outros tumores de fossa posterior.[23,24] A característica dos astrocitomas pilocíticos são as concentrações muito baixas de creatina (Cr), baixas concentrações de mio-inositol (mI) e Co total (tCho), o que é compatível com sua baixa celularidade. Os lipídeos também são baixos nos astrocitomas pilocíticos, mas os níveis médios de lactato são maiores do que em outros tumores. Ependimomas têm mI mais alto do que no meduloblastoma ou que Cho no astrocitoma pilocítico e seus níveis são variáveis, mas geralmente se enquadram entre os meduloblastomas e os astrocitomas pilocíticos.

Como os meduloblastomas são hipercelulares, enquanto os astrocitomas pilocíticos são hipocelulares; eles têm propriedades de difusão significativamente diferentes. Vários estudos publicados não relataram sobreposição do coeficiente de difusão aparente (ADC) para meduloblastoma e astrocitoma pilocítico[25] e referências nesse sentido. Os ependimomas são de densidade celular intermediária, e o ADC enquadra-se entre os valores de ADC do meduloblastoma e do astrocitoma pilocítico. Meduloblastomas de alto grau também são tumores altamente perfundidos com alto grau de volume sanguíneo cerebral regional (rCBV) relativo ao tecido-controle. Apesar de serem lesões de baixo grau, as mensurações de rCBV em astrocitomas pilocíticos juvenis indicam que o volume sanguíneo regional desse tumor de crescimento lento está próximo ou acima daquele do tecido cerebral normal e pode simular lesões de alto grau.[26] Muito poucas mensurações de perfusão têm sido realizadas no ependimoma. Cha[27] relatou alta perfusão nesses tumores; entretanto, não podemos confirmar isso em um pequeno número de pacientes estudados no Childrens Hospital Los Angeles e a perfusão é possivelmente variável nesse tipo de tumor. Além daqueles tumores cerebrais pediátricos mais comuns, ocasionalmente outros tumores podem crescer na fossa posterior. Os exemplos de tumores de fossa posterior, mostrados na Figura 50.1, também incluem papiloma do plexo coroidal, que possui um perfil único com um pico de mI surpreendentemente proeminente.

Tumores fora da fossa posterior

As lesões fora da fossa posterior são responsáveis por aproximadamente 40% de todos os tumores cerebrais pediátricos. A MR fisiológica também pode melhorar potencialmente os diagnósticos iniciais, embora isso não esteja bem documentado na literatura; há muitos tipos diferentes de tumor, o que limita os estudos clínicos com números suficientes de sujeitos e acompanhamento.

Meduloblastomas pertencem ao grupo dos *tumores embrionários*. Os tumores embrionários fora da fossa posterior são tumores neuroectodérmicos primitivos do CNS ou tumores rabdoides/teratoides atípicos. Dados preliminares dessa instituição indicam que os tumores neuroectodérmicos primitivos do CNS têm perfis metabólicos com Cho proeminente e picos de Tau que são comparáveis aos observados nos meduloblastomas. Tumores teratoides/rabdoides atípicos, por comparação, parecem ter diferente padrão metabólico, com Cho mais moderada em alguns casos e sem Tau detectável em cinco crianças estudadas nessa instituição (Fig. 50.2). Astrocitomas pilocíticos fora da fossa posterior mostram possivelmente um sinal de mI um pouco mais proeminente, mas o padrão metabólico é, por outro lado, bastante comparável ao das lesões pilocíticas cerebelares (Fig. 50.3). Estudos conduzidos nessa instituição indicam também que as propriedades de perfusão e difusão dos astrocitomas pilocíticos são semelhantes na fossa posterior e outras partes do cérebro.

O perfil metabólico altamente característico (notavelmente, mI surpreendentemente alto), observado nos papilomas do plexo coroide, distingue-os imediatamente de outros tumores, mas também do carcinoma de plexo coroide, que é um tumor celular de alta perfusão com Cho muito proeminente e mI pouco notável.[24] Os astrocitomas mostram uma ampla gama de características metabólicas, de difusão e perfusão, mesmo dentro do mesmo grau histológico. As concentrações médias de Cho aumentam com o grau, e os lipídeos são detectados com mais frequência em lesões de alto grau, mas um diagnóstico preciso com base na MRS somente não é confiável (Fig. 50.4). Existe ampla evidência de que o rCBV aumenta e o ADC diminui com o crescimento da malignidade em gliomas adultos, e provavelmente, que este também seja geralmente o caso no astrocitoma pediátrico. Contudo, novamente não se pode designar o grau com base nas imagens de difusão e perfusão somente em pacientes individuais (cf. astrocitoma hipocelular e hiperperfundido altamente maligno de grau III na Figura 50.8, a seguir).

Não é feita biopsia do glioma de tronco cerebral intrínseco difuso e geralmente ele é diagnosticado com base em sintomas clínicos à apresentação e na MR.[8,28-30] À MR fisiológica, DIBSG são lesões hipocelulares e hipoperfundidas com *baixa* Cho e, muitas vezes, com citrato detectável à apresentação (Fig. 50.4).[31,32] Na grande maioria dos casos, porém, a MRI convencional e os sintomas clínicos são suficientes para o diagnóstico. Pode haver uma apresentação ocasional incomum de um tumor exofítico de tronco cerebral, com frequência uma lesão com prognóstico muito melhor, que se assemelha às características da MRI de um tumor difu-

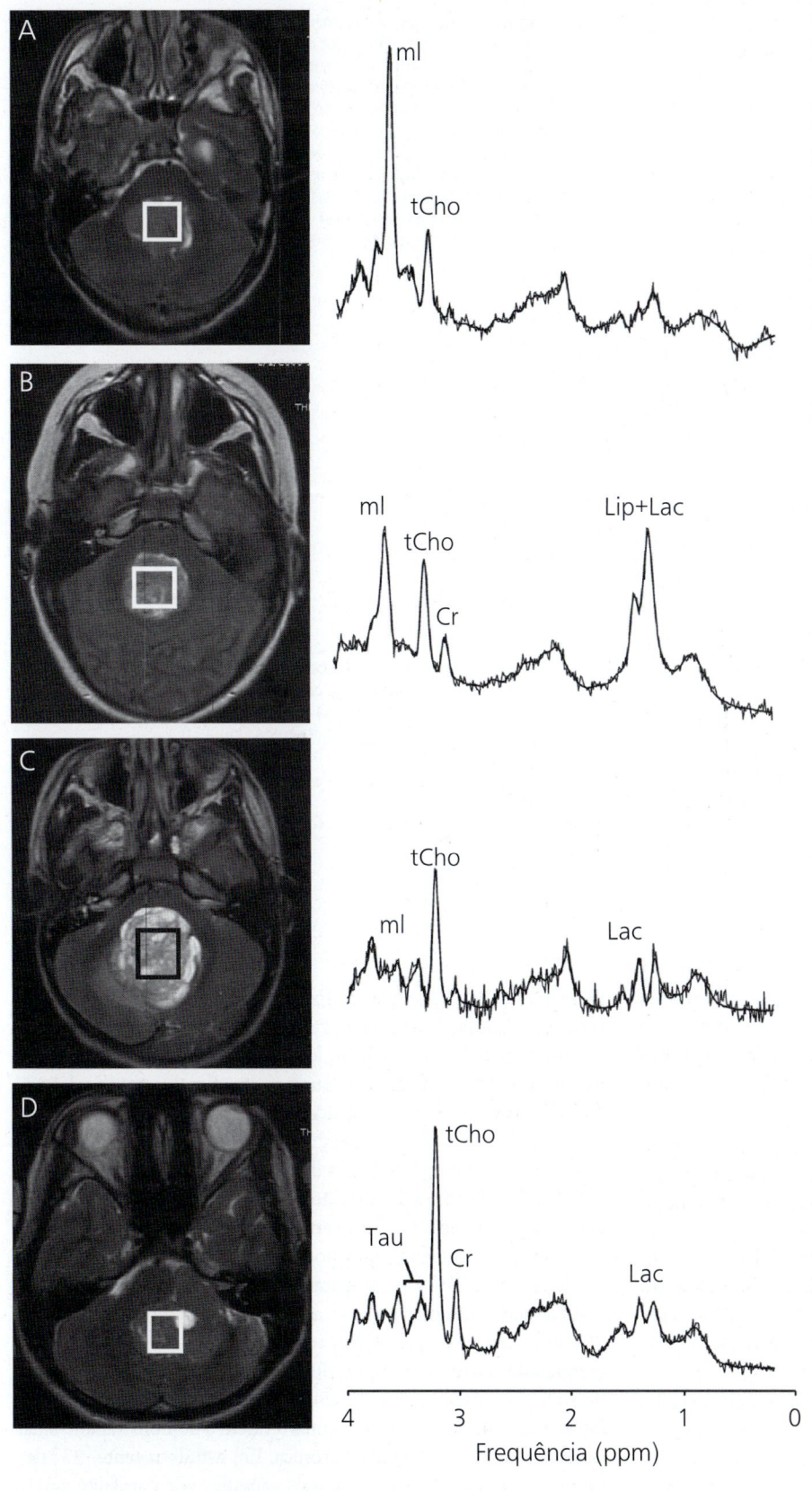

Capítulo 50 ■ MR fisiológica de tumores cerebrais pediátricos

Fig. 50.1 Imagens ponderadas em T_2 por ressonância magnética e espectros MR de tumores da fossa posterior: papiloma do plexo coroide (A), ependimoma (grau II) (B), astrocitoma pilocítico (C) e meduloblastoma clássico (D). Todos os espectros foram adquiridos de lesões sem volume parcial de tecido circundante usando uma sequência PRESS de voxel único com TE curto de 35 ms. Estão demonstrados os espectros não filtrados originais (linha fina) e o LCModel (Stephen Provencher Inc., versão 6.1-G4) se ajusta aos dados (linha grossa). Nos quatro casos apresentados, a impressão da MRI convencional não foi confirmada por análise tecidual subsequente. Cr, creatina; mI, *mio*-inositol; tCho, colina total; Tau, taurina; Lac, lactato; Lip, lipídeo.

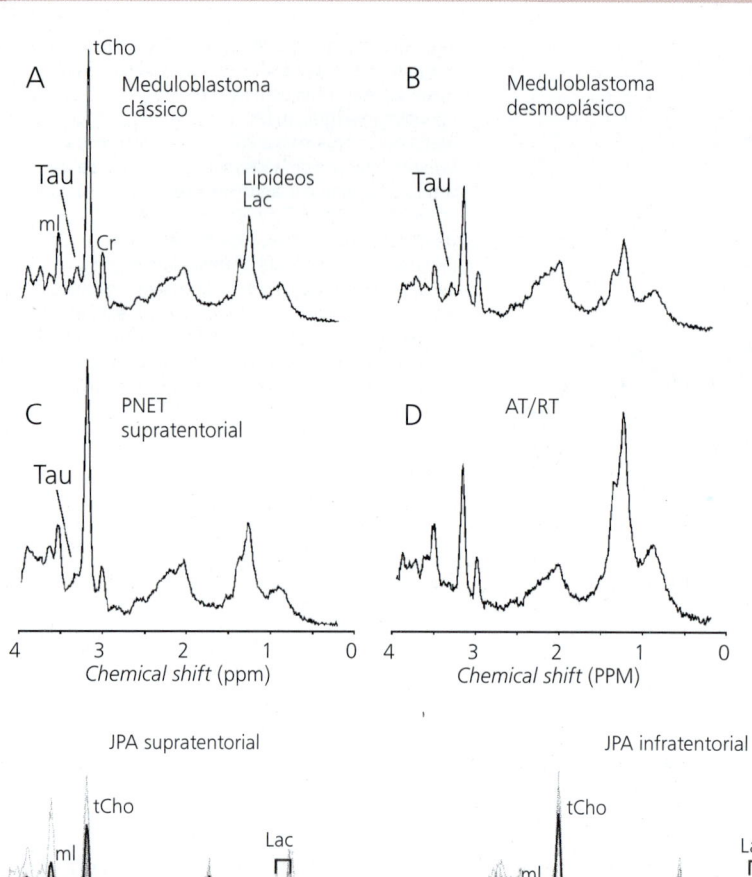

Fig. 50.2 Espectros típicos (médios) de tumores embrionários. Todos os espectros foram adquiridos com PRESS de voxel único com TE de 35 ms. Os espectros são escalados para a concentração mensurada para permitir a comparação direta. A taurina é prontamente detectada no meduloblastoma clássico (A), em níveis mais baixos no meduloblastoma desmoplásico (B) e nos tumores neuroectodérmicos primitivos do CNS (PNET) (C). Não há evidência de taurina no espectro médio de teratoide/rabdoide atípico ((AT/RT) (D). Os níveis de colina no meduloblastoma desmoplásico e AT/RT são mais moderados; contudo, há uma considerável variação nos espectros individuais. Abreviações como na Figura 50.1.

Fig. 50.3 Espectros individuais inalterados (linhas finas) e o espectro médio (linhas grossas) de astrocitoma pilocítico juvenil supra e infratentorial (JPA). Não há diferenças metabólicas óbvias. Abreviações como na Figura 50.1.

so. Nesses raros casos, um estudo com MRS pode ser necessário. Ainda, o significado da MR fisiológica inicial para esses tumores é menor para fins diagnósticos e maior para estabelecer as características básicas que podem ser relevantes para a monitorização terapêutica.

Germinomas, particularmente os pineais, em geral, podem ser diagnosticados por localização, idade dos sujeitos (tipicamente crianças em pós-puberdade) e marcadores tumorais séricos alfafetoproteína e gonadotropina coriônica humana β, que são baixas nos germinomas puros e altas nos tumores mistos de células germinativas. O craniofaringioma (não é um tumor cerebral primário) é um dos achados relativamente frequentes em pediatria, sendo, em geral, diagnosticado pela calcificação periférica, que é bem visualizada nas imagens por tomografia computadorizada (CT).

Além dos tumores mais comuns anteriormente discutidos, há muitos outros tumores pediátricos para que as características de MR não foram determinadas de maneira confiável.

Lesões neoplásicas *versus* não neoplásicas

Os diagnósticos iniciais acurados não são apenas necessários para distinguir os diferentes tipos de tumor, mas também para separar a doença neoplásica da não neoplásica. Existem múltiplas outras lesões focais no cérebro que podem simular os tumores cerebrais na MRI anatômica convencional. Essas incluem lesões infecciosas ou inflamatórias, infartos e placas desmielinizantes tumefactas. Em decorrência da ruptura da barreira hematoencefálica, essas lesões podem demonstrar ávido realce pelo meio de contraste, o que pode simular as imagens da MR convencional características de tumor cerebral maligno. Tanto a MR de difusão como a de perfusão podem ajudar a distinguir essas lesões não neoplásicas das lesões neoplásicas. Em geral, essas lesões infecciosas e desmielinizantes podem demonstrar elevação baixa a moderada de rCBV, em comparação com tumores cerebrais malignos. No quadro de infarto agudo, a DWI tende a demonstrar restrição de difusão (baixo sinal de ADC) com sinal em T_2 normal ou elevado, comparado aos tumores hipercelulares, que demonstram baixo sinal de ADC associado a baixo sinal em T_2. Embora existam exceções, lesões infecciosas e desmielinizantes tendem a demonstrar alto sinal de ADC nas fases subaguda e crônica. Em estudo recente,[33] demonstrou-se que as lesões cerebrais causadas por encefalite aguda têm uma característica própria significativamente diferente daquela do astrocitoma (Fig. 50.5). O diagnóstico não invasivo, acurado, de encefalite é importante porque as biopsias, com possibilidade de complicações, podem ser evitadas.

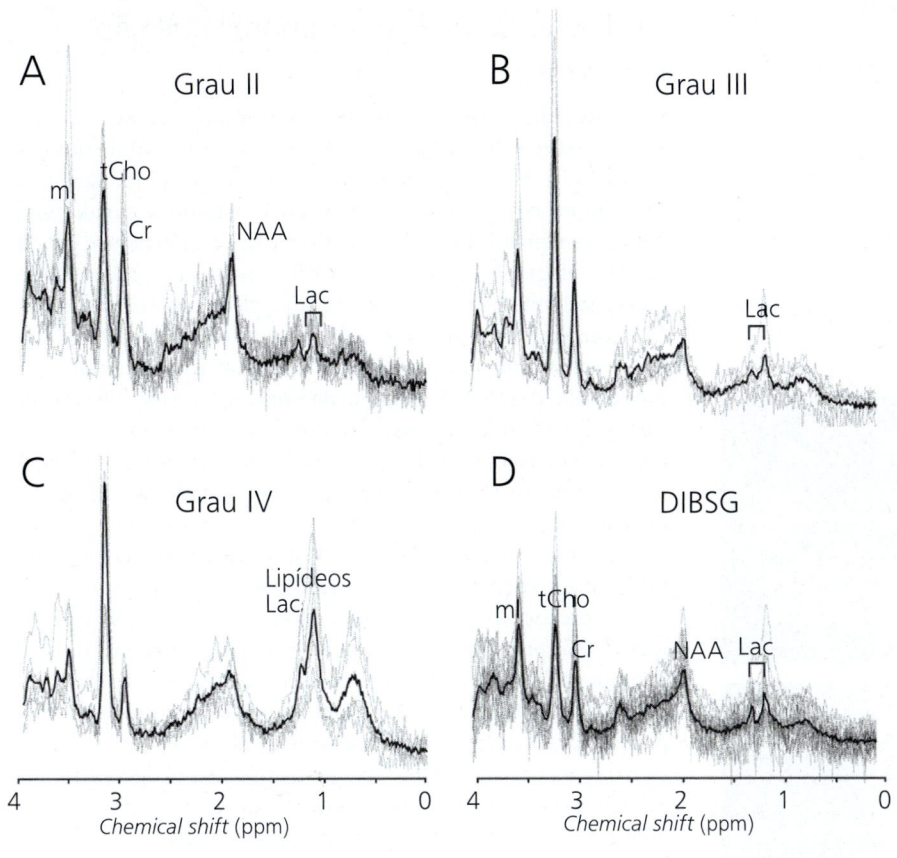

Fig. 50.4 Espectros individuais inalterados (linhas finas) e espectro médio (linhas grossas) de glioblastoma de grau II (A), anaplásico (grau III) e de grau IV (C) em crianças (D). Os espectros para glioma de tronco cerebral intrínseco difuso (DIBSG) também são mostrados. Esses tumores não passaram por biopsia e, portanto, não se encontra disponível o astrocitoma de grau II à apresentação. Todos os espectros mostrados em A, B e D são de lesões não tratadas. Os espectros de glioblastoma foram adquiridos principalmente de tumores recorrentes. NAA, N-acetil aspartato; outras abreviações como na Figura 50.1.

Impacto da MR sobre a acurácia dos diagnósticos

A questão sobre se as técnicas de MR avançadas têm um impacto positivo sobre a acurácia dos diagnósticos é importante para a sua implementação racional na prática clínica. Uma revisão dos laudos de MR e a comparação com a patologia final de 60 tumores cerebrais recém-diagnosticados, estudados entre junho de 2001 e janeiro de 2005 (grupo A) no Childrens Hospital Los Angeles,[34] demonstrou que em 63% (38/60) os radiologistas diagnosticaram corretamente um tumor; em 10%, o diagnóstico correto foi incluído no diagnóstico diferencial e, em 26%, o diagnóstico final correto não foi mencionado. Este índice é compatível com uma avaliação inicial de 33 pacientes com foco somente em tumores da fossa posterior.[35] Quando relatos de MR final de 62 tumores recém-diagnosticados entre janeiro de 2005 e novembro de 2007 (grupo B) foram comparados com a patologia final, a precisão melhorou para o diagnóstico correto em 83% (54/62) dos sujeitos; em 5% o tipo correto de tumor foi incluído, ao passo que apenas em 8% o diagnóstico final não foi mencionado.[34] Essa melhora foi significativa e pode ser atribuída a um exame com imagens diagnósticas mais completo que incluiu MR fisiológica para o grupo B. Para excluir um efeito de aprendizagem, o radiologista reviu novamente estudos com RM do grupo A. Houve ligeira melhora (71% correto), em comparação com os laudos originais arquivados em registros médicos (63% correto), ainda pequenos com relação à acurácia alcançada para o grupo B, e explicada em parte pelo neurorradiologista, lembrando-se de alguns casos mais surpreendentes.

Avaliação inicial de risco

Uma segunda e, provavelmente, mais importante e desafiadora tarefa, com importantes implicações sobre as estratégias de tratamento e resultado, é a avaliação de risco. Os pacientes em alto risco para doença progressiva precisam ser submetidos à terapia mais agressiva, enquanto os pacientes em risco padrão podem ser tratados de forma menos agressiva, para evitar os efeitos colaterais geralmente devastadores da terapia em crianças. Os fatores de risco óbvios são o tipo e o grau do tumor, sua localização, idade do sujeito, disseminação da doença ao diagnóstico e integralidade da ressecção, se tentada. Existem também características histológicas que permitem ainda a subclassificação dos tumores,[36,37] e os pesquisadores estão tentando identificar fatores de risco genéticos, assim como variações genéticas dos tumores que podem guiar a terapia em cada um dos sujeitos. Entretanto, a MR fisiológica também pode contribuir para melhor estratificação do paciente, já que se sabe muito bem que o microambiente tem papel significativo na maneira de progressão da doença. Por exemplo, tumores *hipóxicos* têm processos fisiológicos alterados, que incluem aumento de angiogênese e invasão local, mudando para fenótipos mais malignos, assim como maior

Avaliação de risco em tumores que são ressecáveis

Para esses tumores, nos quais a ressecção completa pode ser alcançada, os fatores de risco identificados por MR são diminuídos pela importância da cirurgia; hipoteticamente, se um tumor altamente maligno for completamente removido, o paciente é curado independentemente dos achados de MR (ou das características genéticas e histológicas) e não requer mais tratamento. Na prática clínica, não existe certeza de uma ressecção completa, mas marcadores de MR comparativamente rudes ainda competem com os testes altamente sofisticados que se encontram disponíveis hoje, como as análises de RNA e DNA. A avaliação de risco requer a identificação do tipo correto de tumor, além de predizer qual tumor dentro do mesmo tipo tem maior probabilidade de ocorrer novamente ou se disseminar. Portanto, não surpreende que a comunidade da neuro-oncologia tenha investido na identificação de características genéticas/moleculares que possam identificar tumores particularmente malignos com alto risco de doença recorrente ou disseminativa. A identificação precoce, não invasiva, dos fatores de risco com "MR fisiológica" é importante, uma vez que pode guiar a cirurgia inicial, o componente-chave do tratamento dos tumores ressecáveis. Particularmente, entre o grupo relativamente grande de tumores da fossa posterior, existe considerável sobreposição de fatores de risco tradicionais para pacientes com resultados amplamente diferentes. Um achado recentemente relatado, potencialmente importante, é que no meduloblastoma, a doença metastática foi encontrada com mais frequência nas lesões que tinham altos níveis de Cho total e baixos lipídeos,[43] embora essa observação precise ser confirmada em estudo prospectivo. Poucos estudos foram realizados para determinar o significado da MR fisiológica para a avaliação de risco em tumores pediátricos; a aquisição de dados consistentes e a manutenção de registros durante períodos prolongados são necessárias, assim como medidas clínicas a "curto prazo" para os resultados em estudos clínicos em períodos de sobrevida de 5 anos.

Avaliação de risco em tumores inoperáveis ou apenas parcialmente ressecáveis

Os tumores inoperáveis ou apenas parcialmente ressecáveis incluem a maioria dos tumores gliais, como DIBSG, astrocitomas bitalâmicos, quiasma óptico; gliomas hipotalâmicos e gliomatose cerebral. Há relatos de somente cerca de 8% dos gliomas de baixo grau (grau II) que progridem para lesões de alto grau.[44] Uma revisão, que está sendo conduzida atualmente nessa instituição, de casos durante os últimos 20 anos, indica que esta talvez seja uma subestimativa. Atualmente, existem biomarcadores que predizem quais gliomas de baixo grau têm probabilidade de progredir. O mesmo é verdadeiro para a pequena fração de astrocitoma pilocítico de grau I que se tornou maligno. Para esses tumores, os fatores de risco da "MR fisiológica" não invasiva têm um papel potencialmente importante.

No caso de gliomas em adultos, existe também uma forte correlação entre o grau do tumor e o rCBV, sendo demonstrado que o alto rCBV mensurado com perfusão pela MRI correlaciona-se com tempos menores até a progressão da doença.[45] Também foi reportado que a celularidade avaliada com DWI poderia produzir informações prognósticas em gliomas de adultos. Também se sugere que o ADC

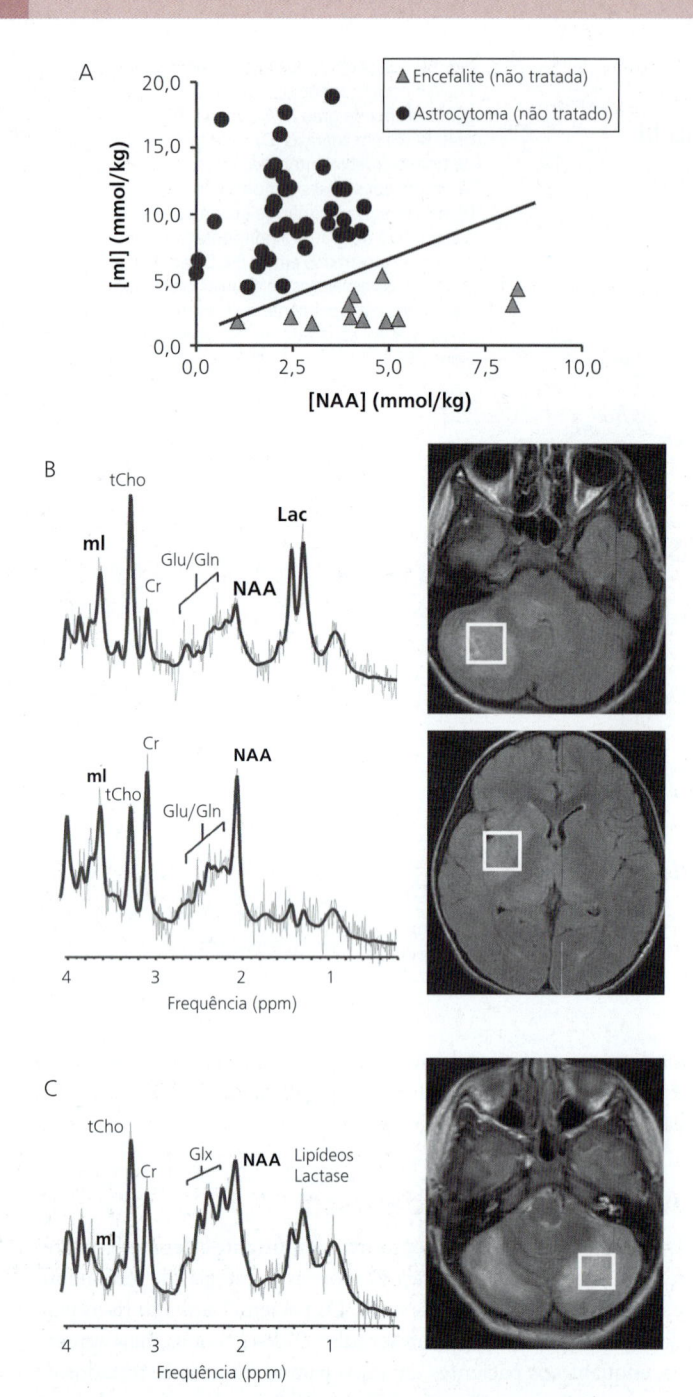

Fig. 50.5 Lesão cerebral secundária à encefalite tem uma característica própria significativamente diferente daquela dos astrocitomas. (A) O *mio*-inositol, em particular, está significativamente mais baixo na encefalite do que nos tumores gliais. (B) Espectros de PRESS de *voxel* único (TE, 35 ms) são compatíveis com glioma multicêntrico (subsequentemente confirmado por biopsia) e não são compatíveis com encefalite aguda (C). Espectro com PRESS *voxel* único de encefalite cerebelar confirmada. São mostrados dados brutos não filtrados (linhas finas) e o LCModel ajusta-se aos dados (linhas grossas). Glu, glutamato; Gln, glutamina; Glx, Glu + Gln; outras abreviações como na Figura 50.4.

formação de metástases distantes do CNS.[38-42] As imagens de MR padrão, por comparação, só podem produzir informações limitadas sobre o ambiente tecidual em nível microscópico/celular, como seu estado metabólico, propriedades hemodinâmicas e celularidade.

seja um biomarcador do prognóstico clínico útil da sobrevida em pacientes com astrocitoma supratentorial maligno, especificamente os pacientes com ADC baixo mínimo (sugerindo alta celularidade) tiveram mau prognóstico.[46] Os tumores gliais em adultos têm sido estudados extensamente com MRS de prótons. A redução na intensidade do sinal da ressonância de N-acetil aspartato (NAA) e o aumento na Cho têm sido observados consistentemente por muitos grupos. Também se observaram lipídeos nos gliomas. Níveis aumentados de mI têm sido relatados em gliomas de baixo grau.[47,48] Essas alterações parecem correlacionar-se à malignidade do tumor.[23,49-55] Em resumo, os gliomas com alto risco de mau resultado em adultos, quando descritos nas características da "MR fisiológica", são lesões tipicamente celulares, altamente perfundidas, com Co proeminente e lipídeos elevados. Como comparar essas observações com os achados em gliomas em crianças? Estudos, astrocitoma pediátrico, confirmado por biopsia, de graus II-IV com o uso de MRS, demonstraram padrões metabólicos compatíveis com esses estabelecidos em adultos, embora sejam consideráveis as variações nas lesões de mesmo grau. As propriedades hemodinâmicas e de difusão também são estudadas nos tumores pediátricos.[26,56,57] Tzika et al.[57] relataram que a tCo correlacionou-se ao rCBV e houve uma correlação inversa entre ADC e rCBV, o que é compatível com as relações observadas em adultos. Contudo pequenos números de pacientes, heterogeneidade histológica, assim como a heterogeneidade clínica (dados provenientes de lesões não tratadas, tratadas e recorrentes) impedem a formação de um quadro claro vindo desses estudos.

Gliomas de tronco cerebral intrínsecos difusos

Gliomas de tronco cerebral intrínsecos difusos são um grupo de tumores relativamente "limpos" para se estudar, uma vez que as lesões são sempre na mesma região; elas são grandes e quase homogêneas e os estudos com MR não são comprometidos tecnicamente por biopsias ou cirurgia, embora a ausência de amostras teciduais também signifique que a correlação definitiva entre as características fisiológicas e a biologia tecidual e histologia não é possível.

Os estudos de perfusão conduzidos nessa instituição indicam que essas lesões são menos perfundidas do que o tecido circundante e do que a maioria de outros tumores cerebrais comuns em crianças à apresentação inicial. Esses tumores também se caracterizam por baixa celularidade inicialmente, e as concentrações de Cho são significativamente inferiores às de tCho em astrocitoma confirmado por biopsia em outra parte do cérebro ou até no tronco cerebral normal (Figs. 50.6 e 50.7).[32]

Pode-se especular que esses achados na são compatíveis com os achados em adultos, uma vez que DIBSG são tumores com os piores resultados em neuro-oncologia pediátrica. A maioria dos pacientes morre em 12 meses do diagnóstico e, portanto, a expectativa seria a de um padrão "fisiológico" de lesões de alto grau. Entretanto, acreditamos que essa observação simplesmente subestime a importância da localização do tumor no cérebro para o resultado. Por razões atualmente não esclarecidas, o ambiente fisiológico da ponte/tronco cerebral favorece o desenvolvimento de lesões inicialmente hipoperfundidas e hipocelulares. O tratamento de hoje não inclui biopsias ou cirurgia, uma vez que não há um benefício comprovado para o paciente. As biopsias desses tumores, realizadas ao diagnóstico no passado, mostram que a maioria dessas lesões são de fato astrocitomas de baixo grau (grau II), compatíveis com as características de MR e MRS de difusão/perfusão dessas lesões. Acredita-se que os gliomas de tronco cerebral se transformem, então, de gliomas de baixo grau em tumores mais malignos, geralmente classificados como astrocitoma anaplásico ou glioblastoma à necropsia.[8,10] Alterações metabólicas observadas em estudos em série incluem Cho e lipídeos, compatíveis com a progressão maligna.[32,58,59] O acompanhamento com perfusão pela MRI e DWI conduzida no glioma de tronco cerebral difuso, nessa instituição, também demonstram uma diminuição de ADC com o tempo e aumento de rCBV (Fig. 50.7). Assim, é concebível que, entre os DIBSG, os níveis mais altos de Cho, perfusão e o ADC reduzido, estejam associados a tumores de alto grau mais agressivos.

Apesar do resultado inevitavelmente fatal desses tumores, ainda existem importantes decisões de tratamento que terão um significativo impacto sobre a qualidade de vida de um paciente. Ainda não está claro se as características da MR fisiológica podem ser usadas para a precoce subestratificação dos gliomas de tronco cerebral. Pode-se especular, por um lado, que lesões com rCBV, Cho e lipídeos (relativamente) elevados e baixo ADC à apresentação já possam ter progredido e os prognósticos seriam particularmente ruins. Por outro lado, esses tumores poderiam ser mais sensíveis ao tratamento com radiação. Em contrapartida, o tratamento muitas vezes devastador com radiação poderia ser postergado (ou omitido) para os pacientes com tumores que são mais compatíveis com lesões de baixo grau e que se sabe serem mais resistentes às terapias atuais. Terapias mais recentes, por exemplo, inibidores da angiogênese, também podem atuar de forma diferente em diferentes ambientes fisiológicos. Porém, é um desafio significativo testar qualquer dessas hipóteses em estudos prospectivos.

Citrato

A presença de citrato em espectros *in vivo* de tumores cerebrais pediátricos foi relatada recentemente.[31] O citrato foi observado de forma mais consistente em DIBSG à apresentação, mas também foi detectado em astrocitomas graus II e III, comprovado por biopsia fora do tronco cerebral, enquanto há pouca evidência para o citrato no glioblastoma grau IV. De potencial importância é a observação de que os níveis de citrato à apresentação não apenas são altos no DIBSG (que, em geral, se supõe que progrida), mas também acentuadamente proeminentes no astrocitoma de baixo grau com progressão (inesperada) da doença (Fig. 50.8A). Isso levanta a possibilidade de ser o citrato um marcador de tumor com alto risco de progressão. O fundamento lógico é que os tumores que utilizam glicólise em níveis anormalmente elevados, na ausência de atividade igualmente aumentada do ciclo do ácido tricarboxílico (efeito de Warburg), podem acumular citrato. No caso de um astrocitoma anaplásico com níveis particularmente altos de citrato à apresentação, a progressão da doença (apesar da cirurgia) foi observada dentro de poucos meses (Fig. 50.8B).

Avaliação da eficácia da terapia

Resposta ao tratamento

As imagens convencionais não distinguem de maneira confiável entre a doença recorrente/residual e as alterações pós-operatórias

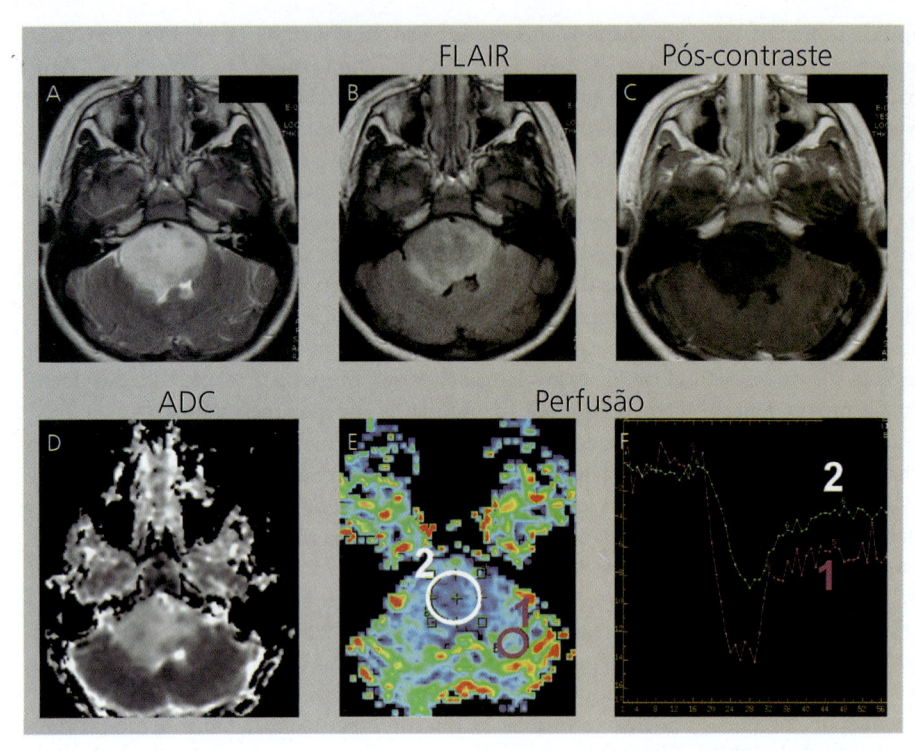

Fig. 50.6 Estudos com difusão-perfusão pela MR de um glioma de tronco cerebral intrínseco difuso ao diagnóstico. (A-C) As lesões são brilhantes em imagens ponderadas em T_2 (A) e FLAIR e escuras nas imagens ponderadas em T_1 (C). (D) A imagem de difusão revela lesão de baixa celularidade e difusão hídrica relativamente irrestrita. (E, F) Imagens dinâmicas com realce por contraste (EPI gradiente-eco) mostram que a lesão é hipoperfundida, quando comparada com tecido controle.

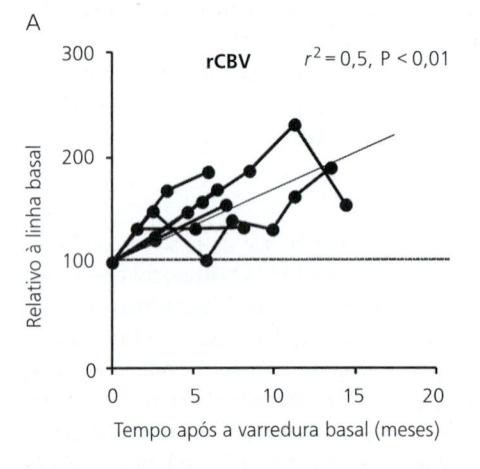

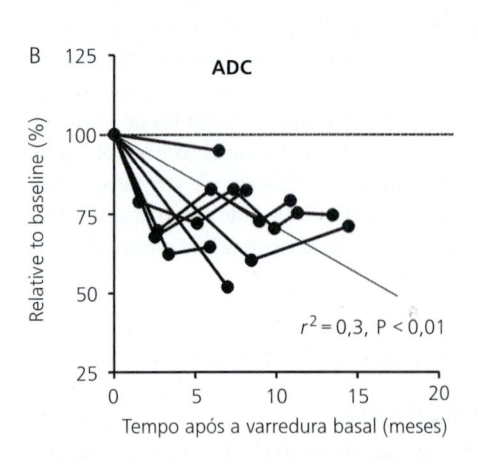

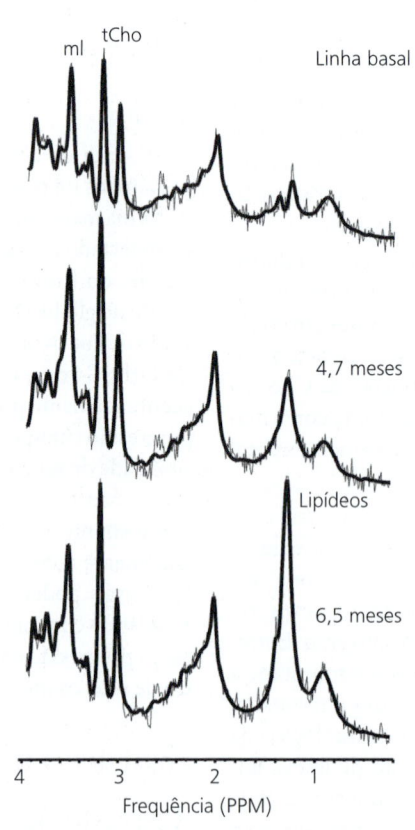

Fig. 50.7 Volume sanguíneo cerebral regional (rCBV) aumenta (A) e o ADC diminui (B) com o tempo no glioma de tronco cerebral intrínseco difuso relativo à varredura inicial obtida antes da terapia.
(C) Ao mesmo tempo, o perfil metabólico altera-se tipicamente de um "padrão de baixo grau" (cf. Figura 50.4A) para um perfil mais típico de lesões de grau mais alto. (cf. Figura 50.4B, C), conforme ilustrado neste caso representativo.

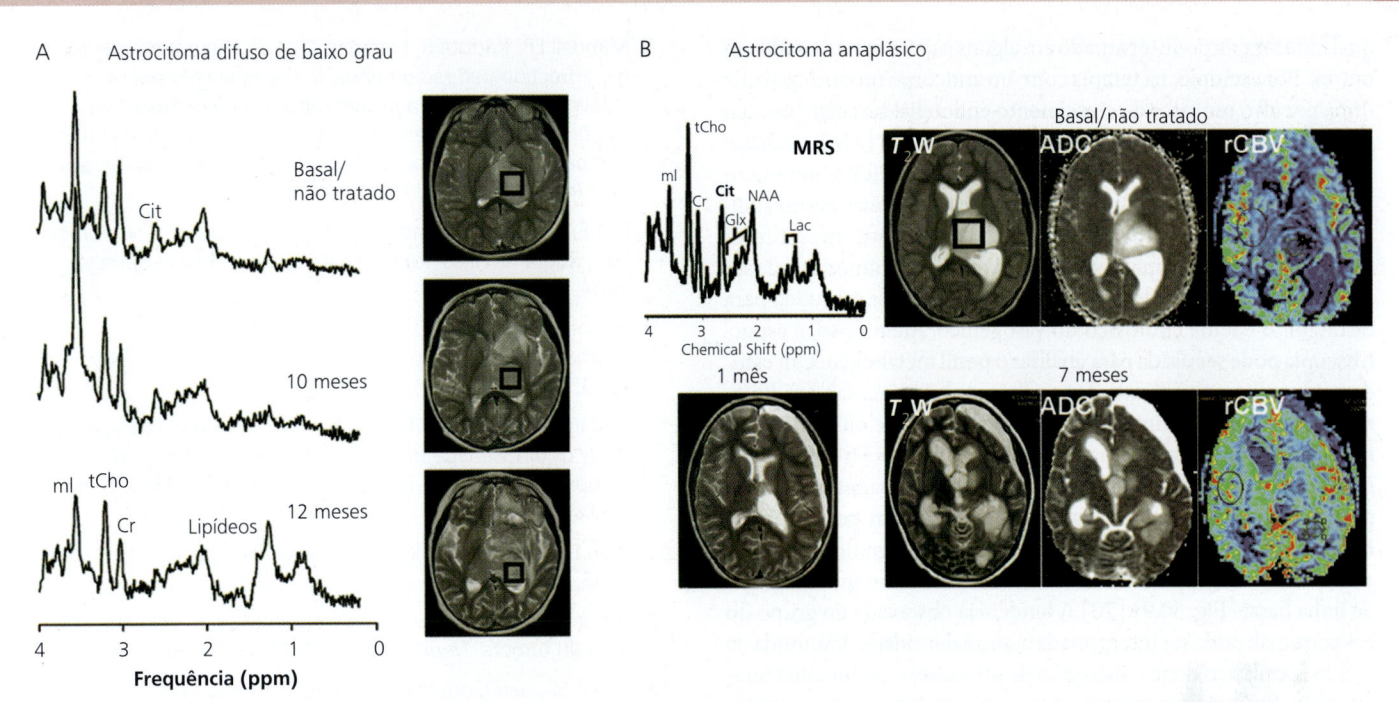

Fig. 50.8 Imagens por ressonância nuclear magnética e espectros PRESS (TE, 35 ms) de um astrocitoma de baixo grau com doença progressiva (A) e um astrocitoma anaplásico com citrato (Cit) elevado (B). O paciente A demonstrou dramática progressão da doença clínica e radiológica e morreu logo após o terceiro estudo. Note que a MRS em série no paciente A mostra alterações metabólicas neste que foram observadas anteriormente com degenerações malignas, como níveis elevados de colina total (tCho) e lipídeos. É digno de nota também que a colina na linha basal nesse paciente não é notável. Isso parece contradizer a crença comum de que tumores proliferativos agressivos têm altos níveis de colina. No paciente B, a perfusão pela MR e difusão indica uma lesão hipoperfundida e hipocelular. Apesar da ressecção cirúrgica e radiação agressiva e quimioterapia, a progressão da doença foi particularmente rápida nesse sujeito. Abreviações como nas Figuras 50.1 e 50.4.

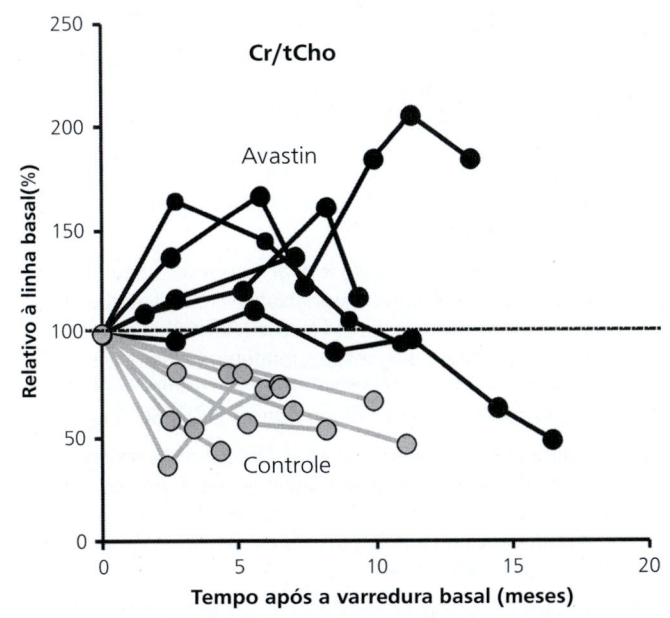

Fig. 50.9 A progressão metabólica no glioma de tronco cerebral difuso tratado com bevacizumab (Avastin) diferiu notavelmente daquela em um grupo de pacientes, anteriormente estudado, que não recebeu o anticorpo do fator de crescimento endotelial vascular. Demonstra-se que a proporção de creatina/colina total (Cr/tCho) está normalizada para o valor inicial antes da terapia.

ou necrose após radiação. As alterações ocorrem, algumas vezes, muitos meses após a radioterapia, e o diagnóstico correto é um importante desafio para o tratamento ótimo dos pacientes pediátricos.

A espectroscopia por ressonância magnética é um instrumento estabelecido para avaliar a resposta à terapia em tumores cerebrais pediátricos e adultos.[60-66] A maioria dos metabólitos é intracelular. A terapia eficaz que causa morte celular resultará portanto em concentrações geralmente reduzidas de metabólitos (incluindo tCho) e aumento de lipídeos, em decorrência da liberação de gordura das membranas celulares. Por outro lado, o tCho crescente (ou tCho/NAA) é um indicador de falha da terapia e de alto risco de progressão da doença. Vários grupos relataram que a DWI pode ser um instrumento essencial para avaliar a resposta inicial por meio de aumento do ADC.[67,68] Em tumores que respondem, a densidade celular diminui e isso está associado à maior difusão da água extracelular circundante. Esse aumento no ADC precede uma redução do volume tumoral. Uma significativa vantagem sobre a MRS é que os mapas de ADC podem ser obtidos com uma resolução espacial alta, o que permite que os clínicos avaliem a resposta inicial em diferentes áreas do tumor. Ball e Holland[26] descobriram que o rCBV em tumores recorrentes geralmente é maior do que no tecido normal, enquanto a perfusão na necrose por radiação, estava abaixo do normal. Isso é compatível com os achados em adultos.[69]

Avaliação da terapia-alvo

A moderna biologia molecular identificou muitos novos alvos em potencial para intervenção terapêutica. Entretanto, as pequenas populações de pacientes em cada categoria de tumor limitam o progresso na pesquisa clínica. Além disso, faltam objetivos e biomarcadores confiáveis capazes de avaliar a eficácia da terapia em um nível celular e que poderiam ser úteis para elucidar o mecanismo pelo qual uma terapia pode ter atuado em alguns sujeitos e fracassado em outros. Por exemplo, na terapia com um anticorpo monoclonal que tinha por alvo um fator de crescimento endotelial vascular (bevacizumab), uma terapia que modula a angiogênese,[41] a MR tradicional pré/pós-contraste não pode distinguir entre os efeitos puramente vasculares (uma droga pode simplesmente diminuir a permeabilidade da barreira hematoencefálica) e um efeito anticâncer. Entretanto, o impacto antecipado sobre a vascularização tumoral pode ser quantificado com estudo da perfusão e a DWI pode ser usada para distinguir o edema citotóxico do vasogênico. Além disso, a espectroscopia pode ser usada para analisar o perfil metabólico. Um estudo para avaliar o significado de se adicionar bevacizumab à radioterapia tradicional e quimioterapia para DIBSG iniciou-se recentemente nessa instituição. Quando estudos com espectroscopia por MR do coorte tratada com anticorpo foram comparados com um grupo de pacientes estudados que não receberam bevacizumab, NAA, tCho e Cr/tCho após a terapia estavam significativamente aumentados no grupo tratado com bevacizumab do que no grupo de linha basal (Fig. 50.9).[70] A tendência observada no grupo do bevacizumab pode ser interpretada como a densidade diminuída de tecido neoplásico dentro da região de interesse, e, assim, uma terapia mais eficaz, em comparação com a coorte de pacientes tratados com a terapia padrão. Além disso, a prevenção/normalização da angiogênese pode ter alterado a biologia tumoral para fenótipos menos agressivos, conforme sugeriu Ananthnarayan et al.[71] em seu estudo sobre o glioblastoma adulto.

Conclusões

As técnicas fisiológicas de MRI estão ganhando o reconhecimento como adjuvantes úteis às imagens estruturais no tratamento de tumores cerebrais pediátricos. Os achados são, em grande parte, congruentes com aqueles na neoplasia cerebral adulta, comparáveis, embora dados validados em grande escala sejam limitados pelos números relativamente pequenos de alguns centros especializados individuais.

O uso de aquisição comum e de protocolos de análise permitirá que coortes maiores sejam examinadas em estudos multicêntricos.

Referências

1. World Health Organization. *Classification of Tumors of the Central Nervous System*. Geneva: World Health Organization, 2007.
2. Gupta N, Banerjee A, Haas-Kogan D (eds.). *Pediatric CNS tumors*. Berlin: Springer, 2004.
3. Central Brain Tumor Registry of the United States. *Statistical Report: Primary Brain Tumors in the United States*, 1997–2001. Washington, DC: Central Brain Tumor Registry, 2004.
4. Karren EW. Molecularly targeted therapy for pediatric brain tumors. *J Neurooncol* 2005; **75**: 335–343.
5. Farmer JP, Montes JL, Freeman CR et al. Brainstem gliomas. A 10-year institutional review. *Pediatr Neurosurg* 2001; **34**: 206–214.
6. Freeman CR, Farmer JP. Pediatric brain stem gliomas: a review. *Int J Radiat Oncol Biol Phys* 1998; **40**: 265–271.
7. Mandell LR, Kadota R, Freeman C et al. There is no role for hyperfractionated radiotherapy in the management of children with newly diagnosed diffuse intrinsic brainstem tumors: results of a Pediatric Oncology Group phase III trial comparing conventional vs. hyperfractionated radiotherapy. *Int J Radiat Oncol Biol Phys* 1999; **43**: 959–964.
8. Pan E, Prados M. Brainstem gliomas. In *Pediatric CNS Tumors*, eds. Gupta N, Haas-Kogan D, Banerjee A. Berlin: Springer, 2004, p. 49–61.
9. Nelson MD, Jr., Soni D, Baram TZ. Necrosis in pontine gliomas: radiation induced or natural history? *Radiology* 1994; **191**: 279–282.
10. Yoshimura J, Onda K, Tanaka R et al. Clinicopathological study of diffuse type brainstem gliomas: analysis of 40 autopsy cases. *Neurol Med Chir (Tokyo)* 2003; **43**: 375–382; discussion 382.
11. Wen PY, Kesari S. Malignant gliomas in adults. *N Engl J Med* 2008; **359**: 492–507.
12. Fisher JL, Schwartzbaum JA, Wrensch M et al. Epidemiology of brain tumors. *Neurol Clin* 2007; **25**: 867–890, vii.
13. Sands SA, van Gorp WG, Finlay JL. Pilot neuropsychological findings from a treatment regimen consisting of intensive chemotherapy and bone marrow rescue for young children with newly diagnosed malignant brain tumors. *Childs Nerv Syst* 1998; **14**: 587–589.
14. Dhall G, Grodman H, Ji L et al. Outcome of children less than three years old at diagnosis with nonmetastatic medulloblastoma treated with chemotherapy on the "Head Start" I and II protocols. *Pediatr Blood Cancer* 2008; **50**: 1169–1175.
15. Gardner SL, Asgharzadeh S, Green A et al. Intensive induction chemotherapy followed by high dose chemotherapy with autologous hematopoietic progenitor cell rescue in young children newly diagnosed with central nervous system atypical teratoid rhabdoid tumors. *Pediatr Blood Cancer* 2008; **51**: 235–240.
16. Fangusaro J, Finlay J, Sposto R et al. Intensive chemotherapy followed by consolidative myeloablative chemotherapy with autologous hematopoietic cell rescue (AuHCR) in young children with newly diagnosed supratentorial primitive neuroectodermal tumors (sPNETs): report of the Head Start I and II experience. *Pediatr Blood Cancer* 2008; **50**: 312–318.
17. Zacharoulis S, Levy A, Chi SN et al. Outcome for young children newly diagnosed with ependymoma, treated with intensive induction chemotherapy followed by myeloablative chemotherapy and autologous stem cell rescue. *Pediatr Blood Cancer* 2007; **49**: 34–40.
18. Poussaint TY. Magnetic resonance imaging of pediatric brain tumors: state of the art. Top *Magn Reson Imaging* 2001; **12**: 411–433.
19. Moreno-Torres A, Martinez-Perez I, Baquero M et al. Taurine detection by proton magnetic resonance spectroscopy in medulloblastoma: contribution to noninvasive differential diagnosis with cerebellar astrocytomas. *Neurosurgery* 2004; **55**: 824–829.
20. Wilke M, Eidenschink A, Muller-Weihrich S et al. MR diffusion imaging and ^{1}H spectroscopy in a child with

medulloblastoma. A case report. *Acta Radiol* 2001; **42**: 39–42.

21. Tong Z, Yamaki T, Harada K et al. In vivo quantification of the metabolites in normal brain and brain tumors by proton MR spectroscopy using water as an internal standard. *Magn Reson Imaging* 2004; **22**: 1017–1024.

22. Kovanlikaya A, Panigrahy A, Krieger MD et al. Untreated pediatric primitive neuroectodermal tumor in vivo: quantitation of taurine with MR spectroscopy. *Radiology* 2005; **236**: 1020–1025.

23. Wang Z, Sutton LN, Cnaan A et al. Proton MR spectroscopy of pediatric cerebellar tumors. *AJNR Am J Neuroradiol* 1995; **16**: 1821–1833.

24. Panigrahy A, Krieger MD, Gonzalez-Gomez I et al. Quantitative short echo time 1H-MR spectroscopy of untreated pediatric brain tumors: preoperative diagnosis and characterization. *AJNR Am J Neuroradiol* 2006; **27**: 560–572.

25. Rumboldt Z, Camacho DL, Lake D et al. Apparent diffusion coefficients for differentiation of cerebellar tumors in children. *AJNR Am J Neuroradiol* 2006; **27**: 1362–1369.

26. Ball WS, Jr., Holland SK. Perfusion imaging in the pediatric patient. *Magn Reson Imaging Clin N Am* 2001; **9**: 207–230, ix.

27. Cha S. Dynamic susceptibility-weighted contrast-enhanced perfusion MR imaging in pediatric patients. *Neuroimaging Clin N Am* 2006; **16**: 137–147, ix.

28. Albright AL, Packer RJ, Zimmerman R et al. Magnetic resonance scans should replace biopsies for the diagnosis of diffuse brain stem gliomas: a report from the Children's Cancer Group. *Neurosurgery* 1993; **33**: 1026–1029; discussion 1029–1030.

29. Jallo GI, Biser-Rohrbaugh A, Freed D. Brainstem gliomas. *Childs Nerv Syst* 2004; **20:** 143–153.

30. Barkovich AJ, Krischer J, Kun LE et al. Brain stem gliomas: a classification system based on magnetic resonance imaging. *Pediatr Neurosurg* 1990; **16**: 73–83.

31. Seymour ZA, Panigrahy A, Finlay JL et al. Citrate in pediatric CNS tumors? *AJNR Am J Neuroradiol* 2008; **29**: 1006–1011.

32. Panigrahy A, Nelson MD, Jr., Finlay JL et al. Metabolism of diffuse intrinsic brainstem gliomas in children. *Neuro Oncol* 2008; **10**: 32–44.

33. Panigrahy A, Krieger M, Gonzalez-Gomez I et al. Differentiation of encephalitis from astrocytomas in pediatric patients by quantitative in vivo MRS spectroscopy. In *Proceedings of the American Society of Neuroradiology*, Chicago, 2007.

34. Shiroishi MS, Panigrahy A, Moore KR et al. Combined MR imaging and MR spectroscopy provides more accurate pretherapeutic diagnoses of pediatric brain tumors than MR imaging alone. In *Proceedings of the American Society of Neuroradiology*, New Orleans, 2008.

35. Arle JE, Morriss C, Wang ZJ et al. Prediction of posterior fossa tumor type in children by means of magnetic resonance image properties, spectroscopy, and neural networks. *J Neurosurg* 1997; **86**: 755–761.

36. Brown WD, Gilles FH, Tavare CJ et al. Prognostic limitations of the Daumas– Duport grading scheme in childhood supratentorial astroglial tumors. *J Neuropathol Exp Neurol* 1998; **57**: 1035–1040.

37. Gilles FH, Leviton A, Tavare CJ et al. Definitive classes of childhood supratentorial neuroglial tumors. The Childhood Brain Tumor Consortium. *Pediatr Dev Pathol* 2000; **3**: 126–139.

38. Hockel M, Schlenger K, Mitze M et al. Hypoxia and radiation response in human tumors. *Semin Radiat Oncol* 1996; **6**: 3–9.

39. Hockel M, Schlenger K, Aral B et al. Association between tumor hypoxia and malignant progression in advanced cancer of the uterine cervix. *Cancer Res* 1996; **56**: 4509–4515.

40. Sutherland RM, Ausserer WA, Murphy BJ et al. Tumor hypoxia and heterogeneity: challenges and opportunities for the future. *Semin Radiat Oncol* 1996; **6**: 59–70.

41. Jain RK, di Tomaso E, Duda DG et al. Angiogenesis in brain tumours. *Nat Rev Neurosci* 2007; **8**: 610–622.

42. Winkler F, Kozin SV, Tong RT et al. Kinetics of vascular normalization by VEGFR2 blockade governs brain tumor response to radiation: role of oxygenation, angiopoietin-1, and matrix metalloproteinases. *Cancer Cell* 2004; **6**: 553–563.

43. Peet AC, Davies NP, Ridley L et al. Magnetic resonance spectroscopy suggests key differences in the metastatic behaviour of medulloblastoma. *Eur J Cancer* 2007; **43**: 1037–1044.

44. Broniscer A, Baker SJ, West AN et al. Clinical and molecular characteristics of malignant transformation of low-grade glioma in children. *J Clin Oncol* 2007; **25**: 682–689.

45. Law M, Young RJ, Babb JS et al. Gliomas: predicting time to progression or survival with cerebral blood volume measurements at dynamic susceptibilityweighted contrast-enhanced perfusion MR imaging. *Radiology* 2008; **247**: 490–498.

46. Murakami R, Sugahara T, Nakamura H et al. Malignant supratentorial astrocytoma treated with postoperative radiation therapy: prognostic value of pretreatment quantitative diffusion-weighted MR imaging. *Radiology* 2007; **243**: 493–499.

47. Castillo M, Smith JK, Kwock L. Correlation of myoinositol levels and grading of cerebral astrocytomas. *AJNR Am J Neuroradiol* 2000; **21**: 1645–1649.

48. Tzika AA, Vigneron DB, Dunn RS et al. Intracranial tumors in children: small single-voxel proton MR spectroscopy using shortand long-echo sequences. *Neuroradiology* 1996; **38**: 254–263.

49. Negendank WG. Studies of human tumors by MRS: a review. *NMR Biomed* 1992; **5**: 303–324.

50. Negendank WG, Sauter R, Brown TR et al. Proton magnetic resonance spectroscopy in patients with glial tumors: a multicenter study. *J Neurosurg* 1996; **84**: 449–458.

51. Nelson SJ, Vigneron DB, Dillon WP. Serial evaluation of patients with brain tumors using volume MRI and 3D 1H MRSI. *NMR Biomed* 1999; **12**: 123–138.

52. Sijens PE, Knopp MV, Brunetti A et al. 1HMR spectroscopy in patients with metastatic brain tumors: a multicenter trial. *Magn Reson Med* 1995; **33**: 818–826.

53. Taylor JS, Ogg RJ, Langston JW. Proton MR spectroscopy of pediatric brain tumors. *Neuroimaging Clin N Am* 1998; **8**: 753–779.

54. Taylor JS, Langston JW, Reddick WE et al. Clinical value of proton magnetic resonance spectroscopy for differentiating

recurrent or residual brain tumor from delayed cerebral necrosis. *Int J Radiat Oncol Biol Phys* 1996; **36**: 1251–1261.

55. Shimizu H, Kumabe T, Tominaga T et al. Noninvasive evaluation of malignancy of brain tumors with proton MR spectroscopy. *AJNR Am J Neuroradiol* 1996; **17**: 737–747.

56. Chang YW, Yoon HK, Shin HJ et al. MR imaging of glioblastoma in children: usefulness of diffusion/perfusion-weighted MRI and MR spectroscopy. *Pediatr Radiol* 2003; **33**: 836–842.

57. Tzika AA, Astrakas LG, Zarifi MK et al. Multiparametric MR assessment of pediatric brain tumors. *Neuroradiology* 2003; **45**: 1–10.

58. Thakur SB, Karimi S, Dunkel IJ et al. Longitudinal MR spectroscopic imaging of pediatric diffuse pontine tumors to assess tumor aggression and progression. *AJNR Am J Neuroradiol* 2006; **27**: 806–809.

59. Laprie A, Pirzkall A, Haas-Kogan DA et al. Longitudinal multivoxel MR spectroscopy study of pediatric diffuse brainstem gliomas treated with radiotherapy. *Int J Radiat Oncol Biol Phys* 2005; **62**: 20–31.

60. Lazareff JA, Gupta RK, Alger J. Variation of posttreatment H-MRSI choline intensity in pediatric gliomas. *J Neurooncol* 1999; **41**: 291–298.

61. Warren KE, Frank JA, Black JL et al. Proton magnetic resonance spectroscopic imaging in children with recurrent primary brain tumors. *J Clin Oncol* 2000; **18**: 1020–1026.

62. Tzika AA, Astrakas LG, Zarifi MK et al. Spectroscopic and perfusion magnetic resonance imaging predictors of progression in pediatric brain tumors. *Cancer* 2004; **100**: 1246–1256.

63. Wald LL, Nelson SJ, Day MR et al. Serial proton magnetic resonance spectroscopy imaging of glioblastoma multiforme after brachytherapy. *J Neurosurg* 1997; **87**: 525–534.

64. Preul MC, Leblanc R, Caramanos Z et al. Magnetic resonance spectroscopy guided brain tumor resection: differentiation between recurrent glioma and radiation change in two diagnostically difficult cases. *Can J Neurol Sci* 1998; **25**: 13–22.

65. Isobe T, Matsumura A, Anno I et al. [Changes in ^{1}H-MRS in glioma patients before and after irradiation: the significance of quantitative analysis of choline-containing compounds.] *No Shinkei Geka* 2003; **31**: 167–172.

66. Schlemmer HP, Bachert P, Herfarth KK et al. Proton MR spectroscopic evaluation of suspicious brain lesions after stereotactic radiotherapy. *AJNR Am J Neuroradiol* 2001; **22**: 1316–1324.

67. Ross BD, Moffat BA, Lawrence TS et al. Evaluation of cancer therapy using diffusion magnetic resonance imaging. *Mol Cancer Ther* 2003; **2**: 581–587.

68. Mardor Y, Roth Y, Lidar Z et al. Monitoring response to convectionenhanced taxol delivery in brain tumor patients using diffusion-weighted magnetic resonance imaging. *Cancer Res* 2001; **61**: 4971–4973.

69. Sugahara T, Korogi Y, Tomiguchi S et al. Posttherapeutic intraaxial brain tumor: the value of perfusion-sensitive contrast-enhanced MR imaging for differentiating tumor recurrence from nonneoplastic contrast-enhancing tissue. *AJNR Am J Neuroradiol* 2000; **21**: 901–909.

70. Panigrahy A, Finlay J, Dhall G et al. Posttherapeutic metabolic changes in diffuse intrinsic brain stem glioma: initial experience. In *Proceedings of the 13th International Symposium on Pediatric Neuro-Oncology* 2008, p. 393.

71. Ananthnarayan S, Bahng J, Roring J et al. Time course of imaging changes of GBM during extended bevacizumab treatment. *J Neurooncol* 2008; **88**: 339–347.

Estudo de caso 50.1
Ressecção cirúrgica precoce de um carcinoma do plexo coroide com base em achados de MRS

S. Blüml ▪ A. Panigraphy
Children's Hospital Los Angeles, USA

Histórico
Uma menina de 4 anos de idade com um irmão mais jovem anteriormente diagnosticado com carcinoma maligno do plexo coroide (desde então falecido). O paciente era assintomático e foi encaminhado para triagem por MR por ter o mesmo defeito genético do irmão.

Técnica
Voxel único (PRESS 35 ms) e MRSI (PRESS 144 ms) em conjunto com exame rotineiro com MR.

Achados de imagem
Houve realce de lesão focal de 1,2 cm no átrio do ventrículo lateral esquerdo, o que pode representar hipertrofia focal do plexo coroide, papiloma do plexo coroide ou carcinoma inicial do plexo coroide. O estudo por MRS da lesão ventricular favoreceu o carcinoma do plexo coroide em vez do papiloma.

Discussão
Após o estudo por RM, particularmente a impressão da MRS, a lesão foi imediatamente removida e, subsequentemente, confirmada como carcinoma do plexo coroide. Os carcinomas do plexo coroide são tumores malignos que podem ter rápido crescimento e se metastatizar. A ressecção precoce e completa antes da disseminação da doença não aumenta de forma significativa as chances de sobrevida a longo prazo. Nesse caso, havia a forte suspeita, principalmente pela história familiar, de que a pequena lesão com realce pudesse ser um tumor. Entretanto, a hipertrofia benigna ou papiloma de baixo grau do plexo coroide foram as duas primeiras imagens diferenciais por não haver invasão aparente dentro do tecido adjacente. Em decorrência dos riscos de cirurgia, o tratamento padrão consistiria em estudos de acompanhamento por MRI para monitorar o tamanho da lesão. O paciente está vivo, após 20 meses da ressecção, e sem evidência de doença recorrente ou residual.

Ponto-chave
- O carcinoma e o papiloma do plexo coroide podem ser prontamente distinguidos por espectroscopia *in vivo*.[1,2]

Referências
1. Panigrahy A, Krieger MD, Gonzalez-Gomez I et al. Quantitative short echo time ¹H-MR spectroscopy of untreated pediatric brain tumors: preoperative diagnosis and characterization. *AJNR Am J Neuroradiol* 2006; **27**: 560–572.
2. Krieger MD, Panigrahy A, McComb JG et al. Differentiation of choroid plexus tumors by advanced magnetic resonance spectroscopy. *Neurosurg Focus* 2005; **18**(6A): E4.

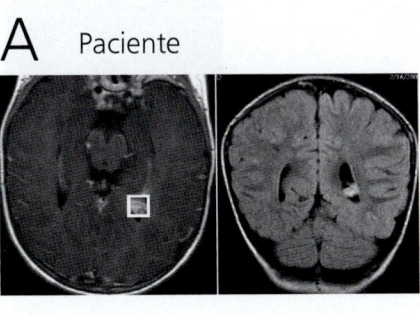

Fig. 50 C1.1

A Paciente

B Patologia confirmada de tumores do plexo coroide

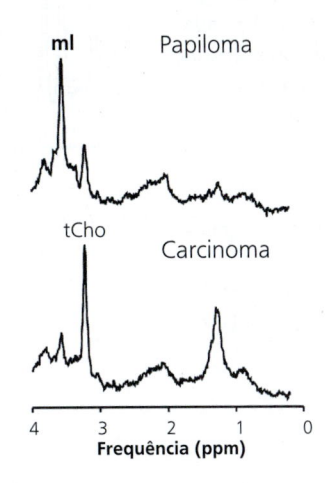

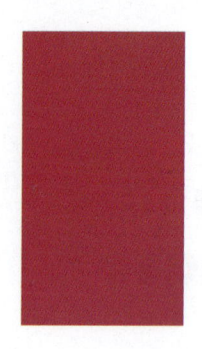

Estudo de caso 50.2
Biópsia desnecessária e cirurgia em um paciente com encefalite

S. Blüml ▪ A. Panigraphy
Children's Hospital Los Angeles, EUA

Histórico
Um menino de 6,5 anos de idade com "início recente de convulsões". Com base na história clínica do paciente, os clínicos suspeitaram de um tumor.

Técnica
MRI pré/pós-contraste padrão repetida e MRS de *voxel* único (PRESS 35 ms).

Achados de imagem
No estudo inicial de MRI, houve espessamento cortical anormal e edema bem como realce leptomeníngeo, compatível com encefalite ou glioma de baixo grau. O mI baixo na MRS inicial foi considerada não compatível com glioma, porém mais típico para encefalite. Várias varreduras de MRI e MRS de acompanhamento após biopsia e cirurgia foram interpretadas como compatíveis com encefalite disseminada.

Discussão
biopsia e cirurgia poderiam ter sido evitadas se fosse dada mais ênfase à MRS. Com base na história do paciente, os clínicos sentiram-se desconfortáveis sobre a encefalite e pediram uma biopsia para excluir o tumor (uma vez que o tumor não fora excluído pela MRI). Os tumores gliais são, na maioria das vezes, facilmente distinguidos da encefalite pelos patologistas. Mas a gliose associada à encefalite, algumas vezes, pode simular as características da lesão de baixo grau. O sujeito, portanto, foi submetido subsequentemente à cirurgia porque a lesão estava na localização que se julgava ser apropriada para a ressecção. O diagnóstico de glioma de baixo grau foi revertido posteriormente. Este caso está agora arquivado como "encefalite de origem desconhecida". O menino sobreviveu e passa bem.

Pontos-chave
- MRS é útil para distinguir a encefalite aguda dos tumores gliais pelo mI baixo.
- O mI baixo pode ser uma característica somente da encefalite aguda; na encefalite crônica com gliose, não se esperaria que o mI estivesse reduzido.

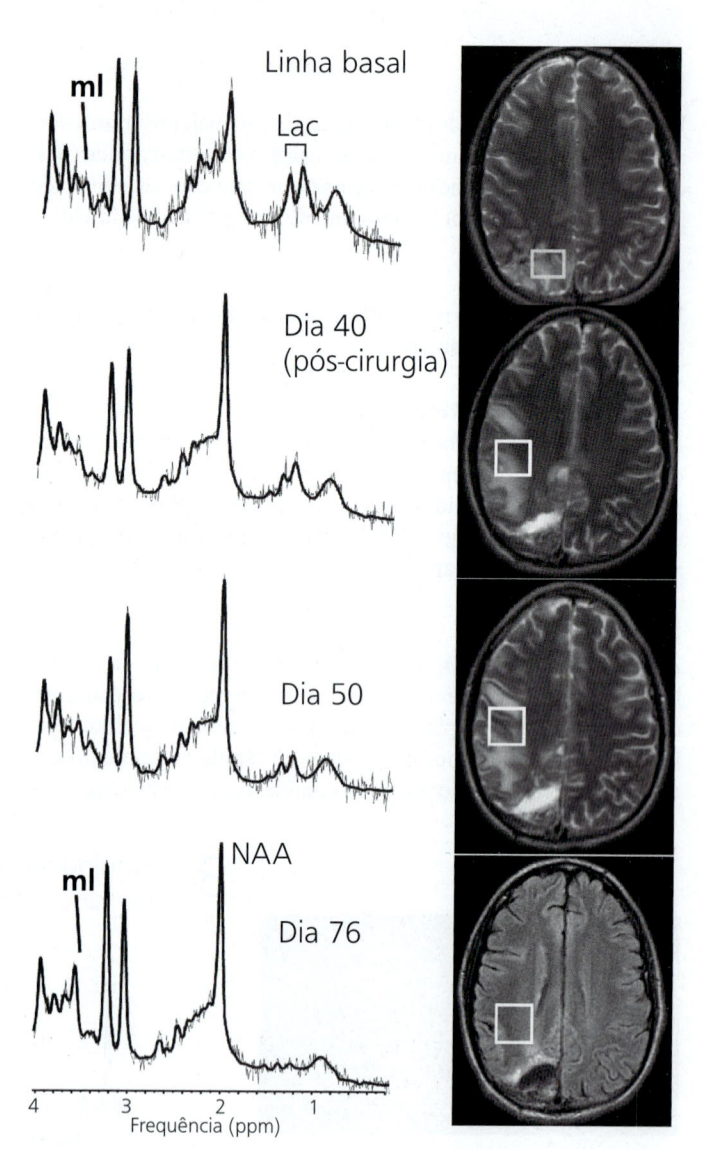

Fig. 50.C2.1

Estudo de caso 50.3
Astrocitoma pediátrico

P. B. Barker
Johns Hopkins University School of Medicine, Baltimore, EUA

Histórico
Uma menina de 3 anos de idade com astrocitoma ponto-cerebelar esquerdo.

Técnica
MRI convencional e MRSI multislice (TE 280 ms).

Achados de imagem
A parte sólida, com realce, do tumor exibe somente um sinal de Cho (B). Entretanto, a Cho não está mais elevada do que no hemisfério contralateral. O lado direito da ponte tem NAA baixo, ainda que tenha aparência normal na MRI. A porção cística da lesão no cerebelo possui baixos níveis de todos os metabólitos.

Discussão
O exame com MRSI demonstrou-se útil na previsão da sobrevida em crianças com tumores cerebrais primários,[1] sendo a Cho elevada um mau indicador prognóstico. Como ocorre em adultos, os tumores cerebrais pediátricos podem ser muito heterogêneos.

Pontos-chave
- A MRSI pode ser útil na distinção entre lesões cerebrais malignas e benignas em crianças.
- As lesões agressivas tendem a ter Cho elevada e NAA baixo.
- É importante reconhecer as variações espectrais regionais relacionadas com a idade em crianças.
- Pode ser difícil avaliar algumas lesões da fossa posterior por MRS em decorrência da falta de homogeneidade do campo.

Referência
1. Warren KE, Frank JA, Black JL et al. Proton magnetic resonance spectroscopic imaging in children with recurrent primary brain tumors. J Clin Oncol 2000; **18**: 1020–1026. their thoughts and use of images.

782

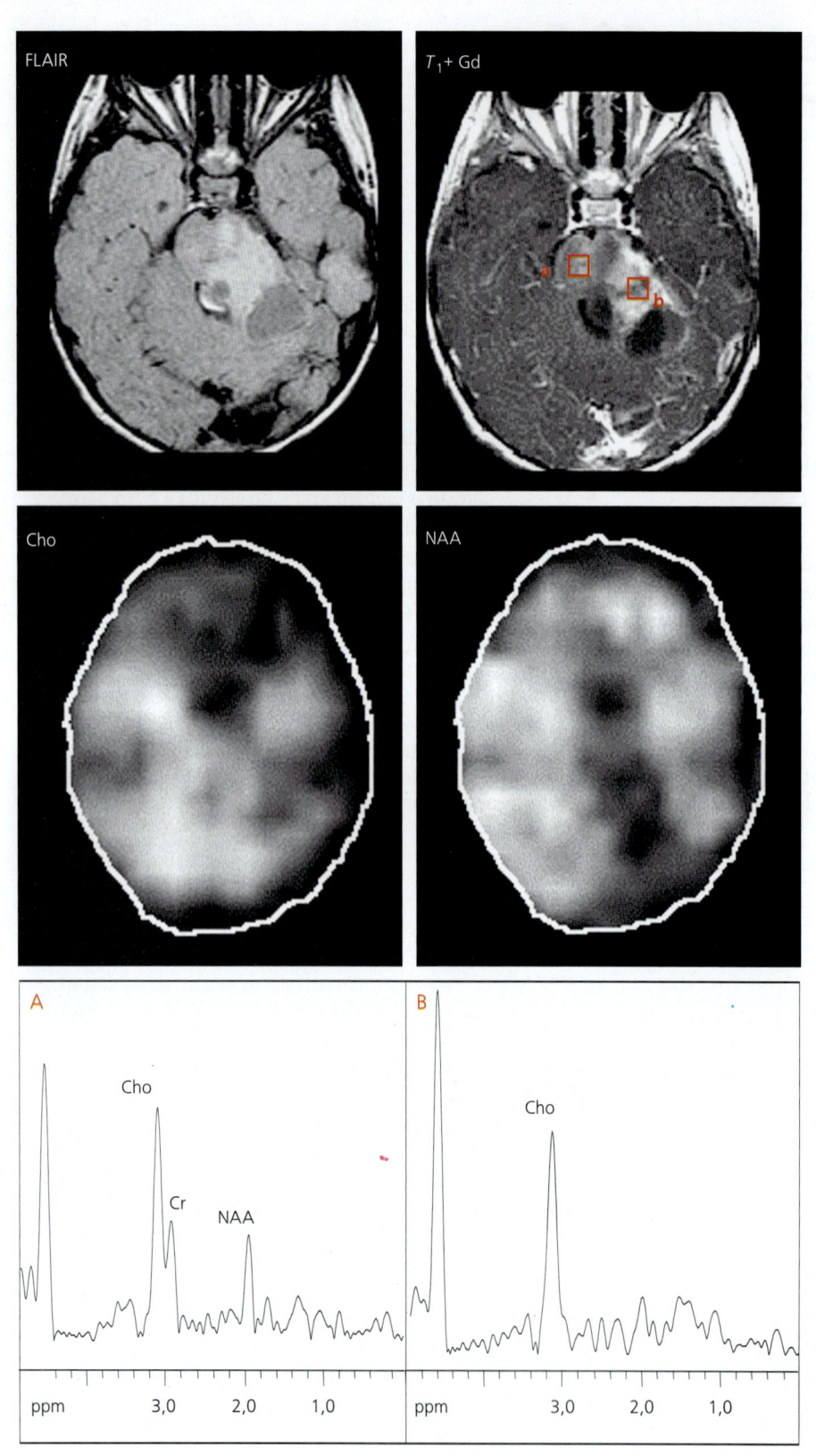

Seção 8 ■ Pediatria

Fig. 50.C3.1

FLAIR

T_1+ Gd

Cho

NAA

A — Cho, Cr, NAA — ppm 3,0 2,0 1,0

B — Cho — ppm 3,0 2,0 1,0

Capítulo 51

Técnicas de imagens por MR fisiológica e o acidente vascular encefálico pediátrico

Dawn Saunders ▪ W. Kling Chong ▪ Vijeya Ganesan

Introdução

O acidente vascular cerebral é um distúrbio importante e mal reconhecido em crianças, sendo uma das 10 principais causas da morte infantil.[1] O acidente vascular cerebral isquêmico arterial afeta em torno de 8 de 100.000 crianças anualmente. Até 1/4 dessas crianças terão uma recorrência e 2/3 têm incapacidade a longo prazo atribuível diretamente ao acidente vascular cerebral.[2] Muitos avanços na compreensão do acidente vascular cerebral da infância surgiram das descobertas das modernas técnicas de imagens disponíveis, em particular das imagens por ressonância nuclear magnética (MRI). Os objetivos da MRI convencional não são apenas detectar o infarto, mas também dar informações para estabelecer a causa do acidente vascular cerebral e excluir outras causas (como tumor). As aplicações clínicas das técnicas da MRI fisiológica (imagens por MRI da difusão [DWI]), imagens da perfusão por MR e espectroscopia por MR [MRS]) nesse grupo de pacientes ainda estão, em grande parte, no domínio da pesquisa. Este capítulo considerará o acidente vascular encefálico isquêmico arterial (a partir de agora abreviado como acidente vascular encefálico em crianças de 1 mês de idade.

Existem algumas importantes diferenças na etiologia do acidente vascular encefálico entre adultos e crianças. Cerca da metade das crianças afetadas por acidente vascular encefálico terão outra condição médica reconhecida, com mais frequência a doença falciforme (SCD) ou doença cardíaca. Consequentemente, muitas crianças têm dupla patologia, assim como fatores que podem influenciar a interpretação da MRI fisiológica (p. ex., hipoxia crônica ou policitemia). Em vez de uma etiologia só identificada, a maioria das crianças com acidente vascular encefálico apresentará uma combinação de múltiplos fatores de risco. Assim como aqueles já mencionados, outros importantes fatores de risco em crianças com acidente vascular encefálico isquêmico arterial são anemia (que é encontrada em até 40%), distúrbios protrombóticos e infecções como vírus da varicela zóster.[3]

A arteriopatia cerebral é encontrada em até 80% das crianças com acidente vascular encefálico. Esta afeta com mais frequência as áreas focais das grandes artérias intracranianas, embora patologias mais difusas, que afetam vasos menores (p. ex., vasculite cerebral), também sejam reconhecidas. A distribuição intracraniana da doença arterial está em contraste com a preponderância do ateroma cervical em adultos com acidente vascular encefálico. Embora, em alguns casos, seja possível identificar entidades diagnósticas específicas, como a dissecção arterial ou a síndrome moyamoya, a anormalidade mais comum identificada é a doença oclusiva de etiologia desconhecida que afeta a artéria carótida interna (ICA) terminal ou a artéria cerebral média (MCA) proximal, atualmente denominada arteriopatia cerebral transitória.[4] Alguns casos estão associados à infecção precedente da varicela. Apesar de seu nome, as alterações vasculares na arteriopatia cerebral transitória podem persistir em vez de se resolver; a morfologia e a evolução da doença arterial são importantes preditores de recorrência subsequente.[5,6] Como se discutirá adiante, a natureza e a localização da patologia arterial também é importante com relação à interpretação dos dados obtidos com imagens de difusão pela MR.

Ao contrário dos adultos, nos quais o diagnóstico de acidente vascular encefálico isquêmico, muitas vezes, pode ser feito com confiança com fundamentos clínicos, o diagnóstico diferencial de hemiparesia aguda em crianças é amplo, abrangendo distúrbios neoplásicos, metabólicos e inflamatórios. Nesse contexto, as técnicas de MRI fisiológica podem produzir informações diagnósticas críticas, como será discutido adiante. O amplo diagnóstico diferencial e a raridade percebida do acidente vascular encefálico significa que há significativos atrasos no reconhecimento e encaminhamento para pesquisas com imagens.

Questões práticas da MRI em crianças

As máquinas comerciais de RM estão destinadas à prática adulta e poucos fabricantes fazem provisões para os problemas encontrados na prática pediátrica. Atualmente, obtêm-se imagens na maioria das crianças em unidades que possuem ampla prática adulta, e somente algumas poucas instituições no mundo desenvolvido têm instituições de MR dedicadas à pediatria.

Os tecnólogos precisam ser criativos no uso da tecnologia disponível da bobina receptora, a fim de obter imagens de mais qualidade de uma determinada parte corporal pediátrica a ser examinada. A mais alta resolução espacial exigida para estudar áreas anatômicas menores, muitas vezes, requer modificações das sequências adultas básicas, que são fornecidas pelos fabricantes para a prática adulta. Em muitas situações, as sequências de pulso precisam correr por tempos de aquisição mais longos.

Conforme discutido adiante, a rápida modificação e a fisiologia em desenvolvimento do cérebro nos primeiros meses e anos de vida necessitam de modificações criativas dos parâmetros das sequências de pulso, a fim de otimizar o contraste de tecido mole entre as estruturas anatômicas e patológicas de interesse nesses grupos etários.

Uma vez otimizadas essas opções de *hardware* e *software*, é necessário, então, considerar se o paciente é ou não capaz de se manter imóvel o suficiente enquanto durar o exame. A maioria dos pacientes com menos de 3 meses de idade e com mais de 5 ou 6 anos serão submetidos a estudos com MR sem necessidade de sedação ou anestesia geral. Vale notar que, quando é necessária a sedação, geralmente é na forma de sedação forte, muitas vezes mais forte que o necessário, para estudos com tomografia computadorizada (CT), estudos de medicina nuclear ou na prática adulta em decorrência dos tempos mais longos de exame e dos maiores níveis de ruído encontrados nos *scanners* de MR.

Em nossa instituição, a anestesia geral só é usada se houver contraindicação absoluta à sedação. A sedação é aplicada por enfermeiras com treinamento especializado, que são especialistas em decidir quando e como a sedação será administrada; elas também estão equipadas para administrar e monitorar seus efeitos e habilitadas na recuperação e alta clínica do sujeito no final do procedimento.[7] Muitas outras instituições preferem somente oferecer o uso de anestesia geral aos sujeitos incapazes de se manter imóveis.

No decorrer das pesquisas, também pode ser necessário que as crianças também se submetam a procedimentos dolorosos ou desconfortáveis, como punções lombares ou ecocardiografia transesofágica. Se a sedação ou anestesia geral for usada para facilitar a varredura de MR, geralmente é útil poder realizar essas outras investigações ao mesmo tempo.

Valores normais das imagens fisiológicas na infância

Alterações que ocorrem dentro do cérebro em desenvolvimento devem ser consideradas quando as crianças submetidas à pesquisa para permitir a correta interpretação da MRI. São esperadas alterações de valores normais dos parâmetros mensurados em crianças muito jovens, uma vez que o cérebro submete-se a desenvolvimento muito rápido durante os primeiros 2-3 anos de vida. As primeiras descrições da maturação cerebral durante a infância com MRI demonstraram encurtamento em T_1 e T_2, que se acreditava refletir na progressão da mielinização nos tratos de substância branca (WM). [8] Alterações na perfusão e metabólicas, que ocorrem durante o desenvolvimento normal, foram estudadas utilizando a CT com emissão de fóton único (SPECT) [9] e tomografia com emissão de pósitron (PET) e [^{18}F]-fluorodesoxiglicose (FDG),[10] respectivamente. Estes estudos também mostraram alterações dramáticas durante esse período no índice de relaxamento transverso,[11] valores do coeficiente aparente de difusão (ADC), difusividade média[13] e concentrações metabólicas.[14,15]

Alterações na difusão pela MRI com a idade

A MRI de difusão é uma técnica sensível à difusão microscópica de água dentro dos tecidos (Capítulo 4).[16,17] Quanto maior o movimento detectado dentro do cérebro, maior o ADC. Quanto maior a ordem do ambiente, por exemplo, dentro dos tratos de WM, maior a direcionalidade do movimento e maior a anisotropia.

As mensurações de difusão nos cérebros de recém-nascidos e bebês mostram que há mais movimento de água (ADC alto) com menos direcionalidade (baixa anisotropia) dentro do cérebro imaturo e não mielinizado do que no cérebro adulto maduro e mielinizado.[13,18] A diminuição mais dramática nos valores de ADC ocorre dentro dos primeiros meses, enquanto as maiores alterações são observadas na SB frontal e parietal.[12] Isso é visível na imagem de ADC e confirmado quantitativamente com mensurações da intensidade de sinal.[19] A não avaliação das alterações normais no ADC com a idade pode resultar em relatos errôneos de DWI. Por exemplo, o alto ADC observado no período neonatal na WM poderia ser interpretado como uma área de difusão livre que resulta em infarto maduro (Fig. 5.11).

A redução da difusividade com a idade é observada dentro dos tratos de WM, como o corpo caloso e o braço posterior da cápsula interna, e acredita-se que se reflita na mielinização, enquanto as estruturas da substância cinzenta (GM), como os núcleos da base, demonstraram alterações muito pequenas.[13,20] A diminuição na SB durante a maturação cerebral foi inicialmente explicada em termos de desenvolvimento da mielina, que age como barreira à difusão. Entretanto, a diminuição inicial do ADC e o

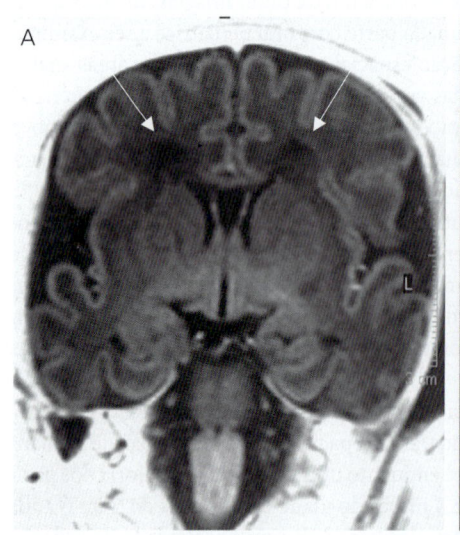

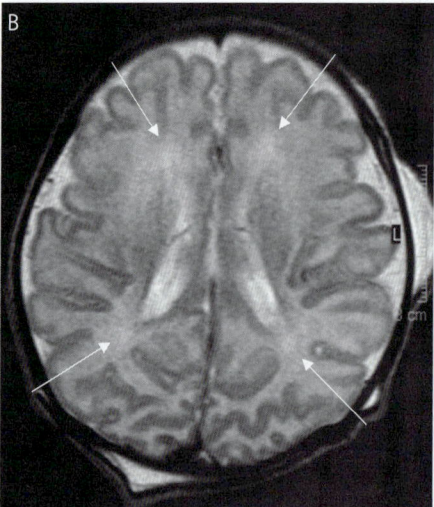

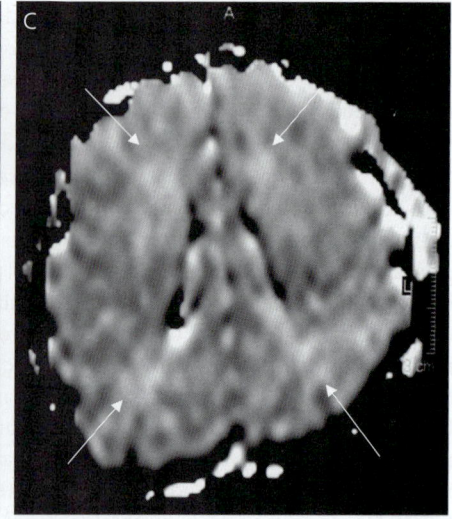

Fig. 51.1 Criança de três semanas de idade normal. Imagem coronal ponderada em T_1 (A) e (B) imagem STIR mostrando áreas de conteúdo hídrico na substância branca frontal e parietal (setas brancas). (C) Áreas correspondentes de alto sinal em DWI podem ser confundidas com dano à substância branca.

aumento da anisotropia predizem as alterações em T_1 e T_2 na MR convencional e acredita-se que representem alterações de "pré-mielinização".[21] Experimentos recentes, utilizando nervos não mielinizados, demonstram que a anisotropia espacial alta existe antes da maturação da mielinização.[22,23] Propôs-se que a anisotropia pré-mielinização poderia se relacionar com aumento do diâmetro da fibra, alterações na membrana axonal ou enrolamento precoce dos axônios por processos oligodendrogliais. Um estudo detalhado da anisotropia da difusão de Mori et al.[24] no cérebro de um camundongo em desenvolvimento detectou alterações precoces na organização do córtex e SB subjacente, as quais precederam a mielinização e se correlacionavam bem com as alterações celulares observadas na histologia.

As imagens com tensor de difusão (DTI) foram usadas para identificar alterações em coeficientes de difusão isotrópica, anisotropia fracional (FA) e difusividade média com a idade.[25,26] Schneider et al.[25] detectaram reduções relacionadas com a idade em coeficientes de difusão e FA em 10 regiões de WM dentro do cérebro em um estudo coorte de crianças de 1 dia a 16 anos de idade. As quatro regiões profundas de WM (frontal, parietal, temporal e occipital) atingiram valores adultos em 24-36 meses, comparadas aos tratos corticoespinais, que atingiram os valores adultos em torno de 36-48 meses. A redução idade-dependente no coeficiente de difusão com a idade foi melhor expresso por uma função monoexponencial para as fibras comissurais e de projeção, que se acredita refletir fibras densamente acondicionadas e um pequeno espaço extracelular, enquanto a função bioexponencial deu o mais acurado ajuste às fibras profundas em associação.[26] Pela separação da difusividade axial e radial, Quia et al.[26] examinaram se as alterações ocorreram ao longo dos axônios (difusividade axial) ou perpendiculares ao axônio (difusividade radial) em um grupo de 75 crianças e jovens adultos em idades que variaram de 7 a 25 anos. O aumento da FA e a diminuição da difusividade média foi observado com o avançar da idade em regiões de WM cerebelar, WM temporal direita e uma grande porção da WM frontal superior e parietal, impulsionado por uma redução tanto da difusividade radial como da axial, sendo a primeira em maior extensão. A redução da difusividade radial foi atribuída à mielinização e, portanto, isso apoia a observação histológica de que a mielinização continua na vida adulta.

Alterações nas imagens da perfusão pela MR com a idade

Os estudos de perfusão estão aumentando cada vez mais na mensuração da perfusão cerebral em crianças. A técnica é particularmente adequada em crianças por não usar radiação ionizante (ao contrário das imagens da perfusão pela CT, SPECT e PET), e a rápida frequência cardíaca e a pequena perfusão da área transversal do cérebro da criança melhoram a qualidade da imagem. Dados normativos têm sido adquiridos com o uso de técnicas convencionais com *bolus-tracking*[26] e, mais recentemente, com o uso de rotulagem do *spin* arterial pulsado (ASL).[27,28] Perthen et al.[27] demonstraram um aumento no fluxo sanguíneo cerebral (CBF) com a idade (5 a 30 meses) tanto na WM cortical como na profunda, na GM e no cerebelo, o que se correlacionou bem com estudos SPECT. A rotulagem do *spin* arterial (*arterial spin labeling*) é usada para examinar todo o CBF no cérebro em crianças de 1 mês a 10 anos de idade. Houve um sinal de ASL 70% maior e um CBF absoluto 30% maior em crianças, comparadas com adultos.[28] Dados quantitativos de ASL mostraram preservação de CBF alto até os 10 anos de idade; isso foi seguido por rápida queda em vez de um declínio gradual na perfusão cerebral durante a adolescência, especialmente na GM.[29]

Alterações no CBF, com a idade, determinadas por imagens de perfusão correlacionam-se com aquelas relatadas em estudos com o uso de SPECT. O CBF médio mostrou elevar-se desde o nascimento até um máximo (30%), que é mantido entre 4 e 8 anos de idade antes de diminuir até os valores adultos. Esses resultados são apoiados por mensurações com Doppler transcraniano do fluxo sanguíneo nas grandes artérias que suprem o cérebro, que demonstra aumentar desde o nascimento até um máximo por volta dos 3 ou 4 anos, que é mantido até ocorrer um declínio a partir dos 7 anos aproximadamente.[30]

Acredita-se que o aumento dos valores de perfusão estejam relacionados com o aumento da demanda metabólica cerebral pela maturação do cérebro, demonstrado por FDG, PET, que é alta em crianças pequenas e mantida até os 9 anos de idade.[10] As mensurações de CBF, obtidas com técnicas de ASL, correlacionam-se bem com os dados do índice metabólico cerebral adquiridos com PET. O período tanto das alterações no CBF como das alterações metabólicas correspondem ao processo de superprodução inicial e subsequente eliminação de neurônios excessivos e sinapses que sabidamente ocorrem no cérebro em desenvolvimento.[31]

Alterações nas concentrações de metabólitos com a idade

Durante o desenvolvimento do cérebro, as alterações espectrais mais importantes resultam das alterações na composição metabólica do cérebro. Alterações menos marcadas resultam do processo de mielinização, do estabelecimento das conexões neuronais, do acúmulo de substâncias contendo ferro e da diminuição do conteúdo hídrico, resultando em alterações nos tempos de relaxamento da água e dos metabólitos. A interpretação da MRS na doença unilateral ou focal permite o uso do hemisfério contralateral como controle. Entretanto, no estudo de crianças com doença bilateral ou global, o uso de água como um padrão interno ou as proporções de metabólitos requer um detalhado conhecimento das alterações com a idade da água intracerebral e das concentrações dos metabólitos.

Ao nascimento, o pico do *mio*-inositol domina os espectros, a colina (Cho,) responsável pelo mais forte pico em bebês mais velhos, e o *N*-acetil aspartato (NAA) e a creatina (Cr) dominam os espectros de crianças mais velhas e adultos.[14] O lactato não é observado no cérebro normal de crianças ou adultos (Fig. 51.2). Em decorrência das grandes diferenças nas concentrações dos metabólitos, é necessário definir as proporções de pico relacionadas com a idade na tentativa de interpretar o espectro de uma criança com uma patologia suspeita.

O pico de NAA total é composto tanto por NAA como por *N*-acetilaspartil glutamato (NAAG), que aumenta continuamente durante os primeiros meses de vida. Ao longo da infância, o NAA total aumenta gradualmente até os 10 anos de idade, com algumas diferenças regionais. Tanto o mI como a Cho mostram

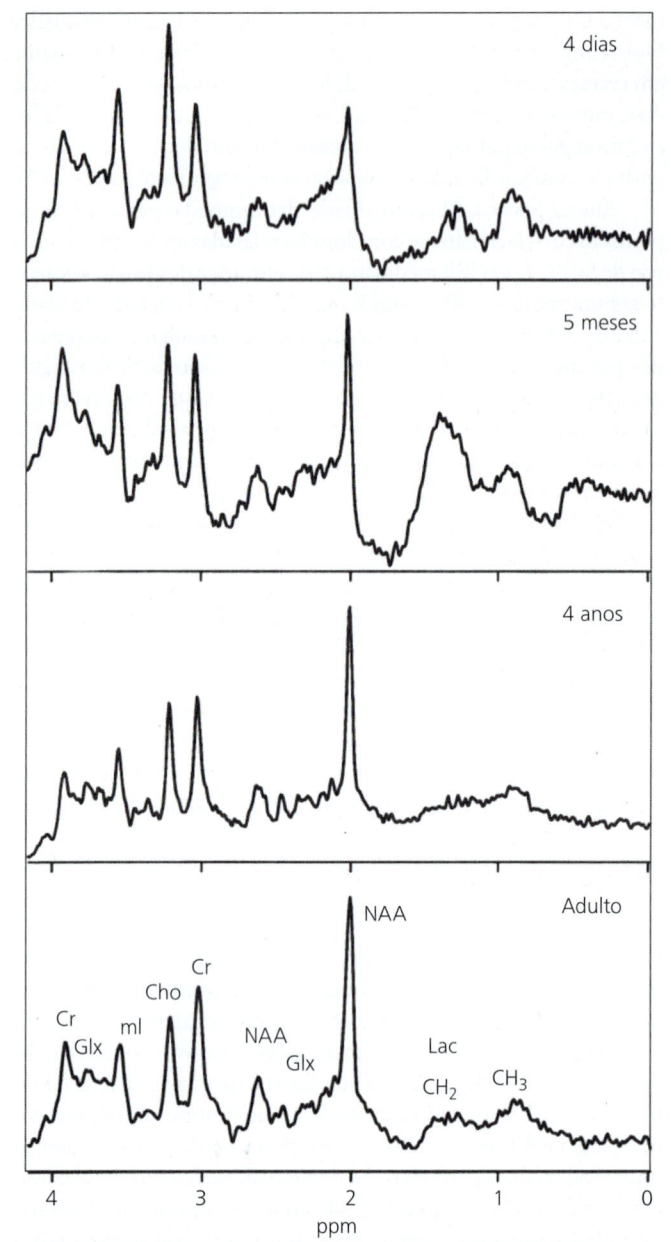

Fig. 51.2 Espectros típicos de RM de prótons (TR/TE 1.500/30 ms) dos lobos parietais de crianças normais de idades diferentes. Em comparação com o espectro adulto, no qual o pico de NAA em 2 ppm domina, a Cho e o ml atingem picos muito mais altos que o pico do NAA no recém-nascido (espectro superior). As duas séries do meio contêm espectros de uma criança de 5 meses e uma de 4 meses de idade, demonstrando a transição entre os dois extremos. Os espectros são escalados individualmente até o pico mais alto, em cada traço. Glx, glutamato + glutamina; Lac, lactato; CH_3, grupos metila; CH_2, grupos metileno; NAA, N-acetil aspartato; Cho, colina; ml, mio-inositol; Cr, creatina. (De *Mag Res on Med* 1993; **30**: 424-437, com permissão de John Wiley publishers.[14])

uma diminuição muito forte durante o desenvolvimento, enquanto Cr, glutamato (Glu) e glutamina (Gln) aumentam durante o primeiro ano de vida e, em seguida, permanecem constantes após 1 ano de idade.[15]

Aplicações clínicas de imagens de difusão no acidente vascular encefálico pediátrico

Como nos adultos, as imagens de difusão têm potencial para detectar o infarto cerebral agudo dentro de minutos de seu início, antes das alterações visíveis na CT e na MRI ponderada em T_2, que podem não ser visíveis por várias horas.[16] Na prática, a CT ainda é a investigação de primeira linha em crianças com acidente vascular cerebral, e, em crianças, raramente são obtidas imagens com o uso de MRI antes de terem ocorrido alterações na ponderação em T_2. Entretanto, nas crianças que já são pacientes internados (por ex. com distúrbios cardíacos ou acidente vascular cerebral de início recente) podem ser obtidas imagens e, nestas, pode ser usada a DWI para detectar infartos de idades diferentes.

Na ausência de atrofia, o aparecimento de infarto agudo e crônico é demonstrado pelo aumento de sinal em sequência ponderada em T_2 e um baixo sinal na ponderação T_1. O realce pelo contraste geralmente é aparente 5-10 dias após o infarto. Por comparação das características de difusão do tecido infartado com o tecido normal, a DWI pode distinguir facilmente o infarto cerebral agudo do crônico, uma vez que mostram anormalidade de sinal baixo (difusão restrita) ou alto sinal (difusão livre), respectivamente, no mapa de ADC (Fig. 51.3). Estudos utilizando a DWI podem mostrar anormalidades que não apenas são o resultado das características de difusão, e as imagens podem estar contaminadas por "efeitos de *shine-through* em T_2"[32] e assim nem sempre diferenciarão os infartos agudos dos crônicos, uma vez que ambos retornarão um alto sinal.

As alterações temporais observadas nas regiões do infarto permitem a diferenciação entre o acidente vascular cerebral agudo e o crônico em crianças com múltiplas lesões, vistas na MRI convencional no momento de seu primeiro evento sintomático (Fig. 51.4). Isso tem um especial valor em crianças com anemia falciforme, uma vez que 25% das crianças têm infartos silenciosos, e 17% continuam a desenvolver mais infartos.[33] A embolia que surge de uma fonte cardíaca ou de dissecção dos vasos extracranianos também pode causar múltiplos infartos. Nesses pacientes, pode ser difícil determinar se novos sintomas neurológicos representam um novo evento isquêmico ou a revelação de um déficit anterior por trauma ou uma doença intercorrente.

Os modelos animais demonstraram de forma convincente que as alterações em DWI na isquemia são reversíveis.[34,35] Contudo, existem alguns relatos em seres humanos sobre a reversibilidade das alterações em DWI, e a grande maioria das crianças, que apresentam acidente vascular cerebral com alterações na DWI, continuam a desenvolver infarto cerebral. Anormalidades reversíveis de DWI foram observadas em duas crianças, em um grupo de 28, com acidente vascular encefálico que não progrediram para infarto. Um paciente que apresentava hemiplegia rígida mostrou extenso sinal alto em DWI com evidência de edema tecidual, mas sem alteração de hiperintensidade em ponderação T_2. A anormalidade no sinal de DWI persistiu durante 2 semanas, sem indicação de infarto nas imagens (Fig. 51.5).[36] Uma segunda criança com infarto no território da ACM tinha uma área concomitante de intensidade nas ponderações T_2 e DWI, e também uma área de hiperintensidade de sinal mais posteriormente sem alteração de sinal correspondente

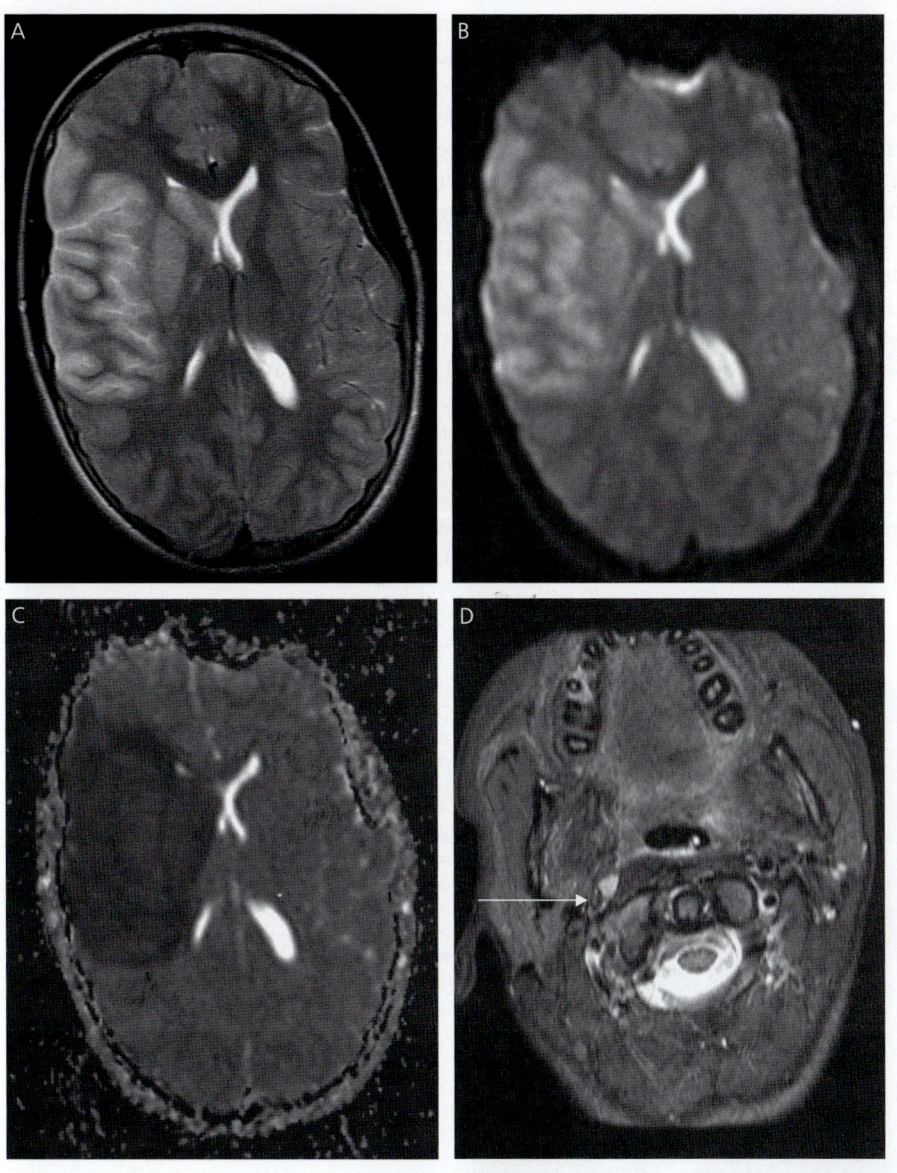

Fig. 51.3 Imagens de uma criança de 13 anos que apresentava hemiparesia esquerda, que se verificou ser secundária à dissecção no pescoço. (A) Imagem axial ponderada em T_2 ao nível da cabeça do caudado demonstrando aumento típico de sinal em T_2 em decorrência de infarto na distribuição do território da artéria cerebral média direita (MCA). (B) Uma DWI correspondente mostra a região do infarto como um sinal alto; a combinação de ambos restringiu a difusão e o sinal em T_2. (C) O mapa de ADC correspondente demonstra um sinal reduzido no território da MCA em concordância com um infarto agudo. (D) Observa-se hematoma dentro da carótida interna direita ao nível do corpo vertebral C1 (seta) na imagem com saturação de gordura ponderada em T_1 do pescoço.

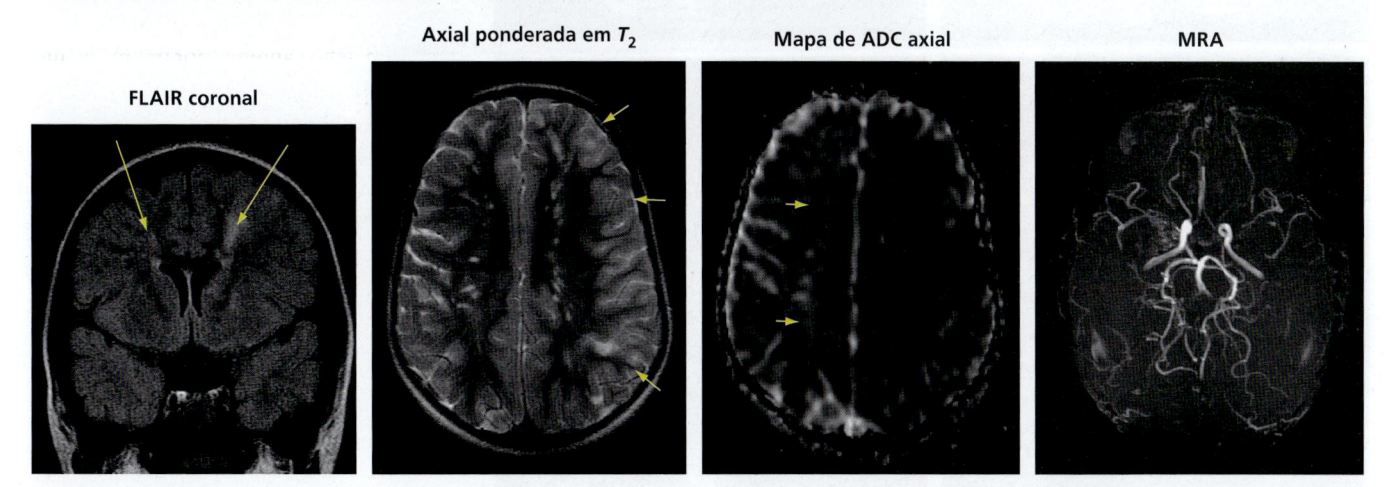

Fig. 51.4 Imagens de uma menina de 5 anos de idade com síndrome de Down e súbito início de hemiparesia direita. Imagens FLAIR coronal e axial ponderada em T_2 mostram profundos infartos nas zonas limítrofes (*watershed*) (setas longas) e sutil edema cortical no território da artéria cerebral média (MCA) esquerda (setas curtas). O mapa de ADC revela que as alterações do hemisfério esquerdo são agudas (difusão restrita) e as alterações mais sutis do hemisfério direito são mais antigas (livres). As lesões isoladas adjacentes ao aspecto posterior do ventrículo lateral direito são espaços perivasculares. Há pouco fluxo visto nos ramos da artéria cerebral média e anterior das artérias carótidas internas na angiorressonância magnética (MRA, TOF) tridimensional. O angiograma cerebral (não mostrado) revelou colaterais moyamoya.

nas imagens ponderadas em T_2, mas sem alteração nas imagens ponderada em T_2 na área mais posterior.[36] Há alguns casos isolados de reversão de ADC na população adulta em pacientes sob tratamento agressivo, como trombólise. Em uma recente revisão de 116 estudos com MRI com baixo ADC na varredura inicial, cinco casos de reversão de ADC foram identificados, que ocorreram no quadro clínico de trombose do seio venoso e convulsões (1 paciente), enxaqueca hemiplégica (1 paciente) e infarto hiperagudo seguido de trombólise (1 paciente). As localizações de reversão do ADC foram WM, núcleos profundos de GM e GM cortical.[37] A identificação dessas alterações raras, mas potencialmente reversíveis, podem ter implicações para algumas crianças no futuro, no que se refere ao tratamento, tal como a trombólise.

Diagnóstico diferencial de isquemia com DWI

As imagens de difusão podem diferenciar isquemia de edema cerebral observado na síndrome da leucoencefalopatia posterior.[38] A síndrome é caracterizada por cefaleias, confusão, convulsões e distúrbios visuais associados a lesões transitórias, predominantemente posteriores, corticais e justacorticais observadas nas imagens.[39] A síndrome tem sido observada em associação com toxicidade por ciclosporina,[38] encefalopatia hipertensiva[39] e na administração de agentes quimioterapêuticos.[40,41] Um estudo longitudinal de dois pacientes com essa síndrome, de nossa instituição, revelou áreas de alto sinal nos mapas de ADC dentro do córtex e na SB justacortical dos lobos parietal e occipital, indicativo de edema vasogênico que correspondia às áreas de alto sinal em imagens ponderadas em T_2. Não houve, em nenhum momento, restrição à difusão (sinal baixo no mapa de ADC) de isquemia demonstrada no mapa de ADC.[38] Isso apoia a teoria de que a leucoencefalopatia posterior reversível é secundária ao extravasamento passivo de fluido dos vasos sanguíneos (edema vasogênico), e se propôs que seja causado por ruptura da barreira hematoencefálica em consequência de alta pressão sanguínea persistente ou dano direto aos vasos sanguíneos por drogas (Fig. 51.6).

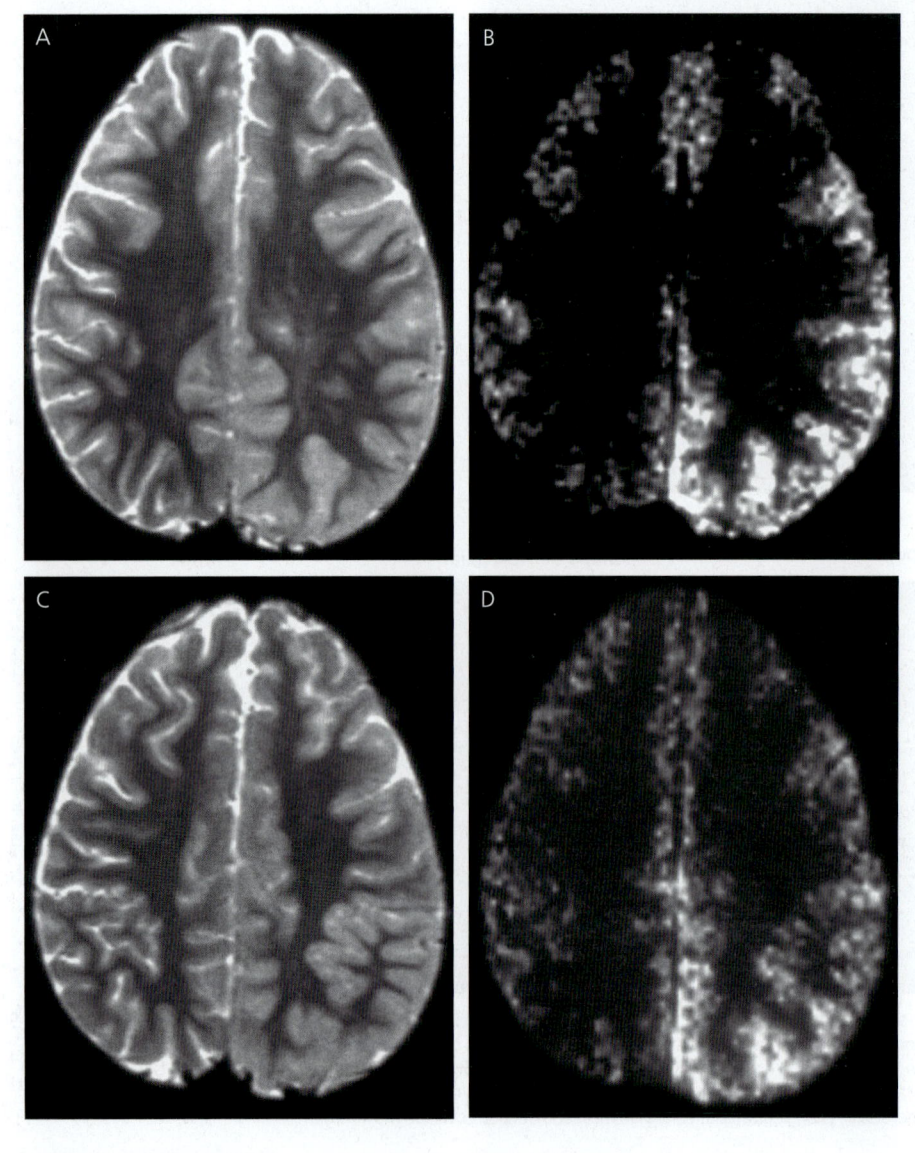

Fig. 51.5 Imagens axiais ponderadas em T_2 (A, C) e DWI (B, D) de uma criança de 2 anos de idade adquirida 20 h após a apresentação com hemiparesia direita. As imagens axiais ponderadas em T_2 mostram um córtex edemaciado sem hiperintensidade na região parieto-occipital esquerda (o foco aparente do alto sinal da substância branca no hemisfério esquerdo). O artefato de volume parcial proveniente da parte superior do ventrículo lateral pode ser visto em (B). A DWI correspondente mostra hiperintensidade nas localizações anatômicas equivalentes às áreas de edema cortical. Um angiograma cerebral estava normal, e o paciente teve total recuperação. (De Connelly et al. 1997, com permissão de BMJ Publishing Group.[36])

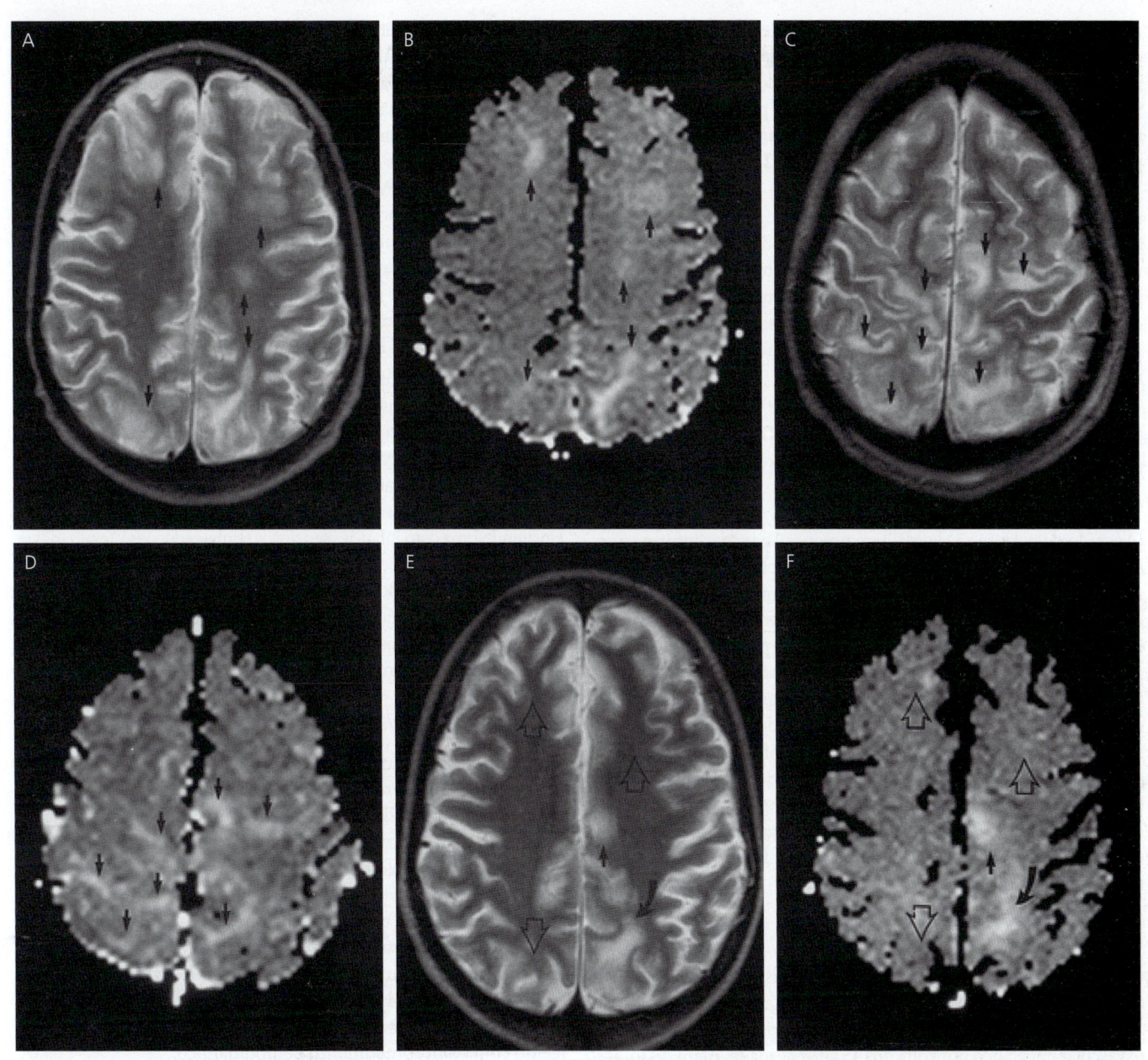

Fig. 51.6 Imagens axiais de MR de um paciente de 9 anos de idade com doença falciforme e síndrome nefrítica induzida por vírus. O paciente desenvolveu convulsões generalizadas 4 dias depois de começar a terapia com ciclosporina e sofreu prolongado comprometimento da função neurológica superior. As regiões de maior difusão correspondiam a todas as áreas de alteração do sinal em T_2. Muitas das áreas se resolveram sem qualquer anormalidade de T_2 residual ou de difusão. Esses achados sugerem que os efeitos neurotóxicos da ciclosporina estavam associados a extravasamento parcialmente reversível de fluido dentro do cérebro. (A) Imagem ponderada em T_2 (segundo dia após a convulsão) mostra alteração no sinal cortical e justacortical dentro dos lobos frontal e parietal (setas). (B) O mapa de ADC (segundo dia) revela aumento da difusão em todas as áreas de anormalidade em T_2 (setas). (C) A imagem ponderada em T_2 (sexto dia) mostra novas anormalidades mais superiores (setas). (D) O mapa de ADC (sexto dia) novamente revela que todas as anormalidades em ponderação T_2 correspondem a todas as áreas de maior difusão (setas). (E) Uma imagem ponderada em T_2 (dia 49), obtida ao mesmo nível das imagens em (A) e (B) mostra a completa resolução da maior parte das lesões que estavam presentes no segundo dia (setas abertas). Uma nova lesão está presente no lobo frontal posterior esquerdo (seta sólida). Uma anormalidade preexistente no lobo parietal esquerdo (seta curva) está essencialmente inalterada. (F) O mapa de ADC (dia 49) revela difusão aumentada na nova área de prolongamento em T_2 (setas sólidas). Não há anormalidade de difusão onde a lesão se resolveu (setas abertas). (Reimpressa com permissão de *AJNR Am J Neuroradiol* 1999: **20**: 1507-1510.[38])

Imagens com tensor de difusão no acidente vascular encefálico em crianças

As imagens com tensor de difusão são usadas para examinar a correlação entre alterações em FA e difusividade média no cérebro após acidente vascular encefálico e correlacionadas com a perda de função. A relação entre função da linguagem e anormalidades na MRI investigada em 17 crianças mais velhas com infarto unilateral dos núcleos da base. A MRI estrutural tridimensional e a DTI revelaram que o mau desempenho de linguagem estava associado à diminuição de densidade da WM nas áreas de Broca e Wernicke, diminuição da anisotropia de difusão e da densidade da WM na WM frontal esquerda profunda, bem como a diminuição de anisotropia de difusão na cápsula interna. Anormalidades de perfusão dentro das regiões frontoparietais e área de Wernicke foram observadas em três pacientes com a pior função de linguagem.[42]

A relação entre resultado neuromotor e FA foi estudada em um grupo de 11 crianças com infarto de MCA. A anisotropia fracional foi reduzida em 18%, e a difusividade média aumentou em 8% no trato ipsolateral, em comparação com o trato corticoespinal contralateral. O resultado neuromotor correlacionou-se com a proporção ipsolateral para contralateral da FA, mas não a proporção de difusividade média, proporção da área do pedúnculo cerebral ou de maior extensão de infarto.[3]

Aplicações clínicas do estudo da perfusão pela MR no acidente vascular encefálico pediátrico

O estudo da perfusão pela MR tem potencial para dar informações sobre o estado hemodinâmico do tecido cerebral em crianças que apresentam acidente vascular encefálico. O conceito, desenvolvido em avaliação de adultos com acidente vascular encefálico, de que a combinação de MR estrutural, da difusão e da perfusão pode distinguir o tecido que está irreversivelmente danificado, o tecido não afetado e o comprometido, mas potencialmente salvável, também é relevante para a avaliação de crianças com acidente vascular encefálico. Embora, pelas razões mencionadas na introdução, as crianças raramente são vistas na fase hiperaguda do acidente vascular encefálico, as crianças com patologia cerebrovascular podem ter mais comprometimento crônico de tecido. Dois grupos específicos de tais pacientes são as crianças com doença falciforme e aqueles com síndrome moyamoya.

Doença falciforme

O acidente vascular encefálico é 250 vezes mais comum em crianças com SCD (do inglês *sickle cell disease*) do que em outras crianças; 25% das pessoas com SCD homozigótica terão apresentado acidente vascular encefálico por volta dos 45 anos de idade. Além disso, até 25% das crianças com SCD têm evidência de infarto cerebral clinicamente silencioso, que afeta de maneira adversa a função cognitiva. A maioria das crianças com SCD, que continuam a desenvolver acidente vascular encefálico, têm arteriopatia que afeta a ICA terminal ou a MCA proximal ou as artérias cerebrais anteriores ou posteriores, o que pode ser detectado com o uso de ultrassom com Doppler ou angiorressonância magnética. Contudo, tal arteriopatia não é encontrada em até 20% dos pacientes. Outros fatores, como doença de pequeno vaso, anemia ou hipoxia, também podem contribuir para a patogênese.

Em um estudo conduzido por Kirkham *et al.*,[44] 49 crianças com SCD, (incluindo 10 que tiveram quaisquer sintomas neurológicos) foram estudadas com MR estrutural, de difusão e *bolus tracking*, com estudo da perfusão e angiorressonância nuclear magnética. A MRI ponderada em T_2 revelou áreas de infarto cerebral em 22, anormalidades na difusão pela MR (ADC aumentado) em uma distribuição correspondente (CBF reduzido e tempo de trânsito médio aumentado) em 25 (52%), que se estendem além das áreas de infarto em nove e diferentes dos infartos em outras nove. Todos os pacientes tinham disfunção neurológica ou cognitiva. As anormalidades de perfusão foram significativamente mais prováveis, mas não exclusivamente confinadas aos pacientes com angiorressonância magnética. As conclusões desse estudo foram que a combinação de técnicas de MRI estrutural e fisiológica permitiram a identificação de tecido com comprometimento hemodinâmico no tecido estruturalmente intacto que eram alvos potenciais para intervenção. Sugeriu-se que tais imagens poderiam ser usadas para refinar a necessidade e avaliar os efeitos de tratamentos, como a transfusão regular de sangue. Um exemplo de grande anormalidade de perfusão é apresentado na Figura 51.7.[45]

Mais recentemente, Oguz *et al.*[46] estudaram a hemodinâmica cerebral em 14 crianças assintomáticas com SCD utilizando ASL contínua. Nenhum dos pacientes tinha doença das grandes artérias intracranianas; um paciente tinha infartos frontais silenciosos. O fluxo sanguíneo cerebral estava significativamente elevado em todos os territórios vasculares no grupo de pacientes comparado ao de controle. Quatro crianças (incluindo uma com infartos silenciosos) tinha reduções lateralizadas de CBF, mas as implicações disso para o acidente vascular encefálico futuro ou infarto silencioso são desconhecidas no momento. É provável que a ASL contínua seja particularmente atraente em pacientes com SCD, nos quais, apesar de quaisquer efeitos adversos demonstráveis, muitas vezes há relutância em se administrar gadolínio.

Síndrome moyamoya

A síndrome moyamoya é uma arteriopatia cerebral com estenose ou oclusão da ICA terminal e colaterais basais profusos. A apresentação clínica mais comum é o acidente vascular cerebral ou ataque isquêmico transitório na infância, e os pacientes afetados apresentam alto índice de recidiva do acidente vascular encefálico e declínio cognitivo. Estudos com o uso de várias técnicas (como SPECT, CT com xenônio e PET) estabeleceram que, em geral, os pacientes têm evidência de hipoperfusão crônica do tecido cerebral. Entretanto, a MRI tem a vantagem de produzir tanto informações estruturais como fisiológicas em um único exame e, de particular relevância para essa condição, as informações sobre a integridade estrutural do tecido com comprometimento hemodinâmico.

Tsuchyia *et al.*[47] estudaram 19 pacientes de várias idades com síndrome moyamoya com o uso de imagens de perfusão pela MR com rastreamento com *bolus tracking* e geraram mapas de fluxo semiquantitativos com base nas curvas de tempo-intensidade de sinal e tempo de chegada do *bolus*. A assimetria ou hipoperfusão focal foi encontrada em 17 e não houve boa correlação com estudos com SPECT. Em um estudo de 13 crianças com síndrome moyamoya com o uso de MRI estrutural, da difusão e da perfusão, anormalidades hemodinâmicas, que afetam estruturalmente o tecido intacto, foram observadas em todas as crianças.[48] Isso incluiu o CBF aparentemente baixo, assim como anormalidades dos parâmetros sumários de perfusão, tempo médio de trânsito e pico máximo de concentração. A análise quantitativa do CBF com o uso de desconvolução não se mostrou confiável em decorrência dos efeitos de retardo e dispersão, que são problemas relevantes a todos os estudos de MR de perfusão dessa condição. Em uma análise regional quantitativa dos parâmetros sumários, usando o cerebelo como referência, fomos

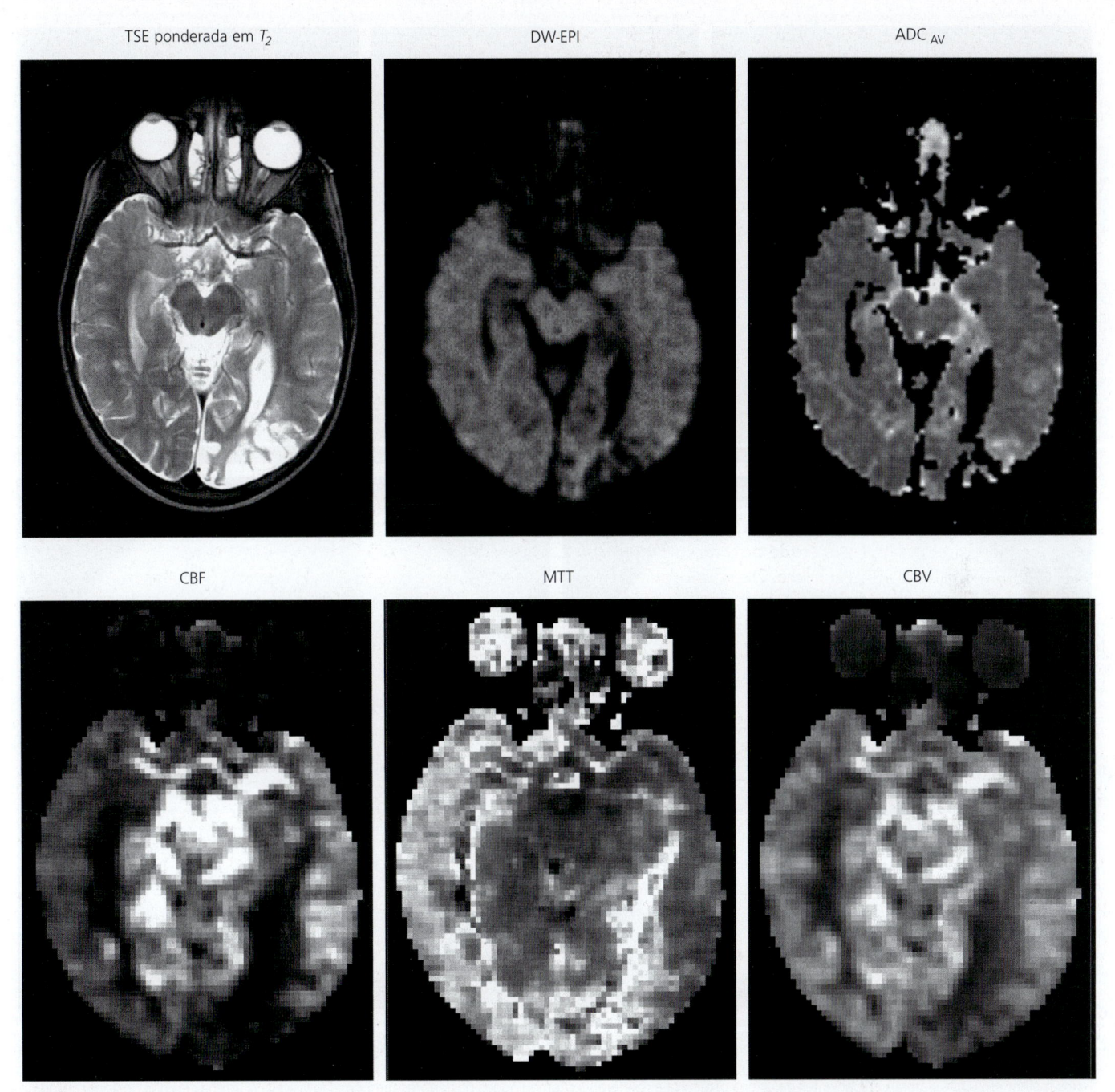

Fig. 51.7 Um menino de 5 anos com doença falciforme e síndrome moyamoya bilateral. Embora as imagens de difusão e ponderadas em T_2 mostrem um infarto occipital esquerdo crônico, há também uma extensa anormalidade do fluxo sanguíneo cerebral (CBF) no lobo temporal direito com aumento do tempo médio de trânsito (MTT) nas regiões equivalentes. TSE, turbo *spin*-eco; CBV, volume sanguíneo cerebral. (De Calmante *et al. Stroke* 2002; **33**: 1146-1151, com permissão de Lippincott, Williams & Wilkins.[45])

capazes de demonstrar uma relação entre os parâmetros sumários de perfusão anormal e o estado clínico do paciente. A maioria dos pacientes clinicamente instáveis (com ataques isquêmicos transitórios frequentes ou acidente vascular cerebral recorrente) mostrou ter as mais graves anormalidades. Embora um corte de 5s na largura do pico fizesse a distinção entre estes e os outros pacientes, é improvável que esse limiar seja confiavelmente generalizável a outros pacientes em decorrência dos pequenos números incluídos nesse estudo.

É importante notar que, no contexto da síndrome moyamoya, a relação entre anormalidades nas imagens da perfusão pela MR e o estado clínico não é linear e que, no momento, as imagens da perfusão pela MR não podem ser usadas para predizer confiavelmente o resultado clínico em pacientes individuais, conforme ilustrado na Figura 51.8 (veja também os estudos de caso no final deste capítulo). O estudo da reatividade cerebrovascular com imagens da perfusão pela MR (usando provocação com acetazolamida ou dióxido de carbono), que foi realizado com adultos com ateroma da carótida, tem potencial de produzir informações adicionais dinâmicas sobre o estado hemodinâmico cerebral em pacientes com síndrome moyamoya, mas não foi relatado até o momento.

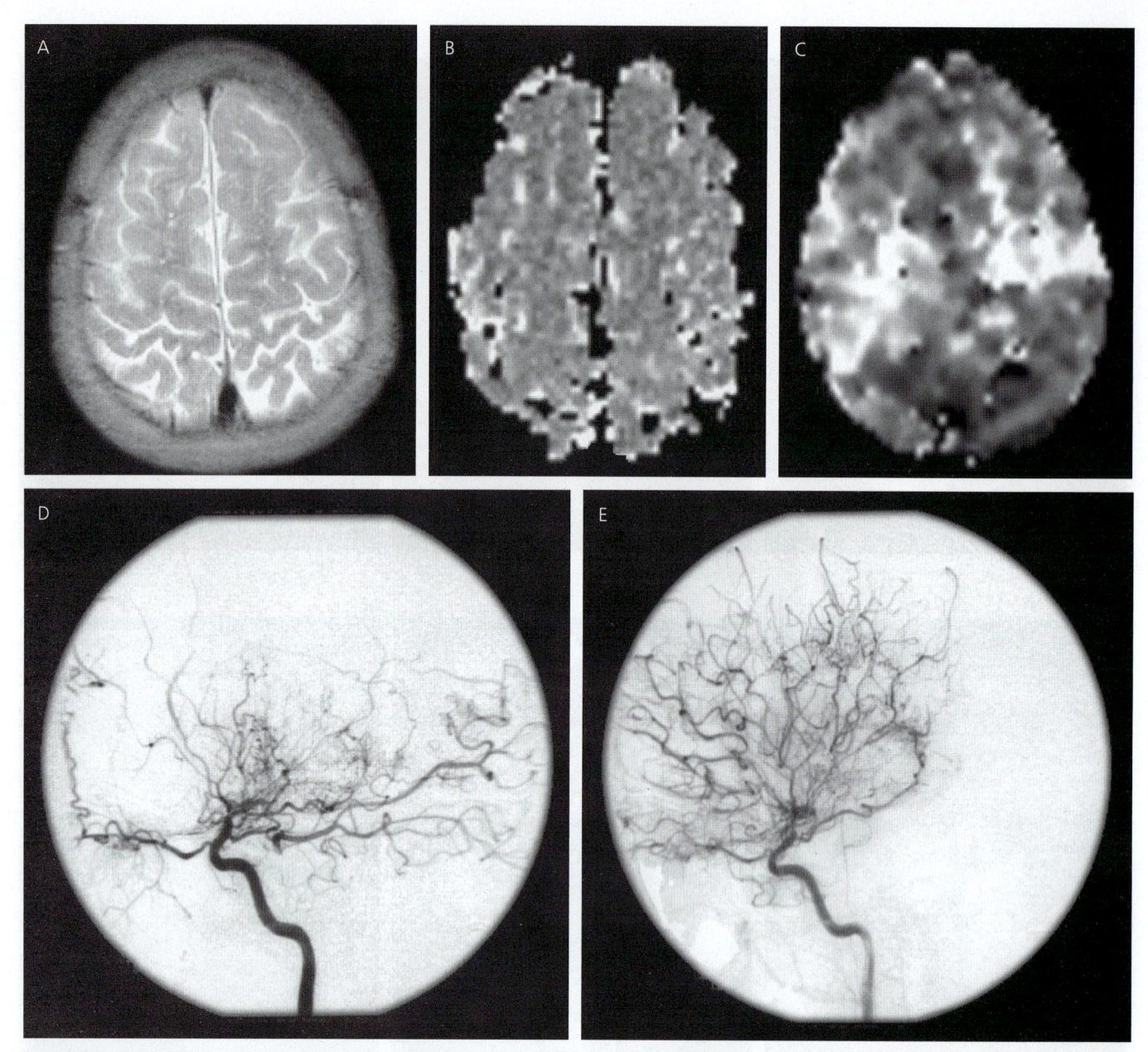

Fig. 51.8 Um menino de 13 anos de idade com síndrome moyamoya bilateral. (A) Uma imagem axial ponderada em T_2 normal. (B) O mapa de ADC na síndrome moyamoya bilateral. (C) O mapa correspondente de tempo para pico (TTP) mostra áreas bilaterais de TTP reduzido (fluxo mais lento) nos lobos parietais, apesar das imagens normais. (D, E) Angiogramas leptomeníngeos internos direito e esquerdo mostram oclusão da carótida terminal bilateral e colaterais moyamoya típicos são vistos melhor em (D). Colaterais provenientes da artéria oftálmica e colaterais leptomeníngeos posteriores também são visíveis. A artéria cerebral posterior surge da artéria carótida interna direita (D), que é uma variante normal.

Outra aplicação das imagens de perfusão, nesse grupo de pacientes, está na avaliação da eficácia do tratamento em crianças submetidas à revascularização cirúrgica. Lee *et al.*[49], em série, estudaram 13 crianças com moyamoya tratadas com encéfalo-artério-sinangiose. Comparados aos controles, os pacientes tendiam a ter volume de sangue cerebral relativo aumentado (rCBV) e tempo retardado para o pico no pré-operatório. No pós-operatório, o tempo para o pico foi significativamente reduzido no território revascularizado de MCA e, em pacientes com aumento de rCBV no pré-operatório, o rCBV estava reduzido. Em um único paciente, demonstrou-se que o tempo para a redução de pico era moderado depois de 1 mês, porém maior em 6 meses após a cirurgia, sugerindo que essa melhora resultasse do desenvolvimento de colaterais no território revascularizado. A relação entre as alterações no estado de perfusão e o resultado clínico não foi discutida em detalhes. A melhora tanto nas imagens da perfusão pela MR como no estado clínico após encéfalo-mio-sinangiose foi relatada em um só paciente adulto por Wityk *et al.*[50]

Em nossa experiência, anormalidades hemodinâmicas persistentes são aparentes em pacientes submetidos à revascularização (geralmente anastomose arterial direta em nosso centro), incluindo aqueles que se beneficiaram sintomaticamente com a cirurgia.[48] Temos observado pacientes nos quais as anormalidades da perfusão pela MR melhoraram claramente após a cirurgia, assim como aqueles que permaneciam inalterados (V. Ganesan, dados não publicados)[48] e atualmente estão sendo submetidos a um estudo prospectivo sobre a relação entre o estado de perfusão e os resultados clínicos.

Aplicações clínicas de MRS no acidente vascular encefálico pediátrico

Acidente vascular isquêmico arterial

Embora, *in vivo*, a MRS seja usada para estudar infarto cerebral em adultos, somente um pequeno estudo publicado foi realizado em crianças. Wang *et al.*,[51], em um estudo com crianças com SCD (anemia falciforme), demonstraram NAA reduzido e elevação do lactato em regiões de infarto crônico determinado por MRI. NAA e Cr reduzidos e lactato elevado também foram detectados em uma criança com um infarto cerebral anterior secundário a uma vasculite causada por neurocisticercose.[52] Essas alterações metabólicas não se diferem das alterações da MRS de prótons observadas em regiões de infarto em adultos.[53] Até agora, a MRS não foi realizada em áreas cerebrais de aparência normal e de CBF reduzido determinado por estudos da perfusão pela MR.

Lactato, o produto final da glicólise, é uma medida particularmente útil de metabolismo, uma vez que não ocorre no cérebro normal. A concentração de lactato eleva-se quando a taxa glicolítica excede a capacidade tecidual para catabolizá-la ou removê-la da corrente sanguínea. A elevação cerebral do lactato resulta da discrepância entre a glicólise e o suprimento de oxigênio e é um ponto-chave para a detecção de isquemia.

Acidente vascular encefálico metabólico

A espectroscopia foi realizada em quatro crianças com encefalopatia mitocondrial clínica e geneticamente definida com acidose láctica e acidente vascular encefálico (MELAS). Os achados de MRS de prótons em lesões dentro do lobo occipital foram caracterizados por lactato e glicose elevados e concentrações acentuadamente reduzidas de NAA total, Glu e Cr total.[54] No período agudo, esses achados são explicados por um período de hipoxia em lesões causadas por episódios tipo acidente vascular encefálico. O aumento na glicólise não oxidativa resulta em acúmulo de lactato, que pode danificar ou causar perda de tecido neuronal, evidenciado pela diminuição dos marcadores neuronais de NAA e NAAG (Fig. 51.9).[55,56] As reduzidas concentrações de Cr total e Cho em MELAS são outra indicação de degeneração celular de neurônios e axônios, ainda que algumas lesões em MELAS sejam reversíveis. Na fase crônica, a visualização de lactato nessas lesões podem refletir macrófagos infiltrantes, que contam com a glicólise anaeróbica, uma vez que o tecido neuronal não está mais metabolicamente ativo.[57]

Observamos lactato elevado e NAA reduzido dentro dos núcleos da base de uma criança com acidemia metilmalônica (Fig. 51.10). Esses achados são comparáveis aos achados de MRS de prótons vistos tanto no acidente vascular encefálico adulto como no pediátrico[51,53] e ilustram o fato de que as alterações nos metabólitos do infarto determinadas por MRS de prótons não são específicos e refletem a patologia de base do infarto e não a etiologia. Como resultado, a MRS com prótons atualmente não tem um papel clínico na investigação de crianças com acidente vascular encefálico.

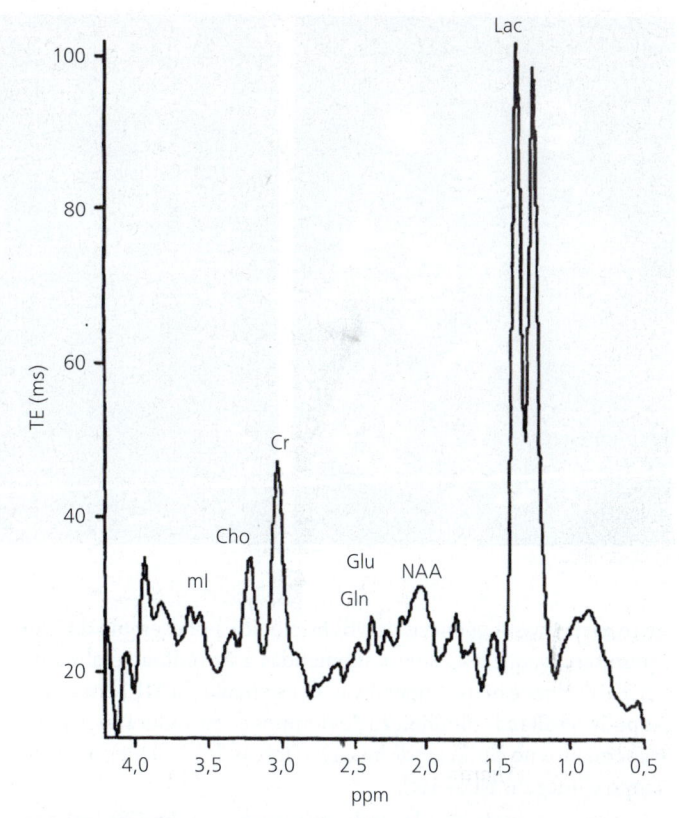

Fig. 51.9 STEAM de voxel único, TE de 10 ms, espectros obtidos de uma criança com infarto occipital mostra duplo pico (*doublet*) Lac grosseiramente elevado com redução de NAA. Este é um paciente com acidose láctica e síndrome tipo MELAS. Abreviações como na Figura 51.2. (Reimpressa de Hunter and Wang, *MRI Clinics North America* 2001; **9**(1): 165-189, com permissão de Jill Hunter e Elsevier.[56])

De particular interesse em crianças com acidente vascular encefálico metabólico é a demonstração da recuperação parcial da concentração do metabólito NAA, que foi relatada em um único paciente com MELAS.[58] A recuperação de NAA também tem sido demonstrada em placas de esclerose múltipla[59,60] e no cérebro de pacientes com o complexo de demência da síndrome da imunodeficiência adquirida (AIDS) após terapia com zidovudina.[61] Acredita-se que a redução na concentração de NAA resulte de função mitocondrial comprometida durante a agressão aguda (por ex., infecção intercorrente em MELAS), e a recuperação de NAA representa a recuperação da função metabólica da célula. As observações levaram à visão de que o NAA é um marcador da integridade neuronal e não um marcador de números neuronais.

Conclusões

Aplicações clínicas das técnicas de MRI fisiológica em crianças com acidente vascular encefálico isquêmico arterial estão ainda, em grande parte, no domínio da pesquisa. Existem números limitados de estudos com MRI multimodal realizados em crianças com acidente vascular encefálico em decorrência do período de tempo necessário para se obter as imagens dos pacientes e pelas questões éticas levantadas, no que concerne ao uso de sedação e anestesia geral para fins de pesquisa. Em consequência, existem poucos estudos que inclu-

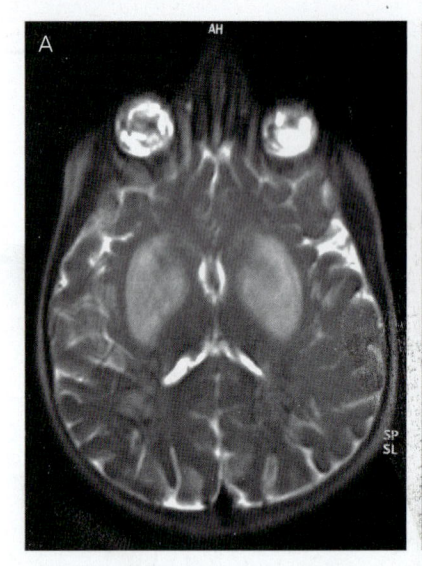

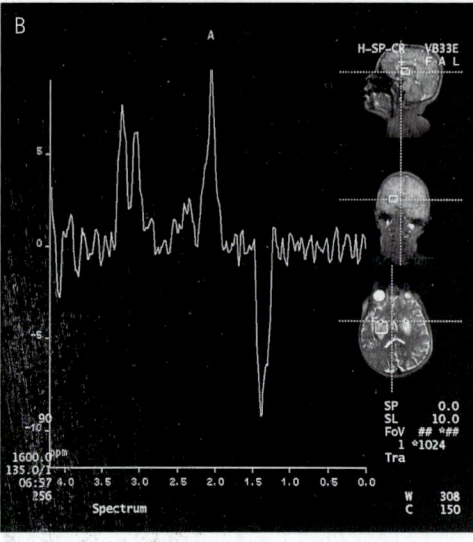

Fig. 51.10 MRS de prótons em uma menina de 6 anos de idade de origem asiática com acidemia metilmalônica, que apresentava hipotonia e síndrome "*locked-in*". (A) Infarto dos núcleos de base é visto na imagem ponderada em T_2. (B) Isso é confirmado por MRS de prótons. Os espectros foram adquiridos em 135 ms e revelam um duplo pico invertido (1,35 ppm) e *N*-acetil aspartato (NAA) ligeiramente reduzido (2,02 ppm).

em mais de duas sequências de MR fisiológica, por exemplo difusão e perfusão, e aquelas crianças submetidas à varredura geralmente são mais velhas e mais cooperativas. O uso maior da MRI em crianças pode resultar da diminuição dos tempos de varredura após aperfeiçoamentos no *hardware* de imagens (forças de gradiente, força de campo e imagens paralelas).

Como as etiologias do acidente vascular cerebral da infância são diversas, a combinação das técnicas de MRI estrutural e fisiológica continuará a produzir informações diagnósticas vitais. Entretanto, no futuro, é provável também que tenham importante papel na identificação de pacientes que podem ser adequados para tratamentos específicos. Além disso, essas técnicas se mostram muito promissoras na pesquisa pré-sintomática de grupos de alto risco e, portanto, são provavelmente um importante componente de estudos futuros de intervenções primária e secundária para o acidente vascular encefálico pediátrico.

Agradecimentos

Nossos agradecimentos aos nossos colegas do Department of Radiology and Physic (Fernando Calamante, Alan Connelly, Joanna Perthem Donald Tournier) do Instituto of Children Health por seus pensamentos e uso de imagens.

Referências

1. Fullerton HJ. Chetkovich DM, Wu YW *et al.* Deaths from stroke in US children, 1979 to 1998. *Neurology* 2002; **59**: 34–39.
2. Ganesan V, Hogan A, Jones A, Shack N, Kirkham FJ. Parentreported outcome in ischaemic stroke. *Dev Med Child Neurol* 2000; **42**: 455–461.
3. Ganesan V, Prengler M, McShane MA, Wade A, Kirkham FJ. Investigation of risk factors in children with arterial ischaemic stroke. *Ann Neurol* 2003; **53**: 167–173.
4. Sébire G, Fullerton H, Riou E, deVeber G. Toward the definition of cerebral arteriopathies of childhood. *Curr Opin Pediatr* 2004; **16**: 617–622.
5. Fullerton HJ, Wu YW, Sidney S, Johnston SC. Risk of recurrent childhood arterial ischemic stroke in a population-based cohort: the importance of cerebrovascular imaging. *Pediatrics* 2007; **119**: 495–501.
6. Danchaivijitr N, Miravet E, Saunders DE, Cox T, Ganesan V. Post varicella intracranial haemorrhage in a child. *Devel Med Child Neurol* 2006; **48**: 139–142.
7. Sury MRJ, Hatch DJ, Deeley T, Dick-Mireaux C, Chong WK. Development of a nurse-led sedation service for paediatric magnetic resonance imaging. *Lancet* 1999; **353**: 1667–1671.
8. Barkovich AJ, Kjos BO, Jackson DE, Jr., Norman D. Normal brain maturation of the neonatal and infant brain: MR imaging at 1.5 T. *Radiology* 1998; **166**: 173–180.
9. Chiron C, Raynaud C, Mazière B *et al.* Changes in regional cerebral blood flow during brain maturation in children and adolescents. *J Nucl Med* 1992; **33**: 696–703.
10. Chugani HT, Phelps ME, Mazziotta JC. Positron emission tomography of human brain functional development. *Ann Neurol* 1987; **22**: 487–497.
11. Scott RC, Gadian DG, Cross JH *et al.* Quantitative magnetic resonance characterization of mesial temporal sclerosis in childhood. *Neurology* 2001; **56**: 1659–1665.
12. Forbes KPN, Pipe JG, Bird CR. Changes in brain water during the first year of life. *Radiology* 2002; **222**: 405–409.
13. Mukherjee P, Miller JH, Shimony JS *et al.* Normal brain maturation during childhood: developmental trends characterized with diffusion-tensor MR imaging. *Radiology* 2001; **221**: 349–358.
14. Kreis R, Ernst T, Ross BD. Development of human brain: in vivo quantification of metabolite and water content with proton magnetic resonance spectroscopy. *Mag Reson Med* 1993; **30**: 424–437.
15. Pouwels PJW, Brockmann K, Kruse B *et al.* Regional dependence of human brain metabolites from infancy to adulthood as detected by quantitative localised proton MRS. *Paediatr Res* 1999; **46**: 474–485.

16. Moseley ME, Cohen Y, Mintorovitch J et al. Early detection of regional cerebral ischaemia in cats: comparison of diffusion- and T_2-weighted MRI and spectroscopy. Magn Reson Med 1990; **14**: 330–346.

17. Pierpaoli C, Jezzard P, Basser PJ, Barnett A, Di Chiro G. Diffusion tensor MR imaging of the human brain. Radiology 1996; **201**: 637–648.

18. Morriss MC, Zimmerman RA, Bilaniuk LT, Hunter JV, Haselgrove JC. Changes in brain water diffusion during childhood. Neuroradiology 1999; **41**: 929–934.

19. Englebrecht V, Scherer A, Rassek M, Wittsack HJ, Modder U. Diffusionweighted MR imaging of the paediatric brain: findings in normal brain and white matter disease. Radiology 2002; **222**: 410–418.

20. Neil JJ, Shiran SI, McKinstry RC et al. Normal brain in human newborns: apparent diffusion coefficient and diffusion anisotropy measured by using diffusion tensor MR imaging. Radiology 1998; **209**: 57–66.

21. Wimberger DM, Roberts TP, Barkovich AJ et al. Identification of "premyelination" by diffusion-weighted MRI. J Comput Assist Tomogr 1995; **19**: 28–33.

22. Beaulieu C, Allen PS. Determinants of anisotrophic water diffusion in nerves. Magn Reson Med 1994; **31**: 394–400.

23. Hüppi P, Maier S, Pelad S et al. Microstructural development of human newborn cerebral white matter assessed in vivo diffusion tensor magnetic resonance imaging. Pediatr Res 1998; **44**: 584–590.

24. Mori S, Itoh R, Zhang J et al. Diffusion tensor imaging of the developing mouse brain. Mag Reson Med 2001; **46**: 18–23.

25. Schneider JFL, Il'yasov KA, Hennig J, Martin E. Fast quantitative diffusion-tensor imaging of cerebral white matter from the neonatal period to adolescence. Neuroradiology 2004; **46**: 258–266.

26. Qiua D, Tan LH, Zhou K, Khong PL. Diffusion tensor imaging of normal white matter maturation from late childhood to young adulthood: voxel-wise evaluation of mean diffusivity, fractional anisotropy, radial and axial diffusivities, and correlation with reading development. Neuroimage 2008; **41**: 223–232.

27. Perthen JE, Calamante F, Gadian DG, Connelly A. A novel pulsed arterial spin labeling sequence to allow the investigation of transit times. In Proceedings of the 11th Annual Meeting of the International Society of Magnetic Resonance in Medicine, Toronto, 2003, p. 2211.

28. Wang J, Licht DJ, Liu C et al. Pediatric perfusion imaging using arterial spin labelling. In Proceedings of the 11th Annual Meeting of the International Society of Magnetic Resonance in Medicine, Toronto, 2003, p. 121.

29. Biagi L, Abbruzzese A, Bianchi MC et al. Age dependence of cerebral perfusion assessed by magnetic resonance continuous arterial spin labelling. J Mag Reson Imaging 2007; **25**: 696–702.

30. Newell DW, Aaskid R. Transcranial Doppler: clinical and experimental uses. Cerebrovasc Brain Metab Rev 1992; **4**: 122–143.

31. Huttenlocher PR, Dabholkar AS. Regional differences in synaptogenesis in human cerebral cortex. J Comp Neurol 1997; **387**: 167–178.

32. Provenzale JR, Engelter ST, Petrells JR, Smith JS, MacFall JR. Use of exponential diffusion-weighted images to eradicate T_2 shine-through effect. Am J Roentgenol 1999; **172**: 537–539.

33. Saunders DE, Bynevelt M, Hewes DKM et al. MRI in children with sickle cell disease without overt stroke. Dev Med Child Neurol 2002; **42**(Suppl 90): 27.

34. Lo EH, Matsumoto K, Pierce AR, Garrido L, Luttinger D. Pharmacological reversal of acute changes in diffusionweighted magnetic resonance imaging in focal cerebral ischaemia. J Cereb Blood Flow Metab 1994; **14**: 597–603.

35. Minematsu K, Li L, Sotak CH, Davis MA, Fischer M. Reversible focal ischaemic injury demonstrated by diffusion-weighted magnetic resonance imaging in rats. Stroke 1992; **23**: 1304–1310.

36. Connelly A, Chong WK, Johnson CL et al. Diffusionweighted magnetic resonance imaging of compromised tissue in stroke. Arch Dis Child 1997; **77**: 38–41.

37. Grant PE, He J, Halpern EF et al. Frequency and clinical context of decreased apparent diffusion coefficient reversal in the human brain. Radiology 2001; **221**: 43–50.

38. Coley SC, Porter DA, Calamante F, Chong WK, Connelly A. Quantitative MR diffusion mapping and cyclosporine-induced neurotoxicity. AJNR Am J Neuroradiol 1999; **20**: 1507–1510.

39. Hinchey J, Chaves C, Appigani B et al. A reversible posterior leukoencephalopathy syndrome. New Engl J Med 1996; **334**: 494–500.

40. Edwards MJ, Walker R, Vinnicombe S et al. Reversible posterior leukoencephalopathy syndrome following CHOP chemotherapy for diffuse large B-cell lymphoma. Ann Oncol 2001; **12**: 1327–1329.

41. Shin RK, Stern JW, Janss AJ, Hunter JV, Liu GT. Reversible posterior leukoencephalopathy during treatment for acute lymphoblastic leukaemia. Neurology 2001; **56**: 388–391.

42. Tournier JD, Rowan A, Calamante F et al. Changes in gray and white matter structures associated with language in patients with acquired unilateral basal ganglia infarction revealed by structural and diffusion tensor MRI. In Proceedings of the 11th Annual Meeting of the International Society of Magnetic Resonance in Medicine, Toronto, 2003, p. 401.

43. Khong PL, Zhou LJ, Ooi GC et al. The evaluation of Wallerian degeneration in chronic paediatric middle cerebral artery infarction using diffusion tensor MR imaging. Cerebrovasc Dis 2004; **18**: 240–247.

44. Kirkham FJ, Calamante F, Bynevelt M et al. Perfusion magnetic resonance abnormalities in patients with sickle cell disease. Ann Neurol 2001; **49**: 477–485.

45. Calamante F, Gadian DG, Connelly A. Quantification of perfusion using bolus tracking magnetic resonance imaging in stroke: assumptions, limitations, and potential implications for clinical use. Stroke 2002; **33**: 1146–1151.

46. Oguz KK, Golay X, Pizzini FB et al. Sickle cell disease: continuous arterial spinlabelling perfusion MR imaging in children. Radiology 2003; **227**: 567–574.

47. Tsuchiya K, Inaoka S, Mizutani Y, Hachiya J. Echoplanar perfusion MR of moyamoya disease. AJNR Am J Neuroradiol 1998; **19**: 211–216.

48. Calamante F, Ganesan V, Kirkham FJ et al. MR perfusion imaging in moyamoya syndrome: potential implications for clinical evaluation of occlusive cerebrovascular disease. *Stroke* 2001; **32**: 2810–2816.

49. Lee S-K, Kim DI, Jeong E-K et al. Postoperative evaluation of moyamoya disease with perfusionweighted MR imaging: initial experience. *AJNR Am J Neuroradiol* 2003; **24**: 741–747.

50. Wityk RJ, Hillis A, Beauchamp N, Barker PB, Rigamonti D. Perfusion-weighted magnetic resonance imaging in adult moyamoya syndrome: characteristic patterns and change after surgical intervention: case report. *Neurosurgery* 2002; **51**: 1499–1506.

51. Wang Z, Bogdan AR, Zimmerman RA et al. Investigation of stroke in sickle cell disease by ^{1}H nuclear magnetic resonance spectroscopy. *Neuroradiology* 1992; **35**: 57–65.

52. Kohli A, Gupta R, Kishore J. Anterior cerebral artery territory infarction in neurocysticercosis: evaluation by MR angiography and in vivo proton MR spectroscopy. *Pediatr Neurosurg* 1997; **26**: 93–96.

53. Saunders DE, Howe FA, van den Boogaart A et al. Continuing ischemic damage following acute middle cerebral artery infarction in man demonstrated by short echo proton spectroscopy. *Stroke* 1995; **26**: 1007–1013.

54. Wilichowski E, Pouwels PJW, Frahm J, Hanefeld F. Quantitative proton magnetic resonance spectroscopy of cerebral metabolic disturbances in patients with MELAS. *Neuropaediatrics* 1999; **30**: 256–263.

55. Birken DL, Oldendorf WH. N-Acetyl-l-aspartic acid: a literature review of a compound prominent in ^{1}HMRS spectroscopic studies of brain. *Neurosci Biobehav Rev* 1989; **13**: 23–31.

56. Hunter JV, Wang ZJ. MR spectroscopy in paediatric neuroradiology. *MRI Clin N Am* 2001; **9**: 165–189.

57. Graham GD, Blamire AM, Rothman DL et al. Early temporal variation of cerebral metabolites after human stroke. A proton magnetic resonance study. *Stroke* 1993; **24**: 1891–1896.

58. DeStafano N, Matthews PM, Arnold DL. Reversible decreases in N-acetylaspartate after acute brain injury. *Mag Reson Med* 1995; **34**: 721–727.

59. Arnold DL, Mathews VP, Francis GS, O'Connor J, Antel JP. Proton magnetic resonance spectroscopic imaging for metabolic characterization of demyelinating plaques. *Ann Neurol* 1992; **31**: 235–241.

60. Davie CA, Hawkins CP, Barker GJ et al. Serial proton magnetic resonance spectroscopy in acute multiple sclerosis lesions. *Brain* 1994; **117**: 49–58.

61. Vion-Dury J, Nicoli F, Salvan AM et al. Reversal of brain metabolic alterations with zidovudine detected by proton localised magnetic resonance spectroscopy. *Lancet* 1995; **345**: 60–61. therapies.

Estudo de caso 51.1
Doença moyamoya – Imagens da perfusão pela MR

P. B. Barker ▪ D. D. M. Lin

Johns Hopkins University School of Medicine, Baltimore, EUA

Histórico
Uma menina de 8 anos de idade com cefaleias e dormência episódica no braço e perna esquerdos que piora com a atividade.

Técnica
RM convencional, (MRA), DWI e MRI ponderada em perfusão (PWI) com suscetibilidade dinâmica ao contraste.

Achados de imagem
A recuperação da inversão alternada de fluido (FLAIR) e DWI não mostraram alteração. A angiorressonância magnética mostrou irregularidade e fluxo reduzido bilateralmente na MCA, artéria cerebral anterior e artéria cerebral posterior, com vasculatura colateral na cisterna suprasselar, estendendo-se até a GM profunda. A PWI demonstrou áreas multifocais de déficits de perfusão envolvendo as regiões parieto-occipital esquerda e frontais bilaterais.

Discussão
A síndrome moyamoya bilateral mostra tipicamente um padrão difuso de hipoperfusão na circulação anterior comparada com a circulação posterior e núcleos da base, com as mais severas alterações na WM.[1] As imagens de perfusão podem ser úteis para identificar tecido em risco de infarto na síndrome moyamoya, podendo também ser usadas para monitorar a eficácia das terapias de revascularização.

Pontos-chave
- A PWI muitas vezes mostra um padrão característico de hipoperfusão na síndrome moyamoya.
- A PWI também pode ser útil para monitorar terapias de reperfusão.

Referência
1. Wityk RJ, Hillis A, Beauchamp N, Barker PB, Rigamonti D. Perfusion-weighted magnetic resonance imaging in adult moyamoya syndrome: characteristic patterns and change after surgical intervention: case report. *Neurosurgery* 2002; **51**: 1499–1505.

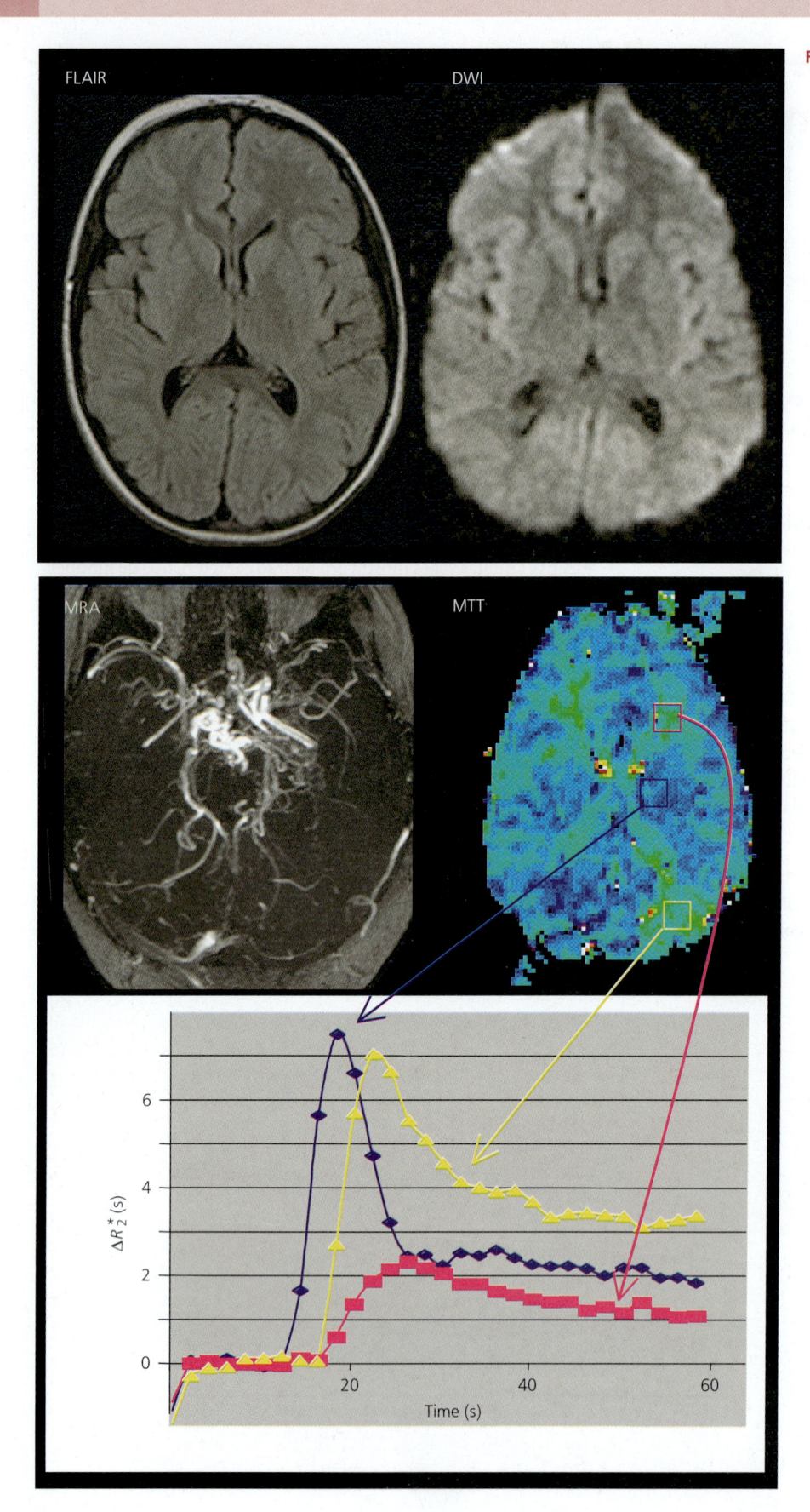

Fig. 51.C1.1

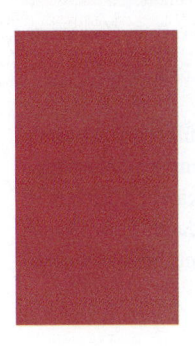

Estudo de caso 51.2
Arterial spin labeling na doença moyamoya

D. D. M. Lin
Johns Hopkins University, Baltimore, USA

Histórico

Um menino asiático de 7 anos de idade, com histórico de 1 ano de episódios intermitentes de fraqueza unilateral tanto do lado esquerdo como do direito de seu corpo (com mais frequência o envolvimento é do lado direito) ocasionalmente associado, com fala arrastada ou dificuldade para encontrar a palavra.

Técnica

O paciente foi avaliado com MRI convencional, angiorressonância nuclear magnética e ASL com o uso de *scanner* de 1,5 T, assim como angiografia convencional de subtração digital (DSA).

Achados de imagem

A imagem FLAIR mostrou encefalomalacia cística pequena na WM frontal esquerda, refletindo um infarto antigo. A angiorressonância magnética do círculo de Willis mostrou segmentos A1 ausentes bilateralmente, grave estenose no segmento M1 direito e não visualização do segmento M1 esquerdo, acompanhada por vasos colaterais lenticuloestriados proeminentes, mais extensos do lado esquerdo do que no direito. Esses achados foram confirmados em DSA, que demonstrou achados característicos de doença moyamoya, avançada do lado esquerdo. NA ASL, houve CBF reduzido nas regiões frontais bilaterais, assim como no território da MCA esquerda, muito mais extensamente do que no território da MCA direita.

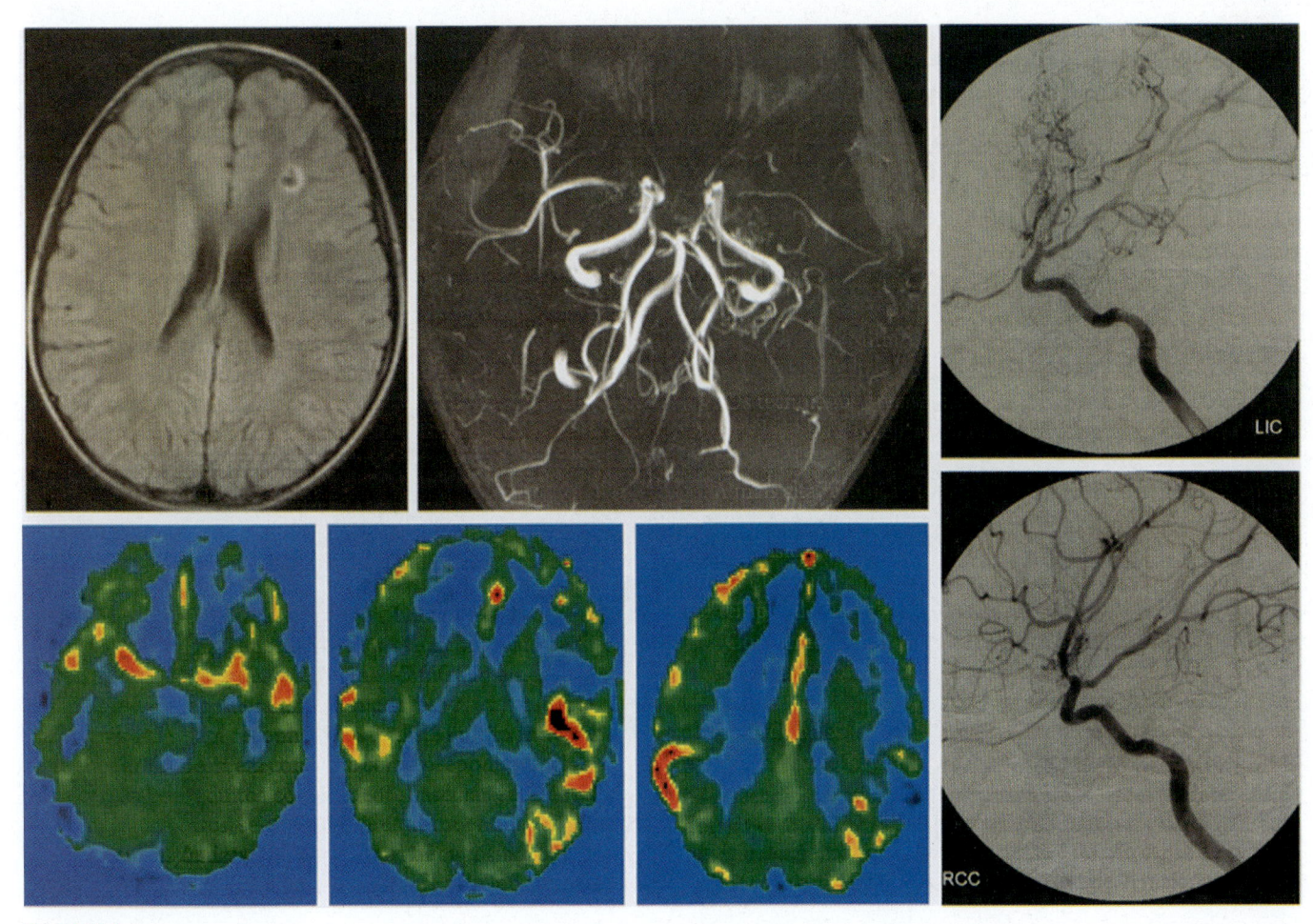

Fig. 51.C2.1

Note que os sinais vasculares proeminentes podem ser vistos em decorrência da chegada retardada do *label* arterial.

Discussão

Neste caso, ASL é usada para detectar déficits de perfusão na doença moyamoya, uma doença cerebrovascular esteno-oclusiva progressiva, que pode causar isquemia cerebral, déficits neurológicos focais e declínio cognitivo em crianças. Esta técnica é particularmente atraente em crianças, uma vez que não é necessário nenhum agente de contraste como gadolínio intravenoso. Entretanto, uma desvantagem é que o fluxo retardado (colateral) pode ser subestimado pela ASL, e mais estudos são necessários para avaliar a diferença, a menos que sejam utilizados retardos variáveis de rotulagem, e mais estudos são necessários para avaliar a diferença na informação obtida de ASL e técnicas pela MR de perfusão com suscetibilidade dinâmica ao contraste e sua utilidade na predição do comprometimento neurológico funcional.

Ponto-chave

- ASL é viável na avaliação dos déficits de perfusão causados por doença esteno-oclusiva crônica na síndrome moyamoya.

Estudo de caso 51.3
Síndrome de Sturge-Weber – Estudo da perfusão pela MR

P. B. Barker ▪ D. D. M. Lin
Johns Hopkins University of Medicine, Baltimore, EUA

Histórico
Um menino de 9 anos com glaucoma esquerdo congênito, manchas faciais em vinho do Porto no lado esquerdo e convulsões.

Técnica
MRI convencional e estudo da perfusão.

Achados de imagem
As imagens ponderadas em T_2 mostraram perda de volume occipital e parietal e hipointensidade na WM subcortical. A imagem ponderada em T_1 pós-gadolínio mostrou realce leptomeníngeo. A PWI revelou aumento no tempo de trânsito médio no córtex parietal esquerdo, com a curva de intensidade de sinal-tempo mostrando *washout* prolongado da fase venosa.

Discussão
A síndrome de Sturge-Weber (SWS) é uma doença neurocutânea congênita caracterizada por angioma capilar cutâneo ipsolateral e angiomatose leptomeníngea intracraniana. Ocorre estase venosa levando à hipoperfusão parenquimal e insuficiência bioenergética, particularmente na presença de convulsões.[1] O lento *washout* de gadolínio-ácido dietilenotriaminopentacético (Gd-DTPA) sugere drenagem venosa comprometida.[2] Déficits de perfusão podem ocorrer antes do desenvolvimento de anormalidades estruturais.[3]

Pontos-chave
- A PWI mostra hipoperfusão e *clearance* de contraste retardado na SWS.
- Imagens de perfusão podem ser sensíveis para detectar envolvimento intracraniano na SWS.

Referências

1. Maria BL, Hoang KBN, Robertson RL *et al.* Imaging brain structure and function in Sturge–Weber syndrome. In *Sturge–Weber Syndrome,* eds. Bodensteiner JB, Roach ES. Mt Freedom, NJ: Sturge–Weber Foundation, 1999; p. 43–69.

2. Lin DD, Barker PB, Kraut MA, Comi A. Early characteristics of Sturge–Weber syndrome shown by perfusion MR imaging and proton MR spectroscopic imaging. *AJNR Am J Neuroradiol* 2003; **24**: 1912–1915.

3. Reid DE, Maria BL, Drane WE, Quisling RG, Hoang KB. Central nervous system perfusion and metabolism abnormalities in Sturge–Weber syndrome. *J Child Neurol* 1997; **12**: 218–222. involvement.

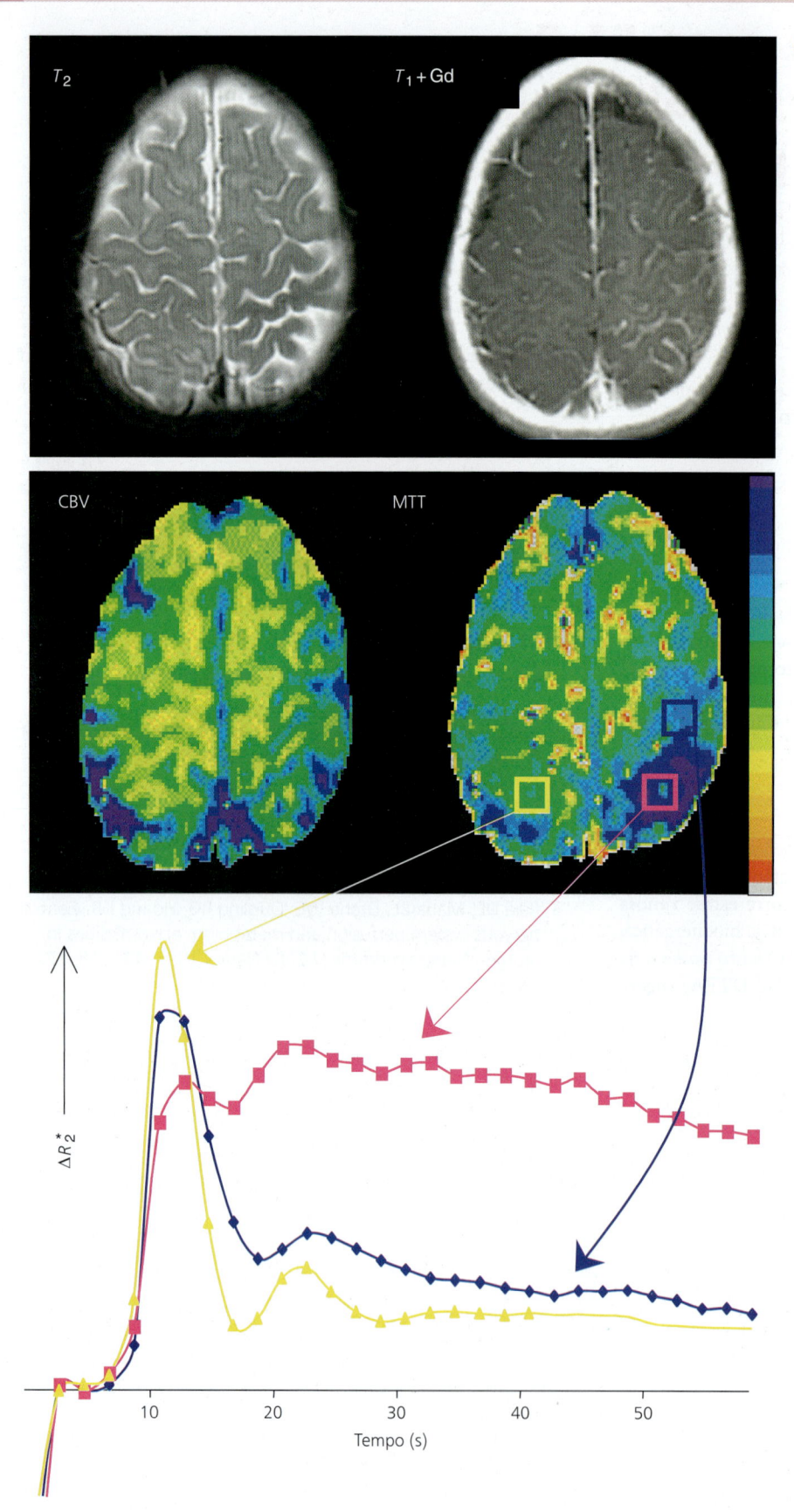

Fig. 51.C3.1

Estudo de caso 51.4
Imagens ponderadas em suscetibilidade na síndrome de Sturge-Weber

D. D. M. Lin ▪ P. B. Barker
Johns Hopkins University School of Medicine, Baltimore, EUA

Histórico
Acompanhamento da criança descrita no Estudo de caso 51.3. O menino estava agora com 3,5 anos de idade, tem glaucoma do lado esquerdo e envolvimento cerebral parietal esquerdo e occipital bilateral, no esquerdo é maior que no direito, e com histórico de convulsões no primeiro ano de vida.

Técnica
RM convencional, imagens ponderadas em suscetibilidade (SWI), imagens ponderadas em perfusão (PWI) e FLAIR pós-gadolínio em 1,5 T.

Achados de imagem
RM convencional mostrou leve atrofia do lobo parietal esquerdo superior. Pós-gadolínio houve realce leptomeníngeo na mesma região, o que foi muito mais evidente em FLAIR do que nas imagens ponderadas em T_1 convencionais em decorrência da ausência de realce vascular normal nas varreduras de "*black blood*" do FLAIR. A SWI mostrou angioma venoso e angiomatose vascular anormal no lobo parietal esquerdo, que correspondia à diminuição de fluxo (aumento do tempo para o pico) na PWI. Note também o proeminente espessamento craniano frontal esquerdo, assimétrico, que se desenvolveu na mesma distribuição facial da mancha em vinho do Porto.

Discussão
O envolvimento do CNS na SWS caracteriza-se por drenagem cortical aberrante e ineficaz (angiomatose leptomeníngea). À medida que a doença progride, a atrofia se torna mais aparente, mas em estágio inicial do envolvimento cerebral (estrutura venosa anormal) pode ser visualizada melhor com o uso de SWI,[1] assim como realce leptomeníngeo em FLAIR pós-gadolínio e fluxo retardado (*clearance* venoso lento) na PWI.[2]

Pontos-chave
- A SWI é sensível para a detecção de anormalidades venosas em SWS e pode ajudar a estabelecer o diagnóstico de envolvimento cerebral.

Referências
1. Tong KA, Ashwal S, Obenaus A *et al.* Susceptibilityweighted MR imaging: a review of clinical applications in children. *AJNR Am J Neuroradiol* 2008; **29**: 9–17.
2. Lin DD, Barker PB, Hatfield LA, Comi AM, Dynamic MR perfusion and proton MR spectroscopic imaging in Sturge–Weber syndrome: correlation with neurological symptoms. *J Magn Reson Imaging* 2006; **24**: 274–281.

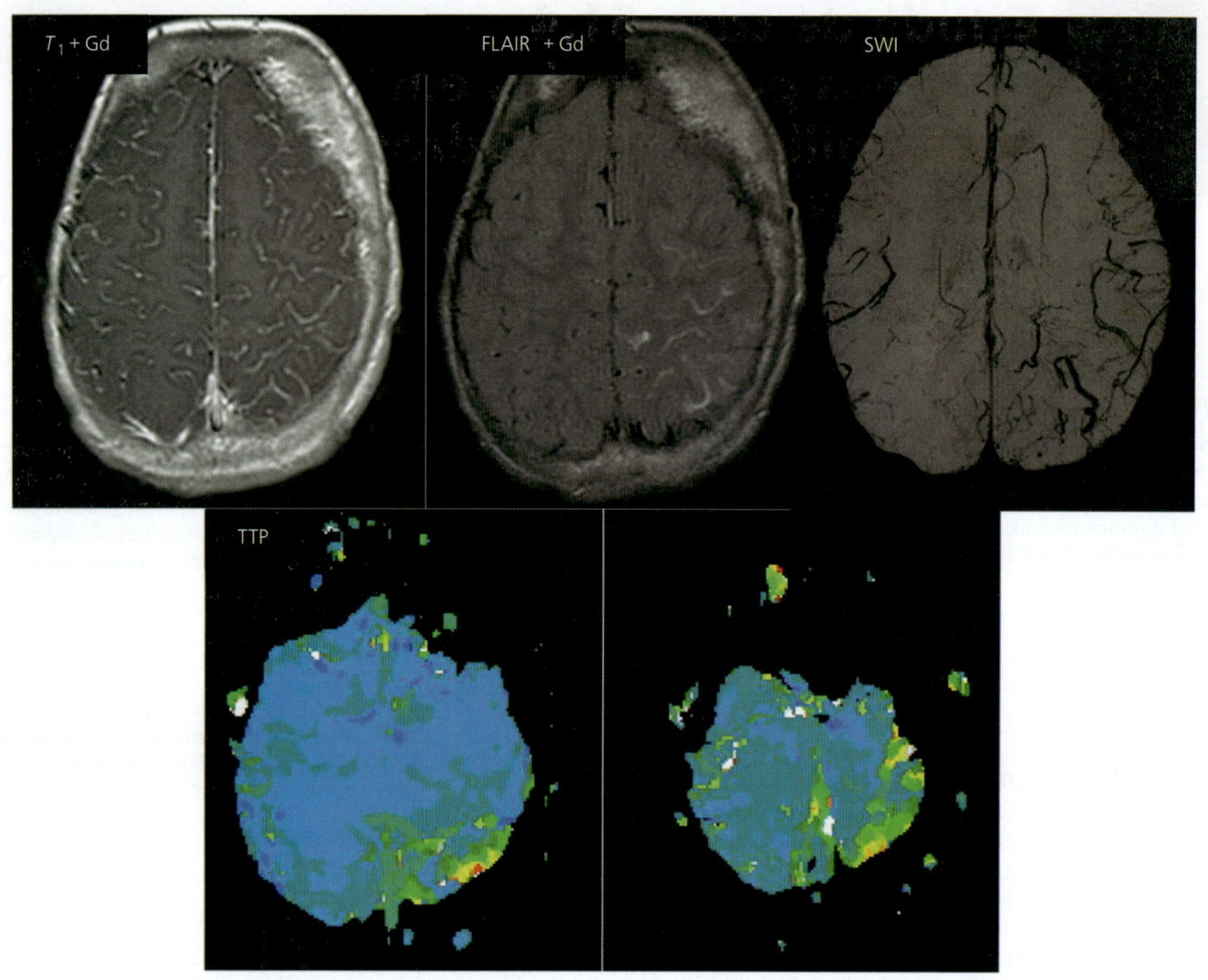

Fig. 51.C4.1

Capítulo 52

Espectroscopia por ressonância magnética na doença da substância branca pediátrica

Knut Brockmann ▪ Peter Dechent ▪ Folker Hanefeld

Introdução

A espectroscopia por ressonância magnética (MRS) produz informações *in vivo* dentro das alterações metabólicas que ocorrem durante os diferentes estágios das doenças da substância branca (WM). Distúrbios genéticos/metabólicos inatos são considerados aqui, enquanto as condições adquiridas, principalmente inflamatórias ou hipóxico-isquêmicas são abordadas nos Capítulos 28, 30 e 48.

Este capítulo descreve as características metabólicas da WM, mostradas pela MRS, causadas por condições hereditárias (leucodistrofias; Tabela 52.1). A classificação de leucoencefalopatias usada aqui é baseada no conceito de hipomielinização e desmielinização (Tabela 52.2). Alguns desses distúrbios são discutidos nos Capítulos 30 e 53.

Várias revisões abrangentes sobre esse tópico estão disponíveis.[1-8] A maioria das publicações aborda entidades patológicas individuais e serão referidas nas respectivas seções.

Distúrbios lisossomais

Leucodistrofia metacromática

A leucodistrofia metacromática (MLD, MIM #250100) é um distúrbio lisossomal de armazenamento autossômico recessivo causado por mutações no gene *ARSA* no cromossomo 22q13.31-qter.[9] Uma deficiência de arilsulfatase A induz ao acúmulo de sulfatos de cerebrosídeos na WM cerebral e nos nervos periféricos.

Três variantes clínicas foram delineadas de acordo com a idade de início. A forma infantil tardia, rapidamente progressiva, é caracterizada por espasticidade e ataxia, juntamente com neuropatia periférica e atrofia óptica. A MLD adulta pode começar com sintomas psicopatológicos.

A ressonância nuclear magnética (MRI) revela alterações que inicialmente são sutis e progridem para alterações simétricas disseminadas, difusas, na fase tardia do curso. As fibras em U são caracteristicamente poupadas.[1]

Relatos sobre o uso de MRS em MLD restringem-se a algumas publicações. Dois pacientes com MLD, com idades de 17 e 21 anos, foram incluídos em uma grande série de distúrbios cerebrais degenerativos investigados por MRS de prótons e ^{31}P do cérebro.[2] Nesses pacientes com grave desmielinização que, na MRI, afeta quase toda ou toda a WM, a MRS com prótons localizada da WM revelou diminuição significativa nas relações de *N*-acetil aspartato (tNAA)/ creatina (7Cr), mas as relações dos compostos que contêm colina (Cho/tCr) estão dentro da variação normal.

Sete pacientes com MLD infantil tardia ou juvenil, a maioria deles com graves alterações leucodistróficas à MRI, foram pesquisados por MRS de prótons da WM cerebral e substância cinzenta (SC).[10] Nesses pacientes, a MRS revelou acentuada diminuição das relações de NAA/Cr e forte elevação nas relações de *mio*-inositol (mI)/Cr. Essas alterações eram mais pronunciadas na SB do que na GM, mas não se relacionavam com o subtipo infantil *versus* juvenil. Quando essa observação foi relatada há 15 anos, os autores declararam que o aumento surpreendente de mI não foi detectado em outras leucodistrofias e poderia indicar um papel específico desse metabólito na fisiopatologia da MLD. À medida que crescia a experiência com MRS nos distúrbios de WM, descobriu-se forte elevação do mI em várias leucoencefalopatias, incluindo outros distúrbios lisossomais (p. ex., doença de Krabbe [DK], veja adiante), doença de Alexander (veja adiante) e envolvimento cerebral da neuropatia axonal gigante. Há evidência de que esse achado indicada a proliferação de astrócitos.[11] Os achados da MRS na MLD, portanto, apresentam características inespecíficas de alterações metabólicas secundárias à desmielinização, perda neuronal e gliose astrocítica. Essas alterações histopatológicas constituem as características da MLD, assim como da KD e de outros distúrbios desmielinizantes de WM.

A Figura 52.1 representa a MRI e a MRS de um menino de 7 anos de idade com MLD, o qual foi pesquisado em nossa instituição utilizando MRS de prótons localizada.

Leucodistrofia de célula globoide (doença de Krabbe)

A leucodistrofia de célula globoide ou KD é um distúrbio autossômico recessivo (MIM #245200) que afeta tanto o sistema nervoso central como o periférico.[12] A base bioquímica é uma deficiência da atividade da galactocerebrosídeo β-galactosidase causada por mutação no gene *GALC* no cromossomo 14q24.3-32.1.

Três subtipos do distúrbio foram delineados. A forma mais comum, a infantil, apresenta hipotonia seguida por extrema irritabilidade, espasticidade e rápida degeneração motora e mental levando à morte dentro de alguns anos. Os subtipos juvenil e adulto foram identificados, e se caracterizam por comprometimento visual insidioso, degeneração cognitiva, distúrbio da marcha e um curso mais lento e prolongado.

Na DK infantil, a tomografia computadorizada (CT) mostra hipodensidade da SB cerebral juntamente com hiperdensidade dos tálamos e do centro semioval no início da doença. Com a MRI, a

Tabela 52.1 Classificação dos distúrbios hereditários da substância branca

Tipo	Distúrbios
Distúrbios lisossomais	Leucodistrofia metacromática (MLD) Leucodistrofia de células globoides (doença de Krabbe)
Distúrbios peroxissomais	Síndrome cérebro-hepatorrenal de Zwellger Adrenoleucodistrofia ligada ao X (X-ALD) Adrenoleucodistrofia neonatal (ALD) Doença de Refsum (clássica/infantil)
Encefalomiopatias mitocondriais	Deficiência de succinato desidrogenase (complexo II) Leucoencefalopatia com envolvimento de tronco cerebral e medula espinal e elevação de lactato (LBSL) Outros
Distúrbios de metabolismo de ácido orgânico e aminoácido	Glutaracidúria tipo 1 Doença de Canavan (deficiência de aspartoacilase) Fenilcetonúria (PKU) Doença em xarope de bordo Outros
Mucopolissacarídeos	Doença de Hurler Doença de Hunter
Distúrbios do reparo do DNA	Doença de Cockayne
Distúrbios de neurofilamentos	Doença de Alexander Leucoencefalopatia na neuropatia axonal gigante (GAN)
Leucoencefalopatias com hipomielinização	Doença de Pelizaeus-Merzbacher (PMD) Doença do tipo Pelizaeus-Merzbacher (PMLD) Hipomielinização com atrofia dos núcleos da base e cerebelo (H-ABC) Doença de Salla (SDE) Síndrome do 18q Leucoencefalopatia com ataxia, dentição retardada e hipomielinização
Distúrbios da matriz extracelular	Distrofia muscular congênita e leucoencefalopatia causada por deficiência de laminina α_2
Diversos	Síndrome de Aicardi-Goutieres Doença da substância branca evanescente (VWM)/mielinopatia central difusa (MCD) Leucoencefalopatia megalencefálica com calcificações e cistos (MLC) Tricotiodistrofia Xantomatose cerebrotendínea Leucoencefalopatia com calcificação e cistos

Fonte: De van der Knaap e Valk, 2005.[1]

Tabela 52.2 Padrão de MRS de prótons na hipomielinização *versus* desmielinização

	tNAA	tCr	Cho	Ins	Lac
Hipomielinização	↑	↑	↓	↑	–
Desmielinização	↓↓	(↑)	↑	↑	(↑)

↑, aumentado; ↓, diminuído; ( ), alterações nem sempre vistas; tNAA, compostos de *N*-acetil aspartil total; tCr, creatina total; Cho, compostos contendo colina; Ins, *mio*-inositol; Lac, lactato.

hipointensidade em T_1 e a hiperintensidade em T_2 são observadas na WM periventricular e cerebelar, mas podem estar enganosamente normais.[13] Em geral, investigações neurorradiológicas revelam atrofia cerebral difusa. As alterações da WM nos subtipos juvenil e adulto, detectáveis por MRI, são caracteristicamente confinadas às regiões periventriculares parieto-occipitais no início da doença.

Estudos com MRS têm ocorrido em diferentes subtipos de KD e utilizando diferentes métodos. Gêmeos com KD infantil tardia têm sido estudados com o uso de MRS da WM cerebral somente.[14] A MRS de voxel único, baseada na avaliação espectral qualitativa, sem quantificação das concentrações de metabólitos, revelou perda de NAA, assim como elevação de Cr, Cho e mI. A MRS de prótons em um par de irmãos com KD adulta (mulher de 33 anos e homem de 35 anos), que se apresentava com paraparesia espástica e neuropatia desmielinizante,[15] demonstrou aumento nas proporções e Cho/Cr na WM afetada no centro semioval.

A MRS de prótons localizada, quantitativa, de regiões padronizadas do cérebro foi usada para avaliar anormalidades das concentrações de metabólitos cerebrais em sete pacientes com KD comprovada por bioquímica, quatro com o subtipo infantil, dois com o juvenil e um com o adulto.[16] A MRS de WM cerebral e de GM cortical revelou diferentes padrões de anormalidades metabólicas nesses vários subtipos (Fig. 52.2) que se correlacionavam com o respectivo curso clínico e características neuropatológicas. Na KD infantil, a pronunciada elevação, tanto da Cho como do mI na WM afetada, refletiu a desmielinização e a proliferação glial. A diminuição associada de NAA apontou para uma perda neuroaxonal. Houve alterações semelhantes, ainda que mais leves, na GM. Na KD

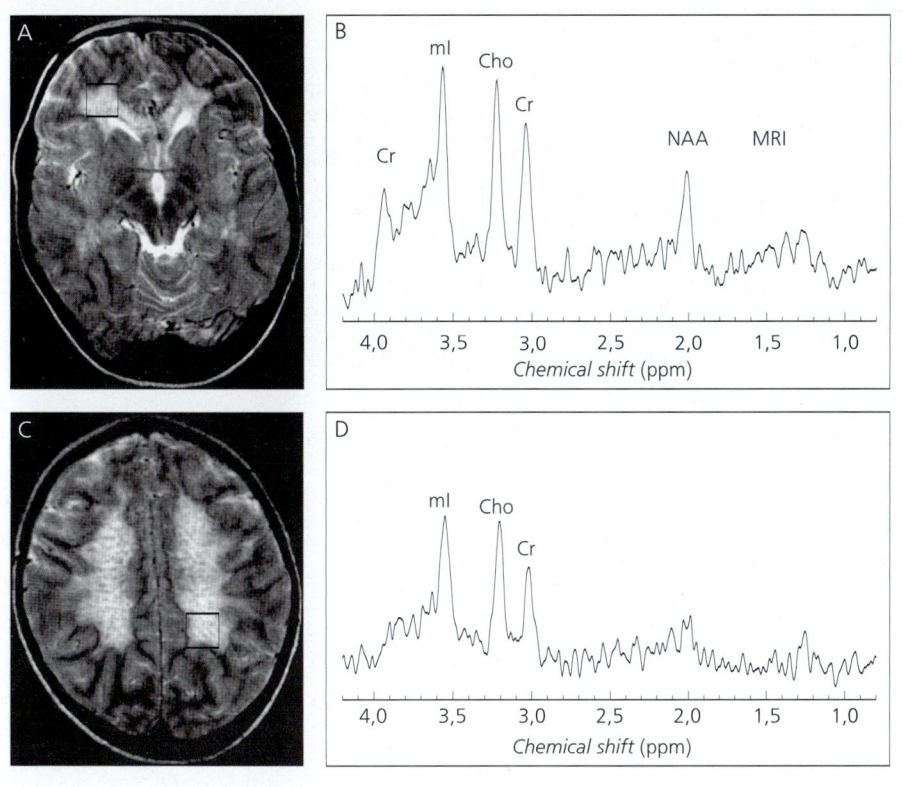

Fig. 52.1 Um menino de 7 anos de idade com leucodistrofia metacromática. Imagens de MR ponderadas em T_2 (A, C) e MRS (STEAM, TR/TE/TM = 6.000/20/10 ms) (B, D) da substância branca (WM) frontal direita e WM parieto-occipital esquerda (D). A MRI mostra alterações de WM simétricas difusas; fibras em U são poupadas. Perda de NAA total e elevação de mI são vistas na MRS. A creatina (Cr) está aumentada na WM frontal e reduzida na parieto-occipital. A colina (Cho) está normal na WM frontal e elevada na parieto-occipital. mI, *mio*-inositol; NAA, N-acetil aspartato.

juvenil, a MRS indicou astrocitose com dano neuroaxonal menor na WM. Em um paciente com KD adulta, a MRS da WM afetada estava quase normal. Esses dados de MRS estão em concordância com as características histopatológicas de KD.

Distúrbios peroxissomais

Adrenoleucodistrofia

A adrenoleucodistrofia (ALD) cerebral faz parte do fenótipo variável de adrenoleucodistrofia ligada ao X (X-ALD, MIM #300100), sendo causada por mutações no gene ALD no cromossomo Xq28.[17] O gene codifica uma proteína de membrana peroxissomal da família do transportador cassete ligado à ATP. As mutações resultam em comprometimento da degradação peroxissomal dos ácidos graxos de cadeia muito longa com subsequente elevação de seus níveis plasmáticos. A ALD ligada ao X é a leucodistrofia mais comum em crianças e adultos e afeta aproximadamente 1 em 20.000 homens. As manifestações nos órgãos incluem deficiência suprarrenal e desmielinização na WM cerebral. O fenótipo de X-ALD é altamente variável e não é previsível mesmo em pacientes portadores da mesma mutação ALD, conforme ilustrado pelos diversos cursos clínicos em gêmeos monozigóticos. A forma cerebral afeta aproximadamente 35% dos meninos homozigóticos com início dos sintomas clínicos principalmente entre 4 e 12 anos de idade. A maioria dos meninos afetados morre em 3-5 anos do início dos sintomas (veja Estudo de Caso 52.1).

As anormalidades identificadas por MRI muitas vezes precedem os sintomas clínicos e refletem alterações patológicas, mostrando lesões simétricas de WM nas regiões parietal e occipital na maioria dos casos. Com menos frequência, podem ocorrer predominância frontal ou padrões assimétricos. Alterações inflamatórias são reconhecidas pelo realce pelo meio de contraste. Os achados de MRI são avaliados com o uso de um escore, desenvolvido por Loes *et al.*, que vai de 0 a 34.[18]

A única terapia eficaz conhecida até o momento é o transplante de células-tronco hematopoiéticas (HSCT), levando à estabilização ou reversão das anormalidades clínicas e de MRI, se realizado em um estágio inicial da doença.[19] Se realizado em um estágio avançado de desmielinização, o HSCT não é benéfico e pode até acelerar a degeneração neurológica.

A MRS de prótons mostrou que adiciona dados importantes referentes ao início da desmielinização e à extensão dano de WM, produzindo, assim, valiosas informações para a tomada de decisão com relação ao HSCT. Vários métodos de MRS têm sido aplicados, que mostraram resultados semelhantes.

Vários estudos usaram imagens por MRS de prótons multislice tanto em pacientes X-ALD com sintomas neurológicos como em pacientes assintomáticos e descobriram anormalidades de metabólitos nas lesões representadas na MRI, assim como WM de aparência normal. Consequentemente, a MRSI foi considerada mais sensível na detecção de anormalidades metabólicas e desmielinização incipiente do que a MRI.[20,21] Uma comparação entre MRSI e imagens com tensor de difusão (DTI) mostrou que a MRSI era a técnica mais sensível para identificar alterações metabólicas iniciais na WM causadas por desmielinização ou perda axonal.[22]

Estudos com o uso de MRS de prótons de voxel único com [23,24] ou sem quantificação[25] absoluta de concentrações de metabólitos confirmaram esses resultados. O aumento tanto de

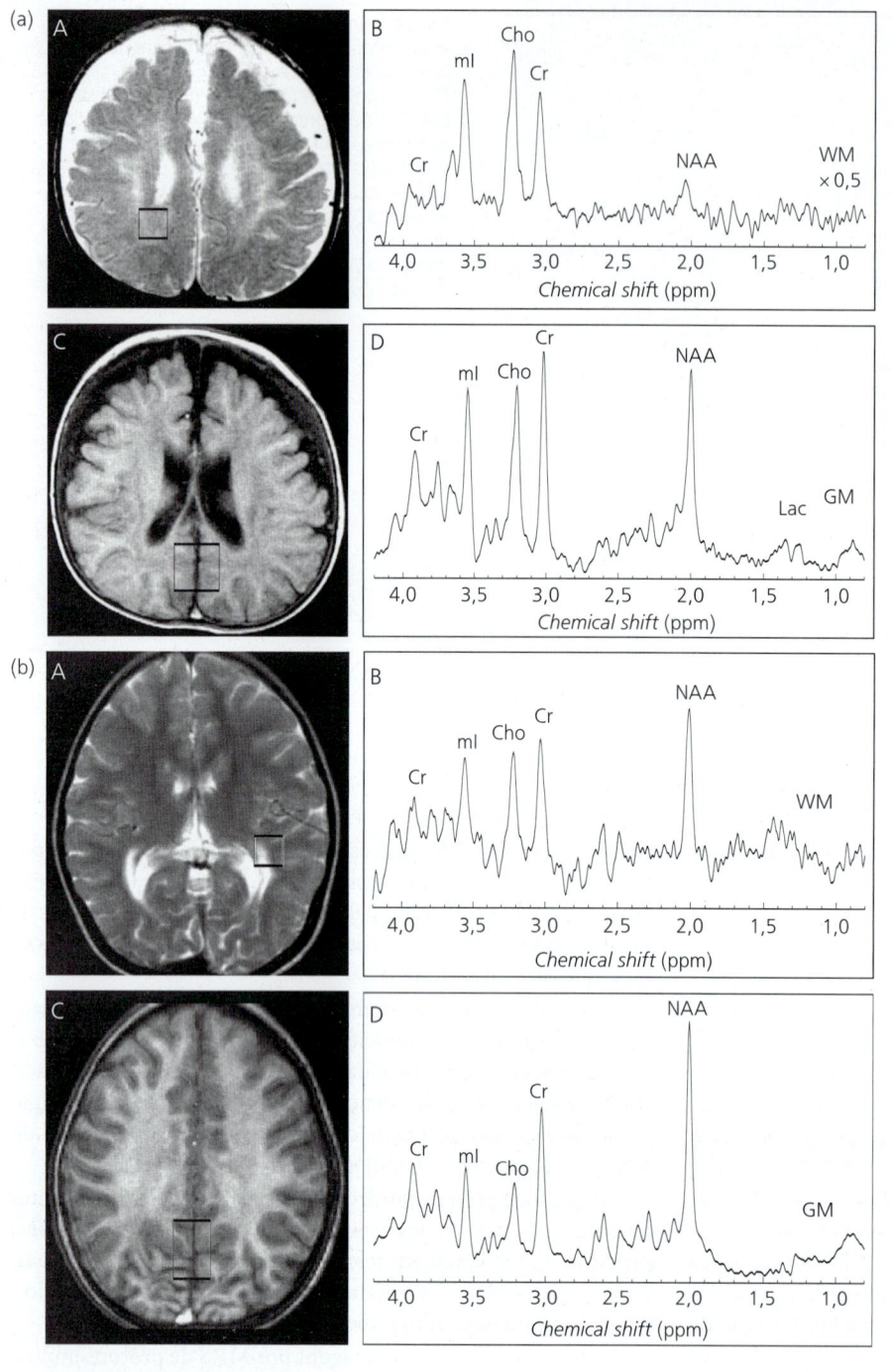

Fig. 52.2 Imagens de três pacientes com doença de Krabbe (KD) infantil, juvenil e adulta. (a) Um menino de 9 meses com KD infantil: MRI ponderada em T_2 (A) e MRS (B) (STEAM, TR/TE/MT = 6.000/20/10 ms) de substância branca (WM) parieto-occipital direita escalada por um fator de dois; e MRI ponderada em T_2 (C) e MRS (D) da substância cinzenta (GM) paramediana. (b) Uma menina de 6 anos de idade com KD juvenil: MRI ponderada em T_2 (A) e MRS (B) (STEAM, TR/TE/MT = 6.000/20/10 ms) da WM parieto-occipital esquerda e MRI ponderada em T_2 (C) e MRS (D) da GM parietal mediana. Veja texto para discussão adicional. Lac, lactato. Outras abreviações como na Figura 52.1. (De Brockmann et al. 2003.[16]) (Continua.)

Cho como de mI indicou o início da desmielinização (Fig. 52.4). Pesquisas de acompanhamento após HSCT mostraram que a degeneração neurológica, em consequência de desmielinização ativa, caracterizava-se por aumento adicional das concentrações elevadas de Cho, enquanto o resultado positivo após HSCT estava correlacionado aos níveis quase normais de NAA, na WM afetada, antes do HSCT.[24]

Um estudo recente de 17 pacientes com ALD, com idades entre 4 e 13 anos, utilizando MRS de prótons localizada 4 T em combinação com quantificação absoluta, permitiu a determinação confiável de 12 metabólitos, sete dos quais foram estabelecidos como marcadores de desenvolvimento da lesão. Entre estes, Cr e Cho eram os marcadores mais fracos, enquanto NAA, glutamato (Glu) e lipídeos + lactato (Lac) eram os mais fortes. A grande extensão das alterações nos marcadores permitiu a detecção de alterações neuroquímicas iniciais na formação da lesão antes da detecção de anormalidades por MRI convencional. Concentrações de uma série de metabólitos também eram significativamente diferentes entre a substância branca de aparência normal dos pacientes e controles, indicando alterações bioquímicas na ausência de alterações visíveis à MRI. As melhoras neuroquímicas após HSCT foram mensuradas em seis pacientes.[26]

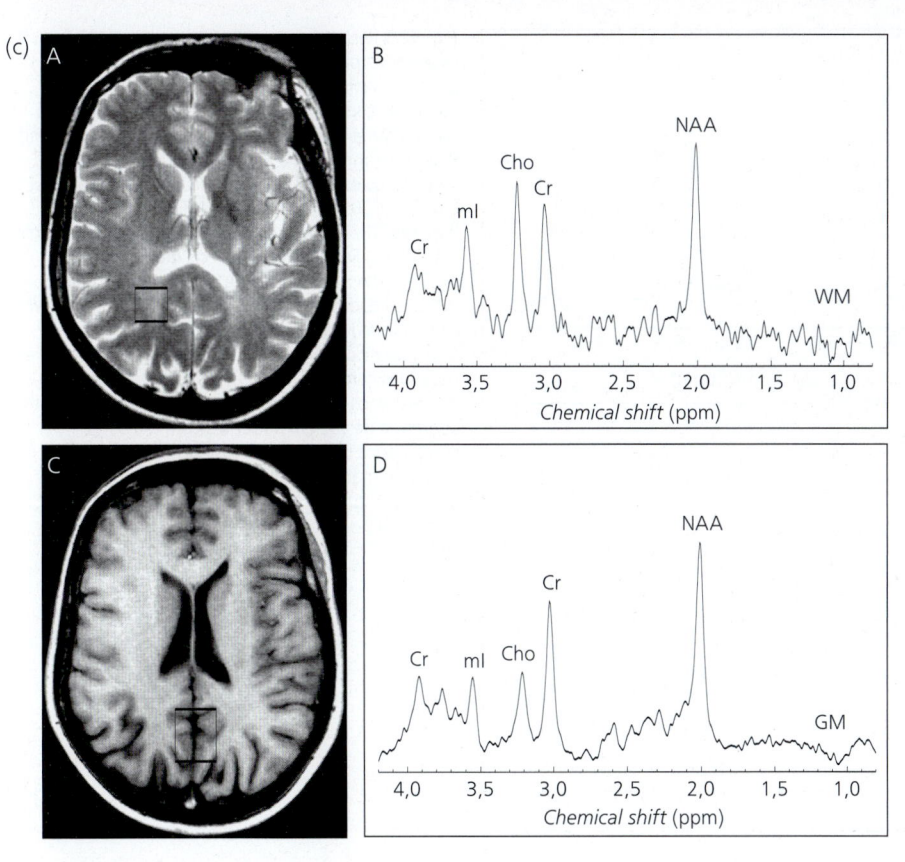

Fig. 52.2 *(Cont.)*

Assim, a MRS de prótons localizada, em combinação com a quantificação absoluta das concentrações de metabólitos, pode revelar informações cruciais sobre alterações metabólicas sutis que predizem futura desmielinização.[27]

Encefalomiopatias mitocondriais

Distúrbios de fosforilação oxidativa são relacionados com diversos defeitos genéticos e bioquímicos e aos sintomas clínicos heterogêneos, que vão desde a disfunção isolada de um órgão até um distúrbio multissistêmico.[28] As leucoencefalopatias constituem uma pequena parte do espectro das doenças neurológicas causadas por distúrbios de geração de energia celular por meio de defeitos das mitocôndrias assim como do genoma nuclear.[29]

Os principais achados dos estudos de MRS de prótons em distúrbios de fosforilação oxidativa são a elevação de Lac, com variação regional e redução de NAA.[30]

A análise retrospectiva de uma série de 110 crianças com encefalopatias mitocondriais revelou oito pacientes com características de leucoencefalopatia na MRI.[31] A MRI de prótons foi realizada em seis desses oito pacientes. A diminuição de NAA, Cho e Cr juntamente com o acúmulo de Lac dentro da WM afetada foi observada em três pacientes, e uma ligeira elevação de Lac como única anormalidade foi encontrada em outras duas crianças.

Características específicas de MRS nas leucoencefalopatias mitocondriais só foram publicadas para deficiência de succinato desidrogenase (complexo II) até o momento. Em três pacientes afetados, a MRS de prótons localizada revelou acúmulo de succinato na WM distrófica.[32] Duas irmãs, crianças de pais consanguíneos, saudáveis, apresentaram perda rapidamente progressiva de todas as habilidades motoras aos 10 meses de idade. Um menino de 4 anos de idade, de outra família, mostrou crescente espasticidade e desajeitamento a partir dos 20 meses de idade.

Houve extensas hiperintensidades dependentes de T_2 na WM supratentorial central, com predominância nos lobos frontal e occipital em todos os pacientes. A MRS de prótons localizada revelou um *singlet* proeminente em 2,40 ppm na WM cerebral e cerebelar não presente na GM ou nos núcleos da base (Fig. 52.4). Também se verificou sinal elevado no líquido cefalorraquidiano (CSF) e pôde-se identificar que era originário de dois grupos metileno equivalentes de succinato. Subsequentemente, a deficiência isolada de complexo II foi demonstrada em todos os pacientes no músculo ou nos fibroblastos. Além disso, a MRS da WM cerebral revelou acentuada diminuição nas concentrações de NAA e Cr, Lac elevado e um leve aumento de mI. Em contraste com a WM, nenhum succinato ou Lac foi detectável na GM cortical e núcleos da base. Uma das irmãs morreu com a idade de 18 meses. O exame de necropsia revelou as características neurológicas da síndrome de Leigh.

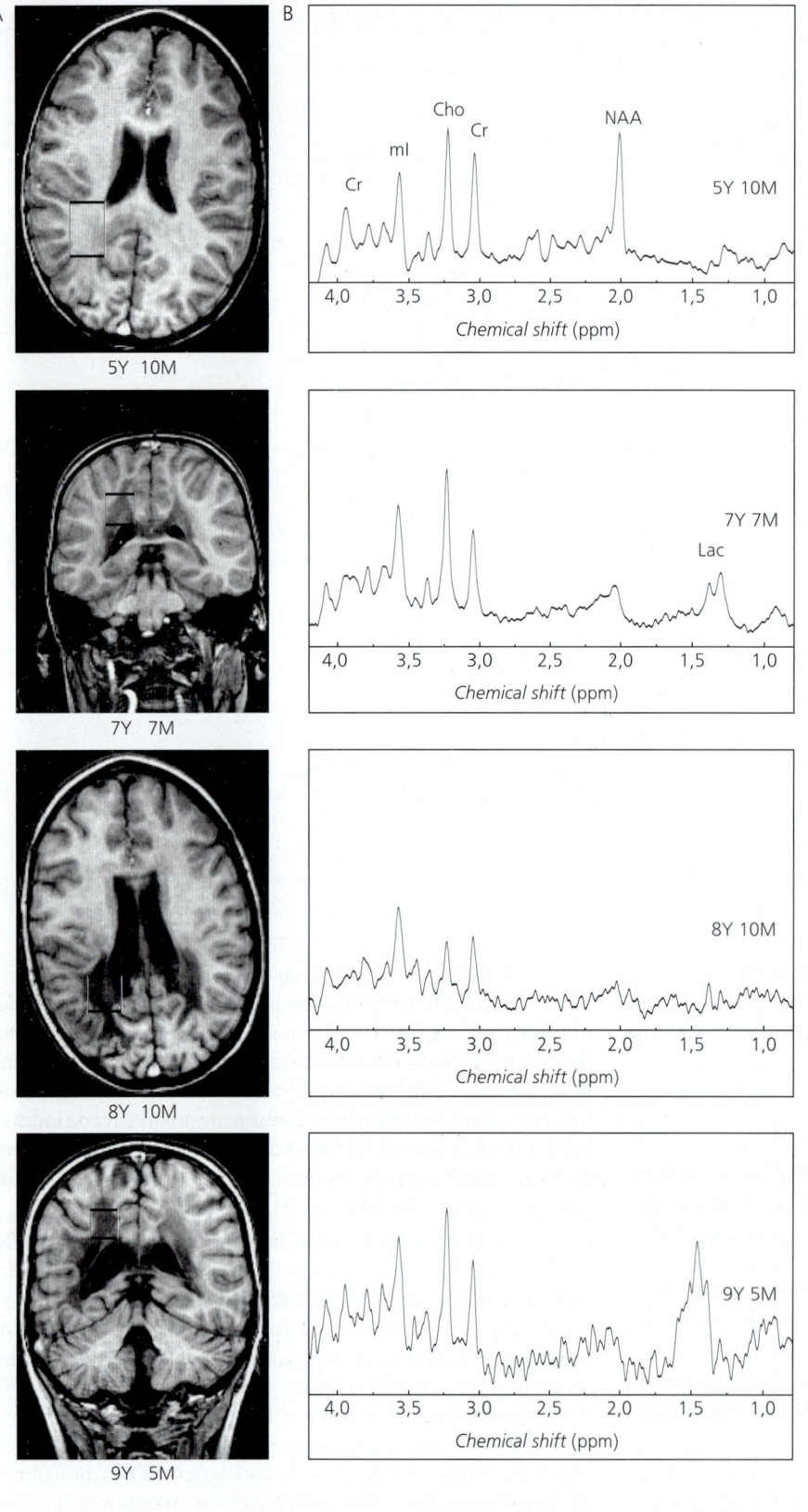

Fig. 52.3 Ressonância nuclear magnética (A) e espectroscopia (B) na substância branca (WM) parieto-occipital direita em um menino com adrenoleucodistrofia (cALD) aos 5 anos e 10 meses (TR/TE/TM = 3.000/20/30 ms, 128 acúmulos, 12 ml), 7 anos e 7 meses (TR/TE/TM = 6.000/20/30 ms, 128 acúmulos, 8 ml), 8 anos e 10 meses (TR/TE/TM = 6.000/20/30 ms, 64 acúmulos, 8 ml) e 9 anos e 5 meses (TR/TE/TM = 6.000/20/30 ms, 64 acúmulos, 4,1 ml). (C) Espectros de prótons médios (STEAM, TR/TE/S TM = 6.000/20/30-10 ms) representando dados somados de WM de aparência normal (NAWM) (n = 47) e WM afetada (n = 21) em pacientes assintomáticos com ALD, assim como WM afetada em pacientes com cALD (n = 9). Note a perda de NAA, aumento nos compostos contendo Cho e finalmente a aparência de Lac em pacientes com cALD, comparados com o grupo assintomático. Glu, glutamato; Gln, glutamina; outras abreviações como na Figura 52.1. (De Powels *et al.*,1998.[23]) *(Continua.)*

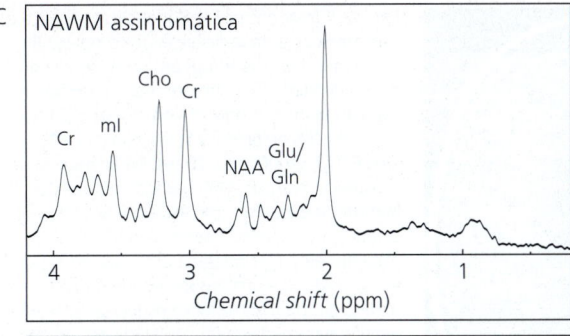

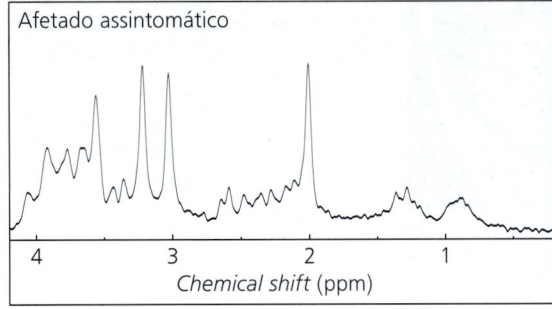

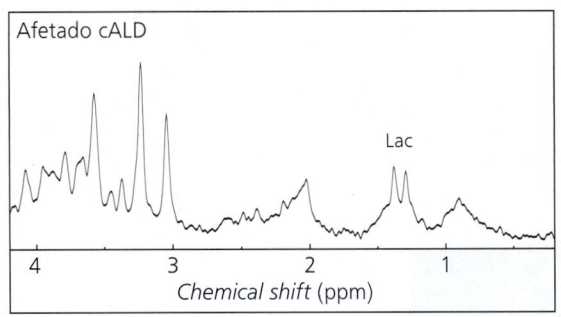

Fig. 52.3 *(Cont.)*

Leucoencefalopatia com envolvimento do tronco cerebral e medula espinal e elevação de lactato

A leucoencefalopatia com envolvimento do tronco cerebral e da medula espinal e elevação de lactato (LBSL) tem sido delineada com base no padrão distinto de MRI de anormalidades não homogêneas da WM cerebral e envolvimento seletivo do tronco cerebral e dos tratos espinais. Clinicamente, os pacientes tinham disfunções piramidal, cerebelar e da coluna dorsal lentamente progressivas. Mutações autossômicas recessivas em *DARS2*, que codificam aspartil-tRNA sintetase mitocondrial, foram descobertas como causa de LBSL.[33,34] A MRS de prótons de *voxel* único revelou aumento de Lac dentro da WM anormal. A Figura 52.5 mostra anormalidades de MRI lactato elevado na WM em um menino com LBSL.

Distúrbios do metabolismo orgânico e de aminoácidos

Doença de Canavan

A doença de Canavan (degeneração esponjosa do cérebro, doença de Canavan-Bogaert-Bertrand, MIM #271900) é uma rara leucodistrofia autossômica recessiva com macrocefalia. A doença de Canavan é causada por mutações no gene 17pter-p13 para aspartoacilase, resultando em acúmulo do substrato NAA. Três variantes clínicas foram delineadas. A mais frequente, a forma infantil, manifesta-se nos primeiros 6 meses de vida com hipotonia, irritabilidade, macrocefalia progressiva, seguida por espasticidade, cegueira, coreoatetose e degenerações motora e mental inexoráveis. A morte ocorre dentro de alguns anos.

Há hipodensidade difusa, simétrica, de WM e CT, e a MRI revela um padrão centrípeto de desmielinização, começando nas fibras em U e progredindo para regiões periventriculares.

Subsequente à primeira descrição de sinais de aumento de NAA na doença de Canavan por Grodd *et al.*,[35] apareceram vários relatos sobre o uso de MRS na doença de Canavan. As limitações nesses estudos foram principalmente associadas à variação dos metabólitos identificáveis (p. ex., por causa do longo tempo de eco [TE] em vez de curto TE) e avaliação dos dados neuroquímicos (p. ex., uso de valores de tempo curto de repetição [TR] e proporções de pico, em vez das concentrações absolutas de metabólitos).

Em nossa instituição, cinco pacientes com doença de Canavan foram pesquisados. A MRS de prótons localizada e a quantificação das concentrações de metabólitos confirmaram uma elevação absoluta de NAA na WM e elevação até mais pronunciada na GM e nos núcleos da base. Esse achado geralmente é acompanhado por diminuição de Cho, aumento de mI e níveis inalterados de Cr.[4] A Figura 52.6 representa essas alterações na WM de uma menina de 4 anos de idade com doença de Canavan.

Investigações de MR com múltiplos parâmetros, incluindo MRS localizada quantitativa, produziram dados longitudinais obtidos de 28 pacientes com idades entre 12 e 72 meses no momento da inscrição como parte de um estudo pré-tratamento da doença de Canavan. Esses dados indicam que o NAA cerebral total eleva-se entre os 12 e os 24 meses, nesses pacientes, na maioria as regiões cerebrais e continua a se elevar até-14 mmol/l, com um gradiente crescente anteroposterior.[36]

Em conclusão, a detecção de concentrações elevada de NAA na GM e na WM de uma criança macrocefálica apoia fortemente o diagnóstico de doença de Canavan.

Leucodistrofias hipomielinizantes

Doença de Pelizaeus-Merzbacher

A doença de Pelizaeus-Merzbacher (PMD, MIM #312080) é uma leucodistrofia com herança recessiva ligada ao X causada por mutação do gene *PLP* no cromossomo Xq22. Esse gene codifica as duas principais proteínas da mielina do sistema nervoso central (CNS): a proteína proteolipídeo e sua isoforma DM20. A duplicação do gene é a mutação mais comum na PMD, mas as mutações *missense*, inserções e deleções também foram identificadas. Mutações em *PLP* resultam em desmielinização, falta de mielina ade-

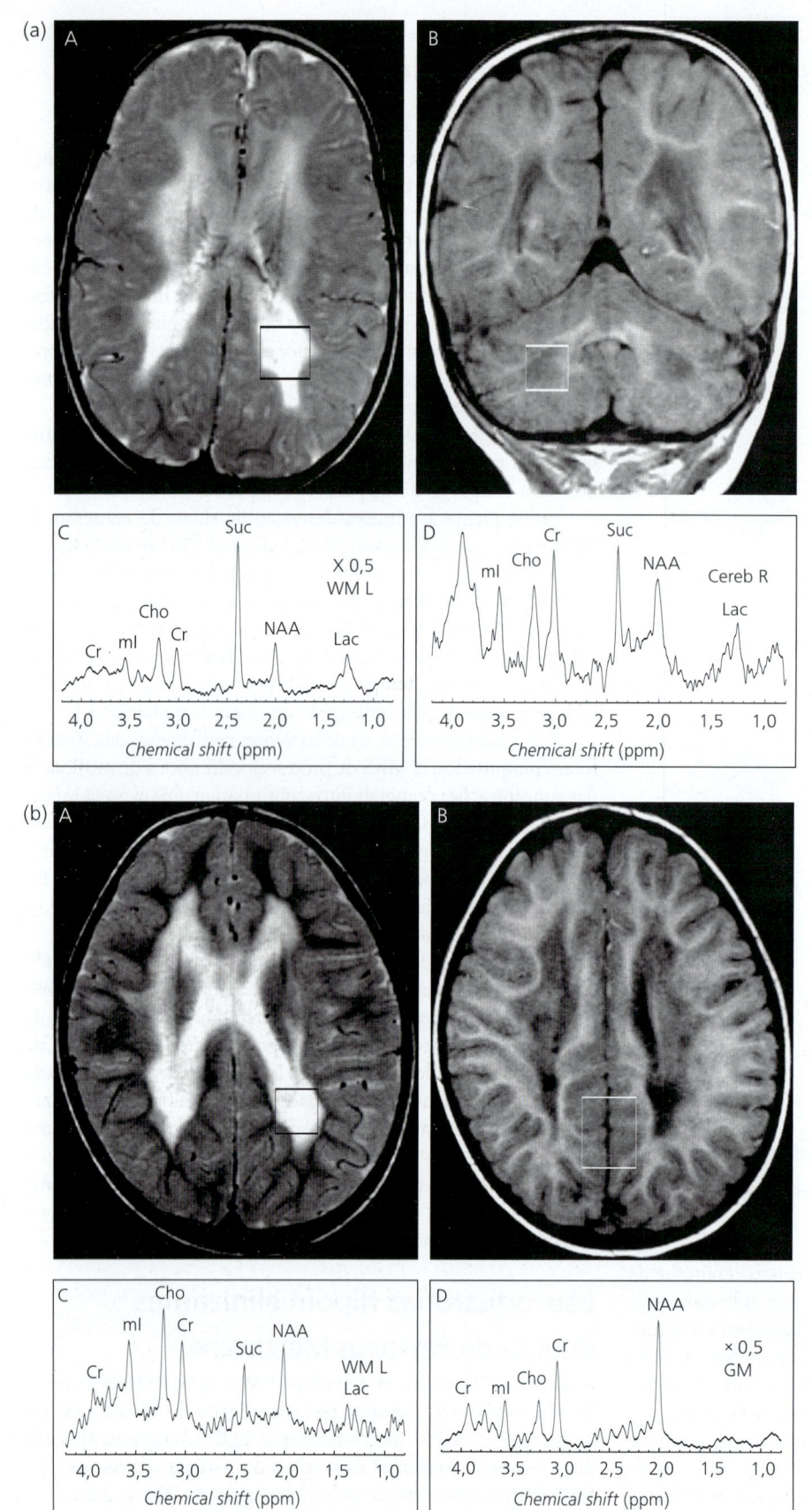

Fig. 52.4 Imagens por ressonância magnética e espectroscopia na deficiência de complexo II (succinato desidrogenase) em uma menina de 12 meses de idade (a) e em um menino de 50 meses (b). (a) A imagem é ponderada em T_2 (A) e (B) ponderada em T_1 e MRS de prótons localizada (STEAM, TR/TE/TM = 6.000/20/10 ms, 64 acúmulos) da substância branca (WM) parieto-occipital do hemisfério esquerdo, escalada por um fator de 2 (C) e cerebelo hemisférico direito (Cereb) (D).
(b) A imagem é ponderada em T_2 (A) e (B) ponderada em T_1 e MRS de prótons localizada da GM parieto-occipital hemisférica esquerda (C) e GM parietal paramediana (D), escalada por um fator de 2. Suc, succinato; Lac, lactato; outras abreviações como na Figura 52.1. (De Brockman et al., 2002.[32])

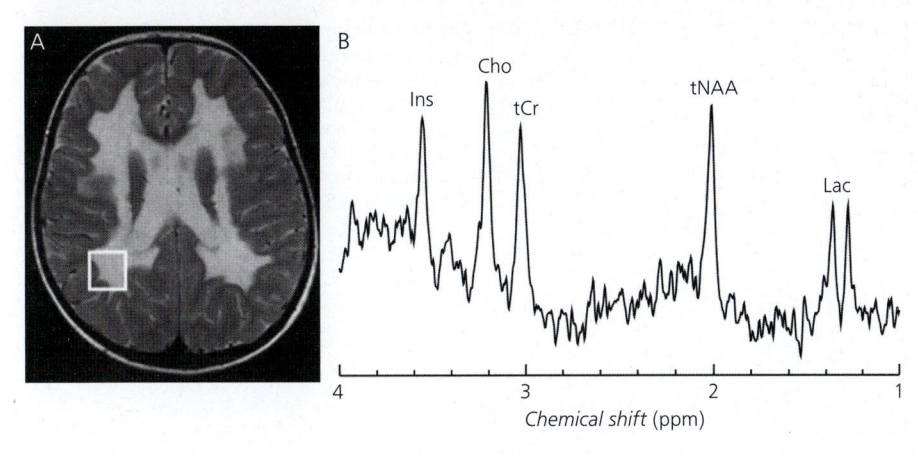

Fig. 52.5 Um menino com leucoencefalopatia com envolvimento de tronco cerebral e medula espinal e elevação de lactato (LBSL). A MRI ponderada em T_2 (A) e a MRS de prótons localizada (STEAM, TR/TE/TM = 6.000/20/10 ms, 64 acúmulos) foram obtidas, quando o menino tinha 5 anos de idade, da substância branca parieto-occipital hemisférica direita. Abreviações como na Figura 52.1.

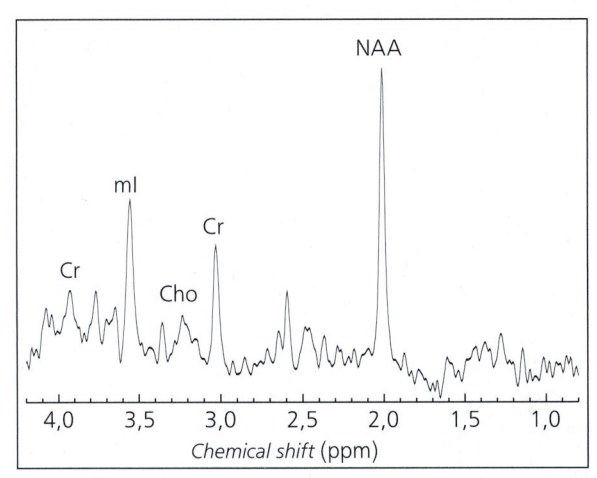

Fig. 52.6 Uma menina de 4 anos de idade com doença de Canavan. MRS de prótons localizada (STEAM, TR/TE/TM = 3.000/20/30 ms, 128 acúmulos) de substância branca parieto-occipital. Há um acentuado aumento no NAA. Abreviações como na Figura 52.1.

quadamente formada e, nesse sentido, a PDM difere de outras leucodistrofias.[37] As crianças afetadas apresentam hipotonia muscular e nistagmo rotatório durante o primeiro ano de vida; posteriormente se desenvolvem movimentos distônicos, ataxia, atrofia óptica e sintomas piramidais.

Um exame com MRI na PDM mostra inicialmente uma hiperintensidade difusa ou alterações em placa de WM nas imagens ponderadas em T_2 e um precário contraste, se houver, entre WM e GM nas imagens ponderadas em T_1.

A MRS de prótons na PMD levou a resultantes conflitantes, como níveis de metabólitos aumentados, diminuídos ou inalterados. Isso, ao menos em parte, pode ser explicado por limitações técnicas. A maioria dos pesquisadores contaram com as proporções de pico em vez das concentrações absolutas de metabólitos.[1,38-41]

Identificamos um padrão metabólico característico de SB afetada em cinco meninos com PMD geneticamente confirmada, usando MRS de *voxel* único quantitativa localizada. Em comparação com controles de mesma idade, a MRS da WM afetada assemelhava-se ao padrão de metabólito da GM cortical, conforme indicado por aumento nas concentrações de tNAA, Gln, mI e tCr. O mais notável é que a concentração de Cho estava reduzida. A GM parietal e os núcleos da base pareciam normais, mas mostravam uma tendência a tNAA, Gln e mI elevados (Fig. 52.7). Esses achados da MRS são compatíveis com densidade neuroaxonal maior, astrogliose e redução de oligodendróglios. Esses distúrbios na composição celular estão em estreita concordância com as características histopatológicas da hipomielinização. O perfil da DPM na MRS de prótons difere do padrão observado geralmente nos distúrbios de desmielinização e permite a distinção entre PMD e outras leucodistrofias.[42]

A *doença tipo Pelizaeus-Merzbacher* (DtPM, MIM #608804) é causada por mutações do gene *GJA12* (que codifica a conexina 46.6) no cromossomo 1q41. O distúrbio mostra um fenótipo clínico e de MRI que não se distingue da PMD.[43] Dados preliminares indicam que a MRS da WM na PMLD revela um padrão de metabólito que também é semelhante ao da PMD. A MRS com prótons em dois pacientes com PMLD e mutações no *GJA12* mostraram ligeira redução nas proporções de Cho/tNAA.[44] Nossas pesquisas na PMLD, utilizando MRS localizada com quantificação de metabólito, mostraram redução na Cho na WM (resultados não publicados).

A *hipomielinização com atrofia dos núcleos da base e do cerebelo* é um distúrbio de classificação recente delineado pelas características de MRI indicadas no nome da condição.[45] Os sintomas clínicos incluem crescentes anormalidades de movimento extrapiramidal, ataxia e espasticidade, sendo a capacidade mental relativamente preservada. A MRS de prótons de voxel único da WM cerebral mostrou elevações de mI e tCr, compatíveis com gliose. Os níveis de tNAA e Cho estavam normais sugerindo que não ocorreu perda axonal nem desmielinização ativa. A MRSI com prótons revelou relativa diminuição dos níveis de tNAA na região frontal.[45]

Em duas meninas não relacionadas, com grave *hipomielinização* semelhante à PMD, a MRS *in vitro* mostrou aumento nos níveis de *N*-acetilaspartil glutamato (NAAG) no CSF e na urina. A MRS *in vivo* da WM revelou aumento nas concentrações de tNAA (soma de NAA e NAAG), tCr e mI, enquanto a Cho estava reduzida.[46] A causa desse acúmulo e o defeito genético de base permanece não esclarecido.

Recentemente, foi descrita uma nova *leucoencefalopatia com ataxia, dentição retardada e hipomielinização*.[47,48] Oito pacientes esporádicos foram identificados, e os dados de MRS estão disponí-

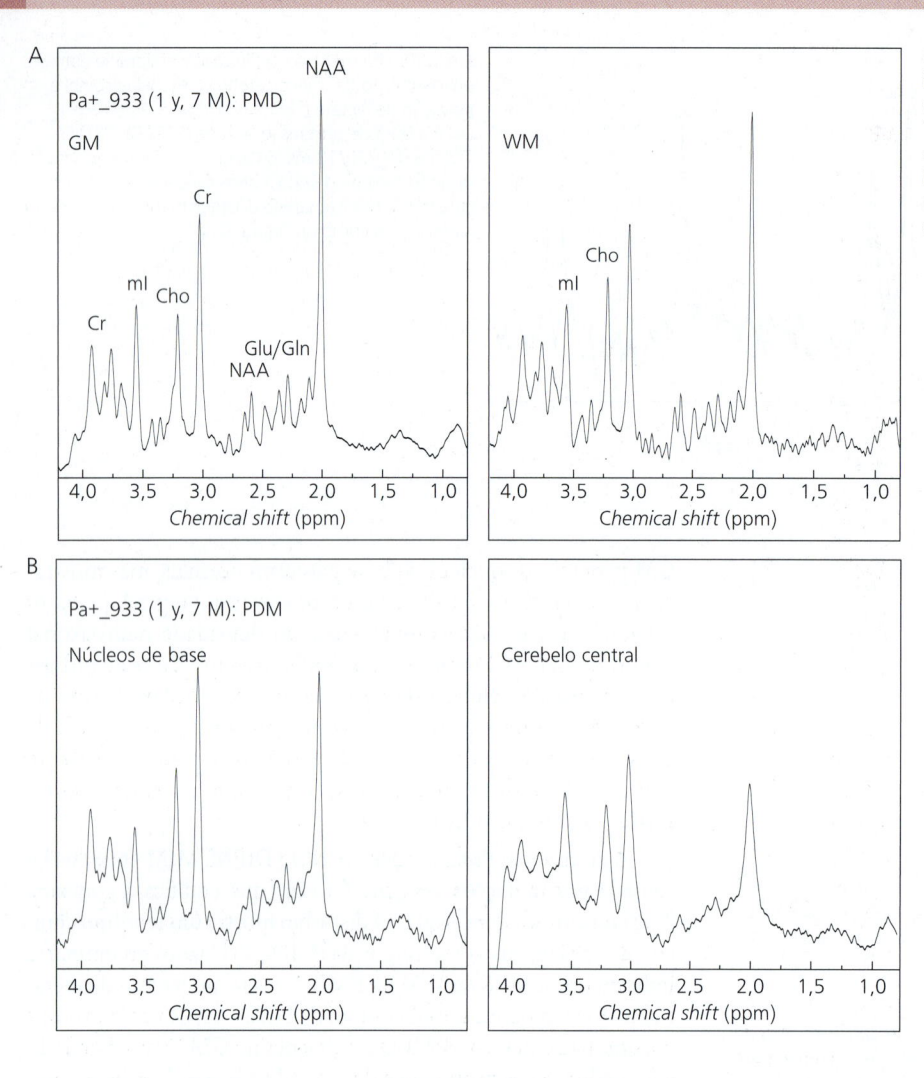

Fig. 52.7 Imagem de um menino de 19 meses de idade com doença de Pelizaeus-Merzbacher, obtida com MRS de prótons localizada (STEAM, TR/TE/TM = 3.000/20/30 ms, 128 acúmulos) de substância cinzenta (GM) e substância branca (WM), núcleos da base e cerebelo central. Veja discussão no texto. Glu/Gln, glutamato + glicina; outras abreviações como na Figura 52.1.

---

veis em três deles, mostrando mI elevado na WM juntamente com Co reduzida.

Distúrbios de neurofilamentos

Doença de Alexander

A doença de Alexander é um distúrbio raro, principalmente esporádico, do CNS (MIM #203450) causado por mutações heterogêneas do gene *GFAP* no 17q21.[49,50] Essas mutações resultam em agregação intracitoplasmática da proteína ácida fibrilar glial.

A forma infantil, mais comum, apresenta retardo de desenvolvimento, macrocefalia, convulsões, espasticidade, ataxia e rápida degeneração dentro de alguns anos. Os subtipos juvenil e autossômico dominante adulto foram identificados.

O padrão característico das características neurorradiológicas [51] compreende extensas alterações de sinal da WM cerebral com predominância frontal, uma margem periventricular com alto sinal em imagens ponderadas em T_1 e baixo sinal em imagens ponderadas em T_2, anormalidades de núcleos da base, tálamos e tronco cerebral, assim como realce pelo contraste de estruturas específicas da GM e WM.

Poucos estudos de MRS na doença de Alexander foram publicados até agora. Dois casos da forma infantil em um artigo de revisão[1] demonstraram redução de NAA e Cho normal na WM frontal e NAA quase normal, mas diminuição de Cho em uma região occipital. Lac elevado foi encontrado no lobo frontal de uma criança com início precoce da doença. Takanashi *et al.* [52] relataram o caso de um homem de 17 anos de idade com um leve curso da doença infantil de Alexander, o que levou a uma baixa proporção de NAA/Cr e à presença de Lac na WM parietal. Em um recém-nascido com mutação *GFAP* e rápida degeneração clínica, a MRS de *voxel* único nos núcleos da base revelou diminuição de Cr e de Cho juntamente com elevação de lipídeos + sinal de Lac.[53]

Utilizamos MRS localizada para avaliar anormalidades metabólicas na GM, WM, núcleos da base e cerebelo de quatro pacientes com idades de 1 a 6 anos com doença infantil de Alexander e mutações *GFAP*.[54] Concentrações acentuadamente elevadas de mI em conjunto com Cho normal ou aumentada em todas as regiões investigadas apontam para astrocitose e desmielinização. A degeneração neuroaxonal, refletida pela redução do tNAA, foi mais pronunciada na WM cerebral e cerebelar. O acúmulo de Lac na WM afetada está alinhado com macrófagos infiltrantes. Altera-

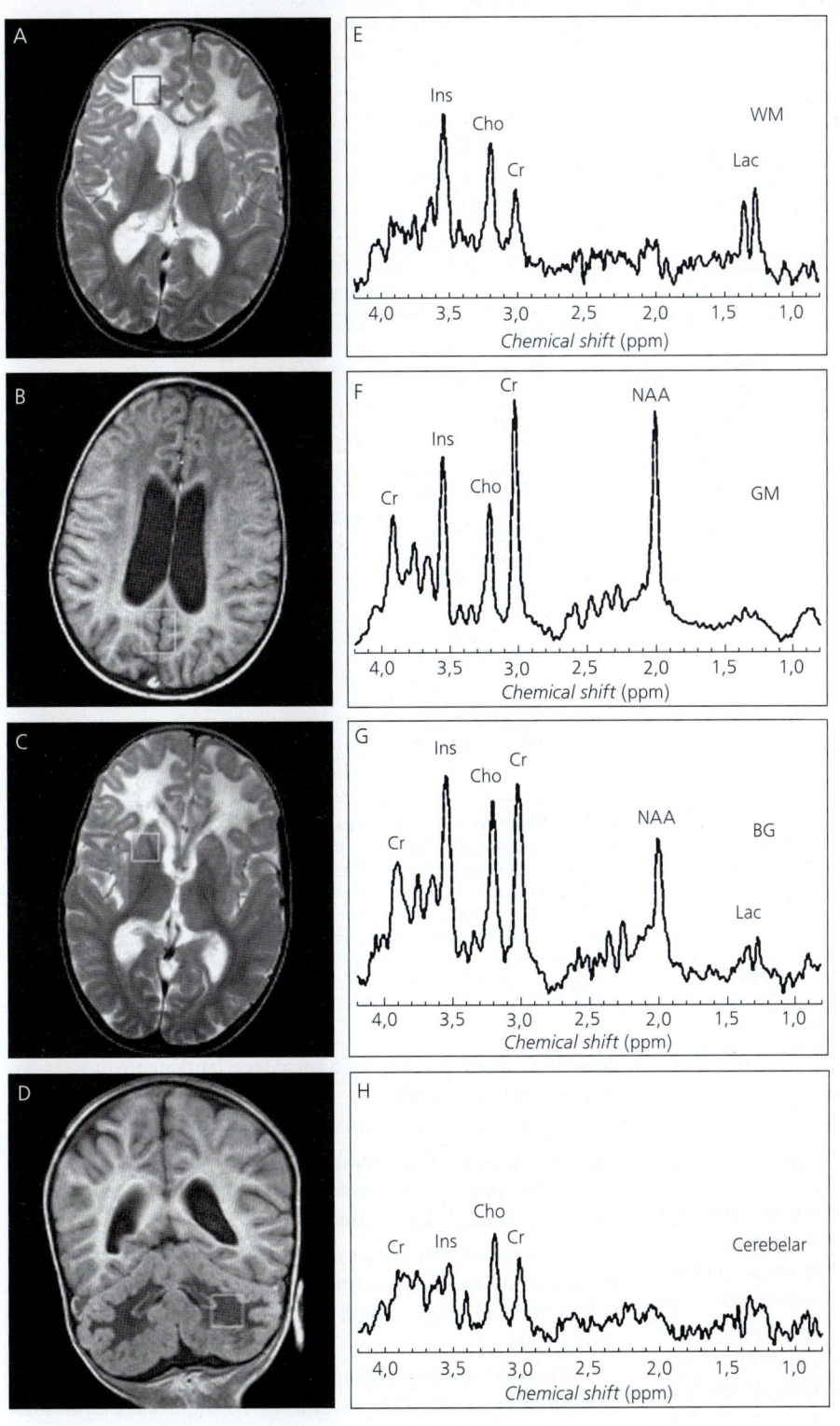

Fig. 52.8 MRI cerebral e MRS de prótons do cérebro de uma menina de 6 anos de idade com uma forma grave da doença de Alexander. A imagem por ressonância magnética ponderada em T_2 (A) e MRS de prótons (STEAM, TR/TE/TM = 6.000/20/10 ms (E) da substância branca (WM) frontal direita; MRI ponderada em T_1 (B) e MRS de prótons (F) da substância cinzenta parietal paramediana, MRI ponderada em T_1 (C) e MRS de prótons (G) dos núcleos da base (BG) e MRI ponderada em T_1 (D) e MRS de prótons (H) da WM cerebelar (Cereb) hemisférica esquerda. Lac, lactato; outras abreviações como na Figura 52.1. (De Brockman et al., 2003.[54])

ções metabólicas demonstradas por MRS de prótons *in vivo* são compatíveis com as características neuropatológicas que, sabidamente, ocorrem na doença de Alexander. A MRI e a MRS de prótons de uma menina de 6 anos de idade com a condição são representadas na Figura 52.8 para WM frontal, GM parietal, núcleos da base e cerebelo. Elas demonstram as anormalidades metabólicas representativas observadas em todos os pacientes.

Outros distúrbios da substância branca

Doença da substância branca evanescente/mielinopatia central difusa

A doença da substância branca evanescente (do inglês *vanishing white matter disease*) (VWM) (MIM #603896) representa um dos

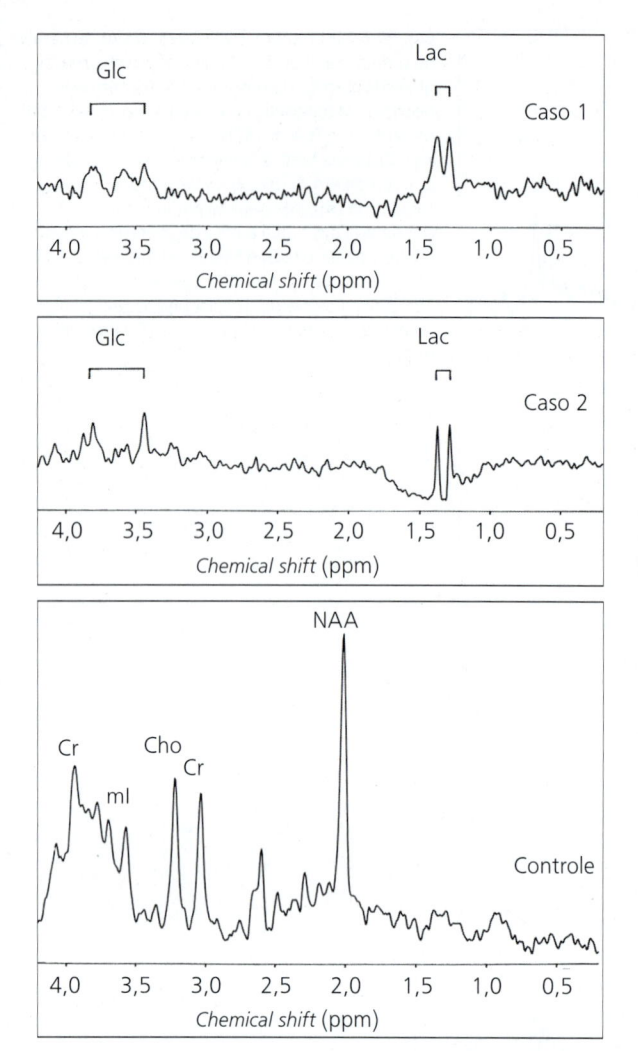

Fig. 52.9 MRS de prótons localizada (STEAM, TR/TE/TM = 3.000/20/30 ms, 128 acúmulos, 8 ml) de uma menina de 5 anos de idade (caso 1) e uma menina de 10 anos de idade (caso 2) com doença de substância branca evanescente e um controle de 9 anos de idade. A perda de todos os principais metabólitos é evidente. Somente o lactato (Lac) e a glicose (Glc) são detectáveis. Imagens por MRI das regiões correspondentes mostraram uma intensidade de sinal quase idêntica à do líquido cefalorraquidiano. Abreviações como na Figura 52.1.

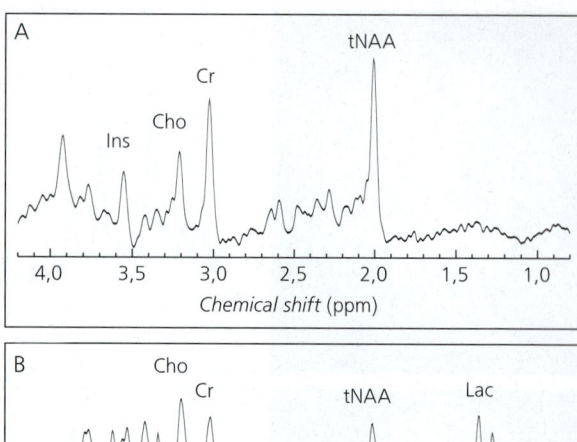

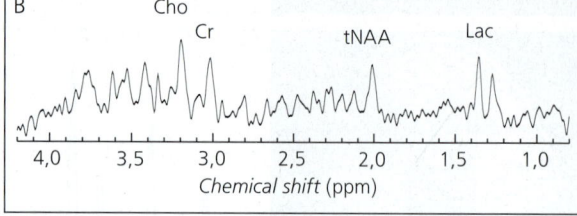

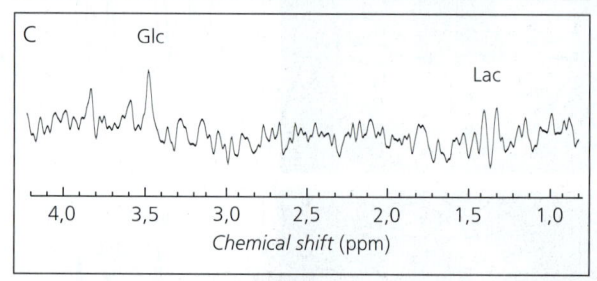

Fig. 52.10 MRS de prótons localizada de substância branca (WM) de um menino com doença de substância branca evanescente aos 3 anos e 3 meses (11 meses após o início dos sintomas) (A) 6 anos, (B) e 10 anos e 10 meses de idade (8 anos após o início) (C). Uma alteração de sinal progressiva, difusa, de WM na MRI (não mostrada) está em paralelo com uma diminuição das concentrações de todos os metabólitos na WM, enquanto nos espectros de substância cinzenta (não mostrado) permanece normal. Glc, glicose; Lac, lactato; outras abreviações como na Fig. 52.1. (De Hanefeld et al. 1993.[56])

muitos distúrbios infantis prevalentes hereditários da substância branca.[55] Em 1993, Hanefeld *et al.*[56] relataram uma "doença difusa de WM em três crianças com características únicas na MRI e MRS" e, posteriormente, propuseram o termo mielinopatia central difusa.[57] Publicações subsequentes de Schiffmann *et al.*[58] e van der Knaap *et al.*[59] confirmaram essa identificação de uma leucoencefalopatia distinta, geneticamente determinada, denominando-a MBE e ataxia da infância com hipomielinização central. Mutações de cada uma das cinco subunidades do fator de iniciação de tradução eucariótica Eif2b foram identificadas como a causa genética de MBE.[55,60]

O fenótipo clássico caracteriza-se pelo início precoce na infância de degeneração neurológica crônica, com ataxia e espasticidade. Degeneração adicional é desencadeada por infecções febris, trauma craniano menor e medo agudo. A maioria dos pacientes morre alguns anos após o início. O espectro fenotípico vai desde o início antenatal e morte precoce até o curso leve, lentamente progressivo nos casos de início adulto.

A MRI do cérebro é diagnóstica na maioria dos pacientes e mostra sinal anormal de (quase) toda a WM cerebral, com degeneração cística progressiva e rarefação, indicando que o tecido da WM está sendo gradualmente substituído por fluido.

As características únicas da MRS na descrição original apresentaram como perda quase total de todos os metabólitos na SB afetada (Fig. 51.9). Esses achados foram confirmados em outros estudos.[58,59,61,62]

Em um estudo de acompanhamento a longo prazo, a WM e a GM de nove crianças com MBE geneticamente comprovada e de início na fase tardia da lactância/início da infância foram investigadas com TE curto, MRS de prótons por até 8 anos. Reduções em tNAA, tCr, mI e Cho foram encontradas na WM nos estágios iniciais da doença. As investigações de acompanhamento revelaram redução progressiva de todos os metabólitos na WM. Na GM, não foram detectadas alterações distintas nos estágios iniciais. Posteriormente, o tNAA diminuiu ligeiramente. Supondo-se que as alterações nos metabólitos reflitam principalmente as alterações na composição celular, o padrão observado indica envolvimento axonal inicial ou perda, assim como *turnover* rela-

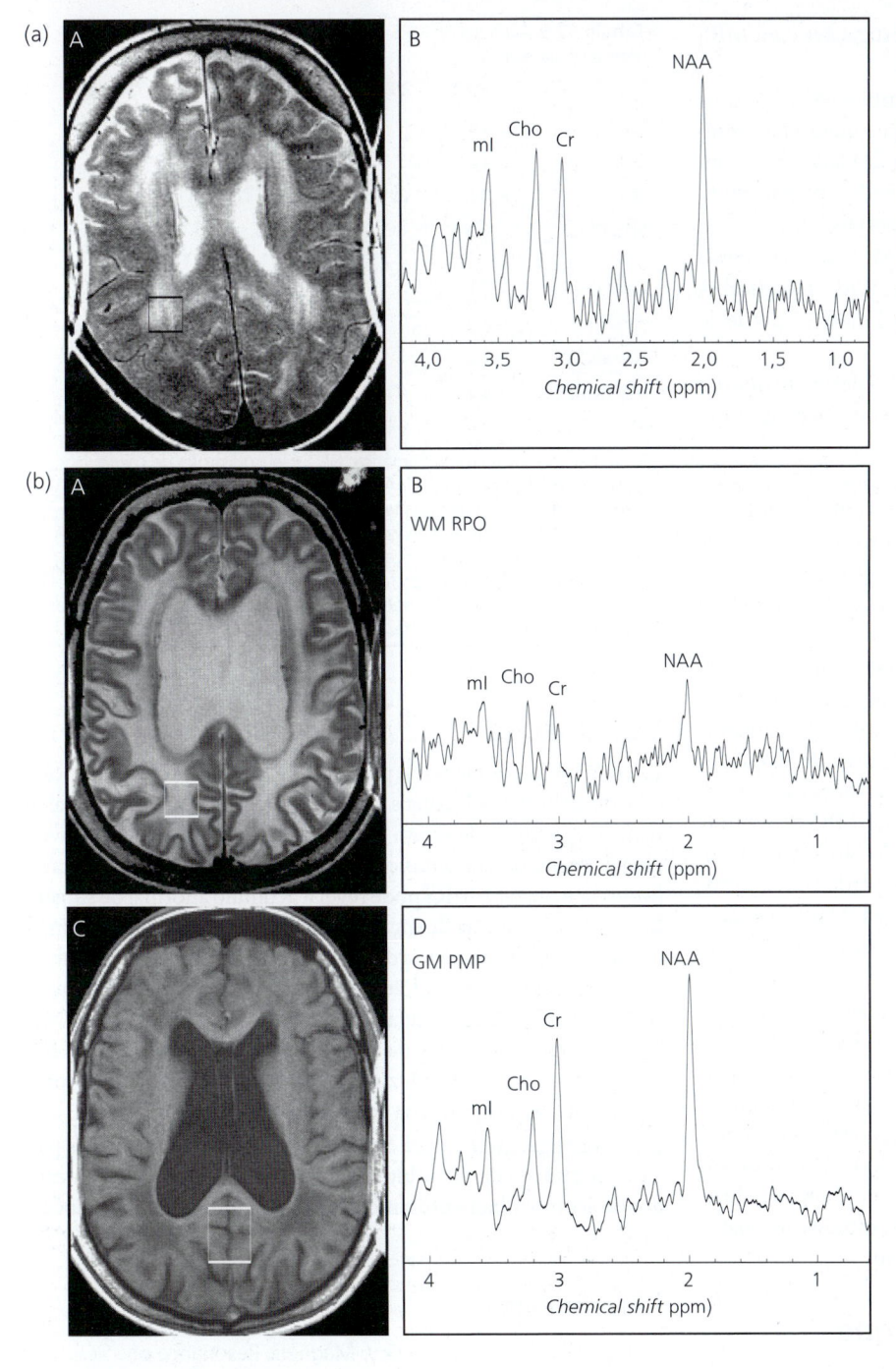

Fig. 52.11 Leucoencefalopatia megalencefálica em um menino de 9 anos de idade (a) e uma mulher de 37 anos (b). (a) A ressonância nuclear magnética (A) mostra anormalidades de substância branca (WM) difusa, enquanto a MRS (B) revela uma ligeira diminuição de NAA e Cr e aumento de ml. Os compostos contendo colina estão dentro dos limites normais. (b) A MRI ponderada em T_2 (A) e ponderada em T_1 (B) mostra alterações difusas de sinal de WM. Espectros de prótons localizados (STEAM, TR/TE = 6.000/20 ms) revelam marcada redução de NAA, Cr e Cho na WM (B) e apenas uma ligeira diminuição de NAA na GM parietal (D). Abreviações como na Figura 52.1. (De Brockmann et al. 2003.[67])

tivamente aumentado da mielina. Esses estágios iniciais são seguidos por completa perda celular na WM cerebral (Fig. 52.10).[63]

Leucoencefalopatia megalencefálica com cistos subcorticais

A leucoencefalopatia megalencefálica com cistos subcorticais (MLC, MIM #604004) foi delineada, desde meados dos anos 1990, como uma nova entidade entre as leucoencefalopatias até então não classificadas na infância. Foi originalmente chamada de "leucoencefalopatia com edema e um curso clínico discrepantemente leve".[64] As mutações em um gene redenominado *MLC1* no 22qter identificado como a causa de MLC.[65]

A macrocefalia, que se desenvolve no primeiro ano de vida, ataxia e espasticidade que aumentam gradualmente, e funções cognitivas bem preservadas constituem o padrão clínico característico desse distúrbio. O exame com MRI mostra extensas alterações de sinal da WM cerebral hemisférica no início do curso e cistos subcorticais que predominam nas regiões parietal e temporal. Desde 1995, mais de 70 pacientes com esse distúrbio foram relatados, predominantemente bebês e crianças; contudo as investigações com MRS são limitadas a uns poucos estudos.

O relato original que delineia esse distúrbio[64] incluiu os achados de MRS de prótons na WM anormal de quatro pacientes com idades entre 3,5 e 20 anos. Com o avançar da idade, foi encontrada diminuição da relação NAA/Cr. Em todos os pacientes, Cho/Cr estavam elevadas e mI/Cr estavam normais.

Em uma menina de 8 anos de idade com MLC e severo curso clínico, a MRI revelou grandes lesões císticas na WM subcortical. A MRS localizada da WM afetada (livre de cistos) mostrou perda de todos os metabólitos.[66]

A Figura 52.11(a) representa a MRI e a MRS de um menino de 9 anos de idade com um curso clínico mais leve que foi pesquisado em nossa instituição.

De Stefano et al.[68] usaram MRSI de prótons e descobriram proporções diminuídas de NAA/Cr e proporções normais de Cho/Cr na WM de um homem de 28 anos de idade. Os espectros de MR de prótons multivoxel, usando uma técnica *point-resolved* em um menino de 5 anos de idade com MLC, revelaram diminuição da proporção tNAA/Cr.[69]

Também investigamos uma mulher, mentalmente normal, de 37 anos de idade com MLC e espasticidade e ataxia de longa duração [Fig. 52.11(b)].[67] A MRI mostrou espaços de CSF alargados e hiperintensidade em T_2 difusa bilateral disseminada de WM cerebral, incluindo as fibras em U. Numerosos cistos subcorticais estavam visíveis nas regiões anterotemporal e parietal. MRS de prótons localizada da WM revelou marcada redução de NAA, Cr e Cho, com valores normais para mI, compatíveis com perda axonal e proliferação astrocítica (Fig. 52.11). Um espectro de GM parietal mostrou somente ligeira redução de NAA, e o espectro dos núcleos da base estava normal.

Os achados de MRS obtidos na MLC acentuam a evidência de um distúrbio da WM sem envolvimento cortical. Investigações iniciais com MRS realizadas precocemente no curso podem estar quase anormais. Em pacientes com sintomas clínicos severos ou de duração mais longa, a diminuição de NAA compatível dano ou perda axonal e elevação de mI alinhados com gliose astrocítica são achados proeminentes. Os níveis de colina estão normais ou reduzidos na maioria das pesquisas. Em conformidade, estudos histopatológicos não mostraram sinais de desmielinização.

Outras doenças metabólicas que envolvem a substância branca

A deficiência de ribose-5-fosfato isomerase foi identificada como causa de uma leucoencefalopatia lentamente progressiva em um menino. A MRS de prótons da WM mostrou um padrão característico específico de picos muito elevados na região de açúcar e poliol, e maiores concentrações de pentitóis, arabitol e ribitol, foram encontrados nos fluidos corporais. Subsequentemente, atividade deficiente da enzima e mutações no seu gene codificador foram detectadas. [70,71]

Achados com o uso de MRS em outras raras doenças metabólicas que envolvem a WM também são relatados. Estes incluem xantomatose cerebrotendinosa, síndrome de Sjögren-Larsson e leucodistrofia associada à disgenesia ovariana. Estes são descritos no Capítulo 30.

Tabela 52.3 Achados de MRS de prótons na doença de substância branca pediátrica

	NAA	Cr	Cho	Ins	Lac	Outros
MLD	↓↓	↑	↑	↑↑	–	
GLD	↓↓	↑	↑	↑↑	(↑)	
ALD	↓↓	(↓)	↑	↑↑	(↑)	
SDH-Def.	↓↓	↓	n	n	↑↑	Suc (2,4 ppm)
Canavan	↑↑	n	↓	↑	–	
PMD	(↑)	↑	↓	↑	–	
Alexander	↓↓	↓	↑	↑↑	↑	
VWM/MCD	↓↓	↓↓	↓↓	↓↓	–	
MLC	↓↓	↓↓	↓↓	n	–	

MLD, Leucodistrofia metacromática; GLD = leucodistrofia de célula globoide (doença de Krabbe); ALD, adrenoleucodistrofia; SDH-Def., deficiência de succinato desidrogenase; Canavan, doença de Canavan; PMD, doença de Pelizaeus-Merzbacher; Alexander, doença de Alexander; VWM/MCD, doença da substância branca evanescente/mielinopatia central difusa; MLC, leucoencefalopatia com cistos subcorticais; suc, succinato; n, normal; ↑, aumento; ↓, diminuição; ( ), alteração nem sempre vista.

Conclusões

Existem inúmeras maneiras pelas quais a MRS de prótons proporciona descobertas adicionais na doença de WM pediátrica, além daquelas passíveis de serem obtidas pelas imagens de MR convencional. Primeiro, em certas condições com erros inatos de metabolismo específicos, a MRS pode revelar acúmulo anormal de substratos, como é o caso da doença de Canavan, deficiência de succinato desidrogenase e deficiência de ribose-5-fosfato isomerase. Segundo, a MRS representa um padrão altamente característico de alterações metabólicas nas leucoencefalopatias mitocondriais, VWM e PMD. Terceiro, na maioria dos distúrbios desmielinizantes (MLD, KD, ALD, outras), a MRS produz achados inespecíficos, refletindo, principalmente, as alterações na composição celular (Tabela. 52.3)

Consequentemente, a MRS dá importantes informações para a caracterização de distúrbios não classificados da WM, para estudos de acompanhamento e monitoração de intervenções terapêuticas.

Referências

1. van der Knaap MS, Valk J. Magnetic Resonance of Myelination and Myelin Disorders, 3rd edn. Berlin: Springer, 2005.

2. van der Knaap MS, van der Grond J, Luyten PR et al. ^{1}H and ^{31}P magnetic resonance spectroscopy of the brain in degenerative cerebral disorders. *Ann Neurol* 1992 **31**: 202–211.

3. Tzika AA, Vigneron DB, Ball WS, Jr. et al. Localized proton MR spectroscopy of the brain in children. *J Magn Reson Imaging* 1993; **3**: 719–729.

4. Frahm J, Hanefeld F. Localized proton magnetic resonance spectroscopy of brain disorders in childhood. In *Magnetic Resonance Spectroscopy and Imaging in Neurochemistry*, ed. Bachelard HS. New York: Plenum Press, 1997, p. 329–402.

5. Cecil KM, Kos RS. Magnetic resonance spectroscopy and metabolic imaging in white matter diseases and pediatric disorders. *Top Magn Reson Imaging* 2006; **17**: 275–293.

6. Kingsley PB, Shah TC, Woldenberg R. Identification of diffuse and focal brain lesions by clinical magnetic resonance spectroscopy. *NMR Biomed*. 2006; **19**: 435–462.

7. Bizzi A, Castelli G, Bugiani M et al. Classification of childhood white matter disorders using proton MR spectroscopic imaging. *AJNR Am J Neuroradiol* 2008; **29**: 1270–1275.

8. Grodd W, Krageloh-Mann I, Klose U et al. Metabolic and destructive brain disorders in children: findings with localized proton MR spectroscopy. *Radiology* 1991; **181**: 173–181.

9. von Figura K, Gieselmann V, Jaeken J. Metachromatic leukodystrophy. In *The Metabolic and Molecular Bases of Inherited Disease*, 8th edn, Scriver CR, Beaudet AL, Sly WS, Valle D, eds. New York: McGraw-Hill, 2001, p. 3695–3724.

10. Kruse B, Hanefeld F, Christen HJ et al. Alterations of brain metabolites in metachromatic leukodystrophy as detected by localized proton magnetic resonance spectroscopy in vivo. *J Neurol* 1993; **241**: 68–74.

11. Brand A, Richter-Landsberg C, Leibfritz D. Multinuclear NMR studies on the energy metabolism of glial and neuronal cells. *Dev Neurosci* 1993; **15**: 289–298.

12. Wenger DA, Suzuki K, Suzuki Y, Suzuki K. Galactosylceramide lipidosis: globoid cell leukodystrophy (Krabbe disease). In *The Metabolic and Molecular Bases of Inherited Disease*, 8th edn, Scriver CR, Beaudet AL, Sly WS, Valle D, eds. New York: McGraw-Hill, 2001, p. 3669–3693.

13. Finelli DA, Tarr RW, Sawyer RN et al. Deceptively normal MR in early infantile Krabbe disease. *AJNR Am J Neuroradiol* 1994; **15**: 167–171.

14. Zarifi MK, Tzika AA, Astrakas LG et al. Magnetic resonance spectroscopy and magnetic resonance imaging findings in Krabbe's disease. *J Child Neurol* 2001; **16**: 522–526.

15. Farina L, Bizzi A, Finocchiaro G et al. MR imaging and proton MR spectroscopy in adult Krabbe disease. *AJNR Am J Neuroradiol* 2000; **21**: 1478–1482.

16. Brockmann K, Dechent P, Wilken B et al. Proton MRS profile of cerebral metabolic abnormalities in Krabbe disease. *Neurology* 2003; **60**: 819–825.

17. Moser HW, Smith KD, Watkins PA et al. X-linked adrenoleukodystrophy. In *The Metabolic and Molecular Bases of Inherited Disease* Scriver CR, Beaudet AL, 8th edn, Sly WS, Valle D, eds. New York: McGraw-Hill, 2001, pp. 3257–3301.

18. Loes DJ, Hite S, Moser H et al. Adrenoleukodystrophy: a scoring method for brain MR observations. *AJNR Am J Neuroradiol* 1994; **15**: 1761–1766.

19. Peters C, Charnas LR, Tan Y et al. Cerebral X-linked adrenoleukodystrophy: the international hematopoietic cell transplantation experience from 1982 to 1999. *Blood* 2004; **104**: 881–888.

20. Kruse B, Barker PB, van Zijl PC et al. Multislice proton magnetic resonance spectroscopic imaging in X-linked adrenoleukodystrophy. *Ann Neurol* 1994; **36**: 595–608.

21. Eichler FS, Barker PB, Cox C et al. Proton MR spectroscopic imaging predicts lesion progression on MRI in X-linked adrenoleukodystrophy. *Neurology* 2002; **58**: 901–907.

22. Eichler FS, Itoh R, Barker PB et al. Proton MR spectroscopic and diffusion tensor brain MR imaging in X-linked adrenoleukodystrophy: initial experience. *Radiology* 2002; **225**: 245–252.

23. Pouwels PJ, Kruse B, Korenke GC et al. Quantitative proton magnetic resonance spectroscopy of childhood adrenoleukodystrophy. *Neuropediatrics* 1998; **29**: 254–264.

24. Wilken B, Dechent P, Brockmann K et al. Quantitative proton magnetic resonance spectroscopy of children with adrenoleukodystrophy before and after hematopoietic stem cell transplantation. *Neuropediatrics* 2003; **34**: 237–246.

25. Tzika AA, Ball WS, Jr., Vigneron DB et al. Childhood adrenoleukodystrophy: assessment with proton MR spectroscopy. *Radiology* 1993; **189**: 467–480.

26. Oz G, Tkác I, Charnas LR et al. Assessment of adrenoleukodystrophy lesions by high field MRS in non-sedated pediatric patients. *Neurology* 2005; **64**: 434–441.

27. Moser HW, Barker PB. Magnetic resonance spectroscopy: a new guide for the therapy of adrenoleukodystrophy. *Neurology* 2005; **64**: 406–407.

28. Zeviani M, Di Donato S. Mitochondrial disorders. *Brain* 2004; **127**: 2153–2172.

29. Lerman-Sagie T, Leshinsky-Silver E, Watemberg N et al. White matter involvement in mitochondrial diseases. *Mol Genet Metab* 2005; **84**: 127–136.

30. Lin DD, Crawford TO, Barker PB. Proton MR spectroscopy in the diagnostic evaluation of suspected mitochondrial disease. *AJNR Am J Neuroradiol* 2003; **24**: 33–41.

31. Moroni I, Bugiani M, Bizzi A et al. Cerebral white matter involvement in children with mitochondrial encephalopathies. *Neuropediatrics* 2002; **33**: 79–85.

32. Brockmann K, Bjornstad A, Dechent P et al. Succinate in dystrophic white matter: a proton magnetic resonance spectroscopy finding characteristic for complex II deficiency. *Ann Neurol* 2002; **52**: 38–46.

33. van der Knaap MS, van der Voorn P, Barkhof F et al. A new leukoencephalopathy with brainstem and spinal cord involvement and high lactate. *Ann Neurol*. 2003; **53**: 252–258.

34. Scheper GC, van der Klok T, van Andel RJ et al. Mitochondrial aspartyltRNA synthetase deficiency causes leukoencephalopathy with brain stem and spinal cord involvement and lactate elevation. *Nat Genet* 2007; **39**: 534–539.

35. Grodd W, Krageloh-Mann I, Petersen D et al. In vivo assessment of Nacetylaspartate in brain in spongy degeneration (Canavan's disease) by proton spectroscopy. *Lancet* 1990; **336**: 437–438.

36. Janson CG, McPhee SW, Francis J et al. Natural history of Canavan disease revealed by proton magnetic resonance spectroscopy (^{1}H-MRS) and diffusionweighted MRI. *Neuropediatrics* 2006; **37**: 209–221.

37. Koeppen AH, Robitaille Y. Pelizaeus–Merzbacher disease. *J Neuropathol Exp Neurol* 2002; **61**: 747–759.

38. Nezu A, Kimura S, Takeshita S et al. An MRI and MRS study of Pelizaeus– Merzbacher disease. *Pediatr Neurol* 1998; **18**: 334–337.

39. Spalice A, Popolizio T, Parisi P et al. Proton MR spectroscopy in connatal Pelizaeus–Merzbacher disease. *Pediatr Radiol* 2000; **30**: 171–175.

40. Takanashi J, Inoue K, Tomita M et al. Brain Nacetylaspartate is elevated in Pelizaeus–Merzbacher disease with PLP1 duplication. *Neurology* 2002; **58**: 237–241.

41. Pizzini F, Fatemi AS, Barker PB et al. Proton MR spectroscopic imaging in Pelizaeus–Merzbacher disease. *AJNR Am J Neuroradiol* 2003; **24**: 1683–1689.

42. Hanefeld F, Brockmann K, Pouwels PJW et al. Quantitative proton MRS of Pelizaeus-Merzbacher disease: evidence for dys- and hypomyelination. *Neurology* 2005; **65**: 701–706.

43. Uhlenberg B, Schuelke M, Ruschendorf F et al. Mutations in the gene encoding gap junction protein alpha-12 (connexin 46.6) cause Pelizaeus– Merzbacher-like disease. *Am J Hum Genet* 2004; **75**: 251–260.

44. Bugiani M, Al Shahwan S, Lamantea E et al. GJA12 mutations in children with recessive hypomyelinating leukoencephalopathy. *Neurology* 2006; **67**: 273–279.

45. van der Knaap MS, Naidu S, Pouwels PJ et al. New syndrome characterized by hypomyelination with atrophy of the basal ganglia and cerebellum. *AJNR Am J Neuroradiol* 2002; **23**: 1466–1474.

46. Wolf NI, Willemsen MA, Engelke UF et al. Severe hypomyelination associated with increased levels of Nacetylaspartylglutamate in CSF. *Neurology* 2004; **62**: 1503–1508.

47. Wolf NI, Harting I, Boltshauser E et al. Leukoencephalopathy with ataxia, hypodontia, and hypomyelination. *Neurology* 2005; **64**: 1461–1464.

48. Wolf NI, Harting I, Innes AM et al. Ataxia, delayed dentition and hypomyelination: a novel leukoencephalopathy. *Neuropediatrics* 2007; **38**: 64–70.

49. Brenner M, Johnson AB, Boespflug-Tanguy O et al. Mutations in GFAP, encoding glial fibrillary acidic protein, are associated with Alexander disease. *Nat Genet* 2001; **27**: 117–120.

50. Hanefeld FA. Alexander disease: past and present. *Cell Mol Life Sci* 2004; **61**: 2750–2752.

51. van der Knaap MS, Naidu S, Breiter SN et al. Alexander disease: diagnosis with MR imaging. *AJNR Am J Neuroradiol* 2001; **22**: 541–552.

52. Takanashi J, Sugita K, Tanabe Y et al. Adolescent case of Alexander disease: MR imaging and MR spectroscopy. *Pediatr Neurol* 1998; **18**: 67–70.

53. Bassuk AG, Joshi A, Burton BK et al. Alexander disease with serial MRS and a new mutation in the glial fibrillary acidic protein gene. *Neurology* 2003; **61**: 1014–1015.

54. Brockmann K, Dechent P, Meins M et al. Cerebral proton magnetic resonance spectroscopy in infantile Alexander disease. *J Neurol* 2003; **250**: 300–306.

55. van der Knaap MS, Pronk JC, Scheper GC. Vanishing white matter disease. *Lancet Neurol* 2006; **5**: 413–423.

56. Hanefeld F, Holzbach U, Kruse B et al. Diffuse white matter disease in three children: an encephalopathy with unique features on magnetic resonance imaging and proton magnetic resonance spectroscopy. *Neuropediatrics* 1993; **24**: 244–248.

57. Brück W, Herms J, Brockmann K et al. Myelinopathia centralis diffusa (vanishing white matter disease): evidence of apoptotic oligodendrocyte degeneration in early lesion development. *Ann Neurol* 2001; **50**: 532–536.

58. Schiffmann R, Moller JR, Trapp BD et al. Childhood ataxia with diffuse central nervous system hypomyelination. *Ann Neurol* 1994; **35**: 331–340.

59. van der Knaap MS, Barth PG, Gabreels FJM et al. A new leukoencephalopathy with vanishing white matter. *Neurology* 1997; **48**: 845–855.

60. Fogli A, Boespflug-Tanguy O. The large spectrum of eIF2B-related diseases. *Biochem Soc Trans* 2006; **34**: 22–29.

61. van der Knaap MS, Kamphorst W, Barth PG et al. Phenotypic variation in leukoencephalopathy with vanishing white matter. *Neurology* 1998; **51**: 540–547.

62. Tedeschi G, Schiffmann R, Barton NW et al. Proton magnetic resonance spectroscopic imaging in childhood ataxia with diffuse central nervous system hypomyelination. *Neurology* 1995; **45**: 1526–1532.

63. Dreha-Kulaczewski SF, Dechent P, Finsterbusch J et al. Early reduction of total N-acetyl-aspartatecompounds in patients with classical vanishing white matter disease. A long-term follow-up MRS study. *Pediatr Res* 2008; **63**: 444–449.

64. van der Knaap MS, Barth PG, Stroink H et al. Leukoencephalopathy with swelling and a discrepantly mild clinical course in eight children. *Ann Neurol* 1995; **37**: 324–334.

65. Leegwater PA, Yuan BO, van der Steen J et al. Mutations of MLC1 (KIAA0027), encoding a putative membrane protein, cause megalencephalic leukoencephalopathy with subcortical cysts. *Am J Hum Genet* 2001; **68**: 831–838.

66. Mejaski-Bosnjak V, Besenski N, Brockmann K et al. Cystic leukoencephalopathy in a megalencephalic child: clinical and magnetic resonance imaging/magnetic resonance spectroscopy findings. *Pediatr Neurol* 1997; **16**: 347–350.

67. Brockmann K, Finsterbusch J, Terwey B et al. Megalencephalic leukoencephalopathy with subcortical cysts in an adult: quantitative proton MR spectroscopy and diffusion tensor MRI. *Neuroradiology* 2003; **45**: 137–142.

68. De Stefano N, Balestri P, Dotti MT et al. Severe metabolic abnormalities in the white matter of patients with vacuolating megalencephalic leukoencephalopathy with subcortical cysts. A proton MR spectroscopic imaging study. *J Neurol* 2001; **248**: 403–409.

69. Tu YF, Chen CY, Huang CC et al. Vacuolating megalencephalic leukoencephalopathy with mild clinical course validated by diffusion tensor imaging and MR spectroscopy. *AJNR Am J Neuroradiol* 2004; **25**: 1041–1045.

70. van der Knaap MS, Wevers RA, Struys EA et al. Leukoencephalopathy associated with a disturbance in the metabolism of polyols. *Ann Neurol*. 1999; **46**: 925–928.

71. Huck JH, Verhoeven NM, Struys EA et al. Ribose-5- phosphate isomerase deficiency: new inborn error in the pentose phosphate pathway associated with a slowly progressive leukoencephalopathy. *Am J Hum Genet* 2004; **74**: 745–751.

Estudo de caso 52.1
Adenoleucodistrofia – MRSI

P. B. Barker
Johns Hopkins University School of Medicine, Baltimore, EUA

Histórico
Um menino de 7 anos de idade com elevados ácidos graxos de cadeia muito longa e cegueira cortical.

Técnica
MRI convencional e MRSI multislice (TE 280 ms).

Achados de imagem
A MRI ponderada em T_2 mostrou hiperintensidade confluente, bilateral posterior, compatível com desmielinização. As regiões de hiperintensidade em T_2 mostraram grande elevação de Cho, aumento de Lac e diminuição de NAA, compatíveis com desmielinização, inflamação e perda/disfunção neuronal, respectivamente (c). A WM (b) anterior à lesão com aparência normal na MRI também tem Cho acima do normal.

Discussão
O exame com MRSI é útil para detectar desmielinização e perda axonal em X-ALD e pode ser capaz de predizer a progressão da doença.[1] Lesões de ALD crônicas, *"burn-out"* têm tipicamente baixos níveis de todos os metabólitos.

Pontos-chave
- MRSI ode detectar desmielinização e perda axonal na ALD.
- Aparência normal da WM na MRI pode ter metabolismo anormal, predizendo progressão da lesão.
- Espectros de TE curto das lesões de ALD mostram aumento de mI.

Referência
1. Eichler FS, Barker PB, Cox C *et al*. Proton MR spectroscopic imaging predicts lesion progression on MRI in X-linked adrenoleukodystrophy. *Neurology* 2002; **58**: 901–907.

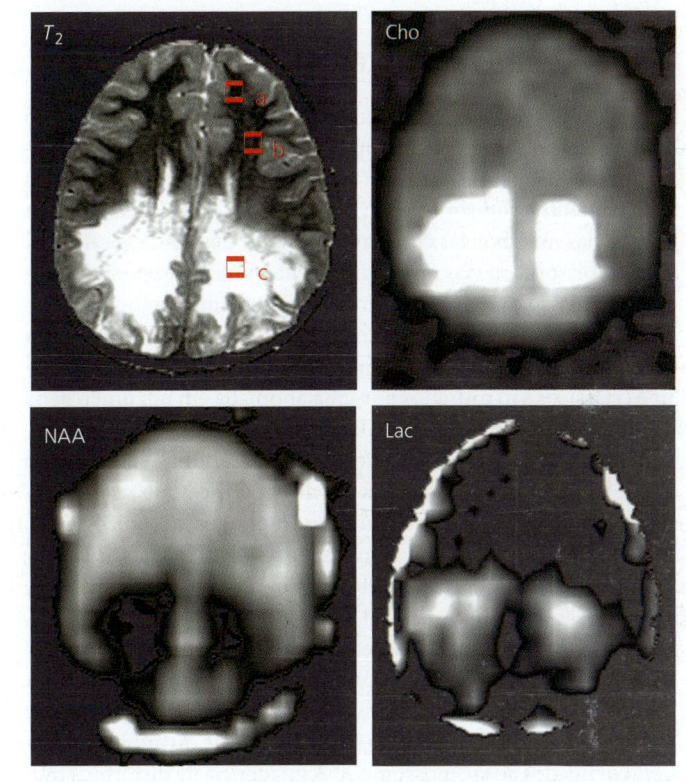

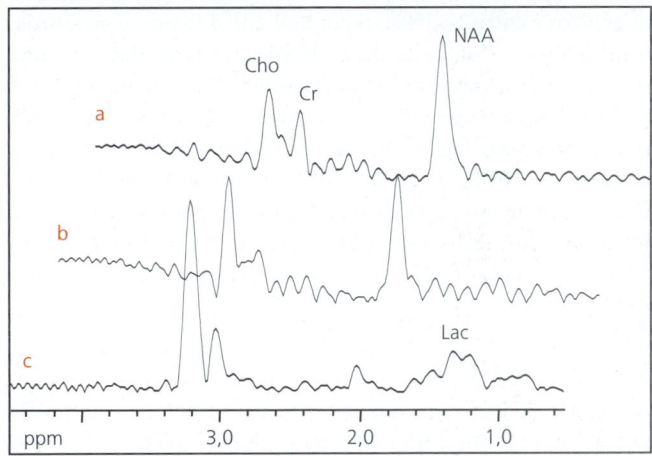

Fig. 52.C1.1

Capítulo 53
Espectroscopia por ressonância magnética dos erros inatos do metabolismo

Alberto Bizzi ▪ Gian Marco Castelli ▪ Graziella Uziel

Genética das doenças metabólicas

Os erros hereditários do metabolismo resultam de um defeito enzimático envolvendo uma ou mais vias metabólicas. Um bloqueio enzimático pode induzir uma deficiência dos metabólitos normalmente produzidos além do bloqueio, pode interferir com outras vias metabólicas como resultado do desvio da via normal para a acessória ou vias normalmente não utilizadas, pode produzir acúmulo de substâncias com subsequente interferência na função e/ou sobrevida da célula, ou pode interferir em várias maneiras com outros processos metabólicos essenciais. Os distúrbios genéticos clássicos são causados por uma anomalia em um único gene ou podem ser multifatoriais. Além disso, há outras categorias recentemente descritas, como herança mitocondrial, sítio frágil e impressão genômica. A maioria das doenças metabólicas é herdada pelo padrão de herança Mendeliana monogênica (único gene). A transmissão de fenótipos segue as regras Mendelianas de herança: autossômica dominante, autossômica recessiva ou ligada ao X. As doenças de Canavan (17p), Krabbe (14q), Gaucher (1q), galactosemia (9p), Hallervorden-Spatz (20p) e Wilson (13q) são exemplos de distúrbios autossômicos recessivos monogênicos. A adrenoleucodistrofia (ALD), a síndrome de Aicardi e a doença de Pelizaeus-Merzbacher (PMD) são exemplos de distúrbios monogênicos ligados ao cromossomo X. A incidência de distúrbios monogênicos é entre 2 e 3% ao redor de 1 ano de idade, e mais próximo dos 5% aos 25 anos de idade.[1] Programas de triagem neonatal estão disponíveis para distúrbios monogênicos que apresentam uma boa resposta à terapia dietética, como a deficiência de fenilalanina hidroxilase (fenilcetonúria [PKU]), galactosemia e doença da urina do xarope de bordo (MSUD). A conclusão do Projeto Genoma Humano possibilitará a triagem da população para muitos outros distúrbios monogênicos. Esta nova possibilidade provoca muitas questões éticas e legais que ainda precisam ser abordadas.[2]

Os cromossomos são as estruturas em que os genes são acondicionados. Os distúrbios cromossômicos resultam da deficiência ou excesso do material cromossômico. Estima-se que aproximadamente 5 em 1.000 nascidos vivos terão uma anomalia cromossômica. Deficiência ou excesso de material cromossômico pode ser o resultado de uma alteração no número de cromossomos (poliploidia, aneuploidia) ou em sua estrutura.

Herança multifatorial é característica das malformações congênitas, como defeitos do tubo neural. Estas malformações tendem a ser hereditárias, porém uma análise cuidadosa de um grande número de linhagens exclui a herança monogênica. A magnitude do risco varia entre as malformações; quando muitos membros familiares são afetados, o risco de recidiva para o distúrbio é maior.

A herança mitocondrial é um exemplo de mecanismo genético não Mendeliano. O DNA mitocondrial humano (DNAmt) é uma molécula pequena de fita dupla, incluindo 13 genes estruturais que codificam para as proteínas envolvidas na fosforilação oxidativa. O DNAmt é transmitido pelo ovócito, mas não pelo espermatozoide. Variabilidade no fenótipo está relacionada com a proporção do DNAmt mutante, comparado ao DNAmt tipo selvagem presente no tecido. A transmissão materna foi demonstrada em diversas encefalomiopatias mitocondriais: atrofia óptica hereditária de Leber, encefalomiopatia mitocondrial com acidose lática e episódios tipo acidente vascular encefálico (MELAS), epilepsia mioclônica com fibras vermelhas rasgadas e síndrome de Kearns-Sayre. Outras encefalomiopatias hereditárias seguem a clássica transmissão Mendeliana (distúrbios monogênicos), pois a proteína deficiente (envolvida na fosforilação oxidativa) é codificada por um gene nuclear. A maioria dos casos de SKS (oftalmoplegia externa, degeneração retiniana, bloqueio cardíaco e nível alto de proteína do líquido cefalorraquidiano [CSF]) parece ser esporádica; portanto, estes casos podem representar novas mutações.

Critérios do diagnóstico clínico

A maioria dos distúrbios metabólicos hereditários se manifesta durante a infância; eles representam um desafio diagnóstico aos pediatras, pois afetam o cérebro com mais frequência do que qualquer outro órgão, e os mesmos sinais e sintomas podem ocorrer em diferentes doenças. O momento da manifestação clínica e a vulnerabilidade seletiva são conceitos-chave para a compreensão das doenças metabólicas. A maioria dos distúrbios metabólicos é progressiva. O momento da manifestação clínica e o modo de progressão podem ser bem diferentes, mesmo para doenças com o mesmo defeito bioquímico. Muitas doenças começam a se manifestar após uma fase inicial de desenvolvimento normal, e a evolução clínica é geralmente caracterizada pela lentidão no desenvolvimento psicomotor, seguido por uma fase de platô antes de entrar em uma fase de deterioração neurológica. Nas formas mais severamente afetadas, a fase de deterioração se inicia no útero, e características clínicas e neurorradiológicas significativas estão presentes ao nascimento. Na maioria dos pacientes, um desenvolvimento psicomotor inicial normal é observado, seguido por redução na velocidade do desenvolvimento de duração variável, em que, em alguns casos, pode ser muito longa. Após a redução na velocidade do desenvolvimento, a maioria dos pacientes alcança um estágio de platô, novamente de duração variável. Deterioração, a fase clínica reconhecida mais facilmente da progressão da doença, pode ser lenta ou rápida.

O conceito de vulnerabilidade seletiva foi introduzido na primeira metade do século vinte, quando foi sugerido que doenças vasculares, metabólicas e degenerativas do sistema nervoso central (CNS) seguiam um padrão específico de lesão que poderia ser explicado por propriedades únicas de populações específicas de células gliais e neuronais. Elementos do CNS apresentam graus variados de sensibilidade a diferentes injúrias bioquímicas. Atividade metabólica local é um importante fator influenciando a vulnerabilidade seletiva. Depleção energética por deficiência metabólica terá o maior efeito nas populações celulares mais ativas. Em infantes, as zonas de mielinização ativa possuem um alto nível de atividade e são, portanto, mais vulneráveis ao dano. É reconhecido que a deficiência de uma enzima ou o acúmulo anormal de metabólitos tóxicos possui diferentes efeitos sobre diferentes populações celulares do cérebro. Diferenças na vulnerabilidade seletiva podem ser explicadas por diferenças na atividade enzimática residual em cada população de células, diferenças na importância da falta de função enzimática nas diferentes células, diferenças nos efeitos do acúmulo de substâncias anormais, diferenças na sensibilidade à falta de substâncias que não são formadas e a presença de outros fatores presentes na célula com efeitos sinergísticos ou antagonistas. Nos erros inatos do metabolismo, a seleção do alvo primário e o padrão de disseminação das lesões podem ser influenciados por todos estes fatores. O reconhecimento de padrões da vulnerabilidade seletiva é de valor prático e contribui ao valor diagnóstico da imagem por ressonância magnética (MRI).

O principal papel da MRI convencional

Em 1983, Dyken e Krawiecki[3] sugeriram que os distúrbios neurodegenerativos progressivos da infância e primeira infância poderiam ser agrupados em cinco categorias principais, de acordo com suas vulnerabilidades seletivas anatomopatológicas. As cinco categorias são: *polioencefalopatias, leucoencefalopatias, corencefalopatias, espinocerebelopatias* e *encefalopatias difusas*. Esta classificação, baseada no padrão do envolvimento cerebral, é particularmente útil ao radiologista que está tentando identificar os alvos primários da doença e o padrão de disseminação das lesões. O reconhecimento destes aspectos morfológicos ajudará o radiologista a limitar o diagnóstico diferencial, de um ponto de vista de técnicas de imagem. Esta abordagem é mais útil nos estágios inicias da doença. No estágio final da enfermidade, um maior envolvimento das áreas do cérebro que não são o alvo primário da doença causará sobreposição dos achados de imagem entre as diferentes doenças. A classificação da doença está mudando conforme nós adquirimos mais conhecimento. A introdução da MRI na década de 1980 provocou uma aceleração dramática no reconhecimento e no diagnóstico das doenças metabólicas, e esta técnica se tornou um teste importante nos exames diagnósticos iniciais de crianças com suspeita de distúrbio metabólico. É provável que os erros inatos do metabolismo sejam diagnosticados e tratados de acordo com a mutação genética subjacente. Enquanto isso, a RM continuará a desempenhar um papel fundamental nos exames iniciais destes pacientes, e a abordagem morfológica continuará a permitir que o radiologista contribua ao diagnóstico em muitos casos.

A sensibilidade da MRI para detectar alterações cerebrais discretas e sua capacidade multiplanar são muito mais superiores à tomografia computadorizada (CT) e ao ultrassom. As imagens FLAIR são úteis para detectar alterações da intensidade de sinal em crianças com mais de 2 anos de idade, quando a maturação da mielina na substância branca está geralmente completa. Imagens *spin*-eco ponderadas em T_2 também são úteis nos primeiros anos de vida. Na maioria dos distúrbios, as imagens ponderadas em T_1 são geralmente menos sensíveis à alteração patológica no tecido do que as imagens ponderadas em T_2; todavia, estas imagens podem ajudar a diferenciar entre áreas que foram inicialmente envolvidas no curso da doença e áreas que foram afetadas tardiamente.

Uma avaliação inicial importante da imagem por MR deveria ser se a doença envolve primariamente a substância cinzenta cortical (polioencefalopatia), os núcleos cinzentos profundos (corencefalopatia), a substância branca (leucoencefalopatia) ou se é um processo difuso (encefalopatia difusa). Se a MRI demonstra que o córtex é a estrutura primariamente envolvida, com adelgaçamento cortical e sulcos corticais ampliados, tais distúrbios devem ser considerados como uma lipofuscinose ceroide neuronal. Se alterações de sinal nos núcleos profundos são os aspectos mais proeminentes, o local das estruturas afetadas se torna muito importante. Anomalias no estriado são observadas nos distúrbios mitocondriais (síndrome de Leigh e MELAS, acidúria glutárica tipo I, doença de Wilson e doença de Huntington juvenil). Anomalias no globo pálido são características da síndrome de Hallervorden-Spatz (encurtamento de T_1 e T_2), acidemia metilmalônica e acidúria L-2-hidroxiglutárica (L-2-HG) (prolongamento de T_2). Em muitas doenças metabólicas, anomalias nos núcleos cinzentos profundos podem estar associadas ao envolvimento da substância branca. Quando a substância branca é a primeira afetada, é importante determinar se a porção subcortical, lobar ou profunda da substância branca está envolvida. O envolvimento precoce das fibras arqueadas (fibras em U) subcorticais é observado na galactosemia, em algumas acidemias/acidopatias orgânicas e na SKS. Se o envolvimento das fibras arqueadas é encontrado com macrocefalia, o diagnóstico de acidúria L-2-HG deveria ser sugerido; se o envolvimento precoce das fibras em U e a macrocefalia estiverem associados ao prolongamento de T2 nos globos pálidos e tálamos, o diagnóstico de doença de Canavan se torna o mais provável. A doença de Alexander é o diagnóstico mais provável quando extensas alterações na substância branca, com predominância frontal e relativa preservação das áreas occipitais, são encontradas em um paciente macroencefálico. Na doença de Alexander, critérios adicionais em imagens de RM podem estar presentes: uma borda periventricular com hipersinal nas imagens ponderadas em T_1 e hipossinal nas imagens ponderadas em T_2, alterações nos núcleos da base e tálamos, alterações no tronco encefálico e realce de contraste de determinadas estruturas da substância cinzenta e branca. A presença de quatro desses cinco critérios deveria sugerir o diagnóstico da doença de Alexander.[4] O diagnóstico definitivo é agora possível com uma análise molecular exibindo uma mutação no gene *GFAP*.[5] Envolvimento simétrico inicial limitado à substância branca profunda com preservação das fibras em U subcorticais sugere leucodistrofia metacromática (MLD), doença de Krabbe e gangliosidose GM_1 ou GM_2. Extensas alterações de sinal na substância branca profunda nas regiões cerebrais posteriores e no esplênio do corpo caloso, com relativa preservação das fibras arqueadas, é um padrão característico e é observado em cerca de 80% dos pacientes sintomáticos com a forma infantil da ADL (X-ADL). Geralmente, o padrão das imagens por MR da PMD também é altamente sugestiva: as imagens exibem um atraso ou interrupção da mielinização em um estágio que é por si mesmo normal, mas não é normal para a idade do paciente. MR de controle confirma a falta de progresso da mielinização.

Exames laboratoriais para o diagnóstico das doenças metabólicas hereditárias

Os neurologistas pediátricos frequentemente solicitam a MRI como um exame inicial. A sugestão de um diagnóstico diferencial preciso e limitado no relatório radiológico terá importantes consequências na seleção de subsequentes testes laboratoriais relevantes. Testes bioquímicos e moleculares importantes são listados na Tabela 53.1. Muitos destes procedimentos são realizados em amostras de urina, sangue e de liquor. Alguns testes deveriam ser realizados rotineiramente, sempre que uma doença metabólica hereditária é suspeita; outros exames altamente especializados e caros devem sempre ser guiados pelos achados clínicos, radiológicos e bioquímicos. Estudos do DNA e técnicas de biologia molecular são essenciais para confirmar o diagnóstico e para o aconselhamento na doença hereditária. A combinação da MRI convencional e da espectroscopia por ressonância magnética (MRS) possui o potencial de diagnosticar ou excluir doenças metabólicas raras de modo não invasivo.

Utilidade da MRS nas doenças metabólicas hereditárias

A MRS de prótons *in vivo* é capaz de detectar metabólitos móveis, com concentrações na faixa milimolar. Durante um estudo clínico, o tempo total de *scan* deve ser limitado a não mais do que 50-60 min. Um número relativamente grande de doenças metabólicas hereditárias tem sido investigado por MRS desde o início da década de 1990. Os achados espectroscópicos clínicos podem ser considerados e são discutidos abaixo em três grupos: doenças metabólicas com achados de MRS específicos, os quais por si só possibilitam o diagnóstico confidente de uma doença específica; doenças metabólicas com achados de MRS características, os quais são compartilhados por alguns distúrbios; doenças metabólicas com achados MRS inespecíficos.

Doenças metabólicas com achados de MRS específicos

Há apenas algumas doenças metabólicas que podem ser diagnosticadas imediatamente por MRS. Embora uma ocorrência rara é importante para o espectroscopista clínico identificar os espectros patognômicos nestes casos.

Síndrome de deficiência de creatina

Stockler *et al.*[6] descobriram o primeiro defeito no metabolismo da creatina (Cr) com a MRS em 1994. A MRS *in vivo* inesperadamente revelou a ausência de Cr no cérebro de um garoto com atraso de desenvolvimento desde os 5 meses de idade e severos sinais de movimento extrapiramidal. Suplementação oral de Cr resultou em uma melhora significativa dos sintomas do paciente. Foi descoberto que esta criança tinha uma deficiência de guanidinoacetato metiltransferase (GAMT). Duas outras síndromes de deficiência de creatina foram identificadas: a deficiência em L-arginina: glicina amidinotransferase (AGAT) e defeito no transportador de creatina 1. As deficiências em GAMT e AGAT possuem traços autossômicos recessivos, enquanto que o defeito no transportador é um distúrbio ligado ao cromossomo X. As síndromes de deficiência de creatina resultam em uma encefalopatia progressiva com retardo mental, severo comprometimento da linguagem expressiva, síndrome de liberação extrapiramidal e epilepsia resistente a drogas. A apresentação clínica da doença é heterogênea, independente das mutações genéticas subjacentes ou atividade enzimática residual. Comprometimento da linguagem expressiva é, contudo, a característica comum nestes pacientes.

A creatina e sua forma fosforilada (PCr) são essenciais para o armazenamento e a transferência de energia. A depleção do pool de Cr/PCr no CNS torna esta síndrome facilmente detectável por MRS. No cérebro, a concentração total de Cr é mais baixa do que no músculo esquelético, coração, retina e espermatozoide,[7] porém há ampla evidência de íntimas correlações entre o metabolismo da Cr e uma função cerebral adequada. A biossíntese da creatina (Fig. 53.1) ocorre principalmente no fígado, pâncreas e rim, e envolve as enzimas AGAT e GAMT. A creatina é transportada no sangue para os tecidos incapazes de sintetizá-la, onde ela é absorvida pelo transportador de Cr. A maioria dos casos relatados até agora estão ligados à deficiência de GAMT.

A deficiência de GAMT é caracterizada pelo acúmulo de guanidinoacetato (GAA) e concentração reduzida de Cr no cérebro, fluidos corporais e urina. Pacientes com deficiência de GAMT se beneficiam da suplementação oral com Cr mono-hidratada (Fig. 53.2), a qual ajuda a controlar a epilepsia e parcialmente restaura o desenvolvimento neurológico ao longo do tempo.[8] Melhora dos distúrbios de movimento é mais controversa, visto que estes são aparentemente causados pelo efeito tóxico da GAA e não pela depleção de Cr. Na deficiência de GAMT, um tratamento combinado com restrição de arginina e substituição com ornitina é capaz de reduzir os níveis de GAA permanentemente e melhorar o resultado clínico.

Um defeito de AGAT foi identificado em três pacientes da mesma família com deficiência de Cr reversível.[9,10] Nestes pacientes, o GAA estava reduzido e não houve distúrbios de liberação extrapiramidal.

A MRS clínica é importante para documentar a restauração do pool de Cr no cérebro durante a terapia. A ausência persistente do pico de Cr no espectro deveria excluir ambos os defeitos enzimáticos da biossíntese de Cr, sugerindo um defeito do transportador de Cr e induzindo uma procura por defeitos moleculares no gene deste transportador, *SLC6A8*. Foram identificadas mutações no gene no cromossomo X em garotos com retardo no desenvolvimento, ausência de aquisição de linguagem, epilepsia parcial e ausência irreversível de Cr no cérebro.[11,12] Pacientes com deficiência do transportador de Cr podem apresentar níveis normais de Cr no plasma e níveis elevados de Cr na urina; GAA não está elevado. Indivíduos de quatro famílias não relacionadas, morando em uma

Tabela 53.1 Exames diagnósticos: principais investigações laboratoriais

Exame	Distúrbio
Exames sanguíneos laboratoriais de rotina	
Anemia macrocítica	Distúrbios no metabolismo da cobalamina ou do ácido fólico
Leucócitos vacuolizados	Doença do armazenamento lisossomal
Colesterol ↓	Defeitos na síntese de esteroides; distúrbios lipoproteicos
Triglicerídeos ↑	Distúrbios de armazenamento do glicogênio, distúrbios lipoproteicos
Creatina quinase ↑	Distúrbios mitocondriais, defeitos na oxidação de ácidos graxos, distúrbios de armazenamento do glicogênio, defeitos na glicólise
Ácido úrico ↑	Distúrbios no metabolismo da purina, defeitos na oxidação de ácidos graxos, distúrbios mitocondriais, distúrbios de armazenamento do glicogênio
Ácido úrico ↓	Distúrbios no metabolismo da purina, deficiência do cofator de molibdênio
Ferro, transferrina ↑	Distúrbios peroxissomais
Cobre ↑	Distúrbios peroxissomais
Cobre, ceruloplasmina ↓	Doença de Wilson, doença de Menke
Exames bioquímicos	
Gasometria arterial	Acidose metabólica
Lactato, plasma ↑	Defeitos na cadeia respiratória, defeito do complexo da piruvato desidrogenase, algumas acidúrias orgânicas
Amônia ↑	Algumas acidúrias orgânicas, defeitos no ciclo da ureia
Aminoácidos (plasma, urina, liquor)	Distúrbio no metabolismo dos aminoácidos, distúrbios do metabolismo energético, distúrbio no ciclo da ureia
Ácidos orgânicos urinários	Acidúrias orgânicas, distúrbio no metabolismo dos aminoácidos, defeitos na oxidação dos ácidos graxos, distúrbios do metabolismo energético, defeitos do ciclo da ureia, distúrbios do metabolismo da vitamina B_{12}
Ácidos graxos de cadeia muito longa, ácido fitânico	Distúrbios peroxissomais
Carnitina (carnitina livre, acilcarnitina, carnitina total)	Distúrbios do metabolismo intermediário, defeitos na oxidação dos ácidos graxos
Pirimidinas, purina na urina	Distúrbios do metabolismo da purina e pirimidina
Ácido orótico	Deficiência de ornitina transcarbamilase, defeitos no ciclo de ureia, distúrbios do metabolismo da pirimidina
Glicosaminoglicano	Distúrbios do armazenamento lisossomal/mucopolissacaridose
Oligossacarídeos, ácido neuramínico livre	Distúrbios do armazenamento lisossomal/oligossacaridose
Perfil eletroforético da transferrina	Distúrbios da glicosilação de proteínas (síndrome da glicoproteína deficiente em carboidrato)
Pterinas urinárias	Hiperfenilalaninemia
Determinação de atividades enzimáticas selecionadas	
Em leucócitos	
Nas amostras de biopsia (pele para fibroblastos cultivados, músculo, fígado)	
Testes genéticos moleculares (DNA nuclear, DNA mitocondrial)	
Investigações por necropsia	

única área metropolitana, foram diagnosticados com deficiência do transportador de Cr.[13] Isto sugere que a síndrome pode ser mais comum do que originalmente considerada e enfatiza a importância de examinar os pacientes com MRS.

Portadoras heterozigotas para a mutação no *SLC6A8* podem demonstrar um baixo coeficiente de inteligência (QI), distúrbios de aprendizagem e níveis mais baixos de Cr no cérebro.[11,13] Uma significante redução de Cr na MRS foi relatada em uma paciente heterozigota de 9 dias de idade, sugerindo que consideração deve ser dada à suplementação oral de Cr em carreadoras, pois poderia resultar em níveis normalizados de Cr no cérebro e melhora na função metabólica ou cognitiva.[14]

As síndromes de deficiência de creatina também foram relatadas em adultos com um histórico de atraso do desenvolvimento motor, convulsões e severo comprometimento da fala. Dois pacientes adultos com deficiência do transportador de Cr foram capazes de se comunicar usando sinais e gestos, assim como entender a linguagem falada.[13] Após três semanas com suplementação de Cr e uma dieta restrita em arginina, os ataques epiléticos desapareceram permanentemente em um paciente de 26 anos de idade

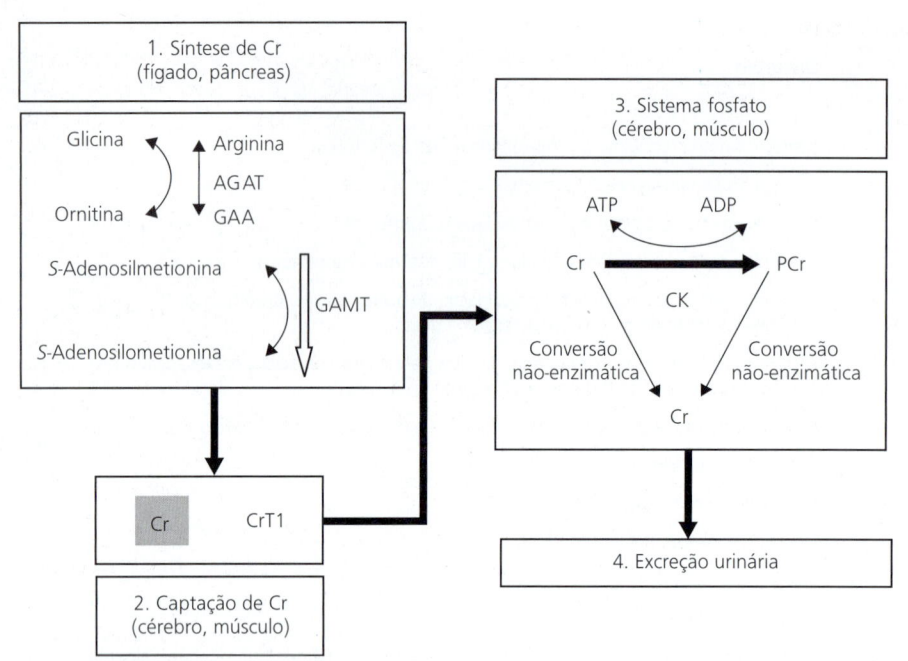

Fig. 53.1 A via da creatina (Cr) no corpo humano é indicada. Há dois defeitos enzimáticos que podem ocorrer durante a síntese no fígado e no pâncreas. Um terceiro defeito pode envolver o transportador e é órgão-específico (cérebro, coração, músculo, rim). GAA, guanidinoacetato; CK, creatina quinase; AGAT, L-arginina; glicina aminotransferase; GAMT, GAA metiltransferase.

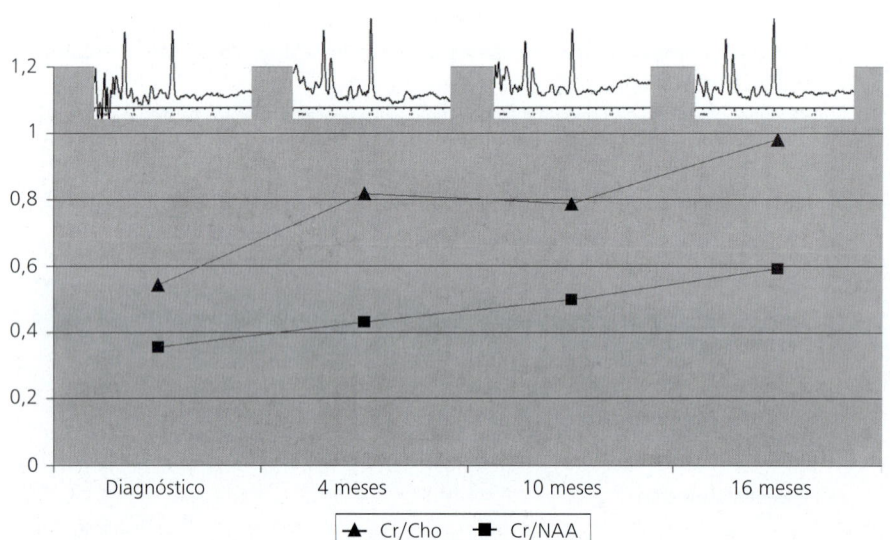

Fig. 53.2 Deficiência de creatina (GAMT). Um espectro (PRESS multivoxel: TR/TE: 1.500/136 ms; matriz de 16 × 16) do terço posterior do centro semioval direito no momento do diagnóstico e aos 4, 10 e 16 meses após o início de uma dieta com suplementação de creatina (Cr) mono-hidratada (700 mg/dia) em um menino de 2 anos de idade diagnosticado com deficiência de GAMT. A análise semiquantitativa das razões Cho/Cr e Cr/NAA demonstra progressiva restauração de Cr no cérebro. Neste caso, a lenta restauração foi intensificada por um período de não adesão à dieta com suplementação entre 8 e 10 meses de terapia. A MRSI de prótons confirmou a suspeita do pediatra de que os pais tinham parado com a suplementação de Cr na dieta do infante. Resumindo, a dieta possibilitou adicional restauração dos níveis de Cr. Cho, colina; NAA, N-acetilaspartato; GAMT, guanidinoacetato metiltransferase.

com deficiência de GAMT.[15] Este paciente não demonstrou qualquer desenvolvimento ativo na fala, porém, após 1 ano de terapia, ele aprendeu a fazer desenhos simples e a jogar jogos. Evidência de deficiência de GAMT no músculo estriado foi demonstrada com ^{31}P-MRS apenas neste paciente adulto. A força muscular era normal; portanto, mecanismos alternativos no transporte e no armazenamento de fosfato de alta energia podem estar presente no músculo esquelético.

Os achados por MR convencional são inespecíficos na síndrome de deficiência de Cr. Até agora, uma hiperintensidade bilateral no paleoestriado nas sequências ponderadas em T_2 foi relatada em cinco de sete pacientes com GAMT. Maturação da mielina segue as habilidades normais na maioria dos pacientes. Nós observamos uma associação à esclerose mesial temporal[12] em um paciente com deficiência do transportador de Cr e em outro com deficiência de GAMT; um hemisfério cerebral esquerdo hipoplásico também foi relatado.[13] Em dois pacientes adultos com deficiência do transportador de Cr, a MRI de controle exibiu atrofia cerebral progressiva na segunda e terceira décadas.[13] MRI normal aos 26 anos de idade foi relatada em um paciente com deficiência de GAMT, cujos sintomas já estavam presentes na infância e demonstraram ausência de progressão durante a adolescência.[15]

Concluindo, a MRS com tempo de eco (TE) curto ou longo é um método sensível para detectar síndromes de deficiência de Cr. Análise genética e metabólica identificará aqueles pacientes que se beneficiarão da suplementação oral com Cr, diferenciando os defeitos reversíveis (GAMT e AGAT) dos irreversíveis (transportador de Cr). Além disso, a MRS pode ser utilizada para monitorar a restauração do pool de Cr no cérebro. A suplementação oral

(400 mg/kg diariamente) irá, gradualmente, restaurar os pools de Cr no cérebro. Após 6 semanas, os níveis cerebrais de Cr deveriam ter alcançado quase 50% de sua concentração normal e deve ser quase normal após 24 meses de tratamento. Nós observamos depleção transiente de Cr em um paciente diagnosticado com deficiência de GAMT, o qual já tinha restaurado seu pool de Cr. Os pais deste paciente posteriormente admitiram ter suspendido a suplementação oral por 2 meses. Em casos estabelecidos, a ERM também pode ser utilizada para monitorar a terapia.

Retardo mental com deficiência global de N-acetilaspartato

O N-acetilaspartato foi descoberto no CNS em 1956,[16] embora não foi até o advento da amplamente disponível MRS in vivo que o interesse nesse aminoácido se tornou o assunto de extenso estudo. Está predominantemente localizado nos neurônios, dendritos e axônios; no entanto, também foi demonstrada a presença de NAA nos oligodendrócitos (células progenitoras, imaturas e até maduras)[17] e mastócitos.[18] O bem definido CH_3 do NAA predomina na MRS de prótons após os 12 meses de idade. Uma redução do NAA, determinada pela MRS no córtex piriforme, amídala e hipocampo, apresentou boa correlação com a lesão neuronal e densidade axonal reduzida determinada pela histologia.[19] Na maioria dos contextos, o NAA é considerado um marcador substituto da integridade do tecido neuronal. Um nível reduzido de NAA reduzido está associado à perda neuronal em uma ampla gama de doenças. Relatos de perda de sinal reversível do NAA na esclerose múltipla,[20] encefalomielite disseminada aguda,[21] e encefalopatias mitocondriais[22] sugerem que baixos níveis também podem refletir disfunção neuronal reversível. A ideia do uso do NAA como um marcador completamente inespecífico da integridade neuroaxonal é desafiada por um relato de uma criança de 3 anos de idade com severo retardo do desenvolvimento e microcrania com eletroencefalografia e MRI normaia, em que a MRS de voxel único demonstrou ausência de NAA em quatro regiões cerebrais diferentes (Fig. 53.3).[23] As concentrações de mio-inositol (mI), compostos contendo colina (Cho) e de Cr estavam nos limites normais. Os autores hipotetizaram um bloqueio na biossíntese de NAA ao nível do acetil-CoA-L-aspartato-N-acetiltransferase, o qual converte o L-aspartato e a acetilcoenzima A em NAA (Fig. 53.4). Ambos os precursores estão envolvidos em muitas vias metabólicas e, portanto, não se acumulam e aparecem no espectro. Este caso sugere um defeito biossintético específico de NAA e confirma o papel da MRS na detecção de novos distúrbios neurometabólicos.

Doença de Canavan

A doença de Canavan é causada por mutações em um único gene, resultando em deficiência de aspartoacilase, uma enzima que desacetila o NAA para gerar acetato livre no cérebro (Fig. 53.4). A doença de Canavan é mais comum em crianças descendentes de judeus Ashkenazi, porém foi diagnosticada em muitos outros grupos étnicos. Há três formas: a infantil é a forma mais frequente; a congênita é caracterizada por letargia que se manifesta alguns dias após o nascimento; e alguns casos da forma juvenil foram relatados.

Um breve histórico da descoberta desta doença é um bom exemplo de como ocorre o progresso de conhecimento na medicina. Em 1931, Canavan[24] descreveu um caso do que ele pensou ser "doença de Schilder", com degeneração esponjosa da substância branca. Em 1949, van Bogaert e Bertrand[25] reconheceram que a "degeneração esponjosa do cérebro" era uma doença genética e nos seguintes anos vários relatos demonstraram que a doença de Canavan tinha um modo de herança autossômico recessivo com alta prevalência entre os judeus Ashkenazi.[26] Foi somente em 1988 que a elevação dos níveis de NAA na urina e a deficiência de aspartoacilase em fibroblastos cutâneos cultivados foram descritos.[27] Dois anos mais tarde, estudos in vivo por MRS de voxel único demonstraram que o NAA está elevado no cérebro destes pacientes.[28,29] Nos recentes anos, mais casos foram relatados, sugerindo que esta doença é mais comum do que se pensava.

Na maioria dos casos da forma infantil, a doença se manifesta aos 3 meses de idade, com sinais de atraso do desenvolvimento. A tríade de hipotonia, falta de controle da cabeça e macrocefalia deveria ser considerado um indício do diagnóstico. Nas imagens por MR, observa-se um leve aspecto intumescido na substância branca subcortical, com prolongamento de T_2 simétrico e confluente; envolvimento bilateral dos globos pálidos e tálamos, cerebelo e tronco encefálico; e o neoestriado é poupado. Nestes casos, o diagnóstico diferencial pode incluir MSUD. Um diagnóstico deduzido da doença de Canavan é prontamente confirmado com a MRS, a qual exibe uma concentração elevada de NAA. A MRSI multivoxel pode exibir uma distribuição heterogênea de alterações metabólicas: o nível NAA está mais elevado na região subcortical da substância branca e no terço posterior do centro semioval e tálamos, as quais são as áreas afetadas no início da doença (Fig. 53.5). Nas mesmas áreas, a Cr está levemente elevada, enquanto a Cho está levemente reduzida. Nas áreas com intensidade de sinal normal na MRI ponderada em T_2 (região anterior da substância branca profunda), o sinal de NAA pode estar levemente acima dos níveis normais. Estes resultados estão de acordo com os estudos neuropatológicos, os quais demonstraram alterações espongiformes se desenvolvendo primeiro na junção entre a substância branca e a cinzenta no globo pálido e tálamo. Mielopatia vacuolar com vacúolos intralamelares é a característica histopatológica da doença de Canavan. Conforme a doença progride, a substância branca profunda também é envolvida, acompanhando uma disseminação centrípeta. O diagnóstico definitivo é feito com a determinação de NAA na urina e da atividade da aspartoacilase nos fibroblastos cutâneos cultivados.

O N-acetilaspartato pode ser um componente essencial em várias reações necessárias para a conversão do ácido lignocérico em ácido cerebrônico, um componente da mielina, e a formação de ácido glutâmico.[30] A síntese do NAA ocorre na substância cinzenta; a aspartoacilase está primariamente limitada à oligodendróglia; e a expressão do gene para aspartoacilase no cérebro pós-natal é paralela à mielinização no CNS. Dados experimentais obtidos do cérebro de ratos validam o envolvimento do NAA na síntese de mielina, limitado ao CNS. A incapacidade de hidrolisar o NAA resulta na falta de acetato e severa degeneração esponjosa na substância branca. Estes achados fornecem outra evidência demonstrando que a síntese insuficiente de mielina é a base patogênica da doença de Canavan e justificam claramente a necessidade de suplementação de acetato como uma terapia simples e não invasiva para o que, até agora, tem sido uma doença fatal.[31]

A IR ponderada em T_1

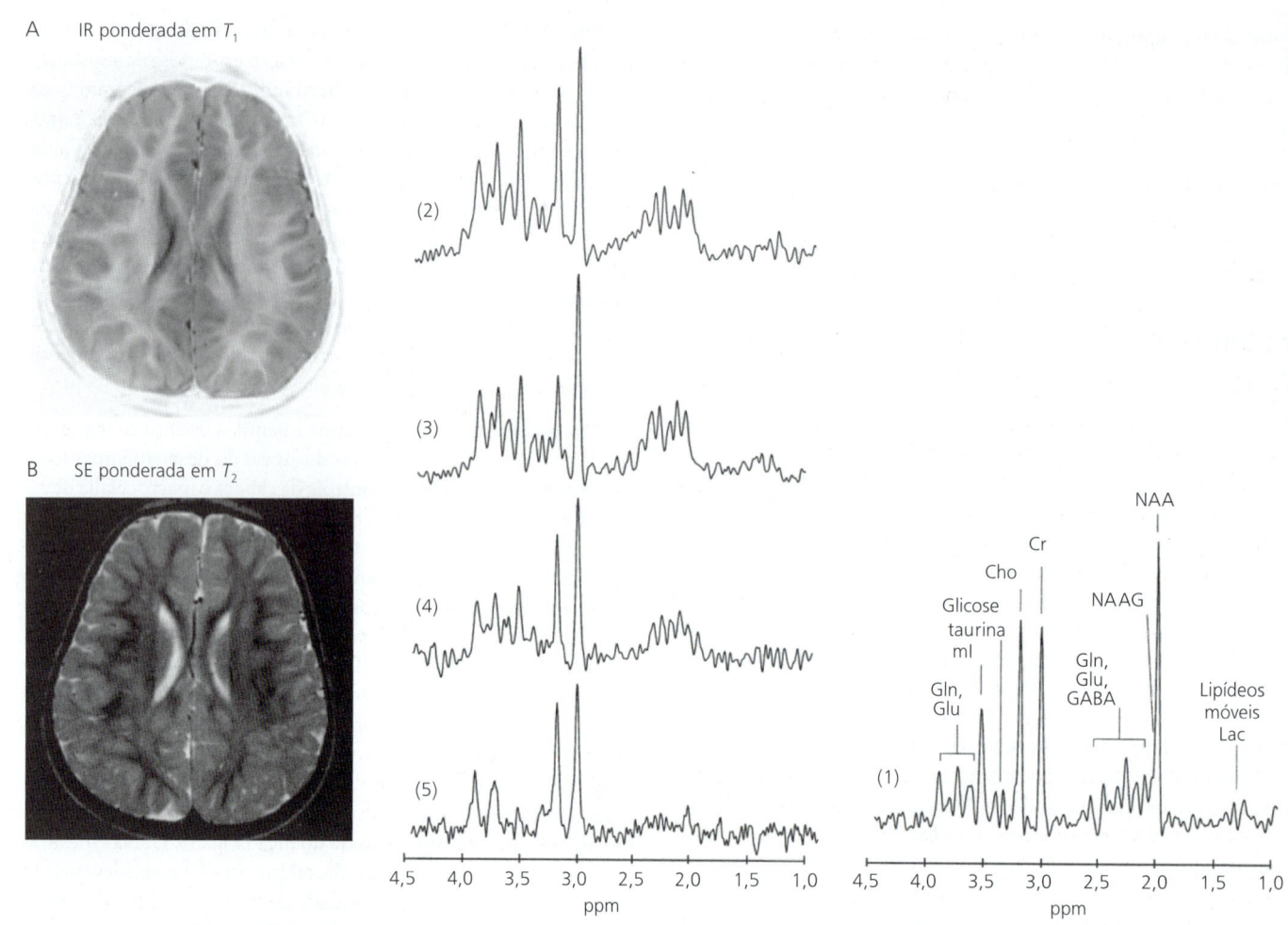

B SE ponderada em T_2

Fig. 53.3 Deficiência de N-acetilaspartato (NAA). As sequências axiais *spin*-eco rápido com recuperação da inversão (A) e ponderada em T_2 (B) exibem um cérebro normal, exceto pela mínima alteração de sinal na porção periventricular posterior da substância branca: estas leves alterações na intensidade de sinal são consideradas normais em uma criança de 3 anos de idade. Os espectros de voxel único (PRESS: TR/TE = 6.000/30 ms) adquiridos da região occipital da substância cinzenta (1, 2), região parieto-occipital da substância branca (3) e núcleos da base (4) exibem completa ausência de NAA. A ausência de NAA é ainda mais clara no espectro adquirido com tempo de eco longo (270 ms) (5) na região parieto-occipital da substância branca. Gln, glutamina; Glu, glutamato; Cho, colina: Cr, creatina; mI, mio-inositol; Lac, lactato; GABA, ácido γ-aminobutírico; NAAG, N-acetil aspartil glutamato. (Reproduzida com permissão de Martin et al. 2001.[23])

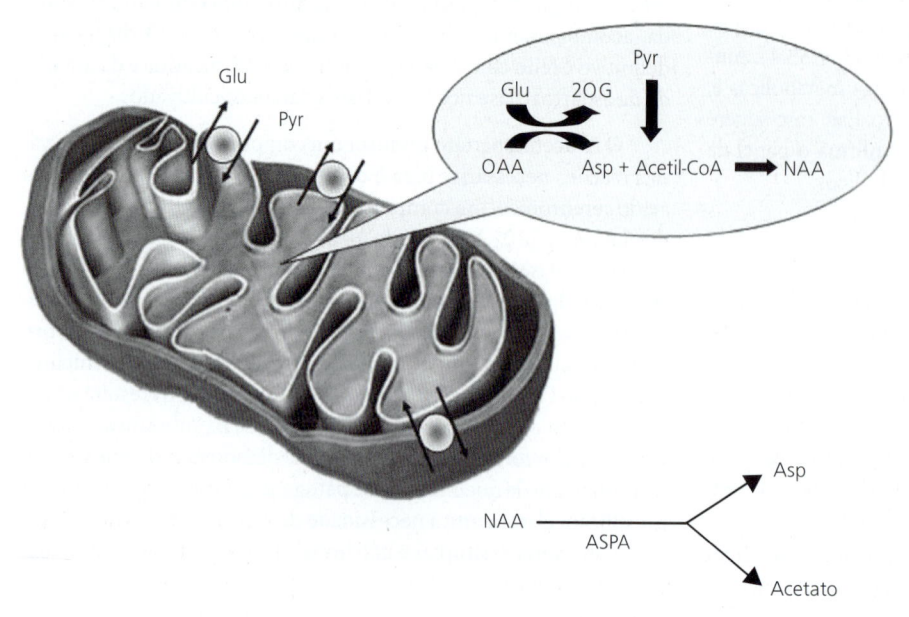

Fig. 53.4 Via do N-acetilaspartato (NAA) no interior da mitocôndria. No caso de completa ausência de NAA, Martin et al.[23] hipotetizaram um bloqueio da transferase envolvida na biossíntese de NAA a partir do aspartato e acetil-CoA. Glu, glicose; Pyr, piruvato; Asp, aspartato; OAA, oxaloacetato; 2OG, 2-oxoglutarato; ASPA, aspartato:piruvato aminotransferase.

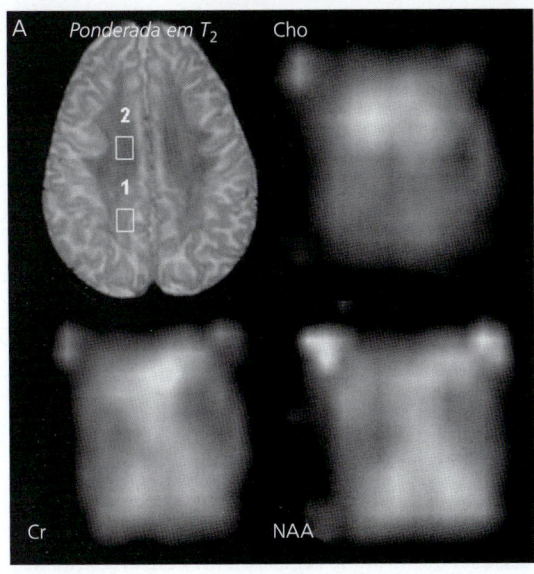

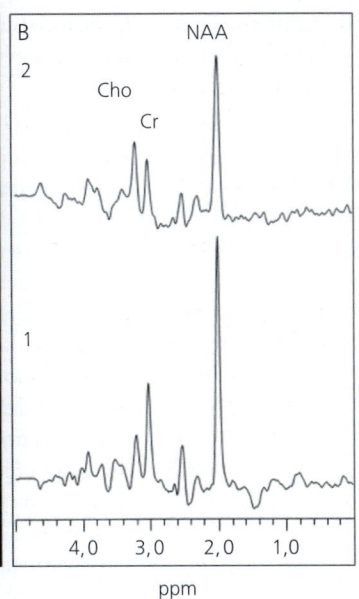

Fig. 53.5 Doença de Canavan. MRS de prótons multivoxel (PRESS: TR/TE = 1.500/136 ms; matriz de 16 × 16; campo de visão = 160 × 160 mm; espessura do corte = 20 mm) em um menino de 2 anos de idade diagnosticado com a doença de Canavan. (A) São ilustrados mapas metabólicos da colina (Cho), creatina (Cr) e N-acetilaspartato (NAA) e dois espectros selecionados (conforme indicado na MRI axial ponderada em T_2) ao nível do centro semioval. (B) A intensidade do sinal de NAA está elevada na região subcortical posterior da substância branca (*voxel* 1), a qual é hiperintenso na imagem por MR ponderada em T_2; os níveis de NAA são quase normais na substância branca profunda (*voxel* 2), a qual é relativamente poupada pela alteração de sinal.

Doença de Salla

A doença de Salla é um distúrbio autossômico recessivo, caracterizado pelo acúmulo de ácido siálico livre (Cap. 30).[32] O ácido siálico livre (ácido N-acetilneuramínico [NANA]) se acumula nos lisossomos em decorrência do transporte defectivo através da membrana lisossomal. Quase 100 pacientes com doença de Salla foram diagnosticados na Finlândia, e casos esporádicos também foram identificados em outras populações. A principal característica da doença é o retardo psicomotor, com ataxia, hipotonia e nistagmo transiente, seguido posteriormente por atetose e espasticidade progressiva. A maioria dos pacientes é capaz de andar e falar palavras ou frases curtas; os pacientes mais severamente afetados nunca se tornam ambulantes. A expectativa de vida é apenas ligeiramente reduzida.

Ocorre alterações difusas de sinal na substância branca, detectadas com a MRI, e um corpo caloso extremamente delgado.[32] Os núcleos da base e os tálamos estão normais em todos os pacientes. A histopatologia demonstrou perda de axônios e bainhas de mielina, com reação astrocitária pronunciada na substância branca.

Foi relatado um sinal ligeiramente elevado a 2,02 ppm na região parietal afetada da substância branca de pacientes com a doença de Salla. O aumento de sinal pode ser o resultado do acúmulo de NANA livre (que compartilha a porção N-acetil correspondente ao sinal da ressonância), o qual compensa a provável perda de NAA no interior dos axônios. O NAA é, portanto, aparentemente aumentado. O sinal da Cr estava elevado na substância branca e nos núcleos da base, enquanto que o da Cho estava reduzido. A intensidade de sinal elevada de Cr o pode estar relacionada com a presença de uma reação astrocitária ou com a elevada utilização de glicose, como demonstrado pela tomografia de emissão de pósitrons com fluoro-2-deoxiglicose-[18]F. O baixo sinal de Cho pode refletir um pool menor de compostos envolvidos na renovação da membrana de mielina. Nos núcleos da base, as intensidades de sinal em 2,02 ppm e as ressonâncias em Cho não foram diferentes dos sujeitos-controle.

Doença da urina em xarope de bordo (*maple syrup urine disease*)

A doença da urina em xarope de bordo é uma aminoacidopatia autossômica recessiva e geneticamente heterogênea, a qual resulta, quando não tratada, em severo comprometimento ou morte. É causada por uma deficiência do complexo enzimático desidrogenase de cetoácidos de cadeia ramificada, um complexo multienzimático mitocondrial que catalisa a descarboxilação oxidativa de cetoácidos de cadeia ramificada, que são produzidos após a transaminação dos aminoácidos essenciais de cadeia ramificada isoleucina, leucina e valina. O complexo enzimático possui pelo menos seis componentes e uma mutação em qualquer um dos seis locos gênicos que codifica para as subunidades pode resultar em disfunção do complexo desidrogenase. Esta deficiência enzimática induz ao acúmulo de níveis tóxicos de aminoácidos e cetoácidos de cadeia ramificada no corpo, resultando em severa acidose metabólica.

Três fenótipos clínicos foram descritos: clássico, intermediário e intermitente. A idade do início da doença parece estar correlacionada com o grau de atividade enzimática residual. A forma clássica se manifesta na primeira semana de vida, com inapetência e vômitos, resultando em letargia, períodos alternados de hipertonia e hipotonia, respiração irregular e apneia. Os achados neurológicos podem ser confundidos com septicemia ou meningite; sem uma dieta restrita, a morte ocorre no primeiro ano de vida. A severidade dos déficits neurológicos em longo prazo está fortemente correlacionada com a duração da fase tóxica aguda no período neonatal. Um odor característico de xarope de bordo na urina pode ser o sinal identificado na doença menos severa. A forma intermediária é menos severa e se manifesta no final do primeiro ano de vida, com letargia, distúrbios comportamentais, ataxia, hipotonia generalizada e convulsões. A forma intermitente geralmente afeta crianças mais velhas e pode ser desencadeada por uma infecção, outras condições de estresse ou pelo aumento repentino de proteína na dieta.

Durante a descompensação metabólica aguda, a MRS exibe a presença reversível de um pico anormal a 0,9 ppm dos grupos metil dos aminoácidos e cetoácidos de cadeia ramificada, associado a um acúmulo de lactato e perda de NAA.[33,34] Um estudo por difusão pela MR, realizado em seis pacientes durante a descompensação aguda, demonstrou intensa restrição de difusão (coeficiente de difusão aparente [ADC] reduzido) compatível com edema citotóxico ou intramielínico na ponte, mesencéfalo, paleoestriados, tálamos, e na substância branca cerebelar e periventricular.[34] As alterações na MRS (Fig. 53.6) e na imagem ponderada em difusão (DWI) foram revertidas com tratamento nos seis pacientes. A presença de lactato e ADC reduzido são geralmente considerados sinais de um prognóstico desfavorável para a recuperação tecidual, por exemplo, na doença isquêmica; nestes casos, as alterações reversíveis de lactato e NAA podem estar relacionadas com o comprometimento da função mitocondrial durante a descompensação metabólica. O severo edema intramielínico indica que o efeito tóxico agudo dos ácidos acumulados pode estar associado a um distúrbio reversível dos mecanismos de retenção de fluidos da bainha de mielina.[35]

Nos casos não tratados de MSUD clássica, a CT e a MR demonstram um padrão característico, com alterações de sinal e intumescência das estruturas da substância branca que estão passando por desmielinização, e alterações de sinal no globo pálido e tálamo lateral. Nos pacientes com a forma intermediária, os padrões da MRI podem ser semelhantes à doença de Canavan, com hiperintensidade simétrica difusa na região subcortical da substância branca, mesencéfalo, globos pálidos e grande parte dos tálamos.[36] O histórico clínico, achados laboratoriais e a MRS irão diferenciar as duas entidades. Um diagnóstico definitivo é feito por uma reação positiva à 2,4-dinitrofenil-hidrazina na urina. O diagnóstico pré-natal e o teste heterozigótico são possíveis em famílias com uma mutação conhecida.

Restrição dietética de aminoácidos de cadeia ramificada e suplementação calórica podem possibilitar uma sobrevida além do período neonatal, porém geralmente com danos neurológicos residuais. O tratamento dietético vitalício é adequado. Isoleucina, leucina e valina são aminoácidos essenciais e devem ser mantidos dentro de um limite estreito de valores, e a MRS também é útil para monitorar a resposta durante a restrição dietética. O uso de um TE longo é importante para evitar contaminação com o sinal de lipídeos e macromoléculas.

O sinal dos aminoácidos e cetoácidos de cadeia ramificada é invertido nas imagens adquiridas com um TE de 136 ms.[37]

Fenilcetonúria

A aminoacidopatia PKU é um distúrbio autossômico recessivo causado por uma mutação em um gene mapeado no cromossomo 12q22-24.1. Na maioria dos pacientes, a PKU é causada pela deficiência de fenilalanina (Phe) hidroxilase e, em uma minoria de pacientes, por deficiência de tetra-hidrobiopterina. A deficiência do sistema de hidroxilação da Phe resulta na produção de compostos que são tóxicos ao cérebro em desenvolvimento. A PKU clássica se manifesta no primeiro ano de vida, com retardo psicomotor, eczema, irritabilidade, vômito e crescimento insuficiente. Um odor corporal e na urina de ninho de rato é geralmente um sinal notável. A detecção precoce da PKU é agora possível graças aos programas mundiais de triagem neonatal. O tratamento inicial com uma dieta com baixa Phe previne a maioria das anomalias neurológicas. O tratamento precisa ser monitorado regularmente com avaliação dos níveis séricos de Phe.

As imagens por ressonância magnética exibem sinais de mielinização tardia e defectiva na região periatrial e periventricular da substância branca. As áreas frontais e as fibras subcorticais são inicialmente poupadas. Alterações simétricas na substância branca também foram demonstradas em pacientes que não mantêm as dietas restritas. Em alguns pacientes, a MRI de controle após uma dieta estrita exibe resolução das alterações em alguns meses. As alterações iniciais e reversíveis na substância branca observadas na MRI podem representar a formação de vacúolos intramielínicos, e as alterações tardias podem representar dano e perda permanente de mielina. As alterações na substância branca estão clinicamente correlacionadas à espasticidade dos membros inferiores, dificuldade em processar informação visual e alterações de humor e de personalidade. Uma CT exibe calcificações bilaterais nos globos pálidos e regiões subcorticais frontais. Em alguns casos, estes depósitos podem ser visualizados na forma de hiperintensidades em imagens por MR ponderadas em T_1.

Em pacientes não tratados, a MRS detecta um sinal elevado de Phe a 7,36 ppm na substância branca afetada.[38] Nenhuma alteração

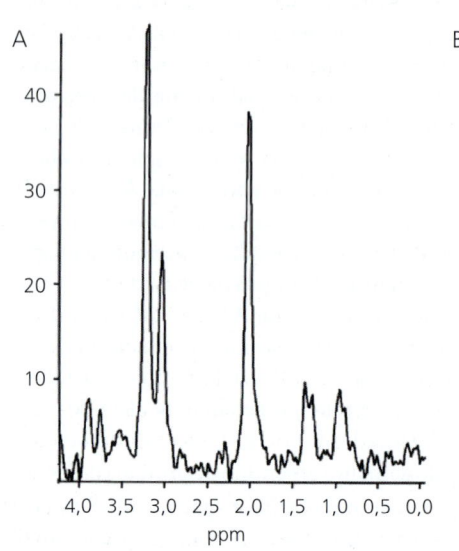

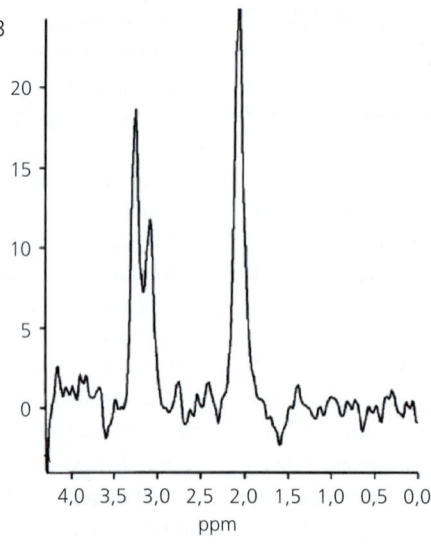

Fig. 53.6 Doença do xarope de bordo diagnosticada em um neonato aos 9 dias de idade. A MRS de prótons em *voxel* único (PRESS: TR/TE = 1.600/270 ms), adquirida a partir de um *voxel* (15 × 15 × 15 mm) posicionado nos ventrículos laterais e tálamos anteriores bilaterais durante a descompensação metabólica aguda e após o tratamento. (A) No dia 2, há elevação de lactato (1,3 ppm) e do grupo metil dos cetoácidos de cadeia ramificada (0,9 ppm). (B) No 12º dia após terapia, os dois picos anormais desapareceram; o sinal anormal na imagem ponderada em T_2 persistiu nos tálamos (não demonstrado). (Reproduzida com permissão de Jan et al. 2003[34])

significante é encontrada para NAA, Cho e Cr na substância branca ou cinzenta. A Phe pode não ser um indicador confiável da concentração de Phe no cérebro em sujeitos com PKU, e a MRS pode ser uma ferramenta útil na avaliação da vulnerabilidade individual de pacientes com PKU a diferentes valores plasmáticos de Phe. Um recente estudo, realizado em 10 pacientes com PKU que não estavam seguindo a dieta, demonstrou níveis elevados de Phe no cérebro de todos os pacientes.[39] Em pacientes diagnosticados tardiamente, a concentração cerebral de Phe teve uma melhor correlação com o fenótipo clínico do que a Phe plasmática. Do ponto de vista clínico, a discrepância entre os níveis de Phe no plasma e no cérebro foi relevante em dois casos diagnosticados tardiamente: em um paciente com desenvolvimento mental normal, o alto nível de Phe plasmática estava associada a uma concentração relativamente baixa de Phe cerebral; no outro paciente com severo comprometimento neurológico, um nível muito alto de Phe no cérebro estava associado a níveis plasmáticos de Phe compatíveis com um diagnóstico de PKU leve. A MRI exibiu alterações na substância branca em todos os pacientes, e nenhuma correlação foi encontrada entre as alterações na substância branca e as concentrações concomitantes de Phe no cérebro.

Consequentemente, a MRS pode fornecer um marcador da Phe cerebral clinicamente relevante para o diagnóstico e monitoramento terapêutico (Fig. 53.7).

Hiperglicinemia não-cetótica

A hiperglicinemia não cetótica é um distúrbio genético heterogêneo autossômico recessivo relacionado com um defeito de enzimas do sistema de clivagem da glicina. Níveis elevados de glicina são encontrados na urina, soro, liquor e cérebro, sem cetoacidose significante.

Dois fenótipos clínicos foram descritos: a forma neonatal e a forma de início tardio. Pacientes com a forma neonatal são normais ao nascimento, porém, em alguns dias, exibem sinais neurológicos progressivos, incluindo letargia, hipotonia, convulsões e crises de apneia. A maioria dos pacientes morre em algumas semanas. Na forma de início tardio, os pacientes são normais durante todo o período neonatal, com subsequente lentidão do desenvolvimento.

Espongiose difusa da substância branca mielinizada é a característica histopatológica, com os tratos sofrendo mielinização ativa durante o período neonatal (tratos e nervos ópticos, pedúnculos cerebelares e tratos corticoespinais) sendo os mais severamente afetados. A coroa radiada, o braço posterior das cápsulas internas e as colunas posteriores são as regiões menos afetadas. Os tratos que tenham completado a mielinização antes do nascimento, como as raízes espinais anterior e posterior, são geralmente poupados.

Níveis de glicina altamente elevados no liquor e ausência de cetoacidose são as pistas para o diagnóstico. Foi relatado um grande pico de glicina a 3,55 ppm na MR de dois infantes com hiperglicinemia não cetótica (Fig. 53.8).[40] Os mesmos autores descobriram que o nível de glicina no tecido cerebral apresentava uma melhor correlação com o quadro clínico do que a concentração de glicina no plasma e no liquor.

Neste contexto, é necessária uma aquisição com TE longo para diferenciar a ressonância da glicina daquela do mI (a 3,56 ppm), o qual é normalmente alto nos neonatos.

O diagnóstico definitivo é feito testando o sistema de clivagem da glicina nos linfoblastos transformados. O diagnóstico pré-natal na vilosidade coriônica é factível. O diagnóstico genético molecular também é possível quando a mutação na família é conhecida.

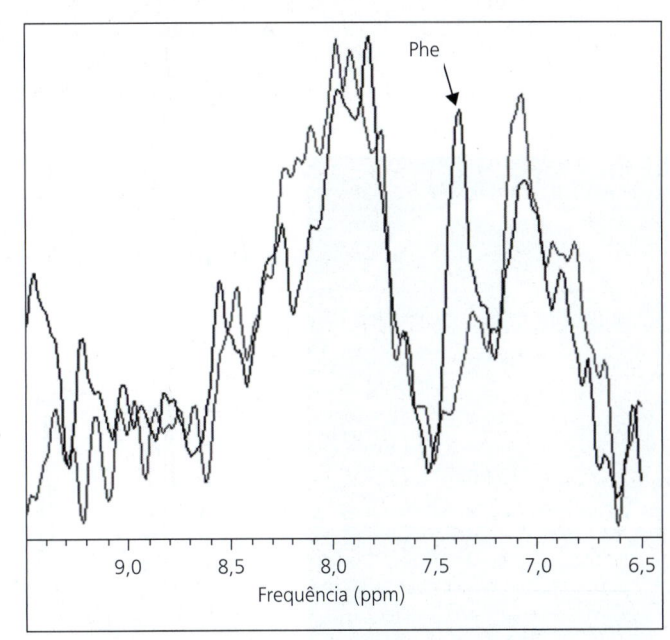

Fig. 53.7 Fenilcetonúria clássica. Duas avaliações consecutivas da concentração de fenilalanina (Phe) no cérebro, realizada em uma jovem de 19 anos de idade, demonstraram um aumento do pico de Phe (7,36 ppm) após a descontinuação da dieta (linha sólida). MRS de prótons de *voxel* único (STEAM: TR/TE/TM = 2.010/30/13,7 ms; número de excitações = 256) foram adquiridas do centro semioval da substância branca e parte da substância cinzenta cortical adjacente, logo acima do ventrículo lateral de um hemisfério. O pico de Phe estava muito baixo antes da descontinuação da dieta (linha pontilhada). (Reproduzida com permissão de Leuzzi *et al.* 2000.[39])

Deficiência de succinato desidrogenase

Redução de succinato desidrogenase (SDH) e da atividade do complexo II da cadeia respiratória no músculo e fibroblastos cutâneos cultivados foram relatadas em, pelo menos, nove crianças com leucoencefalopatia e síndrome de Leigh, uma encefalomiopatia mitocondrial (Cap. 52).[41-44] Se até agora o diagnóstico da deficiência de SDH tem sido evasivo, este cenário pode ser mudado com o uso crescente de MRS em crianças com leucoencefalopatia. Em 1997, Frahm e Hanefeld[45] descreveram o primeiro caso de uma criança com uma ressonância adicional a 2,42 ppm na substância branca anormal. Este pico foi designado aos dois grupos metileno do succinato. Mais recentemente, três outras crianças com acúmulo de succinato e lactato na substância branca foram diagnosticadas.[43,44] Em nosso caso, uma espectroscopia multivoxel confirmou que o acúmulo de succinato e lactato eram limitados à substância branca e estavam associados a uma intensa perda de sinal bilateral de NAA, e leve depleção de Cho e Cr. Na substância cinzenta cortical adjacente, a ressonância dos principais metabólitos estavam inalteradas. Neste caso, em vez de níveis normais de lactato no plasma e liquor, a MRSI fortemente sugeriu o correto diagnóstico de leucoencefalopatia mitocondrial causada por deficiência de SDH.

A succinato desidrogenase é composta de quatro subunidades, todas nuclearmente codificadas, e faz parte da cadeia respiratória e do ciclo do ácido tricarboxílico. A enzima catalisa a formação do fumarato a partir do succinato no ciclo do ácido tricarboxílico; o complexo II

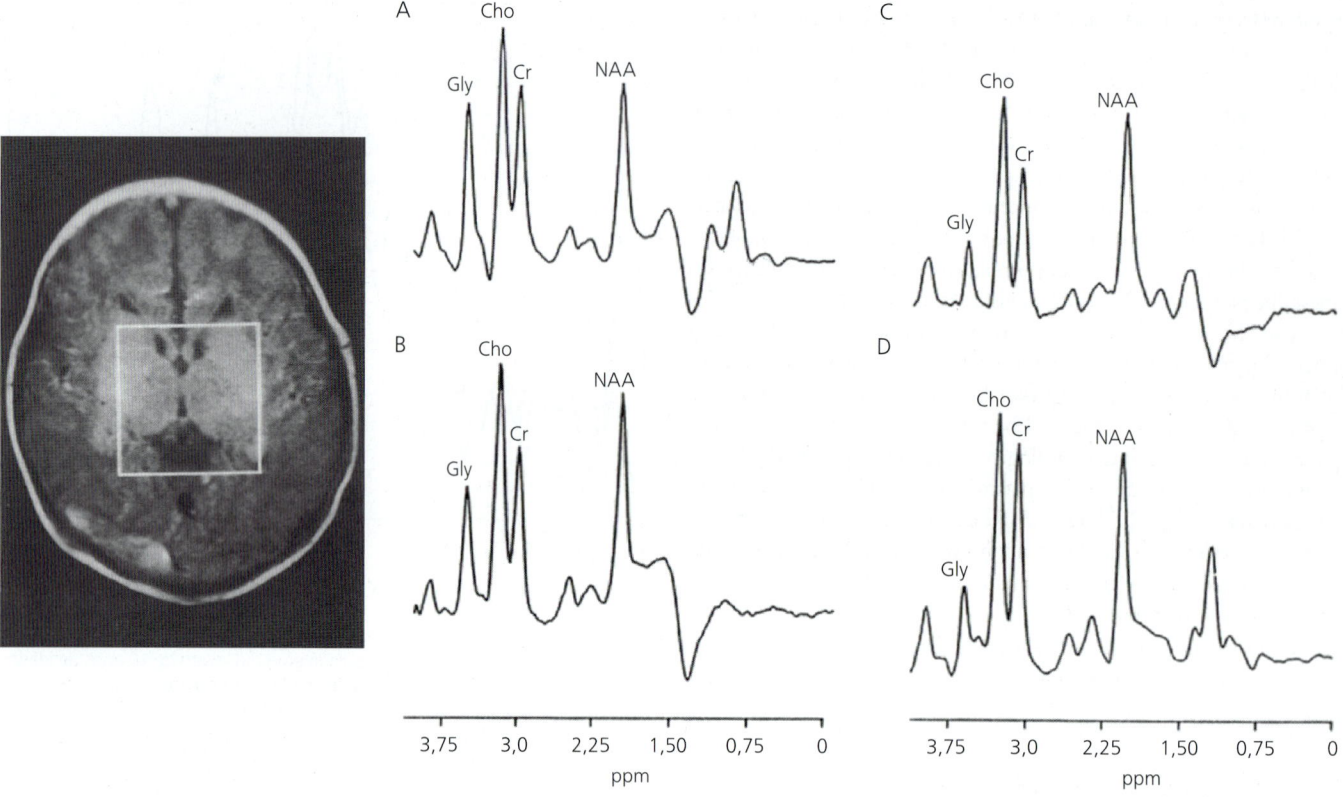

Fig. 53.8 Hiperglicinemia não cetótica diagnosticada em um neonato aos 10 dias de vida. MRS de prótons com voxel único (PRESS: TR/TE = 2.000/136 ms, número de excitações = 256) foram adquiridas dos tálamos e núcleos da base aos 10(A), 31(B), 45(C) e 105(D) dias de vida. O local do *voxel* (30 × 30 × 40 mm) é indicado na imagem axial *spin*-eco ponderada em T_1, exibindo um desenvolvimento cerebral adequado para a idade (10 dias de idade). Uma elevação anormal de glicina (Gly) a 3,55 ppm, com uma razão Gly/creatina (Cr) ~1, é observada no momento do diagnóstico. Notar a redução progressiva do sinal de Gly durante o tratamento com uma dieta restrita em proteínas. O curso clínico foi caracterizado por severa encefalopatia e insuficiência respiratória. Abreviaturas iguais à da Figura 53.3. (Reproduzida com permissão de Heindel *et al.* 1993.)

transfere íons hidrogênio da flavina-adenina dinucleotídeo (FADH) à coenzima Q na cadeia respiratória. A SDH e o complexo II possuem as mesmas subunidades: a subunidade proteína ferro-enxofre e a subunidade flavoproteína. Redução da atividade da SDH pode estar relacionada com um defeito em uma das subunidades do complexo II. Mutações afetando a subunidade flavoproteína foram relatadas em três pacientes com leucoencefalopatia.[46,47]

É importante enfatizar que nem todos aqueles com deficiência de SDH e leucoencefalopatia exibem níveis elevados de succinato na MRS. Na verdade, o succinato foi detectado em apenas quatro dos sete pacientes com deficiência de SDH/do complexo II estudados por MRS (MRS não foi realizada nos dois casos relatados por Burgeois *et al.*[41]). A razão pela qual alguns pacientes não acumulam succinato ainda não é compreendida; pode ser em decorrência do envolvimento de subunidades enzimáticas diferentes. O acúmulo de lactato foi mais comum, ocorrendo em seis daqueles sete pacientes. O acúmulo de succinato é mais específico do que o de lactato, pois representa um bloqueio em uma etapa específica no ciclo do ácido tricarboxílico.

A encefalopatia mitocondrial com deficiência de SDH pode-se manifestar agudamente nos primeiros anos de vida em uma criança com desenvolvimento psicomotor normal. Uma deterioração motora progressiva com perda de todas as habilidades motoras adquiridas pode ocorrer em poucas semanas. Espasticidade, hiperreflexia, e um sinal de Babinski bilateralmente positivo dominam o quadro clínico. Na fase inicial, os níveis de lactato e piruvato podem estar normais no plasma e no liquor. A MRI demonstrou, em alguns pacientes com deficiência de SDH, alterações simétricas e difusas nos sinais na substância branca, geralmente com cavitações nas zonas periventriculares. Foi observado o envolvimento do corpo caloso, braço posterior da cápsula interna, substância branca cerebelar e outros tratos longos mielinizados na maioria dos casos. As fibras em U, a substância cinzenta cortical e os núcleos cinzentos profundos são poupados. É importante notar que pacientes com encefalopatia mitocondrial com leucoencefalopatia não apresentam os aspectos característicos da síndrome de Leigh na MRI, ou seja, alterações de sinal nas imagens ponderadas em T_2 nos núcleos da base e tronco encefálico. As alterações simétricas nos núcleos subtalâmicos, com alterações em diferentes níveis do tronco encefálico (medula, tegumento pontino, área periaquedutal) e não envolvimento dos núcleos da base, também podem ser observadas na síndrome de Leigh; este é um aspecto frequente nos pacientes com síndrome de Leigh causada por uma mutação no gene *SURF1*.[48]

A histopatologia exibiu extensa degeneração espongiforme, astrocitose, reação microglial, proliferação vascular intensa e cavitações císticas na substância branca de um paciente com deficiência de SDH.[43]

Defeito no metabolismo do álcool poli-hídrico

Álcoois poli-hídricos (polióis) são particularmente abundantes no cérebro humano, sendo formados pela redução de açúcares. Níveis anormais de polióis foram descritos na encefalopatia hepática, hipergalactosemia, doença de Alzheimer e síndrome de Down.

Um caso de um garoto de 11 anos de idade com leucoencefalopatia e neuropatia de origem desconhecida, com níveis cerebrais altamente elevados de arabitol e ribitol, foi demonstrado por MRS a 11.[49] Elevações de arabitol e ribitol foram mais altas no liquor do que no plasma, e milhares de vezes mais altas do que no liquor dos sujeitos-controle. Em contraste, o nível de mI no liquor estava reduzido. Estes achados sugerem um erro inato no metabolismo do poliol. Na substância branca e cinzenta do lobo parietal, uma MRS de voxel único exibiu ressonâncias elevadas entre 3,5 e 3,8 ppm, as quais foram detectadas em TEs curtos (Fig. 53.9) e longos. As ressonâncias se equipararam àquelas dos espectros de soluções puras de 50 mmol/l de arabitol e ribitol. Também foi observada severa redução nas intensidades de sinal da Cho, Cr e NAA na substância branca. Aos 11 e 14 anos de idade, a MRI revelou extensas alterações estáveis da substância branca cerebral, com uma aparência ligeiramente intumescida, envolvimento proeminente das fibras em U e completa preservação do corpo caloso e cápsula interna. A leucoencefalopatia deste paciente é provavelmente causada pela toxicidade do poliol. Pouco se sabe sobre o metabolismo dos polióis em humanos. A concentração da maioria dos polióis é mais alta no liquor do que no sangue, sugerindo que as vias do poliol são particularmente ativas no CNS, onde elas podem ter sua função mais importante. Níveis elevados de polióis foram encontrados na *diabetes mellitus* e intoxicação por galactose, que estão associadas a uma neuropatia periférica caracterizada por vacuolização da mielina. A ligeira intumescência da substância branca, observada na MRI, também pode refletir a vacuolização mielínica.

Um suposto defeito no metabolismo do poliol deveria ser considerado quando a MRS revela uma ressonância elevada anormal entre 3,5 e 3,8 ppm em um paciente com leucoencefalopatia e neuropatia periférica de origem desconhecida.

Doenças com achados espectroscópicos sugestivos

Nesta categoria, nós agrupamos aquelas doenças metabólicas exibindo alterações espectroscópicas que podem ajudar os clínicos a limitar o diagnóstico diferencial, apesar de serem alterações inespecíficas e comuns a diferentes doenças compartilhando uma correlação patológica similar. Para evitar sobreposição, apenas o aspecto espectroscópico geral de cada grupo será brevemente descrito. Por favor, recorra ao Capítulo 52 para uma descrição adicional das leucoencefalopatias hereditárias.

Encefalomiopatias mitocondriais

As mitocôndrias são organelas membranosas responsáveis por fornecer e armazenar a maior parte da energia exigida pela célula, na forma de uma ligação de alta energia do ATP. Este processo é denominado fosforilação oxidativa, e é o resultado coordenado de múltiplos componentes. A função mitocondrial é dependente da expressão coordenada de dois genomas separados: DNA nuclear presente em duas cópias em cada célula, e DNAmt presente em 2-10 cópias por mitocôndria. Erros inatos da função mitocondrial constituem um grupo heterogêneo de distúrbios causados no genoma nuclear ou mitocondrial. O DNA mitocondrial é particularmente sensível a alterações. Uma taxa rápida de mutações espontâneas e um sistema de reparo deficiente são provavelmente importantes para explicar a extraordinária heterogeneidade dos aspectos clínicos da encefalomiopatia mitocondrial. As imagens por MR provaram ser úteis nos exames diagnósticos das encefalomiopatias mitocondriais, e aspectos neurorradiológicos específicos foram descritos por diversos autores[48,50-52] nas seguintes doenças: síndrome de Leigh, MELAS, KSS, neuropatia óptica hereditária de Leber e a síndrome de epilepsia mioclônica com fibras vermelhas rasgadas *(ragged)*. A encefalomiopatia mitocondrial deveria ser considerada em qualquer infante ou criança que possua alterações da substância cinzenta profunda, em particular se a substância branca também estiver envolvida.

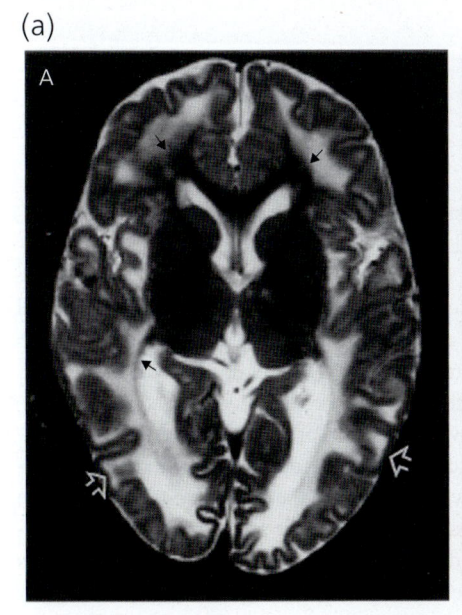

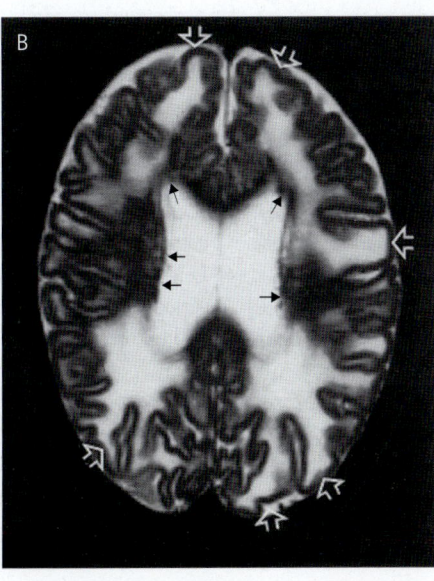

Fig. 53.9 Leucoencefalopatia associada ao distúrbio no metabolismo dos polióis. (a) (A, B) A MRI axial ponderada em T_2 exibe extensas alterações de sinal da substância branca hemisférica cerebral, com parcial preservação das áreas periventriculares frontais em um menino de 11 anos de idade. Observar o aspecto ligeiramente intumescido da substância branca, com expansão do giro (setas abertas). (b) MRS de prótons com *voxel* único (STEAM: TR/TE/TM = 6.000/20/10 ms; número de excitações = 128) adquiridas da substância branca parietal (1, 2) e córtex parietal (3, 4) do paciente (1, 3) são comparadas com a de um controle normal (1, 4). No paciente, há diversos picos anormais entre 3,5 e 3,8 ppm. As sequências STEAM das soluções puras de 50 mmol/l de arabitol (Ara) (5) e 50 mmol/l de ribitol (Rib) (6), adquiridas com os mesmos parâmetros que os estudos *in vivo*, exibiram o mesmo padrão de ressonância dos efeitos de *chemical shift* e acoplamento J entre 3,5 e 3,8 ppm. Abreviaturas iguais às da Figura 53.3. (Reproduzida com permissão de van der Knaap *et al.* 1999.[49])

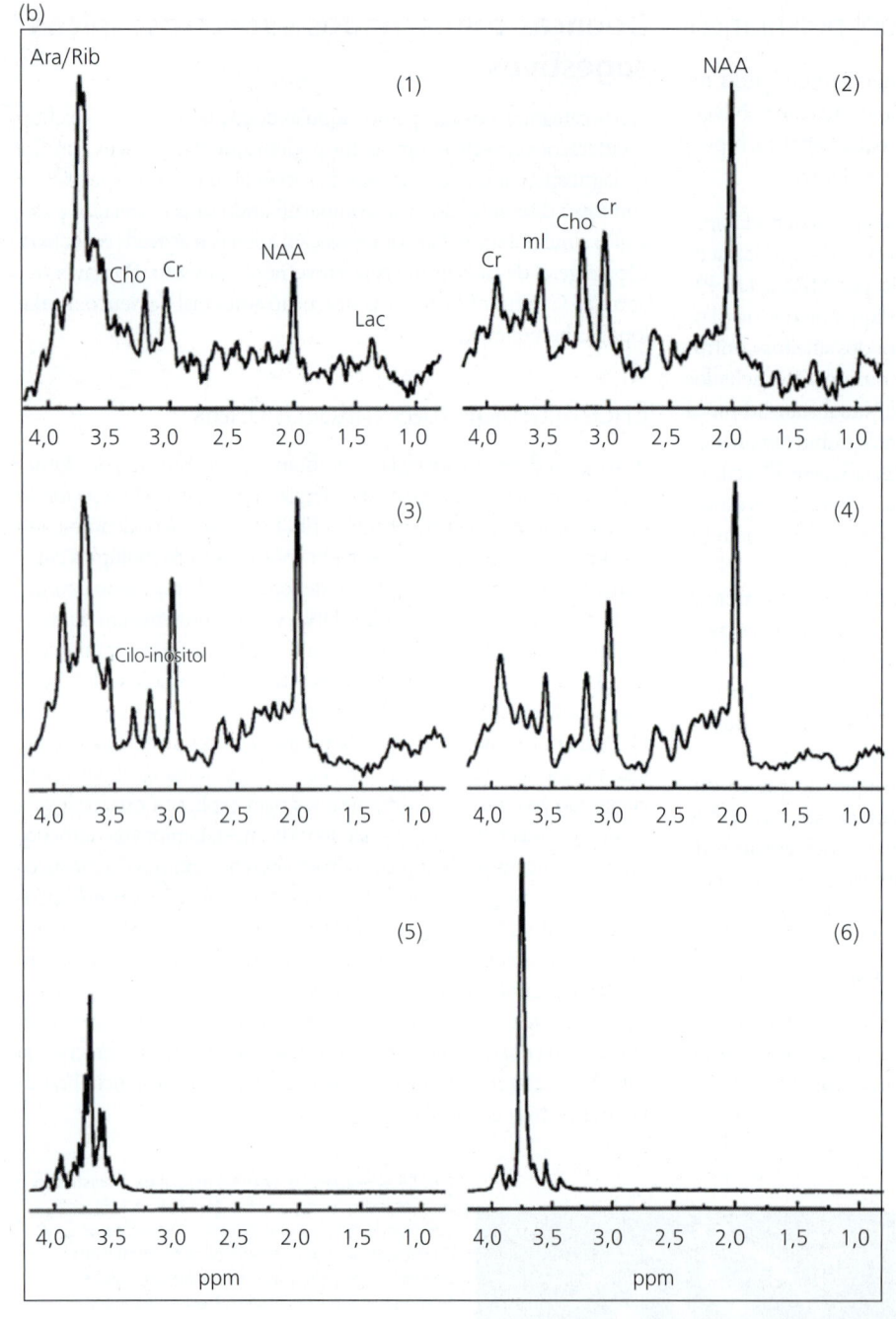

Fig. 53.9 *(Cont.)*

Distúrbios do metabolismo dos ácidos orgânicos resultam em uma função mitocondrial anormal; portanto, é importante comentar que as acidemias orgânicas e a encefalomiopatia mitocondrial não são necessariamente entidades separadas e distintas.

Desde o início, a MRI foi indicada como uma ferramenta importante e prática na avaliação diagnóstica da encefalomiopatia mitocondrial. Diversos estudos relataram acúmulo de lactato em pacientes diagnosticados com encefalomiopatia mitocondrial.[42,50,53] Cross *et al.*[54] estudaram seis crianças com deficiência de piruvato desidrogenase, e o lactato foi demonstrado no cérebro de todas as crianças. Foram observadas variações regionais no sinal de lactato naqueles pacientes em que duas regiões foram examinadas. Em outro estudo, Cross *et al.*[55] realizaram MRS em 24 pacientes com encefalomiopatia mitocondrial e demonstraram uma boa concordância entre as observações de lactato cerebral com MRS e medidas de lactato no liquor. Krageloh-Mann *et al.*[56] estudaram cinco crianças com a síndrome de Leigh com lesões bilaterais do putâmen e núcleos caudados. O nível sérico de lactato estava anormal em quatro crianças, e o nível de lactato no liquor estava ligeiramente elevado em três das cinco crianças. MRS de *voxel* único dos núcleos da base revelou níveis elevados de lactato, fornecendo adicional evidência para a presença de um defeito do metabolismo energético no cérebro.[56] Os autores concluíram que, na ausência de elevação nos valores de lactato periférico, o estudo por MRS é útil para validar um possível diagnóstico de encefalomiopatia mitocondrial. A frequência de detecção de lactato em crianças encaminhadas para suspeita de encefalomiopatia mitocondrial foi abordada por

Lin[57] *et al.* Neste estudo retrospectivo de 29 pacientes, o lactato foi detectado em cinco de oito pacientes com um diagnóstico de encefalomiopatia mitocondrial confirmado por exames genéticos, bioquímicos e patológicos; o lactato estava elevado em 4 de 16 pacientes com um diagnóstico final de encefalomiopatia mitocondrial. O lactato não foi detectado em nenhum dos cinco pacientes em que o diagnóstico de encefalomiopatia mitocondrial foi excluído.

Clinicamente, o lactato sérico é apenas um marcador razoável da doença mitocondrial. Em alguns casos, a acidose lática pode até ser um artefato e refletir dificuldades na retirada de sangue de uma criança que não coopera. Em um estudo de 36 crianças com grande suspeita de encefalomiopatia mitocondrial, Nissenkorn *et al.*[58] constataram que 21 pacientes tinham níveis séricos significativamente elevados de ácido lático; o lactato sérico estava normal em 15 pacientes, incluindo três crianças com síndrome de Leigh. Em um estudo com 25 crianças com diagnóstico confirmado de encefalomiopatia mitocondrial, a elevação dos níveis de lactato foi detectada em 17 pacientes em, pelo menos, um dos três compartimentos (soro, liquor ou tecido cerebral).[44] A incidência de acidose lática no cérebro foi menor que 50% e aproximadamente na mesma proporção em cada um dos três compartimentos. Em quatro pacientes, foi constatada elevação dos níveis de lactato por MRS somente no cérebro (Fig. 53.10). Estes estudos enfatizam o valor de adicionar a MRS aos exames de imagem de pacientes com suspeita de encefalomiopatia mitocondrial.

Também é importante lembrar que níveis elevados de lactato ocorrem em outros distúrbios neurológicos, como hipoxia, isquemia, leucodistrofias genéticas, abscesso, inflamação e neoplasias. No entanto, na maioria dos casos, a apresentação clínica, a MRI e outros achados por MRS irá significativamente limitar o diagnóstico diferencial. A associação de um leve aumento nos níveis de lactato com elevada Cho irá sugerir o diagnóstico de uma leucoencefalopatia desmielinizante (ALD, MLD, doença de Krabbe, doença de Alzheimer) ou de neoplasia, e a RM geralmente ajudará a distinguir estas enfermidades.

Leucoencefalopatia hereditária com depleção de sinal, secundária à presença de cavitações, dos principais metabólitos

Três doenças compartilham os seguintes achados espectroscópicos: depleção de sinal dos principais metabólitos na substância branca e espectros quase normais na substância cinzenta. Elas são leucoencefalopatias com substância branca evanescente, leucoencefalopatia megalencefálica com cistos subcorticais e encefalomiopatia mitocondrial com alterações de sinal predominantes na substância branca nas imagens por MR. Estas três doenças podem exibir lactato na substância branca. O acúmulo mais alto de lactato é geralmente um sinal sugestivo de encefalomiopatia mitocondrial. Estas entidades já foram descritas em detalhes em um prévio capítulo.

Leucoencefalopatias hereditárias com elevação de colina como um sinal de desmielinização ativa

A detecção de um sinal elevado de Cho sugere instabilidade das membranas celulares e aumento de colina livre e compostos intermediários de colina (fosfocolina e glicerofosfocolina); a MRSI é muito sensível para detectar alterações fosfolipídicas em pacientes com doenças desmielinizantes. Ainda não é claro se o aumento de Cho resulta da destruição de mielina ou do desenvolvimento de nova mielina. Moderada perda de sinal de NAA e Cr indica severa perda axonal na substância branca; ao contrário, espectros quase normais são encontrados na substância cinzenta cortical adjacente,

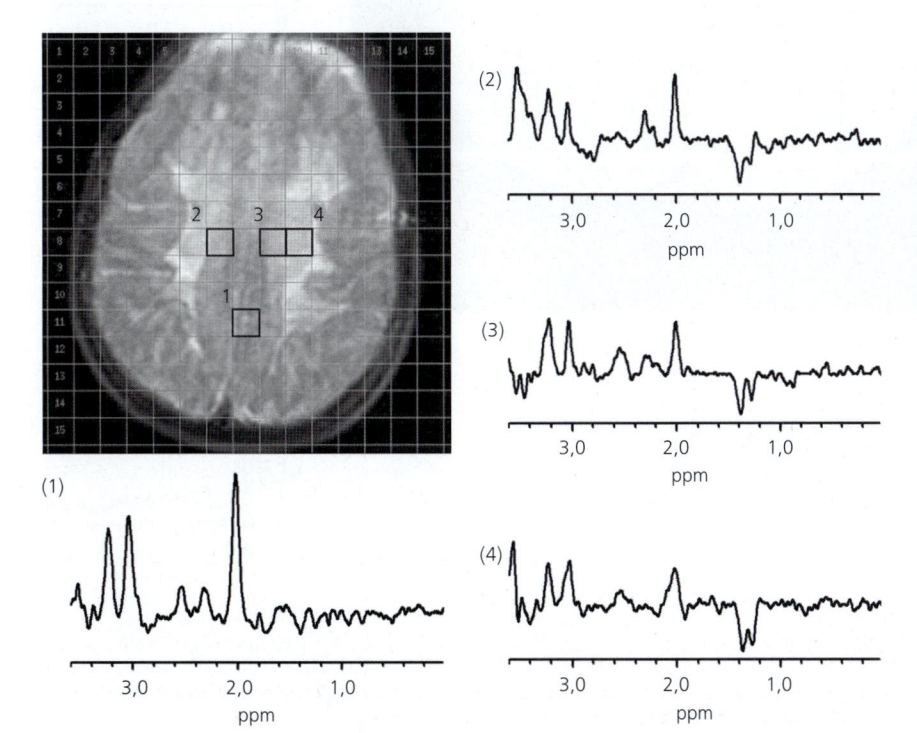

Fig. 53.10 Leucoencefalomiopatia mitocondrial visualizada com uma MRS de prótons de *voxel* único (PRESS: TR/TE = 2.000/136 ms; matriz de 16 × 16), realizada ao nível do centro semioval. A posição dos espectros selecionados (tamanho nominal de 10 × 10 × 20 mm) é ilustrada na imagem axial por MR ponderada em T_2, exibindo hiperintensidade difusa simétrica e perda de volume na substância branca. Os espectros (2, 3 e 4) exibem leve acúmulo de lactato na substância branca, associado a um sinal moderado de *N*-acetilaspartato (NAA) e leve perda do sinal de colina e creatina nesta menina de 13 anos de idade com níveis normais de lactato no plasma. O espectro na substância cinzenta cortical adjacente (1) exibe apenas uma leve perda de sinal de NAA. A análise bioquímica confirmou o diagnóstico de encefalopatia mitocondrial causada por um defeito da enzima citocromo c oxidase (complexo IV).

indicando relativa preservação do córtex, pelo menos na fase inicial da doença. Um sinal levemente elevado de lactato está geralmente associado a estes achados. Estas alterações espectroscópicas da substância branca são frequentemente simétricas e podem variar em severidade ao longo do eixo anteroposterior.

Os distúrbios que compartilham os achados espectroscópicos descritos acima são: MLD, doença de Krabbe, X-ALD e doença de Alexander.

Doenças metabólicas com achados inespecíficos por MR

Leucoencefalopatias hereditárias com espectros de próton quase normais, apesar das alterações difusas da intensidade de sinal na MRI convencional

Doença de Pelizaeus-Merzbacher

A doença de Pelizaeus-Merzbacher é causada por uma alteração no gene que codifica a proteína proteolipídica e é caracterizada por uma falha em formar e manter a mielina. Alterações metabólicas muito leves e inconsistentes foram relatadas em alguns pacientes estudados com a MRS. Alguns autores demonstraram valores normais da razão NAA/Cr com redução da razão Cho/Cr,[59,60], enquanto que Bonavita et al.[61] demonstraram uma razão de NAA/Cr reduzida com razões Cho/Cr normais. O único estudo que utilizou quantificação absoluta demonstrou que os níveis de NAA, Cr e mI estão elevados, sem alterações estatísticas na Cho.[62] Em nossa série de pacientes

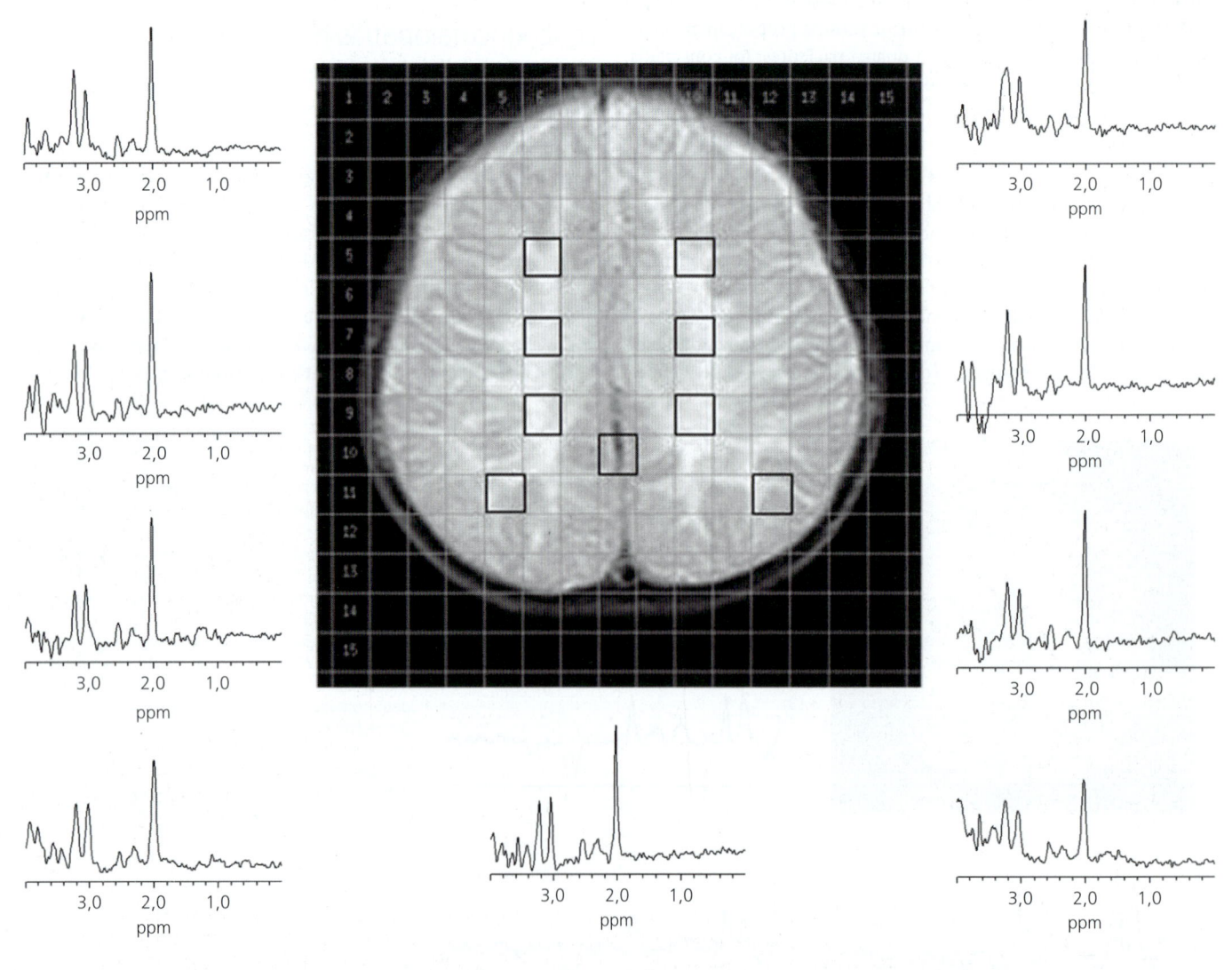

Fig. 53.11 Doença de Pelizaeus-Merzbacher (PMD). MRS de prótons multivoxel (PRESS: TR/TE = 1.500/136 ms; matriz de 16 × 16) realizada a nível do centro semioval. A posição dos espectros selecionados (tamanho nominal de 10 × 10 × 20 mm) é ilustrada na MR axial ponderada em T_2, exibindo hiperintensidade simétrica difusa na substância branca. Todos os espectros possuem um perfil espectral normal; não há diferença entre os espectros obtidos na substância branca e aqueles obtidos na substância cinzenta adjacente. Neste menino de dois anos de idade, o diagnóstico de PMD foi confirmado por estudos genéticos.

com um diagnóstico geneticamente confirmado de PMD, nós encontramos espectros com um perfil normal em toda a substância branca e cinzenta no corte de interesse ao nível do centro semioval. Não houve alterações espectroscópicas significantes entre a substância branca e a cinzenta, embora uma hiperintensidade do sinal tenha sido detectada na substância branca em imagens por MR ponderadas em T_2 (Fig. 53.11). Um perfil espectral quase normal pode ser encontrado em pacientes com leucoencefalopatia sem mutações documentadas no gene da proteína proteolipídica. Os achados espectroscópicos normais, associados aos achados por MRI, sugerem que estes casos indefinidos são provavelmente de doenças hipomielinizantes de etiologia desconhecida.

Doenças com perda focal do sinal de NAA

Doenças metabólicas com achados MRS inespecíficos incluem aquelas com perda focal do sinal de NAA.

Outras aminoacidopatias e acidopatias orgânicas

Acidúria L-2-Hidroxiglutárica

A acidopatia L-2-OHG é uma doença hereditária autossômica recessiva com megalencefalia. Os exames laboratoriais revelam excreção urinária elevada de L-2-OHG; o defeito básico não é conhe-

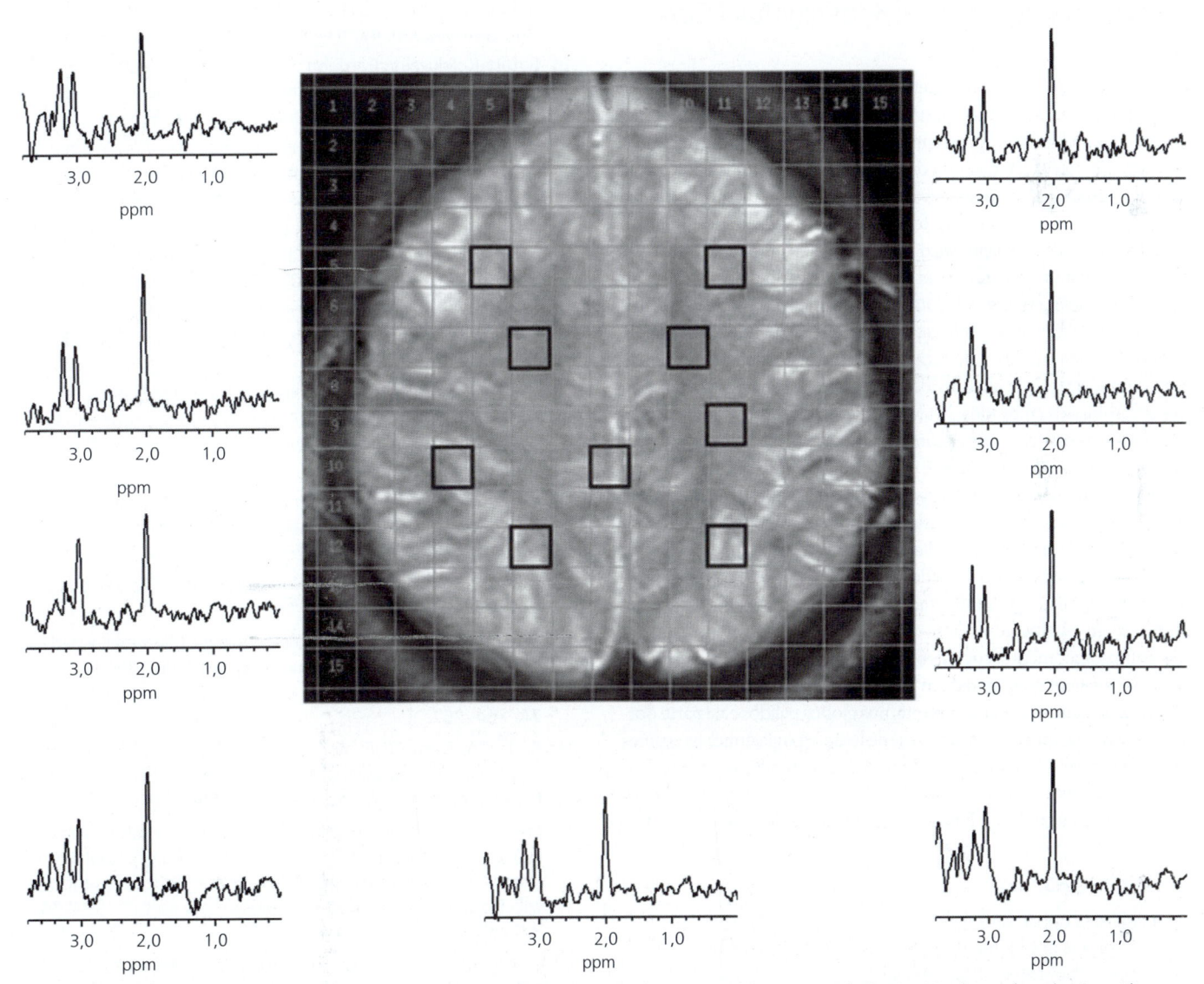

Fig. 53.12 Acidúria L-2-Hidroxiglutárica (L-2-OHG). MRS de prótons multivoxel (PRESS: TR/TE = 1.500/136 ms; matriz de 16 × 16; número de excitações = 2) realizada ao nível do centro semioval. A posição dos espectros selecionados (tamanho nominal de 7,5 m × 7,5 mm × 20 mm) é ilustrada na imagem axial ponderada em T_2, a qual exibe hiperintensidade focal simétrica na substância branca subcortical do lobo parietal e frontal anterior. A combinação destas alterações de sinal na substância branca, associada àquelas nos núcleos denteados, globos pálidos e tálamos, sugere o diagnóstico de uma doença metabólica. Infelizmente, os achados espectroscópicos não são específicos na acidúria L-2-OHG. Nesta mulher de 25 anos de idade, os espectros obtidos na substância branca subcortical exibem leve perda do sinal de N-acetilaspartato, associada a um leve aumento do sinal de creatina; o sinal da colina está nos limites normais em toda a substância branca. O diagnóstico da acidúria L-2-OHG foi confirmado bioquimicamente pela demonstração da concentração aumentada de L-2-OHG na urina, sangue e liquor.

cido. MRI convencional exibe alterações simétricas, bilaterais e focais nos sinais de imagens ponderadas em T_2, iniciando na substância branca subcortical cerebral, núcleos da base e núcleos denteados. Uma atrofia cerebelar está geralmente presente. Embora aspectos similares possam ser observados em outros distúrbios metabólicos, a distribuição das alterações de sinal na acidúria L-2-OHG é altamente característica, podendo sugerir o diagnóstico correto. [63] Relatos de estudos por MRS na acidúria L-2-OHG são raros. Redução moderada dos sinais de NAA e Cho, com aumento moderado nos níveis de mI e nenhuma elevação de lactato foram relatados.[64] Observamos três pacientes com apenas uma leve perda difusa do sinal de NAA e leve aumento do sinal de Cr na região subcortical da substância branca afetada; o sinal de Co estava quase normal em toda a substância branca (Fig. 53.12).

Deficiência de 3-hidroxi-3-metilglutaril-CoA liase

A deficiência de 3-hidroxi-3-metilglutaril-coenzima-A (HMG-CoA) liase é um erro inato do catabolismo de leucina, caracterizado por severos ataques metabólicos recorrentes de hipoglicemia, acidose metabólica, hepatomegalia, letargia ou coma e apneia no período neonatal. A enzima HMG-CoA liase catalisa a etapa final da degradação de leucina na matriz mitocondrial, convertendo a HMG-CoA em acetil-CoA e ácido cetoacético. O diagnóstico é sugerido por um padrão particular de ácidos orgânicos na urina, com grandes quantidades dos ácidos 3-hidroxi-3-metilglutaril, 3-metil-glutacônico, 3-metilglutárico e 3-hidroxi-isovalérico. Ácido lático pode estar presente em quantidades relativamente grandes durante a doença aguda. O diagnóstico é confirmado pela demonstração de uma atividade deficiente da enzima nos leucócitos e fibroblastos cultivados. Na MRI, há uma alteração difusa de sinal da substância branca cerebral, com áreas desiguais sobrepostas de hiperintensidade de sinal dependente de T_2. A maioria dos pacientes é clinicamente normal ou possui inteligência um pouco abaixo da média. Há uma discrepância notável e consistente entre as extensas alterações da substância branca na MRI e a falta de achados clínicos. Os achados por MRS em três pacientes com deficiência de HMG-CoA liase demonstraram perda difusa leve a moderada do sinal de NAA e Cr na substância branca, com relativa preservação de Cho.[65] Em pacientes com sinais de comprometimento cognitivo, uma hiperintensidade bilateral de sinal nas imagens ponderadas em T_2 pode ser observada na região occipital da substância branca e cinzenta, nos globos pálidos e na parte dorsolateral dos tálamos. Estes são sinais de lesão hipoglicêmica nas regiões mais vulneráveis durante o período neonatal. O histórico pode revelar que estes pacientes sofreram episódios de descompensação metabólica potencialmente fatal com hipoglicemia severa no período neonatal.

Referências

1. Baird P, Anderson T, Newcombe H, Lowry R. Genetic disorders in children and young adults: a population study. *Am J Hum Genet* 1988; **42**: 677.
2. Gilliam TC, Brzustowicz LM, Castilla LH et al. Genetic homogeneity between acute and chronic forms of spinal muscular atrophy. *Nature* 1990; **345**: 823–825.
3. Dyken P and Krawiecki N. Neurodegenerative diseases of infancy and childhood. *Ann Neurol* 1983; **13**: 351–364.
4. van der Knaap M, Naidu S, Breiter S. Alexander disease: diagnosis with MR imaging. *AJNR Am J Neuroradiol* 2001; **22**: 541–552.
5. Brenner M, Johnson A, Boespflug-Tanguy O. Mutations in GFAP, encoding glial fibrillary acidic protein, are associated with Alexander disease. *Nat Genet* 2001; **27**: 117–120.
6. Stockler S, Holzbach U, Hanefeld F et al. Creatine deficiency in the brain: a new, treatable inborn error of metabolism. *Pediatr Res* 1994; **36**: 409–413.
7. Wyss M and Kaddurah-Daouk R. Creatine and creatinine metabolism. *Physiol Rev* 2000; **80**: 1107–1213.
8. Stockler S, Hanefeld F, Frahm J. Creatine replacement therapy in guanidinoacetate methyltransferase deficiency, a novel inborn error of metabolism. *Lancet* 1996; **348**: 789–790.
9. Bianchi MC, Tosetti M, Fornai F et al. Reversible brain creatine deficiency in two sisters with normal blood creatine level. *Ann Neurol* 2000; **47**: 511–513.
10. Battini R, Leuzzi V, Carducci C et al. Creatine depletion in a new case with AGAT deficiency: clinical and genetic study in a large pedigree. *Mol Genet Metab* 2002; **77**: 326–331.
11. Cecil KM, Salomons GS, Ball WS, Jr. et al. Irreversible brain creatine deficiency with elevated serum and urine creatine: a creatine transporter defect? *Ann Neurol* 2001; **49**: 401–404.
12. Bizzi A, Bugiani M, Salomons GS et al. X-linked creatine deficiency syndrome: a novel mutation in creatine transporter gene SLC6A8. *Ann Neurol* 2002; **52**: 227–231.
13. deGrauw TJ, Salomons GS, Cecil KM et al. Congenital creatine transporter deficiency. *Neuropediatrics* 2002; **33**: 232–238.
14. Cecil KM, DeGrauw TJ, Salomons GS et al. Magnetic resonance spectroscopy in a 9-day-old heterozygous female child with creatine transporter deficiency. *J Comput Assist Tomogr* 2003; **27**: 44–47.
15. Schulze A, Bachert P, Schlemmer H et al. Lack of creatine in muscle and brain in an adult with GAMT deficiency. *Ann Neurol* 2003; **53**: 248–251.
16. Tallan H, Moore S, Stein W. N-Acetyl-L-aspartic acid in brain. *J Biol Chem* 1956; **219:** 257–264.
17. Bhakoo KK, Pearce D. In vitro expression of N-acetyl aspartate by oligodendrocytes: implications for proton magnetic resonance spectroscopy signal in vivo. *J Neurochem* 2000; **74**: 254–262.
18. Burlina A, Ferrari V, Facci L, Skaper S, Burlina A. Mast cells contain large quantities of secretagogue-sensitive Nacetylaspartate. *J Neurochem* 1997; **69**: 1314–1317.
19. Ebisu T, Rooney WD, Graham SH, Weiner MW, Maudsley AA. N-Acetylaspartate as an in vivo marker of neuronal viability in kainate-induced status epilepticus: ^{1}H magnetic resonance spectroscopic imaging. *J Cereb Blood Flow Metab* 1994; **14**: 373–382.
20. De Stefano N, Matthews PM, Arnold DL. Reversible decreases in N-acetyl aspartate after acute brain injury. *Magn Reson Med* 1995; **34**: 721–727.
21. Bizzi A, Ulug AM, Crawford TO et al. Quantitative proton MR spectroscopic imaging in acute disseminated encephalomyelitis. *AJNR Am J Neuroradiol* 2001; **22**: 1125–1130.

22. Clark JB. N-acetyl aspartate: a marker for neuronal loss or mitochondrial dysfunction. *Dev Neurosci* 1998; **20**: 271–276.

23. Martin E, Capone A, Schneider J, Hennig J, Thiel T. Absence of Nacetylaspartate in the human brain: impact on neurospectroscopy? *Ann Neurol* 2001; **49**: 518–521.

24. Canavan MM. Schilder's encephalitis periaxialis diffusa. *Arch Neurol* Psychiatry 1931; **25**: 299.

25. van Bogaert L, Bertrand I. Sur une idiotie familiale avec digénérescence spongieuse du névraxe. *Acta Neurol Psychiatr Belg* 1949; **49**: 572–587.

26. Gambetti P, Mellman WJ, Gonatas NK. Familial spongy degeneration of the central nervous system (van Bogaert–Bertrand disease). An ultrastructural study. *Acta Neuropathol (Berl)* 1969; **12**: 103–115.

27. Matalon R, Michals K, Sebesta D et al. Aspartoacylase deficiency and N-acetylaspartic aciduria in patients with Canavan disease. *Am J Med Genet* 1988; **29**: 463–471.

28. Grodd W, Krageloh-Mann I, Peterson D, Trefz F, Harzer K. In vivo assessment of Nacetylaspartate in brain in spongy degeneration (Canavan disease) by proton spectroscopy. *Lancet* 1990; **336**: 437.

29. Barker PB, Bryan RN, Kumar AJ, Naidu S. Proton NMR spectroscopy of Canavan's disease. Neuropediatrics 1992; **23**: 263–267.

30. Shigematsu H, Okamura N, Shimeno H et al. Purification and characterization of the heatstable factors essential for the conversion of lignoceric acid to cerebronic acid and glutamic acid: identification of N-acetyl-$_L$-aspartic acid. *J Neurochem* 1983; **40**: 814–820.

31. Kirmani BF, Jacobowitz DM, Namboodiri MA. Developmental increase of aspartoacylase in oligodendrocytes parallels CNS myelination. *Brain Res Dev Brain Res* 2003; **140**: 105–115.

32. Varho T, Komu M, Sonninen P et al. A newmetabolite contributing to N-acetyl signal in ^{1}HMRSof the braininSalla disease. *Neurology* 1999; **52**: 1668–1672.

33. Felber SR, Sperl W, Chemelli A, Murr C, Wendel U. Maple syrup urine disease: metabolic decompensation monitored by proton magnetic resonance imaging and spectroscopy. *Ann Neurol* 1993; **33**: 396–401.

34. Jan W, Zimmerman RA, Wang ZJ, Berry GT, Kaplan PB, Kaye EM. MR diffusion imaging and MR spectroscopy of maple syrup urine disease during acute metabolic decompensation. *Neuroradiology* 2003; **45**: 393–399.

35. Harper PA, Healy PJ, Dennis JA. Maple syrup urine disease (branched chain ketoaciduria). *Am J Pathol* 1990; **136**: 1445–1447.

36. Uziel G, Savoiardo M, Nardocci N. CT and MRI in maple syrup urine disease. *Neurology* 1988; **38**: 486–488.

37. Heindel W, Kugel H, Wendel U, Roth B, Benz-Bohm G. Proton magnetic resonance spectroscopy reflects metabolic decompensation in maple syrup urine disease. *Pediatr Radiol* 1995; **25**: 296–299.

38. Kreis R, Pietz J, Penzien J, Herschkowitz N, Boesch C. Identification and quantitation of phenylalanine in the brain of patients with phenylketonuria by means of localized in vivo ^{1}H magnetic-resonance spectroscopy. *J Magn Reson B* 1995; **107**: 242–251.

39. Leuzzi V, Bianchi MC, Tosetti M et al. Clinical significance of brain phenylalanine concentration assessed by in vivo proton magnetic resonance spectroscopy in phenylketonuria. *J Inherit Metab Dis* 2000; **23**: 563–570.

40. Heindel W, Kugel H, Roth B. Noninvasive detection of increased glycine content by proton MR spectroscopy in the brains of two infants with nonketotic hyperglycinemia. *AJNR Am J Neuroradiol* 1993; **14**: 629–635.

41. Burgeois M, Goutieres F, Chretien D et al. Deficiency in complex II of the respiratory chain, presenting as a leukodystrophy in two sisters with Leigh syndrome. *Brain Dev* 1992; **14**: 404–408.

42. Moroni I, Bugiani M, Bizzi A et al. Cerebral white matter involvement in children with mitochondrial encephalopathies. *Neuropediatrics* 2002; **33**: 79–85.

43. Brockmann K, Bjornstad A, Dechent P et al. Succinate in dystrophic white matter: a proton magnetic resonance spectroscopy finding characteristic for complex II deficiency. *Ann Neurol* 2002; **52**: 38–46.

44. Bizzi A, Danesi U, Bugiani M et al. Incidence of cerebral lactic acidosis in children with mitochondrial encephalomyopathy. In *Proceedings of the 10th Annual Meeting of the International Society for Magnetic Resonance in Medicine*, Honolulu, 2002.

45. Frahm J and F Hanefeld. Localized proton magnetic resonance spectroscopy of brain disorders in childhood. In *Magnetic Resonance Spectroscopy and Imaging in Neurochemistry*, ed. Bachelard H. New York: Plenum Press. 1997; p. 329–402.

46. Parfait B, Chretien D, Rotig A et al. Compound heterozygous mutations in the flavoprotein gene of the respiratory chain complex II in a patient with Leigh syndrome. *Hum Genet* 2000; **106**: 236–243.

47. Bourgeron T, Rustin P, Chretien D et al. Mutation of a nuclear succinate dehydrogenase gene results in mitochondrial respiratory chain deficiency. *Nat Genet* 1995; **11**: 144–149.

48. Farina LC, Uziel L, Bugiani G et al. MRfindings in Leigh syndrome with COX deficiency and SURF-1 mutations. *AJNR Am J Neuroradiol* 2002; **23**: 1095–1100.

49. van der Knaap MS, Wevers RA, Struys EA et al. Leukoencephalopathy associated with a disturbance in the metabolism of polyols. *Ann Neurol* 1999; **46**: 925–928.

50. Barkovich AJ, Good WV, Koch TK, Berg BO. Mitochondrial disorders: analysis of their clinical and imaging characteristics. *AJNR Am J Neuroradiol* 1993; **14**: 1119–1137.

51. Savoiardo M, Ciceri E, D'Incerti L, Uziel G, Scotti G. Symmetric lesions of the subthalamic nuclei in mitochondrial encephalopathies: an almost distinctive mark of Leigh disease with COX deficiency. *AJNR Am J Neuroradiol* 1995; **16**: 1746–1747.

52. Valanne L, Ketonen L, Majander A, Suomalainen A, Pihko H. Neuroradiologic findings in children with mitochondrial disorders. *AJNR Am J Neuroradiol* 1998; **19**: 369–377.

53. Wilichowski E, Pouwels PJ, Frahm J, Hanefeld F. Quantitative proton magnetic resonance spectroscopy of cerebral metabolic disturbances in patients with MELAS. *Neuropediatrics* 1999; **30**: 256–263.

54. Cross JH, Connelly A, Gadian DG et al. Clinical diversity of pyruvate dehydrogenase deficiency. *Pediatr Neurol* 1994; **10**: 276–283.

55. Cross JH, Gadian DG, Connelly A, Leonard JV. Proton magnetic resonance spectroscopy studies in lactic acidosis and mitochondrial disorders. *J Inherit Metab Dis* 1993; **16**: 800–811.

56. Krageloh-Mann, I, Grodd W, Schoning M et al. Proton spectroscopy in five patients with Leigh's disease and mitochondrial enzyme deficiency. *Dev Med Child Neurol* 1993; **35**: 769–776.

57. Lin DD, Crawford TO, Barker PB. Proton MR spectroscopy in the diagnostic evaluation of suspected mitochondrial disease. *AJNR Am J Neuroradiol* 2003; **24**: 33–41.

58. Nissenkorn A, Zeharia A, Lev D et al. Neurologic presentations of mitochondrial disorders. *J Child Neurol* 2000; **15**: 44–48.

59. Takanashi J, Sugita K, Osaka H. Proton MR spectroscopy in Pelizaeus–Merzbacher disease. *AJNR Am J Neuroradiol* 1997; **18**: 533–535.

60. Spalice A, Popolizio T, Parisi P, Scarabino T, Iannetti P. Proton MR spectroscopy in connatal Pelizaeus-Merzbacher disease. *Pediatr Radiol* 2000; **30**: 171–175.

61. Bonavita S, Schiffmann R, Moore DF et al. Evidence for neuroaxonal injury in patients with proteolipid protein gene mutations. *Neurology* 2001; 56: 785–788.

62. Takanashi J, Inoue K, Tomita M et al. Brain Nacetylaspartate is elevated in Pelizaeus–Merzbacher disease with PLP1 duplication. *Neurology* 2002; **58**: 237–241.

63. D'Incerti L, Farina L, Moroni I, Uziel G, Savoiardo M. $_L$-2-Hydroxyglutaric aciduria: MRI in seven cases. *Neuroradiology* 1998; **40**: 727–733.

64. Hanefeld F, Kruse B, Bruhn H, Frahm J. In vivo proton magnetic resonance spectroscopy of the brain in a patient with $_L$-2- hydroxyglutaric acidemia. *Pediatr Res* 1994; *35*: 614–616.

65. van der Knaap MS, Bakker HD, Valk J. MR imaging and proton spectroscopy in 3- hydroxy-3-methylglutaryl coenzyme A lyase deficiency. *AJNR Am J Neuroradiol* 1998; **19**: 378–382.

Estudo de caso 53.1
Encefalopatia mitocondrial, acidose lática e episódios tipo acidente vascular encefálico (MELAS)

P. B. Barker
Johns Hopkins University School of Medicine, Baltimore, EUA

Histórico
Um homem com 31 anos de idade com MELAS, documentada por uma mutação pontual no RNA mitocondrial de transferência.

Técnica
MRI convencional e MRSI tridimensional (TE, 280 ms).

Achados de imagem
A MRI ponderada em T_2 exibiu uma lesão tipo acidente vascular encefálico no lobo parietal esquerdo. A lesão (A) possui um nível muito alto de Lac e NAA quase ausente. Outras regiões, particularmente a substância cinzenta (B) e o liquor, também exibem uma elevação acima do normal de Lac.

Discussão
A MELAS é geralmente caracterizada por níveis elevados de Lac no cérebro e/ou liquor, assim como outras doenças mitocondriais.[1] A expressão de Lac ocorre em função do fenótipo e estágio da doença. Na MELAS, as lesões tipo acidente vascular encefálico apresentam baixos níveis de NAA, os quais, algumas vezes, podem voltar ao normal.

Pontos-Chave
- MELAS exibe níveis elevados de Lac nas lesões, substância cinzenta e liquor.
- Detecção de Lac no cérebro e/ou liquor pode ajudar a estabelecer o diagnóstico de doença mitocondrial (e envolvimento cerebral).
- Lac nem sempre é específico para doença mitocondrial.

Referência
1. Lin DD, Crawford TO, Barker PB. Proton MR spectroscopy in the diagnostic evaluation of suspected mitochondrial disease. *AJNR Am J Neuroradiol* 2003; **24**: 33–41.

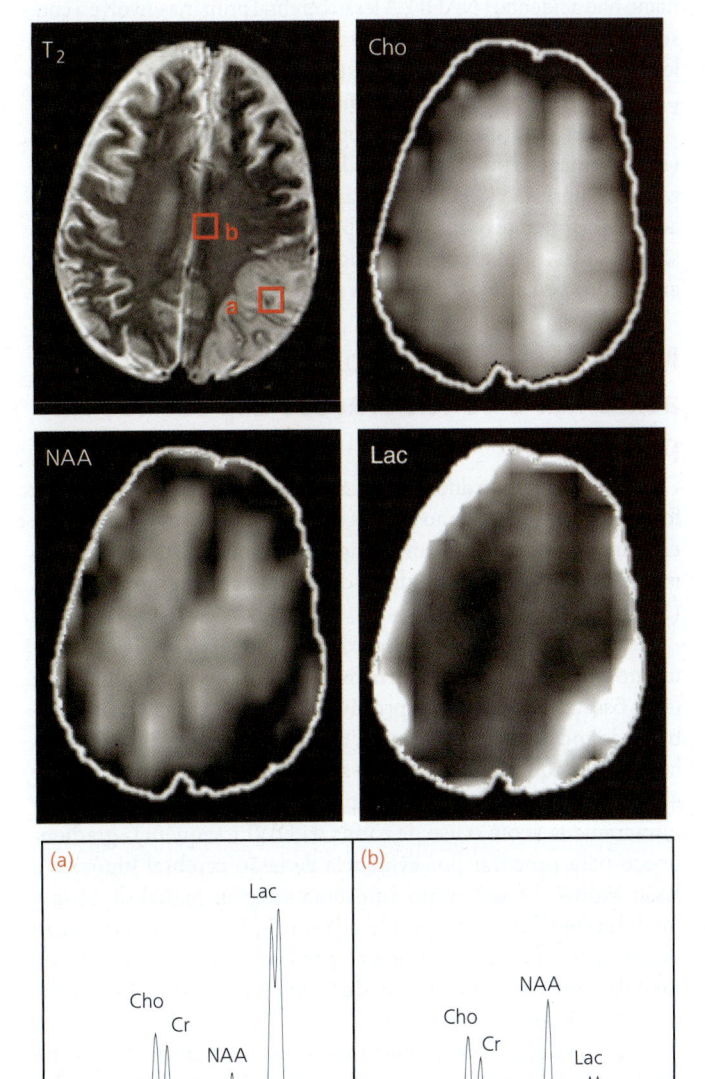

Fig. 53.C1.1

Capítulo 54

Trauma pediátrico

Dan Connolly

Introdução

A lesão cerebral traumática (TBI) é uma das causas mais comuns de morte e incapacidade na infância. As causas de lesão podem ser acidentais (ex., acidente de carro, golpe direto) ou um traumatismo craniano não acidental (NAHI). A lesão cerebral primária envolve a consequência direta da lesão ao cérebro (ex., contusão), enquanto que a lesão secundária é o resultado de edema cerebral causando outros problemas, como comprometimento vascular.

As técnicas de espectroscopia por ressonância magnética (MRS), imagens ponderadas em difusão (DWI) e imagens ponderadas em perfusão (PWI), e suas aplicações no trauma craniano de adultos, já foram revisadas nos Capítulos 1, 4, 7 e 42. Neste capítulo, são revisadas as aplicações específicas das novas técnicas de imagem ao cérebro pediátrico e trauma da medula espinal.

Mecanismos de lesão no trauma acidental e considerações específicas na pediatria

O cérebro pediátrico difere de várias maneiras do cérebro adulto, na forma em que responde ao trauma e se recupera do trauma. A calota craniana protetora é mais macia nos primeiros anos de vida, sendo mais fácil de fraturar. Os padrões de fratura também são diferentes (Fig. 54.1).

Na pediatria, a relativa frouxidão ligamentar e o desenvolvimento muscular reduzido tornam a lesão da medula espinal, sem lesão óssea associada, mais provável. Portanto, uma MR do cérebro e de toda a medula espinal é realizada em todos os pacientes com TBI, os quais necessitam de suporte ventilatório por mais de 48 horas em nossa instituição, para avaliar a extensão da lesão intracraniana (com o uso de rotina da DWI e sequência gradiente-eco para procurar por evidência de lesão cerebral hipóxica e lesão axonal difusa), junto com uma imagem sagital de toda a medula espinal (imagem ponderada em T_1, T_2 e T_2 com saturação de gordura STIR) para procurar por lesão óssea e/ou lesão da medula espinal sem anormalidade radiológica (exame convencional) (SCIWORA) (Fig. 54.2).

Há uma evolução complexa nas características de difusão no cérebro de desenvolvimento normal, como descrito nos Capítulos 46 e 47. Isto reflete a complexa evolução dos aspectos de imagem na MR padrão e, em menor extensão, na tomografia computadorizada (CT) padrão do cérebro da criança em desenvolvimento.

Na década de 1930, Kennard introduziu a ideia de plasticidade neural.[1] Plasticidade neural se refere à capacidade de reparação e reorganização do cérebro após a lesão. A plasticidade foi originalmente considerada ser mais prevalente durante o desenvolvimento cerebral. Atualmente, há uma grande controvérsia com relação a esta habilidade de se regenerar, a qual, supostamente, envolve uma interação complexa entre o local da lesão e a idade da criança no momento da lesão.[2,3] Payne e Lombard[4] definiram características específicas do cérebro pediátrico que influenciam sua capacidade de se recuperar com relação ao local da lesão. Por exemplo, eles consideram que o córtex pré-frontal pode possuir menos plasticidade do que o córtex motor. Também foi demonstrado que o ambiente, o regime terapêutico e a família podem influenciar o resultado.

Predição do resultado e informação da conduta

Um dos principais objetivos da investigação radiológica da criança com TBI é o de predizer o resultado e o de influenciar a conduta.[5] No quadro agudo, a Escala de Coma de Glasgow (GCS) é uma medida clínica útil para guiar o controle, porém não é tão útil em predizer o resultado. Na alta hospitalar, várias medidas clínicas podem ser empregadas, como a Escala de Resultado de Glasgow (GOS), e estes índices tendem a apresentar uma boa correlação com o resultado em adultos, porém não tão boa com o resultado em crianças.[6]

Imagens normais do cérebro obtidas por CT ou MR padrão durante a fase inicial da TBI não excluem a presença de lesão cerebral clinicamente significativa, como foi demonstrado por Bigler.[7] O cérebro pode sofrer um significante transtorno bioquímico e vascular em até um ano após o insulto traumático, resultando em deterioração funcional e comportamental.

Após a TBI, um paciente pode sofrer de epilepsia (especialmente após lesões cerebrais primárias aos lobos frontais inferiores, assim como aos lobos temporais). Hipofunção hipofisária pode ser proveniente de uma TBI na infância, sem um trauma direto evidente à hipófise ou hipotálamo demonstrado em técnicas padrões de imagem. O que pode ser mais difícil de avaliar clinicamente e predizer radiologicamente do que os resultados diretos da lesão cerebral primária são os resultados da lesão cerebral secundária e, em particular, a lesão axonal difusa, sobre a capacidade física e cognitiva posterior (Fig. 54.3), sem contar com a capacidade do cérebro pediátrico de se recuperar da TBI por reparo e plasticidade neural.

Técnicas avançadas de imagem no trauma cerebral pediátrico

As técnicas avançadas de imagem na TBI pediátrica têm como objetivo o de correlacionar e predizer o resultado físico e cognitivo a partir das informações bioquímicas, fisiológicas e anatômicas não disponíveis com os protocolos padrões de imagem. Quando o cenário

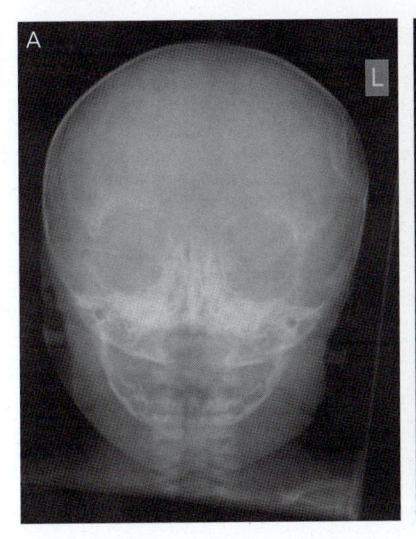

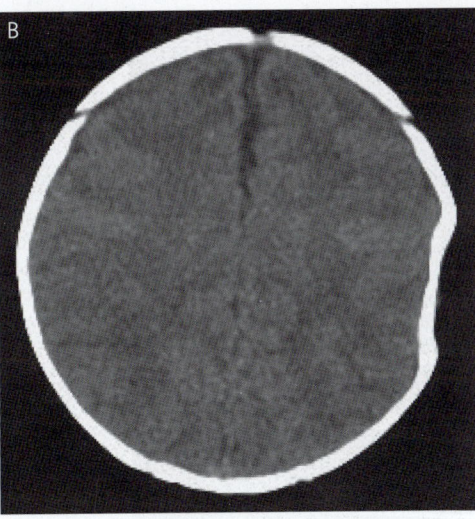

Fig. 54.1 Visualização por radiografia anteroposterior (A) e CT (B) de uma fratura com depressão do lado esquerdo da calota craniana (fratura tipo bola de pingue-pongue) em uma criança de 9 meses de idade. Os aspectos intracranianos estavam normais.

clínico é grave, pode ser difícil a padronização da elaboração do estudo, causando, consequentemente, resultados depreciados.

Foram realizados estudos em medicina nuclear na TBI pediátrica. Ao comparar a realização tardia (10 meses) da tomografia computadorizada por emissão de fóton único (SPECT) com a realização precoce (dia 9) da CT, foi demonstrado que a SPECT revela uma predição mais acurada do resultado em longo prazo após a TCE.[8,9] Este resultado pode simplesmente estar relacionado com o momento da aquisição de imagem. Worley et al.[6] demonstraram que a tomografia por emissão de pósitrons (PET) é menos precisa do que a CT ou MR na predição do resultado clínico após a TBI.

Os paradigmas da MRI funcional (fMRI) são difíceis de reproduzir na população pediátrica de TBI por muitas razões, incluindo o ambiente da MR, a falta de controles, a sedação do paciente, a incapacidade do paciente e a idade dos pacientes. Bernal e Altman [10] forneceram exemplos de como estes paradigmas podem ser alterados e ajustados para minimizar os efeitos da sedação. O cérebro em desenvolvimento possui razões variadas entre a substância cinzenta e a substância branca, podendo confundir a magnitude da ativação observada na fMRI, novamente realçando a necessidade de dados obtidos de um grupo controle.

Stiles et al.[11] empregaram a fMRI para estudar dois adolescentes com lesões cerebrais focais e encontrou indícios de que o cérebro em desenvolvimento possui a capacidade de formar vias neurais alternativas para possibilitar as funções cognitivas básicas. Um ponto-chave deste trabalho em crianças mais velhas foi a capacidade de comparar os resultados com controles pareados por gênero e idade. Seghier et al.[12] descreveram a aplicação da fMRI e imagem por tensores de difusão (DTI) para correlacionar a lesão estrutural e a lesão funcional em uma criança de 3 meses de idade com um acidente vascular encefálico perinatal resultando em uma radiação óptica ausente e subsequente ativação negativa do nível dependente de oxigênio no sangue (BOLD) no córtex visual.

Munkeby et al.[13] examinaram a perfusão por MR em um modelo suíno de isquemia hipóxica e descobriu uma boa correlação com a DWI, possibilitando a avaliação da significância funcional e morfológica da oclusão carotídea. Não existem dados pediátricos em perfusão por MR no trauma, porém foi demonstrada a utilidade da perfusão por CT e, portanto, ensaios clínicos do valor preditivo da perfusão por MR no trauma, em particular pediátrico, são necessários.[14]

Como discutido nos Capítulos 48 e 51, há aspectos bem descritos da MRS em áreas de infarto ou hipoxia cerebral em crianças; notavelmente, elevação de lactato, redução de N-acetilaspartato (NAA) e, possivelmente, uma redução tardia em creatina (Fig. 54.4). Casey et al.[15] estudaram o traumatismo craniano pediátrico em modelos de ratos imaturos e constatou que as razões metabólicas envolvendo a elevação do lactato e redução do NAA podem aparecer nas primeiras 24 horas, podendo permanecer anormais por até 7 dias. É difícil a inferência direta do padrão mais difuso de lesão cerebral em humanos com este modelo. Há um número limitado de dados prospectivos de MRS no trauma pediátrico; um estudo mais antigo examinou 17 pacientes com TBI usando MR e MRI de prótons às 48-72 horas da lesão.[16]

Um pequeno estudo por MRS tardia de 10 crianças e estudos neurocomportamentais de pelo menos 1 ano após a TBI foram comparados com 10 controles pareados por idade, gênero e raça.[17] O estudo demonstrou uma tendência a concentrações mais baixas de NAA na substância cinzenta frontal, a qual se correlacionou com a GCS (Escala de Coma de Glasgow) inicial no momento do trauma, e uma tendência à correlação entre os diferentes resultados neurocomportamentais nos dois grupos.

Um estudo por MRS de 26 infantes e 27 crianças com TBI demonstrou níveis elevados de lactato e reduzidos de NAA; estes níveis se correlacionaram com o prognóstico desfavorável no NAHI e na TBI acidental.[18] Isto concede a primeira perspectiva acerca do potencial uso das técnicas avançadas de imagem por MR na predição do resultado e aconselhamento do controle no traumatismo craniano pediátrico. O mesmo grupo também demonstrou que a MRS com tempo de eco (TE) longo produziu uma predição mais acurada do resultado do que a MRS com TE curto.[19]

Foi demonstrado que a imagem por tensor de difusão auxilia na identificação do volume reduzido da substância branca após uma lesão axonal difusa, quando técnicas padrões de imagem aparentam ser normais (Cap. 44). As imagens ponderadas em gradiente-eco e as imagens ponderadas em susceptibilidade magnética são técnicas

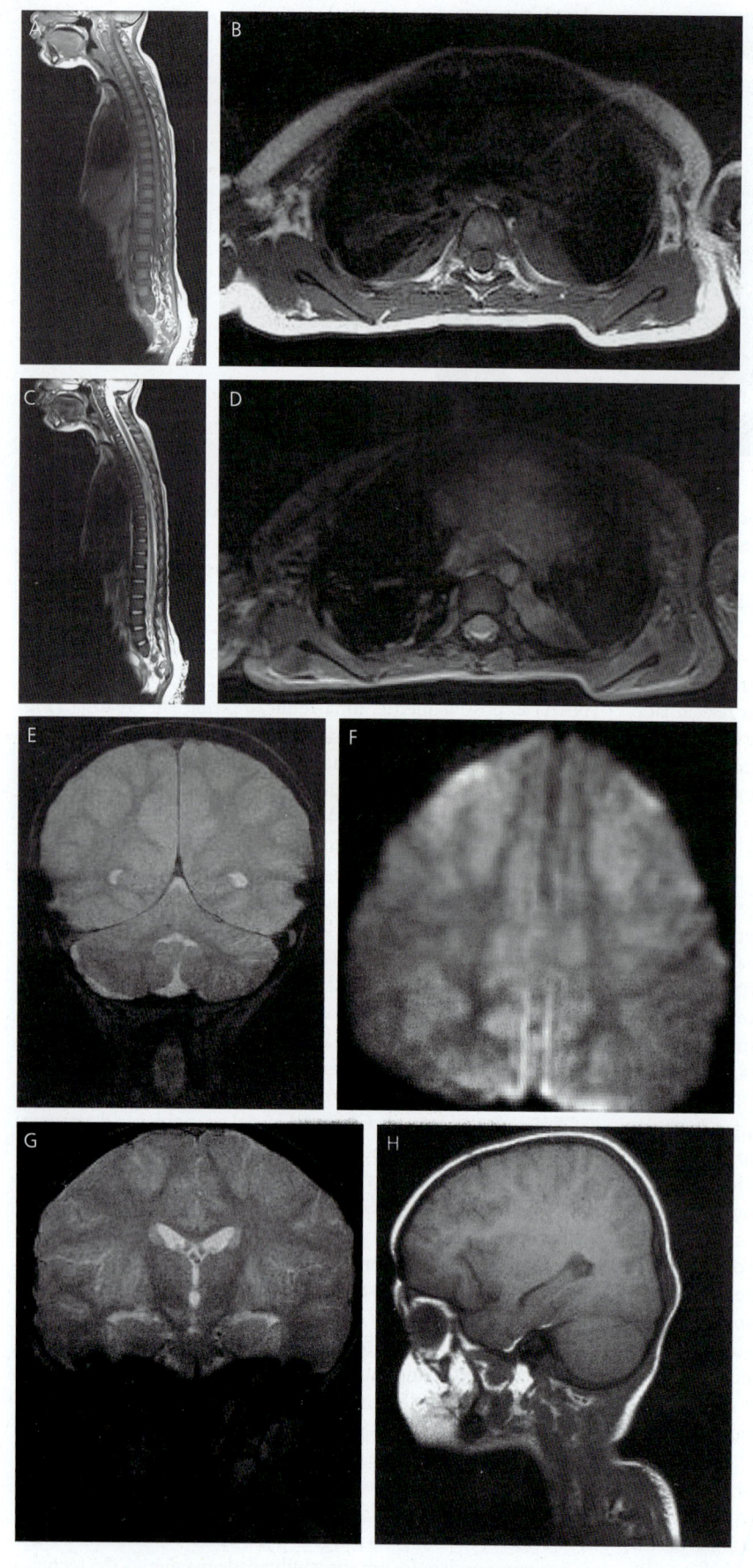

Fig. 54.2 Visualização de uma lesão da medula espinal sem anormalidade no exame radiológico convencional (SCIWORA) em uma criança de 3 anos de idade envolvida em um acidente de carro em imagens sagitais (A) e axiais (B) ponderadas em T_1, imagens ponderadas em T_2 (C), e imagem axial em gradiente-eco (GRE) ponderada em T_2 (D). A criança foi ventilada e apresentava sintomas neurológicos das extremidades inferiores, os quais não foram explicados pelo pequeno hematoma subdural direito (E) e pelos demais aspectos intracranianos normais (imagens axiais DWI [F], imagens GRE coronais ponderadas em T_2 [G] e imagens sagitais ponderadas em T_1 [H]).

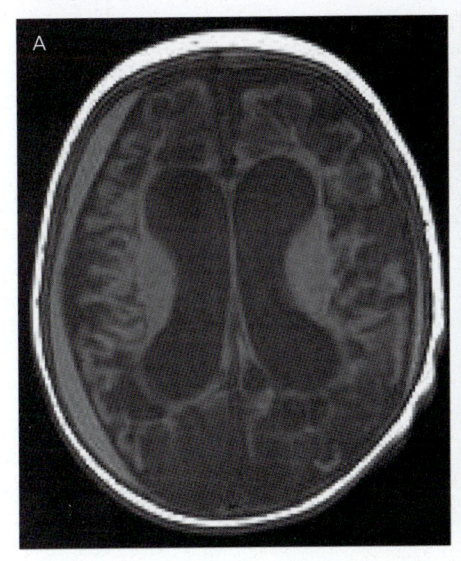

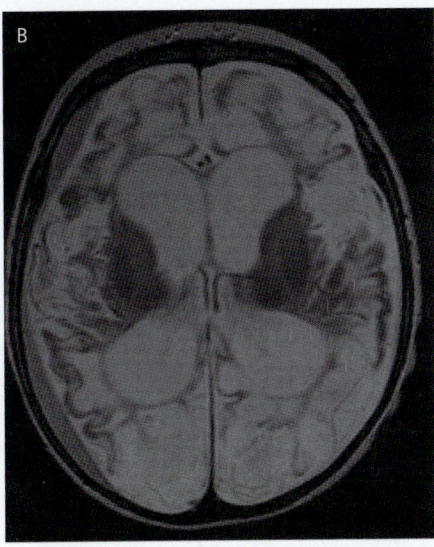

Fig. 54.3 Imagem axial ponderada em T_1 (A) e em T_2 (B) da cabeça de uma criança de 8 meses de idade (idade do insulto inicial), diagnosticada como tendo um traumatismo craniano não acidental com severa lesão cerebral hipóxica. Estas imagens foram adquiridas no exame de controle evolutivo aos 4 meses e demonstram os efeitos em longo prazo da lesão hipóxica severa sobre o cérebro. As coleções líquidas subdurais foram visualizadas desde a imagem inicial e secundária à perda de volume cerebral.

mais sensíveis à hemorragia parenquimal da lesão ou contusão axonal difusa do que as sequências de imagens por ressonância magnética e CT (Cap. 45 e Fig. 54.5).[20] Embora estas técnicas sejam potencialmente relevantes na sensibilidade aumentada à TBI pediátrica, a maioria dos estudos até agora foram realizados na população adulta.

Traumatismo craniano infligido/não acidental

As lesões não acidentais constituem uma área extremamente importante do traumatismo craniano pediátrico.[21] As implicações médico-legais, sociais e orçamentais do NAHI são enormes. No entanto, por ser uma condição relativamente rara, apresentada a uma variedade de provedores e hospitais, os dados prospectivos sobre o uso de imagens no diagnóstico e prognóstico são relativamente raros. Os protocolos de imagem estão começando a ser implementados nos sistemas de saúde em todo o mundo e, no futuro, isto permitirá que dados sejam coletados para informar o diagnóstico e os protocolos de imagem.[22,23]

O espectro das lesões associadas ao NAHI difere um pouco daquele observado no trauma acidental.[24] Isto provavelmente explica o pior prognóstico da população com NAHI, quando comparada à TBI acidental.[25,26]

Além das lesões de tecido mole ao escalpo e fraturas cranianas (complexas e diastáticas), contusões cerebrais e hemorragias extradurais, a criança deve ser examinada para outras lesões. A lesão axonal difusa é, na verdade, muito rara na NAHI, mesmo na necropsia.[27]

Em 2003, Bonnier et al.[28] conduziram uma revisão retrospectiva de 23 casos confirmados de NAHI com longo prazo de seguimento (2-13 anos). O prognóstico clínico foi associado à atrofia cerebral após 15 dias da lesão. A atrofia resultou de várias lesões cerebrais, como contusões e infartos. A presença de lesões no parênquima cerebral dentro de 3 meses da apresentação clínica estava significativamente associada ao comprometimento do neurodesenvolvimento. Houve uma relação entre o número e a severidade das lesões parenquimais e o grau de comprometimento motor e cognitivo. No entanto, embora a CT tenha sido realizada com protocolos padrões de imagem, a MRI foi realizada somente com sequências axiais e coronais ponderadas em T_1 e T_2.

Bonnier et al.[28] descreveram lesões na MR de controle, como contusões, cicatrizes glióticas subcorticais, infartos difusos (afetando mais de três lobos bilateralmente) ou infartos focais (localizados em um território arterial). A recuperação foi relacionada com a extensão das lesões observadas na MR tardia. Houve uma correlação entre o local das lesões e o prognóstico. Quatro das cinco crianças sem anomalias nas imagens iniciais ou tardias tinham incapacidades residuais, incluindo hemiparesia, comprometimento visuoespacial, déficit de atenção e déficit sensorial (visual). Portanto, podemos supor que crianças com NAHI podem geralmente possuir lesões causando déficits neurológicos permanentes que não sejam visíveis somente com as sequências padrões ponderadas em T_1 e T_2.

No quadro agudo, a DWI poderia ser utilizada para determinar a extensão das lesões cerebrais hipóxicas, e a sequência gradiente-eco ou alguma outra sequência ponderada em T_2 sensível aos efeitos de susceptibilidade magnética poderiam ser utilizadas para determinar a extensão da lesão axonal difusa.[29] Além disso, a perfusão por MR e/ou perfusão por CT são capazes de demonstrar lesões cerebrais hipóxicas, e a MRS poderia ajudar a confirmar ou refutar a lesão hipóxica em áreas focais do cérebro.

No seguimento mais prolongado, o gradiente-eco também poderia ser utilizado para demonstrar áreas de prévias hemorragias. Neste cenário de seguimento, a imagem por tensores de difusão pode revelar redução focal ou difusa no volume dos tratos de substância branca.

A identificação de novos marcadores para auxiliar na diferenciação entre o NAHI e o trauma craniano acidental seria potencialmente uma importante aplicação de novas modalidades de imagem na MR.[30] Até recentemente, estas novas aplicações não tinham sido investigadas para esta indicação, porém alguns relatos estão começando a aparecer.

McKinney et al.[31] relataram uma revisão de 5 anos dos registros médicos de crianças com menos de 3 anos de idade com trauma craniano agudo submetidas a uma DWI. Havia 53 pacientes, 11 dos

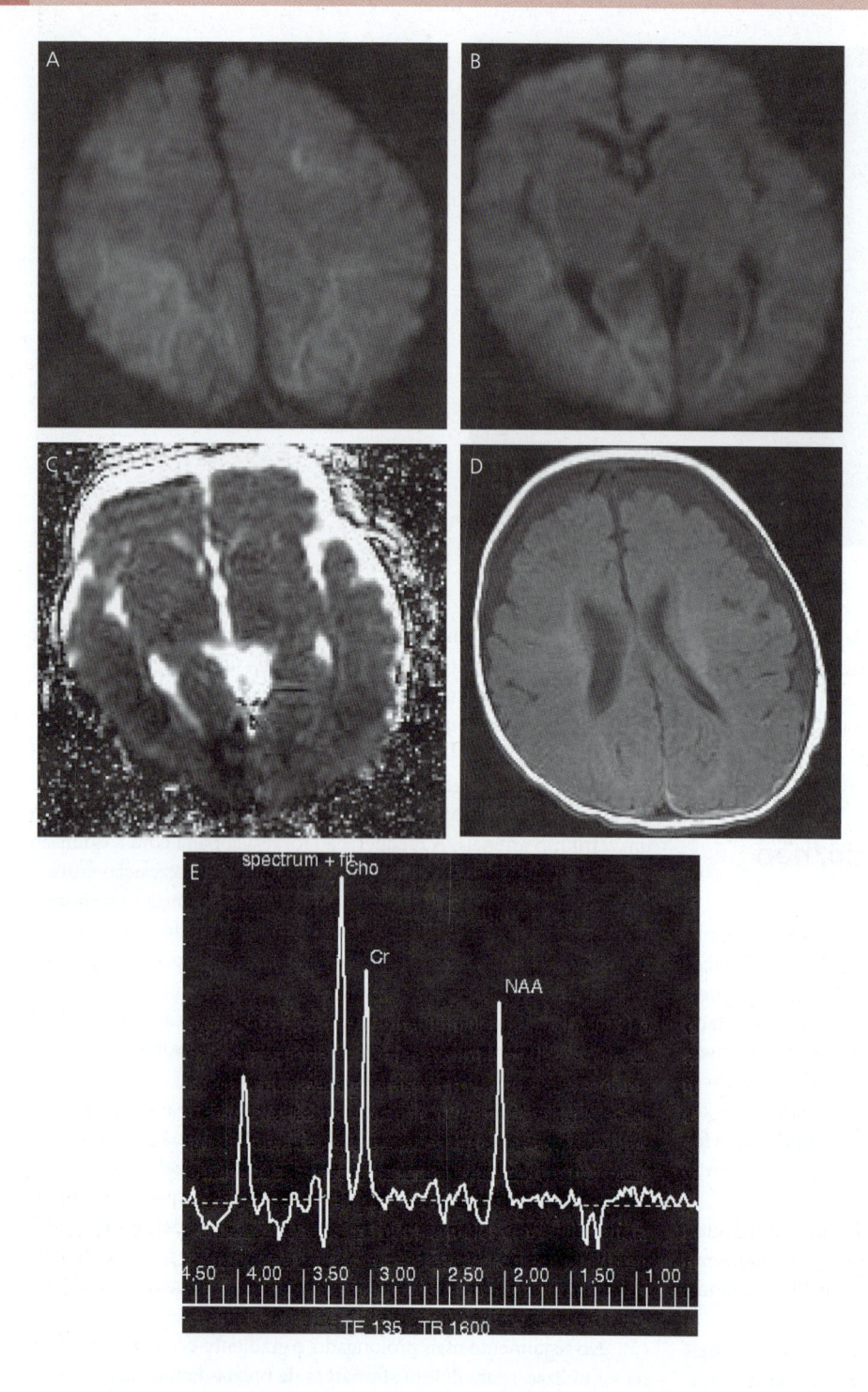

Fig. 54.4 Sinal alto na DWI da região cortical e subcortical (A, B) e baixo no mapa de ADC (C) em uma criança de 9 meses de idade diagnosticada com traumatismo craniano não acidental com lesão cerebral hipóxica multifocal (D). A imagem axial ponderada em T_1 demonstrou as coleções subdurais com diferentes características de sinais. (E) O uso de MRS confirmou a lesão cerebral hipóxica com uma razão elevada entre N–acetilaspartato (NAA) e creatina (Cr) e pico invertido de lactato.

quais foram considerados fortemente suspeitos de TCNA. Os autores constataram que alterações na DWI, especialmente quando unilaterais, eram fortemente suspeitas para NAHI, e não para trauma craniano acidental. Este é o primeiro relato do uso de técnicas avançadas de imagem no diagnóstico do NAHI. Este grupo também observou que a difusão restrita afetou predominantemente a substância branca profunda, poupando a região cortical. Eles observaram que os hematomas subdurais eram pequenos, quando comparados com a extensão do insulto hipóxico-isquêmico. Hemorragias subdurais podem estar presentes desde o nascimento até os 28 dias de vida, porém, após este período, o NAHI deve ser excluído, a menos que uma etiologia acidental evidente seja demonstrada.[32] A falta de envolvimento cortical no insulto hipóxico-isquêmico também pode ajudar o radiologista no diagnóstico, o qual pode ser muito difícil na presença de envolvimento cortical, especialmente no infante com mielinização imatura (Fig. 54.6). Também foi observado que não havia evidência de dissecção ou de lesão da medula espinal ou do tronco encefálico neste grupo.

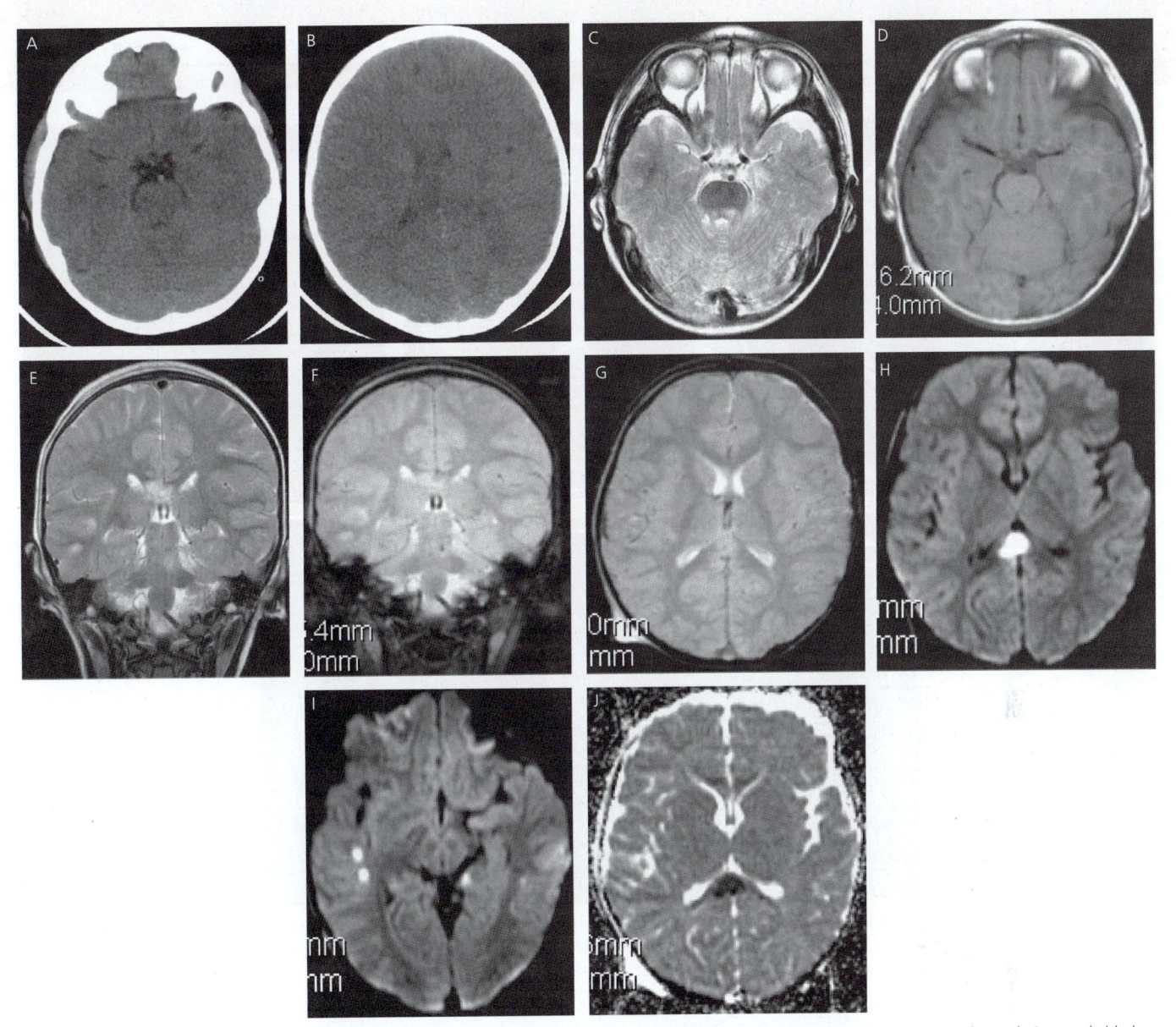

Fig. 54.5 As imagens de tomografia computadorizada (A, B) revelaram pontos de hemorragia no tronco encefálico esquerdo em uma criança de 2 anos de idade envolvida em um acidente de carro. As imagens ponderadas em T_1 (D), ponderadas em T_2 (C, E), gradiente-eco ponderadas em T_2 (F, G), e DWI e mapa de ADC (J) demonstraram a capacidade elevada da DWI e das imagens gradiente-eco ponderadas em T_2 em revelar áreas de lesão axonal difusa, especialmente no esplênio, tronco encefálico e lobo temporal direito.

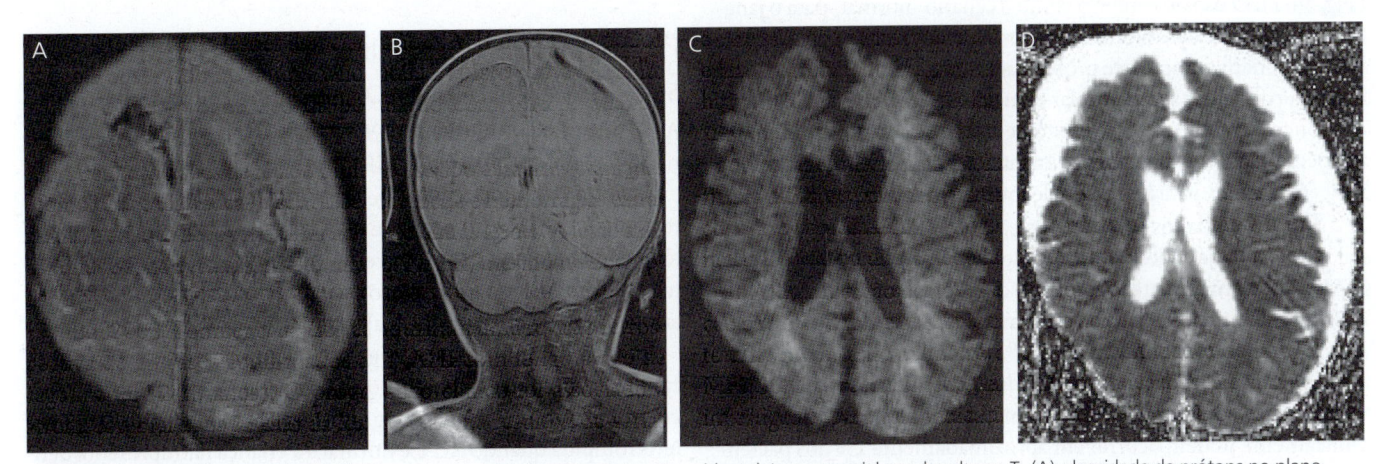

Fig. 54.6 Uma criança de 7 meses de idade com um traumatismo craniano não acidental. Imagem axial ponderada em T_2 (A), densidade de prótons no plano coronal (B), DWI (C) e mapa de ADC (D) demonstram lesão axonal difusa subcortical sem evidência de alterações corticais. Múltiplas coleções subdurais com diferentes sinais, sugerindo lesões em diferentes épocas, também estavam presentes.

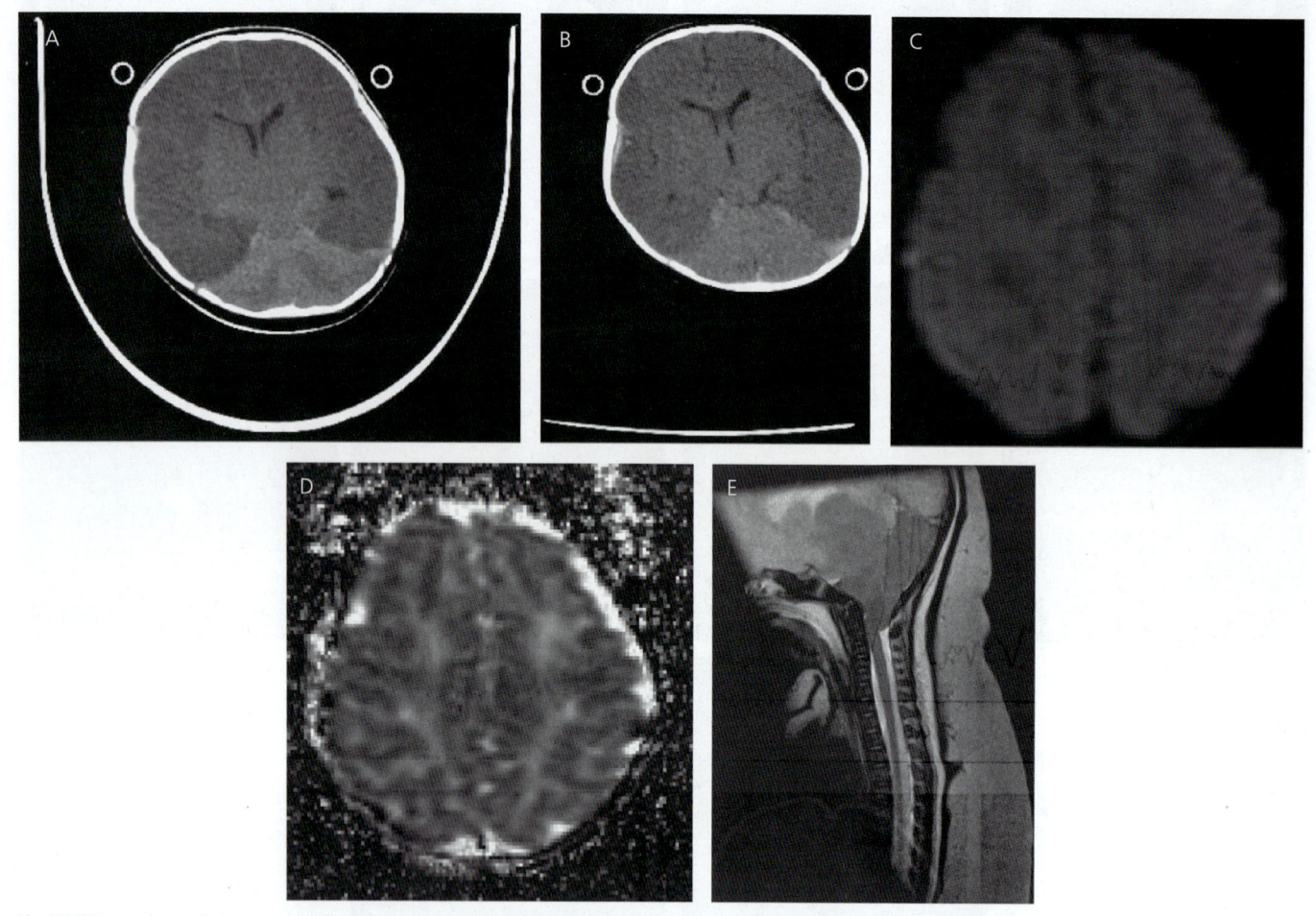

Fig. 54.7 Uma criança de 3 meses de idade com um traumatismo craniano não acidental. (A, B) A CT exibe reversão do sinal cerebelar. A DWI (C) e o mapa de ADC (D), porém não os valores absolutos, foram janelados para aparecerem normais. (E) Uma MRI sagital ponderada em T_2 da medula espinal revelou herniação tonsilar no forame magno.

É preciso ter cautela na interpretação da DWI na possibilidade de lesão global ao cérebro, pois uma anomalia global na difusão pode não ser detectada sem contraste ao parênquima normal adjacente (Fig. 54-7). O uso do cerebelo como o cenário "normal" para o janelamento e exame dos valores absolutos do coeficiente de difusão aparente deveriam superar este problema, assim como a comparação na imagem padrão do sinal medular com aquele da substância branca e do tronco encefálico. No contexto de insulto hipóxico global, a CT também pode ser muito útil em infantes e recém-nascidos quando a imagem por MR padrão é difícil de interpretar.

Há poucos dados sobre a aquisição de imagens da medula espinal, embora haja diversos relatos de lesão da medula espinal no NAHI.[33] Atualmente, a aquisição de imagens da medula espinal no NAHI é rotineiramente incluída nos protocolos de imagem por MR do NAHI do *Royal College of Paediatrics and Child Health* (RCPCH) e do *Royal College of Radiologists* (RCR), visto que um estudo demonstrou que lesões da medula espinal não detectadas clinicamente podem ocorrer em aproximadamente 1% dos pacientes com NAHI.[23,34] Geralmente, a lesão da medula espinal resulta de uma contusão medular central sem evidência de lesão óssea, embora o número de lesões da medula espinal envolvido neste único estudo retrospectivo fossem inevitavelmente pequenas. Atualmente, defende-se a aquisição de imagens axiais e sagitais simples ponderadas em T_1 e T_2.

Planejamento da aquisição de imagens na suspeita de lesão não acidental

A recente publicação pelo RCPCH e RCR no UK propôs um algoritmo de imagem para CT e MRI na suspeita de NAHI.[23]

Primeiro, as diretrizes sugerem que uma CT ou MR deve ser realizada em uma criança na fase não aguda da lesão. Nenhuma outra técnica de imagem deveria ser realizada se o paciente é neurologicamente normal e o resultado do exame for normal. Se a imagem é anormal, deve-se repetir a MR apenas se houver necessidade clínica.

Segundo, as diretrizes sugerem a realização de uma CT da cabeça o mais rápido possível no dia da admissão hospitalar em uma criança na fase aguda da lesão. A aquisição de imagens deve ser interrompida quando a CT é normal e a criança não apresenta déficit neurológico.

Se a CT é normal, porém a criança possui um déficit neurológico, então uma MRI deveria ser realizada 3-5 dias após o início dos sintomas clínicos. Se a MR for normal e a criança estiver bem, então outras tomadas de imagem não devem ser realizadas. Se a MR é anormal e/ou a criança possui sintomas ou sinais neurológicos persistentes, a MR deve ser repetida 3-6 meses mais tarde. Quando clinicamente indicado, uma CT e uma MR adicional devem ser realizadas.

Protocolo de imagem na suspeita de lesão não acidental

No NAHI, a obtenção de imagens por CT é realizada através de um protocolo padrão, com espessura de corte igual ou inferior a 5 mm com imagens visualizadas na janela óssea e de tecido mole. Uma radiografia do crânio também deveria ser realizada para a pesquisa de fraturas cranianas não observadas na CT. Em um infante ou neonato, recomenda-se uma janela de 80 HU com um nível de 30-40 HU para otimizar a visualização.

Para melhorar a relação sinal-ruído, a imagem por ressonância magnética no NAHI pode ser realizada usando uma bobina de joelho de adulto nos primeiros 2-3 meses de idade. A imagem de infantes mais velhos deve ser adquirida com uma bobina de crânio, porém, no primeiro ano de vida, a imagem ponderada em T_2 deve ser realizada com tempo de repetição longo para auxiliar na resolução tecidual entre as substâncias cinzenta e branca na presença de um conteúdo mais alto de água do cérebro jovem.

Imagens iniciais por MR incluem aquisições em T_1 e T_2 de 3 mm de espessura de toda a medula espinal. Cortes axiais podem ser adicionados quando houver incerteza.

A MR inicial deve incluir sequência em *spin*-eco ponderada em T_1, *spin*-eco rápido ponderado em T_2, FLAIR, *spin*-eco obtido em duplo eco (menos que 1 ano de idade) ou *spin*-eco rápido obtido em duplo eco (mais de 1 ano de idade) e uma imagem ponderada em gradiente-eco T_2^* (ou sequências de imagem eco-planar ponderadas em susceptibilidade magnética).[35] A maioria das imagens provavelmente será realizada axialmente, embora seja aconselhável que imagens ponderadas em T_1 *sejam realizadas nos planos sagital e coronal.*

A aquisição inicial de imagens por MR da cabeça deve incluir a DWI.[36,37] Também pode ser útil a realização de PWI ou MRS na presença de incertezas. No primeiro ano de vida, pode ser difícil a interpretação de imagens ponderadas em T_1 e T_2 e os achados da MR de alterações subcorticais discretas na DWI de difusão reduzida podem ser apoiados pelas alterações nas PWI e MRS. Assim como no trauma padrão, o médico iria procurar por uma perfusão reduzida e um nível reduzido de NAA com um pico de lactato.

No futuro, as imagens por tensores de difusão podem ajudar a avaliar o grau de lesão na substância branca, que não é detectada nas sequências de imagem padrão.

Conclusões

Embora a MRI fisiológica e quantitativa tenha sido extensivamente investigada na doença adulta e outras patologias pediátricas, notavelmente a isquemia hipóxica neonatal, atualmente há poucos dados científicos disponíveis no uso destas técnicas no diagnóstico e tomada de decisão do traumatismo pediátrico.

No NAHI, dados prospectivos são necessários para avaliar a melhor estratégia diagnóstica e de aquisição de imagens a ser empregada. Também são necessárias informações para melhorar o controle de todas as TBIs pediátricas, a fim de permitir um controle clínico informado em termos da tomada de decisão clínica, incluindo a intervenção (médica e cirúrgica), e para melhorar o prognóstico e a qualidade da informação fornecida aos cuidadores e prognóstico.

Estes estudos prospectivos devem incorporar dados da DWI, DTI, PWI e MRS para ajudar nas decisões clínicas e no prognóstico. Também é necessária a coleta de dados de um grande grupo-controle pareado por idade; estes dados podem, então, ser utilizados em combinação com dados neuropsicológicos para avaliar o impacto em longo prazo do trauma (trauma infligido e acidental) no desenvolvimento.

Referências

1. Kennard M. Relation of age to motor impairment in man and in subhuman primates. *Arch Neurol* Psychiatry 1940; **44**: 377–397.
2. Chapman SB, Mckinnon L. Discussion of developmental plasticity: factors affecting cognitive outcome after pediatric traumatic brain injury. *J Commun Disord* 2000; **33**: 333–344.
3. Stiles J. Neural plasticity and cognitive development. *Dev Neuropsychol* 2000; **18**: 237–272.
4. Payne BR, Lombard SG. Reconstructing functional systems after lesions of cerebral cortex. *Nat Res Neurosci* 2001; **2**: 911–919.
5. Schutzman SA, Barnes P, Duhaime AC et al. Evaluation and management of children younger than two years old with apparently minor head trauma: proposed guidelines. *Pediatrics* 2001; **107**: 983–993.
6. Worley G, Hoffman JM, Paine SS et al. 18-Fluorodeoxyglucose positron emission tomography in children and adolescents with traumatic brain injury. *Dev Med Child Neurol* 1995; **37**: 213–220.
7. Bigler ED. Neuroimaging in pediatric traumatic head injury: diagnostic considerations and relationships to neurobehavioural outcome. *J Head Trauma Rehabil* 1999; **14**: 406–423.
8. Goshen E, Zwas ST, Shahar E, Tadmor R. The role of 99Tcm-HMPAO brain SPECT in paediatric traumatic brain injury. *Nucl Med Commun* 1996; **17**: 418–422.
9. Emanuelson IM, von Wendt L, Bjure J et al. Computed tomography and singlephoton emission computed tomography as diagnostic tools in acquired brain injury among children and adolescents. *Dev Med Child Neurol* 1997; **39**: 502–507.
10. Bernal B and Altman N. Visual functional magnetic resonance imaging in patients with Sturge–Weber syndrome. *Pediatr Neurol* 2004; **31**: 9–15.
11. Stiles J, Moses P, Roe K et al. Alternative brain organisation after prenatal cerebral injury: convergent fMRI and cognitive data. *J Int Neuropsychol Soc* 2003; **9**: 604–622.
12. Seghier ML, Lazeyras F, Zimine S et al. Combination of event-related fMRI and diffusion tensor imaging in an infant with perinatal stroke. *Neuroimage* 2004; **21**: 463–472.
13. Munkeby BH, Lyng K, Froen JF et al. Morphological and hemodynamic magnetic resonance assessment of early

13. ... neonatal brain injury in a piglet model. *J Magn Reson Imaging* 2004; **20**: 8–15.

14. Coles JP. Imaging after brain injury. *Br J Anaesth* 2007; **99**: 49–60.

15. Casey PA, McKenna MC, Fiskum G et al. Early and sustained alterations in cerebral metabolism after traumatic brain injury in immature rats. *J Neurotrauma* 2008; **25**: 603–614.

16. Sutton LN, Wang Z, Duhaime AC et al. Tissue lactate in pediatric head trauma: a clinical study using ^{1}H NMR spectroscopy. *Pediatr Neurosurg* 1995; **22**: 81–87.

17. Walz NC, Cecil KM, Wade SL, Michaud LJ. Late proton magnetic resonance spectroscopy following traumatic brain injury during early childhood: relationship with neurobehavioural outcomes. *J Neurotrauma* 2008; **25**: 94–103.

18. Ashwal S, Holshouser BA, Shu SK et al. Predictive value of proton magnetic resonance spectroscopy in pediatric closed head injury. *Pediatric Neurology* 2000; **23**: 114–125.

19. Holshouser BA, Ashwal S, Shu S, Hinshaw DB, Jr. Proton MR spectroscopy in children with acute brain injury: comparison of short and long echo time acquisitions. *J Magn Reson Imaging* 2000; **11**: 9–19.

20. Liang L, Korogi Y, Sugahara T et al. Detection of intracranial hemorrhage with susceptibility-weighted MR sequences. *AJNR Am J Neuroradiol* 1999; **20**: 1527–1534.

21. Fernando S, Obaldo RE, Walsh IR, Lowe LH. Neuroimaging of nonaccidental head trauma: pitfalls and controversies. *Pediatr Radiol* 2008; **38**: 827–838.

22. Jaspan T, Griffiths PD, McConachie NS, Punt JA. Neuroimaging for nonaccidental head injury in childhood: a proposed protocol. *Clin Radiol* 2003; **58**: 44–53.

23. Royal College of Radiologists and Royal College of Paediatrics and Child Health. *Standards for Radiological Investigations of Suspected Non-accidental Injury.* [Intercollegiate report] London: Royal College of Radiologists and Royal College of Paediatrics and Child Health, 2008.

24. Tung GA, Kumar M, Richardson RC, Jenny C, Brown WD. Comparison of accidental and nonaccidental traumatic head injury in children on noncontrast computed tomography. *Pediatrics* 2006; **118**: 626–633.

25. Haviland J, Russel RI. Outcome after severe nonaccidental head injury. *Arch Dis Child* 1997; **77**: 504–507.

26. Keenan HT, Runyan DK, Marshall SW, Nocera MA, Merten DF. A population based comparison of clinical and outcome characteristics of young children with serious inflicted and non-inflicted brain injury. *Pediatrics* 2004; **114**: 633–639.

27. Geddes JF, Tasker RC, Hackshaw AK et al. Dural haemorrhage in nontraumatic infant deaths: does it explain the bleeding in a shaken baby syndrome? *Neuropathol Appl Neurobiol* 2003; **29**: 14–22.

28. Bonnier C, Nassogne M-C, Saint-Martin C et al. Neuroimaging of intraparenchymal lesions predicts outcome in shaken baby syndrome. *Pediatrics* 2003; **112**: 808–814.

29. Byard RW, Blumbergs P, Rutty G et al. Lack of evidence for a causal relationship between hypoxic–ischemic encephalopathy and subdural hemorrhage in fetal life, infancy and early childhood. *Pediatr Dev Pathol* 2007; **10**: 348–350.

30. Kemp AM. Investigating subdural haemorrhage in infants. *Arch Dis Child* 2002; **86**: 98–102.

31. McKinney AM, Thompson LR, Truwit CI et al. Unilateral hypoxic–ischemic injury in young children from abusive head trauma, lacking craniocervical vascular dissection or cord injury. *Pediatr Radiol* 2008; **38**: 164–174.

32. Whitby EH, Griffiths PD, Rutter S et al. Frequency and natural history of subdural haemorrhages in babies and relation to obstetric factors. *Lancet* 2004; **363**: 846–851.

33. Rooks VJ, Sisler C, Burton B. Cervical spine injury in child abuse: report of two cases. *Pediatr Radiol* 1998; **28**: 193–195.

34. Feldman KW, Avellino AM, Sugar NF, Ellenbogen RG. Cervical spinal cord injury in abused children. *Ped Emerg Care* 2008; **24**; 222–227.

35. Noguchi K, Ogawa T, Seto H et al. Subacute and chronic subarachnoid hemorrhage diagnosis with fluidattenuated inversion recovery MR imaging. *Radiology* 1997; **203**: 257–262.

36. Biousse V, Suh DY, Newman NJ et al. Diffusion-weighted magnetic resonance imaging in shaken baby syndrome. *Am J Ophthalmol* 2002; **133**: 249–255.

37. Suh DY, Davis PC, Hopkins KL, Fajman NN, Mapstone TB. Non-accidental pediatric head injury: diffusion weighted imaging findings. *Neurosurgery* 2001; **49**: 309–318.

Seção 9 — Medula espinal

Capítulo 55

MR fisiológica da medula espinal

Claudia Wheeler-Kingshott ■ Olga Ciccarelli

Introdução

A medula espinal é um sítio comum de envolvimento nos distúrbios neurológicos, incluindo tumores, trauma, degeneração e doenças desmielinizantes. A doença na medula espinal contribui muito para a incapacidade do paciente, causando disfunção motora, sensorial e esfincteriana. No entanto, a aquisição de imagens da medula espinal é mais desafiante do que a aquisição de imagens do cérebro, e várias limitações técnicas necessitam ser superadas, incluindo o pequeno tamanho da medula espinal, os artefatos induzidos pelas diferenças na susceptibilidade magnética entre o tecido e o osso, artefatos associados ao deslocamento químico entre a água e a gordura e os artefatos induzidos pelo movimento cardíaco e respiratório e pulsação do líquido cefalorraquidiano (CSF). As sequências convencionais de imagem por ressonância magnética (MRI) qualitativa podem ser utilizadas para localizar o dano e clarificar o tipo de lesão presente na medula espinal, porém não refletem os mecanismos patológicos subjacentes, como a integridade axonal, a ruptura da mielina e gliose. Portanto, existe uma necessidade para o desenvolvimento de novas técnicas de MRI quantitativa para fornecer medidas mais específicas patologicamente, nas quais possam ser utilizadas no futuro para monitorar as terapias, para acentuar os mecanismos de reparo da medula espinal e melhorar o resultado clínico.

Este capítulo revisa as principais técnicas fisiológicas de MR que têm sido utilizadas nas doenças neurológicas mais comuns que afetam a medula espinal antes de discutir os possíveis desenvolvimentos futuros de imagem da coluna e aplicações clínicas promissoras.

Espectroscopia por ressonância magnética

A espectroscopia de prótons por ressonância magnética (MRS) é uma das técnicas com o potencial de avaliar o grau e a extensão do envolvimento da medula espinal nos distúrbios da medula espinal. Geralmente, as técnicas utilizadas no cérebro (Capítulos 1-3) também podem ser utilizadas na medula espinal, com o uso de bobinas de radiofrequências apropriadas para receber o sinal da MRS (tipicamente bobinas de arranjo de fase destinadas à medula espinal ou bobinas neurovasculares para a medula cervical). Adicionais preocupações na MRS da coluna vertebral são a localização espacial precisa, em decorrência do pequeno corte transversal na medula espinal, cuidadosa verificação dos dispositivos de homogeneização (para artefatos de susceptibilidade das vértebras adjacentes) e os possíveis artefatos de movimento. Estudos preliminares realizaram espectroscopia da medula cervical a 1,5 T e campo mais alto em voluntários saudáveis, demonstrando que esta técnica é praticável[1-3] e que a concentração dos principais metabólitos na medula cervical superior pode ser quantificada. Até o momento, as aplicações clínicas desta técnica foram descritas somente em pacientes com esclerose múltipla e tumores de medula espinal.

Kendi et al.[4] relataram a primeira aplicação da MRS à medula espinal de pacientes com esclerose múltipla (MS), demonstrando uma concentração reduzida de N-acetilaspartato (NAA) na substância branca da medula espinal de aparência normal, embora as concentrações ou razões metabólicas não fossem fornecidas. Subsequentemente, Blamire et al.[5] confirmaram as concentrações reduzidas de NAA ao nível da C2-C3 em pacientes com MS, quando comparados aos controles, sugerindo a ocorrência de uma degeneração axonal nesta região. De modo interessante, nenhuma correlação foi encontrada entre os níveis de NAA e a atrofia da medula espinal, sugerindo que o nível reduzido de NAA pode resultar da disfunção axonal e metabolismo comprometido, e não da perda de tecido. Não foi detectada nenhuma correlação significativa entre as medidas clínicas, como a Escala Expandida do Estado de Incapacidade (EDSS), e o escore da função motora.[5] Entretanto, as limitações deste estudo (as quais incluem a utilização de um único voxel contendo substância branca e cinzenta, o pequeno número de sujeitos, a heterogeneidade dos coortes e o fato de que os pacientes estavam sob terapias modificadoras da doença) podem ter contribuído a estes achados negativos.

Um estudo mais recente investigou pacientes com MS no início de uma recidiva medular, com, pelo menos, uma lesão entre a C1 e a C3.[6] Quando comparados aos controles, os pacientes exibiram níveis reduzidos de NAA da medula cervical e uma tendência para níveis mais altos de *mio*-inositol (mI), que é um marcador da proliferação glial (Fig. 55.1). Estas alterações metabólicas parecem ser clinicamente significantes, visto que os pacientes com uma maior disfunção do membro superior, como mensurado pelo teste dos 9 pinos nos buracos (*9-hole peg test*), exibiram níveis reduzidos de NAA e aqueles com maior incapacidade, como mensurado pela EDSS, exibiram níveis mais altos de mI. No entanto, uma limitação deste estudo foi que a composição do tecido do voxel incluiu tanto a substância branca como a cinzenta, como também a lesão e o tecido adjacente de aspecto normal. Portanto, a concentração de NAA quantificada refletiu os processos em progresso, em diferentes partes dos tecidos da medula espinal.

Um subsequente estudo longitudinal realizado no mesmo grupo de pacientes com MS para avaliar os mecanismos de reparo que contribuem à recuperação clínica relatou que os pacientes que apresentaram uma maior taxa de recuperação clínica após uma recidiva medular exibiram um maior aumento nos níveis de NAA entre 1 e 6 meses.[7] Após o evento agudo, a recuperação parcial dos níveis de

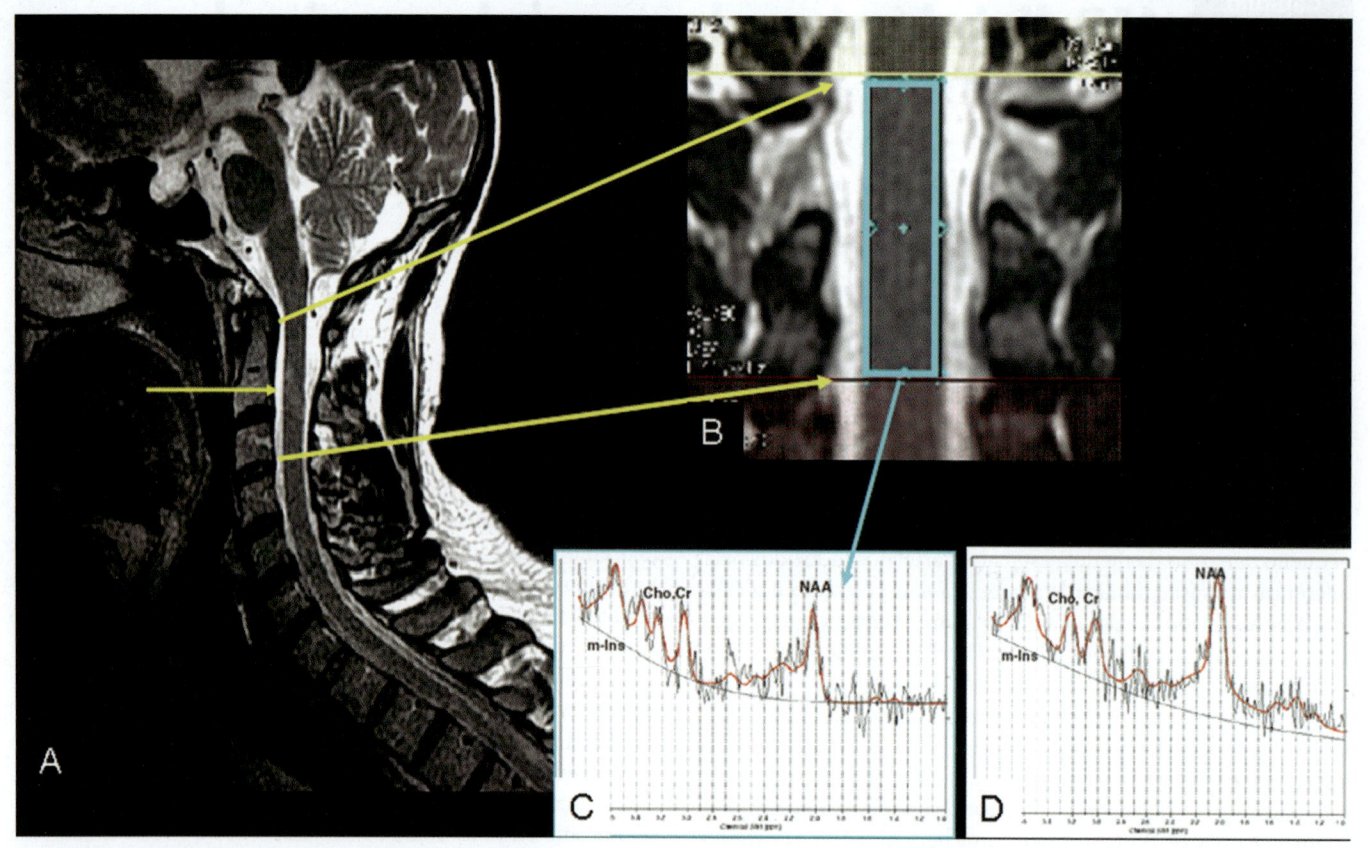

Fig. 55.1 Um exemplo de espectroscopia da medula cervical. (A) A imagem sagital ponderada em T_2 da medula espinal de um paciente com esclerose múltipla exibe uma lesão inflamatória na C2 (seta amarela). (B) Local de uma sequência PRESS de interesse entre C1 e C3 na imagem coronal. (C) Espectro analisado pelo *software* LCModel do volume de interesse determinado nas imagens do paciente. (D) Espectro obtido da mesma região cervical em um sujeito controle. (Adaptada de Ciccarelli et al. 2007.[6]).

NAA pode indicar um metabolismo axonal aumentado (atividade mitocondrial elevada) necessário para manter a condução axonal, constituindo um mecanismo adaptativo após a lesão aguda. As limitações deste estudo incluíram o pequeno grupo de pacientes, que eram selecionados para representar pacientes no início de uma recidiva medular, e a falta de correção pós-processamento dos dados da MRS para qualquer efeito de relaxamento T_2, que reflete edema local[8] e é conhecido por ocorrer no início da inflamação.

O desenvolvimento de um protocolo para o equipamento 3T, que incluiu uma saturação do volume interno e homogeneização avançada do campo magnético, demonstrou que é possível a aquisição dos espectros provenientes de toda a medula cervical e além dela.[9] Utilizando esta técnica, foi possível mensurar as concentrações metabólicas dos tumores intramedulares expansivos, não apenas na região cervical como também na região torácica inferior da medula espinal, visto que estes tumores ocluíram quase todo o canal espinal e, portanto, impediram o fluxo do liquor, eram grandes o suficiente para mensurações por MRS e possuíam uma melhor homogeneidade do campo magnético do que a medula normal. Isto representa uma conquista, quando comparado aos estudos anteriores que não apresentaram tais mensurações metabólicas do tumor.[10] Um tumor intramedular ao nível da C4/5 exibiu níveis elevados de colina (Cho) e mI, como é geralmente observado nos tumores cerebrais.[9] No entanto, a técnica de MRS da medula espinal ainda está engatinhando e mais estudos são necessários para determinar as variações metabólicas regionais normais e relacionadas com a idade que ocorrem na medula espinal, assim como para determinar sua utilidade clínica.

Imagem ponderada em difusão e imagem por tensores de difusão

Há vários anos, foi constatada a capacidade da imagem ponderada em difusão (DWI) em detectar anomalias em pacientes com lesão na medula espinal, com maior sensibilidade que a técnica padrão de MRI ponderada em T_2.[11,12] No entanto, as aplicações clínicas da DWI nos distúrbios da medula espinal foram limitadas pelos desafios técnicos desta modalidade na coluna vertebral.[13] Os primeiros estudos empregando imagem por tensores de difusão (DTI) para a avaliação da medula espinal de pacientes com MS demonstraram (embora com diferentes sequências e metodologias) que é possível obter medidas derivadas da difusão, como a anisotropia fracionada (FA), que diferem entre os pacientes e controles e são úteis para detectar uma patologia oculta da medula espinal, contribuindo, desse modo, para o diagnóstico.[14,15] Em um estudo,[15] foi demonstrado que a FA e a difusividade média obtidas dos histogramas da medula cervical de 44 pacientes com MS eram independentemente associadas à incapacidade. De modo interessante, em pacientes com MS primária progressiva, com acúmulo de incapacidade após o início da doença, nenhuma correlação foi encontrada entre as medidas de DTI da medula e as medidas obtidas do cérebro pela técnica convencional de MRI e DTI,[16] sugerindo que, neste grupo de pacientes, as alterações na medula espinal refletem um dano irreversível que é independente da patologia cerebral. Um estudo longitudinal de DTI em 42 pacientes com MS, realizado durante um período superior a 2,4 anos, constatou que a FA da medula cervical reduziu ao longo do tempo, enquanto que a difusividade média aumentou. Também foi descoberto que a linha basal reduzida da FA se correlacionou com o aumento da incapacidade no controle evolutivo,[17] sugerindo que a DTI da medula espinal pode desempenhar um papel no prognóstico do acúmulo de incapacidade na MS.

Recentes investigações se concentraram em pacientes com lesão na medula espinal, como contusão medular hemorrágica,[18] mielopatia compressiva cervical,[19] e isquemia da medula espinal,[20] e demonstraram que ocorrem alterações nas medidas de difusão na medula espinal, não apenas nos sítios da lesão observados na técnica convencional de MRI ponderada em T_2 como também fora destas áreas. Alterações significativas na difusão, como redução na FA, a qual sugere coerência reduzida ou perda dos tratos da substância branca, também foram associadas ao envelhecimento[21,22] e malformações arteriovenosas da medula espinal.[23]

Tractografia por tensor de difusão aplicada aos distúrbios da medula espinal

Uma das aplicações mais interessantes da DTI em pacientes com distúrbios neurológicos é o de traçar *in vivo* as principais vias que percorrem pela medula espinal usando algoritmos de tractografia por tensor de difusão. No entanto, em decorrência dos desafios técnicos e limitações discutidas acima, apenas alguns estudos preliminares aplicaram a tractografia à medula espinal. Um recente estudo de pacientes com mielite (ou seja, inflamação da medula espinal) relatou que, nas imagens convencionais ponderadas em T_2, a maioria dos pacientes exibiu uma menor FA nas regiões de aparência normal e que a tractografia pode contribuir ao diagnóstico correto.[24] Dois estudos recentes se concentraram em pacientes com tumores medulares, demonstrando que a tractografia é capaz de exibir a deformação dos tratos espinais e, portanto, pode ajudar a localizar o sítio de um tumor.[25] Resultados similares foram obtidos nos recentes estudos de compressão medular[26] e malformações arteriovenosas.[23]

O potencial mais intrigante da tractografia da medula espinal é o de fornecer uma análise baseada em voxel que reflita o dano tecidual subjacente e, consequentemente, melhore a correlação com os escores da incapacidade neurológica. Neste aspecto, a tractografia probabilística foi empregada para investigar a correlação entre as medidas derivadas da tractografia por tensor de difusão dos tratos da substância branca clinicamente mais relevantes que percorrem na medula cervical e a incapacidade aguda relacionada com uma recidiva medular em pacientes com MS.[6] Os resultados demonstraram que a conectividade das vias das colunas posteriores, nas quais mediam importantes funções sensoriais, como o toque, a forma, o movimento e o senso de posição, estava independentemente associada ao escore do teste dos 9 pinos nos buracos (*9-hole peg test*) e, em particular, foi mais baixa em pacientes com maior disfunção dos membros superiores (Fig. 55.2). Esta associação foi independente da idade e do gênero do paciente e de outras variáveis da MRI obtidas na mesma região, incluindo as medidas de difusão e atrofia medular.

A tractografia da medula espinal apresenta algumas limitações. É importante verificar que as fibras reconstruídas estejam anatomicamente corretas (ou seja, sem artefatos); além disso, valores baixos de FA, que podem ser causados por processos patológicos locais, como edema extracelular ou fibras da substância branca degeneradas, podem resultar em uma interrupção dos tratos reconstruídos se

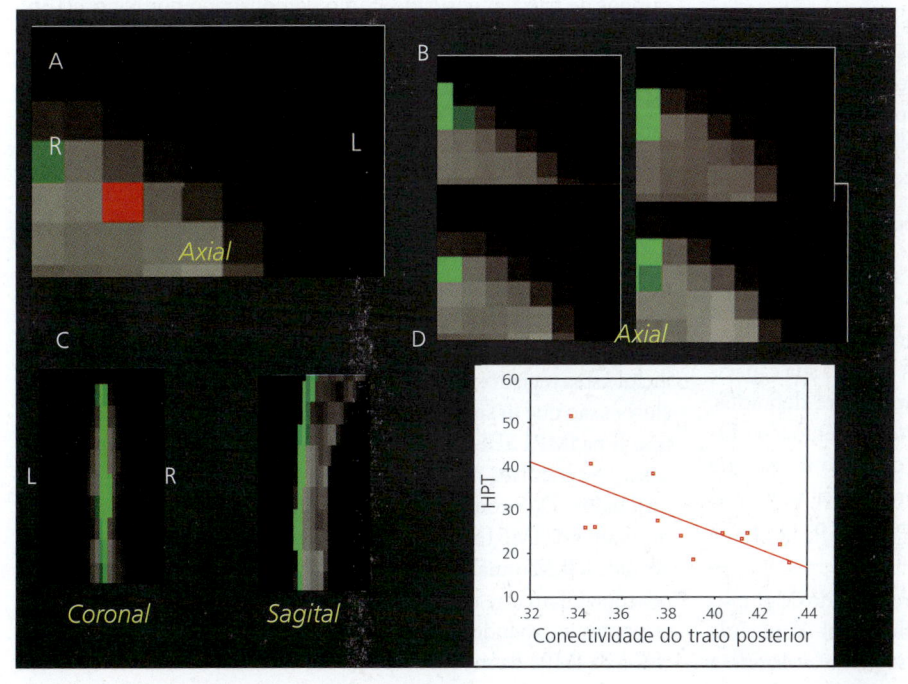

Fig. 55.2 Um exemplo de tractografia probabilística das colunas posteriores da medula espinal em um sujeito-controle. (A) A imagem axial da anisotropia fracionada (FA) exibe os *voxels* posicionados nas principais vias da medula cervical, incluindo os tratos posteriores (em verde). Os *voxels* foram posicionados nos mapas de campo magnético B_0 e, então, transferidos aos mapas de FA. (B) Mapas axiais da FA exibindo os tratos posteriores (em verde) (indo do inferior para o posterior), entre C1 e C3. (C) Imagens coronais e sagitais exibindo os mesmos tratos posteriores. (D) Gráfico de dispersão demonstrando a relação entre o teste dos 9 pinos nos buracos (HPT, do inglês *9-hole peg test*) e a conectividade dos tratos posteriores. As escalas coloridas dos tratos indicam o valor da conectividade baseada em *voxel*: cores mais claras indicam valores mais altos de conectividade (ou maior probabilidade de conexão). (Adaptada de Ciccarelli *et al.* 2007.[6])

forem mais baixos do que o limiar da FA utilizado no algoritmo de tractografia.[27]

Imagens de perfusão

Acredita-se que diferentes patologias da coluna estejam associadas a anormalidades na perfusão. No entanto, a literatura sobre a MR de perfusão *in vivo* na medula espinal de humanos é escassa, principalmente em virtude dos grandes desafios técnicos impostos por esta modalidade na coluna. Estes desafios incluem o pequeno tamanho da medula espinal, que representa um grande obstáculo por ser quase impossível alcançar uma resolução alta o suficiente em um tempo clinicamente aceitável usando as técnicas de MRI atualmente disponíveis para investigações cerebrais, incluindo as técnicas de realce do contraste por susceptibilidade dinâmico (DSC). Além disso, a técnica de imagem *single-shot* (EPI) comumente utilizada na sequência de perfusão cerebral, é deficiente na medula espinal em decorrência das inomogeneidades do campo magnético e gradientes de susceptibilidade local.

Um novo método, denominado de MRI baseada na ocupação do espaço vascular (VASO, do inglês *vascular space occupancy*), foi desenvolvido nos últimos anos para detectar regiões de alterações do volume sanguíneo após ativação funcional.[28] A técnica de MRI VASO tem sido utilizada em conjunto com o agente de contraste gadolínio (complexo gadolínio de ácido dietilenotriaminopentacético) para estimar o volume sanguíneo cerebral (CBV) absoluto em humanos.[29] Este método é particularmente adequado para a mensuração do volume sanguíneo na medula espinal, pois não requer o conhecimento de uma função da entrada arterial, ao contrário dos métodos de marcação de *spins* arteriais (ASL) ou de DSC pela injeção em *bolus* de gadolínio. Além disso, a técnica VASO não requer o uso de uma sequência *sigle-shot* EPI e, portanto, não sofre dos grandes artefatos e distorções causados pelas diferenças na susceptibilidade magnética entre o osso e o tecido. Recentemente, foi relatado o volume sanguíneo da medula espinal em humanos, estimado pela aquisição de MRI VASO pré e pós-contraste a 1.5 e 3 T.[30] A resolução grosseira das imagens, adquiridas utilizando um voxel de 1,1 × 1,1 × 10 mm, não possibilitou o delineamento da substância branca e cinzenta; no entanto, a análise de uma região de interesse com um voxel 3 × 3 posicionado no centro da medula espinal permitiu que o volume sanguíneo da medula espinal fosse estimado em 4,3 ± 0,7 mL/100 mL de tecido na medula cervical, o que está de acordo com um valor médio de CBV da substância branca e cinzenta.

MRI Funcional

Outra modalidade cerebral que alcançou um lugar bem estabelecido na prática clínica é a MRI funcional (fMRI), graças à sua capacidade de detectar ativação cerebral durante estímulos pré-definidos, com base em alterações no metabolismo local de oxigênio e perfusão sanguínea (o efeito nível-dependente de oxigênio no sangue [BOLD]).[31] Embora inicialmente possa parecer fácil utilizar as mesmas técnicas de fMRI que as utilizadas no cérebro, na prática, a fMRI da medula espinal apresenta muitos desafios.

Desde o final da década de 1990, um número limitado de grupos de pesquisa começou a investigar a resposta funcional da medula espinal, primeiro testando sua praticabilidade, segundo avaliando a integridade das representações neuroanatômicas funcionais e, finalmente, avaliando seu possível uso nas patologias da medula espinal.

Os principais desafios apresentados pela fMRI da medula espinal são (a) o tamanho pequeno da medula espinal, necessitando de alta resolução e, consequentemente, reduzindo a razão sinal-ruído; (b) os artefatos relacionados com o fluxo, causados pelo movimento fisiológico associado ao ciclo cardíaco, como a pulsação do liquor; (c) o movimento respiratório; e (d) a presença de diferenças na susceptibilidade magnética entre os ossos vertebrais e o tecido medular.

A aquisição de imagens utilizando a fMRI -BOLD na medula espinal também assume que as hemodinâmicas na medula espinal são similares àquelas no córtex. Estudos utilizando sequências *single multishots* (EPI) gradiente-eco ponderadas em T_2^* com tempos de eco longos (cerca de 50 ms) para detectar o efeito BOLD durante a ativação da medula espinal relataram baixa resolução espacial e severas distorções da imagem como resultado das diferenças na susceptibilidade magnética entre o osso e o tecido medular.[32,33] Um contraste alternativo, com base nas alterações da intensidade de sinal das imagens ponderadas em T_2, foi investigado por Stroman *et al.*[34] Com base nos dados adquiridos com uma sequência de pulsos *spin*-eco rápido livre de distorção em um aparelho de 1,5 T, estes autores propuseram um modelo de dois compartimentos para explicar as alterações que ocorrem durante a ativação; isto suporta as evidências das alterações na densidade de prótons em tempos de eco curtos, as quais ocorrem nas regiões extravasculares onde não há efeito BOLD e são representativas da ativação neuronal na medula espinal. Stroman *et al.* denominaram este efeito de "realce do sinal por prótons extravasculares" ou SEEP. A explicação fisiológica do efeito SEEP é que há um aumento na pressão de perfusão durante a ativação neuronal, o qual, por sua vez, provoca exsudação da água através das paredes dos capilares, aumentando, deste modo, a água extravascular. O efeito SEEP é particularmente importante na fMRI da medula espinal, pois é aproximadamente três vezes maior do que no cérebro.[34,35] Além disso, o efeito SEEP não é dependente do campo como o efeito BOLD, podendo ser particularmente eficaz em campos de baixa intensidade, como demonstrado por Ng *et al.*[36] em um estudo a 0,2 T com um estímulo sensório-motor.

Com o desenvolvimento de protocolos de aquisição para a fMRI BOLD e SEEP da medula espinal e a possibilidade de suas aplicações clínicas, desafios em eliminar todas as fontes de erros estão sendo investigadas mais a fundo. Ao instituir protocolos para estudos por fMRI da medula espinal, é importante estar ciente do que pode ser feito para melhorar a confiabilidade e precisão dos resultados. Por exemplo, Stroman[37] demonstrou que, ao registrar o pulso periférico e o movimento respiratório, os resultados falso-positivos que ocorrem fora da área da medula espinal podem ser reduzidos utilizando um modelo linear geral (GLM – *general linear model*), o qual inclui estes registros como possíveis erros. Em particular, suas conclusões são que os sinais cardíacos podem reduzir os erros do tipo I e tipo II na fMRI SEEP da medula espinal, enquanto que somente os sinais respiratórios não parecem possuir um grande efeito sobre os resultados. De modo similar, Valsasina *et al.*[38] compararam os resultados da fMRI SEEP usando três diferentes análises: correlação cruzada, GLM e análise de componentes independentes. Estes autores concluíram que uma combinação do GLM e da análise de componentes independentes pode aumentar a confiabilidade dos resultados da fMRI da medula espinal. Na verdade, os três métodos são capazes de detectar atividade secundária a um estímulo proprioceptivo do punho e a um estímulo tátil da palma da mão. O método de análise de componentes independentes, que é uma abordagem livre de modelo, comparada às abordagens de GLM e relação cruzada que são baseadas em modelo, parece ser capaz de detectar componentes do sinal consistentes entre os sujeitos e entre as tarefas, o que poderia estar relacionado com o ruído presente nos dados. No entanto, o componente que se correlacionou com a atividade detectada pela fMRI ao estímulo, foi caracterizado por uma sensibilidade mais baixa do que a observada nos resultados de correlação cruzada e GLM e, portanto, a sugestão final dos autores é que uma abordagem combinada possa ser o caminho a seguir. O ruído fisiológico na fMRI da medula espinal também foi investigado por Brooks et al.,[39] que utilizaram uma aquisição de fMRI BOLD com estímulo térmico doloroso, o qual, supostamente, deveria excitar o corno dorsal ipsolateral. Foi adquirido um conjunto de dados no "estado de repouso", com um curto tempo de repetição de 200 ms, além do registro dos sinais cardíacos e respiratórios usando a unidade de monitoramento fisiológico do aparelho. O tempo de repetição curto foi escolhido para evitar artefato dos componentes do sinal cardíaco no domínio da frequência, e estes dados foram então utilizados para investigar os componentes do sinal com a ferramenta MELODIC (http://www.fmrib.ox.ac.uk/fsl/melodic/index.html), que é uma abordagem à análise da fMRI livre de modelo, baseada na análise de componentes independentes.[40] Os achados deste estudo destacam que, assim como os componentes independentes do sinal vinculado ao movimento respiratório e pulsação cardíaca, há um efeito decorrente da interação entre estes dois sinais, localizado principalmente nas áreas do liquor. Os autores, portanto, propuseram a utilização de um novo modelo de ruído fisiológico dos dados da fMRI da medula espinal para incluir condições de interação, como também componentes de baixa frequência, modificando o tradicional método de análise com base em modelo de correção de imagens retrospectivas (RETROICOR).[41,42] A melhor identificação das fontes de ruído acarreta, consequentemente, uma melhor identificação da atividade induzida por estímulos, como demonstrado na Figura 55.3.

Paralelo aos desenvolvimentos técnicos da fMRI da medula espinal, vários estudos utilizando o efeito SEEP ou BOLD investi-

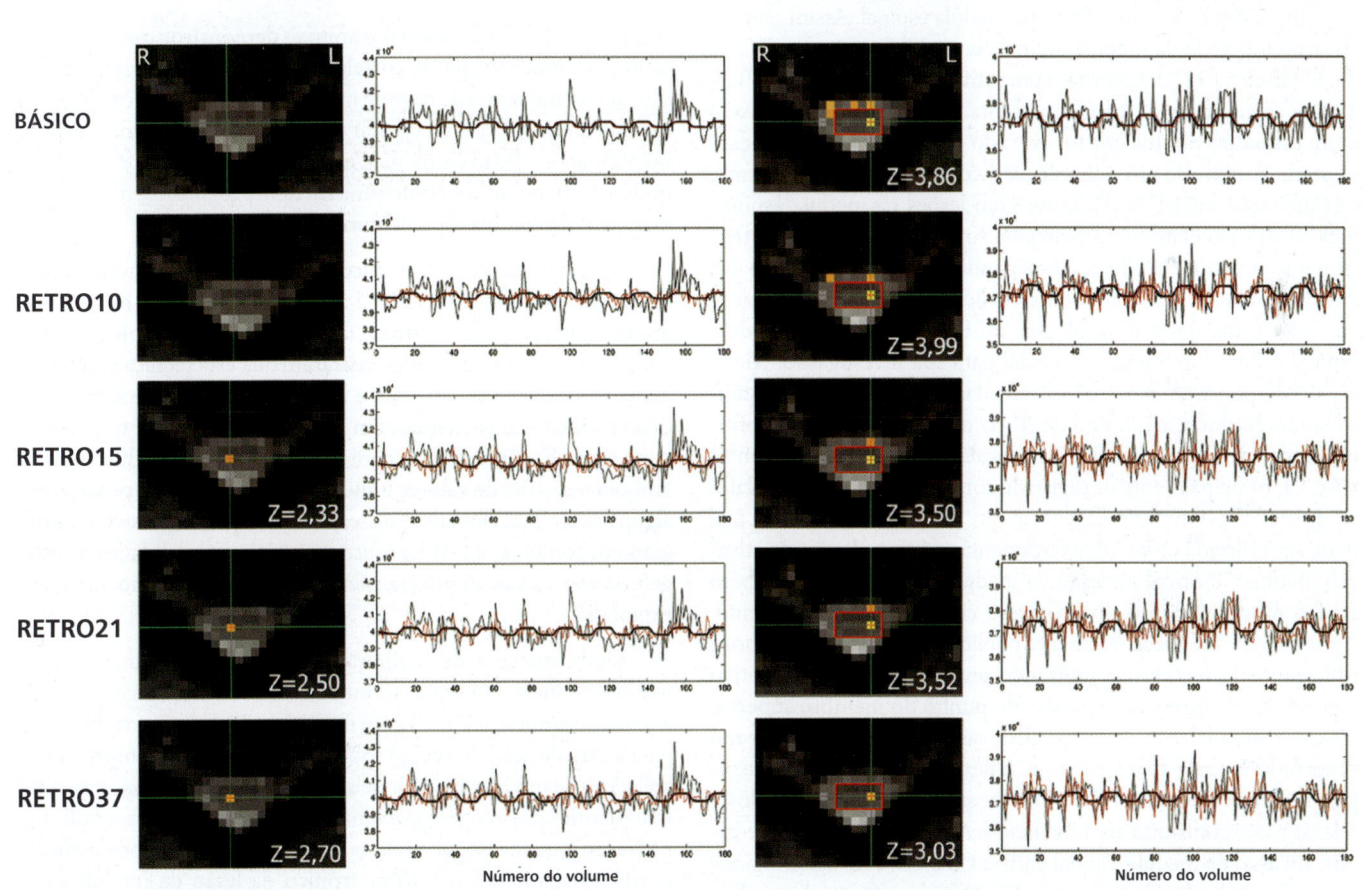

Fig. 55-3 Exemplo de dados de um sujeito demonstrando aumento na diferenciação da ativação e redução na detecção de resultados falso-positivos ao utilizar um modelo de ruído fisiológico (PNM). Estímulos térmicos dolorosos foram aplicados na mão direita e esquerda, e os correspondentes mapas de ativação foram obtidos por meio da modelagem com um modelo básico (sem PNM) ou incluindo um PNM (RETRO10, RETRO15, RETRO21 OU RETRO37) na análise de modelo linear geral (GLM). Ativação é esperada na porção dorsal (inferior) da medula espinal, ipsolateral ao lado do estímulo. Ao reduzir os parâmetros estimados (valores GLM β) da aparente ativação relacionada com a dor, foi possível diferenciar entre uma ativação falso-positiva (*voxels* ativos no espaço liquórico circundando a medula, ou seja, fora do quadro vermelho) e a ativação verdadeira da medula. Os períodos de tempo correspondentes ao *voxel* ativo de interesse (marcado com o ponto de intersecção) são demonstrados com os dados brutos (linha preta fina), ajuste básico do modelo (estimativa dos parâmetros de dor) (linha preta grossa) e o ajuste completo do modelo (linha vermelha fina). (Adaptada de Brooks et al. 2008.[39])

garam a neuroanatomia da medula espinal usando a fMRI da medula espinal. Alguns estudos pesquisaram a resposta à estimulação seletiva de dermátomos específicos com estímulos ativos e passivos,[33,43,44] e a capacidade da fMRI da medula espinal em identificar áreas específicas da atividade neuronal; outros utilizaram uma tarefa sensório-motora específica, a fim de investigar um determinado sistema neuronal.[32,45,46] Embora o desenvolvimento técnico da fMRI da medula espinal ainda esteja começando, possíveis aplicações clínicas estão sendo investigadas. Em particular, pacientes com lesão da medula espinal ou MS foram recrutados em diversos estudos, visto que eles iriam beneficiar-se do uso de uma técnica de imagem totalmente não invasiva capaz de avaliar a extensão de suas respostas funcionais aos estímulos externos. Um estudo inicial, realizado por Stroman et al.[47], comparou a fMRI da medula espinal de pacientes lesionados com sujeitos saudáveis e demonstrou que os pacientes apresentam algumas diferenças nas mudanças de intensidade de sinal e na distribuição espacial dos padrões de ativação, sugerindo a presença de uma resposta adaptativa na medula espinal, similar àquela que ocorre no cérebro. Uma fMRI SEEP também foi utilizada para investigar a presença de certas vias nervosas conectando dermátomos específicos envolvidos na prática da acupuntura, como o ponto LI4 (Hegu) e o ponto LI11 (Quchi), a fim de localizar áreas na medula espinal. Assim como a ativação esperada da medula espinal cervical inferior entre a C7 e T_1, Chen et al.[48] descobriram uma ativação adicional da C1/C3, a qual, segundo os autores, representa um canal de transmissão entre estes dois pontos que foi evocado pelo tratamento com acupuntura. É utilizado um estímulo elétrico funcional (FES) durante e reabilitação inicial de pacientes com lesões na medula espinal, pois o estímulo elétrico transcutâneo supostamente ajuda no treinamento muscular, melhora a independência para a realização das atividades diárias e reabilita a funcionalidade da mão. É importante entender o background fisiológico do FES, e a fMRI da medula espinal é uma ferramenta potencial para sua investigação. Xie et al.[49] demonstraram que ocorre atividade funcional em voluntários saudáveis durante um FES de 20 Hz do nervo mediano, conforme detectado pelo efeito SEEP, no local anatômico esperado entre C6 e T1, principalmente na região do corno dorsal no lado ipsolateral da medula; os autores sugeriram que a fMRI da medula espinal pode ser utilizada como uma ferramenta para a avaliação da ativação medular anormal na lesão da medula espinal, como também para o monitoramento do progresso clínico após o tratamento. Agosta et al.[50,51] recentemente publicaram dois estudos sobre a MS remitente-recorrente, utilizando um estímulo proprioceptivo consistindo de uma flexão passiva do punho do membro superior direito, realizada com um dispositivo caseiro e controlada por um observador na sala de ressonância. A flexão foi calibrada a 45° e regulada a uma frequência de 1 Hz. Os sujeitos foram instruídos a relaxar e não contribuir ao movimento. Ambos os estudos detectaram ativação da medula espinal entre a C5 e C8, com aglomerados bilateralmente visíveis, na região anterior e posterior da medula espinal dos pacientes e controles (Fig. 55.4). Um importante achado de ambos os estudos foi que os pacientes exibiram, em média, uma mudança de sinal 20% mais alta durante o estímulo do que os sujeitos saudáveis. A Figura 55.4 exibe uma comparação dos mapas de ativação da fMRI de um sujeito saudável e um paciente com MS. Não foi encontrada nenhuma correlação entre os resultados da fMRI da medula espinal e a carga de lesão da medula espinal, conforme mensurado em imagens padrões ponderadas em T_2.

Todos estes estudos em pacientes com envolvimento da medula espinal necessitam ser confirmados por investigações adicionais.

Desenvolvimentos e aplicações futuras

Uso da MRS

Os estudos por MRS resumidos acima utilizaram técnicas de localização em voxel único na medula cervical superior; no entanto, um recente estudo demonstrou a adequabilidade da MRS unidimensional, que é capaz obter sinal em cinco *voxels*, desde a junção pontomedular até a C3, com o uso de um equipamento 3T.[52] Isto sugere que futuros desenvolvimentos técnicos deveriam permitir que esta técnica seja utilizada para abranger toda a coluna cervical e, no futuro, a MRS bidimensional pode ser explorada.

Imagem por tensores de difusão

A aplicação da DTI em modelos animais demonstrou que esta técnica fornece medidas que se correlacionam com a contagem axonal, são úteis como marcadores para medir a recuperação após a lesão da medula espinal[53] e para medir a resposta aos tratamentos experimentais após a lesão da medula espinal.[54] Portanto, esta técnica pode ser útil no futuro como uma medida prognóstica das terapias de reparo da medula espinal humana.[55]

De um ponto de vista técnico, um método alternativo de análise dos dados obtidos na DWI é a análise *q-space*, que foi recentemente aplicada para o estudo *in vivo* da medula espinal humana.[56] Farrell et al.[56] demonstraram que esta técnica é capaz de delinear a substância cinzenta e branca na medula e é sensível ao dano tecidual em pacientes com MS. Portanto, a DWI q-space poderia ser utilizada no futuro para avaliar o dano na medula espinal, embora necessite de valores *b* altos, o que pode não ser possível em alguns aparelhos clínicos. Nós esperamos que as possíveis vantagens em combinar a DWI *q-space* com outras modalidades de imagem, como a imagem por transferência de magnetização, logo será explorada.

Outra maneira de melhorar a visualização da anatomia da medula espinal e aumentar o contraste entre a substância cinzenta e a branca é empregar a DTI com um sistema difuso de interferência para a classificação do tecido.[57] Esta técnica, que compreende a aplicação de um processador de sinais especial aos mapas quantitativos obtidos das imagens por tensores de difusão, pode ser utilizada no futuro para investigar as alterações teciduais que ocorrem desde o estágio agudo até o estágio crônico da lesão da medula espinal.[58]

Finalmente, a modelagem matemática da difusão da água no tecido e, em particular, na medula espinal, poderia fornecer parâmetros específicos às microestruturas teciduais, como a contagem axonal, que poderiam fornecer novos conhecimentos sobre a patologia tecidual.[59]

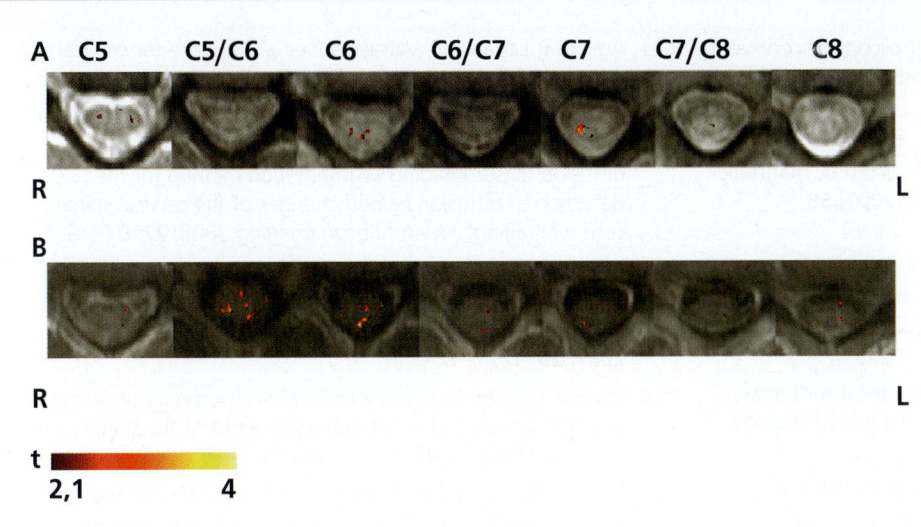

Fig. 55.4 Mapas de ativação (codificados por cores para os valores t) da medula cervical em imagens axiais por sequência *spin*-echo ponderada em densidade de prótons da C5 à C8 em um sujeito saudável (A) e um paciente com esclerose múltipla remitente-recorrente (B). Em ambos os sujeitos, os aglomerados de ativação são bilateralmente visíveis na medula cervical e na porção anterior e posterior da medula cervical. (Adaptada de Agosta et al. 2008.[51])

Imagens de perfusão da medula espinal

Enquanto que a MRS, DTI e fMRI da medula espinal estão entrando na fase de pesquisa clínica, as imagens de perfusão da medula espinal ainda estão em sua fase inicial. Um único trabalho utilizando a técnica de MRI VASO, em conjunto com o agente de contraste gadolínio, demonstrou o potencial da mensuração do volume sanguíneo da medula espinal em sujeitos saudáveis.[30] Um recente trabalho demonstrou, pela primeira vez, a implementação da técnica de ASL na medula espinal de camundongos, usando uma sequência de ASL denominada FAIR (do inglês *flow-sensitivity alternating inversion recovery*).[60] Os valores da substância cinzenta e branca foram mensurados na medula espinal e no cérebro; houve uma boa concordância entre os dois valores e entre estes valores e os mensurados em ratos por meio de um método de depuração da difusibilidade do traçador. O advento de campos magnéticos mais altos, onde o sangue marcado é caracterizado por tempos de relaxamento mais longos, e o desenvolvimento técnico das sequências avançadas, como a ASL FAIR ou a MRI VASO em animais e controles saudáveis, podem resultar no desenvolvimento de ferramentas para o uso em imagens de perfusão da medula espinal em patologias fortemente afetadas pelo fluxo sanguíneo, como lesão da medula espinal, tumores e, possivelmente, MS.

fMRI da medula espinal

O avanço da técnica de fMRI tem sido lento em decorrência dos desafios técnicos, porém está tornando-se uma potencial ferramenta para a avaliação da atividade funcional da medula espinal e monitoramento de intervenções e programas de reabilitação.

Uma melhor localização dos padrões de ativação na fMRI da medula espinal será obtida com subsequentes estudos em técnicas de aquisição e análise das imagens. Métodos sofisticados de registro e redução do ruído fisiológico aumentarão a reprodutibilidade e a especificidade da fMRI da medula espinal.

Os padrões e a caracterização da resposta funcional da fMRI da medula espinal em pacientes irão beneficiar-se de estudos repetidos em diferentes coortes e também de estudos longitudinais que acentuarão a possível plasticidade do sistema neuronal e a organização funcional da medula espinal e do cérebro.

Agosta *et al.*[50,51] também realizaram a MRI estrutural da medula espinal e correlacionaram os resultados da fMRI com as medidas da DTI. Com os avanços técnicos da DTI e fMRI da medula espinal, a correlação entre a natureza estrutural de cada patologia e a resposta funcional aos estímulos externos irá tornar-se um recurso verdadeiro para o diagnóstico e controle de pacientes com comprometimento da medula espinal.

Conclusões

O efeito do dano na medula espinal, por meio de uma lesão ou patologia, nas habilidades funcionais de um indivíduo é um campo-chave da pesquisa, e a MRI é uma das metodologias não invasivas que podem auxiliar no diagnóstico da severidade do dano na medula espinal, embora possíveis intervenções ainda sejam decididas principalmente com base no exame clínico e técnicas de imagem convencionais. As técnicas quantitativas capazes de investigar a fisiologia da medula espinal, como a MRS e a DTI, certamente podem contribuir à avaliação da integridade do tecido, e estão gradualmente fazendo parte dos estudos clínicos para avaliar seu valor diagnóstico, prognóstico e de monitoramento no controle de pacientes com lesão medular. Ao mesmo tempo, aperfeiçoamentos e desenvolvimentos nas metodologias de MRI e nos métodos de pós-processamento irão melhorar a precisão destas técnicas e ampliar suas aplicações clínicas.

Referências

1. Gomez-Anson B, MacManus DG, Parker GJ et al. In vivo ¹H-magnetic resonance spectroscopy of the spinal cord in humans. *Neuroradiology* 2000; **42**: 515–517.

2. Cooke FJ, Blamire AM, Manners DN et al. Quantitative proton magnetic resonance spectroscopy of the cervical spinal cord. *Magn Reson Med* 2004; **51**: 1122–1128.

3. Marliani AF, Clementi V, Albini-Riccioli L et al. Quantitative proton magnetic resonance spectroscopy of the human cervical spinal cord at 3 tesla. *Magn Reson Med* 2007; **57**: 160–163.

4. Kendi AT, Tan FU, Kendi M et al. MR spectroscopy of cervical spinal cord in patients with multiple sclerosis. Neuroradiology 2004; **46**: 764–769.

5. Blamire AM, Cader S, Lee M et al. Axonal damage in the spinal cord of multiple sclerosis patients detected by magnetic resonance spectroscopy. Magn Reson Med 2007; **58**: 880–885.

6. Ciccarelli O, Wheeler- Kingshott CA, McLean MA et al. Spinal cord spectroscopy and diffusion-based tractography to assess acute disability in multiple sclerosis. Brain 2007; **130**: 2220–2231.

7. Ciccarelli O, Altmann, DR, McLean M et al. Spinal cord repair in MS: does mitochondrial metabolism play a role Neurology 2009; in press.

8. Helms G. Volume correction for edema in single-volume proton MR spectroscopy of contrastenhancing multiple sclerosis lesions. Magn Reson Med 2001; **46**: 256–263.

9. Henning A, Schar M, Kollias SS et al. Quantitative magnetic resonance spectroscopy in the entire human cervical spinal cord and beyond at 3 T. Magn Reson Med, 2008; **59**: 1250–1258.

10. Kim YG, Choi GH, Kim DH et al. In vivo proton magnetic resonance spectroscopy of human spinal mass lesions. J Spinal Disord Tech 2004; **17**: 405–411.

11. Demir A, Ries M, Moonen CT et al. Diffusion-weighted MR imaging with apparent diffusion coefficient and apparent diffusion tensor maps in cervical spondylotic myelopathy. Radiology 2003; **229**: 37–43.

12. Bammer R, Fazekas F. Diffusion imaging of the human spinal cord and the vertebral column. Top Magn Reson Imaging 2003; **14**: 461–476.

13. Wheeler-Kingshott CA, Hickman SJ, Parker GJ et al. Investigating cervical spinal cord structure using axial diffusion tensor imaging. Neuroimage 2002; **16**: 93–102.

14. Hesseltine SM, Law M, Babb J et al. Diffusion tensor imaging in multiple sclerosis: assessment of regional differences in the axial plane within normal-appearing cervical spinal cord. AJNR Am J Neuroradiol 2006; **27**: 1189–1193.

15. Valsasina P, Rocca MA, Agosta F et al. Mean diffusivity and fractional anisotropy histogram analysis of the cervical cord in MS patients. Neuroimage 2005; **26**: 822–828.

16. Agosta F, Benedetti B, Rocca MA et al. Quantification of cervical cord pathology in primary progressive MS using diffusion tensor MRI. Neurology 2005; **64**: 631–635.

17. Agosta F, Absinta M, Sormani MP et al. In vivo assessment of cervical cord damage in MS patients: a longitudinal diffusion tensor MRI study. Brain 2007; **130**: 2211–2219.

18. Shanmuganathan K, Gullapalli RP, Zhuo J et al. Diffusion tensor MR imaging in cervical spine trauma. AJNR Am J Neuroradiol 2008; **29**: 655–659.

19. Aota Y, Niwa T, Uesugi M et al. The correlation of diffusion-weighted magnetic resonance imaging in cervical compression myelopathy with neurologic and radiologic severity. Spine 2008; **33**: 814–820.

20. Thurnher MM, Bammer R. Diffusion-weighted MR imaging (DWI) in spinal cord ischemia. Neuroradiology 2006; **48**: 795–801.

21. Agosta F, Lagana M, Valsasina P et al. Evidence for cervical cord tissue disorganisation with aging by diffusion tensor MRI. Neuroimage 2007; **36**: 728–735.

22. Van Hecke W, Leemans A, Sijbers J et al. A trackingbased diffusion tensor imaging segmentation method for the detection of diffusion-related changes of the cervical spinal cord with aging. J Magn Reson Imaging 2008; **27**: 978–991.

23. Ozanne A, Krings T, Facon D et al. MR diffusion tensor imaging and fiber tracking in spinal cord arteriovenous malformations: a preliminary study. AJNR Am J Neuroradiol 2007; **28**: 1271–1279.

24. Renoux J, Facon D, Fillard P et al. MR diffusion tensor imaging and fiber tracking in inflammatory diseases of the spinal cord. AJNR Am J Neuroradiol 2006; **27**: 1947–1951.

25. Ducreux D, Lepeintre JF, Fillard P et al. MR diffusion tensor imaging and fiber tracking in 5 spinal cord astrocytomas. AJNR Am J Neuroradiol 2006; **27**: 214–216.

26. Facon D, Ozanne A, Fillard P et al. MR diffusion tensor imaging and fiber tracking in spinal cord compression. AJNR Am J Neuroradiol 2005; **26**: 1587–1594.

27. Ciccarelli O, Catani M, Johansen-Berg H et al. Diffusion based tractography in neurological disorders: concepts, applications and future developments. Lancet Neurol 2008; **7**: 715–727.

28. Lu H, Golay X, Pekar JJ et al. Sustained poststimulus elevation in cerebral oxygen utilization after vascular recovery. J Cereb Blood Flow Metab 2004; **24**: 764–770.

29. Lu H, Law M, Johnson G et al. Novel approach to the measurement of absolute cerebral blood volume using vascular-space-occupancy magnetic resonance imaging. Magn Reson Med 2005; **54**: 1403–1411.

30. Lu H, Law M, Ge Y et al. Quantitative measurement of spinal cord blood volume in humans using vascularspace- occupancy MRI. NMR Biomed 2008; **21**: 226–232.

31. Ogawa S, Lee TM, Kay AR et al. Brain magnetic resonance imaging with contrast dependent on blood oxygenation. Proc Natl Acad Sci USA 1990; **87**: 9868–9872.

32. Govers N, Beghin J, van Goethem JW et al. Functional MRI of the cervical spinal cord on 1.5 T with fingertapping: to what extent is it feasible? Neuroradiology 2007; **49**: 73–81.

33. Stracke CP, Pettersson LG, Schoth F et al. Interneuronal systems of the cervical spinal cord assessed with BOLD imaging at 1.5 T. Neuroradiology 2005; **47**: 127–133.

34. Stroman PW, Krause V, Malisza KL et al. Extravascular proton-density changes as a non-BOLD component of contrast in fMRI of the human spinal cord. Magn Reson Med 2002; **48**: 122–127.

35. Stroman PW, Krause V, Malisza KL et al. Characterization of contrast changes in functional MRI of the human spinal cord at 1.5 T. Magn Reson Imaging 2001; **19**: 833–838.

36. Ng MC, Wong KK, Li G et al. Proton-densityweighted spinal fMRI with sensorimotor stimulation at 0.2 T. Neuroimage 2006; **29**: 995–999.

37. Stroman PW. Discrimination of errors from neuronal activity in functional MRI of the human spinal cord by means of general linear model analysis. Magn Reson Med 2006; **56**: 452–456.

38. Valsasina P, Agosta F, Caputo D Stroman PW, Filippi M., Spinal fMRI during proprioceptive and tactile tasks in healthy subjects: activity detected using crosscorrelation, general linear model and independent component analysis. *Neuroradiology* 2008; **50**: 895–902.

39. Brooks JC, Beckmann CF, Miller KL et al. Physiological noise modelling for spinal functional magnetic resonance imaging studies. *Neuroimage* 2008; **39**: 680–692.

40. Beckmann CF, Smith SM. Probabilistic independent component analysis for functional magnetic resonance imaging. *IEEE Trans Med Imaging* 2004; **23**: 137–152.

41. Corfield DR, Murphy K, Josephs O et al. Cortical and subcortical control of tongue movement in humans: a functional neuroimaging study using fMRI. *J Appl Physiol* 1999; **86**: 1468–1477.

42. Restom K, Behzadi Y, Liu TT. Physiological noise reduction for arterial spin labeling functional MRI. *Neuroimage* 2006; **31**: 1104–1115.

43. Stroman PW, Krause V, Malisza KL et al. Functional magnetic resonance imaging of the human cervical spinal cord with stimulation of different sensory dermatomes. *Magn Reson Imaging* 2002; **20**: 1–6.

44. Lawrence JM, Stroman PW, Kollias SS. Functional magnetic resonance imaging of the human spinal cord during vibration stimulation of different dermatomes. *Neuroradiology* 2008; **50**: 273–280.

45. Ng MC, Wu EX, Lau HF et al. Cervical spinal cord BOLD fMRI study: modulation of functional activation by dexterity of dominant and nondominant hands. *Neuroimage* 2008; **39**: 825–831.

46. Xie CH, Kong KM, Guan JT et al. SSFSE sequence functional MRI of the human cervical spinal cord with complex finger tapping. *Eur J Radiol* 2009; **70**: 1–6.

47. Stroman PW, Tomanek B, Krause V et al. Mapping of neuronal function in the healthy and injured human spinal cord with spinal fMRI. *Neuroimage* 2002; **17**: 1854–1860.

48. Chen YX, Kong KM, Wang WD et al. Functional MR imaging of the spinal cord in cervical spinal cord injury patients by acupuncture at LI 4 (Hegu) and LI 11(Quchi). In *Proceedings of the IEEE Conference on Engineering in Medical and Biological Science*, 2007; p. 3388–3391.

49. Xie CH, Kong KM, Guan JT et al. Functional MR imaging of the cervical spinal cord by use of 20 Hz functional electrical stimulation to median nerve. In *Proceedings of the IEEE Conference on Engineering in Medical and Biological Science*, 2007; p. 3392–3395.

50. Agosta F, Valsasina P, Rocca MA et al. Evidence for enhanced functional activity of cervical cord in relapsing multiple sclerosis. *Magn Reson Med* 2008; **59**: 1035–1042.

51. Agosta F, Valsasina P, Caputo D et al. Tactileassociated recruitment of the cervical cord is altered in patients with multiple sclerosis. *Neuroimage* 2008; **39**: 1542–1548.

52. Edden RA, Bonekamp D, Smith MA et al. Proton MR spectroscopic imaging of the medulla and cervical spinal cord. *J Magn Reson Imaging* 2007; **26**: 1101–1105.

53. Nevo U, Hauben E, Yoles E et al. Diffusion anisotropy MRI for quantitative assessment of recovery in injured rat spinal cord. *Magn Reson Med*. 2001; **45**: 1–9.

54. Schwartz ED, Shumsky JS, Wehrli S et al. Ex vivo MR determined apparent diffusion coefficients correlate with motor recovery mediated by intraspinal transplants of fibroblasts genetically modified to express BDNF. *Exp Neurol* 2003; **182**: 49–63.

55. Freund P, Schmidlin E, Wannier T et al. Nogo-Aspecific antibody treatment enhances sprouting and functional recovery after cervical lesion in adult primates. *Nat Med* 2006; **12**: 790–792.

56. Farrell JA, Smith SA, Gordon-Lipkin EM et al. High b-value q-space diffusion-weighted MRI of the human cervical spinal cord in vivo: feasibility and application to multiple sclerosis. *Magn Reson Med* 2008; **59**: 1079–1089.

57. Ellingson BM, Ulmer JL, Schmit BD. Gray and white matter delineation in the human spinal cord using diffusion tensor imaging and fuzzy logic. *Acad Radiol* 2007; **14**: 847–858.

58. Ellingson BM, Ulmer JL, Schmit BD. Morphology and morphometry of human chronic spinal cord injury using diffusion tensor imaging and fuzzy logic. *Ann Biomed Eng* 2008; **36**: 224–236.

59. Alexander DC. A general framework for experiment design in diffusion MRI and its application in measuring direct tissue-microstructure features. *Magn Reson Med* 2008; **60**: 439–448.

60. Duhamel G, Callot V, Decherchi P et al. Mouse lumbar and cervical spinal cord blood flow measurments by arterial spin labeling: sensitivity, optimization and first application. *Magn Reson Med* 2009; **62**: 430–439.

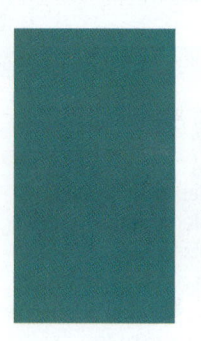

Estudo de caso 55.1
Imagem da coluna cervical na esclerose múltipla utilizando MRSI

R. A. E. Eden ▪ P. B. Barker
Johns Hopkins University, School of Medicine, Baltimore, EUA

Histórico
Uma mulher de 43 anos de idade com esclerose múltipla (MS) secundária progressiva e Escala Expandida do Estado de Incapacidade (EDSS) de 6 (locomove-se com auxílio de bengala).

Técnica
MRI convencional e MRSI de prótons unidimensional (TR/TE, 2.000/144 ms; tamanho do voxel de 10 × 12 × 15 mm; tempo de aquisição de 33 min) da coluna cervical superior em equipamento 3T.

Achados de imagem
A MRI ponderada em T_2 exibiu placas hiperintensas na região inferior da coluna cervical e junção cervicomedular (bloco verde nº 2), vértebra C1 (bloco nº 3), e placas mais confluentes ao nível da vértebra C2 (bloco nº 4), com adicional envolvimento irregular de C4 e, possivelmente, das vértebras C5, C7 e T_2. A parte superior da coluna cervical (bloco nº 1) foi poupada. Espectros provenientes das regiões envolvidas exibiram picos elevados de Cho e níveis reduzidos de NAA, quando comparado às regiões não envolvidas (e sujeitos-controle; dados não demonstrados).

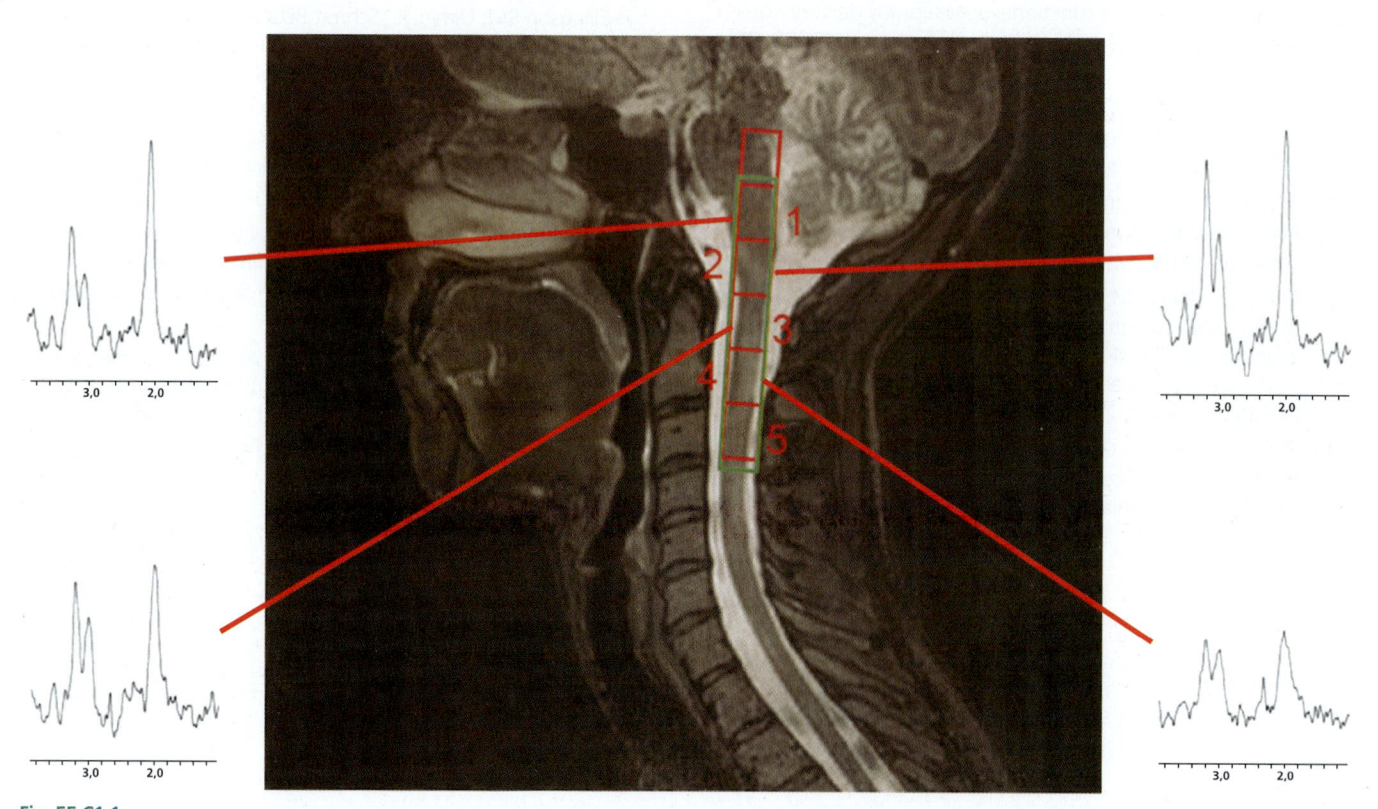

Fig. 55.C1.1

Discussão

A MRSI de prótons unidimensional da coluna cervical foi desenvolvida, proporcionando espectros de aparências similares ao cérebro de sujeitos normais.[1] Acredita-se que as alterações nos níveis de Cho e NAA refletem a ocorrência de desmielinização e perda/lesão axonal, respectivamente.

Pontos-Chave

- A MRSI de prótons da coluna cervical superior é viável, e fornecer informações sobre a desmielinização e perda axonal na medula espinal na MS e outras patologias.
- Espectroscopia da medula espinal é tecnicamente exigente e atualmente inviável em todas as regiões da medula.[2]

Referências

1. Edden RA, Bonekamp D, Smith MA, Dubey P, Barker PB. Proton MR spectroscopic imaging of the medulla and cervical spinal cord. *J Magn Reson Imaging* 2007; **26**: 1101–1105.

2. Henning A, Schär M, Kollias SS, Boesiger P, Dydak U. Quantitative magnetic resonance spectroscopy in the entire human cervical spinal cord and beyond at 3 T. *Magn Reson Med* 2008; **59**: 1250–1258.

Índice Remissivo

Entradas acompanhadas por um *f*, *t* ou *q* em itálico indicam figuras, tabelas e quadros, respectivamente.

A

Abscesso
  cerebral, 404, 448, 454, 716
    diagnóstico de, 448
      por DTI, 448
      por MRS, 448
    estudo pela MR no, 454
      da difusão, 454
      da perfusão, 454
    no cérebro pediátrico, 716
  fúngico, 437
    aspergilose, 437
  MRS no, 425
  tuberculoso, 432
Abuso
  de álcool, 579, 581-582*t*
    estudos sobre, 581-582*t*
  de drogas, 566
Aceleração
  métodos de, 40
  e melhora de cobertura, 40
Acetazolamida
  teste de vasodilatação, 233
    induzida por acetazolamida, 233
    avaliação de TIA pela ASL com, 233
Acidente
  vascular cerebral, 751
    perinatal, 751
Acidopatias
  orgânicas, 837
AD (Doença de Alzheimer), 560, 598, 616, 620*t*, 644
  depósitos de amiloide na, 644
    imagem de, 644
  investigação da, 627
    com MRS, 627
  versus DLB, 626
    características da MRS, 626
ADC (Coeficiente de Difusão Aparente), 68, 79
  e FA, 719*t*
    na WM, 719*t*
  em bebês, 750*t*
  inadequado, 49
    para caracterizar difusão, 49
  mapas de, 69*f*
ADEM (Encefalomielite Disseminada Aguda)
  estudo de caso, 484
  MRS na, 478
Agente(s)
  antiangiogênicos, 358
    biomarcador para novos, 358
      perfusão pela MRI como, 358

exógenos de contraste, 86-91
  imagem de perfusão cerebral por, 86-91
    AIF, 90
    bolus tracking, 87, 90
      com BBB interrompida, 90
    contraste de suscetibilidade, 86
    função dos resíduos, 88
    MTT, 90
    outros índices hemodinâmicos, 91
    questões práticas, 86
Água
  bandas laterais de, 37
  como sinal de referência, 26
  difusividade da, 258
    obtendo imagens da, 258
      efeitos celulares da isquemia, 258
  pura, 37*f*
    subtração de, 37*f*
  redução de, 31, 35
    métodos, 35
  referência de, 35
  sinal total da, 27*f*
    dependência do, 27*f*
  supressão de, 15
AIDS (Síndrome da Imunodeficiência Adquirida), 6, 499
  lesões cerebrais focais na, 505
    de etiologia combinada, 509
    oportunistas, 505
      criptococoma, 508
      linfoma, 507
      PML, 507
      toxoplasmose, 505
      tuberculose, 509
AIF (Função de Entrada Arterial), 88
  bolus, 138
    atraso do, 138
    dispersão do, 138
  comparação das, 140*f*
  dispersão das, 90
  local, 90
  medida da, 120
  saturação de pico, 139
  volume parcial, 139
    efeitos de, 139
Ajuste
  de ganho, 31
  de transmissor, 31
  de pico, 24
  do domínio de tempo, 24
  do espectro modelo, 24

Ala (Alanina)
  como marcador metabólico, 298
    para tumores cerebrais, 298
Álcool
  abuso de, 579, 581-582*t*
    estudos sobre, 581-582*t*
  dependência de, 579
  poli-hídrico, 833
    defeito no metabolismo do, 833
Alcoolismo, 604
ALD (Adrenoleucodistrofia), 807
  MRSI, 821
Alexander
  doença de, 814
ALS (Esclerose Lateral Amiotrófica), 628
  difusão por MR, 634
  estudo da, 639
    pela DTI, 639
  imagem por MT, 635
  MRS, 635
Alteração(ões)
  do suprimento vascular, 257
    cerebral, 257
  hemodinâmicas, 247
    na doença obstrutiva, 247
      carotídea grave, 247
  metabólicas, 501
    variações regionais nas, 501
      em HIV positivos, 501
  na MRS, 250
    e medidas hemodinâmicas, 250
      associação entre, 250
  seriadas, 682-684
    na lesão axonal, 682-684
      traumática, 682-684
Aminoacidopatias
  orgânicas, 837
Análise
  de sinal da DCE-MRI, 119
    em T1, 119
  especial, 23*f*
    processamento de, 23*f*
      etapas principais do, 23*f*
  na MRS, 21-28
    espectral, 21
      correção, 21, 23
        da base, 23
        de fase de ordem zero, 21
      determinação de áreas de picos
        metabólitos, 23

Índice Remissivo

garantia de qualidade, 24
problemas comuns, 24
processamento do domínio de tempo, 21
resumo, 21
transformação de Fourier, 21
Aneurisma
  embolização de, 282
    com espirais destacáveis, 282
      presença de densidades metálicas após, 282
ANI (Transtorno Neurocognitivo Assintomático), 500t
  associado ao HIV, 499
Anisotropia
  como é mensurada, 68
  da WM, 79
    como artefato, 79
      efeitos de volume parcial modificam a, 79
      oculta as margens da lesão em DWI, 79
  difusão de, 49
  fonte de, 49
  imagens diagnósticas por, 205
    do tecido, 205
  índices de, 54, 55t
    de diferentes regiões do cérebro, 55t
  reduzida, 80f
    em fibras, 80f
      atravessando a WM, 80f
Anomalia(s)
  vasculares, 268
    na MR, 268
Anormalidade(s)
  metabólicas, 501
    reversão das, 501
      após tratamento antirretroviral, 501
Ansiedade
  transtornos de, 575
    do pânico, 576
    OCD, 577
    PTSD, 577
Aquisição
  de dados, 31
    bandas laterais de água, 37
    chemical shift, 31
    coerências de controle, 32
    design de pulso, 31
    deslocamento químico, 31
    efeitos de MT, 35
    métodos de redução de água, 35
    modo de aquisição, 33
      da imagem espectroscópica, 33
    ordem do *slice*, 33
    OVS, 37
    referência de água, 35
    relaxatividade, 39
    spins acoplados, 34
  estratégias de, 58
    alternativas, 58
      alta sensibilidade de T_2, 58
      correções, 59
      decaimento T_2, 59
      largura de banda codificada em fase baixa, 59
Arbovírus
  encefalite por, 414
Área(s)
  de picos metabólitos, 23
    determinação de, 23
Armadilha(s)
  na MR, 137-151
    por perfusão, 137-151

na obtenção, 156-165
  da fMRI, 156-165
    área de cobertura do cérebro, 161
    estabilidade da máquina, 160
nas DWI por MR, 79-84
  fontes de erro relacionadas, 79, 82
    com o objeto, 79
    com o sistema de medidas, 82
Artefato(s)
  de trânsito, 215
    na ASL, 215
    cerebrovascular, 215
  na MR, 137-151
    por perfusão, 137-151
      e limitações, 137
  na MRS, 30-41
    aquisição de dados, 31
      bandas laterais de água, 37
      chemical shift, 31
      coerências de controle, 32
      design de pulso, 31
      deslocamento químico, 31
      efeitos de MT, 35
      métodos de redução de água, 35
      modo de aquisição, 33
        da imagem espectroscópica, 33
      ordem do *slice*, 33
      OVS, 37
      referência de água, 35
      relaxatividade, 39
      spins acoplados, 34
    espectroscopia após o contraste, 39
      média de TE de espectro resolvido 2DJ, 39
    melhora de cobertura, 40
    métodos de aceleração, 40
    pré-exame, 30
      ajuste de ganho de transmissor, 31
      prescrição, 30
      redução de água, 31
      shimming, 30
      tempo de amostragem, 30
    quantificação, 40
  nas DWI por MR, 79-84
    fontes de erro relacionadas, 79, 82
      com o objeto, 79
      com o sistema de medidas, 82
  redução de, 37f
    com aquisição de TE, 37f
  registro inadequado de, 143f
    pela passagem do *bolus*, 143f
      de meio de contraste, 143f
Artéria
  carótida, 680-681
    dissecção da, 680-681
      traumática, 680-681
Arterite
  de Takayasu, 267
    na MR, 267
Asfixia
  lesão perinatal por, 764
ASL (*Arterial Spin Labeling*)
  cerebrovascular, 215
    artefatos de trânsito, 215
    com teste de vasodilatação, 233
      induzida por acetazolamida, 233
      avaliação de TIA pela, 233
  detecção por, 94-106
    de fluxo sanguíneo regional, 94-106
      aplicações no cérebro, 99

eficiência da codificação, 147
  labeling, 147
erros de subtração, 149
estudo com, 218, 227, 228, 231
  da CVR, 231
    na estenose dos grandes vasos, 231
  da reserva cerebrovascular, 218
  na lesão cerebral, 227, 228
    anóxica global, 227, 228
  melhorando a, 220
    para uso clínico, 220
movimento, 150
MT, 148
na doença moyamoya, 799, 800
no AVE, 214-234
  agudo, 217
  doença cerebrovascular, 217, 220
    crônica, 217
    pediátrica, 220
  isquêmico agudo, 225, 226
    estudo de caso, 225, 226
  subagudo, 229
    detecção de perfusão de fluxo, 229
participação hematoencefálica, 150
  coeficiente de, 150
perfusão pela MR com, 365
  de oligodendroglioma, 365
    anaplásico, 365
princípio da, 163f
quantificação, 148, 150
  do fluxo sanguíneo, 150
  da WM, 150
  modelo de, 148
  seletivo, 150
sequência BOLD e, 164f
  entrelaçada, 164f
sinal de, 147, 151f
  gradientes *crusher* no, 147f
  intravascular, 147
tempo, 145, 146, 150
  de influxo, 146
  de relaxamento longitudinal, 150
  spin lattice do sangue, 150
  de trânsito, 145
volume parcial, 150
  efeitos de, 150
Aspergillus
  granuloma, 439
Aspergilose, 437
Assunto(s) Técnico(s)
  localização espacial, 10
    comparação entre técnicas, 13
      de imagens espectroscópicas, 13
      e de *voxel* único, 13
    técnicas, 10
      com *voxel* único, 10
      de múltiplos *voxels*, 11
      imagem espectroscópica, 11
Astrocitoma
  de grau IV, 126
    após tratamento antiangiogênico, 126
    DCE-MRI, 126
  pediátrico, 781, 782
  recorrente, 315
  transformação de, 401, 402
    imagem multimodal na, 401, 402
      para diagnóstico, 401, 402
      para planejamento cirúrgico, 401, 402
Aterosclerose
  na MR, 259
ATP (Adenosina Trifosfato), 8

AUP (Área Sobre o Pico), 144
  resumo de parâmetro, 145f
    mapas de, 145f
AVE (Acidente Vascular Encefálico)
  agudo, 207
    lesão de difusão no, 207
      reversão de, 207
  ASL no, 214-234
    agudo, 217
    isquêmico agudo, 225-226
      estudo de caso, 225-226
    subagudo, 229
      detecção de perfusão de fluxo, 229
  DTI por MR no, 235-244
    alterações de parâmetros, 236t
    degeneração secundária, 240
      da WM, 240
    doenças com isquemia difusa, 241, 242t
      dos pequenos vasos, 241, 242t
    encefalopatia hipoxicoisquêmica, 242
      perinatal, 242
    evolução dos achados, 236t
    métricas derivadas do, 235
    na isquemia, 235
    no cérebro normal, 235
    predição, 240
      da viabilidade tecidual, 240
      do desfecho clínico, 240
  exame de, 168
    métodos básicos de, 168
      limitações dos, 168
  hemorrágico, 179f
  imagens de suscetibilidade magnética no, 272-286
    agudo, 274
    contraste de suscetibilidade, 272
      princípios básicos do, 272
    estudos de caso, 282-286
    hemorrágico, 272
    identificação da oclusão arterial, 277
    isquêmico agudo, 274
    micro-hemorragias, 276
    trombólise, 275
    trombose de seios venosos cerebrais, 278
  isquêmico, 170, 212, 283
    agudo, 212
      hemorragia intracerebral no, 212
        permeabilidade elevada da BBB na MR
          por perfusão prognóstica a, 212
    alterações no, 283
      indetectáveis à CT, 283
        evidenciadas nas MRI ponderadas por
          SWI, 283
    trombólise em, 170
  MR no, 183-213
    de difusão, 183-213
      combinando com imagens em perfusão, 197
      estudos de caso, 205-213
      imagens ponderadas, 186, 187f
      medição do volume da lesão, 194
      tecnologia, 183
      viabilidade geral da, 184
    de perfusão, 183-213
      combinando com imagens em difusão, 197
      corte dos dados, 195f
      curva sinal-tempo, 184f
      estudos de caso, 205-213
      imagens de perfusão, 194
      medição do volume da lesão, 194
      tecnologia, 183
      viabilidade geral da, 184

MRS no, 172-182
  aplicações clínicas, 176
    etapas da progressão, 176
      pacientes para trombólise, 176
    indicador de prognóstico, 178
    medidas de resultado, 178
    pacientes para outras terapias, 178
  estudo de caso, 182
  humano, 176
    aplicação da MRS de prótons, 176
  marcadores usados, 172
    lipídios, 175
    macromoléculas, 175
    NAA, 172
    sinal de Cho, 175
    sinal de Cr, 175
  mudanças metabólicas, 175
    na isquemia cerebral, 175
  resumo, 179
    papel clínico, 179
    transformações futuras, 179
  no cérebro pediátrico, 710
  ou enxaqueca, 211
    estudo de perfusão, 211
    por MR, 211
  pediátrico, 783-804
    MRI fisiológica e, 783-804
      aplicações clínicas, 786, 790, 793
        da perfusão pela, 790
      estudo de caso, 797-804
      questões práticas, 783
      valores normais, 784
AVM (Malformação Arteriovenosa Cerebral)
  fMRI, 386
    pré-operatória, 386

B

Banda(s)
  laterais, 37
  de água, 37
Base
  correção de, 23
BAT (Tempo de Chegada do *Bolus*), 144
  resumo de parâmetro, 145f
  mapas de, 145f
BBB (Barreira Hematoencefálica)
  colapso da, 141
  imagens de perfusão da, 113-128
    por estudos dinâmicos contrastados, 113-128
    ponderados em T_1, 113-128
  interrompida, 90
    bolus tracking com, 90
  permeabilidade elevada da, 212
    na MR por perfusão, 212
      prognóstica a hemorragia intracerebral, 212
      no AVE isquêmico agudo, 212
  tecido com rompimento da, 90f
    bolus tracking em, 90f
Bebê(s)
  com retardo de desenvolvimento, 732
    avaliação do, 732
      DTI, 733
      MRS de próton, 732
      PWI, 733
  MRI do, 726
    aspectos técnicos da, 726
      DTI, 726
      MRS, 726
      sedação, 726
      transporte, 726

prematuros, 714
  com baixo peso, 714
Bifurcação
  ponto de, 694
  de vasos, 694
Biofísica
  da fMRI, 156
Biomarcador (es)
  do comportamento biológico, 301
BOLD (Contraste Dependente do Nível de
  Oxigenação do Sangue), 156
  influências fisiológicas sobre, 157f
    diagrama, 157f
  sequência, 164f
  e ASL, 164f
    entrelaçada, 164f
Bolus
  injeção de, 88f
    marcador injetado como, 88f
  tracking, 87, 90
    com BBB, 90
      interrompida, 90
    em tecido com rompimento, 90f
      da BBB, 90f
  experimento típico de, 89f
  medidas do CBV, 87

C

CADASIL (Arteriopatia Cerebral Autossômica
  Dominante)
  MRS na, 480
Caminhada
  aleatória, 44, 45f
    difusão como, 44
    em três dimensões, 45f
Campo Estático
  intensidade do, 158
    problemas de, 158
Canavan
  doença de, 811, 827
Câncer
  na infância, 719
    induzida por tratamento, 719
    lesão na WM em sobreviventes de, 719
Carcinoma
  do plexo coroide, 779
    ressecção cirúrgica precoce de, 779
      com base em MRS, 779
CART (Terapia Antirretroviral Combinada), 499
Cascata
  hipoxico-isquêmica, 737
    visualizada com MRS, 737
CASL (*Arterial Spin Labeling* Contínua), 145
  avaliação com, 216f
    do CBF, 216f
  mapas obtidos com, 215f
    de perfusão *multislice*, 215f
  perfusão com, 218f
  sequência de, 218
CBF (Fluxo Sanguíneo Cerebral), 2, 88
  avaliação do, 216f
    com CASL, 216lfl
  modelos para determinar o, 89
  soluções dependentes de, 89
CBV (Volume Sanguíneo Cerebral), 3, 87
  diferenciação pelo, 344t
    entre os gliomas, 344t
      de baixo e alto graus, 344t

Índice Remissivo

Cérebro
  alterações no, 393
    com a idade, 393
    com lesões, 393
    com medicação, 393
  área de cobertura do, 161
    na fMRI, 161
  diferentes regiões do, 55t
    difusividade média, 55t
    Eigenvalores, 55t
    índices de anisotropia, 55t
    traço, 55t
  espectro de MR de próton no, 5
    conteúdo de informações do, 5
      Cho, 8
      compostos detectados menos comumente, 9
      Cr, 8
      Gln, 9
      Glu, 9
      Lac, 9
      mI, 9
      NAA, 5
  humano, 6f, 17f, 122t
    alterações no, 17f
    do desenvolvimento, 17f
    DCE-MRI no, 122t
    espectro de prótons do, 6f
    registrados em TE, 6f
  imagens do, 1-3
    e de suas doenças, 1-3
  malformações do, 717
    congênitas, 717
  metabólitos detectados no, 7t
    com MRS, 7t
    de prótons, 7t
  neonatal, 749
    normal, 749
  normal, 235
    difusão no, 235
  padrões metabólicos no, 299t
    lesionado, 299t
    normal, 299t
  pediátrico, 703-721
    desenvolvimento do, 713
    MR fisiológica do, 703-721
      codificação espacial rápida, 720
        para geração de imagem, 720
      DWI, 710
      estudo de perfusão pela, 708
      lesão da WM, 719
        por tratamento de câncer, 719
      MRS, 703
  peritumoral, 287
    infiltração do, 287
      parâmetros patológicos da, 287
  saudável, 26f
    concentração de Cr total no, 26f
      dependência no decorrer da idade, 26f
Chemical shift, 31
  erro de, 38f
CHESS (Supressão Química Seletiva de Pulsos da Água), 15
Cho (Colina), 8
  como marcador metabólico, 293
    para tumores cerebrais, 293
  na MRS, 657
    em lesão cerebral, 657
      traumática, 657
    em TBI, 657
  sinal de, 175
    na MRS, 175
      de AVE, 175
Cíngulo
  giro cingulado do, 73
  parte do, 73
Cisticercose, 411
Cisto(s)
  DTI de, 333-334
    aracnóideos, 333-334
    epidermoides, 333-334
CJD (Doença de Creutzfeldt-Jakob), 417
  estudo pela MR na, 461
    da difusão, 461
    da perfusão, 461
  examinadas com DWI, 471, 472
  variante da, 452, 453
    pela MRS, 452, 453
CNR (Relação entre Contraste e Ruído), 131
CNS (Sistema Nervoso Central), 6
  infecções do, 350
    bacteriana, 350
    parasitária, 350
    tuberculosa, 350
  tuberculose do, 468, 469
Codificação
  de difusão, 46
Coerência(s)
  artefatos de, 33f, 34f
    fora da banda, 34f
      eliminação de, 34f
    intactos, 33f
      fonte de, 33f
  de controle, 32
  geradas por três imagens, 32f
    ortogonais, 32f
Colapso
  da BBB, 141
Coluna
  cervical, 860, 861
    na MS, 860, 861
      por MRSI, 860, 861
  vertebral, 161
    fMRI da, 161
Comportamento
  biológico, 301
    biomarcadores do, 301
Concentração
  de metabólitos, 25, 785
    alterações nas, 785
      com a idade, 785
    quantificação de, 25
      técnicas para, 25
  gradientes de difusão e, 44
Contraste
  agentes exógenos de, 86-91
    imagem de perfusão cerebral por, 86-91
      AIF, 90
      bolus tracking, 87, 90
        com BBB interrompida, 90
      contraste de suscetibilidade, 86
      função dos resíduos, 88
      MTT, 90
      outros índices hemodinâmicos, 91
      questões práticas, 86
  de suscetibilidade, 272
    princípios básicos do, 272
  espectroscopia após o, 39
    média de TE, 39
    de espectro resolvido 2DJ, 39
  meio de, 140, 141, 142f
    bolus de, 143f
      registro de artefato pela passagem do, 143f
    com ajuste *gamma-variate*, 140
    recirculação do, 140
    efeitos residuais do, 141
    extravasamento do, 142f
      simulação do efeito de, 142f
Controle
  coerências de, 32
Convulsão(ões)
  alterações associadas à, 555, 556
    identificação pela DWI das, 555, 556
  fenomenologia convulsiva, 517
  fisiopatologia da, 517
  metabolismo cerebral nas causas genéticas adquiridas de, 524
Correção
  da base, 23
  de fase de ordem zero, 21
Corrente(s)
  de Foucault, 83
    efeitos das, 83f
Cr (Creatinina), 8
  como marcador metabólico, 295
    para tumores cerebrais, 295
  deficiência de, 824
    síndrome de, 824
      na MRS, 824
  sinal de, 175
    na MRS, 175
      de AVE, 175
  total, 26f
    concentração de, 26f
      no cérebro saudável, 26f
Criptococoma
  e AIDS, 508
Cryptococcoma, 439
CSF (Líquido Cefalorraquidiano), 7, 55t, 81
CSI (Imagem do *Chemical Shift*), 10
CT (Tomografia Computadorizada), 2
  perfusão em, 169
    imagens diagnósticas comparadas de, 169
      às de difusão por MR, 169
      às de perfusão por MR, 169
CVR (Reatividade Cerebrovascular)
  na estenose dos grandes vasos, 231
    estudo com ASL da, 231

D

Dado(s)
  análise de, 15
    e quantificação, 15
  aquisição de, 31, 158
    bandas laterais de água, 37
    chemical shift, 31
    coerências de controle, 32
    design de pulso, 31
    deslocamento químico, 31
    efeitos de MT, 35
    métodos de redução de água, 35
    modo de aquisição, 33
      da imagem espectroscópica, 33
    na fMRI, 158
    ordem do *slice*, 33
    OVS, 37
    referência de água, 35
    relaxatividade, 39
    spins acoplados, 34

de tensor, 84
   conjuntos de, 84
      normalização de, 84
      registro de, 84
DAI (Lesão Axonal Difusa)
   estudo de caso, 701, 702
   marcadores radiológicos de, 689
Dano(s)
   cerebral oculto, 687, 688
      em boxeador profissional, 687, 688
   investigação de, 492
      à medula espinal, 492
      ao nervo óptico, 492
   perivascular, 693
   periventricular, 695
   quantificação do, 486
      das lesões visíveis em T_2, 486
         com DWI, 486
         com perfusão pela MR, 486
DBL (Demências *Lewy Bodies*), 621
   AD *versus*, 626
      características da MRS, 626
DCE-MRI (Imagem de Ressonância Magnética Dinâmica Contrastada Ponderada)
   astrocitoma de grau IV, 126
      após tratamento antiangiogênico, 126-
   em T_1, 113, 119
      análise de sinal na, 119
         coleta de dados, 120
         medida da AIF, 120
         medida dinâmica de, 119
         troca de água, 121
   metástase cerebral, 127
      radioterapia estereotática de, 127
   no cérebro humano, $122t$
DCL (Demências com Corpúsculos de Lewy), 621
Deconvolução, 88
Demência(s)
   comuns, 560
      mensuração nas, $621t$
         de metabólitos, $621t$
      MRI fisiológica nas, 560
         DWI, 560
         MRS, 560
         PWI, 560
   micro-hemorragias na, 644
      imagem de, 644
   MRS de prótons na, 616-627
      AD, 616
      DCL, 621
      estudo de caso, 626, 627
      frontotemporal, 622
      vascular, 620
Densidade
   celular, 320
Densidade(s) Metálica(s)
   presença de, 282
      após embolização de aneurisma, 282
         com espirais destacáveis, 282
Depressão, 607
   maior, 569
      estudos em, $569-571t$
Desenvolvimento
   de medicação, 289
      critérios de imagem no, 289
   normal, 726-733
      imagens fisiológicas do, 726-733
         pela MRI, 726-733
   retardo de, 726-733

   avaliação do bebê com, 732
      DTI, 733
      MRS de próton, 732
      PWI, 733
   imagens fisiológicas do, 726-733
      pela MRI, 726-733
Design
   de pulso, 31
Deslocamento
   químico, 31
Desmielinização
   imagens estruturais na, 403-420
      doenças desmielinizantes, 417
   MRS na, 473-485
      ADEM, 478
      outras condições que envolvem, 480
         CADASIL, 480
         doença de Salla, 481
         leucodistrofia, 482
            com disgenesia ovariana, 482
         mucolipose tipo IV, 480
         síndrome de Sjögren-Larsson, 481
         xantomatose cerebrotendínea, 480
   perfusão de MR na, 486-498
      estudo da difusão pela, 486-498
      estudo de caso, 484, 485
Difusão
   anisotropia de, 49
      fonte de, 49
   anisotrópica, 49, 68
      fonte de anisotropia, 49
      implicações para DWI, 49
   brownianos, 44
   como caminhada aleatória, 44
   e MR, 46
      codificação de, 46
      como afeta o sinal, 46
      fator *b*, 46
   elipsoides de, $70f$
      diferentes, $70f$
   em MR, 209
      na hemorragia subaracnóidea, 209
   estudo por imagem de, 710
      do cérebro pediátrico, 710
         aplicações, 713
         background, 710
   gradientes de, 44
      e concentração, 44
   imagens por, 168
      da penumbra isquêmica, 168
   isotrópica, 68
   lesão de, 207
      no AVE agudo, 207
      reversão de, 207
   MR de, 183-213
      no AVE, 183-213
         combinando com imagens em perfusão, 197
         estudo de caso, 205-213
         imagens ponderadas, 186, $187f$
         medição do volume da lesão, 194
         tecnologia, 183
         viabilidade geral da, 184
   MRI ponderada em, 47
      estimativas de difusividade, 49
         quantitativas, 49
      obtenção de DWI, 47
      T_2 *shine trough*, 48
   na isquemia, 235
   no AVE pediátrico, 786
      imagens de, 786
         aplicações clínicas de, 786

   no cérebro normal, 235
   pela MRI, 550, 784
      alterações na, 784
         com a idade, 784
      mecanismos responsáveis na, 550
         pelas alterações nos distúrbios convulsivos, 550
   por MR, 169, 591-607, 628, 632, 634
      ALS, 634
      HD, 632
      imagem de, 591-607
         na neuropsiquiatria, 591-607
         no envelhecimento, 591-607
      imagens diagnósticas comparadas, 169
         de perfusão em CT, 169
      parkinsonismo, 628
   por MRI, 290
   princípios básicos de, 44
   tempo de, 82
      dependência do, 82
Disgenesia
   ovariana, 482
      leucodistrofia em pacientes com, 482
      MRS na, 482
Dissecção
   traumática, 680, 681
      da artéria carótida, 680, 681
Distúrbio(s)
   da WM, $806t$, 815
      hereditários, $806t$
         classificação dos, $806t$
      outros, 815
         mielinopatia central difusa, 815
         MLC, 817
         VWM, 815
   de neurofilamentos, 814
      doença de Alexander, 814
   do metabolismo orgânico, 811
      e de aminoácidos, 811
         doença de Canavan, 811
   lisossomais, 805
      doença de Krabbe, 805
      leucodistrofia, 805
         de célula globoide, 805
      MLD, 805
   metabólicos, 757
   peroxissomais, 807
      ALD, 807
Distúrbio(s) Cerebral(is)
   associados ao HIV, 499-516
      fMRI para avaliar, 499-516
         considerações sobre a multimodalidade, 509
         déficits cognitivos, 499
         estudos de caso, 516
         HAD, 499, 503
            difusão por MRI, 503
            perfusão pela MRI, 503
         lesões cerebrais focais, 505
            oportunistas, 505
         MRS de prótons, 499
         perspectivas futuras, 510
Distúrbio(s) Convulsivo(s)
   MR nos, 544-558
      de difusão, 544-558
      de perfusão, 544-558
   MRI nos, 544, 546
      estudo da perfusão pela, 544, 546
      mecanismos responsáveis pelas alterações nos, 550
         na difusão, 550
         na perfusão, 550

MRS em, 524-543
   análise dos dados obtidos, 532
      melhorias na, 532
   de alto campo, 535
      futuras tendências, 535
   estudo de caso, 542, 543
   investigação, 524, 525, 527, 530
      da epilepsia, 524, 527, 530
      TLE, 527
   na epilepsia, 532, 533
      de *voxel* único, 532
      estudo por imagem, 532
      outros núcleos de, 535
      ^{31}P-MRS na, 533
   panorama geral, 517-521
   convulsões, 517
      fenomenologia convulsiva, 517
      fisiopatologia da, 517
   epilepsias, 517
      avaliação pré-cirúrgica das, 518
      classificação da, 517
      dignóstico inicial das, 518
      experimentais, 519
         investigações fisiopatológicas de, 519
      MRI de alto campo nas, 520
      pesquisa de terapias, 519
Distúrbio(s) Neurodegenerativo(s)
   quantificação por técnicas de imagem nos, 640-649
      do ferro, 640-649
         estudo de caso, 649
         na MRI, 640
         na neurodegeneração, 642
Doença
   carotídea, 257-268
      crônica, 257-268
         imagens na, 257-268
            de difusão, 257-268
            de perfusão, 257-268
      na MR, 259
         achados, 259
         tipos, 259
         utilidade clínica da, 259
   cerebrovascular, 168-170, 217, 220
      acidente vascular encefálico, 168, 170
         isquêmico, 170
            trombólise em, 170
         limitações dos métodos básicos de exame de, 168
      ASL na, 217, 220
         crônica, 217
         pediátrica, 220
      imagens diagnósticas de perfusão, 169
         em CT, 169
      MRI, 169
         difusão por, 169
         perfusão por, 169
      penumbra isquêmica, 168
         obtenção de imagens da, 168
      TIA, 169
      visão geral, 168-170
   com isquemia difusa, 241, 242*t*
   dos pequenos vasos, 241, 242*t*
   da WM pediátrica, 805-821
      distúrbios, 805, 807, 811, 814, 815
         de aminoácidos, 811
         de neurofilamentos, 814
         do metabolismo orgânico, 811
         lisossomais, 805
         outros, 815
         peroxissomais, 807
      encefalomiopatias mitocondriais, 809
         estudo de caso, 821
      leucodistrofias hipomielinizantes, 811
      metabólicas, 818
   de Alexander, 814
   de Canavan, 811, 827
   de Krabbe, 805
   de Salla, 481, 829
      MRS na, 481, 829
   desmielinizantes, 417
   falciforme, 790
      perfusão pela MR na, 790
   granulomatosa, 406
      meningite, 406
   inflamatórias, 487, 490
      desmielinizantes, 487, 490
   metabólicas, 822, 824, 833, 836
      achados na MRS, 824, 833, 836
         específicos, 824
         espectroscópicos sugestivos, 833
         inespecíficos, 836
      genética das, 822
      hereditárias, 824
         exames laboratoriais para diagnóstico das, 824
         MRS nas, 824
   moyamoya, 797-800
      ASL na, 799-800
      perfusão pela MR, 797, 798
   neurodegenerativa, 559-562, 710
      abordagens multimodais, 560
      causadas por príons, 561
         imagem fisiológica das, 561
      distúrbios do movimento, 562
      MRI fisiológico, 562
         na neurodegeneração, 562
      no cérebro pediátrico, 710
      outras técnicas, 560
      questões econômicas, 560
      questões na neurodegeneração, 559
         fatores do paciente, 559
         problemas, 560
            práticos, 560
            técnicos, 560
         validação diagnóstica, 559
   obstrutiva carotídea grave, 247-253
      MRS na, 247-253
         alterações hemodinâmicas na, 247
         associação entre alterações na, 250
         e medidas hemodinâmicas, 250
         em pacientes, 248
            assintomáticos, 248
            sintomáticos, 248
         falência hemodinâmica, 252
            indicada por infartos em zona limítrofe, 252
         reatividade cerebrovascular e, 252
         relevância clínica da, 253
   parenquimatosa, 409
   psiquiátrica, 559-562
      abordagens multimodais, 560
      demências comuns, 560
         MRI fisiológica nas, 560
      MRI fisiológico, 562
         na psiquiatria, 562
      outras técnicas, 560
      questões econômicas, 560
      questões na psiquiatria, 559
         fatores do paciente, 559
         problemas, 560
            práticos, 560
            técnicos, 560
         validação diagnóstica, 559
   vascular, 409
Domínio
   de tempo, 21, 24
      ajuste do, 24
      processamento do, 21
Droga(s)
   abuso de, 566
DSC (Contraste de Suscetibilidade Dinâmica), 86
   avaliação com, 233
   de TIAs, 233
DSC-MRI (Contraste de Suscetibilidade Dinâmica de Imagem de Ressonância Magnética), 137
   abordagem com, 339
      na neoplasia em adultos, 339
   AIF, 138
      bolus, 138
         atraso do, 138
         dispersão do, 138
         saturação de pico, 139
         volume parcial, 139
         efeitos de, 139
   BBB, 141
      colapso da, 141
   constantes desconhecidas, 137
   deslocamento do *voxel*, 142
      registro impreciso, 142
   efeitos T_1 não desprezíveis, 141
   meio de contraste, 140
      efeitos residuais do, 141
      recirculação do, 140
         com ajuste *gamma-variate*, 140
   movimento, 144
   parâmetros de resumo, 144
   relacionamento entre as mudanças, 137
      nas taxas de relaxamento, 137
      e concentração, 137
DT (Tensor de Difusão)
   coeficiente de difusão aparente, 49
      inadequado para caracterizar difusão, 49
   como é estimado, 52
   difusão elipsoide e, 51
      relação com, 51
   DT-MRI, 52
      mensurações quantitativas do, 52
         índices de anisotropia, 54
         orientação do tensor, 55
         traço, 52
   elementos do, 50, 53*f*
   processo de experimentos com, 70
      e cálculo do tensor, 70
DTI (Imagens do Tensor de Difusão), 3, 79
   da maturação cerebral, 728
      normal, 728
   da medula cervical, 852
   de bebê, 726
   de récem-nascido, 726
   diagnósticas, 205
      do tecido, 205
   diferenciando com, 337, 338
      gliomas, 337, 338
         de metástases, 337, 338
   dos efeitos, 331, 332
      da infiltração do glioma, 331, 332
   estudo pela, 639
      da ALS, 639

identificação pela, 557, 558
    do foco epilético, 557, 558
informações anatômicas por, 68-76
    e rastreamento de fibra, 68-76
        sobre WM humana, 68-76
medidas obtidas com a, 591
no AVE, 789
    em crianças, 789
papel potencial na, 651-653
    da lesão cerebral, 651-653
        traumática, 651-653
    do TBI, 651-653
para mapeamento, 397-400
    da substância cortical motor eloquente, 397-400
    da WM, 397-400
para planejamento, 323
    de tratamento cirúrgico, 323
por MR, 235-244
    no AVE, 235-244
        alterações de parâmetros, 236t
        degeneração secundária, 240
            da WM, 240
        doenças com isquemia difusa, 241, 242t
            dos pequenos vasos, 241, 242t
        encefalopatia hipoxicoisquêmica perinatal, 242
        evolução dos achados, 236t
        métricas derivadas do, 235
        na isquemia, 235
        no cérebro normal, 235
        predição, 240
            da viabilidade tecidual, 240
            do desfecho clínico, 240
DT-MRI (Tensor de Difusão por Imagem de Ressonância Magnética)
    mensurações quantitativas do, 52
        índices de anisotropia, 54
        orientação do tensor, 55
        traço, 52
    organização de sequências de, 57
        e ponderação em difusão, 57
            número ideal de mensurações, 58
            valor b ideal, 57
    vetores de amostragem para, 58
        arranjo ideal dos, 58
            TE ideal, 58
            TR ideal, 58
DWI (Imagens por Difusão Ponderada), 3
    aplicação da, 322
        para diagnóstico, 322
            do tumor, 322
    cerebrais, 749-764
        em neonatologia, 749-764
            acidente vascular cerebral, 751
            aplicações, 758
            cérebro normal, 749
            distúrbios metabólicos, 757
            encefalopatia hipóxico-isquêmica, 751
            estudo de caso, 764
            futuros desenvolvimentos, 758
            lesão cerebral pré-termo, 754
            lesões hipóxico-isquêmicas, 750
            malformações congênitas, 757
            questões práticas, 749
    CJD examinada com, 471, 472
    da infiltração, 335, 336
        do glioma, 335, 336
    da medula cervical, 852
    de cistos, 333, 334
        aracnóideos, 333, 334
        epidermoides, 333, 334

de MR, 47f
    sequências, 47f
diagnóstico diferencial com, 788
    de isquemia, 788
experimento de, 47f
    resultados, 47f
fetal, 758
identificação pela, 555, 556
    das alterações, 555, 556
        associadas à convulsão, 555, 556
implicações para, 49
investigando com, 330
    padrão de recorrência, 330
    do glioma, 330
no manejo clínico, 320t
    de neoplasia cerebral, 320t
        em adulto, 320t
papel das, 169
    TIA, 169
papel potencial na, 651-653
    da lesão cerebral, 651-653
        traumática, 651-653
    do TBI, 651-653
pela MR, 668-688
    no traumatismo craniano, 668-688
        em humanos, 672
        estudo de caso, 680-688
        fisiopatologia básica, 668
        insights de nodelos experimentais, 671
        na lesão cerebral traumática, 668
por MR, 44-64, 79-84
    armadilhas nas, 79-84
    artefatos nas, 79-84
    fundamentos das, 44-64
        alternativas ao modelo de tensor, 63
        difusão anisotrópica, 49
        difusão e ME, 46
        DT, 49
        DT-MRI, 57
            arranjo ideal ddos vetores, 58
            organização de sequência de, 57
            ponderação em difusão, 57
        estratégias alternativas de aquisição, 58
        MRI em, 48
        princípios básicos, 44
quantificação com, 486
    do dano das lesões, 486
    visíveis em T_2, 486

E

EBV (Vírus Epstein-Bar)
    encefalite por, 434
Efeito(s)
    celulares, 258
        da isquemia, 258
    da difusão dos gradientes, 82
    de suscetibilidade, 82
    das correntes de Foucault, 83f
    de campo, 130
        que modificam a fase, 130
    de volume parcial, 80
        estimativa incorreta por, 80
            da orientação da fibra, 80
    do envelhecimento, 502
        e da terapia combinada, 502
            avaliados com MRS, 502
    residuais, 141
        do meio de contraste, 141

T_1, 141, 142f
    contribuição dos, 142f
    simulação da, 142f
    não desprezíveis, 141
T_2, 79
Elipsoide(s)
    de difusão, 70f
    orientação do, 71
        visualização da, 71
    parâmetros para definir, 70f
Embolização
    de aneurisma, 282
        com espirais destacáveis, 282
        presença de densidades metálicas após, 282
Empiema
    epidural, 405
    subdural, 405, 458
        estudo pela MR no, 458
            da difusão, 458
            da perfusão, 458
Encefalite
    do Nilo Ocidental, 470
    estudo pela MR na, 459
        da difusão, 459
        da perfusão, 459
    imagens estruturais na, 413
        arbovírus, 414
        CJD, 417
        com infecção pelo HIV, 414
        enterovírus, 414
        HSV-1, 413
        multifocal progressiva, 414
        outros vírus do herpes, 414
    japonesa, 435
    paciente com, 780
        biópsia desnecessária em, 780
        cirurgia em, 780
    para-infecciosa, 436
    por EBV, 434
Encefalomielite
    miálgica, 583
        estudos por MRS de, 583
Encefalomiopatia(s)
    mitocondriais, 809, 833
Encefalopatia
    hipoxico-isquêmica, 242, 737, 745t, 751
        MRS em, 745t
        sensibilidade da, 745t
            valor preditivo da, 745t
    perinatal, 242
Enterovírus
    encefalite por, 414
Envelhecimento
    imagem de difusão por MR no, 591-607
        estrutura da WM, 591
        medidas obtidas com DTI, 591
        normal do adulto, 592
            avaliação por tractografia, 595
            confiabilidade das medidas por DTI, 597
            correlação entre DTI e comportamento, 597
            estudos por DTI, 593
            herdabilidade da anisotropia, 596
            precauções, 597
    MRS de prótons no, 616-627
        estudo de caso, 626-627
        normal, 616, 617t
Enxaqueca
    AVE ou, 211
        estudo de perfusão, 211
            por MR, 211

Índice Remissivo

EPI (Imagem de Ecoplanar), 81, 86
Epilepsia(s)
   ^{31}P-MRS na, 533
   classificação da, 517
   de Rasmussen, 542
      MRSI, 542
   e MRS de prótons, 527
   experimentais, 519
      imagens cerebrais das, 519
         nas investigações fisiopatológicas, 519
   fMRI, 385
      pré-operatória, 385
   humanas, 518, 519
      imagens cerebrais das, 518, 519
         na avaliação pré-cirúrgica, 518
         na pesquisa de terapias, 519
         nas investigações fisiopatológicas, 519
         no diagnóstico inicial, 518
   investigação da, 524
      com MRI, 524
   MRI de alto campo nas, 520
      aplicações clínicas, 520
      pesquisa, 520
   MRS na, 535
      outros núcleos de, 535
   parcial, 530
      outros tipos de, 530
      e MRS de prótons, 530
EPSI (Imagem por Espectroscopia Ecoplanar), 13
Equinococose, 441
Erro(s) Inato(s)
   do metabolismo, 822-841
      acidopatias orgânicas, 837
      aminoacidopatias orgânicas, 837
      estudo de caso, 841
      MRS dos, 822-841
         achados, 822, 824, 833, 836
            específicos, 824
            espectroscópicos sugestivos, 833
            inespecíficos, 836
         critérios do diagnóstico clínico, 822
         genética das doenças metabólicas, 822
ESM (Mapeamento de Estimulação Elétrica)
   direta, 380
      intraoperatória, 380
Espectro
   cerebral, 16
      variações anatômicas no, 16
         alterações associadas, 16
            ao desenvolvimento cerebral, 16
            ao envelhecimento, 16
   da região de controle, 26
      uso do, 26
         como referência, 26
   de MR de próton, 5, 22f
      de lesão de linfoma, 22f
         no lobo frontal esquerdo, 22f
      no cérebro, 5
         conteúdo de informações do, 5
   de prótons, 6f
      do cérebro humano, 6f
         registrados em TE, 6f
   in vivo, 22t
      técnicas para quantificar o, 22t
         problemas de, 22t
         vantagens de, 22t
   modelo, 24
      ajuste do, 24

Espectroscopia
   após o contraste, 39
      média de TE, 39
         de espectro resolvido 2DJ, 39
Espirais
   destacáveis, 282
      embolização de aneurisma com, 282
         presença de densidades metálicas após, 282
Esquizofrenia, 600
   artigos recentes de revisão, 582t
      selecionados, 582t
   estudos de DTI na, 601-603t
      resumo dos, 601-603t
   estudos por MRS de, 580
Estenose
   dos grandes vasos, 231
      CVR na, 231
         estudo com ASL da, 231
Estudos
   bipolares, 573-575t

F

FA (Anisotropia Fracional), 55t, 79
   ADC e, 719t
      na WM, 719t
   de cérebro inteiro, 56f
      dados de, 56f
Falência
   hemodinâmica, 252
      indicada por infartos, 252
         em zona limítrofe, 252
            papel da MRS, 252
Fase
   de ordem zero, 21
      correção de, 21
Fator *b*
   aumentando o, 46
Ferro
   acúmulo cerebral de, 649
      neurodegeneração com, 649
   deposição de, 644
      na MS, 644
         imagens da, 644
   quantificação do, 640-649
      por técnicas de imagem, 640-649
         na neurodegeneração, 642
         nos distúrbios neurodegenerativos, 640-649
   reservas anormais de, 642
      nas demências, 642
      nos distúrbios de movimento, 642
   sinais na MRI de, 640
      adicionais contrastes de, 642
      imagens, 640
         de fase, 640
         de magnitude, 640
      parâmetros de relaxamento, 641
Fibra
   reconstrução de, 71
      técnicas de, 71
FID (Decaimento de Indução Livre), 21, 33
Fluxo
   contribuição do, 81f
   movimento e, 80
   perfusão de, 229
      detecção de, 229
         ASL no AVE subagudo, 229
   sanguíneo, 175
      relação com, 175

      mudanças metabólicas na isquemia cerebral, 175
fMRI (Imagem por Ressonância Magnética Funcional), 2
   biofísica da, 156
   BOLD, 158f, 160f
      paradigma de, 160f
      processos fisiológicos, 158f
   clínica, 164
      implicações da, 164
   com base, 163, 164
      em perfusão, 163
      em volume de sangue, 164
   da coluna vertebral, 161
   da medula, 854, 857
      cervical, 854
      espinal, 857
   em planejamento pré-operatório, 378-402
      em AVM, 386
      em epilepsia, 385
      em tumores cerebrais, 387
      estudo de caso, 397-402
      limitações atuais, 391
         alterações no cérebro, 393
            com a idade, 393
            com lesões, 393
            com medicação, 393
         falta de quantificação de ativação, 391
            e correlação com a função cerebral, 391
         reprodutibilidade, 393
      mapeamento da função cerebral, 378
         análise histórica, 378
         ESM direta intraoperatória, 380
         teste de Wada, 379
      perspectivas futuras, 393
   importância da, 397-400
      para mapeamento, 397-400
         de substância cortical motor eloquente, 397-400
         de WM, 397-400
   neurofisiologia da, 156
   obtenção de, 156-165
      armadilhas na, 156-165
         área de cobertura do cérebro, 161
         estabilidade da máquina, 160
         campo estático, 158
         problemas de intensidade do, 158
      metodologias na, 156-165
      viabilidades na, 156-165
         análise da imagem, 159
         apresentação de estímulo, 159
         aquisição de dados, 158
   para avaliar distúrbios cerebrais, 499-516
      associados ao HIV, 499-516
         considerações sobre a multimodalidade, 509
         déficits cognitivos, 499
         difusão por MRI, 503
         demência, 499, 503
            perfusão pela MRI, 503
         estudos de caso, 516
         lesões cerebrais focais, 505
            oportunistas, 505
         MRS de prótons, 499
         perspectivas futuras, 510
   parâmetros típicos de, 159t
Foco
   epilético, 557, 558
      identificação do, 557, 558
         pela DTI, 557, 558

Fonte(s) de Erro
  relacionadas, 79, 82
    com o objeto, 79
      anisotropia da WM, 79
        como artefato, 79
      dependência do tempo de difusão, 82
      efeito T_2, 79
      efeitos da difusão dos gradientes, 82
        de suscetibilidade, 82
      efeitos de volume parcial, 80
        estimativa incorreta da orientação da fibra por, 80
      fluxo, 80
      influência da perfusão, 80
      movimento, 80
    com o sistema de medidas, 82
      conjuntos de dados de tensor, 84
        normalização de, 84
        registro de, 84
      correntes de Foucault, 83
      em razão de ruído, 84
      gradientes de imagem, 82
      não linearidade dos campos de gradientes, 84
Força(s) de Campo
  diferentes, 132
    parâmetros de imagem em, 132
      recomendados, 132
Fosfocreatina
  como marcador metabólico, 295
    para tumores cerebrais, 295
Foucault
  correntes de, 83
    efeitos das, 83f
Fourier
  transformação de, 21
FOV (Campo Estendido de Visão), 34, 81
FT (Técnica Transformada de Fourier), 2, 5
FTD (Degeneração Frontotemporal), 560
Função
  dos resíduos, 88
    CBF, 88
  residual, 88
    modelo do CBF e, 88
      determinação independente de, 88

G

GABA (Ácido g-aminobutírico), 9
Ganglioglioma, 348
Ganglioma
  anaplásico, 317, 318
Glioma(s)
  de baixo e alto graus, 344t
    diferenciação entre, 344t
      pelo CBV relativo, 344t
  diferenciando, 337, 338
    de metástases, 337, 338
      com DTI, 337, 338
  heterogeneidade do, 311, 312
    metabólica, 311, 312
  infiltração do, 331, 332, 335, 336
    DTI da, 335, 336
    efeitos da, 331, 332
      DTI dos, 331, 332
  padrão de recorrência do, 330
    investigando com o, 330
      com DWI, 330
  perfusão pela MR nos, 341
    graduação, 341
      monitoramento terapêutico, 345

oligodendroglioma, 347
  e correlação com as assinaturas moleculares, 347
orientação, 345
  para biopsia estereotática, 345
  para radiocirurgia, 345
  para predição, 345
    ressalvas, 345
  tumores mistos neuronais-gliais, 348
    ganglioglioma, 348
terapia angiogênica para, 287
  resposta à, 287
Gln (Glutamina), 9
  como marcador metabólico, 298
    para tumores cerebrais, 298
  na MRS, 657
    em lesão cerebral, 657
      traumática, 657
    em TBI, 657
Glu (Glutamato), 9
  como marcador metabólico, 298
    para tumores cerebrais, 298
  na MRS, 657
    em lesão cerebral, 657
      traumática, 657
    em TBI, 657
GM (Matéria Cinzenta), 2
GM (Substância Cinzenta), 131f
  concentrações puras de, 27
    determinação de, 27
      MRSI com, 27
  junção de, 694
  e WM, 694
GPC (Glicerofosfocolina), 8
Gradiente(s)
  campos de, 84
    não linearidade dos, 84
  de difusão, 44
    e concentração, 44
  de imagem, 82
  de suscetibilidade, 82
    efeitos da difusão dos, 82
Granuloma
  fúngico, 439
GRE (Gradiente-Eco)
  imagem em, 129
  sequências, 340
    considerações sobre, 340

H

H&E (Hematoxilina e Eosina), 1
HAART (Terapia Antirretroviral Altamente Ativa), 499
HAD (Demência Associada ao HIV), 499, 500t
  difusão por MRI, 503
  perfusão pela MRI na, 503
HAND (Transtorno Neurocognitivo Associado ao HIV), 499, 500t
HD (Doença de Huntington), 628, 643
  difusão por MR, 632
  MRS, 632
Hemorragia
  evolução temporal da, 690
  no paciente com AVE, 274
    agudo, 274
      avaliação inicial de, 274
  subaracnóidea, 209
    MR na, 209
      difusão em, 209
      perfusão em, 209

Herpes
  vírus do, 414
    outros, 414
      encefalite por, 414
Hidatidose, 441
Hiperglicinemia
  não cetótica, 831
    MRS na, 831
Hipomielinização
  versus desmielinização, 806t
    MRS de prótons na, 806t
Hipoxia
  neonatal, 737
Hipoxia-Isquemia
  cascata, 737
    visualizada com MRS, 737
  humana, 738
    biopatologia da, 738
  neonatal, 714
HIV (Vírus da Imunodeficiência Humana), 459
  crianças infectadas pelo, 502
  distúrbios cerebrais associados ao, 499-516
    fMRI para avaliar, 499-516
      considerações sobre a multimodalidade, 509
      déficits cognitivos, 499
      demência, 499, 503
        difusão por MRI, 503
        perfusão pela MRI, 503
      estudos de caso, 516
      lesões cerebrais focais, 505
        oportunistas, 505
      MRS de prótons, 499
      perspectivas futuras, 510
  infecção pelo, 414, 606
  encefalite com, 414
HMG-CoA (Deficiência de 3-hidroxi-3-metilglutaril-coenzima-A), 838
HSE (Encefalite por Herpes Simplex), 433
HSV-1 (Vírus Herpes Simplex tipo 1)
  encefalite por, 413

I

ICA (Artéria Carótida Interna)
  esquerda, 173f
    e MCA, 173f
      oclusão conjunta das, 173f
        MRS de prótons na, 173f
Imagem (ns)
  da deposição de ferro, 644
    na MS, 644
  da permeabilidade, 367-376
    na neoplasia em adultos, 367-376
      avaliação por, 367-376
  de depósito de amiloide, 644
    na AD, 644
  de difusão, 786
    no AVE pediátrico, 786
      aplicações clínicas de, 786
  de difusão por MR, 44-64, 591-607
    fundamentos das, 44-64
      alternativas ao modelo de tensor, 63
      difusão anisotrópica, 49
      difusão e MR, 46
      DT, 49
      estratégias alternativas de aquisição, 58
      MRI com tensor de difusão, 58
        arranjo ideal dos vetores de amostragem para, 58

organização de sequências de MRI, 57
　　com ponderação em difusão, 57
　　com tensor de difusão, 57
　　princípios básicos, 44
　na neuropsiquiatria, 591-607
　　AD, 598
　　alcoolismo, 604
　　depressão, 607
　　esquizofrenia, 600
　　estrutura da WM, 591
　　infecção pelo HIV, 606
　　medidas obtidas com DTI, 591
　no envelhecimento, 591-607
　　estrutura da WM, 591
　　medidas obtidas com DTI, 591
　　normal do adulto, 592
de espectroscopia, 13
　e de *voxel* único, 13
　　comparação entre técnicas de, 13
de micro-hemorragias, 644
　na demência, 644
de perfusão cerebral, 86-91
　por meio de agentes exógenos de contraste, 86-91
　　AIF, 90
　　bolus tracking, 87, 90
　　　com BBB interrompida, 90
　　contraste de suscetibilidade, 86
　　função dos resíduos, 88
　　MTT, 90
　　outros índices hemodinâmicos, 91
　　questões práticas, 86
de perfusão da BBB, 113-128
　por estudos dinâmicos contrastados, 113-128
　　ponderados em T_1, 113-128
de permeabilidade da BBB, 113-128
　por estudos dinâmicos contrastados, 113-128
　　ponderados em T_1, 113-128
de suscetibilidade magnética, 272-286
　no AVE, 272-286
　　agudo, 274
　　contraste de suscetibilidade, 272
　　　princípios básicos do, 272
　　hemorrágico, 272
　　identificação da oclusão arterial, 277
　　isquêmico agudo, 274
　　micro-hemorragias, 276
　　trombólise, 275
　　trombose de seios venosos cerebrais, 278
diagnósticas, 205
　do tecido, 205
　　por anisotropia, 205
do cérebro, 1-3
　e de suas doenças, 1-3
do estudo da perfusão, 492
　melhoras nas, 492
em fase, 130
　filtradas por SWI, 130
　　de alta passagem, 130
espectroscópica, 11, 13
　técnicas de, 11, 13
　　comparação entre *voxel* único e, 13
　　modo de aquisição da, 33
　　e ordem do *slice*, 33
estruturais, 403-420
　na desmielinização, 403-420
　　doenças desmielinizantes, 417
　na infecção, 403-420
　　doença granulomatosa, 406
　　parasitárias, 409
　　piogênica, 403

na inflamação, 403-420
　encefalite, 413
fisiológicas, 784
　na infância, 784
　　valores normais das, 784
geração de, 720
　do cérebro pediátrico, 720
　　codificação espacial rápida para, 720
gradiente de, 82
na doença carotídea, 257-268
　crônica, 257-268
　　de difusão, 257-268
　　de perfusão, 257-268
ortogonais, 32*f*
　coerências geradas por três, 32*f*
por MT, 629, 635
　ALS, 635
　parkinsonismo, 629
quantificação por técnicas de, 640-649
　do ferro, 640-649
　　nos distúrbios neurodegenerativos, 640-649
técnicas disponíveis, 258
Indicador (es)
　fisiológicos, 257
　　com relevância clínica, 257
Índices
　hemodinâmicos, 91
　outros, 91
Infarto(s)
　em zona limítrofe, 252
　　falência hemodinâmica indicada por, 252
　　papel da MRS, 252
Infecção(ões)
　cerebrais, 716
　　no cérebro pediátrico, 716
　do CNS, 350
　　bacteriana, 350
　　parasitária, 350
　　tuberculosa, 350
　imagens estruturais na, 403-420
　　piogênica, 403
　　　abscesso cerebral, 404
　　　empiema, 405
　　　　epidural, 405
　　　　subdural, 405
　　　meningite, 404
　　doença granulomatosa, 406
　　　meningite, 406
　　　parenquimatosa, 409
　　　vascular, 409
　　parasitárias, 409
　　　cisticercose, 411
　　　toxoplasmose, 412
　intracraniana, 424-444, 454-472
　　estudo pela MR na, 454-472
　　　da difusão, 454-472
　　　da perfusão, 454-472
　　MRS na, 424-444
　　　fúngicas, 436
　　　parasitárias, 439
　　　piogênicas, 424
　　　tuberculosas, 426
　　　virais, 432
　pelo HIV, 499, 606
　　déficits cognitivos na, 499
　　demência na, 499
　por *Nocardia*, 466, 467
Infiltração
　do cérebro peritumoral, 287
　　parâmetros patológicos da, 287

do glioma, 331, 332, 335, 336
　DTI da, 335, 336
　efeitos da, 331, 332
　　DTI dos, 331, 332
Inflamação
　imagens estruturais na, 403-420
　　encefalite, 413
　　　arbovírus, 414
　　　CJD, 417
　　　com infecção pelo HIV, 414
　　　enterovírus, 414
　　　HSV-1, 413
　　　multifocal progressiva, 414
　　　outros vírus do herpes, 414
　　MRS na, 473-485
　　　MS, 473
　　perfusão de MR na, 486-498
　　　estuda da difusão pela, 486-498
Insuficiência
　hemodinâmica, 257
Isquemia
　cerebral, 175, 182, 235
　　aguda, 182
　　　estudo por MRS na, 182
　　mudanças metabólicas na, 175
　　relação com fluxo sanguíneo, 175
　diagnóstico diferencial de, 788
　　com DWI, 788
　difusa, 241, 242*t*
　　dos pequenos vasos, 241, 242*t*
　　doenças com, 241, 242*t*
　DTI na, 235
　　evolução da, 235
　　　anisotrópica, 237
　　　média, 235
　efeitos celulares da, 258
　　difusividade da água, 258
　　obtendo imagens da, 258
IVIM (Movimento Incoerente Intra*voxel*), 80

K

Krabbe
　doença de, 805

L

L-2-OHG (Acidúria L-2-Hidroxiglutárica), 837
Lac (Lactato), 9
　como marcador metabólico, 297
　　para tumores cerebrais, 297
　na MRS, 173*f*, 175, 654
　　de AVE, 173*f*, 175
　　em lesão cerebral, 654
　　　traumática, 654
　　em TBI, 654
LC Model (Modelo de Combinação Linear), 15
　análise do método, 16*f*
LDSL (Leucoencefalopatia com Envolvimento do Tronco Cerebral e Medula Espinal e Elevação de Lactato), 811
Lesão(ões)
　alterações com, 393
　　no cérebro, 393
　axonal traumática, 682-686
　　alterações seriadas na, 682-684
　　pediátrica, 685, 686
　　　estudos por imagem na, 685, 686
　cerebral, 227, 505, 509
　　anóxica global, 227
　　　ASL na, 227

focais na AIDS, 505, 509
   de etiologia combinada, 509
   oportunistas, 505
cerebrovascular, 352
de difusão, 207
  no AVE agudo, 207
   reversão de, 207
de linfoma, 22*f*
  no lobo frontal esquerdo, 22*f*
   espectro de MR de próton de, 5, 22*f*
hipóxico-isquêmicas, 750
  no bebê a termo, 750
inflamatórias, 352
na WM em sobreviventes, 719
  de câncer na infância, 719
   induzida por tratamento, 719
não acidental, 849
  suspeita de, 849
   protocolo de imagem na, 849
neoplásicas, 299
  e não neoplásicas, 299
   MRS diferenciando as, 299
perinatal, 764
  por asfixia, 764
Lesão Cerebral
hemorrágicas, 692
  sensibilidade à, 692
   na SWI, 692
hipóxica, 737-748
  MRS na, 737-748
   estudo de caso, 747-748
   hipoxia-isquemia, 737, 738, 743
    biopatologia da, 738
    cascata, 737
    eficácia na avaliação, 743
    novas descobertas, 738
    valor diagnóstico, 742
neonatal, 731
  avaliação da, 731
pré-termo, 754
traumática, 651-667
  DTI na, 651-653
  DWI na, 651-653
  ferramentas de diagnóstico, 652
  mecanismos de, 651
  MRS na, 651-653, 654-667
   aplicação clínica de, 658
   Cho, 657
   de fósforo-31, 658
   estudo de caso, 661-667
   Gln, 657
   Glu, 657
   gravidade, 657
    da função cognitiva, 657
    da lesão, 657
    do resultado, 657
   lactato, 654
   mI, 657
   NAA, 655
  pediátrica, 664, 665
   MRI de alto campo magnético em, 664, 665
   MRSI tridimensional em, 664, 665
  PWI na, 651-653
  SWI na, 689-702
   avaliação da, 695
    da gravidade, 695
    do resultado, 695
   capacidade de, 690
   DAI, 689
    marcadores radiológicos de, 689

direções futuras, 697
estudo de caso, 701, 702
interpretação de, 690
técnicas de neuroimagem, 652*t*
Leucodistrofia(s)
  de célula globoide, 805
  em pacientes com disgenesia ovariana, 482
   MRS na, 482
  hipomielinizantes, 811
   PMD, 811
Leucoencefalopatia
hereditária, 835, 836
  com depleção de sinal dos metabólitos, 835
   secundária a cavitações, 835
  com elevação da Cho, 835
   como sinal de desmielinização ativa, 835
  com espectros de próton quase normais, 836
posterior reversível, 485
  MRS, 485
Limitação(ões)
e soluções, 75
  da DT-MRI, 75
Linfoma(s), 348
e AIDS, 507
lesão de, 22*f*
  no lobo frontal esquerdo, 22*f*
   espectro de MR de próton de, 5, 22*f*
Lipídio(s)
como marcador metabólico, 297
  para tumores cerebrais, 297
na MRS, 175
  de AVE, 175
supressão de, 15

M

Macromolécula(s)
  na MRS, 175
  de AVE, 175
Malária, 442
Malformação(ões)
  congênitas, 717, 757
  do cérebro, 717
Manual Diagnóstico e Estatístico
  dos transtornos mentais, 565*t*
   sistema de classificação do, 565*t*
   resumo selecionado do, 565*t*
Mapeamento
  da função cerebral, 378
   análise histórica, 378
   ESM direta, 380
    intraoperatória, 380
   teste de Wada, 379
Marcador (es)
  análise da cinética do, 114
   estratégias básicas, 114
   métodos livres de modelo, 115
   modelos, 116, 117
    de dois compartimentos, 117
    de um compartimento, 116
  metabólicos, 293
   para tumores cerebrais, 293
    Ala, 298
    Cho, 293
    Cr, 295
    fosfocreatina, 295
    GLn, 298
    Glu, 298
    Lac, 297
    lipídio, 297
    mI, 298

    NAA, 296
  na MRS, 172
   no AVE, 172
    lipídios, 175
    macromoléculas, 175
    NAA, 172
    sinal de Cho, 175
    sinal de Cr, 175
  radiológicos, 689
   de DAÍ, 689
Maturação
  cerebral, 727
   normal, 727
    imagens fisiológicas de, 727
MCA (Artéria Cerebral Média)
  ICA esquerda e, 173*f*
   oclusão conjunta das, 173*f*
   MRS de prótons na, 173*f*
MCI (Síndrome do Comprometimento Cognitivo Leve), 598, 620*t*
  amnésico, 618
Medicação
  alterações com, 393
   no cérebro, 393
  desenvolvimento de, 289
   critérios de imagem no, 289
Medida(s)
  hemodinâmicas, 250
   alterações na MRS e, 250
   associação entre, 250
Medula
  espinal, 492, 851-861
   danos à, 492
    investigação de, 492
   MR fisiológica da, 851-861
    aplicações futuras, 856
    de perfusão, 854
    desenvolvimentos, 856
    DTI, 852
    estudo de caso, 860-861
    fMRI, 854
    MRS, 851
    PWI, 852
MELAS (Encefalomiopatia Mitocondrial com Acidose Lática e Episódios tipo Acidente Vascular Encefálico), 822
  estudo de caso, 841
Meningioma, 348
  por MRS, 314
Meningite, 404, 406
  estudo pela MR na, 458
   da difusão, 458
   da perfusão, 458
  MRS na, 424
  tuberculosa, 426
Metabolismo
  cerebral, 524
   adquiridas de convulsões, 524
   nas causas genéticas, 524
  de NAA, 7*f*
   processos patológicos envolvendo o, 7*f*
  do álcool poli-hídrico, 833
   defeito no, 833
Metabólito(s)
  concentrações de, 25, 785
   alterações nas, 785
    com a idade, 785
   quantificação de, 25
    técnicas para, 25

Índice Remissivo

detectados no cérebro, 7t
    com MRS de prótons, 7t
mensuração de, 621t
    pela MRS, 621t
        nas demências comuns, 621t
razões de, 25
    uso como referência, 25
        de um metabólito, 25
Metástase(s)
    cerebral, 127
        radioterapia estereotática de, 127
            DCE-MRI, 127
    diferenciando gliomas de, 337, 338
        com DTI, 337, 338
Método(s)
    de aceleração, 40
        e melhora de cobertura, 40
    de tractografia, 491
Métrica(s)
    derivadas do DTI, 235
mI (*Mio*-inositol), 9
    como marcador metabólico, 298
        para tumores cerebrais, 298
    na MRS, 657
        em lesão cerebral, 657
            traumática, 657
        em TBI, 657
Micro-hemorragia(s), 276
    detecção de, 692
        por SWI, 692
    e vasos venosos, 692
        relações entre, 692
        pela SWI, 692
Mielinopatia
    central difusa, 815
Mimetizador (es)
    não neoplásicos, 351
        lesões, 352
            cerebrovascular, 352
            inflamatórias, 352
        TDLs, 351
MLC (Leucoencefalopatia Megalencefálica com Cistos Subcorticais), 817
MLD (Leucodistrofia Metacromática), 805
MNI (Transtorno Neurocognitivo Leve), 500t
    associado ao HIV, 499
Monitoramento
    terapêutico, 324
        MRI no, 324
Movimento
    brownianos, 44
    distúrbios do, 562, 642
        reservas anormais nos, 642
            de ferro, 642
    e fluxo, 80
Moyamoya
    doença, 797-800
        ASL na, 799-800
        perfusão pela MR, 797, 798
    síndrome de, 266, 790
        na MR, 266
        perfusão pela MR na, 790
MPC (Concentração Máxima de Pico), 144f
    resumo de parâmtro, 145f
        mapas de, 145f
MR (Ressonância Magnética), 2
    anomalias na, 268
        vasculares, 268
    arterite na, 267
        de Takayasu, 267

aterosclerose na, 259
convencional, 525
    TLE e, 525
de difusão, 544-558
    nos distúrbios convulsivos, 544-558
de perfusão, 544-558
    nos distúrbios convulsivos, 544-558
de próton, 5, 289
    de WM parietal, 10f
        espectro de, 10f
    espectro no cérebro de, 5
        conteúdo de informações do, 5
    MRS por, 289
difusão e, 46
    codificação de, 46
    como afeta o sinal, 46
    fator *b*, 46
difusão por, 169
    ALS, 634
    HD, 632
    imagens diagnósticas comparadas, 169
        de perfusão em CT, 169
    parkinsonismo, 628
DTI por, 235-244
    no AVE, 235-244
        alterações de parâmetros, 236t
        degeneração secundária, 240
            da WM, 240
        doenças com isquemia difusa, 241, 242t
            dos pequenos vasos, 241, 242t
        encefalopatia hipoxicoisquêmica perinatal, 242
        evolução dos achados, 236t
        métricas derivadas do, 235
        na isquemia, 235
        no cérebro normal, 235
        predição, 240
            da viabilidade tecidual, 240
            do desfecho clínico, 240
DWI pela, 668-688
    no traumatismo craniano, 668-688
        em humanos, 672
        estudo de caso, 680-688
        fisiopatologia básica, 668
        insights de modelos experimentais, 671
        na lesão cerebral traumática, 668
estudo de perfusão por, 211
    AVE, 211
        ou enxaqueca, 211
fisiológica, 628-639, 703-721, 765-782, 851-861
    da medula espinal, 851-861
        aplicações futuras, 856
        de perfusão, 854
        desenvolvimentos, 856
        DTI, 852
        estudo de caso, 860-861
        fMRI, 854
        MRS, 851
        PWI, 852
    de tumores cerebrais, 765-782
        pediátricos, 765-782
    do cérebro pediátrico, 703-721
        codificação espacial rápida, 720
        para geração de imagem, 720
        DWI, 710
        estudo de perfusão pela, 708
        lesão da WM, 719
        por tratamento de câncer, 719
        MRS, 703
    nas doenças degenerativas, 628-639
        ALS, 634

estudo de caso, 639
HD, 632
parkinsonismo, 628
imagens de difusão por, 44-64
    fundamentos das, 44-64
        alternativas ao modelo de tensor, 63
        difusão anisotrópica, 49
        difusão e MR, 46
        estratégias alternativas de aquisição, 58
        MRI com tensor de difusão, 58
            arranjo ideal dos vetores de amostragem para, 58
        MRI ponderada em difusão, 47
        organização de sequências de MRI, 57
            com ponderação em difusão, 57
            com tensor de difusão, 57
        princípios básicos, 44
        tensor de difusão, 49
na hemorragia subaracnóidea, 209
    difusão em, 209
    perfusão em, 209
no AVE, 183-213
    de difusão, 183-213
        combinando com imagens em perfusão, 197
        estudo de caso, 205-213
        imagens ponderadas, 186, 187f
        medição do volume da lesão, 194
        tecnologia, 183
        viabilidade geral da, 184
    de perfusão, 183-213
        combinando com imagens em difusão, 197
        corte dos dados, 195f
        curva sinal-tempo, 184f
        estudo de caso, 205-213
        imagens de perfusão, 194
        medição do volume da lesão, 194
        tecnologia, 183
        viabilidade geral da, 184
perfusão de, 486-498
    estuda da difusão pela, 486-498
        na desmielinização, 486-498
        na inflamação, 486-498
perfusão pela, 341, 454-472, 486
    aplicações clínicas da, 341
        infecções do CNS, 350
        mimetizadores não neoplásicos, 351
        neoplasias, 348
            extra-axiais, 348
            metastáticas, 349
            primárias não gliais, 348
        tumores primários, 341
    estudo na infecção intracraniana da, 454-472
        abscesso cerebral, 454
        CJD, 461, 471, 472
            examinada com DWI, 471, 472
        empiema subdural, 458
        encefalite, 459, 470
            do Nilo Ocidental, 470
        meningite, 458
        por *Nocardia*, 466, 467
        tuberculose do CNS, 468, 469
    quantificação com, 486
        do dano das lesões visíveis em T_2, 486
ponderada, 285
    por suscetibilidade magnética, 285
        detecção de tecido cerebral por, 285
        em zona de penumbra, 285
por difusão, 319-338
    na neoplasia em adultos, 319-338
        densidade celular, 320

discussão, 327
    estudo de caso, 330-338
    monitoramento terapêutico, 324
    para diagnóstico do tumor, 322
    planejamento de tratamento cirúrgico, 323
por perfusão, 137-151, 212
    armadilhas na, 137-151
    artefatos na, 137-151
    e limitações, 137
    prognóstica a hemorragia intracerebral, 212
        no AVE isquêmico agudo, 212
            permeabilidade elevada da BBB, 212
    PWI pela, 668-688
        no traumatismo craniano, 668-688
            em humanos, 672
            estudo de caso, 680-688
            fisiopatologia básica, 668
            insights de modelos experimentais, 671
            na lesão cerebral traumática, 668
síndrome na, 266
    de moyamoya, 266
MRA (Angiografia por Ressonância Magnética), 217
MRI (Imagem por Ressonância Magnética), 2, 5
    de alto campo magnético, 664-667
        em adulto vítima de assalto, 666, 667
        em lesão cerebral traumática, 664, 665
        pediátrica, 664, 665
    difusão pela, 550, 784
        alterações na, 784
            com a idade, 784
        nos distúrbios convulsivos, 550
            mecanismos responsáveis pelas alterações na, 550
    difusão por, 290
    fisiológicas, 726-733, 783-802
        do desenvolvimento normal, 726-733
            aspectos técnicos, 726
            de maturação cerebral, 727
        do retardo de desenvolvimento, 726-733
            aspectos técnicos, 726
            lesão cerebral neonatal, 731
        e AVE pediátrico, 783-804
            aplicações clínicas, 786, 790, 793
                da perfusão pela, 790
            estudo de caso, 797-804
            questões práticas, 783
            valores normais, 784
    investigação com, 524
        da epilepsia, 524
    perfusão pela, 339-366, 544, 785, 790, 797, 798, 801-802
        alterações nas, 785
            pela idade, 785
        com método ASL, 365, 366
            oligodendroglioma anaplásico, 365, 366
        doença moyamoya, 797, 798
        estudo da, 544
            em humanos, 547
                ictal, 547
                interictal, 548
                pós-ictal, 547
            nas convulsões induzidas, 546
                experimentalmente, 546
            no período, 544, 545
                ictal, 544
                interictal, 544
                pós-ictal, 544
            nos distúrbios convulsivos, 544, 546, 550
                sumário do, 546, 550

na neoplasia em adultos, 339-366
    abordagem multipatemétrica-algorítmica, 355
        para elevar a especificidade do diagnóstico, 355
    aplicações clínicas da, 341
    automação da metodologia, 357
    com marcação de *spins* arteriais, 356
        nos tumores cerebrais, 356
    como biomarcadores, 358
        para novos agentes antiangiogênicos, 358
    estudo de caso, 365, 366
    padronização da metodologia, 357
    técnicas de imagem, 339
no AVE pediátrico, 790
    aplicações clínicas, 790
nos distúrbios convulsivos, 550
    mecanismos responsáveis pelas alterações na, 550
SWS, 801-802
sinal de ferro na, 640
    adicionais contrastes de, 642
    imagens, 640
        de fase, 640
        de magnitude, 640
    parâmetros de relaxamento, 641
MRS (Espectroscopia por Ressonância Magnética), 2
    ALS, 635
    análise na, 21-28
        espectral, 21
            correção, 21, 23
                da base, 23
                de fase de ordem zero, 21
            determinação de áreas de picos metabólitos, 23
            garantia de qualidade, 24
            problemas comuns, 24
            processamento do domínio de tempo, 21
            resumo, 21
            transformação de Fourier, 21
    aplicações clínicas de, 793
        no AVE pediátrico, 793
            isquêmico arterial, 793
            metabólico, 793
    artefatos na, 30-41
        aquisição de dados, 31
            bandas laterais de água, 37
            chemical shift, 31
            coerências de controle, 32
            design de pulso, 31
            deslocamento químico, 31
            efeitos de MT, 35
            métodos de redução de água, 35
            modo de aquisição, 33
                da imagem espectroscópica, 33
            ordem do *slice*, 33
            OVS, 37
            referência de água, 35
            relaxatividade, 39
            spins acoplados, 34
        espectroscopia após o contraste, 39
            média de TE de espectro resolvido 2DJ, 39
        melhora de cobertura, 40
        métodos de aceleração, 40
        pré-exame, 30
            ajuste de ganho de transmissor, 31
            prescrição, 30
            redução de água, 31
            shimming, 30
            tempo de amostragem, 30
        quantificação, 40

da doença da WM, 805-821
    pediátrica, 805-821
        distúrbios, 805, 807, 811, 814, 815
            de aminoácidos, 811
            de neurofilamentos, 814
            do metabolismo orgânico, 811
            lisossomais, 805
            outros, 815
            peroxissomais, 807
        encefalomiopatias mitocondriais, 809
        estudo de caso, 821
        leucodistrofias hipomielinizantes, 811
        metabólicas, 818
da medula cervical, 851
da penumbra isquêmica, 168
dados de, 14*f*
dados obtidos por, 532
    melhorias na análise dos, 532
de alto campo, 535
    e futuras tendências, 535
de bebê, 726
de multi-imagens, 13*f*
    pulso de, 13*f*
    sequência de pulso para, 13*f*
de prótons, 7*t*, 173*f*, 499, 527, 530, 616-627, 727
    da maturação cerebral, 727
    normal, 727
    em pacientes HIV, 499
        positivos, 499
    epilepsia e, 527, 530
        parcial, 530
    metabólitos detectados com, 7*t*
        no cérebro, 7*t*
    na demência, 616-627
        AD, 616
        DCL, 621
        estudo de caso, 626, 627
        frontotemporal, 622
        vascular, 620
    na oclusão conjunta das artérias, 173*f*
        carótidas interna esquerda, 173*f*
        e cerebral média, 173*f*
    no envelhecimento, 616-627
        estudo de caso, 626, 627
        normal, 616, 617*t*
    TLE e, 527
de récem-nascido, 726
do cérebro pediátrico, 703
    antecedentes, 703
    aplicações, 704
    erros do metabolismo, 707
        inatos, 707
    hipoxia-isquemia, 704
    neoplasias cerebrais, 704
dos erros inatos do metabolismo, 822-841
    acidopatias orgânicas, 837
    aminoacidopatias orgânicas, 837
    diagnóstico clínico, 822
        critérios do, 822
    doenças metabólicas, 822, 824, 833, 836
        achados, 824, 833, 836
            específicos, 824
            espectroscópicos sugestivos, 833
            inespecíficos, 836
        genética das, 822
    estudo de caso, 841
em lesão cerebral, 654-667, 737-748
    hipóxica, 737-748
        estudo de caso, 747-748

Índice Remissivo

hipoxia-isquemia, 737, 738, 743
  biopatologia da, 738
  cascata, 737
  eficácia na avaliação, 743
  novas descobertas, 738
  valor diagnóstico, 742
traumática, 654-667
  aplicação clínica de, 658
  Cho, 657
  de fósforo-31, 658
  estudo de caso, 661-667
  Gln, 657
  Glu, 657
  gravidade, 657
    da função cognitiva, 657
    da lesão, 657
    do resultado, 657
  lactato, 654
  mI, 657
  NAA, 655
em TBI, 654-667
  aplicação clínica de, 658
  Cho, 657
  de fósforo-31, 658
  estudo de caso, 661-667
  Gln, 657
  Glu, 657
  gravidade, 657
    da função cognitiva, 657
    da lesão, 657
    do resultado, 657
  lactato, 654
  mI, 657
  NAA, 655
fundamentos da, 5-18
  análise de dados, 15
  e quantificação, 15
  assuntos técnicos, 10
    localização espacial, 10
  espectro de próton no cérebro, 5
    conteúdo de informações do, 5
  supressão, 15
    de água, 15
    de lipídios, 15
  variações anatômicas, 16
    no espectro cerebral, 16
HD, 632
investigação com, 525
  dos distúrbios convulsivos, 525
meningioma por, 314
na desmielinização, 473-485
  ADEM, 478
  estudo de caso, 484, 485
  outras condições que envolvem, 480
    CADASIL, 480
    doença de Salla, 481
    leucodistrofia, 482
      com disgenesia ovariana, 482
    mucolipose tipo IV, 480
    síndrome de Sjögren-Larsson, 481
    xantomatose cerebrotendínea, 480
na doença obstrutiva, 247-253
  carotídea grave, 247-253
    alterações hemodinâmicas na, 247
    associação entre alterações na, 250
    e medidas hemodinâmicas, 250
    em pacientes, 248
      assintomáticos, 248
      sintomáticos, 248

falência hemodinâmica, 252
  indicada por infartos em zona limítrofe, 252
  reatividade cerebrovascular e, 252
  relevância clínica da, 253
na epilepsia, 532, 535
  de *voxel* único, 532
  outros núcleos de, 535
na infecção intracraniana, 424-444
  fúngicas, 436
    abscesso fúngico, 437
      aspergilose, 437
    aspergillus granuloma, 439
    cryptococcoma, 439
    granuloma fúngico, 439
    mucormicose, 439
  parasitárias, 439
    equinococose, 441
    hidatidose, 441
    malária, 442
    neurocisticercose, 439
  piogênicas, 424
    abscesso, 425
    meningite, 424
  tuberculosas, 426
    abscesso tuberculoso, 432
    meningite, 426
    tuberculoma, 429
  virais, 432
    encefalite, 435, 436
      japonesa, 435
      para-infecciosa, 436
    HSE, 433
    panencefalite esclerosante subaguda, 434
    por EBV, 434
na inflamação, 473-485
  MS, 473
na neoplasia em adultos, 293-318
  avaliação pós-terapêutica, 303
    recorrência *versus* radionecrose, 304
    resposta à quimioterapia, 304
    resposta à radioterapia, 303
  estudos de caso, 311-318
  marcadores metabólicos importantes, 293
    para tumores cerebrais, 293
  papel pré-terapêutico da, 299
    biomarcadores do comportamento biológico, 301
    diagnóstico, 299
    prognóstico, 299
  planejamento do tratamento, 302
    delineação do alvo para radioterapia, 303
    orientação de biópsia, 302
    ressecção cirúrgica, 303
na psiquiatria, 564-584
  em populações psiquiátricas, 569
  revisão dos estudos por, 569
  futuras direções, 583
  problemas na, 564
    elaboração do estudo, 566
    seleção dos sujeitos, 564
no AVE, 172-182
  aplicações clínicas, 176
    etapas da progressão, 176
      pacientes para trombólise, 176
    indicador de prognóstico, 178
    medidas de resultado, 178
    pacientes para outras terapias, 178
  estudo de caso, 182
  humano, 176
    aplicação da MRS de prótons, 176

marcadores usados, 172
  lipídios, 175
  macromoléculas, 175
  NAA, 172
  sinal de Cho, 175
  sinal de Cr, 175
  mudanças metabólicas, 175
    na isquemia cerebral, 175
  resumo, 179
    papel clínico, 179
    transformações futuras, 179
  papel das, 169
    TIA, 169
papel potencial na, 651-653
  da lesão cerebral, 651-653
    traumática, 651-653
  do TBI, 651-653
parkinsonismo, 631
por MR de próton, 289
problemas na, 30-41
  aquisição de dados, 31
    bandas laterais de água, 37
    chemical shift, 31
    coerências de controle, 32
    design de pulso, 31
    deslocamento químico, 31
    efeitos de MT, 35
    métodos de redução de água, 35
    modo de aquisição, 33
      da imagem espectroscópica, 33
    OVS, 37
    referência de água, 35
    relaxatividade, 39
    spins acoplados, 34
  espectroscopia após o contraste, 39
    média de TE de espectro resolvido 2DJ, 39
  melhora de cobertura, 40
  métodos de aceleração, 40
  pré-exame, 30
    ajuste de ganho de transmissor, 31
    prescrição, 30
    redução de água, 31
    shimming, 30
    tempo de amostragem, 30
  quantificação, 40
quantificação na, 21-28
  considerações teóricas, 24
  de concentrações de metabólitos, 25
    técnicas para, 25
  de conjunto de dados, 27
    das MRSI, 27
  determinação de concentrações puras, 27
    de GM, 27
    de WM, 27
  por que, 21
  e não identificação visual, 21
MRSI SENSE (MRSI *Sensitivity-Encoded*), 13
  exame registrado de, 15*f*
MRSI (Imagem de Espectroscopia por Ressonância Magnética), 11
  bidimensional, 661-663
    em lesão cerebral traumática, 661-663
      com resultado insatisfatório, 661
      com resultado satisfatório, 662, 663
  conjunto de dados da, 27
    quantificação de, 27
  de *voxel* único, 14*t*
  e multi*voxel*, 14*t*
    comparação de metodologias, 14*t*

determinação de concentrações puras com, 27
    de GM, 27
    de WM, 27
  na epilepsia, 532, 542
    de Rasmussen, 542
    estudo por, 532
  TLE, 543
  tridimensional, 664-667
    em adulto vítima de assalto, 666, 667
    em lesão cerebral traumática, 664, 665
      pediátrica, 664, 665
MS (Esclerose Múltipla), 2
  deposição de ferro na, 644
    imagens da, 644
  DWI na, 486, 488
  imagem da coluna cervical na, 860, 861
    por MRSI, 860, 861
  MRS na, 473
  perfusão pela MR na, 486
  PWI na, 488
  tumefata, 450, 451, 498
    por MR, 450, 451, 498
      perfusão de, 498
    por MRS, 450, 451
  tumefativa, 313
MSM (Metilsulfonilmetano), 9
MSUD (Doença da Urina do Xarope de Bordo), 822, 829
MT (Transferência de Magnetização)
  efeitos de, 35
  imagem por, 629, 635
    ALS, 635
    parkinsonismo, 629
MTT (Tempo Médio de Trânsito), 90
Mucolipose
  tipo IV, 480
    MRS na, 480
Mucormicose, 439
Multimodalidade
  considerações sobre, 509

N

NAA (N-acetil aspartato), 5
  como marcador metabólico, 296
    para tumores cerebrais, 296
  deficiencia global de, 827
    retardo mental com, 827
  metabolismo de, 7f
    processos patológicos envolvendo o, 7f
  na MRS, 172, 173f, 655
    de AVE, 172, 173f
    em lesão cerebral, 655
      traumática, 655
    em TBI, 655
  perda focal do sinal de, 837
    doenças com, 837
  redução reversível de, 8f
    exemplo de, 8f
  vias bioquímicas envolvendo, 7f
NAAG (N-acetilaspartil glutamato), 5
NAHI (Traumatismo Craniano Não Acidental), 842, 845
NBIA (Neurodegeneração com Acúmulo Cerebral de Ferro), 643
Necrose
  por radiação, 366
    versus recorrência, 366
Neonatologia
  DWI cerebrais em, 749-764
    acidente vascular cerebral, 751

aplicações, 758
cérebro normal, 749
distúrbios metabólicos, 757
encefalopatia hipóxico-isquêmica, 751
estudo de caso, 764
futuros desenvolvimentos, 758
lesões, 750, 754
  cerebral pré-termo, 754
  hipóxico-isquêmicas, 750
malformações congênitas, 757
questões práticas, 749
PWI cerebrais em, 749-764
  estudo de caso, 764
  questões práticas, 749
Neoplasia
  adulta, 287-290
    desenvolvimento de medicação, 289
      critérios de imagem no, 289
    difusão por MRI, 290
    glioma, 287
      resposta à terapia angiogênica para, 287
    infiltração do cérebro peritumoral, 287
      parâmetros patológicos da, 287
    MRS, 289
      por MR de próton, 289
    tumor cerebral, 287
      consequências do, 287
      estudo por imagens nas avaliações dos, 287
      incidência do, 287
    visão geral, 287-290
  cerebrais, 710, 715
    no cérebro pediátrico, 710, 715
  em adultos, 293-376
    avaliação por imagem da
      permeabilidade na, 367-376
        como condutor para pesquisa translacional, 375
        considerações especiais, 374
        correlação com outros cálculos, 374
        correlatos não invasivos, 372
          do grau histológico, 372
        estratificando pacientes para tratamento, 373
        fundamentos matemáticos, 367
        limitações do estudo da, 375
        monitorando a eficácia do tratamento, 373
      com método ASL, 365, 366
        oligodendroglioma anaplásico, 365, 366
    MR por difusão na, 319-338
      densidade celular, 320
      discussão, 327
      estudo de caso, 330-338
      monitoramento terapêutico, 324
      para diagnóstico do tumor, 322
      planejamento de tratamento cirúrgico, 323
    MRI por perfusão na, 339-366
      abordagem multipatemétrica-algorítmica, 355
        para elevar a especificidade do diagnóstico, 355
      aplicações clínicas da, 341
      automação da metodologia, 357
      com marcação de *spins* arteriais, 356
        nos tumores cerebrais, 356
      como biomarcadores, 358
        para novos agentes antiangiogênicos, 358
      estudo de caso, 365, 366
      padronização da metodologia, 357
      técnicas de imagem, 339
    MRS na, 293-318
      avaliação pós-terapêutica, 303
      estudos de caso, 311-318

marcadores metabólicos importantes, 293
  para tumores cerebrais, 293
  papel pré-terapêutico da, 299
  planejamento do tratamento, 302
extra-axiais, 348
  meningioma, 348
  schwannoma, 348
metastáticas, 349
primárias, 348
  não gliais, 348
    linfomas, 348
    tumores embrionários, 348
Nervo
  óptico, 4892
    danos ao, 492
    investigação de, 492
Neurocisticercose, 439
Neurodegeneração
  com acúmulo cerebral, 649
    de ferro, 649
  MRI fisiológico na, 562
  quantificação na, 642
    do ferro, 642
    por técnicas de imagem, 642
  questões na, 559
    fatores do paciente, 559
    problemas, 560
      práticos, 560
      técnicos, 560
    validação diagnóstica, 559
Neurofilamento(s)
  distúrbios de, 814
    doença de Alexander, 814
Neurofisiologia
  da fMRI, 156
Neuropsiquiatria
  imagem de difusão por MR na, 591-607
    AD, 598
    alcoolismo, 604
    depressão, 607
    esquizofrenia, 600
    estrutura da WM, 591
    infecção pelo HIV, 606
    medidas obtidas com DTI, 591
NMR (Ressonância Magnética Nuclear), 2, 5
Nocardia
  infecção por, 466, 467

O

Objeto
  fontes de erro relacionadas com, 79
    anisotropia da WM, 79
      como artefato, 79
    dependência do tempo de difusão, 82
    efeito T_2, 79
    efeitos da difusão dos gradientes, 82
      de suscetibilidade, 82
    efeitos de volume parcial, 80
      estimativa incorreta da orientação da fibra por, 80
    fluxo, 80
    influência da perfusão, 80
    movimento, 80
OCD (Transtorno Obsessivo-Compulsivo), 577
  estudos sobre, 578, 579t
Oclusão
  arterial, 277
    identificação da, 277

conjunta das artérias, 173f
    carótidas interna esquerda, 173f
    e cerebral média, 173f
        MRS de prótons na, 173f
Oligodendroglioma, 347
    anaplásico, 365
        perfusão pela MR, 365
            com método ASL, 365
OVS (Supressão de Volume Externo), 34, 37

P

Panencefalite
    esclerosante, 434
        subaguda, 434
Pânico
    transtorno do, 576
        estudos sobre, 576t
Paralisia
    cerebral, 715
        no cérebro pediátrico, 715
Parâmetro(s)
    de imagem, 132
        em diferentes forças de campo, 132
            recomendados, 132
        para SWI, 133t
Parkinsonismo
    difusão por MR, 628
    imagem por MT, 629
    MRS, 631
PASL (*Arterial Spin Labeling* Pulsada), 145
PD (Doença de Parkinson), 628
Penumbra
    detecção de tecido cerebral em zona de, 285
        por MR ponderada, 285
        por suscetibilidade magnética, 285
    isquêmica, 168
        obtenção de imagens da, 168
            por difusão, 168
            por MRS, 168
            por perfusão, 168
Perfil(is)
    de RF, 31f
        seleção de cortes em termos de, 31f
Perfusão
    cerebral, 86-91
        imagem por meio de agentes exógenos de contraste, 86-91
            AIF, 90
            bolus tracking, 87, 90
                com BBB interrompida, 90
            contraste de suscetibilidade, 86
            função dos resíduos, 88
            MTT, 90
            outros índices hemodinâmicos, 91
            questões práticas, 86
        contribuição da, 81f
    da BBB, 113-128
        imagens de, 113-128
            por estudos dinâmicos contrastados, 113-128
                ponderados em T_1, 113-128
    de fluxo, 229
        detecção de, 229
            ASL no AVE subagudo, 229
    de MR, 486-498
        estudo da difusão pela, 486-498
            na desmielinização, 486-498
            na inflamação, 486-498
    em MR, 209
        na hemorragia subaracnóidea, 209

estudo de, 211, 492
    melhoras nas imagens do, 492
    por MR, 211
        AVE, 211
            ou enxaqueca, 211
fMRI com base em, 163
imagens por, 168, 854
    da medula cervical, 854
    da penumbra isquêmica, 168
influência da, 80
MR de, 183-213
    no AVE, 183-213
        combinando com imagens em difusão, 197
        corte dos dados, 195f
        curva sinal-tempo, 184f
        estudo de caso, 205-213
        imagens de perfusão, 194
        medição do volume da lesão, 194
        tecnologia, 183
        viabilidade geral da, 184
parâmetros de, 113
pela MR, 341, 454-472, 486
    aplicações clínicas da, 341
        infecções do CNS, 350
        mimetizadores não neoplásicos, 351
        neoplasias, 348
            extra-axiais, 348
            metastáticas, 349
            primárias não gliais, 348
        tumores primários, 341
    estudo na infecção intracraniana da, 454-472
        abscesso cerebral, 454
        CJD, 461, 471, 472
            examinada com DWI, 471, 472
        empiema subdural, 458
        encefalite, 459, 470
            do Nilo Ocidental, 470
        meningite, 458
            por *Nocardia*, 466, 467
        tuberculose do CNS, 468, 469
    quantificação com, 486
        do dano das lesões visíveis em T_2, 486
pela MRI, 339-366, 550, 708, 785, 790, 797, 798, 801-802
    alterações nas, 785
        pela idade, 785
    com método ASL, 365-366
        oligodendroglioma anaplásico, 365, 366
    doença moyamoya, 797, 798
    mecanismos responsáveis na, 550
        pelas alterações nos distúrbios convulsivos, 550
    na neoplasia em adultos, 339-366
        abordagem multipatemétrica-algorítmica, 355
            para elevar a especificidade do diagnóstico, 355
        aplicações clínicas da, 341
        automação da metodologia, 357
        com marcação de *spins* arteriais, 356
            nos tumores cerebrais, 356
        como biomarcadores, 358
            para novos agentes antiangiogênicos, 358
        estudo de caso, 365, 366
        padronização da metodologia, 357
        técnicas de imagem, 339
    no AVE pediátrico, 790
        aplicações clínicas da, 790
    no cérebro pediátrico, 708
        antecedentes, 708
        aplicações, 710

        AVE, 710
        doenças neurodegenerativas, 710
        neoplasias cerebrais, 710
    SWS, 801, 802
Permeabilidade
    da BBB, 113-128, 212
        elevada, 212
            detectada na MR por perfusão prognóstica, 212
                a hemorragia intracerebral no AVE isquêmico agudo, 212
        imagens de, 113-128
            por estudos dinâmicos contrastados, 113-128
                ponderados em T_1, 113-128
    na neoplasia em adultos, 367-376
        avaliação por imagem da, 367-376
            como condutor para pesquisa translacional, 375
            considerações especiais, 374
            correlação com outros cálculos, 374
            correlatos não invasivos, 372
                do grau histológico, 372
            estratificando pacientes para tratamento, 373
            fundamentos matemáticos, 367
            limitações do estudo da, 375
            monitorando a eficácia do tratamento, 373
    parâmetros de, 113
PERMEATE (Sequência de Imagens Ecoplanares Paralelas de Várias Tomadas), 140, 141f
PET (Tomografia de Emissão de Pósitrons), 2, 86
PGSE (Gradiente *Spin-echo* de Pulso), 46
Pico(s) Metabólito(s)
    determinação de áreas de, 23
        ajuste, 24
            de pico, 24
            do domínio de tempo, 24
            do espectro modelo, 24
            incorporação de conhecimento anterior, 24
            no ajuste de algoritmos, 24
        integração, 23
            automática, 23
            manual, 23
PKU (Fenilcetonúria)
    MRS na, 830
PLIC (Braço Posterior da Cápsula Interna), 639
PMD (Doença de Pelizaeus-Merzbacher), 811, 836
PML (Leucoencefalopatia Multifocal Progressiva)
    e AIDS, 507
    estudo de caso, 516
População(ões) Psiquiátrica(s)
    revisão dos estudos por MRS em, 569
        encefalomielite miálgica, 583
        esquizofrenia, 580
        transtornos, 569, 575
            afetivos, 569
            de ansiedade, 575
            por uso de substâncias, 577
Pré-exame
    na MRS, 30
        ajuste de ganho de transmissor, 31
        prescrição, 30
        redução de água, 31
        shimming, 30
        tempo de amostragem, 30
Prescrição
    na MRS, 30
PRESS (Sequência de Pulsos por Espectroscopia Resolvida no Ponto), 10
PRESS-MRSI, 11
    bidimensional, 12f
        sequência de pulsos de, 12f

Príon(s)
  doenças causadas por, 561
  imagem fisiológica das, 561
Problema(s) na MRS, 30-41
  aquisição de dados, 31
    bandas laterais de água, 37
    chemical shift, 31
    coerências de controle, 32
    design de pulso, 31
    deslocamento químico, 31
    efeitos de MT, 35
    métodos de redução de água, 35
    modo de aquisição, 33
      da imagem espectroscópica, 33
    ordem do *slice*, 33
    OVS, 37
    referência de água, 35
    relaxatividade, 39
    spins acoplados, 34
  espectroscopia após o contraste, 39
    média de TE de espectro resolvido 2DJ, 39
  melhora de cobertura, 40
  métodos de aceleração, 40
  pré-exame, 30
    ajuste de ganho de transmissor, 31
    prescrição, 30
    redução de água, 31
    shimming, 30
    tempo de amostragem, 30
  psiquiátrica, 564
    elaboração do estudo, 566
      correção do volume tecidual, 567
      posicionamento do *voxel*, 566
      quantificação na, 569
      sequência de pulsos, 567
    seleção dos sujeitos, 564
      abuso de drogas, 566
      clareza do diagnóstico, 564
      medicamentos, 566
      pareamento, 565
        por gênero, 565
        por idade, 565
      tamanho da amostra, 564
  quantificação, 40
Processamento
  de análise especial, 23*f*
    etapas principais do, 23*f*
    visão geral das, 23*f*
  do domínio de tempo, 21
Processo(s)
  patológicos, 7*f*
    envolvendo o metabolismo de NAA, 7*f*
Produto(s)
  sanguíneos, 691
    verificação dos, 691
    por SWI, 691
Projeção(ões)
  de intensidade mínima, 132*f*
Propagação
  da linha, 72
    abordagens de, 72
      critérios de término, 72
      ramificação, 73
      uso de múltiplas ROIs, 73
Próton(s)
  MRS de, 7*t*
    metabólitos detectados com, 7*t*
    no cérebro, 7*t*
Psiquiatria
  MRI fisiológico na, 562

MRS na, 564-584
  em populações psiquiátricas, 569
    revisão dos estudos por, 569
  futuras direções, 583
  problemas na, 564
    elaboração do estudo, 566
    seleção dos sujeitos, 564
  questões na, 559
    fatores do paciente, 559
    problemas, 560
      práticos, 560
      técnicos, 560
    validação diagnóstica, 559
PTSD (Transtorno de Estresse Pós-Traumático), 577
  estudos sobre, 580*t*
Pulso
  design de, 31
PWI (Imagem Ponderação por Perfusão), 129, 488
  cerebrais, 749-764
    em neonatologia, 749-764
      acidente vascular cerebral, 751
      aplicações, 758
      cérebro normal, 749
      distúrbios metabólicos, 757
      encefalopatia hipóxico-isquêmica, 751
      estudo de caso, 764
      futuros desenvolvimentos, 758
      lesão cerebral pré-termo, 754
      lesões hipóxico-isquêmicas, 750
      malformações congênitas, 757
      questões práticas, 749
  papel potencial na, 651-653
    da lesão cerebral, 651-653
      traumática, 651-653
    do TBI, 651-653
  pela MR, 668-688
    no traumatismo craniano, 668-688
      em humanos, 672
      estudo de caso, 680-688
      fisiopatologia básica, 668
      insights de modelos experimentais, 671
      na lesão cerebral traumática, 668

Q

Quantificação
  de danos ocultos, 488
    à GM, 488
      com DWI, 488
      com PWI, 488
    à WM, 488
      aparentemente normal, 488
  do dano das lesões visíveis em T$_2$, 486
    com DWI, 486
    com estudo da perfusão pela MR, 486
  do ferro, 640-649
    por técnicas de imagem, 640-649
    nos distúrbios neurodegenerativos, 640-649
  na MRS, 21-28, 40, 569
    considerações teóricas, 24
    de concentrações de metabólitos, 25
      técnicas para, 25
    de conjunto de dados, 27
      das MRSI, 27
    determinação de concentrações puras, 27
      de GM, 27
      de WM, 27
  por que, 21
  e não identificação visual, 21
Quimioterapia
  resposta à, 304

R

RA (Anisotropia Relativa), 55*t*
Radiação
  necrose por, 366
  versus recorrência, 366
Radionecrose, 316
  recorrência *versus*, 304
Radioterapia
  alvo para, 303
    delineação do, 303
  estereotática, 127
    de metástase cerebral, 127
  resposta à, 303
Ramificação
  ponto de, 694
  de vasos, 694
Rasmussen
  epilepsia de, 542
  MRSI, 542
Reatividade
  cerebrovascular, 252
  e MRS, 252
Récem-Nascido
  MRI do, 726
    aspectos técnicos da, 726
      DTI, 726
      MRS, 726
      sedação, 726
      transporte, 726
Reconstrução
  do trato, 73
    protocolos de, 73
Recorrência
  necrose por radiação *versus*, 366
Redução
  de água, 31, 35
    métodos, 35
  de artefato, 37*f*
    com aquisição de TE, 37*f*
Referência
  de água, 35
Região de Controle
  uso do espectro da, 26
  como referência, 26
Relaxatividade, 39
Reserva
  cerebrovascular, 218
    estudo da, 218
    com ASL, 218
Resíduo(s)
  função dos, 88
  CBF, 88
Ressecção
  cirúrgica, 303, 779
    planejamento da, 303
    precoce, 779
      de carcinoma do plexo coroide, 779
      com base em MRS, 779
Resultado(s)
  de SWI, 133
    interpretação dos, 133
    processados por SWI, 131
    conjunto de, 131
Retardo
  de desenvolvimento, 726-733
    avaliação do bebê com, 732
      DTI, 733
      MRS de próton, 732
      PWI, 733

imagens fisiológicas do, 726-733
    pela MRI, 726-733
  mental, 827
    com deficiência global, 827
      de NAA, 827
Reye
  síndrome de, 747, 748
    MRSI, 747, 748
RF (Radiofrequência)
  perfis de, 31f
  seleção de cortes em termos de, 31f
ROI (Região de Interesse)
  localização das, 74f, 75f
  múltiplas, 73
    uso de, 73
      edição do trato com, 73
Ruído
  erros em razão de, 84
    sistemáticos, 84

S

Salla
  doença de, 481, 829
    MRS na, 481, 829
Sangue
  volume de, 164
    fMRI com base em, 164
SAT (Saturação Curta), 37
Schwannoma, 348
SDH (Deficiência de Succinato Desidrogenase)
  MRS na, 831
SE (*Spin-echo*)
  sequências, 340
    considerações sobre, 340
Seio(s)
  venosos, 278
    cerebrais, 278
      trombose de, 278
Shimming
  na MRS, 30
SI:MRSI (Estudos de Imagem de Espectroscopia por Ressonância Magnética), 10
SIAM (Modo de Aquisição SI), 34
Sinal
  de ferro na MRI, 640
    adicionais contrastes de, 642
    imagens, 640
      de fase, 640
      de magnitude, 640
    parâmetros de relaxamento, 641
  de referência, 26
    uso de água como, 26
Síndrome(s)
  de deficiência de Cr, 824
    na MRS, 824
  de moyamoya, 266, 790
    na MR, 266
    perfusão pela MR na, 790
  de Reye, 747, 748
    MRSI, 747, 748
  de Sjögren-Larsson, 481
    MRS na, 481
  parkinsonianas, 642
Sistema de Medida(s)
  fontes de erro relacionadas com, 82
    conjuntos de dados de tensor, 84
      normalização de, 84
      registro de, 84
    correntes de Foucault, 83
    em razão de ruído, 84

gradientes de imagem, 82
não linearidade dos campos de gradientes, 84
Sjögren-Larsson
  síndrome de, 481
    MRS na, 481
SLF (Fascículo Longitudinal Superior), 75
Slice
  ordem do, 33
SNR (Razão Disponível de Sinal-Ruído), 5, 10, 81
SPECT (Tomografia Computadorizada de Emissão de Fóton Único), 86
Spins
  acoplados, 34, 35f
    TM de, 35f
      impacto do, 35f
  arteriais, 356
    perfusão pela MRI com marcação de, 356
      nos tumores cerebrais, 356
STEAM (Modo de Aquisição de Eco Estimulado), 10
Substância(s)
  uso de, 577
    transtornos relacionados com, 577
Supressão
  de água, 15
  de lipídios, 15
Suprimento
  vascular cerebral, 257
    alterações do, 257
Suscetibilidade
  contraste de, 86
  magnética, 129, 272-286
    imagens no AVE, 272-286
      agudo, 274
      contraste de suscetibilidade, 272
        princípios básicos do, 272
      hemorrágico, 272
      identificação da oclusão arterial, 277
      isquêmico agudo, 274
      micro-hemorragias, 276
      trombólise, 275
      trombose de seios venosos cerebrais, 278
SWI (Imagens Ponderadas por Suscetibilidade)
  na lesão cerebral traumática, 689-702
    avaliação da, 695
      da gravidade, 695
      do resultado, 695
    capacidade de, 690
    DAI, 689
      marcadores radiológicos de, 689
    direções futuras, 697
    estudo de caso, 701, 702
    interpretação de, 690
  na SWS, 803, 804
  obtenção de, 129-133
    de alta passagem, 130
      imagens em fase filtradas por, 130
    efeitos de campo, 130
      que modificam a fase, 130
    em GRE, 129
    interpretação dos resultados de, 133
    parâmetros de imagens, 132
      em diferentes forças de campo, 132
    resultados processados por, 131
      conjunto de, 131
    suscetibilidade magnética, 129
  parâmetros para, 133t
  processo de criação de, 132f
SWS (Síndrome de Sturge-Weber)
  perfusão pela MR, 801, 802
  SWI na, 803, 804

T

^{31}P-MRS (Espectroscopia por Ressonância Magnética de Fósforo-31)
  na epilepsia, 533
  na lesão cerebral, 658
    traumática, 658
  no TBI, 658
Takayasu
  arterite de, 267
    na MR, 267
TBI (Traumatismo Cranioencefálico)
  ferramentas de diagnóstico, 652
  mecanismos de, 651
  MRS em, 654-667
    aplicação clínica de, 658
    Cho, 657
    de fósforo-31, 658
    estudo de caso, 661-667
    Gln, 657
    Glu, 657
    gravidade, 657
      da função cognitiva, 657
      da lesão, 657
      do resultado, 657
    lactato, 654
    mI, 657
    NAA, 655
  papel potencial no, 651-653
    da DTI, 651-653
    da DWI, 651-653
    da MRS, 651-653
    da PWI, 651-653
  pediátrico, 842
  SWI na, 689-702
    avaliação da, 695
      da gravidade, 695
      do resultado, 695
    capacidade de, 690
    DAI, 689
      marcadores radiológicos de, 689
    direções futuras, 697
    estudo de caso, 701, 702
    interpretação de, 690
  técnicas de neuroimagem, 652t
TDL (Lesão Desmielinizante Tumefativa), 351
  estudo de caso, 496, 497
TE (Tempo de Eco), 5
  espectro de prótons registrados em, 6f
    do cérebro humano, 6f
  ideal, 58
Tecido
  com rompimento da BBB, 90f
    bolus tracking em, 90f
  DTI, 205
  imagens diagnósticas do, 205
    por anisotropia, 205
Tempo
  de amostragem, 30
    na MRS, 30
  de difusão, 82
    dependência do, 82
  domínio de, 21, 24
    ajuste do, 24
    processamento do, 21
Tensor
  cálculo do, 70
  conjuntos de dados de, 84
    normalização de, 84
    registro de, 84

modelo de, 63
   alternativas ao, 63
      de difusão único, 63
Teste
   de vasodilatação, 233
      induzida por acetazolamida, 233
         avaliação de TIA pela ASL com, 233
   de Wada, 379
TIA (Ataques Isquêmicos Transitórios)
   avaliação de, 233
      com DSC, 233
      pela ASL com teste de vasodilatação, 233
         induzida por acetazolamida, 233
   papel, 169
      da MRS, 169
      das imagens ponderadas, 169
      em difusão, 169
TLE (Epilepsia do Lobo Temporal)
   e ^{31}P-MRS na, 534
   e MRS de prótons, 527
   límbica, 519
      fisiopatologia da, 519
   MRSI, 543
   na MR, 525
      convencional, 525
TM (Tempo de Mistura), 10
   impacto do, 35f
      de *spins* acoplados, 35f
Toxoplasmose, 412
   e AIDS, 505
TR (Tempo de Repetição), 10, 33, 141
   ideal, 58
Tractografia
   avaliação por, 595
      quantitativa, 595
         no envelhecimento normal, 595
   métodos de, 491
   por DT, 853
      nos distúrbios da medula espinal, 853
Transformação
   de Fourier, 21
Transmissor
   ganho de, 31
      ajuste de, 31
Transtorno(s)
   estudos por MRS de, 569, 575
      afetivos, 569
         bipolar, 572
         depressão maior, 569
         geral, 575
      de ansiedade, 575
         do pânico, 576
         OCD, 577
         PTSD, 577
      por uso de substâncias, 577
         abuso de álcool, 579
         dependência de álcool, 579
Trato
   corticoespinal, 74
Trauma
   pediátrico, 842-849
      acidental, 842
         mecanismo de lesão no, 842
      cerebral, 842
         técnicas avançadas de imagem no, 842
      considerações específicas, 842
      informação da conduta, 842
      NAHI, 842, 845
      predição do resultado, 842

traumatismo craniano, 845
   infligido, 845
Traumatismo
   craniano, 845
      infligido, 845
      pediátrico, 845
Trombólise
   em AVE, 170
      isquêmico, 170
   escolha de pacientes para, 176
      MRS na, 176
   seleção de pacientes, 275
   transformação hemorrágica, 275
Trombose
   de seios venosos, 278
      cerebrais, 278
TTP (Dependência do Tempo ao Pico), 144f
   resumo de parâmetro, 145f
   mapas de, 145f
Tuberculoma
   MRS no, 429
Tuberculose
   do CNS, 468, 469
   e AIDS, 509
Tumor (es)
   diagnóstico do, 322
      aplicação da DWI para, 322
   intracranianos, 349t
      comuns, 349t
         parâmetros de perfusão de, 349t
   mistos, 348
      neuronais-gliais, 348
         ganglioglioma, 348
   perfusão pela MR nos, 341
      embrionários, 348
      primários, 341
         gliomas, 341
Tumor(es) Cerebral(is)
   classificação do, 299
      MRS na, 299
   consequências do, 287
   estudo por imagens nas avaliações dos, 287
   fMRI, 387
      pré-operatória, 387
   incidência do, 287
   marcação de *spins* arteriais nos, 356
      perfusão com MRI com, 356
   marcadores metabólicos, 293
      Ala, 298
      Cho, 293
      Cr, 295
      fosfocreatina, 295
      GLn, 298
      Glu, 298
      Lac, 297
      lipídio, 297
      mI, 298
      NAA, 296
   pediátricos, 765-782
      aplicações de, 767
      avaliação, 771, 773
         da eficácia da terapia, 773
         inicial de risco, 771
      características da, 766-767t
      estudo de caso, 779-782
      MR fisiológica de, 765-782
      precisão dos diagnósticos, 768
      prognósticos, 765

V

Variação(ões) Anatômica(s)
   no espectro cerebral, 16
      alterações associadas, 16
         ao desenvolvimento cerebral, 16
         ao envelhecimento, 16
Vaso(s)
   venosos, 692
      relações entre micro-hemorragias e, 692
      pela SWI, 692
Vasodilatação
   teste de, 233
      induzida por acetazolamida, 233
         avaliação de TIA pela ASL com, 233
Via(s)
   bioquímicas, 7f
      envolvendo NAA, 7f
Viabilidade(s)
   na obtenção de fMRI, 156-165
      análise da imagem, 159
      apresentação de estímulo, 159
      aquisição de dados, 158
      tecidual, 240
         predição da, 240
            na DTI por MR, 240
Vírus
   do herpes, 414
      outros, 414
         encefalite por, 414
Visualização
   bidimensional, 70
   da orientação do elipsoide, 71
Volume
   de sangue, 164
      fMRI com base em, 164
   tecidual, 567
      correção do, 567
Voxel(s)
   deslocamento do, 142
      registro impreciso, 142
   múltiplos, 11
      técnicas com, 11
   posicionamento do, 566
      na MRS psiquiátrica, 566
   único, 10, 11f, 13
      sequências de pulso com, 11f
      técnicas com, 10, 13
         comparação entre imagens
            espectroscópicas e, 13
VSS (Saturação Muito Seletiva), 37
VWM (Doença da Substância Branca
   Evanescente), 815

W

Wada
   teste de, 379
WM (Matéria Branca), 2
WM (Substância Branca), 114f, 131f
   ADC na, 719t
   e FA, 719t
   anisotropia da, 79
      como artefato, 79
   concentrações puras de, 27
      determinação de, 27
         MRSI com, 27
   degeneração da, 240
      secundária, 240
         no AVE, 240

distúrbios da, 806t
   hereditários, 806t
      classificação dos, 806t
estrutura da, 591
humana, 68-76
   informações anatômicas por DTI, 68-76
   e rastreamento de fibra, 68-76
junção de, 694
   e GM, 694
lesão em sobreviventes na, 719
   induzida por tratamento de câncer, 719
   na infância, 719
mapeamento da, 397-400
   importância para, 397-400
      da DTI, 397-400
      da fMRI, 397-400

parietal, 10f
   MR de próton de, 10f
   espectro de, 10f
pediátrica, 805-821
   MRS na doença da, 805-821
      distúrbios, 805, 807, 811, 814, 815
         de aminoácidos, 811
         de neurofilamentos, 814
         do metabolismo orgânico, 811
         lisossomais, 805
         outros, 815
         peroxissomais, 807
      encefalomiopatias mitocondriais, 809
      estudo de caso, 821
      leucodistrofias hipomielinizantes, 811
      metabólicas, 818

X

Xantomatose
   cerebrotendínea, 480
      MRS na, 480
XeCT (Tomografia Computadorizada de Xênon Avançado Estável), 86

Z

ZQ (Zero *Quantum*)

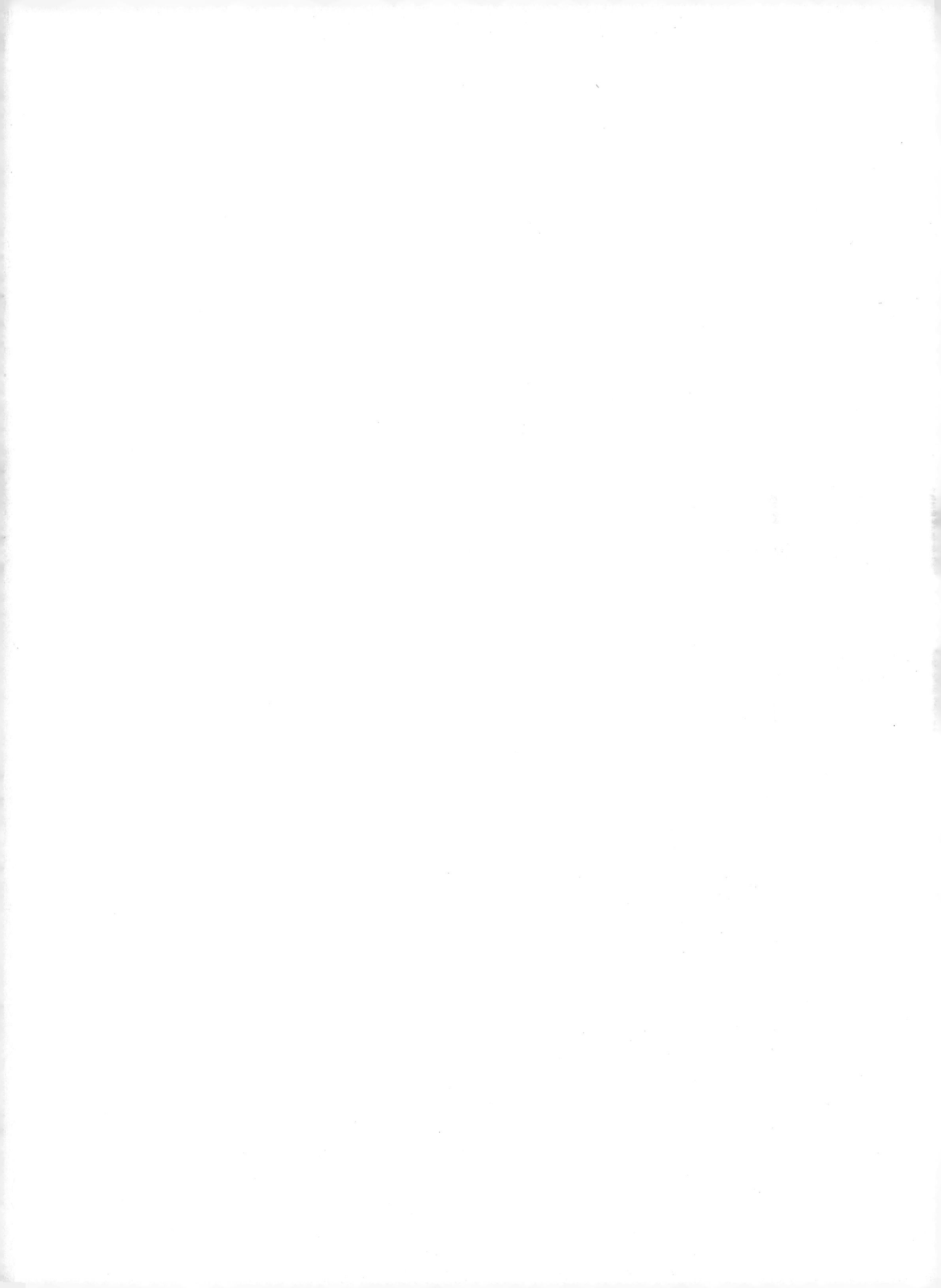